Abrechnung erfolgreich und optimal

Gute Leistung muss gut bezahlt werden
Je besser Ihre Kenntnis im komplexen Feld der Abrechnung medizinischer Leistungen ist, desto besser ist das Ergebnis für Ihre Praxis bzw. Klinik.
Abrechenbarkeit, Steigerungssätze, analoge Bewertungen, mögliche Ausschlüsse, aktuelle Gerichtsurteile ...
Praktische Abrechnungstipps, Auslegungshinweise, Beschlüsse, Richtlinien von KBV und regionalen KVen, G-BA, SGB, BÄK und des Zentralen Konsultationsausschusses für Gebührenordnungsfragen, Berufsverbänden, PVS ...
Kassenpatient, Privatpatient, Selbstzahler:
Alle Informationen für die erfolgreich optimierte Abrechnung korrekt, vollständig, verlässlich

Peter M. Hermanns · Enrico Schwartz ·
Katharina von Pannwitz
(Hrsg.)

UV-GOÄ 2026 Kommentar

Mit den neuen Preisen bis 1.8.2025

25., vollständig überarbeitete Auflage

Unter Mitarbeit von Constanze Barufke-Haupt, Jürgen Büttner, Alexander Eisenkolb, Karl-Heinz Hoffmann, Oliver Krauß, Wolfgang Landendörfer, Bernd Niedermeyer und Frank-Gerald B. Pajonk

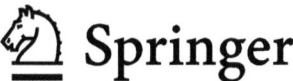

Hrsg.
Peter M. Hermanns
Hamburg, Deutschland

Enrico Schwartz
Langenbach, Deutschland

Katharina von Pannwitz
München, Deutschland

ISSN 2628-3190   ISSN 2628-3204   (electronic)
Abrechnung erfolgreich und optimal
ISBN 978-3-662-72343-2   ISBN 978-3-662-72344-9   (eBook)
https://doi.org/10.1007/978-3-662-72344-9

Die Deutsche Nationalbibliothek verzeichnet diese Publikation in der Deutschen Nationalbibliografie; detaillierte bibliografische Daten sind im Internet über ▶ https://portal.dnb.de abrufbar.

Dieses Werk basiert auf Inhalten der Abrechnungsdatenbank, Springer Medizin Verlag GmbH, Berlin

© Der/die Herausgeber bzw. der/die Autor(en), exklusiv lizenziert an Springer-Verlag GmbH, DE, ein Teil von Springer Nature 2013, 2014, 2015, 2018, 2019, 2020, 2021, 2022, 2023, 2024, 2025, 2026

Das Werk einschließlich aller seiner Teile ist urheberrechtlich geschützt. Jede Verwertung, die nicht ausdrücklich vom Urheberrechtsgesetz zugelassen ist, bedarf der vorherigen Zustimmung des Verlags. Das gilt insbesondere für Vervielfältigungen, Bearbeitungen, Mikroverfilmungen und die Einspeicherung und Verarbeitung in elektronischen Systemen.
Die Wiedergabe von allgemein beschreibenden Bezeichnungen, Marken, Unternehmensnamen etc. in diesem Werk bedeutet nicht, dass diese frei durch jede Person benutzt werden dürfen. Die Berechtigung zur Benutzung unterliegt, auch ohne gesonderten Hinweis hierzu, den Regeln des Markenrechts. Die Rechte des/der jeweiligen Zeicheninhaber*in sind zu beachten.
Der Verlag, die Autor*innen und die Herausgeber*innen gehen davon aus, dass die Angaben und Informationen in diesem Werk zum Zeitpunkt der Veröffentlichung vollständig und korrekt sind. Weder der Verlag noch die Autor*innen oder die Herausgeber*innen übernehmen, ausdrücklich oder implizit, Gewähr für den Inhalt des Werkes, etwaige Fehler oder Äußerungen. Der Verlag bleibt im Hinblick auf geografische Zuordnungen und Gebietsbezeichnungen in veröffentlichten Karten und Institutionsadressen neutral.

Fotonachweis Umschlag: © stockphoto-graf/stock.adobe.com, ID: 144594370
Umschlaggestaltung: deblik, Berlin

Planung/Lektorat: Hinrich Kuester
Springer ist ein Imprint der eingetragenen Gesellschaft Springer-Verlag GmbH, DE und ist ein Teil von Springer Nature.
Die Anschrift der Gesellschaft ist: Heidelberger Platz 3, 14197 Berlin, Germany

Wenn Sie dieses Produkt entsorgen, geben Sie das Papier bitte zum Recycling.

Inhalt

Seite

Herausgeber und Mitarbeiter	IX
Abkürzungsverzeichnis	XII
Vorwort	XIV
BG-Nebenkostentarif (BG-NT)	XVI
Verzeichnis zur Ermittlung des zuständigen Unfallversicherungsträges (UVTr)	1
Anschriften der Berufsgenossenschaften (BGen) und Unfallkassen (UKen)	11
Vertrag Ärzte/Unfallversicherungsträger (ÄV) (2011) Stand 1.1.2018	19
Information der Herausgeber: Auf einen Blick: Wer? darf Was? Leisten und Abrechnen?	21
Auf einen Blick: Erstattung von Berichten – Wer? Muss Was? Berichten?	22

I. ALLGEMEINER TEIL 23
§ 1 Gegenstand des Vertrages 23
§ 2 Gewährleistung 24
§ 3 Erfüllung des Vertrages 24
§ 4 Beteiligung am Vertrag 25
§ 5 Datenerhebung und -verarbeitung durch Ärzte; Auskunftspflicht 26

II. ALLGEMEINE REGELUNGEN FÜR DIE HB BEI ARBEITSUNFÄLLEN 27
§ 6 Heilbehandlung (HB) 27
§ 7 Heilbehandlung weiterer Personen 29
§ 8 Ärztliche Behandlung 29
§ 9 Erstversorgung 30
§ 10 Allgemeine Heilbehandlung (Allg. HB) 31
§ 11 Besondere Heilbehandlung (Bes. HB) 34
§ 12 Hinzuziehung anderer Ärzte 35
§ 13 Vom Unfallversicherungsträger (UVTr) veranlasste ärztliche Untersuchungen 36
§ 14 Ärztliche Unfallmeldung 37
§ 15 Bericht bei Erstversorgung 38
§ 16 Mitteilungen über Besonderheiten des Behandlungsverlaufs 38
§ 17 Hinweis zur beruflichen Wiedereingliederung 40
§ 18 Unterstützungspflicht des Arztes bei besonderen medizinischen Maßnahmen 40
§ 19 Verordnung häuslicher Krankenpflege 41
§ 20 Verordnung von Heilmitteln 42
§ 21 Verordnung von Arznei- und Verbandmitteln 43
§ 22 Verordnung von Hilfsmitteln 44

III. BESONDERE REGELUNGEN FÜR DIE HEILBEHANDLUNG (HB) BEI ARBEITSUNFÄLLEN 50
§ 23 Verfahrensarten 50
§ 24 Durchgangsarztverfahren (D-Arzt-Verfahren) 51
§ 25 nicht besetzt 53
§ 26 Vorstellungspflicht beim Durchgangsarzt (D-Arzt) 53
§ 27 Aufgaben des Durchgangsarztes (D-Arztes) 55
§ 28 Inanspruchnahme eines nicht zur besonderen Heilbehandlung (bes. HB) zugelassenen Arztes 59
§ 29 Nachschau 59
§ 30 nicht besetzt 60
§ 31 nicht besetzt 61
§ 32 nicht besetzt 61
§ 33 nicht besetzt 61
§ 34 nicht besetzt 61
§ 35 nicht besetzt 61
§ 36 nicht besetzt 61
§ 37 Verletzungsartenverfahren und Schwerstverletzungsartenverfahren 61
§ 38 Feststellung der Transportunfähigkeit 64

IV. REGELUNGEN BEI AUGEN- UND HALS-NASEN-OHREN-VERLETZUNGEN ... 64
§ 39 Überweisungspflicht an den Augen-/HNO-Arzt ... 64
§ 40 Berichterstattung des Augen-/HNO-Arztes ... 65

V. VERFAHREN ZUR FRÜHERFASSUNG BERUFSBEDINGTER HAUTERKRANKUNGEN (HAUTARZTVERFAHREN) ... 66
§ 41 Vorstellungspflicht beim Hautarzt ... 66
§ 42 Wiedervorstellungspflicht ... 67
§ 43 Hauttestungen ... 67

VI. BERUFSKRANKHEITEN ... 68
§ 44 Ärztliche Anzeige einer Berufskrankheit (BK) ... 68
§ 45 Mitteilung über die Einleitung einer Behandlung bei Berufskrankheiten (BKen) ... 69

VII. AUSKÜNFTE, BERICHTE, AUFZEICHNUNGEN, GUTACHTEN ... 69
§ 46 Auskunftspflicht des Arztes ... 69
§ 47 Arbeitsunfähigkeits-Bescheinigung ... 71
§ 48 Anforderung von Gutachten ... 74
§ 49 Fristen für Erstattung von Berichten und Gutachten ... 75
§ 50 Ärztliche Aufzeichnungspflichten ... 76

VIII. ALLGEMEINE REGELUNGEN FÜR DIE VERGÜTUNG ... 76
§ 51 Leistungsverzeichnis und Vergütungsregelung ... 76
§ 52 Ständige Gebührenkommission ... 78
§ 53 Zahnärztliche Leistungen von Mund-, Kiefer- und Gesichtschirurgen ... 79
§ 54 Regelungen bei stationärer Behandlung; Pflegesätze ... 79
§ 55 Vergütung ärztlicher Leistungen am Aufnahmetag ... 82
§ 56 Belegärztliche Behandlung ... 83

IX. REGELUNGEN FÜR AUSKÜNFTE, BESCHEINIGUNGEN, BERICHTE UND GUTACHTEN ... 84
§ 57 Berichts- und Gutachtenpauschalen ... 84
§ 58 Vereinbarte Formtexte ... 85
§ 59 Überschreitung der Gebührenhöchstsätze bei Gutachten ... 86
§ 60 Gebühren für die zum Zwecke der Begutachtung vorgenommenen ärztlichen Leistungen ... 86

X. REGELUNGEN BEI HINZUZIEHUNG ZUR KLÄRUNG DER DIAGNOSE UND/ODER MITBEHANDLUNG EINSCHLIESSLICH BERICHTERSTATTUNG ... 87
§ 61 Berichterstattung ... 87
§ 62 Vergütung ärztlicher Leistungen bei Hinzuziehung zur Klärung der Diagnose ... 88
§ 63 nicht besetzt ... 88

XI. RECHNUNGSLEGUNG UND BEZAHLUNG ... 88
§ 64 Rechnungslegung ... 88
§ 65 Zahlungsfrist ... 90

XII. CLEARINGSTELLE, SCHIEDSAMT, INKRAFTTRETEN/KÜNDIGUNG DES VERTRAGES UND ÜBERGANGSREGELUNGEN ... 91
§ 66 Clearingstelle auf Bundesebene ... 91
§ 67 Schiedsamt ... 94
§ 68 Kündigungsfrist ... 94
§ 69 Inkrafttreten, Übergangsregelungen ... 94

Rahmenvereinbarung über die Behandlung von Versicherten der Träger der GUV zwischen der Deutschen gesetzlichen Unfallversicherung – DGUV e.V., Berlin und dem Spitzenverband der landwirtschaftlichen Sozialversicherung – LSV-SpV, Kassel*) einerseits und der Deutschen Krankenhausgesellschaft – DKG e.V., Berlin – ... 95

Anhang 1 – Verletzungsartenverzeichnis ... 99
Erläuterungen des Verletzungsartenverzeichnisses (überarbeitete Version 2.0, Stand 1. Juli 2018) ... 102
Anhang 2 – Psychotherapeutenverfahren ... 109
Anhang 3 – Datenschutz ... 110

Privatbehandlung ... 111
Abrechnung von Leistungen, die nicht in der UV-GOÄ aufgeführt sind ... 113
Analoge Bewertungen in der GOÄ ... 113

Inhalt

Seite

Gebührenverzeichnis für ärztliche Leistungen

A. Abrechnung der ärztlichen Leistungen 114
B. Grundleistungen und allgemeine Leistungen .... 1 bis 196 117
    I. Allgemeine Beratungen und Untersuchungen .... 1 bis 19a 117
    II. Leistungen unter besonderen Bedingungen .... 20 bis 36 131
    III. Visiten, Konsiliartätigkeit, Besuche, Assistenz .... 45 bis 61c 136
    IV. Wegegeld und Reiseentschädigung .... 71 bis 91 144
    V. Todesfeststellung .... 100 bis 109 146
    VI. Besondere Regelungen .... 110 bis 145 148
        Formulargutachten .... 146 bis 155 160
        Freie Gutachten .... 160 bis 196 163
        Fotodokumentation 169
C. Nichtgebietsbezogene Sonderleistungen .... 200 bis 449 173
    I. Anlegen von Verbänden .... 200 bis 247c 173
    II. Blutentnahmen, Injektionen, Infiltrationen, Infusionen, Transfusionen,
        Implantation, Abstrichentnahmen .... 250 bis 298 199
    III. Punktionen .... 300 bis 321 211
    IV. Kontrastmitteleinbringungen .... 340 bis 374 216
    V. Impfungen und Testungen .... 375 bis 399 223
    VI. Sonographische Leistungen .... 401 bis 424 228
    VII. Intensivmedizinische und sonstige Leistungen .... 427 bis 433 237
    VIII. Zuschläge zu ambulanten Operations- und Anästhesieleistungen ...... 440 bis 449 238
D. Anästhesieleistungen .... 451 bis 498 247
E. Physikalisch-medizinische Leistungen .... 500 bis 577 269
    I. Inhalationen .... 500 bis 501 269
    II. Krankengymnastik (KG) und Übungsbehandlungen .... 505 bis 518 269
    III. Massagen .... 520 bis 529 272
    IV. Hydrotherapie und Packungen .... 530 bis 533 274
    V. Wärmebehandlung .... 535 bis 539 275
    VI. Elektrotherapie .... 548 bis 558 277
    VII. Lichttherapie .... 560 bis 577 280
F. Innere Medizin, Kinderheilkunde, Dermatologie .... 600 bis 796 291
G. Neurologie, Psychiatrie und Psychotherapie .... 800 bis 887 321
H. Geburtshilfe und Gynäkologie .... 1001 bis 1168 339
I. Augenheilkunde .... 1200 bis 1386 351
J. Hals-, Nasen-, Ohrenheilkunde .... 1400 bis 1639 369
K. Urologie .... 1700 bis 1860 393

Grundsätze: Ambulantes Operieren in der GUV 409
    Anlage 1 zum Vertrag nach § 115b SGB V: Katalog „Ambulantes Operieren" (Auszug) 411
    Anlage 2 zum Vertrag nach § 115b Abs. 1 SGB V: Allgemeine Tatbestände 416

L. Chirurgie, Orthopädie .... 2000 bis 3321 419
    I. Wundversorgung, Fremdkörperentfernung .... 2000 bis 2016 421
    I a. Wundbehandlung mit Vakuumversiegelungstherapie .... 2018 bis 2020 434
    II. Extremitätenchirurgie .... 2029 bis 2093 435
    III. Gelenkchirurgie .... 2100 bis 2196 448
    IV. Gelenkluxation .... 2203 bis 2241 482
    V. Knochenchirurgie .... 2250 bis 2297 488
    VI. Frakturbehandlung .... 2320 bis 2358 496
    VII. Chirurgie der Körperoberfläche .... 2380 bis 2454 505
    VIII. Neurochirurgie .... 2500 bis 2604 514
    IX. Mund-, Kiefer- und Gesichtschirurgie .... 2620 bis 2732 523
    X. Halschirurgie .... 2750 bis 2760 529

XI.	Gefäßchirurgie	2800 bis 2921	530
	1. Allgemeine Verrichtung	2800 bis 2810	531
	2. Arterienchirurgie	2820 bis 2844	533
	3. Venenchirurgie	2880 bis 2902	535
	4. Sympathikuschirurgie	2920 bis 2921	538
XII.	Thoraxchirurgie	2950 bis 3013	538
XIII.	Herzchirurgie	3050 bis 3097	541
XIV.	Ösophaguschirurgie, Abdominalchirurgie	3120 bis 3241	544
XV.	Hernienchirurgie	3280 bis 3288	552
XVI.	Orthopädisch-chirurgische konservative Leistungen	3300 bis 3321	553

M. Laboratoriumsuntersuchungen . . . . **3500 bis 4787** **557**

I.	Vorhalteleistungen in der eigenen, niedergelassenen Praxis.	3500 bis 3532	559
II.	Basislabor	3541.H bis 3621	562
III.	Untersuchungen von körpereigenen oder körperfremden Substanzen und körpereigenen Zellen	3630.H bis 4469	567
IV.	Untersuchungen zum Nachweis und zur Charakterisierung von Krankheitserregern	4500 bis 4787	612

N. Histologie, Zytologie und Zytogenetik . . . . **4800 bis 4873** **625**

I.	Histologie	4800 bis 4816	625
II.	Zytologie	4850 bis 4860	626
III.	Zytogenetik	4870 bis 4873	627

O. Strahlendiagnostik, Nuklearmedizin, Magnetresonanztomographie und Strahlentherapie . . . . **5000 bis 5855** **629**

I.	Strahlendiagnostik	5000 bis 5383	630
II.	Nuklearmedizin	5400 bis 5607	673
III.	Magnetresonanztomographie	5700 bis 5735	688
IV.	Strahlentherapie	5800 bis 5855	699

P Schmerzmedizinische Behandlungsentgelte . . . . **6000 – 6004** **705**

Q und R sind nicht mit Leistungen besetzt

S. Krankenhausleistungen – Obduktionen . . . . **9101 bis 9910** **707**

I.	Bäder, Massagen, Krankengymnastik (KG) und andere Heilbehandlungen (HB)	9101 bis 9672	707
II.	Arzneimittel, Sera, Blutersatzmittel, Blutkonserven, Blutspenden, Blutplasmen, therapeutische Hilfsmittel	9700 bis 9797	713
III.	Sonstige Leistungen, Obduktionen	9800 bis 9900	716

Vereinbarung UV/Pathologen **719**

Psychotherapeutenverfahren – Anforderungen zur Beteiligung **723**

Psychotherapeutenverfahren – Handlungsanleitung **725**

Psychotherapeutenverfahren – Gebührenverzeichnis **727**

Erweiterte Ambulante Physiotherapie (EAP) – Gebührenverzeichnis **731**

Physiotherapeutenvereinbarung – Gebührenverzeichnis **733**

Ergotherapeutenvereinbarung – Gebührenverzeichnis **735**

Berufskrankheiten (BKen) **737**
1. Berufskrankheiten Definition 737
2. Berufskrankheiten-Verordnung – Anlage 1: Auflistung der Erkrankungen 737
3. Was ist zu tun, bei Verdacht auf BK? 741
   • Erläuterungen zur ärztlichen Anzeige bei begründetem Verdacht auf Vorliegen einer BK 742
   • Ärztliche Anzeige bei Verdacht auf eine BK 743
   • Checkliste zur Meldung einer BK durch den Arzt 744
4. Begutachtungsempfehlungen 744

Literatur/Internet **746**

Stichwortverzeichnis **747**

Herausgeber und Mitarbeiter

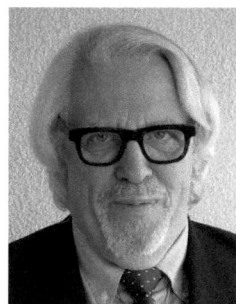

Dr. med. Peter M. Hermanns [Hrsg.]

Geboren 1945 in Neumünster. Seit 1985 Geschäftsführer der Agentur medical text Dr. Hermanns in München, die zahlreiche Bücher im Bereich Abrechnung, Praxis-Organisation, Diagnostik/Therapie, Praxis- und Klinik-Marketing für Verlage und Pharmafirmen konzipiert und herausgegeben hat, sowie des medizinischen Online-Dienstes www.medical-text.de.

Nach vielen Jahren der erfolgreichen Herausgeberschaft hat sich Dr. Hermanns 2023 gesundheitsbedingt in den Ruhestand begeben und ist 2025 verstorben.

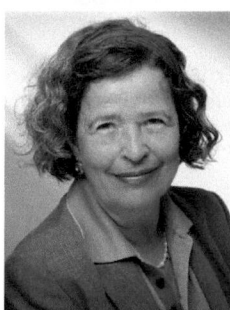

Katharina von Pannwitz (Hrsg.)

Geboren 1964 in München, Ausbildung zur Verlags- und Industriekauffrau und Studium der Kommunikationswissenschaft. Langjährige Tätigkeit für Film & Fernsehen und als selbstständige Pressefrau und Autorin. 2023 Weiterbildung zur Social Media Managerin.

2014 Eintritt in die Agentur medical text als rechte Hand von Dr. Peter M. Hermanns bei der Herausgabe der beim Springer Verlag veröffentlichten Abrechnungsbücher zu den Gebührenordnungen UV-GOÄ, GOÄ und EBM sowie der Aktualisierung und Bearbeitung der Springer Medizin-Datenbank mit Kommentierungen und Urteilen zur Abrechnung ärztlicher Leistungen. Nach dem Rückzug von Dr. Hermanns seit 2023 Übernahme der Mitherausgeberschaft gemeinsam mit Enrico Schwartz

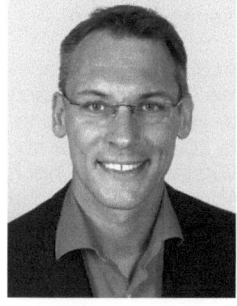

Enrico Schwartz [Hrsg.]

Geboren 1975 in Demmin. Dipl.-Verwaltungswirt (FH). Nach Abitur und Ausbildung zum Sozialversicherungsfachangestellten Studium an der Hochschule der Gesetzlichen Unfallversicherung in Bad Hersfeld. Seit 1994 bei Trägern der Gesetzlichen Unfallversicherung beschäftigt. Seit 2010 Gastreferent für Gebührenrecht beim LV Südost der Deutschen Gesetzlichen Unfallversicherung, in der Akademie der Deutschen Gesetzlichen Unfallversicherung Bad Hersfeld und einzelner UV-Träger. Seit 2005 Autor und seit 2023 Mitherausgeber der GOÄ derselben Buchreihe bei Springer.

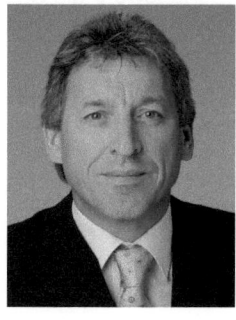

Karl-Heinz Hoffmann

Geboren 1960 in Nachtsheim. Diplom-Verwaltungswirt (FH). Studium an der Fachhochschule für öffentliche Verwaltung Rheinland-Pfalz/Schwerpunkt: Gesetzliche Unfallversicherung. Seit 1989 bei der Unfallkasse Rheinland-Pfalz beschäftigt.

Dozent für die Akademie der Deutschen Gesetzlichen Unfallversicherung Bad Hersfeld/Hennef und einzelner Unfallversicherungsträger. Mitglied des Arbeitskreises „Rechnungsprüfung" (Arbeitshinweise der Unfallversicherungsträger zur Prüfung ärztlicher Leistungen) der Deutschen Gesetzlichen Unfallversicherung.

Herausgeber und Mitarbeiter

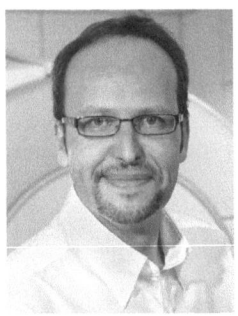

Dr. med Alexander Eisenkolb

Geboren 1969 in Arzberg, Obfr. Studium der Humanmedizin an der Friedrich-Alexander-Universität Erlangen und Promotion.

Facharzt für Diagnostische Radiologie. Seit 2006 Niedergelassener Radiologe in BDT-Institut für Bildgebende Diagnostik und Therapie Erlangen. Gastreferent bei der Akademie der Deutschen Gesetzlichen Unfallversicherung Bad Hersfeld und einzelner UV-Träger.

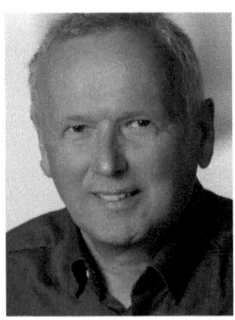

Dr. med. Wolfgang Landendörfer

Geboren 1959 in Wunsiedel i. Fichtelgebirge, Studium der Humanmedizin in Erlangen und Promotion. Studium der Lebensmitteltechnologie in Berlin mit Abschluss als Diplomingenieur für Lebensmitteltechnologie.

Facharzt für Kinderheilkunde und Jugendmedizin, Ernährungsmediziner. Von 2002 bis 2024 in eigener Praxis niedergelassen in Nürnberg-Mögeldorf, Am 1.4.2024 Übergabe der Praxis und Wechsel zum Angestelltenstatus. Cosprecher des Bundeshonorarausschuss BVKJ (Bundesverband der Kinder- und Jugendärzte).

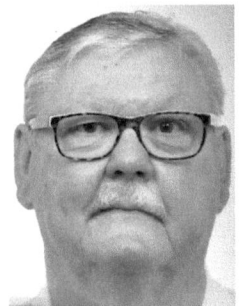

Dr. med. Jürgen Büttner

Geboren 1955 in Nürnberg, 1975 Eintritt in die Bundeswehr, ab 1976 Medizinstudium als Sanitätsoffizier an der Friedrich-Alexander-Universität Erlangen-Nürnberg mit Staatsexamen 1982 und Promotion 1983. Fliegerarzt von 1984 bis 1989 mit paralleler Weiterbildung zum Facharzt für Allgemeinmedizin in Bundeswehrkrankenhäusern und bei niedergelassenen Kollegen.

Erwerb der Zusatzbezeichnungen Chirotherapie, Sportmedizin und Betriebsmedizin. Seit 1989 als Betriebsmediziner und von 1990 bis 2022 als Hausarzt in eigener Praxis tätig. 1996 Eintritt in den Bayerischen Hausärzteverband, dort von 2000 bis 2018 Schatzmeister und von 2018 bis 2022 als erster stv. Landesvorsitzender Mitglied des geschäftsführenden Vorstands, jetzt noch kooptiertes Vorstandsmitglied, dabei u.a. zuständig für Abrechnungsfragen in EBM, GOÄ, HZV. Ebenfalls von 1996 bis 2022 berufspolitisch aktiv in der KVB.

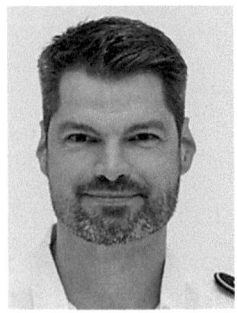

OFA Oliver Krauß

Geboren 1978 in Zeitz. Nach dem Abitur Eintritt in die Bundeswehr als Sanitätsoffizier und Studium der Humanmedizin an der Friedrich-Schiller-Universität Jena.

Facharzt für Augenheilkunde, 2011 FEBO-Examen. Seit 2003 in der Augenabteilung des Bundeswehrkrankenhaus Ulm tätig; aktuell als Oberarzt mit dem Schwerpunkt plastisch-rekonstruktive Lid- und Tränenwegschirurgie sowie Strabologie. Nebenberufliche Tätigkeit mit privatärztlicher Praxis im AREION Neu-Ulm, gutachterliche Tätigkeit für die Begumed Ulm GmbH und beratender Arzt der Kommunalen Unfallversicherung Bayern und der Bayerischen Landesunfallkasse

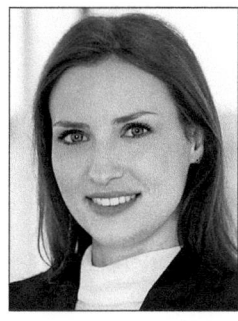

Constanze Barufke-Haupt

Geboren 1988 in Bad Muskau, Fachanwältin für Medizinrecht. Studium der Rechtswissenschaften an der Humboldt-Universität zu Berlin. Rechtsreferendariat beim Kammergericht Berlin.

Seit 2014 Rechtsanwältin bei D+B Rechtsanwälte Partnerschaft mbB. Spezialisiert auf die Beratung von Ärzten, Psychotherapeuten und MVZ insbesondere zu Fragen der Abrechnung und Honorarverteilung. Mitglied der Arbeitsgemeinschaft für Medizinrecht im DAV sowie der Deutschen Gesellschaft für Kassenarztrecht e.V.

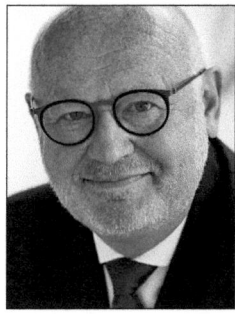

Prof. Dr. med. Frank-Gerald B. Pajonk

Geboren 1965 in Gelsenkirchen. Studium der Medizin an den Universitäten Essen und München. Ausbildung zum Facharzt für Psychiatrie und Psychotherapie an der Ludwig-Maximilians-Universität München und am Universitätskrankenhaus Eppendorf, Zusatzbezeichnungen Notfallmedizin, Geriatrie, Suchtmedizinische Grundversorgung.

Geschäftsführender Oberarzt an der Universitätsklinik des Saarlandes, Chefarzt der Klinik Dr. Fontheim, Liebenburg, Gründer der Praxis Isartal am Kloster Schäftlarn mit auf Aufbau einer Tagesklinik, dort Chefarzt und Ärztlicher Direktor bis 2024. Professor für Psychiatrie an der Technischen Universität München und Gastprofessor an der päpstlichen Universität Gregoriana Rom. Beratender Arzt der Kommunalen Unfallversicherung Bayern und der Bayerischen Landesunfallkasse.

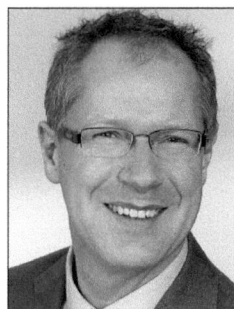

Dr. med. Bernd Niedermeyer

Geboren 1964 in Schweinfurt. Studium der Medizin und Promotion an den Universität Würzburg. Anschließend diverse chirurgische Stationen zuletzt als Oberarzt an der Universitätsklinik Würzburg und Sicherstellungsassistent in einer D-Arzt-Praxis.

Facharzt für Chirurgie, Unfallchirurgie und Orthopädie. Zusatzbezeichnung Sportmedizin sowie Alpin- und Höhenmedizin. Von 2009 bis 2024 Inhaber einer Praxis für Orthopädie und Unfallchirurgie mit D-Arzt-Zulassung sowie operativer und gutachterlicher Tätigkeit. 2024 Eintritt in eine orthopädisch-unfallchirurgische Gemeinschaftspraxis in Erlagen. Vorsitzender des Bezirks Mittelfranken im Berufsverband der deutschen Orthopäden und Unfallchirurgen. Beratender Arzt der Kommunalen Unfallversicherung Bayern und der Bayerischen Landesunfallkasse

Abkürzungsverzeichnis

Abs.	Absatz
Allg. Best.	Allgemeine Bestimmungen
allg. HB	Allgemeine Heilbehandlung
ÄV	Vertrag Ärzte/UVTr
AOP	Ambulante Operation
Art.	Artikel
ASiG	Gesetz über Betriebsärzte, Sicherheitsingenieure und andere Fachkräfte für Arbeitssicherheit
AU	Arbeitsunfähigkeit
AZ oder **Az.**	Aktenzeichen
BÄK	Bundesärztekammer
BAnz.	Bundesanzeiger
BEMA	einheitlicher Bewertungsmaßstab
BeKV	Berufskrankheits-Verordnung
bes. HB	Besondere Heilbehandlung
BG	Berufsgenossenschaften
BG-NT	Beruftsgenossenschaftlicher Nebenkostentarif
BGBl.	Bundesgesetzblatt
BGB	Bürgerliches Gesetzbuch
BGH	Bundesgerichtshof
BK	Berufskrankheit
BKV	Berufskrankheits-Verordnung
BPflV	Bundespflegesatzverordnung
BSG	Bundessozialgericht bzw. Entscheidungssammlung des BSG mit Angabe des Bandes und der Seite
BWS	Brustwirbelsäule
CT	Computertomographie
CW-Doppler	continous wave doppler
D-Arzt	Durchgangsarzt
DÄ	Deutsches Ärzteblatt, Deutscher Ärzteverlag, Köln
DAV	D-Arzt-Verfahren
DGUV	Deutsche Gesetzliche Unfallversicherung – Spitzenverband der gewerblichen BGen und der UVTr der öffentlichen Hand
DKG	Deutsche Krankenhaus Gesellschaft
DVT	Digitale Volumentomographie
EAP	Erweiterte Ambulante Physiotherapie
EBM	Einheitlicher Bewertungsmaßstab
EEG	Elektroenzephalographie
EKG	Elektrokardiogramm
ERCP	endoskopisch retrograde Cholangio-Pankreatikographie
ERG	Elektroretinographie
Ergo	Ergotherapie
ESWT	extrakorporale Stoßwellentherapie
evtl.	eventuell
gem.	gemäß
GFK	Geschäftsführerkonferenz
GG	Grundgesetz
GKV	Gesetzliche Krankenversicherung
GOÄ-BÄK	Gebührenordnungsausschuss der BÄK
GOÄ	Gebührenordnung für Ärzte (amtliche Gebührenordnung) gilt für Versicherte der PKV
GOP	Gebührenordnungsposition
GOZ	Gebührenordnung für Zahnärzte (amtliche Gebührenordnung)
GUV	Gesetzliche Unfallversicherung
GUVV	Gemeindeunfallversicherungsverband

Abkürzungsverzeichnis

GVP	Gebührenverzeichnis für Psychotherapeuten
HB	Heilbehandlung
Hrsg.	Herausgeber
HVBG	Hauptverband der gewerblichen BGen
HVK	Heilverfahrenskontrolle
HWS	Halswirbelsäule
i.d.R.	in der Regel
IGeL	Individuelle Gesundheitsleistungen
IPD	intermittierende Peritonealdialyse
Kap.	Kapitel
KBV	Kassenärztliche Bundesvereinigung, Berlin
KG	Krankengymnastik
KHEntgG	Krankenhausentgeltgesetz
KM	Kontrastmittel
Komm.	Kommentar
KV	Kassenärztliche Vereinigung
KZBV	Kassenzahnärztliche Bundesvereinigung
LG	Landgericht
LSG	Landessozialgericht
LV	Landesverband
LWS	Lendenwirbelsäule
MdE	Minderung der Erwerbsfähigkeit
MRT	Magnetresonanztomographie
MTT	Medizinische Trainingstherapie
MVZ	Medizinisches Versorgungszentrum
n. n. Nr.	nicht neben Nummer, meistens bezogen auf Leistungsziffern einer Gebührenordnung
Nr. / Nrn.	Nummer / Nummern
OLG	Oberlandesgericht
OP	Operation
OVG	Oberverwaltungsgericht
PEG	perkutane endoskopische Gastrotomie
PKV	Private Krankenversicherung
PT	Physiotherapie
PTCA	perkutane transluminale coronare Angioplastie
Rdschr.	Rundschreiben
Reha	Rehabilitation
SAV	Schwerstverletzungsartenverfahren
SGB	Sozialgesetzbuch
SGB V	Sozialgesetzbuch – Fünftes Buch (V), enthält das Krankenversicherungs- und auch das Kassenarztrecht
SG	Sozialgericht
SHT	Schädel-Hirntrauma
SVLFG	Sozialversicherung Landwirtschaft, Forsten und Gartenbau
TEP	Total –Endo-Prothese
TUR	transurethrale Resektion
u. U.	unter Umständen
ÜV	Überweisungsvordruck
UK	Unfallkasse
UV-GOÄ	allgemeiner Ausdruck für das Leistungsverzeichnis und die Vergütung nach dem Vertrag Ärzte/Unfallversicherungsträger
UVTr	Unfallversicherungsträger
VAV	Verletzungsartenverfahren
VG	Verwaltungsgericht
Vgl.	vergleiche
z.B.	zum Beispiel
z. T.	zum Teil

Vorwort

In dieser 25. Auflage wurden neue und ergänzende Kommentierungen zu den Leistungspositionen und auch aktuelle Rechtsprechungen aufgenommen. Ferner wurden die seit dem 01.01.2025 vereinbarten inhaltlichen Veränderungen im Vertrag und der Gebührenordnung entsprechend aktualisiert. Die Fortschreibung des Reha- und Teilhabeplanes der Nr. 17 b und die ärztliche Abnahme von orthopädischen Schuhen und Prothese der Nrn. 3318 und 3319 wurde als neue Gebührenziffern aufgenommen, die von der DGUV überarbeiteten Arbeitshinweise der UV-Träger sowie die Gebührenerhöhungen der UV-GOÄ und der Psycho- und Physiotherapeuten eingepflegt.

Arbeitshinweise der UV-Träger
Wie bei allen vorangegangenen Kommentaren besteht weiterhin die freundliche Genehmigung der DGUV zum vollständigen oder ausschnittsweisen Abdruck der Originaltexte der Arbeitshinweise der UV-Träger zu den Paragraphen des Ärztevertrages und den Leistungspositionen der UV-Träger zur Bearbeitung von Arztrechnungen (https://www.dguv.de/medien/inhalt/reha_leistung/verguetung/arb_hinweise.pdf). Die aktuellen Neuerungen und Überarbeitungen der verschiedenen Leistungspositionen der Arbeitshinweise sind wie gewohnt auch in der 25. Auflage der UV-GOÄ enthalten.

Kommentierung der Leistungspositionen
Bei der Kommentierung der Leistungspositionen berücksichtigen die Autoren in Einzelfällen auch die erschienenen Kommentare zur Gebührenordnung für Ärzte (GOÄ). In weit über 80 % sind die Gebührenpositionen von UV-GOÄ und GOÄ – bei unterschiedlicher Bewertung - beim Leistungsinhalt identisch, so dass sich die Kommentierung der UV-GOÄ an den Vorgaben und Grenzen der Abrechnungsmöglichkeiten orientiert. In den bereits vorhandenen Leistungspositionen wurden vorhandene Ausschlüsse und Kommentierungen für diese Auflage aktualisiert. Ferner wurden die neuen Honorare im Bereich der UV-GOÄ, der Psycho- und Physiotherapie sowie der Krankengymnastik und anderer Heilbehandlungen aufgenommen.

UV-Träger und deren Adressen
Wie gewohnt finden Sie ein aktualisiertes Verzeichnis zur Ermittlung des sachlich und örtlich zuständigen UV-Trägers. Die alphabetisch geordneten und tabellarisch übersichtlich erfassten Gewerbezweige, Branchen, Institutionen und Behörden erleichtern dabei Ihre Suche, die mit der Übersicht der Adressen aller Berufsgenossenschaften und Unfallkassen inkl. der Regional- und Bezirksverwaltungen komplettiert wird.

Auf einen Blick
Schwierige Abrechnungsfälle einzelner Leistungsbereiche z.B. Wundversorgung, ambulantes Operieren, Röntgen u. a. wurden übersichtlich unter den Rubriken „Auf einen Blick" tabellarisch zusammengefasst.

Hinweis:
Die angegebenen Links im Buch zu offiziellen Informationsstellen wurden sorgfältig ausgesucht. Falls die angegebenen Links 2026 nicht mehr aktuell sind, weil eine Änderung durch die informierende Stelle erfolgte, dann suchen Sie bitte die geänderte Seite über eine der im Internet vorhandenen Suchmaschinen.

Neuer Mitarbeiter
Für die 25. Auflage der UV-GOÄ konnte mit Herrn Dr. Bernd Niedermeyer ein neuer Mitarbeiter für den Bereich Orthopädie und Unfallchirurgie gewonnen werden. Dr. Niedermeyer war zunächst in verschiedenen Kliniken, zuletzt als Oberarzt an der Universitätsklinik Würzburg tätig, bevor er ab 2009 eine eigene Praxis als niedergelassener D-Arzt in Erlagen führte und 2024 in eine Gemeinschaftspraxis eintrat. Dr. Niedermeyer ist Vorsitzender des Bezirksverbandes Mittelfranken des Berufsverbandes der Deutschen Orthopäden und Unfallchirurgen (BVOU) und ist als Gutachter tätig. Darüber hinaus übt er Lehrtätigkeiten in verschiedene Gesundheitsberufen aus und ist seit 2021 beratender Arzt der Kommunalen Unfallversicherung Bayern und der Bayerischen Landesunfallkasse.

Gleichzeitig verabschieden wir uns von unserem langjährigen Mitarbeiter Univ.-Prof. Dr. med. Christof Burger und danken ihm für die gute Zusammenarbeit

Vorwort

Im Springer Verlag erscheinen im Frühjahr 2026 neben dem Kommentar UV-GOÄ ausführliche komprimierte Kommentarwerke für das schnelle Nachschlagen in Praxis und Klinik zu

– Hermanns, Schwartz, Pannwitz (Hrsg.): GOÄ 2026 Kommentar, IGeL-Abrechnung
– Hermanns, Pannwitz (Hrsg.): EBM 2026 Kommentar
– Hermanns, Pannwitz (Hrsg.): EBM 2026 Kommentar Kinderheilkunde

Diese Bücher können Sie direkt per Internet beim Springer Verlag oder über Ihren Buchhandel bestellen.

München, im Oktober 2025
(Hrsg.) Enrico Schwartz – Katharina von Pannwitz

BG-Nebenkostentarif (BG-NT)

Allgemeine Tarifbestimmungen des BG-NT

Kommentar:
Bei dem BG-NT handelt es sich um eine Vereinbarung zwischen der DGUV und der DKG (Vertragsparteien). Die Tarifbestimmungen gelten daher grundsätzlich nur für Ärzte an Krankenhäusern. Für alle anderen Ärzte gilt Teil A der UV-GOÄ, der im Wesentlichen gleiche Inhalte hat.
Rechnen niedergelassene Ärzte, was in der Praxis den Regelfall darstellt, nach diesem Tarif mit den besonderen Kosten ab, gilt für sie der BG-NT.

§ 1 Allgemeines

(1) Die Beträge in den Spalten 4 bis 6 sind für die jeweiligen Leistungen als Pauschalen zwischen den Vertragsparteien vereinbart.

(2) Leistungen, die Teil einer anderen Leistung sind, können nicht gesondert berechnet werden.

Kommentar:
Zu Abs. 1
Die Pauschalen decken in Einzelfällen nicht die tatsächlichen Kosten der aufgewendeten Materialien. An die getroffene Entscheidung, die Materialien mit den bes. Kosten und nicht nach dem tatsächlichen Aufwand abzurechnen, ist der Arzt 3 Monate (sog. Behandlungsfall) gebunden. Er darf im ungünstigen Fall daher nicht zwischen BG-NT-Pauschale und tatsächlichen Kosten wählen. Nach 3 Monaten kann er sich neu entscheiden.
Rechnet der Arzt mit den besonderen Kosten ab, sind keine weiteren Kosten ansetzbar. Eine Ausnahme liegt vor, wenn die Voraussetzungen des § 2 Abs. 3 erfüllt sind oder wenn bei einer Gebührenziffer eine entsprechende Regelung vereinbart wurde (z. B. Fußnote zu Nr. 2189).

Zu Abs. 2
Abs. 2 betrifft zwei Fallkonstellationen.
1. eine Leistung darf als Einzelleistung nicht gesondert berechnet werden, wenn diese zum direkten Leistungsinhalt einer anderen Leistung gehört (Gesamtleistungsprinzip). Dies gilt sowohl für regelhafte (obligatorische) und als auch mögliche, aber nicht zwingende (fakultative) Einzelleistungen.
2. Gehört ein Einzelschritt einer ärztlichen Leistung regelhaft (obligatorisch) zum zu erbringenden Leistungsinhalt, kann dieser nicht zusätzlich berechnet werden (Zielleistungsprinzip).

§ 2 Besondere Kosten

Kommentar:
Die Aufzählung in Abs. 1 bis 3 ist nicht abschließend, denn dies würde den aktuellen Stand und die Entwicklung der Medizin seit Erstellung dieses Katalogs nicht widerspiegeln. Moderne OP-Materialien (Anker, Pins, Chinch, etc.) wären bei einer abschließenden Aufzählung nicht abrechenbar. Dies gilt dann aber auch für Materialien, die unter die Abs. 1 und 2 zu subsumieren sind. Auch hier ist im Sinne einer Auslegung im Vergleich mit dort genannten Materialien zu entscheiden.

(1) Soweit in diesem Tarif nichts anderes bestimmt ist, sind mit den Beträgen der Spalte 4 (Besondere Kosten) die Kosten für Anästhetika bei Leistungen des Teiles D, Verbandmittel, Gewebeklebstoff, Materialien, Gegenstände und Stoffe, die der Patient zur weiteren Verwendung behält oder die mit einer einmaligen Anwendung verbraucht sind, abgegolten.

(2) Weder in den Besonderen Kosten (Spalte 4) enthalten noch gesondert berechnungsfähig sind:
1. Kleinmaterialien wie Zellstoff, Mulltupfer, Schnellverbandmaterial, Verbandspray, Mullkompressen, Holzspatel, Holzstäbchen, Wattestäbchen, Gummifingerlinge.
2. Reagenzien und Narkosemittel zur Oberflächenanästhesie,
3. Desinfektions- und Reinigungsmittel,
4. Augen-, Ohren-, Nasentropfen, Puder, Salben und Arzneimittel, deren Aufwand je Mittel unter EUR 1,02 liegt zur sofortigen Anwendung sowie

5. folgende Einmalartikel: Einmalspritzen, Einmalkanülen, Einmalhandschuhe, Einmalharnblasenkatheter, Einmalskalpelle, Einmalproktoskope, Einmaldarmrohre, Einmalspekula.

(3) Nicht mit den Besonderen Kosten (Spalte 4) abgegolten und damit gesondert berechnungsfähig sind:
1. Arzneimittel (einschließlich Salben, Blutkonserven, Blutderivate, Blutersatzmittel, Sera u.ä.), wenn der Aufwand je Arzneimittel EUR 1,02 übersteigt,
2. Blutspenden,
3. Gummi-Elastikbinden, Gummistrümpfe u. ä.,
4. Knochennägel, Knochenschrauben, Knochenspäne, Stahlsehnendrähte, Gelenkschienen, Schienen bei Kieferbruchbehandlung, Gehbügel, Abrollsohlen, Gefäßprothesen, Endoprothesen, Dauerkanülen, implantierte Geräte zur Nerven- und Muskelstimulation (z. B. Herzschrittmacher, Nervenstimulator), Kunststoffprothesen, Kunststofflinsen, alloplastisches Material,
5. Einmalinfusionsbestecke, Einmalbiopsienadeln, Einmalkatheter (ausgenommen Einmalharnblasenkatheter), Einmalsaugdrainagen,
6. fotografische Aufnahmen, Vervielfältigungen,
7. Telefon-, Telefax- und Telegrammkosten sowie Versand- und Portokosten u.ä.,
8. Versand- und Portokosten können nur von demjenigen berechnet werden, dem die gesamten Kosten für Versandmaterial, Versandgefäße sowie für den Versand oder Transport entstanden sind. Kosten für Versandmaterial, für den Versand des Untersuchungsmaterials und die Übermittlung des Untersuchungsergebnisses innerhalb einer Laborgemeinschaft oder innerhalb eines Krankenhausgeländes sind nicht berechungsfähig; dies gilt auch, wenn Material oder ein Teil davon unter Nutzung der Transportmittel oder des Versandweges oder der Versandgefäße einer Laborgemeinschaft zur Untersuchung einem zur Erbringung von Leistungen beauftragten Arzt zugeleitet wird.

   Werden aus demselben Körpermaterial sowohl in einer Laborgemeinschaft als auch von einem Laborarzt Leistungen aus den Abschnitten M oder N ausgeführt, so kann der Laborarzt bei Benutzung desselben Transportweges Versandkosten nicht berechnen; dies gilt auch dann, wenn ein Arzt eines anderen Gebiets Auftragsleistungen aus den Abschnitten M oder N erbringt. Für die Versendung der Rechnung dürfen Versand oder Portokosten nicht berechnet werden.
9. die bei der Anwendung radioaktiver Stoffe und deren Verbrauch entstandenen Kosten.
10. die Kosten der inkorporierten Stoffe einschließlich Kontrastmittel, soweit in diesem Tarif nichts anderes bestimmt ist.
11. Gerätekosten für die Vakuumversiegelung nach Teil L Ia, nur im Zusammenhang mit den Ziffern 2019 bzw. 2020.

Kommentar:
Zu Abs. 1
Abs. 1 definiert u.a. „Soweit in diesem Tarif nichts anderes bestimmt ist, sind mit den Beträgen der Spalte 4 (bes. Kosten) die Kosten für Anästhetika bei Leistungen des Teiles D, ... abgegolten". Danach sind Anästhetika Bestandteil der bes. Kosten (z.B. bei Nrn. 490, 493 UV-GOÄ). Die Formulierung, „Soweit in diesem Tarif nichts anderes bestimmt ist" ist nicht so auszulegen, dass auf der Grundlage des § 2 Abs. 2 Nr. 4 ein Anästhetikum dann berechnet werden kann, wenn es mehr als 1,02 Euro kostet. Die Kosten des Anästhetikums im Teil D sind immer Bestandteil der bes. Kosten und daher nicht zusätzlich abrechenbar. Abs. 1 gilt nicht bei Narkosemitteln, da hier begrifflich nur die Anästhetika des Teil D genannt werden.
Die Formulierung „die der Patient zur weiteren Verwendung behält oder die mit der einmaligen Verwendung verbraucht sind" bezieht sich auf Verbandsmittel, Gewebeklebstoffe, Materialien, Gegenstände und Stoffe wie z. B. sterile Patienten-Einmalabdeckmaterialien, Nahtmaterialien (außer Spezialnähte) und Spüllösungen (auch bei der Arthroskopie).

Zu Abs. 2
Der Wortlaut deckt sich mit § 3 Abs. 2. Damit handelt es sich, wenn auch im BG-NT nicht ausdrücklich genannt, um „die Praxiskosten oder den Sprechstundenbedarf". Diese sind Bestandteil der ärztlichen Leistung und mit den Sätzen der allg. oder bes. HB abgegolten.
Die Formulierung „deren Aufwand je Mittel ... zur sofortigen Anwendung" stellt klar, dass sich die Kostenberechnung nur auf die jeweilige konkrete Versorgung bezieht. Danach ist z.B. ein Medika-

ment zur Behandlung einer Störung der Wundheilung neben Nr. 200 nur dann abrechenbar, wenn dessen Verbrauchskosten bei dieser konkreten Wundversorgung mehr als 1,02 Euro beträgt. Ein Addieren der Medikamentenkosten mehrerer Behandlungstage ist danach nicht statthaft.

Zu Abs. 3
Medikamente (u.a. auch Salben) gehören zum sog. „Praxisbedarf" und sind Bestandteil der ärztlichen Leistung bzw. der bes. Kosten. Medikamente sind nur zusätzlich abrechenbar, wenn die Kosten im konkreten Einzelfall 1,02 Euro übersteigen. Als konkreter Einzelfall wird ein Arzt-Patienten-Kontakt (i.d.R. Behandlungstag) definiert, also nicht der gesamte Behandlungszeitraum. Diese Definition dürfte bezogen auf einen „Salbenstrang" aus einer Packung regelhaft nicht erfüllt sein.
Der Begriff „Einmal-" in Abs. 2 Nr. 5 und Abs. 3 Nr. 5 differenziert nicht, ob das Einmalmaterial mit der ärztlichen Leistung („Praxisbedarf") abgegolten oder gesondert berechnungsfähig ist. Der Unterschied des Abs. 3 zu Abs. 2 ist dadurch gekennzeichnet, dass es sich in Abs. 3 Nr. 5 um spezielle, hochwertigere und teure Einmalmaterialien handelt. Dies ist wie in Abs. 3 Nr. 4; in dem auch Spezialnähte gesondert berechenbar sind.

§ 3 Allgemeine Kosten

(1) Soweit in diesem Tarif und in Absatz 2 nichts anderes bestimmt ist, sind mit den Beträgen der Spalte 5 (Allgemeine Kosten) die Kosten für Personal (mit Ausnahme des ärztlichen Dienstes einschließlich der Arztschreibkräfte), Räume, Einrichtungen, Materialien, sowie die durch die Anwendung von ärztlichen Geräten entstandenen Kosten abgegolten.

(2) Außerdem sind abgegolten:

1. Kleinmaterialien wie Zellstoff, Mulltupfer, Schnellverbandmaterial, Verbandspray, Gewebeklebstoff auf Histoacrylbasis, Mullkompressen, Holzspatel, Holzstäbchen, Wattestäbchen, Gummifingerlinge,
2. Reagenzien und Narkosemittel zur Oberflächenanästhesie,
3. Desinfektions- und Reinigungsmittel,
4. Augen-, Ohren-, Nasentropfen, Puder, Salben und geringwertige Arzneimittel zur sofortigen Anwendung sowie
5. folgende Einmalartikel: Einmalspritzen, Einmalkanülen, Einmalhandschuhe, Einmalharnblasenkatheter, Einmalskalpelle, Einmalproktoskope, Einmaldarmrohre, Einmalspekula.

(3) Nicht abgegolten sind:
1. Die Besonderen Kosten nach § 2 und
2. die Kosten des ärztlichen Dienstes einschließlich Arztschreibkräfte.

Kommentar:
Bestandteil der ärztlichen Leistung sind auch die Kosten für die ärztlichen Geräte, wie z.B. Röntgen-, Sono-, Arthroskopie-, Beatmungs- und EKG-Geräte, Stetoskope, Pulsoxymeter oder Instrumente. Zu den Geräten gehören auch entsprechende Anbauteile, Zubehör und Verbindungen, Schläuche, Kabel etc. (z. B. Batterien, Pumpenset, Kammerabezug, Narkosegerätschläuche, Filter, Wärmegeräte, Saugerschlauch, Pumpenrolle). Dies gilt auch dann, wenn sie an den Patienten herangebracht werden. Eine Ausnahme besteht nur für die Teile, die aufgrund zusätzlicher Bestimmungen abrechenbar sind (z. B. Shaver nach Fußnote zu Nr. 2189, Larynxmaske zur Nr. 462).
Zu der räumlichen Einrichtung z. B. eines OP-Saales gehören der OP-Tisch, die Beleuchtung etc. Alles was mit dem Betrieb des Raumes in Verbindung steht kann nicht abgerechnet werden. Dies gilt auch für sterile Einmalabdecktücher, persönliche Bekleidung (Mundschutz, Schürzen, Kittel, Handschuhe, Haube), Unterlagen, Patientenabdeckung, etc.

§ 4 Sachkosten

(1) Soweit in diesem Tarif und den §§ 2 und 3 nichts anderes bestimmt ist, sind mit den Beträgen der Spalte 6 (Sachkosten) die Besonderen Kosten (Spalte 4) und die Allgemeinen Kosten (Spalte 5) abgegolten.

(2) Nicht abgegolten und daher gesondert berechnungsfähig sind die Kosten nach § 2 Abs. 3.

§ 5 Krankenhaussachleistungen

Soweit in diesem Tarif nichts anderes bestimmt ist, sind mit den Beträgen in Spalte 3 des Teils S alle Kosten abgegolten.

Die Laufzeit des BG-NT beträgt ein Jahr. Sie verlängert sich jeweils um ein Jahr, sofern nicht eine der beiden Vertragsparteien mit einer Frist von vier Wochen zum 31.12 des laufenden Jahres der Fristverlängerung schriftlich widerspricht.

Es besteht Einvernehmen, dass Veränderungen des Leistungs- und Gebührenverzeichnisses nach § 51 Abs. 1 Vertrag Ärzte/Unfallversicherungsträger vom 01. Juli 2021 sowie die Ergebnisse eventuell durchgeführter Nachkalkulationen von Besonderen Kosten auch während der Laufzeit verhandelt und umgesetzt werden können.

Verzeichnis zur Ermittlung des zuständigen Unfallversicherungsträgers (UVTr)

Alphabetisches Verzeichnis der Gewerbezweige, Branchen, Institutionen und Behörden zur Ermittlung des zuständigen Unfallversicherungsträgers (UVTr)

Abkürzungen

BG	Berufsgenossenschaft
UV Bund – Bahn	Unfallversicherung Bund und Bahn
GUVV	Gemeindeunfallversicherungsverband
UK / LUK	Unfallkasse / Landesunfallkasse
FUK	Feuerwehrunfallkasse
SVLFG	Sozialversicherung Landwirtschaft, Forten und Gartenbau

Gewerbezweig/Branche/Institution/Behörde	UVTr
A	
Abbruchsfirmen	
• für Eisenkonstruktionen	BG Holz und Metall
• für Hochbauten	BG Bau
Agenturen	Verwaltungs-BG
Altenwohnheime	
• privater Träger	BG f. Gesundheitsdienst u. Wohlfahrtspflege
• öffentlicher Träger	GUVV / UK
Anwaltsbüros	Verwaltungs-BG
Annoncen-(Anzeigen-)Büros	Verwaltungs-BG
Apotheken	BG f. Gesundheitsdienst u. Wohlfahrtspflege
Arbeitsagentur	UV Bund und Bahn
Arbeiter-Samariter-Bund	(s. Hilfsorganisationen)
Architekturbüros	Verwaltungs-BG
Arzneimittelfabriken	BG Rohstoffe u. chemischen Industrie
Arztpraxen	BG f. Gesundheitsdienst u. Wohlfahrtspflege
Asphaltierungen	BG Bau
Atomkraftwerke	BG Energie Textil Elektro Medienerzeugnisse
Autofabriken	BG Holz und Metall
Auto-Verleih an Selbstfahrer	BG Verkehrswirtschaft Post-Logistik Telekommunikation
Autowaschanlagen	BG Verkehrswirtschaft Post-Logistik Telekommunikation

B — Verzeichnis zur Ermittlung des zuständigen Unfallversicherungsträgers (UVTr)

Gewerbezweig/Branche/Institution/Behörde	UVTr
B	
Bäckereien	BG Nahrungsmittel u. Gastgewerbe
Banken	
• privat	Verwaltungs-BG
• Sparkassen	GUVV / UK
• Postbank	BG Verkehrswirtschaft Post-Logistik Telekommunikation
• Spardabank	UV Bund und Bahn
Bauarbeiten	
• im landwirtschaftl. Betrieb	SVLFG
Bauhöfe:	
• Gemeindebauhof	GUVV / UK
• Stadtbauhof	
• Kreisbauhof	
Baufirmen	
• für Hochbauten	BG Bau
• für Tiefbauten	
• Brückenbau	
• Straßenbau	
• Kanalbau	
Baumwollbearbeitung	BG Energie Textil Elektro Medienerzeugnisse
Bausparkassen	Verwaltungs-BG
Behinderten	
• Einrichtungen	BG f. Gesundheitsdienst u. Wohlfahrtspflege
• Werkstätten (in privater Trägerschaft)	
Behörden	
• Bundesbehörden	UV Bund und Bahn
• Landesbehörden	UK / LUK
• Gemeindebehörden	GUVV / UK
Bergbau	
• Steinkohle	BG Rohstoffe u. chemischen Industrie
• Braunkohle	
• Erze	
• Salinen, Salzabbau	
Berufsschulen	(s. Schulen)
Bestattungsunternehmen	BG Verkehrswirtschaft Post-Logistik Telekommunikation
Bewachungsunternehmen	Verwaltungs-BG
Binnenfischerei	SVLFG
Binnenschiffahrt	BG Verkehrswirtschaft Post-Logistik Telekommunikation
Blutspender	GUVV / UK
Brauereien	BG Nahrungsmittel u. Gastgewerbe
Brückenbau	BG Bau
Brunnenbau	BG Bau
Buchbindereien	BG Energie Textil Elektro Medienerzeugnisse
Bundesbahn	siehe „Deutsche Bahn AG"
Bundespost	siehe „Post und Telekom"
Bundesministerium für Verkehr	UV Bund – Bahn
Bundeswehr, Bundesgrenzschutz, Zivil-Angestellte	UV Bund – Bahn

Verzeichnis zur Ermittlung des zuständigen Unfallversicherungsträgers (UVTr)

Gewerbezweig/Branche/Institution/Behörde	UVTr
C	
Chemie-Industrie	
• Herstellung von chem. Grundprodukten	BG Rohstoffe u. chemischen Industrie
chem. Reinigungsbetriebe	BG Energie Textil Elektro Medienerzeugnisse
Computer	
• Herstellung von Geräten	BG Energie Textil Elektro Medienerzeugnisse
• Entwicklung von Software	Verwaltungs-BG
D	
Dachdecker	BG Bau
Detektivbüros	Verwaltungs-BG
Deutsche Bahn AG	UV Bund – Bahn
Deutsches Rotes Kreuz	(s. Hilfsorganisationen)
Drechslereien	BG Holz und Metall
Druckereien	BG Energie Textil Elektro Medienerzeugnisse
E	
Edelsteinschleifereien	BG Holz und Metall
Ehrenamtliche Tätigkeit	UVTr, der für die Einrichtung, für die die Tätigkeit erbracht wird, zuständig ist.
Ein-Euro-Jobs	
• Träger kirchlicher Bereich und Sport	Verwaltungs-BG
• Träger im nichtkirchlichen Gesundheitsdienst und Wohlfahrtspflege	BG f. Gesundheitsdienst u. Wohlfahrtspflege
• Träger kommunaler Bereich	GUVV / UK
Einzelhandelsgeschäfte	
• Verkauf an den Endverbraucher	BG Handel und Warenlogistik
Eisenbahnbau	BG Bau
Eisenbahnen (ohne Deutsche Bahn AG)	Verwaltungs-BG
Eisenindustrie	
• Herstellung von Eisenwaren	BG Holz und Metall
Elektrizitätswerke	
• private Träger	BG Energie Textil Elektro Medienerzeugnisse (Sonderregelung)
• kommunaler Träger	
Elektroindustrie	
• Herstellung elektrotechnischer Erzeugnisse	BG Energie Textil Elektro Medienerzeugnisse
Entwicklungsdienst	UV Bund und Bahn
Erdarbeiten aller Art	BG Bau
Export-/Import	BG Handel und Warenlogistik
F	
Fahrschulen	BG Verkehrswirtschaft Post-Logistik Telekommunikation
Farbfabriken	BG Rohstoffe u. chemischen Industrie

Gewerbezweig/Branche/Institution/Behörde	UVTr
Feinmechanik • Herstellung feinmechanischer Erzeugnisse	BG Energie Textil Elektro Medienerzeugnisse
Fernheizwerke	BG Energie Textil Elektro Medienerzeugnisse
Fertighausbau	BG Bau
Feuerwehren • Freiwillige Feuerwehr • Berufsfeuerwehr • Betriebsfeuerwehr	 GUVV / UK / FUK GUVV / UK BG, die für das Unternehmen zuständig ist
Fischerei (Binnenfischerei)	SVLFG
Fleischereien	BG Nahrungsmittel u. Gastgewerbe
Fleischwarenfabriken	BG Nahrungsmittel u. Gastgewerbe
Fliesenlegereien	BG Bau
Flughafen • privater Träger • öffentlicher Träger	 BG Verkehrswirtschaft Post-Logistik Telekommunikation UK / LUK
Flugverkehrsunternehmen	BG Verkehrswirtschaft Post-Logistik Telekommunikation
Forstwirtschaft • privat und kommunal • staatlich	 SVLFG UK / LUK
Fotografien • Herstellung • Entwickeln	BG Energie Textil Elektro Medienerzeugnisse
Fotokopierbetriebe	BG Energie Textil Elektro Medienerzeugnisse
Fotomaterial • Herstellung von Filmen	BG Rohstoffe u. chemischen Industrie
Fremdenheime • Pensionen	BG Nahrungsmittel u. Gastgewerbe
Friedhöfe	SVLFG
Friseurbetriebe	BG f. Gesundheitsdienst u. Wohlfahrtspflege

G

Gartenbau	SVLFG
Gartenpflege	SVLFG
Gaststätten	BG Nahrungsmittel u. Gastgewerbe
Gasleitungsbau	BG Bau
Gaswerke	BG Energie Textil Elektro Medienerzeugnisse
Geldinstitute	Verwaltungs-BG
Gerbereien	BG Rohstoffe u. chemischen Industrie
Gerichte • ehrenamtliche Tätigkeiten (Schöffen, Beisitzer, Zeugen)	 UK / LUK
Gerüstbau	BG Bau
Getränkeherstellungsbetriebe	BG Nahrungsmittel u. Gastgewerbe
Gießereien	BG Holz und Metall
Glasereien	BG Bau
Glasindustrie • Herstellung • Be- und Verarbeitung	 Verwaltungs-BG

Gewerbezweig/Branche/Institution/Behörde	UVTr
Goldschmieden	BG Holz und Metall
Großhandelsbetriebe aller Zweige	BG Handel und Warenlogistik

H

Halbedelsteinschleifereien	BG Holz und Metall
Handelsunternehmen	BG Handel und Warenlogistik
Handelsvertretungen	Verwaltungs-BG
Hausbauer	GUVV / UK
Haushaltungen (als Teil des landwirtschaftl. Unternehmens)	SVLFG
Haushaltungen (privat)	UK, GUVV
Hausverwaltungen	Verwaltungs-BG
Hebammen	BG f. Gesundheitsdienst u. Wohlfahrtspflege
Heilbäder	BG f. Gesundheitsdienst u. Wohlfahrtspflege
Heilpraktikerpraxen	BG f. Gesundheitsdienst u. Wohlfahrtspflege
Heime • der Jugendhilfe • der Familienhilfe	BG f. Gesundheitsdienst u. Wohlfahrtspflege
Hilfsorganisationen	GUVV / UK
Hobelwerke	BG Holz und Metall
Hochbaufirmen aller Art	BG Bau
Hochschulen	(s. „Schulen")
Holzindustrie	BG Holz und Metall
Hotel	BG Nahrungsmittel u. Gastgewerbe

I

Imkereien	SVLFG
Import-/Exportfirmen	BG Handel und Warenlogistik
Ingenieurbüros	Verwaltungs-BG
Installationen • Gas • Wasser • Sanitärinstallationen	BG Bau
Internate (in privater Trägerschaft)	Verwaltungs-BG

J

Jagden	BG Landwirtschaft, Forsten und Gartenbau
Johanniter-Unfallhilfe	(s. „Hilfsorganisationen")

K

Kalkindustrie (einschl. Gips u. Kreide)	BG Rohstoffe u. chemischen Industrie
Kaminkehrer	BG Bau
Kanalbau	BG Bau
Kanalisationswerke • Bau • Betrieb	BG Bau BG Energie Textil Elektro Medienerzeugnisse
Kaufhäuser	BG Handel und Warenlogistik
keramische Industrie • Herstellung und Veredelung	BG Energie Textil Elektro Medienerzeugnisse
KFZ-Handel	BG Handel und Warenlogistik

Gewerbezweig/Branche/Institution/Behörde	UVTr
KFZ-Reparaturwerkstätten	BG Holz und Metall
KFZ-Verleih an Selbstfahrer	BG Verkehrswirtschaft Post-Logistik Telekommunikation
Kies- und Sandindustrie	BG Rohstoffe u. chemischen Industrie
Kindergärten	
• öffentliche	GUVV / UK
• der freien Jugendhilfe	GUVV / UK
• private: Angestellte	BG Gesundheitsdienst u. Wohlfahrtspflege
Kinder	UK / LUK
• privat gemeinnützige	GUVV / UK
• Werkskindergärten	BG, die für das Unternehmen zuständig ist
Kirchenverwaltung	Verwaltungs-BG
Kläranlagenbau	BG Bau
Kleiderfabriken	BG Energie Textil Elektro Medienerzeugnisse
Klempnerbetriebe	
• Bauklempnereien	BG Bau
• Werkstattklempnereien	BG Holz und Metall
Konditoreien	BG Nahrungsmittel u. Gastgewerbe
Kraftwerke	
• Kohlekraftwerke	BG Energie Textil Elektro Medienerzeugnisse
• Kernkraftwerke	BG Energie Textil Elektro Medienerzeugnisse

L

Laboratorien	
• medizinische	BG f. Gesundheitsdienst u. Wohlfahrtspflege
• chemische	BG Rohstoffe u. chemischen Industrie
Lackfabriken	BG Rohstoffe u. chemischen Industrie
Ladengeschäfte (Verkauf an Verbraucher)	BG Handel und Warenlogistik
Landwirtschaft	SVLFG
Landwirtschaftlicher Sozialversicherungsträger (z.B. Landwirtschaftliche BG'en, Landwirtschaftliche Krankenanstalten, Landwirtschaftliche Alterskassen)	BG Landwirtschaft, Forsten und Gartenbau
Landwirtschaftliche Verbände	SVLFG
Lederfabriken	BG Rohstoffe u. chemischen Industrie
Lehrer (Angestellte): an Privatschulen	Verwaltungs-BG
an öffentlichen Schulen	UK / LUK
Luftverkehrsunternehmen	BG Verkehrswirtschaft Post-Logistik Telekommunikation

M

Maklerbüros	Verwaltungs-BG
Malerbetriebe	BG Bau
Malteser-Hilfsdienst	(s. „Hilfsorganisationen")
Maschinenbau	BG Holz und Metall
Metallerzeugung	BG Holz und Metall
Metzgereien	BG Nahrungsmittel u. Gastgewerbe
Mietwagenunternehmen	BG Verkehrswirtschaft Post-Logistik Telekommunikation
Möbel	
• Speditionen	BG f. Transport u. Verkehrswirtschaft
• Hersteller	BG Holz und Metall
Möbelverkauf ohne Herstellung	BG Handel und Warenlogistik
Mühlen	BG Nahrungsmittel und Gastgewerbe

Gewerbezweig/Branche/Institution/Behörde	UVTr
N	
Nahrungsmittelindustrie • Herstellung	BG Nahrungsmittel u. Gastgewerbe
Natursteinindustrie	BG Rohstoffe u. chemischen Industrie
Notarbüros	Verwaltungs-BG
O	
Obstverarbeitung (außerhalb Landwirtschaft)	BG Nahrungsmittel u. Gastgewerbe
Ofenbau	BG Bau
Omnibusunternehmen	BG Verkehrswirtschaft Post-Logistik Telekommunikation
Optikindustrie • Herstellung optischer Erzeugnisse	BG Energie Textil Elektro Medienerzeugnisse
P	
Pappenfabriken	BG Rohstoffe u. chemischen Industrie
Papierfabriken	BG Rohstoffe u. chemischen Industrie
Parkpflege	SVLFG
Pensionen	BG Nahrungsmittel u. Gastgewerbe
Pflasterarbeiten	BG Bau
Pflegepersonen • Angestellt • nicht gewerbsmäßig	BG f. Gesundheitsdienst u. Wohlfahrtspflege GUVV / UK
Pharmazeutische Industrie • Produktion	BG Rohstoffe u. chemischen Industrie
Polstereien	BG Rohstoffe u. chemischen Industrie
Porzellanfabriken	Verwaltungs-BG
Post AG / Postbank	BG Verkehrswirtschaft Post-Logistik Telekommunikation
R	
Reedereien (Binnenschiffahrt)	BG Verkehrswirtschaft Post-Logistik Telekommunikation
Reisebüros • Agenturen • mit Personenbeförderung	Verwaltungs-BG BG Verkehrswirtschaft Post-Logistik Telekommunikation
Reparaturwerkstätten für Kraftfahrzeuge	BG Holz und Metall
Restaurants	BG Nahrungsmittel u. Gastgewerbe
S	
Sägewerke	BG Holz und Metall
Sattlereien	BG Rohstoffe u. chemischen Industrie
Seilbahnen • Sesselbahnen • Skilifte	Verwaltungs-BG
Seniorenwohnheime	BG f. Gesundheitsdient u. Wohlfahrtspflege
Silberschmieden	BG Holz und Metall
Softwarehersteller	Verwaltungs-BG
Sozialversicherungsträger	Verwaltungs-BG

Gewerbezweig/Branche/Institution/Behörde	UVTr
Speditionen • Lagerei u. Transportvermittlung • Güter Nah- und Fernverkehr	BG Handel und Warenlogistik
Spenglereien • Klempner • Flaschner • Blechnerarbeiten	BG Bau
Sperrholzfabriken	BG Holz und Metall
Spinnereien	BG Energie Textil Elektro Medienerzeugnisse
Sportvereine	Verwaltungs-BG
Schausteller	BG Nahrungsmittel u. Gastgewerbe
Schlachthöfe (in privater Trägerschaft)	BG Nahrungsmittel u. Gastgewerbe
Schlossereien	BG Holz und Metall
Schmuckwaren • Herstellung	BG Holz und Metall
Schneidereien	BG Energie Textil Elektro Medienerzeugnisse
Schnitzereien	BG Holz und Metall
Schornsteinbau (Reinigung)	BG Bau
Schornsteinfeger	BG Bau
Schreinereien	BG Holz und Metall
Schuhfabriken	BG Energie Textil Elektro Medienerzeugnisse
Schuhreparaturwerkstätten	BG Energie Textil Elektro Medienerzeugnisse

Schulen
• allgemeinbildende Schulen:
  öffentl. Träger
  privater Träger
 	
• berufsbildende Schulen:
  öffentlicher Träger
  privater Träger
 	
• (Fach-) Hochschulen:
  öffentlicher Träger
  privater Träger
	
	GUVV / UK
	Schüler UK / LUK
	Angestelle (BG des Kostenträgers)
	
	GUVV / UK
	Schüler UK / LUK
	Angestelle (BG des Kostenträgers)
	
	GUVV / UK
	Schüler UK / LUK
	Angestelle (BG des Kostenträgers)

Stadtbahnen	Verwaltungs-BG
Stadtverwaltungen	GUVV / UK
Stahlindustrie • Herstellung	BG Holz und Metall
Steinbrüche	BG Rohstoffe u. chemischen Industrie
Steuerberaterbüros	Verwaltungs-BG
Straßenbahnen	Verwaltungs-BG
Straßenbau	BG Bau
Strickereien	BG Energie Textil Elektro Medienerzeugnisse
Strumpffabriken	BG Energie Textil Elektro Medienerzeugnisse

T

Taxiunternehmen	BG Verkehrswirtschaft Post-Logistik Telekommunikation
Tankstellen	BG Handel und Warenlogistik
Technische Überwachungsvereine	Verwaltungs-BG
Telekom	BG Verkehrswirtschaft Post-Logistik Telekommunikation
Textilindustrie • Herstellung aller Art	BG Energie Textil Elektro Medienerzeugnisse

Verzeichnis zur Ermittlung des zuständigen Unfallversicherungsträgers (UVTr) — U–Z

Gewerbezweig/Branche/Institution/Behörde	UVTr
Tiefbauarbeiten	BG Bau
Tierarztpraxen	BG f. Gesundheitsdienst u. Wohlfahrtspflege
Tierhaltung	SVLFG
Tierkliniken	BG f. Gesundheitsdienst u. Wohlfahrtspflege
Tierzucht	SVLFG
Tischlereien	BG Holz und Metall
Transportunternehmen	BG Verkehrswirtschaft Post-Logistik Telekommunikation
Tunnelbau	BG Bau

U

U-Bahnbau	BG Bau
U-Bahnen	Verwaltungs-BG
Uhren (Herstellung aller Art)	BG Energie Textil Elektro Medienerzeugnisse
Universitäten • angestelltes Personal	UK / LUK

V

Verkehrsbetriebe (auch bei kommunaler Trägerschaft) • Straßen-, U-Bahnen,	Verwaltungs-BG
Verlage • ohne Druckerei • mit Druckerei	 BG Handel und Warenlogistik BG Energie Textil Elektro Medienerzeugnisse
Verleihgeschäfte • mit Lager	 BG Handel und Warenlogistik
Versandunternehmen	BG Handel und Warenlogistik
Versicherungsunternehmen	Verwaltungs-BG
Video-Verleihgeschäfte	BG Handel und Warenlogistik

W

Warenhäuser	BG Handel und Warenlogistik
Waschmittelfabriken	BG Rohstoffe u. chemischen Industrie
Wäschereien	BG Energie Textil Elektro Medienerzeugnisse
Wasserwerke	BG Energie Textil Elektro Medienerzeugnisse
Webereien	BG Energie Textil Elektro Medienerzeugnisse
Weinbau	SVLFG
Werbeunternehmungen	Verwaltungs-BG
Wohlfahrtspflege • öffentliche • private	 GUVV / UK (je nach Kostenträger) BG f. Gesundheitsdienst u. Wohlfahrtspflege
Wurstfabriken	BG Nahrungsmittel u. Gastgewerbe

Z

Zeitungsverlage • ohne Druckerei • mit Druckerei	 BG Handel und Warenlogistik BG Energie Textil Elektro Medienerzeugnisse
Zementindustrie • Herstellung	 BG Rohstoffe u. chemischen Industrie

Gewerbezweig/Branche/Institution/Behörde	UVTr
Ziegelindustrie • Herstellung und Veredelung	Verwaltungs-BG
Zimmereien	BG Bau
Zinngießereien	BG Holz und Metall
Zirkus	BG Nahrungsmittel u. Gastgewerbe
Zuckerraffinerien • Erzeugung von Zucker	BG Rohstoffe u. chemischen Industrie

Anschriften der Berufsgenossenschaften (BGen) und Unfallkassen (UKen)

Gewerbliche Berufsgenossenschaften

■ Rohstoffe und chemische Industrie

Hauptverwaltung Heidelberg
Kurfürsten-Anlage 62, 69115 Heidelberg
Telefon: 06221 5108-0
Telefax: 06221 5108-48549

Standort Bochum:
Waldring 97, 44789 Bochum
Telefon: 06221 5108-64100
Telefax: 06221 5108-41066

Bezirksdirektion Gera:
Amthorstraße 12, 07545 Gera
Telefon: 06221 5108-64200
Telefax: 06221 5108-41066

Bezirksdirektion Gera - Geschäftsstelle Halle:
Merseburger Straße 52, 06110 Halle
Telefon: 06221 5108-64200
Telefax: 06221 5108-33599

Bezirksdirektion Heidelberg:
Kurfürsten-Anlage 62, 69115 Heidelberg
Telefon: 06221 5108-64300
Telefax: 06221 5108-40166

Bezirksdirektion Köln:
Gladbacher Str. 14, 50672 Köln
Telefon: 06221 5108-64400,
Telefax: 06221 5108-41066

Bezirksdirektion Langenhagen:
Theodor-Heuss-Straße 160, 30853 Langenhagen
Telefon: 06221 5108-64500
Telefax: 06221 5108-41066

Bezirksdirektion Mainz:
Lortzingstraße 2, 55127 Mainz
Telefon: 06221 5108-64600
Telefax: 06221 5108-41066

Bezirksdirektion Nürnberg
Südwestpark 2 und 4, 90449 Nürnberg
Telefon: 06221 5108-64700
Telefax: 06221 5108-41066

■ Energie Textil Elektro Medienerzeugnisse

Hauptverwaltung
Gustav-Heinemann-Ufer 130, 50968 Köln
Telefon: 0221 3778-0
Telefax: 0221 3778-1199

Bezirksverwaltung Köln
Gustav-Heinemann-Ufer 120, 50968 Köln
Telefon: 0221 3778-0
Telefax: 0221 3778-1711

Bezirksverwaltung Wuppertal
Hofkamp 84, 42103 Wuppertal
Telefon: 0202 24583-0
Telefax: 0202 24583-8630

Bezirksverwaltung Augsburg
Oblatterwallstraße 18, 86153 Augsburg
Telefon: 0821 3159-0
Telefax: 0821 3159-7019

Bezirksverwaltung Braunschweig
Lessingplatz 13, 38100 Braunschweig
Telefon: 0531 4717-0
Telefax: 0531 4717-1721

Bezirksverwaltung Berlin
Corrensplatz 2, 14195 Berlin
Telefon: 030 83902-0
Telefax: 030 83902-1731

Bezirksverwaltung Dresden
Stübelallee 49 c, 01309 Dresden
Telefon: 0351 3148-0
Telefax: 0351 3148-1741

Bezirksverwaltung Dresden - Geschäftsstelle Leipzig
Gustav-Adolf-Str. 6, 04105 Leipzig
Telefon: 0341 98224-0
Telefax: 0341 98224-8812

Bezirksverwaltung Nürnberg
Frauentorgraben 29, 90443 Nürnberg
Telefon: 0911 2499-0
Telefax: 0911 2499-1751

Bezirksverwaltung Stuttgart
Schloßstraße 29–31, 70174 Stuttgart
Telefon: 0711 2297-0
Telefax: 0711 2297-1771

Anschriften der Berufsgenossenschaften (BGen) und Unfallkassen (UKen)

Berufsgenossenschaften

Bezirksverwaltung Düsseldorf
Auf'm Hennekamp 74, 40225 Düsseldorf
Telefon: 0211 9335-0
Telefax: 0211 9335-4444

Bezirksverwaltung Wiesbaden
Rheinstraße 6–8, 65185 Wiesbaden
Telefon: 0611 131-0
Telefax: 0611 131-8158

Bezirksverwaltung Hamburg
Nagelsweg 33 – 35, 20097 Hamburg
Telefon 040 227448-0
Telefax: 040 227448-8599

■ **Holz und Metall**

Hauptverwaltung München
Am Knie 8, 81241 München
Telefon: 0800 9990080-0
Telefax: 089 17918-11700

Hauptverwaltung Hannover
Seligmannallee 4, 30173 Hannover
Telefon: 0800 9990080-0
Telefax: 0511 8118-20810

Hauptverwaltung Düsseldorf
Arcadiastr. 8, 40472 Düsseldorf
Telefon: 0800 9990080-0
Telefax: 0211 8224-29572

Hauptverwaltung Mainz
Isaac-Fulda-Allee 18, 55124 Mainz
Telefon: 0800 9990080-0
Telefax: 06131 802-19500

Hauptverwaltung Stuttgart
Vollmoellerstr. 11, 70563 Stuttgart
Telefon: Telefon: 0800 9990080-0
Telefax: 0711 1334-29500

Bezirksverwaltung München
Am Knie 8, 81241 München
Telefon: 0800 9990080-3
Telefax: 089 17918-11700

Bezirksverwaltung Köln
Hugo-Eckener-Straße 20, 50829 Köln
Telefon: 0800 9990080-3
Telefax: 0221 56707-22330

Bezirksverwaltung Bielefeld
Werner-Beck-Str. 38, 33602 Bielefeld
Telefon: 0800 9990080-3
Telefax: 0521 52090-20666

Bezirksverwaltung Bremen
Töferbohmstraße 10, 28195 Bremen
Telefon: 0800 9990080-2
Telefax: 0421 3097-23247

Bezirksverwaltung Erfurt
Lucas-Cranach-Platz 2, 99097 Erfurt
Telefon: 0800 9990080-3
Telefax: 0361 65755-22900

Bezirksverwaltung Dessau
Raguhner Straße 49 b, 06842 Dessau-Roßlau
Telefon: 0800 9990080-2
Telefax: 0340 2525-25093

Bezirksverwaltung Dessau Außenstelle Dresden
Zur Wetterwarte 27, 01109 Dresden
Telefon: 0800 9990080-3
Telefax: 0340 2525-26093

Bezirksverwaltung Dortmund
Semerteichstraße 98, 44263 Dortmund ·
Telefon: 0800 9990080-3
Telefax: 0231 4196-22922

Bezirksverwaltung Düsseldorf
Arcadiastr. 8, 40472 Düsseldorf
Telefon: 0800 9990080-3
Telefax: 0211 56787-22330

Bezirksverwaltung Hannover
Seligmannallee 4, 30173 Hannover
Telefon: 0800 9990080-3
Telefax: 0511 8118-20066

Bezirksverwaltung Berlin
Innsbrucker Straße 26/27, 10825 Berlin
Telefon: 0800 9990080-3
Telefax: 030 75697-25093

Bezirksverwaltung Hamburg
Rothenbaumchaussee 145, 20149 Hamburg
Telefon: 0800 9990080-3
Telefax: 040 3097-23247

Bezirksverwaltung Stuttgart
Vollmoellerstraße 11, 70563 Stuttgart
Telefon BV: 0800 9990080-3
Telefax BV: 0711 1334-24800

Bezirksverwaltung Stuttgart - Außenstelle Pforzheim
Schwarzwaldstraße 1A, 5173 Pforzheim
Telefon: 0800 9990080-3
Telefax: 07231 2007-22400

Bezirksverwaltung Nürnberg
Weinmarkt 9–11, 90403 Nürnberg
Telefon: 0800 9990080-3
Telefax: BV: 0911 2347-29000

Anschriften der Berufsgenossenschaften (BGen) und Unfallkassen (UKen)

Berufsgenossenschaften

Bezirksverwaltung Mainz
Isaac-Fulda-Allee 18, 55124 Mainz
Telefon: 0800 9990080-3
Telefax: 06131 802-25000

Bezirksverwaltung Saarbrücken
Lebacher Str. 4, 66113 Saarbrücken
Telefon: 0800 9990080-3
Telefax: 06131 802-25000

■ Nahrungsmittel und Gastgewerbe

Hauptverwaltung Mannheim
Dynamostraße 7–11, 68165 Mannheim
Telefon: 0621 4456-0
Telefax: 0800 1977533-10200

Bezirksverwaltung Mannheim
Dynamostraße 7–11, 68165 Mannheim
Telefon: 0621 4456-0
Telefax: 0800 1977553-19200

Bezirksverwaltung Berlin
Fregestraße 44, 12161 Berlin
Telefon: 030 85105-0
Telefax: 0800 1977553-19500

Bezirksverwaltung Dortmund
Hansbergstraße 28, 44141 Dortmund
Telefon: 0231 17634-0
Telefax: 0800 1977553-19300

Bezirksverwaltung Erfurt
Lucas-Cranach-Platz 2, 99097 Erfurt
Telefon: 0361 4391-0
Telefax: 0800 1977553-19600

Bezirksverwaltung Germering bei München
Streiflacher Straße 5a, 82110 Germering
Telefon: 089 89466-0
Telefax: 0800 1977553-19100

Bezirksverwaltung Hannover
Tiergartenstraße 109–111, 30559 Hannover
Telefon: 0511 23560-0
Telefax: 0800 1977553-19400

Bezirksverwaltung Mainz
(Bereich Fleischwirtschaft)
Lortzingstraße 2, 55127 Mainz
Telefon: 06131 785-0
Telefax: 0800 1977553-19700

■ Bauwirtschaft

Hauptverwaltung
Hildegardstraße 29/30, 10715 Berlin
Telefon: 030 85781-0
Telefax: 0800 6686688-37400

Region Nord Hannover
Hildesheimer Straße 309, 30519 Hannover
Telefon: 0800 3799100
Telefax: 0800 6686688-22400

Dienstleistungszentrum Berlin
Helmstädter Str. 2, 10717 Berlin
Telefon: 0800 3799100
Telefax: 6686688-22400

Dienstleistungszentrum Hamburg
Holstenwall 8–9, 20355 Hamburg
Telefon: 0800 3799100
Telefax: 0800 6686688-22400

Dienstleistungszentrum Bremen
Bertha-von-Suttner-Straße 10, 28207 Bremen
Telefon: 0800 3799100
Telefax: 0800 6686688-22400

Region Mitte Wuppertal
Viktoriastraße 21, 42115 Wuppertal
Telefon: 0800 3799100
Telefax: 0800 6686688-23404

Dienstleistungszentrum Dortmund
Kronprinzenstraße 62–66, 44135 Dortmund
Telefon: 0800 3799100
Telefax: 0800 6686688-23404

Dienstleistungszentrum Köln
Eulenbergstraße 13–21, 51065 Köln
Telefon: 0800 3799100
Telefax: 0800 6686688-23404

Dienstleistungszentrum Frankfurt am Main
Königsberger Str. 29, 60487 Frankfurt
Telefon: 0800 3799100
Telefax: 0800 6686688-23404

Dienstleistungszentrum Erfurt
Auenstraße 54, 99089 Erfurt
Telefon: 0361 2194-0
Telefax: 0800 6686688-23404

Region Süd München
Am Knie 6, 81241 München
Telefon: 0800 3799100
Telefax: 0800 6686688-28100

Dienstleistungszentrum Dresden
Pirnaer Landstraße 40, 01237 Dresden
Telefon: 0800 3799100
Telefax: 0800 6686688-28100

Dienstleistungszentrum Leipzig
Hamburger Str. 7, 04129 Leipzig

Anschriften der Berufsgenossenschaften (BGen) und Unfallkassen (UKen)

Berufsgenossenschaften

Telefon: 0800 3799100
Telefax: 0800 6686688-28100

Dienstleistungszentrum Böblingen
Friedrich-Gerstlacher-Straße 15, 71032 Böblingen
Telefon: 0800 3799100
Telefax: 0800 6686688-28100

Dienstleistungszentrum Karlsruhe
Steinhäuserstraße 10, 76135 Karlsruhe
Telefon: 0800 3799100
Telefax: 0800 6686688-28100

Dienstleistungszentrum Nürnberg
Gebersdorferstraße 67, 90449 Nürnberg
Telefon: 0800 3799100
Telefax: 0800 6686688-28100

■ **Banken, Versicherungen – Verwaltungen – freie Berufe – Zeitarbeitsunternehmen – Unternehmen der keramischen und Glas-Industrie – Straßenbahn-, U-Bahn- und Eisenbahnunternehmen sowie weiterer Gewerbezweige.**

Hauptverwaltung Hamburg
Massaquoipassage 1, 22305 Hamburg
Telefon: 040 5146-0
Telefax: 040 5146-2146

Bezirksverwaltung Bergisch Gladbach
Kölner Straße 20, 51429 Bergisch Gladbach
Telefon: 02204 407-0
Telefax: 02204 1639

Bezirksverwaltung Berlin
Markgrafenstraße 18, 10969 Berlin
Telefon: 030 77003-0
Telefax: 030 7741319

Bezirksverwaltung Bielefeld
Nikolaus-Dürkopp-Straße 8, 33602 Bielefeld
Telefon: 0521 5801-0
Telefax: 0521 61284

Bezirksverwaltung Dresden
Wiener Platz 6, 01069 Dresden
Telefon: 0351 8145-0
Telefax: 0351 8145-109

Bezirksverwaltung Duisburg
Wintgensstraße 27, 47058 Duisburg
Telefon: 0203 3487-0
Telefax: 0203 2809005

Bezirksverwaltung Erfurt
Koenbergkstraße 1, 99084 Erfurt
Telefon: 0361 2236-0
Telefax: 0361 2253466

Bezirksverwaltung Hamburg
Sachsenstr. 18, 20097 Hamburg
Telefon: 040 23656-0
Telefax: 040 2369439

Bezirksverwaltung Ludwigsburg
Martin-Luther-Str. 79, 71636 Ludwigsburg
Telefon: 07141 919-0
Telefax: 07141 902319

Bezirksverwaltung Mainz
Isaac-Fulda-Allee 3, 55124 Mainz
Telefon: 06131 389-0
Telefax: 06131 371044

Bezirksverwaltung München
Barthstraße 20, 80339 München
Telefon: 089 50095-0
Telefax: 089 50095-111

Bezirksverwaltung Würzburg
Riemenschneiderstraße 2, 97072 Würzburg
Telefon: 0931 7943-0
Telefax: 0931 7842200

■ **Handel und Warenlogistik**

Direktion Mannheim
M5, 7, 68161 Mannheim
Telefon: 0621 183-0
Telefax: 0621 183-5191

Direktion Bonn
Hermann-Milde-Str. 1, 53129 Bonn
Telefon: 0228 5406 9
Telefax: 0228 5406 5129

Regionaldirektion Ost - Berlin
Bundesallee 57/58, 10715 Berlin
Telefon: 030 85301-0
Telefax: 030 85301-4609

Regionaldirektion West - Bonn
Langwartweg 103 – 105, 53129 Bonn
Telefon: 0228 5406-0
Telefax: 0228 5406-5335

Regionaldirektion Nord - Bremen
Falkenstraße 7, 28195 Bremen
Telefon: 0421 30170-0
Telefax: 0421 30170-2299

Regionaldirektion West - Essen
Kurt-Jooss-Straße 11, 45127 Essen
Telefon: 0201 12506-0
Telefax: 0201 12506-7200

Regionaldirektion Ost - Gera
Bahnhofstraße 22, 07545 Gera

Telefon: 0365 77330-0
Telefax: 0365 77330-4791

Regionaldirektion Nord - Hamburg
Große Elbstraße 134, 22767 Hamburg
Telefon: 040 30613-0
Telefax: 040 30613-2899

Regionaldirektion Südwest - Mainz
Haifa-Allee 36, 55128 Mainz
Telefon: 06131 4993-0
Telefax: 06131 4993-3703

Regionaldirektion Südwest - Mannheim
N 4, 18 - 20, 68161 Mannheim
Telefon: 0621 183 0
Telefax: 0621 183 3200

Regionaldirektion Südost - München
Arnulfstraße 283, 80639 München
Telefon: 089 178786-0
Telefax: 089 178786-9299

■ **Verkehrswirtschaft Post-Logistik Telekommunikation**

Hauptverwaltung Hamburg
Ottenser Hauptstraße 54, 22765 Hamburg
Telefon: 040 3980-0
Telefax: 040 3980-1666

Sparte Post, Postbank, Telekom
Europaplatz 2
72072 Tübingen
Tel.: 07071 933-0
Fax: 07071 933-4399

Bezirksverwaltung Berlin
Axel-Springer-Straße 52, 10969 Berlin
Telefon: 030 25997-0
Telefax: 030 25997-299

Bezirksverwaltung Dresden
Hofmühlenstraße 4, 01187 Dresden
Telefon: 0351 42365-0
Telefax: 0351 42365-81

Bezirksverwaltung Hamburg
Ottenser Hauptstraße 54, 22765 Hamburg
Telefon: 040 325220-0
Telefax: 040 325220-2699

Bezirksverwaltung Hannover
Walderseestraße 5, 30163 Hannover
Telefon: 0511 3995-6
Telefax: 0511 3995-700

Bezirksverwaltung München
Deisenhofener Straße 74, 81539 München

Telefon: 089 62302-0
Telefax: 089 62302-100

Bezirksverwaltung Wiesbaden
Wiesbadener Straße 70, 65197 Wiesbaden
Telefon: 0611 9413-0
Telefax: 0611 9413-106

Bezirksverwaltung Wuppertal
Aue 96, 42103 Wuppertal
Telefon: 0202 3895-0
Telefax: 0202 3895-400

■ **Gesundheitsdienst und Wohlfahrtspflege**

Hauptverwaltung
Pappelallee 35/37, 22089 Hamburg
Telefon: 040 20207-0
Telefax: 040 20207-2495

Bezirksverwaltung Berlin
Spichernstraße 2-3, 10777 Berlin
Telefon: 030 89685-0
Telefax: 030 89685-3625

Bezirksverwaltung Bochum
Universitätsstraße 78, 44789 Bochum
Telefon: 0234 3078-0
Telefax: 0234 3078-6249

Bezirksverwaltung Delmenhorst
Fischstraße 31, 27749 Delmenhorst
Telefon: 04221 913-0
Telefax: 04221 913-4225

Bezirksverwaltung Dresden
Gret-Palucca-Straße 1a, 01069 Dresden
Telefon: 0351 8647-0
Telefax: 0351 8647-5625

Bezirksverwaltung Hamburg
Schäferkampsallee 24, 20357 Hamburg
Telefon: 040 4125-0
Telefax: 040 4125-2999

Bezirksverwaltung Karlsruhe
Philipp-Reis-Straße 3, 76137 Karlsruhe
Telefon: 0721 9720-0
Telefax: 0721 9720-5573

Bezirksverwaltung Köln
Bonner Straße 337, 50968 Köln
Telefon: 0221 3772-0
Telefax: 0221 3772-5101

Bezirksverwaltung Magdeburg
Keplerstraße 12, 39104 Magdeburg
Telefon: 0391 6090-5
Telefax: 0391 6090-7825

Unfallkassen

Bezirksverwaltung Mainz
Göttelmannstraße 3, 55130 Mainz
Telefon: 06131 808-0
Telefax: 06131 808-3988

Bezirksverwaltung München
Helmhoftzstraße 2, 80636 München
Telefon: 089 35096-0
Telefax: 089 35096-4686

Bezirksverwaltung Würzburg
Röntgenring 2, 97070 Würzburg
Telefon: 0931 3575-0
Telefax: 0931 3575-5825

Unfallkassen

■ Unfallversicherung Bund und Bahn - Bereich Bahn

Salvador-Allende-Straße 9, 60487 Frankfurt
Telefon: 069 47863-0
Telefax: 069 47863-2902

■ Unfallversicherung Bund und Bahn - Bereich Bund

Hauptverwaltung
Weserstraße 47, 26382 Wilhelmshaven
Telefon: 04421 407-4007
Telefax: 04421 407-4070

■ Feuerwehr-Unfallkassen

Feuerwehr-Unfallkasse Brandenburg
Müllroser Chaussee 75, 15236 Frankfurt (Oder)
Telefon: 0335 5216-0
Telefax: 0335 5216-222

**Hanseatische Feuerwehr-Unfallkasse Nord
Regionaldirektion Schleswig-Holsten**
Hopfenstraße 2d, 24114 Kiel
Telefon: 0431 990748-0
Telefax: 0431 603-1395

**Hanseatische Feuerwehr-Unfallkasse Nord
Regionaldirektion Mecklenburg-Vorpommern**
Bertha-von-Suttner-Straße 5, 19061 Schwerin
Telefon: 0385 3031-700
Telefax: 0385 3031-706

**Hanseatische Feuerwehr-Unfallkasse Nord
Regionaldirektion Hamburg**
Mönckebergstr. 5, 20095 Hamburg
Telefon: 040 25328066
Telefax: 040 25328073

Feuerwehr-Unfallkasse Niedersachsen
Bertastr. 5, 30159 Hannover
Telefon: 0511 9895-555
Telefax: 0511 9895-480

Feuerwehr-Unfallkasse Mitte – Geschäftsstelle Sachsen-Anhalt
Carl-Miller-Straße 7, 39112 Magdeburg
Telefon: 0391 54459-0
Telefax: 0391 54459-22

Feuerwehr-Unfallkasse Mitte – Geschäftsstelle Thüringen
Magdeburger Allee 4, 99086 Erfurt
Telefon: 0361 601544-0
Telefax: 0361 601544-21

■ Unfallkassen und Gemeindeunfallversicherungsverbände

Unfallkasse Baden-Württemberg – Regionaldirektion Württemberg
Augsburger Straße 700, 70329 Stuttgart
Telefon: 0711 9321-0
Telefax: 0711 9321-7500

Unfallkasse Baden-Württemberg – Regionaldirektion Baden
Waldhornplatz 1, 76131 Karlsruhe
Telefon: 0711 9321-0
Telefax: 0711 9321-8405

Kommunale Unfallversicherung Bayern
Ungererstraße 71, 80805 München
Telefon: 089 36093-440
Telefax: 089 36093-135

Bayerische Landesunfallkasse
Ungererstraße 71, 80805 München
Telefon: 089 36093-440
Telefax: 089 36093-135

Unfallkasse Berlin
Culemeyerstraße 2, 12277 Berlin
Telefon: 030 7624-0
Telefax: 030 7624-1109

Unfallkasse Brandenburg
Müllroser Chaussee 75, 15236 Frankfurt/Oder
Telefon: 0335 5216-0
Telefax: 0335 5216-222

Unfallkasse Freie Hansestadt Bremen
Konsul-Smidt-Str. 76a, 28217 Bremen
Telefon: 0421 35012-0
Telefax: 0421 35012-88

Unfallkasse Nord – Standort Kiel
Seekoppelweg 5 a, 24113 Kiel
Telefon: 0431 6407-0
Telefax: 0431 6407-250

Anschriften der Berufsgenossenschaften (BGen) und Unfallkassen (UKen)

Unfallkasse Nord - Standort Hamburg:
Spohrstraße 2, 22083 Hamburg
Tel.: 040 27153-0
Fax: 040 27153-1000

Unfallkasse Hessen
Leonardo-da-Vinci-Allee 20, 60486 Frankfurt am Main
Telefon: 069 29972-440
Telefax: 069 29972-133

Unfallkasse Mecklenburg-Vorpommern
Wismarsche Straße 199, 19053 Schwerin
Telefon: 0385 5181-0
Telefax: 0385 5181-111

Braunschweigischer Gemeinde-Unfallversicherungsverband
Berliner Platz 1 C (Ring-Center), 38102 Braunschweig
Telefon: 0531 27374-0
Telefax: 0531 27374-30

Gemeinde-Unfallversicherungsverband Hannover
Am Mittelfelde 169, 30519 Hannover
Telefon: 0511 8707-0
Telefax: 0511 8707-188

Landesunfallkasse Niedersachsen
Am Mittelfelde 169, 30519 Hannover
Telefon: 0511 8707-0
Telefax: 0511 8707-188

Gemeinde-Unfallversicherungsverband Oldenburg
Gartenstraße 9, 26122 Oldenburg
Telefon: 0441 779090
Telefax: 0441 779095-0

Unfallkasse Nordrhein-Westfalen – Hauptverwaltung
Moskauer Str. 18, 40227 Düsseldorf
Telefon: 0211 9024-0
Telefax: 0211 9024-1355

Unfallkasse Nordrhein-Westfalen – Regionaldirektion Rheinland
Moskauer Str. 18, 40227 Düsseldorf
Telefon: 0211 2808-0
Telefax: 0211 2808-2119

Unfallkasse Nordrhein-Westfalen – Regionaldirektion Westfalen-Lippe
Salzmannstraße 156, 48159 Münster
Telefon: 0251 2102-0
Telefax: 0251 218569

Unfallkasse Rheinland-Pfalz
Orensteinstraße 10, 56626 Andernach
Telefon: 02632 960-0
Telefax: 02632 960-1000

Unfallkasse Saarland
Beethovenstraße 41, 66125 Saarbrücken
Telefon: 06897 9733-0
Telefax: 06897 9733-37

Unfallkasse Sachsen
Rosa-Luxemburg-Straße 17a, 01662 Meißen
Telefon: 03521 724-0
Telefax: 03521 724-333

Unfallkasse Sachsen-Anhalt
Käsperstraße 31, 39261 Zerbst
Telefon: 03923 751-0
Telefax: 03923 751-333

Unfallkasse Thüringen
Humboldtstraße 111, 99867 Gotha
Telefon: 03621 777-0
Telefax: 03621 777-111

Landwirtschaftliche Sozialversicherung

Hauptverwaltung
Weißensteinstr. 70 – 72, 34131 Kassel
Telefon: 0561 785-0
Telefax: 0561 785-219000

Schleswig-Holstein und Hamburg
Schulstraße 29, 24143 Kiel
Telefon: 0561 785-0
Telefax: 0561 785-219000

Niedersachsen-Bremen
Im Haspelfelde 24, 30173 Hannover
Telefon: 0561 785-0
Telefax: 0561 785-219000

Nordrhein-Westfalen
Hoher Heckenweg 76 – 80, 48147 Münster
Tel.: 0561 785-0
Fax: 0561 785-219000

Hessen, Rheinland-Pfalz und Saarland
Hessen
Bartningstraße 57, 64289 Darmstadt
Telefon: 0561 785-0
Telefax: 0561 785-219000

Baden-Württemberg
Württemberg
Vogelrainstraße 25, 70199 Stuttgart
Telefon: 0561 785-0
Telefax: 0561 785-219000

Anschriften der Berufsgenossenschaften (BGen) und Unfallkassen (UKen)

Bayern (Niederbayern, Oberpfalz und Schwaben)
Dr.-Georg-Heim-Allee 1, 84036 Landshut
Telefon: 0561 785-0
Telefax: 0561 785-219000

Bayern (Franken und Oberbayern)
Dammwäldchen 4, 95444 Bayreuth
Telefon: 0561 785-0
Telefax: 0561 785-219000

Berlin, Brandenburg, Mecklenburg-Vorpommern, Sachsen-Anhalt, Sachsen, Thüringen
Hoppegartener Str. 100, 15366 Hoppegarten
Telefon: 0561 785-0
Telefax: 0561 785-219000

DGUV-LVen

Gemeinsamer Internet-Auftritt der LV:
www.dguv.de/landesverbaende

LV Nordwest
Hildesheimer Straße 309, 30519 Hannover
Telefon: 030 13001-5500
Telefax: 030 13001-5566
Zuständigkeitsbereich: Niedersachsen, Bremen, Hamburg, Schleswig-Holstein, Sachsen-Anhalt

LV Nordost
Fregestraße 44, 12161 Berlin
Telefon: 030 13001-5900
Telefax: 030 13001-5901
Zuständigkeitsbereich: Berlin, Brandenburg, Mecklenburg-Vorpommern

LV West
Kreuzstraße 34, 40210 Düsseldorf
Telefon: 030 13001-5400
Telefax: 030 13001-5471
Zuständigkeitsbereich: Nordrhein-Westfalen

LV Mitte
Isaac-Fulda-Allee 18, 55124 Mainz
Telefon: 030 13001-5600
Telefax: 030 13001-5630
Zuständigkeitsbereich: Hessen, Thüringen, Rheinland-Pfalz

LV Südwest
Kurfürsten-Anlage 62, 69115 Heidelberg
Telefon: 030 13001-5700
Telefax: 030 13001-5799
Zuständigkeitsbereich: Baden-Württemberg, Saarland

LV Südost
Fockensteinstraße 1, 81539 München
Telefon: 030 13001-5800
Telefax: 030 13001-5899
Zuständigkeitsbereich: Bayern, Sachsen

Vertrag Ärzte / Unfallversicherungsträger (ÄV) 2011 in der Fassung vom 1.1.2018*

gem. § 34 Abs. 3 SGB VII

zwischen

**der Deutschen Gesetzlichen Unfallversicherung e.V. (DGUV), Berlin
dem Spitzenverband der landwirtschaftlichen Sozialversicherung (LSV-SpV), Kassel, einerseits
und der KBV, K. d. ö. R., Berlin, andererseits**

über

**die Durchführung der HB, die Vergütung der Ärzte
sowie die Art und Weise der Abrechnung
der ärztlichen Leistungen (Vertrag Ärzte/UVTr)
gültig ab 1. Januar 2011**

I. ALLGEMEINER TEIL
- § 1 Gegenstand des Vertrages
- § 2 Gewährleistung
- § 3 Erfüllung des Vertrages
- § 4 Beteiligung am Vertrag
- § 5 Datenerhebung und -verarbeitung durch Ärzte; Auskunftspflicht

II. ALLGEMEINE REGELUNGEN FÜR DIE HB BEI ARBEITSUNFÄLLEN
- § 6 Heilbehandlung (HB)
- § 7 Soldatenentschädigungsgesetz (SEG)
- § 8 Ärztliche Behandlung
- § 9 Erstversorgung
- § 10 Allgemeine Heilbehandlung (Allg. HB)
- § 11 Besondere Heilbehandlung (Bes. HB)
- § 12 Hinzuziehung anderer Ärzte
- § 13 Vom Unfallversicherungsträger (UVTr) veranlasste ärztliche Untersuchungen
- § 14 Ärztliche Unfallmeldung
- § 15 Bericht bei Erstversorgung
- § 16 Mitteilungen über Besonderheiten des Behandlungsverlaufs
- § 17 Hinweis zur beruflichen Wiedereingliederung
- § 18 Unterstützungspflicht des Arztes bei besonderen medizinischen Maß-nahmen
- § 19 Verordnung häuslicher Krankenpflege
- § 20 Verordnung von Heilmitteln
- § 21 Verordnung von Arznei- und Verbandmitteln
- § 22 Verordnung von Hilfsmitteln

III. BESONDERE REGELUNGEN FÜR DIE HB BEI ARBEITSUNFÄLLEN
- § 23 Verfahrensarten
- § 24 D-Arzt-Verfahren
- § 25 nicht besetzt
- § 26 Vorstellungspflicht beim Durchgangsarzt (D-Arzt)
- § 27 Aufgaben des Durchgangsarztes (D-Arztes)
- § 28 Inanspruchnahme eines nicht zur besonderen Heilbehandlung (bes. HB) zugelassenen Arztes
- § 29 Nachschau
- § 30 nicht besetzt
- § 31 nicht besetzt
- § 32 nicht besetzt
- § 33 nicht besetzt
- § 34 nicht besetzt
- § 35 nicht besetzt
- § 36 nicht besetzt

---

* Die Autoren haben die ab 1.1.2016 nicht mehr gültigen Paragraphen am Ende des Vertrags noch einmal zusammengefaßt.

§ 37 Verletzungsartenverfahren
§ 38 Feststellung der Transportunfähigkeit

IV. REGELUNGEN BEI AUGEN- UND HALS-NASEN-OHREN- VERLETZUNGEN
§ 39 Überweisungspflicht an den Augen-/HNO-Arzt
§ 40 Berichterstattung des Augen-/HNO-Arztes

V. VERFAHREN ZUR FRÜHERFASSUNG BERUFSBEDINGTER HAUTERKRANKUNGEN (HAUTARZTVERFAHREN)
§ 41 Vorstellungspflicht beim Hautarzt
§ 42 Wiedervorstellungspflicht
§ 43 Hauttestungen

VI. BERUFSKRANKHEITEN
§ 44 Ärztliche Anzeige einer Berufskrankheit (BK)
§ 45 Mitteilung über die Einleitung einer Behandlung bei Berufskrankheiten (BKen)

VII. AUSKÜNFTE, BERICHTE, AUFZEICHNUNGEN, GUTACHTEN
§ 46 Auskunftspflicht des Arztes
§ 47 Arbeitsunfähigkeits-Bescheinigung
§ 48 Anforderung von Gutachten
§ 49 Fristen für Erstattung von Berichten und Gutachten
§ 50 Ärztliche Aufzeichnungspflichten

VIII. ALLGEMEINE REGELUNGEN FÜR DIE VERGÜTUNG
§ 51 Leistungsverzeichnis und Vergütungsregelung
§ 52 Ständige Gebührenkommission
§ 53 Zahnärztliche Leistungen von Mund-, Kiefer- und Gesichtschirurgen
§ 54 Regelungen bei stationärer Behandlung
§ 55 Vergütung ärztlicher Leistungen am Aufnahmetag
§ 56 Belegärztliche Behandlung

IX. REGELUNGEN FÜR AUSKÜNFTE, BESCHEINIGUNGEN, BERICHTE UND GUTACHTEN
§ 57 Berichts- und Gutachtenpauschalen
§ 58 Vereinbarte Formtexte
§ 59 Überschreitung der Gebührenhöchstsätze bei Gutachten
§ 60 Gebühren für die zum Zwecke der Begutachtung vorgenommenen ärztlichen Leistungen

X. REGELUNGEN BEI HINZUZIEHUNG ZUR KLÄRUNG DER DIAGNOSE UND/ODER MITBEHANDLUNG EINSCHLIESSLICH BERICHTERSTATTUNG
§ 61 Berichterstattung
§ 62 Vergütung ärztlicher Le istungen bei Hinzuziehung zur Klärung der Diagnose und/oder Mitbehandlung
§ 63 nicht besetzt

XI. RECHNUNGSLEGUNG UND BEZAHLUNG
§ 64 Rechnungslegung
§ 65 Zahlungsfrist

XII. SCHLICHTUNGSSTELLE, SCHIEDSAMT, INKRAFTTRETEN/KÜNDIGUNG DES VERTRAGES UND ÜBERGANGSREGELUNGEN
§ 66 Schlichtungsstelle
§ 67 Schiedsamt
§ 68 Kündigungsfrist
§ 69 Inkrafttreten, Übergangsregelungen

Anhang 1 – **Verletzungsartenverzeichnis**

Anhang 3 – **Datenschutz zum Vertrag Ärzte/Unfallversicherungsträger (ÄV) in der ab 1. Januar 2011 gültigen Fassung - Auszug aus dem SGB VII – Datenschutz**

Information der Herausgeber:
Auf einen Blick: Wer? darf Was? Leisten und Abrechnen?

Behandlungsspektrum nach Arztstatus	Notarzt	nicht D-Arzt	Augenarzt	HNO-Arzt	Hautarzt	beauftragter Facharzt	Handchirurg § 37 III ÄV	SAV-Handklinik § 37 III ÄV	D-Arzt in eigener Praxis	D-Arzt im DAV-Krankenhaus	D-Arzt im VAV-Krankenhaus	D-Arzt im SAV-Krankenhaus
Erstversorgung § 9 ÄV (evtl. inkl. Sono, Röntgen)	Ja	Ja, inkl. Röntgen und Sono	Ja, inkl. Sono (kein DVT)	Ja, inkl. Sono (kein DVT)	Ja	Ja, inkl. Röntgen und Sono (bei MKG-Chirurg auch DVT)						
Einleitung allg. HB erlaubt § 10 ÄV	Nein	Ja, außer bei Vorstellungspflicht § 14 ÄV	Ja, nur bei isolierten Augenverletzungen	Ja, nur bei isolierten HNO-Verletzungen	Nein, Einleitung nur durch UVTr (§ 11 ÄV)	Nein, Einleitung nur durch UVTr (§§ 11, 13 ÄV) o. berechtigten D-Arzt (§§ 11, 12, 27, 37 IV ÄV)	Ja, nur § 37 III ÄV i.V.m. Nr. 8 VAV	Ja, nur § 37 III ÄV i.V.m. Nr. 8 VAV und SAV	Ja, außer bei VAV+SAV Verletzungen (Ausnahme: Einleitung bei Nr. 8 VAV von D-Arzt mit Zusatzbezeichnung „Handchirurg" erlaubt)		Ja, außer bei SAV Verletzungen	Ja
Einleitung bes. HB erlaubt § 11 ÄV	Nein	Ja, § 14 ÄV F 1050	Ja, § 40 ÄV F 1030	Ja, § 40 ÄV F 1040	Ja, § 41 ÄV F 6050	Ja, §§ 37 IV, 40, 61 I ÄV	Ja, §§ 27 II, 37 IV ÄV F 1010	Ja, §§ 27 II, 37 IV ÄV F 1010	Ja, § 27 II, III ÄV F 1000	Ja, § 27 II, III ÄV F 1000	Ja, §§ 27 II u. III, 37 II ÄV F 1000	Ja, §§ 27 II u. III, 37 II ÄV F 1000
Erstberichtspflicht	Nein	Ja, § 26 III ÄV F 2900	Nein	Nein	Ja, bei Hautkrebs § 44 AV F 6000	Nein				Ja, §§ 27 II S.3, 39 ÄV F 2900		
Ausnahme(n) von Erstberichtspflicht	-	-	Ja		Nein (DGUV Rdschr. 0231/2011 v. 20.05.2011)	Nein; außer HNO- und Augenarzt						
Erstberichtsfrist (8 Werktage) § 57 III ÄV	-	-							Ja			
Verlaufsbericht bei allg. HB §§ 16, 29 I ÄV/Nachschau	-	-	Nein; aber Pflicht über Verlauf zu berichten § 37 IV ÄV		Nein; aber Verlaufsberichtspflicht § 42 AV F 6052	Nein; aber Pflicht über Verlauf zu berichten § 37 IV ÄV				Ja		
Verlaufsbericht bei bes. HB §§ 16 ÄV	-	-							Ja			
Abschlussmitteilungspflicht, nur bei bes. HB § 27 VIII ÄV	-	-	Nein; aber Pflicht über Abschluss zu berichten § 37 IV ÄV			Nein; aber Pflicht über Abschluss zu berichten § 37 IV ÄV			Ja			
BK-Anzeigepflicht des Arztes § 44 ÄV	Nein											
Auskunftspflicht des Arztes § 46 ÄV									Ja			
Dokumentationspflicht des Arztes § 50 ÄV									Ja			
Ausstellung AU-Bescheinigung §§ 47, 26 ÄV		Ja, nur für Unfalltag	Ja, nur fachbezogen	Ja, nur fachbezogen	Ja, nur fachbezogen		Ja, nur § 37 III ÄV i.V.m. Nr. 8 VAV	Ja, nur § 37 III ÄV i.V.m. Nr. 8 VAV und SAV	Ja			
Hinzuziehung Diagnostik u./o. Mitbehandlung § 12 ÄV		Nein	Nein	Nein			Ja, nur § 37 III ÄV i.V.m. Nr. 8 VAV	Ja, nur § 37 III ÄV i.V.m. Nr. 8 VAV und SAV	Ja, außer bei VAV+SAV Verletzungen (Ausnahme: Hinzuziehen bei Nr. 8 VAV von D-Arzt mit Zusatzbezeichnung „Handchirurg" erlaubt)		Ja, außer bei SAV Verletzungen	Ja
Überweisung zur Behandlung § 27 I ÄV			Nein	Nein		Nein			Ja			
Beauftragung zur ambulanten Behandlung § 37 IV ÄV									Ja			
Verordnung häusliche Krankenpflege § 19 ÄV	Nein								Ja			
Verordnung Heilmittel (KG, Ergo etc.) § 20 ÄV	Nein	Ja, nur mit Zustimmung UVTr					Ja, nur § 37 III ÄV i.V.m. Nr. 8 VAV	Ja, nur § 37 III ÄV i.V.m. Nr. 8 VAV und SAV	Ja			
Verordnung EAP § 20 II ÄV/ambulante ABMR	Nein	Nein	Nein	Nein		Nein			Ja			
Verordnung BGSW + stationäre ABMR § 54 ÄV + DGUV-Handlungsanleitung	Nein					Nein			Ja			
Verordnung KSR, § 54 ÄV + DGUV-Handlungsanleitung	Nein					Nein			Ja			
Verordnung Arznei-/Verbandmittel § 21 ÄV	Nein								Ja			Ja

Auf einen Blick: Erstattung von Berichten – Wer? Muss Was? Berichten?

	Nein	Nein	Ja, nur Sehhilfen	Ja, nur Hörhilfen	Nein	Ja, nur fachbezogen	Ja, außer Seh- und Hörhilfen
Verordnung Hilfsmittel § 22 AV	Nein	Nein	Ja, außer bei isolierten Augenverletzungen	Ja, außer bei isolierten HNO-Verletzungen	Nein, bei Hautarztverfahren § 41 AV – sonst Ja	Nein, bei § 37 III AV i.V.m. Nr. 8 VAV – sonst Ja	Nein
Vorstellungspflicht bei D-Arzt § 26 I AV	Ja	Ja, wenn AUF > 1 Tag o. Behandlung > 1 Wo.				Nein, bei § 37 III AV i.V.m. Nr. 8 VAV – sonst Ja	
Überweisung zum D-Arzt in VAV o. SAV-Krankenhaus § 37 I AV			Ja, bei VAV/SAV-Verletzungen			Nein, bei § 37 III AV i.V.m. Nr. 8 VAV – sonst Ja	Ja, bei VAV/SAV-Verletzungen (Ausnahme: keine Zuweisung bei Nr. 8 VAV von D-Arzt mit Zusatzbezeichnung „Handchirurg"; § 37 III AV) – sonst Nein
Vorstellungspflicht bei Augen- o. HNO-Arzt § 39 AV						Ja, bei isolierten Augen- oder HNO-Verletzungen	Ja, bei SAV-Verletzungen – sonst Nein
Ärztliche Leistungen am stat. Aufnahmetag §§ 54, 55 AV		-		Ja	-		Bestandteil DRG-Rechnung
15 % Minderung bei stat. Belegbehandlung § 56 AV						Ja	-
Abrechnung bes. HB bei Gutachten § 60 AV	-					Ja	

I. Allgemeiner Teil

§ 1 Gegenstand des Vertrages

1. Gegenstand des Vertrages ist die Durchführung der von den Unfallversicherungsträger zu leistenden Heilbehandlung (§ 6). Der Vertrag umfasst auch die Vergütung der Ärzte, die Abrechnung der ärztlichen Leistungen gegenüber den Unfallversicherungsträgern, die Pflicht der Ärzte zur Dokumentation, zur Mitteilung von Patientendaten und zu sonstigen Auskünften gegenüber den Unfallversicherungsträgern sowie das für die Vertragsparteien maßgebliche Schiedsverfahren für den Fall der Nichteinigung.
2. Für die von den Unfallversicherungsträgern zu leistende psychotherapeutische Heilbehandlung gelten die Regelungen zum Psychotherapeutenverfahren der Unfallversicherungsträger in der jeweils gültigen Fassung (Anhang 2 zum Vertrag – Psychotherapeutenverfahren). Die Vergütung richtet sich nach § 51 Abs. 3. Die Regelungen zur Rechnungslegung und Bezahlung nach §§ 64 und 65 gelten entsprechend.

Arbeitshinweise der UVTr (Ausschnitt)
Zu § 1–3 (Ausschnitt)
1. Der Ärztevertrag regelt die Durchführung der HB, die Vergütung der insoweit erbrachten ärztlichen Leistungen (insbes. durch die UV-GOÄ) und die Art und Weise der Abrechnung sowie auch die Pflicht zur Dokumentation und Berichterstattung. Es handelt sich um einen **öffentlich-rechtlichen bzw. sozialrechtlichen Vertrag** (s. auch Noeske/Franz, Komm.z. ÄV, Erl. zu § 1).
Ab 01.10.2015 wurde das Psychotherapeutenverfahren der UVTr in den Vertrag aufgenommen. Neben der Vergütungsregelung nach § 51 Abs. 3 gelten für dieses Verfahren ausschließlich die §§ 64 und 65 ÄV. Alles Andere zum Verfahren ist unmittelbar und abschließend in der Handlungsanleitung und den Anforderungen zum Psychotherapeutenverfahren geregelt.
2. Für Streitigkeiten aus dem Vertrag und aus der UV-GOÄ (z.B. zwischen Ärzten und UVTrägern über die Vergütung ärztlicher Leistungen) sind die **Sozialgerichte** zuständig, nicht etwa die (für zivilrechtliche Streitigkeiten zuständigen) Amts- oder Landgerichte. Es ist auch nicht zulässig, ärztliche Honoraransprüche durch einen **Mahnbescheid** geltend zu machen; dieser dient ausschließlich der Durchsetzung zivilrechtlicher Ansprüche (Noeske/Franz, wie zuvor, § 65, RdNr. 2; s. auch Arb.Hinweise zu § 65).
3. Nach **§ 2** besteht eine beiderseitige **Verpflichtung zur gewissenhaften Vertragserfüllung**. Bei wiederholten oder schwerwiegenden Verstößen gegen vertragliche Pflichten kann ein Arzt vom DGUV-LV von der Beteiligung am Vertrag ausgeschlossen werden (§ 4 Abs. 4). Solche Verstöße sind daher dem LV zu melden.
4. Der Arzt bzw. Ärztin und andere Leistungserbringer haben einen Anspruch auf Vergütung, wenn sie ihren gesetzlichen und vertraglichen Verpflichtungen bei der Behandlung der Unfallverletzten und Berufserkrankten nachkommen (vertragskonforme Leistungserbringung).
Zum Ausschluss des Vergütungsanspruchs bei Vertragsverstößen siehe Arb.Hinweise zu § 51 Abs. 3 und § 57 Abs. 2 und 3.
Es ist jeweils nur die Leistung zu vergüten, die erforderlich, zweckmäßig und wirtschaftlich war (§ 8 Abs. 1) sowie vom Arzt oder Ärztin gemäß der Leistungslegende vollständig erbracht und dokumentiert wurde.
Zur Erfüllung des Vertrages ist mit den am Heilverfahren beteiligten Ärzten eine partnerschaftliche Zusammenarbeit anzustreben. Dazu gehört ein fairer und angemessener Umgang bei telefonischen und schriftlichen Kontakten. Eine zeitnahe Zahlung des unstrittigen Rechnungsbetrages innerhalb der Frist des § 64 ÄV ist eine wichtige Voraussetzung zur Erfüllung des Vertrags. Andererseits gehört es zur Aufgabe des Arztes, nicht jeden Behandlungstag einzeln abzurechnen. Der bei den Unfallversicherungsträgern dadurch entstehende Verwaltungsaufwand steht nicht im Einklang mit einem partnerschaftlichen Miteinander.
Ärzten und Ärztinnen gegenüber ist in einem qualifizierten (schriftlichen) Korrekturschreiben mit Angabe der Gründe mitzuteilen, welche Leistungen nicht erstattet und welche Leistungen zurückgestellt wurden.
Es wird empfohlen, dokumentierte Leistungen, die nicht abgerechnet wurden, auch zu Gunsten des Arztes anzupassen, wenn auf der anderen Seite Leistungen korrigiert werden.
Fordert der UV-Träger Berichte/Befunde/Krankenblatt an, wird erwartet, dass dem Arzt dabei mitgeteilt wird, ob und welche Vergütung er dafür zu erwarten hat. Es muss für den Arzt erkennbar sein, ob es sich um Befunde handelt, die Bestandteil der abgerechneten ärztlichen Leistung sind oder es sich um die Dokumentation zur Nachvollziehbarkeit einer Abrechnung handelt, für die jeweils keine Vergütungen vorgesehen sind.

Im Einzelfall (z.B. bei intensivem Schriftverkehr ohne erkennbare Lösung) ist ein telefonischer Kontakt in Betracht zu ziehen.

Kommentar
Zu Abs. 1
Nach § 34 Abs. 3 SGB VII schließen die Spitzenverbände der UVTr sowie die KBV mit Wirkung für ihre Mitglieder Verträge über die Durchführung der HB, die Vergütung für erbrachte Leistungen und die Art und Weise der Abrechnung. Beim ÄV handelt es sich um einen **öffentlich-rechtlichen bzw. sozialrechtlichen Vertrag** (so auch Komm. Noeske/Franz zu § 1 ÄV). Für Streitigkeiten, die sich aus dem ÄV oder der Abrechnung nach UV-GOÄ ergeben, ist das SG zuständig. Strittige Vergütungsansprüche können daher nur vor dem SG eingeklagt werden. Die Einleitung eines zivilrechtlichen Klageverfahrens, z.B. auch ein Mahnbescheid, ist unzulässig.
Häufig wird gegen eine Rechnungskorrektur Widerspruch eingelegt. Die schriftliche Mitteilung über eine Rechnungskorrektur (§ 64 Abs. 3 ÄV) ist aber kein Verwaltungsakt. Ein Widerspruchsverfahren ist damit ausgeschlossen. Dies bedeutet auch, dass der UVTr Rechtsanwaltskosten, die nur bei positivem Ausgang im Widerspruchsverfahren geltend gemacht werden können (§ 63 SGB X), nicht erstattet.

Zu Abs. 2
Die Beteiligung am Psychotherapeutenverfahren erfolgt auf Antrag, der an den regional zuständigen DGUV-LV zu richten ist. Den Antrag können psychologische und ärztliche Psychotherapeuten stellen, nicht aber Heilpraktiker für Psychotherapie. Die Beteiligung erfolgt durch öffentlich-rechtlichen Vertrag (§ 53 SGB X). Die im Rahmen des Psychotherapeutenverfahrens erbrachten Leistungen dürfen nur nach dem GVP in der jeweils gültigen Fassung abgerechnet werden (§ 51 Abs. 3 ÄV). Dies gilt auch für ärztliche Psychotherapeuten, die sonst nach den Sätzen der UV-GOÄ abrechnen (Nrn. 800 ff).

Rechtsprechung
Forderung eines Verzugsschadens von Klinik gegenüber Unfallversicherung
Für die GUV gilt nicht der Versorgungsvertrag nach § 109 Abs.2 SGB V, denn die Unfallversicherung ist keine gesetzliche Krankenkasse. Die Rechtsbeziehung von Ärzten und UVTr ist einem eigenständigen Vertrag geregelt. Die UV-GOÄ ermöglicht es, sämtliche Leistungen eines Krankenhauses mit den UVTr abzurechnen. Die UV-GOÄ ist eine eigenständige, spezielle Regelung, in der keine Zahlungs- oder Fristenbestimmungen getroffen worden sind. Da somit in der UV-GOÄ keine speziellen Regelungen zur Fälligkeit von Forderungen enthalten sind, gilt das allgemeine Zivilrecht. Unter anderem steht dem UVTr gegenüber der Abrechnung einer Klinik ein Zurückbehaltungsrecht, § 273 Abs.1 S.1 BGB, zu, da er gegenüber der Klinik einen Auskunftsanspruch zur Abrechnung hat. Dieser Anspruch folgt aus der Auskunftspflicht des behandelnden Arztes, §§ 5 Abs.1, § 46 UV-GOÄ.
Aktenzeichen: SG Braunschweig, 29.02.2008, AZ: S 22 U 64/06
Entscheidungsjahr: 2008

§ 2 Gewährleistung

Die Kassenärztliche Bundesvereinigung und die Kassenärztlichen Vereinigungen übernehmen gegenüber den Unfallversicherungsträgern und deren Verbänden die Gewähr dafür, dass die Durchführung der Heilbehandlung den gesetzlichen und vertraglichen Erfordernissen entspricht.

Arbeitshinweise der UVTr (Ausschnitt)
siehe Arbeitshinweise bei § 1

Kommentar
Diese Bestimmung entspricht dem in § 75 Abs. 1 SGB V (Sicherstellungsauftrag) normierten Gewährleistungsauftrag der KVen für die ambulante vertragsärztliche Versorgung, d.h. auch dem UVTr gegenüber haben die KVen die Gewähr zu übernehmen, dass die Vertragsärzte die HB nach den gesetzlichen und vertraglichen Erfordernissen durchführen.
Während im Rahmen der GKV der Sicherstellungsauftrag nach § 72 SGB V bei den KVen liegt, haben im Rahmen der HB von Unfallverletzten und Berufserkrankten die UVTr und ihre Verbände für eine entsprechende Behandlung zu sorgen. Bei Verstößen gegen vertragliche Pflichten: siehe § 4 Abs. 4.

§ 3 Erfüllung des Vertrages

(1) Die Vertragspartner und ihre Mitglieder sind verpflichtet, diesen Vertrag gewissenhaft zu erfüllen.

(2) **Streitigkeiten über Auslegung und Durchführung des Vertrages sind in den dafür vorgesehenen Verfahren (§§ 52 und 66) auszutragen. Sie berechtigen nicht dazu, die Erfüllung der übrigen vertraglichen Pflichten zu verzögern oder zu verweigern.**

Arbeitshinweise der UVTr (Ausschnitt)

siehe Arbeitshinweise bei § 1

Kommentar:
Zu Abs. 1

Die Vertragspartner und ihre Mitglieder sind einerseits auf der Seite der Ärzte die KBV sowie die einzelnen KVen der Länder, auf der Seite der UVTr sind dies die DGUV und der SVLFG – Spitzenverband.

Auch wenn diese Bestimmung nach ihrem Wortlaut nicht unmittelbar die Vertragsärzte verpflichtet, sondern „nur" die KVen, so sind doch über die Satzungen der KVen die jeweiligen Vertragsärzte verpflichtet, an der Erfüllung des in § 2 normierten Gewährleistungsauftrages mitzuwirken. Schwerpunkt des Interesses der UVTr – und in der Praxis gelegentlich Anlass für entsprechende Beschwerden – ist die Erfüllung der vereinbarten Berichtspflichten.

Zu Abs. 2

Zur Vermeidung streitiger Auseinandersetzungen hinsichtlich der Abrechnung von ärztlichen und psychotherapeutischen Leistungen vor dem SG sieht der Vertrag zum einen eine Kommission zur Klärung von Fragen bezüglich des Gebührenverzeichnisses (§ 52) und zum anderen die Bildung einer Clearingstelle auf Bundesebene (§ 66) vor. Wie bisher auch darf die Anrufung der „Schlichtungsgremien" aber nicht zu einer Verzögerung oder Verweigerung der Erfüllung der übrigen Pflichten aus dem Vertrag führen; den Parteien steht insofern auch kein Zurückbehaltungsrecht zu. Die Praxis zeigt, dass die Inanspruchnahme dieser Schlichtungsgremien – im Gegensatz zu den Schlichtungsstellen für Arzthaftpflichtsachen der Landesärztekammern – keinen großen Raum einnimmt.

Mit „streitigen Auseinandersetzungen" sind nicht unterschiedliche Auffassungen zu der Rechtmäßigkeit der Korrektur/Kürzung einer einzelnen ärztlichen Leistung oder einer Rechnung gemeint. Diese Fälle werden nicht von den §§ 52 und 66 ÄV erfasst (siehe § 1).

Clearingstelle

Die Clearingstelle auf Bundesebene nach § 66 ÄV dient der einvernehmlichen Klärung von Streitigkeiten zwischen Ärzten, psychologische Psychotherapeuten und Kinder- und Jugendlichenpsychotherapeuten und den UVTr, die sich aus der Abrechnung ärztlicher und psycho-therapeutischer Leistungen nach dem ÄV einschließlich der Anlage 1 „Gebührenordnung für Ärzte" (UV- GOÄ) und Anlage 2 „Gebührenverzeichnis Psychotherapeuten" (GVP) und der Auslegung von Regelungen des ÄV ergeben.
(§ 1 der Verfahrensordnung der Clearingstelle nach § 66 ÄV)

§ 4 Beteiligung am Vertrag

(1) **An den Vertrag sind alle Ärzte gebunden, die an der vertragsärztlichen Versorgung teilnehmen oder von den Unfallversicherungsträgern beteiligt sind.**
(2) **Ärzte, die nicht nach Abs. 1 beteiligt sind, können auf Antrag am Vertrag beteiligt werden.**
(3) **Der Antrag ist an den zuständigen Landesverband der DGUV zu richten. Dieser entscheidet im Einvernehmen mit der zuständigen Kassenärztlichen Vereinigung.**
(4) **Bei wiederholten oder schwerwiegenden Verstößen gegen vertragliche Pflichten kann der Arzt im Einvernehmen mit der zuständigen Kassenärztlichen Vereinigung durch den Landesverband der DGUV von der Beteiligung an diesem Vertrag ausgeschlossen werden.**

Kommentar
Zu Abs. 1

An den ÄV sind die Ärzte, die an der vertragsärztlichen Versorgung teilnehmen, gebunden. Diese werden vom Zulassungsausschuss der regionalen KV zugelassen (sogen. Kassen- bzw. Vertragsärzte). Der ÄV verpflichtet eigentlich nur die Vertragsparteien; über die Satzungen der KVen, sind aber auch die Vertragsärzte an den Vertragsinhalt gebunden und damit zur Behandlung Unfallverletzter und Berufserkrankter verpflichtet. Auch ein MVZ ist vom ÄV erfasst, da die dort tätigen Ärzte unabhängig von ihrem Status (zugelassen oder angestellt) an der vertragsärztlichen Versorgung teilnehmen. Bei den von den UVTr beteiligten Ärzten handelt es sich um D-Ärzte und Handchirurgen. Ärzte ohne Kassenzulassung oder DGUV-Beteiligung, also Privatärzte, dürfen grundsätzlich keine HB im Rahmen des ÄV und somit zu Lasten eines UVTr durchführen. Schließt ein Unfallverletzter/Berufserkrankter mit einem Privatarzt einen Behandlungsvertrag ab, dann verzichtet er gegenüber dem UVTr auf seinen Anspruch auf HB. Das

Privatarzthonorar muss er dann nach den Sätzen der GOÄ selbst tragen; ein Anspruch auf (anteilige) Honorarerstattung gegenüber dem UVTr besteht nicht. Der Privatarzt selbst hat keinen Vergütungsanspruch gegenüber dem UVTr. Zur privatärztlichen Erstversorgung und Hinzuziehung eines Privatarztes siehe Komm. zu den §§ 9 und 12 ÄV.

Zu Abs. 2
Ärzte, die keine Kassenzulassung haben, weil regional aufgrund des gedeckten Bedarfs kein Kassensitz frei ist oder sie trotz eines freien Kassensitzes keine Zulassung beantragen wollen (z.B. Radiologen), können auf Antrag beim zuständigen DGUV-LV einen Antrag auf Beteiligung stellen.

Zu Abs. 3
Der zuständige DGUV-LV wird die Entscheidung über eine Beteiligung nur in Absprache mit der regional zuständigen KV treffen. Sind z.B. bestimmte gerätetechnische Eigenschaften zu prüfen, wird sich der DGUV-LV an den Voraussetzungen für die Kassenzulassung orientieren.

Zu Abs. 4
In Abs. 4 wurde eine Sanktionsmöglichkeit bei wiederholten oder schwerwiegenden Verstößen in den ÄV aufgenommen. Als schwerwiegender Verstoß ist sicher der Abrechnungsbetrug einzustufen. Minderschwere Verstöße sind z. B. fehlende oder verspätete Berichterstattung, die Weiterbehandlung trotz Vorstellungspflicht, auffällig häufige Einleitung der bes. HB bei Bagatellverletzungen oder Beanstandungen im Umgang mit Patienten. Der UVTr sollte bei Verstößen unter Beifügung der datenschutzgerecht aufbereiteten Unterlagen, den zuständigen DGUV LV informieren. Hält der zuständige DGUV-LV den Ausschluss eines beteiligten Arztes (z.B. D-Arzt) vom ÄV für erforderlich, so erklärt er den Widerruf der Beteiligung ohne Einschaltung der KV. Bei einem Kassenarzt darf der Widerruf der Beteiligung dagegen nur im Einvernehmen der KV erfolgen.

§ 5 Datenerhebung und -verarbeitung durch Ärzte und Psychotherapeuten; Auskunftspflicht

(1) Ärzte sowie Psychologische Psychotherapeuten und Kinder- und Jugendlichenpsychotherapeuten, die an einer Heilbehandlung nach § 34 SGB VII beteiligt sind, erheben, speichern und übermitteln an die Unfallversicherungsträger Daten über die Behandlung und den Zustand des Versicherten sowie andere personenbezogene Daten, soweit dies für Zwecke der Heilbehandlung und die Erbringung sonstiger Leistungen einschließlich Überprüfung der Leistungsvoraussetzungen und Abrechnung der Leistungen erforderlich ist. Ferner erheben, speichern und übermitteln sie die Daten, die für ihre Entscheidung, eine Heilbehandlung nach § 34 SGB VII durchzuführen, maßgeblich waren.

(2) Der Versicherte ist von den Ärzten und den Psychotherapeuten über den Zweck der Datenerhebung und darüber zu unterrichten, dass diese Daten an den Unfallversicherungsträger übermittelt werden müssen. Er ist auch darüber zu informieren, dass er vom Unfallversicherungsträger verlangen kann, über die von den Ärzten und den Psychotherapeuten übermittelten Daten unterrichtet zu werden (§ 201 SGB VII; siehe Anhang 3).

(3) Ärzte, die nicht an einer Heilbehandlung nach § 34 SGB VII beteiligt sind, sind verpflichtet, dem Unfallversicherungsträger auf Verlangen Auskunft über die Behandlung, den Zustand sowie über Erkrankungen und frühere Erkrankungen des Versicherten zu erteilen, soweit dies für die Heilbehandlung und die Erbringung sonstiger Leistungen erforderlich ist (§ 203 SGB VII; siehe Anhang 3).

Arbeitshinweise der UVTr (Ausschnitt)
2. Gelegentlich wird von Ärzten die Verpflichtung zur Übermittlung der erhobenen Daten zum Zwecke der **Rechnungsprüfung** bestritten. In diesen Fällen sollte der Arzt auf den durch Gesetz vom 21.12.2008 geänderten § 201 Abs. 1 Satz 1 SGB VII hingewiesen werden, wonach die Daten auch übermittelt werden, soweit diese zur Überprüfung der Leistungsvoraussetzungen und Abrechnung der Leistungen erforderlich sind.
Die Dokumentationspflicht des Arztes, die sich unter anderem aus § 10 der Musterberufsordnung der Ärzte ergibt, ist neben der Beweissicherung für durchgeführte ärztliche Maßnahmen auch für den Nachweis der abgerechneten Leistungen notwendig. Die aktuelle Rechtsprechung geht davon aus, dass eine nicht dokumentierte Maßnahme (z.B. Untersuchung) unterblieben ist. Es besteht keine Verpflichtung zur Zahlung nicht dokumentierter Leistungen.
4. Nach dem durch das Patientenrechtegesetz in das Bürgerliche Gesetzbuch eingefügten § 630g BGB ist dem Patienten vom Arzt auf Verlangen unverzüglich Einsicht in die vollständige, ihn betreffende Patientenakte zu gewähren, soweit der Einsichtnahme nicht erhebliche therapeutische Gründe oder sonstige erhebliche Rechte Dritter entgegenstehen.

Wenn der Patient die Einsichtnahme beim Arzt verlangt, kann ihn der Arzt nicht auf das Recht zur Akteneinsicht beim UVTr verweisen. Er muss dem Patienten vielmehr unmittelbar Einsicht gewähren. Rechte des UVTr stehen dem nicht entgegen.

Kommentar:
Zu Abs. 1
Der an der HB beteiligte Arzt/Psychotherapeut ist verpflichtet, nur die den Arbeitsunfall/die BK betreffenden Daten zum Patienten, Unfallhergang, Art und Umfang der Verletzung sowie alle (bild)diagnostischen und therapeutischen Befunde zu erheben, zu speichern und dem UVTr zu übermitteln. Er kann sich nicht auf seine Schweigepflicht als Arzt/Psychologe berufen. Auch ein zur Diagnoseklärung/Mitbehandlung nach § 12 ÄV hinzugezogener Arzt/Psychologe ist Behandler.

Wegen der gerade im Bereich des Sozialrechts besonders strengen Datenschutzbestimmungen ist eine ausdrückliche Normierung der Erhebungs-, Speicherungs- und Übermittlungsbefugnisse unabdingbar. Weil ein UVTr u.U. auch lange Zeit nach Behandlungsabschluss noch Informationen über die seinerzeit durchgeführten Maßnahmen (z.B. zur Zusammenhangsbeurteilung, Verschlimmerungs- oder Rechnungsprüfung), benötigen könnte, ist eine sorgfältige Dokumentation erforderlich. Der D-Arzt muss z.B. ärztliche Unterlagen einschließlich Krankenblätter und Röntgenaufnahmen mindestens 15 Jahre aufzubewahren (Nr. 5.6 der D-Arzt-Anforderungen).

Mit der Formulierung „einschließlich Überprüfung der Leistungsvoraussetzungen und Abrechnung der Leistungen erforderlich ist" wurde vereinbart, dass der UVTr Dokumentationen auch zum Nachweis der in Rechnung gestellten ärztlichen/psychotherapeutischen Leistungen anfordern darf. Liegen diese Nachweise (OP-Berichte, vollständiges Narkoseprotokoll, Behandlungsnachweise, psychologische Testergebnisse, Hinzuziehungsbefunde, etc.) nicht vor, kann der UVTr seiner Plicht zur unverzüglichen Rechnungsprüfung und -begleichung nicht nachkommen. Er prüft und vergütet dann nur nachgewiesene/unstrittige Leistungen. Für nicht prüfbaren Leistungen besteht kein Vergütungsanspruch, so dass der UVTr diese mit Hinweis auf § 5 Abs. 1 ÄV zurückstellt. Für die angeforderten Dokumente, auch wenn der Arzt einen Bericht nach dem ÄV oder der UV-GOÄ schickt, besteht kein Vergütungsanspruch, da diese Dokumentation nicht der Heilverfahrenssteuerung dient. Darauf sollte der UVTr bei der Anforderung bzw. bei der Rechnungskorrektur ausdrücklich hinweisen.

Zu Abs. 2
Der behandelnde Arzt/Psychotherapeut muss die Daten zu einem Arbeitsunfall/einer BK an den UVTr übermitteln, Der Patient ist von der Übermittlungspflicht an den UVTr zu informieren. Er hat nach dem Wortlaut des § 630g BGB auch einen Rechtsanspruch beim Behandler: „... unverzüglich Einsicht in die vollständige Patientenakte zu nehmen, soweit der Einsichtnahme nicht erhebliche therapeutische Gründe oder Rechte Dritter entgegenstehen ..." (so auch Komm. Noeske/Franz zu § 5 ÄV; Randnummer 4).

Zu Abs. 3
Die Regelung stellt klar, dass auch Ärzte, die nicht die HB durchführen oder an ihr nicht beteiligt sind, dem UVTr gegenüber auskunftspflichtig sind. Das gilt nach dem Wortlaut auch für relevante frühere Unfälle und Erkrankungen, die von dem auskunftspflichtigen Arzt auch behandelt wurden. Die Auskunftspflicht erstreckt sich nicht auf Angaben, die der Arzt als Fremdbefunde (z.B. von Krankenhäusern) in seinen Unterlagen hat. Hier muss sich der UVTr an denjenigen wenden, der die Behandlung wirklich durchgeführt hat. Der Arzt ist aber verpflichtet, den UVTr konkret auf weitere Auskunftsquellen hinzuweisen.

Psychologische Psychotherapeuten werden in Abs. 3 ausdrücklich nicht genannt. Die Datenerhebung bei an der HB beteiligten psychologischen Psychotherapeuten kann der UVTr daher nicht auf § 203 SGB VII stützen. Der UVTr darf daher nur Auskünfte einholen, wenn der Patient zuvor schriftlich sein Einverständnis zur Datenerhebung gegeben hat. Die Einverständniserklärung muss sich konkret auf den betreffenden psychologischen Psychotherapeuten beziehen und ist dem Auskunftsersuchen beizufügen.

II. Allgemeine Regelungen für die Heilbehandlung (HB) bei Arbeitsunfällen

§ 6 Heilbehandlung (HB)

(1) Die Unfallversicherungsträger sind nach den gesetzlichen Vorschriften verpflichtet, alle Maßnahmen zu treffen, durch die eine möglichst frühzeitig nach dem Versicherungsfall einsetzende und sachgemäße Heilbehandlung und, soweit erforderlich, besondere unfallmedizinische Behandlung (im Folgenden „besondere Heilbehandlung" genannt) gewährleistet wird.

II. Allgemeine Regelungen für die Heilbehandlung (HB) bei Arbeitsunfällen

(2) Bei Arbeitsunfällen wird die Heilbehandlung als allgemeine Heilbehandlung (§ 10) oder als besondere Heilbehandlung (§ 11) durchgeführt.

(3) Die Heilbehandlung als allgemeine Heilbehandlung kann von allen an diesem Vertrag beteiligten Ärzten (§ 4) durchgeführt werden. Besondere Heilbehandlung kann nur durch von den Unfallversicherungsträger gesondert beteiligten oder von diesen im Rahmen des § 12 hinzugezogenen Ärzten durchgeführt werden.

Arbeitshinweise der UVTr (Ausschnitt)

2. Der behandelnde Arzt darf zu Lasten eines UVTr keine allgem. oder bes. HB einleiten, wenn offensichtlich kein Versicherungsfall, insbes. Kein Arbeitsunfall gegeben ist. Die Behandlung muss ggf. zu Lasten der GKV durchgeführt werden.
Der D-Arzt soll in derartigen Fällen gleichwohl dem UVTr einen D-Arzt-Bericht erstatten, wenn der Versicherte die Beschwerden auf einen Arbeitsunfall zurückführt (s. zu den weiteren Einzelheiten Arb. Hinweise zu §§ 27, 30).
3. Aus § 6 folgt ferner, dass der Arzt von sich aus die Behandlung zu Lasten des UVTr beenden muss, wenn sich im Verlauf der Behandlung herausstellt, dass keine Folgen eines Versicherungsfalls (mehr) vorliegen.
So kann sich nach einem Arbeitsunfall durch spätere diagnostische Maßnahmen ergeben, dass eine vorbestehende unfallunabhängige Erkrankung oder Verletzung die Ursache für die fortdauernde Behandlungsbedürftigkeit und/oder die AU ist.
4. Verstößt ein Arzt wiederholt oder schwerwiegend gegen die o. g. Verpflichtungen, soll der zuständige LV informiert werden.
5. Erhält der UVTr Kenntnis davon, dass ein Versicherungsfall nicht vorgelegen hat oder dass die weitere Behandlungsbedürftigkeit nur noch wegen unfallunabhängiger Verletzungen oder Erkrankungen gegeben ist (ggf. nach Vorlage beim Beratungsarzt), ist die HB unverzüglich abzubrechen.
Der Abbruch der HB wirkt nur für die Zukunft, d. h., die Kosten der HB sind vom UVTr bis zu dem Zeitpunkt zu übernehmen, in dem die entsprechende Mitteilung beim Arzt eingegangen ist.
Aus Zeit- und Beweisgründen ist der Abbruch der HB möglichst per Telefax zu übermitteln.
Der Versicherte ist ebenfalls über den Abbruch der HB zu informieren.

Kommentar

Zu Abs. 1
Der Abs. 1 verpflichtet die UVTr nach Eintritt eines Versicherungsfalles (Arbeitsunfall oder BK, vgl. auch §§ 7, 8, 9 SGB VII) eine frühzeitige und sachgemäße HB zu gewährleisten (§§ 34 ff SGB VII). Als Arbeitsunfälle gelten auch Unfälle, die Kinder während des Besuchs von Kindertagesstätten, Schüler während des Besuchs von Schulen und Schulhorten sowie Studierende während des Besuchs von Hochschulen erleiden. Die in Abs. 1 verankerte Leistungspflicht des UVTr besteht nur, wenn ein Versicherungsfall vorliegt. Stellt der Arzt fest, dass die rechtlichen und/oder medizinischen Voraussetzungen eines Versicherungsfalls nicht vorliegen (z.B. rechtlich: Unfall noch im Wohnhaus oder medizinisch: Unfall aus innerer Ursache oder Gelegenheitsursache), dann ist die HB zu Lasten der GKV/PKV durchzuführen. Die Entscheidung des UVTr eine HB abzubrechen gilt nur für die Zukunft. Die Behandlungskosten sind bis zum Eingang der Entscheidung beim Arzt (beim FAX bis zu diesem Tag; bei Postversand weitere 3 Tage) zu übernehmen. Dies gilt jedoch nicht für Behandlungsmaßnahmen, die nach den Regeln der ärztlichen Kunst im Zusammenhang mit der unfallbedingten Verletzung nicht erforderlich und zweckmäßig waren. Kann die Behandlung abgegrenzt werden, sind unfall-/BK-fremde Behandlungsmaßnahmen nicht mit dem UVTr abzurechnen (z.B. Distorsion HWS und Infusion für degenerativen Bandscheibenvorfall).

Zu Abs. 2
Der Abs. 2 stellt klar, dass bei Arbeitsunfällen die HB nicht als Kassenbehandlung (nach EBM) oder als Privatbehandlung (nach Privat-GOÄ) durchgeführt wird. Der Abs. 2 ist auch nicht auf die HB einer evtl. anzuerkennenden BK oder einer bereits anerkannten BK übertragbar, da die entsprechenden vertraglichen Vereinbarungen in den §§ 41 bis 45 ÄV geregelt sind. Zur Durchführung der allg. HB und bes. HB siehe Kommentar zu den §§ 10 und 11 ÄV.

Zu Abs. 3
Die allg. HB kann von Kassen- und D-Ärzten sowie zugelassenen Handchirurgen durchgeführt werden. Die bes. HB bleibt den gesondert beteiligten D-Ärzten und zugelassenen Handchirurgen vorbehalten, die diese aber durch Hinzuziehung (§12 ÄV) auf andere Fachärzte (z.B. Radiologen) übertragen können. Privatärzte dürfen kein allg./bes. HB durchführen.

§ 7 Heilbehandlung weiterer Personen

Die Regelungen des Vertrages Ärzte/Unfallversicherungsträger gelten entsprechend für die Versorgung geschädigter Personen nach § 15 Abs. 1 Soldatenentschädigungsgesetz (SEG)

Kommentar:
Nach dem Ausscheiden aus dem Wehrdienstverhältnis endet der Anspruch auf unentgeltliche truppenärztliche Versorgung bei anerkannten körperlichen und psychischen Schädigungsfolgen (§ 14 SEG i.V.m. § 69a BBesG).
Um eine adäquate Versorgung der geschädigten Personen nach dem Wehrdienstverhältnis zu gewährleisten, haben diese Anspruch auf HB nach den Grundsätzen der Leistungserbringung der GUV (§§ 15 und 16 SEG).

§ 8 Ärztliche Behandlung

(1) Die ärztliche Behandlung umfasst die Tätigkeit der Ärzte, die nach den Regeln der ärztlichen Kunst erforderlich und zweckmäßig ist und das Gebot der Wirtschaftlichkeit erfüllt.

(2) Die ärztliche Behandlung wird von Ärzten erbracht. Sind Hilfeleistungen anderer Personen erforderlich, dürfen diese nur erbracht werden, wenn sie vom Arzt angeordnet und von ihm verantwortet werden.

Arbeitshinweise der UVTr

Der Arzt hat zwar regelmäßig eine Therapiefreiheit, aber Vergütungen darf er nur für **Behandlungen berechnen, die nach den Regeln der ärztl. Kunst erforderlich und zweckmäßig sind sowie das Gebot der Wirtschaftlichkeit erfüllen (§ 8 Abs. 1)**. Dieser Grundsatz ist neben dem Grundsatz der Behandlung mit allen geeigneten Mitteln bei Behandlungsabrechnungen der Ärzte zu beachten.
Bestehen Zweifel an der Erforderlichkeit, Zweckmäßigkeit und Wirtschaftlichkeit einer abgerechneten ärztl. Behandlung (Art, Umfang, Intensität, Behandlungsabstände), sollte der beratende Arzt bzw. ein für das jeweilige Gebiet kompetenter Facharzt gehört werden. Dieser hat die notwendige Fachkompetenz zu entscheiden, ob die Grenzen der ärztl. Therapiefreiheit im Einzelfall überschritten sind.
Ein Vergütungsanspruch des Arztes ist nur gegeben, wenn die jeweilige ärztl. Leistung medizinisch erforderlich und zugleich zweckmäßig und wirtschaftlich ist. Behandlungsmaßnahmen, die diese Voraussetzungen eindeutig nicht erfüllen, sind nicht zu honorieren, d. h., die Rechnung ist ggf. zu korrigieren. Der Arzt ist über die Gründe der Rechnungskürzung zu informieren.
Der UV-Träger hat grundsätzlich die Möglichkeit, im Einzelfall Kostenzusagen für ärztliche Maßnahmen zu erteilen, die nicht den Regeln der ärztlichen Kunst/dem aktuell anerkannten Stand der medizinischen Erkenntnis entsprechen. § 26 Abs. 4, 5 SGB VII eröffnen die Möglichkeit den medizinischen Fortschritt im pflichtgemäßen Ermessen für den Einzelfall zu berücksichtigen.
Dies gilt insbesondere für alternative Behandlungsmethoden. Voraussetzung ist, dass dem Arzt/Therapeuten/etc. vor Beginn der Behandlung eine Kostenzusage vorliegt.
Die Kostenzusage sollte Art und Umfang der Leistung sowie die Höhe der Vergütung enthalten.

Kommentar:
Zu Abs. 1
Nach § 26 SGB VII hat der UVTr mit allen geeigneten Mitteln den durch den Versicherungsfall verursachten Gesundheitsschaden zu beseitigen oder zu bessern, seine Verschlimmerung zu verhindern und seine Folgen zu mildern. Die Qualität und Wirksamkeit der ärztlichen Leistungen müssen dem allgemein anerkannten Stand der medizinischen Erkenntnisse entsprechen und den medizinischen Fortschritt berücksichtigen.
Dies ermöglicht dem Arzt eine gewisse Therapiefreiheit. Vergütet werden aber nur Leistungen, die für den konkreten Einzelfall nach den Regeln der ärztlichen Kunst erforderlich und zweckmäßig sind. Eine ärztliche Leistung ist unwirtschaftlich, wenn das Behandlungsziel durch eine gleichwertig günstigere Versorgung/Therapie erreicht werden kann (z.B. Orthese statt häufigem Tapeverbandswechsel) oder wenn die Wirksamkeit einer Behandlung unwahrscheinlich oder (noch) nicht geklärt ist (z.B. Kinesiotape). Die Übernahme ärztlicher und therapeutischer Maßnahmen darf vom UVTr nicht alleine mit dem Argument der Wirtschaftlichkeit abgelehnt werden. Außenseitermethoden sind daher z.B. bei schweren Erkrankungsverläufen (z.B. Krebs-BK) und/oder hohen Kosten grundsätzlich nicht ausgeschlossen. Die Genehmigung zur Erbringung und Abrechnung sollte aber bei dem zuständigen UVTr vorab eingeholt werden. (vgl. dazu auch Kommentar **Bereiter-Hahn / Mehrtens: SGB VII, § 26 Anm. 6**)
Der medizinischen Kunst entsprechen z.B. Evidenz-basierte Behandlungsmethoden (Leitlinien der medizinischen Fachgesellschaften, Medizinische Richtlinien, Expertenmeinungen, Studien, etc.) Die

II. Allgemeine Regelungen für die Heilbehandlung (HB) bei Arbeitsunfällen

Arbeitshinweise der UVTr zur Bearbeitung von Arztrechnungen (Arb. Hinweise Arztrechnungen) sind unter Beteiligung niedergelassener und an Kliniken tätiger D-Ärzte sowie sonstiger Fachärzte und Facharztgruppen entstanden. Sie berücksichtigen den aktuellen Stand der medizinischen Lehrmeinung und sind teilweise mit Berufsverbänden der Ärzte (z.B. Radiologen, Augenärzte) abgestimmt.

Bestehen Zweifel an der Erforderlichkeit, Zweckmäßigkeit oder Wirtschaftlichkeit einer ärztlichen Behandlung, sollte zur Überprüfung der Einhaltung des § 8 Abs. 1 ÄV die Stellungnahme eines kompetenten Facharztes eingeholt werden.

Zu Abs. 2
Auch für die „BG-Behandlung" gilt das aus der vertragsärztlichen Versorgung bekannte Gebot der persönlichen Leistungserbringung des Arztes mit den berufsrechtlich zulässigen Möglichkeiten der Delegation an qualifiziertes nichtärztliches Personal (Anlage 24 Bundesmantelvertrag-Ärzte).

§ 9 Erstversorgung

Die Erstversorgung umfasst die ärztlichen Leistungen, die den Rahmen des sofort Notwendigen nicht überschreiten.

Arbeitshinweis der UVTr

1. Die Erstversorgung geht begrifflich weiter als die Erste Hilfe und umfasst ärztliche Maßnahmen, die unter Berücksichtigung des konkreten Einzelfalls eine verantwortliche Entscheidung sowohl in diagnostischer als auch in therapeutischer Hinsicht verlangen.
2. Der „Rahmen des sofort Notwendigen" beinhaltet in der Regel die erste ärztliche Versorgung, die es dem Verletzten ermöglichen soll, den Durchgangsarzt/-ärztin aufzusuchen (vgl. Arb.Hinweise zu §§ 26, 51 Abs. 3 ÄV, Seite I/26 ff.).
Die Erstversorgung umfasst die ärztlichen Maßnahmen, die im konkreten Einzelfall nach einem Unfall medizinisch erforderlich und zweckmäßig sind. Dabei sind die vertraglichen Regelungen der Vorstellungspflicht beim D-Arzt (§ 26 Ärztevertrag), zum Verletzungsartenverfahren (§ 37 Ärztevertrag) und die Berechtigungen zum ambulanten Operieren in der gesetzlichen Unfallversicherung grundsätzlich zu berücksichtigen. Eine Abweichung von diesen Regelungen ist dann gerechtfertigt, wenn die ärztliche Maßnahme zur Vermeidung eines konkreten Gesundheitsschadens keinen Aufschub duldet. Dabei sind Art und Schwere der Verletzung, die Tageszeit des Unfalles, die Entfernung zum D-Arzt/Krankenhaus, die Transportfähigkeit, etc. zu berücksichtigen.

Diagnostik
Die klinische Untersuchung (Nrn. 1- 9 UV-GOÄ) gehört immer zum Umfang des sofort Notwendigen. Weiterführende apparativ-technische Untersuchungen (Röntgen, Sonographie) sind dann erforderlich und zweckmäßig, wenn Art und Schwere der Verletzung nicht bereits nach der klinischen Untersuchung zweifelsfrei feststehen.

3. Die Notwendigkeit der Durchführung der weiterführenden apparativ-technischen Untersuchungen (Röntgen, Sonographie) sind vom Arzt nachvollziehbar zu dokumentieren.
Wenn der erstversorgende Arzt/Ärztin nicht über ein Röntgengerät verfügt, jedoch seines/ihres Erachtens eine Röntgenuntersuchung erforderlich ist, muss der Verletzte einem D-Arzt/D-Ärztin vorgestellt werden. Eine Hinzuziehung anderer Fachärzte (Radiologen, Neurologen, etc.) durch den erstversorgenden Arzt/Ärztin der kein D-Arzt ist, ist wegen der fehlenden Berechtigung zur Hinzuziehung grundsätzlich nicht möglich (vgl. Arb.Hinweise zu §§ 12, 56 Abs. 3 ÄV, Seite I/17 ff.).

4. Behandlungsmaßnahmen
Die im konkreten Einzelfall erforderlichen und zweckmäßigen Behandlungsmaßnahmen sind unter Berücksichtigung von Art und Schwere der Verletzung durchzuführen.

Beispiele:
Schmerzen (Medikament, ggf. Injektion), Transportfähigkeit herstellen (Stabilisierung mit Verbänden) und Verordnung vom Krankentransport, Vorab-Information an den aufnehmenden Arzt/Krankenhaus, etc.). Zur Verordnung von Hilfsmitteln, Heilmitteln und/oder weiterführenden Untersuchungen (z.B. MRT) sind ausschließlich Durchgangsärzte berechtigt.

Kommentar
Diese Bestimmung richtet sich an Ärzte, die nicht an der bes. HB teilnehmen, sondern die erste ärztliche Versorgung durchführen (z.B. Not-, Haus- und Kinderärzte). Dies sind Maßnahmen der Ersten Hilfe und ärztlichen Maßnahmen, die nach Lage des Falles keinen Aufschub dulden. Die bildgebenden

Verfahren (Röntgen und Sono) sind bei der Erstversorgung grundsätzlich erlaubt, es sei denn, es besteht aufgrund der Verletzung eine Vorstellungspflicht beim D-Arzt (§§ 26 Abs. 1 und 37 Abs. 1 ÄV). Die Erst- bzw. Notfallversorgung umfasst daher nur die Sicherung der Vitalfunktionen und Herstellung der Transportfähigkeit.

Stellt der Nicht-D-Arzt nach der ersten körperlichen Untersuchung fest, dass der Patient einem D-Arzt vorzustellen ist, dann sind weiterführende Maßnahmen (u.a. auch Röntgen) nicht von dem „sofort Notwendigen" erfasst.

Auch der Privatarzt ist im Notfall rechtlich zur Erstversorgung verpflichtet und hat damit gegenüber dem UVTr einen Vergütungsanspruch; dies aber nur nach den Sätzen der UV-GOÄ (§ 62 ÄV).

§ 10 Allgemeine Heilbehandlung (Allg. HB)

(1) **Heilbehandlung (§ 6) wird grundsätzlich als allgemeine Heilbehandlung erbracht.**
(2) **Allgemeine Heilbehandlung ist die ärztliche Versorgung einer Unfallverletzung, die nach Art oder Schwere weder eines besonderen personellen, apparativ-technischen Aufwandes noch einer spezifischen unfallmedizinischen Qualifikation des Arztes bedarf.**

Arbeitshinweis der UVTr zu § 10 und § 11

1. Nur die **UV-Träger** und die von diesen bzw. den LVen entspr. beteiligten Ärzte sind zur Einleitung der besond. HB befugt, d.h. **D-Ärzte** nach § 27 Abs. 1. Handchirurgen, die nach § 37 Abs. 3 zugelassen sind, leiten ebenfalls besond. HB ein, **wenn sie eine Verletzung nach Ziff. 8 des Verletzungsartenverzeichnisses behandeln.** Alle anderen Ärzte haben diese Befugnis nach dem Vertrag Ärzte/ UV-Träger nicht. Also können Augenärzte, Neurologen, Hautärzte, Orthopäden, nicht nach § 37 Abs. 3 beteiligte Handchirurgen, Kieferchirurgen usw. niemals von sich aus besond. HB einleiten.

Allgemeinärzte oder Fachärzte, die nicht D- Ärzte sind, können daher Verletzte grundsätzlich nur im Rahmen der allgem. HB behandeln. Das gilt auch für Handchirurgen nach § 37 Abs. 3, wenn sie eine Handverletzung behandeln, die nicht die Kriterien der Ziff. 8 des Verletzungsartenverzeichnisses erfüllt.

Davon ausgenommen sind die Fälle, in denen der UV-Träger, z. B. einem Orthopäden, einen **Einzelauftrag** zur Durchführung der besond. HB erteilt.

Im Rahmen der allgem. HB sind auch Chirurgen und Orthopäden, soweit sie nicht D- Ärzte sind, verpflichtet, den Verletzten gem. § 26 Abs. 1 anzuhalten, sich einem D-Arzt/D-Ärztin vorzustellen (vgl. Arb.Hinweise zu §§ 26, 51 Abs. 3).

Bestehen aufgrund der Schilderung des Unfallhergangs Zweifel am Vorliegen eines Arbeitsunfalls oder bestehen aufgrund des erhobenen Befundes Zweifel am Zusammenhang mit dem Unfallereignis, dokumentiert der D-Arzt/D-Ärztin dies im D-Bericht. Gleichzeitig trifft er die Entscheidung, ob ein Heilverfahren zu Lasten des Unfallversicherungsträgers durchzuführen ist. Die Art der ggf. einzuleitenden Heilbehandlung (allgem. oder besond. HB) bestimmt sich dabei ausschließlich nach Art oder Schwere der Verletzung. Bestehen in medizinischer Hinsicht Zweifel am ursächlichen Zusammenhang zwischen Unfallereignis und den geklagten oder festgestellten Beschwerden, ist der D-Arzt oder D-Ärztin regelmäßig zu einer kritischen Prüfung verpflichtet. Das gilt insbes. für **Meniskusschäden** oder allgemein für Binnenverletzungen im Bereich der **Knie-, Schulter- oder Ellbogengelenke, Verletzungen der Wirbelsäule** usw., die bekanntermaßen häufig durch unfallfremde Ursachen (z. B. degenerative Veränderungen) verursacht oder mitverursacht werden. Daneben sind Krankheiten wie z. B. Knochen- und Gelenktuberkulose, Karzinom, Sarkom, Hernie, Bandscheibenvorfall und Lumbago nach allgemeiner unfallmedizinischer Erfahrung nur in seltenen Ausnahmefällen Unfallfolge. Eine besonders kritische Prüfung ist auch bei Thrombosen und Krampfaderleiden erforderlich. Der UV-Träger prüft aufgrund der Hinweise im D-Bericht die Kausalität und bricht bei negativem Ergebnis die Behandlung zu Lasten des UV-Trägers ab. Dies ist aber nicht rückwirkend zulässig.

Zweifel können auch dann bestehen, wenn **Verdacht auf Alkoholeinfluss** vorliegt oder sich der Unfall nicht auf direktem Wege nach und von dem Ort der Tätigkeit ereignet hat.

2. Eine konkrete Definition oder einen Katalog der Verletzungsarten für die **Einleitung der besond. HB durch den D-Arzt/D-Ärztin** sieht der ÄV nicht vor. Aus den §§ 10, 11 ist nur zu entnehmen, dass besond. HB einzuleiten ist, wenn die Behandlung wegen der Art oder Schwere der Verletzung eine spezifische unfallmedizinische Qualifikation des Arztes oder der Ärztin erfordert. Im Gegensatz dazu ist allgem. HB ausreichend, wenn die Versorgung der Unfallverletzung weder einen besonderen personellen oder apparativ-technischen Aufwand noch eine spezifisch unfallmedizinische Qualifi-

II. Allgemeine Regelungen für die Heilbehandlung (HB) bei Arbeitsunfällen

kation des Arztes oder der Ärztin verlangt. Der D-Arzt/D-Ärztin ist berechtigt, den Unfallverletzten in eigener allgem. HB zu behalten (D-Bericht, Pkt. 12, AHB durch mich).

3. Naturgemäß ist eine genaue Abgrenzung zwischen allgem. und bes. HB entspr. Art oder Schwere der Verletzung nicht immer möglich; insoweit verbleibt dem D-Arzt ein gewisser Entscheidungsspielraum. Nach § 11 Abs. 2 sollen im D-Arztverfahren etwa 80 v.H. der Verletzungen der allgem. HB zugeordnet werden; damit bleiben nur ca. 20 v.H. für die besond. HB übrig. Diese Relation zeigt, dass für den weitaus überwiegenden Teil der Unfallverletzungen regelmäßig allgem. HB ausreicht.

Allg. HB ist z. B. in aller Regel indiziert bei:
- **Schnittverletzungen, Schürfungen, Prellungen** an den Händen, Armen, Füßen usw. ohne Verletzung der tieferen Binnenstrukturen
- **Distorsionen der Daumen- oder Fingergelenke** ohne schwerwiegende weitere Verletzungen
- **Distorsionen der Sprunggelenke** ohne oder nur mit geringer Aufklappbarkeit des Sprunggelenks (ab 10° ist bes. HB vertretbar)
- **Nagelkranzfrakturen**

Bes. HB wird üblicherweise in folgenden Fällen einzuleiten sein:
- **Knochenbrüche**
- offene und tiefe **Weichteilverletzungen**
- **Nerven- oder Sehnenverletzungen**
- **schwere Quetschungen**
- **schwere Zerrungen** von Gelenken usw..."

Zusammenfassend ist die Entscheidung über die Einleitung der besond. HB nicht ausschließlich aus der Verletzung bzw. Diagnose abzuleiten. Vielmehr müssen Art oder Schwere der Verletzung aus dem Befund, ggf. dem Röntgenergebnis, der Diagnose und der weiteren ärztl. Versorgung erkennbar und dokumentiert sein. Die Entscheidung orientiert sich an den festgestellten Befunden und nicht am Umfang der für die Feststellung erforderlichen Maßnahmen.

In den Fällen des **VAV/SAV** ist immer die Einleitung der besond. HB gerechtfertigt (vgl. § 37 sowie das VA/SA-Verzeichnis, Anhang 1 zum ÄV); dabei sind die besonderen Verfahrensvorschriften des § 37 auch vom D-Arzt oder D-Ärztin zu beachten: Vorstellung des Verletzten beim D-Arzt/D-Ärztin eines zum Verletzungsartenverfahren zugelassenen Krankenhauses gem. § 37 Abs. 1.

Keinesfalls dürfen **abrechnungstechnische Gründe** Anlass für die Einleitung der besond. HB durch den D-Arzt oder D-Ärztin sein. Der UV-Träger ist daher berechtigt, die Erforderlichkeit der besond. HB im konkreten Einzelfall zu prüfen. Dies bedeutet auch, dass der UV-Träger der Einleitung der besond. HB im Einzelfall für die Zukunft widersprechen kann, wenn er der Auffassung ist, dass diese aufgrund der vorliegenden ärztl. Dokumentation nicht gerechtfertigt ist.

Dem D-Arzt oder D-Ärztin wird mit der Einleitung der besond. HB das Recht eingeräumt, die höheren Gebührensätze abzurechnen. Diese Entscheidung ist nicht ermessensfrei, sondern hat sich an Art oder Schwere der Verletzung zu orientieren. Darüber hinaus sind auch Erforderlichkeit, Wirtschaftlichkeit und Zweckmäßigkeit der ärztl. Behandlung sowie die Dokumentation des Arztes oder Ärztin Grundlagen der Bewertung.

Bei einem offensichtlichen Verstoß im Einzelfall sind die D-Ärzte aufzufordern, ihre Verfahrensweise zu ändern. Im Wiederholungsfalle sind die geltend gemachten Gebühren auf die Beträge der allgem. HB zu kürzen. Der LV sollte informiert werden.

4. In der Praxis ist oft zu beobachten, dass gezielt für die Verordnung eines **MRTs**, eines **CTs** oder einer **Szintigraphie** besond. HB eingeleitet wird, obwohl zu diesem Zeitpunkt nur geringe Verletzungen oder Beschwerden nachgewiesen sind und der Verdacht auf eine schwerere Verletzung (z. B. Kahnbeinfraktur, Meniskusläsion oder dgl.) noch völlig unbestätigt ist. Oft wird dieses Vorgehen mit dem Hinweis auf den erforderlichen "besonderen apparativ-technischen Aufwand" im Sinne von § 10 Abs. 2 gerechtfertigt, was aber irrelevant ist, solange dieser nur zur Klärung der Diagnose dient.

Maßgebend für die Einleitung der besond. HB ist, dass ein besonderer personeller, apparativtechnischer Aufwand oder die spezifische unfallmedizinische Qualifikation der Ärztin oder des Arztes für die Versorgung der Unfallverletzung erforderlich ist (s. §§ 10 Abs. 2, 11 Abs. 3). Dies steht im o. g. Beispiel einer vermuteten Kahnbeinfraktur naturgemäß erst fest, wenn diese Verletzung durch die veranlasste Untersuchung bestätigt wurde.

Die Voraussetzungen für die Einleitung der besond. HB sind also regelmäßig nicht gegeben, wenn noch unklar ist, ob eine der Definition des § 11 entsprechende schwere Verletzung vorliegt. Erst wenn der Verdacht bestätigt wurde, ist gem. § 11 die Einleitung gerechtfertigt (so auch Rundschr. LV NWD D 1/2004 vom 16.01.04, Pkt. 8; ebenso Rdschr. LV RHW D 5/03 vom 29.12.03, Pkt. 3).

5. Die Notwendigkeit **physikalischer Therapie** löst nicht zugleich die besond. HB aus.

Kommentar:
Zu Abs. 1
Diese Regelung ist eine Klarstellung, die durch die Neuordnung der Verfahrensarten (§ 6 Abs. 2 ÄV) bedingt ist. Die allg. HB ist daher grundsätzlich vorrangig gegenüber der bes. HB. Dies gilt insbesondere dann, wenn lediglich der Verdacht auf das Vorliegen einer schweren, die Einleitung der bes. HB begründenden Verletzung besteht, eine Diagnosesicherung aber im Rahmen des ersten Arzt-Patienten-Kontaktes scheinbar noch nicht möglich war (z.B. Zerrung des Kniegelenkes mit Verdacht auf Kniebinnenschaden, der erst durch ein später durchgeführtes MRT bestätigt oder ausgeschlossen wird).

Zu Abs. 2
Die allg. HB kann von allen am Vertrag beteiligten Ärzten (§ 4 ÄV) durchgeführt werden. Sie erfolgt insbesondere bei der Notfallbehandlung (§ 9 ÄV), der Behandlungen ohne D-Arzt-Vorstellungspflicht (§§ 26, 37 ÄV), der Weiterbehandlung nach D-Arzt-Vorstellung (§ 27 ÄV) und im Hautarztverfahren (§§ 41 bis 43 ÄV). In Abs. 2 ist auch vereinbart, dass Unfallverletzungen ärztlich zu versorgen sind. Dies gilt gleichermaßen für die durch den UVTr anerkannten BKen. Gesundheitsschäden, die eindeutig nicht auf einen Unfall oder eine anerkannte BK zurückzuführen sind, dürfen somit nicht zu Lasten eines UVTr behandelt und mit diesem abgerechnet werden.
Das Röntgen und die Sonographie stellen grundsätzlich keinen besonderen apparativ-technischen Aufwand dar. Diese Leistungen dürfen, soweit sie zum Umfang der sofort notwendigen Maßnahmen gehören, grundsätzlich auch schon bei der Erstversorgung erbracht werden. Dies gilt dann nicht, wenn bereits bei der ärztlichen Untersuchung erkennbar ist, dass der Patient einem D-Arzt vorzustellen ist (§§ 26, 37 ÄV).
Zur spezifischen unfallmedizinischen Qualifikation gehören u. a. chirurgische OP-Techniken, Techniken der temporären Ruhigstellung und Fixationsverbände sowie Kenntnisse der Wundheilung und des Wundmanagements. Diese ärztlichen Versorgungen obliegen nur dem D-Arzt.
Die Abgrenzung der allg. HB zur bes. HB wird insbesondere durch den Vertragstext des § 11 Abs. 3 ÄV deutlich.

Rechtsprechung
▶ **Heilbehandlung (HB) § 10 ff. Vertrag Ärzte/Unfallversicherungsträger (ÄV)**
Dem Versicherten steht gegen den UVTr ein Anspruch auf Freistellung von den Kosten der Behandlung der unfallbedingten Kieferbeschwerden durch die Universitätsklinik S zu. Der Freistellungsanspruch folgt im vorliegenden Fall aus § 26 Abs. 1 und Abs. 2 Nr. 1 SGB VII. Nach dieser Vorschrift steht dem Versicherten eine Sachleistungsanspruch auf HB hinsichtlich der durch einen Versicherungsfall verursachten Gesundheitsschäden zu.
Die HB hat dem Gesundheitsschaden mit allen geeigneten Mitteln und möglichst frühzeitig zu begegnen und ist nicht, wie Leistungen der GKV nach § 12 Abs. 1 SGB V auf eine ausreichende, zweckmäßige und wirtschaftliche Versorgung beschränkt; auch Außenseitermethoden können im Einzelfall ein geeignetes Mittel darstellen.
Auf der anderen Seite besteht nur eine eingeschränkte Arztwahl, da die Bestimmung von Art, Umfang und Durchführung der HB gemäß § 26 Abs. 4 Satz 1 SGB VII dem UVTr obliegt. Die UVTr haben den Versicherten die HB damit als Sachleistung zur Verfügung zu stellen, d. h. der Versicherte erhält die HB von den Leistungserbringern, die durch die UVTr hierzu beauftragt wurden, auf Kosten des zuständigen UVTr.
Aktenzeichen: SG Mainz, 19.09.2006, AZ: S 6 U 56/06
Entscheidungsjahr: 2006

▶ **Entziehung der HB**
Ein UVTr hat das Recht, einem Arzt die Durchführung der allg. HB zu entziehen. Anders als in der GKV besteht bei der GUV für die HB nach einem Unfall nicht die freie Arztwahl. Gemäß § 26 Abs.5 S. 1 SGB VII ist die freie Arztwahl eingeschränkt, denn dem UVTr obliegt die Bestimmung von Art,

§ 11

II. Allgemeine Regelungen für die Heilbehandlung (HB) bei Arbeitsunfällen

Umfang und Durchführung der HB. Dazu gehört auch die Bestimmung des Leistungserbringers (Arzt). Vom UVTr muss der Entzug der HB deutlich und unmissverständlich erklärt werden; unzureichend ist eine Erklärung des Inhaltes, dass der UVTr eine Vorstellung beim D-Arzt verlange.
Aktenzeichen: SG Aachen, 03.02.2010, AZ: S 8 (9) U 2/09

§ 11 Besondere Heilbehandlung (Bes. HB)

(1) Zur Einleitung besonderen Heilbehandlung berechtigt sind nur
   – der Unfallversicherungsträger,
   – der Durchgangsarzt oder
   – der Handchirurg nach § 37 Abs. 3 bei Vorliegen einer Verletzung nach Ziffer 8 des Verletzungsartenverzeichnisses.

(2) Im Durchgangsarzt-Verfahren sollen etwa 80 v. H. aller Fälle von Verletzungen der allgemeinen Heilbehandlung zugeordnet werden.

(3) Besondere Heilbehandlung ist die fachärztliche Behandlung einer Unfallverletzung, die wegen Art oder Schwere besondere unfallmedizinische Qualifikation verlangt. Dazu gehören auch die Erfassung der Zusammenhänge zwischen Arbeitstätigkeit und Unfallereignis, die tätigkeitsbezogene Funktionsdiagnostik, ggf. unter Berücksichtigung von Vorschäden, sowie die prognostische Einschätzung der Unfallverletzung unter dem Gesichtspunkt typischer Komplikationen sowie frühzeitig einzuleitender medizinischer und schulischer /beruflicher Rehamaßnahmen mit umfassender Dokumentation aller Daten, die zur Rekonstruktion von Ursache, Ausmaß und Verlauf der Heilbehandlung relevant sind.

Arbeitshinweis der UVTr zu § 10 und § 11 Siehe § 10

Kommentar:
Zu Abs. 1
Wer bes. HB einleiten darf, ist in der Aufzählung des Abs. 1 abschließend geregelt. Die Einleitung der bes. HB ist beim zugelassenen Handchirurg auf die Handverletzungen begrenzt. Nicht zugelassene Handchirurgen dürfen immer nur allg. HB durchführen (§ 10 ÄV). Sofern der D-Arzt bzw. zugelassene Handchirurg Zweifel am Vorliegen eines Versicherungsfalles hat, sollte vor der Einleitung der bes. HB das Einverständnis vom UVTr eingeholt werden (so auch Kommentar Noeske/Franz zu § 11 ÄV Randnummer. 1). Der UVTr leitet selbst bes. HB nach der Anerkennung einer BK ein oder nach Arbeitsunfällen, wenn die Behandlung primär zu Lasten der GKV erfolgt (z.B. Pflege- und Hilfeleistungsunfälle).

Zu Abs. 2
Der Anteil der Verletzungen, die der bes. HB zugeordnet werden, sollte bei jedem D-Arzt ca. 20 % betragen. Der D-Arzt ist angehalten, diesen prozentualen Anteil nicht zu überschreiten. Die DGUV LV überwachen die Einhaltung.
Die Art der einzuleitenden Behandlung bestimmt sich ausschließlich nach Art und Schwere der Verletzung. Dies gilt auch dann, wenn Zweifel am Vorliegen eines Arbeitsunfalls und/oder Zweifel am Zusammenhang mit dem Unfallereignis bestehen (Urteil BGH (VI ZR 208/15) vom 29.11.2016).
Für die Einleitung der bes. HB ist der Umfang, der Aufwand und das Ergebnis der Erstuntersuchung (klinische Befunderhebung, Diagnose und Art der Erstversorgung) zunächst unerheblich. Allg. oder bes. HB soll bei der Erstuntersuchung kein Kriterium sein. Aus diesem Grunde erhält nur der D-Arzt für die Erstuntersuchung und die Nachschau bei allg. HB durch einen anderen Arzt!, immer die Sätze der bes. HB.
Der UVTr hat das Recht, der Einleitung der bes. HB zu widersprechen. Dies gilt insbesondere, wenn der D-Arzt oder zugelassene Handchirurg zunächst nur einen **Verdacht** äußert. Die Voraussetzungen für die Einleitung der bes. HB sind nicht gegeben, wenn noch unklar ist, ob eine entsprechende schwere Verletzung (siehe Definition in Abs. 3) vorliegt. Bis dahin gilt der Grundsatz des § 10 ÄV, dass die HB in allg. HB erbracht wird. Erst wenn sich der Verdacht bestätigt (z.B. nach MRT), ist die Einleitung der bes. HB gerechtfertigt.
Erfolgt ein Wechsel von allg. HB auf bes. HB, so erstatten der D-Arzt oder zugelassene Handchirurg einen Verlaufsbericht F 2100 und füllen die entsprechenden Punkte zur bes. HB aus.
Die Erstattung eines Berichtes in freier Form wird nur mit der Gebühr nach Nr. 110 UV-GOÄ vergütet.

Rechtsprechung
▶ **Behandlungsvertrag mit D-Arzt**
Ein D-Arzt hatte bei einem Nachschautermin zu beurteilen, ob die allg. HB fortgesetzt werden soll, oder ob zu einer bes. HB überzugehen ist. In diesem Fall liegt kein Behandlungsvertrag des Verletzten mit dem D-Arzt vor; denn dieser Arzt soll sich nur über den Stand der Behandlung vergewissern und

eine Entscheidung über den Fortlauf der Behandlung treffen. Der D-Arzt handelt dabei in Ausübung eines öffentlichen Amtes.
Aktenzeichen: OLG Bremen, 27.03.2009, AZ: 5 U 70/08
Entscheidungsjahr: 2009

▶ **Urteil BGH (VI ZR 208/15) vom 29.11.2016**
Auszug:
Wegen des regelmäßig gegebenen inneren Zusammenhangs der Diagnosestellung und der sie vorbereitenden Maßnahmen mit der Entscheidung über die richtige Heilbehandlung sind jene Maßnahmen ebenfalls der öffentlich-rechtlichen Aufgabe des D-Arztes zuzuordnen mit der Folge, dass die UVTr für etwaige Fehler in diesem Bereich haften.
Eine Erstversorgung durch den D-Arzt ist ebenfalls der Ausübung eines öffentlichen Amtes zuzurechnen mit der Folge, dass die UVTr für etwaige Fehler in diesem Bereich haften.
Wirkt sich der Diagnosefehler im Rahmen der D-ärztlichen Erstbehandlung so aus, dass es zu einer unsachgemäßen HB durch den D-Arzt kommt, haftet der UVTr. Der UVTr haftet auch dann, wenn der D-Arzt nicht persönlich die Diagnose stellt und die Erstversorgung durchführt. Dies gilt sowohl für den ständigen Vertreter als auch für Ärzte, die nicht zur ständigen Vertretung bestellt sind. Kommt es nach korrekter Zuordnung in allg. oder bes. HB im Rahmen der weiteren Behandlung zu einem Behandlungsfehler, haftet dann der D-Arzt.

§ 12 Hinzuziehung anderer Ärzte

1. **Soweit es zur Klärung der Diagnose und/oder zur ambulanten Mitbehandlung erforderlich ist, sind andere Ärzte oder am Psychotherapeutenverfahren Beteiligte (§ 1 Abs. 2) hinzuziehen. Dies gilt insbesondere, wenn bei der Art der Verletzung der Verdacht auf Mitbeteiligung eines entsprechenden Organs oder Organsystems besteht. Zur Hinzuziehung sind nur Durchgangsärzte berechtigt. Handchirurgen nach § 37 Abs. 3, Augen- und HNO-Ärzte sowie hinzugezogene Fachärzte sind dazu nur berechtigt, soweit es für die Diagnostik und Behandlung auf ihrem Fachgebiet erforderlich ist.**
2. **Für die Hinzuziehung steht dem Durchgangsarzt und Handchirurg nach § 37 Abs. 3 der Formtext F 2902 zur Verfügung.**

Arbeitshinweise der UVTr (Ausschnitt)

7. Mit der Aufnahme des Psychotherapeutenverfahrens in den ÄV zum 01.10.2015 wurde geregelt, dass auch die am Psychotherapeutenverfahren Beteiligten (§ 1 Abs. 2) hinzugezogen werden können. Das wird dann der Fall sein, wenn als Folge des Arbeitsunfalls nach Auffassung des behandelnden Arztes eine psychotherapeutische HB erforderlich ist. Psychologische Psychotherapeuten, die nicht am Psychotherapeutenverfahren beteiligt sind, dürfen nicht hinzugezogen werden.

Arbeitshinweise (MERKE) zu §§ 12, 56 Abs. 3

- D-Ärzte haben Ärzte anderer Fachrichtungen hinzuzuziehen, soweit dies zur Klärung der Diagnose und / oder Mitbehandlung erforderlich ist. Belegärzte dürfen andere Ärzte nur im Rahmen einer belegärztlichen Behandlung (Patient ist in die Belegabteilung aufgenommen) hinzuziehen, wenn das Fach am KH nicht vertreten ist.
- Die Vergütung der Leistungen des hinzugezogenen Arztes (allg. HB oder bes. HB) richtet sich nach der Einstufung des Behandlungsfalles durch den D-Arzt. Bei Verwendung des für die Hinzuziehung bereitstehenden Formtextes F 2902 kreuzt der D-Arzt das entsprechende Feld an. Wird bes. HB angekreuzt, obwohl allg. HB eingeleitet war, so löst das keinen Vergütungsanspruch des hinzugezogenen Arztes für die bes. HB aus. Ggf. kann die Rechnung auf die allg. HB gekürzt werden.
- Wird ein frei praktizierender Pathologe hinzugezogen, gilt die Vereinbarung mit dem Berufsverband Dt. Pathologen; für die in Krankenhäusern angestellten Pathologen gelten die Nrn. 4800 ff. UV-GOÄ.
- Grundsätzlich sind nur D-Ärzte oder Belegärzte berechtigt, andere Ärzte zur Klärung der Diagnose usw. hinzuzuziehen. Ausnahmen gelten für Handchirurgen nach § 37 Abs. 3, Augen- und HNO-Ärzte bei isolierten Verletzungen sowie hinzugezogene Fachärzte, jedoch nur, soweit es für die Diagnostik und Behandlung auf dem jeweiligen Fachgebiet erforderlich ist.
- Wurden berechtigterweise Ärzte hinzugezogen, sollte vor Begleichung der entspr. Rechnungen geprüft werden, ob die Berichte der zugezogenen Ärzte zu den Akten gelangt sind; dies ist insb. bei radiologischen Untersuchungen (CTs, MRTs, Szintigraphien) oft nicht der Fall. Ggf. sind die Berichte nachzufordern, die Bezahlung ist einstweilen zurückzustellen.

II. Allgemeine Regelungen für die Heilbehandlung (HB) bei Arbeitsunfällen

Zugezogene Ärzte haben keinen Vergütungsanspruch, wenn anzunehmen ist, dass ihnen die fehlende Berechtigung des verordnenden Arztes bekannt war.

Kommentar:
Zu Abs. 1
Der § 12 ÄV setzt voraus, dass der hinzuziehungsberechtigte Arzt die HB auf seinem Fachgebiet weiterhin selbst durchführt. Nur der D-Arzt darf bei der Mitbeteiligung anderer Organe/Organsysteme die Ärzte entsprechender Fachrichtungen oder Beteiligte Psychotherapeuten hinzuziehen. Er muss die Mitbeteiligung anderer Organe/Organsysteme zuvor nicht gesichert haben, es genügt ein begründeter Verdacht. Alle weiteren hinzuziehungsberechtigten Ärzte dürfen andere Fachärzte nur zur Mitbehandlung/ Diagnoseklärung auf Ihrem eigenen Fachgebiet mit einbinden.
Auch die am Psychotherapeutenverfahren beteiligten Psychologen sind berechtigt, Fachärzte zur Diagnoseklärung und Mitbehandlung, Verordnung von Medikamenten sowie Prüfung und Attestierung der Arbeitsunfähigkeit hinzuzuziehen. Gleiches gilt für die zur Behandlung einer BK/Wie-BK nach § 45 ÄV vom UVTr beauftragten Ärzte (z.B. Pneumologe beauftragt eine CT bei Asbestose-BK).
Nicht hinzuziehungsberechtigt ist der Arzt, der:
1. wegen fehlender Vorstellungspflicht (§ 26 ÄV) die allg. HB selbst durchführt und eine Ärztliche Unfallmeldung (Formtext F 1050) erstattet.
2. einen Unfallverletzten vom D-Arzt, zugelassenen Handchirurgen, HNO- oder Augenarzt zur Durchführung der allg. HB (zurück) überwiesen bekommt (§ 27 Abs. 1, § 26 Abs. 2 ÄV).
3. eine anerkannte BK ohne Auftrag des UVTr (§ 45 ÄV) behandelt.
Der nicht hinzuziehungsberechtigte Arzt ist, wenn er die Einbindung eines anderen Arztes für erforderlich hält, vertraglich verpflichtet, den Unfallverletzten (erneut) beim D-Arzt vorzustellen (§ 26 Abs.1 ÄV). Eine Hinzuziehung unter Verwendung des Vordrucks für die vertragsärztliche Versorgung (Überweisungsschein – Muster 6) ist ihm nicht erlaubt.
Ein hinzugezogener Privatarzt übernimmt mit der Annahme des Auftrages die Rechte und Pflichten aus dem ÄV. Er hat daher nur gegenüber dem UVTr einen Vergütungsanspruch nach den Sätzen der UV-GOÄ (§ 62 ÄV) und ist zur unverzüglichen Befundzusendung an den hinzuziehenden Arzt und den UVTr verpflichtet (§ 61 Abs. 1 ÄV).

Zu Abs. 2
Der D-Arzt oder zugelassene Handchirurg verwendet gemäß Abs. 2 zur Hinzuziehung den Formtext F 2902 „Überweisung D-Arzt/Handchirurg". Dem hinzuziehungsberechtigten Augen-/HNO-Arzt oder Facharzt (z.B. Neurologe, Lungenarzt etc.) ist die Verwendung des Formtextes F 2902 vertraglich nicht gestattet (§ 12 Abs.2 ÄV – Umkehrschluss), so dass diese Ärzte zur Hinzuziehung i. d. R. den Vordruck für die vertragsärztliche Versorgung (Überweisungsschein – Muster 6) verwenden.
Der hinzugezogene Arzt ist verpflichtet, die Berechtigung des hinzuziehenden Arztes kritisch zu prüfen. Diese Prüfungspflicht ergibt sich aus den §§ 4, 12 und 62 ÄV. Bei Verwendung des Formtextes F 2902 durch einen D-Arzt oder zugelassenen Handchirurgen ist diese Prüfung unproblematisch. Beim Kassenüberweisungsschein prüft der hinzugezogene Arzt, ob (Verdachts-)Diagnose, Befund, Auftrag und Fachgebiet des hinzuziehenden Arztes den Voraussetzungen des Abs. 1 entsprechen. Dies ist z. B. nicht der Fall, wenn ein Hausarzt FA für Allgemein-/ Innere Medizin einen Radiologen beauftragt, ein unfallverletztes Gelenk im MRT zu Lasten eines UVTr zu untersuchen. Der hinzugezogene Arzt (hier: Radiologe) hat folglich keinen Anspruch auf Vergütung, wenn er trotz der (möglichen) Kenntnis über die Nichtberechtigung des hinzuziehenden Arztes, den Auftrag annimmt.
Sucht ein Unfallverletzter oder Berufserkrankter aus eigenem Antrieb und ohne Überweisungsschein einen Arzt zur Mitbehandlung/Diagnoseklärung auf, so hat dieser ihn wieder an den D-Arzt zu verweisen (§§ 26 Abs. 1, 28 ÄV).

§ 13 Vom Unfallversicherungsträger (UVTr) veranlasste ärztliche Untersuchungen

Die Unfallversicherungsträger können ärztliche Untersuchungen, auch nach Abschluss der Behandlung (z. B. Nachuntersuchungen), durch von ihnen ausgewählte Ärzte veranlassen. Auf Verlangen des Unfallversicherungsträgers leitet der behandelnde Arzt den Unfallverletzten unverzüglich dem vom Unfallversicherungsträger bezeichneten Arzt zur Untersuchung zu.

Kommentar
Die Zuleitung an den bezeichneten Arzt ermöglicht dem UVTr, das Ergebnis der bisherigen Behandlung festzustellen, Fachärzte anderer Fachgebiete in die HB/Diagnoseklärung mit einzubinden und ggf.

durch die gewonnenen Erkenntnisse die zukünftige Behandlung aktiv zu steuern. Der § 13 ÄV dient überwiegend der HVK, so dass der Unfallverletzte/Berufserkrankte nach der veranlassten Untersuchung häufig weiter vom zuleitenden Arzt behandelt wird. Bei orthopädisch-unfallchirurgischen Verletzungen ist der UVTr nicht verpflichtet, die Zuleitung nur bei einem D-Arzt mit gleichwertigem oder höherem Status (z.B. DAV, VAV bzw. SAV) zu veranlassen; er darf den Facharzt frei wählen. In § 13 ÄV wird dem UVTr die Möglichkeit eröffnet, den behandelnden Arzt bei der Zuleitung des Unfallverletzten/Berufserkrankten aktiv einzubeziehen. Der UVTr hat zu gewährleisten, dass der zuleitende Arzt umgehend Kenntnis über das Ergebnis der Untersuchung erhält.

§ 14 Ärztliche Unfallmeldung

(1) Der behandelnde Arzt erstattet am Tage der ersten Inanspruchnahme durch den Unfallverletzten, spätestens am nächsten Werktag, dem Unfallversicherungsträger die Ärztliche Unfallmeldung nach Formtext F 1050. Dies gilt auch in den Fällen der Vorstellungspflicht des Unfallverletzten beim Durchgangsarzt nach § 26. Der Grund der D-Arzt-Vorstellung sowie die Art der Erstversorgung sind zu dokumentieren.

(2) Die Ärztliche Unfallmeldung nach Abs. 1 entfällt, wenn wegen einer isolierten Augen-/HNO-Verletzung ein Augen-/HNO-Arztbericht nach § 40 zu erstatten ist.

Arbeitshinweise

1. Der erstbehandelnde Arzt/Ärztin (Haus-/Allgemeinarzt) erstattet dem UV-Träger eine ärztl. Unfallmeldung auf dem Formtext F 1050 und erhält dafür eine Gebühr nach Nr. 125 UV-GOÄ zuzüglich Porto.
2. **Die ärztliche Unfallmeldung** ist auch dann vollständig ausgefüllt zu erstatten, wenn eine Vorstellungspflicht nach § 26 besteht. Dies gilt, auch wenn dies nicht als Ankreuzvariante auf dem F 1050 Vordruck genannt ist, für den Fall, dass nach § 12 die Hinzuziehung eines Facharztes (zum Radiologen wegen eines MRT, Neurologische Problematik, etc.) erforderlich ist. Die Art der Erstversorgung und die Gründe für eine Vorstellungspflicht beim D-Arzt/D-Ärztin müssen auf dem Formular dokumentiert werden. Nur dann wird die Gebühr nach Nr. 125 UV-GOÄ fällig. Die Überweisungsgebühr nach Nr. 145 UV-GOÄ entfällt in den Fällen der Abrechnung der Nr. 125 UV-GOÄ.
Die Ärztliche Unfallmeldung kann auch dann erstattet werden, wenn Versicherte sich am Wochenende in der Ambulanz eines Krankenhauses vorgestellt haben und sich am nächsten Werktag bei einem weiterbehandelnden Arzt vorstellen und diesem keine Informationen (D-Bericht) vorliegen.
3. Die ärztl. Unfallmeldung entfällt, wenn wegen einer isolierten Augen-/HNO-Verletzung ein Augen-/HNO-Arztbericht zu erstatten ist. Wird sie in diesen Fällen dennoch erstattet, hat der Arzt oder die Ärztin keinen Anspruch auf die Gebühr nach Nr. 125 UV-GOÄ und das Porto.
4. Ist die Erstvorstellung bei einem D-Arzt/D-Ärztin erfolgt und hat dieser den Verletzten zur Durchführung der allgem. HB an einen Allgemeinarzt/-ärztin überwiesen, so ist eine ärztl. Unfallmeldung durch den Allgemeinarzt/-ärztin nicht zu erstellen. Wird der F 1050 trotzdem erstattet, ist die Berichtsgebühr einschl. Porto nicht berechnungsfähig und mit Begründung von der Rechnung abzusetzen.
5. Portokosten sind nur im Zusammenhang mit der ärztl. Unfallmeldung berechenbar, nicht dagegen für die Übersendung der Behandlungskosten-Rechnung.

Kommentar
Zu Abs. 1
Behandelnder Arzt ist zunächst jeder Mediziner (Notarzt, Hausarzt, Chirurg etc.), der Unfallverletzte versorgt. Der Notarzt ist von der Berichtspflicht ausgeschlossen, da er ein Notarztprotokoll ausfüllt, das der UVTr vom ersten weiterbehandelnden Arzt oder vom Rettungsdienst anfordern kann. Von der Berichtspflicht sind auch die Ärzte ausgeschlossen, die aufgrund anderer Paragraphen des ÄV zur gesonderten, fachspezifischen (Erst-)Berichtserstattung verpflichtet sind (z.B. D-Ärzte, zugelassene Handchirurgen, HNO-Ärzte, Dermatologen etc.).
Die Berichtserstattungspflicht besteht nach erster „Inanspruchnahme" des Arztes. Hierunter ist ein direkter persönlicher oder digitaler Arzt-Patienten-Kontakt (z.B. in der Praxis, beim Hausbesuch oder per Video) zu verstehen. Der Erstkontakt per Telefon löst dagegen keine Berichtserstattungspflicht aus. Der UVTr hat ein Interesse daran, dass ihn die notwendigen Mitteilungen und Berichte der Behandler schnell erreichen. Dies drückt sich in der sehr kurzen Frist zur Erstattung der ärztlichen Unfallmeldung (F 1050) aus. Diese beginnt nicht automatisch ab dem Unfalltag, sondern ab dem Tag der ersten Inanspruchnahme durch den Unfallverletzten bzw. am nächsten Werktag. Werktage sind alle Kalendertage, die nicht Sonn- oder Feiertage sind. Die Frist wird in § 57 Abs. 3 ÄV in dem Sinne konkretisiert, dass für die ärztliche Unfallmeldung kein Vergütungsanspruch nach Nr. 125 besteht, wenn diese später als 8 Werktage nach der Erstbehandlung beim zuständigen oder versehentlich bei einem unzuständigen UVTr eingeht.

II. Allgemeine Regelungen für die Heilbehandlung (HB) bei Arbeitsunfällen

Die ärztliche Unfallmeldung ist auch dann zu erstatten, wenn eine Vorstellungspflicht nach § 26 ÄV besteht. Die Art der Erstversorgung und die Gründe der Vorstellungspflicht beim D-Arzt sind in der ärztlichen Unfallmeldung zu dokumentieren. Nur dann besteht ein Anspruch auf die Gebühr nach Nr. 125 UV-GOÄ.

Die Erstattung der ärztlichen Unfallmeldung hat nicht zu erfolgen, wenn nach der Erstvorstellung beim D-Arzt oder zugelassenen Handchirurgen der Verletzte zur Durchführung der allg. HB an den erstbehandelnden Arzt zurück oder an den Hausarzt/Kinderarzt weiter überwiesen wird. In diesem Fall rechnet der weiterbehandelnde Arzt seine erbrachten Leistungen ohne Berichtserstattung ab.

Zu Abs. 2
In Abs. 2 wurde vereinbart, wann die Erstattung der ärztlichen Unfallmeldung nach Abs. 1 entfällt. Dies ist aufgrund der Vorstellungspflicht des § 26 Abs. 2 ÄV bei isolierten Augen- und HNO-Verletzungen der Fall.

Die Erstattung der ärztlichen Unfallmeldung hat nicht zu erfolgen, wenn nach der Erstvorstellung beim Augen- oder HNO-Arzt der Verletzte zur Durchführung der allg. HB an den erstbehandelnden Arzt zurück oder an den Hausarzt/Kinderarzt weiter überwiesen wird. In diesem Fall rechnet der weiterbehandelnde Arzt seine erbrachten Leistungen ohne Berichtserstattung ab.

§ 15 Bericht bei Erstversorgung

Der Arzt, der bei einem Unfallverletzten die Erstversorgung leistet, erstattet auf Verlangen des Unfallversicherungsträgers diesem einen Bericht über den Zustand des Unfallverletzten und die Art der geleisteten Versorgung.

Kommentar
Zum Umfang der Erstversorgung vgl. § 9 ÄV. Der an der HB nach § 4 ÄV beteiligte Arzt (D-Arzt; Kassenarzt, HNO-Arzt etc.) erstattet seinen Bericht über die Erstversorgung primär auf Grundlage der §§ 14, 27, 37 und 40 ÄV.
§ 15 ÄV gilt für ihn nur dann, wenn er aus Unkenntnis über das Vorliegen eines Versicherungsfalls handelte oder es versäumte zu berichten. Bei der zweiten Alternative besteht kein Vergütungsanspruch, wenn die Frist des § 57 Abs. 3 ÄV überschritten wurde.
§ 15 ÄV gilt nicht für den erstversorgenden Privatarzt, da er nicht am ÄV beteiligt ist (§ 4 Abs.1 ÄV) und für ihn somit keine Pflicht zur Erstberichterstattung besteht. Der Privatarzt ist aber gemäß § 203 SGB VII gegenüber dem UVTr zur Auskunft verpflichtet.
Ein Erstbericht und damit ein Anspruch auf Vergütung kommt nur dann in Betracht, wenn der UVTr ihn anfordert. Der UVTr hat dem erstversorgenden Arzt den Berichtsvordruck zuzusenden, die Quelle zum kostenfreien Herunterladen bekannt zu geben sowie die Vergütung nach einer Gebühr der UV-GOÄ (i.d.R. Nr. 110 oder Nr. 118) mitzuteilen.
Der erstversorgende Notarzt dokumentiert seine erbrachten Leistungen im Notarztprotokoll, das vom UVTr z.B. vom erstbehandelnden Krankenhaus-D-Arzt angefordert werden darf. Eine gesonderte Berichtsanforderung vom Notarzt ist somit entbehrlich.

§ 16 Mitteilungen über Besonderheiten des Behandlungsverlaufs

Der behandelnde Arzt benachrichtigt den Unfallversicherungsträger am Tag der Feststellung, spätestens am nächsten Werktag von folgenden Sachverhalten:
- **Unerwartete Heilkomplikationen,**
- **fehlender Heilungsfortschritt,**
- **Verlegung,**
- **wesentliche Änderung der Diagnose,**
- **Notwendigkeit orthopädischer Schuhversorgung,**
- **Notwendigkeit prothetischer Versorgung,**
- **Notwendigkeit häuslicher Krankenpflege (siehe § 19),**
- **Abbruch der Heilbehandlung seitens des Unfallverletzten,**
- **ungenügende Unterstützung bzw. fehlende Mitwirkung des Unfallverletzten bei der Durchführung der Heilbehandlung.**

Arbeitshinweise der UVTr

1. Über die in § 16 genannten Besonderheiten hinaus hat der behandelnde Arzt jeweils auf Anforderung des UVTr Bericht zu erstatten.
2. Anlass für eine Berichterstattung mit dem neuen Verlaufsbericht (F 2100) ist für D-Ärzte u.a. ausdrücklich eine Besonderheit nach § 16. Dies gilt auch für Besonderheiten, die sich während

einer stationären Behandlung ereignen. Besonderheiten, die sich im Rahmen einer telemedizinischen Beratung ergeben, sind ebenfalls mit Verlaufsbericht anzuzeigen. Der D-Arzt hat auch dann einen Verlaufsbericht zu erstellen, wenn er im Rahmen der Beurteilung und Bewertung von Schnittbildern des hinzugezogenen Arztes einen abweichenden Befund feststellt und es sich dabei um eine Besonderheit nach § 16 handelt. Berichte anderer Ärzte, die den Voraussetzungen des § 16 entsprechen oder angefordert wurden, sind nach Nrn. 110 (Auskunft über Behandlung) zu vergüten.

3. Es zeigt sich zunehmend, dass auch bei leichteren Verletzungen und selbst bei Bagatellverletzungen routinemäßig Zwischen-oder Abschlussberichte erstellt werden. Oft wird nur mitgeteilt, welche Verletzungen vorlagen, welche Behandlungsmaßnahmen durchgeführt wurden und wie lange die AU bzw. Behandlung dauerte. Eine derartige Berichterstattung ist entbehrlich, zumal diese Informationen schon durch den D-Bericht, die F 2222-Mitteilung und die Behandlungsrechnung bekannt sind. Dementsprechend müssen nur Berichte mit aussagefähigem medizinischen Inhalt honoriert werden (zu den einzelnen Berichtsgebühren vgl. Arb.Hinweise zu Nrn. 110 ff. UV-GOÄ).

4. Für EAP-Verordnungen ist eine Gebühr nicht berechenbar.

Kommentar

Der behandelnde Arzt muss den UVTr über die aufgeführten Besonderheiten am Tag der Feststellung (Arzt-Patienten-Kontakt), spätestens am nächsten Werktag benachrichtigen. Dies gilt auch für den Arzt, der vom UVTr mit der Behandlung einer BK beauftragt wurde. Werktage sind alle Kalendertage, die nicht Sonn- oder Feiertage sind. Der D-Arzt erstattet hierzu den Verlaufsbericht (Formtext F 2100). Fachärzte, für die keine Verlaufsberichte vertraglich vereinbart wurden, informieren den UVTr mittels freien Bericht (Nr. 110). Die Benachrichtigungsfrist wurde gegenüber der vorherigen Fassung präzisiert und die mitteilungspflichtigen Sachverhalte um die Notwendigkeit orthopädischer Schuhversorgung und prothetischer Versorgung erweitert.

Fragwürdig ist die Erstattung von Verlaufs- oder Abschlussberichten bei Bagatellverletzungen oder vom D-Arzt selbst durchgeführter allg. HB.

Hinweis: Vom UVTr müssen nur Berichte mit aussagefähigem medizinischen Inhalt honoriert werden. Sinn und Zweck dieser Regelung ist, dass der UVTr seiner Pflicht der Steuerung und Überwachung des Heilverfahrens nachkommen kann. Es muss sich daher um Sachverhalte handeln, die für die Steuerung und Überwachung des Heilverfahrens wesentlich sind und den UVTr somit dazu veranlassen, tätig zu werden. Die Besonderheiten des Behandlungsverlaufes des § 16 ÄV stellen solche Sachverhalte dar.

Weitere Sachverhalte, über die der UVTr durch den behandelnden Arzt zu informieren ist sind:
– die Einleitung einer bes. HB
– neu geplante Maßnahmen zur Diagnostik und Behandlung – die Hinzuziehung anderer Ärzte zur Diagnoseklärung/Mitbehandlung – die Verordnung von Ergotherapie, EAP, BGSW, KSR, ABMR – der Hinzutritt relevanter unfallunabhänger gesundheitlicher Beeinträchtigungen – die (vorübergehende) Einschränkung der Ausübung der bisherigen Tätigkeit – die dauerhafte Nichtausübung der bisherigen Tätigkeit
– fehlende Kenntnisse über die konkreten Arbeitsplatzverhältnisse (Tätigkeitsprofil)
– Maßnahmen zur schnelleren Wiedereingliederung (Arbeitshilfen, Hilfsmittel etc.)
– die Erforderlichkeit und der geplante Beginn einer Arbeits- und Belastungserprobung
– der konkrete Anlass zur Beratung durch einen Reha-Manager/Berufshelfer

Die obigen Sachverhalte sind im vom D-Arzt zu verwendenden Verlaufsbericht weitestgehend enthalten. Von besonderem Interesse dürften diese Sachverhalte daher für Augen-/ HNO-Ärzte und hinzugezogene Fachärzte sein, da für diese keine Verlaufsberichte mit entsprechendem Inhalt vereinbart wurden.

Bei geringen Verletzungen im Rahmen der allg. HB sind die oben aufgeführten Sachverhalte und die Besonderheiten im Behandlungsverlauf des § 16 ÄV regelhaft eher nicht gegeben. Eine wesentliche Änderung der Diagnose liegt z.B. vor wenn zunächst von einer Prellung des Handgelenks ausgegangen wurde und sich eine Kahnbeinfraktur herausstellt.

Eine unerwartete Heilkomplikation liegt z.B. dann vor, wenn sich eine zunächst normal heilende Wunde entzündet und die Behandlung dadurch wesentlich verlängert.

Bei dem Merkmal „Abbruch der HB seitens des Unfallverletzten" muss es sich um Sachverhalte handeln, die eine erforderliche weitere Behandlung bzw. Kontrolle durch den Arzt auch nicht möglich machen. Ist die Behandlung im Grunde beendet und fehlt es an der letzten Kontrolle, ist das Merkmal „Abbruch der HB seitens des Unfallverletzten" nicht erfüllt.

II. Allgemeine Regelungen für die Heilbehandlung (HB) bei Arbeitsunfällen

§ 17 Hinweis zur beruflichen Wiedereingliederung

Der behandelnde Arzt gibt dem Unfallversicherungsträger frühzeitig einen Hinweis, wenn eine stufenweise Wiedereingliederung angezeigt ist oder die Einleitung von Maßnahmen der Arbeits- und Berufsförderung/schulischen Förderung notwendig erscheint bzw. Probleme bei der beruflichen Wiedereingliederung zu erwarten sind.

Kommentar

Der behandelnde Arzt beurteilt kontinuierlich, ob der Unfallverletzte/Berufserkrankte seine bisherige Tätigkeit zukünftig wieder uneingeschränkt ausüben kann. Hierzu benötigt er Kenntnis über die konkreten Arbeitsplatzverhältnisse, die ggf. vom UVTr durch Anforderung eines Tätigkeitsprofils zu ermitteln und ihm zuzusenden sind. Stellt der behandelnde Arzt Probleme bei der beruflichen Wiedereingliederung fest, informiert er den UVTr frühzeitig.
Der D-Arzt weist den UVTr im Verlaufsbericht (Formtext 2100) auf die in § 17 ÄV genannten Maßnahmen hin. Alle anderen Fachärzte (HNO-, Augenärzte etc.) informieren den UVTr über die in § 17 ÄV genannten Maßnahmen mittels freien Bericht (Vergütung nach Nr. 110).
Die betriebliche Belastungserprobung zielt auf die berufliche Wiedereingliederung des Unfallverletzten/Berufserkrankte an seinem bisherigen Arbeitsplatz ab. Dabei wird in einem vorab festgelegten Zeitraum (4–6 Wochen) die tägliche Arbeitszeit wöchentlich bis zur Vollbelastung gesteigert. Der behandelnde Arzt verwendet zur Einleitung die dafür vereinbarten Formtexte zur Belastungserprobung (F 3110 und F 3112).
Folgende Maßnahmen der Arbeits- und Berufsförderung kommen insbesondere in Betracht:
– zur Berufsfindung
– zur Arbeitserprobung und Berufsvorbereitung,
– zur Erlangung bzw. Erhaltung eines entsprechenden Arbeitsplatzes,
– zur beruflichen Anpassung,
– zur beruflichen Aus- und Fortbildung sowie
– Umschulungsmaßnahmen
Schulische Förderung kann eine Sonderbetreuung sein, die während des Schulbesuchs durch das Lehrpersonal nicht übernommen werden kann, oder Ersatzmaßnahmen, da der Schulbesuch unfallbedingt nicht möglich ist. Gleiches gilt für Kinder in Tagesstätten und Studierende.

§ 18 Unterstützungspflicht des Arztes bei besonderen medizinischen Maßnahmen

(1) Der behandelnde Arzt unterstützt den Unfallversicherungsträger im Einzelfall auf Verlangen, wenn dieser besondere medizinische Maßnahmen einleiten oder veranlassen will.

(2) Von Anordnungen, die einen Eingriff in seine Behandlung (z. B. Verlegung oder Vorstellung bei anderen Ärzten) bedeuten, ist der Arzt so rechtzeitig zu benachrichtigen, dass er davon nicht später Kenntnis erhält als der Unfallverletzte.

(3) Vom Unfallversicherungsträger im Zusammenhang mit Abs. 1 angeforderte Auskünfte, Berichte und Aufzeichnungen sind diesem innerhalb von drei Tagen zuzuleiten.

Kommentar

Zu Abs. 1
§ 18 ÄV gilt auch bei der Behandlung durch psychologische Psychotherapeuten. Im Zusammenhang mit seiner Verpflichtung aus § 6 ÄV, alle Maßnahmen zu treffen, durch die eine möglichst frühzeitig nach dem Versicherungsfall einsetzende und sachgemäße HB gewährleistet wird, kann der UVTr bes. HB-Maßnahmen einleiten oder veranlassen. Da derartige Maßnahmen in der Regel eilbedürftig sind, muss der behandelnde Arzt / Psychologe entsprechende(s) Auskünfte, Berichte, Testergebnisse, Bildmaterial und Aufzeichnungen dem UVTr oder der mit der Maßnahme beauftragten Einrichtung zuzuleiten sind. Die Unterstützung beinhaltet auch ein vom UVTr beauftragtes Arzt-Patienten-Gespräch bzw. Psychologen-Patienten-Gespräch, indem die Vorteile und Ziele der medizinischen bzw. psychotherapeutischen Maßnahme erläutert werden. Nimmt ein Reha-Manager des UVTr an einem Arzt-Patienten-Gespräch teil und werden erstmals weitere Behandlungsmaßnahmen erörtert, vereinbart, veranlasst und schriftlich fixiert, so stellt dies eine Erstellung eines Reha-Plans dar, der den Arzt zur Abrechnung der Nr. 17 berechtigt.

Zu Abs. 2
Mit „Anordnung" ist das Recht des UVTr gemeint, den Versicherten aufgrund seiner Mitwirkungspflichten zur Steuerung und Überwachung des Heilverfahrens bei einem anderen Arzt / Psychologen

vorzustellen. Abs. 2 stellt sicher, dass Anordnungen des UVTr, die einen Eingriff in die Behandlung des Arztes Arzt / Psychologen bedeuten, diesem so rechtzeitig mitgeteilt werden, dass er zumindest zeitgleich mit dem Unfallverletzten informiert ist. Dem behandelnden Arzt Arzt / Psychologen ist auch der Grund der Verlegung bzw. Vorstellung vom UVTr mitzuteilen. Dies soll gewährleisten, dass das besondere Vertrauensverhältnis zwischen Arzt und Patient sowie Arzt und UVTr nicht belastet wird. Auch wenn nicht ausdrücklich erwähnt, gilt Abs. 2 auch bei einer BK / wie-BK.

Zu Abs. 3
Die kurze Zuleitungsfrist des Abs. 3 soll gewährleisten, dass der UVTr die angeforderten Unterlagen sichten und anschließend rechtzeitig an die mit der Maßnahme beauftragte Einrichtung übermitteln kann. Die Form der Zuleitung wurde vertraglich nicht vereinbart, so dass verschiedene datenschutzsichere Übermittlungsformen (Brief, FAX, De-Mail, Datenträger etc.) denkbar sind. Auskünfte und Berichte werden mit den Nrn. 110 bis 118 und Auszüge aus der Krankengeschichte mit Nr. 193 vergütet.

§ 19 Verordnung häuslicher Krankenpflege

Der behandelnde Arzt kann häusliche Krankenpflege (§ 32 SGB VII) verordnen. Er hat hierbei die „Gemeinsamen Richtlinien der Spitzenverbände der Unfallversicherung über häusliche Krankenpflege" in der jeweils gültigen Fassung zu beachten.

Kommentar:
Durch den Grundsatz des § 32 Abs. 1 SGB VII „häusliche Krankenpflege statt Krankenhausbehandlung" wird klargestellt, dass der § 19 ÄV nur als Alternative zur stationären HB (z. B. VAV, SAV) zur Anwendung kommt.
Die häusliche Krankenpflege stellt eine Besonderheit im Behandlungsverlauf (§ 16 ÄV) dar. Die Verordnung obliegt dem D-Arzt. Sie ist dem UVTr am gleichen Tag, spätestens am nächsten Werktag mitzuteilen. Werktage sind alle Kalendertage, die nicht Sonn- oder Feiertage sind.
Der Arzt, der allg. HB selbst eingeleitet hat (§14 ÄV) oder dem die allg. HB vom D-Arzt übertragen wurde (§§ 27 Abs.1 und 26 Abs. 2 ÄV), darf keine häusliche Krankenpflege verordnen. Hält er diese für erforderlich, so ist mit entsprechenden Hinweis (wieder) eine Vorstellung beim D-Arzt zu veranlassen.
Ein vom UVTr mit der BK-Behandlung beauftragter Arzt (§ 45 ÄV) darf häusliche Krankenpflege verordnen, wenn die Erkrankung es erfordert (z.B. Onkologe bei Krebs-BK).

Nachfolgender Hinweis auf § 32 SGB VII.

SGB VII § 32 Häusliche Krankenpflege

(1) Versicherte erhalten in ihrem Haushalt oder ihrer Familie neben der ärztlichen Behandlung häusliche Krankenpflege durch geeignete Pflegekräfte, wenn Krankenhausbehandlung geboten, aber nicht ausführbar ist oder wenn sie durch die häusliche Krankenpflege vermieden oder verkürzt werden kann und das Ziel der Heilbehandlung nicht gefährdet wird.

(2) Die häusliche Krankenpflege umfaßt die im Einzelfall aufgrund ärztlicher Verordnung erforderliche Grund- und Behandlungspflege sowie hauswirtschaftliche Versorgung.

(3) Ein Anspruch auf häusliche Krankenpflege besteht nur, soweit es einer im Haushalt des Versicherten lebenden Person nicht zuzumuten ist, Krankenpflege zu erbringen. Kann eine Pflegekraft nicht gestellt werden oder besteht Grund, von einer Gestellung abzusehen, sind die Kosten für eine selbstbeschaffte Pflegekraft in angemessener Höhe zu erstatten.

(4) Das Nähere regeln die Verbände der Unfallversicherungsträger durch gemeinsame Richtlinien. Für die Einhaltung dieser Bestimmung ist es erforderlich, dass die genannten Richtlinien den behandelnden Ärzten von den Partnern des Vertrages zur Verfügung gestellt werden.

Gemeinsame Richtlinien der Verbände der Unfallversicherungsträger über häusliche Krankenpflege (§ 32 Abs. 4 SGB VII) – (im Internet unter www.dguv.de/inhalt/rehabilitation/documents/pflege.pdf)

II. Allgemeine Regelungen für die Heilbehandlung (HB) bei Arbeitsunfällen

§ 20 Verordnung von Heilmitteln

(1) Heilmittel (§ 30 SGB VII) können nur der Durchgangsarzt, der Handchirurg nach § 37 Abs. 3 sowie der nach § 12 hinzugezogene Arzt verordnen, andere Ärzte nur mit vorheriger Zustimmung des Unfallversicherungsträgers. Liegt die Zustimmung vor, entfällt die Vorstellungspflicht beim Durchgangsarzt nach § 26 Abs. 1 Satz 3.

(2) Für die Verordnung von Krankengymnastik/physikalischer Therapie und die Verordnung von Erweiterter Ambulanter Physiotherapie (EAP) sind die von den Unfallversicherungsträger vorgesehenen Formtexte zu verwenden (Formtext F 2400 – Verordnung von Leistungen zur KG/ physikalische Therapie – bzw. Formtext F 2410 – EAP-Verordnung).

Arbeitshinweise der UVTr (Ausschnitt)

3. Eine Zustimmung des UVTr zur Verordnung von Heilmitteln im Sinne des § 20 Abs. 1 Satz 2 ist regelmäßig zu unterstellen, wenn sich
- Schwerunfallverletzte in dauernder Betreuung eines Haus- oder Facharztes bzw.
- Berufserkrankte in ärztl. Behandlung (meist bei einem Facharzt) befinden und der UVTr dieser Betreuung bzw. Behandlung vorher zugestimmt oder zuvor einen entsprechenden Behandlungsauftrag erteilt hat (vgl. VB 44/98, HVBG-INFO 10/1998, S. 956, 957).

Sind diese Voraussetzungen erfüllt, ist von einer generellen Zustimmung zu Heilmittel-Verordnungen durch die Allgemein- oder Fachärzte auszugehen, sofern der Behandlungsauftrag nicht ausdrücklich etwas anderes bestimmt …"

Kommentar

Zu Abs. 1

Neben der Krankengymnastik (KG) und physikalischen Therapie (PT) gehören auch die Ergo-; Stimm-, Sprech-, Sprach-, Atem- und podologische Therapie zu den Heilmitteln. Für die Verordnung von Ergotherapie (Ergo) ist der mit den UVTr vereinbarte Formtext F 2402 zu verwenden. Ist die Ergo mit oder neben der EAP zu erbringen, so ist neben der EAP-Verordnung zusätzlich auch eine Ergo-Verordnung erforderlich. Die Ergo-Gebühr ist neben der EAP-Gebühr gesondert abrechenbar.

Heilmittel darf grundsätzlich nur der D-Arzt, zugelassene Handchirurg (§ 37 Abs. 3 ÄV), hinzugezogene Arzt (§ 12 ÄV) und verantwortliche BGSW-Arzt verordnen. Die Einführung einer KG-, PT- und Ergo-Langzeitverordnung von bis zu 6 Monaten soll gewährleisten, dass Unfallverletzte beim D-Arzt / zugelassenen Handchirurgen in Behandlung bleiben und keine Verordnungen mehr an Hausärzte versendet werden.

Für die Verordnung von Heilmitteln durch einen nicht berechtigten Arzt im Sinne von des Satz 2 ist eine vorherige Zustimmung des UVTr erforderlich. Diese Regelung dürfte nur noch für den Arzt gelten, der vom UVTr gemäß § 45 ÄV mit der Behandlung einer BK beauftragt wurde. Die UVTr verfügen über KG/PT- und Ergo-Verordnungen, die diese vom DGUV-LV beziehen. Die Verordnungen werden bei einer Zustimmung vom UVTr mit den Daten des Berufserkrankten ausgefüllt und dem beantragenden „anderen Arzt" zugesandt.

Zu Abs. 2

In Abs. 2 wird klargestellt, dass nur die DGUV-Formtexte bei der Verordnung von KG, PT und EAP zu verwenden sind. Die Verwendung von Privat- oder Kassenverordnungen ist bei diesen Heilmitteln unzulässig. Bei Durchführung einer KG, PT oder Ergo aufgrund einer Privat- oder Kassenverordnung besteht daher kein Vergütungsanspruch.

Eine kurze KG/PT/Ergo-Verordnung gilt längstens 4 Wochen (die Frist beginnt ab Verordnungsdatum, spätestens aber 14 Tage nach der Verordnung) und eine Langzeitverordnung gilt für 6 Monate (die Frist beginnt am Tag der ersten Behandlung). Danach ist eine Kontrolluntersuchung beim verordnenden Arzt erforderlich und ggf. eine weitere Verordnung dem UVTr zu begründen. Medizinische Trainingstherapie (MTT) darf nur mit der EAP-Formtext (F2410) verordnet werden. Die Genehmigung der isolierten MTT durch den UVTr ist nicht erforderlich (Siehe DGUV Rdschr. 0133/2016 vom 01.04.2016 – Handlungsanleitung KG/PT/Ergo).

Ein Vergütungsanspruch besteht nicht, wenn die Vorgaben des Arztes wie Behandlungsbeginn, Zeitabstände, Dosierung und Dauer nicht eingehalten werden (§ 4 Abs. 5 Physiotherapeutenvereinbarung; § 8 Abs. 6 Ergotherapeutenvereinbarung).

Reha-Sport ist kein Heilmittel, sondern eine ergänzende Reha-Leistung, die auf der Grundlage der §§ 39 Abs.1 Nr. 2 SGB VII i.V.m. § 44 Abs. 1 Nr. 3, 4 SGB IX als Sachleistung erbracht wird. Die

Maßnahme dient der allgemeinen Stärkung der Leistungsfähigkeit, kommt solange in Betracht, als dadurch das Ziel der Reha gefördert wird und findet unter ärztlicher Aufsicht in Gruppen statt. Dabei ist eine ärztliche Verordnung und vorherige Genehmigung durch UVTr erforderlich. (Siehe DGUV Rdschr. 0459/2012 vom 22.10.2012).

§ 21 Verordnung von Arznei- und Verbandmitteln

(1) Der behandelnde Arzt kann Arznei- und Verbandmittel (§ 29 SGB VII) verordnen. Arzneimittel können, soweit für den Wirkstoff ein Festbetrag gilt, grundsätzlich nur im Rahmen der Festbetragsregelung verordnet werden, es sei denn, das Ziel der Heilbehandlung kann damit nicht erreicht werden. Dann ist dies auf der Verordnung zu dokumentieren. Wird aus anderen Gründen ein Arzneimittel über dem Festbetrag verordnet, hat der Arzt den Unfallverletzten oder Berufserkrankten darauf hinzuweisen, dass er die Mehrkosten selbst zu tragen hat.

(2) Bei der Verordnung von Arznei- und Verbandmitteln zulasten eines Unfallversicherungsträgers sind auf dem Arzneiverordnungsblatt (Muster 16 der Vereinbarung über Vordrucke für die vertragsärztliche Versorgung) oder dem elektronischen Rezept (E-Rezept) folgende Kennzeichnungen vorzunehmen:
  a. Bei einem Arbeitsunfall: Der „Arbeitsunfall", der UV-Träger bzw. das IK des UV-Trägers, die Befreiung von der Zuzahlung bzw. Gebühr frei, der Unfalltag und der Unfallbetrieb (ggf. Kindertageseinrichtung, Schule, Hochschule).
  b. Bei einer Berufskrankheit: Die „Berufskrankheit", der UV-Träger bzw. das IK des UV-Trägers, die Befreiung von der Zuzahlungspflicht bzw. Gebühr frei. Auf Muster 16 ist die Kennzeichnung „Berufskrankheit" nicht möglich/erforderlich.

Arbeitshinweise der UVTr zu §§ 21 und 22

2. Mit dem Rdschr. der LV'e vom 3.6.2003 (LVBG 28/2003) wurden die UVTr davon informiert, dass die Arzneimittelübersicht zu der Verordnung über unwirtschaftliche Arzneimittel in der GKV (so genannte Negativliste) veröffentlicht worden ist. Dieser Katalog gilt zwar nicht unmittelbar für die GUV, muss aber nach Auffassung der UVTr unter dem Gesichtspunkt der Wirtschaftlichkeit auch hier Anwendung finden. Daher dürfen die Ärzte die in der „Negativliste" aufgeführten Arzneimittel grundsätzlich auch im Bereich der GUV nicht verordnen, es sei denn, dass im Einzelfall ausnahmsweise das Ziel der HB anders nicht erreicht werden kann.
Die alphabetisch in der vorgenannten Übersicht aufgeführten unwirtschaftlichen Arzneimittel sind im Bundesanzeiger Nr. 170a vom 11.09.2002 zu finden.

Kommentar
Zu Abs. 1
Die Verordnung von Arznei- und Verbandmitteln ist durch alle behandelnden Ärzte möglich und damit nicht auf D- und BK-Ärzte sowie zugelassene Handchirurgen beschränkt. Grundsätzlich sind Arzneimittel zu verordnen, für deren Wirkstoffgruppen ein GKV-Festbetrag festgesetzt wurde, es sei denn das Ziel der HB kann mit einem Festbetragsarzneimittel nicht erreicht werden (z.B. neues Medikament bei einer Krebs-BK). In diesem Fall kann der Arzt auch ein teures Medikament verordnen; dabei ist eine sorgfältige Dokumentation erforderlich.

Zu Abs. 2
In Abs. 2 wurde vereinbart, dass die Verordnung von Arznei- und Verbandmitteln grundsätzlich mit dem Verordnungsblatt der vertragsärztlichen Versorgung (Muster 16) erfolgt und welche Kennzeichnungen bei einem Arbeitsunfall / einer BK im Verordnungsblatt vorzunehmen sind.
Bei Unfällen, die Arbeitsunfällen gleichgestellt sind (z.B. in der Kindertagesstätte, Schule, Hochschule, beim Ehrenamt oder bei der Pflege von Angehörigen), ist ebenfalls das Feld „Arbeitsunfall" anzukreuzen.
Handschriftliche Änderungen auf der ausgedruckten Verordnung durch den Arzt oder Apotheker sind unzulässig. Der UVTr darf daher bei der Änderung des Leistungsträgers (z.B. Ändern von GKV-Träger auf BG/UK) die Vergütung verweigern.

II. Allgemeine Regelungen für die Heilbehandlung (HB) bei Arbeitsunfällen

§ 22 Verordnung von Hilfsmitteln

(1) Hilfsmittel (§ 31 SGB VII) mit Ausnahme von Seh- und Hörhilfen können nur der Durchgangsarzt, der Handchirurg nach § 37 Abs. 3 sowie der nach § 12 hinzugezogene Arzt verordnen. Für die Verordnung gilt § 21 Abs. 2 entsprechend.

(2) Für die Verordnung von Seh- und Hörhilfen verwendet der Augen-/HNO-Arzt die in der vertragsärztlichen Versorgung eingeführten Vordrucke. Dabei ist neben der Bezeichnung des Unfallversicherungsträgers auch der Unfalltag und der Unfallbetrieb (ggf. Kindertageseinrichtung, Schule, Hochschule) anzugeben.

Arbeitshinweise der UVTr siehe § 21

Kommentar

Zu Abs. 1
Hilfsmittel darf nur der D-Arzt, zugelassene Handchirurge oder nach § 12 hinzugezogene Arzt verordnen. Eine Ausnahme gilt für Seh- und Hörhilfen, die nur der Augen- bzw. HNO-Arzt verordnen darf. Mit Ausnahme des DGUV-Vordruckes zur Verordnung von Orthopädischen Schuhen und Einlagen (Formtext F 2404), gelten auch für Hilfsmittel die Formtexte der vertragsärztlichen Versorgung, die jedoch besonders zu kennzeichnen sind (vgl. § 21 Abs. 2 ÄV). Das Ausstellen von Privatverordnungen zu Lasten des UVTr ist somit unzulässig. § 22 ÄV gilt auch für den Arzt, der vom UVTr gemäß § 45 mit der Behandlung einer BK beauftragt wurde.
Keine Hilfsmittel darf der Arzt verordnen, der:
1. wegen fehlender Vorstellungspflicht im Sinne des § 26 ÄV eine allg. HB einleitet, den Versicherten somit selbst behandelt und dem UVTr gemäß § 14 ÄV eine Ärztliche Unfallmeldung (Formtext F 1050) erstattet.
2. einen Unfallverletzten vom D-Arzt, zugelassenen Handchirurgen, HNO- oder Augenarzt zur Durchführung einer allg. HB (zurück) überwiesen bekommt (§ 27 Abs. 1, § 26 Abs. 2 ÄV).
3. eine anerkannte BK ohne Auftrag des UVTr (§ 45 ÄV) behandelt.

Der nicht verordnungsberechtigte Arzt ist, wenn er eine Hilfsmittelversorgung für erforderlich hält ist, vertraglich verpflichtet, den Unfallverletzten je nach Art des Hilfsmittels (erneut) bei einem der in §§ 26 Abs. 1 und 2; 12 ÄV genannten Ärzte vorzustellen. Eine Hilfsmittelverordnung unter Verwendung des Vordrucks für die vertragsärztliche Versorgung ist ihm nicht erlaubt. Dies wäre ein Verstoß gegen § 3 ÄV.

Zu Abs. 2
Für Seh- und Hörhilfen sind die Formtexte der vertraglichen Versorgung zu verwenden. Die Ausstellung von Privatverordnungen zu Lasten des UVTr ist somit unzulässig. Als Kostenträger ist der UVTr einzutragen. Bei einem Arbeitsunfall sind der Unfalltag und der Unfallbetrieb anzugeben; bei einer BK der Tag des Versicherungsfalls und das Unternehmen, in dem die BK erworben wurde.
UVTr über Hilfsmittel (§ 31 Abs. 2 Satz 2 SGB VII) – im Internet unter www.dguv.de/inhalt/rehabilitation/documents/hilfsm_vo.pdf
Nicht aufgenommen haben die Autoren, die Tatbestände für Kleider- und Wäschemehrverschleiß mit Bewertungszahl, die sich am Ende der Richtlinie befinden. Diese kann jederzeit über die angegebene Internetadresse nachgelesen werden.

1. Rechtsgrundlagen

1.1 Nach Eintritt eines Versicherungsfalles (§ 7 Abs. 1 SGB VII) sind vom UVTr im Rahmen der HB einschließlich Leistungen zur medizinischen Reha, der Leistungen zur Teilhabe am Arbeitsleben sowie der Leistungen zur Teilhabe am Leben in der Gemeinschaft die erforderlichen Hilfsmittel nach Maßgabe der §§ 10, 17, 22, 29 SGB I; §§ 26, 27, 31, 33 Abs. 1, 35 und 39 SGB VII i.V.m. §§ 26 Abs. 2 Nr. 6, 31 SGB IX zu bewilligen. Hilfsmittel kommen auch nach § 3 Abs. 1 BKV i.V. m. § 1 SGB IX in Betracht, wenn für einen Versicherten die Gefahr besteht, dass eine BK entsteht, wiederauflebt oder sich verschlimmert. Voraussetzungen, Art und Umfang der Ausstattung mit Hilfsmitteln sind gemäß § 31 Abs. 2 SGB VII durch die Verordnung über die orthopädische Versorgung Unfallverletzter vom 18. Juli 1973 (VO 73) näher geregelt. Für die Versorgung mit Kraftfahrzeugen gelten § 6 Abs. 2 und 3 VO 73, die Verordnung über Kraftfahrzeughilfe zur beruflichen Reha vom 1. Oktober 1987 (KfzHV) sowie die Richtlinien über Kraftfahrzeughilfe in der GUV vom 1. Januar 1997. Als Gesundheitsschaden gilt auch die Beschädigung oder der Verlust eines Hilfsmittels (§ 8 Abs. 3 SGB VII).

1.2 Bei Ausstattung mit Hilfsmitteln im Geltungsbereich des Europäischen Wirtschaftsraumes (EWR) bzw. in Staaten, mit denen ein Sozialversicherungsabkommen besteht, gelten etwaige Sonderregelungen der EWG-Verordnungen oder des jeweiligen Abkommens zur Sachleistungsaushilfe. Im übrigen Ausland gilt § 97 SGB VII.

2. Ziel und Art der Versorgung mit Hilfsmitteln

Die Versicherten sind mit den Hilfsmitteln zu versorgen, die wegen des Gesundheitsschadens erforderlich sind. Diese sollen eine drohende Behinderung abwenden, ausgefallene Körperfunktionen ersetzen, beeinträchtigte ausgleichen und die Auswirkungen im medizinischen, beruflichen, schulischen und sozialen Bereich erleichtern. Hilfsmittel sind insbesondere Kunstglieder, Kunstaugen, Zahnersatz und andere künstliche Körperteile, Stützapparate, orthopädisches Schuhwerk, Stockstützen und andere Gehhilfen, Rollstühle, Kraftfahrzeuge, Hilfsmittel und Geräte zur Unterstützung oder zum Ersatz von Körperfunktionen, Perücken, Gebrauchsgegenstände des täglichen Lebens und technische Arbeitshilfen, die der Überwindung der Verletzungsfolgen dienen, Zubehör, das dem Zweck des Hilfsmittels dient und ohne dass das Hilfsmittel nicht sachgerecht benutzt werden kann, Blindenführhunde.

2.1 Medizinische Reha
Hilfsmittel sollen insbesondere
– eine drohende BK verhüten
– den Erfolg der HB sichern oder die Folgen von Gesundheitsschäden mildern oder ausgleichen und Verschlimmerungen vorbeugen,
– eine körperliche Behinderung ausgleichen,
– die Auswirkungen der Verletzungsfolgen erleichtern und
– die Versicherten, soweit wie möglich, unabhängig von Pflege machen.

2.2 Teilhabe am Arbeitsleben
Hilfsmittel dienen insbesondere
– der Erhaltung oder Erlangung eines Arbeitsplatzes,
– der Förderung der Arbeitsaufnahme,
– der individuellen Anpassung des Arbeitsplatzes und der Arbeitsbedingungen sowie der Einrichtungen und Geräte an das eingeschränkte Leistungsvermögen des Versicherten,
– dem Erreichen des Arbeits- und Ausbildungsortes,
– der erhöhten Sicherheit auf dem Wege zum und vom Arbeits-/Ausbildungsort und am Arbeitsplatz selbst und
– der Leistungen zur Teilhabe am Arbeitsleben.

Für Kinder und Jugendliche kommen entsprechende Hilfsmittel in Betracht, um sie auf den Schulbesuch vorzubereiten oder ihnen eine angemessene Schulbildung zu ermöglichen.

2.3 Teilhabe am Leben in der Gemeinschaft
Hilfsmittel dienen insbesondere dazu,
– die Wohnung des Versicherten behindertengerecht auszustatten,
– den Versicherten die Versorgung des Haushaltes und sonstige Verrichtungen des täglichen Lebens sowie die Verständigung mit der Umwelt zu erleichtern und

– ihre Teilnahme am gesellschaftlichen und kulturellen Leben insbesondere die dazu erforderliche Mobilität sicherzustellen.

3. Allgemeine Leistungsgrundsätze

3.1 Versicherte haben einen Rechtsanspruch auf die erforderliche Versorgung mit Hilfsmitteln als Leistung zur Reha und zur Teilhabe.

3.2 Dem UVTr ist hinsichtlich der Art und des Umfanges der Versorgung mit Hilfsmitteln und Hilfen ein Auswahlermessen eingeräumt, soweit nicht die VO 73 eine abschließende Regelung trifft. Der UVTr hat sein Ermessen entsprechend dem Zweck der Ermächtigung auszuüben und die gesetzlichen Grenzen des Ermessens einzuhalten (§ 39 SGB I). Die Ausübung des Ermessens hat sich an dem „mit allen geeigneten Mitteln" anzustrebenden Rehaziel auszurichten. Dabei sind Art und Schwere des Gesundheitsschadens, die persönlichen, familiären, beruflichen und schulischen Verhältnisse der Versicherten, ihr Bedarf, ihre Leistungsfähigkeit, die örtlichen Verhältnisse sowie ihre angemessenen Wünsche zu berücksichtigen (§ 33 SGB I). Die Grundsätze der Wirtschaftlichkeit und Sparsamkeit sind zu beachten (§ 69 SGB IV).

3.3 Die Versicherten sind verpflichtet, sich mit dem Gebrauch der Hilfsmittel vertraut zu machen und sich der dazu etwa erforderlichen Ausbildung auf Kosten des UVTr zu unterziehen. Daneben haben sie auch im Rahmen der §§ 60 ff. SGB I bei der Leistungsfeststellung und –erbringung mitzuwirken. In die Ausbildung sind bei Bedarf betreuende Personen einzubeziehen, mit deren Hilfe die Versicherten in die Lage versetzt werden, das Hilfsmittel sachgerecht zu benutzen.

3.4 Soweit nach § 36 Abs. 2 SGB V für Hilfsmittel Festbeträge festgesetzt sind, gelten die nach § 36 Abs. 1 SGB V festgelegten Leistungsbeschreibungen, sofern mit diesen Hilfsmitteln das Ziel der HB erreicht werden kann (§§ 31 Abs. 1 u. 29 Abs. 1, Satz 2 SGB VII).

4. Leistungsinhalt

4.1 Die Versorgung mit Hilfsmitteln umfasst die Erstausstattung, Instandsetzung, Änderung und Ersatzbeschaffung sowie die Ausbildung in ihrem Gebrauch.

4.2 Kosten wegen versicherungsfallbedingt erforderlicher Änderungen an Schuhen, Bekleidung und Gebrauchsgegenständen des täglichen Lebens sowie an Hilfsmitteln sind in angemessenem Umfang zu übernehmen.

4.3 Bei Beschädigung oder Verlust eines Hilfsmittels (§ 8 Abs. 3 SGB VII) ist dieses wiederherzustellen oder zu erneuern (§ 27 Abs. 2 SGB VII).

5. Allgemeine Bestimmungen über Hilfsmittel

5.1 Hilfsmittel sollen dem allgemein anerkannten Stand der technischen Entwicklung entsprechen. Sie sind in der erforderlichen Zahl zur Verfügung zu stellen.

5.2 Vor jeder erstmaligen Bewilligung, größeren Instandsetzung oder Ersatzbeschaffung eines Hilfsmittels soll ein sachverständiger Arzt zugezogen werden, wenn es wegen der Art der Versorgung erforderlich ist. Der Arzt soll das Hilfsmittel nach Fertigstellung, in Anwesenheit der Versicherten, auch auf die Passfähigkeit und die ordnungsgemäße Herstellung (Ausführung der Arbeit, Material, Angemessenheit des Preises usw.) prüfen. Soweit erforderlich, sollen bei Bewilligung von Hilfsmitteln Arbeitsmediziner und ggf. technische Berater beteiligt werden.

5.3 Die Hilfsmittel werden, soweit nichts anderes bestimmt ist, kostenfrei geliefert. Wünschen Versicherte eine besonders kostspielige Ausführung oder Ausstattung, die nach dem Ziel der Reha nicht gerechtfertigt ist, haben sie die zusätzlichen Kosten selbst zu tragen.

5.4 Soweit für Hilfsmittel Festbeträge nach § 31 Abs. 1 SGB VII i.V. m. § 36 Abs. 2 SGB V festgelegt sind, gelten diese, ansonsten sind die vereinbarten Preise (z.B. Bundesprothesenliste, Schuhlisten der Länder u.a.) zugrunde zu legen.

5.5 Haben Versicherte nach den Bestimmungen der Ziff. 6 dieser Richtlinien einen Eigenanteil an einem Hilfsmittel selbst zu tragen, entspricht dessen Höhe dem Betrag, der in der jeweils geltenden Verordnung über die Versorgung mit Hilfsmitteln und über Ersatzleistungen nach dem Bundesversorgungsgesetz (Orthopädie-Verordnung) festgesetzt ist. Auf Antrag kann den Versicherten, mit Rücksicht auf ihre wirtschaftlichen Verhältnisse, die Erstattung des Eigenanteils ganz oder zum Teil erlassen werden.

5.6 Haben Versicherte sich Hilfsmittel ohne vorheriges Einverständnis des UVTr beschafft oder in Stand setzen lassen, kann die Übernahme der entstandenen Kosten abgelehnt werden, sofern die Beschaffung oder Instandsetzung nicht dem Ziel der Reha entspricht oder die Kosten unangemessen sind.

5.7 Hilfsmittel sind zu ersetzen, wenn sie unbrauchbar geworden sind und eine Änderung oder Instandsetzung wirtschaftlich nicht vertretbar ist. Die Gebrauchszeit hängt vom funktionsgerechten Verschleiß ab, der von Art und Beschaffenheit des Hilfsmittels, Körperkonstitution sowie Lebensweise und beruflicher Tätigkeit der Versicherten bestimmt wird. Dabei ist die pflegliche Behandlung zu beachten. Die Instandsetzung oder der Ersatz von Hilfsmitteln kann ganz oder teilweise verweigert werden, wenn Versicherte deren Unbrauchbarkeit durch Missbrauch vorsätzlich oder grob fahrlässig herbeigeführt haben.

5.8 Der UVTr kann sich an wertvollen Hilfsmitteln das Eigentum vorbehalten oder übertragen lassen. Er soll von dieser Möglichkeit bei der Bewilligung und Auftragserteilung gegenüber den Versicherten und Lieferanten durch eine entsprechende Regelung Gebrauch machen, wenn es sich um wieder verwendbare Gegenstände handelt.

5.9 Verursachen die Gesundheitsschäden außergewöhnlichen Verschleiß an Kleidung und Wäsche, sind die dadurch entstehenden Kosten durch einen monatlichen Pauschbetrag zu ersetzen. Für Voraussetzungen und Höhe der Entschädigung für Kleider- und Wäscheverschleiß gilt § 15 Bundesversorgungsgesetz entsprechend. Die einzelnen Verschleißtatbestände ergeben sich aus der Anlage. Ist für das Zusammentreffen von Verschleißtatbeständen, die in der Anlage geregelt sind, kein Pauschbetrag vorgesehen, ist unter Berücksichtigung der Pauschbeträge für die einzelnen Tatbestände ein Gesamtpauschbetrag festzusetzen, der den Höchstbetrag nicht überschreiten darf. Liegen Verschleißtatbestände vor, die in der Anlage einzeln oder in Kombination nicht aufgeführt sind, kann auch ein Pauschbetrag zwischen den Mindest- und Höchstbeträgen festgesetzt werden. Sollte dies den Besonderheiten eines Falles noch nicht Rechnung tragen, ist auch ein Pauschbetrag möglich, der den Höchstbetrag übersteigt, begrenzt auf den tatsächlichen Mehraufwand.

6. Nähere Bestimmungen über Hilfsmittel

6.1 Beinprothesen

6.1.1 Bei der Verordnung und Herstellung von Beinprothesen ist in der Regel die Bundesprothesenliste zugrunde zu legen. So weit Festbeträge nach § 36 SGB V festgesetzt sind, gilt Ziff. 5.4.

6.1.2 Sie sind bei der Erstausstattung in der Regel in doppelter Zahl zu liefern, damit ein Wechsel möglich ist. Die Wechselprothese soll jedoch erst nach Anpassung an die erste Prothese geliefert werden.

6.1.3 Einseitig Beinamputierte erhalten, soweit erforderlich, bei der Erstausstattung zu jeder Prothese außer einem Prothesenschuh (ggf. Konfektionsschuh) einen Schuh für den erhaltenen Fuß kostenfrei mitgeliefert. Bei Versorgung mit einem Prothesenschuh kann auf Antrag für den erhaltenen Fuß ein weiterer Schuh (3er-Ausstattung) bewilligt werden. Bedarf dieser Fuß unabhängig vom Unfall orthopädischer Versorgung (Einlagen, orthopädischer Schuh), werden die dadurch entstehenden Mehrkosten übernommen, falls nicht ein Dritter leistungspflichtig ist.

6.1.4 Prothesenschuhe werden kostenfrei ersetzt. Einseitig Beinamputierten sind dabei Schuhe für den erhaltenen Fuß gegen Erstattung eines Eigenanteils (Ziff. 5.5) mitzuliefern.

6.1.5 Die Kosten der infolge gewöhnlicher Abnutzung erforderlichen Besohlung der Prothesenschuhe sind von dem Versicherten zu tragen.

6.1.6 Einseitig Beinamputierte, die eine Prothese nicht tragen können, erhalten als Erstausstattung für den erhaltenen Fuß Konfektionsschuhe und ein Wechselpaar. Diese Schuhe werden gegen Erstattung eines Eigenanteils (Ziff. 5.5) ersetzt. Abs. 1 gilt auch, wenn der erhaltene Fuß orthopädischer Versorgung bedarf und nicht ein Dritter leistungspflichtig ist. Bei den Kosten für die Konfektionsschuhe soll regelmäßig von einer mittleren Preislage ausgegangen werden.

6.1.7 Eine wasserfeste Gehhilfe (Badeprothese) kann zusätzlich bewilligt werden.

6.2 Armprothesen

6.2.1 Bei der Verordnung und Herstellung von Armprothesen ist in der Regel die Bundesprothesenliste zugrunde zu legen. So weit Festbeträge nach § 36 SGB V festgesetzt sind, gilt Ziff. 5.4.

6.2.2 Bei der Bewilligung von Prothesen (Funktionsprothesen und Kosmetikprothesen), Hand- und Fingerersatzstücken, sind medizinische, berufliche, schulische und soziale Gesichtspunkte zu berücksichtigen. Voraussetzung für die Bewilligung willkürlich beweglicher Prothesen oder ähnlicher Sonderkonstruktionen ist außerdem die physische Eignung der Versicherten.

6.2.3 Armprothesen werden regelmäßig in einfacher Anzahl bewilligt. Aus Gründen der Teilhabe am Arbeitsleben oder zur Verbesserung der durch den Versicherungsfall geschaffenen Lage kann eine zweite Prothese geliefert werden. Dies soll jedoch erst nach Anpassung an die erste Prothese geschehen.

6.2.4 Künstlicher Ersatz von Fingern oder eines Teiles der Mittelhand ist zu bewilligen, wenn er die Greiffähigkeit verbessert oder aus ästhetischen Gesichtspunkten erforderlich ist.

6.3 Stützapparate

6.3.1 Stützapparate, Schienen und ähnliche Hilfsmittel werden in einfacher, in begründeten Fällen in doppelter Zahl geliefert.

6.4 Orthopädische Schuhe

6.4.1 Bei der Verordnung und Herstellung ist in der Regel die Bundesschuhliste zugrunde zu legen. Soweit Festbeträge nach § 36 SGB V festgesetzt sind, gilt Ziff. 5.4.

6.4.2 Orthopädische Schuhe sind für den einzelnen Fuß nach Maß und Modell angefertigte Schuhe, die zur Bettung, Entlastung und Stützung des geschädigten Fußes, zum Defektausgleich oder zur Korrektur besonders hergerichtet oder mit Feststellungs- und Abrollhilfen versehen und dadurch geeignet sind, das Gehvermögen zu bessern oder Beschwerden zu beheben.

6.4.3 Orthopädische Straßenschuhe sind bei der Erstausstattung in der Regel in doppelter Zahl zu liefern. Die Wechselschuhe sollen jedoch erst nach Anpassung an das erste Paar Schuhe geliefert werden.

6.4.4 Versicherte, die nur einseitig mit orthopädischen Straßenschuhen zu versorgen sind, erhalten bei der Erstausstattung zu jedem orthopädischen Schuh einen Schuh für den nicht verletzten Fuß kostenfrei mitgeliefert. Auf Antrag kann auch für den nicht verletzten Fuß ein weiterer Schuh (3er- Ausstattung) geliefert werden. Bedarf dieser Fuß unabhängig vom Versicherungsfall orthopädischer Versorgung (Einlagen, orthopädischer Schuh), werden die dadurch entstehenden Mehrkosten übernommen, falls nicht ein Dritter leistungspflichtig ist.

6.4.5 Orthopädische Schuhe sind bei Bedarf kostenfrei zu ersetzen. Einseitig Fußverletzten sind dabei Schuhe für den nicht verletzten Fuß gegen Erstattung eines Eigenanteils (Ziff. 5.5) mitzuliefern. Bedarf dieser Fuß unabhängig vom Versicherungsfall orthopädischer Versorgung und ist ein Dritter leistungspflichtig, gilt Satz 2 nur dann, wenn sich der Dritte an den Kosten beteiligt. Die Kosten der infolge gewöhnlicher Abnutzung erforderlichen Besohlung der orthopädischen Schuhe sind von den Versicherten zu tragen.

6.4.6 Die mit orthopädischen Straßenschuhen zu versorgenden Versicherten können zusätzlich orthopädische Hausschuhe, orthopädische Badeschuhe sowie orthopädische Sportschuhe zur Ausübung geeigneter Sportarten erhalten. Sind Versicherte, die mit orthopädischen Straßenschuhen zu versorgen sind, an ihrem Arbeitsplatz auf das Tragen von Sicherheitsschuhen angewiesen, erhalten sie zusätzlich orthopädische Schuhe mit Merkmalen von Sicherheitsschuhen. Diese können bei der Erstausstattung in doppelter Zahl geliefert werden. Orthopädische Hausschuhe, Badeschuhe und Sportschuhe werden bei der Erstausstattung nur einfach gewährt. Dabei wird für den nicht verletzten Fuß ein Schuh kostenlos mitgeliefert. Für Ersatz und Instandsetzung der Schuhe gilt Ziff. 6.4.5 entsprechend.

6.5 Handschuhe

6.5.1 Bei schweren Handverletzungen, die Verstümmelungen, Lähmungen, Versteifungen, erhebliche Durchblutungsstörungen oder ähnliche Folgen verursacht haben, sind als Kälte- oder Narbenschutz oder aus ästhetischen Gesichtspunkten gefütterte oder ungefütterte Handschuhe, auch Arbeitshandschuhe oder -fäustlinge zu bewilligen. Die Handschuhe werden kostenfrei ersetzt. Bedarf die nicht verletzte Hand unabhängig vom Versicherungsfall orthopädischer Versorgung, werden die dadurch entstehenden Kosten übernommen, falls nicht ein Dritter leistungspflichtig ist.

6.5.2 Für die nicht verletzte Hand wird bei Erstausstattung und Ersatz ein Handschuh kostenfrei mitgeliefert. Bedarf diese Hand unabhängig vom Versicherungsfall orthopädischer Versorgung und ist ein Dritter leistungspflichtig, gilt dies für die Ersatzbeschaffung nur dann, wenn sich der Dritte an den Kosten beteiligt.

6.6 Kunstaugen und Sehhilfen

6.6.1 Nach erfolgter Enukleation (Entfernung eines Auges) ist eine Interimsprothese als Ersatzauge zu liefern. Die endgültige Prothese soll nach Abschluss des Heilungsprozesses als Erstausstattung in der Regel in doppelter Zahl geliefert werden.

6.6.2 Brillen, Kontaktlinsen und andere Sehhilfen werden bewilligt, wenn die Sehbehinderung es erfordert.
6.6.3 Zum Ausgleich sonstiger Formen der Sehbehinderung können weitere (ggf. auch elektronische) Hilfsmittel bewilligt werden. Auf die Ziff. 6.13 und 6.14 wird verwiesen.
6.7 Blindenführhund
6.7.1 Ein Blindenführhund wird bewilligt, wenn die persönlichen oder beruflichen Verhältnisse es angezeigt erscheinen lassen und der Blinde sich einer angeordneten Ausbildung unterzieht. Zum Unterhalt eines Blindenführhundes oder zu den Aufwendungen für fremde Führung erhalten Blinde einen monatlichen Zuschuss in Höhe des in § 14 Bundesversorgungsgesetz jeweils festgesetzten Betrages.
6.8 Hörgeräte
6.8.1 Hörgeräte werden bewilligt, wenn die Schwerhörigkeit es erfordert. Hörbrillen oder sonstige Spezialausführungen von elektrischen Hörgeräten kommen in Betracht, wenn mit anderen Hörgeräten keine ausreichende Hörfähigkeit erzielt werden kann oder wenn berufliche, schulische oder soziale Gesichtspunkte die Benutzung erfordern.
6.8.2 Die Energiequellen für Hörgeräte sind bei Bedarf zu ersetzen.
6.9 Zahnersatz
6.9.1 Für die Bewilligung von Zahnersatz gilt das zwischen den Spitzenverbänden der GUV-Träger und der Kassenzahnärztlichen Bundesvereinigung geschlossene Abkommen in der jeweils geltenden Fassung.
6.10 Gehhilfen
6.10.1 Gehhilfen sind zu bewilligen, wenn die Gehfähigkeit der Versicherten durch den Versicherungsfall erheblich beeinträchtigt ist und die Behinderung durch Körperersatzstücke oder andere orthopädische Hilfsmittel nicht genügend behoben werden kann.
6.11 Handbetriebene und motorisierte Rollstühle
6.11.1 Handbetriebene Rollstühle für den Straßengebrauch (auch Schieberollstühle) sind zu bewilligen, wenn die Gehfähigkeit der Versicherten durch den Versicherungsfall erheblich beeinträchtigt ist und die Behinderung durch Körperersatzstücke oder orthopädische Hilfsmittel nicht genügend behoben werden kann.
6.11.2 Zusätzlich zu handbetriebenen Rollstühlen kann ein Rollstuhl für den Hausgebrauch bewilligt werden.
6.11.3 Die Lieferung motorisierter Rollstühle kann zusätzlich erforderlich sein, falls die Versorgung nach Ziff. 6.11.1 nicht ausreicht.
6.11.4 Rollstühle müssen mit dem erforderlichen Zubehör ausgestattet sein und ggf. den Vorschriften der Straßenverkehrszulassungsordnung entsprechen.
6.11.5 Versicherte erhalten die wegen des Gesundheitsschadens für die Benutzung des Rollstuhls notwendige Ausrüstung.
6.11.6 Versicherte sind für eine sachgemäße und sichere Unterbringung ihres Rollstuhls verantwortlich. Notwendige Aufwendungen, die ihnen dadurch entstehen, sind zu ersetzen.
6.12 Kraftfahrzeughilfe
6.12.1 Kraftfahrzeughilfe zur medizinischen Reha, zur Teilhabe am Arbeitsleben sowie zur Teilhabe am Leben in der Gemeinschaft ist in den „Richtlinien über Kraftfahrzeughilfe in der GUV" geregelt.
6.13 Hilfsmittel zur Teilhabe am Arbeitsleben
6.13.1 Technische Arbeitshilfen und sonstige Hilfen zur Anpassung an den Arbeitsplatz und des Arbeitsplatzes selbst werden bewilligt, wenn sie wegen des Versicherungsfalls erforderlich sind, um die Ausübung einer beruflichen Tätigkeit zu ermöglichen oder zu erleichtern oder den Umgang mit Arbeitsmitteln sicherer zu machen. Kommen gleichartige Leistungen Dritter in Betracht (z.B. Hauptfürsorgestelle, Arbeitgeber), so ist auf eine Kostenbeteiligung hinzuwirken. Kinder in Tageseinrichtungen, Schüler und Studierende werden mit den wegen des Gesundheitsschadens notwendigen Unterrichts- und Lernhilfen versorgt, wenn dadurch ihre Fähigkeit zur Teilnahme an einer angemessenen Schul- oder Berufsausbildung gestärkt wird oder das Hilfsmittel auf andere Weise geeignet ist, die Persönlichkeitsentwicklung zu fördern.
6.14 Hilfsmittel zur Teilhabe am Leben in der Gemeinschaft

6.14.1 Hilfsmittel, die besonders für Behinderte entwickelt worden sind, und Gebrauchsgegenstände des täglichen Lebens in Normalausführung oder in Sonderausführung für Behinderte werden Versicherten, die auf ihren Gebrauch angewiesen sind, bewilligt, wenn sie geeignet sind, nichtberufliche Verrichtungen des täglichen Lebens zu erleichtern. Dazu gehören auch Kommunikations- und Orientierungshilfen für schwer körperlich, sinnes- oder sprachgeschädigte Versicherte.
6.14.2 Sonstige Hilfen werden bewilligt, wenn sie für die Teilnahme am gesellschaftlichen und kulturellen Leben erforderlich sind.

III. Besondere Regelungen für die Heilbehandlung (HB) bei Arbeitsunfällen

§ 23 Verfahrensarten

Verfahrensarten i.S.d. § 34 Abs. 1 Satz 3 SGB VII sind
- **das Durchgangsarzt-Verfahren,**
- **das Verletzungsartenverfahren und**
- **das Schwerstverletzungsverfahren**

Kommentar
Die UVTr können je nach Art und Schwere des Gesundheitsschadens besondere Verfahren für die HB vorsehen (§ 34 Abs. 1 ÄV). Auf Grundlage dieses Organisationsrechtes haben die UVTr entschieden, die Versorgung von Unfallverletzen nach den besonderen Verfahren ausschließlich auf D-Ärzte zu beschränken. Neben dem ambulanten D-Arzt-Verfahren wurde das stationäre Heilverfahren dreistufig gegliedert. Während die Vertragsparteien das Schwerstverletzungsartenverfahren (SAV) neben dem Verletzungsartenverfahren (VAV) in den § 23 ÄV mit aufgenommen haben, unterblieb dies beim „stationären" D-Arzt-Verfahren (DAV). In einem vom zuständigen DGUV-LV am DAV beteiligten Krankenhaus dürfen alle Arbeitsunfallverletzungen (stationär) behandelt werden, die nicht zu einer Zuweisung in ein VAV-/SAV-Krankenhaus verpflichten. Die UVTr haben für Handverletzungen das SAV-Hand eingeführt. Diesen Status erhalten auf Antrag handchirurgische Fachkliniken oder Fachabteilungen.

Rechtsprechung:
▶ **Gesetzliche Unfallversicherung (GUV) – Heilbehandlung (HB) – selbstbeschaffte Leistung – Kostenerstattung analog gem § 13 Abs 3 SGB V**
Verschafft sich ein Versicherter Leistungen der HB außerhalb des gesetzlich vorgesehenen Beschaffungsweges (Sach- und Dienstleistungen) selbst, indem er eine privatärztliche Behandlung in Anspruch nimmt, kommt eine Kostenerstattung nur bei Vorliegen der Voraussetzungen des analog anzuwendenden § 13 Abs 3 SGB V in Betracht. Ein auf Verweigerung der Naturalleistung gestützter Erstattungsanspruch scheidet aus, wenn sich der Versicherte die Leistung selbst beschafft hat, ohne zuvor den UVTr einzuschalten und dessen Entscheidung abzuwarten.
Nach § 26 SGB VII haben Versicherte nach Maßgabe der folgenden Vorschriften und unter Beachtung des SGB IX Anspruch auf u.a. HB einschließlich Leistungen zur medizinischen Reha. Zur HB gehört neben ärztlicher Behandlung (§§ 27 Abs. 1 Nr. 2, 28 SGB VII) auch die Versorgung mit Arzneimitteln (§§ 27 Abs. 1 Nr. 4, 29 SGB VII). Leistungen der HB sind nach § 26 Abs. 4 Satz 2 SGB VII als Sach- und Dienstleistungen zur Verfügung zu stellen und daher als „Naturalleistung" zu gewähren; Ausnahmen sollen nur dann gelten, wenn dies im SGB VII oder SGB IX ausdrücklich vorgesehen ist. Eine Kostenerstattung für selbst beschaffte Leistungen zur HB und Reha findet allein unter den Voraussetzungen des **§ 13 Abs. 3 (SGB V)** statt; **diese Vorschrift ist in der GUV entsprechend anwendbar, da hier eine Regelungslücke hinsichtlich der Kostenerstattung besteht, die diese Vorschrift sachgerecht ausfüllt (st. Rspr., BSG, 24.02.2000 – B 2 U 12/99 R –).**
Der Kläger suchte keinen zugelassenen D-Arzt auf. Er beschaffte sich die Leistungen selbst bei Übernahme der Kosten. Eine Erstattung der vom Kläger selbst getragenen Kosten kommt nur in Betracht, wenn die Voraussetzungen des analog anzuwendenden § 13 Abs. 3 Satz 1 SGB V erfüllt sind, was hier nicht der Fall ist.
Eine Kostenerstattung in der GUV hinsichtlich einer selbstbeschafften Leistung kommt hiernach nur in Betracht, wenn der UVTr (1.) eine unaufschiebbare Leistung nicht rechtzeitig erbringen konnte oder wenn er (2.) eine Leistung zu Unrecht abgelehnt hat. Zusätzlich muss ein Kausalzusammenhang zwischen dem die Haftung begründenden Umstand (bei der Alternative 1.: Unvermögen zur rechtzeitigen Leistung; bei Alternative 2.: rechtswidrige Ablehnung) und dem Nachteil des Versicherten (Kostenlast) bestehen (BSG, 24.02.2000 – B 2 U 12/99 R –).

Unaufschiebbare Leistungen im Sinne der ersten Alternative hat Dr. H. nicht erbracht. Die Befolgung des Sachleistungsgrundsatzes wird dadurch abgesichert, dass eine Kostenerstattung nur erfolgt, wenn tatsächlich eine Versorgungslücke festgestellt wird (BSG, Urteil vom 02.11.2007 – B 1 KR 14/07 R –). In zumutbarer Wohnortnähe des Klägers gibt es mehrere D-Ärzte, die diesem auch bekannt waren. Vielmehr hätte zu den Obliegenheiten des Klägers zumindest gehört, einen zugelassenen D-Arzt persönlich aufzusuchen (vgl. zum Recht der GKV BSG, 02.11.2007 – B 1 KR 14/07 R –). Auch am Wochenende hätte die Möglichkeit bestanden, die Ambulanz eines Krankenhauses aufzusuchen, wäre eine Behandlung wirklich unaufschiebbar gewesen. Ausgehend davon, dass der Kläger nicht sofort ärztliche Behandlung in Anspruch genommen hat, sondern erst nach dem Wochenende, am Montag, den 28.02.2011, vermag der Senat sich nicht die Überzeugung zu bilden, dass die von Dr. H. durchgeführte Behandlung, einschließlich der Verordnung und Beschaffung von Arzneimitteln am 28.02.2011, unaufschiebbar war.
Aktenzeichen: LSG Baden-Württemberg, 27.06.2016, AZ: L 1 U 4032/15
Entscheidungsjahr: 2016

§ 24 Durchgangsarztverfahren (D-Arzt-Verfahren)

(1) Durchgangsärzte sind Ärzte, die als solche von den Landesverbänden der DGUV beteiligt sind. Über jede Beteiligung und Änderung einer Beteiligung informiert der Landesverband der DGUV die zuständige Kassenärztliche Vereinigung.

(2) Die von den Durchgangsärzten zu erfüllenden Voraussetzungen im Hinblick auf die fachliche Befähigung, die sächliche und personelle Ausstattung sowie die zu übernehmenden Pflichten werden in den „Anforderungen der gesetzlichen Unfallversicherungsträger zur Beteiligung am Durchgangsarzt-Verfahren (Durchgangsarzt-Anforderungen)" festgelegt.

(3) Der Durchgangsarzt ist verpflichtet, die Tätigkeit persönlich auszuüben. Dies gilt auch für die Auswertung der Befunde beim Einsatz der Röntgen-Diagnostik und anderer bildgebender Verfahren im unmittelbaren Zusammenhang mit der Beurteilung von Art oder Schwere der Verletzung.

(4) Der Durchgangsarzt kann sich nach Maßgabe der Durchgangsarzt-Anforderungen und der dazu ergangenen Auslegungsgrundsätze durch einen anderen Arzt vertreten lassen.

(5) Soweit erforderlich, können von den Landesverbänden der DGUV ständige Durchgangsarzt-Vertreter anerkannt werden. Diese müssen ebenfalls über die fachliche Befähigung nach den Durchgangsarzt-Anforderungen verfügen.

Kommentar
Zu Abs. 1
Die DGUV-LVen sprechen auf Grundlage des § 4 ÄV die Zulassung als D-Arzt an Fachärzte für Orthopädie und Unfallchirurgie oder Kinderchirurgie aus. Ist der D-Arzt an einem Krankenhaus/einer Klinik tätig oder möchte er als niedergelassener D-Arzt am umfassenden ambulanten Operieren teilnehmen, muss er über die Zusatzbezeichnung „spezielle Unfallchirurgie" verfügen. Die bisher vereinbarte Beteiligung der Kassenärztlichen Vereinigungen ist entfallen. Diese wird aber über die Beteiligung informiert.

Zu Abs. 2
Die D-Arzt-Anforderungen an Fachärzte für Orthopädie und Unfallchirurgie oder Kinderchirurgie können auf dem Internetauftritt der DGUV eingesehen und als PDF heruntergeladen werden. In diesen ist auch die Bestandsschutzregelung für die ehemaligen Facharztbezeichnungen Chirurgie und Unfallchirurgie enthalten.
Zum 01.01.2024 wurden die Anforderungen zur Beteiligung am ambulanten Durchgangsarztverfahren aktualisiert, u.a. zur „Unfallärztlichen Bereitschaft", der fachlichen Befähigung und der sog. „Auslegungsgrundsätze"; vgl. hierzu:
https://www.dguv.de/medien/landesverbaende/de/rundschreiben/lv2_nordwest/archiv_d2023/lv2_d15_2023.pdf

Zu Abs. 3
Bezüglich der Verpflichtung zur persönlichen Leistungserbringung gelten strengere Anforderungen als in der vertragsärztlichen Versorgung. Im Gegensatz zum niedergelassenen D-Arzt muss der D-Arzt am Krankenhaus nur die Entscheidung über die Einleitung über die bes. oder allg. HB und die Erstattung von Berichten/Verordnungen im Durchgangsrztverfahren höchstpersönlich durchführen. Weiteren Kernaufgaben darf er an nachgeordnete Ärzte delegieren, die über die gleiche Qualifikation verfügen oder Fachärzte für Orthopädie und Unfallchirurgie mit besonderen Kenntnissen und Erfahrung auf dem Gebiet der Behandlung von Unfallverletzungen sind.

Allerdings kann auch der D-Arzt bestimmte Tätigkeiten an nichtmedizinisches Hilfspersonal (z.B. Arzthelferinnen) delegieren. Hier sind die allgemein gültigen Kriterien zu beachten, wie sie von der BÄK zusammen mit der KBV aufgestellt wurden. Grundsätzlich ist der D-Arzt auch verpflichtet, röntgendiagnostische Leistungen persönlich zu erbringen. Eine berufsrechtliche Genehmigung zur Röntgendiagnostik ist erforderlich.

Der D-Arzt ist vertraglich verpflichtet andere Bildbefunde (z. B. MRT, CT, Szintigraphie etc.) auszuwerten. Die Durchführung von MRT-Untersuchungen ist ihm jedoch gemäß der Allg. Best. vor Abschnitt O.III. nicht gestattet, da er nicht über eine Genehmigung zur Durchführung von kernspintomographischen Leistungen in der vertragsärztlichen Versorgung verfügt.

Die obigen Ausführungen gelten auch für den ständigen oder vorübergehenden D-Arzt-Vertreter (Siehe hierzu Kommentar zu Abs. 4 und 5).

Zu Abs. 4 und 5
Die D-Arzt-Tätigkeit darf im Verhinderungsfall grundsätzlich nur von einem anerkannten ständigen D-Arzt-Vertreter ausgeübt werden, der auch die Delegationsrechte (Siehe Kommentar zu Abs. 3) übernimmt. Der Vertreter muss die gleichen Voraussetzungen erfüllen wie der D-Arzt selbst. Assistenzärzte, z. B. Weiterbildungsassistenten, dürfen die Tätigkeit im D-Arzt-Verfahren nicht durchführen! Die DGUV-LVen sprechen auf der Grundlage des § 4 ÄV daher auch die Anerkennung des ständigen D-Arzt-Vertreters nur an Fachärzte für Orthopädie und Unfallchirurgie aus. Bei Einzelarztpraxen ist eine nur vorübergehende Vertretung (Urlaub, kurzfristige Erkrankung, Fortbildung) durch einen Facharzt für Orthopädie und Unfallchirurgie oder Facharzt für Chirurgie mit besonderen Kenntnissen und Erfahrungen auf dem Gebiet der Behandlung von Unfallverletzten ohne Beteiligung des DGUV-LV möglich.

Siehe auch: Anforderungen der UVTr nach § 34 SGB VII zur Beteiligung am D-Arzt-Verfahren (in der Fassung vom 1. Januar 2011 und speziell Kinderchirurgen in der Fassung vom 1.7.2012)

Rechtsprechung
▶ **Anspruch eines Arztes auf Beteiligung am D-Arzt-Verfahren (Unfallversicherung)**
Ein Unfallchirurg war für einen Zeitraum vorläufig von der GUV am D-Arzt-Verfahren beteiligt worden; der Grund lag darin, dass der Arzt die Frage nach dem Vorhandensein eines Röntgenraums offen gelassen hatte. Nachdem festgestellt wurde, dass die Patienten zum Röntgen eine andere radiologische Praxis aufsuchen mussten, wurde der befristete Vertrag mit dem Arzt beendet bzw. gekündigt. Die Beendigung des vorläufigen Vertrages war rechtmäßig.
Ein Arzt hat grundsätzlich keinen Rechtsanspruch auf die Bestellung zum D-Arzt, ständige Rechtsprechung des BSG. Und: die befristete Beteiligung am D-Arzt-Verfahren stellt nur eine Art. 12 GG nicht erfasste Erwerbschance dar. Art. 12 GG gewährt aber kein Recht auf Erhaltung des Geschäftsumfangs und die Sicherung weiterer Erwerbsmöglichkeiten (vgl. BVerfG, 28.07.1999, AZ: 1 BvR 1000/99).
Aktenzeichen: LSG Hessen, 22.08.2003, AZ: L 11 U 607/03
Entscheidungsjahr: 2003

▶ **Voraussetzungen nach den D-Arzt-Anforderung-Regelungen idF vom 1.1.2011 - übergangsrechtlicher Anspruch:**
1. Auf die Beteiligung als D-Arzt besteht nach § 34 Abs 2 S 1 SGB 7 bei Erfüllung der Voraussetzungen ein Rechtsanspruch. (Rn.22)
2. Zum Nichtvorliegen eines übergangsrechtlichen Anspruchs auf Beteiligung am Durchgangsarztverfahren aufgrund der früher innegehabten Rechtsstellung der Klägerin als H-Ärztin. (Leitsätze)
Aktenzeichen: Landessozialgericht für das Land Nordrhein-Westfalen, 16.01.2019, Az.: L 17 U 90/17
Entscheidungsjahr: 2019

▶ **Haftung des Unfallversicherungsträgers bei Fehlern des Durchgangsarztes im Bereich der Befunderhebung und Diagnose sowie bei Fehlern bei der Erstversorgung – AUFGABE der bisherigen Rechtsprechung zur „doppelten Zielrichtung"** gem. BGH, Urt. v. 9.12.2008, VI ZR 277/07 und 9.12.1974, III ZR 131/72
Die ärztliche Heilbehandlung erfolgt regelmäßig nicht in Ausübung eines öffentlichen Amtes i. S. des Art. 34 GG. Dies gilt grundsätzlich auch für eine vom D-Arzt durchgeführte Heilbehandlung nach einem Arbeitsunfall, sodass der behandelnde D-Arzt für Fehler persönlich haftet. Aber:
1. Wegen des regelmäßig gegebenen inneren Zusammenhangs der **Diagnosestellung** und der sie **vorbereitenden Maßnahmen mit der Entscheidung über die richtige Heilbehandlung** sind jene Maßnahmen ebenfalls der öffentlich-rechtlichen Aufgabe des Durchgangsarztes zuzuordnen mit der

Folge, dass die Unfallversicherungsträger für etwaige Fehler in diesem Bereich haften (Aufgabe der Rechtsprechung zur „doppelten Zielrichtung", vgl. Senatsurteil vom 9. Dezember 2008, VI ZR 277/07, BGHZ 179, 115 Rn. 23 und BGH, Urteil vom 9. Dezember 1974, III ZR 131/72, BGHZ 63, 265, 273 f.)
2. Eine Erstversorgung durch den Durchgangsarzt ist ebenfalls der Ausübung eines öffentlichen Amtes zuzurechnen mit der Folge, dass die Unfallversicherungsträger für etwaige Fehler in diesem Bereich haften (Aufgabe BGH, Urteil vom 9. Dezember 1974, III ZR 131/72, BGHZ 63, 265)
(Leitsätze 1 und 2)
Aktenzeichen: BGH, 29.11.2016, Az.: VI ZR 208/15
Entscheidungsjahr: 2016
Hieran anschließend:
Aktenzeichen: BGH, 20.12.2016, Az.: VI ZR 395/15
Entscheidungsjahr: 2016

▶ **Amtshaftung für Diagnosefehler des vom Durchgangsarzt hinzugezogenen Facharzt**
Zur Frage der Haftung eines vom Durchgangsarzt **nach Anordnung** der besonderen Heilbehandlung hinzugezogenen Radiologen für einen Diagnosefehler (Fortführung Senatsurteil vom 29. November 2016 - VI ZR 208/15, BGHZ 213, 120).
Mit der im Durchgangsarztbericht (vgl. zu dessen Maßgeblichkeit Senatsurteil vom 29. November 2016 - VI ZR 208/15, BGHZ 213, 120 Rn. 28) dokumentierten Entscheidung für die besondere Heilbehandlung schafft der Durchgangsarzt die Zäsur zwischen seinen hoheitlichen Pflichten und dem anschließenden privatrechtlichen Behandlungsverhältnis. Die Annahme einer doppelten Zielrichtung der ärztlichen Maßnahme des Durchgangsarztes ist vom Senat aufgegeben worden. (…) Die wesentliche Entscheidung zur Erfüllung der Steuerungsfunktion des Durchgangsarztes ist gemäß § 27 Abs. 1 des Vertrages Ärzte/Unfallversicherungsträger an dieser Schnittstelle angesiedelt, an der über die Durchführung einer allgemeinen Heilbehandlung, die Einleitung der besonderen Heilbehandlung oder die Ablehnung einer Heilbehandlung zu Lasten des Unfallversicherungsträgers zu entscheiden ist. Für Behandlungsfehler des Durchgangsarztes bei der übernommenen Weiterbehandlung kommt danach seine eigene zivilrechtliche Haftung in Betracht. Wäre im Streitfall Dr. W. bei der Auswertung des Kernspintomogramms ein Diagnosefehler unterlaufen, wäre seine persönliche Haftung zu erwägen (vgl. Ziegler, GesR 2014, 65, 71). Nichts Anderes gelten kann dann für die Beklagte, die von Dr. W. erst nach der Entscheidung für die besondere Heilbehandlung im Rahmen seiner eigenen - privatrechtlich zu beurteilenden - Weiterbehandlung eingeschaltet worden ist (vgl. Ruhkamp, ArztR 2017, 173, 175 f.).
Aktenzeichen: BGH, 10.03.2020, Az.: VI ZR 281/19
Entscheidungsjahr: 2020

▶ **Rechtsweg beim Rückgriff des Unfallversicherungsträgers gegen einen für ihn tätigen Durchgangsarzt**
Bei einem Rückgriff des Unfallversicherungsträgers gegen einen für ihn tätigen Durchgangsarzt wegen einer fehlerhaften Behandlung im Rahmen eines Arbeitsunfalls liegt keine bürgerliche Rechtsstreitigkeit gemäß § 13 GVG, sondern eine grundsätzlich den Sozialgerichten zugewiesene öffentlich-rechtliche Streitigkeit in einer Angelegenheit der gesetzlichen Unfallversicherung gemäß § 51 Abs. 1 Nr. 3 SGG vor. (Orientierungssatz)
Aktenzeichen: BGH, 09.01.2023, Az.: VI ZB 79/20
Entscheidungsjahr: 2023

§ 25 nicht besetzt

§ 26 Vorstellungspflicht beim Durchgangsarzt (D-Arzt)

(1) Der Arzt hält den Unfallverletzten an, sich unverzüglich einem Durchgangsarzt vorzustellen, wenn die Unfallverletzung über den Unfalltag hinaus zur Arbeitsunfähigkeit führt oder die Behandlungsbedürftigkeit voraussichtlich mehr als eine Woche beträgt. Bei Versicherten nach § 2 Abs. 1 Nr. 8 SGB VII (Schüler-Unfallversicherung) hat eine Vorstellung beim Durchgangsarzt zu erfolgen, wenn die Behandlungsbedürftigkeit voraussichtlich mehr als eine Woche beträgt. Eine Vorstellung beim Durchgangsarzt hat auch dann zu erfolgen, wenn nach Auffassung des behandelnden Arztes die Verordnung von Heil- oder Hilfsmitteln oder außerhalb der Berechtigung nach § 12 die Hinzuziehung eines anderen Facharztes erforderlich ist. Bei Wiedererkrankung ist in jedem Fall eine Vorstellung erforderlich. Der Unfallverletzte hat grundsätzlich die freie Wahl unter den Durchgangsärzten.

(2) Abs. 1 findet keine Anwendung bei

III. Besondere Regelungen für die Heilbehandlung (HB) bei Arbeitsunfällen

- isolierten Augen- und/oder HNO-Verletzungen. In diesen Fällen ist der Verletzte unmittelbar an einen entsprechenden Facharzt zu überweisen.
- Verletzungen der Hand einschließlich der Handwurzel und der die Hand versorgenden Sehnen und Nerven im Bereich des Armes, wenn es sich bei dem behandelnden Arzt um einen Handchirurgen i.S.d. § 37 Abs. 3 handelt. In diesen Fällen erstattet der Handchirurg, der nicht Durchgangsarzt ist, unverzüglich einen Bericht nach Formtext F 1010 – Handchirurgischer Erstbericht –. Ist der Unfallverletzte Mitglied einer gesetzlichen Krankenkasse, erhält diese unverzüglich die für sie bestimmte, den Belangen des Datenschutzes angepasste Durchschrift.

Arbeitshinweise:

1. Nach § 26 Abs. 1 sind alle Ärzte, die nicht D-Ärzte sind (Allgemeinärzte, Chirurgen – auch Mund-, Kiefer- und Gesichtschirurgen –, Orthopäden usw.) verpflichtet, den Unfallverletzten einem D-Arzt/D-Ärztin vorzustellen, wenn die Unfallverletzung zur AU (über den Unfalltag hinaus) führt oder die Behandlungsbedürftigkeit voraussichtlich mehr als eine Woche beträgt; für den Bereich der Schüler-Unfallversicherung besteht die Vorstellungspflicht, wenn die Behandlungsbedürftigkeit voraussichtlich mehr als eine Woche beträgt. Das gilt auch, wenn nach Auffassung des behandelnden Arztes oder Ärztin die Verordnung von Heil- oder Hilfsmitteln oder außerhalb der Berechtigung nach § 12 die Hinzuziehung eines anderen Facharztes erforderlich ist sowie bei Wiedererkrankungen.

Keine Vorstellungspflicht beim D-Arzt/D-Ärztin besteht, wenn es sich um isolierte Augen und/oder HNO-Verletzungen handelt (§ 26 Abs. 2) oder wenn ein nach § 37 Abs. 3 zugelassener Handchirurg eine Handverletzung behandelt (vertragliche Regelung eingefügt ab 1.4.2008). Der Handchirurg darf auch Handverletzungen außerhalb der Ziff. 8 des VA-Verzeichnisses ohne Vorstellung beim D-Arzt oder D-Ärztin behandeln, dann jedoch nur in allgem. HB (Umkehrschluss aus § 11 Abs. 1).

Keine Vorstellungspflicht besteht, wenn Eltern wegen der unfallbedingten Schulunfähigkeit des Kindes und deren Betreuung nicht arbeiten können. Liegen andere Gründe (z.B. Behandlungsbedürftigkeit über eine Woche) vor, besteht Vorstellungspflicht.
Dies sollte auf dem Erstbericht (F1050), etc-) oder auf der Rechnung dokumentiert sein.

2. Die Vorstellungspflicht wird z. T. von Ärzten, die nicht D-Ärzte sind, verletzt; sie behandeln Unfallverletzte auch bei AU oder längerer Behandlungsbedürftigkeit ohne Einschaltung des D-Arztes/D-Ärztin. Eine Vergütung der ärztl. Leistungen gem. § 51 setzt grundsätzlich voraus, dass die Behandlung vertragskonform, d. h. nach den Bestimmungen des ÄV, erfolgte. **Bei Verletzung der Vorstellungspflicht** hat der Arzt oder die Ärztin über die Leistungen zur sofort notwendigen Erstversorgung (§ 9) hinaus keinen Vergütungsanspruch aus dem ÄV gegen den UV-Träger. Das ist seit dem 1.4.2008 ausdrücklich in § 51 Abs. 3 geregelt.

Entspr. Behandlungskosten sollten daher nur im besonderen **Einzelfall** übernommen werden.

3. Zu beachten ist, dass sich ein Vergütungsanspruch auch aus einem **Behandlungsauftrag** des UV-Trägers ergeben kann. Dies kann ein ausdrücklicher **Einzelauftrag** sein, sich aber auch **konkludent** aus dem Verhalten des UV-Trägers ergeben, wenn z. B. während der Behandlung die ärztl. Behandlungsberichte ohne Widerspruch entgegengenommen und die entspr. Rechnung(en) beglichen wurden.

4. Für die erstmalige Vorstellung beim D-Arzt/D-Ärztin ist der **Formtext F 1050** zu verwenden. Das ist sinnvoll, weil der Arzt oder die Ärztin über die vorgegebenen Ankreuzvarianten zu der richtigen Entscheidungsfindung (Vorstellungspflicht ja oder nein) geführt wird, und gleichzeitig das Formular als Rechnung nutzen kann. Der Grund der Vorstellung und die Art der Erstversorgung wird so dem UV-Träger gegenüber dokumentiert.

Kommentar

Zu Abs. 1
Abs. 1 regelt, wann der Erstbehandler (nicht-D-Arzt), den Unfallverletzten bei einem D-Arzt vorstellen muss. Er soll zudem darauf hinwirken, dass der Unfallverletzte unverzüglich, also möglichst noch am gleichen Tag, den D-Arzt aufsucht. Vorstellungspflicht besteht, wenn
1. die AU über den Unfalltag hinaus anhält; der Verletzte also aufgrund der Unfallfolgen nicht oder nur unter der Gefahr der Verschlimmerung seines Gesundheitszustandes in der Lage ist, seine bisherige berufliche Tätigkeit auszuüben. Wurde die Arbeit am Unfalltag eingestellt, am Folgetag erstmalig ein Arzt aufgesucht und hält dieser den Verletzten für arbeitsunfähig hält, dann besteht auch Vorstellungspflicht.

2. die Behandlungsbedürftigkeit mit oder ohne AU prognostisch mehr als eine Woche andauern wird. Dies gilt auch für Kinder in Tagesstätten, Schüler und Studierende.
3. die Verordnung von Heilmitteln (§ 20 ÄV) erforderlich wird. Hierzu zählen KG, PT, Ergo-, Stimm-, Sprech-, Sprach-, Atem und podologische Therapie sowie EAP.
4. (orthopädischen) Hilfsmittel (§ 22 ÄV) benötigt werden. Ist der Erstbehandler ein Augen- oder HNO-Arzt, darf er die Hilfsmittel auf seinem Fachgebiet verordnen (vgl. Abs. 2).
5. häuslicher Krankenpflege (19 ÄV) notwendig ist.
6. außerhalb der Behandlungsberechtigung ein anderer Facharzt zur Diagnoseklärung (z.B. Radiologe) und/oder Mitbehandlung hinzugezogen werden muss (§ 12 ÄV).
7. sich der Unfallverletzte nach Behandlungsabschluss wegen erneuter Beschwerden beim Arzt vorstellt (Wiedererkrankung).

Der Erstbehandler darf den Unfallverletzten nicht an einen bestimmten D-Arzt verweisen. Durch die freie D-Arzt-Wahl sollte er dem Versicherten die im Umkreis tätigen D-Ärzte nennen, damit dieser eine eigene Auswahl treffen kann. Bei Missachtung der Vorstellungspflicht verliert der Arzt seinen Vergütungsanspruch für alle Leistungen, die über die notwendige Erstversorgung hinaus gehen (§ 9 und § 51 Abs. 3 ÄV). Eine Vorstellungspflicht beim D-Arzt besteht nicht, wenn der Arzt durch den UVTr zur Behandlung eines Unfallverletzten/Berufserkrankten beauftragt wurde (§§ 11, 13 und 45 ÄV). Vorstellungspflicht besteht auch dann, wenn sich nach Einleitung einer allg. HB durch den D-Arzt während der Weiterbehandlung durch den Nicht D-Arzt eine Änderung der Diagnose ergibt.

Zu Abs. 2
Eine Ausnahme zur Vorstellungspflicht des Abs. 1 gilt für Unfallverletzte mit
1. isolierten Augen- oder HNO-Verletzungen, diese sind unmittelbar an einen Augen- oder HNO-Arzt zu überweisen. Liegt keine isolierte Verletzung vor, besteht Vorstellungspflicht beim D-Arzt.
2. Hand-, Handwurzel- oder Handsehnenverletzungen, diese dürfen von einem nach § 37 Ab. 3 zugelassenen Handchirurgen behandelt werden. Ist der Handchirurg D-Arzt erstattet er den D-Bericht; andernfalls den handchirurgischen Erstbericht.

Der HNO-/Augenarzt oder zugelassene Handchirurg ist verpflichtet, den Erstbericht bei einem Mitglied der GKV an dessen GKV-Träger zu senden, damit diese bei einem UV-Heilverfahren nach Ablauf der Entgeltfortzahlung rechtzeitig Verletztengeld im Rahmen des Generalauftrags auszahlen kann.

§ 27 Aufgaben des Durchgangsarztes (D-Arztes)

(1) Der Durchgangsarzt beurteilt und entscheidet unter Berücksichtigung von Art oder Schwere der Verletzung, ob eine allgemeine Heilbehandlung oder eine besondere Heilbehandlung erforderlich ist. Leitet er eine besondere Heilbehandlung ein, so führt er die Behandlung durch. Leitet er eine allgemeine Heilbehandlung ein, so überweist er den Unfallverletzten an den Arzt, den dieser als seinen behandelnden Arzt benennt. In diesen Fällen hat sich der Durchgangsarzt über den Stand der allgemeinen Heilbehandlung zu vergewissern (§ 29 Abs. 1).

(1a) Ist nach Beurteilung des Durchgangsarztes eine stationäre Behandlung erforderlich, überweist er den Unfallverletzten unverzüglich an einen Durchgangsarzt, der an einem von den Landesverbänden der DGUV an den besonderen Heilverfahren (stationäres Durchgangsarzt-Verfahren, Verletzungsartenverfahren oder Schwerstverletzungsartenverfahren) beteiligten Krankenhaus tätig ist. Die Regelungen des § 37 Abs. 1 bleiben unberührt.

(2) Der Durchgangsarzt erstattet unverzüglich den Durchgangsarzt-Bericht nach Formtext F 1000. Durchschrift dieses Berichts hat der Durchgangsarzt unverzüglich dem behandelnden Arzt zu übersenden. Ist der Unfallverletzte Mitglied einer gesetzlichen Krankenkasse, erhält diese gleichfalls unverzüglich die für sie bestimmte, den Belangen des Datenschutzes angepasste Durchschrift. Bei einer isolierten Augen-/HNO-Verletzung ist ein Durchgangsarzt-Bericht nicht zu erstatten, wenn der Unfallverletzte an einen entsprechenden Facharzt weitergeleitet wird.

(3) Die Absätze 1, 1a und 2 gelten auch bei Wiedererkrankung.

(4) Bei Unfällen mit Kopfverletzungen mit Gehirnbeteiligung oder Verdacht auf Gehirnbeteiligung erstattet der Durchgangsarzt unverzüglich zusätzlich einen Ergänzungsbericht nach Formtext F 1002 – Ergänzungsbericht Kopfverletzung – Hiervon bleibt die alsbaldige Hinzuziehung eines Neurologen unberührt.

(5) Bei Unfällen mit Verdacht auf Kniebinnenschaden erstattet der Durchgangsarzt zusätzlich einen Ergänzungsbericht nach Formtext F 1004 – Ergänzungsbericht Knie – in den dort vorgesehenen Fällen.

(6) Bei Unfällen mit Verdacht auf strukturellen Schulterschaden erstattet der Durchgangsarzt zusätzlich einen Ergänzungsbericht nach Formtext F 1006 – Ergänzungsbericht Schulter –.

III. Besondere Regelungen für die Heilbehandlung (HB) bei Arbeitsunfällen

(7) Bei schweren Verbrennungen (2. und 3. Grades) erstattet der Durchgangsarzt zusätzlich einen Ergänzungsbericht nach Formtext F 1008 – Ergänzungsbericht schwere Verbrennungen –.

(8) Vom Ende einer besonderen Heilbehandlung gibt der Durchgangsarzt dem Unfallversicherungsträger mit Formtext F 2222 – Mitteilung Durchgangsarzt: Veränderungen besondere Heilbehandlung – Nachricht.

Arbeitshinweise zu §§ 27, 29, 51 Abs. 2 (Ausschnitt)

2. Die vom D-Arzt im Rahmen der Erstversorgung (§ 27) oder der Nachschau (§ 29) durchgeführten Behandlungsmaßnahmen (z. B. Wundversorgung, Verbände, Injektionen, auch Tetanus-Schutzimpfung usw.) einschl. der angefertigten Röntgenaufnahmen, Ultraschalluntersuchungen usw. sind unabhängig von der Art der eingeleiteten Behandlung - also auch bei Einleitung der allg. HB - nach den Sätzen der bes. HB abzurechnen (§ 51 Abs. 2). Das gilt auch dann, wenn der D-Arzt die (eigentlich ihm obliegende) Röntgendiagnostik von dem am Krankenhaus tätigen Radiologen oder vom niedergelassenen Radiologen im gleichen Ärztehaus (wird in Ausnahmefällen von den LV bei der D-Arzt-Zulassung akzeptiert) durchführen lässt. Auch der Radiologe kann dann die Gebührensätze der bes. HB abrechnen. Das rechtfertigt sich dadurch, dass der Radiologe über die Kooperation mit dem D-Arzt jederzeit während der unfallärztlichen Bereitschaft für die radiologische Diagnostik im Rahmen der Erstbehandlung zur Verfügung stehen muss und damit die dem D-Arzt obliegen- de Verpflichtung übernimmt. Das gilt nicht für eine weitergehende Diagnostik (CT, MRT), die nicht mehr zu den d-ärztlichen Aufgaben gehört.

4. Die oben genannte Vergütungsregelung gilt nur für D-Ärzte (vgl. § 51 Abs. 2) und findet somit **keine Anwendung** auf andere Ärzte.

Anmerkung zu § 27 (5) – Ergänzungsbericht Knie

Die Formulierung „Verdacht auf Kniebinnenschaden" begrenzt den Ergänzungsbericht auf Verletzungen der inneren Strukturen des Kniegelenkes (Verletzungen der Kreuzbänder, der Menisken, des Gelenkknorpels und der knöchernen Gelenkstrukturen). Im Rahmen der Heilverfahrenssteuerung, des Reha-Managements und der Zusammenhangsproblematik hat der UV-Träger ein Interesse, auch bei anderen strukturellen Knieverletzungen einen Ergänzungsbericht zu erhalten.

Dazu zählen aus funktioneller Sicht auch die Seitenbänder und die funktionell bedeutsamen Sehnenansätze, die Plica synovialis sowie sämtliche knöcherne Strukturen, also die Oberschenkelknorren, der Schienbeinköpf und auch die Kniescheibe.

Besteht ein klinischer Verdacht auf einen strukturellen Knieschaden, kann keine abschließende Beurteilung vorgenommen werden oder es liegt ein Vorschaden vor, dann ist ein Ergänzungsbericht zu akzeptieren und zu erstatten. Dies gilt auch dann, wenn der Verdacht auf einen strukturellen Knieschaden dokumentiert ist.

Der Ergänzungsbericht ist nicht zu erstatten, wenn sich aus der Dokumentation des Arztes (im Wesentlichen dem klinischen Befund) keine Verdachtsmomente auf einen strukturellen Knieschaden ergeben (z.B. Prellungen, Wunden, Distorsionen).

Arbeitshinweise zu §§ 27, 30 (Ausschnitt)

Stellt der D-Arzt aufgrund der Befragung des Versicherten fest, dass es an einem Unfallereignis fehlt oder aus versicherungsrechtlichen Gründen kein Arbeitsunfall vorliegt, ist nur der D-Bericht nach Nr. 132 UV-GOÄ zuzüglich Porto für die Versendung der Berichte an UVTr, GKV und Kassen-/Hausarzt zu vergüten.

(…)

Bei fraglichen Arbeitsunfällen können weitere Untersuchungen, insb. Röntgenaufnahmen usw. dem UVTr nur dann in Rechnung gestellt werden, wenn diese Maßnahmen im Einzelfall zur Klärung des medizinischen Ursachenzusammenhangs notwendig gewesen sind.

(…)

Die Kosten für die weitere Klärung der Beschwerden bzw. die Behandlung gehen zu Lasten der KV.

Kommentar

Zu Abs. 1

Bei der ersten Vorstellung beim D-Arzt entscheidet dieser, ob bei einem Unfallverletzten eine bes. HB notwendig ist, oder ob eine allg. HB ausreicht.

Wird die allg. HB durch den D-Arzt selbst durchgeführt, so ist von ihm mit Ausnahme der Erstuntersuchung immer allg. HB abzurechnen. Zur primären Klärung des ursächlichen Zusammenhanges können neben den dem D-Arzt obliegenden (eingehenden) Untersuchungen und bildgebenden Verfahren (Röntgen- und Sonographie) auch CT- oder MRT-Untersuchungen (z.B. zur Einstufung von

Innenmeniskusschäden, Rotatorenmanschettenläsionen oder Bandscheibenschäden) erforderlich sein.
Eine HB darf nur eingeleitet werden, wenn ein Arbeitsunfall vorliegt. Der D-Arzt hat dabei auch auf einfache rechtliche Probleme zu achten (z. B. Unfall innerhalb des Wohnhauses, Unterbrechung des Heimweges etc.).
Wenn Zweifel bestehen, ob ein Arbeitsunfall vorliegt, hat der D-Arzt dies dem UVTr mitzuteilen. Die Behandlung ist dann nicht als allg. oder bes. HB i.S.d. §§ 10 oder 11 ÄV durchzuführen, sondern zu Lasten des jeweiligen GKV-Trägers. Die Voraussetzungen für die Einleitung der bes. HB sind regelmäßig nicht gegeben, wenn noch unklar ist, ob eine entsprechende schwere Verletzung vorliegt. Bis dahin gilt der Grundsatz des § 10 ÄV, dass die HB in allg. HB erbracht wird.
Der Verdacht auf eine schwere Verletzung genügt nicht zur Einleitung der bes. HB.

Zu Abs. 1a
In Abs. 1a ist die Vorstellungspflicht des erstbehandelnden D-Arztes in einem für die Behandlung der Verletzung zugelassenen Krankenhaus verankert. Bei Missachtung dieser Vorstellungspflicht verliert der zuweisende D-Arzt seinen Vergütungsanspruch für alle Leistungen, die über die notwendige Erstversorgung hinaus gehen (§ 9 und § 51 Abs. 3 ÄV). Der Abs. 1 gilt auch für den Fall, dass der D-Arzt eines Krankenhauses einer geringeren Versorgungsstufe, den Versicherten aufgrund der Schwere der Verletzung in ein Krankenhaus einer höheren Versorgungsstufe überweisen muss (z. B. Vorstellung oder Verlegung in SAV-Klinik durch den D-Arzt der VAV-Klinik). In Satz 4 wird klargestellt, dass für den D-Arzt bei isolierte Augen- und/oder HNO-Verletzung und Weiterleitung an einen entsprechenden Facharzt keine D-Berichtspflicht und folglich auch kein Vergütungsanspruch auf die D-Berichtsgebühr besteht. Sofern der D-Arzt dennoch einen D-Bericht abrechnet, darf der UVTr die Nr. 132 auf die Überweisungsgebühr der Nr. 145 korrigieren.

Zu Abs. 2
Bei der Verlegung in ein VAV-/SAV-Krankenhaus hat der dort tätige D-Arzt in jedem Fall einen D-Bericht zu erstellen. Dieser ist auch dann vom UVTr zu vergüten, wenn bereits ein anderer D-Bericht vorliegt (DGUV-Rdschr. 579/2012 vom 08.12.2010 und § 37 Abs. 2 ÄV). Der D-Bericht ist nicht mehr unverzüglich erstattet, wenn er später als 8 Tage beim UVTr eingeht (siehe § 57 Abs. 3 ÄV). Der D-Arzt hat eine Durchschrift nur dann an den „behandelnden Arzt" (in der Regel der Hausarzt) zu senden, wenn er diesen mit der allg. HB beauftragt. Führt der D-Arzt die allg. HB selbst durch, entfällt die Übersendungspflicht an den Hausarzt. Die Übersendung des D-Berichts an den GKV-Träger ist erforderlich, damit diese rechtzeitig nach Ablauf der Entgeltfortzahlung im Rahmen des Generalauftrages Verletztengeld gewähren und zu Unrecht erbrachte Leistungen (z.B. Rettungstransport) zeitnah vom UVTr zurückfordern kann.

Zu Abs. 3
In Abs. 3 wird sichergestellt, dass die Vereinbarungen der Abs. 1, 1a und 2 für den D-Arzt auch bei einer Wiedererkrankung gelten. Eine Wiedererkrankung liegt vor, wenn der Versicherte aufgrund der Unfallfolgen erneut arbeitsunfähig wird und/oder nach Behandlungsabschluss (z.B. aufgrund einer Verschlimmerung) erneut Behandlungsbedürftigkeit eintritt. Im Dauerbehandlungsfall (z.B. Querschnittlähmung, Amputation usw.) ist bei regelmäßiger Wiedervorstellung zur Befundkontrolle und Ausstellung von Rezepten und Verordnungen keine D- Berichtserstattung erforderlich. Besonderheiten im Dauerbehandlungsverlauf teilt der D-Arzt daher nur mit dem Verlaufsbericht mit.

Zu Abs. 4
Der Ergänzungsbericht Kopfverletzung bezieht sich ausdrücklich auf Verletzungen mit Gehirnbeteiligung oder einem entsprechenden Verdacht. Es ist Aufgabe des D-Arztes bei entsprechender (Verdachts)Diagnose und vollständigen klinischen Befunden den Vordruck in angelegter und unverzüglich dem UVTr zuzuleiten. Auch hier gilt, wenn auch nicht in § 57 Abs. 3 ÄV ausdrücklich genannt, die Frist von 8 Tagen, da es sich zweifelsfrei um einen Erstbericht handelt und in der Leistungsbeschreibung „unverzüglich zusätzlich" steht. Da die dem Bericht zugrunde liegenden Befunde nicht nur am Aufnahmetag, sondern auch im weiteren Verlauf innerhalb von wenigen Tagen erhoben werden (Siehe z.B. Glasgow-Coma-Scala oder Angaben von Gedächtnislücken in Tagen), ist die Erstattung auch nach dem Unfalltag möglich. Die Frist von 8 Tagen beginnt somit spätestens mit der im Bericht vorgesehenen vierten und letzten Erhebung der Glasgow-Coma-Scala. Diesen Bericht in erheblicher zeitlicher Distanz zum D-Bericht zu erstellen macht keinen Sinn, da dieser dann auch nicht mehr der Heilverfahrenssteuerung dienen kann. Sofern es zu einer Verlegung z. B. von einem VAV- in ein SAV-Krankenhaus kommt, ist erneut ein Ergänzungsbericht von dem D-Arzt zu erstatten, der die Behandlung übernimmt.

III. Besondere Regelungen für die Heilbehandlung (HB) bei Arbeitsunfällen

Handelt es sich ausschließlich um eine andere Verletzung am Kopf (Prellung Nase, Wunde am Kinn, etc.) ist dieser Vordruck nicht zu erstellen und damit auch nicht zu vergüten. Der Ergänzungsbericht wird mit Nr. 136 vergütet.

Zu Abs. 5
Der D-Arzt erstattet den Ergänzungsbericht, wenn sich nach der symptomzentrierten /differenzialdiagnostischen und/oder bildgebenden Erstuntersuchung der Verdacht auf einen Knie-binnenschaden erhärtet. Eine Diagnosesicherung z. B. mittels MRT/CT ist daher vor Erstattung des Ergänzungsberichtes nicht erforderlich. Kniebinnenschäden sind Verletzungen der Kreuzbändern, der Menisken, des Gelenkknorpels und der knöchernen Gelenkstrukturen (z. B. Kreuzbandhöcker). Sofern nur Schäden an den das Kniegelenk umgebenden Strukturen, wie Innen- und Außenband, Gelenkkapsel, Muskeln und Sehnen diagnostiziert werden, so ist die der Ergänzungsbericht nicht zu erstatten. Enthält der Ergänzungsbericht ausschließlich Informationen, die bereits im D-Bericht stehen, so fehlen zwangsläufig wesentliche ergänzende Angaben/Befunde. Der Bericht ist somit im Sinne des § 57 Abs. 2 ÄV unvollständig und daher nicht zu vergüten.
Beim Absatz 5 steht nicht der Zusatz unverzüglich „zusätzlich", so dass dieser daher nicht zusammen mit dem D-Bericht erstattet werden muss. Da beim Kniergänzungsbericht bis auf das Ergebnis einer evtl. bakteriologisch-mikroskopische Untersuchung und/oder der Ermittlung des C-reaktiven-Proteinwertes alle Angaben/Befunde im Rahmen des ersten Arzt-Patienten-Kontaktes erhoben werden, ist dem D-Arzt eine zeitnahe und vollständige Erstattung des Berichtes zuzumuten. Gerade bei schweren Kniebinnenschäden hat der Kniergänzungsbericht im Rahmen der Heilverfahrenssteuerung/des Reha-Managements für UVTr eine hohe Bedeutung.
Das H-Arzt-Verfahren ist mit Ablauf des 31.12.2015 weggefallen. Für frühere H-Ärzte, die nicht auf Antrag vom zuständigen DGUV-LV zum D-Arzt übergeleitet wurden, gelten bei Knieverletzungen die Regelungen der Vorstellungspflicht nach § 27 ÄV. Der Ergänzungsbericht wird mit Nr. 137 vergütet.

Zu Abs. 6
Der D-Arzt erstattet den Ergänzungsbericht bereits dann, wenn sich nach der symptomzentrierten/ differenzialdiagnostischen und/oder bildgebenden Erstuntersuchung der Verdacht auf einen strukturellen Schulterschaden erhärtet. Eine Diagnosesicherung z.B. mittels MRT/CT ist daher vor Erstattung des Ergänzungsberichtes nicht erforderlich. Strukturelle Schulterschäden sind Verletzungen des Muskel- und Sehnengeflechts der Rotatorenmanschette, der knorpeligen Gelenkpfannenlippe, der knöchernen Gelenkstrukturen, der Kapsel und des Schultereckgelenkes. Der Ergänzungsbericht ist nicht zu erstatten, wenn nur eine Zerrung und/oder Prellung ohne substanziellen Begleitschaden diagnostiziert wird.
Enthält der Ergänzungsbericht ausschließlich Informationen, die bereits im D-Bericht stehen, so fehlen zwangsläufig wesentliche ergänzende Angaben/Befunde. Der Bericht ist somit im Sinne des § 57 Abs. 2 ÄV unvollständig und daher nicht zu vergüten. Beim Absatz 6 steht nicht der Zusatz unverzüglich „zusätzlich", so dass dieser daher nicht zusammen mit dem D-Bericht erstattet werden muss. Da fast alle Angaben/Befunde im Rahmen des ersten Arzt-Patienten-Kontaktes erhoben werden, ist dem D-Arzt eine zeitnahe und vollständige Erstattung des Berichtes zuzumuten. Gerade bei schweren Schulterschäden hat der Schulterergänzungsbericht im Rahmen der Heilverfahrenssteuerung/des Reha-Managements für UVTr eine hohe Bedeutung.
Das H-Arzt-Verfahren ist mit Ablauf des 31.12.2015 weggefallen. Für frühere H-Ärzte, die nicht auf Antrag vom zuständigen DGUV-LV zum D-Arzt übergeleitet wurden, gelten bei Schulterverletzungen die Regelungen der Vorstellungspflicht nach § 27 ÄV. Der Ergänzungsbericht wird mit Nr. 138 vergütet.

Zu Abs. 7
Der Ergänzungsbericht ist bei Verbrennungen ab dem 2. Grad durch den (weiterbehandelnden) D-Arzt zu erstatten. Auch bei Absatz 7 steht nicht der Zusatz unverzüglich „zusätzlich", so dass dieser daher nicht zusammen mit dem D-Bericht erstattet werden muss. Der Ergänzungsbericht wird mit Nr. 139 vergütet.

Zu Abs. 8
Der Abs. 8 bezieht sich nur auf die Mitteilungspflicht bei Abschluss der bes. HB. Der D-Arzt ist somit vertraglich nicht verpflichtet, das Ende der selbst oder durch einen anderen Arzt durchgeführten allg. HB dem UVTr gesondert mitzuteilen. Das Ende der allg. HB ergibt sich ohnehin aus den Angaben des D-Arztes im Verlaufsberichts (F2100). Fordert der UVTr dennoch eine entsprechende Mitteilung zum Abschluss der allg. HB an, so ist diese dem D-Arzt zu vergüten.

Rechtsprechung:
▶ **Persönliche zivilrechtliche Haftung des D-Arztes: Anordnung der bes. HB und Schädigung des Patienten bei deren Durchführung**
Die Entscheidung, ob eine allg. HB ausreicht oder eine bes. HB erforderlich ist, trifft nach § 27 der von den BGen zugelassene sogenannte D-Arzt. Leitet er eine bes. HB ein, so führt er die Behandlung durch. Leitet er eine allg. HB ein, so überweist er den Unfallverletzten an den vom Verletzten benannten behandelnden Arzt. In diesem Fall hat er nach § 29 Nachschautermine festzusetzen, im Rahmen derer er zu überprüfen hat, ob der Verletzte weiter in der allg. HB verbleiben kann, oder ob eine bes. HB erforderlich ist.
Bei der Entscheidung, ob eine bes. HB erforderlich ist, erfüllt der D-Arzt somit eine dem UVTr obliegende Pflicht. Deshalb ist diese Entscheidung sowohl bei der Erstbeurteilung als auch bei der Nachschau als Ausübung eines öffentlichen Amtes zu betrachten. Ist seine Entscheidung über die Art der HB fehlerhaft und wird der Verletzte dadurch geschädigt, so haftet für die Schäden nicht der D-Arzt persönlich, sondern der UVTr. Gleiches gilt, wenn der D-Arzt den Verletzten bei einer die Entscheidung vorbereitenden Untersuchung schädigt (**sog. Amtshaftung** – ständige Rechtsprechung BGH).
Ordnet der D-Arzt hingegen die bes. HB an und schädigt den Patienten bei deren Durchführung aufgrund eines Behandlungsfehlers, so **haftet er persönlich nach zivilrechtlichen Grundsätzen.**
Aktenzeichen: OLG Oldenburg, 30.06.2010, AZ: 5 U 15/10
Entscheidungsjahr: 2010

§ 28 Inanspruchnahme eines nicht zur besonderen Heilbehandlung (bes. HB) zugelassenen Arztes

Wird während der Durchführung einer besonderen Heilbehandlung ein anderer, hierzu nicht zugelassener Arzt in Anspruch genommen, so kann er in Fällen, in denen eine sofortige ärztliche Maßnahme dringend erforderlich ist, Leistungen erbringen, die den Rahmen des sofort Notwendigen nicht überschreiten dürfen. Diese Leistungen werden nach den Sätzen der allgemeinen Heilbehandlung vergütet. Im Übrigen hat der Arzt den Unfallverletzten an den die besondere Heilbehandlung durchführenden Arzt zu verweisen.

Kommentar
Nach § 28 ÄV darf während einer laufenden bes. HB ein anderer, hierzu nicht zugelassener Arzt, z.B. der Hausarzt, nur in Notfällen tätig werden; vgl. hierzu § 9 ÄV. Der § 28 ÄV garantiert dem Arzt für die Notfallversorgung seinen Vergütungsanspruch. Wenn die sachgerechte Notfallversorgung geleistet ist, muss er den Verletzten an den die bes. HB durchführenden D-Arzt oder zugelassenen Handchirurgen (§§ 27 und 37 ÄV) verweisen.
Nicht geregelt ist in der Vorschrift, welche Konsequenzen es für den Arzt hat, wenn er diese Vorschrift missachtet und im Rahmen der bes. HB ohne vorherigen Auftrag behandelt.
Ein Verlust des Vergütungsanspruchs fehlt und wurde auch nicht in § 51 Abs. 3 ÄV aufgenommen. Da im letzten Absatz die Zuweisungspflicht ausdrücklich genannt und eine Vergütung in allg. HB auf das sofort notwendige beschränkt ist, dürfte bei Missachtung der § 51 Abs. 3 ÄV auch hier gelten.
Hat ein nicht zugelassener Arzt in Unkenntnis, dass ein Arbeitsunfall oder eine bes. HB vorliegen, eine Behandlung ausgeführt, können diese Leistungen dann abgerechnet werden, wenn der UVTr eine nachträgliche Genehmigung zur Vergütung erteilt. Eine vom UVTr akzeptierte Unkenntnis liegt vor, wenn:
1.) der Versicherte im Notfall aufgrund seines Gesundheitszustandes nicht in der Lage ist, dem Arzt gegenüber Angaben zum Arbeitsunfall, Körperschaden etc. zu machen und auch anwesende Personen (Angehörige, Pflegepersonal etc.) nicht wissen, dass die Behandlung möglicherweise auf einen Arbeitsunfalls zurückzuführen ist.
2.) der Versicherte trotz gezielter Fragen des Arztes, einen Arbeitsunfall inkl. Körperschaden etc. verschweigt.
Vergisst der Arzt den Versicherten und/oder im Notfall Anwesende zu befragen, ob die Körperschäden/Unfallfolgen evtl. aus einem Arbeitsunfall resultieren, wozu er vertraglich verpflichtet ist, so kann er sich gegenüber dem UVTr nicht auf seine Unkenntnis berufen.

§ 29 Nachschau

(1) **Bei den nicht in eigener Behandlung verbleibenden Unfallverletzten hat der Durchgangsarzt Nachschautermine im Durchgangsarzt-Bericht bzw. Verlaufsbericht zu dokumentieren und dem Unfallverletzten mitzuteilen.**

III. Besondere Regelungen für die Heilbehandlung (HB) bei Arbeitsunfällen

(2) Der Durchgangsarzt erstattet unverzüglich einen Verlaufsbericht nach Formtext F 2100, wenn zwischenzeitlich eine Behandlung durch einen anderen Arzt stattgefunden hat. Durchschrift dieses Berichtes übersendet der Durchgangsarzt unverzüglich dem behandelnden Arzt. Ist der Unfallverletzte Mitglied einer gesetzlichen Krankenkasse, erhält diese gleichfalls unverzüglich die für sie bestimmte, den Belangen des Datenschutzes angepasste Durchschrift.

(3) Der behandelnde Arzt kann von sich aus jederzeit eine Nachschau veranlassen.

Arbeitshinweise der UVTr zu §§ 27, 29, 51 Abs. 2 (Ausschnitt)

3. Eine Nachschau setzt zwingend voraus, dass zwischenzeitlich eine Behandlung durch einen anderen Arzt stattgefunden hat (§ 29 Abs. 2). Ist das nicht der Fall, liegt faktisch eine eigene allg. HB durch den D-Arzt vor, die eine Nachschau ausschließt. Ein Verlaufsbericht ist in diesen Fällen nicht zu erstatten bzw. nicht zu vergüten; die Behandlung ist als allg. HB abzurechnen.
Erfolgt die Wiedervorstellung beim D-Arzt auf eigene Veranlassung in Fällen in denen der D- Arzt allg. HB „durch mich" eingeleitet hat, handelt es sich nicht um eine Nachschau gemäß § 29 Ärztevertrag. Ein Verlaufsbericht ist nicht vorgesehen und zu erstatten. Voraussetzung ist aber immer, dass es sich um einen zu Lasten eines UVTr zu behandelnden Unfall handelt (vgl. hierzu die Arb.Hinweise zu § 27 Abs. 1 und 2).

Kommentar
Zu Abs. 1
Die Nachschauuntersuchung soll dazu dienen, den weiteren Behandlungsverlauf des Unfallverletzten und den Behandlungserfolg im Rahmen der allg. HB, die durch einen anderen Arzt durchgeführt wird, zu überwachen. Hierzu ist der D-Arzt verpflichtet, den Unfallverletzten in angemessenen Abständen zur Nachschau zu bestellen. Einer (erneuten) Überweisung des weiterbehandelnden Arztes bedarf es nicht.

Zu Abs. 2
Die zwischenzeitlichen Behandlungsergebnisse eines anderen Arztes sind nach der Nachschau dem UVTr mit einem Verlaufsbericht (F 2100) unverzüglich mitzuteilen. Der Verlaufsbericht ist unverzüglich, insbesondere bei Besonderheiten (§ 16 ÄV), zu erstatten, damit der UVTr seiner gesetzlichen Aufgabe der Steuerung und Überwachung des Heilverfahrens nachkommen kann.
Eine Verlaufsberichterstattung ist entbehrlich, wenn der D-Arzt den Versicherten in eigener allg. HB behält, da durch ihn keine Überwachung seiner eigenen Behandlung erfolgt. Nur wenn ein D-Arzt, der bisher allg. HB durchgeführt hat, die Einleitung einer bes. HB für erforderlich hält, erstattet er einen Verlaufsbericht F 2100 und füllt die entsprechenden Punkte zur bes. HB dieses Berichtes aus. Der Bericht wird in diesem Fall nach Nr. 115 vergütet.

Zu Abs. 3
Der behandelnde Arzt kann eine Nachschau zwar jederzeit von sich aus beim D-Arzt veranlassen. Diese sollte aber grundsätzlich nur beim zuweisenden D-Arzt erfolgen. Eine Nachschau ist erforderlich, wenn Besonderheiten im Behandlungsverlauf eintreten (§ 16 ÄV).

Rechtsprechung:
▶ **Ausübung des öffentlichen Amtes als D-Arzt; Ausstellung einer ärztlichen Verordnung bei der Nachschau**
Auch bei der Nachschau obliegen dem D-Arzt öffentlich-rechtliche Aufgaben, soweit es (nur) um die Frage geht, ob der Verletzte in allg. HB bleibt. Der D-Arzt haftet daher nicht persönlich, sondern allein der UVTr im Rahmen der Amtshaftung. Ärztliche Verordnungen stehen der Ausübung eines öffentlichen Amtes bei der Nachschau nicht grundsätzlich entgegen. Die ergänzende Verordnung z.B. einer Rheumasalbe führt nicht dazu, dass der Arzt den Patienten in eine eigene HB übernommen hat.
Aktenzeichen: OLG Frankfurt, 25.05.2010, AZ: 14 U 84/09
Entscheidungsjahr: 2010

§ 30 nicht besetzt

Arbeitshinweise der UVTr

Früheres H-Arztverfahren §§ 30 bis 35 ÄV seit 01.01.2016 nicht besetzt

Hinweis:
Das H-Arzt-Verfahren ist zum 31.12.2015 weggefallen. Alle den H-Arzt betreffenden Vorschriften treten außer Kraft.
Ehemalige H-Ärzte sind am ÄV nur noch beteiligt, wenn sie an der vertragsärztlichen Versorgung teilnehmen (§ 4 Abs. 1 ÄV). Für sie gelten die Vorschriften des ÄV wie für alle anderen „Nicht-D-Ärzte". Die bis zum 31.12.2015 begonnenen Behandlungen können jedoch noch bis zum Eintritt der Arbeitsfähigkeit, längstens bis 31.01.2016 nach den alten H-Arzt-Vorschriften fortgeführt werden.
Besteht darüber hinaus noch Behandlungsbedürftigkeit, ist eine Vorstellung beim D-Arzt erforderlich, es sei denn, der UVTr hat zuvor im Einzelfall einer Weiterbehandlung durch den ehemaligen H-Arzt ausdrücklich zugestimmt.

§ 31 nicht besetzt

§ 32 nicht besetzt

§ 33 nicht besetzt

§ 34 nicht besetzt

§ 35 nicht besetzt

§ 36 nicht besetzt

§ 37 Verletzungsartenverfahren und Schwerstverletzungsartenverfahren

(1) In Fällen, in denen eine Verletzung nach dem Verletzungsartenverzeichnis (siehe Anhang 1) vorliegt, hat der behandelnde Arzt dafür zu sorgen, dass der Unfallverletzte unverzüglich in ein von den Landesverbänden der DGUV am Verletzungsartenverfahren (VAV) beteiligtes Krankenhaus überwiesen wird. Bei Vorliegen einer in den Erläuterungen zum Verletzungsartenverzeichnis mit „(S)" gekennzeichneten Verletzungen erfolgt die Überweisung nach Satz 1 in ein von den Landesverbänden der DGUV am Schwerstverletzungsartenverfahren (SAV) beteiligtes Krankenhaus.

(2) Der an diesem Krankenhaus tätige Durchgangsarzt erstattet einen Durchgangsarzt-Bericht nach Formtext F 1000 und entscheidet nach Art oder Schwere der Verletzung, ob eine stationäre oder ambulante Behandlung erforderlich ist. Er kann die Behandlung ambulant durchführen, den zuweisenden oder einen anderen qualifizierten Arzt mit der ambulanten Behandlung beauftragen.

(3) Eine Überweisung nach Absatz 1 Satz 1 ist in den in den Erläuterungen zu Nummer 8 des Verletzungsartenverzeichnisses mit einem „(V)" gekennzeichneten Fällen dann nicht erforderlich, wenn es sich bei dem behandelnden Arzt um einen Handchirurgen handelt, der an der Behandlung Unfallverletzter von einem Landesverband der DGUV beteiligt ist. In den in den Erläuterungen zu Nummer 8 mit einem „(S)" gekennzeichneten Fällen braucht eine Überweisung nach Absatz 1 dann nicht zu erfolgen, wenn die Behandlung in einer von den Landesverbänden der DGUV beteiligten handchirurgischen Spezialeinrichtung erfolgt. Im Übrigen bleiben die Überweisungspflichten nach Absatz 1 unberührt.

(4) Der Arzt nach Absatz 2 Satz 2 oder der behandelnde Handchirurg nach Absatz 3 berichtet dem Unfallversicherungsträger unverzüglich über Übernahme, Verlauf und Abschluss der Behandlung. Die Berichte sind zu vergüten. Die Vergütung der ärztlichen Leistungen erfolgt bei ambulanter Behandlung unmittelbar durch den Unfallversicherungsträger nach den Gebührensätzen der besonderen Heilbehandlung.

Arbeitshinweise zu § 3 (Ausschnitt)
Das Verletzungsartenverzeichnis bezieht sich mit den Ziffern 1 bis 10 prinzipiell auf die Akutphase nach dem Unfall, die mit einem Zeitraum von 4 Monaten ab Unfalltag festgelegt ist. Nach Ablauf dieser Frist gelten die Regelungen des § 37 mit Ausnahme der Nr. 11 nicht mehr. In Ziffer 11 werden Komplikationen beschrieben, die sowohl innerhalb der ersten vier Monate nach dem Unfall als auch später im Behandlungsverlauf auftreten können. Treten Komplikationen nach Ziffer 11 auf, sind diese zu jedem Zeitpunkt als SAV - Verletzungen zu behandeln. Als Kinder im Sinn dieser Anforderungen gelten Personen bis zur Vollendung des 15. Lebensjahres.
§ 37 regelt die Vorstellungspflichten von Ärzten, die nicht an einem zu den beiden Verfahren (Verletzungsartenverfahren (VAV) / Schwerstverletzungsartenverfahren (SAV)) beteiligten Krankenhaus tätig sind. Danach sind Unfallverletzte bei den in Anlage 1 zum Ärztevertrag genannten Fällen unverzüglich

III. Besondere Regelungen für die Heilbehandlung (HB) bei Arbeitsunfällen

an einem der für diese Verfahren zugelassenen Krankenhäusern vorzustellen. (Siehe dazu auch die besonderen Vereinbarungen nach der Rahmenvereinbarung mit der Deutschen Krankenhausgesellschaft über die Behandlung von Versicherten der Träger der GUV)
Aktuelle Version des Verzeichnisses nach Anlage 1„Verletzungsartenverzeichnis mit Erläuterungen unter Einschluss des Schwerstverletzungsartenverfahrens (überarbeitete Version 2.0, Stand 1. Juli 2018)"
Der an dem zu dem jeweiligen Verfahren zugelassenen Krankenhaus tätige D-Arzt entscheidet nach Art und Schwere der Verletzung ob eine stationäre oder ambulante Behandlung erforderlich ist. Er kann die Behandlung ambulant durchführen oder den zuweisenden oder einen anderen qualifizierten Arzt mit der ambulanten Behandlung beauftragen. Dieser Arzt muss nicht zwangsläufig ein D-Arzt (Formulierung „qualifizierter Art") sein. Der UV- Träger ist von dem an diesem Krankenhaus tätigen D-Arzt mit D-Bericht zu informieren. Dies erfolgt unabhängig davon, ob der zuweisende Arzt bereits einen D-Bericht erstellt hat.
Nach § 51, Abs. 3 ÄV besteht bei einem Verstoß gegen die Vorstellungspflichten nach § 37 ÄV kein Vergütungsanspruch. Die Behandlung einer vital bedrohlichen Verletzung (z. B. Milzzerreißung) oder einer hoch dringlich zu versorgenden Verletzung (z.B. Muskelkompressionssyndrom) hat selbstverständlich Vorrang vor den Regelungen der Vorstellungspflicht im Verletzungsartenverfahren (VAV) und im Schwerstverletzungsartenverfahren (SAV). In diesen Fällen erfolgt die Verlegung in ein zugelassenes Krankenhaus zum frühestmöglichen Zeitpunkt.
Zu vergüten sind auch die sofort notwendigen Maßnahmen der Erstversorgung (§ 9 Ärztevertrag). Dazu gehören z.B. die Notfallversorgung, Transportfähigkeit herstellen, Verband, ärztlichen Maßnahmen, die keinen Aufschub dulden, etc.
Auch für niedergelassene D-Ärzte mit Belegarzttätigkeit, oder Ärzte anderer Fachabteilungen an den zugelassenen Krankenhäusern (z.B. Orthopädische Abteilung) besteht Vorstellungspflicht. Sie sind nicht berechtigt, die Operation (auch nicht auf der Belegabteilung) durchzuführen. Eine Ausnahme besteht dann, wenn der zugelassene D-Arzt den Auftrag dazu erteilt hat.

Besondere Stellung des Handchirurgen
Eine Ausnahme von der Vorstellungspflicht im Verletzungsartenverfahren (VAV) gilt nach Abs. 3, wenn es sich bei dem behandelnden Arzt (niedergelassen oder an einem Krankenhaus tätig) um einen Handchirurgen handelt, der an der Behandlung Unfallverletzter von einem DGUV-LV beteiligt ist. Diese Ärzte sind im UV-Net/Leistungen/Ärzte und Psychotherapeuten/Handchirurgen (§ 37) genannt. Diese Handchirurgen sind berechtigt, Verletzungen die nach Nr. 8 des Verzeichnisses mit „V" gekennzeichnet sind, zu behandeln.
...
Für alle anderen in Nr. 8 aufgeführten Fälle, die mit einem „S" gekennzeichnet sind gilt diese Ausnahme nicht. Fälle des Schwerstverletzungsartenverfahren (SAV) sind beteiligten Kliniken am SAV sowie handchirurgischen Spezialeinrichtungen (SAV-Hand) vorbehalten. Für diese Fälle besteht für die Handchirurgen die zum VAV-Verfahren zugelassen sind, auch die Vorstellungspflicht.
D-Ärzte, die gleichzeitig Handchirurg sind und nicht über eine der genannten Zulassungen der MdE verfügen, sind Vorstellungspflichtig.

Kommentar
Im Verletzungsartenverfahren (VAV) wird sichergestellt, dass der Unfallverletzte bei besonderen schweren Verletzungen (s. Anlage 1) unverzüglich einer bes. unfallmedizinischen Behandlung zugeführt wird. Diese Behandlung wird stationär oder auch ambulant in VAV-Krankenhäusern durchgeführt, die von den DGUV-LVen anerkannt sind. Während des VAV ist die Durchführung der allg. HB nicht möglich.
Das DGUV-Rdschr. 0284/2015 vom 23.07.2015 konkretisiert den Begriff der „Akutstationären Versorgung" im Zusammenhang mit dem VAV und SAV. Danach gelten die Regelungen (Vorstellungspflicht, Rahmenvereinbarung, etc.) grundsätzlich 4 Monate ab dem Unfalltag. Dies bedeutet, dass eine Vorstellungspflicht in einem DAV/VAV/SAV-Krankenhaus nicht mehr besteht, wenn der Zeitraum von 4 Monaten überschritten wird. Zu beachten ist aber weiterhin § 27 Abs. 3 ÄV, in dem die D-Arzt-Vorstellungspflicht bei einer Wiedererkrankung verankert ist. Nach Ablauf der 4 Monate entschied bisher der UVTr, in welcher Einrichtung und Versorgungsstufe die stationäre Behandlung erfolgt. Diese Entscheidungsfreiheit wurde durch die Einführung eines VAV/SAV-Komplikationsartenkataloges Verletzungsartenverzeichnis eingeschränkt.
Das VAV für Kinder (VAV-Kind) wurde überarbeitet und mit DGUV-Rdschr. 0184/2017 vom 27.04.2017 bekannt gegeben.

U. a. erfolgt darin die Definition „Kind"; dies sind Personen bis zur Vollendung des 15. Lebensjahres. Zu beachten ist, dass auch schon zu einem früheren Zeitpunkt das Wachstum abgeschlossen sein kann und § 7 Abs.1 Nr.1 SGB VIII den Kinderbegriff bis zur Vollendung des 14. Lebensjahres definiert.

Zu Abs. 1

Mit dem DGUV-Rdschr - 0519/2012 vom 03.12.2012 zur „Neuordnung der stationären Heilverfahren zum 1. Januar 2013" wurden neben dem VAV mit dem „stationären DAV" und dem „SAV" zwei weitere Verfahren eingeführt. In einem vom zuständigen DGUV-LV am DAV beteiligten Krankenhaus dürfen alle Arbeitsunfallverletzungen (stationär) behandelt werden, die nicht zu einer Zuweisung in ein VAV-/SAV-Krankenhaus verpflichten.

Mit dem VAV oder SAV wird sichergestellt, dass der Unfallverletzte unverzüglich in einem für das jeweilige Verfahren zugelassenem Krankenhaus ambulant oder stationär behandelt wird.

Das Verletzungsartenverzeichnis des Anhangs 1 des ÄV zeigt auf, bei welchen Verletzungen eine Vorstellung in einem Krankenhaus mit der Zulassung zum VAV bzw. zum SAV zu erfolgen hat.

Auf die besonderen Verlegungsregelungen nach § 4 Abs. 1 und 2 der Rahmenvereinbarung mit der Deutschen Krankenhausgesellschaft (Rahmen-Vereinbarung DKG) über die Behandlung von Versicherten der UVTr wird besonders hingewiesen.

Nach § 51, Abs. 3 ÄV besteht bei einem Verstoß gegen die Vorstellungspflichten nach § 37 ÄV kein Vergütungsanspruch. Dies gilt gemäß Rahmen-Vereinbarung DKG seit der Einführung des SAV zum 01.01.2014 auch für dieses Verfahren. Das DGUV-Rdschr 0284/2015 vom 23.07.2015 konkretisiert den Begriff der „Akutstationären Versorgung" im Zusammenhang mit dem stationären DAV, dem VAV und dem SAV. Danach beträgt die Dauer der akutstationären Versorgung im Sinne der DAV/VAV/SAV-Anforderungen grundsätzlich 4 Monate ab dem Unfalltag. Innerhalb dieser Zeit gelten die Vorstellungspflichten gemäß § 37 Abs. 1 ÄV und § 4 Abs. 1 und 2 Rahmen-Vereinbarung DKG. Die akutstationäre Behandlung durch einen Belegarzt in einem „nicht" zum DAV/VAV/SAV zugelassenen Krankenhaus ist nur mit vorheriger Genehmigung durch den UVTr möglich.

Die DGUV bestätigt im Rdschr 0127/2016 vom 21.03.2016, dass der niedergelassene D- Arzt, der Belegbetten in einem zugelassenen Krankenhaus (DAV, VAV, SAV) hat, Versicherte dort in der jeweiligen Versorgungsstufe stationär behandeln und operieren darf. Voraussetzung ist aber, dass er über die Zusatzbezeichnung „spezielle Unfallchirurgie" verfügt. Diese Regelung gilt auch, wenn nur eine OP nach dem „kleinen OP-Katalog" geplant ist, die ambulant auch von einem D-Arzt ohne „spezielle Unfallchirurgie" durchgeführt werden darf.

In den DGUV-Rdschr LV Mitte D 7/2016 vom 18.08.2016 und LV Südost D 11/2016 vom 17.08.2016 werden Möglichkeiten der belegärztlichen (stationären) Behandlung im Rahmen des D-Arzt-Verfahrens aufgezeigt.

Liegt eine SAV-/VAV-Verletzung vor, so ist ein niedergelassener D-Arzt mit Belegarzttätigkeit verpflichtet, den Versicherten dem D-Arzt an einem zum SAV-/VAV-Verfahren beteiligten Krankenhaus vorzustellen. Er ist nicht berechtigt, die OP auf der Belegabteilung durchzuführen.

Auch in diesem Fall entscheidet der an diesem Krankenhaus tätige D-Arzt nach § 37 Abs. 2 ÄV. Für weitere Konstellationen wird auf die obigen DGUV-Rdschr verwiesen.

Zu Abs. 2

Selbst wenn der zuweisende D-Arzt bereits einen D-Bericht erstattet hat, so ist der die Behandlung übernehmende D-Arzt des VAV-/SAV-Krankenhauses hierzu auch verpflichtet.

In Satz 2 wird nur das Wort „Arzt" und nicht das Wort D-Arzt verwandt. Dies bedeutet, dass bei VAV-/SAV-Verletzungen auch ein Arzt ohne D-Arzt-Zulassung mit einer „ambulanten" Behandlung beauftragt werden darf.

Mit DGUV-Rdschr. 0284/2015 vom 23.07.2015 wird darauf hingewiesen, dass VAV- und SAV-Verletzungen primär nicht durch Belegärzte zu behandeln, sondern dem am VAV-/SAV-Krankenhaus tätigen D-Arzt vorzustellen sind. Nur dieser ist berechtigt, den Versicherten einen am „selben" Krankenhaus tätigen Belegarzt zuzuweisen. Folglich ist die Zuweisung an einen Belegarzt eines „anderen" Krankenhauses nicht zulässig. Erfolgt eine unzulässige Zuweisung, so hat der Belegarzt keinen Vergütungsanspruch im Sinne des Abs. 4 Satz 3.

Die DGUV hat im Rdschr. 0127/2016 vom 21.03.2016 klargestellt, dass der niedergelassene D-Arzt, der Belegbetten in einem zugelassenen Krankenhaus (DAV, VAV, SAV) hat, über die Zusatzbezeichnung „spezielle Unfallchirurgie" verfügen muss. Ein Belegarzt ohne Zusatzbezeichnung hat damit keinen Vergütungsanspruch im Sinne des Abs. 4 Satz 3.

Zu Abs. 3
Die spezielle Ausnahmeregelung von der VAV-Vorstellungspflicht für einen zugelassenen Handchirurgen muss auch für einen niedergelassenen D-Arzt bzw. einen D-Arzt an einem DAV-Krankenhaus gelten, wenn dieser über die Zusatzbezeichnung „Handchirurg" verfügt. Ein Handchirurg, der nicht nach Abs. 3 zugelassen ist bzw. über keinen D-Arzt-Status verfügt, ist immer zur Vorstellung gemäß §§ 26 und 37 Abs. 1 ÄV verpflichtet.

Zu Abs. 4
Der beauftragte Arzt übernimmt eigenverantwortlich die Behandlung vom zuweisenden D-Arzt und ist damit kein Mitbehandler im Sinne des § 12 ÄV, so dass die von ihm zu erstattenden Berichte auch nicht gemäß § 61 Abs. 2 ÄV Bestandteil der Leistung sind. Dies wird auch durch Satz 2 deutlich, der die Vergütung seiner Berichte festschreibt.
Wenn für den Arzt ein (Erst)Bericht vertraglich vereinbart ist (z.B. HNO-/Augenarzt, Handchirurg), so ist dieser bei der Behandlungsübernahme zu verwenden. Alle Berichte sind unverzüglich, insbesondere bei Besonderheiten (§ 16 ÄV), zu erstatten, damit der UVTr seiner gesetzlichen Aufgabe der Steuerung und Überwachung des Heilverfahrens HV nachkommen kann. Gemäß § 57 Abs. 3 ÄV gilt ein Bericht als „unverzüglich" erstattet, wenn er innerhalb von 8 Tagen den UVTr erreicht. Geht dieser später ein, so verliert der Arzt den in Satz 2 verankerten Vergütungsanspruch. Durch die Vergütungsregelung in Satz 3 wird vermieden, dass der Arzt mit dem Unfallverletzten einen privatärztlichen Behandlungsvertrag abschließt oder private Zusatzleistungen (IGeL) vereinbart.
Dem UVTr ist es nicht gestattet, die Leistungen des vom D-Arzt nach Abs. 2 beauftragten Arztes auf die Sätze der allg. HB zu reduzieren.

§ 38 Feststellung der Transportunfähigkeit
Hält der behandelnde Arzt den Unfallverletzten für transportunfähig, so hat er darüber auf Verlangen des Unfallversicherungsträgers eine Bescheinigung, in der die Transportunfähigkeit zu begründen ist, auszustellen.

Kommentar
Die Verlegungspflicht in ein VAV-/SAV-Krankenhaus (§ 37 Abs. 1 ÄV) besteht nur bei Transportfähigkeit des Unfallverletzten. Von einer Transportunfähigkeit ist insbesondere dann auszugehen, wenn durch den Transport die Gefahr einer wesentlichen Verschlimmerung des Leidens oder gar eine Lebensgefahr ausgeht. Der Arzt muss dem UVTr darlegen, aus welchen medizinischen Gründen eine Verlegung nicht oder nicht bereits zu einem früheren Zeitpunkt erfolgte. Dabei sind nicht nur unfallbedingte Gesundheitsschäden, sondern auch unfallfremde Erkrankungen maßgebend. Die Bescheinigung, für die kein gesonderter Vordruck vereinbart wurde, wird nach Nr. 144 vergütet.

IV. Regelungen bei Augen- und Hals-Nasen-Ohren-Verletzungen

§ 39 Überweisungspflicht an den Augen-/HNO-Arzt
(1) Bei Vorliegen einer Verletzung im Bereich von Augen oder Hals, Nasen, Ohren ist der Arzt verpflichtet, den Unfallverletzten unverzüglich einem entsprechenden Facharzt zur Untersuchung vorzustellen.
(2) Diese Vorstellung ist nicht erforderlich, wenn sich durch die vom zuerst in Anspruch genommenen Arzt geleistete Erstbehandlung eine weitere fachärztliche Behandlung erübrigt.

Arbeitshinweise der UVTr (MERKE) zu §§ 39, 40
- Augen- und HNO-Ärzte können keine bes. HB einleiten. Werden Augen- oder HNO-Verletzungen nur von einem Augen- oder HNO-Arzt behandelt, so kann diese Behandlung somit nur nach den Sätzen der allg. HB abgerechnet werden.
- Werden Augen- oder HNO-Ärzte vom D-Arzt oder Handchirurgen nach § 37 Abs. 3 zur Klärung der Diagnose und/oder zur Mitbehandlung nach § 12 hinzugezogen, so sind die Leistungen entspr. der Einstufung des Behandlungsfalles durch den D-Arzt oder Handchirurgen (Gebührensätze der allgem. oder bes. HB) abzurechnen. Daneben kann der UVTr nach § 11 Abs. 1 bes. HB einleiten, wenn dies nach Art oder Schwere der Verletzung erforderlich ist.
- Augen- und HNO-Ärzte sind bei isolierten Augen- und HNO-Verletzungen von der Pflicht zur Vorstellung des Versicherten beim D-Arzt befreit.

Kommentar
Zu Abs. 1
Die Überweisungsverpflichtung zu einem HNO- oder Augenarzt besteht grundsätzlich sowohl bei isolierten Verletzungen, als auch bei Begleitverletzungen im Bereich von Augen oder Hals, Nasen, Ohren (z.B. nach komplexe Mittelgesichtsfrakturen, SHT etc.). Der HNO- oder Augenarzt unterliegt bei isolierten Verletzungen auf seinem Fachgebiet nicht der Vorstellungspflicht bei einem D-Arzt (§ 26 Abs. 2 ÄV).

Fallgruppe 1: „isolierte Verletzung"
Bei schweren isolierten Verletzungen sollte der HNO-/Augenarzt beim UVTr umgehend eine schriftliche Vergütungszusage für die höheren Sätze der bes. HB ab Behandlungsbeginn einholen. Erforderliche stationäre oder ambulante operative Eingriffe, verletzungsbedingte lang andauernde Behandlungs- und AU-Zeiten oder eine wahrscheinlich verbleibende messbare Minderung der Erwerbsfähigkeit (MdE) (mindestens 10 vom Hundert) über die 26. Woche nach Unfall hinaus sollten den UVTr zu einer positiven Vergütungszusage bewegen.

Fallgruppe 2: „Begleitverletzung"
Bei einer Begleitverletzung wird der HNO-/Augenarzt entweder
a) mittels Formtext F 2902 zur Mitbehandlung/Diagnoseklärung hinzugezogen (§ 12 ÄV),
b) durch einen Belegarzt zur Konsiliaruntersuchung/Mitbehandlung hinzugezogen (§ 56 Abs. 3 ÄV) oder
c) mit der Weiterbehandlung durch Zusendung des D-Berichtes beauftragt (§ 37 Abs. 2 ÄV).
Die Einleitung des Heilverfahrens und die Einstufung in allg. oder bes. HB erfolgten bereits vom hinzuziehenden bzw. beauftragenden D-Arzt/Belegarzt und sind für den HNO-/Augenarzt verbindlich.

Zu Abs. 2
Der Abs. 2 stellt die einzige Ausnahme von der Überweisungspflicht des Abs. 1 dar. Nur wenn die Behandlung im HNO- oder Augenbereich durch die einmalige Erstversorgung durch einen Nichtfacharzt (z. B. Haus- oder D-Arzt) beendet ist, besteht keine Überweisungspflicht gemäß Abs. 1.
Bei einem Unfallverletzten, der eine isolierte HNO-/Augenverletzung hat und ggf. überwiesen wurde, leitet der HNO-/Augenarzt das Heilverfahren selbst ein und führt dieses in allg. HB durch. Die generelle Überweisungspflicht des § 39 ÄV gilt auch für D-Ärzte und ist bei isolierten Verletzungen in § 26 Abs. 2 ÄV speziell geregelt; ein D-Bericht ist in diesen Fällen nicht zu erstatten (§ 27 Abs. 2 ÄV).

§ 40 Berichterstattung des Augen-/HNO-Arztes
(1) Der Augen- oder HNO-Arzt untersucht und behandelt den Unfallverletzten auf seinem Fachgebiet und erstattet dem Unfallversicherungsträger unverzüglich ohne besondere Anforderung den Augenarztbericht nach Formtext F 1030 bzw. den Hals-Nasen-Ohren-Arzt-Bericht nach Formtext F 1040 und übersendet der Krankenkasse die den datenschutzrechtlichen Belangen angepasste Durchschrift des Berichtes, sofern der Unfallverletzte Mitglied einer gesetzlichen Krankenkasse ist.
(2) Abs. 1 gilt auch bei Wiedererkrankungen.

Arbeitshinweise der UVTr (MERKE) zu §§ 39, 40
- Augen- und HNO-Ärzte können keine bes. HB einleiten. Werden Augen- oder HNO-Verletzungen nur von einem Augen- oder HNO-Arzt behandelt, so kann diese Behandlung somit nur nach den Sätzen der allg. HB abgerechnet werden.
- Werden Augen- oder HNO-Ärzte vom D-Arzt oder Handchirurgen nach § 37 Abs. 3 zur Klärung der Diagnose und/oder zur Mitbehandlung nach § 12 hinzugezogen, so sind die Leistungen entspr. der Einstufung des Behandlungsfalles durch den D-Arzt oder Handchirurgen (Gebührensätze der allgem. oder bes. HB) abzurechnen. Daneben kann der UVTr nach §11 Abs. 1 bes. HB einleiten, wenn dies nach Art oder Schwere der Verletzung erforderlich ist.
- Augen- und HNO-Ärzte sind bei isolierten Augen- und HNO-Verletzungen von der Pflicht zur Vorstellung des Versicherten beim D-Arzt befreit.

Kommentar
In § 40 wurde die HB und Erstberichterstattung bei Unfallverletzten durch den HNO-/Augenarzt gesondert vereinbart. Die Regelung ist auf Berufserkrankte nicht übertragbar. Der HNO-/Augenarzt darf auch bei schweren Körperschäden nur allg. HB einleiten (§§ 10 Abs.1; 11 Abs. 1 ÄV).

Fallgruppe 1: „isolierte Verletzung"
Bei schweren isolierten Verletzungen sollte der HNO-/Augenarzt beim UVTr umgehend eine schriftliche Vergütungszusage für die höheren Sätze der bes. HB ab Behandlungsbeginn einholen. Er-

forderliche stationäre oder ambulante operative Eingriffe, verletzungsbedingte lang andauernde Behandlungs- und AU-Zeiten oder eine wahrscheinlich verbleibende messbare MdE (mindestens 10 vom Hundert) über die 26. Woche nach Unfall hinaus sollten den UVTr zu einer positiven Vergütungszusage bewegen

Fallgruppe 2: „Begleitverletzung"
Bei einer Begleitverletzung wird der HNO-/Augenarzt entweder
a) mittels Formtext F 2902 zur Mitbehandlung/Diagnoseklärung hinzugezogen (§ 12 ÄV),
b. durch einen Belegarzt zur Konsiliaruntersuchung/Mitbehandlung hinzugezogen (§ 56 Abs. 3 ÄV) oder
c. mit der Weiterbehandlung durch Zusendung des D-Berichtes beauftragt (§ 37 Abs. 2 ÄV).
Die Einleitung des HV und die Einstufung in allg. oder bes. HB erfolgten bereits vom hinzuziehenden bzw. beauftragenden D-Arzt/Belegarzt und ist für den HNO-/Augenarzt verbindlich.
Die Erstberichterstattung (auch bei Wiedererkrankung) nach Abs. 1 und 2 ist dann nicht mehr unverzüglich, wenn der Bericht später als acht Werktage beim UVTr eingeht (§ 57 Abs. 3). Werktage sind alle Kalendertage, die nicht Sonn- oder Feiertage sind.
Verlaufsberichte wurden für den HNO-/Augenarzt nicht vereinbart. Besonderheiten (§ 16 ÄV) sind dem UVTr aber spätestens am nächsten Werktag mitzuteilen. Die Mitteilung wird mit Nr. 110 UV-GOÄ vergütet.

V. Verfahren zur Früherfassung berufsbedingter Hauterkrankungen (Hautarztverfahren)

§ 41 Vorstellungspflicht beim Hautarzt

(1) Jeder Arzt ist verpflichtet, einen Versicherten mit krankhaften Hautveränderungen, bei dem die Möglichkeit besteht, dass daraus eine Hauterkrankung durch eine berufliche Tätigkeit im Sinne der BK 5101 der Anlage 1 zur Berufskrankheitenverordnung (schwere oder wiederholt rückfällige Hauterkrankungen) entsteht, wiederauflebt oder sich verschlimmert, unverzüglich einem Hautarzt vorzustellen.

(2) Der Hautarzt untersucht den Versicherten. Er erstattet unverzüglich den Hautarztbericht – Einleitung Hautarztverfahren/Stellungnahme Prävention nach Formtext F 6050 – dem Unfallversicherungsträger und übersendet Durchschriften dem behandelnden Arzt und der Krankenkasse. Der Hautarztbericht F 6050 ist auch zu erstatten, wenn zum Zeitpunkt der Untersuchung bereits der begründete Verdacht auf das Vorliegen einer Berufskrankheit im Sinne der BK-Nr. 5101 besteht.

(3) Der Unfallversicherungsträger teilt dem Hautarzt unverzüglich mit, ob und ab welchem Zeitpunkt Heilbehandlung zulasten des Unfallversicherungsträgers durchzuführen ist.

Arbeitshinweise der UVTr

Alle Ärzte (Betriebsärzte, D-Ärzte, etc.) sind verpflichtet, Verdachtsfälle auf eine Hauterkrankung bei einem Hautarzt vorzustellen. Der Hautarzt erstattet unverzüglich an den UV-Träger und den behandelnden Arzt einen Hautarztbericht (F 6050), keine BK-Anzeige. Gemäß DGUV-Rdschr. 0231/2011 vom 20.05.2011 gilt die Frist des § 57, Abs. 3 nicht für den Hautarztbericht – F 6050. Grund ist, dass mit der Erstattung des Hautarztberichtes keine Behandlung zu Lasten des UV-Trägers eingeleitet wird. Hierfür ist ein Behandlungsauftrag des UV-Trägers erforderlich. Hautarztberichte sind danach auch dann nach Nr. 130 UV-GOÄ zu vergüten, wenn sie nicht innerhalb der in § 57, Abs. 3 genannten Frist vorgelegt werden.
Für die Anzeige einer Hautkrebserkrankung ist der Hautarztbericht nicht zu verwenden und zu erstatten

Kommentar

Zu Abs. 1
Das früher fakultative Hautarztverfahren ist nun fester Bestandteil der allg. oder bes. HB. Jeder behandelnde Arzt, also auch der Werks- oder Betriebsarzt, muss einen Patienten einem Hautarzt vorstellen, wenn er den Verdacht hat, dass eine Hauterkrankung beruflich bedingt ist. Nicht vom Hautarztverfahren erfasst sind die Hautkrebserkrankungen nach den Nrn. 1108 (Arsen), 2402 (ionisierende Strahlen), 5102 (Hautkrebs durch Ruß, Rohparaffin, Teer, Anthrazen, Pech oder ähnliche Stoffe) und 5103 (Plattenepithelkarzinome oder multiple aktinische Keratosen der Haut durch natürliche UV-Strahlung) der BK-Liste.

V. Verfahren zur Früherfassung berufsbedingter Hauterkrankungen (Hautarztverfahren)

Zu Abs. 2
Der untersuchende Hautarzt ist verpflichtet, den UVTr, den GKV-Träger und den behandelnden Arzt zu unterrichten. Durch Satz 3 soll vermieden werden, dass statt eines Hautarztberichtes (F 6050) vom Dermatologen an den UVTr nur eine BK-Anzeige gesandt wird. Der UVTr hat aufgrund seiner (Individual) Präventions- und Behandlungsmöglichkeiten ein Interesse an der zeitnahen Berichtserstattung. Der Hautarztbericht wird mit Nr. 130 UV-GOÄ vergütet. Er ist kein typischer Erstbericht, so dass für ihn gemäß DGUV-Rdschr. 0231/2011 vom 20.05.2011 die Erstattungsfrist des § 57 Abs. 3 AV nicht gilt. Denn im Gegensatz zu anderen Erstberichten liegt zum Zeitpunkt der Erstattung des F 6050 in aller Regel noch kein Behandlungsauftrag vor. Somit kann der Hautarzt noch keine Erstbehandlung zu Lasten des UVTr beginnen. Damit beginnt die Frist ebenfalls nicht.
Der Werks- und Betriebsarzt bzw. niedergelassene Arzt mit der Zusatzbezeichnung „Arbeitsmedizin" oder „Betriebsmedizin" ist ebenfalls dazu berechtigt, den Hautarztbericht zu erstatten. Diese Ärzte dürfen zur Meldung alternativ auch den betriebsärztlichen Gefährdungsbericht F 6060-5151 verwenden, der mit 30 EUR zzgl. Umsatzsteuer vergütet wird.
Der Hautarztbericht darf nicht verwendet werden, um eine möglicherweise beruflich bedingte Hautkrebserkrankung der Nrn. 1108, 2402, 5102 oder 5103 der BK-Liste anzuzeigen. Meldungen dieser Hautkrebserkrankungen sind mit dem Vordruck F 6000 (ärztliche BK-Anzeige) vorzunehmen. Für eventuell erstattete Hautarztberichte besteht daher kein Anspruch auf Vergütung nach Nr. 130, so dass der UVTr in diesen Fällen die Nr. 130 auf die Nr. 149 korrigieren darf.

Zu Abs. 3
Der UVTr ist verpflichtet, mit allen geeigneten Mitteln der Entstehung einer berufsbedingten Hauterkrankung der Nr. 5101 der BK-Liste entgegen zu wirken. Sofern es wahrscheinlich ist, dass arbeitsplatzbezogene Hauteinwirkungen (Schmutz, Nässe, Desinfektionsmittel, Schmierstoffe, Latexhandschuhe etc.) für die Hauterscheinungen der betroffenen Körperregion (z.B. Hände) (mit)ursächlich sind, erteilen die UVTr auf der Grundlage des § 3 BKV schriftlich einen Behandlungsauftrag. Sofern kein Hautarztverfahren eingeleitet wird, ist der Versicherte mit Verwaltungsakt sowie der Hautarzt, der GKV-Träger und bei Einverständnis des Versicherten der Haus-/Werks-/Betriebsarzt zu informieren. Die Kostenübernahme, die in der Regel zeitlich begrenzt ist, erteilt der UVTr gegenüber dem Hautarzt rückwirkend ab dem Tag der Erstkonsultation. Für andere (Haut-)Ärzte gilt die Kostenübernahme nicht. Durch die Kostenübernahme sind insbesondere auch die lichttherapeutischen Behandlungen der Nrn. 565 und 567 (Bade- bzw. Creme-PUVA) abgedeckt. Einer gesonderten Zustimmung des UVTr bedarf es nur beim Einsatz von alitretinoinhaltigen Präparaten (z.B. Toctino®).

§ 42 Wiedervorstellungspflicht

Soweit es aus Gründen der Diagnostik erforderlich ist, hat der Hautarzt den Krankheitsverlauf durch Wiedervorstellung des Versicherten zu überwachen. Er hat unverzüglich den Hautarztbericht – Behandlungsverlauf nach Formtext F 6052 – dem Unfallversicherungsträger zu erstatten und Durchschriften dem behandelnden Arzt und der Krankenkasse zu übersenden.

Kommentar
Der Hautarzt ist verpflichtet, das (eigene) Heilverfahren durch Wiedervorstellungstermine zu überwachen. Der UVTr teilt dem Hautarzt i. d. R. mit, in welchen zeitlichen Abständen eine Wiedervorstellung und Berichterstattung erfolgen soll. Der Hautarztverlaufsbericht F 6052 wird nach Nr. 131 der UV-GOÄ vergütet. Der Hautarzt ist verpflichtet, den UVTr unverzüglich über Besonderheiten im Behandlungsverlauf im Sinne des § 16 ÄV (z. B. mangelnde Mitwirkung des Versicherten, deutliche Verschlechterung des Hautzustandes etc.) zu informieren. Diese Mitteilungen werden mit Nr. 110 der UV-GOÄ vergütet. Behandelt ein anderer Arzt, so ist diesem eine Durchschrift des Hautarztverlaufsberichtes zuzuleiten.

§ 43 Hauttestungen

(1) Der Hautarzt ist berechtigt, Tests durchzuführen, die zur Klärung des Ursachenzusammenhangs zwischen der Hauterkrankung und der beruflichen Tätigkeit erforderlich sind.

(2) Testungen sind auf das für die Erstattung des Hautarztberichts erforderliche Maß zu beschränken. Darüber hinausgehende Testungen bedürfen der Zustimmung des Unfallversicherungsträgers.

Kommentar
Zu Abs. 1
Nur der Hautarzt darf Tests zur Klärung des Ursachenzusammenhangs zwischen der Hauterkrankung und der beruflichen Tätigkeit durchführen. Dem Betriebs-/Werksarzt oder Arbeitsmediziner ist dies nicht gestattet. Im Rahmen der Erstkonsultation(en) sind grundsätzlich nur die Tests auf arbeits-

platzspezifische Allergene erforderlich. Anhalt zum Umfang der notwendigen Testungen bei den verschiedenen Berufsgruppen bieten die Empfehlungen der Fachgesellschaften (z.B. die Deutsche Kontaktallergiegruppe). Die Testergebnisse sind dem UVTr zuzusenden. Abs. 1 deckt Testungen auf weitere, insbesondere außerberufliche Allergene, wie sie z.B. bei einer HVK oder Begutachtung üblich sind, nicht ab (Siehe auch Kommentar **Noeske/Franz** zu § 43 ÄV).

Zu Abs. 2
Das „erforderliche Maß" der arbeitsplatzspezifischen Testungen richtet sich grundsätzlich nach den Empfehlungen der Fachgesellschaften (z.B. Deutsche Kontaktallergiegruppe).
Darüber hinausgehende Tests, wie z.B. mit patienteneigenen Substanzen (Siehe Nr. 379 und DGUV-Rdschr. Nr. 0257/2010 vom 05.05.2010), bedürfen der vorherigen Zustimmung oder Beauftragung durch den UVTr. Die Testergebnisse sind unverzüglich bzw. bereits mit dem Hautarztbericht (F 6050) zuzusenden.
Mit DGUV-Rdschr. Nr. 0133/2013 vom 09.04.2013 wurde unter 2. ein Indikationskatalog für die Testungen bei der BK Nr. 5101 veröffentlicht. Demnach kann eine Indikation bei Epikutantests zur Dokumentation von besonders heftigen einzelnen oder kombinierten Reaktionen (Angry back) gegeben sein. Das Gleiche gilt für Reaktionen auf die Testung von Berufsstoffen, einschließlich von Testungen mittels Verdünnungsreihen oder von Berufssubstanzen.

VI. Berufskrankheiten

§ 44 Ärztliche Anzeige einer Berufskrankheit

(1) Hat ein Arzt den begründeten Verdacht, dass bei einem Versicherten eine Berufskrankheit besteht, so erstattet er dem Unfallversicherungsträger unverzüglich die nach § 202 SGB VII vorgesehene Anzeige.

(2) Der Arzt hat den Versicherten über den Inhalt der Anzeige zu unterrichten und ihm den Unfallversicherungsträger und die Stelle zu nennen, denen er die Anzeige übersendet (vgl. § 202 Satz 2 SGB VII).

Kommentar
Die DGUV führt in ihren Erläuterungen zur ärztlichen Anzeige bei begründetem Verdacht auf das Vorliegen einer Berufskrankheit (BK) unter anderem folgendes aus:
I.1.1 … Jeder Arzt (Zahnarzt, Hausarzt etc.) ist nach § 202 SGB VII gesetzlich verpflichtet, die BK-Anzeige zu erstatten, und zwar auch dann, wenn der Versicherte widerspricht; er kann nur davon absehen, wenn er definitiv weiß, dass diese BK bereits ärztlich gemeldet ist…
I.1.2 … Die BK-Anzeige ist zu erstatten, wenn der ärztlich begründete Verdacht besteht, dass eine BK im Sinne der Liste (Anlage der BK-Verordnung) vorliegt. Eine BK-Anzeige bzw. Meldung für die Fälle des § 9 Abs. 2 SGB VII kann nur mit dem Einverständnis des Versicherten erstattet werden…
… Ein begründeter Verdacht liegt vor, wenn die Krankheitserscheinungen mit den zu erfragenden persönlichen Arbeitsbedingungen in einem Zusammenhang stehen könnten (z. B. Handekzeme bei Maurern, Malern, Krankenschwestern, Reinigungspersonal; Rhinopathie bei Tierpflegern, Bäckern; Schwerhörigkeit bei Schmieden, z. B. früherer Umgang mit Asbest; Voraussetzung ist, dass Stoffe verwendet wurden/Einwirkungen vorlagen, die mit der Erkrankung in eine Wechselbeziehung gebracht werden können)…

Der behandelnde Arzt ist auch verpflichtet, dem UVTr eine entsprechende Anzeige über das Vorliegen einer BK zu erstatten und dabei die BK-Ziffer anzugeben. Die Merkblätter und wissenschaftlichen Begründungen zu den einzelnen BKen können dem Internetauftritt der Bundesanstalt für Arbeitsschutz und Arbeitsmedizin entnommen werden (http://www.baua.de/ de/Themen-von-A-Z/BKen/ Dokumente/Merkblätter.html).
Durch die Erstattung der ärztlichen BK- Anzeige wird kein Heilverfahren zu Lasten eines UVTr eingeleitet, so dass die vorherigen Beratungen, Untersuchungen, Testungen etc. nicht mit dem UVTr abgerechnet werden können.
Da der Arzt auch verpflichtet ist, entsprechende Konsiliarbefunde, Laborergebnisse, radiologische Berichte etc. der ärztlichen BK-Anzeige beizufügen, kann je Kopie zusätzlich die Nr. 191 abgerechnet werden.
Die Erstattung einer ärztlichen Anzeige für eine Haut-BK(Nr. 5101 der BK-Liste) ist nicht erforderlich und zweckmäßig, wenn zeitgleich durch die Übersendung eines Hautarztberichtes (F 6050) ein Hautarztverfahren nach § 3 BKV eingeleitet wird.
Für die ärztliche BK-Anzeige ist der Formtext F 6000 vorgesehen. Sie wird nach Nr. 141 vergütet und unterliegt der Umsatzsteuerpflicht.

„Die entsprechenden Gesetzestexte lauten:
§ 202 SGB VII Anzeigepflicht von Ärzten bei Berufskrankheiten
„Haben Ärzte oder Zahnärzte den begründeten Verdacht, dass bei Versicherten eine Berufskrankheit besteht, haben sie dies dem Unfallversicherungsträger oder der für den medizinischen Arbeitsschutz zuständigen Stelle in der für die Anzeige von Berufskrankheiten vorgeschriebenen Form (§ 193 Abs. 8) unverzüglich anzuzeigen. § 193 Abs. 7 Satz 3 und 4 gilt entsprechend."

§ 193 Pflicht zur Anzeige eines Versicherungsfalles durch die Unternehmer
(7) Satz 3 und 4:
„Wird eine Berufskrankheit angezeigt, sendet der Unfallversicherungsträger eine Durchschrift der Anzeige unverzüglich der für den medizinischen Arbeitsschutzzuständigen Landesbehörde. Wird der für den medizinischen Arbeitsschutz zuständigen Landesbehörde eine Berufskrankheit angezeigt, übersendet sie dem Unfallversicherungsträger unverzüglich eine Durchschrift der Anzeige."
(8) „Das Bundesministerium für Gesundheit und Soziales bestimmt durch Rechtsverordnung im Einvernehmen mit dem Bundesministerium für Wirtschaft und Arbeit und mit Zustimmung des Bundesrates den für Aufgaben der Prävention und der Einleitung eines Feststellungsverfahrens erforderlichen Inhalt der Anzeige, ihre Form und die Art und Weise ihrer Übermittlung sowie die Empfänger, die Anzahl und den Inhalt der Durchschriften."

BK im Sinne des Gesetzes
Anmerkung: Nicht jede im Beruf erworbene Erkrankung ist eine BK. Eine BK ist vielmehr an bestimmte Voraussetzungen gebunden: Definition der BK gem. § 9 SGB VII
(1) „BKen sind Krankheiten, ... die Versicherte infolge einer den Versicherungsschutz begründenden Tätigkeit (nach § 2,3 oder 6 SGB VII) erleiden." Durch die Bundesregierung werden solche Krankheiten als BKen bezeichnet, „die nach den Erkenntnissen der medizinischen Wissenschaft durch besondere Einwirkungen verursacht sind, denen bestimmte Personengruppen durch ihre versicherte Tätigkeit in erheblich höherem Grade als die übrige Bevölkerung ausgesetzt sind; ..."
(2) „Die UVTr haben eine Krankheit, die nicht in der Rechtsverordnung bezeichnet ist oder bei der die dort bestimmten Voraussetzungen nicht vorliegen, wie eine BK ... anzuerkennen, sofern im Zeitpunkt der Entscheidung nach neuen Erkenntnissen der medizinischen Wissenschaft die Voraussetzungen für eine Bezeichnung nach Abs. 1 Satz 2 erfüllt sind."

§ 45 Mitteilung über die Einleitung einer Behandlung bei Berufskrankheiten (BKen)

Der Unfallversicherungsträger teilt dem anzeigenden Arzt unverzüglich mit, ob und ab welchem Zeitpunkt Heilbehandlung zulasten des Unfallversicherungsträgers durchzuführen ist.

Kommentar
Zunächst prüft der UVTr erst das Vorliegen der arbeitstechnischen und medizinischen Voraussetzungen der BK, bevor er eine Behandlung zu seinen Lasten einleitet. Da diese Prüfung längere Zeit in Anspruch nimmt, erhalten der meldende Arzt und der GKV-Träger i.d.R. vom UVTr die Mitteilung, dass kein Heilverfahren eingeleitet wird. Die Behandlung erfolgt damit weiterhin zu Lasten des GKV-Trägers oder des Versicherten. Der meldende Arzt selbst ist nicht berechtigt, bei einer möglichen BK ein Heilverfahren zu Lasten des UVTr einzuleiten.
Der UVTr wird, wenn eine BK vorliegt, grundsätzlich allg. HB einleiten und dies dem Arzt mitteilen. Die Einleitung bes. HB erfolgt, wenn dies nach der Art und Schwere der Erkrankung erforderlich ist, vgl. § 11 Abs. 1 u. 2 ÄV. Dies ist bei einer BK mit MdE in rentenberechtigendem Grad (20% und mehr) oder schwerem Erkrankungsverlauf (Silikose, Asbestose, Mesotheliom etc.) regelhaft der Fall. Übernimmt der UVTr die Kosten der HB, so ist der GKV-Träger des Betroffenen darüber zu informieren. Dies gilt auch bei vorbeugenden Behandlungskostenübernahme zur Verhinderung des Eintretens einer BK im Sinne des § 3 BKV (z.B. hautärztliche Behandlung).

VII. Auskünfte, Berichte, Aufzeichnungen, Gutachten

§ 46 Auskunftspflicht des Arztes

(1) Der Arzt, der die Erstversorgung geleistet oder den Versicherten behandelt hat (§ 34 SGB VII), erstattet dem Unfallversicherungsträger die Auskünfte, Berichte und Gutachten, die dieser im Vollzuge seiner gesetzlichen Aufgaben von ihm einholt (§ 201 SGB VII). Die Auskunftspflicht nach § 201 SGB VII beschränkt sich auf die Daten über die Behandlung und den Zustand des Versicherten sowie andere personenbezogene Daten, soweit sie für Zwecke der Heilbehandlung und die Erbringung sonstiger Leistungen einschließlich Überprüfung der Leistungsvoraussetzungen und Abrechnung der Leistungen erforderlich sind.

(2) Die Auskunftspflicht der Ärzte, die nicht an der Heilbehandlung nach § 34 SGB VII beteiligt sind, bestimmt sich nach § 203 SGB VII.

Kommentar:

Zu Abs. 1 Satz 1

Weil die UVTr auch lange Zeit nach Abschluss einer durchgeführten HB Informationen über die seinerzeit durchgeführten Maßnahmen z.B. zur Beurteilung medizinischer Zusammenhänge, zur Überprüfung einer Verschlimmerung, zur Gewährung von Sach- und Geldleistungen oder zur Liquidationsprüfung benötigen können, sind die erst- und weiterbehandelnden Ärzte verpflichtet, besonders sorgfältig zu dokumentieren und entsprechende Auskünfte etc. zu erteilen. Die Auskunftspflicht bezieht sich auf die Behandlung und den Gesundheitszustand von Versicherten, die einen Arbeits-/Schulunfall oder BK erlitten haben (könnten). Nach **Ricke** im Kassler-Kommentar ist das Merkmal „nach einem Versicherungsfall" des § 201 Satz 1 SGB VII, wie vielfach im Datenschutzkapitel, zu eng formuliert und umfasst unstreitig auch potentielle Versicherungsfälle, die sich endgültig als nicht gegeben herausstellen. Der UVTr darf ohne Einverständniserklärung vom Arzt Auskünfte einholen, sofern nach einem (potentiellen) Arbeits-/Schulunfall oder einer (potentiellen) BK den Versicherten im Rahmen eines UV-Heilverfahrens behandelt hat. Der Arzt ist zudem verpflichtet, den Versicherten auf sein Recht hinzuweisen, dass er auf Verlangen vom UVTr über die übermittelten Daten unterrichtet werden muss. Gleiches gilt für den vom DGUV-LV beteiligten ärztlichen/psychologischen Psychotherapeuten sowie Kinder- und Jugendpsychotherapeuten (vgl. Ziffer 8 Datenschutz der Handlungsanleitung des Psychotherapeutenverfahrens). Die Vergütung der Auskünfte, Berichte und Gutachten erfolgt nach den Regelungen in Abschnitt B VI des Gebührenverzeichnisses.

Zu Abs. 1 Satz 2

Der 2. Satz im Abs. 1 schränkt den datenschutzrechtlichen Rahmen für die Auskunftspflicht des Arztes ein. Generelle Auskunftsersuchen vom UVTr beim erst- oder weiterbehandelnden Arzt sind danach nicht zulässig. Die Auskünfte müssen für die Zwecke der HB und die Erbringung von Sach- und Geldleistungen für einen konkreten Versicherungsfall (Arbeitsunfall/BK) erforderlich sein. Der UVTr hat den zur Auskunft verpflichtenden Arzt über den Zweck des Auskunftsersuchens zu informieren, damit dieser seine Datenübermittlung eingrenzen kann. Mit der Formulierung „einschließlich Überprüfung der Leistungsvoraussetzungen und Abrechnung der Leistungen erforderlich ist" wird ausdrücklich darauf hingewiesen, dass die Vorlage von Dokumenten auch zum Nachweis der Leistungen einer ärztlichen Rechnung angefordert werden können. Liegen ärztliche Nachweise (OP-Berichte, vollständiges Narkoseprotokoll, Behandlungsnachweise, Befunde über die Hinzuziehung, etc.) nicht vor, kann der UVTr seiner Verpflichtung die ärztliche Rechnung unverzüglich zu prüfen und bezahlen, nicht nachkommen. Zu prüfen und zu bezahlen sind dann nur nachgewiesene/unstrittige Leistungen. Nicht prüfbare Leistungen sind mit dem Hinweis auf § 5 Abs. 1 ÄV zurückzustellen. Ein Vergütungsanspruch für diese Leistungen besteht nicht.

Für die angeforderten Dokumente, auch wenn der Arzt einen Bericht nach dem Vertrag oder nach UV-GOÄ schickt, besteht kein Vergütungsanspruch, da diese Dokumentation nicht der Heilverfahrenssteuerung dient. Darauf sollte der UVTr bei der Anfrage bzw. bei der Korrektur ausdrücklich hinweisen.

Zu Abs. 2

Der Abs. 2 stellt klar, dass der Arzt, der nicht an der vertragsärztlichen Versorgung teilnimmt (§ 34 Abs. 3 SGB VII; § 4 Abs. 1 ÄV) oder nicht vom zuständigen DGUV-LV beteiligt wurde (§ 34 Abs. 2 SGB VII; § 4 Abs. 1 ÄV), wie dies z. B. bei einem Privatarzt der Fall ist, ebenfalls der datenschutzrechtlich eingeschränkten Auskunftspflicht unterliegt (§ 203 SGB VII). Der UVTr darf vom Privatarzt auf der Grundlage des § 203 SGB VII ohne Einholung einer Einverständniserklärung Auskünfte über die Behandlung und den Zustand nach einem Versicherungsfall (Arbeitsunfall/BK) einholen. Der UVTr hat den Versicherten rechtzeitig auf sein Recht hinweisen, dass er von ihm auf Verlangen über die vom Arzt übermittelten Daten unterrichtet werden muss. Der Versicherte gilt als rechtzeitig informiert, wenn er von der Anforderung der Auskunft von dieser zeitgleich einen Abdruck mit Hinweis auf sein Auskunftsrecht erhält.

Der § 203 SGB VII gilt für Vertragsärzte, beteiligte Ärzte und Privatärzte, wenn der UVTr Auskünfte über Erkrankungen und frühere Erkrankungen (auch Vorunfälle) anfordert, die er für die HB oder die Erbringung sonstiger Leistungen (Sach- und Geldleistungen) benötigt. Der UVTr wird sich u. a. bei Ermittlungen zur Abgrenzung unfallbedingter/unfallunabhängiger Gesundheitsschäden, zur Klärung medizinischer Zusammenhänge und zur Prüfung einer BK auf die Auskunftsplicht des § 203 SGB VII beziehen. Auch in diesen Fällen hat der UVTr den Versicherten rechtzeitig auf sein Auskunftsrecht hinzuweisen

Der § 203 SGB VII gilt nicht für psychologische Psychotherapeuten sowie Kinder- und Jugendpsychotherapeuten. Falls der UVTr Auskünfte über eine Therapie vor dem Versicherungsfall oder unfall-/BK-fremd parallel zum Versicherungsfall anfordert, bedarf es zuvor der Einverständniserklärung des Versicherten. Diese muss sich konkret mit Namen und Anschrift auf den Therapeuten beziehen.

§ 201 SGB VII Datenerhebung und Datenverarbeitung durch Ärzte

(1) Ärzte und Zahnärzte, die nach einem Versicherungsfall an einer Heilbehandlung nach § 34 beteiligt sind, erheben, speichern und übermitteln an die Unfallversicherungsträger Daten über die Behandlung und den Zustand des Versicherten sowie andere persone nbezogene Daten, soweit dies für Zwecke der Heilbehandlung und die Erbringung sonstiger Leistungen einschließlich Überprüfung der Leistungsvoraussetzungen und Abrechnung der Leistungen erforderlich ist. Ferner erheben, speichern und übermitteln sie die Daten, die für ihre Entscheidung, eine Heilbehandlung nach § 34 durchzuführen, maßgeblich waren. Der Versicherte kann vom Unfallversicherungsträger verlangen, über die von den Ärzten übermittelten Daten unterrichtet zu werden. § 25 Abs. 2 des Zehnten Buches gilt entsprechend. Der Versicherte ist von den Ärzten über den Erhebungszweck, ihre Auskunftspflicht nach den Sätzen 1 und 2 sowie über sein Recht nach Satz 3 zu unterrichten.

(2) Soweit die für den medizinischen Arbeitsschutz zuständigen Stellen und die Krankenkassen Daten nach Absatz 1 zur Erfüllung ihrer Aufgaben benötigen, dürfen die Daten auch an sie übermittelt werden.

§ 203 SGB VII Auskunftspflicht von Ärzten

(1) Ärzte und Zahnärzte, die nicht an einer Heilbehandlung nach § 34 beteiligt sind, sind verpflichtet, dem Unfallversicherungsträger auf Verlangen Auskunft über die Behandlung, den Zustand sowie über Erkrankungen und frühere Erkrankungen des Versicherten zu erteilen, soweit dies für die Heil behandlung und die Erbringung sonstiger Leistungen erforderlich ist. Der Unfallversicherungsträger soll Auskunftsverlangen zur Feststellung des Versicherungsfalls auf solche Erkrankungen oder auf solche Bereiche von Erkrankungen beschränken, die mit dem Versicherungsfall in einem ursächlichen Zusammenhang stehen können. § 98 Abs. 2 Satz 2 des Zehnten Buches gilt entsprechend.

(2) Die Unfallversicherungsträger haben den Versicherten auf ein Auskunftsverlangen nach Absatz 1 sowie auf das Recht, auf Verlangen über die von den Ärzten übermittelten Daten unterrichtet zu werden, rechtzeitig hinzuweisen. § 25 Abs. 2 des Zehnten Buches gilt entsprechend.

§ 47 Arbeitsunfähigkeits-Bescheinigung

(1) Der zulasten eines Unfallversicherungsträgers behandelnde Arzt ist verpflichtet, die Bescheinigungen, die der Unfallverletzte zum Nachweis der Arbeitsunfähigkeit benötigt, auszustellen.
(2) Er ist weiterhin verpflichtet, dem Träger der gesetzlichen Krankenversicherung unverzüglich die Bescheinigungen über die Arbeitsunfähigkeit mit Angaben über den Befund und die voraussichtliche Dauer der Arbeitsunfähigkeit zu übersenden.

Arbeitshinweise der UVTr

1. Bei der AU-Bescheinigung nach § 47 handelt es sich um eine solche des behandelnden Arztes, die der Verletzte zum Nachweis der AU benötigt. Die Verwendung eines besonderen Formtextes wird in § 47 nicht vorgeschrieben. Es ist auch unerheblich, wem gegenüber (Arbeitgeber oder GKV) die AU nachgewiesen werden muss. Die Höhe des ärztl. Honorars für die Bescheinigung ist in Nr. 143 UV-GOÄ geregelt.
Es bestehen keine Bedenken, die Gebühr auch für die Ausstellung der Bescheinigung zum Bezug des Kinderpflege-Verletztengeldes bzw. zum Nachweis der unfallbedingten Erkrankung des Kindes zu zahlen.
Die Gebühr nach Nr. 143 UV-GOÄ darf auch nach Ablauf des Entgeltfortzahlungszeitraums von sechs Wochen berechnet werden, wenn eine AU zu bescheinigen ist. Hierfür wird regelmäßig der **Vordruck „Arbeitsunfähigkeitsbescheinigung"** der GKV verwendet. Den früheren „Auszahlungsschein" gibt es nicht mehr.
Sofern ein **Unternehmer** eine AU-Bescheinigung benötigt, darf diese ebenfalls nach Nr. 143 UV-GOÄ berechnet werden.

Grundsätzlich ist der **zu Lasten eines UVTr behandelnde Arzt** zur Ausstellung der Bescheinigung berechtigt und verpflichtet (§ 47 Abs. 1).

2. Führt der **D-Arzt** oder **der nach § 37 Abs. 3 beteiligte Handchirurg** die Behandlung selbst durch, so stellt er auch die AU-Bescheinigung aus. Wird der Verletzte z. B. vom D-Arzt bei einem Facharzt vorgestellt oder – nach erfolgter Vorstellung beim D-Arzt – wieder an den **Hausarzt** zurück überwiesen, stellen diese die AU-Bescheinigung aus.
Entscheidend ist, dass die Behandlung den Bestimmungen des ÄV entspricht und insbes. die **Pflicht zur Vorstellung** beim D-Arzt beachtet wird. Ärzte, die nicht D-Arzt oder nach § 37 Abs. 3 beteiligte Handchirurgen sind, dürfen ohne Vorstellung beim D-Arzt nur Verletzungen behandeln, die nicht zur AU (über den Unfalltag hinaus) führen (vgl. § 26 Abs. 1). Wird der Verletzte somit ohne Vorstellung beim D-Arzt oder ohne entspr. (Rück-)Überweisung durch diesen behandelt und eine AU-Bescheinigung ausgestellt, ist die Gebühr nach Nr. 143 UVGOÄ in der Behandlungsrechnung – mit Begründung – zu streichen.
Bezüglich der weiteren Behandlungsmaßnahmen – ausgenommen die sofort notwendige Erstversorgung – besteht kein Vergütungsanspruch (§ 51 Abs. 3).

3. Bei Unfallverletzungen sollte der Abstand zwischen den AU-Bescheinigungen abhängig von der Art und Schwere der Verletzungen bestimmt werden. **AU-Bescheinigungen in kurzen zeitlichen Abständen** oder gar täglich bei Verletzungen, die erkennbar über Wochen oder Monate andauern, sind nicht zu akzeptieren und ggf. auf angemessene Abstände zu korrigieren.

4. Ein **Schüler** benötigt grundsätzlich keine ärztliche Bescheinigung darüber, dass er aufgrund seiner Verletzung am Unterricht oder an bestimmten schulischen Veranstaltungen nicht teilnehmen kann. Die Meldung an die Schule erfolgt durch den Erziehungsberechtigten bzw. bei volljährigen Schülern durch den Schüler selbst. Fordert die Schule **auf der Grundlage des für das Bundesland geltenden Schulgesetzes** eine ärztliche Bescheinigung **(z. B. wegen der Nichtteilnahme an einer Prüfung)**, so ist diese entsprechend einer AU-Bescheinigung nach Nr. 143 UV-GOÄ zu vergüten.
Die Regelung der Vorstellungspflicht nach § 26 „AU über den Unfalltag hinaus" gilt für Schüler nicht, da die Arbeitsunfähigkeit nicht mit einer Schulunfähigkeit zu vergleichen ist.

Kommentar
Zu Abs. 1
Unter dem behandelnden Arzt im Sinne von § 47 Abs. 1 ist jeder Arzt zu verstehen, der den Unfallverletzten oder den an einer anerkannten BK Erkrankten behandelt. AU-Bescheinigungen werden insbesondere benötigt:
1. vom Arbeitgeber zur Entgeltfortzahlung
2. vom GKV-Träger zur Gewährung des Verletztengeldes und
3. vom UVTr zur Gewährung von Mehrleistungen für ehrenamtliche Versicherte (Feuerwehr, Rotes Kreuz, Wasser-/Bergwacht, Stadt-/Gemeinderäte, Schöffen usw.)
Die AU-Bescheinigung wird nach Nr. 143 der UV-GOÄ vergütet. Der zur Erstattung der ärztlichen Unfallanzeige nach § 14 ÄV verpflichtete Arzt darf die AU gemäß § 26 Abs. 1 ÄV zunächst nur für den Unfalltag bescheinigen und abrechnen. Beauftragt der D-Arzt den Erst-/Weiterbehandler die allg. HB durchzuführen, so darf dieser weitere AU-Bescheinigungen bis zu dem im D-Arzt- oder Verlaufsbericht vorgegebenen Termin ausstellen. Liegt darüber hinaus AU vor, muss der Arzt den Versicherten erneut beim D-Arzt vorstellen und darf keine AU-Bescheinigungen ausstellen. Der Arzt darf ebenfalls keine AU-Bescheinigungen ausstellen, wenn der D-Arzt im Verlaufsbericht die AU mit Nein ankreuzt.
Bei AU auf dem nicht orthopädisch-unfallchirurgischen Fachgebiet darf der entsprechende Facharzt die AU-Bescheinigungen ausstellen. Die gilt insbesondere für anerkannte BK (z.B. Internist/Hepatologe bei anerkannter Hepatitis-BK).
Im Zuständigkeitsbereich der GKV darf für Patienten, die stationär behandelt werden, das Formular AU-Bescheinigung (Muster 1) nicht verwendet werden. Es wird lediglich eine Liegebescheinigung ausgestellt. Dieses Verfahren gilt jedoch nicht für die Versicherten der GUV. Für Arbeitsunfallverletzte und Berufserkrankte ist auch für die Zeit der stationären Behandlung eine AU-Bescheinigung (Muster 1) zu bescheinigen (DGUV LV Südost Rdschr. Nr. 3/2016 vom 11.04.2016).

Zu Abs. 2
Der Abs. 2 soll sicherstellen, dass insbesondere bei abhängig Beschäftigten der GKV-Träger frühzeitig von der AU erfährt, damit diese nach Ablauf der Entgeltfortzahlung zeitnah Verletztengeld im Rahmen der zwischen GUV und GKV getroffenen Verwaltungsvereinbarung erbringen kann. Die Verpflichtung

des Abs. 2 gilt daher nicht für Unfallverletzte und Berufserkrankte, die privat krankenversichert oder beihilfeberechtigt sind.
Die „AU -Richtlinien" der GKV – beschlossen vom Gemeinsamen Bundesausschuss (G-BA) – werden von den UVTr auch zur Beurteilung von AU im Rahmen von Unfallverletzungen sowie bei BKen genutzt, um einheitliche Beurteilungskriterien für „AU" anzuwenden.

Richtlinien des Gemeinsamen Bundesausschusses über die Beurteilung der Arbeitsunfähigkeit und die Maßnahmen zur stufenweisen Wiedereingliederung (Arbeitsunfähigkeits-Richtlinien) nach § 92 Abs. 1 Satz 2 Nr. 7 SGB V – in der Fassung vom 1. Dezember 2003 veröffentlicht im Bundesanzeiger 2004; Nr. 61: S. 6501 zuletzt geändert am 19. September 2006 veröffentlicht im Bundesanzeiger Nr. 241: S. 7356 in Kraft getreten am 23. Dezember 2006 – (im Internet: www.g-ba.de/downloads/62-492-56/RL_Arbeitsunfaehigkeit-2006-09-19.pdf)

Arbeitsunfähigkeits-Richtlinien (Ausschnitte)

§ 1 Präambel

(1) Die Feststellung der Arbeitsunfähigkeit und die Bescheinigung über ihre voraussichtliche Dauer erfordern – ebenso wie die ärztliche Beurteilung zur stufenweisen Wiedereingliederung – wegen ihrer Tragweite für den Versicherten und ihrer arbeits- und sozialversicherungsrechtlichen sowie wirtschaftlichen Bedeutung besondere Sorgfalt.

(2) Diese Richtlinien haben zum Ziel, ein qualitativ hochwertiges, bundesweit standardisiertes Verfahren für die Praxis zu etablieren, das den Informationsaustausch und die Zusammenarbeit zwischen Vertragsarzt, GKV-Träger und Medizinischem Dienst verbessert.

§ 2 Definition und Bewertungsmaßstäbe

(1) Arbeitsunfähigkeit liegt vor, wenn der Versicherte auf Grund von Krankheit seine zuletzt vor der Arbeitsunfähigkeit ausgeübte Tätigkeit nicht mehr oder nur unter der Gefahr der Verschlimmerung der Erkrankung ausführen kann. Bei der Beurteilung ist darauf abzustellen, welche Bedingungen die bisherige Tätigkeit konkret geprägt haben. Arbeitsunfähigkeit liegt auch vor, wenn auf Grund eines bestimmten Krankheitszustandes, der für sich allein noch keine Arbeitsunfähigkeit bedingt, absehbar ist, dass aus der Ausübung der Tätigkeit für die Gesundheit oder die Gesundung abträgliche Folgen erwachsen, die Arbeitsunfähigkeit unmittelbar hervorrufen.

(2) Arbeitsunfähigkeit besteht auch während einer stufenweisen Wiederaufnahme der Arbeit fort, durch die dem Versicherten die dauerhafte Wiedereingliederung in das Erwerbsleben durch eine schrittweise Heranführung an die volle Arbeitsbelastung ermöglicht werden soll. Ebenso gilt die befristete Eingliederung eines arbeitsunfähigen Versicherten in eine Werkstatt für behinderte Menschen nicht als Wiederaufnahme der beruflichen Tätigkeit. Arbeitsunfähigkeit kann auch während einer Belastungserprobung und einer Arbeitstherapie bestehen.

(4) Versicherte, bei denen nach Eintritt der Arbeitsunfähigkeit das Beschäftigungsverhältnis endet und die aktuell keinen anerkannten Ausbildungsberuf ausgeübt haben (An- oder Ungelernte), sind nur dann arbeitsunfähig, wenn sie die letzte oder eine ähnliche Tätigkeit nicht mehr oder nur unter der Gefahr der Verschlimmerung der Erkrankung ausüben können. Der GKV-Träger informiert den Vertragsarzt über das Ende der Beschäftigung und darüber, dass es sich um einen an- oder ungelernten Arbeitnehmer handelt, und nennt ähnlich geartete Tätigkeiten. Beginnt während der Arbeitsunfähigkeit ein neues Beschäftigungsverhältnis, so beurteilt sich die Arbeitsunfähigkeit ab diesem Zeitpunkt nach dem Anforderungsprofil des neuen Arbeitsplatzes.

(5) Die Beurteilung der Arbeitsunfähigkeit setzt die Befragung des Versicherten durch den Arzt zur aktuell ausgeübten Tätigkeit und den damit verbundenen Anforderungen und Belastungen voraus. Das Ergebnis der Befragung ist bei der Beurteilung von Grund und Dauer der Arbeitsunfähigkeit zu berücksichtigen. Zwischen der Krankheit und der dadurch bedingten Unfähigkeit zur Fortsetzung der ausgeübten Tätigkeit muss ein kausaler Zusammenhang erkennbar sein. Bei Arbeitslosen bezieht sich die Befragung des Versicherten auch auf den zeitlichen Umfang, für den der Versicherte sich der Agentur für Arbeit zur Vermittlung zur Verfügung gestellt hat.

(7) Für körperlich, geistig oder seelisch behinderte Menschen, die in Werkstätten für behinderte Menschen oder in Blindenwerkstätten beschäftigt werden, gelten diese Richtlinien entsprechend.

(8) Für die Feststellung der Arbeitsunfähigkeit bei Durchführung medizinischer Maßnahmen zur Herbeiführung einer Schwangerschaft gelten diese Richtlinien entsprechend. Sie gelten auch bei einer durch Krankheit erforderlichen Sterilisation oder einem unter den Voraussetzungen des § 218 a Abs. 1 StGB vorgenommenem Abbruch der Schwangerschaft (Beratungsregelung).

(10) Ist ein für die Ausübung der Tätigkeit oder das Erreichen des Arbeitsplatzes erforderliches Hilfsmittel (z. B. Körperersatzstück) defekt, besteht Arbeitsunfähigkeit so lange, bis die Reparatur des Hilfsmittels beendet oder ein Ersatz des defekten Hilfsmittels erfolgt ist.

§ 3 Ausnahmetatbestände

(1) Arbeitsunfähigkeit besteht nicht, wenn andere Gründe als eine Krankheit des Versicherten Ursache für eine Arbeitsverhinderung sind.

(2) Arbeitsunfähigkeit liegt nicht vor

- bei Beaufsichtigung, Betreuung oder Pflege eines erkrankten Kindes. Die Bescheinigung hierfür hat auf dem vereinbarten Vordruck (Muster Nr. 21) zu erfolgen, der dem Arbeitgeber vorzulegen ist und zur Vorlage beim GKV-Träger zum Bezug von Krankengeld ohne Vorliegen einer Arbeitsunfähigkeit des Versicherten berechtigt,
- für Zeiten, in denen ärztliche Behandlungen zu diagnostischen oder therapeutischen Zwecken stattfinden, ohne dass diese Maßnahmen selbst zu einer Arbeitsunfähigkeit führen,
- bei Inanspruchnahme von Heilmitteln (z. B. physikalisch-medizinische Therapie),
- bei Teilnahme an ergänzenden Leistungen zur Reha oder rehabilitativen Leistungen anderer Art (Koronarsportgruppen u. A.),
- bei Durchführung von ambulanten und stationären Vorsorge- und Rehaleistungen, es sei denn, vor Beginn der Leistung bestand bereits Arbeitsunfähigkeit und diese besteht fort oder die Arbeitsunfähigkeit wird durch eine interkurrente Erkrankung ausgelöst,
- wenn Beschäftigungsverbote nach dem Infektionsschutzgesetz oder dem Mutterschutzgesetz (Zeugnis nach § 3 Abs. 1 MuSchG) ausgesprochen wurden,
- bei Organspenden für die Zeit, in welcher der Organspender infolge seiner Spende der beruflichen Tätigkeit nicht nachkommen kann,
- bei kosmetischen und anderen Operationen ohne krankheitsbedingten Hintergrund und ohne Komplikationen oder

bei einer nicht durch Krankheit bedingten Sterilisation (Verweis auf § 5 Abs. 1 Satz 3 der Richtlinien).

§ 4 Verfahren zur Feststellung der Arbeitsunfähigkeit

(1) Bei der Feststellung der Arbeitsunfähigkeit sind körperlicher, geistiger und seelischer Gesundheitszustand des Versicherten gleichermaßen zu berücksichtigen. 2Deshalb dürfen die Feststellung von Arbeitsunfähigkeit und die Empfehlung zur stufenweisen Wiedereingliederung nur auf Grund ärztlicher Untersuchungen erfolgen.

(2) Die ärztlich festgestellte Arbeitsunfähigkeit ist Voraussetzung für den Anspruch auf Entgeltfortzahlung im Krankheitsfall und für den Anspruch auf Krankengeld.

(3) Der Vertragsarzt teilt dem GKV-Träger auf Anforderung vollständig und in der Regel innerhalb von drei Werktagen weitere Informationen auf den vereinbarten Vordrucken mit. Derartige Anfragen seitens des GKV-Trägers sind in der Regel frühestens nach einer kumulativen Zeitdauer der Arbeitsunfähigkeit eines Erkrankungsfalles von 21 Tagen zulässig. In begründeten Fällen sind auch weitergehende Anfragen des GKV-Trägers möglich.

(4) Sofern der Vertragsarzt – abweichend von der Feststellung im Entlassungsbericht der Rehaeinrichtung – weiterhin Arbeitsunfähigkeit attestiert, ist diese von ihm zu begründen.

§ 48 Anforderung von Gutachten

(1) Der Unfallversicherungsträger entscheidet darüber, ob das vereinbarte Formulargutachten oder ob ein freies Gutachten zu erstellen ist.

(2) Der Versicherte ist vom Arzt zu unterrichten über:
1. den Erhebungszweck der Daten und die Auskunftspflicht gegenüber dem Unfallversicherungsträger und

2. **das Recht, vom Unfallversicherungsträger verlangen zu können, über die von den Ärzten übermittelten Daten unterrichtet zu werden (vgl. § 201 SGB VII).**

Kommentar:
Zu Abs. 1
Die Vergütung für die Formulargutachten richtet sich nach den Nr. 146 bis 155 und für die freien Gutachten nach den Nrn. 160 bis 165 der Regelungen in Abschnitt B VI des Gebührenverzeichnisses. Der beauftragte Arzt oder Psychologe darf nur das freie oder Formular-Gutachten erstatten, dass vom UVTr angefordert wurde. Sollte er der begründeten Auffassung sein, dass die Art des angeforderten Gutachtens für den Sachverhalt unzutreffend ist, so muss er sich mit dem UVTr in Verbindung setzen und sich die Änderung des Gutachterauftrags (z.B. vom 1. Rentengutachten nach Nr. 146 auf ein freies Gutachten nach Nr. 160) vorab schriftlich bestätigen lassen.
Es ist nicht zulässig, dass der UVTr Formulargutachten inhaltlich abändert oder Zusatzfragen z. B. zur beruflichen/sozialen Teilhabe oder Pflegebedürftigkeit einfügt. Da Zusatzfragen nicht durch die Vergütung der Formulargutachten abgedeckt sind, sollte der UVTr vorab eine angemessene Zusatzvergütung oder die Vergütung für ein freies Gutachten anbieten.
Hält der Gutachter (weitere) Zusatzgutachten für erforderlich, so darf er diese nicht selbst in Auftrag geben, sondern muss umgehend den UVTr informieren. Der UVTr ist auch bei Zusatzgutachten rechtlich verpflichtet, der zu begutachtenden Person geeignete Gutachter zur Auswahl zu stellen.

Zu Abs. 2
Der Abs. 2 gilt auch für den Gutachter, der nicht an der vertragsärztlichen Versorgung teilnimmt oder nicht von der DGUV beteiligt wurde (§ 4 Abs. 1 und 2 ÄV), wie dies z. B. bei einem Privatarzt oder Arzt eines Gutachteninstituts der Fall ist.
Gemäß DGUV-Rdschr. Nr. 0324/2016 vom 25.8.2016 ist auch der Gutachter dazu berechtigt, dem Versicherten Einsicht in die an den UVTr übermittelten Daten wie z. B. Kausalitätsbeurteilungen, Unfall-/BK-Folgen, MdE-Einschätzungen etc. zu gewähren. Nach Ziffer 2 obliegt diese Unterrichtung aber grundsätzlich dem UVTr. Zum Text des § 201 SGB VII siehe auch beim Kommentar zu § 46.

§ 49 Fristen für Erstattung von Berichten und Gutachten

(1) Der Arzt ist im Interesse des Unfallverletzten zu pünktlicher Berichterstattung verpflichtet. Die Frist beträgt vom Tage des Eingangs der Anforderung ab gerechnet für Auskünfte und Berichte längstens acht Werktage. § 18 Abs. 3 bleibt unberührt.

(2) Für Gutachten gilt eine Frist von längstens drei Wochen. Für den Fall, dass es dem mit der Begutachtung beauftragten Arzt nicht möglich ist, das Gutachten innerhalb der genannten Frist bzw. des im Gutachtenauftrag genannten Termins zu erstatten, ist der Unfallversicherungsträger unverzüglich zu benachrichtigen.

Kommentar
Zu Abs. 1
Das Interesse des Unfallverletzten besteht darin, dass der Arzt durch fristgerechte Auskunft und Berichtserstattung den UVTr in die Lage versetzt, das Heilverfahren zu steuern bzw. zu überwachen und zeitnah Sach- und Geldleistungen zu erbringen. Die Frist des Abs. 1 gilt auch bei BKen.

Zu Abs. 2
Die sehr kurze Frist von drei Wochen zur Erstattung des Gutachtens kann vom Arzt aufgrund administrativer Gründe (zeitlicher Vorlauf bis zur Untersuchung, Nachbereitung durch Literatursichtung, Diktat und Korrektur des Gutachtens) prognostisch oft nicht eingehalten werden. Der Arzt sollte bei absehbarer Nichteinhaltung der Frist den UVTr umgehend um Fristverlängerung bitten oder den Gutachtenauftrag zurücksenden. Zieht der UVTr den Gutachtenauftrag zurück, weil der Arzt das Gutachten nach wiederholter Erinnerung nicht erstattet hat, dann besteht kein Vergütungsanspruch. Dies gilt auch, wenn die gutachterliche Untersuchung bereits durchgeführt wurde.
Die Frist von drei Wochen gilt nicht für Pathologen und Rechtsmediziner, da bei diesen die Vereinbarung UV/Pathologen Anwendung findet. In dieser ist unter Nr. I.5. der Allg. Best. vereinbart, dass Gutachten innerhalb einer Frist von drei Monaten nach Auftragseingang zu erstatten sind. Im Einzelfall, z. B. Einschaltung eines Neuropathologen wegen einer Gehirnuntersuchung, wird die Frist sogar auf 6 Monate verlängert.

§ 50 Ärztliche Aufzeichnungspflichten

Der Arzt ist verpflichtet, Aufzeichnungen über die Entstehung der Unfallverletzung, den Befund und den Verlauf der Heilbehandlung zu machen.

Kommentar
Die ärztlichen Aufzeichnungspflichten finden auch bei BKen Anwendung.
Zunächst einmal gilt für die Aufzeichnungs- und Dokumentationspflichten das allgemeine ärztliche Berufsrecht, soweit nicht nach anderen Rechtsvorschriften eine längere Aufbewahrungspflicht besteht.

Auf einen Blick: Aufbewahrungsfristen

Dokument	Behandler	Aufbewahrungsfrist	Rechtsgrundlage
Patientenunterlagen	Arzt	10 Jahre	§ 10 Abs. 3 Berufsordnung
Patientenakte	Arzt	10 Jahre	§ 630 f. BGB (Patientenrechtegesetz)
Röntgenbild/-befund Erwachsene	Arzt	10 Jahre	§ 28 Abs. 3 RöV
CT-Bilder/Befund Erwachsene	Radiologe	10 Jahre	§ 28 Abs. 3 RöV
MRT-Bilder/Befund Kinder/Heranwachsende	Radiologe	10 Jahre	§ 10 Abs. 3 Berufsordnung
MRT-Bilder/Befund Erwachsene	Radiologe	10 Jahre	§ 10 Abs. 3 Berufsordnung
D-Arzt-Aufzeichnungen inkl. Röntgenbild/-befund	D-Arzt	15 Jahre	Ziffer 5.6 DGUV D-Arzt-Anforderungen
Röntgenbild/-befund Kinder/Heranwachsende	Arzt	bis zum 28. Lebensjahr	§ 28 Abs. 3 RöV
CT-Bilder Kinder/Heranwachsende	Radiologe	bis zum 28. Lebensjahr	§ 28 Abs. 3 RöV
Aufzeichnung über Röntgenbehandlung;	Nuklearmediziner	30 Jahre	§ 28 Abs. 3 RöV

Die Aufzeichnungen sollen nicht nur dem persönlichen Erinnerungsvermögen des Arztes dienen. Sie sind zudem von äußerster Wichtigkeit im Hinblick auf die Überprüfung von Ansprüchen eines Unfallverletzten/Berufserkrankten, darüber hinaus im Zivilverfahren (z.B. in Haftpflichtverfahren) oder auch in Strafverfahren (z.B. Vorwurf von Falschabrechnungen).

VIII. Allgemeine Regelungen für die Vergütung

§ 51 Leistungsverzeichnis und Vergütungsregelung

(1) Die Vergütung für ärztliche Leistungen richtet sich nach dem vereinbarten Leistungs- und Gebührenverzeichnis (Anlage zum Vertrag). Landesrechtliche Vorschriften über die Vergütung von Notarzteinsätzen bleiben unberührt.
(2) Ärztliche Leistungen des Durchgangsarztes nach den §§ 27 und 29 werden nach den Gebührensätzen der besonderen Heilbehandlung vergütet.
(3) Die Vergütung der Leistungen der am Psychotherapeutenverfahren Beteiligten richtet sich nach dem vereinbarten Gebührenverzeichnis (Anlage 2 zum Vertrag).
(4) Für Behandlungsleistungen, die ein Arzt unter Missachtung der in den §§ 26, 37, 39 und 41 geregelten Vorstellungs- und Überweisungspflichten selbst durchführt, besteht kein Vergütungsanspruch.

Arbeitshinweise der UVTr (MERKE) zu §§ 27, 29, 51 Abs. 2
- Unabhängig von der Art der eingeleiteten HB sind die im Rahmen der Erstuntersuchung oder Nachschau vom D-Arzt erbrachten ärztl. Leistungen nach den Sätzen der bes. HB abzurechnen.

- Eine Nachschau setzt zwingend voraus, dass zwischenzeitlich eine Behandlung durch einen anderen Arzt stattgefunden hat. Behält der D-Arzt den Verletzten in eigener allg. HB findet keine Überwachung/Kontrolle statt. Die Abrechnung erfolgt mit Ausnahme des Erstbehandlungstages durchgängig in allg. HB. Ein Nachschaubericht ist dann nicht zu erstellen.
- Diese Regelung gilt nicht für andere Ärzte.
- Leistungen, die im Gebührenverzeichnis der jeweils geltenden UV-GOÄ nicht enthalten sind, können nicht berechnet werden. Wenn der Arzt Leistungen abrechnen will, die in der UV-GOÄ nicht aufgeführt sind, muss er im Einzelfall zuvor die Einwilligung des UVTr einholen.

Kommentar
Zu Abs. 1
Die Vergütungsansprüche richten sich nach dem als öffentlich-rechtlichem Vertrag des Sozialrechts (§ 34 Abs. 1 S. 1 SGB VII) zu qualifizierenden ÄV. In der Anlage zum ÄV wurden alle ärztlichen Leistungen und deren Gebührensätze in der UV-GOÄ vereinbart.
Die UV-GOÄ regelt als eigenständiges Vertragswerk das Rechtsverhältnis zwischen Arzt und UVTr. Sie ermöglicht es, sämtliche Leistungen, die der Arzt erbringt, mit den UVTr abzurechnen und stellt eine eigenständige, spezielle Regelung im Rechtsverhältnis Ärzte – UVTr dar (SG Heilbronn, Az.: S4U 19/13 vom 24.02.2016 und SG Heilbronn, Az.: S4U8/14 vom 31.05.2016).
Die Möglichkeit einer Analogberechnung, wie in § 6 Abs. 2 GOÄ geregelt, ist im ÄV nicht enthalten. Leistungen, die in der UV-GOÄ nicht enthalten sind, dürfen daher vom Arzt nicht abgerechnet werden; es sei denn, es wird vor Erbringung der analogen Leistung eine Genehmigung beim UVTr eingeholt. Siehe hierzu auch § 52 ÄV.
Die Notarztabrechnung ist grundsätzlich in landesrechtlichen Vorschriften geregelt und die Abrechnung erfolgt mit Gebührenbescheid der Kommune. Gibt es keine landesrechtliche Vorschrift, wird der Einsatz bei einem Arbeitsunfall direkt mit dem UVTr nach UV-GOÄ abgerechnet.
Als Grundlage für das Gebührenverzeichnis mit den UVTr dient die Systematik der GOÄ. Für alle Leistungen wurde eine Vergütung in allg. und bes. HB vereinbart. Dabei gelten jedoch folgende Besonderheiten:
- Die Grundleistungen und allg. Leistungen (Abschnitt B der GOÄ) wurden wegen der geforderten Kostenneutralität umstrukturiert.
- Das Zuschlagssystem für ambulante OPen und Anästhesieleistungen der GOÄ wurde ab 01.01. 2005 eingeführt.
- Auch nach Inkrafttreten des neuen Vertrages ist der Arzt berechtigt, die aufgrund von Abschnitt A des Gebührenverzeichnisses (Abrechnung der ärztlichen Leistungen) berechnungsfähigen Kosten – wie bisher – dem UVTr in Rechnung zu stellen. Der sogenannte „BG-NT" wird zwischen den UVTr und der DKG ohne Mitwirkung der KBV festgelegt. Der „BG-NT" ist nicht Teil des Vertrages. Er enthält grundsätzliche Regelungen für den Krankenhausbereich. Jedoch lassen die UVTr bei der Abgeltung „bes. Kosten" diesen „BG-NT" auch im ambulanten Bereich gelten. Der ambulant tätige Arzt kann deshalb entscheiden, ob er im Behandlungsfall die berechnungsfähigen Kosten mit einem Einzelfallnachweis in Rechnung stellt oder ob er die pauschalierte Kostenregelung des „BG-NT" in Anspruch nimmt. Diese Entscheidung trifft er jeweils zu Beginn eines Behandlungsfalles. Danach ist er an diese Entscheidung 3 Monate gebunden.
- Eine Übersicht der Besonderen Kosten bezogen auf die jeweiligen Gebührenordnungsnummern der UV-GOÄ kann bei der zuständigen KV angefordert werden.

Zu Abs. 2
Die Vergütung nach den Sätzen der bes. HB an den D-Arzt erfolgt bei:
– Erstbehandlung eines Unfallverletzten (§ 27 Abs. 1)
– erneuter Erstbehandlung eines Unfallverletzten bei Wiedererkrankung (§ 27 Abs. 3)
– Behandlungsübernahme eines Unfallverletzten von anderem D-Arzt (§§ 27 Abs. 1; 37 Abs. 2)
– Einleitung bes. HB (§ 27 Abs. 1)
– Nachschau bei nicht in eigener Behandlung verbleibendem Unfallverletzten (§ 29 Abs. 2)
Die vertragliche Regelung des Abs. 2 gilt nicht für nach § 37 Abs. 3 zugelassenen Handchirurgen. Dieser erhält seine Berechtigung zur Einleitung einer bes. HB aus § 37 Abs. 3.

Zu Abs. 3
Am Psychotherapeutenverfahren werden nur ärztliche und psychologische Psychotherapeuten beteiligt. Die Beteiligung von Heilpraktikern ist ausgeschlossen. Der UVTr kann im Einzelfall auch entscheiden, dass ein nicht beteiligter ärztlicher oder psychologischer Psychotherapeut die Behandlung durchführt und die Vergütung gemäß dem Gebührenverzeichnis nach Anlage 2 zum ÄV erhält. Sofern ein ärztlicher Psychotherapeut Leistungen erbringt, die nicht im Gebührenverzeichnis

nach Anlage 2 enthalten sind (z.B. Ausstellen der Arbeitsunfähigkeitsbescheinigung), so kann er diese mit den Gebühren der UV-GOÄ abrechnen.

Zu Abs. 4
Der Abs. 4 eröffnet dem UVTr die Möglichkeit einer monetären Sanktionsmaßnahme gegenüber einem Arzt, der gegen eine Vorstellungs- und Überweisungspflicht verstößt. Der UVTr darf daher die Vergütung auf die Gebührenziffern korrigieren, die der Arzt bei einem vertragskonformen Handeln abgerechnet hätte. Wenn z.B. ein niedergelassener D-Arzt unerlaubt eine VAV-Verletzung operiert, dann sind nur die erforderlichen Maßnahmen des sofort Notwendigen (§ 9) inkl. diagnostischer Maßnahmen (Untersuchung, Beratung, Röntgen, Schienung etc.) zu vergüten. Der DGUV LV Mitte hat im Rdschr. H 4/08 vom 25.03.2008 anhand von Beispielen verdeutlicht, wann der Vergütungsanspruch auf Behandlungsleistungen erlischt.

Rechtsprechung:
▶ **Approbation als Voraussetzung für Kostenübernahme bei Psychotherapie**
Das Bundessozialgericht (BSG) hat höchstrichterlich entschieden, dass Kosten für eine psychotherapeutische Behandlung nur dann von der GKV übernommen werden können, wenn der Therapeut über die Approbation als Arzt oder die berufsrechtliche Erlaubnis nach dem Psychotherapeutengesetz verfügt. Im vorliegenden Fall hatte die Kasse die Übernahme der Behandlungskosten für eine Psychotherapie bei einer Heilpraktikerin abgelehnt. Das Gericht bestätigte, dass Heilpraktiker in jedem Fall aus dem GKV-System ausgeschlossen seien, was nicht gegen Verfassungsrecht verstoße. Die Entscheidung dürfte damit auch für das System der gesetzlichen Unfallversicherung übertragbar sein.
Aktenzeichen: BSG, Urteil vom 13. Dezember 2016, Az.: B 1 KR 4/16 R
Entscheidungsjahr: 2016

§ 52 Ständige Gebührenkommission

(1) Für die Festlegung, Einordnung und Bewertung von Leistungen, die im Leistungs- und Gebührenverzeichnis nicht enthalten sind, sowie für die Auslegung und die Weiterentwicklung der Leistungs- und Gebührenverzeichnisse (Anlage 1 und 2 zum Vertrag) ist eine ständige Kommission zuständig.

(2) Die Beschlüsse der ständigen Kommission sind von den Vertragspartnern bekanntzugeben.

(3) Die bekanntgegebenen Beschlüsse der ständigen Kommission sind bis zur Beschlussfassung über die förmliche Änderung des Vertrages für die Vertragspartner bindend.

Arbeitshinweise der UVTr (Ausschnitt)
Ärztliche Behandlungsleistungen sind (nur) nach dem Leistungs- und Gebührenverzeichnis (UV-GOÄ) zu honorieren. Das Leistungsverzeichnis der UV-GOÄ entspricht in weiten Teilen der amtlichen GOÄ (für die Behandlung von Privatpatienten). Beteiligte (nichtärztliche) Psychotherapeuten können keine Leistungen nach der UV-GOÄ abrechnen. Auch ärztliche Psychotherapeuten können im Psychotherapeutenverfahren keine Leistungen nach der UV-GOÄ abrechnen. Das „P-Gebührenverzeichnis" (Anlage 2 zum ÄV) deckt die Leistungen im Psychotherpeutenverfahren vollständig ab. Nur wenn ausnahmsweise zusätzlich Leistungen außerhalb des Verfahrens erbracht werden, können diese von Ärzten nach der UV-GOÄ abgerechnet werden (vgl. Rdschr. 0216/2015 vom 05.06.2015).

Kommentar
Zu Abs. 1
Die bereits nach altem Recht bestehende paritätisch besetzte Ständige Kommission wird weitergeführt. Sie hat weitreichende Kompetenzen bei der Einführung neuer Leistungen sowie der Auslegung und Weiterentwicklung des Gebührenverzeichnisses.

Zu Abs. 2
Die Beschlüsse der ständigen Kommission sind bekanntzugeben und bis zur förmlichen Änderung des Vertrages für die Vertragspartner bindend. Veröffentlichung der Beschlüsse der Kommission werden im DÄ abgedruckt unter der Rubrik „Bekanntgaben der Herausgeber: KBV" und dem Titel „Bekanntmachungen: Beschluss der ständigen Gebührenkommission nach § 52 des ÄV". Die Bekanntgabe erfolgt von den beiden Spitzenverbänden der UVTr durch Rdschr. Die DGUV veröffentlicht auf ihrer Internetseite unter der Rubrik „Aktuelle Info" (http://www.dguv.de/de/reha_leistung/verguetung/index.jsp) die neusten Beschlüsse der Ständigen Gebührenkommission.

Die Kommission ist für die Klärung einzelner Gebührenstreitigkeiten **nicht** zuständig. Diese Aufgabe übernimmt die Clearingsstelle auf Bundesebene nach § 66 ÄV.

Zu Abs. 3
Die Beschlüsse werden erst ab dem vereinbarten Tag ihrer Gültigkeit, dies muss nicht der Sitzungstag der Kommission sein, für die Vertragspartner und deren Mitglieder (Ärzte bzw. UVTr) bindend.

§ 53 Zahnärztliche Leistungen von Mund-, Kiefer- und Gesichtschirurgen
Erbringen Mund-, Kiefer- und Gesichtschirurgen zahnärztliche Leistungen, die in dem Leistungs- und Gebührenverzeichnis dieses Vertrages nicht aufgeführt sind, so werden diese Leistungen nach den Regelungen des Vertrages zwischen den Spitzenverbänden der Unfallversicherungsträger und der Kassenzahnärztlichen Bundesvereinigung in der jeweils geltenden Fassung vergütet.

Kommentar
Nur der als Kassenarzt zugelassene Mund-, Kiefer- und Gesichtschirurg (MKG-Chirurg) ist am Vertrag beteiligt und damit an die UV-GOÄ gebunden. Dies wurde auch unter Punkt 2.3 des Abkommens zwischen DGUV, SVLFG und KZBV über die Durchführung der zahnärztlichen Versorgung von Unfallverletzten und Berufserkrankten (Zahnärzteabkommen) vereinbart. Für den Kieferorthopäden gilt ausschließlich das Zahnärzteabkommen (Siehe dort z.B. unter Punkt 2.1) und damit nicht der Ärztevertrag bzw. § 53 ÄV.

Gemäß § 53 ÄV muss der MKG-Chirurg mit Kassenzulassung die erbrachten Leistungen (auch zahnärztliche Leistungen) die in der UV-GOÄ enthalten sind, zunächst nach den Sätzen der allg. HB der UV-GOÄ abrechnen.

Zur Einleitung der bes. HB ist er nicht berechtigt. Bes. HB kann nach Einstufung des Falles durch den behandelnden D-Arzt im Rahmen der Hinzuziehung (§ 12 ÄV) oder bei Einleitung durch den UVTr (§ 11 Abs. 1 ÄV) abgerechnet werden.

Für Leistungen, die in dem Vertrag, also der UV-GOÄ nicht aufgeführt sind, verweist § 53 ÄV den MKG-Chirurg mit Kassenzulassung auf das bereits genannte Zahnärzteabkommen in der jeweils geltenden Fassung. Die zahnärztliche Vergütung erfolgt für den MKG-Chirurg bei konservierender Behandlung nach BEMA multipliziert mit dem aktuellen UV/KZBV-Punktwert (Punkt 2.1 Abs. 1, Zahnärzteabkommen) und bei prothetischer Behandlung nach dem Gebührenverzeichnis zur Versorgung der Unfallverletzten und Berufserkrankten mit Zahnersatz und Zahnkronen (Punkt 2.1 Abs. 2; Anlage 4 Zahnärzteabkommen).

Erst, wenn Leistungen weder nach dem ÄV noch nach dem Zahnärzteabkommen abgerechnet werden können, wie z. B. bei Implantatversorgung, kann die GOZ, in wenigen Ausnahmefällen die GOÄ herangezogen werden. Hierzu bedarf es aber der vorherigen Genehmigung durch den UVTr. Es besteht keine Wahlmöglichkeit bei der Abrechnungsgrundlage, auch dann nicht, wenn eine Doppelapprobation des Arztes vorliegt.

§ 54 Regelungen bei stationärer Behandlung
Für die Unfallversicherungsträger gelten bei stationärer Behandlung (§ 33 Abs. 1 SGB VII) die Regelungen der Bundespflegesatzverordnung und des Krankenhausentgeltgesetzes in der jeweils geltenden Fassung. Das gilt auch für die Vergütungsregelungen zur vor- und nachstationären Behandlung.

Kommentar
Die genannte Bestimmung hat folgenden Wortlaut:

> **§ 33 SGB VII**
> **Behandlung in Krankenhäusern und Rehaeinrichtungen**
> (1) „Stationäre Behandlung in einem Krankenhaus oder in einer Rehaeinrichtung wird erbracht, wenn die Aufnahme erforderlich ist, weil das Behandlungsziel anders nicht erreicht werden kann. Sie wird voll- oder teilstationär erbracht. Sie umfasst im Rahmen des Versorgungsauftrags des Krankenhauses oder der Rehaeinrichtung alle Leistungen, die im Einzelfall für die medizinische Versorgung der Versicherten notwendig sind, insbesondere ärztliche Behandlung, Krankenpflege, Versorgung mit Arznei-, Verband, Heil- und Hilfsmitteln, Unterkunft und Verpflegung."

Werden wahlärztliche Leistungen vom Patienten in Anspruch genommen, so sind diese vom UVTr nicht zu übernehmen, da mit den Pflegesatzentgelt vom UVTr auch die ärztlichen Leistungen im Krankenhaus abgegolten werden.

VIII. Allgemeine Regelungen für die Vergütung

In diesem Zusammenhang wird auf die HVBG Rdschr. VB 096/2002 und Reha 078/2002 vom 26.08.2002 (Fallgruppe 2) sowie VB 065/2003 und Reha 047/2003 vom 28.08.2003 verwiesen. Dort wurde u. A. zur Kostenübernahme bei Inanspruchnahme wahlärztlicher Leistungen bei stationärer Behandlung folgendes mitgeteilt:
...
3. Dem Krankenhaus steht für die Durchführung der Behandlung nach dem ÄV (§ 54) ein Anspruch auf Vergütung nach der Bundespflegesatzverordnung zu. Die Mehrkosten wegen Inanspruchnahme von Wahlleistungen können nach privatärztlichem Vertrag vom Arzt bzw. Krankenhaus mit dem Versicherten abgerechnet werden. Ein Erstattungsanspruch gegenüber dem UVTr besteht hierfür nicht.
4. Eine Gesamtabrechnung zwischen Arzt und Versicherten und eine (Teil-)Erstattung des UVTr an den Versicherten soll nicht erfolgen. Die in Anspruch genommenen zusätzlichen Leistungen (z.B. wahlärztliche Leistungen, Unterbringung im Einbettzimmer) sind dem Versicherten gesondert in Rechnung zu stellen.
...

Zu der Abrechnung vor- und nachstationärer Behandlung (für BG-Kliniken gibt es eine gesonderte Vereinbarung) siehe Nachfolgendes **DGUV-Rdschr. 0206/2013 vom 13.06.2013:**
Zusammenfassung: Es wird darüber informiert, ob und ggf. wie Krankenhäuser vor- und nachstationäre Behandlungen mit dem UVTr abrechnen können.
Es wird immer wieder nachgefragt, ob und gegebenenfalls wie Krankenhäuser vor- und nachstationäre Behandlungen mit dem UVTr abrechnen können. Hierzu teilen wir folgendes mit:
Vor- und nachstationäre Behandlungen sind im § 115 a Abs. 1 SGB V definiert als Behandlungen ohne Unterkunft und Verpflegung, um
1. die Erforderlichkeit einer vollstationären Krankenhausbehandlung zu klären oder die vollstationäre Krankenhausbehandlung vorzubereiten (vorstationäre Behandlung)
oder
2. im Anschluss an eine vollstationäre Krankenhausbehandlung den Behandlungserfolg zu sichern oder zu festigen (nachstationäre Behandlung).
Vor- und nachstationäre Behandlungen kommen auch bei der Behandlung Unfallverletzter vor.
Grundsätzlich können diese Behandlungen neben der DRG-Fallpauschale vom Krankenhaus nicht gesondert in Rechnung gestellt werden. Sie sind vielmehr mit der DRG abgegolten.
Die vorstationäre Behandlung kann jedoch abgerechnet werden, wenn es anschließend zur vollstationären Behandlung nicht kommt, die DRG also nicht abgerechnet werden kann.
Die vorstationäre Behandlung ist auf längstens drei Behandlungstagen innerhalb von fünf Tagen vor Beginn der stationären Behandlung begrenzt (§ 115a Abs. 2 Satz 1 SGB V).
Die vorstationäre Behandlung ist in § 115a Abs. 1 Satz 1 Nr. 1 SGB V definiert und damit auf das Recht der GKV zugeschnitten. Sie setzt „eine Verordnung von Krankenhausbehandlung" voraus, die im GKV-Recht von einem niedergelassenen Arzt ausgestellt wird. Liegt eine solche Verordnung vor, kann das Krankenhaus die Behandlung (zunächst) ohne Unterbringung und Verpflegung (also ambulant) durchführen, um die Erforderlichkeit einer vollstationären Krankenhausbehandlung zu klären oder die vollstationäre Krankenhausbehandlung vorzubereiten. Das ist dann die sog. „vorstationäre Behandlung", die zwar ambulant erbracht wird, aber bereits der stationären Krankenhausbehandlung zugeordnet wird.
Eine Verordnung von Krankenhausbehandlung gibt es im Verfahren der GUV in der Regel nicht, wenn der Verletzte direkt zum D-Arzt am Krankenhaus kommt. Der D-Arzt entscheidet, ob eine stationäre Behandlung erforderlich ist. Wird der Verletzte sofort stationär aufgenommen, gibt es keine vorstationäre Behandlung. Die vom D-Arzt am Krankenhaus erbrachten ärztlichen Leistungen gelten als stationäre Leistungen (§ 55 Abs. 1 ÄV) und können daher nicht gesondert abgerechnet werden (ausgenommen Berichtsgebühren und Bescheinigungen).
Stellt der D-Arzt dagegen fest, dass zwar (voraussichtlich) eine stationäre Behandlung erforderlich ist, dass der Verletzte aber nicht sofort stationär aufgenommen werden kann, weil an den Folgetagen die Erforderlichkeit noch genauer abgeklärt werden muss (z. B. durch ein MRT) oder die stationäre Behandlung vorbereitet werden muss, so ist dass der „Verordnung von Krankenhausbehandlung" gleichzusetzen mit der Folge, dass danach die vorstationäre Behandlung beginnt. Leistungen bis zu diesem Zeitpunkt, also die Erstbehandlung durch den D-Arzt, können abgerechnet werden.
Die dann folgende vorstationäre Behandlung, die längstens an drei Behandlungstagen innerhalb von fünf Tagen vor Beginn der stationären Behandlung stattfinden kann (§ 115a Abs. 3 Satz 1 SGB V), kann neben der Fallpauschale für die stationäre Behandlung nicht abgerechnet werden (§ 8 Abs. 2 Nr. 3 KHEntgG)."

Dies bedeutet, dass die medizinisch-technischen Großgeräten (MRT, CT etc.). in dem vorgenannten Fall der vorstationären Behandlung zuzuordnen und nicht zu vergüten sind.
Die nachstationäre Behandlung kann ausnahmsweise abgerechnet werden, soweit die Summe aus den stationären Belegungstagen und den vor- und nachstationären Behandlungstagen die Grenzverweildauer der Fallpauschale übersteigt (§ 8 Abs. 2 Nr. 3 KHEntgG. Ist die Grenzverweildauer bei Entlassung noch nicht erreicht, stehen die verbleibenden Tage grundsätzlich für nachstationäre Behandlungen ohne Berechnung zur Verfügung. Der (damalige) Verwaltungsausschuss Heilverfahren des HVBG hat jedoch die Auffassung vertreten, dass nur eine ambulante Kontrolluntersuchung im Krankenhaus nach der stationären Entlassung mit der DRG als abgegolten angesehen werden sollte. Sich daran anschließende Behandlungen sollen als neue Behandlung mit Vergütungsanspruch nach der UV-GOÄ gewertet werden (siehe hierzu Schreiben des HVBG vom 9.1.2006 an die Hauptverwaltungen der gewerblichen BGen).
Soweit eine vorstationäre Behandlung vom Krankenhaus abgerechnet wird, weil es zur vollstationären Behandlung nicht gekommen ist, stellt sich die Frage nach der Höhe der Vergütung.
Für den Bereich der GKV ist für diesen Fall eine Behandlungspauschale vereinbart. Nach § 115 a Abs. 3 SGB V gilt diese Vergütungsvereinbarung mit Wirkung für die Vertragsparteien nach § 18 Abs. 2 Krankenhausfinanzierungsgesetz (KHG). Zu diesen Vertragsparteien gehören die UVTr nicht. Allerdings heißt es im § 1 Abs. 3 Satz 1 KHEntgG, dass die vor- und nachstationäre Behandlung für alle Nutzer einheitlich nach § 115 a SGB V vergütet wird. Das wiederum spricht dafür, dass die Pauschale auch mit den UVTr abzurechnen ist.
Wir empfehlen daher, die Abrechnung der Pauschale durch die Krankenhäuser für vorstationäre Behandlungen, soweit diese abrechnungsfähig sind, anstelle einer Vergütung nach der UV-GOÄ zu akzeptieren. Dies erleichtert auch eventuelle Erstattungsverfahren mit den GKV-Trägern.

Mit dem Verweis auf das Krankenhausentgeltgesetz wird auch klargestellt, dass § 2, Abs. 2 Nr. 2 anwendbar ist. Danach gehören die vom Krankenhaus veranlassten Leistungen Dritter zu den allgemeinen Krankenhausleistungen und sind Bestandteil der DRG.
Von der Pauschale der vorstationären Behandlung nicht erfasst und damit gesondert abrechenbar sind Leistungen mit medizinisch-technischen Großgeräten (MRT, CT etc.). Diese Leistungen sind damit auch dann gesondert abrechenbar, wenn eine stationäre Aufnahme erfolgt. Rechtliche Grundlage ist die zwischen DKG; allen GKV-Spitzenverbänden und im Benehmen mit KBV auf Basis des § 115 a Asb. 3 SGB V getroffene gemeinsame Empfehlung über die Vergütung von vor- und nachstationärer Behandlung vom 30.12.1996. Diese Vereinbarung findet auch für die UVTr Anwendung. Die Vergütung der Großgeräteleistungen erfolgt jedoch nicht nach dem DKG-Nebenkostentarif dieser Vereinbarung, sondern nach den Sätzen der UV-GOÄ.

Die vollständige **Rahmenvereinbarung mit der Deutschen Krankenhausgesellschaft e.V. (DKG) über die Behandlung von Versicherten der Träger der GUV finden Sie im Internet:** http://www.dguv.de/medien/landesverbaende/de/rundschreiben/lv8_suedwest/pdf_archiv_d13/lv8_d03_13.pdf
Bezüglich der Vergütung von stationären Leistungen in BG-Kliniken wird auf den Leitfaden zum neuen Vergütungssystem ab 01.01.2015 (Stand 01.11.2016) „Neuorganisation des Vergütungssystems in den BG-Einrichtungen" verwiesen (siehe DGUV-Rdschr. 0383/2016 vom 18.10.2016).
Die Abrechnung von vor- und nachstationärer Behandlung in BG-Kliniken ist unter Punkt 4.2.4.1 des Leitfadens zum neuen Vergütungssystem gesondert geregelt. Durch den Beschluss der entsprechenden Gremien wurde festgelegt, dass die Regelungen zur Vergütung von vor- und nachstationärer Behandlung des SGB V Bereiches keine Gültigkeit für die BG-Kliniken haben. D.h. auch in den definierten Zeiträumen 5 Tage vor und 14 Tage nach stationärem Aufenthalt erfolgt die Vergütung der ambulanten Behandlung analog heute über UV-GOÄ bzw. über klinikindividuelle Vereinbarungen für jede Behandlung zusätzlich zur Fallpauschalenvergütung.
Mit der Pauschale für die Stationäre Reha Abklärung (SRA) sind Großgeräteuntersuchungen (MRT, CT etc.) oder andere diagnostische Maßnahmen in den BG-Kliniken mit abgegolten und damit nicht gesondert abrechenbar (siehe FAQ - Punkt 8 des Leitfadens zum neuen Vergütungssystem).
Die zusätzliche Abrechnung einer MRT - Untersuchung in BG-Kliniken ist neben den Pflegesätzen der BGSW möglich. Beim Pflegesatz des KSR kann in BG-Kliniken das MRT dagegen nicht zusätzlich abgerechnet werden (siehe FAQ - Punkt 8 des Leitfadens zum neuen Vergütungssystem).

VIII. Allgemeine Regelungen für die Vergütung

Rechtsprechung
▶ **Vergütungsanspruch Krankenhaus gegen UVTr**
Die rechtlichen Beziehungen zwischen Ärzten und UVTr ist in einem eigenständigen Vertrag geregelt. Die Regeln, die zwischen Krankenhaus und GKV-Träger gelten, sind nicht – auch nicht analog – anwendbar.
Reicht eine Klinik bei einem UVTr eine Rechnung ein, so gilt: dem UVTr steht ein eigenes Prüfungsrecht der Vergütung zu; daher kann der UVTr auch bei Nachfragen eine Auskunft von der Klinik verlangen. Solange dieser Auskunftsanspruch nicht erfüllt ist, steht dem UVTr hinsichtlich der Zahlung ein Zurückbehaltungsrecht zu.
Aktenzeichen: SG Braunschweig, 14.02.2008, AZ: S 14 U 10/07

Forderung eines Verzugsschadens von Klinik gegenüber Unfallversicherung
Für die GUV gilt nicht der Versorgungsvertrag nach § 109 Abs. 2 SGB V, denn die GUV ist kein gesetzlichr GKV-Träger. Die Rechtsbeziehung von Ärzten und UVTr ist einem eigenständigen Vertrag geregelt. Die Gebührenordnung für Ärzte UV-GOÄ ermöglicht es, sämtliche Leistungen eines Krankenhauses mit den UVTr abzurechnen. Die UV-GOÄ ist eine eigenständige, spezielle Regelung, in der keine Zahlungs- oder Fristenbestimmungen getroffen worden sind. Da somit in der UV-GOÄ keine speziellen Regelungen zur Fälligkeit von Forderungen enthalten sind, gilt das allgemeine Zivilrecht. Unter anderem steht der GUV gegenüber der Abrechnung einer Klinik ein Zurückbehaltungsrecht, § 273 Abs. 1 S. 1 BGB, zu, da sie gegenüber einen Auskunftsanspruch zur Abrechnung hat. Dieser Anspruch folgt aus der Auskunftspflicht des behandelnden Arztes, §§ 5 Abs. 1, § 46 UV-GOÄ.
Aktenzeichen: SG Braunschweig, 29.02.2008, AZ: S 22 U 64/06
Entscheidungsjahr: 2008

§ 55 Vergütung ärztlicher Leistungen am Aufnahmetag

(1) Die stationäre Behandlung beginnt mit der Aufnahme in das Krankenhaus. Die am Aufnahmetag im Krankenhaus erbrachten ärztlichen Leistungen gelten als stationäre Leistungen.

(2) Für im Rahmen stationärer Behandlung außerhalb des Krankenhauses erbrachte Leistungen besteht gegenüber dem Unfallversicherungsträger kein Vergütungsanspruch, soweit diese Leistungen als Bestandteil der allgemeinen Krankenhausleistungen nach dem aktuellen DRG-Entgelttarif für Krankenhäuser im Anwendungsbereich des Krankenhausentgeltgesetzes abgegolten sind.

Kommentar
Zu Abs. 1
Abs. 1 schließt die Erbringung von vorstationärer Behandlung zzgl. Großgeräteleistungen (§ 115 a SGB V) am Aufnahmetag aus. Leistungen am Aufnahmetag in die stationäre Behandlung gelten als stationäre Leistungen, sofern sie im Krankenhaus erbracht werden. Dies gilt auch für Leistungen, die das Krankenhaus gemäß der DAV-, VAV- bzw. SAV vorhalten muss und durch die am Aufnahmetag beauftragten externe Kooperationspartner (Radiologen, HNO-Ärzte etc.) gewährleistet. Für die übrigen Leistungen am Aufnahmetag richtet sich die Abrechnung nach dem Pflegesatzrecht. Abs. 1 gilt auch, wenn der Patient nach der ärztlichen Konsultation das Krankenhaus noch einmal verlässt und erst zu einem späteren Zeitpunkt des gleichen Tages in diesem aufgenommen wird. Abs. 1 findet dagegen keine Anwendung, wenn die Vorbehandlung am Aufnahmetag in einem medizinischen Versorgungszentrum (MVZ) erfolgt, das sich in den Räumen des Krankenhauses befindet. Ein MVZ ist rechtlich und organisatorisch selbständig und daher keine Abteilung des Krankenhauses.

Zu Abs. 2
Abs. 2 stellt klar, dass das Krankenhaus zur Vergütung der außerhalb erbrachten Leistungen verpflichtet ist, sofern diese Bestandteil der DRG-Vergütung sind. Der externe Arzt hat somit nur gegenüber dem Krankenhaus einen Vergütungsanspruch.

Rechtsprechung
▶ **Behandlung eines Unfallverletzten im Schockraum stellt keine stationäre Krankenhausleistung dar**
Sofern nach der Schockraumdiagnostik eine stationäre Aufnahme nicht erforderlich ist, die Behandlungsleistungen auch ambulant erbracht werden können, der Unfallverletzte die stationäre Behandlung ablehnt und das Krankenhaus nach kurzer Zeit verlässt, dann hat noch keine Einbindung in das Versorgungssystem des Krankenhauses stattgefunden. Die zeitlich und örtlich konzentrierte Versorgung und Diagnostik im Schockraum allein, begründet noch nicht eine andere Qualifizierung, nämlich als stationäre Behandlung.
Aktenzeichen: SG Augsburg, 28.11.2013 AZ: S 8 U 238/13
Entscheidungsjahr: 2013

§ 56 Belegärztliche Behandlung

(1) Soweit bei belegärztlicher Behandlung nach dem aktuellen DRG-Entgelttarif die ärztliche Behandlung nicht abgegolten ist, kann der Belegarzt seine ärztlichen Leistungen nach diesem Vertrag unter entsprechender Anwendung der Minderungspflicht des § 6a der Gebührenordnung für Ärzte (GOÄ) abrechnen.

(2) Die belegärztliche Behandlung beginnt mit der Aufnahme in die Belegabteilung. Die am Aufnahmetag erbrachten ärztlichen Leistungen gelten als belegärztliche Leistungen, es sei denn, dass diese außerhalb des Krankenhauses erbracht werden.

(3) Ein Belegarzt darf für eine Auftragsleistung, eine Konsiliaruntersuchung oder eine Mitbehandlung einen Arzt hinzuziehen, wenn das betreffende Fach am Krankenhaus nicht vertreten ist.

(4) Zugezogene Ärzte rechnen ihre ärztlichen Leistungen gegenüber dem Unfallversicherungsträger nach diesem Vertrag direkt ab. Bei Leistungserbringung im Krankenhaus gilt die Minderungspflicht entsprechend § 6a GOÄ.

Arbeitshinweis der UVTr

Vorbemerkung:
Die **akutstationäre** Behandlung im Rahmen einer belegärztlichen Tätigkeit an einem nicht zum DAV/VAV/SAV zugelassenen Krankenhaus ist nur mit vorheriger Zustimmung des UVTr möglich (ausgenommen Augen- und HNO-Verletzungen). VAV- und SAV-Verletzungen (Ausnahme für den zugelassenen Handchirurgen nach § 37 Abs. 3) sind grundsätzlich nicht durch Belegärzte zu behandeln, da sie dem am VAV-/SAV-Krankenhaus tätigen D-Arzt vorzustellen sind. Dieser ist berechtigt, die Versicherten einem am selben Krankenhaus tätigen Belegarzt zuzuweisen (vgl. Rdschr. 0284/2015 vom 23.07.2015).
Eine akutstationäre Behandlung wird mit einem Zeitraum von 4 Monaten ab Unfalltag festgelegt (DGUV-LV Nordwest, Rundschreiben 09/2016 vom 15.08.2016).
Siehe auch die Fallgestaltungen in diesem Rundschreiben.

1. Belegärzte im Sinne des SGB und der Bundespflegesatz-VO (BPflV)/des Krankenhausentgeltgesetzes (KHEntgG) bzw. der amtlichen GOÄ und auch des ÄV sind nicht am KH angestellte Vertragsärzte (meist niedergelassene Ärzte), die ihre Patienten in der Klinik unter Inanspruchnahme von deren Diensten, Einrichtungen und Mittel stationär oder teilstationär behandeln können, ohne dafür eine Vergütung vom KH zu erhalten. Alternativ dazu kann ein KH zur Vergütung der belegärztlichen Leistungen mit Belegärzten Honorarverträge schließen (§ 18 Abs. 3 KHEntgG). Diese Honorarbelegärzte erhalten ihr Honorar ausschließlich vom Krankenhaus und können ihre Leistungen daher nicht nach der UV-GOÄ mit dem UVTr abrechnen. Das Krankenhaus rechnet in diesen Fällen mit dem UVTr 80 % der Hauptabteilungs-DRG ab. Honorarbelegärzte sind relativ selten, weil sie für das KH wirtschaftlich wenig attraktiv sind. Eine Prüfung ist aber geboten, wenn aus der Rechnung des Krankenhauses erkennbar ist, dass 80 % der Hauptabteilungs-DRG abgerechnet werden. Rechnet der Belegarzt seine Leistungen zusätzlich nach der UV-GOÄ ab, sollte beim KH nachgefragt werden, ob er sein Honorar für die ärztlichen Leistungen vom KH erhalten hat. Wenn ja, ist die Rechnung des Belegarztes nicht zu bezahlen.

Arbeitshinweise der UVTr (Merke)

- Belegärztliche voll-, teil- vor- oder nachstationäre Behandlungsleistungen sind analog § 6a (Privat-) GOÄ um 15 % zu mindern (privatärztliche Leistungen um 25 %). Die Minderungspflicht gilt nicht für außerhalb des Beleg-KH erbrachte ärztl. Leistungen des Belegarztes (z.B. Berichte, Gutachten) oder für ambulante Behandlungen in der Belegklinik (z.B. bei ambulanter OP).
- Der Honorarbelegarzt kann keine Leistungen nach der UV-GOÄ abrechnen. Er erhält seine Vergütung ausschließlich vom KH.
- Neben den Gebühren für die ärztl. Leistungen dürfen keine Sachkosten (z.B. die Besonderen Kosten lt. Spalte 4 der UV-GOÄ) für die voll-, teil-, vor- oder nachstationär erbrachte belegärztliche Behandlung abgerechnet werden; diese sind mit dem belegärztlichen KH-Entgelt abgegolten. Davon ausgenommen werden Wegegeld, Reiseentschädigung und der Ersatz von Auslagen. Für das Aufsuchen des Belegkrankenhauses oder das Aufsuchen seiner eigenen Praxis kann der Belegarzt allerdings weder eine Besuchsgebühr noch Wegegeld oder Reiseentschädigung abrechnen.
Auch die Erstattung von Auslagen kommt kaum in Betracht, weil alle benötigten Materialien vom Krankenhausträger zur Verfügung gestellt werden müssen (= Bestandteil des Pflegesatzes); denkbar sind allenfalls Schreibgebühren für die ärztl. Berichte oder Gutachten.

- Der Belegarzt darf unter den Voraussetzungen des § 56 Abs. 3 weitere externe Ärzte hinzuziehen. Für die zugezogenen Ärzte gilt ebenfalls die Minderungspflicht und das Verbot der Sachkosten-Berechnung analog § 6a (Privat-)GOÄ.
  Muss der hinzugezogene Arzt das Belegkrankenhaus aufsuchen, kann er Besuchsgebühren, Wegegeld oder Reiseentschädigung nur dann abrechnen, wenn er nicht regelmäßig am Beleg-KH tätig ist (vgl. Arb.Hinweise zu Nrn. 50, 71 UV-GOÄ).

Kommentar
Zu Abs. 1
Belegärzte sind nicht an einem Krankenhaus angestellte Vertragsärzte, die ihre Patienten in dem Krankenhaus stationär oder teilstationär behandeln können, ohne dafür eine Vergütung vom Krankenhausträger zu erhalten.
Bei belegärztlicher Behandlung ist die Minderungspflicht gem. § 6a GOÄ zu beachten.
In diesem Zusammenhang sollte durch den UVTr neben der Prüfung der belegärztlichen Rechnung auch geprüft werden, ob das Krankenhaus den entsprechenden DRG Schlüssel abrechnet (z.B. 3 Belegoperateur, 4 Belegoperateur und Beleganästhesist). Wird die Hauptabteilung abgerechnet gilt Abs. 1 und es bleibt kein Raum für die belegärztliche Abrechnung der ärztlichen Leistung.
Folgende Regelung gilt auch für die GUV siehe **Honorarbelegärzte" Dtsch Arztebl 2010; 107(12): A-571 / B-499 / C-491**.
Seit Inkrafttreten des Krankenhausfinanzierungsreformgesetzes im März 2009 können Krankenhäuser mit Belegbetten die Vergütung eines Belegarztes auf Grundlage einer Honorarvereinbarung regeln (§ 121 Abs. 5 Sozialgesetzbuch V).
Statt eines Teilhabeanspruchs gegenüber der KV nach der regional geltenden Euro-Gebührenordnung erhält der Belegarzt hierbei seine Vergütung direkt vom Krankenhaus.
Die Amtliche Gebührenordnung für Ärzte (GOÄ) ist nicht anwendbar, dient jedoch als Orientierung für die Vergütungshöhe.
Im Rahmen des Honorarvertragsmodells erhält der Honorarbelegarzt eine Vergütung vom Krankenhaus, **das Krankenhaus rechnet seinerseits 80 Prozent der Hauptabteilungs-DRG gegenüber den Kostenträgern ab (DRG = Diagnosis Related Groups).**
Der Honorarbelegarzt kann seine ärztlichen Leistungen nicht daneben nach § 56 Abs. 1 ÄV abrechnen.

Zu Abs. 2
Die Regelungen zur vor- und nachstationären Behandlung des § 115a SGB V finden auch bei belegstationärer Behandlung Anwendung (vgl. auch DGUV – Arb. Hinweise zu § 56 ÄV). Der Abs. 2 schließt die Erbringung von vorstationärer Behandlung zzgl. Großgeräteleistungen (§ 115 a SGB V) am Aufnahmetag aus. Die belegärztliche Behandlung beginnt auch am Tag der Verlegung von einer Normalstation in die Belegabteilung eines Krankenhauses. Bereits für die am Aufnahmetag innerhalb des Krankenhauses erbrachten Leistungen gilt die Minderungspflicht des § 6a GOÄ. Auch Sachkosten (bes. Kosten nach Spalte 4 UV-GOÄ bzw. Ziffer 4.1 zu Teil A der UV-GOÄ) sind als Bestandteil der Belegarzt-DRG nicht gesondert abrechenbar.

Zu Abs. 3 und 4
Der Abs. 3 verpflichtet den Belegarzt, primär die Kapazitäten des Krankenhauses zur Diagnoseklärung und Mitbehandlung zu nutzen. Dem Krankenhaus werden damit neben der Belegarzt-DRG zusätzliche Einnahmemöglichkeiten eröffnet. Durch die Minderungspflicht des § 6a GOÄ und die Nichtvergütung von Sachkosten, hat der UVTr zudem geringere Kosten, als bei einem krankenhausextern hinzugezogenen Arzt.

IX. Regelungen für Auskünfte, Bescheinigungen, Berichte und Gutachten

§ 57 Berichts- und Gutachtenpauschalen

(1) Die Gebühren für Auskünfte, Bescheinigungen, Formtexte, Berichte und Gutachten sind nach den Nrn. 110 ff des Leistungs- und Gebührenverzeichnisses zu zahlen.

(2) Unvollständige Auskünfte, Bescheinigungen, Berichte und Gutachten werden nicht vergütet.

(3) Für Ärztliche Erstberichte (Formtexte F 1000, F 1010, F 1020, F 1030, F 1040, F 1050, F 6050), die nicht unverzüglich erstattet werden, besteht grundsätzlich kein Anspruch auf die Berichtsgebühr. Eine unverzügliche Berichterstattung liegt jedenfalls dann nicht mehr vor, wenn der Bericht

später als acht Werktage beim Unfallversicherungsträger eingeht. Die Frist beginnt mit der Erstbehandlung zu Lasten des Unfallversicherungsträgers.
(4) Bei elektronischer Übermittlung gilt die Sendebestätigung als Versandnachweis.

Kommentar
Zu Abs. 1
In der Vergütung der Nrn. 110 bis 165 sind die Portokosten nicht enthalten, so dass diese gemäß Ziffer 1 zu Teil A der UV-GOÄ und § 2 Abs. 3 Nr. 7 BG-NT gesondert abrechenbar sind. Für die elektronische Übermittlung von Arztberichten an den UVTr mittels DALE-UV wurde mit Nr. 192 eine gesonderte Vergütung vereinbart.
Bei den Arztvordrucken Nr. 117 und 118 und den Gutachten Nr. 146 bis 165 darf zusätzlich Schreibgebühren nach Nr. 190 abgerechnet werden.
Bei der stationären Begutachtung hat der ständige Ausschuss des BG-NT die Weiterführung der im Jahr 2000 vereinbarten leistungsorientierten Vergütungsempfehlung beschlossen (LVBG-Rdschr. Nr. 093/2003 vom 11.11.2003). Das Krankenhaus berechnet für Leistungen im Zusammenhang mit dem stationären Aufenthalt aus Anlass einer Begutachtung je Tag einen Betrag von 110,– EUR. Das Arzthonorar, die Schreibgebühren sowie Porto und Versandkosten sind gesondert abrechenbar. Die Pauschale ist für den Aufnahme- und jeden weiteren Tag, mit Ausnahme des Entlassungstages jeweils einmal ansatzfähig. Fällt der Aufnahmetag mit dem Entlassungstag zusammen, so ist nur ein Berechnungstag ansetzbar.

Zu Abs. 2
Unvollständigkeit liegt vor, wenn Angaben fehlen bzw. Fragen nicht beantwortet wurden. Der Arzt hat in diesem Fall keinen Anspruch auf eine anteilige Gebühr.
Kann ein Arzt einen Punkt nicht ausfüllen bzw. eine Frage nicht beantworten (z. B. kein Röntgenergebnis, weil er nicht geröntgt hat), dann teilt er dies in der Auskunft entsprechend mit. Der UVTr darf die Vergütung bis zum Erhalt der fehlenden Information(en) verweigern.
Zieht der UVTr den Gutachtenauftrag zurück, weil der Arzt das Gutachten nach wiederholter Erinnerung nicht erstattet hat, dann besteht ebenfalls kein Vergütungsanspruch. Dies gilt auch, wenn die gutachterliche Untersuchung bereits durgeführt wurde.

Zu Abs. 3
Die kurze Frist ist offensichtlich eine (strenge) Reaktion auf die gelegentlich zu beobachtende Säumigkeit in der Erstberichtserstattung. Sie soll eine zügige Meldung eines Versicherungsfalls an den UVTr gewährleisten, damit dieser das Heilverfahren von Beginn an überwachen und steuern kann. Die Frist beginnt mit der Erstbehandlung, diese ist in der Regel am Unfalltag. Begibt sich die verletzte Person erst später zum Arzt oder findet zunächst eine Behandlung zu Lasten der Krankenkasse statt, dann beginnt die Frist entsprechend später.
Die Formtexte der ärztlichen Erstberichte sind:
F 1000   D-Arzt-Bericht
F 1010   Handchirurgischer Erstbericht
F 1030   Augenarztbericht
F 1040   HNO-Arzt-Bericht
F 1050   Ärztliche Unfallmeldung

Gemäß DGUV-Rdschr. 0231/2011 vom 20.05.2011 gilt die Frist nicht für den Hautarztbericht F 6050.

Anders als bei anderen ärztlichen Erstberichten liegt zum Zeitpunkt der Erstattung des F 6050 in aller Regel noch kein Behandlungsauftrag vor. Somit können die Dermatologen noch keine Erstbehandlung zu Lasten des UVTr beginnen. Damit beginnt die Frist ebenfalls nicht.

Zu Abs. 4
Der UVTr ist nicht verpflichtet, bei einem zu spät eingegangenen und elektronisch übermittelten Erstbericht vor der Nichtvergütung der Berichtsgebühr die Sendebestätigung vom Arzt anzufordern. Der Arzt kann aber durch Übermittlung der Sendebestätigung den fristgerechten Versand nachweisen und damit die Nachvergütung der Berichtsgebühr erwirken.

§ 58 Vereinbarte Formtexte
(1) Andere als zwischen den Vertragspartnern vereinbarte Formtexte dürfen nicht verwendet werden. Die Formtexte stehen auf der Webseite der DGUV unter dem Link www.dguv.de/formtexte/aerzte/ zum Download bereit.

(2) Beim Einsatz DV-gestützter Textverarbeitung muss sichergestellt sein, dass die Ausdrucke mit den vereinbarten Formtexten identisch sind.

(3) Soweit auf Kopien von vereinbarten Formtexten, die für Dritte bestimmt sind, aus Gründen des Datenschutzes Datenfelder durch Schwärzungen unkenntlich gemacht sind, ist beim Einsatz DV-gestützter Textverarbeitung sicherzustellen, dass auf den für die dritten Stellen bestimmten Ausdrucken die entsprechenden Daten unterdrückt werden

Kommentar:

Zu Abs. 1

Vertragspartner sind gemäß § 34 Abs. 3 SGB VII die beiden Spitzenverbände der gesetzlichen UVTr und die KBV. Die Regelung des Abs. 1 soll gewährleisten, dass nur diese den Inhalt eines neuen Formtextes, die Umgestaltung eines bestehenden Formtextes und die angemessene Höhe der Gebühr miteinander vereinbaren. Den Mitgliedern der Vertragspartner (UVTr Ärzte) ist es daher nicht gestattet, Formtexte zu entwickeln und diese als Auskünfte oder Berichte zu verwenden. Der Arzt ist somit berechtigt, die Verwendung eines vom Arzt entworfenen und damit nicht vereinbarten Formtextes abzulehnen. Sofern Arzt-Formtexte aufgrund vertraglicher Änderungen oder sonstiger Vereinbarungen wegfallen (z.B. H-Arzt-Bericht; Ergänzungsbericht Stromunfall etc.), so dürfen diese vom Arzt nicht erstattet und vom UVTr nicht angefordert werden. Zum Zeitpunkt des Wegfalls erlischt für den Arzt somit auch der Anspruch auf Vergütung der Berichtsgebühr.

Zu Abs. 2

Die DGUV bietet auf ihrer Internetseite den Ärzten und UVTr an, die vereinbarten Arzt-Formtexte als Word- oder PDF-Download für den Schriftverkehr zu verwenden (http://www.dguv.de/formtexte/Ärzte/index.jsp). Die dort hinterlegten Arzt-Formtexte sind stets auf dem aktuellen Stand. Die Vertragspartner informieren mit Rdschr. über neu eingeführte bzw. abgeänderte Formtexte. Deren Mitglieder (Ärzte/UVTr) sind bei DV-gestützter Textverarbeitung verpflichtet, die neuen/geänderten Formtexte umgehend einzupflegen und zu verwenden.

Zu Abs. 3

Abs. 3 weist den Arzt bei DV-gestützter Formtextverarbeitung auf den sicherzustellenden Datenschutz gegenüber den dritten Stellen (z.B. GKV-Träger) hin, die einen Abdruck des Formtextes von ihm erhalten. Auch der UVTr ist an den Datenschutz gebunden und darf diesen dritten Stellen die geschwärzten bzw. unterdrückten Daten nur nach Einwilligung des Versicherten zukommen lassen. Bei Verstößen gegen den Datenschutz durch den Arzt oder UVTr, kann sich der Versicherte an den zuständigen Datenschutzbeauftragten wenden oder den Rechtsweg beschreiten.

§ 59 Überschreitung der Gebührensätze bei Gutachten

Die Gebührensätze für frei erstattete Gutachten (Nrn. 160, 161, 165 des Leistungs- und Gebührenverzeichnisses) dürfen bei Vorliegen besonderer Gründe und mit vorheriger Zustimmung des Unfallversicherungsträgers überschritten werden. Lehnt dieser einen dahingehenden vom Arzt gestellten Antrag ab, so ist das Gutachten zu den Sätzen nach Nr. 160 bzw. 161 bzw. 165 des Leistungs- und Gebührenverzeichnisses zu honorieren. Falls der Arzt damit nicht einverstanden ist, gibt er den Gutachtenauftrag unverzüglich an den Unfallversicherungsträger zurück.

Kommentar

Die Gebührensätze der Gutachten wurden in den letzten Jahren deutlich erhöht. Der Gutachter hat im Einzelnen die Gründe für eine Überschreitung der Gebührensätze für frei erstattete Gutachten anzugeben (z.B. sehr zeitintensive Auswertung der vom UVTr zugesandten Unterlagen oder umfangreiche biographische psychiatrische Erhebungen). Die Tatsache, dass es auf einem Fachgebiet nur eine sehr geringe Anzahl von Gutachtern gibt, stellt keinen besonderen Grund für eine Überschreitung der Gebührensätze dar. Nach dem Kommentar **Noeske/Franz** zu § 59 ist die Notwendigkeit einer aufwendigen Untersuchung ebenfalls kein Grund für die Überschreitung der Gebührensätze. Die Überschreitung ist nur bei vorheriger Zustimmung des UVTr möglich. Lehnt dieser die Überschreitung ab, so kann der Arzt entweder eine Abrechnung nach den im Leistungs- und Gebührenverzeichnis vereinbarten Sätzen akzeptieren oder den Gutachtenauftrag – unverzüglich – zurückgeben.

§ 60 Gebühren für die zum Zwecke der Begutachtung vorgenommenen ärztlichen Leistungen

Ärztliche Leistungen, die im Zusammenhang mit Begutachtungen erbracht werden, werden nach den Gebührensätzen für die besondere Heilbehandlung vergütet.

Kommentar

Der UVTr ist durch diese Regelung verpflichtet, die ärztlichen Leistungen des Gutachters stets nach den Gebührensätzen der bes. HB zu vergüten. Wenn ein Arzt, der z.B. selten für UVTr Gutachten erstellt (z.B. Internist bei Abfindungsgutachten), seine Leistungen nach den Gebührensätzen der allg. HB abrechnet, so hat der UVTr die ärztlichen Leistungen auf die Sätze der bes. HB zu korrigieren. Gleiches gilt für die ärztlichen Leistungen eines vom Gutachter hinzugezogenen Arztes (z.B. Laborarzt, Radiologe etc.). Sofern der Arzt als Sachverständiger gemäß der Bekanntgabe des Bundesfinanzministeriums vom 31.05.2001 der Umsatzsteuerpflicht unterliegt (Siehe auch HVBG-Rdschr. Reha 065/2001 vom 18.12.2001), so gilt diese nicht nur für die Gutachtengebühr, sondern auch für die ärztlichen Leistungen.

X. Regelungen bei Hinzuziehung zur Klärung der Diagnose und/oder Mitbehandlung einschließlich Berichterstattung

§ 61 Berichterstattung

(1) **Ein Arzt, der nach § 12 hinzugezogen wird, erstattet unverzüglich einen Befundbericht. Dieser ist dem hinzuziehenden Arzt zu übersenden. Der Unfallversicherungsträger erhält eine Kopie. Entsprechendes gilt auch für den vom Belegarzt nach § 56 Abs. 3 hinzugezogenen Arzt.**

(2) **Der Befundbericht ist Bestandteil der Leistung. Für eine im begründeten Einzelfall erforderliche weitergehende Berichterstattung gelten die Nrn. 110 ff. UV-GOÄ.**

Kommentar:
Zu Abs. 1
Die Hinzuziehung nach § 12 dient ausschließlich zur Diagnoseklärung und/oder Mitbehandlung im Rahmen eines laufenden Heilverfahrens. Dies bedeutet, dass ein von einem Gutachter beauftragte Facharzt (Laborarzt, Pathologe, Radiologe etc.) nicht nach § 12 hinzugezogen wird. Die „Befundberichte" beinhalten das Ergebnis der fachärztlichen Hinzuziehung. Obwohl begrifflich das Wort „Bericht" enthalten ist, handelt es sich bei den Befunden nicht um Berichte nach den Nrn. 110 ff. UV-GOÄ, da solche gemäß einer vertraglichen Regelung (z.B. D-Bericht oder Verlaufsbericht F 2100) oder ausschließlich auf Anforderung des UVTr (z.B. Ausführliche Auskunft, Bericht Neurologischer Befund) zu erstatten sind. Der Befund über das Ergebnis der Hinzuziehung ist an keine Form gebunden und Bestandteil der jeweils abgerechneten Leistung. Der Arzt ist verpflichtet den Befund unverzüglich dem hinzuziehenden Arzt und in Kopie dem UVTr zuzusenden. Als „unverzügliche" Zusendung wird in § 57 Abs. 3 der Eingang innerhalb von 8 Werktagen definiert. Diese Frist muss auch für den nach § 12 hinzugezogenen Arzt gelten, damit der hinzuziehende Arzt seine Behandlung zielführend und zeitnah durchführen und der UVTr seiner gesetzlichen Verpflichtung zur Steuerung und Überwachung des Heilverfahrens nachkommen kann. Die verspätete Zusendung der Kopie an den UVTr zusammen mit der Rechnung ist daher unzulässig. Der hinzuziehende Arzt ist aufgrund der Regelung in Satz 3 nicht verpflichtet, dem UVTr den erhaltenen Befundbericht in Kopie weiter zu leiten. Satz 4 stellt klar, dass die Regelungen der Sätze 1 bis 3 auch für den Belegarzt gilt, deren Hinzuziehungsberechtigung sich aus § 56 Abs. 3 ÄV ergibt.

Zu Abs. 2
Der Befundbericht ist gemäß Abs. 2 Bestandteil der Leistung und ist daher auch nicht gesondert zu vergüten (SG Berlin, Az.: S 163 U 20/16 08.05.2018). Diese generelle vertragliche Regelung wurde auch in einigen Allg. Best. des ÄV wie z.B. vor Abschnitt M oder O aufgenommen. Eine weitergehende Berichterstattung kommt vor allem dann in Betracht, wenn der UVTr vom hinzugezogenen Arzt Auskunft über relevante frühere Erkrankungen/Verletzungen/Vorbehandlungen, Empfehlungen zu Diagnostik/Therapie/Reha oder die Dauer der Behandlungsbedürftigkeit/AU anfordert, da diese im Befund (inkl. Diagnose) nicht zwingend enthalten sein müssen.

Rechtsprechung
▶ **Berichtserstattung für hinzugezogene Ärzte**
Ein weiterer Grund für eine Berichterstattung liegt dann vor, wenn der hinzugezogene Arzt einen der in § 16 ÄV genannten Gründe feststellt. Diese Vorschrift erstreckt sich nach ihrem systematischen Zusammenhang auch auf hinzugezogene Ärzte.
Aktenzeichen: SG Berlin, 08.05.2018, Az.: S 163 U 20/16
Entscheidungsjahr: 2016

XI. Rechnungslegung und Bezahlung

§ 62 Vergütung ärztlicher Leistungen bei Hinzuziehung zur Klärung der Diagnose und/oder Mitbehandlung

Bei Hinzuziehung nach § 12 im Rahmen ambulanter Behandlung richtet sich die Höhe der Vergütung (Gebührensatz der allgemeinen oder besonderen Heilbehandlung) nach Maßgabe der Einstufung des Behandlungsfalles durch den Durchgangsarzt und den Handchirurgen nach § 37 Abs. 3.
Entsprechendes gilt bei Hinzuziehung im Rahmen belegärztlicher Behandlung.
In allen anderen Fällen erfolgt die Vergütung nach den Gebührensätzen der allgemeinen Heilbehandlung. Bei Leistungserbringung im Krankenhaus gilt die Minderungspflicht entsprechend § 6a GOÄ. Vergütung ärztlicher Leistungen bei Hinzuziehung zur Klärung der Diagnose.

Arbeitshinweise der UVTr (Ausschnitt)
3. Die Vergütung der Leistungen des hinzugezogenen Arztes (allgemeine oder besondere HB) richtet sich nach der Einstufung des Behandlungsfalles durch den D-Arzt.
Bei Verwendung des für die Hinzuziehung bereitstehenden Formtextes F 2902 kreuzt der D-Arzt das entsprechende Feld an. Wird besondere HB angekreuzt, obwohl allg. HB eingeleitet war, so löst das keinen Vergütungsanspruch des hinzugezogenen Arztes für die bes. HB aus. Ggf. kann die Rechnung auf die allg. HB korrigiert werden.

Kommentar:
Sofern ein bereits nach § 12 ÄV hinzugezogener Facharzt (z.B. Neurologe) fachgebietsbezogen einen weiteren Facharzt zur Mitbehandlung/Diagnoseklärung (z.B. Neuroradiologie) hinzuzieht, so darf auch dieser hinzugezogene Arzt nach der Maßgabe der Einstufung des D-Arztes/Handchirurgen seine ärztlichen Leistungen nach den Gebührensätzen der allg. oder bes. HB mit dem UVTr abrechnen. Auch in diesem Fall gilt die erste Einstufung des D-Arztes.
Die Vergütung richtet sich nach Art der vom D-Arzt eingeleiteten HB. Sofern im Formtext F 2902 eine falsche HB angekreuzt wurde, so ist diese vom UVTr bei der Rechnungsprüfung durch Erhöhung oder Minderung der Gebührensätze zu korrigieren sind.

§ 63 nicht besetzt

XI. Rechnungslegung und Bezahlung

§ 64 Rechnungslegung

(1) Die Rechnung des Arztes an den Unfallversicherungsträger muss enthalten:
   1. die Personaldaten des Unfallverletzten,
   2. den Unfalltag,
   3. den Unfallbetrieb (Name und Anschrift des Arbeitgebers, der Kindertageseinrichtung, der Schule oder Hochschule; handelt es sich um den Arbeitsunfall einer Pflegeperson, so ist als Unfallbetrieb der/die Pflegebedürftige anzugeben),
   4. das Datum der Erbringung der Leistung,
   5. die entsprechende Nummer im Leistungs- und Gebührenverzeichnis,
   6. den jeweiligen Betrag, der im Leistungs- und Gebührenverzeichnis aufgeführt ist.
   Die Rechnungslegung soll grundsätzlich nach Abschluss der Behandlung erfolgen. Bei längerer Behandlungsdauer sollte der Abrechnungszeitraum vier Wochen nicht unterschreiten.
(2) Die Forderung der Vorauszahlung der Gebühr und die Erhebung durch Nachnahme sind unzulässig.
(3) Änderungen von Rechnungen sind vom Unfallversicherungsträger dem Arzt gegenüber zu begründen.

Arbeitshinweis der UVTr
1. § 64 bezieht sich auf den einzelnen „Behandlungsfall", d. h., alle Leistungen, die der Arzt wegen der Behandlung eines Verletzten zu Lasten desselben UVTr erbracht hat, sind unter Angabe der in Abs.1 genannten Daten in Rechnung zu stellen. Wird ein Patient gleichzeitig zu Lasten verschiedener Versicherungsträger behandelt (z. B. GUV und GKV), so sind dies zwei unterschiedliche Behandlungsfälle, die getrennt abzurechnen sind.
Gegenüber dem UVTr sollen die Behandlungskosten grundsätzlich nach Abschluss der Behandlung durch den jeweiligen Arzt abgerechnet werden. Eine entsprechende Regelung wurde mit der Neufassung des Vertrages zum 1.4.2008 in Abs. 1 eingefügt. Bei längeren Behandlungszeiten soll

frühestens nach vier Wochen eine Zwischenabrechnung zulässig sein. Nach Sinn und Zweck dieser zum 1.4.2008 eingefügten Ergänzung sollen zur Vermeidung eines unverhältnismäßigen Verwaltungsaufwands – im beiderseitigen Interesse – Abrechnungen über kurze Behandlungszeiten, insbes. für einzelne Behandlungstage, vermieden werden.
Dementsprechend ist eine Abrechnung der ärztl. Leistungen auf der Rückseite der D- Berichte bzw. der Augenarzt- oder HNO-Arzt-Berichte nur zulässig, wenn die Behandlung damit abgeschlossen sein soll und es sich um die gesamten Behandlungskosten handelt (ein entspr. Hinweis findet sich jeweils auf der Rückseite der genannten Berichte).
2. Zu den Leistungen des Behandlungsfalles gehören auch die Gebühren für die erforderliche Berichterstattung; auch diese sollten grundsätzlich in die Rechnung einbezogen und nicht etwa gesondert liquidiert werden (dies geschieht in der Praxis häufig). Eine separate Liquidation ist naturgemäß unvermeidlich, wenn z. B. ein Bericht erst nach Abschluss der Behandlung und bereits erfolgter Abrechnung angefordert und erstellt wurde.
3. Nach § 64 Abs. 1 Nr. 5 muss in der Rechnung zur ärztl. Leistung die jeweilige Nr. der UV- GOÄ angegeben sein. Fehlt diese Nr., ist genau zu prüfen, ob es sich um eine nach der UV-GOÄ abrechnungsfähige ärztl. Leistung handelt (für eine „Narkosebescheinigung" z. B. findet sich in der UV-GOÄ keine entspr. Nr.). Im Zweifel ist der Arzt zur Stellungnahme aufzufordern bzw. die Leistung – mit Begründung – zu streichen.
4. Wird die Behandlungsrechnung vom UVTr korrigiert, muss die Änderung nach § 64 Abs. 3 gegenüber dem Arzt begründet werden. Eine besondere Form der Begründung ist nicht vorgesehen; sie muss so gehalten sein, dass die Korrektur für den Arzt nachvollziehbar ist. Ggf. reicht ein kurzer stichwortartiger Hinweis aus.
Eine Begründung der Änderung ist nicht mehr erforderlich, wenn der Arzt wiederholt (3x ist angemessen) auf bestimmte Abrechnungsfehler hingewiesen wurde, spätere Rechnungen aber unverändert dieselben Fehler aufweisen.
Bei der schriftlichen Form der Korrektur einer Rechnung an den Arzt handelt es sich nicht um einen Verwaltungsakt. Kosten eines Vorverfahrens (Rechtsanwaltsgebühren, Porto- und Schreibgebühren) sind daher nicht zu erstatten, da es sich nicht um ein formelles Widerspruchsverfahren handelt.

Kommentar
Zu Abs. 1
§ 64 ÄV bestimmt den notwendigen Inhalt der Rechnung des Arztes an den UVTr.
Zu 1. Personaldaten sind Name, Vorname, Adresse, Geburtsdatum. Diese sind auch bei Berufserkrankten in der Rechnung anzugeben.
Zu 2. Bei einer anerkannten BK ist sofern dem Arzt bekannt, der Tag des Versicherungsfalls anzugeben.
Zu 3. Der Unfallbetrieb weicht bei einem ehrenamtlich Tätigen (z.B. Feuerwehr, Wasserwacht, Rettungsdienst, Übungsleiter etc.) oft von dem Arbeitgeber ab, bei dem er in einem Beschäftigungsverhältnis steht. In diesen Fällen ist stets das Unternehmen, für das die ehrenamtliche Tätigkeit ausgeübt wurde anzugeben.
Zu 4. Eine Leistung die vor Mitternacht begonnen und nach Mitternacht beendet wird, darf nicht für beide Tage in Rechnung gestellt werden. Da die Leistung erst nach Mitternacht vollständig erbracht wurde, sollte sie für diesen Tag abgerechnet werden.
Zu 5. Leistungen die nicht Bestandteil des Gebührenverzeichnisses -UV-GOÄ- sind, dürfen nicht abgerechnet werden. Eine analoge Abrechnung für eine Leistung, die in der UV-GOÄ nicht enthalten ist, ist damit unzulässig.
Zu 6. Nur der jeweils zum Leistungszeitpunkt vereinbarte Betrag der UV-GOÄ-Nr. in Höhe des Satzes der allgemeinen oder bes. HB darf abgerechnet werden. Der UVTr ist berechtigt, fehlerhaft Beträge zu korrigieren.
Neu eingeführt wurde in diesem Zusammenhang, dass zwar grundsätzlich die Rechnungslegung nach Abschluss der Behandlung erfolgen soll. Dauert diese aber länger als vier Wochen, sollen möglichst keine „Zwischenrechnungen" für Zeiträume unter vier Wochen erstellt werden. Bei einer längeren Behandlungszeit ist aber grundsätzlich eine Zwischenrechnung nach 4 Wochen zulässig. Hintergrund dieser Regelung ist, dass die Ärzte und UVTr bei einer täglichen oder wöchentlichen Abrechnung einen erheblich höheren Verwaltungsaufwand (Rechnungserstellung, Posteingang, Scannung, Ablage, Prüfung) haben. Die Wortwahl „soll" drückt aus, dass die Rechnungslegung nach Behandlungsabschluss oder in Vier-Wochen Zeiträumen der Regelfall ist. Von diesem darf seitens des Arztes nur in Ausnahmefällen abgewichen werden. Denkbar wäre, dass der Patient sich nicht mehr beim Arzt vorstellt, eine kurzzeitige Urlaubs- oder Krankheitsvertretung durch einen anderen Arzt erfolgt oder nur eine einmalige Arztvorstellung zur Diagnoseklärung (z.B. MRT) oder zur HVK stattfindet. Beim Verstoß gegen diese Vereinbarungen ist der UVTr berechtigt, die Rechnungen unter Hinweis auf § 64 Abs.1 ÄV zurückzusenden. Im Wiederholungsfall ist der zuständige LV über die

XI. Rechnungslegung und Bezahlung

Vertragsverletzung zu informieren.
Zu den Leistungen des Behandlungsfalles gehören auch die Gebühren für die notwendige Berichterstattung. Aus der Aufzählung der jeweils erforderlichen Daten des Absatz 1 folgt, dass der UVTr eine nachvollziehbare Rechnung erhalten muss. Dies ist bei einer Sammelabrechnung, die die in Absatz 1 genannten Kriterien nicht fallbezogen darstellt, nicht erfüllt. Bei Sammelabrechnungen handelt es sich nicht um eine fallbezogene Einzelrechnung, so dass diese mit dem Hinweis auf die fallbezogene Abrechnung zurück gesandt werden dürfen. Dies gilt auch für die Zahlungserinnerung von Rechnungen.
Darüber hinaus sind Sammelabrechnungen, die eine namentliche Liste einzelner Fälle enthalten auch aus Gründen des Datenschutzes nicht zulässig, da der UVTr die Rechnung jeweils einem Fall zuordnen muss und § 5 ÄV bzw. § 201 SGB VII von dem Versicherungsfall und dem Versicherten spricht.
Eine vertragliche Vereinbarung, wann der Vergütungsanspruch des Arztes verjährt ist, wurde im ÄV nicht getroffen. Naheliegend ist hier die Anwendung des § 45 SGB I; also vier Jahre nach Ablauf des Kalenderjahres, in dem die ärztliche Leistung erbracht wurde und damit der Vergütungsanspruch entstanden ist (so auch Kommentar **Noeske/Franz zu § 64 ÄV** und HVBG-Rdschr. VB 17/99 vom 28.01.1999).

Wichtig:
Widerspruchsrecht zur Rechnungskorrektur (Siehe Kommentar zu § 1 3. Abs.)
Regelungen zum Vergütungsanspruch (Siehe Kommentar zu § 51):

Zu Abs. 2
Der 1. Halbsatz des Abs. 2 bedeutet im Umkehrschluss, dass eine Forderung auf Vergütung einer ärztlichen Leistung erst nach deren Erbringung zulässig ist.

Zu Abs. 3
Absatz 3 nennt ausdrücklich den Arzt als Adressaten für die Änderung einer Rechnung durch den UVTr. Häufig treten Ärzte die Abrechnung ihrer Leistungen an eine Abrechnungsstelle ab. Hierbei handelt es sich um eine einseitige Abtretung, d.h. die Abrechnungsstelle übernimmt das Recht des Arztes gegenüber dem UVTr seine ärztlichen Leistungen zu fordern und die Pflichten des Arztes aus dem Sozialgesetzbuch, dem Vertrag und der UV-GOÄ (Abrechnung nach UV-GOÄ, Inhalt der Rechnung, etc.).
Die UVTr sind danach verpflichtet, der Abrechnungsstelle die nach Prüfung der Rechnung anerkannten Kosten zu überweisen. Eine Rechtsbeziehung darüber hinaus besteht mit der Abrechnungsstelle nicht. Der UVTr ist nicht verpflichtet, die Abrechnungsstelle über die Korrektur der Rechnung zu informieren. Ebenso wenig besteht die Verpflichtung der Abrechnungsstelle, auf Gegendarstellungen zu antworten. Dem UVTr ist es nicht erlaubt, der Abrechnungsstelle Sozialdaten (Gesundheitsdaten, Personenangaben etc.) von Unfallverletzten oder Berufserkrankten ohne deren vorherige schriftliche Einwilligung mitzuteilen. Wir empfehlen daher, der Abrechnungsstelle nur unter Bezug der Rechnungsnummer (damit ist eine Zuordnung des Schreibens möglich) und ohne Angaben von Personendaten mitzuteilen, dass eine Rechnungskorrektur erfolgt und diese dem Arzt mitgeteilt wird.
Ein Urteil des SG Heilbronn zu § 64, Abs. 1, Nr. 7, Az.: S4U 1630/13, verkündet am 24.02.2016 beschreibt die formellen Anforderungen die an eine ärztliche Rechnung zu stellen sind. Das Urteil bezieht sich zwar auf die Nr. 7 – die entsprechende Nummer im Leistungs- und Gebührenverzeichnis – muss in der Rechnung enthalten sein, gilt aber letztlich für alle aufgeführten Anforderungen. Beinhaltet eine ärztliche Rechnung nicht die in § 64, Abs. genannten Inhalte, erfüllt sich nicht die formellen Anforderungen. Danach kommt die Fälligkeit der Vergütung nicht zu Stande.

§ 65 Zahlungsfrist

Arztrechnungen sind unverzüglich, spätestens innerhalb einer Frist von vier Wochen zu begleichen. Ist dies aus besonderen Gründen nicht möglich, ist der Arzt vom Unfallversicherungsträger unter Angabe der Gründe zu benachrichtigen.

Kommentar
Unverzüglich bedeutet „ohne schuldhaftes Verzögern". Mit der anschließend genannten Frist von 4 Wochen wird dies dahingehend konkretisiert, dass der UVTr danach nicht mehr unverzüglich gehandelt hat.
Die 4-Wochen-Frist beginnt mit dem Zeitpunkt des Eingangs der Rechnung.
Ist eine fristgerechte Bezahlung aus besonderen Gründen nicht möglich, ist der Arzt unter Angabe der Gründe (weitere Prüfung oder Beanstandung der Rechnung) zu informieren.

Nach Abschluss der Behandlung, heißt auch länger als 4 Wochen, wenn z.B. absehbar ist, dass die Behandlung nach weiteren 2 Wochen abgeschlossen ist.
Damit dürften die sog. Bagatellverletzungen gemeint sein.
Dies gilt auch für die Abrechnung der ärztlichen Berichte. Sie gehören auch zum Behandlungsfall. Danach muss der UVTr keine Zwischenabrechnungen innerhalb der 2-Wochen-Frist akzeptieren.
Die vertragliche Regelung gilt auch für Abrechnungsstellen.
§ 286 Abs. 3 BGB (Verzugseinritt beim Schuldner durch Ablauf der Frist) kommt nicht zur Anwendung. Der UVTr kommt daher erst in Verzug, wenn nach der 4-Wochen-Frist der behandelnde Arzt an den Rechnungsbetrag erinnert hat.
Die Vergütungsansprüche richten sich nach dem als öffentlich-rechtlichem Vertrag des Sozialrechts (§ 34 Abs. 1 Satz 1 SGB VII) zu qualifizierenden ÄV.
Nach § 51 ÄV richtet sich die Vergütung für ärztliche Leistungen nach dem vereinbarten Leistungs- und Gebührenverzeichnis (Anlage zum Vertrag).
Alle ärztlichen Behandlungsleistungen im Rahmen der Versorgung von Patienten gemäß des ÄV werden nur nach dem Leistungs- und Gebührenverzeichnis (UV-GOÄ) vergütet.
Vergütungs- bzw. Honoraransprüche gehören nicht zu den Geldleistungen i. S. des § 44 Abs. 1 SGB I. Die Verzugs- und Verzinsungsvorschriften des BGB finden auf öffentlich-rechtliche Verträge des Sozialrechts keine Anwendung.
§ 44 SGB I ist keine allgemein die Zinspflicht für sämtliche Ansprüche im Sozialrecht auslösende Norm, sondern gilt nur für Geldleistungen im Sinne von § 11 SGB I. Unter Geldleistungen im Sinne des § 44 SGB I sind grundsätzlich nur Sozialleistungsansprüche zu verstehen.
Im ÄV wurde auch nach inzwischen mehrfachen Vertragsänderungen des ÄV keine Regelungen über Verzugszinsen oder einen Verzugsschaden getroffen.
SG Heilbronn, Az.: S4U 19/13 vom 24.02.2016
Ansprüche auf
- Verzinsung rückständiger Honorarzahlungen
- Kontobuchungsgebühr für Nachzahlung
- Porto/Faxgebühren
- Kopien und Schreibgebühren
- Gebühren für Buchhaltung/Mahnverfahren
- Rechtsanwaltsgebühren

können in der GUV nicht geltend gemacht werden.
Bei Korrekturmitteilungen der UVTr handelt es sich nicht um einen Verwaltungsakt. Daher kann gegen die Rechnungskorrektur kein versicherungsrechtlicher Widerspruch eingelegt werden.
Ärztliche Honoraransprüche verjähren nach § 45 SGB I in vier Jahren nach Ablauf des Kalenderjahres, in dem sie entstanden ist.
Nach allgemeiner Ansicht sind die Forderungen aus dem ÄV öffentlich-rechtlicher Natur und müssen daher vor dem SG eingeklagt werden.
Dem UVTr steht bzgl. einer Arzt- oder Krankenhausrechnung ein eigenes Prüfungsrecht zu; es kann daher zu einer Rechnung Auskunft verlangt werden. Solange der Auskunftsanspruch nicht erfüllt ist, hat der UVTr ein Zurückbehaltungsrecht gegenüber dem Zahlungsanspruch.
Ist der UVTr wegen fehlender ärztlicher Dokumentation nicht in der Lage die Rechnung des Arztes überhaupt nicht oder nicht vollständig zu prüfen, hat er den Arzt darüber zu informieren und den unstrittigen Betrag anzuweisen. Der UVTr kommt so seiner Verpflichtung aus § 64, Abs. 3 i.V.m. § 65 ausreichend nach und ist seinerseits nicht verpflichtet, dies zu überwachen bzw. sich Termine für die restliche Prüfung zu notieren.

XII. Clearingstelle, Schiedsamt, Inkrafttreten/ Kündigung des Vertrages und Übergangsregelungen

§ 66 Clearingstelle auf Bundesebene

(1) Die Vertragspartner errichten eine Clearingstelle, die der einvernehmlichen Klärung und Beilegung von Differenzen zwischen Ärzten und Unfallversicherungsträgern, die sich aus der Erbringung und Abrechnung ärztlicher Leistungen nach diesem Vertrag einschließlich der UV-GOÄ ergeben, dient. Antragsberechtigt sind Ärzte, die eine Leistung für einen Träger der gesetzlichen Unfallversicherung erbracht haben sowie die Träger der gesetzlichen Unfallversicherung. Antragsberechtigt sind auch Psychotherapeuten bei Auslegungsfragen zum Vertrag und zur Anlage 2 dieses Vertrages (Gebührenverzeichnis Psychotherapeuten).

XII. Clearingstelle, Schiedsamt, Inkrafttreten/ Kündigung des Vertrages und Übergangsregelungen

(2) Eine Entscheidung der Clearingstelle schließt den Rechtsweg nicht aus.

(3) Die Clearingstelle wird aus Vertretern der KBV einerseits und Vertretern der Träger der gesetzlichen Unfallversicherung andererseits jeweils in gleicher Zahl gebildet. Die Clearingstelle gibt sich eine Verfahrensordnung.

(4) Die Geschäftsstelle der Clearingstelle wird jährlich wechselnd von der Kassenärztlichen Bundesvereinigung und der DGUV geführt.

Kommentar

§ 66 wurde vollständig neu verfasst und ist Grundlage für die Clearingstelle auf Bundesebene die die bisher bei den einzelnen LVen der DGUV installierten Clearingstellen ablösen.

Dabei geht es um Streitigkeiten, die sich aus der ärztlichen Abrechnung nach dem ÄV und der UV-GOÄ ergeben. Ergänzt wurden die Abrechnungen psycho-therapeutischer Leistungen. Hinzugekommen sind auch Streitigkeiten, die sich aus der Auslegung von Regelungen des ÄV ergeben.

Nicht mehr ausdrücklich genannt sind Streitigkeiten über die Durchführung der HB und die Auslegung der „Arbeitshinweise der UVTr zur Bearbeitung von Arztrechnungen".

Der Stellenwert der Arbeitshinweise dürfte danach an Bedeutung verloren haben.

Die Vertragspartner geben sich eine Verfahrensordnung in der u.a. die Aufgaben, Zusammensetzung, der Vorsitz, die Beschlussfähigkeit und Antragstellung geregelt werden. Der Vorsitz wechselt jährlich zwischen der KBV und der DGUV.

Die Verfahrensordnung ist auf den nachfolgenden Seiten abgedruckt.

Entscheidungen der Clearingstelle sind nicht verbindlich. Der Rechtsweg ist ausdrücklich möglich.

Gegen Rechnungskorrekturen ist kein Widerspruch im rechtlichen Sinne möglich. Rechnungskorrekturen stellen keinen Verwaltungsakt dar. Legt ein Rechtsanwalt im Auftrag des Arztes gegen eine Rechnungskorrektur Widerspruch ein, sind Kosten des Vorverfahrens aus diesem Grunde ausgeschlossen und müssen vom UVTr nicht übernommen werden.

Die Klage ist vor dem SG zu führen.

Verfahrensordnung der Clearingstelle nach § 66 Vertrag Ärzte/UVTr
– Clearingstelle auf Bundesebene –

§ 1 Aufgaben
Die Clearingstelle auf Bundesebene nach § 66 Vertrag Ärzte/UVTr dient der einvernehmlichen Klärung von Streitigkeiten zwischen Ärzten, Psychologischen Psychotherapeuten und Kinder- und Jugendlichenpsychotherapeuten und GUV-Trägern (UV-Trägern), die sich aus der Abrechnung ärztlicher und psychotherapeutischer Leistungen nach dem Vertrag Ärzte/UVTr einschließlich der Anlage 1 „Gebührenordnung für Ärzte" (UV-GOÄ) und Anlage 2 „Gebührenverzeichnis Psychotherapeuten" (P-Verzeichnis) und der Auslegung von Regelungen des Vertrages Ärzte/UVTr (ÄV) ergeben.

§ 2 Geschäftsführung und Zusammensetzung
(1) Die Geschäfte der Clearingstelle werden kalenderjährlich abwechselnd von der KBV und der Deutschen Gesetzlichen Unfallversicherung (DGUV) geführt. Im Jahr 2018 mit Inkrafttreten der Verfahrensordnung übernimmt die KBV die erstmalige Geschäftsführung.
(2) Für die Clearingstelle werden jeweils vier Mitglieder und vier stellvertretende Mitglieder durch die KBV aus dem Kreis der Ärzte und Psychotherapeuten (UV-GOÄ oder PVerzeichnis) – nachfolgend „KBV-Mitglieder" – und jeweils vier Mitglieder und vier stellvertretende Mitglieder durch die DGUV aus dem Kreis der Mitarbeiter der UVTr – nachfolgend „DGUV-Mitglieder" – benannt.
(3) Bei der Auswahl der Mitglieder soll die Fachkompetenz der bisher für die regionalen Clearingstellen tätigen Mitglieder berücksichtigt werden.
(4) Sitzungen finden am jeweiligen Dienstort der Geschäftsstelle oder bei regionalen Besonderheiten am Dienstort eines DGUV-LV statt.

§ 3 Sitzungen
(1) An den Sitzungen nehmen jeweils mindestens zwei stimmberechtigte KBV-Mitglieder und die gleiche Anzahl DGUV-Mitglieder teil.
(2) Die Einladung zur Sitzung, die Sitzungsleitung und die Protokollführung übernimmt die jeweilige Geschäftsführung der Clearingstelle.
(3) Die Sitzungen der Clearingstelle sind nicht öffentlich.
(4) Die Mitglieder der Clearingstelle können zur jeweiligen Entscheidungssache Sachverständige hinzuziehen. Die Sachverständigen beraten die Mitglieder, sie besitzen kein eigenes Stimmrecht.

§ 4 Beschlussfähigkeit
(1) Die Clearingstelle ist beschlussfähig, wenn jeweils zwei stimmberechtigte KBVMitglieder und zwei stimmberechtigte DGUV-Mitglieder in der Sitzung anwesend sind.
(2) Sofern die Clearingstelle nicht beschlussfähig ist, wird kurzfristig eine neue Sitzung einberufen.
(3) Ein von einer Antragssache unmittelbar betroffenes Mitglied der Clearingstelle ist für diesen Fall von der Beratung und Abstimmung ausgeschlossen. Es soll nach Möglichkeit stattdessen ein anderes Mitglied eingeladen werden. Die regionale Betroffenheit soll hierbei Beachtung finden.

§ 5 Antragstellung
(1) Die Clearingstelle wird auf Antragstellung von Seiten der Ärzte und Psychotherapeuten bei der KBV oder der GUV-Träger bei der DGUV tätig. Soweit eine Beschlussfassung nicht gemäß Absatz 3 abgelehnt wird, wird der Antrag der geschäftsführenden Stelle nach § 2 Absatz 1 zugeleitet. Die Clearingstelle tritt nach Bedarf zusammen; Beschlüsse können auch im Umlaufverfahren gefasst werden.
(2) Anträge sind mit einer ausformulierten Problemdarstellung in schriftlicher Form und unter Beifügung der anonymisierten entscheidungserheblichen Unterlagen (z. B. Berichte, Rechnungen, bisheriger Schriftwechsel) – möglichst auf elektronischem Weg – zu übersenden. Hierfür richten die Geschäftsführungen entsprechende Kontakt- und Mailadressen ein. Unvollständige Anträge können nicht in der Clearingstelle verhandelt werden.
(3) Die KBV und die DGUV unterziehen die jeweils dort vorgelegten Anträge einer eigenen Vorprüfung. Sie können dazu ihre Mitglieder einbeziehen. Soweit sie eine Beschlussfassung im Sinne des Antragstellers für aussichtslos halten, informieren sie diesen, dass eine Beratung und Beschlussfassung des Antrags durch die Clearingstelle nicht erfolgt und nennen die entsprechenden Gründe für diese Entscheidung.

§ 6 Clearingentscheidung
(1) Beschlüsse der Clearingstelle können nur einstimmig gefasst werden. Stimmt eines der an der Sitzung teilnehmenden und nicht nach § 4 Absatz 3 ausgeschlossenen Mitglieder gegen den Beschluss oder enthält es sich der Stimme, kommt der Beschluss nicht zustande. Die Clearingstelle informiert die Parteien über das Ergebnis.
(2) Die Geschäftsführung der Clearingstelle informiert die jeweils betroffenen Berufsverbände und die für die „Arbeitshinweise der UVTr zur Bearbeitung von Arztrechnungen" zuständige „AG Rechnungsprüfung" der DGUV mindestens einmal jährlich in anonymisierter Form über die Entscheidungen in den Sitzungen. Soweit Beschlüsse der Clearingstelle von den „Arbeitshinweisen der Unfallversicherungsträger zur Bearbeitung von Arztrechnungen" abweichen oder ein Ergänzungsbedarf festgestellt wird, erfolgt die Information der „AG Rechnungsprüfung" der DGUV unmittelbar nach der Entscheidung.
(3) Die Beschlüsse der Clearingstelle sind für die Antragsteller nicht verbindlich. Der Rechtsweg bleibt offen.

§ 7 Verschwiegenheitsverpflichtung
Die Mitglieder sind zur Verschwiegenheit über die ihnen im Rahmen der Beratung bekanntgemachten Informationen, Unterlagen und Beschlussfassungen verpflichtet. Dies gilt auch nach Beendigung der Tätigkeit in der Clearingstelle. Die Mitglieder sind zur Wahrung des
Datengeheimnisses nach § 5 Bundesdatenschutzgesetz verpflichtet.

§ 8 Reisekosten/Sitzungsgelder
(1) Die von der KBV nach § 2 Absatz 2 benannten Mitglieder enthalten Entschädigungen und Reisekosten nach der Reisekostenordnung für die von der KBV mit Reisen beauftragten Personen. Für die DGUV-Mitglieder gelten die internen Regelungen der DGUV für die Teilnahme an Sitzungen durch Mitarbeiter von UV-Trägern.
(2) Die KBV-Mitglieder erhalten von dieser eine Aufwandsentschädigung in Höhe von 100 € pro abgewiesenen Antrag für die Vorprüfung gemäß § 5 Absatz 3 dieser Verfahrensordnung, soweit sie in die Vorprüfung eingebunden werden.

§ 9 Inkrafttreten
Die Verfahrensordnung tritt am 1. Januar 2018 in Kraft.

XII. Clearingstelle, Schiedsamt, Inkrafttreten/ Kündigung des Vertrages und Übergangsregelungen

§ 67 Schiedsamt

(1) Gemäß § 34 Abs. 6 SGB VII bilden die Vertragspartner ein Schiedsamt.

(2) Das Schiedsamt besteht aus 3 Vertretern der Kassenärztlichen Bundesvereinigung und 3 Vertretern der Verbände der Unfallversicherungsträger sowie einem unparteiischen Vorsitzenden und 2 weiteren unparteiischen Mitgliedern. § 89 Abs. 3 SGB V sowie die auf Grund des § 89 Abs. 6 SGB V erlassenen Rechtsverordnungen gelten entsprechend.

(3) Das Schiedsamt entscheidet auf Antrag der Kassenärztlichen Bundesvereinigung oder der Verbände der Unfallversicherungsträger in Fällen des Nicht-Zustandekommens oder teilweise Nicht-Zustandekommens eines Vertrages nach § 34 Abs. 3 SGB VII. Das Schiedsamt legt in diesen Fällen mit der Mehrheit seiner Mitglieder innerhalb von 3 Monaten den Vertragsinhalt fest.

(4) Die Geschäftsführung für das Schiedsamt obliegt der DGUV e.V.

Kommentar

Ähnlich wie in der vertragsärztlichen Versorgung wird für Fälle des Nicht-Zustandekommens oder teilweise Nicht-Zustandekommens eines Vertrages ein paritätisch besetztes Schiedsamt errichtet, welches den Vertragsinhalt auf Antrag eines der Vertragspartner innerhalb von drei Monaten festsetzen muss. Die Regelungen des SGB V über den Vorsitzenden und die unparteiischen Mitglieder gelten entsprechend, ebenso die Schiedsamtsordnung für den Bereich der vertragsärztlichen Versorgung.

Die genannten Bestimmungen haben folgenden Wortlaut (Ausschnitt aus § 34 SGB VII):

> **§ 34 Durchführung der Heilbehandlung Abs. 3 und 6 SGB VII**
> „(3) Die Verbände der Unfallversicherungsträger sowie die Kassenärztliche Bundesvereinigung und die kassenzahnärztliche Bundesvereinigung (Kassenärztliche Bundesvereinigungen) schließen unter Berücksichtigung der von den Unfallversicherungsträgern gemäß Absatz 1 Satz 2 und 3 getroffenen Festlegungen mit Wirkung für ihre Mitglieder Verträge über die Durchführung der Heilbehandlung, die Vergütung der Ärzte und Zahnärzte sowie die Art und Weise der Abrechnung. Dem Bundesbeauftragten für den Datenschutz ist rechtzeitig vor Abschluss Gelegenheit zur Stellungnahme zu geben, sofern in den Verträgen die Erhebung, Verarbeitung oder Nutzung von personenbezogenen Daten geregelt werden soll.
>
> (6) Die Verbände der Unfallversicherungsträger und die Kassenärztlichen Bundesvereinigungen bilden je ein Schiedsamt für die medizinische und die zahnmedizinische Versorgung. Das Schiedsamt besteht aus drei Vertretern der Kassenärztlichen Bundesvereinigungen und drei Vertretern der Verbände der Unfallversicherungsträger sowie einem unparteiischen Vorsitzenden und zwei weiteren unparteiischen Mitgliedern. § 89 Abs. 3 des Fünften Buches sowie die aufgrund des § 89 Abs. 6 des Fünften Buches erlassenen Rechtsverordnungen gelten entsprechend."

§ 68 Kündigungsfrist

(1) Der Vertrag kann mit sechsmonatiger Frist zum Schluss eines jeden Kalenderjahres, das Leistungs- und Gebührenverzeichnis (§ 51) mit einer Frist von sechs Wochen zum Schluss eines jeden Kalenderhalbjahres gekündigt werden.

(2) Wird der Vertrag gekündigt, ist dies dem zuständigen Schiedsamt (§ 67) schriftlich mitzuteilen.

(3) (Kommt bis zum Ablauf eines Vertrages ein neuer Vertrag ganz oder teilweise nicht zustande, setzt ein Schiedsamt mit der Mehrheit seiner Mitglieder innerhalb von drei Monaten nach Vertragsablauf den neuen Inhalt fest. In diesem Fall gelten die Bestimmungen des bisherigen Vertrages bis zur Entscheidung des Schiedsamts vorläufig weiter.

§ 69 Inkrafttreten, Übergangsregelungen

(1) Dieser Vertrag tritt am 1. Januar 2011 in Kraft. Die zwischen dem 1. April 2008 und dem 31. Dezember 2010 gefassten Beschlüsse der Ständigen Gebührenkommission nach § 52 sowie die geänderten „Grundsätze Ambulantes Operieren in der gesetzlichen Unfallversicherung" werden ab 1. Januar 2011 verbindlicher Bestandteil des Leistungs-und Gebührenverzeichnisses nach § 51 (Anlage zum Vertrag). Gleichzeitig tritt der Vertrag Ärzte/Unfallversicherungsträger vom 1. April 2008 außer Kraft, soweit nicht in Absatz 2 etwas anderes bestimmt ist.

(2) Die §§ 11 Abs. 1, 12, 14 Abs. 2, 20 Abs. 1, 22 Abs. 1, 23, 27 Abs. 8, 29 Abs. 4, 33, 35, 36 und 62 gelten in der Fassung vom 1. April 2008 bis zum 31. Dezember 2015 weiter.

(3) § 30 in der Fassung vom 1. Januar 2011 tritt am 1. Januar 2016 außer Kraft.

(4) Die bis einschließlich 31. Dezember 2010 erbrachten Leistungen sind nach den Vorschriften des Vertrages in der Fassung vom 1. April 2008 abzurechnen.

Rahmenvereinbarung über die Behandlung von Versicherten der Träger der GUV zwischen der Deutschen gesetzlichen Unfallversicherung – DGUV e.V., Berlin und dem Spitzenverband der landwirtschaftlichen Sozialversicherung – LSV-SpV, Kassel*) einerseits und der Deutschen Krankenhausgesellschaft – DKG e.V., Berlin

Präambel
Mit Urteil vom 12.01.2010 – Az.: B 2 U 28/08 R – hat das Bundessozialgericht (BSG) festgestellt, dass ein Vertragsverhältnis zwischen dem Krankenhaus und dem Träger der GUV als Rechtsgrundlage für den Vergütungsanspruch des Krankenhauses für erbrachte Behandlungen nicht besteht. In Ermangelung auch anderer Rechtsgrundlagen richte sich die Vergütung des Krankenhauses durch den UVTr letztlich nach den zivilrechtlichen Regelungen über die Geschäftsführung ohne Auftrag nach den §§ 677 ff. BGB. Diese Rahmenvereinbarung verfolgt das Ziel, den Rechtsbeziehungen zwischen den Trägern der GUV und den nach § 108 SGB V zugelassenen Krankenhäusern eine neue Grundlage zu verschaffen.

§ 1 Geltungsbereich
(1) Diese Rahmenvereinbarung gilt für die Krankenhausbehandlung von Versicherten der Träger der GUV (UVTr). Sie regelt die allgemeinen Bedingungen der Krankenhausbehandlung.
(2) Die DGUV und der LSV-SpV schließen diese Rahmenvereinbarung mit unmittelbarer Rechtswirkung für ihre Mitglieder.
(3) Die Rahmenvereinbarung gilt für die nach § 108 SGB V zugelassenen Krankenhäuser, die ihr beigetreten sind. Die Erklärung des Beitritts erfolgt schriftlich gegenüber der DKG unter Verwendung des als Anlage beigefügten Musters. Der Beitritt kann mit einer Frist von 6 Wochen schriftlich widerrufen werden. Die DKG stellt der DGUV stets eine aktuelle Aufstellung der beigetretenen Krankenhäuser zur Verfügung.

§ 2 Sachleistungsanspruch der Versicherten
Versicherte der UVTr haben bei Vorliegen eines Versicherungsfalles nach dem dritten Abschnitt des ersten Kapitels des SGB VII gemäß § 33 SGB VII Anspruch auf Behandlung in einem Krankenhaus, wenn die Aufnahme erforderlich ist, weil das Behandlungsziel anders nicht erreicht werden kann. Nach § 26 Absatz 2 SGB VII haben die UVTr die HB mit allen geeigneten Mitteln sicher zu stellen.

§ 3 Voraussetzungen der Krankenhausbehandlung
(1) Krankenhäuser gewähren im Rahmen ihres Versorgungsauftrages ambulante und stationäre Krankenhausbehandlung, wenn sie aus medizinischen Gründen von einem Arzt wegen der Folgen eines Versicherungsfalles nach § 2 in Kenntnis dessen zu Lasten eines UVTr verordnet bzw. veranlasst wird. Bei Vorliegen eines Arbeitsunfalls kann die Krankenhausbehandlung nach § 24 Absatz 1 Vertrag Ärzte/UVTr auch von einem am Krankenhaus tätigen D-Arzt veranlasst werden. Dieser prüft, ob die Behandlung nach den Grundsätzen der UVTr zum ambulanten Operieren als ambulante Leistung erbracht werden kann, ohne dass hierdurch der Erfolg der Behandlung gefährdet wird. Gegebenenfalls kann die Behandlung nach Entscheidung des D-Arztes ambulant am Krankenhaus durchgeführt werden.
(2) Abweichend von Absatz 1 können Versicherte im Notfall auch ohne ärztliche Verordnung bzw. Veranlassung ambulant oder stationär behandelt werden. Soweit ein Arbeitsunfall vorliegt, dies dem Krankenhaus bekannt ist und ein Krankenhaus, welches von den DGUV-LVen am stationären D-Arzt-Verfahren (DAV) beteiligt ist**), wegen der Eilbedürftigkeit nicht erreicht werden kann, ist zur stationären Behandlung unverzüglich ein D-Arzt hinzuzuziehen. In Fällen der ambulanten Behandlung ist der Versicherte vom behandelnden Krankenhaus nach der Erstversorgung an einen D-Arzt zu verweisen.
(3) Abweichend von Absatz 1 kann der Versicherte vom Krankenhaus auch ohne ärztliche Verordnung bzw. Veranlassung behandelt werden, wenn die Unfallverletzung weder über den Unfalltag

---

*) Die durch diesen Vertrag begründeten Rechte und Pflichten gehen zum 01.01.2013 auf die Sozialversicherung für Landwirtschaft, Forsten und Gartenbau (SVLFG) als Landwirtschaftliche BG über.
**) Bis zum 31.12.2017 gelten alle Krankenhäuser, an denen ein D-Arzt tätig ist, als am stationären DAV beteiligt

hinaus zu Arbeitsunfähigkeit führt, noch die Behandlungsbedürftigkeit voraussichtlich mehr als eine Woche beträgt (vgl. § 26 Absatz 1 Vertrag Ärzte/UVTr).
(4) In den Fällen der Absätze 1 bis 3 richtet sich der Vergütungsanspruch gegen den UVTr, zu dessen Lasten die Krankenhausbehandlung eingeleitet wurde bzw. der für den Arbeitsunfall oder die BK zuständig ist.

§ 4 Verlegungspflichten bei Arbeitsunfällen
(1) Durch einen Arbeitsunfall Verletzte dürfen in Krankenhäusern, welche nicht am stationären DAV beteiligt sind, nur in Fällen akuter Behandlungsbedürftigkeit nach § 3 Absatz 2 und nur bis zum Eintritt der Transportfähigkeit sowie in den Fällen des § 3 Absatz 3 versorgt werden. Nach Eintritt der Transportfähigkeit sind die Krankenhäuser – ab positiver Kenntnis über das Vorliegen eines Arbeitsunfalls – verpflichtet, die Versicherten unverzüglich an ein Krankenhaus, welches am stationären DAV beteiligt ist, zu verlegen. In Fällen der ambulanten Behandlung können Verletzte auch an einen D-Arzt verwiesen werden (§ 3 Absatz 2 Satz 3). Das Krankenhaus ist zur Weiterbehandlung berechtigt, wenn eine Verlegung nicht möglich war oder der hinzugezogene D-Arzt der Weiterbehandlung in dem Krankenhaus zugestimmt hat.
(2) In Fällen, in denen eine Verletzung nach dem Verletzungsartenverzeichnis (VAV) einschließlich zugehöriger Erläuterungen in der jeweils gültigen Fassung vorliegt, werden Verletzte – bei positiver Kenntnis über das Vorliegen eines Arbeitsunfalls – nach Eintritt der Transportfähigkeit unverzüglich in ein von den LV der DGUV am Verletzungsartenverfahren beteiligtes Krankenhaus verlegt. Bei Vorliegen einer in den Erläuterungen zum Verletzungsartenverzeichnis gesondert gekennzeichneten Verletzung erfolgt die Verlegung nach Satz 1 in ein von den DGUV-LVen am Schwerstverletzungsartenverfahren (SAV) beteiligtes Krankenhaus. Ist fraglich, ob eine VAV- oder SAV-Verletzung vorliegt, sind Verletze im Zweifel an ein an dem entsprechenden Verfahren beteiligtes Krankenhaus zu überweisen.
(3) Die durch die Verlegung nach den Absätzen 1 und 2 entstehenden Transportkosten werden vom nach § 3 Absatz 4 zuständigen UVTr neben der Vergütung nach § 8 in vollem Umfang getragen, sofern sie dem Krankenhaus entstanden sind. Gleiches gilt für im Zusammenhang mit der Aufnahme und Entlassung von Versicherten entstandene Kosten.

§ 5 Meldung der Aufnahme und Entlassung
Das Krankenhaus zeigt die Aufnahme und Entlassung von Patienten, die zu Lasten eines UVTr behandelt werden, unverzüglich dem zuständigen UVTr an.

§ 6 Beurlaubung
(1) Mit einer Krankenhausbehandlung von Versicherten der UVTr ist eine Beurlaubung grundsätzlich nicht vereinbar.
(2) Sofern dies medizinisch vertretbar ist, darf die Beurlaubung ausnahmsweise unter folgenden Voraussetzungen gewährt werden:
1. zur Erledigung unaufschiebbarer persönlicher Angelegenheiten oder
2. zur Stabilisierung des Behandlungserfolges.
Die Beurlaubung erfolgt durch den verantwortlichen Arzt.
(3) Für Versicherte der UVTr in psychiatrischen Einrichtungen oder Abteilungen sind im Einzelfall Beurlaubungen im Rahmen der Therapie möglich. Die Beurlaubung sollte generell einen Zeitraum von 8 Tagen nicht überschreiten. Über die medizinische Notwendigkeit entscheidet der verantwortliche Arzt.
(4) Die Versicherten der UVTr werden vom Krankenhaus für die Dauer der Beurlaubung mit Arznei-, Heil- und Hilfsmitteln versorgt, derer sie entsprechend der fortlaufenden Therapie bedürfen. Die Kosten hierfür sind mit den Entgelten nach § 8 abgegolten.
(5) Die durch eine notwendige Behandlung von beurlaubten Versicherten der UVTr außerhalb des Krankenhauses entstehenden Behandlungskosten werden direkt zwischen dem Leistungserbringer und dem UVTr abgerechnet.
(6) Versicherte der UVTr sind darauf hinzuweisen, dass aus Anlass der Beurlaubung aus persönlichen Gründen im Sinne des Absatz 2 Nr. 1 entstehende Kosten, insbesondere Krankentransport und Fahrtkosten, nicht zu Lasten des Krankenhauses oder des UVTr gehen.

(7) Bei Abrechnung von tagesbezogenen Vergütungen werden vollständige Beurlaubungstage nicht vergütet. Der Tag des Urlaubsendes wird wie ein Wiederaufnahmetag als ein Berechnungstag vergütet. Fallen Urlaubsantritt und Urlaubsende auf einen Tag, wird der Pflegesatz weiter berechnet. Bei der Abrechnung von Fallpauschalen bleiben vollständige Urlaubstage bei der Berechnung der Verweildauer außer Ansatz.

§ 7 Heil- und Hilfsmittel, Arzneimittel
(1) Heil-, Hilfs- und Arzneimittel gehören zu den nach § 8 Absatz 1 vergüteten Krankenhausleistungen, soweit sie während der Krankenhausbehandlung benötigt werden.
(2) Hilfsmittel, die vorrangig nach stationärer Behandlung im Krankenhaus notwendig sind, um die nahtlose Versorgung sicherzustellen bis Versicherte über Verordnungen des weiterbehandelnden Arztes versorgt werden können, sind den Versicherten bei der Entlassung mitzugeben. Satz 1 gilt auch bei der Beendigung der ambulanten Behandlung im Krankenhaus.
(3) Die Kosten für nach Absatz 2 den Versicherten mitgegebene Hilfsmittel werden dem Krankenhaus von den UVTr gesondert vergütet. Die Vergütung erfolgt auf Grundlage des jeweiligen Einstandspreises für das betreffende Hilfsmittel.

§ 8 Vergütung
(1) Die Vergütung und Abrechnung der Krankenhausleistungen, die unter Berücksichtigung der Leistungsfähigkeit des Krankenhauses im Einzelfall nach Art und Schwere der Krankheit für die medizinisch zweckmäßige und ausreichende Versorgung notwendig sind, erfolgt auf Grundlage des Krankenhausfinanzierungsgesetzes (KHG), des Krankenhausentgeltgesetzes (KHEntgG) oder der Bundespflegesatzverordnung (BPflV) sowie der Fallpauschalenvereinbarung bzw. der vom Bundesministerium für Gesundheit nach § 17b Absatz 7 KHG erlassenen Rechtsverordnungen in der jeweils gültigen Fassung. Im Geltungsbereich des KHEntgG sind die Krankenhausleistungen nach Satz 1 mit den Entgelten gem. § 7 KHEntgG abzurechnen. Im Geltungsbereich der BPflV sind die Krankenhausleistungen nach Satz 1 mit den tagesgleichen Pflegesätzen gem. § 13 BPflV abzurechnen.
(2) Etwaige, aufgrund des in der GUV nach § 26 Absatz 2 SGB VII bestehenden höheren Versorgungsstandards, über Absatz 1 hinausgehende stationäre Leistungen und deren Vergütung sind in gesonderten Verträgen zwischen der DGUV und den betreffenden Krankenhäusern zu vereinbaren.
(3) Ambulante Krankenhausleistungen nach § 3 werden gemäß der UV-GOÄ nach den Gebührensätzen der allg. HB oder – soweit von einem D-Arzt oder vom UVTr vorher eingeleitet – nach den Gebührensätzen der bes. HB zzgl. besonderer Kosten gemäß
Spalte 4 BG-T und dessen allgemeinen Tarifbestimmungen vergütet.
(4) In Fällen einer Verlegungspflicht nach § 4 bemisst sich der Vergütungsanspruch des Krankenhauses nach dem Zeitpunkt zu dem Versicherte verlegt wurden bzw. hätten verlegt werden müssen.

§ 9 Rechnungslegung, Zahlungsregelungen
(1) Das Krankenhaus übersendet dem UVTr nach Abschluss der Behandlung eine Rechnung über die erbrachten Krankenhausleistungen nebst Entlassungsbrief und ggf. Operationsbericht. Diese Rechnung ist innerhalb von 21 Tagen nach Eingang der vollständigen Rechnungsunterlagen nach Satz 1 vom UVTr zu bezahlen. Als Tag der Zahlung gilt der Tag der Übergabe des Überweisungsauftrags an ein Geldinstitut oder der Versendung von Zahlungsmitteln an das Krankenhaus. Ist der Fälligkeitstag ein Samstag, Sonntag oder gesetzlicher Feiertag, gilt der nachfolgende Arbeitstag als Fristende.
(2) Erfolgt die Zahlung nicht innerhalb der Zahlungsfrist nach Absatz 1, kann das Krankenhaus Zinsen in Höhe von 8 Prozentpunkten über dem jeweiligen Basiszinssatz gemäß § 247 Absatz 1 BGB ab dem auf den Fälligkeitstag folgenden Werktag verlangen, ohne dass es einer Mahnung bedarf.
(3) Ab dem achten Tag des Krankenhausaufenthalts kann das Krankenhaus ohne Angabe von Gründen Zwischenrechnungen erstellen und angemessene Abschlagszahlungen verlangen, deren Höhe sich an den bisher erbrachten Leistungen in Verbindung mit der Höhe der voraussichtlich zu zahlenden Vergütung orientiert. Für Abschlagszahlungen gilt das Zahlungsziel nach Absatz 1.

§ 10 Abrechnungsprüfung
(1) Der UVTr ist berechtigt, die sachliche und/oder rechnerische Richtigkeit der ordnungsgemäßen Rechnung des Krankenhauses zu prüfen. Die Prüfung ist binnen sechs

Wochen nach Eingang der vollständigen Rechnungsunterlagen nach § 9 Absatz 1 Satz 1 beim UVTr abzuschließen.
Nach Ablauf dieser Frist ist der UVTr nicht mehr zur Beanstandung der Rechnung berechtigt; gleichzeitig ist das Krankenhaus mit etwaigen Nachforderungen ausgeschlossen. Die Korrektur offensichtlicher Unrichtigkeiten bleibt hiervon unberührt.
(2) Die Ausschlussfrist nach Absatz 1 gilt nicht, wenn Krankenhaus oder UVTr in einzelnen Fällen einen schriftlichen Vorbehalt aussprechen. Dieser ist schriftlich zu begründen.
(3) Weicht der vom UVTr ermittelte Vergütungsanspruch vom Rechnungsbetrag des Krankenhauses ab, überweist der UVTr innerhalb der Frist nach § 9 Absatz 1 den unstrittigen Rechnungsbetrag; etwaige Überzahlungen durch Zwischenrechnungen sind auszugleichen. Gleichzeitig begründet er gegenüber dem Krankenhaus die Rechnungskürzung. Bei Unstimmigkeiten über die Höhe des Vergütungsanspruches, die nicht ausgeräumt werden können, bleibt das Recht des Krankenhauses zur gerichtlichen Geltendmachung eines etwaigen weiteren Anspruches unberührt

§ 11 Berichte und Bescheinigungen
(1) Die Krankenhausärzte sind verpflichtet, den in stationärer Behandlung befindlichen Versicherten der UVTr eine Bescheinigung über die voraussichtliche und tatsächliche Dauer der Krankenhausbehandlung zur Vorlage bei ihrem Arbeitgeber auszustellen.
(2) Der Entlassungsbrief und der Operationsbericht sind mit der Vergütung der Krankenhausleistungen nach § 8 Absatz 1 abgegolten, sofern diese für den UVTr, den Arbeitgeber der versicherten Person und den weiterbehandelnden Arzt im Zusammenhang mit der Krankenhausbehandlung zur Durchführung ihrer Aufgaben erforderlich sind.
(3) Berichte, die vom behandelnden Arzt am Krankenhaus nach den Regelungen des Vertrages Ärzte/UVTr erstattet oder vom UVTr anfordert werden, werden nach den Gebührensätzen der UV-GOÄ (Nrn. 110 ff. UV-GOÄ) gesondert vergütet.

§ 12 Datenaustausch
(1) Der Datenaustausch zwischen Krankenhaus und UVTr erfolgt zunächst in Papierform. Die Pflichten des am Krankenhaus tätigen D-Arztes zur Teilnahme am elektronischen Datenaustausch bleiben davon unberührt
(2) Die Vertragspartner beabsichtigen, bis zum 31.12.2013 eine gesonderte Vereinbarung über einen elektronischen Datenaustausch und die Tragung der den Krankenhäusern hierdurch entstehenden Kosten zu schließen.

Kommentar:
Die Vereinbarung § 12 Datenaustausch nach § 301 SGB V ist zwischenzeitlich geschlossen und in Kraft.

Anhang 1 Verletzungsartenverzeichnis (in der Fassung vom 01.01.2013)

Zusammenfassung: Anforderungen an handchirurgische Fachkliniken/ Fachabteilungen zur Beteiligung am Schwerstverletzungsartenverfahren (SAV) ab 1. Juli 2014 und Anpassung der Ziffer 8.3 des Verletzungsartenverzeichnisses 411

1. Anforderungen an handchirurgische Fachkliniken/Fachabteilungen zur Beteiligung am Schwerstverletzungsartenverfahren

Im Zusammenhang mit der Neuordnung der Heilverfahren ab dem 1. Januar 2013 ergeben sich für handchirurgische Fachkliniken/-abteilungen Veränderungen. Diese waren bisher über den Ausnahmetatbestand zum Verletzungsartenverfahren in § 37 Abs. 3 des Vertrages Ärzte/UVTr umfassend zur Behandlung auch schwerer und komplexer handchirurgischer Verletzungen berechtigt.
Um die eigenständige Beteiligung der spezialisierten handchirurgischen Zentren am SAV (Ziffer 8.1 bis 8.7), die nicht in ein SAV-Krankenhaus eingebunden sind, zu erhalten, wurden in Abstimmung mit den medizinischen Fachgesellschaften Anforderungen an handchirurgische Kliniken und Fachabteilung festgelegt, die im Rahmen des Schwerstverletztenartenverfahrens Unfallverletzte versorgen (**Anlage 1**). Diese wurden in den Gremien der DGUV beschlossen und treten zum 1. Juli 2014 in Kraft. Zentrale Anforderungen sind:
- Organisatorische und personelle Eigenständigkeit der handchirurgischen Fachabteilung/Klinik.
- Es müssen mindestens drei spezialisierte Handchirurgen vollschichtig tätig sein, die die Anforderungen der GUV-Träger zur handchirurgischen Versorgung Unfallverletzter gemäß § 37 Abs. 3 S. 1 des Vertrags Ärzte/UVTr in ihrer Person voll erfüllen.
- Bereitstellung eines 24-stündigen handchirurgischen Bereitschaftsdienstes an 365 Tagen im Jahr.
- Der Chefarzt oder der leitende Arzt der Fachklinik/-abteilung muss die Anforderungen und Pflichten gemäß § 37 Abs. 3 des Vertrages Ärzte/UVTr voll erfüllen.

Für die nichtärztlichen Mitarbeiter gelten die SAV-Anforderungen. Ebenso wurden die Anforderungen für die Reha/Teilhabe und die Weiterbehandlung aufgenommen. Auch im Hinblick auf die Pflichten wird auf Ziffer 3 (mit Ausnahme der Ziffern 3.3, 3.5 und 3.6.10) der Anforderungen im SAV verwiesen. (SAV-Anforderungen siehe:
(http://www.dguv.de/landesverbaende/de/med_reha/Schwerstverletzungsartenverfahren/index.jsp)
Die Beteiligung erfolgt durch die MdE der DGUV. Die zugelassenen handchirurgischen Fachabteilungen und -kliniken sind wie bisher über das Informationssystem (BIS) abrufbar.
Aufgrund dieser Festlegung wurde auch der Vertrag Ärzte/UVTr zum 1. Januar 2014 dahingehend abgeändert, dass entsprechende handchirurgische Fachkliniken/-abteilungen in den Fällen der Ziffer 8.1 (S) bis 8.7 (S) des VAV keine Verlegungspflicht in ein SAV-Krankenhaus trifft.

2. Anpassung des Verletzungsartenverzeichnisses (Erläuterungen zu Ziffer 8.3)

Um die wirklich schweren Handwurzelverletzungen von den leichteren Erscheinungsformen und dabei insbesondere den häufigen Kahnbeinbrüchen abzugrenzen, werden die Erläuterungen zu Ziffer 8.3 im Verletzungsartenverzeichnis wie folgt geändert:
8.3 (V) Unverschobene Isolierte Brüche der Handwurzelknochen oder isolierte Bandverletzungen bei gegebener oder abzuklärender Operationsbedürftigkeit
8.3 (S) Verschobene Brüche mehrerer Handwurzelknochen, Verrenkungsbrüche oder Verrenkungen der Handwurzel mit oder ohne Bandverletzungen mit offensichtlicher oder fraglicher Instabilität
Das aktualisierte Verletzungsartenverzeichnis ist als **Anlage 2** beigefügt.

Handchirurgische SAV-Abteilungen - Anlage I

Anforderungen der GUV-Träger nach § 34 SGB VII an handchirurgische Fachabteilungen zur handchirurgischen Versorgung Unfallverletzter nach § 37 Abs. 3 S. 2 des Vertrages Ärzte/UVTr im Rahmen des Schwerstverletztenartenverfahrens (Fälle der Ziff. 8 des Verletzungsartenverzeichnisses unter Einschluss des Schwerstverletzungsartenverfahrens) in der Fassung vom 01. Juli 2014

1. Allgemeines

An der Versorgung Unfallverletzter nach § 37 Abs. 3 S. 2 des Vertrages Ärzte/UVTr werden handchirurgische Kliniken/Fachabteilungen beteiligt, die

1.1 gewährleisten, dass Qualität und Wirksamkeit der Leistungen zur HB und Reha gemäß den Vorgaben des SGB VII dem allgemein anerkannten Stand der medizinischen Erkenntnisse entsprechen und den medizinischen Fortschritt berücksichtigen.
1.2 über die unter Ziff. 2. genannte personelle und sächliche Ausstattung verfügen,
1.3 die organisatorisch und personell eigenständig sind,
1.4 zur Übernahme der Pflichten nach Ziff. 5 bereit sind,
und das Krankenhaus nicht bereits am Schwerstverletzungsartenverfahren (SAV) beteiligt ist.

2. Personelle und sächliche Ausstattung

2.1 Verantwortlicher Arzt
Der Chefarzt oder leitende Arzt der Klinik/Fachabteilung muss
2.1.1 die Anforderungen der GUV-Träger an Handchirurgen zur handchirurgischen Versorgung Unfallverletzter § 37 Abs. 3 S. 1 des Vertrages Ärzte/UVTr in seiner Person voll erfüllen sowie vollschichtig in der Einrichtung tätig sein,
2.1.2 über die volle Weiterbildungsbefugnis für die Zusatzbezeichnung „Handchirurgie" verfügen.

2.2 Ärztliche Mitarbeiter
2.2.1 Neben dem Arzt nach 2.1 müssen am Standort der Einrichtung mindestens zwei weitere Ärzte vollschichtig tätig sein, die die Anforderungen der GUV-Träger an Handchirurgen zur handchirurgischen Versorgung Unfallverletzter gemäß § 37 Abs. 3 S. 1 des Vertrages Ärzte/Unfallversicherungsträger in ihrer Person voll erfüllen.
Darüber hinaus muss am Standort der Einrichtung ein weiterer Facharzt vollschichtig tätig sein, der sich in der Zusatzweiterbildung Handchirurgie befindet.
2.2.2 Die Ärzte nach 2.1 und 2.2.1 stellen an 365 Tagen im Jahr, 24-stündig einen handchirurgischen Bereitschaftsdienst und Replantationsdienst sicher.

2.3 Nichtärztliche Mitarbeiter
Ziffer 2.4 der Anforderungen der GUV-Träger an Krankenhäuser zur Beteiligung am Schwerstverletzungsverfahren (SAV) gilt entsprechend, wobei die Pflegekräfte in der Chirurgie anstelle der spezifischen unfallchirurgischen Fortbildung eine spezifische handchirurgische Fortbildung benötigen.

2.4 Sächliche Ausstattung
Die in Ziffer 4 der Anforderungen der GUV-Träger nach § 34 SGB VII an Handchirurgen zur handchirurgischen Versorgung nach § 37 Abs. 3 Satz 1 des Vertrages Ärzte/UVTr im Rahmen des Verletzungsartenverfahrens genannten Anforderungen an die sächliche Ausstattung gelten entsprechend. Die hygienischen Anforderungen an die baulich-funktionelle und betrieblich-organisatorische Gestaltung der OP-Abteilung richten sich entsprechend der besonderen Aufgabenstellung nach den Bestimmungen des Infektionsschutzgesetzes (IfSG) und den auf seiner Grundlage entwickelten „Anforderungen der Hygiene bei Operationen und anderen invasiven Eingriffen" des Robert-Koch-Instituts, Berlin (RKI-Empfehlung – S. 644 ff. Bundesgesundheitsblatt 8/2000) in der jeweils geltenden Fassung.

3. Reha/Teilhabe und Weiterbehand-lung
Ziffern 2.11.1, 2.11.2, 2.11.4 und 2.11.5 der Anforderungen der GUV-Träger an Krankenhäuser zur Beteiligung am Schwerstverletzungsverfahren (SAV) gelten entsprechend, wobei das Reha-Management und die Leitung des Akut-Rehateams von einem Handchirurgen auch ohne die Zusatzbezeichnung Physikalische Therapie oder einen Facharzt für Physikalische und Rehabilitative Medizin übernommen werden kann

4. Pflichten
Ziffer 3 der Anforderungen der GUV-Träger an Krankenhäuser zur Beteiligung am Schwerstverletzungsverfahren (SAV) gilt mit Ausnahme der Ziffern 3.3, 3.5 und 3.6.10 entsprechend.

5. Beteiligung
5.1 Die Beteiligung der handchirurgischen Klinik/Fachabteilung erfolgt auf Antrag derselben durch öffentlich-rechtlichen Vertrag gem. § 53 SGB X mit dem zuständigen DGUV-LV.
Die Beteiligung endet,

5.2 wenn die personelle oder sächliche Ausstattung der Spezialeinrichtung/Fachabteilung nicht mehr den unter Ziff. 2.genannten Anforderungen entspricht,

5.3 bei Schließung oder Verlegung der handchirurgischen Spezialeinrichtung /Fachabteilung.

5.4 bei Kündigung wegen wiederholter oder schwerwiegender Pflichtverletzung durch die Ärztinnen oder Ärzte der handchirurgischen Spezialeinrichtung/Fachabteilung.

5.5. bei Kündigung nach Maßgabe des § 59 SGB X

Erläuterungen des Verletzungsartenverzeichnisses (überarbeitete Version 2.0, Stand 1. Juli 2018)

1	Ausgedehnte oder tiefgehende Verletzungen der Haut und des Weichteilmantels; Amputationsverletzungen; Muskelkompressionssyndrome (Kompartmentsyndrome); Thermische oder chemische Schädigungen
2	Verletzungen der großen Gefäße
3	Verletzungen der großen Nervenbahnen einschl. Wirbelsäulenverletzungen mit neurologischer Symptomatik
4	Offene oder gedeckte mittelschwere und schwere Schädel-Hirnverletzungen (ab SHT Grad II)
5	Schwere Brustkorb- und Bauch-Verletzungen mit Organbeteiligung einschl. Nieren und Harnwege
6	Komplexe Brüche der großen Röhrenknochen, insbesondere mehrfache oder offene Brüche
7	Schwere Verletzungen großer Gelenke
8	Schwere Verletzungen der Hand
9	Brüche des Gesichtsschädels und des Rumpfskeletts
10	Mehrfachverletzungen mit schwerer Ausprägung; besondere Verletzungskonstellationen bei Kindern
11	Komplikationen

Die nachfolgenden ergänzenden Erläuterungen zum Verletzungsartenverzeichnis geben zusätzliche Hinweise für die Zuordnung bestimmter Verletzungsarten:

Erläuterungen
Die folgenden Ausführungen sollen die elf Ziffern des Verletzungsartenverzeichnisses erläutern und eingrenzen. Naturgemäß kann nicht jede denkbare und individuelle Verletzungskonstellation aufgeführt werden. Für seltene und komplexe Situationen gilt der aufgezeigte Rahmen somit sinngemäß. **Die Behandlung von in Fettdruck sowie mit Klammerzusatz (S) gekennzeichneten Konstellationen ist Krankenhäusern mit Zulassung zum Schwerstverletzungsartenverfahren vorbehalten.**
Die Behandlung einer vital bedrohlichen Verletzung (z. B. Milzzerreißung) oder einer hoch dringlich zu versorgenden Verletzung (z.B. Muskelkompressionssyndrom) hat selbstverständlich Vorrang vor den Regelungen der Vorstellungspflicht im Verletzungsartenverfahren (VAV) und im Schwerstverletzungsartenverfahren (SAV). In diesen Fällen erfolgt die Verlegung in ein zugelassenes Krankenhaus zum frühestmöglichen Zeitpunkt.
Bei Ziffer 8 bezieht sich der Klammervermerk (S) insbesondere auch auf die Kliniken, die für das Schwerstverletzungsartenverfahren Hand (SAV Hand) zugelassen sind.
Das Verletzungsartenverzeichnis bezieht sich mit den Ziffern 1 bis 10 prinzipiell auf die Akutphase nach dem Unfall, die mit einem Zeitraum von 4 Monaten ab Unfalltag festgelegt ist. In Ziffer 11 werden Komplikationen beschrieben, die sowohl innerhalb der ersten vier Monate nach dem Unfall als auch später im Behandlungsverlauf auftreten können. Treten Komplikationen nach Ziffer 11 auf, sind diese zu jedem Zeitpunkt als SAV-Verletzungen zu behandeln.
In Zweifelsfällen, ob eine Verletzung nach dem Verletzungsartenverzeichnis vorliegt, insbesondere auch bei abzuklärender Operationsnotwendigkeit, hat grundsätzlich die Vorstellung in einem am Verletzungsartenverfahren (VAV) bzw. am Schwerstverletzungsartenverfahren (SAV) beteiligten Krankenhaus zu erfolgen. Sind bei einer verletzten Person sowohl Ziffern nach VAV als auch nach SAV zutreffend, so erfolgt die Zuordnung immer in das SAV.
Zur Übersichtlichkeit sind in den folgenden Ziffern einzelne Fallkonstellationen mit Spiegelstrichen aufgeführt. In diesen Fällen reicht es aus, wenn eine der mit Spiegelstrich aufgeführten Bedingungen erfüllt ist. Es müssen nicht alle aufgeführten Bedingungen bzw. Fallkonstellationen nebeneinander erfüllt werden.

Alle schweren und unter 1(V) und 1(S) genannten hochgradigen Weichteilschädigungen (z. B. nach Gustillo Grad II / III für offene Weichteilschädigungen oder nach Tscherne Grad III für geschlossene Weichteilschäden oder Verbrennungswunden) sind fotografisch akut und im Verlauf zu dokumentieren.

Altersgrenzen mit Angabe in Jahren haben aufgrund der großen biologischen Variabilität in der Traumatologie neben klinischen Befunden (z.B. abgeschlossenes Knochenwachstum, biologi-sches Alter) lediglich eine hinweisende Bedeutung. Im Folgenden gelten Kinder im Sinn dieser Anforderungen als Personen bis zur Vollendung des 15. Lebensjahres.

1 Ausgedehnte oder tiefgehende Verletzungen der Haut und des Weichteil- mantels; Amputationsverletzungen; Muskelkompressionssyndrome (Kom-partmentsyndrome); thermische oder chemische Schädigungen

1.1(V) Alle Amputationsverletzungen (total oder subtotal), auch der Großzehe, aus- genommen Zehenendglieder (Hand siehe Ziffer 8).

1.1(S) Vorgenannte Amputationsverletzungen bei
– gegebener oder abzuklärender Replantationsmöglichkeit
– operativer Stumpfkorrektur im Verlauf
– tiefgehenden, ausgedehnten oder fortschreitenden Entzündungen
– Weichteiluntergang mit Nekrosen von Haut, Faszien oder Muskeln im Verlauf.

1.2(V) Muskelkompressionssyndrome (Kompartmentsyndrome) in allen Lokalisationen bei
– gegebener oder abzuklärender Operationsnotwendigkeit
– engmaschiger Überwachung.

1.2(S) Vorgenannte Muskelkompressionssyndrome (Kompartmentsyndrome) bei
– tiefgehenden, ausgedehnten oder fortschreitenden Entzündungen
– Weichteiluntergang mit Nekrosen von Haut, Faszien oder Muskeln im Verlauf.

1.3(S) Thermische Schädigungen einschließlich Stromverletzungen oder chemische Schädigungen mit einer Ausdehnung über 15 % der Körperoberfläche (2.-gradig), 3.-gradige Schädigungen über 10 % (beachte abweichende Berechnung der brandverletzten Körperoberfläche bei Kindern).

1.4(S) Alle thermischen Schädigungen einschließlich Stromverletzungen und alle chemischen Schädigungen in Kombination mit
– Inhalationstrauma
– relevanten Verletzungen entsprechend VAV
– Schock
– Beteiligung von Händen, Füßen, Gesicht oder Anogenitalregion.
Alle Verletzten mit ausgedehnten oder tiefgreifenden Verätzungen (z.B. Flusssäure) insbesondere an Gesicht, Händen oder Füßen.

1.5(V) Ausgedehnte offene und geschlossene Weichteilabhebungen (Decollement) mit akuten oder drohenden Ernährungsstörungen.

1.5(S) Vorgenannte Weichteilverletzungen bei
– gegebener bzw. abzuklärender Notwendigkeit einer Lappenplastik
– tiefgehenden, ausgedehnten oder fortschreitenden Entzündungen
– Weichteiluntergang mit Nekrosen von Haut, Faszien oder Muskeln im Verlauf.

2 Verletzungen der großen Gefäße

2.1(V) Durchtrennungen, Zerreißungen oder andere akute traumatische Schädigungen insbesondere mit Verschlüssen der großen Gefäße des Körperstammes, der Transportarterien an einer Extremität einschließlich des Unterschenkels (Hand und Unterarm siehe Ziffer 8) sowie der großen Begleitvenen proximal von Ellenbogen- oder Kniegelenk.

2.2(S) Vorgenannte Gefäßverletzungen in Kombination mit
– Knochen-, Gelenk-Verletzungen
– hochgradiger Weichteilschädigung (Vorrang der Notfallindikation, siehe Erläuterungen)
– tiefgehenden, ausgedehnten oder fortschreitenden Entzündungen
– Weichteiluntergang mit Nekrosen von Haut, Faszien oder Muskeln im Verlauf.

3 Verletzungen der großen Nervenbahnen einschließlich Wirbelsäulenverletzungen mit neurologischer Symptomatik

3.1(S) Verletzungen des Rückenmarks.

3.2(S) Verletzungen der Nervenwurzeln oder der großen Nervengeflechte des Armes oder des Beines mit entsprechendem Funktionsausfall.

3.3(S) Rekonstruktionsbedürftige Verletzungen der Stammnerven
– des Armes (Nervus radialis, Nervus medianus, Nervus ulnaris), siehe auch Ziffer 8
– des Beines (Nervus ischiadicus, Nervus fermoralis) einschließlich des Unterschenkels (Nervus peronaeus, Nervus tibialis).

4 Offene oder gedeckte mittelschwere oder schwere Schädel-Hirnverletzungen (ab SHT Grad II)
4.1(V) Gedeckte Schädel-Hirn-Verletzungen mit mittelschwerer Ausprägung klinisch ab SHT Grad II (GCS<13), alle traumatisch bedingten strukturellen Veränderungen oder Blutungen in bildgebenden Verfahren.
4.2(S) Alle offenen Verletzungen mit Hirnbeteiligung, alle schweren Schädel-Hirn-Verletzungen mit
– substantiell lokalisierter Hirnverletzung
– diffus-axonaler Hirnverletzung
– intrakranieller Blutung
– wesentlicher Verschlechterung im Verlauf.
Brüche des Gehirnschädels bei gegebener oder abzuklärender Operationsnotwendigkeit.

5 Schwere Brustkorb- oder Bauch-Verletzungen einschließlich Verletzungen der Nieren oder Harnwege
5.1(V) Alle Verletzungen des Brustkorbs mit
– ausgedehnter Organbeteiligung der Lunge
– transfusionsbedürftigen Blutungen
– Behinderung der Atemmechanik und des Gasaustausches mit drohender oder gegebener Beatmungsnotwendigkeit
– Notwendigkeit zur Einlage einer Brustkorbdrainage
– stumpfen Herzverletzungen (z. B. Kontusion, Perikarderguss).
5.1(S) Alle Verletzungen des Brustkorbs bei
– gegebener oder abzuklärender Operationsnotwendigkeit
– septischen Verläufen z. B. mit Verschlechterung der Beatmungssituation.

5.2(V) Bauchverletzungen mit gegebener oder abzuklärender Operationsnotwendigkeit bei
– transfusionsbedürftigen Blutungen
– Verletzungen der Hohlorgane
– Verletzung der parenchymatösen Organe.

6 Komplexe Brüche der großen Röhrenknochen, insbesondere mehrfache oder offene Brüche
6.1(V) Im Kindesalter alle Schaftbrüche an Oberarm, Unterarm (Elle und Speiche kombiniert oder einzeln, insbesondere Monteggia-Frakturen), Oberschenkel, Unterschenkel (auch isolierte Brüche von Schienbein oder Wadenbein) bei gegebener oder abzuklärender Operationsnotwendigkeit.
6.1(S) Vorgenannte Schaftbrüche im Kindesalter bei
– Gefäßverletzung
– Nervenverletzung
– hochgradiger Weichteilschädigung.

6.2(V) Brüche des Schlüsselbeines bei gegebener oder abzuklärender Operationsnotwendigkeit mit
– komplexer Bruchform entsprechend Typ C der AO-Klassifikation
– endständiger körpernaher oder körperferner Lokalisation.
6.2(S) Brüche des Schlüsselbeins bei
– Gefäßverletzung
– Nervenverletzung
– hochgradiger Weichteilschädigung.

6.3(V) Brüche des Oberarmes bei
– Mehrteilebruch entsprechend Typ C der AO-Klassifikation
– Etagenfrakturen bei gegebener oder abzuklärender Operationsnotwendigkeit.
6.3(S) Brüche des Oberarmes bei
– Gefäßverletzung
– Nervenverletzung
– hochgradiger Weichteilschädigung.

6.4(V) Brüche des Unterarmes (Elle und Speiche kombiniert oder einzeln) bei gegebener oder abzuklärender Operationsnotwendigkeit bei
- Mehrteilebruch entsprechend Typ C der AO-Klassifikation
- Etagenbruch
- Gelenkbeteiligung insbesondere Monteggia, Galeazzi oder Essex-Lopresti (siehe auch Ziffer 7).

6.4(S) Brüche des Unterarmes bei
- **Gefäßverletzungen**
- **Nervenverletzung**
- **hochgradiger Weichteilschädigung.**

6.5(V) Hüftgelenknahe Brüche des Oberschenkels.

6.5(S) Hüftgelenknahe Brüche des Oberschenkels bei
- **Gelenkbeteiligung (z.B. Pipkin-Fraktur)**
- **Gefäßverletzung**
- **Nervenverletzung**
- **hochgradiger Weichteilschädigung.**

6.6(V) Brüche des Oberschenkelschafts bei gegebener oder abzuklärender Operations-notwendigkeit.

6.6(S) Brüche des Oberschenkelschafts bei
- **Gefäßverletzung**
- **Nervenverletzung**
- **hochgradiger Weichteilschädigung**
- **Kombination mit Gelenkfrakturen hüftgelenknah (siehe auch Ziffer 6.5 (V) und 6.5 (S)) oder das Kniegelenk betreffend (siehe auch Ziffer 7.8 (V) und 7.8 (S)).**

6.7(V) Brüche des Unterschenkels (Schienbein isoliert oder in Verbindung mit dem Wadenbein) bei
- Mehrteilebruch entsprechend Typ C der AO-Klassifikation
- Etagenbruch
- Gelenkbeteiligung (siehe auch Ziffer 7).

6.7(S) Brüche des Unterschenkels bei
- **Gefäßverletzung**
- **Nervenverletzung**
- **hochgradiger Weichteilschädigung.**

6.8(V) Brüche mehrerer Röhrenknochen an einer Extremität bei gegebener oder abzuklä-render Operationsnotwendigkeit.

6.8(S) Vorgenannte Brüche mehrerer Röhrenknochen bei
- **komplexen Bruchformen entsprechend Typ C der AO-Klassifikation**
- **hochgradiger Weichteilschädigung**
- **Weichteiluntergang mit Nekrosen von Haut, Faszien oder Muskeln**
- **Muskelkompressionssyndromen (Kompartmentsyndromen).**

7 Schwere Verletzungen großer Gelenke

7.1(V) Verletzungen der Gelenke bei Kindern als Verrenkung oder gelenkbetreffende Brüche mit potentieller Störung des Wachstums entsprechend Aitken Typ II und Typ III (Typ E3 und E4 der AO-Klassifikation), bei gegebener oder abzuklärender Operationsnotwendigkeit, insbesondere
- Brüche der Oberarmkondylen
- Ellenbogenverrenkung mit Abriss der Oberarm-Epikondylen
- Ellenbogenbrüche
- traumatische Verrenkungen der Kniescheibe
- Kreuzbandverletzungen und knöcherne Ausrisse der Interkondylenhöcker
- körperferne Schienbeinbrüche einschl. Übergangsbrüche
- Innen- und Außenknöchelbrüche
- Brüche der Metaphysen, z.B. körpernahe Oberarmbrüche, distale (suprakondyläre) Oberarmbrüche, Radiushalsbrüche, Brüche des Ober- schenkelhalses, körperferne Oberschenkelbrüche, körpernahe Unterschenkel-brüche.

7.1(S) Vorgenannte Verletzungen bei Kindern mit
- **Gefäßverletzung**
- **Nervenverletzung**
- **hochgradiger Weichteilschädigung.**

7.2(S) Verrenkungen des Brustbein-Schlüsselbein-Gelenkes bei gegebener oder abzuklärender Operationsnotwendigkeit.

7.3(V) Verrenkungen oder Brüche des Schultereckgelenkes bei gegebener oder abzuklärender Operationsnotwendigkeit.

7.4(S) Brüche des Schulterblatts bei gegebener oder abzuklärender Operationsnotwendigkeit.

7.5(V) Verrenkungen oder Verrenkungsbrüche des Schultergelenkes, mehrfragmentäre Brüche des Oberarmkopfes bei gegebener oder abzuklärender Operationsnotwendigkeit, insbesondere bei
– traumatischer Ruptur der Rotatorenmanschette
– instabilen Verletzungsformen mit Abriss der Gelenklippe
– knöchernen Begleitverletzungen (Hill-Sachs-Läsion, Bankart-Läsion).

7.5(S) Verrenkungsbrüche des Schultergelenkes oder Brüche des Oberarmkopfes bei
– Gefäßverletzung
– Nervenverletzung
– hochgradiger Weichteilschädigung
– gegebener oder abzuklärender Indikation zum Gelenkersatz.

7.6(V) Brüche oder Verrenkungen des Ellenbogengelenkes bei gegebener oder abzuklärender Operationsnotwendigkeit.

7.6(S) Brüche oder Verrenkungen des Ellenbogengelenkes bei
– Gefäßverletzung
– Nervenverletzung
– hochgradiger Weichteilschädigung
– gegebener oder abzuklärender Indikation zum Gelenkersatz.

7.7(V) Körperferne Speichenbrüche bei starker Verschiebung um Schaftbreite oder Gelenkbeteiligung entsprechend Typ C3 der AO-Klassifikation.

7.8(V) Gelenkbetreffende Brüche des körperfernen Oberschenkels bei gegebener oder abzuklärender Operationsnotwendigkeit.

7.8(S) Gelenkbetreffende Brüche des körperfernen Oberschenkels bei
– Typ B3 oder C3 der AO-Klassifikation
– Gefäßverletzung
– Nervenverletzung
– hochgradiger Weichteilschädigung.

7.9(V) Instabilitäten des Kniegelenks bei Verletzungen des vorderen Kreuzbands (Subluxation), in Kombination mit
– Seitenbandverletzung
– Knorpelverletzung
– Meniskusverletzung.

7.10(S) Verletzungen des hinteren Kreuzbands, Kniegelenksverrenkungen mit Rupturen von mehreren Bandstrukturen oder knöchernen Begleitverletzungen.

7.11(V) Brüche des körpernahen Unterschenkels mit Gelenkbeteiligung bei gegebener oder abzuklärender Operationsnotwendigkeit.

7.11(S) Brüche des körpernahen Unterschenkels mit Gelenkbeteiligung bei
– Typ B3 und C der AO-Klassifikation
– Gefäßverletzung
– Nervenverletzung
– hochgradiger Weichteilschädigung.

7.12(V) Brüche der Kniescheibe.
Traumatische Verrenkung der Kniescheibe mit Knorpel-Knochen-Abbrüchen bei bestehender oder abzuklärender Operationsnotwendigkeit.

7.13(V) Brüche des körperfernen Schienbeines mit Gelenkbeteiligung bei gegebener oder abzuklärender Operationsnotwendigkeit.

7.13(S) Brüche des körperfernen Schienbeines mit Gelenkbeteiligung bei
– Typ C der AO-Klassifikation
– Gefäßverletzung

– Nervenverletzung
– hochgradiger Weichteilschädigung.

7.14(V) Brüche des Außenknöchels/Wadenbeins oder Verrenkungen der Knöchelgabel bei
– Riss des Zwischenknochenbandes (Typ Weber C, Typ B3 und C der AO-Klassifikation)
– verschobenem Abriss des Volkmann'schen Dreiecks
– Riss des Deltabandes
– Bruch des Innenknöchels.
7.14(S) Brüche des Außenknöchels/Wadenbeins oder Verrenkungen der Knöchel-gabel bei
– **Gefäßverletzung**
– **Nervenverletzung**
– **hochgradiger Weichteilschädigung.**

7.15(V) Brüche oder Verrenkungen am Fuß bei gegebener oder abzuklärender Operationsnotwendigkeit
– des Sprungbeins
– des Fersenbeins
– der Fußwurzel einschließlich instabiler Verletzungen der Lisfranc-Gelenkreihe.
7.15(S) Vorgenannte Verletzungen bei
– **Gefäßverletzung**
– **Nervenverletzung**
– **hochgradigem Weichteilschaden**
– **Fersenbeinfraktur mit komplexer Bruchform (Sanders III/IV).**
Sprungbeinfraktur mit komplexer Bruchform (Hawkings II bis IV).

8 Schwere Verletzungen der Hand
8.1(S) Amputationsverletzungen (auch Avulsionen) einschließlich des Daumenendglieds, ausgenommen singuläre Endgliedamputationen D2 bis D5.

8.2(V) Alle Brüche des ersten Fingerstrahles.
Brüche der Langfinger oder der Mittelhandknochen 2-5 mit
– Gelenkbeteiligung
– Betroffenheit mehrerer Strahlen
– schwere Weichteilverletzungen entsprechend 1.5 (V).

8.3(V) Brüche einzelner Handwurzelknochen bei gegebener oder abzuklärender Operationsnotwendigkeit.
8.3(S) Verletzungen der Handwurzel bei
– **Brüchen mehrerer Handwurzelknochen**
– **singulären oder mehrfachen Bandverletzungen**
– **Verrenkungen**
– **Verrenkungsbrüchen.**

8.4(S) Verletzungen der Stammnerven und der funktionell bedeutsamen Nerven
– **Nervus medianus**
– **Nervus ulnaris**
– **Ramus profundus**
– **Nervus radialis**
– **Fingernerven z. B. in der Greifzone des Daumens, des Zeigefingers oder der Außenseite des Kleinfingers.**

8.5(S) Gefäßverletzungen an Fingern, Hand oder Unterarm mit akuten oder drohenden Ernährungsstörungen, auch bei abzuklärender Operations- notwendigkeit.

8.6(V) Verletzungen an der Hand (auch am Unterarm):
– einer oder mehrerer Beugesehnen außerhalb (proximal) der Zonen I-III
– mehrerer Strecksehnen.
8.6(S) Verletzung einer oder mehrerer Beugesehnen in den Zonen I-III der Hand

8.7(S) Alle Verletzungen an der Hand (auch am Unterarm) bei
– **tiefgehenden oder ausgedehnten oder fortschreitenden Entzündungen (siehe auch Ziffer 11)**
– **Hochdruckeinspritzverletzungen.**

9 Komplexe Brüche des Gesichtsschädels und des Rumpfskeletts
9.1(V) Brüche des Gesichtsschädels bei gegebener oder abzuklärender Operations- notwendigkeit.
9.1(S) Vorgenannte Brüche des Gesichtsschädels bei
– starker Verschiebung (z.B. Okklusionsstörung)
– hoher Komplexität (z.B. beidseitige Kieferfraktur, panfaziale Fraktur)
– hochgradiger Weichteilschädigung (z.B. Verletzung des Tränenkanals, Verletzungen mehrerer Gesichtsanteile, Amputationen von Gesichts- anteilen).

9.2(V) Wirbelbrüche mit Fehlstellung oder Instabilität bei gegebener oder abzuklärender Operationsnotwendigkeit (Typ A2, A3, A4, B und C der neuen AO-Klassifikation).
9.2(S) Wirbelbrüche bei
– neurologischen Ausfällen
– Notwendigkeit der Rekonstruktion der vorderen Säule an unterer HWS (C3-C7), BWS, LWS.
Verletzungen der oberen Halswirbelsäule (Segmente C0-C2/C3) bei gegebener oder abzuklärender Operationsnotwendigkeit.

9.3(V) Beckenringbrüche mit Fehlstellung oder Instabilität bei gegebener oder abzu- klärender Operationsnotwendigkeit.
9.3(S) Beckenringbrüche bei hoher Instabilität (insbesondere Typ B3 und C der AO-Klassifikation) bei
– Rekonstruktionsnotwendigkeit des hinteren Beckenrings
– Gefäßverletzung
– Nervenverletzung
– Organverletzung
– hochgradiger Weichteilverletzung.

9.4(V) Brüche der Hüftpfanne oder Verrenkungen des Hüftgelenks bei gegebener oder abzuklärender Operationsnotwendigkeit.
9.4(S) Vorgenannte Verletzungen bei
– Rekonstruktionsnotwendigkeit der Hüftpfanne infolge von Ein- oder Zweipfeilerbrüchen
– Kombination mit Beckenringverletzungen
– Gefäßverletzung
– Nervenverletzung
– hochgradiger Weichteilschädigung.

10 Mehrfachverletzungen mit schwerer Ausprägung; besondere Verletzungskonstellationen bei Kindern
10.1(V) Schwere Verletzungen und Verletzungskombinationen (Polytrauma) mit einem Injury Severity Score (ISS) zwischen 16 und 24.
10.1(S) Schwerste Verletzungen und Verletzungskombinationen (Polytrauma) bei
– bei Erwachsenen mit ISS ab 25
– bei Kindern mit ISS ab 16.
Verläufe mit Sepsis oder Organversagen insbesondere bei Indikation zu Organersatzverfahren (siehe auch Ziffer 11).

10.2(S) Kombinationsverletzungen oder Verletzungskonstellationen, die z. B.
– zwei oder mehr Extremitäten mit Ausprägung entsprechend VAV betreffen
– keine Belastungsfähigkeit simultan beider unterer Extremitäten zulassen
– im weiteren Verlauf einen erheblich erhöhten Rehaaufwand erwarten lassen.

10.3(S) Verletzungskombination oder –konstellation bei Kindern, die eine besondere kindertraumatologische Kompetenz erfordern wie z. B.:
– Kopfverletzung mit Schädel-Hirn-Trauma II. oder III. Grades oder Impressionsfraktur
– Organverletzung wie Thoraxtrauma mit Lungenkontusion
– Abdominaltrauma mit Organverletzung
– Instabile Beckenfraktur
– Frakturen von zwei langen Röhrenknochen der unteren Extremität
– Intensivtherapie über 24 Stunden.

10.4(S) Kombinationen von Verletzungsformen (Ausprägung entsprechend VAV) mit bestehenden Erkrankungen oder Störungen, die den Heilverlauf oder die Reha erheblich beeinflussen wie z. B. schwerwiegende Vorerkrankungen kardialer oder pulmonaler Genese, Störungen des Sehens.

11 Komplikationen

11.1(S) Infektionen /Infektiöse Komplikationen wie z. B.
- systemische Infektionen, Sepsis oder Organversagen vor allem bei Indikation zu Organersatzverfahren
- tiefgehende oder ausgedehnte oder fortschreitende postoperative Infektionen sowohl nach offenen wie auch nach geschlossenen Verletzungen, auch bei Verdacht
- tiefgehende oder ausgedehnte oder fortschreitende postoperative Infektionen des Implantats, auch bei Verdacht
- tiefgehende oder ausgedehnte oder fortschreitende postoperative Infektionen bei Osteitis, auch bei Verdacht
- tiefgehende oder ausgedehnte Infektionen an der Hand (siehe auch 8.7 (S))
- neu auftretende oder weitergehende Infektionen nach Verletzungen der Ziffern 1 bis 10 bei Nachweis von multiresistenten Keimen (z. B. MRE, MRSA, MRGN).

11.2(S) Defektheilung des Weichteilmantels mit instabiler Narbenbildung, Funktionsbehinderungen oder gestörter Ästhetik nach Weichteiluntergang mit Nekrosen von Haut, Faszien oder Muskeln (z. B. nach Kompartmentsyndromen).

11.3(S) Notwendigkeit ausgedehnter und aufwändiger Revisionseingriffe z. B. bei
- schmerzhaften oder funktionsbehindernden Fehlstellungen oder Instabilitäten
- unzureichender Osteosynthese
- notwendiger Knochenaufbau nach Osteitis
- posttraumatisch aufgetretenen oder iatrogenen Gefäß- oder Nervenläsionen
- Knochenheilungsstörung oder Pseudarthrosenbildung
- Knickbildung der Wirbelsäule insbesondere bei neurologischen Ausfällen
- Fehlheilung oder Deformitäten des Beckenrings
- schmerzhaften oder funktionsbehindernden Gelenkveränderungen
- Wiederherstellungseingriffen für die Funktionsfähigkeit der Hand wie Nerventransplantation, Sehnentransfer.

11.4(S) Verletzungs-Folgezustände beim Kind wie z. B.
- Gelenkeinsteifung insbesondere am Ellenbogen,
- Fehlstellungen oder Wachstumsstörungen nach Schädigungen der Wachstumsfugen
- Beinlängendifferenzen nach Frakturen an den unteren Extremitäten.

11.5(S) Spezielle Komplikationen und Unfallfolgen wie z. B.
- Chronische Schmerzsyndrome mit der Notwendigkeit einer besonderen (z. B. schmerzmedizinischen oder handchirurgischen) Behandlung oder bei der Notwendigkeit zur Abklärung
- Chronisch regionales Schmerzsyndrom (CRPS)
- Phantomschmerzen nach Amputationen
- Schmerzen nach Nervenverletzungen.

Anhang 2 Psychotherapeutenverfahren
(http://www.dguv.de/medien/inhalt/rehabilitation/verguetung/documents/psycho_verf.pdf)
Auf den Seiten 696 ff. finden Sie folgende Vereinbarungen:
- Anforderungen der GUV-Träger zur Beteiligung am Psychotherapeutenverfahren (in der Fassung vom 1.1.2017)
- Handlungsanleitung der GUV-Träger zum Psychotherapeutenverfahren (in der Fassung vom 1.1.2017)
- Psychotherapeutenverfahren Gebührenverzeichnis (Stand 1.3.2016)
- Hinweis auf die Nebeneinanderberechnung von Leistungen nach dem P-Verzeichnis und nach Leistungen nach der UV-GOÄ

Berichts- und Gebührenverzeichnis für Leistungen im Psychotherapeutenverfahren
Die Honorierung der Berichte und psychotherapeutischen Leistungen im Rahmen des Psychotherapeutenverfahrensrichtet sich nach dem Gebührenverzeichnis „Psychotherapeutenverfahren" www.dguv.de/inhalt/rehabilitation/verguetung/index.jsp
Die Berichts-Vordrucke finden Sie unter www.dguv.de/formtexte/aerzte/index.jsp.

Anhang 3 Datenschutz

zum Vertrag Ärzte/Unfallversicherungsträger (ÄV) in der ab 1. Januar 2011 gültigen Fassung

Auszug aus dem SGB VII – Datenschutz (in der ab 19.06.2020 gültigen Fassung)

§ 201 SGB VII – Erhebung, Speicherung und Übermittlung von Daten durch Ärzte und Psychotherapeuten

(1) Ärzte und Zahnärzte sowie Psychotherapeuten, Psychologische Psychotherapeuten und Kinder- und Jugendlichenpsychotherapeuten, die nach einem Versicherungsfall an einer Heilbehandlung nach § 34 beteiligt sind, erheben, speichern und übermitteln an die Unfallversicherungsträger Daten über die Behandlung und den Zustand des Versicherten sowie andere personenbezogene Daten, soweit dies für Zwecke der Heilbehandlung und die Erbringung sonstiger Leistungen einschließlich Überprüfung der Leistungsvoraussetzungen und Abrechnung der Leistungen erforderlich ist. Ferner erheben, speichern und übermitteln sie die Daten, die für ihre Entscheidung, eine Heilbehandlung nach § 34 durchzuführen, maßgeblich waren. Für die Unterrichtung des Versicherten aufgrund seines Auskunftsrechts nach Artikel 15 der Verordnung (EU) 2016/679 über die von den Ärzten und den Psychotherapeuten übermittelten Angaben zu seinen gesundheitlichen Verhältnissen gilt § 25 Absatz 2 des Zehnten Buches entsprechend.

(2) Soweit die für den medizinischen Arbeitsschutz zuständigen Stellen und die Krankenkassen Daten nach Absatz 1 zur Erfüllung ihrer Aufgaben benötigen, dürfen die Daten auch an sie übermittelt werden.

§ 202 SGB VII – Anzeigepflicht von Ärzten bei Berufskrankheiten

Haben Ärzte oder Zahnärzte den begründeten Verdacht, dass bei Versicherten eine Berufskrankheit besteht, haben sie dies dem Unfallversicherungsträger oder der für den medizinischen Arbeitsschutz zuständigen Stelle in der für die Anzeige von Berufskrankheiten vorgeschriebenen Form (§ 193 Abs. 8) unverzüglich anzuzeigen. § 193 Abs. 7 Satz 3 und 4 gilt entsprechend.

§ 203 Auskunftspflicht von Ärzten

(1) Ärzte und Zahnärzte, die nicht an einer Heilbehandlung nach § 34 beteiligt sind, sind verpflichtet, dem Unfallversicherungsträger auf Verlangen Auskunft über die Behandlung, den Zustand sowie über Erkrankungen und frühere Erkrankungen des Versicherten zu erteilen, soweit dies für die Heilbehandlung und die Erbringung sonstiger Leistungen erforderlich ist. Der Unfallversicherungsträger soll Auskunftsverlangen zur Feststellung des Versicherungsfalls auf solche Erkrankungen oder auf solche Bereiche von Erkrankungen beschränken, die mit dem Versicherungsfall in einem ursächlichen Zusammenhang stehen können. § 98 Abs. 2 Satz 2 SGB X gilt entsprechend.

(2) Für die Unterrichtung des Versicherten aufgrund seines Auskunftsrechts nach Artikel 15 der Verordnung (EU) 2016/679 über die von den Ärzten und den Zahnärzten an den Unfallversicherungsträger übermittelten Angaben über gesundheitliche Verhältnisse des Versicherten gilt § 25 Absatz 2 des Zehnten Buches entsprechend.

Privatbehandlung

Innerhalb der **Arbeitshinweise** vom 1.1.2012 finden sich **nach dem § 61 und vor § 64 zur Privatbehandlung** folgende – hier in Ausschnitten aufgenommene – Hinweise

VB 096/2002/Reha 078/2002 vom 26.08.2002 Vertrag Ärzte/UVTr; hier: Kostenerstattung bei Privatbehandlung

…Zur Klärung der Frage, ob und in welchen Fällen dem Arzt oder dem Unfallverletzten Kosten für eine Privatbehandlung erstattet werden können, wurde der Verwaltungsausschuss „Rechtsfragen der Unfallversicherung" eingeschaltet, der hierzu folgenden Beschluss gefasst hat:

„*Der Verwaltungsausschuss vertritt die Auffassung, dass beim Aufsuchen des Arztes durch einen Verletzten nach einem Arbeitsunfall ein Privatbehandlungsvertrag in der Regel nicht zustande kommt. Der Arzt muss davon ausgehen, dass der Verletzte nicht den Willen hat, einen Privatbehandlungsvertrag abzuschließen. Der in Anspruch genommene Arzt ist gem. § 3 des Vertrages Ärzte/UVTr verpflichtet, diesen Vertrag gewissenhaft zu erfüllen. Hierzu gehört auch die Verpflichtung, die HB nach den Regelungen des Vertrages vorzunehmen, also allgemeine oder bes. HB durchzuführen. Wenn der Abschluss eines Privatbehandlungsvertrages zustande kommen soll, muss er in schriftlicher Form nach vorheriger Aufklärung über die Folgen der Abrechnung der Leistungen vorgenommen werden, da der Abschluss eines solchen gesonderten Vertrages den Verzicht auf eine Sozialleistung (HB) gem. § 46 SGB I bedeutet.*
Wurde wirksam ein Privatbehandlungsvertrag abgeschlossen, ist keine Kostenerstattung – auch nicht in anteiliger Höhe – möglich.

Fallgruppe 1:
Verletzter sucht nach Arbeitsunfall einen Arzt auf, der zwar im Bericht die Einleitung allgem. oder bes. HB vermerkt, mit dem Versicherten aber nach Privatsätzen abrechnet.
Nach Vorlage der Rechnung beim UVTr informiert dieser den Arzt und den Versicherten, dass ein Privatbehandlungsvertrag nicht zustande kommen (Verzicht nicht wirksam) konnte und fordert den Arzt zur Abrechnung entsprechend dem Vertrag Ärzte/UVTr auf. Wurde die Rechnung vom Versicherten bereits beglichen, hat er gegenüber dem Arzt aus zivilrechtlichen Gründen einen Rückforderungsanspruch.

Fallgruppe 2:
Bei stationärer Behandlung hat der Arzt ebenfalls wie bei der Fallgruppe 1 nur einen Anspruch auf Vergütung entsprechend der Bundespflegesatzverordnung (§ 54 Vertrag Ärzte/UVTr).
Da sich die Verpflichtung des Arztes lediglich auf die Durchführung der Behandlung nach dem Vertrag Ärzte/UVTr bezieht, können die Mehrkosten wegen Ein- oder Zweibettzimmerzuschlags nach entsprechender Vereinbarung mit dem Versicherten abgerechnet werden. Ein Erstattungsanspruch entsteht hierfür nicht.
Bei beiden Fallgruppen sollten zur Vermeidung späterer Schwierigkeiten sofort nach Bekanntwerden, dass ein privat Versicherter behandelt wird, sowohl der Arzt als auch der Versicherte über die Rechtslage informiert werden.

Fallgruppe 3:
Der UVTr hatte seine Leistungspflicht zunächst abgelehnt. Erstattungspflicht des UVTr besteht in Höhe der für die Unfallversicherung geltenden BG-Sätzen analog § 13 SGB V.

Fallgruppe 4:
Der UVTr hatte zwar noch nicht endgültig abgelehnt, aber noch keine Leistung erbracht, weil die Frage des Versicherungsschutzes noch zu klären war.
Erstattungspflicht des UVTr besteht in Höhe der für die Unfallversicherung geltenden BG-Sätze analog § 13 SGB V.

Fallgruppe 5:
Der Versicherte hat in Unkenntnis seines Versicherungsschutzes gehandelt, d. h., ihm war nicht bewusst, dass ein Versicherungsfall (Arbeitsunfall/BK) vorliegen könnte. Erstattungspflicht des UVTr besteht in Höhe der BG-Sätze.

Fallgruppe 6:
Der UVTr kann die Leistung tatsächlich nicht und will sie nicht bereitstellen, da es sich z.B. um eine besondere Behandlungsmethode handelt, die nur von Nicht-Vertragsärzten angeboten wird.

Hierbei handelt es sich um einen Sonderfall, der als Unterfall von der Fallgruppe 3 erfasst und deshalb nicht gesondert aufgeführt werden muss..."

VB 065/2003 vom 28.08.2003:
... „Im Zusammenhang mit dem im Bezugsrdschr. bekannt gegebenen Beschluss des Verwaltungsausschusses „Rechtsfragen der Unfallversicherung" zur Kostenerstattung bei Privatbehandlung wurde im Hinblick auf die Fallgruppe 2 (stationäre Behandlung) die Frage gestellt, ob bei Inanspruchnahme wahlärztlicher Leistungen (Chefarztbehandlung) der Anspruch auf Übernahme der stationären Behandlungskosten insgesamt, also auch des Pflegesatzes, entfällt. Der Verwaltungsausschuss „Rechtsfragen der Unfallversicherung" hat die Thematik in seiner Sitzung am 03./04.07.2003 mit folgendem (vorläufigen) Ergebnis erörtert:

1. Eine Vereinbarung des Versicherten mit dem Arzt über Inanspruchnahme ärztl. Wahlleistungen (Chefarztbehandlung) bedeutet keinen Verzicht des Versicherten auf Sozialleistungen.

2. Für einen Anspruch des Versicherten auf Kostenerstattung selbst beschaffter privater Leistungen gegenüber dem UVTr besteht im Falle stationärer Behandlung – auch in anteiliger Höhe – keine Grundlage.

3. Dem KH steht für die Durchführung der Behandlung nach dem Vertrag Ärzte/UVTr (§ 54) ein Anspruch auf Vergütung nach der Bundespflegesatzverordnung zu. Die Mehrkosten wegen Inanspruchnahme von Wahlleistungen können nach entsprechender Vereinbarung vom Arzt bzw. KH mit dem Versicherten abgerechnet werden. Ein Erstattungsanspruch gegenüber dem UVTr besteht hierfür nicht.

4. Eine Gesamtabrechnung zwischen Arzt und Versicherten und eine (Teil-) Erstattung des UVTrägers an den Versicherten soll nicht erfolgen. Die in Anspruch genommenen zusätzlichen Leistungen (z. B. wahlärztliche Leistungen, Unterbringung im Einbettzimmer) sind dem Versicherten gesondert in Rechnung zu stellen..."

Rdschr. DGUV D 02/2010: Keine Kostenerstattung bei Privatbehandlung
In diesem Rdschr. wird die bisherige Auffassung zur Privatbehandlung bestätigt. Es wird ausgeführt:

Wenn ein Patient nach dem Arbeitsunfall einen Arzt aufsucht, kommt in der Regel <u>kein</u> Privatbehandlungsvertrag zustande. Es ist davon auszugehen, dass der Verletzte nicht die Absicht hat, einen Privatbehandlungsvertrag zu schließen. Der geäußerte Wunsch des Patienten erfolgt oftmals in Unkenntnis aufgrund seiner Mitgliedschaft bei einer privaten Krankenversicherung. Der in Anspruch genommene Arzt ist verpflichtet, den Vertrag Ärzte/UVTr zu erfüllen. Hierzu gehört auch die HB nach den Regeln des Vertrages vorzunehmen, also allgemeine oder bes. HB durchzuführen.

Wenn trotzdem Privatbehandlung vereinbart werden soll, muss dies in schriftlicher Form nach vorheriger Aufklärung über die Folgen der Abrechnung der Leistungen geschehen. Der Abschluss eines Privatbehandlungsvertrages bedeutet den Verzicht auf eine Sozialleistung (HB) gegenüber dem UVTr.

Ein Privatbehandlungsvertrag muss deshalb <u>vor</u> Behandlungsbeginn von beiden Parteien (Arzt und Patient) unterzeichnet werden. Ein rückwirkender Abschluss ist ausgeschlossen. Gleichzeitig muss der Patient <u>schriftlich</u> gegenüber dem zuständigen UVTr auf seine Sozialleistung „HB" verzichten. Liegt somit ein wirksamer Privatbehandlungsvertrag und Verzicht auf die Sozialleistung (HB) vor, rechnet der Arzt die Behandlungskosten mit dem Versicherten nach der amtlichen GOÄ ab. **In diesem Fall hat der Versicherte keinen Anspruch auf Kostenerstattung gegenüber dem UVTräger, auch nicht in anteiliger Höhe der Gebührensätze der UVGOÄ.**

Um Rückfragen zu vermeiden, sollten Sie grundsätzlich eine Kopie des geschlossenen Privatbehandlungsvertrages sowie die Verzichtserklärung des Patienten dem D/HArztBericht beifügen. **Ihre Auskunfts und Berichtspflichten bleiben bestehen.** Die Vergütung der Berichte erfolgt nach der UVGOÄ. Veranlasst der UVTr im Rahmen der Heilverfahrenssteuerung eine Untersuchung des Versicherten, erfolgt die Abrechnung in jedem Fall ebenfalls nach der UVGOÄ mit dem zuständigen UVTr. Der Verzicht entfaltet insofern keine Wirksamkeit. Gegen eine vertragliche Vereinbarung zwischen dem Patienten und dem Arzt bzw. dem Krankenhaus im Rahmen einer stationären HB über gesonderte Unterbringung (Einbett oder Zweibettzimmer etc.) bestehen seitens der GUV keine Bedenken. Die Kosten sind dann direkt dem Versicherten in Rechnung zu stellen.

Abrechnung von Leistungen, die nicht in der UV-GOÄ aufgeführt sind

Die UV-GOA entspricht mit ihren aufgeführten Leistungen zu ca. 90% der 1996 in Kraft getretenen GOÄ. Damit ist eigentlich klar, dass die in den letzten Jahren eingetretenen Innovationen im diagnostischen und auch therapeutischen Bereich nicht Aufnahme gefunden haben können. Diesen Aktualitätsmangel versucht die GOÄ durch sogenannte Analoge Bewertungen aufzufangen.

Analoge Bewertungen in der GOÄ

1. Die **BÄK** gibt regelmäßig ein **Verzeichnis der Analogen Bewertungen (GOÄ) der BÄK und des Zentralen Konsultationsausschusses für Gebührenordnungsfragen** heraus.
   Im Verzeichnis werden nur noch solche analoge Bewertungen in die Liste der BÄK aufgenommen, über die vorher mit den Verband der privaten Krankenversicherungen, dem Bundesgesundheitsministerium und dem Bundesinnenministerium Einigkeit erzielt werden konnte.
2. Neben diesen Analogen Bewertungen, die im Konsens abgesprochen wurden, gibt es Abrechnungsempfehlungen der BÄK. Bei diesen konnte die völlige Übereinstimmung mit genannten Institutionen nicht hergestellt werden.
3. In §6 Absatz 2 der GOÄ verbirgt sich eine der wichtigsten Regelungen des Paragraphenteils der GOÄ, nämlich die Möglichkeit von Analogbewertung ärztlicher Leistungen, die nicht in die GOÄ aufgenommen sind.

§ 6 Gebühren für andere Leistungen

(2) Selbstständige ärztliche Leistungen, die in das Gebührenverzeichnis nicht aufgenommen sind, können entsprechend einer nach Art, Kosten- und Zeitaufwand gleichwertigen Leistung des Gebührenverzeichnisses berechnet werden.

Für eine Analogie ist nur dort Raum, wo die Gebührenordnung eine Abrechnungslücke gelassen hat. In diesen Fällen kann der Arzt eine nach Art, Kosten- und Zeitaufwand vergleichbare Leistung der GOÄ ansetzen.

Gebührenverzeichnis für ärztliche Leistungen

A. Abrechnung der ärztlichen Leistungen

Arbeitshinweis der UVTr

Bei dem Berufsgenossenschaftlichen Nebenkostentarif (BG-NT) handelt es sich um eine Vereinbarung zwischen der DGUV und der DKG (Vertragsparteien). Die Tarifbestimmungen gelten daher grundsätzlich nur für Ärzte an Krankenhäusern.
Für alle anderen Ärzte gilt Teil A der UV-GOÄ, der im Wesentlichen gleiche Inhalte hat.
Für Ärzte am Krankenhaus gilt dieser Teil nicht. Sie sind verpflichtet, neben den ärztlichen Gebühren der allgemeinen oder besonderen Heilbehandlung mit den besonderen Kosten abzurechnen. Für Leistungen, die nicht Bestandteil der ärztlichen Leistung oder der besonderen Kosten sind, gilt für diese Ärzte der Berufsgenossenschaftliche Nebenkostentarif.

Niedergelassenen Ärzten wird die Möglichkeit gegeben ebenfalls mit den besonderen Kosten abzurechnen. In diesen Fällen gilt für sie ebenfalls der berufsgenossenschaftliche Nebenkostentarif. Anstelle der arbeitsintensiven Einzelberechnung der Auslagen, die dem Arzt eine auf den Einzelfall bezogene, nach dem tatsächlichen Materialverbrauch berechnete und ggf. zu belegende Kostenberechnung erspart, entscheiden sich viele niedergelassene Ärzte für den Berufsgenossenschaftlichen Nebenkostentarif – BG-NT – mit der Berechnung der darin vereinbarten „Besonderen Kosten". Entscheiden sich niedergelassene Ärzte zu Beginn des Behandlungsfalles für die Abrechnung mit den Besonderen Kosten, gilt für sie der BG-NT. Der Behandlungsfall ist definiert mit einem Zeitraum von drei Monaten. An die gewählte Abrechnungsart sind die Ärzte für drei Monate gebunden.

1. Als Vergütung stehen dem Arzt Gebühren, Entschädigungen und Ersatz von Auslagen zu.

2. Der Arzt kann Gebühren nur für selbständige ärztliche Leistungen berechnen, die er selbst erbracht hat oder die unter seiner Aufsicht nach fachlicher Weisung erbracht wurden (eigene Leistungen). Als eigene Leistungen gelten auch von ihm berechnete Laborleistungen des Abschnitts M II. (Basislabor), die nach fachlicher Weisung unter der Aufsicht eines anderen Arztes in Laborgemeinschaften oder in von Ärzten ohne eigene Liquidationsberechtigung geleiteten Krankenhauslabors erbracht werden. Für eine Leistung, die Bestandteil oder eine besondere Ausführung einer anderen Leistung nach dem Gebührenverzeichnis ist, kann der Arzt eine Gebühr nicht berechnen, wenn er für die andere Leistung eine Gebühr berechnet.

3. Mit den Gebühren sind die Praxiskosten einschließlich der Kosten für den Sprechstundenbedarf sowie die Kosten für die Anwendung von Instrumenten und Apparaten abgegolten, soweit nicht in diesem Vertrag etwas anderes bestimmt ist. Hat der Arzt ärztliche Leistungen unter Inanspruchnahme Dritter, die nach diesem Vertrag selbst nicht liquidationsberechtigt sind, erbracht, so sind die hierdurch entstandenen Kosten ebenfalls mit der Gebühr abgegolten.

4. Soweit in diesem Vertrag nichts anderes bestimmt ist, dürfen neben den für die einzelnen Leistungen vorgesehenen Gebühren als Auslagen nur berechnet werden:

> 4.1 Die Kosten für diejenigen Arzneimittel, Verbandmittel und sonstige Materialien, die der Patient zur weiteren Verwendung behält, oder die mit einer einmaligen Anwendung verbraucht sind, mit Ausnahme der Kosten für
>
>> 4.1.1 Kleinmaterialien wie Zellstoff, Mulltupfer, Schnellverbandsmaterial, Verbandspray, Mullkompressen, Holzspatel, Holzstäbchen, Wattestäbchen, Gummifingerlinge;
>>
>> 4.1.2 Reagenzien und Narkosemittel zur Oberflächenanästhesie;
>>
>> 4.1.3 Desinfektions- und Reinigungsmittel;
>>
>> 4.1.4 Augen-, Ohren-, Nasentropfen, Puder, Salben und geringwertige Arzneimittel zur sofortigen Anwendung;

A. Abrechnung der ärztlichen Leistungen

4.1.5 folgende Einmalartikel: Einmalspritzen, Einmalkanülen, Einmalhandschuhe, Einmalharnblasenkatheter, Einmalskalpelle, Einmalproktoskope, Einmaldarmrohre, Einmalspekula.

4.2 die durch Leistungen nach den Abschnitten M, N und O des Leistungs- und Gebührenverzeichnisses entstandenen Versand- und Portokosten,

4.3 die bei der Anwendung radioaktiver Stoffe durch deren Verbrauch entstandenen Kosten sowie

4.4 die nach den Vorschriften des Gebührenverzeichnisses als gesondert berechnungsfähig ausgewiesenen Kosten.

Kommentar:
Die niedergelassenen Ärzte (D-Ärzte, Kinder- und Jugendärzte, Allgemeinärzte etc.) rechnen die erbrachten Leistungen grundsätzlich mit den Gebühren der allg. oder bes. HB und den abrechenbaren Auslagen des Abschnitt A ab. Gebührenziffern, bei denen keine bes. Kosten vereinbart wurden, dürfen auch keine Auslagen dem UVTr in Rechnung gestellt werden.
Mit den von Kassenärzten häufig zusätzlich in Rechnung gestellten „Sachkosten", können somit nur die besonderen Kosten nach § 2 Abs. 2 BGNT bzw. die Auslagen nach Ziffer 4 und 4.1 zu Teil A der UV-GOÄ gemeint sein.
Der niedergelassene Arzt kann sich statt der Abrechnung der Auslagen nach Abschnitt A auch für die Pauschalabrechnung nach dem BG-NT entscheiden. Die Pauschalen decken in Einzelfällen nicht die tatsächlichen Kosten der aufgewendeten Materialien. An die getroffene Entscheidung, die Materialien mit den bes. Kosten und nicht nach dem tatsächlichen Aufwand abzurechnen, ist der Arzt 3 Monate (sog. Behandlungsfall) gebunden. Er darf im ungünstigen Fall daher nicht zwischen BG-NT-Pauschale und tatsächlichen Kosten wählen. Nach 3 Monaten kann er sich neu entscheiden.
Rechnet der Arzt mit den bes. Kosten oder Auslagen ab, sind keine weiteren Kosten ansetzbar. Eine Ausnahme liegt vor, wenn nach Ziffer 4.4 zu Teil A der UV-GOÄ bei einer Gebührenziffer eine entsprechende Regelung vereinbart wurde (z. B. Fußnote zu Nr. 2189).
Unterschieden werden in Teil A. Gebühren, Entschädigungen und der Ersatz von Auslagen.

1. Gebühren

In den ärztlichen Gebühren sind
- die Praxiskosten,
- die Kosten für den Sprechstundenbedarf und
- die Kosten für die Anwendung von Instrumenten und Geräten

enthalten.

2. Auslagen

Neben den Gebühren können nach der Systematik des Teil A, „soweit nicht in diesem Vertrag etwas Anderes bestimmt ist", nur die unter den Nr. 4 genannten Materialien abgerechnet werden. Hierunter sind die Auslagen zu verstehen. Auslagen für Arzneimittel, Verbandmittel und sonstige Materialien, die der Patient zur weiteren Verwendung behält, oder die mit einer einmaligen Anwendung verbraucht sind können berechnet werden. Dies gilt nicht für die in den Nrn. 4.1.1–4.1.5 genannten Leistungen. Unter Berücksichtigung des medizinischen Fortschritts handelt es sich bei den dort genannten Einmalartikel nicht um eine abschließende Aufzählung. Die Bewertung des Begriffs „Einmalartikel" ist unbestimmt, da es heute durchaus kostenintensive Einmalartikel gibt oder früher teure Einmalartikel heute sehr günstig sind. Eine Grenze ist nicht definiert. Die im BG-NT genannte Kostengrenze von 1,02 Euro ist hier kein Maßstab.
Die Entwicklung hin zu nicht wiederverwendbaren Artikeln seit der Einführung der Zuschläge zum ambulanten Operieren ist deutlich erkennbar. Um den Mehraufwand für die ambulante Leistungserbringung angemessen zu vergüten, wurden in Anlehnung an die Amtliche Gebührenordnung Zuschlagsregelungen nach den Nrn. 440 bis 449 in die UV-GOÄ eingeführt" (Siehe DGUV-Rdschr. Reha 087/2004 vom 02.12.2004 – ambulantes Operieren in der GUV).
Durch die Entwicklung zu mehr Einmalartikeln fällt der Aufwand für die wiederverwendbaren Materialien für den Arzt weg. Die Kostensteigerung darf nicht ausschließlich zu Lasten eines der Beteiligten (Kostenträger oder Arzt) gehen. Danach ist die Grenze der nach den Nrn. 4.1.1–4.1.5 genannten Leistungen deutlich höher anzusetzen als die 1,02 Euro des BG-NT.
Siehe auch Kommentar zum BG-NT.

B. Grundleistungen und allgemeine Leistungen

Allgemeine Bestimmungen:

1. Als Behandlungsfall gilt die gesamte ambulante Versorgung, die von demselben Arzt nach der ersten Inanspruchnahme innerhalb von drei Monaten an demselben Patienten zu Lasten desselben gesetzlichen UVTr vorgenommen worden ist. Stationäre belegärztliche Behandlung ist ein eigenständiger Behandlungsfall auch dann, wenn innerhalb der 3 Monate ambulante Behandlung durch den Belegarzt erfolgt.

Kommentar: Die UV-GOÄ versteht (wie die GOÄ) unter dem „Behandlungsfall" den einzelnen Krankheitsfall, der – wenn es keine Überlagerung mit einem weiteren neuen Unfall gibt – einzeln zu liquidieren ist. So kann z.B. als erster Unfall eine Zerrung Anfang Dezember diagnostiziert werden, und gegen Ende Dezember wird als zweiter Unfall und damit als zweiter Behandlungsfall eine Prellung behandelt.

In beiden Fällen ist die Nummer 1 neben anderen UV-GOÄ-Nummern abrechenbar. Es gelten die Einschränkungen, die sich aus den Ausschlüssen ergeben. **Der Behandlungsfall dauert nach UV-GOÄ 3 Monate, nach GOÄ nur 1 Monat.**

Mit Beginn des Behandlungsfalles entscheidet der Arzt wie er abrechnet (mit oder ohne besondere Kosten). An diese Entscheidung ist er im Behandlungsfall bzw. drei Monate gebunden. Rechnet er z. B. die ersten Behandlungstage mit den besonderen Kosten ab, und führt er innerhalb der ersten drei Monate eine ambulante Operation durch, muss er diese auch mit den besonderen Kosten abrechnen.

Für den ggf. zu der Operation hinzugezogenen Anästhesisten beginnt ein neuer Behandlungsfall. Er kann unabhängig von der Regelung des Operateurs entscheiden.

2. Die Leistung nach Nummer 1 ist neben Leistungen nach den Abschnitten C bis O im Behandlungsfall nur einmal berechnungsfähig. Die Leistung nach Nummer 1 ist neben der Leistung nach Nummer 6 nicht berechnungsfähig.

Kommentar: Schließen sich wegen der Anwendung allgemeiner Bestimmungen die Nebeneinander-Abrechnung von Leistungen gegenseitig aus, erhält der Arzt die jeweils höchstbewerte der Leistungen. Dieser allgemeine Grundsatz gilt für alle Ausschlussbestimmungen der UV-GOÄ.

Die Regelung der Nr. 1 neben Leistungen der Abschnitte C-O gilt auch für den ständigen Vertreter in der Praxis und die Ärzte einer Praxisgemeinschaft.

3. Die Leistungen nach den Nummern 1–14 können an demselben Tag nur dann mehr als einmal berechnet werden, wenn dies durch die Beschaffenheit des Krankheitsfalls geboten war. Bei mehrmaliger Berechnung ist die jeweilige Uhrzeit der Leistungserbringung in der Rechnung anzugeben. Bei den Leistungen nach den Nummern 1–4 und 11–14 ist eine mehrmalige Berechnung an demselben Tag auf Verlangen, bei der Leistung nach den Nummern 6–9 generell zu begründen.

4. Die Leistung nach Nummer 1 ist neben den Leistungen nach den Nummern 804–812, 817, 835, 849, 861–864, 870, 871, 886 sowie 887 nicht berechnungsfähig.

5. Mehr als zwei Visiten an demselben Tag können nur berechnet werden, wenn sie durch die Beschaffenheit des Krankheitsfalls geboten waren. Bei der Berechnung von mehr als zwei Visiten an demselben Tag ist die jeweilige Uhrzeit der Visiten in der Rechnung anzugeben. Auf Verlangen ist die mehr als zweimalige Berechnung einer Visite an demselben Tag zu begründen. Anstelle oder neben der Visite im Krankenhaus sind die Leistungen nach den Nummern 1–14 und/oder 18 nicht berechnungsfähig.

6. Besuchsgebühren nach den Nummern 48, 50 und/oder 51 sind für Besuche von Krankenhaus und Belegärzten im Krankenhaus nicht berechnungsfähig.

7. Terminvereinbarungen sind nicht berechnungsfähig.

8. Neben einer Leistung nach Nummer 6–9 sind die Leistungen nach den Nummern 600, 601, 1203, 1204, 1228, 1240, 1400, 1401 und 1414 nicht berechnungsfähig.

I. Allgemeine Beratungen und Untersuchungen

1   Symptomzentrierte Untersuchung bei Unfallverletzungen oder bei Verdacht auf das Vorliegen einer BK einschließlich Beratung

                              8,37   10,43   –   1,74   1,74

Bei Kindern bis zum 6. Geburtstag wird anstelle der Nr. 1 einmal im Behandlungsfall die Nr. 6 abgerechnet. Dies gilt nicht bei Verletzungen, bei denen durch bloße Inaugenscheinnahme das Ausmaß der Erkrankung beurteilt werden kann.

Arbeitshinweise: Die Leistung nach Nummer 2 ist nicht berechnungsfähig, wenn ein Patient zwar nach Ablauf der angezeigten Sprechstundenzeit, jedoch während der noch andauernden Sprechstunde vom Arzt behandelt wird. Dies gilt auch für eine Behandlung im Rahmen einer Bestellpraxis.
- Bei dem weitaus überwiegenden Teil der leichteren Verletzungen (z. B. Schnittverletzungen, Hautabschürfungen, Prellungen usw.) ist in aller Regel eine Untersuchung nach Nr. 1 ausreichend (s. dazu die Beispiele unter B.)
- Die Gebühr nach Nr. 1 darf in einem Behandlungsfall nur einmal zusammen mit einer anderen Gebühr aus den Abschnitten C. bis O. berechnet werden.
- Wird nach diesen Abschnitten die Leistung gem. Nr. 1 zusammen mit einer Sonderleistung erbracht, darf nur die höher bewertete Leistung angesetzt werden, ggf. zuzüglich der Besonderen Kosten der Sonderleistung. Voraussetzung ist aber immer, dass beide Leistungen medizinisch erforderlich sind.
- Die Nr. 1 ist nicht berechenbar neben Nrn. 2 bis 4 und Nr. 6, neben Nrn. 804 bis 812, 817, 835, 849, 861 bis 864, 870, 871, 886 und 887 sowie als Abschlussuntersuchung nach einer Narkose nicht neben Nrn. 448, 449.
- Bei Überweisung eines Verletzten zu einer radiologischen Untersuchung (Röntgen, CT, Szintigraphie, MRT usw.) kann neben der Gebühr für die radiologische Leistung im Regelfall nicht die Nr. 1 berechnet werden, auch nicht vor Kontrastmitteluntersuchungen.
- Allenfalls beim Eintritt von Komplikationen (z. B. nach Kontrastmittelgabe) ist die Nr. 1 gesondert berechenbar; dies sollte in der Rechnung entspr. dokumentiert sein.
- Ein nach § 12 ÄV zur Klärung der Diagnose und/oder zur Mitbehandlung hinzugezogener Arzt darf die Nr. 1 berechnen, sofern eine symptomzentrierte Untersuchung stattgefunden hat und keine Ausschlussgründe vorliegen (s. z. B. die anschließenden Arb.Hinweise zu den MRTs, CTs usw.).

Kommentar: Als Behandlungsfall gilt in der GUV gemäß Ziffer 1 der Allg. Best. zu Abschnitt B ein Zeitraum von 3 Monaten. In diesem Zeitraum darf gemäß Ziffer 2 der Allg. Best. zu Abschnitt B die Nr. 1 neben Leistungen der Abschnitte C bis O nur einmal abgerechnet werden.
Gemäß Ziffer 1 Satz 2 der Allg. Best. zu Abschnitt B ist die stationäre belegärztliche Behandlung ein eigenständiger Behandlungsfall der zur (erneuten) Abrechnung der Nr. 1 berechtigt und dies auch dann, wenn innerhalb der 3 Monate ambulante Behandlung durch den Belegarzt erfolgt.
Wurde die ärztliche Leistung nach Nr.1 an einem Behandlungstag mehrfach erbracht, so ist dies gemäß Ziffer 3 Satz 2 der Allg. Best. zu Abschnitt B auf Verlangen des UVTr zu begründen. In der Rechnung sind die Uhrzeiten gemäß Ziffer 3 der Allg. Best. zu Abschnitt B anzugeben.
Die mehrfache Abrechnung der Nr. 1 oder die Abrechnung der Nr. 1 neben den Nrn. 6-9 an einem Tag ist nicht zulässig, wenn die vom D-Arzt oder zugelassenen Handchirurgen nach der ersten Beratung und (eingehenden) Untersuchung zu erbringenden weitere Leistungen (z. B. Röntgen) durch andere Fachärzte (z. B. Radiologen) durchgeführt werden, sich der Versicherte hierzu kontinuierlich in den Räumen der Praxis, des Medizinischen Versorgungszentrums, der Klinik oder des Krankenhauses aufhält und anschließend der Konsiliarbefund erörtert sowie die weitere konservative oder ambulant operative Behandlung durchgeführt wird. Terminvereinbarungen – auch wenn diese vom Arzt mit dem Versicherten selbst getroffen wurden – sind gemäß Ziffer 7 der Allg. Best. zu Abschnitt B nicht gesondert abrechenbar.
Die Nr. 1 ist nach den Arbeitshinweisen der UVTr im Rahmen der Erstattung einer ärztlichen Anzeige einer BK nicht abrechenbar.
Der Umstand, dass bei Kindern bis zum 6. Geburtstag anstelle der Nr. 1 einmal im Behandlungsfall die Nr. 6 abgerechnet werden kann, gilt nicht bei Verletzungen, bei denen ohne invasive Prüfung und ohne instrumentelle Hilfe sowie ohne Funktionsprüfung durch bloße Inaugenscheinnahme das Ausmaß der Erkrankung beurteilt werden kann. Letztere Formulierung lässt einen Interpretationsspielraum zu. Als Bagatellverletzungen im Sinne der Nr. 1 sind die Verletzungen zu definieren, bei denen ohne invasive Prüfung und ohne instrumentelle Hilfe (z.B. Pinzette, Spreizinstrument, Lupe) sowie ohne Funktionsprüfung durch bloße Inaugenscheinnahme das Ausmaß der Erkrankung beurteilt werden kann und bei der es keiner weiteren Behandlung außer ggf. einer oberflächlichen Säuberung bedarf und bei der nach Beurteilung keine Hinweise auf Differentialdiagnosen vorliegen, die eine andere Behandlung oder Versorgungsintensität erfordern würde.

B. Grundleistungen und allgemeine Leistungen 2–3

UV-GOÄ-Nr.	Allgemeine Heilbehandl.	Besondere Heilbehandl.	Besondere Kosten	Allgemeine Kosten	Sachkosten (Besond. + Allg. Kosten)

Jede Verletzung, bei der der Arzt durch prüfende und somit beim Kind Gegenwehr auslösende Maßnahmen, die Harmlosigkeit oder Behandlungsbedürftigkeit überprüfen muss, oder bei der er im Verlauf Behandlungsmaßnahmen am Kind zur Versorgung vornehmen muss, ist keine Bagatellverletzung.
Gemäß DGUV – Rundschreiben – 0159/2016 vom 18.04.2016 ist die Beratung und (umfassende) Untersuchung nicht abrechenbar, wenn ein Nachsorgebericht BK-Nr. 5103 bei Hautkrebserkrankungen (F 6122-5103) erstattet wird. Die Nrn. 1 bis 6 und 7 bis 14 sind in der Vergütung des Berichts mit enthalten und dürfen daher nicht gesondert abgerechnet werden.

Ausschluss: 2–16, 21–46, 50–51, 100, 102–109, 130, 131, 135a, 141, 155, 376–378, 448–449, 473, 572, 573, 804–812, 816, 817, 835, 849, 861–864, 870, 871, 886, 887, 3211, 5000–5855 (für Radiologen), 6000, 6001

2 Leistung nach Nummer 1, jedoch außerhalb der Sprechstunde

	9,68	12,05	–	1,74	1,74

Die Leistung nach Nummer 2 ist nicht berechnungsfähig, wenn ein Patient zwar nach Ablauf der angezeigten Sprechstundenzeit, jedoch während der noch andauernden Sprechstunde vom Arzt behandelt wird. Dies gilt auch für eine Behandlung im Rahmen einer Bestellpraxis.

Arbeitshinweise:
- Erscheint ein Verletzter noch zur Sprechstundenzeit in der Praxis, erfolgt die Behandlung aber erst später (z. B. wegen erheblichen Andrangs nach 20.00 Uhr), ist Nr. 2 nicht berechenbar (auch nicht Nr. 3).
- Als Sprechstunden gelten die Zeiten, zu denen der Arzt üblicherweise für die Patienten in der Praxis erreichbar ist (meist Montag bis Freitag, vormittags und nachmittags, ausgenommen der Mittwochnachmittag). Die Nr. 2 darf daher nur berechnet werden, wenn der Arzt nicht in der Praxis erreichbar war, sondern diese erst zur Behandlung aufsuchen musste.
- D-Ärzte können die Nr. 2 im Rahmen ihrer ständigen unfallärztlichen Bereitschaft (montags bis freitags von 8 bis 18 Uhr) nicht berechnen, unter den o.g. Voraussetzungen aber für die Zeit zwischen 18.00 und 20.00 Uhr. Am KH tätige D-Ärzte können die Nr. 2 grundsätzlich nicht berechnen. Für H-Ärzte, Augenärzte usw. besteht keine unfallärztliche Bereitschaft.
- Bei auffälliger Häufung der Nr. 2 (und/oder Nr. 3) in den Abrechnungen sind durchaus Nachprüfungen angezeigt.
- Nr. 2 ist weder neben den Nrn. 1, 3 und 4 noch neben den Nrn. 6 bis 9 berechenbar.
- Nr. 2 Satz 1 der Allg. Bestimm. gilt nicht für Nr. 2 (auch nicht für Nrn. 3 und 4).

Kommentar: Die Nr. 2 darf in einem Behandlungsfall (3 Monate) mehr als einmal neben Leistungen der Abschnitte C bis O abgerechnet werden. Die Begrenzung der Abrechnung nach Ziffer 2 der Allg. Best. vor Ziffer B gilt nur für die Nr.1.
Wurde die ärztliche Leistung nach Nr. 2 an einem Behandlungstag mehrfach erbracht, so ist dies gemäß Ziffer 3 Satz 2 der Allg. Best. zu Abschnitt B auf Verlangen des UVTr zu begründen. In der Rechnung sind die Uhrzeiten gemäß Ziffer 3 der Allg. Best. zu Abschnitt B anzugeben. Terminvereinbarungen – auch wenn diese vom Arzt mit dem Versicherten selbst getroffen wurden – sind gemäß Ziffer 7 der Allg. Best. zu Abschnitt B nicht gesondert abrechenbar.

Ausschluss: 1, 3–16, 21–46, 50–51, 100, 102–109, 130, 131, 135a, 155, 376–378, 448–449, 473, 572, 573, 804–812, 816, 817, 835, 849, 861–864, 870, 871, 886, 887, 3211, 5000–5855 (für Radiologen), 6000, 6001

3 Leistung nach Nummer 1, jedoch bei Nacht (zwischen 20 und 8 Uhr)

	25,87	32,20	–	1,74	1,74

Arbeitshinweise Auf die Arb.Hinweise zu Nr. 2 (Abrechnungsbeschränkungen) wird Bezug genommen (s. Arb.Hinweise zu Nr. 2, S. II/8 f.); diese gelten wie folgt entspr. auch für Nr. 3:
- Nr. 3 ist nicht neben den Nrn. 1, 2 und 4 berechenbar und nicht neben den Nrn. 6 bis 9 berechenbar;
- Nr. 2 Satz 1 der Allgem. Best. zu Abschnitt B („Nr. 1 ist neben Leistungen nach den Abschnitten C. bis O. im Behandlungsfall nur einmal berechnungsfähig.") gilt also nicht für die Nr. 3.

4–6 | | | | B. Grundleistungen und allgemeine Leistungen

UV-GOÄ-Nr.

Allgemeine Heilbehandl.	Besondere Heilbehandl.	Besondere Kosten	Allgemeine Kosten	Sachkosten (Besond. + Allg. Kosten)

Kommentar: Die Nr. 3 darf in einem Behandlungsfall (3 Monate) mehr als einmal neben Leistungen der Abschnitte C bis O abgerechnet werden. Die Begrenzung der Abrechnung nach Ziffer 2 der Allg. Best. vor Abschnitt B gilt nur für die Nr.1.
Wurde die ärztliche Leistung nach Nr. 3 an einem Behandlungstag mehrfach erbracht, so ist dies gemäß Ziffer 3 Satz 2 der Allg. Best. zu Abschnitt B auf Verlangen des UVTr zu begründen. In der Rechnung sind die Uhrzeiten gemäß Ziffer 3 der Allg. Best. zu Abschnitt B anzugeben. Terminvereinbarungen – auch wenn diese vom Arzt mit dem Versicherten selbst getroffen wurden – sind gemäß Ziffer 7 der Allg. Best. zu Abschnitt B nicht gesondert abrechenbar.

Ausschluss: 1, 2, 4–16, 21–46, 50–51, 100, 102–109, 130, 131, 135a, 155, 376–378, 448–449, 473, 572, 573, 804–812, 816, 817, 835, 849, 861–864, 870, 871, 886, 887, 3211, 5000–5855 (für Radiologen), 6000, 6001

4   **Leistung nach Nummer 1, jedoch an Samstagen, Sonn- und Feiertagen**

       12,29   15,30   –   1,74   1,74

Arbeitshinweise: Es wird auf die Arb.Hinweise zu Nr. 2 (s. S. II/8 f., „Abrechnungsbeschränkungen") Bezug genommen; diese gelten wie folgt entspr. für Nr. 4:
• Nr. 4 ist nicht neben den Nrn. 1, 2, 3 berechenbar;
• Nr. 4 ist nicht neben den Nrn. 6 bis 9 berechenbar.
Nr. 2 Satz 1 der Allgem. Best. („Die Leistung nach Nr. 1 ist neben Leistungen nach den Abschnitten C. bis O. im Behandlungsfall nur einmal berechnungsfähig.") gilt auch für die Nr. 4.
Hat der Arzt bereits vorher im Behandlungsfall die Nr. 1 abgerechnet, ist die Regelung auch bei Behandlungen am Samstag neben Leistungen aus den Abschnitten C-O anzuwenden.

Kommentar: Die Nr.4 darf in einem Behandlungsfall (3 Monate) mehr als einmal neben Leistungen der Abschnitte C bis O abgerechnet werden. Die Begrenzung der Abrechnung nach Ziffer 2 der Allg. Best. vor Abschnitt B gilt nur für die Nr.1. Wurde die ärztliche Leistung nach Nr. 4 an einem Behandlungstag mehrfach erbracht, so ist dies gemäß Ziffer 3 Satz 2 der Allg. Best. zu Abschnitt B auf Verlangen des UVTr zu begründen. In der Rechnung sind die Uhrzeiten gemäß Ziffer 3 der Allg. Best. zu Abschnitt B anzugeben. Terminvereinbarungen – auch wenn diese vom Arzt mit dem Versicherten selbst getroffen wurden – sind gemäß Ziffer 7 der Allg. Best. zu Abschnitt B nicht gesondert abrechenbar.

Ausschluss: 1–3, 6–16, 21–46, 50–51, 100, 102–109, 130, 131, 135a, 155, 376–378, 448–449, 473, 572, 573, 804–812, 816, 817, 835, 849, 861–864, 870, 871, 886, 887, 3211, 5000–5855 (für Radiologen), 6000, 6001

6   **Umfassende Untersuchung verbunden mit nach Umfang und Zeit besonderem differenzialdiagnostischen Aufwand und/oder Beteiligung mehrerer Organe einschließlich Klärung oder Überprüfung des Zusammenhangs mit der Berufstätigkeit sowie der notwendigen Beratung**

       19,56   24,31   –   3,51   3,51

Die Leistung kann pro Behandlungsfall nicht mehr als dreimal berechnet werden. Neben der Leistung nach Nummer 6 ist die Leistung nach Nummer 826 nicht berechnungsfähig.

Arbeitshinweise: Zum **Behandlungsfall** s. Nr. 1 der Allgem. Best. zu Abschnitt B. bzw. vor Nrn. 1 ff. und die Arb.Hinweise dazu.
Die umfassende Untersuchung erfordert in der ersten Alternative einen unter Berücksichtigung des Unfallhergangs **nach Umfang und Zeit besonderen differenzialdiagnostischen Aufwand**. Die Verletzung muss derart gelagert sein, dass zur Abgrenzung bzw. zum Ausschluss z. B. unfallunabhängiger Vorschäden oder weiterer (Neben-)Verletzungen ein besonderer klinischer Untersuchungsaufwand (z. B. Durchführung mehrerer Tests) zu leisten ist.
Bei der Vielzahl der **leichten, oberflächlichen** Verletzungen (Schnittverletzungen, Schürfungen, Prellungen usw.) darf die Nr. 6 regelmäßig nicht abgerechnet werden, weil insoweit aufgrund einer symptomzentrierten Untersuchung der Umfang der Verletzung vollständig festgestellt werden kann (vgl. Arb.Hinweise zu Nr. 1). Der besondere Untersuchungsaufwand muss deutlich über die Feststellungen bei einer Untersuchung nach Nr. 1 hinausgehen.

Wie sich aus der Formulierung „und/oder" ergibt, werden in der zweiten Alternative die Fälle erfasst, in denen zusätzlich oder ausschließlich **mehrere Organe beteiligt** sind. Nach Sinn und Zweck der Nr. 6 ist auch insoweit zu fordern, dass aufgrund der Verletzung mehrerer Organe zugleich ein entsprechender - nach Umfang und Zeit besonderer - Untersuchungsaufwand zu leisten ist. Die Nr. 6 ist also - noch - nicht berechenbar, wenn es sich zwar um multiple, aber leicht zu diagnostizierende Verletzungen handelt (z. B. multiple oberflächliche Verbrennungen durch mehrere Metallspritzer).

Die **Notwendigkeit und der Umfang der Untersuchung** nach Nr. 6 müssen für den UVTräger aus der Dokumentation hervorgehen bzw. es müssen die durchgeführten Untersuchungen durch ausführliche Schilderung der Befunde dokumentiert sein.

Die Zusatzbestimmung zu Nr. 6, wonach die umfassende Untersuchung in einem Behandlungsfall **nicht mehr als dreimal** berechnet werden darf, ist kein Hinweis dafür, dass regelmäßig in einem Behandlungsfall drei umfassende Untersuchungen notwendig werden. Vielmehr ist eine mehrfache Untersuchung nach Nr. 6 insbes. durch Chirurgen und Orthopäden normalerweise nicht erforderlich. Gerechtfertigte Ausnahmen müssen dementsprechend besonders begründet sein.

Diese mengenmäßige Begrenzung betrifft lediglich die Nr. 6, nicht die Nrn. 7-9. Mehrmalige umfassende Untersuchungen außerhalb der Tageszeit kommen in aller Regel in einem Behandlungsfall ohnehin nicht in Betracht.

Die im Rahmen einer Untersuchung regelmäßig erforderliche Befragung des Verletzten zur Klärung des Unfallhergangs und des Zusammenhangs mit der Arbeitstätigkeit sowie auch die **Beratung** sind Bestandteil der Leistung nach Nr. 6.

Untersuchungen in kurzen Abständen weniger Tage, insbes. ohne dass zwischenzeitlich eine Behandlung durchgeführt wurde, die eine wesentliche Befundänderung erwarten ließ, erfüllen grundsätzlich nicht die Voraussetzungen der Nr. 6.

Steht die Diagnose fest, kann es sich nur noch um **Kontrolluntersuchungen**, also um gewöhnliche Untersuchungen handeln.

<u>Einzelfälle</u>

Prototyp für eine umfassende Untersuchung im Sinne der Nr. 6 ist die **Generaluntersuchung**, wie sie z. B. für ein **Gutachten** gefordert wird. Es kann davon ausgegangen werden, dass auch im Rahmen einer Begutachtung eine Beratung stattfindet.

Vor einer **Narkose** („Vollnarkose") ist regelmäßig eine umfassende Untersuchung nach Nr. 6 erforderlich (vgl. Arb.Hinweise zu Nr. 462). Dies gilt für den Anästhesisten (Anamneseerhebung) und den Operateur. Für eine Abschlussuntersuchung nach einer Narkose ist die Nr. 6 nicht neben den Nrn. 448 oder 449 berechenbar (s. Zusatzbestimmungen bzw. Arb.Hinweise zu Nrn. 448, 449).

Bei **Lokalbetäubungen** (z. B. Nrn. 490, 491 - Infiltrationsanästhesie kleiner oder großer Bezirke) ist regelmäßig eine umfassende Untersuchung nicht erforderlich. Liegen außergewöhnliche Umstände vor (z. B. Herzerkrankung), die ausnahmsweise vor einer örtlichen Betäubung eine solche Untersuchung erforderlich machen, sind die Ergebnisse dieser Untersuchung als Befund im D-Bericht (z. B. Blutdruck, Pulsfrequenz, Herztöne usw.) zu dokumentieren (vgl. auch Arb.Hinweise zu Nrn. 490, 491, 493).

Eine **Knieverletzung** mit Verdacht auf eine Binnenschädigung erfordert regelmäßig die Durchführung mehrerer Tests, was einen besonderen zeitlichen Untersuchungsaufwand bedeutet. Die Abrechnung der Nr. 6 ist regelmäßig berechtigt, wenn Untersuchungen durchgeführt werden, wie sie der Vordruck nach Nr. 137 (F 1004 – Ergänzungsbericht Knie –) vorsieht. Die Gebühr für diesen Vordruck ist gesondert abrechenbar.

Bei einer **Schädelprellung** oder **leichten Gehirnerschütterung** mit äußerer Verletzung (z. B. Platzwunde) wird zum Ausschluss einer Hirnbeteiligung regelmäßig eine umfassende Untersuchung erforderlich sein, weil sich diese nicht nur auf die Inspektion der Wunde, sondern auch auf die relativ umfangreiche neurologische Abklärung erstrecken muss, z. B. auf Blutdruck/Puls, Erfragen von Ausfallerscheinungen, Zentralnerven (Hirnnerven), periphere Nerven (Beine, Arme), Reflexe usw.

Bei **Schnittverletzungen mit Beteiligung einer Gelenkkapsel oder Sehnenscheide** ist regelmäßig noch <u>keine umfassende Untersuchung</u> im Sinne der Nr. 6 erforderlich, weil sich der Untersuchungsaufwand i. d. R. auf eine Inspektion der Wunde beschränkt.

Für die Behandlung durch **Augenärzte** wird bezüglich der Berechenbarkeit der Nr. 6 auf Pkt. 4.1 des Gemeins. Rdschr. der LVBG Nr. 8/2001 vom 12.11.01 verwiesen. Die ursprünglichen Ausführungen zu Nr. 6 in der „Leitlinie zur Abrechnung in der Augenheilkunde" sind insoweit überholt. Im Regelfall ist in der augenärztlichen Diagnostik nur die Nr. 1 berechnungsfähig, insbes. bei leichten Verletzungen.

Für **Neurologen** sind die eingehenden (neurologischen oder psychiatrischen) Untersuchungen in den Nrn. 800 und 801 besonders geregelt. Neben diesen Nrn. dürfen die Nrn. 6 bis 9 nicht abgerechnet werden (vgl. Zusatzbestimmungen zu Nrn. 800, 801 bzw. Arb. Hinweise dazu). Die bisher für die neurologische Untersuchung bei der Nr. 800 genannte Leistungsbeschränkung der Nr. 826 gilt nun ausdrücklich auch für die Ärzte, die eine neurologische Untersuchung wegen der fehlenden Berechtigung zur Abrechnung der Nr. 800, nach Nr. 6 abrechnen.

Im Zusammenhang mit der Auswertung von Röntgenaufnahmen ist die Nr. 6 nicht berechenbar. Nach Nr. 4 der Allgem. Best. zu Abschnitt O.I. bzw. vor Nrn. 5000 ff. ist die Beurteilung von **Röntgenaufnahmen** als selbständige Leistung grundsätzlich nicht berechnungsfähig (Ausnahme: die Beurteilung von Fremdaufnahmen im Rahmen einer Begutachtung nach Nrn. 5255 bis 5257).

Zur Berechnungsfähigkeit der Nr. 6 bei allgem. HB

Im Regelfall ist im Rahmen der allgem. HB eine umfassende Untersuchung nach Nr. 6 nicht erforderlich.

Meist handelt es sich in den Fällen der allgem. HB um kleinere Verletzungen, wobei für Diagnose und Behandlungsmaßnahmen regelmäßig eine **symptomzentrierte Untersuchung** nach Nr. 1 ausreicht. Wenn im Übrigen nach der Erstversorgung durch einen D-Arzt eine Überweisung zur Weiterbehandlung an den Allgemeinarzt erfolgt, ist die Diagnose bereits gestellt, so dass allenfalls **Kontrolluntersuchungen** erforderlich sind, die regelmäßig nicht die Voraussetzungen der Nr. 6 erfüllen.

Im Rahmen der allgem. HB ist der Ansatz der **Nr. 6 nur in Ausnahmefällen** bei Vorliegen der oben genannten Voraussetzungen und bei besonderer Begründung berechtigt.

Kommentar: Als Behandlungsfall gilt in der GUV gemäß Ziffer 1 der Allg. Best. zu Abschnitt B ein Zeitraum von 3 Monaten. In diesem Zeitraum darf die Nr. 6 – wenn die Abrechnungsvoraussetzungen erfüllt sind – nicht mehr als dreimal berechnet werden.

Gemäß Ziffer 1 Satz 2 der Allg. Best. zu Abschnitt B ist die stationäre belegärztliche Behandlung ein eigenständiger Behandlungsfall, der zur (erneuten) Abrechnung der Nr. 6 berechtigt und dies auch dann, wenn innerhalb der 3 Monate ambulante Behandlung durch den Belegarzt erfolgt.

Wurde die ärztliche Leistung nach Nr. 6 an einem Behandlungstag mehrfach erbracht, so ist dies gemäß Ziffer 3 Satz 2 der Allg. Best. zu Abschnitt B „immer zu begründen. In der Rechnung sind die Uhrzeiten gemäß Ziffer 3 der Allg. Best. zu Abschnitt B anzugeben. Die mehrfache Abrechnung der Nr. 6 oder die Abrechnung der Nr. 6 neben den Nrn. 1-4 **an einem Tag ist nicht zulässig**, wenn die vom D-Arzt oder zugelassenen Handchirurgen nach der ersten Beratung und (umfassenden) Untersuchung zu erbringenden Leistungen (z. B. Röntgen) durch andere Fachärzte (z. B. Radiologen) durchgeführt werden, sich der Versicherte hierzu kontinuierlich in den Räumen der Praxis, des Medizinischen Versorgungszentrums, der Klinik oder des Krankenhauses aufhält und anschließend der Konsiliarbefund erörtert, sowie die weitere konservative oder ambulant operative Behandlung durchgeführt wird.

Fachärzte für Psychiatrie/Neurologie und Neuropädiater dürfen die Nr. 6 nicht berechnen, da die eingehende psychiatrische/neurologische Untersuchung nach Nr. 801 bzw. Nr. 800 abzurechnen ist.

HNO-Untersuchung und Beratung

Die HNO-ärztliche Erstuntersuchung kann mit der Nr. 6 abgerechnet werden, wenn sie den kompletten HNO-Status beinhaltet. Dieser umfasst mindestens die Inspektion der Nase, des Naseninnern, des Rachens, beider Ohren, beider äußerer Gehörgänge und beider Trommelfelle sowie die Spiegelung des Kehlkopfs.

Gemäß Ziff. 8 der Allg. Best. vor Abschnitt B ist die genaue Hörprüfung mit Einschluss des Tongehörs (Umgangs- und Flüstersprache, Luft- und Knochenleitung) nach Nr. 1400 und die Hörprüfung mittels einfacher audiologischer Testverfahren (mind. 5 Frequenzen) nach Nr. 1401 nicht neben den Nrn. 6 bis 9 abrechenbar. Diese sind damit dem kompletten HNO-Status hinzuzurechnen.

Für die Erforderlichkeit und Zweckmäßigkeit weiterführender, apparativ-technischer Untersuchungen (z.B. Nrn. 1530, 1415) mit optischen oder technischen Geräten muss sich ein Hinweis aus dem Ergebnis der klinischen Untersuchung herleiten lassen.

B. Grundleistungen und allgemeine Leistungen 6a

UV-GOÄ-Nr.	Allgemeine Heilbehandl.	Besondere Heilbehandl.	Besondere Kosten	Allgemeine Kosten	Sachkosten (Besond. + Allg. Kosten)

Für nicht, bei dem konkreten Unfallereignis betroffene Organe, ist dies regelhaft nicht gegeben.
Nach Feststellung der Diagnose kann, soweit nur ein Organ betroffen ist, in der Folge nur die Untersuchung nach Nr. 1 abgerechnet werden.
Der Umstand, dass bei Kindern bis zum 6. Geburtstag anstelle der Nr. 1 einmal im Behandlungsfall die Nr. 6 abgerechnet werden kann, gilt nicht bei Verletzungen, bei denen ohne invasive Prüfung und ohne instrumentelle Hilfe sowie ohne Funktionsprüfung durch bloße Inaugenscheinnahme das Ausmaß der Erkrankung beurteilt werden kann. Letztere Formulierung lässt einen Interpretationsspielraum zu. Als Bagatellverletzungen im Sinne der Nr. 1 sind die Verletzungen zu definieren, bei denen ohne invasive Prüfung und ohne instrumentelle Hilfe (z.B. Pinzette, Spreizinstrument, Lupe) sowie ohne Funktionsprüfung durch bloße Inaugenscheinnahme das Ausmaß der Erkrankung beurteilt werden kann und bei der es keiner weiteren Behandlung außer ggf. einer oberflächlichen Säuberung bedarf und bei der nach Beurteilung keine Hinweise auf Differentialdiagnosen vorliegen, die eine andere Behandlung oder Versorgungsintensität erfordern würde.
Jede Verletzung, bei der der Arzt durch prüfende und somit beim Kind Gegenwehr auslösende Maßnahmen, die Harmlosigkeit oder Behandlungsbedürftigkeit überprüfen muss, oder bei der er im Verlauf Behandlungsmaßnahmen am Kind zur Versorgung vornehmen muss, ist keine Bagatellverletzung.
Neurologen und Neuropädiater rechnen anstelle der Nr. 6 die geringer bewertete eingehende neurologische Untersuchung nach Nr. 800 ab. Ist das Unfallgeschehen nicht durch eine neuropädiatrische Fragestellung charakterisiert, darf der Neuropädiater die Nr. 6 in Ansatz bringen, sofern die Voraussetzungen in deren Leistungsbeschreibung anderweitig erfüllt sind (z.B. komplexes Verletzungsmuster oder Verletzung beim Kind vor dem 6. Geburtstag; ausgenommen Bagatellverletzungen).
Die im Kindesalter häufige Schädelprellung mit möglicher Commotio cerebri, erfordert eine umfassende Untersuchung. Dieser Umfang der Untersuchung des kindlichen Neurostatus rechtfertigt die Abrechnung der Nr. 6.
Gemäß DGUV – Rundschreiben – 0159/2016 vom 18.04.2016 ist die Beratung und (umfassende) Untersuchung nicht abrechenbar, wenn ein Nachsorgebericht BK-Nr. 5103 bei Hautkrebserkrankungen (F 6122-5103) erstattet wird. Die Nrn. 1 bis 6 und 7 bis 15 sind in der Vergütung des Berichts mit enthalten und dürfen daher nicht gesondert abgerechnet werden.

Ausschluss: 1–4, 6a–16, 21–46, 50–51, 100, 102–109, 130, 131, 135a, 155, 376–378, 448–449, 473, 490, 491, 493, 572, 573, 600, 715–718, 800, 801, 826, 885, 1203, 1204, 1210–1213, 1217, 1228, 1240, 1400, 1401, 1414, 1730, 5000–5855 (für Radiologen), 6000, 6001

6a Leistung nach Nummer 6, zusätzlich neben den Leistungen nach Nrn. 50-50e einmal berechnungsfähig   11,18   13,89   –   –   –

Die Notwendigkeit der Leistung nach Nr. 6a ist auf der Rechnung zu begründen (z. B. ärztliche Versorgung von Schwerverletzten und -erkrankten, Verdacht auf multiple Verletzungen).

Arbeitshinweise: Die Berechenbarkeit der Nr. 6a setzt dementsprechend schwere Verletzungen (z.B. Polytrauma) voraus; leichte Verletzungen – auch wenn es sich um mehrere leichte Verletzungen (z. B. oberflächliche Schürfungen) und insoweit um multiple Verletzungen handelt – begründen regelmäßig keinen derartigen erhöhten Aufwand und führen nicht zur Berechenbarkeit der Nr. 6a.

Kommentar: Die Nr. 6a ist beim begründeten Verdacht auf Kopf-, Wirbelsäulen-, Mehrfach- und (Großgelenk-)Binnenverletzungen sowie traumatische Schäden innerer Organe abrechenbar, so dass diese Ziffer in der Regel im Rahmen des nicht notärztlichen Besuchs vergütet wird. In der Regel gibt es für die Notarztabrechnung landesrechtliche Vorschriften und die Abrechnung erfolgt mit Gebührenbescheid der Kommune. Gibt es keine landesrechtliche Vorschrift, wird der Notarzteinsatz bei einem Arbeitsunfall direkt mit dem UVTr nach UV-GOÄ abgerechnet.
Die Leistung kann neben den Anästhesieleistungen nicht abgerechnet werden. Hier fehlt es bereits regelhaft an der Berechtigung des Anästhesisten, für das Aufsuchen eines Patienten an einem Ort, an dem sie regelmäßig tätig sind, eine Besuchsgebühr abzurechnen. Darüber hinaus dürfte die geforderte Schwere der Verletzung im Bereich ambulanter Operationen nicht gegeben sein.

Ausschluss: 10, 10a, 34, 102–109, 135a, 448, 448a, 473, 570, 571, 572, 573, 753, 754, 826, 6000, 6001

	Allgemeine Heilbehandl.	Besondere Heilbehandl.	Besondere Kosten	Allgemeine Kosten	Sachkosten (Besond. + Allg. Kosten)

6b Leistung nach Nr. 6 bei Ganzkörperuntersuchungen der Haut im Rahmen der leitliniengemäßen Nachsorge von Plattenepithelkarzinomen. Soweit eine Auflichtmikroskopie erforderlich wird, ist diese zusätzlich nach UV-GOÄ-Nr. 750 berechnungsfähig.

	19,56	19,56	–	3,51	3,51

Kommentar: Die Abrechnung der Nr. 6b setzt voraus, dass das Plattenepithelkarzinom (PEK) als BK nach Nr. 5103 der BKV anerkannt und bereits ein Behandlungsauftrag zur Nachsorge durch den UVTr erteilt wurde. Die Kontrolluntersuchung der aktinischen Keratose, einer Vorstufe des PEK, ist nicht mit Nr. 6b abrechenbar. Die Gebührenziffer erfordert die Inaugenscheinnahme des gesamten Hautorgans sowie die Inspektion und das Abtasten der Primärexzisionsstelle, der angrenzenden Lymphbahnen und Lymphknoten. Die Dermatoskopie (Nr. 750) ist zusätzlich erforderlich und zweckmäßig, wenn bei der Ganzkörperinspektion der Haut Auffälligkeiten bemerkt werden. Es ist zulässig, die Nr. 6b neben der Nr. 135a abzurechnen.

Ausschluss: 6, 10, 10a, 572, 573, 6000, 6001

7 Leistung nach Nummer 6, jedoch außerhalb der Sprechstunde.

	20,85	25,95	–	3,51	3,51

Die Leistung nach Nr. 7 ist nicht berechnungsfähig, wenn ein Patient zwar nach Ablauf der angezeigten Sprechstundenzeit, jedoch während der noch andauernden Sprechstunde vom Arzt behandelt wird. Dies gilt auch für eine Behandlung im Rahmen einer Bestellpraxis.

Kommentar: Wurde die ärztliche Leistung nach Nr. 7 an einem Behandlungstag mehrfach erbracht, so ist dies gemäß Ziffer 3 Satz 2 der Allg. Best. zu Abschnitt B immer zu begründen. In der Rechnung sind zudem die Uhrzeiten gemäß Ziffer 3 der Allg. Best. zu Abschnitt B anzugeben.

Ausschluss: 1–6a, 8–16, 21–46, 50–51, 100, 102–109, 130, 131, 135a, 155, 376–378, 448–449, 473, 490, 491, 493, 572, 573, 600, 715–718, 800, 801, 826, 885, 1203, 1204, 1210–1213, 1217, 1228, 1240, 1400, 1401, 1414, 1730, 5000–5855 (für Radiologen), 6000, 6001

8 Leistung nach Nummer 6, jedoch bei Nacht (zwischen 20 und 8 Uhr).

	37,04	46,12	–	3,51	3,51

Kommentar: Wurde die ärztliche Leistung nach Nr.8 an einem Behandlungstag mehrfach erbracht, so ist dies gemäß Ziffer 3 Satz 2 der Allg. Best. zu Abschnitt B immer zu begründen. In der Rechnung sind zudem die Uhrzeiten gemäß Ziffer 3 der Allg. Best. zu Abschnitt B anzugeben.

Ausschluss: 1–7, 9–16, 21–46, 50–51, 100, 102–109, 130, 131, 135a, 155, 376–378, 448–449, 473, 490, 491, 493, 572, 573, 600, 715–718, 800, 801, 826, 885, 1203, 1204, 1210–1213, 1217, 1228, 1240, 1400, 1401, 1414, 1730, 5000–5855 (für Radiologen), 6000, 6001

9 Leistung nach Nummer 6, jedoch an Samstagen, Sonn- und Feiertagen

	23,45	29,18	–	3,51	3,51

Kommentar: Wurde die ärztliche Leistung nach Nr.9 an einem Behandlungstag mehrfach erbracht, so ist dies gemäß Ziffer 3 Satz 2 der Allg. Best. zu Abschnitt B immer zu begründen. In der Rechnung sind zudem die Uhrzeiten gemäß Ziffer 3 der Allg. Best. zu Abschnitt B anzugeben.

Ausschluss: 1–8, 10–16, 21–46, 50–51, 100, 102–109, 130, 131, 135a, 155, 376–378, 448–449, 473, 490, 491, 493, 572, 573, 600, 715–718, 800, 801, 826, 885, 1203, 1204, 1210–1213, 1217, 1228, 1240, 1400, 1401, 1414, 1730, 5000–5855 (für Radiologen), 6000, 6001

10 Telemedizinische Beratungsleistungen als selbstständige Leistungen durch den D-Arzt, Handchirurgen nach § 37 (3) Vertrag Ärzte/UV-Träger und im Einzelfall nach vorheriger Kostenzusage durch den UV-Träger.
Telemedizinische Beratung/Betreuung und/oder Videosprechstunde durch den Arzt mittels visueller Kommunikationsmedien bis zu 10 Minuten

	–	9,14	–	3,02	3,02

Die Abrechnung telemedizinischer Leistungen ist für den Arzt grundsätzlich nur dann möglich, wenn der Versicherte sich bereits in der Behandlung des Arztes befindet und sichergestellt ist, dass ein vorheriger Arzt-Patienten-Kontakt (Untersuchung nach den Nrn. 1 – 9 UV-GOÄ) erfolgt ist.

In diesen Fällen ist die Erbringung und Abrechnung telemedizinischer Leistungen bis zu zwei Mal im Behandlungsfall möglich. Voraussetzung ist, dass die Beratungsleistung des Arztes in seinem Fachgebiet liegt. Vorrang vor der Erbringung telemedizinischer Leistungen genießt weiterhin der Grundsatz des persönlichen Arzt-/Patienten-Kontaktes. Die telemedizinische Beratung schließt eine rein telefonische Beratung oder eine Beratung via E-Mail, SMS, Chat oder vergleichbare Kommunikationsmittel aus. Sie kann ausschließlich im Rahmen der besonderen Heilbehandlung (Ausnahme Kostenzusage durch UV-Träger) erbracht werden.

Am Behandlungstag kann die Leistung nicht mehrfach und nicht neben Untersuchungsleistungen, Besuchen und Visiten abgerechnet werden. Eine Ausnahme besteht dann, wenn sich aus der telemedizinischen Beratung eine Besonderheit nach § 16 Vertrag Ärzte/UV-Träger ergibt, die dies erforderlich macht. Neben der Nr. 10/10a kann die Nr. 60a nicht abgerechnet werden.

Das Ergebnis der telemedizinischen Beratung (Beurteilung der patientenbezogenen, medizinischen Fragestellungen und relevanten Informationen) ist zu dokumentieren und dem UV-Träger auf Verlangen in Kopie vorzulegen. Eine Berichtspflicht besteht nicht. Ergeben sich aus der Beratung Hinweise auf Besonderheiten des Behandlungsverlaufs, ist der UV-Träger unverzüglich mit einem Verlaufsbericht zu informieren.

Für die Erbringung telemedizinischer Leistungen mittels visueller Kommunikationsmedien sind die Regelungen der Anlage 31 zum Bundesmantelvertrag-Ärzte durch den behandelnden Arzt entsprechend einzuhalten.

Arbeitshinweise: **Anmerkungen zu den Nrn. 10/10a**

Telemedizin verlangt den Einsatz audiovisueller Kommunikationstechnologien (synchrone Kommunikation mittels Bild und Ton (Sehen und Hören) und setzt eine räumliche Trennung voraus. Die reine telefonische Beratung ist weiterhin nach den Nrn. 11-14 abzurechnen. Bei der Kommunikation per E-Mail, SMS, Chats usw. handelt es sich nicht um eine audiovisuelle Kommunikation.

Zu der Abrechnung der Nrn. 10/10a sind nur D-Ärzte, zugelassene Handchirurgen und Ärzte, die eine Kostenzusage für diese Leistungen vom UV-Träger erhalten haben (z.B. Hautärzte im Hautarztverfahren) berechtigt.

Mit der Formulierung „selbstständige Leistungen durch" wird definiert, dass der Arzt diese Leistung höchstpersönlich erbringen muss. Eine Delegation an eine Med. Fachangestellte ist nicht möglich. Es darf sich nur um Fälle handeln, in denen der Arzt vorher bereits persönlich eine Untersuchung nach den Nrn. 1-9 durchgeführt hat. Nach dem ersten Arzt/Patienten-Kontakt (Beginn des Behandlungsfalles) kann der Arzt die Nrn. 10 oder 10a in den nächsten 3 Monaten maximal zweimal abrechnen. Mit dieser Begrenzung und der Beschränkung auf Fälle der besonderen Heilbehandlung kommt zum Ausdruck, dass diese Art der Kommunikation die Ausnahme sein soll und der persönliche Kontakt weiterhin Vorrang hat. Die Art und Schwere der Verletzung und eine besondere Situation im Heilverfahren sind für die Wahl der audiovisuellen Kommunikation maßgeblich, nicht persönliche Wünsche der Versicherten (Zeitmangel, etc.) oder fehlende Sprechstundentermine.

Die Leistung kann nur auf dem jeweiligen Fachgebiet des Arztes erbracht werden.

Mit dem Hinweis auf den vorherigen Arzt/Patienten-Kontakt und dem Ausschluss der Nr. 60 (Konsiliarische Erörterung) wird klargestellt, dass die Leistungen nicht für eine audiovisueller Kommunikation von Ärzten untereinander abgerechnet werden kann. Der telefonische/telemedizinische Austausch von am Heilverfahren beteiligten Ärzten untereinander ist weder nach den Nrn. 10/10a oder 11-14 abrechenbar.

Neben den Nrn. 45-47 (Visiten), 50-51 (Besuche) und allen Untersuchungsleistungen der UV-GOÄ (gilt auch für Fachärzte die eine Kostenzusage haben) können die Nrn. 10 oder 10a am Behandlungstag nicht abgerechnet werden. Eine mehrfache Berechnung am Behandlungstag ist ebenfalls ausgeschlossen.

Dies gilt dann nicht, wenn sich im Rahmen einer audiovisuellen Kommunikation nachdem eine Untersuchung, Visite oder ein Besuch erfolgt ist eine Besonderheit nach § 16 ergibt, die eine Berichterstattung des Arztes an den UV-Träger erforderlich macht.

Der Arzt hat dem UV-Träger mit Ausnahme eines Grundes nach § 16 grundsätzlich nicht über den Verlauf der telemedizinischen Beratung zu berichten. Diese Berichte sind nicht zu erstatten, Ausnahme der UV-Träger fordert einen Bericht an. Das Ergebnis der telemedizinischen Beratung ist zu dokumentieren und dem UV-Träger auf Verlangen in Kopie vorzulegen. Eine Berichtsgebühr kann dafür nicht gefordert werden, da dies Bestandteil der Leistung ist.

10a   B. Grundleistungen und allgemeine Leistungen

UV-GOÄ-Nr.

Allgemeine Heilbehandl.	Besondere Heilbehandl.	Besondere Kosten	Allgemeine Kosten	Sachkosten (Besond. + Allg. Kosten)

Die Nrn. 10 und 10a unterscheiden sich in der zeitlichen Inanspruchnahme. Mit dem bei der Nr. 10a definierten Ausschluss wird klargestellt, dass beide nicht nebeneinander abgerechnet werden können. Dies ist durch die Begrenzung der einmaligen Abrechnung am Behandlungstag auch bei einer zeitlichen Trennung nicht möglich.
Mit der Gebühr sind alle, mit der audiovisuellen Kommunikation im Zusammenhang stehenden Leistungen abgegolten.
Der UV-Träger hat jedoch die Möglichkeit im konkreten Einzelfall eine darüberhinausgehende Kostenzusage zu erteilen.
Eine Abrechnung der Nrn. 10 oder 10a ist neben den Nrn. 11-14 nicht grundsätzlich ausgeschlossen. Bei einer entsprechenden Begründung und zeitlichen Trennung ist dies möglich.
Mit dem Hinweis auf die Regelungen der Anlage 31 zum Bundesmantelvertrag-Ärzte wird klargestellt, dass die Anforderungen an den Arzt, die Verfahren zur Datenübertragung, den Datenschutz und die Datensicherheit, die zwischen der KV und den Spitzenverbänden der GKV vereinbart wurden auch in der gesetzlichen Unfallversicherung gelten.

Kommentar: Die Gebührenziffer darf ohne vorherige Zusage durch den UVTr grundsätzlich nur vom D-Arzt oder zugelassenen Handchirurgen erbracht werden, wenn bereits zuvor ein persönlicher Arzt-Patienten-Kontakt erfolgt ist und die telemedizinische Beratung 10 Minuten nicht übersteigt. Bei einer Überschreitung von 10 Minuten ist die höher vergütete Nr. 10a ansetzbar. Die Ärzte anderer Fachrichtungen benötigen dagegen eine vorherige Zustimmung durch den UVTr.
Die Nrn. 10 und/oder Nr. 10a dürfen im Behandlungsfall (3 Monate) nur bei bes. HB, an 2 verschiedenen Tagen auf dem eigenen Fachgebiet abgerechnet werden. Die Abrechnung der Nrn. 1 bis 9 (Untersuchungen), 11 bis 14 (telefonische Beratung), 48 bis 52 (Besuche), 45 bis 47 (Visiten) und 60a bis 60b (konsiliarische Erörterungen) sind laut Zusatzbestimmung am gleichen Behandlungstag neben den Nrn. 10 und 10a grundsätzlich ausgeschlossen. Eine Ausnahme besteht nur dann, wenn im Anschluss an die Leistung noch aufgrund von Besonderheiten (§ 16 ÄV) am gleichen Tag ein persönlicher Arzt-Patienten-Kontakt erforderlich wird, was in der Rechnung durch die Zeitangaben dokumentiert werden sollte. Die unverzügliche Mitteilung von Besonderheiten an den UVTr erfolgt mittels Verlaufsbericht, so dass die Nr. 115 bzw. bei allen anderen Ärzten die Nr. 110 neben den Nrn. 10 und 10a abrechenbar ist.
Ärztliche Psychotherapeuten dürfen die Nrn. 10 und 10a nicht zusätzlich zu den Leistungen der videobasierten Psychotherapie der Nrn. P40 oder P41 des DGUV-Psychotherapeutenverfahrens abrechnen.

Ausschluss: 1 bis 9, 10a bis 10c, 11 bis 14, 45 bis 52, 60a, 60b, 6000, 6001, 6002

10a   Leistung nach Nr. 10, jedoch für die Dauer von mehr als 10 Minuten.

–	18,28	–	6,02	6,02

Arbeitshinweise: siehe Nr. 10
Kommentar: Die Gebührenziffer darf grundsätzlich nur vom D-Arzt oder zugelassenen Handchirurgen ohne vorherige Zusage durch den UVTr erbracht werden, wenn bereits zuvor ein persönlicher Arzt-Patienten-Kontakt erfolgt ist und die telemedizinische Beratung 10 Minuten übersteigt. Bei einer Unterschreitung von 11 Minuten ist die geringer vergütete Nr. 10a abzurechnen. Die Ärzte anderer Fachrichtungen benötigen dagegen eine vorherige Zustimmung durch den UVTr.
Die Nrn. 10 und/oder Nr. 10a dürfen im Behandlungsfall (3 Monate) nur bei bes. HB, an 2 verschiedenen Tagen auf dem eigenen Fachgebiet abgerechnet werden. Die Abrechnung der Nrn. 1 bis 9 (Untersuchungen), 11 bis 14 (telefonische Beratung), 48 bis 52 (Besuche), 45 bis 47 (Visiten) und 60a bis 60b (konsiliarische Erörterungen) sind laut Zusatzbestimmung am gleichen Behandlungstag neben den Nrn. 10 und 10a grundsätzlich ausgeschlossen. Eine Ausnahme besteht nur dann, wenn im Anschluss an die Leistung noch aufgrund von Besonderheiten (§ 16 ÄV) am gleichen Tag ein persönlicher Arzt-Patienten-Kontakt erforderlich wird, was in der Rechnung durch die Zeitangaben dokumentiert werden sollte. Die unverzügliche Mitteilung von Besonderheiten an den UVTr erfolgt mittels Verlaufsbericht, so dass die Nr. 115 bzw. bei allen anderen Ärzten die Nr. 110 neben den Nrn. 10 und 10a abrechenbar ist.

B. Grundleistungen und allgemeine Leistungen

UV-GOÄ-Nr.		Allgemeine Heilbehandl.	Besondere Heilbehandl.	Besondere Kosten	Allgemeine Kosten	Sachkosten (Besond. + Allg. Kosten)

Ärztliche Psychotherapeuten dürfen die Nrn. 10 und 10a nicht zusätzlich zu den Leistungen der videobasierten Psychotherapie der Nrn. P40 oder P41 des DGUV-Psychotherapeutenverfahrens abrechnen.

Ausschluss: 1 bis 9, 10, 10b bis 10c, 11 bis 14, 45 bis 52, 60a, 60b, 6000, 6001, 6002

10b Telemedizinische Beratungsleistungen nach Nr. 10 bei Berufskrankheiten und im Hautarztverfahren

	8,77	8,77	–	3,02	3,02

Bei der Behandlung von Berufskrankheiten sowie damit ggf. verbundenen Maßnahmen der Individualprävention gilt die Beschränkung auf den Behandlungsfall, eine vorherige Kostenzusage, die Verlaufsberichterstattung sowie die Dokumentationspflicht nicht.

Kommentar: Eine Erkrankung ist eine BK, wenn diese durch den UVTr anerkannt wurde. Die existierenden BK´en ergeben sich aus der von der Bundesregierung in der BKV bezeichneten BK-Liste. Die Gebührenziffer kann aber auch abgerechnet werden, wenn eine Erkrankung als „Wie-BK" durch einen UVTr gemäß § 9 Abs. 2 SGB VII anerkannt wurde. Das Hautarztverfahren nach §§ 41 bis 43 ÄV wurde gesondert in der Leistungslegende aufgenommen, da hier eine BK-Haut droht, aber noch nicht vorliegt. Im Gegensatz zu den Nrn. 10 und 10a bedarf es keiner vorherigen Kostenzusage durch den UVTr, dass diese Leistung erbracht werden darf. Auch besteht keine Beschränkung, wie oft die Leistung erbracht werden darf. Zudem muss nach der Erbringung der Leistung kein Verlaufsbericht an den UVTr gesandt werden.
Die Leistung ist für telemedizinische Beratungsleistungen bis zu 10 Minuten ansetzbar. Ab einer Beratung von mehr als 10 Minuten ist die höher vergütete Nr. 10c abzurechnen. In der Leistungslegende wird ausdrücklich darauf hingewiesen, dass es sich um eine Leistung nach Nr. 10 handelt. Danach gelten für die der Nr. 10 aufgeführten Bestimmungen mit Ausnahme der abweichenden Regelungen. Die Ausnahme der Dokumentationspflicht bezieht sich auf die Berichterstattung. Es entbindet den Arzt nicht von seiner Dokumentationspflicht nach der Berufsordnung oder einem ggf. vom UV-Träger im Einzelfall angeforderten Nachweis der Abrechnung nach § 5 Ärztevertrag.
Voraussetzung für die Abrechnung ist aber, dass sich der Versicherte bereits vorher in der Behandlung des Arztes befunden hat und ein Arzt-Patienten Kontakt (Untersuchung) stattgefunden haben muss. Am Behandlungstag kann die Leistung nicht mehrfach und nicht neben Untersuchungsleistungen, Besuchen und Visiten abgerechnet werden. (siehe Hinweise und Leistungsbeschreibung zu Nr. 10).

Ausschluss: 10 – 10a und 10c

10c Telemedizinische Beratungsleistungen nach Nr. 10 bei Berufskrankheiten und im Hautarztverfahren von mehr als 10 Minuten

	17,54	17,54	–	6,02	6,02

Bei der Behandlung von Berufskrankheiten sowie damit ggf. verbundenen Maßnahmen der Individualprävention gilt die Beschränkung auf den Behandlungsfall, eine vorherige Kostenzusage, die Verlaufsberichterstattung sowie die Dokumentationspflicht nicht.

Kommentar: siehe Nr. 10b
Bei einer Beratung von bis zu 10 Minuten ist die geringer vergütete Nr. 10b abzurechnen.

Ausschluss: 10 – 10b

11 Beratung – auch mittels Fernsprecher – als alleinige Leistung

	3,35	4,17	–	1,74	1,74

Arbeitshinweise: Der **Begriff der Beratung** ist in der UV-GOÄ nicht definiert. Die ausschließliche Mitteilung von Befunden (z. B. Laborwerte) stellt noch keine Beratung dar (ggf. ist die Nr. 16 einschlägig). Erst wenn der Arzt den Verletzten über die bloße Auskunft hinaus belehrt und ihm Ratschläge erteilt, ist eine Beratung gegeben.
Die Nr. 11 ist für denselben Behandlungstag (Behandlungszeitpunkt) **nicht zusammen mit anderen Leistungs-Nummern** abgerechnet werden („Beratung – als alleinige Leistung"), auch nicht neben einer Visite im KH (vgl. Nr. 5 der Allgem. Best. zu Abschnitt B. bzw. vor Nrn. 1 ff.). „Alleinige Leistung" bedeutet, dass im Rahmen desselben Arzt-Patienten-Kontakts keine weiteren ärztl. Leistungen abgerechnet werden können, wohl aber Berichtsgebühren.

	Allgemeine Heilbehandl.	Besondere Heilbehandl.	Besondere Kosten	Allgemeine Kosten	Sachkosten (Besond. + Allg. Kosten)

Die Mehrfachberechnung der Nr. 11 an demselben Tag, jedoch für verschiedene Tageszeiten, ist nur zulässig, wenn dies durch die Beschaffenheit des Krankheitsfalls geboten war (vgl. Nr. 3 der Allgem. Best. zu Abschnitt B.).
Eine Abrechnung der Nrn. 10 oder 10a ist neben den Nrn. 11–14 nicht grundsätzlich ausgeschlossen. Bei einer entsprechenden Begründung und zeitlichen Trennung ist dies möglich.
Die vorstehenden Hinweise gelten auch für die Nrn. 12-14.

Kommentar: Wurde eine Beratung nach den Nrn. 11-15 an einem Tag erbracht, an dem auch noch andere ärztlichen Leistungen im Rahmen eines erneuten Arzt – Patienten – Kontaktes durchgeführt wurden, so sind in der Rechnung die entsprechenden Uhrzeiten zu vermerken. Wurden die ärztliche Leistung nach den Nrn. 11-15 an einem Behandlungstag mehrfach erbracht, so ist dies gemäß Ziffer 3 Satz 2 der Allg. Best. zu Abschnitt B nur auf Verlangen des UVTr zu begründen. In der Rechnung sind zudem die Uhrzeiten gemäß Ziffer 3 der Allg. Best. zu Abschnitt B anzugeben.
Die Abrechnung der Nrn. 11-15 neben den Nrn. 1–4 oder Nr. 6–9 an einem Tag ist nicht zulässig, wenn die vom D-Arzt oder zugelassenen Handchirurgen nach der ersten Beratung und (umfassenden) Untersuchung zu erbringenden Leistungen (z. B. Röntgen) durch andere Fachärzte (z. B. Radiologen) durchgeführt werden, sich der Versicherte hierzu kontinuierlich in den Räumen der Praxis, des Medizinischen Versorgungszentrums, der Klinik oder des Krankenhauses aufhält und anschließend nur noch der Konsiliarbefund vom D-Arzt oder zugelassenen Handchirurgen erläutert wird.
Terminvereinbarungen – auch wenn diese vom Arzt mit dem Versicherten selbst getroffen wurden – sind gemäß Ziffer 7 der Allg. Best. zu Abschnitt B nicht gesondert abrechenbar.
Die Aushändigung von Wiederholungsrezepten und/oder Überweisungen sind nicht Leistungsbestandteil der am gleichen Tag zuvor erfolgten telefonischen Beratung (Nrn. 11-15) und daher gesondert mit Nr. 16 abrechenbar. Die entsprechenden Uhrzeiten sollten in der Rechnung angegeben werden.

Ausschluss: 10, 10a, 34, 135a, 473, 570, 571, 572, 573, 6000, 6001

12 Leistung nach Nummer 11, jedoch außerhalb der Sprechstunde

	4,66	5,77	–	1,74	1,74

Die Leistung nach Nr. 12 ist nicht berechnungsfähig, wenn ein Patient zwar nach Ablauf der angezeigten Sprechstundenzeit, jedoch während der noch andauernden Sprechstunde vom Arzt beraten wird. Dies gilt auch für eine Behandlung im Rahmen einer Bestellpraxis.

Arbeitshinweise: Auf die Arb.Hinweise zu Nr. 2 wird verwiesen. Die Hinweise zur Zusatzbestimmung zu Nr. 2 gelten in gleicher Weise für die Zusatzbestimmung zu Nr. 12.
Kommentar: Siehe Kommentar zu Nr. 11.
Ausschluss: 10, 10a, 34, 135a, 473, 570, 571, 572, 573, 6000, 6001

13 Leistung nach Nummer 11, jedoch bei Nacht (zwischen 20 und 8 Uhr)

	20,85	25,95	–	1,74	1,74

Arbeitshinweise: Siehe Arbeitshinweise zu Nr. 11
Kommentar: Siehe Kommentar zu Nr. 11.
Ausschluss: 10, 10a, 34, 135a, 473, 570, 571, 572, 573, 6000, 6001

14 Leistung nach Nummer 11, jedoch an Samstagen, Sonn- und Feiertagen

	7,25	9,04	–	1,74	1,74

Arbeitshinweise: Siehe Arbeitshinweise zu Nr. 11
Kommentar: Siehe Kommentar zu Nr. 11.
Ausschluss: 10, 10a, 34, 135a, 473, 570, 571, 572, 573, 6000, 6001

15 Telefonisches oder videobasiertes Gespräch des Arztes mit einem Unfallsachbearbeiter/Reha-Manager im Zusammenhang mit der Steuerung und Überwachung des Heilverfahrens

	15,66	15,66	–	1,20	1,20

Die Leistung kann nur bei besonderer Heilbehandlung und maximal 3 x im Behandlungsfall abgerechnet werden. Die Gespräche sind zu dokumentieren. Eine zusätzliche Berichterstattung erfolgt ausschließlich auf Anforderung des UV-Trägers.
Neben der Leistung können die Leistungen nach den Nr. 17, 17b, 19 und 34 nicht abgerechnet werden.

B. Grundleistungen und allgemeine Leistungen 16–17

UV-GOÄ-Nr.	Allgemeine Heilbehandl.	Besondere Heilbehandl.	Besondere Kosten	Allgemeine Kosten	Sachkosten (Besond. + Allg. Kosten)

Kommentar Die Leistungsbeschreibung stellt klar, dass die Gebühr bei einem leichten Arbeitsunfall, der nur zur Einleitung einer allg. HB geführt hat, nicht abgerechnet werden kann. Die Nr. 15 sollte auch ansetzbar sein, wenn eine anerkannte BK oder Wie-BK vorliegt bei der eine bes. HB eingeleitet wurde. Als Behandlungsfall gilt in der GUV ein Zeitraum von 3 Monaten (Ziffer 1 vor den Allg. Best. vor Abschnitt B). Die Leistung kann auch zeitgleich mit anderen Behandlungsleistungen erbracht werden.
Die Leistung setzt nicht voraus, dass der Arzt vom UV-Träger angerufen wird. Gespräche auf Initiative des Arztes sind gleichermaßen abrechenbar. Gespräche im Zusammenhang mit der Korrektur von ärztlichen Rechnungen können mit der Leistung nicht abgerechnet werden. Zum Nachweis der Abrechnung wird empfohlen, dass der UV-Träger vom Gespräch eine Telefonnotiz oder ein Aktenvermerk erstellt, damit die Dokumentation gewährleistet ist.

Ausschluss 17, 17b, 19 und 34

16 Aushändigen von Wiederholungsrezepten und/oder Überweisungen und/oder Übermittlung von Befunden oder ärztlichen Anordnungen – auch mittels Fernsprecher – durch die Arzthelferin als alleinige Leistung   2,80   3,49   –   1,74   1,74

Arbeitshinweise: Ein Radiologe, Nuklearmediziner usw. kann die Nr. 16 nicht abrechnen, wenn er den Befundbericht (z. B. zu einem CT oder MRT, einer Szintigraphie usw.) an den auftraggebenden D-Arzt versendet.

Kommentar: Durch die Mehrzahlformulierung „Wiederholungsrezepten/Überweisungen" sowie „und/oder" ist die Nr. 16 unabhängig davon, ob eine oder mehrere Wiederholungsrezepte oder Überweisungen abgeholt werden, am Behandlungstag nur einmal abrechenbar. Wurde die Leistung nach Nr. 16 als alleinige Leistung an einem Tag durch die Arzthelferin erbracht, an dem später auch noch anderen ärztlichen Leistungen durchgeführt wurden, so sind in der Rechnung die entsprechenden Uhrzeiten zu vermerken. Terminvereinbarungen sind gemäß Ziffer 7 der Allg. Best. zu Abschnitt B nicht gesondert abrechenbar. Die Aushändigung von Wiederholungsrezepten und/oder Überweisungen sind nicht Leistungsbestandteil der am gleichen Tag zuvor erfolgten telefonischen Beratung (Nrn. 11–15) und daher gesondert mit Nr. 16 abrechenbar. Die entsprechenden Uhrzeiten sollten in der Rechnung angegeben werden.

Ausschluss: 753, 473

17 Mitwirkung des Arztes bei der Erstellung des Reha-Planes i. S. von Nr. 3.2 des Handlungsleitfadens „Das Reha-Management der Deutschen Gesetzlichen Unfallversicherung"   –   135,79   –   –   –

Die Fortschreibung des Reha-Planes ist durch die Gebühr abgegolten. Die Mitwirkung bedarf eines Auftrages durch den zuständigen UVTr. Daneben sind die Nummern 34 und 35 nicht abrechenbar.

Arbeitshinweise: **Nr. 3.2 des Handlungsleitfadens lautet:**
Der Reha-Plan ist eine gemeinsame, dynamische, jederzeit den geänderten Verhältnissen anzupassende Vereinbarung über den Ablauf der Rehabilitation einschließlich aller durchzuführenden Maßnahmen bis zum Erreichen des angestrebten Ziels. Er wird in einem Teamgespräch zwischen der/dem Versicherten, Arzt/Ärztin und Reha-Manager/-in, sowie bei Bedarf weiteren Beteiligten aufgestellt. Soweit besondere Umstände des Einzelfalles dem nicht entgegenstehen, ist der Reha-Plan innerhalb eines Monats nach dem Unfall zu erstellen. Ergibt sich das Erfordernis eines Reha-Managements erst zu einem späteren Zeitpunkt ist der Reha-Plan unverzüglich zu erstellen.
Die Reha-Planung erfolgt auf Grundlage der Gemeinsamen Empfehlung „Teilhabeplan" der Bundesarbeitsgemeinschaft für Rehabilitation (BAR) und orientiert sich an dem bio-psychosozialen Modell der ICF. Neben der Betrachtung der Gesundheitsstörung und der daraus folgenden medizinischen Behandlungsnotwendigkeit wird erhoben, wie sich die Gesundheitsstörung auf die Aktivitäten und die Teilhabe der unfallverletzten Person unter Berücksichtigung aller Kontextfaktoren auswirkt. Bei länger dauernden Heilverläufen sind frühzeitig Maßnahmen zur Erhaltung der Beschäftigungsfähigkeit einzuplanen. Die systematische Fortschreibung des Reha-Plans ermöglicht es, frühzeitig Teilhabestörungen zu erkennen und entsprechende Maßnahmen zu veranlassen.
Eine die Gebühr auslösende Mitwirkung des Arztes setzt immer einen entsprechenden Auftrag des UV-Trägers voraus. Es empfiehlt sich, diesen Auftrag schriftlich zu erteilen oder schriftlich zu bestätigen.

	Allgemeine Heilbehandl.	Besondere Heilbehandl.	Besondere Kosten	Allgemeine Kosten	Sachkosten (Besond. + Allg. Kosten)

Die Gebühr ist pro Fall nur einmal zu zahlen. Dies gilt auch, wenn mehrere Ärzte auch anderer Fachrichtungen ohne Auftrag des UVTr beteiligt sind (siehe auch DGUV-Rundschreiben 030/2008 vom 22.4.2008). Ausnahmsweise kann die Gebühr in demselben Fall auch an einen weiteren Arzt gezahlt werden, wenn dieser auf ausdrücklichen Auftrag des UVTr an der Erstellung des Reha-Planes mitwirkt. Auch wenn die UV-GOÄ nur für Ärzte gilt, bestehen keine Bedenken, die Gebühr analog auch z. B. einem vom UVTr zur Reha-Planung hinzugezogenen Psychologen oder nichtärztlichen Psychotherapeuten anzubieten.

Die Gebühr schließt auch eine oder mehrere Fortschreibungen (das sind auch Änderungen/Anpassungen) mit ein. Sie ist ausnahmsweise erneut zu zahlen, wenn der Reha-Plan so wesentlich geändert werden muss, dass er praktisch einer Neuplanung entspricht.

In allen Fällen setzt die weitere Gebührenzahlung immer einen **gesonderten Auftrag des UV-Trägers** für den Reha-Plan bzw. die Mitwirkung des weiteren Arztes oder des Psychologen bei der Reha-Planung voraus.

Kommentar: Mit **DGUV-Rdschr. 030/2008 vom 22.04.2008** wurde darauf hingewiesen, dass mit der Gebühr nur die Leistungen abgegolten sind, die der Arzt in unmittelbarem Zusammenhang mit der Reha-Planung erbringt. Werden am gleichen Tag auch Behandlungsleistungen erbracht oder ein gesonderter Bericht angefordert, so kann der Arzt diese Leistungen nach den Regeln der UV-GOÄ zusätzlich berechnen.

Ausschluss: 15, 34, 35, 36, 6000, 6001, 6002

17a Erstellung eines individuellen Hautschutzplanes nach vorheriger Anforderung durch den Unfallversicherungsträger Die Leistung beinhaltet auch die Besprechung des Hautschutzplanes mit dem Erkrankten   27,92   34,75   –   –   –

Kommentar: Erstellt der Hautarzt ohne vorherige Aufforderung durch den UVTr einen individuellen Hautschutzplan, für den der UVTr nachträglich keine Zustimmung erteilt, so hat er keinen Anspruch auf Vergütung der Nr. 17a.

Der individuelle Hautschutzplan ist zur Verhinderung des Eintritts von schweren oder wiederholt rückfälligen Hauterkrankungen im Sinne der BKen (Berufskrankheiten) Nr. 5101 vorgesehen, da diese je nach Tätigkeit durch eine Vielzahl äußerer Einwirkungen, unzweckmäßigen Hautreinigungsmitteln und durch mangelnden Hautschutz/Hautpflege verursacht werden. Ein individueller Hautschutzplan ist bei den Hautkrebserkrankungen der Nrn. 5102 und 5103 grundsätzlich nicht vorgesehen, da der Hautschutz nach den Erkrankungsverhütungspflichten des Unternehmers dessen Aufgabe ist.

Nach dem DGUV Rundschreiben Nr. 231/2011 vom 20.05.2011 ist mangels Vorliegens eines Behandlungsauftrages oder einer eingeholten Kostenübernahmeerklärung zum Zeitpunkt der Erstattung des Hautarztberichtes (F 6050) ein Vergütungsanspruch für einen Hautschutzplan analog Nr. 19 nicht gegeben.

17b Fortschreibung des Reha- und Teilhabeplanes nach Nr. 17 UV-GOÄ. Die Mitwirkung bedarf eines Auftrages durch den UV-Träger.   –   67,90   –   –   –

Daneben sind die Nummern 17, 34 und 35 nicht abrechenbar.

Ausschluss: 17, 34 und 35

18 Digitaluntersuchung des Mastdarms und/oder der Prostata
    5,58   6,94   –   3,51   3,51

Kommentar: Werden Mastdarm und Prostata gleichzeitig untersucht, so ist die Gebührenziffer ebenfalls nur einmal abrechenbar.

Ausschluss: 45, 46, 770

19 Einleitung und Koordination flankierender therapeutischer und sozialer Maßnahmen während der kontinuierlichen ambulanten Betreuung eines chronisch Kranken
    27,92   34,75   –   1,74   1,74

Die Leistung nach Nummer 19 darf nur einmal im Kalenderjahr berechnet werden.

Arbeitshinweise: • Die Nr. 19 ist nur abrechenbar, wenn alle nachfolgenden Voraussetzungen vollständig erfüllt sind, d. h. Einleitung und Koordination flankierender therapeutischer und sozialer Maßnahmen während der kontinuierlichen ambulanten Betreuung eines chronisch Kranken

B. Grundleistungen und allgemeine Leistungen 19a–21

UV-GOÄ-Nr. | Allgemeine Heilbehandl. | Besondere Heilbehandl. | Besondere Kosten | Allgemeine Kosten | Sachkosten (Besond. + Allg. Kosten)

- Bei Verletzungen oder BKen, die erfahrungsgemäß folgenlos ausheilen oder nur einer relativ kurzfristigen Behandlung bedürfen, wird die Nr. 19 regelmäßig nicht berechenbar sein.
- Nr. 19 kann nur einmal im Kalenderjahr berechnet werden.

Kommentar: Die Leistung nach Nr. 19 ist nur abrechenbar, wenn eine regelmäßige Behandlung, Beratung und/oder (eingehende) Untersuchung (mindestens 1 x pro Monat) innerhalb eines Kalenderjahres erfolgt. Die Tätigkeit des Arztes darf sich daher nicht nur auf das Ausstellen von (Wiederholungs-)Rezepten und/oder die Verordnung von Heilmitteln (Krankengymnastik etc.) erstrecken. Ziel der ärztlichen Betreuung muss die in Zusammenarbeit mit dem UVTr angestrebte dauerhafte soziale (Re-)Integration unter Berücksichtigung der Unfall- bzw. Erkrankungsfolgen sein. Sofern eine vollständige soziale (Re-)Integration erreicht ist, besteht auch bei einer weiteren Behandlungsbedürftigkeit kein Anspruch auf Vergütung der Nr. 19.

Sofern im Einzelfall ein durch den Hautarzt selbst erstellter Hautschutzplan für sinnvoll erachtet wird, muss der Inhalt zuvor mit dem UVTr vereinbart werden. Die Vergütung des Hautschutzplans erfolgt nach Nr. 17a.

Ausschluss: 15, 33, 45, 46, 135a, 473, 6000, 6001, 6002

19a Behandlungsplan für die Chemotherapie und/oder schriftlicher Nachsorgeplan für einen tumorkranken Patienten, individuell für den einzelnen Patienten aufgestellt

16,74 | 20,85 | – | – | –

Kommentar: Die Gebührenziffern darf bei einer anerkannten Krebserkrankung als BK oder Wie-BK durch den ambulant oder stationär behandelnden Onkologen einmal bei der Aufstellung des Behandlungsplans und einmal bei der Aufstellung eines schriftlichen Nachsorgeplans abgerechnet werden. Es muss für den UVTr erkennbar sein, dass beide individuell für die berufserkrankte Person aufgestellt wurden. Der Behandlungsplan muss u. A. Angaben zur Art der Therapie (Mono oder Kombination), der Verabreichungsform der Medikamente (Port oder Infusion), der Dosierung und die Anzahl der Behandlungszyklen enthalten. Nachträgliche Änderungen sind nicht noch einmal mit der Gebühr abrechnungsfähig. Neben der Nr. 19a sind die Beratung und (eingehende) Untersuchung (Nr.1 oder 6) gesondert abrechenbar.

II. Leistungen unter besonderen Bedingungen

20 Beratungsgespräch in Gruppen von 4 bis 12 Teilnehmern im Rahmen der Behandlung von chronischen Krankheiten, je Teilnehmer und Sitzung (Dauer mindestens 50 Minuten)

11,16 | 13,89 | – | 3,10 | 3,10

Neben der Leistung nach Nummer 20 sind die Leistungen nach den Nummern 847, 862, 864, 871 und/oder 887 nicht berechnungsfähig.

Kommentar: Die Beratungsgespräche in Gruppen müssen ärztlich geleitet sein. Dies schließt allerdings nach **Brück** (dies dürfte auch für die UV-GOÄ gelten) „... nicht aus, dass Teile insbesondere von Schulungsprogrammen von entsprechend ausgebildeten Hilfspersonen (in der Regel Sprechstundenhelferinnen, aber auch z.B. Diätassistentinnen) unter Aufsicht des Arztes übernommen werden.

Ausschluss: 33, 45, 46, 847, 862, 864, 871, 887

21 Eingehende humangenetische Beratung, je angefangene halbe Stunde und Sitzung

33,52 | 41,68 | – | 1,74 | 1,74

Die Leistung nach Nummer 21 darf nur berechnet werden, wenn die Beratung in der Sitzung mindestens eine halbe Stunde dauert. Die Leistung nach Nummer 21 ist innerhalb eines halben Jahres nach Beginn des Beratungsfalls nicht mehr als viermal berechnungsfähig. Neben der Leistung nach Nummer 21 sind die Leistungen nach den Nummern 1–14 oder 22 nicht berechnungsfähig.

Kommentar: Nach einer humangenetischen Beratung des Patienten von 30 Minuten kann die Nr. 21 abgerechnet werden. Von der 31. Minute an beginnt die zweite angefangene halbe Stunde und die Nr. 21 kann 2x abgerechnet werden.

Die Formulierung, dass die Leistung nach Nr. 21 innerhalb eines halben Jahres nach Beginn des Beratungsfalles nicht mehr als viermal berechnungsfähig ist, muss so gedeutet werden, dass die humangenetische Beratung nach Nr. 21 bei vier Arzt- und Patienten-Kontakten erbracht werden kann, dass aber in den Fällen, in denen die Beratung z. B. eine Stunde dauert, natürlich der zweifache Ansatz möglich ist pro Arzt-Patientenkontakt.

Werden z. B. an drei verschiedenen Tagen humangenetische Beratungen durchgeführt, die jeweils eine Stunde dauern, so kann an jedem der 3 Tage die Nr. 21 zweimal abgerechnet werden. Eine ähnliche Kommentierung findet sich zur GOÄ im **Wezel/Liebold** (dies dürfte auch für die UV-GOÄ gelten) … „Wenn die Leistung innerhalb eines halben Jahres seit Beginn des Beratungsfalles auf viermal begrenzt ist, so heißt das nicht, dass Nr. 21 nur viermal berechnet werden darf. Hat z. B. jede Sitzung 40 Minuten gedauert, kann viermal je zweimal Nummer 21 berechnet werden…"

Ausschluss: 1–15, 22, 45, 46

22

Eingehende Beratung einer Schwangeren im Konfliktfall über die Erhaltung oder den Abbruch der Schwangerschaft – auch einschließlich Beratung über soziale Hilfen, gegebenenfalls auch einschließlich Beurteilung über das Vorliegen einer Indikation für einen nicht rechtswidrigen Schwangerschaftsabbruch

27,92	34,75	–	2,69	2,69

Neben der Leistung nach Nummer 22 sind die Leistungen nach den Nummern 1–14 oder 21 nicht berechnungsfähig.

Kommentar: Nach § 219 Abs. 1 StGB darf die Leistung nach Nr. 22 nicht von dem Arzt erbracht und abgerechnet werden, der bei der Patientin den Schwangerschaftsabbruch durchführen wird. Neben Nr. 22 sind die Nrn. 415, 3528, 3529, 4081, 4082 abrechenbar.

Ausschluss: 1–15, 21, 45, 46, 804, 806, 807–808, 812, 817, 835, 849, 861–864, 870, 871, 886, 887

33

Strukturierte Schulung einer Einzelperson mit einer Mindestdauer von 20 Minuten (bei Diabetes, Gestationsdiabetes oder Zustand nach Pankreatektomie) – einschließlich Evaluation zur Qualitätssicherung unter diabetologischen Gesichtspunkten zum Erlernen und Umsetzen des Behandlungsmanagements, einschließlich der Auswertung eines standardisierten Fragebogens – gegebenenfalls auch für gleichwertig strukturierte Schulungsprogramme

27,92	34,75	–	4,86	4,86

Neben der Leistung nach Nummer 33 sind die Leistungen nach den Nummern 1–14, 19, 20, 847, 862, 864, 871 und/oder 887 nicht berechnungsfähig.

Kommentar: Die Leistung nach Nr. 33 kann innerhalb eines Jahres – d. h. in 365 Tagen – bis zu 3x erbracht und abgerechnet werden. Im Gegensatz zu anderen Leistungslegenden ist hier nicht das Kalenderjahr von 1.1.–31.12. gemeint.

Im Bereich der GOÄ haben die BÄK, der PKV-Verband und die Beihilfeträger von Bund und Ländern bei chronischer Herzinsuffizienz vereinbart, dass ab 01.01.2024 die Nr. 33 auch für Anleitung des Patienten zu Grundprinzipien des Telemonitorings, zum Gebrauch der eingesetzten Geräte und zum Selbstmanagement einmal zu Beginn der Behandlung ansetzbar ist. Diese Abrechnungsempfehlung sollte auch im Bereich der UV-GOÄ akzeptiert und angewendet werden.

Ausschluss: 1–15, 19, 20, 45, 46, 847, 862, 864, 871, 887

34

Vom Unfallversicherungsträger beauftragte bzw. auf Veranlassung des Versicherten durchgeführte Untersuchung einschließlich Einschätzung zum bisherigen Verlauf, zum Stand des Heilverfahrens und/oder zu laufenden oder geplanten Maßnahmen der medizinischen Behandlung bzw. Rehabilitation durch einen anderen als den behandelnden Arzt

74,27	74,27	–	5,71	5,71

Sofern die Untersuchung auf Veranlassung des Versicherten erfolgen soll, kann diese nach dieser Nummer abgerechnet werden, wenn der Unfallversicherungsträger im Sinne der Heilverfahrenssteuerung über die beabsichtigte Untersuchung informiert wurde und die Kostenübernahme bestätigt hat.

Die Leistung kann einmal pro Behandlungsfall abgerechnet werden. Eine nochmalige Abrechnung durch denselben Arzt ist nicht zulässig.

Die Leistung umfasst die Sichtung und Auswertung der vorhandenen medizinischen Unterlagen einschließlich bildgebender Diagnostik, eine umfassende Untersuchung und Beratung im Sinne der Nummer 6 sowie die zeitnahe Erstattung eines Berichtes über das Ergebnis der Untersuchung.

B. Grundleistungen und allgemeine Leistungen

UV-GOÄ-Nr.	Allgemeine Heilbehandl.	Besondere Heilbehandl.	Besondere Kosten	Allgemeine Kosten	Sachkosten (Besond. + Allg. Kosten)

Bestandteil des Berichts sind bei Beauftragung durch den Unfallversicherungsträger die Beantwortung der durch diesen formulierten Fragestellungen, Empfehlungen zu weiteren diagnostischen und/oder therapeutischen Maßnahmen, Einschätzung der weiteren Dauer der Arbeitsunfähigkeit und eventuell erforderlicher Teilhabeleistungen.

Bei Veranlassung der Untersuchung durch den Versicherten ist der Unfallversicherungsträger über Inhalt und Ergebnis der erfolgten Beratung zu informieren.

Alle Untersuchungs- und Beratungsleistungen - mit Ausnahme bildgebender Diagnostik sowie weiterer zur Diagnostik erforderlichen Maßnahmen (z. B. Funktionsmessungen, Laboruntersuchungen) sind mit der Gebühr abgegolten. Daneben können die Nummern 35 und 36 nicht abgerechnet werden.

Kommentar: Gemäß der Leistungsbeschreibung darf der zu Lasten des UVTr behandelnde Arzt diese Gebührenziffer nicht abrechnen. Der UVTr muss die HVK selbst in Auftrag geben oder bei Veranlassung durch den Versicherten die HVK vorab genehmigen. Zu einer nachträglichen Zustimmung ist der UVTr nicht verpflichtet, so dass der HVK-Arzt in diesem Fall keinen Vergütungsanspruch hat.

Die Gebühr ist pro Behandlungsfall, also innerhalb von 3 Monaten (vgl. Ziff. 1 der Allg. Best. vor Abschnitt B), vom HVK-Arzt nur einmal abrechenbar. Erst nach diesem Zeitraum ist eine erneute Abrechnung durch den gleichen HVK-Arzt möglich.

Die Sichtung der vom UVTr zur Verfügung gestellten Unterlagen inkl. Bildmaterial ist in der Vergütung enthalten und daher nicht mit den Nrn. 5255 bis 5257 abrechenbar.

Bei der HVK-Beauftragung handelt es sich nicht um eine Hinzuziehung nach § 12 ÄV. Gleiches gilt für die (eingehende) Beratung und Untersuchung und den HVK-Bericht, so dass die Nrn. 1 bis 15, 110 bis 140 sowie 148 bis 191 nicht zusätzlich in Ansatz gebracht werden dürfen.

Nach der Zusatzbestimmung zur Nr.17, die die Erstellung/Fortschreibung eines Reha-Plans vergütet, darf die Nr. 34 nicht zusätzlich abgerechnet werden. Erstellt ein Arzt während einer HVK einen Reha-Plan, so darf er nur die höher vergütete Nr. 17 abrechnen. Die diagnostischen Maßnahmen (Röntgen, Sono, Labor, Tests, EKG etc.) darf der HVK-Arzt zusätzlich abrechnen. Gleiches gilt für das Ausstellen einer Arbeitsunfähigkeitsbescheinigung.

Ausschluss: 1–15, 35, 36, 17, 110 bis 140, 146 bis 191, 5255 bis 5257, 6000, 6001

35 Beurteilung und Bewertung von Schnittbildern und /oder Röntgenbildern durch den D-Arzt bei einem Arztwechsel

	13,78	13,78	–	1,74	1,74

Für eine Beurteilung und Bewertung im Rahmen der Vorstellungspflicht nach § 37 Vertrag Ärzte/Unfallversicherungsträger und einer Hinzuziehung nach § 12 Vertrag Ärzte/Unfallversicherungsträger kann die Leistung nicht abgerechnet werden. Dies gilt auch für Ärzte eines Krankenhauses (auch Kooperationshäuser), Ärzte einer Berufsausübungsgemeinschaft, bei der Vertretung in einer Praxis, Ärzten eines Medizinischen Versorgungszentrums und/oder Überweisung zur Durchführung einer Operation und wenn der Versicherte bereits vorher in demselben Behandlungsfall bei dem D-Arzt in Behandlung war. Eine Abrechnung neben Gutachterleistungen ist ausgeschlossen.

Neben der Nr. 35 können die Nummern 17, 17b, 34 und 5255–5257 nicht abgerechnet werden.

Die Leistung kann von den an dem Heilverfahren beteiligten D-Ärzten und Handchirurgen gem. § 37 Abs. 3 Vertrag Ärzte/Unfallversicherungsträger einmal im Behandlungsfall abgerechnet werden.

Arbeitshinweise: Abrechnen können diese Leistung, soweit in der vollständigen Leistungsbeschreibung keine Einschränkung genannt ist,
• D-Ärzte und
• Handchirurgen, die nach dem Vertrag Ärzte/Unfallversicherungsträger berechtigt sind.

Diese Leistung kann durch die Formulierung „und/oder" sowohl für Schnittbilder als auch für Röntgenbilder oder beides einmal im Behandlungsfall abgerechnet werden.

Bestandteil der Leistung und nicht zusätzlich abrechenbar ist die Bewertung von Sonographie-Bildern. Mit der Formulierung der Mehrzahl „Schnittbildern und/oder Röntgenbildern" wird klargestellt, dass diese Leistung unabhängig von der Anzahl der zu bewertenden Bilder einmal abrechenbar ist.

Ausgeschlossen ist die Leistung auch,
• im Rahmen einer Vorstellungspflicht nach den § 37 Ärztevertrag und
• bei einer Hinzuziehung eines anderen in der Leistungsbeschreibung genannten Arztes.

	Allgemeine Heilbehandl.	Besondere Heilbehandl.	Besondere Kosten	Allgemeine Kosten	Sachkosten (Besond. + Allg. Kosten)

Dies gilt auch für die Vorstellungpflicht nach § 26, da hier kein D-Arzt-Wechsel stattfindet. Die Erstvorstellung beim D-Arzt/D-Ärztin nach vorheriger Behandlung bei einem Nicht-D-Arzt erfüllt die Voraussetzungen nicht.

Der D-Arzt/zugelassener Handchirurg kann die Nr. 35 auch dann abrechnen, wenn er Röntgenbilder und/oder Schnittbilder beurteilt und bewertet, die vorher von einem Nicht-D-Arzt angefertigt wurden, solange kein Ausschluss nach den Zusatzbestimmungen zu der Nr. 35 besteht. Dies betrifft insbesondere Fälle, in denen der Nicht-D-Arzt im Rahmen des sofort Notwendigen nach § 9 Ärztevertrag Röntgenbilder anfertigt und Vorstellungspflicht beim D-Arzt besteht oder der Versicherte sich später beim D-Arzt mit den Bildern vorstellt.

Neben einer Pauschale für D-ärztliche Behandlung in Berufsgenossenschaftlichen Kliniken und deren Kooperationskliniken sowie der Unfallbehandlungsstellen nach den jeweils aktuellen ambulanten Behandlungskostentarifen kann diese Leistung nicht abgerechnet werden.

Da die Beurteilung und Bewertung von Schnittbildern und/oder Röntgenaufnahmen Bestandteil der Leitung nach der Nr. 34 UV-GOÄ ist, kann die Nr. 35 daneben nicht abgerechnet werden.

Die Nr. 35 setzt nicht voraus (anders als Nr. 34), dass der UV-Träger hierfür einen Auftrag erteilt hat oder die Vorstellung beim weiteren D-Arzt veranlasst hat.

Die Nebeneinanderabrechnung der Leistungen nach den Nrn. 35 und 36 ist mit entsprechend dokumentierter Begründung nicht ausgeschlossen, am gleichen Behandlungstag aber nicht möglich.

Voraussetzung für die Abrechnung der Nr. 35 ist, dass der D-Arzt/zugelassener Handchirurg dies im Bericht dokumentiert.

Kommentar: Die Gebührenziffer ist auch für die von der DGUV zugelassenen Handchirurgen abrechenbar. Sie ist von einem D-Arzt/zugelassenen Handchirurg einmal pro Behandlungsfall (3 Monate) und nur dann abrechenbar, wenn:
1. keine Pflicht zur Vorstellung bei ihm gemäß § 37 besteht,
2. für ihn selbst aufgrund der Art und Schwere der Verletzung keine Pflicht zur Vorstellung gemäß § 37 besteht und
3. der Wechsel zu ihm dauerhaft und nicht nur wie z.B. bei einer HVK, Mitbehandlung oder OP vorübergehend erfolgt.

Die Gebührenziffer ist nicht abrechenbar, wenn:
1. der D-Arzt/zugelassene Handchirurg gemäß § 12 ÄV zur Mitbehandlung oder OP hinzugezogen wird,
2. der Arzt kein D-Arzt oder zugelassener Handchirurg ist,
3. dem D-Arzt/zugelassenen Handchirurg der Patient aufgrund
   a. der Pflicht des § 37 ÄV
   b. der Pflicht des § 26 ÄV,
   c. einer HVK gemäß § 13 ÄV oder
   d. einer Begutachtung gemäß §§ 13, 60 ÄV
   vorgestellt wird,
4. der D-Arzt/zugelassene Handchirurg
   a. eines gleichen Krankenhauses inkl. Kooperationsklinik,
   b. einer Berufsausübungsgemeinschaft,
   c. bei Praxisvertretung,
   d. im MVZ den Patient behandelt oder
   e. den Patient bereits zuvor wegen der Verletzung behandelt hat.

Ausschluss: 17, 34; 146 bis 165, 5255-5257.

36 Beurteilung und Bewertung von Schnittbildern des hinzugezogenen Radiologen durch den D-Arzt

	13,78	13,78	–	1,74	1,74

Diese Leistung kann nicht zwischen Ärzten eines Krankenhauses (auch Kooperationshäuser), Ärzten einer Berufsausübungsgemeinschaft, eines Medizinischen Versorgungszentrums sowie bei der Vertretung in der Praxis abgerechnet werden.

Diese Leistung kann nur dann abgerechnet werden, wenn der Befund des D-Arztes vom Befund des Radiologen abweicht und es sich um eine Besonderheit nach § 16 Vertrag Ärzte/Unfallversicherungsträger handelt, über die der Arzt den Unfallversicherungsträger mit einem Verlaufsbericht informieren muss.

B. Grundleistungen und allgemeine Leistungen 36

Arbeitshinweise: Neben der Nummer 36 können die Nummern 34, 60a und 60b sowie 5255–5257 nicht abgerechnet werden. Die Leistung kann von den an dem Heilverfahren beteiligten D-Ärzten und Handchirurgen gem. § 37 Abs. 3 Vertrag Ärzte/Unfallversicherungsträger einmal im Behandlungsfall abgerechnet werden.

Die Leistungsbeschreibung geht von dem Fall einer Hinzuziehung aus. Daraus ergibt sich, dass diese Leistung von Ärzten, die zur Hinzuziehung nicht berechtigt sind, nicht abgerechnet werden kann.

Abrechnen können diese Leistung, soweit in der vollständigen Leistungsbeschreibung keine Einschränkung genannt ist,
- D-Ärzte und
- Handchirurgen, die nach dem Vertrag Ärzte/Unfallversicherungsträger berechtigt sind.

Ziel der fachärztlichen Hinzuziehung des Radiologen nach § 12 Ärztevertrag ist die Klärung der Diagnose.

Der D-Arzt/Handchirurg dokumentiert auf dem Formular für die Hinzuziehung (F2902) das Ziel der radiologischen Abklärung (z.B. MRT Knie wegen Verdacht eines Kniebinnenschadens). Der Arzt erhält vom Radiologen einen schriftlichen Befund, der UV-Träger wird mit einer Kopie über das Ergebnis der Hinzuziehung informiert. Dieser Befund ist Bestandteil der Leistungen des Radiologen. Der Versicherte wird vom D-Arzt/Handchirurgen über den Befund und die sich daraus ergebenden Therapiemaßnahmen informiert und beraten. Diese Leistung ist grundsätzlich Bestandteil der Untersuchung und Beratung nach den Nrn. 1–9 UV-GOÄ.

Eine regelhafte Beurteilung und Bewertung der Schnittbilder des Radiologen durch den D-Arzt/Handchirurg ist nicht erforderlich und zweckmäßig. Aufgrund der Situation im konkreten Einzelfall kann dies erforderlich sein., z.B. wenn der Arzt auf der Basis seines ursprünglichen klinischen Befundes oder einer erneuten Untersuchung Zweifel an dem radiologischen Befund hat. Bei sich hieraus ergebenden abweichenden Befunden kann der D-Arzt/Handchirurg die Nr. 36 abrechnen, wenn sich daraus eine Besonderheit nach § 16 Ärztevertrag ergibt, die eine Verlaufsberichterstattung an den UV-Träger begründet. Werden diese Zweifel zwischen dem hinzugezogenen (Radiologe) und dem hinzuziehenden Arzt erörtert, kann dafür nicht die Nr. 60a der UV-GOÄ abgerechnet werden. Die Beurteilung ist in diesem Fall Bestandteil der von beiden Ärzten erbrachten Leistung (Nr. 36 und radiologischer Leistung).

Mit der Formulierung der Mehrzahl „Schnittbildern", wird klargestellt, dass diese Leistung unabhängig von der Anzahl der bewerteten Bilder und anatomischen Bereiche zu sehen ist. Da die Beurteilung und Bewertung von Schnittbildern Bestandteil der Leistung nach der Nr. 34 UV-GOÄ ist, kann die Nr. 36 daneben nicht abgerechnet werden.

Kommentar: Diese Leistung kann nicht zwischen Ärzten eines Krankenhauses (auch Kooperationshäuser), Ärzten einer Berufsausübungsgemeinschaft, eines Medizinischen Versorgungszentrums sowie bei der Vertretung in der Praxis abgerechnet werden.

Diese Leistung kann nur dann abgerechnet werden, wenn der Befund des D-Arztes vom Befund des Radiologen abweicht und es sich um eine Besonderheit nach § 16 ÄV handelt, über die der Arzt den Unfallversicherungsträger mit einem Verlaufsbericht informieren muss.

Die Leistung kann von den an dem Heilverfahren beteiligten D-Ärzten und Handchirurgen gem. § 37 Abs. 3 ÄV einmal im Behandlungsfall abgerechnet werden.

Die Gebührenziffer ist auch für die von der DGUV zugelassenen Handchirurgen pro Behandlungsfall (3 Monate) einmal abrechenbar. Mit der Wortwahl „Schnittbilder" wird zum Ausdruck gebracht, dass nur die Beurteilung und Bewertung von MRT-, CT- und DVT-Bildern mit der Gebührenziffer vergütet wird. Die Inaugenscheinnahme anderer Bildaufnahmen wie z.B. Röntgen, Sonographie usw. wird mit Nr. 36 nicht vergütet. Weitere Voraussetzungen sind, dass der beurteilende D-Arzt/zugelassene Handchirurg die Schnittbilduntersuchung zuvor in Auftrag gegeben hat (§ 12 ÄV) und für ihn der Befund des Radiologen so erheblich vom eigenen Vorbefund abweicht, dass die Nachbefundung wahrscheinlich zu einer wesentlichen Änderung der Diagnose und damit der Behandlung (§ 16 ÄV) führt. Der D-Arzt/zugelassene Handchirurg muss den Grund der Nachbefundung und das Ergebnis gegenüber dem UVTr mittels Verlaufsbericht begründen, da sonst kein Vergütungsanspruch besteht. Die Gebührenziffer ist auch abrechenbar, wenn der beauftragende D-Arzt/zugelassene Handchirurg im Rahmen einer OP tätig wird.

Die Gebührenziffer ist nicht abrechenbar, wenn:

	Allgemeine Heilbehandl.	Besondere Heilbehandl.	Besondere Kosten	Allgemeine Kosten	Sachkosten (Besond. + Allg. Kosten)

1. der D-Arzt/zugelassene Handchirurg den Radiologen nicht selbst beauftragt hat (§ 12 ÄV),
2. der beurteilende Arzt kein D-Arzt oder zugelassener Handchirurg ist,
3. der D-Arzt/zugelassene Handchirurg
   a. eines gleichen Krankenhauses inkl. Kooperationsklinik,
   b. einer Berufsausübungsgemeinschaft,
   c. bei Praxisvertretung oder
   d. im MVZ den Patient behandelt

Ausschluss: 17, 34, 60a und 60b 146 bis 165, 5255-5257

III. Visiten, Konsiliartätigkeit, Besuche, Assistenz

45 Visite im Krankenhaus | 6,53 | 8,09 | – | 2,03 | 2,03

Die Leistung nach Nummer 45 ist neben anderen Leistungen des Abschnitts B nicht berechnungsfähig. Werden zu einem anderen Zeitpunkt an demselben Tag andere Leistungen des Abschnitts B erbracht, so können diese mit Angabe der Uhrzeit für die Visite und die anderen Leistungen aus Abschnitt B berechnet werden. Anstelle oder neben der Visite im Krankenhaus sind die Leistungen nach den Nummern 1–14, 18, 48, 50 und/oder 51 nicht berechnungsfähig.

Wird mehr als eine Visite an demselben Tag erbracht, kann für die über die erste Visite hinausgehenden Visiten nur die Leistung nach Nummer 46 berechnet werden. Die Leistung nach Nummer 45 ist nur berechnungsfähig, wenn diese durch einen liquidationsberechtigten Arzt des Krankenhauses oder dessen ständigen ärztlichen Vertreter persönlich erbracht wird. Die Leistung nach den Nummern 45 und 46 ist auch berechnungsfähig, wenn sie vom Belegarzt erbracht wird.

Arbeitshinweise:
- Abs. 1 der Zusatzbestimmungen schließt die Nebeneinander-Berechnung von Leistungen des Abschnitts B. der UV-GOÄ (Nrn. 1 bis 191) und der Nrn. 45/46 weitestgehend aus. Insbes. können die Nrn. 1-15 (symptomzentrierte/umfassende Untersuchung, Beratung), die Nrn. 48, 50 und/oder 51 (Besuch) weder neben noch anstelle der Visite nach Nrn. 45/46 abgerechnet werden.
- Ein Belegarzt kann nach den Zusatzbestimmungen zu Nr. 45 bzw. Nr. 46 eine Visite oder Zweitvisite im KH abrechnen. Allgemeiner Hinweis: Bei stationärer Behandlung durch einen Belegarzt sind die ärztl. Gebühren um 15% zu mindern; die Sachkosten können vom Belegarzt nicht berechnet werden. Das gilt ebenso für vom Belegarzt hinzugezogene niedergelassene Ärzte.

Kommentar: Die Nr. 45 ist nur für die erste regelmäßige tägliche Visite durch einen Krankenhausarzt oder einen Belegarzt abrechnungsfähig. Eine zweite Visite am selben Tag muss nach Nr. 46 berechnet werden.

Auch wenn dies in der Leistungslegende der Nrn. 45-47 nicht ausdrücklich definiert ist, setzt eine Visite eine stationäre Behandlung voraus. Im Rahmen der nachgehenden Betreuung nach ambulanten Operationen im Krankenhaus können diese Leistungen nicht abgerechnet werden.

Gemäß Ziffer 5 der Allg. Best. zu Abschnitt B ist bei der Berechnung von mehr als zwei Visiten die jeweilige Uhrzeit der Visiten in der Rechnung anzugeben. Auf Verlangen des UVTr ist die mehr als zweimalige Berechnung einer Visite an demselben Tag zu begründen. **Brück** weist in seiner Kommentierung zur GOÄ darauf hin, dass nicht jeder Besuch am Krankenbett als Visite anzusehen ist. Werden z. B. nur Laborbefunde mitgeteilt, so hält **Brück** den Ansatz der Nrn. 45 oder 46 für nicht statthaft. Der Kommentar von **Lang, Schäfer, Stiel und Vogt** zur GOÄ führt aus, was mit einer Visite verbunden ist: „…, Weg zum Krankenbett, Beratung, Ggf. Untersuchung, Prüfung aktueller Befunde, Feststellung und Überwachung des Krankheitszustandes, Beratung mit ärztlichem und nichtärztlichem Assistenzpersonal, Anordnungen zu weiteren diagnostischen oder therapeutischen Maßnahmen".

Ausschluss: 1–191

46 Zweitvisite im Krankenhaus | 4,66 | 5,77 | – | 1,74 | 1,74

Die Leistung nach Nummer 46 ist neben anderen Leistungen des Abschnitts B nicht berechnungsfähig. Werden zu einem anderen Zeitpunkt an demselben Tag andere Leistungen des Abschnitts B erbracht, so können diese mit Angabe der Uhrzeit für die Visite und die anderen Leistungen aus Abschnitt B berechnet werden.

B. Grundleistungen und allgemeine Leistungen 47–48

UV-GOÄ-Nr. | Allgemeine Heilbehandl. | Besondere Heilbehandl. | Besondere Kosten | Allgemeine Kosten | Sachkosten (Besond. + Allg. Kosten)

Anstelle oder neben der Zweitvisite im Krankenhaus sind die Leistungen nach den Nummern 1–14, 18, 45, 48, 50 und/oder 51 nicht berechnungsfähig. Mehr als zwei Visiten dürfen nur berechnet werden, wenn sie durch die Beschaffenheit des Krankheitsfalls geboten waren oder verlangt wurden. Wurde die Visite verlangt, muss dies in der Rechnung angegeben werden. Die Leistung nach Nummer 46 ist nur berechnungsfähig, wenn diese durch einen liquidationsberechtigten Arzt des Krankenhauses oder dessen ständigen ärztlichen Vertreter persönlich erbracht wird.

Arbeitshinweise:
- Abs. 1 der Zusatzbestimmungen schließt die Nebeneinander-Berechnung von Leistungen des Abschnitts B. der UV-GOÄ (Nrn. 1 bis 191) und der Nrn. 45/46 weitestgehend aus. Insbes. können die Nrn. 1-15 (symptomzentrierte/umfassende Untersuchung, Beratung), die Nrn. 48, 50 und/oder 51 (Besuch) weder neben noch anstelle der Visite nach Nrn. 45/46 abgerechnet werden.
- Ein Belegarzt kann nach den Zusatzbestimmungen zu Nr. 45 bzw. Nr. 46 eine Visite oder Zweitvisite im KH abrechnen.
- Allgemeiner Hinweis: Bei stationärer Behandlung durch einen Belegarzt sind die ärztl. Gebühren um 15% zu mindern; die Sachkosten können vom Belegarzt nicht berechnet werden. Das gilt ebenso für vom Belegarzt hinzugezogene niedergelassene Ärzte.

Kommentar: Siehe Kommentierung zur Nr. 45.
Ab der 3. Visite sollten daher kurze Begründungen in der Rechnung angegeben werden, um Probleme bei der Zahlung durch den UVTr auszuschließen.
Neben den Visiten nach den Nummern 45 und 46 sind zwar keine Beratungen und (eingehende) Untersuchungen nach den Nummern 1–6, 7–15 möglich, dafür aber statt Nr. 46 z.B. Leistungen der Prävention, der Diagnostik, neurologische und psychiatrische Untersuchungen, Laborleistungen, Röntgen etc. und auch die Nummer 849.

Ausschluss: 1–191

---

47 Kostenersatz zur Visite, je Tag, bei Vorhalten eines vom Belegarzt zu vergütenden ärztlichen Bereitschaftsdienstes   6,29   6,29   –   –   –

Arbeitshinweise: Die Leistung nach Nr. 47 ist nur berechenbar, wenn der ärztl. Bereitschaftsdienst für die Belegstation vom abrechnenden Belegarzt selbst vergütet werden muss, und zwar nur einmal pro Tag und Patient neben der ersten Visite.
Die Nr. 47 unterliegt nicht der Minderungspflicht entspr. § 6a der Privat-GOÄ, weil die Leistung ausschließlich den Belegarzt betrifft.

Ausschluss: 10, 10a

---

48 Besuch eines Patienten auf einer Pflegestation (z.B. in Alten- oder Pflegeheimen) – bei regelmäßiger Tätigkeit des Arztes auf der Pflegestation zu vorher vereinbarten Zeiten
   11,16   13,89   –   –   –

Die Leistung nach Nummer 48 ist neben den Leistungen nach den Nummern 11–14, 50, 51 und/oder 52 nicht berechnungsfähig.

Arbeitshinweise: **(Ausschnitt):** Die Gebühr kommt nur zur Anwendung, wenn der Patient auf einer regelrechten Pflegestation besucht wird. Dies ist regelmäßig bei schwer- bzw. schwerstpflegebedürftigen Patienten der Fall.
Außerdem müssen die Besuche des Arztes im Rahmen einer regelmäßigen Tätigkeit auf der Pflegestation zu vorher vereinbarten Zeiten stattfinden (Routinebesuch). Verspätungen im Einzelfall – z. B. aufgrund eines Notfalls – sind dabei unerheblich.
Im Gegensatz zur Nr. 50 ist in der Leistungslegende der Nr. 48 die Untersuchung und Beratung des Patienten nicht eingeschlossen; damit ist ggf. neben Nr. 48 z. B. eine symptomzentrierte Untersuchung nach Nr. 1 abrechenbar.

Kommentar: Zur Abrechnung der Nr. 48 muss in dem Alten- oder Pflegeheim eine entsprechende, vom übrigen Heimbereich räumlich abgetrennte Pflegestation vorhanden sein. Die Leistung nach Nr. 48 ist im Vergleich zur Leistung nach Nr. 50 geringer bewertet, weil der Gesetzgeber davon ausgegangen ist, dass der Arzt in der Regel bei einem Besuch mehrere Patienten auf der Pflegestation besucht und entsprechendes Pflegepersonal vorhanden ist.
Das Wegegeld nach den Nrn. 71–84 ist neben der Besuchsgebühr nach Nr. 48 abrechenbar. In Ziffer 6 der Allg. Best. zu Abschnitt B wurde vertraglich vereinbart,

	Allgemeine Heilbehandl.	Besondere Heilbehandl.	Besondere Kosten	Allgemeine Kosten	Sachkosten (Besond. + Allg. Kosten)

dass Besuche von Krankenhausärzten und Belegärztin im Krankenhaus nicht gesondert abrechenbar sind. Die (eingehende) Untersuchung inkl. Beratung ist im Gegensatz zu den Nrn.50-50e nicht in der Vergütung der Nr. 48 enthalten, so dass die Nr. 1–4 bzw. 6–9 gesondert abrechenbar sind.

Ausschluss: 10–15, 45, 46, 50, 51, 52, 61, 100–109, 446–449, 451–498.

50 Besuch, einschließlich Beratung und Untersuchung

29,80	37,08	–	–	–

Die Leistung nach Nrn. 50-50e dürfen/darf anstelle oder neben einer Leistung nach den Nummern 45 oder 46 nicht berechnet werden. Neben der Leistung nach Nummer 50 sind die Leistungen nach den Nummern 1–6, 7–15, 48 und/oder 52 nicht berechnungsfähig. Die Leistung nach Nr. 6 a kann zusätzlich berechnet werden.

Arbeitshinweise:
- Neben den Nrn. 50–50e sind die Untersuchungsleistungen nach Nrn. 1 bis 10 (außer Nr. 6a), die Beratungen nach Nrn. 11 bis 15 und die Nrn. 48 und/oder 52 nicht berechenbar.
- Voraussetzung für die Berechenbarkeit einer Besuchsgebühr ist die medizinische Notwendigkeit, die vor allem in Notfällen und bei der Betreuung Schwerstverletzter und -erkrankter gegeben sein wird. Ansonsten kann ein Hausbesuch nur eine zu begründende Ausnahme sein.
- Anästhesisten können für das Aufsuchen eines Patienten an Orten, an denen sie regelmäßig tätig sind, keine Besuchsgebühr berechnen. Das gilt insbes. für das Aufsuchen der eigenen Praxis, der Praxis eines anderen Arztes, z. B. des operierenden Chirurgen, eines OP-Zentrums oder eines Belegkrankenhauses.

Diese Grundsätze gelten auch für alle übrigen Ärzte beim Aufsuchen von Orten, an denen sie regelmäßig tätig sind. (Für Belegärzte s. auch Allgem. Best. Nr. 6 zu Abschnitt B. bzw. zu Nrn. 1 ff.)

Zu Nrn. 50- 50e: Anästhesisten können für das Aufsuchen eines Patienten an Orten, an denen sie regelmäßig tätig sind, die Nrn. 50 ff. nicht berechnen; das gilt für das Aufsuchen der
- eigenen Praxis,
- der Praxis eines anderen Arztes (z. B. des operierenden Chirurgen),
- ambulanter Anästhesie- u. Operationszentren und auch
- eines Belegkrankenhauses.

(Vgl. OVG Münster v. 18.12.1990–12A 78/89 -; ebenso **Brück**, Komm. z. GOÄ, § 8, RdNr. 1.2, S. 183). Ferner kann für das Aufsuchen der o. g. Orte weder Wegegeld noch Reiseentschädigung beansprucht werden (vgl. Arb.-Hinweise in Teil B zu Nrn. 71 ff.).

Anästhesisten können für das Aufsuchen eines Patienten an Orten, an denen sie regelmäßig tätig sind, weder die Besuchsgebühr noch Wegegeld oder Reiseentschädigung berechnen.

Kommentar: Die umfassende Untersuchung verbunden mit nach Umfang und Zeit besonderem differenzialdiagnostischen Aufwand und/oder Beteiligung mehrerer Organe einschließlich Klärung oder Überprüfung des Zusammenhangs mit der Berufstätigkeit sowie der notwendigen Beratung kann im Rahmen eines Besuches nach Nr. 50–50e zusätzlich nach Nr.6a abgerechnet werden. Das Wegegeld nach den Nrn. 71–84 oder die Reiseentschädigungen nach den Nrn. 86–91 sind neben den Besuchsgebühren der Nrn. 50–50e für den Rückweg abrechenbar.

Wird der Arzt zu einem Patienten gerufen, kann beim Eintreffen aber keine Leistungen erbringen, z.B. weil der Patient schon vom Rettungswagen in das Krankenhaus gebracht wurde oder bereits verstorben ist, dann handelt es sich um einen vergeblichen Besuch.

Der Arzt hat die Unmöglichkeit der Leistungserbringung nicht zu vertreten, so dass die Besuchsgebühr (Nrn. 50 bis 50e) und das Wegegeld (Nrn. 71 bis 84) abrechenbar sind.

Ausschluss: 1–6, 7–15, 45, 46, 48, 51, 52, 61, 102–105, 446–449, 451–498.

B. Grundleistungen und allgemeine Leistungen 50a–50e

UV-GOÄ-Nr.	Allgemeine Heilbehandl.	Besondere Heilbehandl.	Besondere Kosten	Allgemeine Kosten	Sachkosten (Besond. + Allg. Kosten)

50a Leistung nach Nummer 50 (dringend angefordert und sofort ausgeführt oder wegen der Beschaffenheit der Krankheit gesondert notwendig)

	37,22	46,34	–	–	–

Die Leistungen nach Nummern 50 bis 50e dürfen anstelle oder neben einer Leistung nach Nummer 45 oder 46 nicht berechnet werden. Neben den Leistungen nach Nummern 50 bis 50e sind die Leistungen nach den Nummern 1 bis 6, 7 bis 15, 48 und/oder 52 nicht berechnungsfähig. Die Leistung nach Nr. 6a kann zusätzlich berechnet werden.

Arbeitshinweise: Siehe Arbeitshinweis zu Nr. 50.
Kommentar: Siehe Kommentar zu Nr. 50
Ausschluss: 1–6, 7–15, 45, 46, 48, 51, 52, 61, 102–105, 446–449, 451–498.

50b Leistung nach Nummer 50, jedoch aus der Sprechstunde heraus sofort ausgeführt

	48,39	60,24	–	–	–

Die Leistungen nach Nummern 50 bis 50e dürfen anstelle oder neben einer Leistung nach Nummer 45 oder 46 nicht berechnet werden. Neben den Leistungen nach Nummern 50 bis 50e sind die Leistungen nach den Nummern 1 bis 6, 7 bis 15, 48 und/oder 52 nicht berechnungsfähig. Die Leistung nach Nr. 6a kann zusätzlich berechnet werden.

Arbeitshinweise: Siehe Arbeitshinweis zu Nr. 50
Kommentar: Siehe Kommentar zu Nr. 50.
Ausschluss: 1–6, 7–15, 45, 46, 48, 51, 52, 61, 102–105, 446–449, 451–498.

50c Leistung nach Nummer 50, jedoch bei Nacht (bestellt und ausgeführt zwischen 20 und 22 Uhr oder 6 und 8 Uhr)

	48,39	60,24	–	–	–

Die Leistungen nach Nummern 50 bis 50e dürfen anstelle oder neben einer Leistung nach Nummer 45 oder 46 nicht berechnet werden. Neben den Leistungen nach Nummern 50 bis 50e sind die Leistungen nach den Nummern 1 bis 6, 7 bis 15, 48 und/oder 52 nicht berechnungsfähig. Die Leistung nach Nr. 6a kann zusätzlich berechnet werden.

Arbeitshinweise: Siehe Arbeitshinweis zu Nr. 50
Kommentar: Siehe Kommentar zu Nr.50
Ausschluss: 1–6, 7–15, 45, 46, 48, 51, 52, 61, 102–105, 446–449, 451–498.

50d Leistung nach Nummer 50, jedoch bei Nacht (bestellt und ausgeführt zwischen 22 und 6 Uhr)

	64,22	79,93	–	–	–

Die Leistungen nach Nummern 50 bis 50e dürfen anstelle oder neben einer Leistung nach Nummer 45 oder 46 nicht berechnet werden. Neben den Leistungen nach Nummern 50 bis 50e sind die Leistungen nach den Nummern 1 bis 6, 7 bis 15, 48 und/oder 52 nicht berechnungsfähig. Die Leistung nach Nr. 6a kann zusätzlich berechnet werden.

Arbeitshinweise: Siehe Arbeitshinweis zu Nr. 50
Kommentar: Siehe Kommentar zu Nr. 50
Ausschluss: 1–6, 7–15, 45, 46, 48, 51, 52, 61, 102–105, 446–449, 451–498.

50e Leistung nach Nummer 50, jedoch an Samstagen sowie an Sonn- und Feiertagen

	40,94	50,95	–	–	–

Die Leistungen nach Nummern 50 bis 50e dürfen anstelle oder neben einer Leistung nach Nummer 45 oder 46 nicht berechnet werden. Neben den Leistungen nach Nummern 50 bis 50e sind die Leistungen nach den Nummern 1 bis 6, 7 bis 14, 48 und/oder 52 nicht berechnungsfähig. Die Leistung nach Nr. 6a kann zusätzlich berechnet werden.

Arbeitshinweise: Siehe Arbeitshinweis zu Nr. 50
Kommentar: Siehe Kommentar zu Nr. 50
Ausschluss: 1–6, 7–15, 45, 46, 48, 51, 52, 61, 102–105, 446–449, 451–498.

51–55 B. Grundleistungen und allgemeine Leistungen

UV-GOÄ-Nr.

	Allgemeine Heilbehandl.	Besondere Heilbehandl.	Besondere Kosten	Allgemeine Kosten	Sachkosten (Besond. + Allg. Kosten)

51 Besuch eines weiteren Kranken in derselben häuslichen Gemeinschaft in Zusammenhang mit der Leistung nach den Nrn. 50-50e   23,27   28,96   –   –   –

Die Leistung nach Nummer 51 darf anstelle oder neben einer Leistung nach den Nummern 45 oder 46 nicht berechnet werden. Neben der Leistung nach Nummer 51 sind die Leistungen nach den Nummern 1–4, 11–14, 48 und/oder 52 nicht berechnungsfähig.

Arbeitshinweise: Anästhesisten können für das Aufsuchen eines Patienten an Orten, an denen sie regelmäßig tätig sind, weder die Besuchsgebühr noch Wegegeld oder Reiseentschädigung berechnen.

Kommentar: **Merke:** Gemeinsamer Eingang, gemeinsame Post, gemeinsames Essen, gemeinsames Zimmer, kein eigener Haushalt bedeutet: **dieselbe soziale Gemeinschaft**.
Dieselbe ‚häusliche Gemeinschaft' liegt nicht vor, wenn ein Patient beispielsweise in seiner abgeschlossenen, eigenen Wohnung im Seniorenheim besucht wird.
Also: Eigener Schlüssel, eigener Briefkasten, eigene Klingel, eigener Eingang – nicht dieselbe soziale Gemeinschaft! Das gilt auch, wenn dieser Patient sein Essen über eine Zentralküche erhält.

Ausschluss: 1–6, 7–15, 45, 46, 48, 52, 61, 102–105, 446–449, 451–498.

52 Aufsuchen eines Patienten außerhalb der Praxisräume oder des Krankenhauses durch nicht ärztliches Personal im Auftrag des niedergelassenen Arztes (z.B. zur Durchführung von kapillaren oder venösen Blutentnahmen, Wundbehandlungen, Verbandwechsel, Katheterwechsel)   7,85   7,85   –   –   –

Wegegeld ist nicht berechnungsfähig. Die Gebühr ist nicht berechnungsfähig, wenn das nichtärztliche Personal den Arzt begleitet.

Kommentar: Sucht ein nichtärztlicher Mitarbeiter im Auftrag des Arztes auf einer Hausbesuchsfahrt mehrere Patienten auf, so kann für jeden dieser Patientenbesuche die Nr. 52 angesetzt werden. Neben dem Besuch der Arzthelferin sind z. B. Blutentnahmen, Spritzen, Verbandswechsel (z.B. Kompressionsvernband), Wundverbände und EKG abrechenbar. Der mehrfache Ansatz der Nr. 52 ist auch möglich, wenn in derselben häuslichen Gemeinschaft mehrere Patienten aufgesucht werden müssen.

Ausschluss: 10, 10a, 45, 46, 48, 50, 51, 71–84, 473.

55 Begleitung eines Patienten durch den behandelnden Arzt zur unmittelbar notwendigen stationären Behandlung – gegebenenfalls einschließlich organisatorischer Vorbereitung der Krankenhausaufnahme – je angefangene halbe Stunde der Einsatzdauer
  46,54   57,92   –   14,02   14,02

Neben der Leistung nach Nummer 55 sind die Leistungen nach den Nummern 56, 60 und/oder 833 nicht berechnungsfähig.

Arbeitshinweise: Die für Nr. 55 maßgebende Einsatzzeit beginnt mit dem „Begleiten des Patienten", also nach Abschluss der Erstversorgung an der Unfallstelle und dem Beginn des Transports zum Krankenhaus. Sie endet mit der Übernahme des Patienten durch das Krankenhauspersonal. Die Einsatzzeit beschränkt sich also im Wesentlichen auf die Fahrtzeit des Rettungstransportwagens zum Krankenhaus und die dortige Übergabe des Patienten. Die gesamte Einsatzzeit des Arztes ist insoweit unerheblich. Insbesondere die Fahrt zur Unfallstelle und medizinische Versorgung des Patienten an der Unfallstelle gehören nicht zur Einsatzzeit nach Nr. 55, da in dieser Zeit keine Begleitung des Patienten durch den Arzt gegeben ist.

Kommentar: Der Gebührenordnungstext legt fest, dass neben Nr. 55 die Leistungen des Verweilens nach Nr. 56 und der konsularischen Erörterung nach Nrn. 60a/b nicht abrechnungsfähig sind. Wird aber ein Konsil nach Nrn. 60a/b eindeutig von der Begleitung des Patienten in eine Klinik zeitlich getrennt durchgeführt, so kann die Nrn. 60a/b entsprechend abgerechnet werden. Es erscheint dabei hilfreich, wenn der abrechnende Arzt hinter der Nrn. 60a/b die entsprechende Uhrzeit angibt, um damit deutlich zu machen, dass das Konsil zu einem anderen Zeitpunkt als die Transportbegleitung des Patienten durchgeführt wurde. Die „Überführung" einer psychisch kranken Person, also die Begleitung von einer Praxis oder einem Krankenhaus in eine psychiatrische oder psychosomatische Klinik, ist nur mit der geringer vergüteten Nr. 833 abrechenbar. Nur wenn nach einer Erstversorgung am Unfallort eine Begleitung zur stationären Behandlung in eine psychiatrische bzw. psychosomatische Klinik erforderlich ist, dann darf die höher vergütete Nr. 55 abgerechnet werden.

Ausschluss: 45, 46, 56, 57, 60a, 60b, 61a, 61b, 61c, 473, 833.

B. Grundleistungen und allgemeine Leistungen 56–60a

UV-GOÄ-Nr.

	Allgemeine Heilbehandl.	Besondere Heilbehandl.	Besondere Kosten	Allgemeine Kosten	Sachkosten (Besond. + Allg. Kosten)

56 Verweilen, ohne Unterbrechung und ohne Erbringung anderer ärztlicher Leistungen, je angefangene halbe Stunde – am Tag   8,37   10,43   –   –   –

Die Verweilgebühr darf nur berechnet werden, wenn der Arzt nach der Beschaffenheit des Krankheitsfalls mindestens eine halbe Stunde verweilen muss und während dieser Zeit keine ärztliche(n) Leistung(en) erbringt. Im Zusammenhang mit dem Beistand bei einer Geburt darf die Verweilgebühr nur für ein nach Ablauf von zwei Stunden notwendiges weiteres Verweilen berechnet werden.

Arbeitshinweise:
- Bei ambulanten OPs kann der Operateur (z. B. Chirurg) die Gebühren nach Nrn. 56/57 regelmäßig nicht berechnen, weil er im Sinne der Nrn. 56/57 nicht „verweilt".
- Der Anästhesist kann für die unmittelbare Aufwachphase (max. ca. 10–15 Min. nach OP-Ende) die Nrn. 56/57 nicht berechnen, weil die Mindestverweildauer von 30 Min. in aller Regel nicht erreicht wird.
- Für die (gesamte) postoperative Beobachtung und Betreuung ist ab 1.1.2005 Nr. 448 oder Nr. 449 UV-GOÄ (entweder vom Anästhesisten oder Chirurgen) berechenbar.
- Nrn. 56, 57 sind nicht neben Nrn. 448, 449 berechenbar (s. Zusatzbestimmung zu Nrn. 448 f.). Das gilt auch, wenn Nrn. 56/57 und Nrn. 448 f. nicht in derselben Rechnung erscheinen (z. B. in der Rechnung des Chirurgen Nr. 448, in der des Anästhesisten Nr. 56).
- Für den Notarzt sind Nrn. 56/57 berechenbar, wenn er den Verletzten wegen der besonderen Begleitumstände des Unfalls zunächst nicht behandeln kann, z. B. weil dieser erst aus einem PKW befreit werden muss.

Kommentar: Nr. 56 kann nur für eine Verweildauer berechnet werden, die nicht durch andere abrechenbare Leistungen unterbrochen wird. Ist eine Transportbegleitung des Patienten – ohne stationäre Aufnahme – erforderlich, so kann eine Verweilgebühr dann abgerechnet werden, wenn keine ärztlichen Leistungen in dieser Zeit erbracht werden. Nach einem Verweilen von 30,5 Min. kann die Nr. 56 gleich 2x abgerechnet werden. Die Verweilgebühr ist nicht für die Rückfahrt zum Einsatzort, zu Praxis oder zur Wohnung ansetzbar, da der Arzt nicht beim Versicherten zur möglichen sofortigen Leistungserbringung bleibt. Für den Rückweg sind daher nur das Wegegeld (Nrn. 71-84) oder die Reiseentschädigung (Nrn. 86-91) abrechenbar.

Die Verweilgebühr kann nur angesetzt werden, wenn der Arzt sich in den Räumlichkeiten/Rettungswagen befindet, in der sich der Verletzte/Erkrankte befindet. Verweilen in anderen Praxis- bzw. Klinikräumen oder im Notarztwagen, um möglichst umgehend zur Verfügung zu stehen, sind nicht mit der Verweilgebühr abrechenbar.

Ausschluss: 45, 46, 55, 57, 61, 71-91, 263, 269, 269a, 375–391, 394–399, 446–449, 451–498, 531, 532, 833 (in der ersten halben Stunde), 1021 (in den ersten 2 Stunden), 1022, 1051, 1052, 3055

57 Verweilen, ohne Unterbrechung und ohne Erbringung anderer ärztlicher Leistungen, bei Nacht (zwischen 20 und 8 Uhr)   16,74   20,85   –   –   –

Die Verweilgebühr darf nur berechnet werden, wenn der Arzt nach der Beschaffenheit des Krankheitsfalls mindestens eine halbe Stunde verweilen muss und während dieser Zeit keine ärztliche(n) Leistung(en) erbringt. Im Zusammenhang mit dem Beistand bei einer Geburt darf die Verweilgebühr nur für ein nach Ablauf von zwei Stunden notwendiges weiteres Verweilen berechnet werden.

Arbeitshinweise: Siehe Arbeitshinweis zu Nr. 56
Kommentar: Siehe Kommentar zu Nr. 56
Ausschluss: 45, 46, 55, 56, 61, 71-91, 263, 269, 269a, 375–391, 394–399, 446–449, 451–498, 833 (in der ersten halben Stunde), 1021 (in den ersten 2 Stunden), 1022, 1051, 1052, 3055

60a Konsiliarische Erörterung zwischen zwei oder mehr liquidationsberechtigten Ärzten, für jeden Arzt – am Tag   11,16   13,89   –   1,74   1,74

Die Gebühr ist auch zu zahlen für die konsiliarische Erörterung mit einem am Psychotherapeutenverfahren der Unfallversicherungsträger beteiligten Therapeuten (§ 1 Abs. 2 ÄV).

Die Leistung nach den Nummern 60a und 60b dürfen nur berechnet werden, wenn sich der liquidierende Arzt zuvor oder in unmittelbarem zeitlichen Zusammenhang mit der konsiliarischen Erörterung persönlich mit dem Patienten und dessen Erkrankung befasst hat.

Die Leistung nach den Nummern 60a und 60b dürfen auch dann berechnet werden, wenn die Erörterung zwischen einem liquidationsberechtigten Arzt und dem ständigen persönlichen ärztlichen Vertreter eines anderen liquidationsberechtigten Arztes erfolgt.

Die Leistung nach Nummer den Nummern 60a und 60b sind nicht berechnungsfähig, wenn die Ärzte Mitglieder derselben Krankenhausabteilung oder derselben Gemeinschaftspraxis oder einer Praxisgemein-

Allgemeine Heilbehandl.	Besondere Heilbehandl.	Besondere Kosten	Allgemeine Kosten	Sachkosten (Besond. + Allg. Kosten)

schaft von Ärzten gleicher oder ähnlicher Fachrichtung (z. B. praktischer Arzt und Allgemeinarzt, Internist und praktischer Arzt) sind. Sie ist nicht berechnungsfähig für routinemäßige Besprechungen (z. B. Röntgenbesprechung, Klinik- oder Abteilungskonferenz, Team- oder Mitarbeiterbesprechung, Patientenübergabe).
Neben den Nummern 60a und 60b kann die Nummer 36 nicht abgerechnet werden.

Arbeitshinweise:
- Nr. 60a ist nur berechenbar, wenn der Arzt sich zuvor (max. wenige Tage) oder im unmittelbaren zeitlichen Zusammenhang mit der konsiliarischen Erörterung persönlich mit dem Patienten und dessen Erkrankung befasst hat.
- Die konsiliarische Erörterung muss der Klärung diagnostischer oder therapeutischer Fragen dienen; dies setzt entspr. schwierige Verletzungen oder Krankheiten voraus (§ 8 ÄV, medizinische Erforderlichkeit).
- Für die Übermittlung von Befunden bzw. das Erfragen von Behandlungs- oder Untersuchungsergebnissen ist Nr. 60a nicht berechenbar; ebenso nicht für routinemäßige Absprachen zwischen Operateur und Anästhesist.

Kommentar: Die Nrn. 60a/60b sind abrechenbar, wenn:
– mehrere Gutachter fachübergreifend medizinische Zusammenhänge, die Höhe der Minderung der Erwerbsfähigkeit und/oder zukünftige Behandlungsmaßnahmen zusammen erörtern. Ein entsprechender Hinweis sollte in den Gutachten und den Rechnungen enthalten sein.
– während eines operativen Eingriffs Komplikationen auftreten, die einer fachübergreifenden Erörterung bedürfen. Ein entsprechender Vermerk sollte im OP-Bericht, dem Anästhesieprotokoll und den Rechnungen enthalten sein.

Es genügt, wenn sich der, die Leistung abrechnende Arzt, vorher in unmittelbaren, zeitlichen Zusammenhang mit dem Versicherten persönlich beschäftigt. Voraussetzung ist nicht, dass auch der Gesprächspartner dies getan hat. Im Zusammenhang mit der Sichtung der Schichtbilder nach Nr. 5255 und einem sich daraus ergebenen Zweifel des hinzuziehenden Arztes (z.B. D-Arzt) am Befund des Radiologen kann die konsiliarische Erörterung nicht abgerechnet werden. Die Rücksprache/Klärung des Zweifels ist Bestandteil der abgerechneten radiologischen Leistung sowie der Nr. 5255.
Voraussetzung für die Abrechnung der Leistung ist nach der Leistungsbeschreibung auch die Liquidationsberechtigung des Arztes. Angestellte Ärzte (auch D-Ärzte) einer Praxisgemeinschaft oder MVZ haben in der Regel kein eigenes Liquidationsrecht.
Im Bereich der GOÄ haben die BÄK, der PKV-Verband und die Beihilfeträger von Bund und Ländern bei chronischer Herzinsuffizienz vereinbart, dass ab 01.01.2024 die Nr. 60a auch für die Konsiliarische Erörterung von Warnmeldungen und den dazu veranlassten Maßnahmen und/oder patientenindividuelle Erörterung zwischen den am Telemonitoring beteiligten Ärzten, einschließlich der entsprechenden Dokumentation von jedem beteiligten Arzt ansetzbar ist. Die Leistung nach Nr. 60a ist aber nicht berechnungsfähig, wenn die Ärzte demselben ärztlichen telemedizinischen Zentrum (TMZ) angehören. Diese Abrechnungsempfehlung sollte auch im Bereich der UV-GOÄ akzeptiert und angewendet werden.

Ausschluss: 10, 10a, 36, 45, 46, 55, 100–109, 865, 5255, 5400–5475, 6002

60b Konsiliarische Erörterung zwischen zwei oder mehr liquidationsberechtigten Ärzten, für jeden Arzt – bei Nacht zwischen 20 und 8 Uhr

22,35	27,81	–	1,74	1,74

Die Gebühr ist auch zu zahlen für die konsiliarische Erörterung mit einem am Psychotherapeutenverfahren der Unfallversicherungsträger beteiligten Therapeuten (§ 1 Abs. 2 ÄV).
Die Leistung nach den Nummern 60a und 60b dürfen nur berechnet werden, wenn sich der liquidierende Arzt zuvor oder in unmittelbarem zeitlichen Zusammenhang mit der konsiliarischen Erörterung persönlich mit dem Patienten und dessen Erkrankung befasst hat.
Die Leistung nach den Nummern 60a und 60b dürfen auch dann berechnet werden, wenn die Erörterung zwischen einem liquidationsberechtigten Arzt und dem ständigen persönlichen ärztlichen Vertreter eines anderen liquidationsberechtigten Arztes erfolgt.
Die Leistung nach den Nummern 60a und 60b sind nicht berechnungsfähig, wenn die Ärzte Mitglieder derselben Krankenhausabteilung oder derselben Gemeinschaftspraxis oder einer Praxisgemeinschaft von Ärzten gleicher oder ähnlicher Fachrichtung (z. B. praktischer Arzt und Allgemeinarzt, Internist und praktischer Arzt) sind. Sie ist nicht berechnungsfähig für routinemäßige Besprechungen (z. B. Röntgenbesprechung, Klinik- oder Abteilungskonferenz, Team- oder Mitarbeiterbesprechung, Patientenübergabe).
Neben den Nummern 60a und 60b kann die Nummer 36 nicht abgerechnet werden.

B. Grundleistungen und allgemeine Leistungen 61a–61c

UV-GOÄ-Nr. | Gebühr in €

Arbeitshinweise: Siehe Arbeitshinweis zu Nr. 60a
Kommentar: Siehe Kommentar zu Nr. 60a
Ausschluss: 10, 10a, 36, 45, 46, 55, 100–109, 865, 5255, 5400–5475, 6002

61a Beistand bei der ärztlichen Leistung eines anderen Arztes (Assistenz), die typischerweise ohne ärztliche Assistenz nicht erbracht werden kann, je angefangene halbe Stunde – die Leistungen sind anzugeben – am Tag   12,10   15,05   –   0,94   0,94

Die Leistungen nach den Nummern 61a–61c sind neben anderen Leistungen nicht berechnungsfähig. Die Nummern 61a–61c gelten nicht für Ärzte, die zur Ausführung einer Narkose hinzugezogen werden; sie dürfen nicht berechnet werden, wenn die Assistenz durch nicht liquidationsberechtigte Ärzte erfolgt.

Arbeitshinweise: Zu Nrn. 61a–c: Bei ambulant durchgeführten arthroskopischen Kniegelenksoperationen (z. B. Meniskusoperation nach Nr. 2189 UV-GOÄ) ist die Notwendigkeit einer ärztlichen Assistenz anerkannt. Wird in derartigen Fällen – etwa von einer Gemeinschaftspraxis – die Nr. 61 berechnet, ist immer noch zu prüfen (anhand des OP-Berichts), ob tatsächlich einer der liquidationsberechtigten Ärzte der Gemeinschaftspraxis assistiert hat, weil in der Praxis in den meisten Fällen die Assistenz von einer OP-Schwester oder Praxishilfe geleistet wird

- Ärzte ohne eigenes Liquidationsrecht können die Gebühr für den Beistand nicht abrechnen.
- Der Arzt, der einen anderen liquidationsberechtigten Arzt als Beistand hinzugezogen hat, kann die Gebühr für die Assistenz dieses Arztes selbst einziehen. Ist aus der Rechnung nicht zu erkennen, dass es sich bei dem Assistenten um einen liquidationsberechtigten Arzt handelt, ist die Begleichung der Gebühr nach Nrn. 61a ff. bis zum Nachweis der Liquidationsberechtigung zurückzustellen.
- Sind nur – liquidationsberechtigte – Ärzte einer Gemeinschaftspraxis beteiligt, ist die Leistung nach Nrn. 61a–c grundsätzlich berechenbar.
- Es ist aber kritisch zu prüfen, ob ein ärztl. Beistand bei der durchgeführten Behandlung typischerweise erforderlich ist und tatsächlich von einem (liquidationsberechtigten) Arzt der Gemeinschaftspraxis geleistet wurde. Dies muss aus dem OP-Bericht oder der Rechnung eindeutig erkennbar sein. Oft werden in der Praxis nur OP-Schwestern eingesetzt. Ggf. ist die Gebühr – mit entspr. Begründung – zu streichen.
- Die Nrn. 61a–c sind nicht neben anderen Leistungen – des assistierenden Arztes – berechnungsfähig.
- Die Nrn. 61a–c können Anästhesisten, die nur zur Ausführung der Narkose zugezogen werden, nicht berechnen.

Kommentar: Die Assistenz nach den Nrn. 61a bis 61c ist mit den Gebühren für Leichenöffnungen (Nrn. IIa.1. bis IIa.4b. Vereinbarung UV/Pathologen) mit abgedeckt und daher für den Assistierenden Arzt nicht gegenüber dem UVTr abrechenbar.
Ausschluss: 45, 46, 48, 50a–50e, 55, 56, 57, 446–449, 451–498, 6002

61b Beistand bei der ärztlichen Leistung eines anderen Arztes (Assistenz), die typischerweise ohne ärztliche Assistenz nicht erbracht werden kann, je angefangene halbe Stunde – die Leistungen sind anzugeben – bei Nacht (zwischen 20 und 22 Uhr und zwischen 6 und 8 Uhr)   23,38   29,07   –   0,94   0,94

Die Leistungen nach den Nummern 61a–61c sind neben anderen Leistungen nicht berechnungsfähig. Die Nummern 61a–61c gelten nicht für Ärzte, die zur Ausführung einer Narkose hinzugezogen werden; sie dürfen nicht berechnet werden, wenn die Assistenz durch nicht liquidationsberechtigte Ärzte erfolgt.

Arbeitshinweise: Siehe Arbeitshinweis zu Nr. 61a
Kommentar: Die Assistenz nach den Nrn. 61a bis 61c ist mit den Gebühren für Leichenöffnungen (Nrn. IIa.1. bis IIa.4b. Vereinbarung UV/Pathologen) mit abgedeckt und daher für den Assistierenden Arzt nicht gegenüber dem UVTr abrechenbar.
Ausschluss: 45, 46, 48, 50a–50e, 55, 56, 57, 446–449, 451–498, 6002

61c Beistand bei der ärztlichen Leistung eines anderen Arztes (Assistenz), die typischerweise ohne ärztliche Assistenz nicht erbracht werden kann, je angefangene halbe Stunde – die Leistungen sind anzugeben – bei Nacht (zwischen 22 und 6 Uhr)   45,89   57,10   –   0,94   0,94

Die Leistungen nach den Nummern 61a–61c sind neben anderen Leistungen nicht berechnungsfähig.
Die Nummern 61a–61c gelten nicht für Ärzte, die zur Ausführung einer Narkose hinzugezogen werden; sie dürfen nicht berechnet werden, wenn die Assistenz durch nicht liquidationsberechtigte Ärzte erfolgt.

Arbeitshinweise:	Siehe Arbeitshinweis zu Nr. 61a
Kommentar:	Die Assistenz nach den Nrn. 61a bis 61c ist mit den Gebühren für Leichenöffnungen (Nrn. IIa.1. bis IIa.4b. Vereinbarung UV/Pathologen) mit abgedeckt und daher für den Assistierenden Arzt nicht gegenüber dem UVTr abrechenbar.
Ausschluss:	45, 46, 48, 50a–50e, 55, 56, 57, 446–449, 451–498, 6002

IV. Wegegeld und Reiseentschädigung

Allgemeine Bestimmungen:

1. Als Entschädigungen für Besuche erhält der Arzt Wegegeld und Reiseentschädigung; hierdurch sind Zeitversäumnisse und die durch den Besuch bedingten Mehrkosten abgegolten.
2. Der Arzt kann für jeden Besuch innerhalb eines begrenzten Radius um die Praxisstelle ein Wegegeld berechnen.
3. Bei Besuchen über eine Entfernung von mehr als 25 Kilometern zwischen Praxisstelle des Arztes und Besuchsstelle tritt an die Stelle des Wegegeldes eine Reiseentschädigung.
4. Erfolgt der Besuch von der Wohnung des Arztes aus, so tritt bei der Berechnung des Radius die Wohnung des Arztes an die Stelle der Praxisstelle. Werden mehrere Patienten in derselben häuslichen Gemeinschaft oder in einem Heim, insbesondere in einem Alten- oder Pflegeheim besucht, darf der Arzt das Wegegeld bzw. die Reiseentschädigung unabhängig von der Anzahl der besuchten Patienten und deren Versichertenstatus insgesamt nur einmal und nur anteilig berechnen.

Wegegeld

71   Wegegeld – bis zu zwei Kilometern   4,83

Arbeitshinweise: **(Ausschnitt):** Anästhesisten können für das Aufsuchen eines Patienten an Orten, an denen sie regelmäßig tätig sind, weder die Besuchsgebühr noch Wegegeld oder Reiseentschädigung berechnen; Nicht nur Anästhesisten, sondern auch Chirurgen suchen regelmäßig die Praxis eines anderen Arztes auf (ambul. OP-Zentren werden teilweise von Anästhesisten betrieben). In jedem Fall ist das Aufsuchen der eigenen Praxis durch einen Arzt, das Aufsuchen des Krankenhauses durch einen Belegarzt oder leitenden Krankenhausarzt nicht als Besuch anzusehen und begründet somit keinen Anspruch auf Wegegeld oder Reisekosten (s. **Brück**, Komm. z. GOÄ, Erl. zu § 8, RdNr. 1.2, S. 183). Für den Besuch eines Notarztes bei einem Unfallverletzten sind in der Regel keine Fahrtkosten zu erstatten, da diese üblicherweise mit dem Pauschalbetrag für den Rettungs- bzw. Notarztwagen abgegolten sind.

Kommentar: Das Wegegeld nach den Nrn. 71–84 ist neben den Besuchsgebühren der Nrn. 48 und 50–50e, sowie für die Rückfahrt von einer Patientenbegleitung nach den Nrn. 55 oder 833 abrechenbar. Erfolgt auf dem Rückweg von einem Besuch oder einer Patientenbegleitung eine telefonische Beratung, so sind die Nrn. 11–14 zusätzlich abrechnungsfähig. Das Wegegeld und die Reiseentschädigung sind für Pathologen, Neuropathologen, Rechtsmediziner und Sektionsgehilfen nicht abrechenbar, da für diese in den Nrn. III.1 und III.2 der Vereinbarung UV/Pathologen eigene Gebühren vereinbart wurden.

Ausschluss: 45, 46, 56, 57, 72-91, 446-449, 451-498

72   Wegegeld – bis zu zwei Kilometern – bei Nacht (zwischen 20 und 8 Uhr)   9,65

Arbeitshinweise: Siehe Arbeitshinweis zu Nr. 71.
Kommentar: Siehe Kommentar zu Nr. 71.
Ausschluss: 45, 46, 52, 56, 57, 71, 73–91, 446–449, 451–498

73   Wegegeld – bis zu fünf Kilometern   8,97

Arbeitshinweise: Siehe Arbeitshinweis zu Nr. 71.
Kommentar: Siehe Kommentar zu Nr. 71.
Ausschluss: 45, 46, 52, 56, 57, 71, 72, 74–91, 446–449, 451–498

74   Wegegeld – bis zu fünf Kilometern – bei Nacht (zwischen 20 und 8 Uhr)   13,78

Arbeitshinweise: Siehe Arbeitshinweis zu Nr. 71.
Kommentar: Siehe Kommentar zu Nr. 71.
Ausschluss: 45, 46, 56, 57, 71–73, 81–91, 446–449, 451–498

B. Grundleistungen und allgemeine Leistungen 81–91

UV-GOÄ-Nr. | Gebühr in €

81 Wegegeld – bis zu zehn Kilometern 13,78
Arbeitshinweise Siehe Arbeitshinweis zu Nr. 71.
Kommentar: Siehe Kommentar zu Nr. 71.
Ausschluss: 45, 46, 52, 56, 57, 71–74, 82–91, 446–449, 451–498

82 Wegegeld – bis zu zehn Kilometern – bei Nacht (zwischen 20 und 8 Uhr) 20,69
Arbeitshinweise Siehe Arbeitshinweis zu Nr. 71.
Kommentar: Siehe Kommentar zu Nr. 71.
Ausschluss: 45, 46, 52, 56, 57, 71–81, 83–91, 446–449, 451–498

83 Wegegeld – bis zu 25 Kilometern 20,69
Arbeitshinweise Siehe Arbeitshinweis zu Nr. 71.
Kommentar: Siehe Kommentar zu Nr. 71.
Ausschluss: 45, 46, 52, 56, 57, 71–82, 84–91, 446–449, 451–498

84 Wegegeld – bis zu 25 Kilometern – bei Nacht (zwischen 20 und 8 Uhr) 34,47
Arbeitshinweise Siehe Arbeitshinweis zu Nr. 71.
Kommentar: Siehe Kommentar zu Nr. 71.
Ausschluss: 45, 46, 52, 56, 57, 71–83, 86–91, 446–449, 451–498

Reiseentschädigung

86 Reiseentschädigung – bei Benutzung des eigenen Kraftwagens, je zurückgelegter Kilometer 0,35
Arbeitshinweise Siehe Arbeitshinweis zu Nr. 71.
Kommentar: Die Reiseentschädigungen nach den Nrn. 86–91 sind neben den Besuchsgebühren der Nrn. 48 und 50–50e sowie für die Rückfahrt von einer Patientenbegleitung der Nrn. 55 oder 833 abrechenbar. Erfolgt auf dem Rückweg von einem Besuch oder einer Patientenbegleitung eine telefonische Beratung, so sind die Nrn. 11–14 zusätzlich abrechnungsfähig.
Das Wegegeld und die Reiseentschädigung sind für Pathologen, Neuropathologen, Rechtsmediziner und Sektionsgehilfen nicht abrechenbar, da für diese in den Nrn. III.1 und III.2 der Vereinbarung UV/Pathologen eigene Gebühren vereinbart wurden.
Ausschluss: 45, 46, 56, 57, 71–84, 446–449, 451–498

87 Reiseentschädigung – bei Benutzung anderer Verkehrsmittel tatsächliche Aufwendungen
Arbeitshinweise Siehe Arbeitshinweis zu Nr. 71.
Kommentar: Siehe Kommentar zu Nr. 86.
Ausschluss: 45, 46, 56, 57, 71–84, 446–449, 451–498

88 Reiseentschädigung – bei Abwesenheit bis zu 8 Stunden, je Tag 68,95
Arbeitshinweise Siehe Arbeitshinweis zu Nr. 71.
Kommentar: Siehe Kommentar zu Nr. 86.
Ausschluss: 45, 46, 56, 57, 71–84, 89, 446–449, 451–498

89 Reiseentschädigung – bei Abwesenheit von mehr als 8 Stunden, je Tag 137,87
Arbeitshinweise Siehe Arbeitshinweis zu Nr. 71.
Kommentar: Siehe Kommentar zu Nr. 86.
Ausschluss: 45, 46, 56, 57, 71–84, 88, 446–449, 451–498

91 Reiseentschädigung – für notwendige Übernachtungen Ersatz von Kosten
Arbeitshinweise Siehe Arbeitshinweis zu Nr. 71.
Kommentar: Siehe Kommentar zu Nr. 86.
Ausschluss: 45, 46, 56, 57, 71–84, 446–449, 451–498

V. Todesfeststellung

Allgemeine Bestimmungen:
Begibt sich der Arzt zur Erbringung einer oder mehrerer Leistungen nach den Nummern 100 bis 107 außerhalb seiner Arbeitsstätte (Praxis oder Krankenhaus) oder seiner Wohnung, kann er für die zurückgelegte Wegstrecke Wegegeld nach den Nummern 71–74 oder 81–84 berechnen.

Auf einen Blick:

Leistungsbeschreibung	Untersuchungsdauer	UV-GOÄ
Untersuchung eines Toten und vorläufige Todesbescheinigung	10 bis < 20 Minuten	60 % von Nr. 100
Untersuchung eines Toten und vorläufige Todesbescheinigung	>= 20 Minuten	Nr. 100
eingehende Untersuchung eines Toten, endgültige Todesbescheinigung sowie Angabe von Todesart und Todesursache	20 bis < 40 Minuten	60 % von Nr. 101
eingehende Untersuchung eines Toten, endgültige Todesbescheinigung sowie Angabe von Todesart und Todesursache	>= 40 Minuten	Nr. 101

100 Untersuchung eines Toten und Ausstellung einer vorläufigen Todesbescheinigung gemäß landesrechtlicher Bestimmungen, ggf. einschließlich Aktenstudium und Einholung von Auskünften bei Angehörigen, vorbehandelnden Ärzten, Krankenhäusern und Pflegediensten (Dauer mind. 20 Minuten), gegebenenfalls einschließlich Aufsuchen (vorläufige Leichenschau). Dauert die Leistung nach Nummer 100 weniger als 20 Minuten (ohne Aufsuchen), mindestens aber 10 Minuten (ohne Aufsuchen), sind 60 Prozent der Gebühr zu berechnen.   126,27   126,27   –   –

Kommentar: Die vorläufige Leichenschau darf die Mindestzeit von 10 Minuten nicht unterschreiten. Dies dürfte ohnehin nur selten, z.B. auf einer Palliativstation bei einer tödlich verlaufenen BK, vorkommen. Die Zeit der Leichenschau beginnt beim Eintreffen am Fundort und endet mit der abschließenden Unterschrift des Arztes auf der Todesbescheinigung. Da das Einholen von Auskünften bei den Angehörigen, dem Pflegepersonal oder Vorbehandlern sowie das Auswerten von Krankenunterlagen Bestandteile der Leistung sind, wirken sich diese erhöhend auf die Gesamtzeit der Leichenschau aus.

Die Allg. Best. vor Abschnitt B.V. legen fest, dass der Arzt für die außerhalb der Arbeitsstätte zurückgelegte Wegstrecke nur das Wegegeld nach den Nrn. 71 bis 84 abrechnen darf. Das Aufsuchen (Nrn. 45, 46, 48, 50 bis 51), die Untersuchung des Toten (Nrn. 1 bis 9), die Besprechung mit Vorbehandlern (Nrn. 60a/b), das Ausstellung der Todesbescheinigung (Nrn. 110 bis 145) sind Bestandteil der Leistung und dürfen daher nicht zusätzlich abgerechnet werden. Die Nrn. 50 bis 51 sind ausnahmsweise ansetzbar, wenn der Arzt primär verständigt wurde, um einer noch lebenden Person medizinisch Hilfe zu leisten. Verstirbt die Person bis zum Eintreffen des Arztes, ist dies in der Rechnung zu vermerken.

Ausschluss: 1–9, 45, 46, 48, 50 bis 51, 60a/b, 101, 110-145

101 Eingehende Untersuchung eines Toten und Ausstellung einer Todesbescheinigung, einschließlich Angaben zu Todesart und Todesursache gemäß landesrechtlicher Bestimmungen, gegebenenfalls einschließlich Aktenstudium und Einholung von Auskünften bei Angehörigen, vorbehandelnden Ärzten, Krankenhäusern und Pflegediensten (Dauer mind. 40 Minuten), gegebenenfalls einschließlich Aufsuchen (eingehende Leichenschau). Dauert die Leistung nach Nummer 101 weniger als 40 Minuten (ohne Aufsuchen), mindestens aber 20 Minuten (ohne Aufsuchen), sind 60 Prozent der Gebühr zu berechnen.   189,41   189,41   –   –   –

Kommentar Die eingehende Leichenschau darf die Mindestzeit von 20 Minuten nicht unterschreiten und muss auch die Angaben zur Todesart und Todesursache enthalten. Fehlt die Angabe zur Todesart und/oder Todesursache oder wird die Mindestzeit nicht erfüllt, darf nur die Gebühr einer vorläufigen Leichenschau nach Nr. 100 abgerechnet werden. Die Zeit der

B. Grundleistungen und allgemeine Leistungen 102–106

UV-GOÄ-Nr. | Allgemeine Heilbehandl. | Besondere Heilbehandl. | Besondere Kosten | Allgemeine Kosten | Sachkosten (Besond. + Allg. Kosten)

Leichenschau beginnt beim Eintreffen am Fundort und endet mit der abschließenden Unterschrift des Arztes auf der Todesbescheinigung. Da das Einholen von Auskünften bei den Angehörigen, dem Pflegepersonal oder Vorbehandlern sowie das Auswerten von Krankenunterlagen Bestandteile der Leistung sind, wirken sich diese erhöhend auf die Gesamtzeit der Leichenschau aus.
Die Allg. Best. vor Abschnitt B.V. legen fest, dass der Arzt für die außerhalb der Arbeitsstätte zurückgelegte Wegstrecke nur das Wegegeld nach den Nrn. 71 bis 84 abrechnen darf. Das Aufsuchen (Nrn. 45, 46, 48, 50 bis 51), die Untersuchung des Toten (Nrn. 1 bis 9), die Besprechung mit Vorbehandlern (Nrn. 60a/b), das Ausstellung der Todesbescheinigung (Nrn. 110 bis 145) sind Bestandteil der Leistung und dürfen daher nicht zusätzlich abgerechnet werden. Die Nrn. 50 bis 51 sind ausnahmsweise ansetzbar, wenn der Arzt primär verständigt wurde, um einer noch lebenden Person medizinisch Hilfe zu leisten. Verstirbt die Person bis zum Eintreffen des Arztes, ist dies in der Rechnung zu vermerken.

Ausschluss: 1–9, 45, 46, 48, 50 bis 51,60a/b, 100, 110–145.

102 Zuschlag zu den Leistungen nach den Nummern 100 oder 101 bei einer Leiche mit einer dem Arzt oder der Ärztin unbekannten Identität und/oder besonderen Todesumständen (zusätzliche Dauer mind. 10 Minuten)   31,56   31,56   –   –   –

Kommentar Eine „unbekannte Identität" besteht, wenn der die Leichenschau durchführende Arzt, die verstorbene Person nicht persönlich kannte und eine identifizierende Inaugenscheinnahme Dritter (Angehörige oder Personen, die den Toten kannten) vor Beginn der Leichenschau nicht möglich ist. Als „besondere Todesumstände" gelten insbesondere der Verdacht auf einen nicht natürlichen oder länger zurück liegenden Tod oder die erschwerte Zugänglichkeit des Toten. Nur wenn die unbekannte Identität und/oder die besonderen Todesumstände einen nachprüfbaren zusätzlichen Zeitaufwand von mindestens 10 Minuten bedingen, darf der Zuschlag abgerechnet werden.

Ausschluss 1–9, 45, 46, 48, 50 bis 51,60a/b, 110-145

103 Zuschlag für in der Zeit von 20 bis 22 Uhr oder 6 bis 8 Uhr erbrachte Leistungen
17,31   17,31   –   –   –

Kommentar Der Zuschlag ist abrechenbar, wenn die Leichenschau von Montag bis Freitag in der Zeit von 20 bis 22 Uhr und von 6 bis 8 Uhr durchgeführt wird. Sofern der Werktag ein Feiertag ist (z.B. Ostermontag), darf der höhere Zuschlag nach Nr. 105 abgerechnet werden.

Ausschluss 1–9, 45, 46, 48, 50 bis 51,60a/b, 104, 105, 110–145

104 Zuschlag für in der Zeit zwischen 22 und 6 Uhr erbrachte Leistungen
29,97   29,97   –   –   –

Kommentar Der Zuschlag ist abrechenbar, wenn die Leichenschau von Montag bis Freitag in der Zeit von 22 bis 6 Uhr durchgeführt wird. Sofern der Werktag ein Feiertag ist (z.B. Ostermontag), darf nur der geringere Zuschlag nach Nr. 105 abgerechnet werden.

Ausschluss 1–9, 45, 46, 48, 50 bis 51,60a/b, 103, 105, 110–145

105 Zuschlag für an Samstagen, Sonn- und Feiertagen erbrachte Leistungen
22,65   22,65   –   –   –

Kommentar Der Zuschlag ist abrechenbar, wenn die Leichenschau an einem Samstag, Sonntag oder Feiertag durchgeführt wird. Da die Leistungsbeschreibung keine Zeitangaben enthält, ist davon auszugehen, dass der Zuschlag für den gesamten Tag gilt. Sofern die Leichenschau zwischen 22 und 6 Uhr erfolgt, darf nicht der höher bewertete Zuschlag nach Nr. 104 abgerechnet werden, da dieser den Werktagen Montag bis Freitag vorbehalten bleibt.

Ausschluss 1–9, 45, 46, 48, 50 bis 51,60a/b, 103, 104, 110–145

106 Entnahme einer Körperflüssigkeit bei einem Toten
22,97   22,97   –   –   –

Kommentar Die Nr. 106 ist neben der Leichenschau (Nrn. 100 oder 101) zusätzlich abrechenbar. Sofern während der Leichenschau mehrere Körperflüssigkeiten (z.B. Blut, Urin, Liquor usw.) entnommen werden, so ist der Zuschlag für die Entnahme auch entsprechend mehrfach abrechenbar. Eine zusätzliche Abrechnung der Entnahme mit weiteren Gebüh-

	Allgemeine Heilbehandl.	Besondere Heilbehandl.	Besondere Kosten	Allgemeine Kosten	Sachkosten (Besond. + Allg. Kosten)

renziffern, wie z.B. der Blutentnahme aus der Vene oder Arterie nach den Nrn. 250 oder 251, ist nicht zulässig.

Ausschluss: 1–9, 45, 46, 48, 50 bis 51,60a/b, 110–145, 250, 251, 305, 318.

107 Bulbusentnahme bei einem Toten | 38,30 | 38,30 | – | – | – |

Kommentar: Die Nr. 107 ist neben der Leichenschau (Nrn. 100 oder 101) zusätzlich abrechenbar. Sie ist zweimal abrechenbar, wenn beide Augäpfel entnommen werden. Da in der Leistungsbeschreibung die Einzahlformulierung „Bulbus" und nicht der Plural „Bulbi" verwendet wird, ist die zweifache Abrechnung gerechtfertigt. Eine zusätzliche Abrechnung der Bulbusentnahme mit weiteren Gebührenziffern, wie z.B. der Augapfelentfernung nach den Nrn. 1370 oder 1371, ist nicht zulässig.

Ausschluss: 1–9, 45, 46, 48, 50 bis 51,60a/b, 110–145, 1370, 1371.

108 Hornhautentnahme aus einem Auge bei einem Toten | 35,24 | 35,24 | – | – | – |

Kommentar: Die Nr. 108 ist neben der Leichenschau (Nrn. 100 oder 101) zusätzlich abrechenbar. Die Nr. 108 ist zweimal abrechenbar, sofern die Hornhaut aus beiden Augen entnommen wird. Eine zusätzliche Abrechnung der Hornhautentnahme mit weiteren Gebührenziffern, wie z.B. der Abschabung der Hornhaut oder der Hornhauttransplantation nach den Nrn. 1339 oder 1346, ist nicht zulässig.

Ausschluss: 1–9, 45, 46, 48, 50 bis 51,60a/b, 110–145, 1339, 1346.

109 Entnahme eines Herzschrittmachers bei einem Toten | 33,69 | 33,69 | – | – | – |

Kommentar: Die Nr. 109 ist neben der Leichenschau (Nrn. 100 oder 101) zusätzlich abrechenbar. Eine zusätzliche Abrechnung der Entnahme mit weiteren Gebührenziffern, wie z.B. die Schrittmacherentnahme nach den Nrn. 3096 oder 3097, ist nicht zulässig.

Ausschluss: 1–9, 45, 46, 48, 50 bis 51, 60a/b, 110–145, 3096, 3097

VI. Besondere Regelungen

Allgemeine Bestimmungen:

1. Die Befundmitteilung oder der einfache Befundbericht ist mit der Gebühr für die zugrundeliegende Leistung abgegolten.
2. Für Berichte, die auf Verlangen des Trägers der GUV oder aufgrund von Regelungen des Vertrags Ärzte/Unfallversicherungsträger frei ohne Verwendung eines Vordrucks erstattet werden, bemisst sich die Gebühr entsprechend dem Aufwand, Zweck und Inhalt nach dem Gebührenrahmen der Nummern 110–118.
3. Portoauslagen für angeforderte Berichte/Gutachten sind – soweit kein Freiumschlag beigefügt ist – dem Arzt zu erstatten.
4. Für die Übersendung von Krankengeschichten oder Auszügen (Fotokopien) daraus – auf Anforderung des UV-Trägers – wird ungeachtet des Umfanges ein Pauschsatz in Höhe der Nr. 193, zuzüglich Porto, vergütet. Sie müssen vom absendenden Arzt durchgesehen und ihre Richtigkeit muss von diesem bescheinigt werden.

Arbeitshinweise: • In der Praxis betrifft dies häufig radiologische Leistungen (Röntgen, CT, MRT usw.), die vom behandelnden Arzt meist zur Klärung der Diagnose angefordert werden. Durch die Befundmitteilung oder den einfachen Befundbericht erhält der auftraggebende Arzt die notwendige Information über die Ergebnisse der durchgeführten Untersuchung(en). Dies gilt auch für umfangreichere Befundberichte, wenn entspr. aufwendige Untersuchungen durchgeführt wurden (z. B. MRT, endoskopische Untersuchungen usw.).

110 Vordruck F 1100 – Auskunft Behandlung | 13,47

Kommentar: Im Rahmen der allg. HB ist eine Berichterstattung durch einen weiterbehandelnden Arzt ohne D-Arzt-Status nicht vorgesehen. Auf einen Bericht, der ohne Aufforderung des UVTr vom weiterbehandelnden Arzt ohne D-Arzt-Status erstattet wird, besteht daher kein Vergütungsanspruch.

B. Grundleistungen und allgemeine Leistungen

UV-GOÄ-Nr. | Gebühr in €

Als Bestandteil der Hauptleistung und daher nicht gesondert abrechenbar sind:
- der OP-Bericht im Wortlaut (Nr. 1 der Allg. Best. zu Teil B.VI; § 11 Abs. 2 Vbg-DKG)
- der Arthroskopiebericht (Nr.1 der Allg. Best. zu Teil B.VI)
- das Anästhesieprotokoll (Nr.1 der Allg. Best. zu Teil B.VI)
- stationärer Entlassungsbericht bei BK (§ 11 Abs. 2 Vbg-DKG)
- stationärer Entlassungsbericht bei Arbeitsunfall (F 2102; Vergütungshöhe 8,– EUR und Abrechnung durch OPS in DRG; § 2 Ergänzungs-Vbg-DKG vom 21.02.2018)
- der radiologische Befundbericht (Nr. 3 der Allg. Best. zu Teil O)
- der einfache neurologische Befundbericht (Nr.1 der Allg. Best. zu Teil B.VI)
- Vordruck F 2222 – Mitteilung Arbeitsfähigkeit/Abschluss bes. HB (keine Gebühr vereinbart)
- das Sektionsprotokoll (Zusatzbestimmung zu Ziff. IIa.1. bis IIa.4b. Vereinbarung UV/Pathologen)
- histologischer Befund (Nr. 1 der Allg. Best. zu Teil B.VI)
- Befundbericht Alkoholbestimmung (Zusatzbestimmung zu Nr. 251a)
- Laborbefund (Nr. 1 Satz 1 der Allg. Best. zu Teil M)
- Dokumentation photodynamische Therapie für Arzt und UVTr (Zusatzbestimmungen zu Nrn. 570/571)

Siehe hierzu auch Kommentar zu § 5 ÄV.

Ausschluss: 34, 251a, 100–109, 572, 573, 833, 3500–4787, 4800–4873, 5000–5855

114 nicht besetzt

115 Vordruck F 2100 – Verlaufsbericht   12,93

Arbeitshinweise: Zum 01.07.2018 wurde der früher unter dieser Nr. geführte „Zwischenbericht bei besonderer Heilbehandlung" durch den neuen „Verlaufsbericht" ersetzt. Der neue Verlaufsbericht ist gleichzeitig auch als Ersatz für den früheren Nachschaubericht (F 2106) zu verwenden, der entfallen ist.

1. Verwendung des F 2100 als Bericht über die Nachschau (§ 29 ÄV):
   a. Eine Nachschau können ausschließlich D-Ärzte durchführen, sofern allgem. HB eingeleitet wurde. Mit der Nachschau überwacht der D-Arzt die allgem. HB durch den weiterbehandelnden Arzt und berichtet hierüber dem UVTr. Wird anlässlich der Nachschau bes. HB eingeleitet ist auch der 2. Teil (ab Nr. 1 Befund) vollständig auszufüllen.
   b. Eine Nachschau i. S. des § 29 ÄV liegt nicht vor, wenn zwischenzeitlich keine Behandlung durch einen anderen Arzt stattgefunden hat (s. § 29 Abs. 2 ÄV) und die allgem. HB somit nur
      – durch den D-Arzt selbst oder
      – durch einen anderen D-Arzt oder
      – bei Handverletzungen durch einen nach § 37 Abs. 3 ÄV beteiligten Handchirurgen durchgeführt wird. In diesen Fällen besteht kein Anspruch auf die Berichtsgebühr.
   c. Der Bericht verlangt nach konkreten Angaben zum aktuellen Befund und zum bisherigen Behandlungsverlauf. Auch Änderungen bzw. Konkretisierungen der bisherigen Diagnose sind hier anzugeben. Zudem wird nach einem Behandlungsvorschlag gefragt. Hierunter ist z. B. auch die Verordnung von Heilmitteln zu verstehen.
   d. Verbleibt der Verletzte in allgem. HB, ist der D-Arzt aufgefordert, im Rahmen der Nachschau eine **Prognose über die voraussichtliche Dauer der AU** abzugeben. Dies dient als Anhaltspunkt für den UVTr im Zusammenhang mit der Heilverfahrenssteuerung und soll dem weiter behandelnden Arzt (Hausarzt) einen Hinweis geben, ohne in dessen Behandlungskompetenz einzugreifen.
   e. Eine **weitere Nachschau** wird immer dann erforderlich, wenn an dem vom D-Arzt festgesetzten Termin noch AU oder Behandlungsbedürftigkeit vorliegt.

2. Verwendung des F 2100 als Verlaufsbericht über die eigene HB durch den D-Arzt
   a. Der Verlaufsbericht F 2100 ist ausschließlich für die **Verwendung durch D-Ärzte** vorgesehen. Er ist vom D-Arzt **nach Aufforderung durch den UVTr** zu erstatten; er kann aber **auch unaufgefordert** nach folgenden Kriterien erstattet werden:
      • Wiedervorstellung durch andere Ärztin/anderen Arzt
         Es muss sich nicht grundsätzlich um eine erneute („Wieder") Vorstellung bei dem D-Arzt handeln. Auch die Vorstellung durch einen anderen D-Arzt, z.B. nach der Behandlung im Krankenhaus erfüllt diese Voraussetzungen.

- wenn Besonderheiten im Behandlungsverlauf nach § 16 ÄV mitzuteilen sind
  Liegt eine Komplikation nach § 16 vor, dann ist das Feld „Es sind Komplikationen eingetreten" anzukreuzen.
  Diese Verlaufs-Berichterstattung ist ausdrücklich auch in Nr. 36 genannt.
- Wiedervorstellung auf eigene Veranlassung
  Damit ist nicht die Veranlassung des Arztes zur Nach- oder Kontrolluntersuchung gemeint. Diese Variante ist dann gegeben, wenn sich Versicherte auf eigene Veranlassung selbst vorstellen (ohne Aufforderung durch einen anderen oder den behandelnden Arzt).

b. Mit dem Verlaufsbericht hat der D-Arzt die Möglichkeit, bei in eigener HB stehenden Verletzten von der allg. HB in die bes. HB überzuleiten, weil sich z. B. die Unfallfolgen schlimmer darstellen, als zunächst angenommen, oder weil unvorhergesehene Komplikationen eingetreten sind.
Die Fragen im 2. Berichtsteil orientieren sich an den in aller Regel schwereren Verletzungsfolgen und verlangen deshalb z. B. Angaben über aufgetretene **Komplikationen**, weitere **Maßnahmen zur Diagnostik und Behandlung** sowie zur **Übungsbehandlung**.

c. Nachdem die Problematik der **psychischen Folgen nach Unfällen** im Rahmen der Rehabilitation zunehmend an Bedeutung gewinnt, wird auch die Frage gestellt, ob es Hinweise für die Entwicklung psychischer Gesundheitsbeeinträchtigungen gibt. Ferner ist die weitere **AU bzw. Behandlungsbedürftigkeit** zu beurteilen und abzuschätzen, ob und in welchem Umfang der Verletzte seine bisherige berufliche Tätigkeit wieder aufnehmen kann. Der Arzt hat gleichzeitig Gelegenheit, nähere Informationen über die konkreten Arbeitsplatzverhältnisse beim UVTr abzufordern. Der Bericht zielt darauf ab, die **medizinische und berufliche Wiedereingliederung zu beschleunigen** und dem UVTr die hierfür erforderlichen Informationen zu liefern. Aus diesem Grund enthält der Bericht auch die Frage, ob und durch welche besonderen Maßnahmen eine schnellere Wiedereingliederung erreicht werden kann und ob eine Arbeits- und Belastungserprobung erforderlich ist. Die bereits im Erstbericht gestellte Frage, ob der Versicherte von einem Mitarbeiter des UVTr beraten werden soll, wird im Verlaufsbericht wieder aufgegriffen.
Die Übersendung einer Kopie des an den nachbehandelnden Arzt erstatteten Krankenhaus-Entlassungsbriefes an den UVTr ist nicht zu vergüten (s. auch Arb. Hinweise zu Nr. 119, letzter Absatz).

d. In der Praxis zeigt sich immer öfter, dass ein Teil der Ärzte auch bei leichteren Verletzungen routinemäßig – oft auch mehrfach und in kurzen Abständen – **Verlaufsberichte** oder **Abschlussberichte** für den UVTr erstellt.
Diese Berichte erfüllen oft nicht die Voraussetzungen des § 16 ÄV bzw. enthalten kaum Substanz oder nur Informationen, die schon bekannt sind (vgl. auch Hinweise zu § 16 ÄV). Zudem ist bei leichteren Verletzungen, die in aller Regel folgenlos ausheilen (Prellungen, Schürfungen, Schnittverletzungen usw.) ein Bericht regelmäßig nicht erforderlich.
Obwohl eine zügige und vollständige Berichterstattung grundsätzlich im Interesse der UVTr liegt, ist darauf zu achten, dass diese nicht zum Zwecke bloßer Gebührenliquidation missbraucht wird. Die Gebühren für nicht aussagefähige Berichte ohne ausreichende inhaltliche Substanz (z. B. nur dem Inhalt des Vordrucks F 2222 entspr.) sollten nicht gezahlt werden.

e. Im **Zusammenhang mit radiologischen Leistungen** ist der zu erstattende **Befundbericht** regelmäßig mit der Gebühr für die radiologische Leistung abgegolten (vgl. Arb.Hinweise zu den Allgem. Best. zu Abschnitt B.VI. bzw. vor Nrn. 110 ff. sowie zu Abschnitt O. bzw. vor Nrn. 5000 ff.).

f. Für das Ausstellen von **Verordnungen** kann nicht die Gebühr für einen Verlaufsbericht nach Nr. 115 berechnet werden. Verordnungen werden grundsätzlich nicht vergütet.

Kommentar: Der Verlaufsbericht kann vom D-Arzt und nach § 37 Abs. 3 ÄV zugelassenen Handchirurgen als Bericht bei allg. HB, bei der Übernahme in die bes. HB, bei der Fortführung der bes. HB und bei Besonderheiten im Behandlungsverlauf nach § 16 ÄV verwendet werden. Die Vergütung erfolgt nach Nr. 115.
Der Arzt vermerkt auf dem neuen Verlaufsbericht den Anlass für die Berichterstattung. Dafür stehen ihm bei allgemeiner und bes. HB folgende Varianten zur Verfügung:

B. Grundleistungen und allgemeine Leistungen 116–118

UV-GOÄ-Nr.   Gebühr in €

- Wiedervorstellung durch anderen Arzt
- Wiedervorstellung auf eigene Veranlassung Versicherten
- Anforderung durch den UVTr
- Übernahme in bes. HB ab
- Besonderheiten im Heilverlauf (§ 16, auch während stationärer Behandlung)

Die Berichterstattung bei Wiedervorstellung aus eigener Veranlassung ist nur dann erforderlich und zu erstatten, wenn sich daraus eine Besonderheit im Behandlungsverlauf nach § 16 ÄV ergibt, da diese für den UVTr für die Steuerung und Überwachung des Heilverfahrens von Bedeutung ist.

Wenn der D-Arzt die allg. HB selbst durchführt, ist gemäß § 29 ÄV grundsätzlich keine Berichterstattung vorgesehen, es sei denn, es treten Besonderheiten im Behandlungsverlauf gemäß § 16 ÄV auch bei stationärer Behandlung auf oder dem UVTr sind Hinweise zur beruflichen Wiedereingliederung gemäß § 17 ÄV zu geben. Dann sind die Felder zum Anlass der Berichterstattung und der allg. HB auszufüllen.

Die Verwaltungs-BG (V-BG) hat zur ganzheitlichen sportmedizinischen Betreuung versicherter Sportler das Mannschafts-Arzt-Verfahren eingeführt. Der „M-Arzt" erhält von der V-BG für den M-Arzt-Verlaufsbericht ebenfalls die Gebühr nach Nr. 115.

Die Gebühr für den Verlaufsbericht wird nur bei der Zusendung des Formtextes F 2100 vergütet. Für die Zusendung des Vordruckes F 2222 - Mitteilung Arbeitsfähigkeit/Abschluss bes. HB wurde keine Gebühr vereinbart, so dass die Nr. 115 hierfür nicht abrechenbar ist.

Ausschluss: 34, 100–109, 833, 5400–5475

116   **Vordruck F 3110 - Belastungserprobung einschließlich Anlage F 3112 Arbeitsplatzbeschreibung**   21,75

Kommentar: Die Gebühr rechnet der Arzt ab, der die Wiedereingliederung in das Erwerbsleben einleitet und überwacht (z.B. D-Arzt, Augenarzt, HNO-Arzt usw.). Die Nr. 116 ist nur abrechenbar, wenn der UVTr den Vordruck Belastungserprobung = BEP (F 3110) vom Arzt erhält. Enthält ein Verlaufs- oder Behandlungsbericht auch Informationen zur BEP, so besteht neben der Berichtsgebühr kein zusätzlicher Vergütungsanspruch nach Nr. 116.

Die Zusendung der Anlage zur Arbeitsplatzbeschreibung (F 3112) führt zu keiner doppelten Vergütung der Nr. 116. Die Arbeitsplatzbeschreibung ist entbehrlich, wenn dem Arzt bereits ein vom UVTr zugesandtes Tätigkeitsprofil vorliegt, die BEP nur verlängert wird oder eine erneute BEP erfolgt, es sei denn es haben sich zwischenzeitlich Tätigkeitsänderungen ergeben.

Ausschluss: 100–109, 833

117   **Vordruck F 1110 – Auskunft Zweifel Arbeitsunfall/Ursachenzusammenhang**   21,75

Kommentar: Die Nr. 117 ist neben der Auskunft Zweifel Arbeitsunfall/Ursachenzusammenhang auch noch abrechenbar für:
1. die BGSW-Gesamtberichtsgebühr. Diese beinhaltet den BGSW-Aufnahmebericht (Formtext F 2152), den BGSW-Kurzbericht (Formtext F 2156), die Dokumentation Therapie BGSW (Formtext F 2158) und den ausführlicher ärztlichen BGSW-Entlassungsbericht (Formtext F 2160),
2. die KSR-Gesamtberichtsgebühr. Diese erfolgt in Anlehnung an das BGSW-Berichtswesen(Siehe zu 2.)
3. die ABMR-Gesamtberichtsgebühr (Siehe Nr. 5 des Gebührenverzeichnis für ABMR). Diese beinhaltet den ABMR Aufnahmebericht (Formtext F 2164) und den ABMR-Entlassungsbericht (Formtext F 2166).

Die Überweisungen zur BGSW, KSR und zur ABMR werden als Bestandteil der D-Arzt-Tätigkeit eingestuft und sind daher nicht analog nach Nr. 117 zu vergüten.

Für den Bericht „Zweifel Arbeitsunfall/Ursachenzusammenhang" (Formtext F 1110) besteht Umsatzsteuerpflicht. Keine Umsatzsteuerpflicht besteht dagegen für den Formtexte zur Einleitung einer Belastungserprobung sowie die BGSW-, KSR- und ABMR-Berichte.

Schreibgebühren nach Nr. 190 sind abrechenbar.

Ausschluss: 34, 100–109, 251a, 833

118   **Ausführlicher Befundbericht auf Anforderung des Unfallversicherungsträgers**   37,27

Bei der Leistung handelt sich um einen Bericht in freier Form, der von allen an der HB beteiligten Ärzten erbracht werden kann auf Anforderung durch den Unfallversicherungsträger.

Kommentar: Der freie Bericht darf nur auf Aufforderung des UVTr durch einen Arzt erstattet werden. Da der Bericht nicht an eine Form gebunden ist, wird die konkrete Fragestellung vom UVTr vorgegeben. Der UVTr bietet die Gebühr für freie Befundberichte im laufendem Heilverfahren und bei Fragen zu (Vor-)Behandlungen bei Arbeitsunfällen und BKen an. Der D-Arzt darf die Gebühr nicht bei Besonderheiten des Behandlungsverlaufs (§ 16 ÄV) abrechnen, da hierfür der Verlaufsbericht zu erstatten ist. Teilt ein Nicht-D Arzt Besonderheiten mit (z.B. BK-Arzt, Psychiater, Neurologe etc.), so wird dieser Bericht mit Nr. 110 vergütet. Die ausschließliche Wiedergabe der festgestellten Befunde genügt für die relativ hohe Gebühr nicht. Der einfache Befund ist Bestandteil der Gebühr der abgerechneten Leistungen. Schreibgebühren nach Nr. 190 sind abrechenbar.
Als Bestandteil der Hauptleistung und daher nicht gesondert abrechenbar sind:
– der OP-Bericht im Wortlaut (Nr. 1 der Allg. Best. zu Teil B.VI; § 11 Abs. 2 Vbg-DKG)
– der Arthroskopiebericht (Nr. 1 der Allg. Best. zu Teil B.VI)
– das Anästhesieprotokoll (Nr. 1 der Allg. Best. zu Teil B.VI)
– stationärer Entlassungsbericht bei BK (§ 11 Abs. 2 Vbg-DKG)
– stationärer Entlassungsbericht bei Arbeitsunfall (F 2102; Vergütungshöhe 8,– EUR und Abrechnung durch OPS in DRG; § 2 Ergänzungs-Vbg-DKG vom 21.02.2018) – der radiologische Befundbericht (Nr. 3 der Allg. Best. zu Teil O)
– der einfache neurologische Befundbericht (Nr. 1 der Allg. Best. zu Teil B.VI)
– Vordruck F 2222 - Mitteilung Arbeitsfähigkeit/Abschluss bes. HB (keine Gebühr vereinbart)
– das Sektionsprotokoll (Zusatzbestimmung zu Ziff. IIa.1. bis IIa.4b. Vereinbarung UV/Pathologen)
– histologischer Befund (Nr. 1 der Allg. Best. zu Teil B.VI)
– Befundbericht Alkoholbestimmung (Zusatzbestimmung zu Nr. 251a)
– Laborbefund (Nr. 1 Satz 1 der Allg. Best. zu Teil M)
– Dokumentation photodynamische Therapie für Arzt und UVTr (Zusatzbestimmungen zu Nrn. 570/571)
Die Vergütung der Nr. 118 wurde bei folgenden Berichten vereinbart:
– F 7140 – Verlaufsbericht § 3 BKV Atemwege
– F 7142-1315-4301-4302 Verlaufsbericht anerkannte BK 1315/4301/4302, weiterhin gefährdende Tätigkeit.

Ausschluss 34, 100–109, 251a, 570, 571, 572, 573, 753, 754, 833, 5400 bis 5475

124 nicht besetzt

125 Vordruck F 1050 – Ärztliche Unfallmeldung 10,11

Arbeitshinweise: Der behandelnde Arzt erstattet am Tage der ersten Inanspruchnahme durch den Unfallverletzten, spätestens am nächsten Werktag, dem Unfallversicherungsträger die Ärztliche Unfallmeldung nach Formtext F 1050. Der Grund der D-Arzt-Vorstellung sowie die Art der Erstversorgung sind zu dokumentieren. Nur dann wird die Gebühr nach Nr. 125 UV-GOÄ fällig. Behandelnder Arzt nach § 14 ÄV ist jeder erstbehandelnde Arzt, der nicht D-, Augen- oder HNO-Arzt oder zugelassener Handchirurg ist.
Die Ärztliche Unfallmeldung kann auch dann erstattet werden, wenn Versicherte sich außerhalb der unfallärztlichen Bereitschaft in einem Krankenhaus vorgestellt haben und sich hiernach bei einem anderen Arzt vorstellen und diesem kein Bericht vorliegt. Dies ist auf dem Vordruck F1050 entsprechend zu dokumentieren.
Wurde dagegen der Verletzte bereits beim D-Arzt vorgestellt, füllt der im Rahmen der allgemeinen Heilbehandlung weiterbehandelnde Arzt (z.B. Hausarzt, Kinderarzt) nur den Formularkopf aus und rechnet seine ärztl. Leistungen (ohne Berichtsgebühr!) auf der 2. Seite ab. Es gibt keine vertragliche Verpflichtung, hierfür das Formular F 1050 zu verwenden. Der Arzt kann also auch eine einfache Rechnung schreiben.
Eine **weitere Berichterstattung** im Rahmen der allgem. Heilbehandlung ist in der Regel nicht erforderlich.
Ausnahmen:
• Der UV-Träger fordert einen Bericht an (die Anforderung sollte einen Vergütungshinweis enthalten).
• Es liegen Besonderheiten im Heilverlauf (§ 16 ÄV) vor.
Es sollte darauf geachtet werden, dass der Arzt die „Ankreuzvarianten" zur Feststellung der Vorstellungspflicht beim D-Arzt korrekt ausfüllt. Das gilt insbes., wenn er den

B. Grundleistungen und allgemeine Leistungen

Kommentar: Verletzten nicht vorstellt. Sofern keine Behandlung erforderlich ist, ist dies unter Punkt 5 der Ärztlichen Unfallmeldung (F 1050) zu vermerken.

Kommentar: Wird die ärztliche Unfallmeldung gemäß § 57 Abs. 3 ÄV nicht unverzüglich erstattet (Eingang später als 8 Tage beim UVTr), besteht grundsätzlich kein Anspruch auf die Berichtsgebühr. Die Frist beginnt mit der Erstbehandlung zu Lasten des UVTr. Um der knapp bemessenen Frist zur Berichtserstattung Rechnung zu tragen, darf neben dem Porto für den Versand des Unfallberichts, zusätzlich ein elektronischer Vorabversand (Faxversand) mit der Nr. 192 berechnet werden. Sofern ein Arzt zur Vorstellung beim D-Arzt (§§ 26 Abs. 1, 3 und 37 Abs. 1 ÄV) verpflichtet ist, muss er hierzu den Formtext F 1050 verwenden und den Grund der Vorstellung im Formtext F 1050 angeben. Die ärztliche Unfallmeldung ist auch dann zu erstatten, wenn eine Vorstellungspflicht nach § 26 ÄV besteht. Die Art der Erstversorgung und die Gründe der Vorstellungspflicht beim D-Arzt sind in der ärztlichen Unfallmeldung zu dokumentieren. Nur dann besteht ein Anspruch auf die Gebühr nach Nr. 125 UV-GOÄ. Die Erstattung der ärztlichen Unfallmeldung hat nicht zu erfolgen, wenn nach der Erstvorstellung beim D-Arzt, zugelassenen Handchirurgen, HNO- oder Augenarzt der Verletzte zur Durchführung der allg. HB an den erstbehandelnden Arzt zurück oder an den Hausarzt/Kinderarzt weiter überwiesen wird. In diesem Fall rechnet der weiterbehandelnde Arzt seine erbrachten Leistungen ohne Berichtserstattung ab.

Ausschluss: 34, 100–109, 145, 833

126   Vordruck F 1030 – Augenarztbericht   16,71

Kommentar: Wird der Augenbericht gemäß § 57 Abs. 3 ÄV nicht unverzüglich erstattet (Eingang später als 8 Tage beim UVTr), besteht grundsätzlich kein Anspruch auf die Berichtsgebühr. Die Frist beginnt mit der Erstbehandlung zu Lasten des UVTr. Die Gebühr ist nicht analog für nachfolgende Berichte des Augenarztes zum Behandlungsverlauf abrechenbar. Der UVTr hat dem Augenarzt bei der Anforderung eines Berichtes zum Behandlungsverlauf eine Berichtsgebühr gemäß § 57 Abs. 1 ÄV anzubieten. Bei Auskünften zur Behandlung erfolgt die Vergütung nach Nr. 110 und bei ausführlichen Auskünften nach Nr. 118 zzgl. Schreibgebühren nach Nr. 190. Dies gilt jeweils auch, wenn der Augenarzt einen Bericht von sich aus erstattet (z. B. bei Besonderheiten im Behandlungsverlauf gemäß § 16 ÄV). Ob die Nr. 110 oder Nr. 118 vergütet wird, hängt von Art, Umfang und Inhalt des Berichtes ab.

Ausschluss: 34, 100–109, 833

127   Vordruck F 1040 – Hals-Nasen-Ohrenarztbericht   16,71

Kommentar: Wird der HNO-Bericht gemäß § 57 Abs. 3 ÄV nicht unverzüglich erstattet (Eingang später als 8 Tage beim UVTr), besteht grundsätzlich kein Anspruch auf die Berichtsgebühr. Die Frist beginnt mit der Erstbehandlung zu Lasten des UVTr. Die Gebühr ist nicht analog für nachfolgende Berichte des HNO-Arztes zum Behandlungsverlauf abrechenbar. Der UVTr hat dem HNO-Arzt bei der Anforderung eines Berichtes zum Behandlungsverlauf eine Berichtsgebühr gemäß § 57 Abs. 1 ÄV anzubieten. Bei Auskünften zur Behandlung erfolgt die Vergütung nach Nr. 110 und bei ausführlichen Auskünften nach Nr. 118 zzgl. Schreibgebühren nach Nr. 190. Dies gilt jeweils auch, wenn der HNO-Arzt einen Bericht von sich aus erstattet (z. B. bei Besonderheiten im Behandlungsverlauf gemäß § 16 ÄV). Ob die Nr. 110 oder Nr. 118 vergütet wird, hängt von Art, Umfang und Inhalt des Berichtes ab.

Ausschluss: 34, 100–109, 833

128   Vollständige Dokumentation des Erlanger Atopie-Score nach vorheriger Anforderung durch den Unfallversicherungsträger   21,75

Kommentar: Der Erlanger-Atopie-Score ist ausschließlich bei drohenden Hauterkrankungen im Sinne der BK-Nr. 5101 der Anlage zur BKV zu erheben. Erhebt der Hautarzt ohne vorherige Aufforderung durch den UVTr den Erlanger-Atopie-Score, für den der UVTr nachträglich keine Zustimmung erteilt, so hat er keinen Anspruch auf Vergütung der Nr. 128.

Ausschluss: 34, 100–109, 833

129   Vordruck F 6150 – Bericht Haut BK 5101   27,88

Kommentar: Wenn das Verfahren zur Früherfassung und Behandlung berufsbedingter Hauterkrankungen (§§ 41 und 42 ÄV) abgeschlossen ist, weil eine BK Haut i.S.d. Nr. 5101 der

Anlage zur BKV anerkannt wurde, erfolgt die Berichtserstattung ausschließlich über den Vordruck F 6150.

Ausschluss 34, 100–109, 833

130 Vordruck F 6050 – Hautarztbericht 67,42

Mit der Gebühr sind die Untersuchungsleistungen abgegolten. Portoauslagen und Tests (§ 43 Vertrag Ärzte/UVTr) werden gesondert vergütet.

Arbeitshinweise:
- DGUV – Rundschreiben 0243/2013 vom 15.07.2013:
  Der Hautarztbericht F 6050 und damit das Hautarztverfahren i.S.d. § 41 Vertag Ärzte/UVTr gelten nur für Erkrankungen i. S. d. BK-Nr. 5101.
  Meldungen von anderen BKen der Haut (BK-Nr. 5102, 5103) oder einer „Wie-BK" nach § 9 Abs. 2 SGB VII sind mit dem Vordruck F 6000 (ärztliche BK-Anzeige) vorzunehmen.
  Für eventuell erstattete Hautarztberichte besteht kein Anspruch auf Vergütung nach Nr. 130 UV-GOÄ.

Kommentar: Nur Hautärzte, Fachärzte für Arbeitsmedizin und Ärzte mit der Zusatzbezeichnung Betriebsmedizin dürfen Hautarztberichte erstatten. Betriebsärzte dürfen gemäß DGUV-Rdschr. 0002/2013 vom 04.01.2013 alternativ zum Hautarztbericht auch den betriebsärztliche Gefährdungsbericht BK 5101 (Formtext F 5060-5101) erstatten, der aber nicht nach Nr. 130, sondern mit 30,- EUR zzgl. Umsatzsteuer und Porto vergütet wird.
Die Regelung des § 57 Abs. 3 ÄV – unverzügliche Erstattung des Berichtes innerhalb von 8 Werktagen nach der Erstbehandlung – ist beim Hautarztbericht nicht anzuwenden. Im Rahmen des hautärztlichen Erstbehandlung festgestellte Begleitbeschwerden der Atemwege (z. B. Heuschnupfen etc.) sind nicht vom Behandlungsumfang des § 3 BKV erfasst und daher nicht durch den UVTr zu vergüten, so dass diese Behandlungen, Testungen etc. daher nur zu Lasten der Krankenkasse des Versicherten durchgeführt werden dürfen.
Sofern Hauterscheinungen innerhalb einer Arbeitsschicht auftreten (z.B. Sonnenbrand, Verätzungen, Verbrühungen etc.), liegt grundsätzlich ein Arbeitsunfall vor, so dass die Einleitung eines Hautarztverfahrens mit Formtext F 6050 nicht zulässig ist.
Der Hautarzt ist in diesen Fällen an die vertraglichen Regelungen bei Arbeitsunfällen gebunden, die eine Überweisungspflicht an einen D-Arzt bei Arbeitsunfähigkeit über den Unfalltag hinaus und einer prognostischen Behandlungsbedürftigkeit über einer Woche vorsehen. Der Unfall ist dem UVTr mit Formtext F 1050 ärztliche Unfallmeldung anzuzeigen, wenn der Versicherte nicht überwiesen werden muss.
Bei Arbeitsunfällen sind zudem umfangreiche Hauttestungen im Rahmen der Erstbehandlung nicht erforderlich und zweckmäßig im Sinne des § 8 Abs. 1 ÄV.

Ausschluss: 1–9, 34, 100–109, 143, 833

131 Vordruck F 6052 – Hautarztbericht – Behandlungsverlauf – 36,40

Mit der Gebühr sind die Untersuchungsleistungen abgegolten.

Arbeitshinweise: 1. Durch Beschluss der Ständigen Gebührenkommission nach § 52 ÄV wurden die Vordrucke Erstbericht (F 6050) und Verlaufsbericht (F 6052) in 12/2015 neu gefasst (Rundschreiben 0422/2015 vom 03.12.2015).
Nach § 57 Abs. 3 ÄV sind ärztliche Erstberichte unverzüglich zu erstatten und sollen inner- halb von acht Werktagen beim UVTr eingehen. Die als Fristbeginn genannte Erstbehandlung kann auf den F 6050 jedoch nicht angewendet werden, weil zum Zeitpunkt der Berichterstattung des F6050 (Erstbericht im Hautarztverfahren) noch kein Behandlungsauftrag des UVTr vorliegt. Daher sollte auf den Zeitpunkt abgestellt werden, zu dem der Bericht frühestens erstattet werden kann. Das ist in der Regel entweder der Tag der Untersuchung oder, soweit am Untersuchungstag Hauttestungen durchgeführt werden, der Tag, an dem das Ergebnis der Hauttestungen dem Arzt oder der Ärztin vorliegt. Falls keine Testfähigkeit vorliegt (z.B. aufgrund florider Hautveränderungen), soll der Hautarztbericht F6050 erstellt und die Testergebnisse können mit dem Verlaufsbericht F6052 nachgereicht werden.
2. Nach den Zusatzbestimmungen sind nunmehr mit den Berichtsgebühren die jeweiligen Untersuchungsleistungen nach den Nrn. 1 bis 9 UV-GOÄ abgegolten. Das gilt jedoch nur für die Untersuchungsleistungen, die der jeweiligen Berichterstattung zugrunde liegen. Hat der UVTr das Heilverfahren im Rahmen des § 3 BKV übernommen, kann der Arzt weitere Untersuchungs- und Beratungsleistungen nach den Regeln der UV-GOÄ abrechnen (vgl. DGUV-Rundschreiben 0319/2009 vom 15.06.2009). Darüber hinaus sind

B. Grundleistungen und allgemeine Leistungen

nur Hauttestungen zu vergüten, die zur Klärung des Ursachenzusammenhangs zwischen der Hauterkrankung und der beruflichen Tätigkeit erforderlich sind.
Durch die Neufassung ist der Vordruck F 6050 deutlich erweitert worden. Die damit angestrebte Intensivierung des Hautarztverfahrens kann jedoch nur erreicht werden, wenn dieser Vordruck bzw. auch der Vordruck F 6052 vom Arzt vollständig ausgefüllt werden. Die dort gestellten Fragen müssen deshalb ohne Einschränkungen beantwortet werden. Unvollständige Berichte sind nach § 57 Abs. 2 ÄV nicht zu vergüten (so VB 98/2005 bzw. Protokollnotiz zum Beschluss der Gebührenkommission).

3. Werks- und Betriebsärzte und niedergelassene Ärzte, die die Gebietsbezeichnung „Arbeitsmedizin" oder die Zusatzbezeichnung „Betriebsmedizin" führen, können den Verdacht auf das Vorliegen einer arbeitsbedingten Hauterkrankung mit dem Vordruck F 6060-5101 „Betriebsärztlicher Gefährdungsbericht Haut" an den UVTr melden. Dieser Bericht ist auf die Kernkompetenzen von Betriebs- und Werksärzten zugeschnitten und ermöglicht insbesondere die Mitteilung der arbeitsplatzbezogenen Expositionen.
Darüber hinaus können o. g. Ärzte weiterhin auch den F 6050 (Hautarztbericht) nutzen. Die Formtexte F 6050 und F 6060-5101 stellen insoweit alternative Anzeigewege dar. Möglich ist auch die Überweisung mittels Formtext F 2900 – ÜV – an einen Hautarzt (vgl. Noeske/Franz, § 41 Rdnr. 3).
Für die Erstattung des F 6060-5101 erhalten Betriebsärzte ein Honorar von 30,00 EUR ggf. zzgl. USt. und zzgl. Porto (Anlage 1 zum Rundschreiben 0002/2013 vom 04.01.2013).

4. Mit Wirkung vom 01.05.2013 wurde die Vergütung der Fotodokumentation mit Nr. 196 neu in die UV-GOÄ aufgenommen. Danach können bei Bedarf im Hautarztverfahren und in der dermatologischen Begutachtung gefertigte Fotos, die den im jeweiligen Bericht oder im Gutachten beschriebenen Hautbefund nachvollziehbar dokumentieren und auf CD/DVD (einschließlich der Herstellung, Verpackung, zuzüglich Porto) zur Verfügung gestellt werden, unabhängig von der Anzahl der Fotos, einmalig abgerechnet werden. Eine darüber hinausgehende notwendige Fotodokumentation kann durch den UVTr nach Rücksprache genehmigt werden.
Weitere Informationen zu möglichen Anwendungsfällen der Nr. 196 sind im „DGUV Indikationskatalog zur Fotodokumentation" (s.a. Rundschreiben 0191/2015 vom 19.05.2015) enthalten.

5. Durch Beschluss vom 26. November 2012 mit Wirkung zum 01. Januar 2013 fügte die ständige Gebührenkommission nach § 52 ÄV die Nr. 17a ein. Die Leistung beinhaltet die Erstellung eines individuellen Hautschutzplanes nach vorheriger Anforderung durch den Unfallversicherungsträger. Die Leistung beinhaltet auch die Besprechung des Hautschutzplanes mit dem Erkrankten. Darüber hinaus wurde die Nr. 128 neu eingefügt. Diese beinhaltet nach vorheriger Anforderung durch den Unfallversicherungsträger die vollständige Dokumentation des Erlanger-Atopie Score.

Kommentar: Nur die Untersuchungs- und/oder Beratungsleistungen (Nrn. 1–9) des letzten Arzt/Patientenkontaktes vor der Erstattung des Hautarztverlaufsberichtes sind mit der Berichtsgebühr abgegolten. Ein bei diesem Arzt/Patientenkontakt ausgestelltes Wiederholungsrezept (Nr. 16) ist nicht neben Nr. 131 abrechenbar, da auch Untersuchungs- und/oder Beratungsleistungen durch den Arzt erbracht wurden. Wird der UVTr im Hautarztverlaufsbericht über mehrere Arzt/Patientenkontakte informiert, so sind die Untersuchungs- und/oder Beratungsleistungen (Nrn. 1–9) mit Ausnahme des letzten Arzt/Patientenkontaktes grundsätzlich abrechenbar.
Im Rahmen des Hautarztverfahrens festgestellte Begleitbeschwerden der Atemwege (z. B. Heuschnupfen etc.) sind nicht vom Behandlungsumfang des § 3 BKV erfasst und daher nicht durch den UVTr zu vergüten. Die Behandlungen, Testungen etc. können daher nur zu Lasten der Krankenkasse des Versicherten durchgeführt werden.
Wenn das Verfahren zur Früherfassung und Behandlung berufsbedingter Hauterkrankungen (§§ 41 und 42 ÄV) abgeschlossen ist, weil eine BK Haut i.S.d. Nr. 5101 der Anlage zur BKV anerkannt wurde, erfolgt die Berichtserstattung ausschließlich über den Vordruck F 6150. Der Hautarzt darf den F 6052 dann nicht mehr verwenden und hat somit auch keinen Vergütungsanspruch.

Ausschluss: 1–9, 16, 34, 100–109, 143, 833

	Gebühr in €

132 Arztvordruck F 1000 – D-Arzt-Bericht 22,86

Arbeitshinweise: **zu § 26 Abs. 1 Satz 5 ÄV**
4. Überweist ein D-Arzt, der nicht an einem VAV zugelassenen Krankenhaus tätig ist, den Versicherten an ein VAV-Krankenhaus, hat der dortige D-Arzt einen neuen D-Bericht zu erstellen, der zu vergüten ist (§ 37 Abs.2 ÄV).

Kommentar: Wird der D-Bericht gemäß § 57 Abs. 3 ÄV nicht unverzüglich erstattet (Eingang später als 8 Werktage beim UVTr), besteht grundsätzlich kein Anspruch auf die Berichtsgebühr. Werktage sind alle Kalendertage, die nicht Sonn- oder Feiertage sind. Die Frist beginnt mit der Erstbehandlung zu Lasten des UVTr. Bei elektronischer Übermittlung gilt die Sendebestätigung als Versandnachweis. Überweist ein D-Arzt, der nicht an einem DAV-/SAV-zugelassenen Krankenhaus tätig ist, den Versicherten an ein DAV-/SAV-Krankenhaus, hat der dortige D-Arzt einen neuen D-Bericht zu erstellen, der zu vergüten ist. Die Verwaltungs-BG (V-BG) hat zur ganzheitlichen sportmedizinischen Betreuung versicherter Sportler das Mannschafts-Arzt-Verfahren eingeführt. Der „M-Arzt" erhält von der V-BG für den M-Arzt-Erstbericht ebenfalls die Gebühr nach Nr. 132.

Ausschluss: 34, 100–109, 833

134 Erstellung eines Messblatts auf Anforderung des Unfallversicherungsträgers außerhalb einer Begutachtung mit Vordruck F 4220, F 4222, F 4224 und F 6222. 20,88

Neben der Nr. 134 kann die Nr. 190 nicht abgerechnet werden.

135 Vordruck F 6120-5103 Bericht Hautkrebs BK 5103 34,28

Kommentar: Der Hautkrebsbericht (F 6120-5103) wird nach Eingang der BK-Anzeige auf Anforderung des UVTr erstattet. Der Bericht findet auch Anwendung, wenn über Basalzellkarzinome im Rahmen der BK Nrn. 5102, 1108 und 2402 der BK-Liste berichtet werden soll. Für die Erstmeldung einer möglichen BK nach Nr. 5103 bzw. 5102, 1108 und 2402 darf dieser Bericht nicht verwendet werden, da hierfür die ärztliche BK-Anzeige vereinbart wurde. Der UVTr ist daher in diesem Fall berechtigt, die Nr. 135 auf 141 zu korrigieren.

Ausschluss: 34, 100–109, 833

135a Vordruck F 6122- 5103 Nachsorgebericht Hautkrebs BK-Nr. 5103 57,13

Mit der Gebühr ist (sind) die Untersuchungsleistung(en) abgegolten.

Kommentar: Der Nachsorgebericht BK-Nr. 5103 bei Hautkrebserkrankungen (F 6122-5103) soll dazu dienen, den UVTr bei einer anerkannten BK nach Nr. 5103 der BK-Liste einmal jährlich mit einem zusammenfassenden Bericht über die ggf. durchgeführte HB zu informieren. Der Bericht dürfte auch für Hautkrebserkrankungen durch UV-Strahlung Anwendung finden, die vor dem 01.01.2015 als „Wie-BK" nach § 9 Abs. 2 SGB VII oder als BK nach den Nrn. 5102, 1108 und 2402 anerkannt wurden. Unabhängig von diesem Jahresrhythmus ist der UVTr unverzüglich mit einer Behandlungsauskunft F1100 (Nr. 110) zu unterrichten, wenn ein neues Plattenepithelkarzinom (PEK) oder eine Metastasierung aufgetreten ist bzw. eine stationäre Behandlung erforderlich wird. Die Vergütung der Nr. 135a beinhaltet grundsätzlich alle zur Berichtserstattung erforderlichen Untersuchungs- und Beratungsleistungen wie die Ganzkörperuntersuchung (Nr. 1-15), die Ganzkörperauflichtmikroskopie (Nr. 750) sowie die Abfrage und Beratung zum Sonnenschutzverhalten (Nr. 19). Eine Ausnahme hiervon besteht bei der leitliniengerechten Nachsorge des Plattenepithelkarzinoms, da hierfür die Nr. 6b neben Nr. 135a ansetzbar ist. Vorherige Konsultationen dürfen jeweils mit der Nr. 1 abgerechnet werden. Die Tage dieser Arzt-Patienten-Kontakte sollten im Bericht vermerkt werden.

Ausschluss: 1–6a, 7–15 (die zur Berichtserstattung erforderlich sind), 19, 34, 100–109, 750, 833

136 Vordruck F 1002 – Ergänzungsbericht Kopfverletzung 23,16

Kommentar: Siehe Komm. zu § 27 Abs. 4 ÄV. Der Ergänzungsbericht bei Kopfverletzungen ist vom D-Arzt gemäß §§ 27 Abs. 4; 37 Abs. 4 ÄV zusätzlich und unverzüglich zu erstatten (Eingang innerhalb von 8 Tagen beim UVTr; § 57 Abs. 3 ÄV), da sonst grundsätzlich kein Anspruch auf die Berichtsgebühr nach Nr. 136 besteht. Die Frist beginnt mit der Erstbehandlung zu Lasten des UVTr.

B. Grundleistungen und allgemeine Leistungen

UV-GOÄ-Nr. — Gebühr in €

	Die Erstattung des Ergänzungsberichtes berechtigt zur Abrechnung der Nrn. 6–9.
Ausschluss	34, 100–109, 833

137 Vordruck F 1004 – Ergänzungsbericht Knie — 28,57

Kommentar: Siehe Komm. zu § 27 Abs. 5 ÄV. Der Ergänzungsbericht bei Knieverletzungen ist vom D-Arzt gemäß §§ 27 Abs. 5; 37 Abs. 4 ÄV zwar zusätzlich, jedoch nicht unverzüglich zu erstatten. Der Berichtseingang innerhalb von 8 Tagen beim UVTr (§ 57 Abs. 3 ÄV) zur Wahrung des Vergütungsanspruches ist somit nicht erforderlich.
Die Erstattung des Ergänzungsberichtes berechtigt zur Abrechnung der Nrn. 6–9.

Ausschluss: 34, 100–109, 833

138 Vordruck F 1006 – Ergänzungsbericht Schulter — 28,57

Kommentar: Siehe Komm. zu § 27 Abs. 6 ÄV. Der Ergänzungsbericht bei Schulterverletzungen ist vom D-Arzt gemäß §§ 27 Abs. 6; 37 Abs. 4 ÄV zwar zusätzlich, jedoch nicht unverzüglich zu erstatten. Der Berichtseingang innerhalb von 8 Tagen beim UVTr (§ 57 Abs. 3 ÄV) zur Wahrung des Vergütungsanspruches ist somit nicht erforderlich.
Die Erstattung des Ergänzungsberichtes berechtigt zur Abrechnung der Nrn. 6–9.

Ausschluss: 34, 100–109, 833

139 Vordruck F 1008 – Ergänzungsbericht schwere Verbrennungen — 11,82

Kommentar: Siehe Komm. zu § 27 Abs. 7 ÄV. Der Ergänzungsbericht bei schweren Brandverletzungen (2. und 3. Grades) ist vom D-Arzt gemäß §§ 27 Abs. 7; 37 Abs. 4 ÄV zwar zusätzlich, jedoch nicht unverzüglich zu erstatten. Der Berichtseingang innerhalb von 8 Tagen beim UVTr (§ 57 Abs. 3 ÄV) zur Wahrung des Vergütungsanspruches ist somit nicht erforderlich.
Die Erstattung des Ergänzungsberichtes berechtigt zur Abrechnung der Nrn. 6–9.

Ausschluss: 34, 100–109, 833

140 Vordruck F 1010 – Handchirurgischer Erstbericht — 20,35

Kommentar: Wird der handchirurgische Erstbericht gemäß § 57 Abs. 3 ÄV nicht unverzüglich erstattet (Eingang später als 8 Tage beim UVTr), besteht grundsätzlich kein Anspruch auf die Berichtsgebühr. Die Frist beginnt mit der Erstbehandlung zu Lasten des UVTr. Bei elektronischer Übermittlung gilt die Sendebestätigung als Versandnachweis.
Nur ein Handchirurg ohne D-Arzt-Zulassung erstattet, sofern er an der Behandlung Unfallverletzter von einem Landesverband der DGUV (§ 37 Abs. 3 ÄV) beteiligt wurde, gemäß § 37 Abs. 4 ÄV den handchirurgischen Erstbericht.

Ausschluss: 34, 100–109, 833

141 Vordruck F 6000 – Ärztliche Anzeige über eine BK
(§ 44 Vertrag Ärzte/UVTr) — 20,53

Der Anspruch auf die Gebühr besteht auch dann, wenn der Arzt die Anzeige an die für den Arbeitsschutz zuständige Stelle übermittelt und der Unfallversicherungsträger sie von dieser Stelle erhält.

Kommentar: Die DGUV führt in ihren Erläuterungen zur ärztlichen Anzeige bei begründetem Verdacht auf das Vorliegen einer Berufskrankheit (BK) unter anderem folgendes aus:
I.1.1 …Jeder Arzt (Zahnarzt, Hausarzt etc.) ist nach § 202 SGB VII gesetzlich verpflichtet, die BK-Anzeige zu erstatten, und zwar auch dann, wenn der Versicherte widerspricht; er kann nur davon absehen, wenn er definitiv weiß, dass diese BK bereits ärztlich gemeldet ist…
I.1.2 …Die BK-Anzeige ist zu erstatten, wenn der ärztlich begründete Verdacht besteht, dass eine BK im Sinne der Liste (Anlage der BK-Verordnung) vorliegt. Eine BK-Anzeige bzw. Meldung für die Fälle des § 9 Abs. 2 SGB VII kann nur mit dem Einverständnis des Versicherten erstattet werden…
…Ein begründeter Verdacht liegt vor, wenn die Krankheitserscheinungen mit den zu erfragenden persönlichen Arbeitsbedingungen in einem Zusammenhang stehen könnten (z. B. Handekzeme bei Maurern, Malern, Krankenschwestern, Reinigungspersonal; Rhinopathie bei Tierpflegern, Bäckern; Schwerhörigkeit bei Schmieden, z. B. früherer Umgang mit Asbest; Voraussetzung ist, dass Stoffe verwendet wurden/ Einwirkungen vorlagen, die mit der Erkrankung in eine Wechselbeziehung gebracht werden können)…

Durch die Erstattung der ärztlichen BK- Anzeige wird kein Heilverfahren zu Lasten eines UVTr eingeleitet, so dass die vorherigen Beratungen, Untersuchungen, Testungen etc. nicht mit dem UVTr abgerechnet werden können.
Da der Arzt auch verpflichtet ist, entsprechende Konsiliarbefunde, Laborergebnisse, radiologische Berichte etc. der ärztlichen BK-Anzeige beizufügen, kann je Kopie zusätzlich die Nr. 191 abgerechnet werden.
Bei der BK-Anzeige stehen nicht die therapeutischen Zielsetzungen im Vordergrund, sondern Aspekte der Prävention und der Einleitung eines Feststellungsverfahrens durch den UVTr. Die BK-Anzeige unterliegt daher der Umsatzsteuerpflicht (DGUV Rdschr. 0473/2009 vom 10.08.2009).
Da eine Haut-BK nach Nr. 5101 der Anlage zur BKV nur dann vorliegt, wenn die Erkrankung schwer oder wiederholt rückfällig ist und zur Unterlassung der Tätigkeiten zwingt, die für die Entstehung, die Verschlimmerung oder das Wiederaufleben der Krankheit ursächlich sind oder sein könnten, ist die Erstattung einer ärztlichen Anzeige nach Nr. 141 nicht erforderlich und zweckmäßig, wenn zeitgleich durch die Übersendung eines Hautarztberichtes (F 6050) ein Hautarztverfahren nach § 3 BKV eingeleitet werden.

Ausschluss: 1–6, 7–14, 100–109, 833

142 Vordruck F 6120 – Bericht Wirbelsäule BK 2108, 2109, 2110 21,75

Kommentar: Der Bericht Wirbelsäule BK 2108, 2109, 2110 (Formtext F 6120) ist vom Arzt nur nach Aufforderung durch den UVTr zu erstatten. Dieser wird angefordert, wenn der Versicherte eine wirbelsäulengefährdende Tätigkeit ausgeübt hat und somit die medizinischen Voraussetzungen zum Vorliegen einer BK nach den Nrn. 2108–2110 der Anlage zur BKV zu ermitteln sind.
Sofern eine BK 2108, 2109 oder 2110 bereits anerkannt ist, erfolgt die Berichterstattung in der Regel mit dem Untersuchungsbericht Wirbelsäule BK 2108, 2109, 2110 (Formtext F 6220) zzgl. des Messblatts Wirbelsäule (Formtext F 6222). Wir empfehlen für die Formtexte F 6220 und F 6222 zusammen die Gebühr nach Nr. 142 mit dem UVTr abzurechnen.

Ausschluss: 100–109, 833

142a Vordruck F 6120-2113 – Bericht Carpaltunnel-Syndrom BK 2113 21,75

Kommentar: Der Bericht Carpaltunnel-Syndrom BK 2113 (Formtext F 6120-2113) ist vom Arzt nur nach Aufforderung durch den UVTr zu erstatten. Dieser wird angefordert, wenn der Versicherte eine handgelenksgefährdende Tätigkeit ausgeübt hat und somit die medizinischen Voraussetzungen zum Vorliegen einer BK nach den Nrn. 2113 der Anlage zur BKV zu ermitteln sind.

Ausschluss: 100–109, 833

143 – je Bescheinigung/Verordnung 3,69

1. Bescheinigungen:
    - Bescheinigung zum Nachweis der Arbeitsunfähigkeit (§ 47 Vertrag Ärzte/UV-Träger)
    - Bescheinigung zum Bezug des Kinderpflege-Verletztengeldes bzw. zum Nachweis der unfallbedingten Erkrankung des Kindes
    - Bescheinigungen für Kleider- und Wäschemehrverschleiß
    - Bestätigungen für Fahrkostenabrechnungen
2. Verordnungen zu Transport und Pflege:
    - Verordnung für Krankentransport
    - Verordnung von häuslicher Krankenpflege (§ 19 Vertrag Ärzte/UV-Träger)
3. Verordnungen zu therapeutischen Maßnahmen:
    - Verordnung von Krankengymnastik/Physiotherapie (F 2400) und Ergotherapie (F 2402).
    - Verordnung von Rehasport und Funktionstraining (F 2406).
    - Verordnung von KSR (F 2170), BGSW (F 2150), EAP (F 2419), ABMR (F 2162).
4. Verordnungen zu Hilfsmitteln:
    - Verordnung von Hilfsmitteln (einschließlich orthopädischer Schuhe und Einlagen mit Vordruck F 2404).

B. Grundleistungen und allgemeine Leistungen

UV-GOÄ-Nr. | Gebühr in €

5. Sonstige Verordnungen:
- F 2902: Hinzuziehung/Überweisung (§ 12 ÄV).
- Verordnung von digitalen Gesundheitsanwendungen (DiGA).

Je Behandlungstag kann die Leistung maximal dreimal abgerechnet werden. Die Bescheinigung/Verordnung ist in der Rechnung zu dokumentieren.

Schulunfähigkeitsbescheinigungen sind grundsätzlich nicht abrechenbar.

Kommentar: Die Vertragspartner haben bereits eine Vielzahl von Bescheinigungen und Verordnungen im Leistungstext erfasst. Darüber hinaus sollte die Nr. 143 auch für die Bescheinigung der Notwendigkeit der kontinuierlichen Anwesenheit eines Elternteils bei der stationären Behandlung eines Kindes angesetzt werden. Neben den bereits aufgeführten therapeutischen Maßnahmen kommen für die Vergütung auch weitere Heilmittelverordnungen in Betracht, für die bisher keine Formulare vereinbart wurden. Hierzu zählen insbesondere die Stimm-, Sprech-, Sprach- Atem- und podologische Therapie. Bei der Verordnung von Hilfsmittel sind nicht nur orthopädische Seh- und Hörhilfen gemeint, sondern alle Hilfsmittel, die im Hilfsmittelverzeichnis der GKV enthalten sind, wie z.B. Inkontinenz-, Pflege-, Anzieh- und Badehilfen oder Inhalations- und Atemtherapiegeräte. Als sonstige Verordnung dürfte die ärztliche Verordnung zum Reha-Sport ebenfalls mit der Nr. 143 ansetzbar sein. Es wird empfohlen, stets den Grund des Ansatzes der Nr. 143 in der Rechnung mit anzugeben.

Ausschluss: 130, 131, 100–109, 833

144 Vordruck – Bescheinigung über Transportunfähigkeit (§ 38 Vertrag Ärzte/UVTr)   5,13

Arbeitshinweise: Verschiedentlich wird die Gebühr nach Nr. 144 für das Ausstellen einer Verordnung für den Krankentransport (mittels Taxi oder Krankenwagen) abgerechnet. Dies ist nicht zulässig (Schreiben des Landesverbands Südwestdeutschland der gewerblichen BGen an den Hauptverband und die anderen LVBG vom 14.08.2002, zu 13.).
Im Übrigen soll mit dem Vordruck nach Nr. 144 die Transportunfähigkeit bescheinigt werden, so dass die Verordnung eines Krankentransports (was Transportfähigkeit voraussetzt) mit der Leistungslegende der Nr. 144 auch inhaltlich nicht vereinbar ist.

Kommentar: Von einer Transportunfähigkeit ist insbesondere dann auszugehen, wenn durch den Transport die Gefahr einer wesentlichen Verschlimmerung des Leidens oder gar eine Lebensgefahr ausgeht. Die Bescheinigung ist z.B. dann auszustellen, wenn sich der Versicherte in einem Krankenhaus ohne VAV-Zulassung befindet, die Verlegung in eine VAV- oder SAV-Klinik aus gesundheitlichen Gründen jedoch nicht möglich ist. Die Ausstellung einer Notwendigkeitsbescheinigung zur Beförderung der Versicherten mittels Taxi oder Krankentransport wird nicht nach Nr. 144 vergütet.

Ausschluss: 100–109, 833

145 Überweisung (ohne Formtext) (§§ 26, 39 und 41 Vertrag Ärzte/UVTr)   4,71

Arbeitshinweise: 1. Der Überweisungsvordruck nach den **§§ 26, 39 oder 41 ÄV** ist zum 01.01.2018 ersatzlos weggefallen. Die Gebühr für eine Überweisung ist weiterhin nach Nr. 145 zu bezahlen.

2. Liquidationsberechtigt ist der Arzt (meist Hausarzt, aber auch jeder andere Arzt, z. B. Orthopäde, Internist, Neurologe usw.), welcher in Erfüllung seiner **Vorstellungspflicht nach § 26 ÄV** den Verletzten zum **D-Arzt** überweist. Zu dieser Vorstellung ist jeder behandelnde Arzt verpflichtet, wenn die Unfallverletzung über den Unfalltag hinaus zur AU führt oder die Behandlungsbedürftigkeit voraussichtlich mehr als eine Woche beträgt oder die Verordnung von Heil-/Hilfsmitteln erforderlich ist sowie bei Wiedererkrankung. Die Gebühr entfällt, wenn die Ärztliche Unfallmeldung (F 1050) auch bei einer Vorstellung beim D-Arzt vollständig ausgefüllt und vergütet wird (sieh dazu § 14 und Nr. 125 UV-GOÄ).
Für die umgekehrte Richtung, z. B. bei „**Rücküberweisung**" des Verletzten vom D-Arzt an den Hausarzt zur Weiterbehandlung, ist keine Überweisung vorgesehen; Nr. 145 ist insoweit nicht berechenbar.
Gleiches gilt bei **Hinzuziehung** nach § 12 ÄV (z. B. Überweisung des Verletzten vom DArzt an einen anderen Facharzt, etwa zum MRT beim Radiologen). Hierfür steht der Formtext F 2902 zur Verfügung; Nr. 145 ist dafür nicht berechenbar.

	Gebühr in €

3. Liegt eine **isolierte Verletzung im Bereich der Augen- oder HNO-Heilkunde** oder eine **Augen-/HNO-Verletzung zusammen mit anderen Verletzungen** (z. B. auf chirurgischem Gebiet) vor, ist nach § 39 ÄV in gleicher Weise zu verfahren. Wenn der Arzt wegen dieser Verletzung die Überweisung zum Augen- und/oder HNO-Arzt veranlasst, kann er die Gebühr nach Nr. 145 liquidieren.

Davon ausgenommen können **D-Ärzte und** nach § 37 Abs. 3 ÄV **beteiligte Handchirurgen** eine Überweisung nach Nr. 145 liquidieren, wenn ausschließlich eine isolierte Verletzung der Augen oder des HNO-Bereichs vorliegt, der Verletzte von diesen Ärzten nicht behandelt und kein D-Bericht oder handchirurgischer Erstbericht erstellt wurde. Letzteres wird in der Praxis nur selten vorkommen, so dass z. B. nach Behandlung und Erstellung eines D-Berichts regelmäßig eine Hinzuziehung anzunehmen ist, wofür der Vordruck **F 2902** vorgesehen ist. Derartige Hinzuziehungen sind nicht nach Nr. 145 oder nach anderen Gebühren-Nrn. berechenbar (s. LVBG 091/2003 vom 07.11.2003, S. 12). Eine Vorstellung beim Augen-/HNO-Arzt ist nicht erforderlich, wenn sich durch die vom zuerst in Anspruch genommenen Arzt (z. B. D-Arzt) geleistete Behandlung eine weitere augen- oder HNO-ärztliche Behandlung erübrigt (§ 39 Abs. 2 ÄV).

4. Überweisungen oder Rücküberweisungen - etwa eines Augenarztes – an einen Hausarzt oder anderen Arzt sind nicht nach Nr. 145 berechenbar.

Kommentar: Die Überweisungsformtextgebühr nach Nr. 145 darf nicht vom D-Arzt und einem nach § 37 Abs. 3 ÄV zugelassenen Handchirurgen abgerechnet werden, wenn:

1. Ärzte anderer Fachrichtungen mit dem Überweisungsvordruck (Formtext F 2902) zur Klärung der Diagnose und/oder zur Mitbehandlung (§§ 12, 56 Abs. 3 ÄV) hingezogen werden.
2. dem UVTr eine Veränderung in der bes. HB (§ 16 ÄV) in Gestalt einer Überweisung zur BGSW (Formtext F 2150) oder zur ABMR (Formtext F 2162) mitgeteilt wird. Diese Mitteilungen sind Bestandteil der Tätigkeit des D-Arztes bzw. zugelassenen Handchirurgen und daher nicht gesondert zu vergüten.
3. der Versicherte mit der Verordnung von Heilmitteln (§ 20 ÄV) an einen Krankengymnasten/Physiotherapeuten (Formtext F 2400), Ergotherapeuten (Formtext F 2402) oder eine EAP-Einrichtung (F 2410) „überwiesen" wird.
4. der Versicherte mit der Verordnung von Hilfsmitteln (§ 22 ÄV) an einen Orthopädie-Schuhmacher zur Einlagen- oder Schuhversorgung (Formtext F 2404) „überwiesen" wird.

Zum 1.1.2018 ist der Vordruck „Überweisung zum D-Arzt F2900" ersatzlos weggefallen. Seither müssen Ärzte für die Überweisung eines Unfallverletzten an einen HNO-Arzt, Augen- oder Hautarzt kein Formular mehr ausfüllen. Die Vergütung nach Nr. 145 erfolgt allerdings mit Ausnahme der Ärztlichen Unfallmeldung weiterhin und kann entsprechend abgerechnet werden.

Ausschluss: 125, 100–109, 833

Formulargutachten

Kommentar: Die im Rahmen der Begutachtung erbrachten ärztlichen Leistungen werden durch den UVTr gemäß § 60 ÄV nach den höheren Sätzen der bes. HB vergütet.

146 Vordruck A 4200 – Erstes Rentengutachten 159,96

Kommentar: Zusatzfragen zum ursächlichen Zusammenhang zwischen einem Gesundheitsschaden und dem Unfallereignis sind im Rahmen der ersten Rentenbegutachtung unzulässig, da dies Bestandteil der höher zu vergütenden Zusammenhangsbegutachtung nach Nr. 161 ist. Bei Zusatzfragen zur beruflichen Rehabilitation, der Berücksichtigung von Zusatzgutachten bei der Einschätzung der Gesamt-MdE und der zeitaufwändigen Auswertung sehr umfangreicher medizinischer Unterlagen durch einen Gutachter, der am Heilverfahren nicht beteiligt war, sollte die Vergütung nach der freien Begutachtung gemäß Nr. 160 erfolgen. Schreibgebühren nach Nr. 190 sind abrechenbar. Für das Gutachten besteht Umsatzsteuerpflicht.

Ausschluss: 34, 35, 36

147 Vordruck A 4202 – Erstes Rentengutachten Augen 159,96

Kommentar: Siehe Kommentar zu Nr. 146. Schreibgebühren nach Nr. 190 sind abrechenbar. Für das Gutachten besteht Umsatzsteuerpflicht.

Ausschluss: 34, 35, 36

B. Grundleistungen und allgemeine Leistungen

148–154

UV-GOÄ-Nr. | Gebühr in €

148 Vordruck A 4500 – Zweites Rentengutachten (Rente auf unbestimmte Zeit) 131,40
Kommentar: Zusatzfragen zum ursächlichen Zusammenhang zwischen einem Gesundheitsschaden und dem bereits anerkannten Versicherungsfall sind im Rahmen der zweiten und jeder weiteren Rentenbegutachtung (Nrn. 148–152) unzulässig, da dies Bestandteil der höher zu vergütenden Zusammenhangsbegutachtung nach Nr. 161 ist. Bei Zusatzfragen zur beruflichen Rehabilitation, der Berücksichtigung von Zusatzgutachten bei der Einschätzung der Gesamt-MdE und der zeitaufwändigen Auswertung sehr umfangreicher medizinischer Unterlagen durch einen Gutachter, der am Heilverfahren nicht beteiligt war bzw. der keine vorherige Rentenbegutachtung durchgeführt hat, sollte die Vergütung nach der freien Begutachtung gemäß Nr. 160 erfolgen. Schreibgebühren nach Nr. 190 sind abrechenbar. Für das Gutachten besteht Umsatzsteuerpflicht.
Ausschluss: 34, 35, 36

149 Vordruck A 4502 – Zeites Rentengutachten – Augen (Rente auf unbestimmte Zeit) 131,40
Kommentar: Siehe Kommentar zu Nr. 148. Schreibgebühren nach Nr. 190 sind abrechenbar. Für das Gutachten besteht Umsatzsteuerpflicht.
Ausschluss: 34, 35, 36

150 Vordruck A 4510 – Rentengutachten (Nachprüfung MdE)
Gutachtengebühr: 131,40
Kommentar: Siehe Kommentar zu Nr. 148. Schreibgebühren nach Nr. 190 sind abrechenbar. Für das Gutachten besteht Umsatzsteuerpflicht.
Ausschluss: 34, 35, 36

151 Vordruck A 4512 – Zweites Rentengutachten Augen
(Nachprüfung MdE) 131,40
Kommentar: Siehe Kommentar zu Nr. 148. Schreibgebühren nach Nr. 190 sind abrechenbar. Für das Gutachten besteht Umsatzsteuerpflicht.
Ausschluss: 34, 35, 36

152 Vordruck A 4520 – Rentengutachten (Rente nach Gesamtvergütung) 131,40
Kommentar: Siehe Kommentar zu Nr. 148.
Das Gutachten wird vom UVTr angefordert, wenn die versicherte Person innerhalb der ersten drei Jahre nach einem Unfall bereits eine Rentenabfindung erhalten hat (Gesamtvergütung) und die Weitergewährung der Rente nach Ablauf des Abfindungszeitraums beantragt. Erfolgte die Gesamtvergütung auf der Basis standardisierter Rentenfeststellung ohne Begutachtung, so besteht für diese echte erstmalige rentengutachterliche Untersuchung dennoch kein höherer Vergütungsanspruch nach Nr. 146 oder Nr. 147, zumal die gutachterliche Fragestellung und damit der Aufwand im Vergleich zum 1. Rentengutachten geringer ist. Schreibgebühren nach Nr. 190 sind abrechenbar. Für das Gutachten besteht Umsatzsteuerpflicht.
Ausschluss: 34, 35, 36

153 Vordruck A 4550 – Gutachten bei Abfindung 54,31
Kommentar: Das Gutachten wird vom UVTr angefordert, wenn Versicherte eine kleine Rente auf Lebenszeit oder eine große Rente für 10 Jahre abfinden lassen wollen. Die Begutachtung bezieht sich auf den allgemeinen Gesundheitszustand und die Lebenserwartung; sie erfolgt daher regelhaft auf dem internistischen Fachgebiet. Schreibgebühren nach Nr. 190 sind abrechenbar. Für das Gutachten besteht Umsatzsteuerpflicht, obwohl nicht zur Minderung der Erwerbsfähigkeit Stellung genommen wird.
Ausschluss: 34, 35, 36

154 Vordruck A 5512 – Gutachten erhöhte Witwen-/Witwerrente 54,31
Kommentar: Schreibgebühren nach Nr. 190 sind abrechenbar. Für das Gutachten besteht Umsatzsteuerpflicht.
Ausschluss: 34, 35, 36

UV-GOÄ-Nr.		Gebühr in €

155   Vordruck A 8200-2301 – Gutachten BK 2301   310,57

Mit der Gebühr sind alle erforderlichen Untersuchungsleistungen (einschl. TEOAE und DPOAE) und Sachkosten – ausgenommen Röntgenleistungen – abgegolten. Werden dem Unfallversicherungsträger Sachkosten von einem Dritten in Rechnung gestellt, so sind diese vom Gutachtenhonorar abzuziehen. Soweit erforderlich, sind mit Begründung (siehe nachfolgende „Hinweise") gesondert berechnungsfähig:

- Geb.-Nr. 1403 Tinnitusbestimmung
- Geb.-Nr. 1403 Verdeckungskurven (n. Feldmann)
- Geb.-Nr. 1403 Hörfeldskalierung/Hyperakusis
- Geb.-Nr. 1403 überschwellige Hörtestverfahren
- Geb.-Nr. 1403 Békésy-Audiometrie
- Geb.-Nr. 1407 Stapediusreflexschwellenbestimmung ipsi u. contralateral
- Geb.-Nr. 1408 BERA

Hinweise zu den gesondert berechnungsfähigen Untersuchungen:

<u>Tinnitusbestimmung, Verdeckungskurven (nach Feldmann), Hörfeldskalierung:</u>
Die Neufassung der Königsteiner Empfehlung beinhaltet optional eine umfangreiche Tinnitusdiagnostik als Standard. Eine Abrechnungsmöglichkeit soll bestehen, wenn abzuklären ist, ob ein vorliegender Tinnitus lärmbedingt ist, und die Untersuchungen jeweils durchgeführt und dokumentiert wurden. Für jede durchgeführte Untersuchung, also bis zu drei Mal, kann die Nummer 1403 zusätzlich abgerechnet werden.

<u>Überschwellige Hörtestverfahren</u>
Überschwelligen Hörprüfungen sind mit dem Ansatz der GOP 1403 nicht abgegolten, da die Legende auf „überschwellige Hörprüfung" zwar hinweist, dies aber auch nur im Singular. Gemäß Neufassung der Königsteiner Empfehlung sind überschwellige Testverfahren wie eine Geräuschaudiometrie nach Langenbeck oder einen SISI-Test o. ä. nur notwendig, wenn OAE-Messungen nicht zu Ergebnissen führen. Diese optionale Abrechnungsmöglichkeit soll daher bestehen, wenn OAE-Messungen nicht zu Ergebnissen führen und die Untersuchungen jeweils durchgeführt und dokumentiert wurden. Hierfür kann die Nummer 1403 bis zu drei Mal zusätzlich abgerechnet werden.

<u>Békésy-Audiometrie</u>
Bei der Békésy-Audiometrie handelt es sich um ein automatisiertes Audiometrieverfahren, das der Differenzierung zwischen Adaptation und Hörermüdung dient oder anders ausgedrückt zwischen Innenohr- und neuraler Schädigung. Da es sich somit um ein völlig eigenständiges Verfahren handelt, ist eine gesonderte Abrechnung gerechtfertigt.
Die Békésy-Audiometrie ist anzuwenden, wenn der Verdacht besteht, dass es sich nicht um eine reine Innenohrschwerhörigkeit handeln könnte und die Untersuchung jeweils durchgeführt und dokumentiert wurde. Hierfür kann die Nummer 1403 zusätzlich einmal abgerechnet werden.

<u>Stapediusreflexschwellenbestimmung ipsi u. contralateral</u>
Unter der 1407 wird üblicherweise die sog. Tympanometrie und die einfache Messung der Stapediusreflexe verstanden. Die Stapediusreflexschwellenbestimmung ist dagegen ein Verfahren, das ähnlich wie die überschwelligen Hörprüfungen dem Nachweis eines Recruitment dient. (Recruitmentäquivalent-Metz, 1952)
Die Stapediusreflexschwellenbestimmung ipsi und contralateral ist nur notwendig, wenn Audiometriebefunde und OAE-Messungen Zweifel aufwerfen. Diese optionale Abrechnungsmöglichkeit soll daher bestehen, wenn Audiometriebefunde und OAE-Messungen Zweifel aufwerfen und die Untersuchungen jeweils durchgeführt und dokumentiert wurden. Hierfür kann die Nummer 1407 zusätzlich einmal abgerechnet werden.

<u>Hirnstammaudiometrie (BERA)</u>
Die BERA ist indiziert, wenn nach Messung der OAE Zweifel bestehen, dass es sich um eine innenohrbedingte Schwerhörigkeitsform handelt und evtl. eine retrocochleäre/neurale Ursache zu vermuten ist. Diese optionale Abrechnungsmöglichkeit soll daher bestehen, wenn die OAE-Messungen vorgenannte Zweifel aufwerfen und die Untersuchung durchgeführt und dokumentiert wurde. Hierfür kann die Nummer 1408 zusätzlich einmal abgerechnet werden.

Kommentar: Gemäß der Zusatzbestimmung sind auch die Distorsionsprodukte otoakustischer Emissionen (DPOAE) und transient evozierte otoakustische Emissionen (TEOAE) mit der Gutachtengebühr abgegolten und daher nicht gesondert mit Nr. 1409 abrechenbar. Nach Abschnitt 3 der Empfehlung für die Begutachtung der Lärmschwerhörigkeit (BK-Nr. 2301) – Königsteiner Empfehlung –, kann bei besonderen Fragestellungen das Gutachten

B. Grundleistungen und allgemeine Leistungen

UV-GOÄ-Nr. | Gebühr in €

nach Absprache mit dem UVTr auch in freier Form erstattet werden. Die Vergütung des freien HNO-Gutachtens sollte dann entsprechend den Zuordnungsempfehlungen des DGUV-Rdschr. 0304/2015 vom 03.08.2015 erfolgen (Siehe hierzu Kommentar vor und zu den Nrn. 160 bis 165). Die orientierende Gleichgewichtsprüfung gehört gemäß Abschnitt 3 der Königsteiner Empfehlung zu den erforderlichen Untersuchungsleistungen und ist daher nicht zusätzlich mit Nr. 826 oder Nr. 1412 abrechenbar. Schreibgebühren nach Nr. 190 sind mit Ausnahme des audiologischen Befundbogens abrechenbar.
Für das Gutachten besteht Umsatzsteuerpflicht.

Ausschluss: 1–9, 34, 35, 36, 826, 1409, 1412

Freie Gutachten

Kommentar:
Schreibgebühren nach Nr. 190 sind abrechenbar. Für das Gutachten besteht Umsatzsteuerpflicht.
Rundschreiben – 0304/2015 vom 03.08.2015 – Erläuterungen und Fallbeispiele für die Zuordnung der freien ärztlichen Gutachten zu den Gutachten-Kategorien
Zusammenfassung: Die Leistungslegenden und Honorare für frei erstattete ärztliche Gutachten wurden mit Wirkung zum 01.04.2015 angepasst (Rundschreiben Reha 0115/2015 vom 09.03.2015).
Für die Zuordnung zu den einzelnen Kategorien werden allgemeine Hinweise gegeben und typische Fallgestaltungen bei Arbeitsunfällen und BKen beschrieben.
(Nach Beratung und Zustimmung durch die Geschäftsführerkonferenz der DGUV hat die Ständige Gebührenkommission nach § 52 Vertrag Ärzte/Unfallversicherungsträger eine Neufassung der Leistungslegenden für freie ärztliche Gutachten nach den Nrn. 160–165 UVGOÄ und damit verbunden eine Erhöhung der Gutachtenhonorare beschlossen. Weiterhin wurden die Schreibgebühren nach Nr. 190 UV-GOÄ von 3,50 € auf 4,50 € angehoben (s.a. Rundschreiben Reha 0115/2015 vom 09.03.2015).
Mit dem jetzigen Rundschreiben werden allgemeine Hinweise für die Zuordnung zu den neuen Leistungslegenden gegeben.
Bei BKen ist davon auszugehen, dass eine umfassende Erstbegutachtung unabhängig von der BK-Nummer eine Honorierung nach Nr. 161 rechtfertigen dürfte. Eine Begutachtungsmaterie mit normalem Schwierigkeitsgrad nach Nr. 160 ist dann gegeben, wenn der Sachverhalt zur Exposition und zur Erkrankung und auch der Ursachenzusammenhang geklärt wurden. Letzteres ist u. a. abhängig vom Ermittlungsaufwand, den ein UVTr betreibt.
Bei Arbeitsunfällen sind Erstbegutachtungen eher unter der Nr. 160 einzuordnen, weil häufig die Feststellung der Verletzungsfolgen und die Beurteilung des Kausalzusammenhangs unproblematisch sind. Der UVTr bringt den gewünschten gutachterlichen Aufwand im Gutachtenauftrag entsprechend zum Ausdruck und legt die Gutachtenkategorie fest. Bei Gutachten nach Nr. 160 sind die Tatsachen und bei BKen insbesondere auch die Bewertungen mitzuteilen, auf die sich die Annahme des Bestehens des Kausalzusammenhangs stützt. Ist dieser Kausalzusammenhang für den Gutachter nicht plausibel und wird eine differenzierte Diskussion und Bewertung der (ggf. weiteren) Krankheitsursachen für erforderlich gehalten, hat der Gutachter dies dem UVTr vor Erstellung des Gutachtens unverzüglich mitzuteilen. Ist keine Einigung über eine ggf. andere Zuordnung zu erzielen, ist der Gutachtenauftrag zurückzugeben.
Gutachten ab Nr. 161 sind angezeigt, wenn eine differenzierte Bewertung des Zusammenhanges oder bei BKen z. B. des Zwangs zur Aufgabe der schädigenden Tätigkeit erforderlich ist. Dies ist z. B. der Fall, wenn eine differenzierte medizinische und versicherungsrechtliche Abwägung z. B. konkurrierender endogener und exogener Einwirkungen bzw. Diskussion einer widersprüchlichen Vorgeschichte/Aktenlage erforderlich ist. Eine derartige eingehende, differenzierte Bearbeitung des Sachverhaltes muss sich im Gutachtentext widerspiegeln.
Die nachstehenden Fallgestaltungen sollen eine möglichst einheitliche Zuordnung gewährleisten.

160   Begutachtungsmaterie mit normalem Schwierigkeitsgrad   377,05
Abhandlungen in Fachliteratur und Begutachtungs-Standardwerken bzw. von den Fachgesellschaften herausgegebene Begutachtungsempfehlungen sind regelmäßig vorhanden. Es sind keine sich widersprechenden Vorgutachten zum Kausalzusammenhang zu berücksichtigen.

Arbeitshinweise: ... 2. Wird ein Formulargutachten – z. B. nach Nr. 146 mit Vordruck A 4200 „Erstes Rentengutachten" – angefordert, das Gutachten jedoch in freier Form erstattet, kann nur die Gebühr nach Nr. 146 berechnet werden.

3. Für eine Vergütung (Pauschale) bei Nichterscheinen des Versicherten zur Untersuchung gibt es in der UV-GOÄ keine Grundlage. Das gilt auch für arbeitsmedizinische Untersuchungen auf Veranlassung bgl. Organisationsdienste (z. B. ODIN, ZAs) oder der UVTr.

Kommentar: Zusatzfragen zum ursächlichen Zusammenhang zwischen einem Gesundheitsschaden und dem Unfallereignis sind im Rahmen der freien Begutachtung unzulässig, da dies Bestandteil der höher zu vergütenden Zusammenhangsbegutachtung nach Nr. 161 ist. Sofern im Rahmen der Begutachtung auch zum Verbleib einer Minderung der Erwerbsfähigkeit in rentenberechtigendem Grade Stellung genommen werden soll, besteht für das Gutachten Umsatzsteuerpflicht. Schreibgebühren nach Nr. 190 sind abrechenbar.

Typische Fallgestaltungen für Gutachten der Kategorie 1 (Nr. 160 UV-GOÄ) (Ergänzung gemäß Rundschreiben 0304/2015 vom 03.08.2015)

Begutachtungsmaterie mit normalem Schwierigkeitsgrad. Abhandlungen in Fachliteratur und Begutachtungs-Standardwerken bzw. von den Fachgesellschaften herausgegebene Begutachtungsempfehlungen sind regelmäßig vorhanden. Es sind keine sich widersprechenden Vorgutachten zum Kausalzusammenhang zu berücksichtigen.

Arbeitsunfälle
Beispiele unfallchirurgisch-orthopädische Begutachtung
- Gutachten (Mehrfachverletzungen/Polytraumatisierung) ohne Zusammenhangsproblematik, die den Umfang von Formular-Rentengutachten deutlich überschreiten, einschließlich Bildung der Gesamt-MdE
- Zusammenhangsgutachten bei typischen Monoverletzungen in einfach gelagerten Fällen (z. B. Verletzungen der Achillessehne oder des Meniskus)

Beispiele Begutachtung auf psychischem Fachgebiet:
- Begutachtung psychischer Störungen ohne Zusammenhangsfrage

Beispiele Begutachtung auf sonstigen Fachgebieten:
- Verletzungen auf sonstigen Fachgebieten im Falle typischer Begleitverletzungen (z. B. periphere Nervenschäden nach Frakturen auf neurologischem Fachgebiet)

BKen
- Erstmalige MdE-Feststellung bei bereits anerkanntem Kausalzusammenhang
  Beispiele: Im Ergebnis des Verwaltungsverfahrens wurden alle Tatbestände der BKNr. 5101 nachgewiesen bis auf die Tätigkeitsaufgabe. Nach § 9 Abs. 4 ist ein entsprechender Bescheid mit Anerkennung des Kausalzusammenhangs erlassen worden. Nach später erfolgter Tätigkeitsaufgabe bei bestehendem Aufgabezwang ist nun in einem weiteren Schritt die MdE nach den Vorgaben der Bamberger Empfehlung einzuschätzen oder eine BK-Nr. 2112 (Gonarthrose) wurde mit einer MdE von unter 20 % anerkannt. Im weiteren Verlauf erfolgte bk-bedingt eine TEP-Versorgung, so dass eine MdE Überprüfung erforderlich ist.
- **Begutachtung zur Anerkennung einer BK in einfachen Fällen**, d. h. der Sachverhalt zur Exposition, zur Erkrankung, zu den BK-Tatbeständen sowie zum Ursachenzusammenhang sind nach Aktenlage bewiesen
  Beispiele: Fälle der BK-Nr. 5101, in denen im Rahmen des Hautarztverfahrens mit durchgeführter stationärer Maßnahme (TIP-Maßnahme) der medizinische Sachverhalt, der Unterlassungszwang sowie die Kausalitätsfragen umfassend und aktuell geklärt wurden oder Fälle der BK-Nr. 2113 (Carpaltunnel-Syndrom) ohne besondere konkurrierende Faktoren)

Arbeitsunfälle und BKen
- Nachuntersuchungsgutachten, soweit der Erkrankungsverlauf keine Besonderheiten aufzeigt, die eine ungewöhnlich ausführliche und intensive Diskussion von z. B. konkurrierenden Ursachen erfordern und soweit für das Nachgutachten kein Formulargutachten vereinbart ist.

Ausschluss 34, 35, 36

B. Grundleistungen und allgemeine Leistungen

UV-GOÄ-Nr. | Gebühr in €

161 Begutachtungsmaterie mit hohem Schwierigkeitsgrad — 651,27

Es existieren keine konsentierten Begutachtungs-empfehlungen bzw. trotz Vorliegens einer solchen setzt die Begutachtung eine anspruchsvolle medizinische Bewertung voraus. Regelmäßig sind deshalb verschiedene medizinische Quellen und diverse Fachliteratur zu sichten bzw. bedarf es einer Literaturrecherche oder entsprechender fundierter Fachkenntnisse oder es ist eine umfassende Auseinandersetzung mit Vorgutachten notwendig.

Zu den Höchstsätzen nach Nrn. 160, 161 gilt § 59 des Vertrags Ärzte/UVTr.

Arbeitshinweise: Zu Nr. 160 und Nr. 161: …3. Für eine Vergütung (Pauschale) bei Nichterscheinen des Versicherten zur Untersuchung gibt es in der UV-GOÄ keine Grundlage. Das gilt auch für arbeitsmedizinische Untersuchungen auf Veranlassung bgl. Organisationsdienste (z.B. ODIN, ZAs) oder der UVTr.

Kommentar: Sofern nach der Klärung des ursächlichen Zusammenhanges im Rahmen der Begutachtung auch zum Verbleib einer Minderung der Erwerbsfähigkeit in rentenberechtigendem Grade Stellung genommen werden soll, besteht für das Gutachten Umsatzsteuerpflicht. Schreibgebühren nach Nr. 190 sind abrechenbar.

Für Pathologen und Rechtsmediziner ist die Nr. 165 nicht berechnungsfähig, da unter Ziff. IIb.11. Vereinbarung UV/Pathologen eine gesonderte Gutachtengebühr vereinbart wurde.

Typische Fallgestaltungen für Gutachten der Kategorie 2 (Nr. 161 UV-GOÄ) (Ergänzung gemäß Rundschreiben 0304/2015 vom 03.08.2015)

Begutachtungsmaterie mit **hohem** Schwierigkeitsgrad. Es existieren keine konsentierten Begutachtungsempfehlungen bzw. trotz Vorliegens einer solchen setzt die Begutachtung eine anspruchsvolle medizinische Bewertung voraus. Regelmäßig sind deshalb verschiedene medizinische Quellen und diverse Fachliteratur zu sichten bzw. bedarf es einer Literaturrecherche oder entsprechender fundierter Fachkenntnisse oder es ist eine umfassende Auseinandersetzung mit Vorgutachten notwendig.

Arbeitsunfälle
Beispiele unfallchirurgisch-orthopädische Begutachtung:
- Begutachtungssachverhalte der Kategorie 1, bei denen sich widersprechende Vorgutachten zu würdigen sind
- Zusammenhangsbegutachtung mit besonderer Schwierigkeit: z. B.
  - aufgrund von Vorschädigungen (Vorerkrankung, Schadensanlage) oder mehreren Unfallereignissen
  - bei untypischen Verletzungen oder bei Verletzungen, für die nur vereinzelt Begutachtungsliteratur zu finden ist bzw. keine Begutachtungsempfehlungen vorliegen (Beispiel: Verletzung des Dreieckknorpels des Handgelenkes – Discus articularis ulnocarpalis = TFCC-Läsion)
  - Mehrfachverletzungen/Polytraumatisierung mit Zusammenhangsproblematik, einschließlich Bildung der Gesamt-MdE

Beispiele Begutachtung auf neurologischem Fachgebiet:
- Neurologisches Gutachten mit ausgewählten Fragestellungen wie Schmerz (CRPS), Blasen-/Mastdarm-Störung
- Schädel-Hirn-Verletzungen mit komplexer Beurteilung von Art und Ausmaß der Funktionseinschränkungen

Beispiele Begutachtung auf psychischem Fachgebiet:
- Zusammenhangsbegutachtung psychischer Störungen auch bei Vorerkrankungen und differentialdiagnostischen Abgrenzungen

BKen
- Gutachten zur Feststellung (erste Anerkennung/Ablehnung) bei BKen mit Diagnosesicherung, Kausalitätsbewertung unter Betrachtung der versicherten und unversicherten Ursachen, ggf. Klärung besonderer BK-Tatbestände einschließlich Krankheitsfolgenbewertung, Vorschlägen zur weiteren HB der chronischen Krankheitsfolgen sowie Vorschlägen zu Maßnahmen der Individualprävention.
- Nachuntersuchungsgutachten bei anerkannten BKen in schwierigen Fällen mit ungewöhnlich ausführlicher Kausalitätsprüfung

	Gebühr in €
UV-GOÄ-Nr.	

Beispiel: Nach Anerkennung einer BK nach Nr. 5103 ist BK-unabhängig eine Immunsuppression erfolgt und im Verlauf sind zahlreiche Feldkanzerisierungen an arbeitsbedingt und an nicht arbeitsbedingt sonnenexponierten Hautarealen aufgetreten. Die Kausalität sowie die möglichen Auswirkungen auf die MdE sind zu bewerten.

Ausschluss: 34, 35, 36

165 Begutachtungsmaterie mit hohem Schwierigkeitsgrad und sehr hohem zeitlichen Aufwand zu speziellen Kausalzusammenhängen und/oder differentialdiagnostischen Problemstellungen 959,76

Es gibt nur wenige gesicherte medizinisch-wissenschaftliche Erkenntnisse bzw. die Erkenntnislage ist unübersichtlich oder es liegen divergierende Auffassungen in der Fachliteratur vor. Die Begutachtung bedarf umfangreicher Recherchen und tiefgehender eigener wissenschaftlich fundierter Überlegungen und Begründungen. Zusätzlich ist das Gutachten mit einem deutlich überdurchschnittlichen Zeitaufwand verbunden, zum Beispiel durch aufwändige Anamnese, Auswertung umfangreicher Voruntersuchungen, weit überdurchschnittlichen Aktenumfang etc.

Kommentar: Sofern im Rahmen der eingehend begründeten wissenschaftlichen Begutachtung auch zum Verbleib einer Minderung der Erwerbsfähigkeit in rentenberechtigendem Grade Stellung genommen werden soll, besteht für das Gutachten Umsatzsteuerpflicht. Schreibgebühren nach Nr. 190 sind abrechenbar.
Für Pathologen und Rechtsmediziner ist die Nr. 165 nicht berechnungsfähig, da unter Ziff. IIb.11. Vereinbarung UV/Pathologen eine gesonderte Gutachtengebühr vereinbart wurde.

Typische Fallgestaltungen für Gutachten der Kategorie 3 (Nr. 165 UV-GOÄ) (Rundschreiben 0304/2015 vom 03.08.2015)

Begutachtungsmaterie mit hohem Schwierigkeitsgrad und sehr hohem zeitlichen Aufwand zu speziellen Kausalzusammenhängen und/oder differentialdiagnostischen Problemstellungen.
Es gibt nur wenig gesicherte medizinisch-wissenschaftliche Erkenntnisse bzw. die Erkenntnislage ist unübersichtlich oder es liegen divergierende Auffassungen in der Fachliteratur vor. Die Begutachtung bedarf umfangreicher Recherchen und tiefgehender eigener wissenschaftlich fundierter Überlegungen und Begründungen. Zusätzlich ist das Gutachten mit einem deutlich überdurchschnittlichen Zeitaufwand verbunden, zum Beispiel durch aufwändige Anamnese, Auswertung umfangreicher Voruntersuchungen, weit überdurchschnittlichen Aktenumfang etc.

Arbeitsunfälle
Beispiele unabhängig vom Fachgebiet:
- Interdisziplinäre Begutachtungsproblematik wie die Kausalität im Falle eines Mediainfarkts (Hirninfarkt)
- Zusammenhangsbegutachtung psychischer Störungen mit widersprechenden Vorgutachten oder aufwändiger Abgrenzung konkurrierender Ursachen

BKen
- Gutachten zum Vorliegen einer Erkrankung nach § 9 Abs. 2 SGB VII (wie BK), wenn eine wissenschaftliche Empfehlung des Ärztlichen Sachverständigenbeirates „BKen" des BMAS nicht existiert und daher der wissenschaftliche Erkenntnisstand zu ermitteln und darzustellen sowie fallbezogen anzuwenden ist.
- Gutachten in Fällen, in denen die wissenschaftliche Erkenntnislage nicht einheitlich ist und bereits mehrere divergierende Gutachten vorliegen, so dass eine intensive Auseinandersetzung mit den sich gegenüberstehenden Auffassungen mit abschließender eigener Beurteilung und Bewertung der im Raum stehenden Argumente bzw. des wissenschaftlichen Erkenntnisstandes erforderlich ist.

Individualvereinbarung
Rechtsgrundlage für die individuelle Vereinbarung ist § 59 ÄV. Danach dürfen die Gebührensätze für frei erstattete Gutachten in jeder Kategorie bei Vorliegen besonderer Gründe und mit vorheriger Zustimmung des Unfallversicherungsträgers überschritten werden. Kommt eine Einigung nicht zustande, kann der Arzt den Gutachtenauftrag zurückgeben.

Ausschluss: 34, 35, 36

B. Grundleistungen und allgemeine Leistungen

UV-GOÄ-Nr. — Gebühr in €

180 Befüllung der elektronischen Patienten- oder Gesundheitsakte mit medizinischen Informationen, inklusive Ergänzung der zu den Dokumenten gehörenden Metadaten — 5,22

Die Leistung kann im Behandlungsfall nur einmal abgerechnet werden. Hinzugezogene Ärzte können diese Leistung nicht abrechnen.

190 Schreibgebühren für Arztvordrucke nach den Nummern 117-124 und Gutachten nach den Nummern 146-154, 155 (ausgenommen audiologischer Befundbogen), 160, 161, 165:

je Seite 5,15

Arbeitshinweise: In Anlehnung an eine Normseite der DIN 1422 sind mindestens 30 Zeilen zu je 60 Anschlägen, also 1800 Zeichen üblich. Dies dient als Orientierung für die UV-GOÄ.

Ausschluss: 34

191 Schreibgebühren für Arztvordrucke nach den Nummern 117-124 und Gutachten nach den Nummern 146-154, 155 (ausgenommen audiologischer Befundbogen), 160, 161, 165:

je verlangte Kopie 0,24

Arbeitshinweise: Siehe Arbeitshinweise zu Nr. 190.
Kommentar: Kopien, die Begutachtende für ihre Akten behalten, sind nicht zu vergüten! Kopien für andere Mitgutachtende sind dagegen zu vergüten.

Ausschluss: 34

192 Elektronische Übermittlung eines Arztberichts an den UVTr — 0,47

Kommentar: Die elektronische Übermittlung kann z.B. via DALE-UV, Fax oder E-Mail erfolgen.

193 Übersendung von Krankengeschichten – auf Anforderung des UV-Trägers – gemäß B. VI Allgemeine Bestimmungen Nr. 4 (zuzüglich Porto) — 15,89

Die Nr. 193 UV-GOÄ kann neben der Nr. 34 UV-GOÄ abgerechnet werden.

Arbeitshinweise: **1.** Aus Gründen des Datenschutzes dürfen die ärztlichen Aufzeichnungen nur in dem Umfang angefordert werden, wie sie der UV-Träger zum Zwecke der Heilbehandlung und zur Erbringung sonstiger Leistungen benötigt. Dazu gehört auch die Kontrolle und Steuerung des Heilverfahrens durch den UV-Träger oder die Klärung von Zusammenhangsfragen (§§ 201, 203 SGB VII, s. auch Arb.Hinweise zu § 5 ÄV).
Ungeachtet des Umfangs der Krankengeschichte bzw. der Auszüge daraus ist die Übersendung an den UV-Träger nur mit der Gebühr nach Nr. 193 (zuzüglich Porto) zu vergüten.
Mit der Formulierung „auf Anforderung des UV-Trägers" wird klargestellt, dass für vom Arzt veranlasste Übersendungen kein Vergütungsanspruch besteht.
2. Übersendung von Befunden anderer (hinzugezogener) Ärzte
Befundmitteilungen oder einfachen Befundberichte (z.B. MRT-Befundmitteilung, Ergebnis der histologischen Untersuchung usw.) sind abgegolten (§ 62 Abs. 2 ÄV, Nr. 1 der Allgem. Best. zu Abschn. B.VI. mit der Gebühr für die zugrundeliegende Leistung, Nr. 3 der Allgem. Best. zu Satz 2 bei Abschn. O.).
Es kann mit dem ÄV und der UV-GOÄ nicht in Einklang stehen, dass in aktuellen, laufenden Behandlungsfällen durch die geschilderte Verfahrensweise eine zusätzliche Liquidationsmöglichkeit für Berichte eröffnet wird, die bereits mit der Untersuchungsleistung abgegolten bzw. vom UV-Träger unmittelbar bezahlt worden sind.
Fordert der UV-Träger diese Befunde beim D-Arzt an, kann er keine kostenfreie Übersendung erwarten, da dies nicht zu den Aufgaben des D-Arztes gehört. In diesen Fällen kann der D-Arzt die Nr. 193 ungeachtet des Umfangs der übersendeten Auszüge abrechnen.
3. Fordert der UV-Träger ärztliche Unterlagen an, um die **Behandlungsrechnung** bzw. die **Indikation der einzelnen ärztlichen Leistungen zu überprüfen**, kommt eine Vergütung nach Nr. 193 nicht in Betracht.
Grundsätzlich setzt der Vergütungsanspruch auf ärztliche Leistungen voraus, dass diese zum Zweck der HB sowie im Einklang mit den Bestimmungen des ÄV erbracht wurden. Diese Zweckbestimmung ist nicht gegeben, wenn die Rechnung ganz oder teilweise nicht nachvollziehbar ist und der UV-Träger insoweit einen Nachweis zu den abgerechneten Leistungen benötigt (vgl. Arb.Hinweise zu § 5 ÄV, Anm. 2.).

Kommentar: Zur Krankengeschichte/Patientenakte zählen nicht nur die eigenen ärztlichen Aufzeichnungen über die relevanten medizinischen Maßnahmen und deren Ergebnisse, sondern auch erhaltene Arztbriefe, Berichte und Untersuchungsergebnisse von hinzugezogenen/ beauftragten Leistungserbringenden (z.B. Fachärzte, Labormediziner, Rehaeinrichtungen, Kurkliniken, Psychotherapeuten). Der UVTr sind daher auch diese Unterlagen zuzusenden.

194 Kopie und Versand von Tonschwellenaudiogrammen bzw. Hauttestprotokollen – auch beiderseits – (zuzüglich Porto) – vgl. Anmerkung zu Nr. 1403   3,59

Kommentar: Durch die Leistungsbeschreibung in der Nr. 194 wird auch die Übersendung einer Mehrzahl von Tonschwellenaudiogrammen bzw. Hauttestprotokollen von der Vergütung erfasst, so dass die Gebührenziffer unabhängig von der Anzahl nur einmal und somit nicht für jedes Tonschwellenaudiogramm bzw. Hauttestprotokoll einzeln abrechenbar ist.

195 Übersendung angeforderter Röntgenaufnahmen (einschließlich Verpackung) zuzügl. Porto – pauschal je Sendung (zuzügl. Porto) – vgl. O. Allgemeine Bestimmungen Nr. 8. Diese Gebühr gilt auch für auf Anforderung des Kostenträgers oder eines anderen Arztes auf CD oder DVD übersandte Aufnahmen einschließlich der Herstellung.   7,38

Arbeitshinweise: 1. Die Gebühr nach Nr. 195 ist nur für die Übersendung bereits archivierter Röntgenaufnahmen berechenbar, nicht aber für die Übersendung unmittelbar zuvor gefertigter Aufnahmen, etwa an den Arzt, der die Untersuchung veranlasst hat (für diese erstmalige Übersendung sind nur die Versand- und Portokosten nach Nr. 4.2 des Abschnitts A. der UVGOÄ zu erstatten)...
2. Nr. 195 ist auch für die Übersendung von – bereits archivierten – Röntgenaufnahmen von Arzt zu Arzt berechenbar...
3. **Digital angefertigte Röntgenaufnahmen** können in herkömmlicher Technik auf einem Film (Hardcopies), auf Spezialpapier (z. T. als „Laserfilm" bezeichnet) ausgedruckt oder digital auf CD/DVD abgespeichert werden. Grundsätzlich kann der UVTr bestimmen, in welcher Form ihm die digital angefertigten Aufnahmen übersandt werden sollen (s. HVBG VB 119/2005 bzw. Reha 67/2005 vom 29.11.2005). Die Kosten für Röntgenfilme, Spezialpapier, CD-/DVD-Rohlinge usw. sind mit der Gebühr für die radiologische Untersuchung abgegolten und dürfen nicht zusätzlich berechnet werden.
Unklarheiten in der Anforderung gehen zu Lasten des UVTr. Werden z. B. nur Röntgenaufnahmen der Lunge ohne weitere Angaben zur Bildtechnik angefordert und sind die daraufhin übersandten, auf CD gespeicherten Daten für den Beratungsarzt mangels eines speziellen Monitors nicht hinreichend auswertbar, ist die Übersendung gleichwohl nach Nr. 195 zu vergüten bzw. eine nochmalige Anforderung der Bilder, in Form des klassischen Röntgenfilms, ist wiederum nach Nr. 195 zu honorieren.
Arb.Hinweise Arztrechnungen UV-GOÄ/Abschn. B – Seite II/62 Der **Vergütungsanspruch** setzt voraus, dass das übersandte Bildmaterial der jeweils angeforderten Technik entspricht und ggf. digitale Daten im üblichen DICOM-Standard gespeichert und mit entsprechendem „Viewer" (Betrachtungsprogramm) auf dem Datenträger geliefert werden (s. VB 119/2005).
4. Erfolgt die Anforderung der Aufnahmen nur zum Zwecke der Rechnungsprüfung, weil begründete Zweifel an der Richtigkeit der Abrechnung bestehen, ergibt sich kein Anspruch auf die Gebühr nach Nr. 195 (s. auch Arb. Hinweise zu Nr. 193, Anm. 4.).

Kommentar: Die Leistungsvoraussetzungen sind erfüllt, wenn die Bildaufnahmen (neben dem Röntgen auch CT, MRT, DVT, Szintigraphie etc.) von einem Arzt oder UVTr angefordert und an diesen versendet werden. Die „Übergabe" des Datenträgers (auf Wunsch) an den Patienten erfüllt die Leistungsvoraussetzung des „Versandes" nicht, so dass damit kein Anspruch auf Vergütung besteht. Auch eine analoge Abrechnung scheidet aus, da diese im ÄV für die UV-GOÄ nicht vereinbart wurde.
Mit der Gebühr sind die Kosten für den Datenträger (CD/DVD-Rohling, Spezialpapier, Röntgenfilm etc.), die Verpackung und den personellen Aufwand abgegolten. Das Porto ist gemäß Leistungsbeschreibung zusätzlich abrechenbar.

196 Zu Hautkrankheiten gefertigte Fotos (Indikationen zur Fotodokumentation s. DGUV-Honorarleitfaden, Anlage 3 auf www.dguv.de, webcode p012510), die den im jeweiligen Bericht oder im Gutachten beschriebenen Hautbefund nachvollziehbar dokumentieren und auf einem Speichermedium (einschließlich der Herstellung, Verpackung, zuzüglich Porto) zur Verfügung gestellt werden, unabhängig von der Anzahl der Fotos. Eine darüberhinausgehende notwendige Fotodokumentation kann durch den UV-Träger nach Rücksprache genehmigt werden.   Gebühr: 11,45

B. Grundleistungen und allgemeine Leistungen

Kommentar: Die Fotodokumentation ist gemäß der Leistungsbeschreibung zu den Nrn. 570, 571, 575 bis 577 in der Vergütung enthalten, so dass die Nr. 196 neben diesen Gebührenziffern nicht gesondert abrechenbar ist.
Eine zusätzliche (mehrfache) Abrechnung der Fotoaufnahme nach Nr. 9792 ist nicht zulässig.

Ausschluss: 570, 571, 572, 573, 575, 576, 577, 753, 754, 9792

Fotodokumentation

Eine darüberhinausgehende notwendige Fotodokumentation kann durch den UVTr nach Rücksprache genehmigt werden.
Rundschreiben - 0133/2013 vom 09.04.2013

Beschlussfassung der ständigen Gebührenkommission nach § 52 des Vertrages Ärzte/Unfallversicherungsträger

Mit der neuen Nummer 196 UV-GOÄ wurde eine Gebührenposition für die Vergütung von Fotodokumentationen im Hautarztverfahren und in der dermatologischen Begutachtung in die Gebührenordnung aufgenommen. Dies war erforderlich geworden, nachdem durch Absenken der bis dahin hilfsweise herangezogenen Gebührenpositionen für fotografische Aufnahmen (Nr. 9792 bzw. 9793 des BG-NT) keine adäquate Gebühr zur Verfügung stand. Die jetzt vereinbarte Gebühr von 8,50 € wird als Pauschale und damit unabhängig von der Zahl der angefertigten Fotos gezahlt und beinhaltet auch die Übermittlung mit CD/DVD (einschließlich der Herstellung).
Dieser Übertragungsweg fand in den Arbeitskreis-Beratungen bei der DGUV gegenüber der Übermittlung auf Fotopapier die größere Akzeptanz. Die Nutzung mehrerer Alternativen (wahlweise Datenträger oder Papierdruck) wäre in einer Gebührenposition nicht abzubilden gewesen und hätte sich zudem stark kostensteigernd ausgewirkt. Perspektivisch wird eine elektronische Übermittlung im geschützten E-Mail-Verkehr angestrebt.

Zur Ausgestaltung der UV-GOÄ-Nr. 196 wurde ein Indikationskatalog zur Fotodokumentation verabschiedet.

Mit Wirkung vom 01.05.2013 wurde die Vergütung der Fotodokumentation mit Nummer 196 neu in die UV-GOÄ aufgenommen.

Sie lautet wie folgt:
„Bei Bedarf im Hautarztverfahren und in der dermatologischen Begutachtung gefertigte Fotos, die den im jeweiligen Bericht oder im Gutachten beschriebenen Hautbefund nachvollziehbar dokumentieren und auf CD/DVD (einschließlich der Herstellung, Verpackung, zuzüglich Porto) zur Verfügung gestellt werden, unabhängig von der Anzahl der Fotos. Eine darüberhinausgehende notwendige Fotodokumentation kann durch den UVTr nach Rücksprache genehmigt werden. Vergütung: 8,50 EUR pauschal" Mit der Einführung der neuen Abrechnungsposition „UV-GOÄ-Nr. 196" war für die Praxis die Formulierung „Bei Bedarf..." auszufüllen.
Um den Ärzten eine Orientierung zu bieten und auf Seiten der UVTr eine einheitliche Handhabung bei der Kostenerstattung sicherzustellen, wurde ein Indikationskatalog zur Fotodokumentation mit Vorgaben für die Qualität der Fotos erarbeitet. Dieser wurde auf Seiten der UVTr in der AG BK Haut konsentiert, auf ärztlicher Seite in der AG Qualitätssicherung im BK-Verfahren, einer AG der Arbeitsgemeinschaft für Berufs- und Umweltdermatologie.
Der Ausschuss BKen der GFK der DGUV hat den Indikationskatalog in seiner Sitzung 1/2015 verabschiedet. Das Dokument ist auch auf den UV-Net-Seiten zu arbeitsbedingten Hautkrankheiten abgelegt.

Fotodokumentation in der GUV

Indikationskatalog zur Fotodokumentation von arbeitsbedingten Hautkrankheiten
Stand 6. Februar 2015

1. Allgemeines

Grundlage für die Entscheidungen der Unfallversicherungsträger (UVTr) sindärztliche Befundbeschreibungen in Berichten oder Gutachten. Eine Fotodokumentation soll diese Befundbeschreibung nicht ersetzen, denn Befundbeschreibungen bezeichnen die relevanten Krankheitsfolgen. Diese werden z.B. in Leistungsbescheiden aufgenommen. Darüber hinaus sind sie eine wichtige Grundlage für die Kommunikation zwischen allen Beteiligten. Fotos illustrieren Befundbeschreibungen und präzisieren z.B. Lokalisationen oder Verläufe. Sie können damit zur Qualitätssicherung in der Praxis beitragen.

Vor diesem Hintergrund erscheint eine Fotodokumentation bei Hauterkrankungen in definierten Fällen grundsätzlich sinnvoll. Voraussetzung ist dabei immer, dass die Fotos allen Beteiligten auf einfachem Wege zugänglich sind und in guter Qualität zur Verfügung stehen. Ideal wäre hier eine vollständige elektronische

Erfassung, Übertragung, Verarbeitung und damit auch Nutzung von digitalen Aufnahmen. Hierfür liegen die technischen Voraussetzungen zurzeit noch nicht vor. Die existierenden Medienbrüche führen zu deutlichen Qualitätsverlusten in der Darstellung und in der Verfügbarkeit der Fotos. Perspektivisch werden in der GUV Fotodokumentation vollständig auf elektronischem Wege erfolgen. Die Umsetzung wird im Rahmen eines DGUV Projektes geprüft.

Zurzeit wird eine Fotodokumentation in Fällen empfohlen, in denen eine Beweissicherung aus versicherungsrechtlichen Gründen notwendig ist. Fotos für die Verlaufsdokumentation in versicherungsrechtlich unstreitigen bzw. klar abgrenzbaren Fällen sind nicht erforderlich. Hier genügt in der Regel die alleinige und ausführliche schriftliche Befundbeschreibung in den ärztlichen Berichten bzw. Gutachten.

Selbstverständlich bleiben besondere Vereinbarungen zwischen einzelnen UVTr und Ärzten hiervon unberührt. Der vorliegende Indikationskatalog geht über die bisher in den „DGUV Arbeitshinweisen zur Bearbeitung von Arztrechnungen" (Stand August 2014) genannten Indikationen hinaus. Mit der Erweiterung der Indikationen sollen nun weitere Erfahrungen im Umgang mit der Fotodokumentation gesammelt werden.

2. Indikationen für die BK Nr. 5101

Im Hautarztverfahren (s.a. „DGUV Verfahrensbeschreibung Hautarztverfahren") ist eine Fotodokumentation unter den jetzigen Rahmenbedingungen (s. 1.) nur in besonderen Fällen erforderlich. Solche Fallkonstellationen liegen immer dann vor, wenn über die bloße Verlaufsdokumentation hinaus eine Beweissicherung aus versicherungsrechtlichen Gründen notwendig erscheint.

Eine Indikation im Hautarztverfahren kann daher gegeben sein bei:
- schweren Dermatosen, bei denen unmittelbar der Zwang zur Tätigkeitsaufgabe droht
- Erkrankungen, bei denen eine weitere differentialdiagnostische Einordnung bzw. eine Abgrenzung zu nicht arbeitsbedingten Erkrankungen (z.B. Rosazea, seborrhoischem Ekzem, perioraler Dermatitis, atopischem Ekzem) erforderlich ist
- Verdacht auf Artefakt/Simulation
- divergierender Einschätzung der Schwere des Hautbefundes zwischen Ärztin bzw. Arzt und den Versicherten (z.B. marginaler klinischer Befund, der subjektiv aus der Sicht der Versicherten aber jegliche berufliche Tätigkeit ausschließt).
- Epikutantests zur Dokumentation von besonders heftigen einzelnen oder kombinierten Reaktionen (Angry back). Das Gleiche gilt für Reaktionen auf die Testung von Berufsstoffen, einschließlich von Testungen mittels Verdünnungsreihen oder von Berufssubstanzen
- schweren, langandauernden oder rezidivierenden Erkrankungen zum Nachweis zur Dokumentation des Verlaufs und der Wirksamkeit von z.B. stationären Heilverfahren

Im diesem Sinne kann auch eine Fotodokumentation bei Begutachtungen hilfreich sein, wenn sie dazu dient, versicherungsrechtliche Voraussetzungen zu dokumentieren.

3. Indikationen für Hautkrebserkrankungen

Plattenepithelkarzinome und multiple aktinische Keratosen können, wenn sie durch natürliche UV-Strahlung verursacht wurden, als BK anerkannt werden (s.a. **DGUV Arbeitshilfe zum Hautkrebs durch UV-Strahlung**). Als multipel im rechtlichen Sinne gelten aktinische Keratosen dann, wenn sie in einer Zahl von > 5 pro Jahr auftreten bzw. wenn eine Feldkanzerisierung von > 4 cm² vorliegt.

Zur Dokumentation des Vorliegens der medizinischen Anerkennungsvoraussetzungen (Anzahl oder Fläche von aktinischen Keratosen) sind der Befund und die Lokalisationen zu beschreiben. Darüber hinaus kann für die Beweissicherung eine Fotodokumentation vor Therapiebeginn und damit vor Entfernung der aktinischen Keratosen hilfreich sein. Soweit im Rahmen der leitliniengerechten Behandlung zu Lasten der GKV eine histologische Sicherung erfolgt, sollte das Ergebnis der BK-Anzeige beigelegt werden. Eine Fotodokumentation kann auch erforderlich sein zur Dokumentation von kosmetischen Entstellungen oder Narben nach Ende der Therapie. Bei Hautkrebserkrankungen nach anderen BK-Nummern (1108 Arsen, 2402 ionisierende Strahlen, 5102 Ruß, Teer etc.) kann eine Fotodokumentation aus den gleichen Gründen hilfreich sein.

4. Technische Anforderungen

Bei der Fotodokumentation von Hauterkrankungen müssen die Hautbefunde detailgenau und in realistischer Farbe wiedergegeben werden. Hierfür sind u.a. eine gute Bildschärfe, eine hohe Auflösung und ein guter Kontrast im Sinne der nachfolgenden Empfehlungen erforderlich. Eine Standardisierung kann dabei die Vergleichbarkeit von Aufnahmen unterschiedlicher Aufnahmezeitpunkte sicherstellen und damit neben einer Befunddokumentation auch die Beurteilung des Krankheitsverlaufs ermöglichen. Der Krankheitsverlauf ist bei der BK-Nr. 5101 oft entscheidend für die Kausalitätsbeurteilung im Einzelfall.

B. Grundleistungen und allgemeine Leistungen

Eine standardisierte Fotodokumentation kann in der hautärztlichen Praxis mit einfachen Mitteln umgesetzt werden. Die nachfolgenden Empfehlungen können eine Hilfestellung geben: (Orientierung u.a. am Verfahrensstandard „Digitale Fotodokumentation" des überregionalen Wundnetzes „Wundzentrum Hamburg" Stand 12.03.2013):

Hardware (Digitalkamera) / Software
Es genügt eine handelsübliche Kamera für Übersichtsaufnahmen, die auch über eine Makrofunktion für Nahaufnahmen (z.B. bei Hautkrebserkrankungen) verfügt. Ideal ist darüber hinaus eine spezielle Software zur Fotodokumentation, die Archivierungs-funktionen und Suchfunktionen umfasst.

Bildqualität
Die Bildgröße sollte bei mindestens 1600 x 1200 Pixeln (= 2 Megapixel = 1,47 MB Speicherbedarf) liegen. Höhere Auflösungen ermöglichen ein Zoomen und damit eine verbesserte Diagnostik und Dokumentation. Sehr große Bilddateien (z.B. über 5 MB) können dagegen zu Einschränkungen bei einer elektronischen Übertragung führen. Die realistische Farbwiedergabe und Bildschärfe ist vor Speicherung des Bildes auf einem größeren PC Bildschirm zu prüfen, da auf dem Display der Kamera Mängel oftmals nicht erkennbar sind.

Position / Abstand / Beleuchtung
Der Abstand zwischen Objektiv und dem zu dokumentierenden Hautareal sollte bei Übersichtsaufnahmen ca. 50 cm betragen. Es wird empfohlen, mit Hilfe eines handelsüblichen Abstandhalters für Digitalkameras oder eines Stativs diesen Abstand sicherzustellen. Folgeaufnahmen zur Verlaufsdokumentation sollten immer mit der gleichen Position, den gleichen Lichtverhältnissen, gleichem Abstand und gleichem Winkel wie bei der Erstaufnahme erfolgen.

Zu vermeiden sind Schattenbildungen und bei Nutzung des Blitzes Reflexionen. Eine optimale Ausleuchtung wird in der Regel durch das Verwenden von zwei Lichtquellen oder durch z.B. die Nutzung eines Ringblitzes erreicht.

Bildhintergrund / Maßstab
Arbeitsbedingte Hauterkrankungen betreffen weit überwiegend die Hände. Es wird empfohlen, beim Fotografieren der Hände als Unterlage einen einfarbigen Hintergrund zu verwenden (z.B. grünes OP-Tuch, Handtuch, Laken). Dies kann die Farbwiedergabe verbessern. Ein Millimeterpapier ist als Unterlage besonders geeignet, um gleichzeitig einen Maßstab abzubilden.

Durch den helleren Untergrund besteht jedoch die Gefahr einer Über- bzw. Unterbelichtung, die durch die entsprechenden Kameraeinstellungen auszugleichen ist. Alternativ kann als Maßstab z.B. auch ein Lineal oder ein Einmalmaßband verwendet werden. Hierdurch werden, insbesondere bei Verlaufsaufnahmen, Größenänderungen im Erkrankungsbild besser dokumentiert.

Besonderheiten bei Hautkrebserkrankungen
Bei Hautkrebserkrankungen sollte zusätzlich zur Aufnahme der einzelnen Läsionen auch eine Übersichtsaufnahme erfolgen, damit eine Zuordnung der Läsion zum betroffenen Körperteil möglich ist. Für Nahaufnahmen wird - wenn möglich - ein Vergrößerungsfaktor bzw. eine (optisch, nicht digital) gezoomte Aufnahme empfohlen. Aus den Fotos sollten die Größenverhältnisse hervorgehen, z.B. durch die Abbildung eines Lineals im Bildausschnitt. Die Fotodokumentation ersetzt nicht die nach den AWMF-Leitlinien notwendige histologische Diagnosesicherung.

Bildbeschreibung
Es ist sicherzustellen, dass die Fotos den Patienten eindeutig zuzuordnen sind. Hierzu müssen das Erstellungsdatum, der Patientenname sowie das Geburtsdatum vermerkt werden. Dies kann z.B. durch Einblendung direkt in das Foto, durch nachträgliche Einarbeitung des Datums bzw. durch Kenntlichmachung des Datums im Dateinamen des Fotos etc. erfolgen. Beim Abspeichern der Fotos sollte darauf geachtet werden, dass üblicherweise durch digitale Systeme vermerkte Aufnahmedatum zu bewahren und nicht durch Löschen der „Eigenschaften" vor Versenden der Fotos zu entfernen.

Einverständnis der Patienten
Die Patienten sind über Zweck und Verbleib der Fotoaufnahmen aufzuklären. Das Einverständnis zur Fotodokumentation ist schriftlich festzuhalten.

Aufbewahrungsdauer
Die Fotos müssen in digitaler Form für 10 Jahre entsprechend der üblichen Aufbewahrungsdauer ärztlicher Unterlagen aufbewahrt werden.

C. Nichtgebietsbezogene Sonderleistungen

I. Anlegen von Verbänden

Allgemeine Bestimmungen:
Wundverbände nach Nummer 200, die im Zusammenhang mit einer operativen Leistung (auch Ätzung, Fremdkörperentfernung), Punktion, Infusion, Transfusion oder Injektion durchgeführt werden, sind Bestandteil dieser Leistung. Gilt nicht für die Berechnung von „Besonderen Kosten". Als operative Leistungen in diesem Sinne gelten auch die Leistungen nach den Nrn. 2000–2005.

Arbeitshinweise: Verbände, Gipse, Schienen, Orthesen werden zu unterschiedlichen oder sich ähnelnden therapeutischen Zielen eingesetzt.
Die im Abschnitt Nrn. 200 – 247A UV-GOÄ für die ärztliche Abrechnung zur Verfügung stehen-den Gebührennummern entsprechen vielfach nicht mehr den heute verwendeten Materialien.
Medizinische Entwicklung und Fortschritt sind nicht immer abgebildet.
Dies betrifft insbesondere vorgefertigte Schienen, Orthesen, die vom Arzt verordnet und vom Orthopädiefachgeschäft ausgeliefert werden. Hier erbringt der Arzt, wenn überhaupt, ärztliche Leistungen, aber in keinem Fall entstehen besondere Kosten.
Die Arbeitshinweise wurden in diesem Bereich in der Fassung 05/2017 überarbeitet.
Grundlage für die Abrechnung bildet auch hier die ärztliche Dokumentation und die Entscheidung im konkreten Einzelfall. D.h. die konkrete Versorgung muss aus der ärztlichen Dokumentation nachvollziehbar sein.

Kommentar: Wundverbände nach Nr. 200 können im Zusammenhang mit den in den Allg. Best. genannten operativen Leistungen, Ätzungen, Punktionen, Infusionen, Transfusionen und Injektionen nicht berechnet werden, da sie nur „Teilbereiche" der oben beschriebenen Leistungen sind. Erforderliche Kompressionsverbände nach Nr. 203 A sind neben operativen Leistungen berechnungsfähig.
Zielleistungsprinzip in Verbindung mit Verbänden, Schienen und Gipsen
Verbände, Schienen und Gipse können dann nebeneinander berechnet werden, wenn für die jeweilige Leistung ein therapeutisches Ziel dokumentiert ist.
Nr. 200: Versorgung einer Wunde, Salbenverband
Nr. 203A: Schwellung, Hämatom, drohende Schwellung
Schiene/Gips: Ruhigstellung, Instabilität

Auf einen Blick: Wichtige Information für niedergelassene Ärzte. Bei den folgenden Leistungspositionen des Kapitels „C. Nichtbezogene Sonderleistungen, I. Anlegen von Verbänden" ergeben sich abweichende Besondere Kosten für niedergelassene Ärzte gegenüber den Besonderen Kosten für Krankenhäuser:

UV-GOÄ-Nr.	Bes. Kosten in € (Niedergelassener Arzt)
200	1,28
203A	4,50
208	3,45
209	14,94
211	1,65
213	5,56
228A	5,33
228B	16,52
228C	14,56
237A	8,71
237B	29,10
247C	25,40

C. Nichtgebietsbezogene Sonderleistungen

UV-GOÄ-Nr.

Allgemeine Heilbehandl.	Besondere Heilbehandl.	Besondere Kosten	Allgemeine Kosten	Sachkosten (Besond. + Allg. Kosten)

200 Verband – ausgenommen Schnellverbände, Augen-, Ohrenklappen oder Dreiecktücher

4,37	5,44	1,19	3,37	4,56

Besondere Kosten, abweichend von der üblichen Systematik, nur von niedergelassenen Ärzten berechenbar: 1,28 €

Arbeitshinweise: **1.** …In den Allgem. Best. zu Abschnitt C.I. ist ausdrücklich klargestellt, dass auch die Wundversorgung nach den **Nrn. 2000 bis 2005** als operative Leistung gilt und Nr. 200 nicht neben diesen Leistungen berechnet werden kann. Das gilt nicht für die in Spalte 4 genannten **Besonderen Kosten der Nr. 200**, die immer neben operativen Leistungen oder den Nrn. 2000 bis 2005 berechenbar sind.
2. …Verbände nach Nr. 200 können unterschiedliche therapeutische Ziele verfolgen. Obwohl die allgemeinen Bestimmungen von „Wundverbänden" sprechen, werden auch andere Verbände mit dieser Leistung abgerechnet (z.B. Salbenverband zur Schmerzbehandlung).
Schnellverbandsmaterialien (Verbandsspray, Pflaster, Mullkompressen, etc.) stellen keine Verbände nach Nr. 200 dar. Sie können aber je nach Anlage eines Verbandes Bestandteil der besonderen Kosten sein (Salbenstrang, Mullkompresse, elastische Binde, Fixation mit Pflaster-streifen).
Dazu gehört und ist Bestandteil der Leistung auch das Anlegen einer Idealbinde. Die Nr. 200 kann allerdings nicht zweimal berechnet werden, wenn ein Verband mit einer elastischen Binde gefestigt wird. Liegen die Versorgungsgebiete (Zielleistungen) nahe beieinander, muss aus der Dokumentation nachvollziehbar erkennbar sein, dass mehrere Verbände verwendet wurden.
3. …Die **feuchten Wundauflagen** (Wundgaze) sind **mit den Besonderen Kosten abgegolten** und nicht gesondert berechnungsfähig.
4. Ein Verband nach **Nr. 200** kann **neben einem Schienenverband** der Nrn. 210, 211, 212, 213, 228, 229, 237 und 238 dann berechnet werden, wenn neben der Ruhigstellung einer Extremität die Versorgung einer Wunde oder ein Salbenverband erforderlich ist…
5. Ein **täglicher Verbandwechsel** ist allenfalls **bis zum vierten Tag** nach dem Unfall bzw. nach dem Beginn der Behandlung nachvollziehbar, es sei denn, es handelt sich um nässende oder infizierte Wunden oder um Verbrennungswunden, die täglicher Kontrolle und Behandlung bedürfen…

Weitere Arbeitshinweise der UVTr zur Kombination mit anderen Verbänden/Orthesen/Gipsen: zu den Nrn. 200/203A/209 UV-GOÄ – Kombination von Verbänden
Bei gleichzeitiger Berechnung eines **Tape- und Kompressionsverbandes** ist eine der beiden Gebühren - mit Begründung - zu streichen. Entweder ist ein Kompressionsverband oder ein Tape-Verband erforderlich. Beide Verbände **übereinander** ergeben keinen Sinn.
Handelt es sich lediglich um eine Distorsion des Sprunggelenks ist nach herrschender medizinischer Meinung regelmäßig ein Kompressionsverband nach Nr. 203A ausreichend.

Die Nr. 203A kann gleichzeitig mit der Nr. 200 abgerechnet werden, wenn zusätzlich ein Wund- oder Salbenverband erforderlich ist (vgl. Arb.Hinweise zu Nr. 200). Eine Kompresse mit darunter aufgetragener Salbe stellt keinen eigenständigen Verband nach Nr. 200 dar.
Die Anlage eines Gaze- oder Salbenverbandes nach Nr. 200 unter einem Tapeverband (Nr. 209) ist nicht abrechenbar. Die Salbe wird unter die ohnehin anzulegende Unterzugbinde aufgetragen. Zum Abdecken der Salbe wird eine Kompresse verwendet. Diese stellt jedoch keinen eigenständigen Verband i. S. der Nr. 200 dar. Sie ist Bestandteil der Nr. 209.
Sinn und Zweck eines Tapeverbandes an einem Gelenk (z. B. Finger) ist es, eine gewisse Zugrichtung vorzugeben. Die gleichzeitige Anlage eines Salbenverbandes unter diesem Tapeverband ist aus medizinischer Sicht nicht indiziert, da hierdurch die Zugrichtung des Tapeverbandes nicht mehr optimal ausgeführt wird. Eine zusätzliche Anlage eines Verbandes nach Ziff. 200 ist daher nicht indiziert. (vgl. Sozialgericht Heilbronn, AZ S4U7/I4 vom 31.05.2016).

zu den Nrn. 200/203A/210 bzw. 211 UV-GOÄ Kombination von Verbänden (Wiederanlage)
Bei **Fingerverletzungen (Schnitt-, Riss-, Schürfverletzungen, Distorsionen)** ist die Anlage eines Kompressionsverbandes (Nr. 203A) nicht abrechenbar.

C. Nichtgebietsbezogene Sonderleistungen 200

zu den Nrn. 203A/203B (Schaumstoff-)Kompressionsverband oder Zinkleimverband
...Bei Druckverbänden, die ausschließlich der Blutstillung dienen, ist die Wundabdeckung Bestandteil der Nr. 203A und kann nicht gesondert berechnet werden (**Brück**, Komm. z. GOÄ, RdNr. 4 zu Nr. 204, S. 350).
Der Kompressionsverband darf neben Nr. 200 berechnet werden, wenn seine therapeutische Wirkung (Kompression) zusätzlich erforderlich ist.

Zinkleimverband
Die Wirkung wird nur bei direkter Auflage auf die Haut erzielt. Eine Kombination mit anderen Verbänden ist nicht abrechenbar.

zu den Nrn. 228ff. (229) u. 237 ff (238) (Wieder-)Anlage einer Gipsschiene
Gipsschienenverbände werden als ruhigstellende Verbände angelegt; sie beinhalten eine innere Polsterung, die nicht zusätzlich als weiterer Verband (z. B. nach Nr. 203A) abgerechnet werden darf.

Kommentar: Ein Beschluss des Gebührenausschusses der BÄK zur GOÄ; dieser dürfte auch für die UV-GOÄ gelten:

1. Neben der Nr. 2006 ist die Nr. 200 berechenbar. **(1. Sitzung vom 30. August 1991)**
- Verbände im Sinne der Nr. 200 sind u. a. Wundverbände, abschwellende Salbenverbände, kühlende Gelverbände, Stützverbände, Idealbinden (elastische Binden).
- Das erstmalige Anlegen inkl. Funktionserläuterung von Stützbandagen ohne Schienenanteil (Knie-, Sprung-, Ellenbogen- oder Handgelenksbandagen) ist einmalig nach Nr. 200 – ohne besondere Kosten – abrechenbar.
- Schnellverbände über einem Rundgips oder einer Gipsschiene sind Bestandteil der Gips(Schiene) und daher nicht mit Nr. 200 zusätzlich abrechenbar.
- Der Wundverband ist eine delegierbare ärztliche Leistung und somit auch vom Praxispersonal erbringbar.
- Jede medizinisch notwendige Bedeckung einer Körperstelle zu therapeutischen Zwecken (z. B. auch Salicylpflasterverbände) ist dann ein abrechnungsfähiger Verband, wenn er einzeln angelegt wird. Die Körperstelle können relativ klein sein (Zehe, Finger) und sollten im Bericht und in der Rechnung angegeben werden.

Beispiele:
- Wird bei einer Verletzung von vier Fingern am 2. Tag jeder Finger einzeln verbunden, so wäre 4x die Nr. 200 (bei Sekundärheilung 4x die Nr. 2006) anzusetzen.
- Wird bei einer schweren Sprunggelenksdistorsion wegen der Schmerzen ein kühlender Gelverband nach Nr. 200 angelegt und zusätzlich wegen des sich ausbreitenden Ödems ein Kompressionsverband nach Nr. 203 A, so sind beide Verbände nebeneinander abrechnungsfähig.
- Verschiedenartige Verbände können bei unterschiedlichen therapeutischen Zielen nebeneinander erforderlich sein und somit abgerechnet werden. Die den einzelnen Verbänden entsprechenden Diagnosen (z.B. Sprunggelenksdistorsion + offene Wunde) sollten immer eindeutig im Bericht und in der Rechnung angegeben werden.
- Müssen postoperativ am gleichen Tag mehrere Verbandswechsel durchgeführt werden, so sind diese mit Angabe von Begründung und Uhrzeit abrechnungsfähig. Dies gilt auch in der Praxis für den Zustand nach einer Wundversorgung, wenn z. B. durchblutende Verbände Stunden später einer Erneuerung bedürfen. Auch hier sind bei der mehrfachen Abrechnung Uhrzeit und Begründungsangaben nötig.

Ausschluss: 203B (über Gaze-/Salbenverband), 209 (über Gaze-/Salbenverband), 250–263, 265–268, 270–321, 340–374, 442–445, 531, 572, 573, 695, 700, 701, 745, 756, 758, 1011, 1014, 1041, 1043–1045, 1048, 1052, 1055, 1056, 1060, 1085, 1086, 1089, 1097–1099, 1104, 1111–1113, 1120–1122, 1125, 1126, 1129, 1131, 1135, 1137, 1140, 1141, 1145, 1155, 1156, 1159, 1160, 1275–1278, 1283–1285, 1292, 1299, 1301, 1302, 1304–1306, 1311, 1320, 1321, 1330–1333, 1338–1340, 1346, 1348–1361, 1365–1367, 1374, 1375, 1377, 1382–1384, 1428, 1438, 1441, 1445–1448, 1455, 1457, 1467, 1468, 1471, 1485, 1493, 1497, 1513, 1519, 1527, 1528, 1534, 1535, 1576, 1586, 1588, 1595, 1597, 1611–1614, 1622, 1625, 1626, 1628, 1635–1638, 1713, 1738, 1740, 1741, 1755, 1756, 1761, 1765–1769, 1800, 1802, 1815, 1816, 1827, 1851, 2000–2005, 2009, 2010, 2031, 2040–2045, 2050–2056, 2060–2063, 2064–2067, 2070, 2072–2076, 2080–2084, 2087–2089, 2091, 2092, 2100–2106, 2110–2113, 2117–2126,

C. Nichtgebietsbezogene Sonderleistungen

UV-GOÄ-Nr.	Allgemeine Heilbehandl.	Besondere Heilbehandl.	Besondere Kosten	Allgemeine Kosten	Sachkosten (Besond. + Allg. Kosten)

2130–2174, 2189–2191, 2193, 2203–2241, 2250, 2253–2256, 2260, 2263, 2268, 2269, 2273, 2279, 2281, 2282, 2293, 2295–2297, 2320, 2339, 2347–2350, 2352–2356, 2380–2386, 2390, 2392–2394, 2396, 2397, 2402, 2404, 2405, 2410, 2417–2421, 2430, 2431, 2440–2442, 2570, 2580, 2583–2589, 2650, 2651, 2655–2657, 2660, 2670, 2671, 2675, 2682, 2687, 2694, 2695, 2699, 2701, 2730, 2751, 2800, 2801, 2822, 2823, 2881–2883, 2890, 2895–2897, 3095–3097, 3120, 3220, 3237, 3241, 3283–3285, 3300.

Rechtsprechung: ▶ **Anlage Salbenverband Nr. 200 unter Tapeverband Nrn. 208 und 209**
Die gleichzeitige Anlage eines Salbenverbandes unter diesem Tapeverband ist aus medizinischer Sicht nicht indiziert, da hierdurch die Zugrichtung des Tapeverbandes nicht mehr optimal ausgeführt wird. Eine zusätzliche Anlage eines Verbandes nach Ziffer 200 ist daher nicht indiziert.
Aktenzeichen: Sozialgericht Heilbronn, 31.05.2016, Az.: S 4 U 7/14
Entscheidungsjahr: 2016

201A Redressierender Klebeverband des Brustkorbs oder dachziegelförmiger Klebeverband – ausgenommen Nabelverband

5,88	7,30	11,87	3,51	15,38

Kommentar: Ein Dachziegelverband bei Zehenfraktur ist nach Nr. 201A abrechnungsfähig. Werden Tape-Verbände verwendet, so treten höhere besondere Kosten auf, so dass die entsprechend höher vergütete Nr. 201B abzurechnen ist.
Ausschluss: 201B, 2203–2241.

201B Redressierender Klebeverband des Brustkorbs oder dachziegelförmiger Klebeverband – ausgenommen Nabelverband – bei Verwendung von Tape Verbänden

5,88	7,30	21,87	3,51	25,38

Kommentar: Werden Tape-Verbände über Gelenken angelegt, so sind sie nach den Nrn. 208 (Finger, Zehen) oder 209 (großes Gelenk, Weichteile der Gliedmaßen) zu berechnen. Umfasst ein Tape-Verband allerdings kein Gelenk oder keine Weichteile von Gelenken, so kann nur die Nr. 201B berechnet werden. Werden keine Tape-Verbände verwendet, so treten geringere besondere Kosten auf, so dass die entsprechend geringer vergütete Nr. 201A abzurechnen ist.
Ausschluss: 201A, 2203–2241

202 Schanz'scher Halskrawattenverband

8,84	10,99	6,20	3,90	10,10

Arbeitshinweise:
- Im Rahmen der Erstversorgung durch einen Notarzt ist bei Verdacht auf eine HWS-Verletzung in aller Regel vorsorglich ein sogen. Stiffneck anzulegen. Dieser ist nach Nr. 202 ohne die besonderen Kosten wegen seiner Wiederverwendbarkeit abrechenbar.
- Nr. 202 darf – sofern die „Schanz'sche Halskrawatte" ausnahmsweise zu akzeptieren ist – auch berechnet werden, wenn kein individuell angefertigter Verband, sondern einer der heute üblichen Fertigverbände (Schaumstoffmaterial mit Klettverschluss, auch waschbar) angelegt wird. Zur Indikation siehe S1-Leitlinie „Beschleunigungsverletzung der Halswirbelsäule" (http://www.awmf.org/uploads/tx_szleitlinien/030-095l_S1_Beschleunigungstrauma_der_HWS_2012_verlaengert.pdf)
- Die **Fertigkrawatten** werden meist vom Fachhandel bezogen. Der D-Arzt stellt ein entsprechendes Rezept aus; die Kosten werden dem UVTr in Rechnung gestellt.
- Der Arzt kann in diesem Fall für die Erstanlage die ärztl. Leistung nach Nr. 202 berechnen, nicht aber die **Besonderen Kosten**, weil beim Arzt keine entsprechenden Kosten anfallen. Dies ist stets kritisch zu prüfen, da die Abrechnungsprogramme regelmäßig die Gebühr nach Nr. 202 zusammen mit den Besonderen Kosten auswerfen.
- Die jeweilige Wiederanlage im Rahmen weiterer Behandlungstage ist nicht abrechenbar.

Kommentar: Bei HWS-Distorsionen (ohne strukturelle Verletzungen, z. B. Risse, Brüche an Wirbeln) ist die Schanz'sche Krawatte nach dem derzeitigen medizinischen Erkenntnisstand in aller Regel nicht erforderlich; sie bewirkt keine Besserung, sondern im Gegenteil eine Verschlechterung des Gesundheitszustands. Nur im Ausnahmefall bei besonderer Schmerzhaftigkeit ist sie für die ersten zwei oder drei Tage zu akzeptieren. In der Leitlinie der Deutschen Gesellschaft für Neurologie „Beschleunigungstrauma der Halswirbelsäule" werden Verbände nicht als Therapiemaßnahmen genannt. Mechanisch ruhigstellender Vorrichtungen werden neben der Anlage eines Schanz-Kragens als Therapiemaßnahmen

C. Nichtgebietsbezogene Sonderleistungen 203A

UV-GOÄ-Nr.

| Allgemeine Heilbehandl. | Besondere Heilbehandl. | Besondere Kosten | Allgemeine Kosten | Sachkosten (Besond. + Allg. Kosten) |

ausdrücklich nicht empfohlen, wenn keine Instabilität oder ein massivster Bewegungsschmerz vorliegt. Unter den „mechanisch ruhigstellenden Vorrichtungen" ist auch ein therapeutischer Tape-Verband zu definieren.

Ausschluss: 2203–2241

203A Kompressionsverband / auch Schaumstoffkompressionsverband

| 8,84 | 10,99 | 2,04 | 3,90 | 5,94 |

Besondere Kosten, abweichend von der üblichen Systematik, nur von niedergelassenen Ärzten berechenbar: 4,50 €

Hinweis für Bes. Kosten: Bei Verwendung von Gummielastik-Binden können an Stelle der Pauschalgebühren die Selbstkosten berechnet werden.

Arbeitshinweise:
- Kompressionsverbände sollen vor allem Flüssigkeitsansammlungen in Gelenken und in Gewebspartien entgegenwirken; sie sind keine Wundverbände.
- Kompressionsverbände sind regelmäßig berechenbar bei schweren Distorsionen und schweren Prellungen, nach Operationen und Punktionen eines Gelenks und zur Thromboseprophylaxe.
- Kompressionsverbände sind regelmäßig nicht erforderlich und zweckmäßig bei:
  – Bagatellverletzungen, insb. an Händen und Fingern, z. B. Schnitt-, Riss-, Stichverletzungen (ausgenommen Arterienverletzungen),
  – Abschürfungen, leichten Prellungen usw.,
  – einem Strecksehnenabriss am Fingerendglied,
  – intraartikulären Injektionen (Ausnahme: vorherige Punktion des Gelenks),
  – bereits zur Verfügung stehenden Kompressionsstrümpfen der Klasse II.
- Bagatellverletzungen, insb. an Händen und Fingern, z. B. Schnitt-, Riss-, Stichverletzungen (ausgenommen Arterienverletzungen), Abschürfungen, leichten Prellungen usw., einem Strecksehnenabriss am Fingerendglied, intraartikulären Injektionen (Ausnahme: vorherige Punktion des Gelenks), bereits zur Verfügung stehenden Kompressionsstrümpfen der Klasse II.
- Die vollständige Leistung der Nr. 203A kann an einem Finger nicht erbracht werden.

Kombination mit anderen Verbänden:
Ein Kompressionsverband ist neben dem Wund- oder Salbenverband berechnungsfähig, wenn die Versorgung der Verletzung die entsprechenden therapeutischen Wirkprinzipien erfordert (z. B. Wundversorgung und Kompression oder Ruhigstellung). Soll ein Kompressionsverband lediglich das Verrutschen des darunter liegenden Verbandes verhindern, ist dies als Bestandteil der Verband-Leistung nach Nr. 200 anzusehen und somit nicht zusätzlich nach Nr. 203A berechenbar.
Darüber hinaus ist eine Kombination mit anderen Verbänden nicht abrechenbar.
Entsprechend dem Wirtschaftlichkeitsgebot des § 8 ÄV ist bei Sprunggelenksdistorsionen Grad 2 und 3 regelmäßig die Verordnung einer Sprunggelenks-Orthese mit eingebauter Kompression geboten, da nach dem Abklingen der anfänglich stärkeren Schwellung in der Regel die komprimierende Wirkung der Orthese ausreicht, womit die zusätzliche Anlage eines Kompressionsverbandes nicht abgerechnet werden kann.

Weitere Arbeitshinweise der UVTr zur Kombination der Nr. 203A mit anderen Verbänden/Orthesen/Gipse
Neben der Nr. 200 abrechenbar, wenn ein eigenständiges therapeutisches Ziel (z. B. Schwellung) vorliegt.
Neben einem Zinkleimverband nicht abrechenbar.
Neben einem Tapeverband (Nrn. 208/209) nicht abrechenbar.
Nicht als innere Polsterung neben einem Gipsverband abrechenbar. Abrechenbar nur wenn neben dem Gipsverband, wenn ein eigenständiges therapeutisches Ziel dokumentiert ist.

Kommentar: **Der Gebührenausschuss der BÄK** hat 1998 entschieden – und dies dürfte auch für die UV-GOÄ gelten –, dass es sich beim Anmessen von Kompressionsstrümpfen um keine selbstständig abrechnungsfähige Leistung handelt. Die Auspolsterungen / Polsterwatten unter einem Rundgips oder einer Gipsschiene sind nicht gesondert mit Nr. 203A abrechenbar. Bei offenen, klaffenden Wunden ist die Nr. 203A als Druckwundverband ausnahmsweise neben Tape- oder einem Gips-Schienenverbänden

	Allgemeine Heilbehandl.	Besondere Heilbehandl.	Besondere Kosten	Allgemeine Kosten	Sachkosten (Besond. + Allg. Kosten)

einmalig abrechenbar. Eine entsprechende plausible Diagnose sollte angegeben werden. Anästhesisten können einen Druckverband nach einer Arterienpunktion mit der Nr. 203A abrechnen und auch nach Gelenkpunktionen (Nrn. 300 bis 302) ist Nr. 203A abrechenbar. Nach **Wezel/Liebold** (und dies dürfte auch für die UV-GOÄ gelten) fallen unter die Kompressionsverbände, z. B. Schaumgummikompressionsverband, Bisgaard, Braun-Falco, Fischer, Gibney, Pütter, Sigg. **Wezel/Liebold** hält die Leistungsbeschreibung auch für erfüllt, wenn bei Kompressionsverbänden keine Gelenke einbezogen sind.

Ausschluss: 210–213 (bei Orthesen mit eingebauter Kompression), 203B, 209, 230A–237D, 239A–240B, 255, 271–278, 280–282, 285–289, 2203–2241.

203B Zinkleimverband 8,84   10,99   6,50   3,90   10,40

Arbeitshinweise: Der Zinkleimverband ist ein Verband, der zur Kompressionstherapie (Prophylaxe und/oder Abbau von Schwellungen) und/oder als stabilisierender (stützender) Verband bei Verletzungen der Extremitäten dient.
Zinkleim ist eine Paste aus Zinkoxid, Bindemittel und Wasser. Zinkpaste wirkt abdeckend, schützend, aufsaugend und zieht nicht in die Haut ein. Deswegen wird Zinkpaste auch in der Vorbeugung und Behandlung von Hautentzündungen (Dermatitiden) eingesetzt. Der nur sehr wenig dehnbare Verband wird um eine verletzte oder geschwollene oder eine von Schwellung bedrohte Extremität angelegt. Es kommt zu einer Kompression und gleichzeitigen Kühlung des mit dem Verband behandelten Areals. Je nach Verbandtyp kann es zu einer (teilweisen) Aushärtung kommen.
Ein Verband nach Nr. 200 UV-GOÄ kann neben dem Zinkleimverband nur dann abgerechnet werden, wenn eine Wunde als weitere Ziellleistung dokumentiert ist. Andere Kombinationen mit dem Zinkleimverband (Kompressionsverband, Tape, Gips- und Scotchverbände) sowie Orthesen sind daneben nicht abrechenbar.

Kommentar: Führt der Zinkleimverband in der Akutbehandlungsphase zu einem sehr raschen Rückgang einer primär sehr starken Schwellung, so ist auch ein Verbandswechsel gemäß § 8 Abs.1 ÄV erforderlich und zweckmäßig. Eine entsprechende Begründung sollte in der Rechnung oder im Bericht des Arztes angegeben werden. Entsprechende Allergien auf die medikamentösen Wirkstoffe des Verbandes sollten nach Erhebung der Krankheitsvorgeschichte bekannt sein. Ein über die Zinkleimbinde gezogener Schlauchverband sowie die zur Vermeidung des Durchdringens von Nässe evtl. zusätzlich über den Schlauchverband gewickelte weitere Binde sind Bestandteil der Nr. 203B und können nicht gesondert mit Nr. 200 und/oder Nr. 203A berechnet werden.

Ausschluss: 200 (Gaze-/Salbenverband unter Zinkleimverband), 203A, 209, 2203–2241.

204 Zirkulärer Verband des Kopfes, des Schulter- oder Hüftgelenks oder des Rumpfes
  8,84   10,99   7,46   3,90   11,36

Arbeitshinweise: 2. Für den Bereich des Kopfes kommen nach Nr. 204 z. B. ein Mützen-, Stirnverband oder doppelseitiger Augenverband in Betracht, für die oberen Extremitäten mit Schultergelenk der Rucksack-, Désault- oder Gilchrist-Verband, für den Rumpf ein Rückenstern-, Bruststern oder Brustkorbverband.
Bei kleineren Platz- oder Schnittwunden an Kopf oder Rumpf ist regelmäßig kein zirkulärer Verband erforderlich.
3. Wird ein zirkulärer Verband als Wundverband angelegt, kann die Gebühr nach Nr. 204 im Zusammenhang mit operativen Leistungen (s. Arb. Hinweise zu Nrn. 2000 ff. und Nr. 200) oder einer Wundversorgung (Nrn. 2000–2005) uneingeschränkt berechnet werden. Zirkuläre Verbände (z. B. Kompressionsverbände) an den Extremitäten sind auf die Nr. 203A (Kompressionsverband) zu korrigieren.
4. Die Gebühr nach Nr. 204 ist ursprünglich für hergestellte Verbände vorgesehen. In der Versorgung wird überwiegend auf vorgefertigte Hilfsmittel (Verordnung von Hilfsmitteln) zurückgegriffen. Für die Erstanlage eines vorgefertigten Verbandes kann der Arzt, soweit er das Hilfsmittel persönlich anlegt, einmalig die Gebühr nach Nr. 204 jedoch ohne die besonderen Kosten abrechnen. Wird das Hilfsmittel im Sanitäts- oder Orthopädiehaus angelegt bzw. angepasst kann der Arzt diese Leistung nicht abrechnen. Die Wiederanlage ist grundsätzlich nicht abrechenbar.

Kommentar: Die genannten Verbände der Nr. 204 können entweder im Rahmen der Wundversorgung als Wundverbände, bei einer Operation oder zur Ruhigstellung angelegt werden. Eine Einschränkung in der Aberechenbarkeit wie bei Nr. 200 besteht bei Nr. 204 nicht.

C. Nichtgebietsbezogene Sonderleistungen

UV-GOÄ-Nr.

	Allgemeine Heilbehandl.	Besondere Heilbehandl.	Besondere Kosten	Allgemeine Kosten	Sachkosten (Besond. + Allg. Kosten)

Rucksack-, Désault- oder Gilchristverbände sind nach Nr. 205 abzurechnen. Bei Tape-Verbänden am Schulter- oder Hüftgelenk ist die deutlich höher vergütete Nr. 209 berechnungsfähig.

Ausschluss: 235A–236B, 250, 279, 2203–2241

205

Rucksack- oder Désault-Verband	8,84	10,99	7,88	3,90	11,78

Hinweis für Bes. Kosten: Bei Verwendung von Fertigverbänden für Schlüsselbeinfraktur sind die Selbstkosten zu berechnen.

Kommentar: Mit der Nr. 205 wird der Rucksack- und Gilchristverband abgerechnet. Der Desault wird heute in der Regel nicht mehr verwendet. Die Anlage eines Abduktionskissen kann mit der Nr. 205 berechnet werden. Werden im Fachhandel bezogene (rezeptierte) und vom UVTr gesondert gezahlte Fertigverbände (Gilchrist®, Collar N Cuff ® bzw. Blount – Schlinge etc.) angelegt, ist nur die Gebühr für die ärztliche Leistung (Erstanlage und Funktionserklärung) einmalig nach Nr. 205 – ohne besondere Kosten – abrechenbar. Sonstige zirkuläre Verbände des Schultergelenkes sind nach Nr. 204 und Tape-Verbände über das Schultergelenk nach Nr. 209 berechnungsfähig. Für das erstmalige Anlegen eines vorkonfektionierten Abduktionskissens ist die Nr. 205 – ohne besondere Kosten – abrechenbar.

208

Tape-Verband an Fingern oder Zehen	7,44	9,27	0,48	4,99	5,47

Besondere Kosten, abweichend von der üblichen Systematik, nur von niedergelassenen Ärzten berechenbar: 3,45 €

Arbeitshinweise: Tape-Verbände nach Nr. 208 sind Klebeverbände aus un- bzw. teilelastischen Pflasterzügen, die zur Stabilisierung von Finger- und Zehengelenken nach Luxationen, Distorsionen (Zerrungen, Verstauchungen) oder nach Frakturen angelegt werden, auch im Rahmen der funktionellen Nachbehandlung.

Kommentar: Der Tape-Verband umfasst ausschließlich die Versorgung der Weichteile der Finger, Daumen und (Groß-) Zehen sowie deren Gelenke ohne teilweisen Einschluss der Hand und des Fußes. Werden Tape-Verbände über große Gelenke oder Weichteile der Gliedmaßen angelegt, so sind diese nach Nr. 209 abzurechnen. Umfasst ein Tape-Verband allerdings kein Gelenk, so kann nur die Nr. 201B berechnet werden. Der Tape-Verband am Daumen und der Pflasterzügelverband an Zehen, bestehend aus Tape und Kompresse, sind ebenfalls mit der Nr. 208 abzurechnen. Ein abschwellender Salbenverband oder eine Kompresse können nicht zusätzlich abgerechnet werden. Die Anlage eines Salbenverbandes unter einem Tapeverband ist nicht erforderlich und zweckmäßig, da die Zugrichtung des Tapeverbandes nicht mehr optimal ausgeführt wird (siehe Rechtsprechung) Der Tapeverband und eine Gipsschiene haben beide die Ruhigstellung zum Ziel, so dass die zusätzliche Therapie mittels Tapeverband bei gleichzeitiger Anlage einer Gipsschiene nicht erforderlich und zweckmäßig ist (siehe Rechtsprechung). Bei offenen, klaffenden oder stark blutenden Wunden ergibt sich wegen der Notwendigkeit eines kurzzeitigen Verbandswechsels grundsätzlich keine Indikation für die zusätzliche Anlage eines Tapeverbandes. Der Kinesio-Tapeverband wird nicht mehrfach zirkulär gewickelt und stabilisiert das kleine Gelenk somit nicht entsprechend stark und belastungskonform. Eine Abrechnung analog nach Nr. 208 scheidet daher aus. Unter Berücksichtigung der Materialkosten und des ärztlichen Zeitaufwandes für die Anlage des Kinesiotapes wird die Liquidation nach Nr. 200 empfohlen.

Ausschluss: 200 (Gaze-/Salbenverband unter Tapeverband), 203A, 210, 211, 228A – 239B, 2203–2241.

Rechtsprechung: ▶ **Anlage Salbenverband Nr. 200 unter Tapeverband Nrn. 208 und 209**
Die gleichzeitige Anlage eines Salbenverbandes unter diesem Tapeverband ist aus medizinischer Sicht nicht indiziert, da hierdurch die Zugrichtung des Tapeverbandes nicht mehr optimal ausgeführt wird. Eine zusätzliche Anlage eines Verbandes nach Ziffer 200 ist daher nicht indiziert.
Aktenzeichen: Sozialgericht Heilbronn, 31.05.2016, Az.: S 4 U 7/14
Entscheidungsjahr: 2016

▶ **Anlage Tapeverband Nrn. 208 und 209 neben Gipsschiene Nrn. 228a bis 229**
Beide Behandlungsformen haben eine Ruhigstellung des Fingers zum Ziel. Aus medizinischer Sicht besteht keine Indikation zur zusätzlichen Therapie mittels eines Tape-Verbandes bei gleichzeitiger Anlage einer Schiene z.B. nach Nr. 228B.
Aktenzeichen: Sozialgericht Heilbronn, 31.05.2016, Az.: S 4 U 8/14
Entscheidungsjahr: 2016

209 Tape-Verband an großen Gelenken oder an Weichteilen der Gliedmaßen

| 13,97 | 17,36 | 8,00 | 9,30 | 17,30 |

Besondere Kosten, abweichend von der üblichen Systematik, nur von niedergelassenen Ärzten berechenbar: 14,94 €

Arbeitshinweise: (Ausschnitt)

1. Tape-Verbände nach Nr. 209 sind Klebeverbände aus un- bzw. teilelastischen Pflasterzügen, die zur Stabilisierung von Gelenken insbesondere nach Distorsionen (Zerrungen, Verstauchungen) aber auch zur Entlastung von Sehnenansätzen bzw. Muskeln angewandt werden können

Sie wirken direkt auf der Haut und müssen eine bestimmte Zugrichtung vorgeben.

Die gleichzeitige Anlage eines Salbenverbandes unter diesem Tapeverband ist aus medizinischer Sicht nicht indiziert, da hierdurch die Zugrichtung des Tapeverbandes nicht mehr optimal ausgeführt wird. Eine zusätzliche Anlage eines Verbandes nach Ziff. 200 ist daher nicht indiziert (vgl. Sozialgericht Heilbronn, AZ S4U7/I4 vom 31.05.2016). Entscheidend für die Bewertung der entsprechenden Leistung (208 oder 209) ist die jeweilige Zielleistung (Gelenk, das versorgt werden muss).

Ist z. B. bei einer Fingerverletzung das Handgelenk zur Befestigung des Tapeverbandes mit einzubeziehen, löst dies nicht die Nr. 209 aus.

Die Stabilisierung von Gelenken kann auch mit anderen Mitteln erreicht werden (z. B. Orthesen, Schienen). Eine gleichzeitige Anwendung mit anderen Verbänden, Orthesen, Schienen, Bandagen, etc. ist nicht angezeigt und somit auch nicht abrechenbar.

Tape-Verbände nach Nr. 209 können nach der Leistungslegende auch an Weichteilen der Gliedmaßen angelegt werden. Dies kommt insbesondere in Betracht zur Entlastung von Sehnen- und Muskelansätzen z.B. nach Sehnenzerrungen oder Muskelfaserrissen. Tape-Verbände sind bei Prellungen, Schürfungen oder ähnlichen Verletzungen der Weichteile nicht erforderlich und zweckmäßig.

2. Ist eine längere Behandlungsdauer mit häufigem Wechsel des Tapeverbandes absehbar, ist regelmäßig aus wirtschaftlichen Gründen (s. § 8 ÄV) die Anlage einer Orthese zu prüfen. Derartige Rechnungen sollten dem Beratungsarzt vorgelegt werden. Das gilt auch, wenn der häufige Wechsel wegen der Durchführung physio-mechanischer Behandlungen (Heißluft, Infrarot usw., Nrn. 535, 536, 539, 548, 551) erfolgt. Die kurzfristige Abnahme des Tape-Verbandes zur Auflage einer Kaltpackung (Nr. 530) ist nicht erforderlich und zweckmäßig.

Es kann jedoch sinnvoll sein nach einer anfänglichen Versorgung mit einer Orthese zur weiteren funktionellen Behandlung auf die Versorgung mit einem Tape zu wechseln. Sofern die Behandlungsdauer mit dem funktionellen Tape 3 Wochen überschreitet, bedarf es einer Begründung.

In der ersten Woche nach Traumen kann der Tape-Verband jeweils nach zwei bis drei Tagen gewechselt werden (mit Beachtung des Wirtschaftlichkeitsgebots, siehe oben). Mit größerem zeitlichen Abstand (ca. 2 Wochen) zum Trauma, sollte die Verweildauer des Tapeverbandes verlängert werden, sofern hygienische Gründe nicht dagegensprechen.

3. Das Kinesiotape ist kein Tapeverband im Sinne der Nr. 209 und daher grundsätzlich nicht abrechenbar. Analogbewertungen sind in der UV-GOÄ nicht möglich. Indikationen und die Wirksamkeit sind noch nicht abschließend geklärt. Eine Abrechnungsempfehlung für Einzelfallgenehmigungen kann z. Z. nicht gegeben werden.

Kommentar: Siehe auch Kommentar zu Nr. 208. In der Rechtsprechung zu Tapeverbänden an Kleingelenken, die auch für Großgelenke gelten dürfte, ist die Anlage eines Salbenverbandes unter einem Tapeverband nicht erforderlich und zweckmäßig, da die Zugrichtung des Tapeverbandes nicht mehr optimal ausgeführt wird. Weiterhin haben der Tapeverband und eine Gipsschiene beide die Ruhigstellung zum Ziel, so dass die zusätzliche Therapie mittels Tapeverband bei gleichzeitiger Anlage einer Gipsschiene nicht erforderlich und zweckmäßig ist (siehe Rechtsprechungen). Die Bezeichnungen „Salbe-Tape-Verband" oder „Salben-Klebe-Verband" erfüllen nicht den Leistungsinhalt der Nr. 209 und dürfen vom UVTr daher auf die Nr. 200 korrigiert werden.

Ausschluss: 200 (Gaze-/Salbenverband unter Tapeverband), 203A, 203B, 210–213, 228A–229, 230A–237G, 238, 239A–240B, 572, 573, 2203–2241.

Rechtsprechung: ▶ **Anlage Salbenverband Nr. 200 unter Tapeverband Nrn. 208 und 209**

Die gleichzeitige Anlage eines Salbenverbandes unter diesem Tapeverband ist aus medizinischer Sicht nicht indiziert, da hierdurch die Zugrichtung des Tapeverbandes

C. Nichtgebietsbezogene Sonderleistungen

UV-GOÄ-Nr.

	Allgemeine Heilbehandl.	Besondere Heilbehandl.	Besondere Kosten	Allgemeine Kosten	Sachkosten (Besond. + Allg. Kosten)

nicht mehr optimal ausgeführt wird. Eine zusätzliche Anlage eines Verbandes nach Ziffer 200 ist daher nicht indiziert.
Aktenzeichen: Sozialgericht Heilbronn, 31.05.2016, Az.: S 4 U 7/14
Entscheidungsjahr: 2016

▶ **Anlage Tapeverband Nrn. 208 und 209 neben Gipsschiene Nrn. 228a bis 229**
Beide Behandlungsformen haben eine Ruhigstellung des Fingers zum Ziel. Aus medizinischer Sicht besteht keine Indikation zur zusätzlichen Therapie mittels eines Tape-Verbandes bei gleichzeitiger Anlage einer Schiene z.B. nach Nr. 228B.
Aktenzeichen: Sozialgericht Heilbronn, 31.05.2016, Az.: S 4 U 8/14
Entscheidungsjahr: 2016

---

210 Kleiner Schienenverband – auch als erster Notverband bei Frakturen –

7,44	9,27	5,43	3,51	8,94

Arbeitshinweise: Die Gebühren nach den Nrn. 210 – 213 sind ursprünglich für vom Arzt hergestellte Schienen vorgesehen. Dokumentiert der Arzt, dass er die Schiene hergestellt hat, erhält er die Nr. 210 einschließlich der besonderen Kosten. Dies gilt für die Wiederanlage entsprechend.
In der aktuellen medizinischen Versorgung wird überwiegend auf vorgefertigte Schienen, Orthesen, etc. (Hilfsmittel) zurückgegriffen.
Da es für die Erstanlage derartiger verordneter Schienen in der UV-GOÄ keine Gebührenposition gibt, wurde hierfür die Nr. 210 als analoge Leistung benannt. Dies gilt unabhängig von der Frage, ob es sich um die Erstanlage über ein oder über zwei Gelenke handelt.
Soweit das Hilfsmittel in der Praxis angelegt wird, erhält der Arzt einmalig die Gebühr nach Nr. 210 jedoch ohne die besonderen Kosten.
Wird das Hilfsmittel im Sanitäts- oder Orthopädiehaus angelegt bzw. angepasst, kann der Arzt oder die Ärztin diese Leistung nicht abrechnen.
Die Wiederanlage der Hilfsmittel im Rahmen von Nachuntersuchungen ist grundsätzlich nicht nach Nrn. 211, 213 abrechenbar.
Ausnahme:
Wiederanlage einer Schiene nach Strecksehenabriss an den Fingern (z.B. Stak'sche Schiene). Hierfür kann die Nr. 211 abgerechnet werden, wenn es in der ärztlichen Berichterstattung dokumentiert ist.
Kombination mit anderen Verbänden:
Sind unterschiedliche Zielleistungen dokumentiert, kann im Einzelfall neben dem Schienenverband ein Verband (Wunde, Schmerz) und/oder ein Kompressionsverband (Schwellung/Schwellneigung) angelegt und abgerechnet werden (siehe aber Hinweis zum Kompressionsverband neben einer Orthese mit Kompressionswirkung).
Anpassen, Einstellen, Verändern von großen orthopädischen Hilfsmitteln siehe auch Kommentierung zu Nr. 3320.
In der medizinischen Versorgung wird mittlerweile vermehrt auf kleiner Fertig-Finger-Bandagen/Schienen zurückgegriffen, die kein Hilfsmittel nach den Hilfsmittelrichtlinien darstellen. Hierfür kann der Arzt die Nr. 210 zuzüglich der besonderen Kosten abrechnen, wenn hierfür keine Verordnung/Rezept ausgestellt wurde. Die Wiederanlage im Rahmen einer Kontrolluntersuchung ist nicht nach Nr. 211 abrechenbar.

Weitere Arbeitshinweise der UVTr zur Kombination mit anderen Verbänden
Sind unterschiedliche Zielleistungen dokumentiert, kann im Einzelfall neben dem Schienenverband ein Verband (Wunde, Schmerz) und/oder ein Kompressionsverband (Schwellung/Schwellneigung) angelegt und abgerechnet werden (siehe aber Hinweis zum Kompressionsverband neben einer Orthese mit Kompressionswirkung).
Neben einem Zinkleimverband sind weitere Verbände nicht abrechenbar.
Neben einem Tapeverband (Nrn. 208/209) sind weitere Verbände nicht abrechenbar.

Kommentar: Nur wenn es sich um einen vom Arzt bzw. Arztpersonal gefertigten Schienenverband handelt ist der Leistungsumfang der Nr. 210 erfüllt, so dass auch die besonderen Kosten abgerechnet werden können. Bei der Anlage vorkonfektionierter Schienen/Orthesen dürfen die besonderen Kosten nicht abgerechnet werden. Bei der Anlage einer hergestellten Schiene/Orthese über ein Großgelenk ist die Nr. 210 abzurechnen. Umfasst die Schienen-/

C. Nichtgebietsbezogene Sonderleistungen

UV-GOÄ-Nr.	Allgemeine Heilbehandl.	Besondere Heilbehandl.	Besondere Kosten	Allgemeine Kosten	Sachkosten (Besond. + Allg. Kosten)

Orthesenversorgung mindestens zwei Großgelenke, so ist die höher vergütete Nr. 212 abrechenbar. Schienenverbände der Nrn. 210 bis 213 und auch Kompressionsverbände nach Nr. 203A dürfen natürlich neben jeder am selben Tage durchgeführten chirurgischen Leistung berechnet werden. Sie sind auch zusätzlich zu Verbänden nach Nr. 200 berechnungsfähig. Die Leistung nach Nr. 210 kann nicht als Wundverband abgerechnet werden. Das erstmalige Anlegen inkl. Funktionserläuterung von Stützbandagen ohne Schienenanteil (Knie-, Sprung-, Ellenbogen- oder Handgelenksbandagen) ist nicht nach Nr. 210 sondern einmalig nach Nr. 200 – ohne besondere Kosten – abrechenbar.
Nr. 210 ist abrechenbar für:
– Cramer-Fingerdrahtleiterschiene (modellierbares Material)
– Stacksche Schiene
– Albrecht-Fingerkunststoffschiene
– Kienle- und Böhler-Fingerdrahtschiene
– Pneumatische Unfallschiene über ein Großgelenk bzw. Kleingelenk(e)
– erstmaliges Anlegen, Einstellen und Funktionserläuterung einer Orthese (ohne besondere Kosten!), die ein oder mehrere Großgelenke einschließt (z.B. Mecron®-Knieschiene, Aircast®-Sprunggelenksschiene)
– „Kleiner Schienenverband" = Schienenverband über ein Großgelenk (oder mehrere kleine Gelenke, z. B. Finger, Zehen).

Ausschluss: 203A (bei Orthesen mit eingebauter Kompression), 208, 209, 211, 246, 2203–2241, 3320

211	Kleiner Schienenverband bei Wiederanlegung derselben, nicht neu hergerichteten Schiene	6,07	7,53	1,52	2,14	3,66

Besondere Kosten, abweichend von der üblichen Systematik, nur von niedergelassenen Ärzten berechenbar: 1,65 €

Arbeitshinweise: Bei Fingerverletzungen ist zur Infektionsvermeidung und zum Schutz gefährdeter Wunden häufig eine Ruhigstellung durch einen kleinen Schienenverband indiziert. Regelmäßig ist nur ein zweimaliger, allenfalls ein dreimaliger Verbandwechsel pro Woche zur Kontrolle der Weichteile erforderlich.
Sind Wundverbände in kürzeren zeitlichen Abständen notwendig, so ist der Wechsel des kleinen Schienenverbandes ebenfalls anzuerkennen. Die Hinweise zu Nr. 200 sind auch hier maßgebend. Bei Wiederanlage einer Schiene nach einem Strecksehnenabriss an den Fingern (z.B. Stak´sche Schiene) kann die Nr. 211 abgerechnet werden, wenn es in der ärztlichen Berichterstattung dokumentiert ist.
Bei Orthesen ist die Wiederanlage nicht mit der Nr. 211 abrechnungsfähig, da der Versicherte sie selber wieder anlegen kann.
Siehe Arbeitshinweise unter Nr. 210.

Kommentar: Bei der Wiederanlage einer Schiene über ein Großgelenk ist die Nr. 211 abzurechnen. Umfasst die Wiederanlage einer Schienen mindestens zwei Großgelenke, so ist die höher vergütete Nr. 213 abrechenbar. Wird der Schienenverband z. B. zu einer erforderlichen Wundversorgung entfernt und nach der Versorgung erneut angelegt, ohne das Veränderungen am Schienenmaterial durchgeführt werden sollen, so ist nur die Nr. 211 berechnungsfähig. Wird allerdings die Schiene nicht wieder verwendet und eine neue Schiene erforderlich, so ist die Nr. 210 erneut abrechenbar. Kleinere Auspolsterungen wie z. B. wegen Druckstellen oder geringe Korrekturen an der Schienenform sind nicht nach Nr. 211 berechnungsfähig, sondern fallen unter die Nr. 210. Das wiederholte Anlegen einer Orthese ist nicht mit der Nr. 211 abrechenbar, da der Versicherte die Orthese selbständig abnehmen kann (z. B. abends oder während der Krankengymnastik).
Die Leistung kann nicht als Wundverband abgerechnet werden.

Ausschluss: 203A (bei Orthesen mit eingebauter Kompression), 208, 209, 210, 246, 2203–2241, 3320

212	Schienenverband mit Einschluss von mindestens zwei großen Gelenken (Schulter-, Ellenbogen-, Hand-, Knie-, Fußgelenk) – auch als Notverband bei Frakturen –	14,69	18,30	10,11	7,81	17,92

Arbeitshinweise: Bei Fingerverletzungen ist zur Infektionsvermeidung und zum Schutz gefährdeter Wunden häufig eine Ruhigstellung durch einen kleinen Schienenverband indiziert. Regelmäßig ist nur ein zweimaliger, allenfalls ein dreimaliger Verbandwechsel pro Woche zur Kontrolle der Weichteile erforderlich. Sind Wundverbände in kürzeren zeitlichen

C. Nichtgebietsbezogene Sonderleistungen

UV-GOÄ-Nr. | Allgemeine Heilbehandl. | Besondere Heilbehandl. | Besondere Kosten | Allgemeine Kosten | Sachkosten (Besond. + Allg. Kosten)

Abständen notwendig, so ist der Wechsel des kleinen Schienenverbandes ebenfalls anzuerkennen. Die Hinweise zu Nr. 200 sind auch hier maßgebend.
Die Gebühren nach den Nrn. 210–213 sind ursprünglich für vom Arzt hergestellte Schienen vorgesehen. In der Versorgung wird überwiegend auf vorgefertigte Schienen, Orthesen, etc. (Hilfsmittel) zurückgegriffen.
Da es für die Erstanlage derartiger verordneter Schienen in der UV-GOÄ keine Gebührenposition gibt, wurde hierfür die Nr. 210 als Leistung benannt. Dies gilt unabhängig von der Frage, ob es sich um die Erstanlage über ein oder über zwei Gelenke handelt. Soweit das Hilfsmittel in der Praxis angelegt wird, erhält der Arzt einmalig die Gebühr nach Nr. 210 jedoch ohne die besonderen Kosten.
Die Wiederanlage der Hilfsmittel im Rahmen von Nachuntersuchungen ist grundsätzlich nicht nach Nrn. 211, 213 abrechenbar.
Ausnahme:
Wiederanlage einer Schiene nach Strecksehenabriss an den Fingern (z.B. Stak´sche Schiene). Hierfür kann die Nr. 211 abgerechnet werden, wenn es in der ärztlichen Berichterstattung dokumentiert ist.
Anpassen, Einstellen, Verändern von großen orthopädischen Hilfsmitteln siehe Kommentierung zu Nr. 3320.

Weitere Arbeitshinweise der UVTr
zu der Nr. 200 Verband – ausgenommen Schnellverbände, Augen-, Ohrenklappen oder Dreiecktücher – / Verbandwechsel
4. Ein Verband nach Nr. 200 kann **neben einem Schienenverband** der Nrn. 210, 211, 212, 213, 228, 229, 237 und 238 dann berechnet werden, wenn neben der Ruhigstellung einer Extremität ein Wund- oder Salbenverband erforderlich ist. Das gilt sinngemäß auch für den Kompressionsverband (Nr. 203A).
Siehe auch Arbeitshinweise zu Nr. 210.

Kommentar: Die Leistung nach Nr. 212 ist nicht für den Wundverband berechenbar. Bei der Erstanlage eines Schieneverbandes über ein Großgelenk ist die Nr. 210 abzurechnen. Für das erstmalige Anlegen, Einstellen und die Funktionserläuterung einer Orthese, die nur ein Großgelenk einschließt, ist ebenfalls nur die Nr. 210 – ohne besondere Kosten – abrechenbar.
Großgelenke sind gemäß BSG Urteil vom 25.08.1999 (B 6 KA 32/98R) als funktionelle Einheiten zu betrachten. Eine Unterteilung eines Großgelenkes in mehrere Großgelenkareale (z. B. oberes und unteres Sprunggelenk oder Kniehaupt- und Kniescheiben-Oberschenkel-Gelenk) ist nicht zulässig.
Die Nr. 212 ist folglich bei der Versorgung mit einer vorkonfektionierten Schiene (z.B. Aircast®- oder Donjoy®-Schiene) über einem Großgelenk nicht abrechenbar. Eine wiederholte Anlage der vorkonfektionierten Schiene, die zwei Großgelenke einschließt, ist nicht gesondert mit der Nr. 213 abrechenbar, da der Versicherte die Orthese selbstständig abnehmen kann (z. B.: abends oder während der Krankengymnastik).
Der große Schienenverband (Nr. 212) kann bei der ersten Stabilisierung von Extremitätenbrüchen am Unfallort bzw. auf dem Weg zur ersten radiologischen Untersuchung abgerechnet werden, wenn mindestens zwei Großgelenke der Extremität von der Schiene eingeschlossen sind (z. B. Schiene über Ellenbogen- und Handgelenk bei V. a. Unterarmbruch). Nr. 212 ist abrechenbar für:
– Braun
– Unterschenkellagerungsdrahtschiene,
– Luftkammer
– Unterarm- / Unterschenkelkunststoffschiene
– Volkmann
– Beinschiene

Ausschluss: 203A (bei Orthesen mit eingebauter Kompression), 209, 213, 246, 2189-2191, 2193, 2203-2241, 3300, 3320

213 Schienenverband mit Einschluss von mindestens zwei großen Gelenken (Schulter-, Ellenbogen-, Hand-, Knie-, Fußgelenk) – bei Wiederanlegung derselben nicht neu hergerichteten Schiene – | 13,01 | 16,21 | 5,23 | 6,61 | 11,84

Besondere Kosten, abweichend von der üblichen Systematik, nur von niedergelassenen Ärzten berechenbar: 5,56 €

	Allgemeine Heilbehandl.	Besondere Heilbehandl.	Besondere Kosten	Allgemeine Kosten	Sachkosten (Besond. + Allg. Kosten)

Arbeitshinweise: Weitere Arbeitshinweise der UVTr
zu der Nr. 200 Verband – ausgenommen Schnellverbände, Augen-, Ohrenklappen oder Dreiecktücher – / Verbandwechsel
4. Ein Verband nach **Nr. 200** kann **neben einem Schienenverband** der Nrn. 210, 211, 212, 213, 228, 229, 237 und 238 dann berechnet werden, wenn neben der Ruhigstellung einer Extremität ein Wund- oder Salbenverband erforderlich ist. Das gilt sinngemäß auch für den **Kompressionsverband** (Nr. 203A).
Siehe auch Arbeitshinweise zu Nr. 210.

Kommentar: Stellt sich beim Wiederanlegen des Schienenverbandes nach Nr. 213 heraus, dass die Modellierung einer neuen Schiene medizinisch erforderlich ist, so kann statt der Nr. 213 die Nr. 212 angesetzt werden. Das wiederholte Anlegen einer Orthese ist nicht mit der Nr. 213 abrechenbar, da der Versicherte die Orthese selbständig abnehmen kann (z. B. abends oder während der Krankengymnastik). Der Abduktionsschienenverband mit Einschluss des Schulter- und Ellenbogengelenkes ist nach der höher vergüteten Nr. 214 abzurechnen. Die Leistung nach Nr. 213 kann nicht als Wundverband abgerechnet werden.

Ausschluss: 203A (bei Orthesen mit eingebauter Kompression), 209, 212, 246, 2189–2191, 2193, 2203-2241, 3300, 3320

214 Abduktionsschienenverband   22,15   27,56   30,27   9,30   39,57

Kommentar: Nr. 214 beinhaltet Schienenverbände in Abduktionsstellung zur Ruhigstellung, z. B., des Schultergelenks, des Oberarms, Spreizvorrichtung im Bereich der Hüftgelenke (nach Hoffmann-Daimler), jedoch nicht sog. Aktivspreizhöschen. Das Abduktionskissen ist nach Nr. 205 abzurechnen. Die Leistung nach Nr. 214 kann nicht als Wundverband abgerechnet werden.

Ausschluss: 246, 213, 246, 2203– 2241.

217 Streckverband   21,12   26,29   5,04   3,90   8,94

Kommentar: Streckverbände sind als selbständige, eine Frakturbehandlung begleitende Leistung zu betrachten und daneben abrechenbar. (Oberschenkelfraktur bei Kindern, Heftpflasterstreckverbände). Die Leistung nach Nr. 217 kann nicht als Wundverband abgerechnet werden.

Ausschluss: 218, 246, 2203–2241.

218 Streckverband mit Nagel- oder Drahtextension
   61,61   76,67   10,93   15,24   26,17

Kommentar: Die perkutane Einbringung von Nagel oder Draht ist Teil der Leistung nach Nr. 218.
Brück empfiehlt für die Entfernung eines Nagels oder Drahtes bei Beendigung der Extensionsbehandlung die Nr. 2063 abzurechnen.

Ausschluss: 217, 246, 2203–2241.

226A Gipshülse   8,84   10,99   7,46   3,90   11,36

Arbeitshinweise … Vielfach werden Gipsschienen aus Kunststoff zunächst als zirkulärer Gips hergestellt, aufgeschnitten, um dann, mit einer elastischen Binde fixiert, als Schienen wieder angelegt zu werden. Dies entspricht der Versorgung einer Schiene und nicht der eines zirkulären Gipsverbandes. Das gilt dann nicht, wenn ein zirkulärer Gipsverband/Gipstutor indiziert ist (z. B. zur Stabilisierung des Kniegelenks nach OP) und dieser aufgeschnitten werden muss, um schwellungsbedingten Schädigungen vorzubeugen. Hier ist die Abrechnung der Nrn. 230 G/H gerechtfertigt.

Kommentar: An demselben Tag sind neben den Leistungen nach den Nrn. 226A erforderliche Veränderungen des Gipsverbandes oder anderer Materialien (siehe Nr. 226B) – wie z. B. Fensterung, Spaltung, Gehbügel, Abrollsohle – nicht gesondert berechnungsfähig. Schnellverbände über einem Rundgips oder einer Gipsschiene sind als Bestandteil der Gebührenziffern nicht gesondert mit Nr. 200 abrechenbar. Die Auspolsterungen / Polsterwatten unter einem Rundgips oder einer Gipsschiene sind als Bestandteil der

C. Nichtgebietsbezogene Sonderleistungen — 226B–228A

UV-GOÄ-Nr. | Allgemeine Heilbehandl. | Besondere Heilbehandl. | Besondere Kosten | Allgemeine Kosten | Sachkosten (Besond. + Allg. Kosten)

Gebührenziffern nicht gesondert mit Nr. 203A abrechenbar. Nasen(kunststoff)gipshülsen sind mit Nr. 226A bzw. Nr. 226B abrechenbar.

Ausschluss: 200, 203A, 209, 247A, 247B, 2203–2241.

226B Gipshülse – bei Verwendung von Kunststoff

| 8,84 | 10,99 | 20,92 | 3,90 | 24,82 |

Arbeitshinweise: … Vielfach werden Gipsschienen aus Kunststoff zunächst als zirkulärer Gips hergestellt, aufgeschnitten, um dann, mit einer elastischen Binde fixiert, als Schienen wieder angelegt zu werden. Dies entspricht der Versorgung einer Schiene und nicht der eines zirkulären Gipsverbandes. Das gilt dann nicht, wenn ein zirkulärer Gipsverband/Gipstutor indiziert ist (z. B. zur Stabilisierung des Kniegelenks nach OP) und dieser aufgeschnitten werden muss, um schwellungsbedingten Schädigungen vorzubeugen. Hier ist die Abrechnung der Nrn. 230 G/H gerechtfertigt.

Kommentar: Siehe Kommentar zu Nr. 226A.

Ausschluss: 200, 203A, 209, 247A, 247C, 2203–2241.

227 Thermoplastische Fingerschiene (einschließlich individueller Zurichtung und Anpassung)

| 18,98 | 23,61 | 7,46 | – | 7,46 |

228A Gipsschienenverband Unterarm

| 17,59 | 21,89 | 2,98 | 6,61 | 9,59 |

Besondere Kosten, abweichend von der üblichen Systematik, nur von niedergelassenen Ärzten berechenbar: 5,33 €

Arbeitshinweise: (Ausschnitt)

… Vielfach werden Gipsschienen aus Kunststoff zunächst als zirkulärer Gips hergestellt, aufgeschnitten, um dann, mit einer elastischen Binde fixiert, als Schienen wieder angelegt zu werden. Dies entspricht der Versorgung einer Schiene und nicht der eines zirkulären Gipsverbandes. Das gilt dann nicht, wenn ein zirkulärer Gipsverband/Gipstutor indiziert ist (z. B. zur Stabilisierung des Kniegelenks nach OP) und dieser aufgeschnitten werden muss, um schwellungsbedingten Schädigungen vorzubeugen. Hier ist die Abrechnung der Nrn. 230 G/H gerechtfertigt.
Gipsschienenverbände werden als ruhigstellende Verbände angelegt; sie beinhalten eine innere Polsterung, die nicht zusätzlich als weiterer Verband (z. B. nach Nr. 203A) abgerechnet werden darf.

- Bei kleineren oder nur oberflächlichen **Fingerverletzungen** (Schnittverletzungen ohne Gelenk oder Sehnenbeteiligung, Schürfungen, Prellungen, Verbrennungen, Verletzungen durch Holz oder Metallsplitter) ist das Anlegen eines Unterarm-Gipsschienenverbandes regelmäßig nicht erforderlich. Das gilt nicht bei Entzündung der Wunde oder ausgedehnten Weichteilschädigungen.
- Auch bei **Endglied-** oder **Nagelkranzfrakturen** ohne Komplikationen ist eine Unterarm-Gipsschiene regelmäßig nicht erforderlich; insoweit reicht normalerweise ein kleiner Schienenverband (Nr. 210) aus.
- Bei einer **schweren Prellung des Handgelenks** mit Schwellung ist ein Unterarm-Gipsschienenverband nach Nr. 228A meist gerechtfertigt (insbes. bei Verdacht auf Kahnbeinbruch).

Weitere Arbeitshinweise der UVTr
zu der Nr. 200 Verband – ausgenommen Schnellverbände, Augen-, Ohrenklappen oder Dreiecktücher – / Verbandwechsel
4. Ein Verband nach **Nr. 200** kann **neben einem Schienenverband** der Nrn. 210, 211, 212, 213, 228, 229, 237 und 238 dann berechnet werden, wenn neben der Ruhigstellung einer Extremität ein Wund- oder Salbenverband erforderlich ist. Das gilt sinngemäß auch für den **Kompressionsverband** (Nr. 203A).

zu der Nr. 237A – zirkulärer Gipsverband für den ganzen Arm –
Nach einer operativen Entfernung des Schleimbeutels im Ellenbogengelenk (wegen Bursitis olecrani = Entzündung des Schleimbeutels über dem Ellenhaken) ist eine Gipsanlage nach Nr. 237 A, ggf. mit Wiederanlage nach Nr. 238 angemessen. Eine Gipsschiene nach Nr. 228 A wäre nicht ausreichend

Kommentar: Die Anlage eines Unterarmgipsschienenverbandes kann auch bei der Versorgung einzelner oder mehrerer Finger erfolgen. In der Leistungsbeschreibung wurde

| Allgemeine Heilbehandl. | Besondere Heilbehandl. | Besondere Kosten | Allgemeine Kosten | Sachkosten (Besond. + Allg. Kosten) |

nicht festgelegt, wie viele Gelenke der Gipsschienenverband einbeziehen muss. Der Unterarmgipsschienenverband erfolgt ohne Einschluss des Ellenbogengelenkes; bei Einschluss des Ellenbogengelenkes ist der höher vergütete große Gipsschienenverband nach Nr. 237 E abzurechnen. An demselben Tag sind neben der Leistung nach Nr. 228A erforderliche Modifikationen des Unterarmgipsschienenverbandes im Sinne der Nr. 247A (Fensterung, Spaltung, Kürzung oder wesentliche Änderung) und Nr. 247B (Schieneneinsetzung) nicht gesondert berechnungsfähig. Eine ggf. vor dem Unterarmgipsschienenverband erforderliche Abdeckung der Haut (Mullbinden, Trikotschlauch), die Polsterung (Synthetikwatte) und die Schnellgipsbinde sind wie die Longuette Bestandteil der besonderen Kosten und können nicht gesondert berechnet werden (§ 2 BG-Nebenkostentarif). Das erstmalige Anlegen, Einstellen und die Funktionserläuterung einer Orthese, die ein Hand- oder Sprunggelenk einschließt (z.B. Aircast®-Sprunggelenksschiene) ist einmalig mit der Nr. 210 – ohne besondere Kosten – abzurechnen. Die Anlage eines Wund- oder Salbenverbandes nach Nr. 200 oder eines der Flüssigkeitsansammlung entgegen wirkenden (Schaumstoff)Kompressionsverbandes nach Nr. 203A unter einem Gipsschienenverband nach Nr. 228A ist gemäß § 8 Abs.1 ÄV erforderlich und zweckmäßig, wenn neben der damit gewährleisteten Ruhigstellung gleichzeitig auch eine Wundbehandlung und/oder ein Entgegenwirken einer Flüssigkeitsansammlung erfolgt. In den Phasen der Wundbehandlung und/oder einer evtl. weiteren Weichteilanschwellung ist ein (Kunststoff)Rundgips folglich nicht angezeigt. Die Leistung nach Nr. 228A kann nicht als Wundverband abgerechnet werden.

Ausschluss: 246, 247A, 247B, 2203–2241.

228B Gipsschienenverband Unterarm – bei Verwendung von Kunststoff

| 17,59 | 21,89 | 12,44 | 6,61 | 19,05 |

Besondere Kosten, abweichend von der üblichen Systematik, nur von niedergelassenen Ärzten berechenbar: 16,52 €

Arbeitshinweise: (Ausschnitt)

… Vielfach werden Gipsschienen aus Kunststoff zunächst als zirkulärer Gips hergestellt, aufgeschnitten, um dann, mit einer elastischen Binde fixiert, als Schienen wieder angelegt zu werden. Dies entspricht der Versorgung einer Schiene und nicht der eines zirkulären Gipsverbandes. Das gilt dann nicht, wenn ein zirkulärer Gipsverband/Gipstutor indiziert ist (z. B. zur Stabilisierung des Kniegelenks nach OP) und dieser aufgeschnitten werden muss, um schwellungsbedingten Schädigungen vorzubeugen. Hier ist die Abrechnung der Nrn. 230 G/H gerechtfertigt.

Gipsschienenverbände werden als ruhigstellende Verbände angelegt; sie beinhalten eine innere Polsterung, die nicht zusätzlich als weiterer Verband (z. B. nach Nr. 203A) abgerechnet werden darf.

Die Bezeichnungen „Scotchcast" oder „Softcast" zeigen an, dass es sich um einen starren Kunststoff-Verband (**„Kunststoff-Gips"**) – z. B. Nr. 228B oder Nr. 237B – handelt.

- Bei kleineren oder nur oberflächlichen **Fingerverletzungen** (Schnittverletzungen ohne Gelenk oder Sehnenbeteiligung, Schürfungen, Prellungen, Verbrennungen, Verletzungen durch Holz oder Metallsplitter) ist das Anlegen eines Unterarm-Gipsschienenverbandes regelmäßig nicht erforderlich. Das gilt nicht bei Entzündung der Wunde oder ausgedehnten Weichteilschädigungen.
- Auch bei **Endglied-** oder **Nagelkranzfrakturen** ohne Komplikationen ist eine Unterarm-Gipsschiene regelmäßig nicht erforderlich; insoweit reicht normalerweise ein kleiner Schienenverband (Nr. 210) aus.
- Bei einer **schweren Prellung des Handgelenks** mit Schwellung ist ein Unterarm-Gipsschienenverband nach Nr. 228A meist gerechtfertigt (insbes. bei Verdacht auf Kahnbeinbruch).

Weitere Arbeitshinweise der UVTr
zu der Nr. 200 Verband – ausgenommen Schnellverbände, Augen-, Ohrenklappen oder Dreiecktücher – / Verbandwechsel

4. Ein Verband nach **Nr. 200** kann **neben einem Schienenverband** der Nrn. 210, 211, 212, 213, 228, 229, 237 und 238 dann berechnet werden, wenn neben der Ruhigstellung

C. Nichtgebietsbezogene Sonderleistungen 228C

UV-GOÄ-Nr.		Allgemeine Heilbehandl.	Besondere Heilbehandl.	Besondere Kosten	Allgemeine Kosten	Sachkosten (Besond. + Allg. Kosten)

einer Extremität ein Wund- oder Salbenverband erforderlich ist. Das gilt sinngemäß auch für den **Kompressionsverband** (Nr. 203A).

Kommentar: Die Anlage eines Unterarmkunststoffgipsschienenverbandes kann auch bei der Versorgung einzelner oder mehrerer Finger erfolgen. In der Leistungsbeschreibung wurde nicht festgelegt, wie viele Gelenke der Gipsschienenverband einbeziehen muss. Der Unterarmkunststoffgipsschienenverband erfolgt ohne Einschluss des Ellenbogengelenkes; bei Einschluss des Ellenbogengelenkes ist der höher vergütete große Kunststoffgipsschienenverband des Armes nach Nr. 237 F abzurechnen. An demselben Tag sind neben der Leistung nach Nr. 228B erforderliche Modifikationen des Unterarmkunststoffgipsschienenverbandes im Sinne der Nr. 247A (Fensterung, Spaltung, Kürzung oder wesentliche Änderung) und Nr. 247C (Schieneneinsetzung) nicht gesondert berechnungsfähig. Eine ggf. vor dem Unterarmkunststoffgipsschienenverband erforderliche Abdeckung der Haut (Mullbinden, Trikotschlauch), die Polsterung (Synthetikwatte) und die Schnellgipsbinde sind wie die Longuette Bestandteil der besonderen Kosten und können nicht gesondert mit Nr. 200 und/oder Nr. 203A berechnet werden (§ 2 BG-Nebenkostentarif). Das erstmalige Anlegen, Einstellen und die Funktionserläuterung einer Orthese, die ein Hand- oder Sprunggelenk einschließt (z.B. Aircast®-Sprunggelenksschiene) ist einmalig mit der Nr. 210 – ohne besondere Kosten – abzurechnen. Die Anlage eines Wund- oder Salbenverbandes nach Nr. 200 oder eines der Flüssigkeitsansammlung entgegen wirkenden (Schaumstoff) Kompressionsverbandes nach Nr. 203A unter einem Kunststoffgipsschienenverband nach Nr. 228B ist gemäß § 8 Abs.1 ÄV erforderlich und zweckmäßig, wenn neben der damit gewährleisteten Ruhigstellung gleichzeitig auch eine Wundbehandlung und/oder ein Entgegenwirken einer Flüssigkeitsansammlung erfolgt. In den Phasen der Wundbehandlung und/oder einer evtl. weiteren Weichteilanschwellung ist ein (Kunststoff)Rundgips folglich nicht angezeigt. Die Leistung nach Nr. 228B kann nicht als Wundverband abgerechnet werden.

Ausschluss: 246, 247A, 247C, 2203–2241.

228C Gipsschienenverband Unterschenkel oder Gipspantoffel

		17,59	21,89	9,15	6,61	15,76

Besondere Kosten, abweichend von der üblichen Systematik, nur von niedergelassenen Ärzten berechenbar: 14,56 €

Arbeitshinweise: (Ausschnitt)

… Vielfach werden Gipsschienen aus Kunststoff zunächst als zirkulärer Gips hergestellt, aufgeschnitten, um dann, mit einer elastischen Binde fixiert, als Schienen wieder angelegt zu werden. Dies entspricht der Versorgung einer Schiene und nicht der eines zirkulären Gipsverbandes. Das gilt dann nicht, wenn ein zirkulärer Gipsverband/Gipstutor indiziert ist (z. B. zur Stabilisierung des Kniegelenks nach OP) und dieser aufgeschnitten werden muss, um schwellungsbedingten Schädigungen vorzubeugen. Hier ist die Abrechnung der Nrn. 230 G/H gerechtfertigt.

Gipsschienenverbände werden als ruhigstellende Verbände angelegt; sie beinhalten eine innere Polsterung, die nicht zusätzlich als weiterer Verband (z. B. nach Nr. 203A) abgerechnet werden darf.

- Bei einer Knieverletzung mit **Verdacht auf Innenmeniskusläsion** bzw. nach **Punktion des Kniegelenks** (Punktat: rein blutig) kann bis zur OP eine Gipsschiene zur Schmerztherapie bzw. zum Schutz indiziert sein. Eine Tutor-Schiene über ein Gelenk reicht dabei aus bzw. ist im Hinblick auf die Thrombose-Gefahr günstiger. Allerdings existiert für die Tutor-Schiene keine spezielle Gebühren-Nr. Die Abrechnung sollte über Nrn. 228C/D erfolgen. Soweit ein **zirkulärer** Gipstutor angelegt wird, erfolgt die Abrechnung nach Nrn. 230G/H

- Nach den meisten **arthroskopischen Kniegelenksoperationen (z. B. Meniskusresektion, Knorpelglättung usw.; Nrn. 2189–2196)** ist eine Gipsschiene nicht erforderlich und sogar kontraindiziert. Ein Kompressionsverband (Nr. 203A) reicht regelmäßig aus. Bei der Refixation, Reinsertion oder Naht von Meniskusgewebe sowie bei Kreuzbandplastiken ist dagegen nach der OP eine Ruhigstellung indiziert (s. auch ausführliche Arb. Hinweise zu Nrn. 2189 ff.).

228D   C. Nichtgebietsbezogene Sonderleistungen

UV-GOÄ-Nr.

Allgemeine Heilbehandl.	Besondere Heilbehandl.	Besondere Kosten	Allgemeine Kosten	Sachkosten (Besond. + Allg. Kosten)

Weitere Arbeitshinweise der UVTr
zu der Nr. 200 Verband – ausgenommen Schnellverbände, Augen-, Ohrenklappen oder Dreiecktücher – / Verbandwechsel

4. Ein Verband nach **Nr. 200** kann **neben einem Schienenverband** der Nrn. 210, 211, 212, 213, 228, 229, 237 und 238 dann berechnet werden, wenn neben der Ruhigstellung einer Extremität ein Wund- oder Salbenverband erforderlich ist. Das gilt sinngemäß auch für den **Kompressionsverband** (Nr. 203A).

Kommentar: Der Unterschenkelgipsschienenverband erfolgt ohne Einschluss des Kniegelenkes; bei Einschluss des Kniegelenkes ist der höher vergütete große Gipsschienenverband nach Nr. 237E abzurechnen. An demselben Tag sind neben der Leistung nach Nr. 228C erforderliche Modifikationen des Unterschenkelgipsschienenverbandes oder des Gipspantoffels im Sinne der Nr. 247A (Fensterung, Spaltung, Kürzung oder wesentliche Änderung) und Nr. 247C (Schieneneinsetzung, Anlegung eines Gehbügels oder einer Abrollsohle) nicht gesondert berechnungsfähig. Eine ggf. vor dem Unterschenkelgipsschienenverband oder dem Gipspantoffel erforderliche Abdeckung der Haut (Mullbinden, Trikotschlauch), die Polsterung (Synthetikwatte) und die Schnellgipsbinde sind wie die Longuetten Bestandteil der besonderen Kosten und können nicht gesondert mit Nr. 200 und/oder Nr. 203A berechnet werden (§ 2 BG-Nebenkostentarif). Das erstmalige Anlegen, Einstellen und die Funktionserläuterung einer Orthese, die ein Hand- oder Sprunggelenk einschließt (z.B. Aircast®-Sprunggelenksschiene) ist einmalig mit der Nr. 210 – ohne besondere Kosten – abzurechen. Die Anlage eines Wund- oder Salbenverbandes nach Nr. 200 oder eines der Flüssigkeitsansammlung entgegen wirkenden (Schaumstoff)Kompressionsverbandes nach Nr. 203A unter einem Gipsschienenverband oder Gipspantoffel nach Nr. 228C ist gemäß § 8 Abs.1 ÄV erforderlich und zweckmäßig, wenn neben der damit gewährleisteten Ruhigstellung gleichzeitig auch eine Wundbehandlung und/oder ein Entgegenwirken einer Flüssigkeitsansammlung erfolgt. In den Phasen der Wundbehandlung und/oder einer evtl. weiteren Weichteilanschwellung ist ein (Kunststoff)Rundgips folglich nicht angezeigt. Die Leistung nach Nr. 228C kann nicht als Wundverband abgerechnet werden.

Ausschluss: 246, 247A, 247B, 2203–2241.

228D   Gipsschienenverband Unterschenkel oder Gipspantoffel – bei Verwendung von Kunststoff

17,59	21,89	30,40	6,61	37,01

Arbeitshinweise: **(Ausschnitt)**
… Vielfach werden Gipsschienen aus Kunststoff zunächst als zirkulärer Gips hergestellt, aufgeschnitten, um dann, mit einer elastischen Binde fixiert, als Schienen wieder angelegt zu werden. Dies entspricht der Versorgung einer Schiene und nicht der eines zirkulären Gipsverbandes. Das gilt dann nicht, wenn ein zirkulärer Gipsverband/Gipstutor indiziert ist (z. B. zur Stabilisierung des Kniegelenks nach OP) und dieser aufgeschnitten werden muss, um schwellungsbedingten Schädigungen vorzubeugen. Hier ist die Abrechnung der Nrn. 230 G/H gerechtfertigt.
Gipsschienenverbände werden als ruhigstellende Verbände angelegt; sie beinhalten eine innere Polsterung, die nicht zusätzlich als weiterer Verband (z. B. nach Nr. 203A) abgerechnet werden darf.
Die Bezeichnungen „Scotchcast" oder „Softcast" zeigen an, dass es sich um einen starren Kunststoff-Verband (**„Kunststoff-Gips"**) – z. B. Nr. 228B oder Nr. 237B – handelt. Bei einer Knieverletzung mit **Verdacht auf Innenmeniskusläsion** bzw. nach **Punktion des Kniegelenks** (Punktat: rein blutig) kann bis zur OP eine Gipsschiene zur Schmerztherapie bzw. zum Schutz indiziert sein. Eine Tutor-Schiene über ein Gelenk reicht dabei aus bzw. ist im Hinblick auf die Thrombose-Gefahr günstiger. Allerdings existiert für die Tutor-Schiene keine spezielle Gebühren-Nr. Die Abrechnung sollte über Nr. 228C/D erfolgen. Soweit ein **zirkulärer** Gipstutor angelegt wird, erfolgt die Abrechnung nach Nr. 230G/H

- Nach den meisten **arthroskopischen Kniegelenksoperationen (z. B. Meniskusresektion, Knorpelglättung usw.; Nrn. 2189–2196)** ist eine Gipsschiene nicht erforderlich und sogar kontraindiziert. Ein Kompressionsverband (Nr. 203A) reicht regelmäßig aus. Bei der Refixation, Reinsertion oder Naht von Meniskusgewebe sowie bei Kreuzbandplastiken ist dagegen nach der OP eine Ruhigstellung indiziert (s. auch ausführliche Arb. Hinweise zu Nrn. 2189 ff.).

C. Nichtgebietsbezogene Sonderleistungen

UV-GOÄ-Nr.	Allgemeine Heilbehandl.	Besondere Heilbehandl.	Besondere Kosten	Allgemeine Kosten	Sachkosten (Besond. + Allg. Kosten)

Weitere Arbeitshinweise der UVTr
zu der Nr. 200 Verband – ausgenommen Schnellverbände, Augen-, Ohrenklappen oder Dreiecktücher – / Verbandwechsel
4. Ein Verband nach **Nr. 200** kann **neben einem Schienenverband** der Nrn. 210, 211, 212, 213, 228, 229, 237 und 238 dann berechnet werden, wenn neben der Ruhigstellung einer Extremität ein Wund- oder Salbenverband erforderlich ist. Das gilt sinngemäß auch für den **Kompressionsverband** (Nr. 203A).

zu der Nr. 230E – Zirkulärer Gipsverband Unterschenkel einschließlich Fuß –
Distorsionen der Sprunggelenke, ggf. mit **knöchernen Absprengungen,** oder **Frakturen** im Unterschenkelbereich gehen regelmäßig mit einer Schwellung des verletzten Bereiches einher. Für die Erstversorgung eignet sich daher in der Regel der zirkuläre (rundherum geschlossene) Gips nicht. Vielmehr ergibt sich für die Abschwellphase von meist acht bis zehn Tagen als Indikation nur eine Gipsschiene (Nr. 228 C).

Kommentar: Der Unterschenkelkunststoffgipsschienenverband erfolgt ohne Einschluss des Kniegelenkes; bei Einschluss des Kniegelenkes ist der höher vergütete große Kunststoffgipsschienenverband nach Nr. 237G abzurechnen. An demselben Tag sind neben der Leistung nach Nr. 228D erforderliche Modifikationen des Unterschenkelkunststoffgipsschienenverbandes oder des Kunststoffgipspantoffels im Sinne der Nr. 247A (Fensterung, Spaltung, Kürzung oder wesentliche Änderung) und Nr. 247C (Schieneneinsetzung, Anlegung eines Gehbügels oder einer Abrollsohle) nicht gesondert berechnungsfähig. Eine ggf. vor dem Unterschenkelkunststoffgipsschienenverband oder dem Kunststoffgipspantoffel erforderliche Abdeckung der Haut (Mullbinden, Trikotschlauch), die Polsterung (Synthetikwatte) und die Schnellgipsbinde sind wie die Longuetten Bestandteil der besonderen Kosten und können nicht gesondert mit Nr. 200 und/oder Nr. 203A berechnet werden (§ 2 BG-Nebenkostentarif). Der Geisha – Schuh ist bei Vorfußbrüchen als Kunststoffgipspantoffel mit Sohlenversteifung ohne Knöcheleinschluss nach Nr. 228D abrechenbar. Das erstmalige Anlegen, Einstellen und die Funktionserläuterung einer Orthese, die ein Hand- oder Sprunggelenk einschließt (z. B. Aircast®-Sprunggelenksschiene) ist einmalig mit der Nr. 210 – ohne besondere Kosten – abzurechnen. Die Anlage eines Wund- oder Salbenverbandes nach Nr. 200 oder eines der Flüssigkeitsansammlung entgegen wirkenden (Schaumstoff) Kompressionsverbandes nach Nr. 203A unter einem Kunststoffgipsschienenverband oder Kunststoffgipspantoffel nach Nr. 228D ist gemäß § 8 Abs.1 ÄV erforderlich und zweckmäßig, wenn neben der damit gewährleisteten Ruhigstellung gleichzeitig auch eine Wundbehandlung und/oder ein Entgegenwirken einer Flüssigkeitsansammlung erfolgt. Für die innere Polsterung kann die Nr. 200 nicht abgerechnet werden. Dies ist Bestandteil der Nr. 228D. (siehe Sozialgericht Heilbronn, Az.: S4U9/13 Verkündet am 07.04.2016). In den Phasen der Wundbehandlung und/oder einer evtl. weiteren Weichteilanschwellung ist ein (Kunststoff)Rundgips folglich nicht angezeigt. Die Leistung nach Nr. 228D kann nicht als Wundverband abgerechnet werden.

Ausschluss: 246, 247A, 247C, 2203–2241.

229 Gipsschienenverband bei Wiederanlegung derselben, nicht neu hergerichteten Schiene
13,01   16,21   3,01   3,24   6,25

Arbeitshinweise: (Ausschnitt)
… Vielfach werden Gipsschienen aus Kunststoff zunächst als zirkulärer Gips hergestellt, aufgeschnitten, um dann, mit einer elastischen Binde fixiert, als Schienen wieder angelegt zu werden. Dies entspricht der Versorgung einer Schiene und nicht der eines zirkulären Gipsverbandes. Das gilt dann nicht, wenn ein zirkulärer Gipsverband/Gipstutor indiziert ist (z. B. zur Stabilisierung des Kniegelenks nach OP) und dieser aufgeschnitten werden muss, um schwellungsbedingten Schädigungen vorzubeugen. Hier ist die Abrechnung der Nrn. 230 G/H gerechtfertigt.
Gipsschienenverbände werden als ruhigstellende Verbände angelegt; sie beinhalten eine innere Polsterung, die nicht zusätzlich als weiterer Verband (z. B. nach Nr. 203A) abgerechnet werden darf.

	Allgemeine Heilbehandl.	Besondere Heilbehandl.	Besondere Kosten	Allgemeine Kosten	Sachkosten (Besond. + Allg. Kosten)

Weitere Arbeitshinweise der UVTr
zu der Nr. 200 Verband – ausgenommen Schnellverbände, Augen-, Ohrenklappen oder Dreiecktücher – / Verbandwechsel
4. Ein Verband nach **Nr. 200** kann **neben einem Schienenverband** der Nrn. 210, 211, 212, 213, 228, 229, 237 und 238 dann berechnet werden, wenn neben der Ruhigstellung einer Extremität ein Wund- oder Salbenverband erforderlich ist. Das gilt sinngemäß auch für den **Kompressionsverband** (Nr. 203A).

Kommentar: Die Nr. 229 ist auch für die Wiederanlage der Kunststoffgipsschiene am Unterarm nach Nr. 228B und am Unterschenkel nach Nr. 228D bzw. des Kunststoffgipspantoffels. Nr. 228D abzurechnen, auch wenn das Wort „Kunststoff" in der Leistungsbeschreibung nicht ausdrücklich erwähnt wird. Bei der Wiederanlage einer (Kunststoff)Gipsschiene über ein Hand- oder Fußgelenk ist die Nr. 229 abzurechnen. Umfasst die Wiederanlage einer Schienen mindestens neben dem Hand- auch das Ellenbogengelenk bzw. neben dem Fuß- auch das Kniegelenk, so ist die höher vergütete Nr. 238 abrechenbar. Wird der (Kunststoff)Gipsschienenverband z. B. zu einer erforderlichen Wundversorgung (Nr. 200) entfernt und nach der Versorgung erneut angelegt, ohne das Veränderungen am (Kunststoff)Gipsschienenmaterial durchgeführt werden sollen, so ist nur die Nr. 229 berechnungsfähig. Wird allerdings die Schiene nicht wieder verwendet und eine neue Schiene erforderlich, so sind die Nrn. 228A, 228B, 228C oder 228D erneut abrechenbar. Kleinere Auspolsterungen wie z. B. wegen Druckstellen oder geringe Korrekturen an der (Kunststoff)Gipsschienenform sind nicht nach Nr. 229 berechnungsfähig, sondern fallen unter die Nrn 228A bis 228D. Das wiederholte Anlegen einer Hand- oder Sprunggelenkorthese ist nicht mit der Nr. 229 abrechenbar, da der Versicherte die Orthese selbständig abnehmen kann (z. B. abends oder während der Krankengymnastik). Die Leistung nach Nr. 229 kann nicht als Wundverband abgerechnet werden. Eine ggf. vor dem Unterarm-/Unterschenkel(kunststoff)gipsschienenverband oder dem (Kunststoff)Gipspantoffel erforderliche Abdeckung der Haut (Mullbinden, Trikotschlauch), die Polsterung (Synthetikwatte) und die Schnellgipsbinde sind wie die Longuetten Bestandteil der besonderen Kosten und können nicht gesondert mit Nr. 200 und/oder Nr. 203A berechnet werden (§ 2 BG-Nebenkostentarif). Die Leistung nach Nr. 229 kann nicht als Wundverband abgerechnet werden.

Ausschluss: 246, 247A – 247C, 2203–2241.

230A Zirkulärer Finger- oder Zehengipsverband einschließlich Hand- oder Fußgelenk

| 28,19 | 35,09 | 7,67 | 6,61 | 14,28 |

Arbeitshinweise: (Ausschnitt)
Weitere Arbeitshinweise der UVTr
zu den Nrn. 228 ff. (229) u. 237 ff. (238) UV-GOÄ Anlage (und Wiederanlage) einer Gipsschiene
Gipsschienenverbände werden als ruhigstellende Verbände angelegt; sie beinhalten eine innere Polsterung, die nicht zusätzlich als weiterer Verband (z. B. nach Nr. 203A) abgerechnet werden darf.

Kommentar: An demselben Tag sind neben der Leistung nach Nr. 230A[1] erforderliche Modifikationen des Rundgipses im Sinne der Nr. 247A (Fensterung, Spaltung, Kürzung oder wesentliche Änderung) und Nr. 247B (Schieneneinsetzung, Anlegung eines Gehbügels oder einer Abrollsohle) nicht gesondert berechnungsfähig. Eine ggf. vor dem Rundgips erforderliche Abdeckung der Haut (Mullbinden, Trikotschlauch), die Polsterung (Synthetikwatte) und die Schnellgipsbinde sind wie die Longuetten Bestandteil der besonderen Kosten und können nicht gesondert mit Nr. 200 und/oder Nr. 203A berechnet werden (§ 2 BG-Nebenkostentarif). Die Anlage eines Wund- oder Salbenverbandes nach Nr. 200 oder eines der Flüssigkeitsansammlung entgegen wirkenden (Schaumstoff)Kompressionsverbandes nach Nr. 203A unter einem Rundgips ist gemäß § 8 Abs.1 ÄV nicht erforderlich und zweckmäßig, da in den Phasen der Wundversorgung inkl. Infektionsgefahr und bei evtl. weiterer Weichteilschwellung grundsätzlich (Kunststoff)Gipsschienenverbände angelegt werden und somit nur bei geschlossenen Wunden und keiner drohenden Schwellneigung ein Rundgipsanlage erfolgt. Die Abnahme des Rundgipses wird gesondert mit Nr. 246 vergütet. Die Leistung kann nicht als Wundverband abgerechnet werden.

[1] Diese Kommentierung gilt auch für Nrn. 230B–230H, 231A–231D, 235A, 235B, 236A, 236B, 237A–237G, 238, 239A, 239B, 240A, 240B.

Ausschluss: 200, 203A, 209, 247A, 247B, 2203–2241.

C. Nichtgebietsbezogene Sonderleistungen 230B–230E

UV-GOÄ-Nr.		Allgemeine Heilbehandl.	Besondere Heilbehandl.	Besondere Kosten	Allgemeine Kosten	Sachkosten (Besond. + Allg. Kosten)

230B   Zirkulärer Finger- oder Zehengipsverband einschließlich Hand- oder Fußgelenk – bei Verwendung von Kunststoff

	28,19	35,09	20,60	6,61	27,21

Arbeitshinweise: (Ausschnitt)
Weitere Arbeitshinweise der UVTr
zu den Nrn. 228 ff. (229) u. 237 ff. (238) UV-GOÄ Anlage (und Wiederanlage) einer Gipsschiene
Gipsschienenverbände werden als ruhigstellende Verbände angelegt; sie beinhalten eine innere Polsterung, die nicht zusätzlich als weiterer Verband (z. B. nach Nr. 203A) abgerechnet werden darf.
Die Bezeichnungen „Scotchcast" oder „Softcast" zeigen an, dass es sich um einen starren Kunststoff-Verband (**„Kunststoff-Gips"**) – z. B. Nr. 228B oder Nr. 237B – handelt.

Kommentar: Siehe Kommentar zu Nr. 230A.
Ausschluss: 200, 203A, 209, 247A, 247C, 2203–2241.

230C   Zirkularer Unterarmgips einschließlich Hand

	28,19	35,09	8,30	6,61	14,91

Arbeitshinweise: Weitere Arbeitshinweise der UVTr
zu den Nrn. 228 ff. (229) u. 237 ff. (238) UV-GOÄ Anlage (und Wiederanlage) einer Gipsschiene
Gipsschienenverbände werden als ruhigstellende Verbände angelegt; sie beinhalten eine innere Polsterung, die nicht zusätzlich als weiterer Verband (z. B. nach Nr. 203A) abgerechnet werden darf.

Kommentar: Siehe Kommentar zu Nr. 230A.
Ausschluss: 200, 203A, 209, 247A, 247B, 2203–2241.

230D   Zirkularer Unterarmgips einschließlich Hand – bei Verwendung von Kunststoff

	28,19	35,09	16,64	6,61	23,25

Arbeitshinweise: Weitere Arbeitshinweise der UVTr
zu den Nrn. 228 ff. (229) u. 237 ff. (238) UV-GOÄ Anlage (und Wiederanlage) einer Gipsschiene
Gipsschienenverbände werden als ruhigstellende Verbände angelegt; sie beinhalten eine innere Polsterung, die nicht zusätzlich als weiterer Verband (z. B. nach Nr. 203A) abgerechnet werden darf.
Die Bezeichnungen „Scotchcast" oder „Softcast" zeigen an, dass es sich um einen starren Kunststoff-Verband (**„Kunststoff-Gips"**) – z. B. Nr. 228B oder Nr. 237B – handelt.

Kommentar: Siehe Kommentar zu Nr. 230A.
Ausschluss: 200, 203A, 209, 247A, 247C, 2203–2241.

230E   Zirkulärer Gipsverband Unterschenkel einschließlich Fuß

	28,19	35,09	15,35	6,61	21,96

Arbeitshinweise: (Ausschnitt)
Distorsionen der Sprunggelenke, ggf. mit **knöchernen Absprengungen**, oder **Frakturen** im Unterschenkelbereich gehen regelmäßig mit einer Schwellung des verletzten Bereichs einher. Für die Erstversorgung eignet sich daher in der Regel ein zirkuläre (rundherum geschlossene) Gips nicht. Vielmehr ergibt sich für die Abschwellphase von meist acht bis zehn Tagen als Indikation nur eine Gipsschiene (Nr. 228 C).
Die Anlage eines zirkulären Gipses ist in derartigen Fällen regelmäßig nicht dadurch gerechtfertigt, dass der **Gips gespalten** wird. Ein aufgeschnittener zirkulärer Liegegips ist nur bei eingerenkten Knochenbrüchen erforderlich. Damit lässt sich die eingerichtete Fraktur besser in ihrer Stellung halten.

Weitere Arbeitshinweise der UVTr
zu den Nrn. 228 ff. (229) u. 237 ff. (238) UV-GOÄ Anlage (und Wiederanlage) einer Gipsschiene
Gipsschienenverbände werden als ruhigstellende Verbände angelegt; sie beinhalten eine innere Polsterung, die nicht zusätzlich als weiterer Verband (z. B. nach Nr. 203A) abgerechnet werden darf.

Kommentar: Siehe Kommentar zu Nr. 230A.
Ausschluss: 200, 203A, 209, 247A, 247B, 2203–2241.

230F–231A — C. Nichtgebietsbezogene Sonderleistungen

UV-GOÄ-Nr.

	Allgemeine Heilbehandl.	Besondere Heilbehandl.	Besondere Kosten	Allgemeine Kosten	Sachkosten (Besond. + Allg. Kosten)

230F Zirkulärer Gipsverband Unterschenkel einschließlich Fuß – bei Verwendung von Kunststoff

| 28,19 | 35,09 | 94,18 | 6,61 | 100,79 |

Arbeitshinweise: Weitere Arbeitshinweise der UVTr
zu den Nrn. 228 ff. (229) u. 237 ff. (238) UV-GOÄ Anlage (und Wiederanlage) einer Gipsschiene
Gipsschienenverbände werden als ruhigstellende Verbände angelegt; sie beinhalten eine innere Polsterung, die nicht zusätzlich als weiterer Verband (z. B. nach Nr. 203A) abgerechnet werden darf.
Die Bezeichnungen „Scotchcast" oder „Softcast" zeigen an, dass es sich um einen starren Kunststoff-Verband (**„Kunststoff-Gips"**) – z. B. Nr. 228B oder Nr. 237B – handelt.

Kommentar: Siehe Kommentar zu Nr. 230A.
Ausschluss: 200, 203A, 209, 247A, 247C, 2203–2241.

230G Zirkulärer Gipstutor

| 28,19 | 35,09 | 21,97 | 6,61 | 28,58 |

Arbeitshinweise: Weitere Arbeitshinweise der UVTr
zu den Nrn. 228 ff. (229) u. 237 ff. (238) UV-GOÄ Anlage (und Wiederanlage) einer Gipsschiene
Gipsschienenverbände werden als ruhigstellende Verbände angelegt; sie beinhalten eine innere Polsterung, die nicht zusätzlich als weiterer Verband (z. B. nach Nr. 203A) abgerechnet werden darf.
Bei einer Knieverletzung mit **Verdacht auf Innenmeniskusläsion** bzw. nach **Punktion des Kniegelenks** (Punktat: rein blutig) kann bis zur OP eine Gipsschiene zur Schmerztherapie bzw. zum Schutz indiziert sein. Eine Tutor-Schiene über ein Gelenk reicht dabei aus bzw. ist im Hinblick auf die Thrombose-Gefahr günstiger. Allerdings existiert für die Tutor-Schiene keine spezielle Gebühren-Nr. Die Abrechnung sollte über Nrn. 228C/D erfolgen. Soweit ein **zirkulärer** Gipstutor angelegt wird, erfolgt die Abrechnung nach Nrn. 230G/H.

Kommentar: Siehe Kommentar zu Nr. 230A.
Ausschluss: 200, 203A, 209, 247A, 247B, 2203–2241.

230H Zirkulärer Gipstutor – bei Verwendung von Kunststoff

| 28,19 | 35,09 | 62,86 | 6,61 | 69,47 |

Arbeitshinweise: Weitere Arbeitshinweise der UVTr
zu den Nrn. 228 ff. (229) u. 237 ff. (238) UV-GOÄ Anlage (und Wiederanlage) einer Gipsschiene
Gipsschienenverbände werden als ruhigstellende Verbände angelegt; sie beinhalten eine innere Polsterung, die nicht zusätzlich als weiterer Verband (z. B. nach Nr. 203A) abgerechnet werden darf.
Die Bezeichnungen „Scotchcast" oder „Softcast" zeigen an, dass es sich um einen starren Kunststoff-Verband (**„Kunststoff-Gips"**) – z. B. Nr. 228B oder Nr. 237B – handelt.
Bei einer Knieverletzung mit **Verdacht auf Innenmeniskusläsion** bzw. nach **Punktion des Kniegelenks** (Punktat: rein blutig) kann bis zur OP eine Gipsschiene zur Schmerztherapie bzw. zum Schutz indiziert sein. Eine Tutor-Schiene über ein Gelenk reicht dabei aus bzw. ist im Hinblick auf die Thrombose-Gefahr günstiger. Allerdings existiert für die Tutor-Schiene keine spezielle Gebühren-Nr. Die Abrechnung sollte über Nrn. 228C/D erfolgen. Soweit ein **zirkulärer** Gipstutor angelegt wird, erfolgt die Abrechnung nach Nrn. 230G/H.

Kommentar: Siehe Kommentar zu Nr. 230A.
Ausschluss: 200, 203A, 209, 247A, 247C, 2203–2241.

231A Zirkulärer Gehgipsverband Unterschenkel mit Fuß

| 33,52 | 41,68 | 27,22 | 7,14 | 34,36 |

Arbeitshinweise: (Ausschnitt)
Weitere Arbeitshinweise der UVTr
zu den Nrn. 228 ff. (229) u. 237 ff. (238) UV-GOÄ Anlage (und Wiederanlage) einer Gipsschiene
Gipsschienenverbände werden als ruhigstellende Verbände angelegt; sie beinhalten eine innere Polsterung, die nicht zusätzlich als weiterer Verband (z. B. nach Nr. 203A) abgerechnet werden darf.

Kommentar: Siehe Kommentar zu Nr. 230A.
Ausschluss: 200, 203A, 209, 247A, 247B, 2203–2241.

C. Nichtgebietsbezogene Sonderleistungen 231B–235B

UV-GOÄ-Nr.

	Allgemeine Heilbehandl.	Besondere Heilbehandl.	Besondere Kosten	Allgemeine Kosten	Sachkosten (Besond. + Allg. Kosten)

231B Zirkulärer Gehgipsverband Unterschenkel mit Fuß – bei Verwendung von Kunststoff

| 33,52 | 41,68 | 122,14 | 7,14 | 129,28 |

Arbeitshinweise: (Ausschnitt)
Weitere Arbeitshinweise der UVTr
zu den Nrn. 228 ff. (229) u. 237 ff. (238) UV-GOÄ Anlage (und Wiederanlage) einer Gipsschiene
Gipsschienenverbände werden als ruhigstellende Verbände angelegt; sie beinhalten eine innere Polsterung, die nicht zusätzlich als weiterer Verband (z. B. nach Nr. 203A) abgerechnet werden darf.
Die Bezeichnungen „Scotchcast" oder „Softcast" zeigen an, dass es sich um einen starren Kunststoff-Verband (**„Kunststoff-Gips"**) – z. B. Nr. 228B oder Nr. 237B – handelt. Ein Kunststoffgips ist regelmäßig unzweckmäßig bzw. unwirtschaftlich, wenn der Arzt eine Ruhigstellung nur für wenige Tage vorsieht (z. B. nach schweren Prellungen).

Kommentar: Siehe Kommentar zu Nr. 230A.
Ausschluss: 200, 203A, 209, 247A, 247C, 2203–2241.

231C Zirkulärer Gehgipsverband für das ganze Bein

| 33,52 | 41,68 | 36,37 | 7,14 | 43,51 |

Arbeitshinweise: (Ausschnitt)
Weitere Arbeitshinweise der UVTr
zu den Nrn. 228 ff. (229) u. 237 ff. (238) UV-GOÄ Anlage (und Wiederanlage) einer Gipsschiene
Gipsschienenverbände werden als ruhigstellende Verbände angelegt; sie beinhalten eine innere Polsterung, die nicht zusätzlich als weiterer Verband (z. B. nach Nr. 203A) abgerechnet werden darf.

Kommentar: Siehe Kommentar zu Nr. 230A.
Ausschluss: 200, 203A, 209, 247A, 247B, 2203–2241.

231D Zirkulärer Gehgipsverband für das ganze Bein – bei Verwendung von Kunststoff

| 33,52 | 41,68 | 162,61 | 7,14 | 169,75 |

Arbeitshinweise: (Ausschnitt)
Weitere Arbeitshinweise der UVTr
zu den Nrn. 228 ff. (229) u. 237 ff. (238) UV-GOÄ Anlage (und Wiederanlage) einer Gipsschiene
Gipsschienenverbände werden als ruhigstellende Verbände angelegt; sie beinhalten eine innere Polsterung, die nicht zusätzlich als weiterer Verband (z. B. nach Nr. 203A) abgerechnet werden darf.
Die Bezeichnungen „Scotchcast" oder „Softcast" zeigen an, dass es sich um einen starren Kunststoff-Verband (**„Kunststoff-Gips"**) – z. B. Nr. 228B oder Nr. 237B – handelt.

Kommentar: Siehe Kommentar zu Nr. 230A.
Ausschluss: 200, 203A, 209, 247A, 247C, 2203–2241.

235A Zirkulärer Gipsverband des Halses einschließlich Kopfstütze – auch mit Schultergürtel –

| 70,45 | 87,68 | 29,01 | 9,30 | 38,31 |

Arbeitshinweise: (Ausschnitt)
Weitere Arbeitshinweise der UVTr
zu den Nrn. 228 ff. (229) u. 237 ff. (238) UV-GOÄ Anlage (und Wiederanlage) einer Gipsschiene
Gipsschienenverbände werden als ruhigstellende Verbände angelegt; sie beinhalten eine innere Polsterung, die nicht zusätzlich als weiterer Verband (z. B. nach Nr. 203A) abgerechnet werden darf.

Kommentar: Siehe Kommentar zu Nr. 230A.
Ausschluss: 200, 203A, 204, 247A, 247B, 2203–2241.

235B Zirkulärer Gipsverband des Halses einschließlich Kopfstütze – auch mit Schultergürtel – bei Verwendung von Kunststoff

| 70,45 | 87,68 | 111,73 | 9,30 | 121,03 |

C. Nichtgebietsbezogene Sonderleistungen

UV-GOÄ-Nr.	Allgemeine Heilbehandl.	Besondere Heilbehandl.	Besondere Kosten	Allgemeine Kosten	Sachkosten (Besond. + Allg. Kosten)

Arbeitshinweise: (Ausschnitt)
Weitere Arbeitshinweise der UVTr
zu den Nrn. 228 ff. (229) u. 237 ff. (238) UV-GOÄ Anlage (und Wiederanlage) einer Gipsschiene
Gipsschienenverbände werden als ruhigstellende Verbände angelegt; sie beinhalten eine innere Polsterung, die nicht zusätzlich als weiterer Verband (z. B. nach Nr. 203A) abgerechnet werden darf.
Die Bezeichnungen „Scotchcast" oder „Softcast" zeigen an, dass es sich um einen starren Kunststoff-Verband **(„Kunststoff-Gips")** – z. B. Nr. 228B oder Nr. 237B – handelt.
Kommentar: Siehe Kommentar zu Nr. 230A.
Ausschluss: 200, 203A, 204, 247A, 247C, 2203–2241.

236A Zirkulärer Gipsverband des Rumpfes   88,04   109,56   39,94   30,34   70,28

Arbeitshinweise: (Ausschnitt)
Weitere Arbeitshinweise der UVTr
zu den Nrn. 228 ff. (229) u. 237 ff. (238) UV-GOÄ Anlage (und Wiederanlage) einer Gipsschiene
Gipsschienenverbände werden als ruhigstellende Verbände angelegt; sie beinhalten eine innere Polsterung, die nicht zusätzlich als weiterer Verband (z. B. nach Nr. 203A) abgerechnet werden darf.
Kommentar: Ist ein Gipsbett oder eine Nachtschale für den Rumpf anzufertigen, so ist dies nach Nr. 240 abzurechnen. Der ggf. erforderliche Gipsabdruck für den Rumpf kann nach Nr. 3316 berechnet werden.
Siehe auch Kommentar zu Nr. 230A.
Ausschluss: 200, 203A, 204, 247A, 247B, 2203–2241.

236B Zirkulärer Gipsverband des Rumpfes – bei Verwendung von Kunststoff
         88,04   109,56   133,38   30,34   163,72

Arbeitshinweise: (Ausschnitt)
Weitere Arbeitshinweise der UVTr
zu den Nrn. 228 ff. (229) u. 237 ff. (238) UV-GOÄ Anlage (und Wiederanlage) einer Gipsschiene
Gipsschienenverbände werden als ruhigstellende Verbände angelegt; sie beinhalten eine innere Polsterung, die nicht zusätzlich als weiterer Verband (z. B. nach Nr. 203A) abgerechnet werden darf.
Die Bezeichnungen „Scotchcast" oder „Softcast" zeigen an, dass es sich um einen starren Kunststoff-Verband **(„Kunststoff-Gips")** – z. B. Nr. 228B oder Nr. 237B – handelt.
Kommentar: Ist ein Gipsbett oder eine Nachtschale für den Rumpf anzufertigen, so ist dies nach Nr. 240 abzurechnen. Der ggf. erforderliche Gipsabdruck für den Rumpf kann nach Nr. 3316 berechnet werden.
Siehe auch Kommentar zu Nr. 230A.
Ausschluss: 200, 203A, 204, 247A, 247C, 2203–2241.

237A Zirkulärer Gipsverband für den ganzen Arm
         35,27   43,88   5,23   7,14   12,37

Besondere Kosten, abweichend von der üblichen Systematik, nur von niedergelassenen Ärzten berechenbar: 8,71 €
Arbeitshinweise: (Ausschnitt)
Nach einer operativen Entfernung des Schleimbeutels im Ellenbogengelenk (wegen Bursitis olecrani = Entzündung des Schleimbeutels über dem Ellenhaken) ist eine Gipsanlage nach Nr. 237 A, ggf. mit Wiederanlage nach Nr. 238 angemessen. Eine Gipsschiene nach Nr. 228 A wäre nicht ausreichend.
Gipsschienenverbände werden als ruhigstellende Verbände angelegt; sie beinhalten eine innere Polsterung, die nicht zusätzlich als weiterer Verband (z. B. nach Nr. 203A) abgerechnet werden darf.
Kommentar: Siehe Kommentar zu Nr. 230A.
Ausschluss: 200, 203A, 209, 247A, 247B, 2203–2241.

C. Nichtgebietsbezogene Sonderleistungen 237B–237E

UV-GOÄ-Nr.		Allgemeine Heilbehandl.	Besondere Heilbehandl.	Besondere Kosten	Allgemeine Kosten	Sachkosten (Besond. + Allg. Kosten)

237B Zirkulärer Gipsverband für den ganzen Arm – bei Verwendung von Kunststoff

| | 35,27 | 43,88 | 20,98 | 7,14 | 28,12 |

Besondere Kosten, abweichend von der üblichen Systematik, nur von niedergelassenen Ärzten berechenbar: 29,10 €

Arbeitshinweise: (Ausschnitt)
Gipsschienenverbände werden als ruhigstellende Verbände angelegt; sie beinhalten eine innere Polsterung, die nicht zusätzlich als weiterer Verband (z. B. nach Nr. 203A) abgerechnet werden darf.
Die Bezeichnungen „Scotchcast" oder „Softcast" zeigen an, dass es sich um einen starren Kunststoff-Verband („Kunststoff-Gips") – z. B. Nr. 228B oder Nr. 237B – handelt.

Kommentar: Der Oberarm Brace als gespaltener Oberarmkunststoffrundgips schließt nur den Oberarm, den Ellenbogen und den körpernahen Anteil des Unterarmes – also nicht den gesamten Arm – ein. Da eine spezifische Gebührenziffer nicht existiert, kann die Nr. 237B abgerechnet werden. Ein zur Oberarmkunststoffgipsschiene/-schale halbierter, und eigentlich nach Nr. 237B abzurechnender, Oberarmkunststoffrundgips ist mit der durch die Spaltung in den besonderen Kosten höher vergüteten Nr. 237F abzurechnen. Siehe auch Kommentar zu Nr. 230A.

Ausschluss: 200, 203A, 209, 247A, 247C, 2203–2241.

237C Zirkulärer Gipsverband für das ganze Bein

| | 35,27 | 43,88 | 24,59 | 7,14 | 31,73 |

Arbeitshinweise: (Ausschnitt)
Gipsschienenverbände werden als ruhigstellende Verbände angelegt; sie beinhalten eine innere Polsterung, die nicht zusätzlich als weiterer Verband (z. B. nach Nr. 203A) abgerechnet werden darf.

Kommentar: Siehe Kommentar zu Nr. 230A.
Ausschluss: 200, 203A, 209, 247A, 247B, 2203–2241.

237D Zirkulärer Gipsverband für das ganze Bein – bei Verwendung von Kunststoff

| | 35,27 | 43,88 | 135,17 | 7,14 | 142,31 |

Arbeitshinweise: (Ausschnitt)
Gipsschienenverbände werden als ruhigstellende Verbände angelegt; sie beinhalten eine innere Polsterung, die nicht zusätzlich als weiterer Verband (z. B. nach Nr. 203A) abgerechnet werden darf.
Die Bezeichnungen „Scotchcast" oder „Softcast" zeigen an, dass es sich um einen starren Kunststoff-Verband („Kunststoff-Gips") – z. B. Nr. 228B oder Nr. 237B – handelt.

Kommentar: Siehe Kommentar zu Nr. 230A.
Ausschluss: 200, 203A, 209, 247A, 247C, 2203–2241.

237E Großer Gipsschienenverband

| | 35,27 | 43,88 | 11,46 | 7,14 | 18,60 |

Arbeitshinweise: (Ausschnitt)
Gipsschienenverbände werden als ruhigstellende Verbände angelegt; sie beinhalten eine innere Polsterung, die nicht zusätzlich als weiterer Verband (z. B. nach Nr. 203A) abgerechnet werden darf.
Weitere Arbeitshinweise der UVTr
zu der Nr. 200 Verband – ausgenommen Schnellverbände, Augen-, Ohrenklappen oder Dreiecktücher – / Verbandwechsel
4. Ein Verband nach **Nr. 200** kann **neben einem Schienenverband** der Nrn. 210, 211, 212, 213, 228, 229, 237 und 238 dann berechnet werden, wenn neben der Ruhigstellung einer Extremität ein Wund- oder Salbenverband erforderlich ist. Das gilt sinngemäß auch für den **Kompressionsverband** (Nr. 203A).

Kommentar: Siehe Kommentar zu Nr. 230A.
Ausschluss: 246, 247A, 247B, 2203–2241.

	Allgemeine Heilbehandl.	Besondere Heilbehandl.	Besondere Kosten	Allgemeine Kosten	Sachkosten (Besond. + Allg. Kosten)

237F — Großer Gipsschienenverband – bei Verwendung von Kunststoff (Arm)

35,27	43,88	26,39	7,14	33,53

Arbeitshinweise: (Ausschnitt)
Gipsschienenverbände werden als ruhigstellende Verbände angelegt; sie beinhalten eine innere Polsterung, die nicht zusätzlich als weiterer Verband (z. B. nach Nr. 203A) abgerechnet werden darf.
Die Bezeichnungen „Scotchcast" oder „Softcast" zeigen an, dass es sich um einen starren Kunststoff-Verband (**„Kunststoff-Gips"**) – z. B. Nr. 228B oder Nr. 237B – handelt.

Weitere Arbeitshinweise der UVTr
zu der Nr. 200 Verband – ausgenommen Schnellverbände, Augen-, Ohrenklappen oder Dreiecktücher – / Verbandwechsel
4. Ein Verband nach **Nr. 200** kann **neben einem Schienenverband** der Nrn. 210, 211, 212, 213, 228, 229, 237 und 238 dann berechnet werden, wenn neben der Ruhigstellung einer Extremität ein Wund- oder Salbenverband erforderlich ist. Das gilt sinngemäß auch für den **Kompressionsverband** (Nr. 203A).

Kommentar: Ein zur Oberarmkunststoffgipsschiene/-schale halbierter, und eigentlich nach Nr. 237B abzurechnender, Oberarmkunststoffrundgips ist mit der durch die Spaltung in den besonderen Kosten höher vergüteten Nr. 237F abzurechnen.
Siehe auch Kommentar zu Nr. 230A.
Ausschluss: 246, 247A, 247C, 2203–2241.

237G — Großer Gipsschienenverband – bei Verwendung von Kunststoff (Bein)

35,27	43,88	41,09	7,14	48,23

Arbeitshinweise: (Ausschnitt)
Gipsschienenverbände werden als ruhigstellende Verbände angelegt; sie beinhalten eine innere Polsterung, die nicht zusätzlich als weiterer Verband (z. B. nach Nr. 203A) abgerechnet werden darf.
Die Bezeichnungen „Scotchcast" oder „Softcast" zeigen an, dass es sich um einen starren Kunststoff-Verband (**„Kunststoff-Gips"**) – z. B. Nr. 228B oder Nr. 237B – handelt.

Weitere Arbeitshinweise der UVTr
zu der Nr. 200 Verband – ausgenommen Schnellverbände, Augen-, Ohrenklappen oder Dreiecktücher – / Verbandwechsel
4. Ein Verband nach **Nr. 200** kann **neben einem Schienenverband** der Nrn. 210, 211, 212, 213, 228, 229, 237 und 238 dann berechnet werden, wenn neben der Ruhigstellung einer Extremität ein Wund- oder Salbenverband erforderlich ist. Das gilt sinngemäß auch für den **Kompressionsverband** (Nr. 203A).

Kommentar: Siehe Kommentar zu Nr. 230A.
Ausschluss: 246, 247A, 247C, 2203–2241.

238 — Gipsschienenverband über wenigstens zwei große Gelenke (Schulter-, Ellenbogen-, Hand-, Knie-, Fußgelenk) bei Wiederanlegung derselben nicht neu hergerichteten Schiene

27,92	34,75	5,47	7,14	12,61

Arbeitshinweise: (Ausschnitt)
Gipsschienenverbände werden als ruhigstellende Verbände angelegt; sie beinhalten eine innere Polsterung, die nicht zusätzlich als weiterer Verband (z. B. nach Nr. 203A) abgerechnet werden darf.
Die Gebühr nach Nr. 238 kann nur berechnet werden, wenn ein Gips- oder Gipsschienenverband nach den Nrn. 237A bis 237G wieder angelegt wurde.

Weitere Arbeitshinweise der UVTr
zu der Nr. 200 Verband – ausgenommen Schnellverbände, Augen-, Ohrenklappen oder Dreiecktücher – / Verbandwechsel
4. Ein Verband nach **Nr. 200** kann **neben einem Schienenverband** der Nrn. 210, 211, 212, 213, 228, 229, 237 und 238 dann berechnet werden, wenn neben der Ruhigstellung einer Extremität ein Wund- oder Salbenverband erforderlich ist. Das gilt sinngemäß auch für den **Kompressionsverband** (Nr. 203A).

C. Nichtgebietsbezogene Sonderleistungen 239A–240B

UV-GoÄ-Nr.	Allgemeine Heilbehandl.	Besondere Heilbehandl.	Besondere Kosten	Allgemeine Kosten	Sachkosten (Besond. + Allg. Kosten)

Kommentar: Die Nr. 238 ist auch für die Wiederanlage der Kunststoffgipsschiene am Arm nach Nr. 237F und am Bein nach Nr. 237G abzurechnen, auch wenn das Wort „Kunststoff" in der Leistungsbeschreibung nicht ausdrücklich erwähnt wird. Zirkuläre (Kunststoff) Gipsverbände der Nrn. 237A bis 237D werden nach der Abnahme mittels Gipssäge grundsätzlich nicht erneut angelegt, da diese Rundgipse nach der primären Wundheilungs- und/oder Abschwellungsphase, in denen in der Regel eine (Kunststoff) Gipsschiene verwendet wird, bis zur Ausheilung des Bruches etc. am Arm bzw. Bein angelegt bleiben. Bei der Wiederanlage einer „kleinen" (Kunststoff)Gipsschiene über ein Hand- oder Fußgelenk ist die geringer vergütete Nr. 229 abzurechnen. Wird der große (Kunststoff)Gipsschienenverband z. B. zu einer erforderlichen Wundversorgung (Nr.200) entfernt und nach der Versorgung erneut angelegt, ohne das Veränderungen am (Kunststoff)Gipsschienenmaterial durchgeführt werden sollen, so ist nur die Nr. 238 berechnungsfähig. Wird allerdings die Schiene nicht wieder verwendet und eine neue Schiene erforderlich, so sind die Nrn. 237E, 237F oder 237G erneut abrechenbar. Kleinere Auspolsterungen wie z. B. wegen Druckstellen oder geringe Korrekturen an der (Kunststoff)Gipsschienenform sind nicht nach Nr. 238 berechnungsfähig, sondern fallen unter die Nrn. 237E bis 237F.
Siehe auch Kommentar zu Nr. 230A.

239A Zirkulärer Gipsverband Arm mit Schulter oder Bein mit Beckengürtel
70,45　87,68　63,39　9,30　72,69

Arbeitshinweise: (Ausschnitt)
Gipsschienenverbände werden als ruhigstellende Verbände angelegt; sie beinhalten eine innere Polsterung, die nicht zusätzlich als weiterer Verband (z. B. nach Nr. 203A) abgerechnet werden darf.
Kommentar: Siehe Kommentar zu Nr. 230A.
Ausschluss: 200, 203A, 209, 231C, 237A, 237C, 247A, 247B, 2203–2241.

239B Zirkulärer Gipsverband Arm mit Schulter oder Bein mit Beckengürtel – bei Verwendung von Kunststoff
70,45　87,68　172,91　9,30　182,21

Arbeitshinweise: (Ausschnitt)
Gipsschienenverbände werden als ruhigstellende Verbände angelegt; sie beinhalten eine innere Polsterung, die nicht zusätzlich als weiterer Verband (z. B. nach Nr. 203A) abgerechnet werden darf.
Die Bezeichnungen „Scotchcast" oder „Softcast" zeigen an, dass es sich um einen starren Kunststoff-Verband (**„Kunststoff-Gips"**) – z. B. Nr. 228B oder Nr. 237B – handelt.
Kommentar: Siehe Kommentar zu Nr. 230A.
Ausschluss: 200, 203A, 209, 231D, 237B, 237D, 247A, 247C, 2203–2241.

240A Gipsbett oder Nachtschale für den Rumpf
88,04　109,56　95,75　30,34　126,09

Arbeitshinweise: (Ausschnitt)
Gipsschienenverbände werden als ruhigstellende Verbände angelegt; sie beinhalten eine innere Polsterung, die nicht zusätzlich als weiterer Verband (z. B. nach Nr. 203A) abgerechnet werden darf.
Kommentar: Der ggf. erforderliche Gipsabdruck für den Rumpf kann nach Nr. 3316 berechnet werden.
Die Leistung kann nicht als Wundverband abgerechnet werden.
Siehe auch Kommentar zu Nr. 230A.
Ausschluss: 246, 247A, 247B, 2203–2241.

240B Gipsbett oder Nachtschale für den Rumpf – bei Verwendung von Kunststoff
88,04　109,56　295,26　30,34　325,60

Arbeitshinweise: (Ausschnitt)
Gipsschienenverbände werden als ruhigstellende Verbände angelegt; sie beinhalten eine innere Polsterung, die nicht zusätzlich als weiterer Verband (z. B. nach Nr. 203A) abgerechnet werden darf.
Kommentar: Der ggf. erforderliche Gipsabdruck für den Rumpf kann nach Nr. 3316 berechnet werden.

UV-GOÄ-Nr.	Allgemeine Heilbehandl.	Besondere Heilbehandl.	Besondere Kosten	Allgemeine Kosten	Sachkosten (Besond. + Allg. Kosten)

Die Leistung kann nicht als Wundverband abgerechnet werden.
Siehe auch Kommentar zu Nr. 230A.
Ausschluss: 246, 247A, 247C, 2203–2241.

245 Quengelverband zusätzlich zum jeweiligen Gipsverband

| | 10,61 | 13,21 | 3,99 | 1,74 | 5,73 |

Hinweis für Bes. Kosten: Bei Verwendung von Fertigverbänden sind die Selbstkosten zu berechnen.
Ausschluss: 246, 247A–247C, 2203–2241.

246 Abnahme des zirkulären Gipsverbandes

| | 14,15 | 17,60 | – | 2,56 | 2,56 |

Kommentar: Die Abnahme der kleinen Schienenverbände nach den Nrn. 210 oder 211, der großen Schienenverbände nach den Nrn. 212 oder 213, der Abduktionsschienenverbände nach Nr. 214, der Gipsschienenverbände nach den Nrn. 228A–228D oder 229 und der großen Gipsschienenverbände nach den Nrn. 237E–237G oder 238 wird nicht mit der Nr. 246 vergütet.
Ausschluss: 210–214, 228A–229, 237E–238, 240A, 240B, 247A–247C, 2203–2241.

247A Fensterung, Spaltung, Kürzung oder wesentliche Änderung bei einem nicht an demselben Tag angelegten Gipsverband

| | 10,61 | 13,21 | 1,89 | 3,90 | 5,79 |

Arbeitshinweise: Die Nrn. 247A–247C UV-GOÄ können nur in den in der Leistungsbeschreibung genannten Fällen bei Herstellung in der Praxis abgerechnet werden. Das Anlegen eines vorkonfektionierten Cast-Schuhs kann damit nicht abgerechnet werden. Hierfür ist die Nr. 210 ohne besondere Kosten zu akzeptieren.

Kommentar: Die Nrn. 247A–247C können bei Änderungen am Gips (oder anderer Materialien) und zusätzlichem Anbringen einer Abrollsohle 2x berechnet werden, da es sich nach der leistungsbeschreibung um eine beispielhafte Aufzählung handelt. Diese Meinung vertritt auch der Kommentar zur GOÄ von **Brück** et alii – dies dürfte auch für die UV-GOÄ gelten –, der schreibt, dass bei mehreren verschiedenen Änderungen, z. B. Fensterung und Anlegen eines Gehbügels oder Fensterung an zwei verschiedenen Stellen bei derselben Inanspruchnahme, die Nr. 247 entsprechend mehrfach abrechenbar ist. Bei der Fensterung wird ein Gipsdeckel ausgeschnitten(z. B. zur Behandlung einer Wunde), der anschließend zur Vermeidung eines Fensterödems wieder eingepasst und mit einer Binde/Pflaster fest angewickelt wird. Für eine ggf. erforderliche Behandlung an der Wunde wird der Gipsdeckel jeweils abgenommen, dann wieder eingelegt und neu mit einer Binde/Pflaster festgewickelt. Es handelt sich nach der Leistungsbeschreibung nicht um eine „wesentliche Änderung". Der Arzt kann die Nr. 247A für die Abnahme und Wiederanlage des Deckels nicht erneut abrechnen sondern nur die Leistungen für die Behandlung der Wunde, Naht, etc. (Z.B: 2006 UV-GOÄ) und/oder Verbände.
Ausschluss: 226A–246, 2203–2241.

247B Schieneneinsetzung, Anlegung eines Gehbügels oder einer Abrollsohle bei einem nicht an demselben Tag angelegten Gipsverband

| | 10,61 | 13,21 | 11,77 | 3,90 | 15,67 |

Arbeitshinweise: Die Nrn. 247A–247C UV-GOÄ können nur in den in der Leistungsbeschreibung genannten Fällen bei Herstellung in der Praxis abgerechnet werden. Das Anlegen eines vorkonfektionierten Cast-Schuhs kann damit nicht abgerechnet werden. Hierfür ist die Nr. 210 ohne besondere Kosten zu akzeptieren.

Kommentar: Siehe auch Kommentar zu 247A. Die Nr. 247B UV-GOÄ kann nur in den in der Leistungsbeschreibung genannten Fällen, bei Herstellung in der Praxis abgerechnet werden (hohe besondere Kosten). Das Anlegen eines vorkonfektionierten Cast-Schuhs kann damit nicht abgerechnet werden.
Ausschluss: 226A–246, 2203–2241.

C. Nichtgebietsbezogene Sonderleistungen 247C–251

UV-GOÄ-Nr.	Allgemeine Heilbehandl.	Besondere Heilbehandl.	Besondere Kosten	Allgemeine Kosten	Sachkosten (Besond. + Allg. Kosten)

247C Schieneneinsetzung, Anlegung eines Gehbügels oder einer Abrollsohle bei einem nicht an demselben Tag angelegten Gipsverband – bei Verwendung von Kunststoff

| | 10,61 | 13,21 | 22,84 | 3,90 | 26,74 |

Besondere Kosten, abweichend von der üblichen Systematik, nur von niedergelassenen Ärzten berechenbar: 25,40 €

Arbeitshinweise: Die Nrn. 247A–247C UV-GOÄ können nur in den in der Leistungsbeschreibung genannten Fällen bei Herstellung in der Praxis abgerechnet werden. Das Anlegen eines vorkonfektionierten Cast-Schuhs kann damit nicht abgerechnet werden. Hierfür ist die Nr. 210 ohne besondere Kosten zu akzeptieren.

Kommentar: Siehe Kommentar zu Nr. 247A.
Ausschluss: 226A–246, 2203–2241.

II. Blutentnahmen, Injektionen, Infiltrationen, Infusionen, Transfusionen, Implantation, Abstrichentnahmen

Allgemeine Bestimmungen:

Die Leistungen nach den Nummern 252–258 und 261 sind nicht mehrfach berechnungsfähig, wenn anstelle einer Mischung mehrere Arzneimittel bei liegender Kanüle im zeitlichen Zusammenhang nacheinander verabreicht werden.
Die Leistungen nach den Nummern 270, 273–281, 283, 286 sowie 287 können jeweils nur einmal je Behandlungstag berechnet werden.
Die Leistungen nach den Nummern 271 oder 272 sind je Gefäßzugang einmal, insgesamt jedoch nicht mehr als zweimal je Behandlungstag berechnungsfähig.
Die zweimalige Berechnung der Leistungen nach den Nummern 271 oder 272 setzt gesonderte Punktionen verschiedener Blutgefäße voraus.
Gegebenenfalls erforderliche Gefäßpunktionen sind Bestandteil der Leistungen nach den Nummern 270–287 und mit den Gebühren abgegolten.
Die Leistungen nach den Nummern 271–276 sind nicht nebeneinander berechnungsfähig.

250 Blutentnahme mittels Spritze, Kanüle oder Katheter aus der Vene

| | 3,71 | 4,64 | – | 2,31 | 2,31 |

Kommentar: Die Nr. 250 ist auch nur dann einmal abrechenbar, wenn bei derselben Entnahmesitzung eine weitere, erneute Punktion zur Blutgewinnung erforderlich ist. Sind allerdings am selben Tag zu unterschiedlichen Zeiten Blutentnahmen erforderlich, so können diese auch einzeln abgerechnet werden. Es erscheint sinnvoll, bei Ansetzung der Leistungsziffer die Uhrzeit und den Grund, z. B. Funktionsprüfung, mit anzugeben. Werden Blutentnahmen aus forensischen Gründen für Gerichtsgutachten oder Polizei durchgeführt – Ausnahme Nr. 251a –, kann die Blutentnahme nicht nach der UV-GOÄ abgerechnet werden, sondern nach den Vergütungen, die das Gesetz für die Entschädigung von Zeugen und Sachverständigen festlegt. Sauerstoff- und Eigenbluttherapien etc. sind nicht Bestandteil des Leistungskataloges in der GUV, so dass die hierzu erforderlichen Blutentnahmen (Nr.250) durch den Versicherten selbst zu tragen sind.

Ausschluss: 102, 200, 204, 250a, 261, 262, 284, 285, 287, 288, 289, 1012–1014, 2029.

250a Kapillarblutentnahme bei Kindern bis zum vollendeten 8. Lebensjahr

| | 3,71 | 4,64 | – | 2,31 | 2,31 |

Kommentar: Für die Kapillarblutentnahme bei einem Erwachsenen ist die Nr. 250 nicht zu berechnen.
Ausschluss: 102, 200, 250, 261, 262, 285, 287, 288, 289, 1012–1014, 2029.

251 Blutentnahme aus der Arterie

| | 5,58 | 6,94 | – | 3,51 | 3,51 |

Kommentar: Im Gegensatz zum EBM, in dem eine Mindestmenge von 250 ml vorgeschrieben ist, gibt es in der UV-GOÄ keine festgelegte Mindestmenge. Werden vor einem operativen Eingriff Eigenblutkonserven hergestellt, so ist die Abrechnung der Nr. 251 zurzeit noch zweifelhaft, da es sich um eine medizinisch nicht notwendige ärztliche Versorgung handelt. Es kann daher evtl. bei der Erstattung zu Schwierigkeiten mit den UVTr kommen. Der Aderlass von mindestens 200 ml wird nach Nr. 285 abgerechnet. Ist nach einer arteriellen Blutentnahme ein Kompressions- oder Druckverband erforderlich, so kann dieser entsprechend nach Nr. 203A zusätzlich berechnet werden. Ein normaler Pflaster- oder Bindenverband nach Nr. 200 kann bei den Nrn. 250, 250a und 251 nicht zusätzlich abgerechnet werden, da er fakultativer Bestandteil der Blutentnahme ist. Müssen bei demselben Arzt-Patienten-Kontakt venöse und kapillare und/ oder arterielle Blutentnahmen durchgeführt werden, so sind die entsprechenden Nummern dieser Leistungen zusätzlich abrechenbar. Präoperative Blutentnahmen zur späteren Reinfusion werden nach Nrn. 288 oder 289 abgerechnet.

Ausschluss: 200, 261, 284, 285, 287, 288, 289, 1012–1014, 2029

251a Blutentnahme zum Zwecke der Alkoholbestimmung

Allgemeine Heilbehandl.	Besondere Heilbehandl.	Besondere Kosten	Allgemeine Kosten	Sachkosten (Besond. + Allg. Kosten)
54,54	54,54	–	3,51	3,51

Befundbericht, Kosten der Koller-Venüle und Versandkosten sind mit der Gebühr abgegolten

Kommentar: Sofern der D-Arzt im Rahmen der Erstuntersuchung den begründeten Verdacht hat, dass der Versicherte zum Zeitpunkt des Unfalls unter Alkoholeinfluss gestanden hat, so ist die Blutentnahme zum Zwecke der Alkoholbestimmung gemäß § 8 Abs. 1 ÄV erforderlich und zweckmäßig und damit abrechenbar.

Ausschluss: 110, 117, 118, 200, 261

252 Injektion, subkutan, submukös, intrakutan oder intramuskulär

3,71	4,64	–	2,14	2,14

Arbeitshinweise: Für die notwendige Unterweisung im Gebrauch der Fertigspritzen wird ein- oder maximal zweimalig die Nr. 252 zu akzeptieren sein. Werden darüber hinaus mehrfach Injektionen mit diesen Präparaten abgerechnet, sind diese mit kurzer Begründung zu streichen.
Bei Prellungen (z. B. der Unterschenkel, Knie oder Unterarme) ist die Injektion von Diclofenac, Diclophlogont oder ähnlichen Präparaten sowie auch von Novocain bzw. Lidocain nicht indiziert; die entsprechenden Gebührenpositionen sind – mit Begründung – zu streichen: Die Verordnung entspr. Tabletten reicht regelmäßig aus, um den Abschwellvorgang zu unterstützen.
Bei HWS-Distorsionen mit stärkeren Schmerzzuständen ist eine intramuskuläre Injektionsbehandlung nach Nr. 252 indiziert (Dauer: etwa ein bis max. zwei Wochen; in etwa zweitägigen Abständen).

Kommentar: Impfungen können mit den höher vergüteten Impfgebührennummern Nrn. 375, 377 oder 378 abgerechnet werden. Werden mehrere i.m./i.c./s.c. Injektionen mit verschiedenen Medikamenten durchgeführt, so ist die Nr. 252 mehrmals abrechenbar. Die intrakutane Reiztherapie (Quaddelbehandlung) ist mit der höher bewerteten Nr. 266 und die Hyposensibilisierungsbehandlung mit der höher bewerteten Nr. 267 abzurechnen. Vitamin- und Mineraltherapien sind nicht Bestandteil des Leistungskataloges in der GUV, so dass die hierzu erforderlichen Injektionen und Medikamentenkosten durch den Versicherten selbst zu tragen sind.

Ausschluss: 200, 261, 263, 265, 265a, 266, 270, 284, 290, 291, 303, 340–374, 375–378, 383–391, 490–495 (Abrechnung neben 490 f. möglich, wenn das Arzneimittel **nichts** mit der Anästhesie-Leistung zu tun hat – sinnvoll: Angabe des Medikamentes!), 496, 497, 498, 831, 1320

253 Injektion, intravenös

6,53	8,09	–	2,31	2,31

Kommentar: Die Nr. 253 kann nur einmal berechnet werden, wenn über eine gelegte Kanüle mehrere Medikamente injiziert werden. Neben der Nr. 253 ist die Venaesectio (Nr. 2800) abrechenbar. Vitamin- und Mineraltherapien sind nicht Bestandteil des Leistungskataloges in der GUV, so dass die hierzu erforderlichen Injektionen und Medikamentenkosten durch den Versicherten selbst zu tragen sind.

Ausschluss: 200, 261, 265, 265a, 271–276, 280, 281, 282, 284, 286, 286a, 345–347, 451, 452, 462, 476, 478, 479, 831, 1248, 1249, 1789, 1790, 2029.

C. Nichtgebietsbezogene Sonderleistungen 254–260

UV-GOÄ-Nr.		Allgemeine Heilbehandl.	Besondere Heilbehandl.	Besondere Kosten	Allgemeine Kosten	Sachkosten (Besond. + Allg. Kosten)
254	Injektion, intraarteriell	7,44	9,27	–	2,69	2,69

Kommentar: Ist nach einer intraarteriellen Injektion ein Kompressionsverband erforderlich, so kann dieser nach Nr. 203 A zusätzlich berechnet werden.
Ausschluss: 200, 258, 261, 277, 278, 283, 340–374, 831, 2029

255	Injektion, intraartikulär oder perineural	8,84	10,99	–	4,05	4,05

Arbeitshinweise: (Ausschnitt)
1. Für die Injektion von Medikamenten in ein Gelenk ist die Nr. 255 abrechnungsfähig. Für Injektionen in mehrere Gelenke kann die Nr. 255 für jedes Gelenk gesondert abgerechnet werden. Die paarigen Wirbelgelenke stellen dabei jeweils ein eigenständiges Gelenk dar, so dass bei der medizinischen Notwendigkeit der Injektion an mehreren Wirbelgelenken die Nr. 255 auch mehrfach abrechenbar ist.

Kommentar: Wird nur eine Injektion in das Gelenk durchgeführt, so ist auch nur die Abrechnung der Nr. 255 möglich. Handelt es sich allerdings um eine Injektion, die im Zusammenhang mit einer zuvor durchgeführten Punktion, z. B. eines Ergusses, erfolgt, so kann die höher bewertete Nummer nach den Nrn. 300–302 berechnet werden. Eine Abrechnung der Nr. 255 ist dann nicht neben der Punktionsnummer möglich. Ist ein Kompressionsverband erforderlich, so kann dieser zusätzlich nach Nr. 203A abgerechnet werden.
Ausschluss: 200, 203A, 267–268, 300–303, 305, 305a, 372, 373, 476, 477.

256	Injektion in den Periduralraum	17,22	21,42	–	7,14	7,14

Kommentar: Wird bei der Injektion in den Periduralraum ein Lokalanästetikum injiziert, so sind statt der Nr. 256 die Nrn. 470ff abzurechnen, da es sich um eine Periduralanästhesie handelt.
Ausschluss: 200, 261, 305, 305a, 340–374, 469, 470, 472–476, 495, 831.

257	Injektion in den Subarachnoidalraum	37,22	46,34	–	7,02	7,02

Kommentar: Wird in den Subarachnoidalraum ein Lokalanästhetikum injiziert, so sind die Nrn. 472ff abzurechnen, da es sich um eine subarachnoidale Spinalanästhesie handelt.
Neben Nr. 257 sind die Nrn. 203A, 490 abrechenbar
Ausschluss: 200, 305, 305a, 340–374, 470, 472–476

258	Injektion, intraortal oder intrakardial	16,74	20,85	–	6,89	6,89

Kommentar: Ist nach einer intraortalen oder intrakardialen Injektion ein Kompressionsverband erforderlich, so kann dieser nach Nr. 203 A zusätzlich berechnet werden.
Ausschluss: 200, 254, 261, 277, 278, 310, 340–374, 831, 2029

259	Legen eines Periduralkatheters – Anlage eines sc. Medikamentenreservoirs	55,82	69,48	–	16,99	16,99

Kommentar: Das Ausfüllen des sc. Medikamentenreservoirs kann mit Nr. 265 abgerechnet werden.
Ausschluss: 200, 305, 305a, 340–374, 469, 470, 472–477, 831.

260	Legen eines arteriellen Katheters oder eines zentralen Venenkatheters – einschließlich Fixation –	18,60	23,16	–	5,67	5,67

Die Leistung nach Nummer 260 ist neben Leistungen nach den Nummern 355–361, 626–632 und/oder 648 nicht berechnungsfähig.

Kommentar: Nach der Leistungslegende ist nur das Legen des Katheters beschrieben. Wird über diesen zentralen Venenkatheter infundiert, so sind neben der Nr. 260 die Gebührenziffern der Infusion nach den Nrn. 271 oder 272 je nach Dauer abrechnungsfähig. Die Kosten für den zentralen Venenkatheter (Einmalkatheter) sind gemäß § 2 Abs. 3 Nr. 5 BG-NT nicht mit den besonderen Kosten abgegolten und daher gesondert abrechnungsfähig. Dies gilt nicht nur für das Spezialpflaster sondern auch für die Naht zur Fixierung des Katheters, weil die Fixation ausdrücklich in der Leistungsbeschreibung als Leistungsinhalt genannt ist. Die Nr. 260 kann nicht für das Legen der ersten peripheren Venenverweilkanüle abgerechnet werden.
Ausschluss: 200, 262, 340–374, 361, 462, 470, 476, 478, 626–632, 648

UV-GOÄ-Nr.	Allgemeine Heilbehandl.	Besondere Heilbehandl.	Besondere Kosten	Allgemeine Kosten	Sachkosten (Besond. + Allg. Kosten)

261 Einbringung von Arzneimitteln in einem parenteralen Katheter

	2,80	3,49	–	1,34	1,34

Die Leistung nach der Nummer 261 ist im Zusammenhang mit einer Anästhesie/Narkose nicht berechnungsfähig für die Einbringung von Anästhetika, Anästhesieadjuvantien und Anästhesieantidoten. Wird die Leistung nach Nummer 261 im Zusammenhang mit einer Anästhesie/Narkose berechnet, ist das Medikament in der Rechnung anzugeben.

Kommentar: Nach dem Kommentar zur GOÄ von **Brück** et alii (und dies dürfte auch für die UV-GOÄ gelten) zählen hierzu sowohl die nur wenige Zentimeter in das Blutgefäß eingebrachten flexiblen Venen-Verweilkanülen (z. B. vom Typ Braunüle) als auch die deutlich längeren Zentral-Venenkatheter. Werden im zeitlichen Zusammenhang mehrere unterschiedliche Medikamente in den Katheter eingebracht, so sind diese Leistungen nicht mehrfach abrechenbar. Nur wenn über einen längeren Zeitraum verteilt und daher nicht zum selben Zeitpunkt Arzneimitteleinbringungen erforderlich sind, so können diese entsprechend auch mehrfach abgerechnet werden. Werden Arzneimittel in einen Infusionsschlauch injiziert und nicht in die Infusionslösung gegeben, so ist diese Einbringung nach Nr. 261 abrechenbar. Während der Zeit der Einbringung ist es erforderlich, dass der Infusionsfluss unterbrochen wird. Arzneimittel, die direkt in eine Infusionslösung gegeben werden, können nicht nach Nr. 261 berechnet werden. Weil die Nr. 261 für das Einbringen von Anästhetika, Anästhesieadjuvantien und Anästhesieantidoten (gemeint sind Narkotika) nicht abrechenbar ist, muss die geforderte Medikamentenangabe in der Rechnung für den Kostenträger nachvollziehbar sein. Dies ist z. B. dann nicht gegeben, wenn die Medikamente am Ende der Rechnung aufgelistet sind und damit eine Zuordnung nicht möglich ist.

Ausschluss: 200, 250–254, 256, 258, 283, 340–374, 451, 452, 473–475, 478, 479

262 Transfemorale Blutentnahme mittels Katheter aus dem Bereich der Nierenvene(n)

	41,88	52,11	–	17,53	17,53

Kommentar: Gemäß der Leistungsbeschreibung ist auch bei der Blutentnahme aus mehreren Nierenvenen die Nr. 262 nur einmal berechnungsfähig.

Ausschluss: 200, 250, 250a, 260, 285, 345–347, 355–361, 626–628, 630

263 Subkutane Hyposensibilisierungsbehandlung (Desensibilisierung), je Sitzung

	8,37	10,43	–	4,32	4,32

Kommentar: Für die in der Regel nach einer Hyposensibilisierungsbehandlung angesetzte Wartezeit des Patienten in der Praxis kann keine Verweilgebühr nach Nr. 56 berechnet werden. Die Verweilgebühr kann nur dann berechnet werden, wenn sich eine allergische Reaktion beim Patienten einstellt und somit der Arzt in einem Zeitraum von mehr als 30 Minuten beim Patienten verweilt, um ihn vor evtl. erforderlichen therapeutischen Eingriffen zu beobachten. Werden therapeutische Eingriffe, z. B. Injektionen oder Infusionen, erforderlich, so ist eine Verweildauer nicht anzusetzen.

Ausschluss: 56, 57, 200, 252, 270

264 Injektions- u./o. Infiltrationsbehandlung der Prostata, je Sitzung

	11,16	13,89	–	4,32	4,32

Kommentar: Werden in einer Sitzung sowohl Injektions-, als auch Infiltrationsbehandlungen durchgeführt, so ist die Nr. 264 gemäß Leistungsbeschreibung nur einmal berechnungsfähig.

Ausschluss: 267, 290, 319.

265 Auffüllung eines sc. Medikamentenreservoirs oder Spülung eines Ports, je Sitzung

	5,58	6,94	–	3,37	3,37

Kommentar: Die Implantation eines Medikamentenreservoirs ist mit Nr. 2421 und die Implantation eines Ports ist mit Nr. 2801 abzurechnen.

Beschluss des Zentralen Konsultationsausschusses für GOÄ-Fragen der BÄK vom 09.02.2022
Die BÄK empfiehlt bei der intratympanaler Medikamenteneinbringung für die Injektion die Nr. 265 abzurechnen.

Ausschluss: 200, 252, 253, 291, 303, 2032.

C. Nichtgebietsbezogene Sonderleistungen 265a–268

UV-GOÄ-Nr.		Allgemeine Heilbehandl.	Besondere Heilbehandl.	Besondere Kosten	Allgemeine Kosten	Sachkosten (Besond. + Allg. Kosten)

265a Auffüllung eines Hautexpanders, je Sitzung

    8,37   10,43   –   3,78   3,78

Ausschluss: 200, 252, 253, 303

266 Intrakutane Reiztherapie (Quaddelbehandlung), je Sitzung

    5,58   6,94   –   3,24   3,24

Kommentar: Die Nr. 266 kann je Sitzung nur einmal abgerechnet werden, auch wenn mehrere Quaddeln an unterschiedlichen Regionen gesetzt werden.
Die Quaddelbehandlung mit Lokalanästhesie kann auch im Rahmen einer Schmerztherapie angewendet werden.

Ausschluss: 200, 252, 267, 290, 390, 391, 469, 490, 491, 493, 497, 498

267 Medikamentöse Infiltrationsbehandlung im Bereich einer Körperregion, auch paravertebrale oder perineurale oder perikapsuläre oder retrobulbäre Injektion und/oder Infiltration, je Sitzung   7,44   9,27   –   3,78   3,78

Kommentar: Eine Körperregion ist der Kopf, der Hals, der Thorax, der Bauchraum, das Becken, die Hals-, Brust- und Lendenwirbelsäule, der Arm und das Bein. Bei der Hals-, Brust- und Lendenwirbelsäule, dem Arm und dem Bein darf noch zwischen der linken und rechten Seite unterschieden werden (z.B. linke Seite der Halswirbelsäule, rechtes Bein etc.)

Ausschluss: 200, 252, 264, 266, 268, 304, 390, 391, 469, 476, 490, 491, 493–495, 496, 497, 498

Auf einen Blick: **Medikamentöse Infiltrationsbehandlung**

Legende	UV-GOÄ-Nr.	mehrfache Infiltration UV-GOÄ-Nr.
Prostata Infiltration	267	268
Quaddelbehandlung	266	266
Eine Körperregion Infiltration	267	268
Paravertebrale Infiltration	267	268
Perineurale Infiltration	267	268
Perikapsuläre Infiltration	267	268
Retrobulbäre Infiltration	267	268
Epidurale Infiltration	267	268
Peridurale Infiltration	267	268
Gewebeerhärtende Infiltration	290	290

268 Medikamentöse Infiltrationsbehandlung im Bereich mehrerer Körperregionen (auch eine Körperregion, beidseitig) je Sitzung   12,10   15,05   –   6,61   6,61

Kommentar: Ein Ausschluss der Nrn. 267 / 268 zur Nr. 490 ist in der UV-GOÄ nicht formuliert. Zu berücksichtigen ist lediglich, dass es sich nicht um die gleiche Leistung handeln darf. Dies wäre der Fall, wenn in beiden Fällen mit einem Lokalanästhetikum behandelt wurde. In diesem Fall könnte aber, wenn mehrere kleine Bezirke behandelt wurden, die Nr. 490 mehrfach berechnet werden. Wird kein Lokalanästhetikum, sondern ein anderes Medikament infiltriert, ist bei mehrfacher Applikation an verschiedenen Stellen die Nr. 267 nicht mehrfach, sondern einmalig Nr. 268 berechnungsfähig.
Eine Körperregion ist der Kopf, der Hals, der Thorax, der Bauchraum, das Becken, die Hals-, Brust- und Lendenwirbelsäule, der Arm und das Bein. Bei der Hals-, Brust- und Lendenwirbelsäule, dem Arm und dem Bein darf noch zwischen der linken und rechten Seite unterschieden werden (z.B. linke Seite der Halswirbelsäule, rechtes Bein etc.)

Ausschluss: 200, 252, 255, 266, 267, 305, 305a, 390, 391, 469, 490, 491, 493, 498

UV-GOÄ-Nr.	Allgemeine Heilbehandl.	Besondere Heilbehandl.	Besondere Kosten	Allgemeine Kosten	Sachkosten (Besond. + Allg. Kosten)

269 Akupunktur (Nadelstich-Technik) zur Behandlung von Schmerzen, je Sitzung

	18,60	23,16	–	6,61	6,61

Arbeitshinweise (Ausschnitt)
Daneben ist für die Berechenbarkeit der Leistungen nach Nrn. 269/269a eine hinreichende Indikation zu verlangen. Schwerpunktmäßig wird die Nadelstich-Technik u. a. zur Behandlung funktioneller, chronischer Schmerzen (z. B. der Lendenwirbelsäule oder der Kniegelenke durch Gonarthrose) eingesetzt.
Der Gemeinsame Bundesausschuss (§ 91 SGB V) hat zur Indikation der Akupunktur für den Bereich der GKV im Jahr 2006 folgenden Beschluss gefasst (s. Bundesanzeiger Nr. 214, S. 6952, vom 14.11.2006):
„Zugelassene Indikationen:
1. Chronische Schmerzen der Lendenwirbelsäule, die seit mindestens 6 Monaten bestehen und ggf. nicht-segmental bis maximal zum Kniegelenk ausstrahlen (pseudoradikulärer Schmerz),
– mit jeweils bis zu 10 Sitzungen innerhalb von max. 6 Wochen und in begründeten Ausnahmefällen bis zu 15 Sitzungen innerhalb von max. 12 Wochen, jeweils min. 30 Minuten Dauer, mit jeweils 14 – 20 Nadeln;
2. chronische Schmerzen in min. einem Kniegelenk durch Gonarthrose, die seit min. 6 Monaten bestehen,
– mit jeweils bis zu 10 Sitzungen innerhalb von max. 6 Wochen und in begründeten Ausnahmefällen bis zu 15 Sitzungen innerhalb von max. 12 Wochen, jeweils min. 30 Minuten Dauer, mit jeweils 7 – 15 Nadeln je behandeltem Knie.
Eine erneute Behandlung kann frühestens 12 Monate nach Abschluss einer Akupunkturbehandlung erfolgen."
Die Beschlüsse des Gemeinsamen Bundesausschusses sind für die Unfallversicherung nicht verbindlich, können aber durchaus als Orientierungshilfe herangezogen werden. Abweichungen sollten vom Arzt begründet werden. Ggf. ist der beratende Arzt einzuschalten.
Bei der Behandlung von Akut-Schmerzen nach frischen Unfallverletzungen (z. B. Schürfungen, Prellungen, Quetschungen, Frakturen o. dgl.) ist regelmäßig keine Indikation für eine Akupunktur gegeben, weil sich mit den üblichen medizinischen Maßnahmen zur Behandlung der Schmerzen (insbes. orale Schmerzmittel) eine ausreichende Linderung erzielen lässt. Das gilt grundsätzlich auch für eine postoperative Behandlung, etwa nach arthroskopischen OPs (z. B. Meniskusteilresektion).
Werden z. B. im Rahmen einer Akut-Behandlung (z. B. Quetschung und Fraktur eines Fingergliedes) vom D-Arzt neben der üblichen medizinischen Versorgung durchgängig oder überwiegend bei jeder Behandlung zugleich Leistungen nach Nr. 269a abgerechnet, ist die Zahlung dieser Gebühren zunächst zurückzustellen und die Indikation genau zu prüfen (Stellungnahme des Arztes bzw. Kopie der Behandlungsaufzeichnungen anfordern, anschließend ggf. Vorlage beim Beratungsarzt).

Kommentar: Nach der Leistungslegende der Nr. 269 und Nr. 269a ist nur die Nadelstich-Technik abrechnungsfähig. Andere Formen der Akupunktur wie z. B. Moxibustion (Moxa) und Laserakupunktur sind nicht abrechenbar. Die Kosten für die Akupunkturnadeln sind nicht zusätzlich gesondert abrechenbar. Die Elektroakupunktur nach Voll fällt nicht unter die Leistungen nach den Nrn. 269 und 269a und ist daher nicht berechnungsfähig. Für die Akupunktur besteht in der akuten und subakuten Phase nach einem Unfallereignis keine Indikation. Eine entsprechende Empfehlung (s. Arbeitshinweise) besteht ausschließlich für die Behandlung des chron. Schmerzes.

Ausschluss: 56, 57, 269a

269a Akupunktur (Nadelstich-Technik) mit einer Mindestdauer von 20 Minuten zur Behandlung von Schmerzen, je Sitzung

	32,58	40,51	–	6,61	6,61

Neben der Leistung nach Nummer 269a ist die Leistung nach Nummer 269 nicht berechnungsfähig.

Arbeitshinweise Siehe Arbeitshinweise bei Nr. 269.
Kommentar: Siehe Kommentierung zu Nr. 269.
Ausschluss: 56, 57, 269

C. Nichtgebietsbezogene Sonderleistungen

UV-GOÄ-Nr.		Allgemeine Heilbehandl.	Besondere Heilbehandl.	Besondere Kosten	Allgemeine Kosten	Sachkosten (Besond. + Allg. Kosten)
270	Infusion, subkutan	7,44	9,27	–	4,05	4,05

Kommentar: Eine Indikation zur subcutanen Infusion (ins Fettgewebe) besteht äußerst selten. Bestandteil der Nr. 270 ist die Nr. 252.
Ausschluss: 200, 203A, 252, 263

271	Infusion, intravenös, bis zu 30 Minuten Dauer					
		11,16	13,89	–	4,05	4,05

Die Leistungen nach den Nummern 271, 272 und 273 sind im Zusammenhang mit einer Anästhesie/Narkose nicht berechnungsfähig für die Einbringung von Anästhetika, Anästhesieadjuvantien und Anästhesieantidoten. Werden die Leistungen nach Nummern 271, 272 oder 273 im Zusammenhang mit einer Anästhesie/Narkose berechnet, ist das Medikament in der Rechnung anzugeben.

Arbeitshinweise: Im Zuge einer OP bzw. einer Narkose (z. B. Allgemeinanästhesie nach Nr. 462) werden regelmäßig eine oder mehrere Infusionen verabreicht.
Bei regelmäßigem Verlauf wird mit einer Kanüle einmalig ein Zugang geschaffen und die benötigte Menge Flüssigkeit eingegeben, so dass nur eine einmalige Berechnung der Nr. 271 oder 272 in Betracht kommt. Eine zweimalige Berechnung bedarf wegen der Allgem. Best. einer Begründung; ggf. ist der Arzt um Erläuterung zu bitten, andernfalls sollte die zweite Nr. gestrichen werden.
Gelegentlich werden die Nrn. 271/272 gleichzeitig in der Rechnung des Anästhesisten und des Chirurgen berechnet. Üblicherweise ergibt sich für die während der Narkose erforderlichen Infusionen die Zuständigkeit des Anästhesisten. Auch hier ist die Begrenzung durch die Allgem. Best. (grundsätzlich nur einmal je Gefäßzugang) maßgebend.
Die Nr. 271 oder 272 darf nach der Erläuterung zu diesen Nrn. nicht für die Einbringung von Narkosemitteln bzw. unterstützender Mittel oder von Gegenmitteln abgerechnet werden; die Verabreichung derartiger Mittel ist mit der ärztl. Gebühr für die Allgemeinanästhesie nach Nr. 462 abgegolten.
In der UV-GOÄ sind bei den Nrn. 271 ff. keine „Besonderen Kosten" ausgewiesen; somit können neben der Gebühr für die ärztl. Leistung die notwendigen Auslagen (häufig als Sachkosten bezeichnet) einzeln abgerechnet werden. Das sind regelmäßig die Kosten für:
• Verweilkanüle, z. B. Braunüle
• Infusionsbesteck (Schlauch mit Rückschlagventil)
• Infusionslösung, z. B. NaCl und/oder Glucose; 500 ml, max. 1000 ml regelmäßig ausreichend (s. hierzu auch § 2 Abs. 1 und Abs. 3, Nrn. 4, 5 Allgem. Tarifbestimmungen des BG-NT).

Kommentar: Wird in den parenteralen Katheter ein Arzneimittel eingebracht und während dieser Zeit der Fluss der Infusion unterbrochen, so kann zusätzlich die Nr. 261 abgerechnet werden. Wichtig ist, dass das Arzneimittel unmittelbar in die Vene gegeben wird und nicht durch Verdünnung in der Infusionslösung langsam in die Vene fließt. Diese Leistung kann nicht für das reine Anlegen eines Gefäßzugangs (Braunüle) ohne die Gabe einer Infusion abgerechnet werden. Die Nr. 271 ist nicht für das Einbringen der Spülflüssigkeit im Rahmen einer Arthroskopie abrechenbar. Die Nr. 271 ist gemäß der Allg. Best. zu Abschnitt C.II. je Gefäßzugang einmal, insgesamt jedoch nicht mehr als zweimal je Behandlungstag berechnungsfähig.
Ausschluss: 200, 203A, 253, 275, 276, 280, 281, 282, 286, 286a, 345–347

272	Infusion, intravenös, mehr als 30 Min.	16,74	20,85	–	5,12	5,12

Die Leistungen nach den Nummern 271, 272 und 273 sind im Zusammenhang mit einer Anästhesie/Narkose nicht berechnungsfähig für die Einbringung von Anästhetika, Anästhesieadjuvantien und Anästhesieantidoten.Werden die Leistungen nach Nummern 271, 272 oder 273 im Zusammenhang mit einer Anästhesie/Narkose berechnet, ist das Medikament in der Rechnung anzugeben.

Arbeitshinweise Siehe Arbeitshinweise bei Nr. 271.
Kommentar: **Anmerkung der Bayerischen Landesärztekammer** vom 7.10.2003 (Quelle: GOÄ-Datenbank www.blaek.de) – Infusion – Mehrfachberechnung (dies dürfte auch für die UV-GOÄ gelten):
Aufgrund der Allgemeinen Bestimmungen zu Abschnitt C II. Blutentnahmen, Injektionen, Infiltrationen, Infusionen, Transfusionen, Implantation, Abstrichentnahmen der GOÄ kann die Leistung nach Nummer 272 je Gefäßzugang einmal, insgesamt jedoch nicht mehr als zweimal je Behandlungstag berechnet werden (die Bestimmung gilt ebenso für Nr. 271). Bei nur einem Gefäßzugang kann die Nr. 272 also insgesamt nur einmal am selben

	Allgemeine Heilbehandl.	Besondere Heilbehandl.	Besondere Kosten	Allgemeine Kosten	Sachkosten (Besond. + Allg. Kosten)

Behandlungstag abgerechnet werden, unabhängig davon, wie viele Infusionen nach Nr. 272 tatsächlich erfolgt sind. Erforderliche Gefäßpunktionen können nicht zusätzlich abgerechnet werden, da sie Bestandteil der Leistungen nach den Nrn. 270–287 sind. Neben der Nr. 272 ist die Venaesectio (GOÄ Nr. 2800) abrechenbar. Die Kosten für Verweilkanüle (z. B. Braunüle), Infusionsbesteck (Schlauch mit Rückschlagventil) und Infusionslösung sind gemäß BG-NT gesondert abrechnungsfähig. Diese Leistung kann nicht für das reine Anlegen eines Gefäßzugangs (Braunüle) ohne die Gabe einer Infusion abgerechnet werden.

Die Nr. 272 ist nicht für das Einbringen der Spülflüssigkeit im Rahmen einer Arthroskopie abrechenbar. Die Nr. 272 ist gemäß der Allg. Best. zu Abschnitt C.II. je Gefäßzugang einmal, insgesamt jedoch nicht mehr als zweimal je Behandlungstag berechnungsfähig.

Ausschluss: 200, 203A, 253, 273, 274, 275, 276, 280, 281, 282, 286, 286a, 345–347

273 **Infusion, intravenös – gegebenenfalls mittels Nabelvenenkatheter oder in die Kopfvene –, bei einem Kind bis zum vollendeten 4. Lebensjahr**

16,74	20,85	–	5,12	5,12

Die Leistungen nach den Nummern 271, 272 und 273 sind im Zusammenhang mit einer Anästhesie/Narkose nicht berechnungsfähig für die Einbringung von Anästhetika, Anästhesieadjuvantien und Anästhesieantidoten. Werden die Leistungen nach Nummern 271, 272 oder 273 im Zusammenhang mit einer Anästhesie/Narkose berechnet, ist das Medikament in der Rechnung anzugeben.

Kommentar: Erforderliche Gefäßpunktionen können nicht zusätzlich abgerechnet werden, da sie Bestandteil der Leistungen nach den Nrn. 270–287 sind. Die Leistung nach Nr. 273 ist gemäß der Allg. Best. zu Abschnitt C.II. nur einmal je Behandlungstag berechnungsfähig. Neben der Nr. 273 ist die Venaesectio (Nr. 2800) abrechenbar. Die Kosten für Verweilkanüle (z. B. Braunüle), Infusionsbesteck (Schlauch mit Rückschlagventil) und Infusionslösung sind gemäß BG-NT gesondert abrechnungsfähig. Diese Leistung kann nicht für das reine Anlegen eines Gefäßzugangs (Braunüle) ohne die Gabe einer Infusion abgerechnet werden. Die Nr. 253 ist Bestandteil der Nrn. 271/272/274 und kann daneben nicht gesondert abgerechnet werden. Das Einbringen der Infusionsflüssigkeit ist Bestandteil der Leistung Nr. 271/272/274, auch wenn das neue Anhängen einer Infusion zu verschiedenen Zeitpunkten an verschiedenen Orten(OP, Aufwachraum, Station) und auch durch einen anderen liquidationsberechtigten Arzt erfolgt. Nur die jeweilige neue Infusion(Medikament nach BG-NT §2 Abs.3.1) ist gesondert berechnungsfähig.

Ausschluss: 200, 203A, 253, 272, 274, 275, 276, 280, 281, 282, 286, 286a, 345–347

274 **Dauertropfinfusion, intravenös, von mehr als 6 Stunden Dauer – gegebenenfalls einschließlich Infusionsplan und Bilanzierung –**

29,80	37,08	–	13,07	13,07

Neben der Leistung nach Nummer 274 sind die Leistungen nach den Nummern 271–273, 275 und/oder 276 nicht berechnungsfähig.

Kommentar: Erforderliche Gefäßpunktionen können nicht zusätzlich abgerechnet werden, da sie Bestandteil der Leistungen nach den Nrn. 270–287 sind. Die Leistung nach Nr. 274 ist gemäß der Allg. Best. zu Abschnitt C.II. nur einmal je Behandlungstag berechnungsfähig. Die Kosten für Verweilkanüle (z. B. Braunüle), Infusionsbesteck (Schlauch mit Rückschlagventil) und Infusionslösung sind gemäß BG-NT gesondert abrechnungsfähig. Diese Leistung kann nicht für das reine Anlegen eines Gefäßzugangs (Braunüle) ohne die Gabe einer Infusion abgerechnet werden. Die Nr. 253 ist Bestandteil der Nrn. 271/272/274 und kann daneben nicht gesondert abgerechnet werden. Das Einbringen der Infusionsflüssigkeit ist Bestandteil der Leistung Nr. 271/272/274, auch wenn das neue Anhängen einer Infusion zu verschiedenen Zeitpunkten an verschiedenen Orten (OP, Aufwachraum, Station) und auch durch einen anderen liquidationsberechtigten Arzt erfolgt. Nur die jeweilige neue Infusion (Medikament nach BG-NT § 2 Abs. 3.1) ist gesondert berechnungsfähig.

Ausschluss: 200, 203A, 253, 272, 273, 275, 276, 345–347

C. Nichtgebietsbezogene Sonderleistungen

UV-GOÄ-Nr.	Allgemeine Heilbehandl.	Besondere Heilbehandl.	Besondere Kosten	Allgemeine Kosten	Sachkosten (Besond. + Allg. Kosten)

275   Dauertropfinfusion von Zystostatika, von mehr als 90 Minuten Dauer

| | 33,52 | 41,68 | – | 14,68 | 14,68 |

Kommentar: Erforderliche Gefäßpunktionen können nicht zusätzlich abgerechnet werden, da sie Bestandteil der Leistungen nach den Nrn. 270–287 sind. Die Leistung nach Nr. 275 ist gemäß der Allg. Best. zu Abschnitt C.II. nur einmal je Behandlungstag berechnungsfähig. Die Kosten für Verweilkanüle (z. B. Braunüle), Infusionsbesteck (Schlauch mit Rückschlagventil) und Infusionslösung sind gemäß BG-NT gesondert abrechnungsfähig.

Ausschluss: 200, 203a, 253, 271, 272, 273, 274, 276, 2029

276   Dauertropfinfusion von Zystostatika, von mehr als 6 Stunden Dauer

| | 50,25 | 62,54 | – | 21,57 | 21,57 |

Kommentar: Erforderliche Gefäßpunktionen können nicht zusätzlich abgerechnet werden, da sie Bestandteil der Leistungen nach den Nrn. 270–287 sind. Die Leistung nach Nr. 276 ist gemäß der Allg. Best. zu Abschnitt C.II. nur einmal je Behandlungstag berechnungsfähig. Neben der Nr. 275 ist die Venaesectio (Nr. 2800) abrechenbar. Die Kosten für Infusionsbesteck und Infusionslösung sind gemäß BG-NT gesondert abrechnungsfähig.

Ausschluss: 200, 203A, 253, 271, 272, 273, 274, 275, 2029

277   Infusion, intraarteriell, bis zu 30 Minuten Dauer

| | 16,74 | 20,85 | – | 6,61 | 6,61 |

Kommentar: Erforderliche Gefäßpunktionen können nicht zusätzlich abgerechnet werden, da sie Bestandteil der Leistungen nach den Nrn. 270–287 sind. Die Leistung nach Nr. 277 ist ist gemäß der Allg. Best. zu Abschnitt C.III. nur einmal je Behandlungstag berechnungsfähig. Neben der Nr. 275 ist die Venaesectio (Nr. 2800) abrechenbar. Die Kosten für Verweilkanülen, Infusionsbesteck und Infusionslösung sind gemäß § 2 Abs. 1, 3 Nr. 4, 5 BG-NT gesondert abrechnungsfähig.

Ausschluss: 200, 203A, 254, 258, 278, 283, 350–361, 2029

278   Infusion, intraarteriell, von mehr als 30 Minuten Dauer

| | 22,35 | 27,81 | – | 6,89 | 6,89 |

Kommentar: Erforderliche Gefäßpunktionen können nicht zusätzlich abgerechnet werden, da sie Bestandteil der Leistungen nach den Nrn. 270–287 sind. Die Leistung nach Nr. 278 ist gemäß der Allg. Best. zu Abschnitt C.III. nur einmal je Behandlungstag berechnungsfähig. Dies gilt auch, wenn die Infusion über unterschiedliche Gefäßzugänge zugeführt wird. Neben der Nr. 275 ist die Venaesectio (Nr. 2800) abrechenbar. Die Kosten für Verweilkanülen, Infusionsbesteck und Infusionslösung sind gemäß § 2 Abs. 1, 3 Nr. 4, 5 BG-NT gesondert abrechnungsfähig.

Ausschluss: 200, 203A, 254, 258, 277, 283, 350–361, 2029

279   Infusion in das Knochenmark

| | 16,74 | 20,85 | – | 4,58 | 4,58 |

Kommentar: Erforderliche Gefäßpunktionen können nicht zusätzlich abgerechnet werden, da sie Bestandteil der Leistungen nach den Nrn. 270–287 sind. Die Leistung nach Nr. 279 ist gemäß der Allg. Best. zu Abschnitt C.III. nur einmal je Behandlungstag berechnungsfähig. Neben der Nr. 275 ist die Venaesectio (Nr. 2800) abrechenbar. Die Kosten für Infusionsbesteck und Infusionslösung sind gemäß § 2 Abs. 1, 3 Nr. 4, 5 BG-NT gesondert abrechnungsfähig.

Ausschluss: 200, 204, 311, 312, 462, 463

280   Transfusion der ersten Blutkonserve (auch Frischblut) oder des ersten Blutbestandteilpräparats – einschließlich Identitätssicherung im ABO-System (bedside-test) und Dokumentation der Konserven- bzw. Chargen-Nummer –

| | 30,71 | 38,22 | – | 12,27 | 12,27 |

Die Infusion von Albumin oder von Präparaten, die als einzigen Blutbestandteil Albumin enthalten, ist nicht nach der Leistung nach Nummer 280 berechnungsfähig.

Kommentar: Erforderliche Gefäßpunktionen können nicht zusätzlich abgerechnet werden, da sie Bestandteil der Leistungen nach den Nrn. 270–287 sind. Die Leistung nach Nr. 280 ist

281–284   **C. Nichtgebietsbezogene Sonderleistungen**

UV-GOÄ-Nr.

	Allgemeine Heilbehandl.	Besondere Heilbehandl.	Besondere Kosten	Allgemeine Kosten	Sachkosten (Besond. + Allg. Kosten)

gemäß der Allg. Best. zu Abschnitt C.III. nur einmal je Behandlungstag berechnungsfähig. Für jede weitere Blutkonserve ist die Nr. 282 neben der Nr. 280 abrechenbar.

Ausschluss: 200, 203A, 253, 271–273, 281, 286–287, 2009, 2029

281   Transfusion der ersten Blutkonserve (auch Frischblut) oder ersten Blutbestandteilpräparats bei einem Neugeborenen – einschließlich Nabelvenenkatheterismus, Identitätssicherung im ABO-System (bedside-test) und Dokumentation der Konserven- bzw. Chargen-Nummer –

	41,88	52,11	–	23,74	23,74

Die Infusion von Albumin oder von Präparaten, die als einzigen Blutbestandteil Albumin enthalten, ist nicht nach der Leistung nach Nummer 281 berechnungsfähig.

Kommentar: Ein Kind bis zum 7. Lebenstag gilt als Neugeborenes. Erforderliche Gefäßpunktionen können nicht zusätzlich abgerechnet werden, da sie Bestandteil der Leistungen nach den Nrn. 270–287 sind. Die Leistung nach Nr. 281 ist gemäß der Allg. Best. zu Abschnitt C.III. nur einmal je Behandlungstag berechnungsfähig. Für jede weitere Blutkonserve ist die Nr. 282 neben der Nr. 280 abrechenbar.

Ausschluss: 200, 203A, 253, 271–273, 280, 286–287, 2029

282   Transfusion jeder weiteren Blutkonserve (auch Frischblut) oder jedes weiteren Blutbestandteilpräparats im Anschluss an die Leistungen nach den Nummern 280 und 281 – einschließlich Identitätssicherung im ABO-System (bedside-test) und Dokumentation der Konserven- bzw. Chargen-Nummer –

	13,97	17,36	–	7,96	7,96

Die Infusion von Albumin oder von Präparaten, die als einzigen Blutbestandteil Albumin enthalten, ist nicht nach der Leistung nach Nummer 282 berechnungsfähig.

Kommentar: Nach der Allgemeinen Bestimmung zur Nr. 282 kann auch eine zweite oder dritte Transfusion im großen zeitlichen Abstand zur ersten am selben Behandlungstag nicht noch einmal nach der Nr. 282 abgerechnet werden. Ist allerdings eine neue Venenpunktion oder das Legen eines zentralen Venenkatheters nach der ersten Transfusion erforderlich für eine zweite Transfusion, so kann dies unserer Meinung nach neu nach Nr. 282 abgerechnet werden. Alle weiteren jetzt über den Zugang gelegten Transfusionen sind allerdings nach der Nr. 282 abzurechnen. Erforderliche Gefäßpunktionen können nicht zusätzlich abgerechnet werden, da sie Bestandteil der Leistungen nach den Nrn. 270–287 sind.

Ausschluss: 200, 203a, 253, 271–273, 286–287, 2029

283   Infusion in die Aorta bei einem Neugeborenen mittels transumbilikalem Aortenkatheter – einschließlich der Anlage des Katheters –

	46,54	57,92	–	19,94	19,94

Kommentar: Erforderliche Gefäßpunktionen können nicht zusätzlich abgerechnet werden, da sie Bestandteil der Leistungen nach den Nrn. 270–287 sind. Die Leistung nach Nr. 283 ist gemäß der Allg. Best. zu Abschnitt C.II nur einmal je Behandlungstag berechnungsfähig. Die Kosten für Verweilkanülen, Infusionsbesteck und Infusionslösung sind gemäß § 2 Abs. 1, 3 Nr. 4, 5 BG-NT gesondert abrechnungsfähig.

Ausschluss: 200, 254, 261, 273, 277, 278, 350–361

284   Eigenbluteinspritzung einschließlich Blutentnahme

	8,37	10,43	–	3,78	3,78

Kommentar: Erforderliche Gefäßpunktionen können nicht zusätzlich abgerechnet werden, da sie Bestandteil der Leistungen nach den Nrn. 270–287 sind. Mit der Gebühr nach der Leistung Nr. 284 sind sowohl die Blutentnahme als auch Manipulationen am Blut vor der Rückinjektion wie z.B. Medikamentengaben, homöopathische Potenzierung und die Leistung der Einspritzung abgegolten. Eigenblutbehandlungen bei Immunsystemstimulationen und nicht aus einer anerkannten BK resultierenden Allergie sind nicht Bestandteil des Leistungskataloges in der GUV, so dass die hierzu erforderlichen Blutentnahmen und Eigenbluteinspritzungen durch den Versicherten selbst zu tragen sind.

Ausschluss: 200, 250, 251, 252, 253, 285–289

C. Nichtgebietsbezogene Sonderleistungen 285–288

UV-GOÄ-Nr.	Allgemeine Heilbehandl.	Besondere Heilbehandl.	Besondere Kosten	Allgemeine Kosten	Sachkosten (Besond. + Allg. Kosten)

285 Aderlass aus der Vene oder Arterie mit Entnahme von mindestens 200 Milliliter Blut
– gegebenenfalls einschließlich Verband –

| | 10,24 | 12,77 | – | 3,90 | 3,90 |

Kommentar: Wird bei einem Aderlass ein geringeres Volumen als 200 ml Blut entnommen, ist die Abrechnung nach Nr. 285 nicht möglich, es bleibt nur die Abrechnung nach Nr. 250. Erforderliche Gefäßpunktionen können nicht zusätzlich abgerechnet werden, da sie Bestandteil der Leistungen nach den Nrn. 270–287 sind. Neben der Nr. 285 ist die Venae sectio (Nr. 2800) abrechenbar. Eine Hämatogene Oxidationstherapie (HOT), Ozon-Therapie und Sauerstoff-Therapie ist kein Bestandteil des Leistungskataloges in der GUV, so dass der hierzu erforderlichen Aderlass durch den Versicherten selbst zu tragen ist. Erfolgt der Aderlass aus der Vene und der Arterie ist die Nr. 285 zweimal abrechenbar.

Ausschluss: 200, 203A, 250, 250a, 251, 262, 284, 288, 289, 2009, 2029

286 Reinfusion der ersten Einheit (mindestens 200 Milliliter) Eigenblut oder Eigenplasma
– einschließlich Identitätssicherung im ABO-System (bedside-test) –

| | 20,49 | 25,49 | – | 8,23 | 8,23 |

Kommentar: Erforderliche Gefäßpunktionen können nicht zusätzlich abgerechnet werden, da sie Bestandteil der Leistungen nach den Nrn. 270–287 sind. Die Leistung nach Nr. 286 ist gemäß der Allg. Best. zu Abschnitt C.II nur einmal je Behandlungstag berechnungsfähig. Neben Nr. 286 sind die Reinfusion jeder weiteren Einheit (mindestens 200 Milliliter) Eigenblut oder Eigenplasma (Nrn. 286a) und die präoperative Entnahme einer Einheit Eigenblut (Nr. 288) abrechenbar. Die Hämatogene Oxidationstherapie (HOT) und die Ozon-Therapie sind nicht Bestandteil des Leistungskataloges in der GUV, so dass die hierzu erforderlichen Reinfusionen (Nrn. 286 und 286a) durch den Versicherten selbst zu tragen sind. Die Kosten für Verweilkanülen, Infusionsbesteck und Infusionslösung sind gemäß § 2 Abs. 1, 3 Nr. 4, 5 BG-NT gesondert abrechnungsfähig.

Ausschluss: 200, 203A, 253, 271–273, 280, 281, 282, 284, 2029

286a Reinfusion jede weitere Einheit (mindestens 200 Milliliter) Eigenblut oder Eigenplasma
– einschließlich Identitätssicherung im ABO-System (bedside-test) –

| | 9,30 | 11,60 | – | 3,78 | 3,78 |

Kommentar: Erforderliche Gefäßpunktionen können nicht zusätzlich abgerechnet werden, da sie Bestandteil der Leistungen nach den Nrn. 270–287 sind. Neben Nr. 286a sind die Reinfusion der ersten Einheit (mindestens 200 Milliliter) Eigenblut oder Eigenplasma (Nrn. 286) und die präoperative Entnahme einer Einheit Eigenblut (Nr. 288) abrechenbar. Die Hämatogene Oxidationstherapie (HOT) und die Ozon-Therapie sind nicht Bestandteil des Leistungskataloges in der GUV, so dass die hierzu erforderlichen Reinfusionen (Nrn. 286 und 286a) durch den Versicherten selbst zu tragen sind. Die Kosten für Verweilkanülen, Infusionsbesteck und Infusionslösung sind gemäß § 2 Abs. 1, 3 Nr. 4, 5 BG-NT gesondert abrechnungsfähig.

Ausschluss: 200, 203A, 253, 271, 273, 280, 281, 282, 284, 2029

287 Blutaustauschtransfusion (z.B. bei schwerster Intoxikation)

| | 74,47 | 92,66 | – | 24,26 | 24,26 |

Kommentar: Erforderliche Gefäßpunktionen können nicht zusätzlich abgerechnet werden, da sie Bestandteil der Leistungen nach den Nrn. 270–287 sind. Die Leistung nach Nr. 287 ist gemäß der Allg. Best. zu Abschnitt C.II nur einmal je Behandlungstag berechnungsfähig.

Ausschluss: 200, 203A, 250, 251, 280, 281, 282, 284, 285, 286, 286a, 288, 289, 2009, 2029

288 Präoperative Entnahme einer Einheit Eigenblut (mindestens 400 Milliliter) zur späteren Retransfusion bei Aufbewahrung als Vollblutkonserve – gegebenenfalls einschließlich Konservierung –

| | 21,41 | 26,65 | – | 8,23 | 8,23 |

Kommentar: Neben Nr. 288 sind die Reinfusion der ersten Einheit (mindestens 200 Milliliter) Eigenblut oder Eigenplasma (Nr. 286) und jeder weiteren Einheit (mindestens 200 Milliliter) Eigenblut

C. Nichtgebietsbezogene Sonderleistungen

UV-GOÄ-Nr.

	Allgemeine Heilbehandl.	Besondere Heilbehandl.	Besondere Kosten	Allgemeine Kosten	Sachkosten (Besond. + Allg. Kosten)

oder Eigenplasma (Nr. 286a) abrechenbar. Die Hämatogene Oxidationstherapie (HOT) und die Ozon-Therapie sind nicht Bestandteil des Leistungskataloges in der GUV, so dass die hierzu erforderliche präoperative Entnahme (Nr. 288) durch den Versicherten selbst zu tragen sind. Neben der Nr. 288 ist die ggf. erforderliche Venaesectio (Nr. 2800) abrechenbar.

Ausschluss: 200, 203A, 250, 250a, 251, 289, 2029

289 Präoperative Entnahme einer Einheit Eigenblut (mindestens 400 Milliliter) zur späteren Retransfusion – einschließlich Auftrennung des Patientenblutes in ein Erythrozytenkonzentrat und eine Frischplasmakonserve, Versetzen des Erythrozytenkonzentrats mit additiver Lösung und anschließender Aufbewahrung bei +2 °C bis +6 °C sowie Schockgefrieren des Frischplasmas und anschließender Aufbewahrung bei –30 °C oder darunter –   32,58   40,51   –   12,54   12,54

Kommentar: Neben Nr. 289 ist eine Venaesectio (Nr. 2800) abrechenbar.
Ausschluss: 200, 203A, 250, 250a, 251, 284, 285, 288, 2029.

290 Infiltration gewebehärtender Mittel   11,16   13,89   –   5,40   5,40

Kommentar: Werden Infiltrationen gewebehärtender Mittel an mehreren Stellen durchgeführt, so ist die Nr. 290 auch mehrfach berechnungsfähig. Eine Sklerosierungsbehandlung von Hämorrhoiden ist nach Nr. 764 zu berechnen.
Ausschluss: 200, 252, 264, 266, 390, 391, 764

291 Implantation von Hormonpresslingen   6,53   8,09   –   3,64   3,64

Kommentar: Für die Implantation von Antibiotikaketten ist in der UV-GOÄ keine gesonderte Gebührenziffer vorgesehen, so dass wir empfehlen mit Zustimmung des UVTr hierfür die Nr. 291 abzurechnen. Bei der Entfernung ist die Nr. 2009 abrechenbar.
Ausschluss: 200, 252, 265, 2421

297 Entnahme und Aufbereitung von Abstrichmaterial zur zytologischen Untersuchung – gegebenenfalls einschließlich Fixierung   4,19   5,22   –   2,83   2,83

Mit der Gebühr sind die Kosten abgegolten.

Kommentar: Ein **Beschluss des Gebührenausschusses der BÄK** zu Nrn. **297 und 298 nebeneinander bzw. Mehrfachberechnung** (10.Sitzung vom 18.Juli1997) besagt (und dies dürfte auch für die UV-GOÄ gelten): …„Die Nrn. 297 und 298 GOÄ stellen auf die jeweilige Abstrichentnahme eines Materials aus derselben Körperregion ab. Die Einschränkung, dass es sich um Abstriche „eines Materials" handelt, ergibt sich aus dem Leistungsziel und der Art der Durchführung (die jeweils getrennte Entnahme, Aufbereitung und weitere Untersuchung). Bei unterschiedlichen Materialien (Abstrichentnahme aus verschiedenen Körperregionen) können die Nrn. 297 und 298 auch jeweils mehrfach zur Abrechnung kommen.
Die in GOÄ-Kommentaren vertretene Auffassung, dass dann, wenn aus derselben Körperregion Abstriche sowohl zur zytologischen als auch zur mikrobiologischen Untersuchung entnommen werden, die mikrobiologische Abstrichentnahme eine „unselbständige Teilleistung" der Nr. 297 im Sinne des § 4 Abs. 2a Satz 1 GOÄ wäre, wird vom Ausschuss abgelehnt. Die Abstriche werden getrennt entnommen und aufbereitet. Geringfügige Leistungsüberschneidungen (hinsichtlich Lagerung des Patienten und Einstellung des Abstrichgebietes) sind durch die unterschiedlichen Bewertungen der Nrn. 297 und 298 GOÄ berücksichtigt…"
Ausschluss: 200, 1105, 4850, 4870–4873

298 Entnahme und gegebenenfalls Aufbereitung von Abstrichmaterial zur mikrobiologischen Untersuchung – gegebenenfalls einschließlich Fixierung –   3,71   4,64   –   2,42   2,42

Mit der Gebühr sind die Kosten abgegolten.

C. Nichtgebietsbezogene Sonderleistungen

Kommentar: Siehe auch Kommentar zu Nr. 297. Bei Entnahme an verschiedenen Orten ist die Nr. 298 mehrfach abrechenbar. Beim MRSA Screening regelhaft 3 x abrechenbar.
Ausschluss: 200

III. Punktionen

Allgemeine Bestimmungen:
Zum Inhalt der Leistungen für Punktionen gehören die damit im Zusammenhang stehenden Injektionen, Instillationen, Spülungen sowie Entnahme z. B. von Blut, Liquor, Gewebe.

Arbeitshinweise (Ausschnitt):
Unter „Punktion" ist das Einstechen in ein Körpergewebe oder -organ, ein Gefäß oder einen Hohlraum des Körpers zu diagnostischen oder therapeutischen Zwecken zu verstehen. Meist wird bei der diagnostischen Punktion Körperflüssigkeit oder -gewebe entnommen, in der Therapie häufig die übermäßige (krankhafte) Ansammlung von Körperflüssigkeit entfernt (z. B. beim Kniegelenkserguss, Abszess usw.).
Die Leistungen nach Nrn. 300 ff. sind für jedes punktierte Gewebe bzw. jeden punktierten Hohlraum je Sitzung nur einmal berechnungsfähig; werden z. B. beide Kniegelenke punktiert, ist Nr. 301 zweimal berechenbar. Wird im Rahmen eines Behandlungstermins ein Kniegelenk zweimal punktiert, so ist die Nr. 301 nur einmal anzusetzen. Das gilt auch, wenn die erneute Punktion medizinisch notwendig war.
Häufig werden – vor allem bei chronischen Knieschäden (z. B. posttraumatische Arthrose) – im unmittelbaren Anschluss an die Punktion entzündungshemmende oder schmerzlindernde Injektionen verabreicht (z. B. Hyalart, Viscoseal, Lipotalon, Zeel, Traumel oder dgl.). Nach den o. g. Allgem. Best. sind neben der Punktionsleistung diejenigen Leistungen nicht berechnungsfähig, die nach erfolgtem Einstich über die liegende Kanüle (Punktionsnadel) verabreicht werden. Unerheblich ist dabei, ob es sich um diagnostische oder therapeutische Maßnahmen handelt (vgl. Brück, Komm. z. GOÄ, Allgem. Best. zu C.III., RdNr. 3, Seite 387).
Erfolgt z. B. nach dem Abpunktieren eines Kniegelenkergusses eine Injektion – etwa mit Hyalart – durch die noch liegende Kanüle in den Gelenkraum, so ist insoweit nur Nr. 301 berechenbar und nicht zusätzlich Nr. 255 (für eine evtl. lokale Betäubung vor/ beim Einstich ist Nr. 490 ansetzbar, s. Arb.Hinweise zu Nrn. 301 u. 490).

Auf einen Blick: **Alle Punktionen**

Punktion	UV-GOÄ-Nr.
Abszess	303
Adnextumor (einschl. Douglaspunktion)	317
Augenhöhle	304
Bauchhöhle	307
Douglasraum	316
Drüse	303
Ellenbogengelenk	301
Fingergelenk	300
Ganglion	303
Gehirn bei vorhandener Trepanationsöffnung	306
Hämatom	303
Handgelenk	300
Harnblase	318
Herzbeutel	310
Hoden	315
Hüftgelenk	302
Hygrom	303
Kieferhöhle	1465

300–301 C. Nichtgebietsbezogene Sonderleistungen

UV-GOÄ-Nr.

	Allgemeine Heilbehandl.	Besondere Heilbehandl.	Besondere Kosten	Allgemeine Kosten	Sachkosten (Besond. + Allg. Kosten)
Punktion					**UV-GOÄ-Nr.**
Kniegelenk					301
Knochenmark					311
Knochenstanze					312
Körperteile, – oberflächliche					303
Leber					315
Liquorräume					305
Liquorräume durch die Fontanelle					305A
Lunge					306
Lymphknoten					314
Mamma					314
Milz					315
Niere					315
Organ, z. B. Leber, Milz, Nieren, Hoden					315
Pleura					308
Pleuraraum					307
Prostata					319
Schilddrüse					319
Schleimbeutel					303
Schultergelenk					302
Serom					303
Sprunggelenk					300
Sternalpunktion					311
Wasserbruch					318
Wirbelgelenk					301
Zehengelenk					300

Kommentar: In der Regel kann neben der jeweiligen Punktionsleistung auch eine Infiltrationsanästhesie nach den Nrn. 490 oder 491 abgerechnet werden. Sofern medizinisch erforderlich ist auch ein Kompressionsverband nach Nr. 203A berechenbar.

300 Punktion eines Gelenks 11,16 13,89 – 5,78 5,78

Kommentar: Mehrfache Punktionen eines Organs sind nur abrechenbar, wenn es sich um 2 unterschiedliche Punktionsarten z.B. Stanzbiopsie und Feinnadelbiopsie handelt. Ist eine optische Führungshilfe unter Sonographie erforderlich sind zusätzlich die entsprechenden Sonographieleistungen nach den Nrn. 401 f. abrechenbar.
Die Punktion nach Nr. 300 betrifft Finger-, Zehen-, Hand-, Sprung- und Fußgelenke (Lisfrank, Chopard). Andere Gelenkpunktionen sind in den folgenden Nrn. 301 und 302 beschrieben. Nach der Kommentierung von **Brück** zur Punktion eines Schultergelenkes nach Nr. 302 sind Punktionen im Bereich des inneren Schlüsselbeingelenkes (Sterno-Claido-Claviculargelenk) und des äußeren Schlüsselbeingelenkes (Arcromyoclavikulargelenk) ebenfalls nach den Nrn. 300 zu berechnen und nicht nach Nr. 302. Werden mehrere Gelenke im Rahmen eines Arzt-Patientenkontaktes punktiert, so sind die Nrn. 300–302 mehrfach und nebeneinander abrechenbar. Wir empfehlen in diesem Fall in der Rechnung das Gelenk nach der Gebührenziffer anzugeben (z.B. Nr. 300 linkes Sprunggelenk; Nr. 301 rechtes Kniegelenk).

Ausschluss: 102, 200, 255, 301–303, 340–374, 2045, 2051, 2052, 2092, 2105, 2106, 2110, 2111, 2118, 2120–2123, 2130, 2131, 2134, 2140–2143, 2155–2159, 2189–2196, 3300, 5050, 5060, 5070

301 Punktion eines Ellenbogen-, Knie- oder Wirbelgelenks
 14,89 18,53 – 6,20 6,20

Arbeitshinweise: Erfolgt z. B. nach dem Abpunktieren eines Kniegelenkergusses eine Injektion – etwa mit Hyalart – durch die noch liegende Kanüle in den Gelenkraum, so ist insoweit nur Nr.

C. Nichtgebietsbezogene Sonderleistungen

UV-GOÄ-Nr.

	Allgemeine Heilbehandl.	Besondere Heilbehandl.	Besondere Kosten	Allgemeine Kosten	Sachkosten (Besond. + Allg. Kosten)

301 berechenbar und nicht zusätzlich Nr. 255 (für eine evtl. lokale Betäubung vor/beim Einstich ist Nr. 490 ansetzbar, s. Arb.Hinweise zu Nrn. 301 u. 490).
... Wird nach der Punktion eines Kniegelenks ein Kompressionsverband nach Nr. 203A angelegt, um der Bildung eines erneuten Kniegelenksergusses entgegenzuwirken, ist dies regelmäßig nicht zu beanstanden. Ggf. muss geprüft werden, ob nicht die Verordnung einer Kniegelenksbandage wirtschaftlicher ist oder der Verletzte bereits über eine derartige Bandage verfügt.

Kommentar: Siehe auch Kommentar unter Nr. 300. Eine Infiltrationsanästhesie nach den Nrn. 490 oder 491 ist neben Nr. 301 abrechenbar. Sofern erforderlich, darf ein Kompressionsverband nach Nr. 203 A zusätzlich abgerechnet werden. Werden mehrere Gelenke im Rahmen eines Arzt-Patientenkontaktes punktiert, so sind die Nrn. 300–302 mehrfach und nebeneinander abrechenbar. Wir empfehlen in diesem Fall in der Rechnung das Gelenk nach der Gebührenziffer anzugeben (z.B. Nr. 300 linkes Sprunggelenk; Nr. 301 rechtes Kniegelenk).

Ausschluss: 102, 200, 255, 300, 303, 340–374, 2104, 2112, 2117, 2119, 2121, 2124, 2133, 2136, 2144, 2145, 2153, 2154, 2157, 2160, 2189–2196, 3300, 5050, 5060, 5070.

302 Punktion eines Schulter- oder Hüftgelenks

| 23,27 | 28,96 | – | 7,70 | 7,70 |

Kommentar: Siehe auch Kommentar unter Nr. 300.
Nach der Kommentierung von **Brück** zur Punktion eines Schultergelenkes nach Nr. 302 sind Punktionen im Bereich des inneren Schlüsselbeingelenkes (Sterno-Claido-Claviculargelenk) und des äußeren Schlüsselbeingelenkes (Arcromyoclavikulargelenk) nach den Nrn. 300 zu berechnen und nicht nach Nr. 302. Werden mehrere Gelenke im Rahmen eines Arzt-Patientenkontaktes punktiert, so sind die Nrn. 300–302 mehrfach und nebeneinander abrechenbar. Wir empfehlen in diesem Fall in der Rechnung das Gelenk nach der Gebührenziffer anzugeben (z.B. Nr. 300 linkes Sprunggelenk; Nr. 301 rechtes Kniegelenk).

Ausschluss: 102, 200, 255, 303, 340–374, 2112, 2113, 2119, 2124–2126, 2132, 2137, 2146–2152, 2157, 2161, 2162, 2189–2196, 3300, 5050, 5070.

303 Punktion einer Drüse, eines Schleimbeutels, Ganglions, Seroms, Hygroms, Hämatoms oder Abszesses oder oberflächiger Körperteile

| 7,44 | 9,27 | – | 2,69 | 2,69 |

Kommentar: Siehe auch Kommentar unter Nr. 300. Eine Infiltrationsanästhesie nach den Nrn. 490 oder 491 ist neben Nr. 303 abrechenbar. Sofern erforderlich, darf ein Kompressionsverband nach Nr. 203 A zusätzlich abgerechnet werden. Die Nageltrepanation ist – unabhängig, ob diese mit einer Nadel, einem Bohrer oder einem Skalpell durchgeführt wird –, nach Nr. 303 abzurechnen.
Beschluss des Gebührenausschusses der BÄK Berechnung der Blutgasanalyse (5. Sitzung vom 13. März 1996) (dies dürfte auch für die UV-GOÄ gelten).
Die Berechnung auf Grundlage der Nr. 3710 GOÄ (Speziallabor) ist zwingend. Die Berechnung daneben der Nr. 303 GOÄ (Punktion oberflächiger Körperteile) sowie der Nr. 3715 (Bikarbonatbestimmung) ist nicht zulässig, da die Leistung nach Nr. 303 nicht vorliegt und die Bikarbonatbestimmung einzig rechnerisch erfolgt, demnach gemäß der Allgemeinen Bestimmung Nr. 5 vor Abschnitt M nicht berechenbar ist. Die Messung und Berechnung nach Nr. 602 GOÄ (Oxymetrie) ist möglich, da diese zwar grundsätzlich aus der Blutgasanalyse unter Einbezug des Hb-Wertes berechenbar ist, dieser aber aktuell nicht vorliegt. Die Messung ist sachlich allerdings nur bei bestimmten Indikationen sinnvoll, zum Beispiel Anämie. In diesen Fällen ist Nr. 602 neben Nr. 3710 berechenbar. Die Leistung nach Nr. 614 (transcutane Messung(en) des Sauerstoffpartialdrucks) ist zeitgleich mit der Blutgasanalyse nicht berechenbar, da der Sauerstoffpartialdruck bereits mit der Blutgasanalyse gemessen wird. Möglich ist jedoch die Berechnung der Nrn. 614 und 3710 in den Fällen, in denen die Leistungen zeitgleich getrennt erbracht werden müssen.

Ausschluss: 102, 200, 252, 255, 265, 265a, 270, 300–302, 306, 321, 340–374, 679, 1459, 1505, 1506, 1507, 1511, 1520, 1521, 1600, 1776, 2030, 2031, 2051, 2052, 1830, 2066, 2420, 2429, 2430, 2507, 2515, 2970

C. Nichtgebietsbezogene Sonderleistungen

UV-GOÄ-Nr.	Allgemeine Heilbehandl.	Besondere Heilbehandl.	Besondere Kosten	Allgemeine Kosten	Sachkosten (Besond. + Allg. Kosten)
304 Punktion der Augenhöhle	14,89	18,53	–	6,20	6,20

Kommentar: Siehe auch Kommentar unter Nr. 300.
Eine Infiltrationsanästhesie nach den Nrn. 490 oder 491 ist neben Nr. 304 abrechenbar. Sofern erforderlich, darf ein Kompressionsverband nach Nr. 203 A zusätzlich abgerechnet werden.

Ausschluss: 102, 200, 267, 340–374, 495, 1285, 1373

305 Punktion der Liquorräume (Subokzipital- oder Lumbalpunktion)	32,58	40,51	–	12,13	12,13

Kommentar: Für die Punktion von endokrinen Drüsen sind die Leistungen nach den Nrn.315 und 319 zu berechnen. Die verschiedenen Speicheldrüsen fallen unter den Begriff „Drüse" in der Leistungslegende der Nr. 303. Werden nebeneinander Subokzipital- und Lumbalpunktionen erbracht, ist die Leistung nach Nr. 305 entsprechend zweimal abrechenbar.
Eine Infiltrationsanästhesie nach den Nrn. 490 oder 491 ist neben Nr. 305 abrechenbar. Sofern erforderlich, darf ein Kompressionsverband nach Nr. 203 A zusätzlich abgerechnet werden.

Ausschluss: 102, 106, 200, 255, 256, 257, 259, 268, 305a, 340–374, 2515, 2542

305a Punktion der Liquorräume durch die Fontanelle	23,27	28,96	–	10,65	10,65

Kommentar: Eine Infiltrationsanästhesie nach den Nrn. 490 oder 491 ist neben Nr. 305a abrechenbar. Sofern erforderlich, darf ein Kompressionsverband nach Nr. 203 A zusätzlich abgerechnet werden.

Ausschluss: 102, 200, 255, 256, 257, 259, 268, 305, 340–374, 2515, 2542

306 Punktion der Lunge – auch Abszess- oder Kavernenpunktion in der Lunge – oder Punktion des Gehirns bei vorhandener Trepanationsöffnung

	46,54	57,92	–	9,98	9,98

Kommentar: Siehe auch Kommentar unter Nr.300
Punktionen des Pleuraraumes sind nach Nr. 307 abzurechnen und Gewebeentnahmen aus der Pleura, ggf. einschl. Punktion, nach Nr. 308.
Eine Infiltrationsanästhesie nach den Nrn. 490 oder 491 ist neben Nr. 306 abrechenbar. Sofern erforderlich, darf ein Kompressionsverband nach Nr. 203 A zusätzlich abgerechnet werden.

Ausschluss: 102, 200, 303, 307, 340–374, 678, 679, 2515, 2970, 2972, 2992, 2993, 5604

307 Punktion des Pleuraums oder der Bauchhöhle	23,27	28,96	–	6,47	6,47

Kommentar: Siehe auch Kommentar unter Nr. 300
Die spezielle Punktion des Douglasraumes kann sowohl nach Nr. 307 als auch nach Nr. 316 abgerechnet werden. Beide Leistungen sind gleich bewertet. Die Punktion der Lunge ist mit der höher bewerteten Nr. 306 abzurechnen. Sofern neben der Punktion auch noch eine Gewebeentnahme aus der Pleura erfolgt, ist die höher vergütete Nr. 308 abzurechnen.
Die Infiltrationsanästhesie nach Nr. 490 oder 491 ist neben Nr. 307 abrechenbar. Sofern erforderlich, darf ein Kompressionsverband nach Nr. 203 A zusätzlich abgerechnet werden.

Ausschluss: 102, 200, 306, 308, 316, 317, 340–374, 700, 1011–1014, 1136, 1155, 1156, 1158, 2970, 2972, 2973, 2974, 3120, 5604

308 Gewebeentnahme aus der Pleura – gegebenenfalls einschließlich Punktion

	32,58	40,51	–	7,28	7,28

Kommentar: Siehe auch Kommentar unter Nr. 300.
Sofern nur eine Punktion der Pleura erfolgt, so ist die Nr. 307 abzurechnen.

C. Nichtgebietsbezogene Sonderleistungen

UV-GOÄ-Nr.	Allgemeine Heilbehandl.	Besondere Heilbehandl.	Besondere Kosten	Allgemeine Kosten	Sachkosten (Besond. + Allg. Kosten)

Eine Infiltrationsanästhesie nach den Nrn. 490 oder 491 ist neben Nr. 308 abrechenbar. Sofern erforderlich, darf ein Kompressionsverband nach Nr. 203 A zusätzlich abgerechnet werden.

Ausschluss: 102, 200, 307, 340–374, 679, 2970, 2972, 2973, 2974, 2992, 2993.

310 Punktion des Herzbeutels

| 32,58 | 40,51 | – | 12,13 | 12,13 |

Kommentar: Eine Infiltrationsanästhesie nach den Nrn. 490 oder 491 ist neben Nr. 310 abrechenbar. Sofern erforderlich, darf ein Kompressionsverband nach Nr. 203 A zusätzlich abgerechnet werden.

Ausschluss: 102, 200, 258, 340–374, 679, 2974

311 Punktion des Knochenmarks – auch Sternalpunktion –

| 18,60 | 23,16 | – | 7,28 | 7,28 |

Kommentar: Siehe auch Kommentar unter Nr. 300
Werden mehrere Punktionen an unterschiedlichen Körperstellen durchgeführt, so sind diese einzeln berechnungsfähig.
Eine Infiltrationsanästhesie nach den Nrn. 490 oder 491 ist neben Nr. 311 abrechenbar. Sofern erforderlich, darf ein Kompressionsverband nach Nr. 203 A zusätzlich abgerechnet werden.

Ausschluss: 102, 200, 279, 312, 340–374, 679

312 Knochenstanze – gegebenenfalls einschließlich Entnahme von Knochenmark –

| 27,92 | 34,75 | – | 7,41 | 7,41 |

Kommentar: Bei der Nr. 312 handelt es sich um die Entnahme einer Knochenbiopsie perkutan mit einer Stanze. Bei einer offenen Knochenprobenentnahme mit Freilegen und Aufmeißeln des Knochens ist die Nr. 2250 abzurechnen.
Eine Infiltrationsanästhesie nach Nr. 490 ist neben Nr. 312 abrechenbar. Sofern erforderlich, darf ein Kompressionsverband nach Nr. 203 A zusätzlich abgerechnet werden.

Ausschluss: 102, 279, 311, 340–374, 2250, 2256–2259, 2263

314 Punktion der Mamma oder Punktion eines Lymphknotens

| 11,16 | 13,89 | – | 6,20 | 6,20 |

Kommentar: Siehe auch Kommentar unter Nr. 300
Die Leistungslegende beschreibt hinsichtlich der Mamma keine besondere Struktur, so dass nicht nur die Punktion von Mammagewebe, sondern auch die Punktion einer Mammazyste nach Nr. 314 zu berechnen ist. Werden beide Mammae oder mehrere Lymphknoten punktiert, so ist die Nr. 314 entsprechend mehrfach berechnungsfähig.
Eine Infiltrationsanästhesie nach den Nr. 490 oder 491 ist neben Nr. 314 abrechenbar. Sofern erforderlich, darf ein Kompressionsverband nach Nr. 203 A zusätzlich abgerechnet werden.

Ausschluss: 102, 200, 340–374, 679

315 Punktion eines Organs (z.B. Leber, Milz, Niere, Hoden)

| 23,27 | 28,96 | – | 6,89 | 6,89 |

Kommentar: Siehe auch Kommentar unter Nr.300.
Eine Infiltrationsanästhesie nach den Nr. 490 oder 491 ist neben Nr. 315 abrechenbar. Sofern erforderlich, darf ein Kompressionsverband nach Nr. 203 A zusätzlich abgerechnet werden.

Ausschluss: 102, 200, 340–374, 678–692, 700, 1011–1014, 1155, 1156, 1767, 1830, 2970, 5604

316 Punktion des Douglasraums

| 23,27 | 28,96 | – | 7,70 | 7,70 |

Kommentar: Siehe Kommentar zu Nr. 307. Sofern neben der Punktion des Douglasraumes auch noch ein Adnextumor punktiert wird, ist die höher vergütete Nr. 317 abzurechnen.
Eine Infiltrationsanästhesie nach den Nr. 490 oder 491 ist neben Nr. 316 abrechenbar. Sofern erforderlich, darf ein Kompressionsverband nach Nr. 203 A zusätzlich abgerechnet werden.

Ausschluss: 102, 200, 307, 317, 340–374, 1136, 1155, 1156, 1158

317–321   C. Nichtgebietsbezogene Sonderleistungen

UV-GOÄ-Nr.	Allgemeine Heilbehandl.	Besondere Heilbehandl.	Besondere Kosten	Allgemeine Kosten	Sachkosten (Besond. + Allg. Kosten)

317   Punktion eines Adnextumors – auch einschließlich Douglaspunktion

	32,58	40,51	–	10,25	10,25

Kommentar: Siehe auch Kommentar unter Nr. 300.
Eine Infiltrationsanästhesie nach den Nr. 490 oder 491 ist neben Nr. 317 abrechenbar. Sofern erforderlich, darf ein Kompressionsverband nach Nr. 203 A zusätzlich abgerechnet werden.
Ausschluss: 102, 200, 307, 316, 340–374, 1136, 1155, 1156, 1158

318   Punktion der Harnblase oder eines Wasserbruchs

	11,16	13,89	–	6,47	6,47

Kommentar: Siehe auch Kommentar unter Nr. 300.
Eine Infiltrationsanästhesie nach den Nr. 490 oder 491 ist neben Nr. 318 abrechenbar. Sofern erforderlich, darf ein Kompressionsverband nach Nr. 203 A zusätzlich abgerechnet werden.
Ausschluss: 102, 106, 200, 340–374, 1761, 1795

319   Punktion der Prostata oder Punktion der Schilddrüse

	18,60	23,16	–	7,41	7,41

Kommentar: Siehe auch Kommentar unter Nr. 300.
Eine Infiltrationsanästhesie nach den Nr. 490 oder 491 ist neben Nr. 319 abrechenbar. Sofern erforderlich, darf ein Kompressionsverband nach Nr. 203 A zusätzlich abgerechnet werden.
Ausschluss: 102, 200, 264, 340–374, 1776

321   Untersuchung von natürlichen Gängen oder Fisteln mittels Sonde oder Einführung eines Fistelkatheters – gegebenenfalls einschließlich anschließender Injektion oder Instillation

	4,66	5,77	–	2,98	2,98

Kommentar: Für die Sondierung einer Fistel mittels Sonde und die spätere Einführung eines Fistelkatheters kann die Leistung nach der Nr. 321 zweimal berechnet werden. Wird Kontrastmittel eingebracht, so ist nur die Nr. 370 berechnungsfähig.
Die Einbringung eines Fistelkatheters kann nicht gesondert berechnet werden. Wird allerdings zuerst eine Sondierung einer Fistel mittels Sonde durchgeführt und dann erst Kontrastmittel gespritzt, so handelt es sich um zwei selbstständige Leistungen und die Abrechnung der Nrn. 321 und 370 nebeneinander ist nach **Brück** möglich.
Ausschluss: 102, 200, 303, 340–374, 1478, 1479, 1590

IV. Kontrastmitteleinbringungen

Allgemeine Bestimmungen:
Die zur Einbringung des Kontrastmittels erforderlichen Maßnahmen wie Sondierungen, Injektionen, Punktionen, Gefäßkatheterismus oder Probeinjektionen und gegebenenfalls anschließende Wundnähte und Entfernung(en) des Kontrastmittels sind Bestandteile der Leistungen und nicht gesondert berechnungsfähig. Dies gilt auch für gegebenenfalls notwendige Durchleuchtungen zur Kontrolle der Lage eines Katheters oder einer Punktionsnadel.

Ausschluss: Neben den Leistungen nach den Nrn. 340–374 können nicht berechnet werden:
- Wundverbände (Nr. 200)
- Injektionen (Nrn. 252–258)
- Gefäßkatheterismus (Nrn. 259–261)
- Punktionen (Nrn. 300–321)
- Sondierungen (Nrn. 670, 692)
- Wundnähte (Nrn. 2000–2005) und
- Durchleuchtungen (Nr. 5295).

Kommentar: Wenn erforderlich, sind neben den Leistungen der Kontrastmitteleinbringung (Nrn. 340–374) auch zusätzlich Anästhesieleistungen nach den Nrn. 469–479 und 483–495 berechnungsfähig.

Arbeitshinweise **(Ausschnitt):**

C. Nichtgebietsbezogene Sonderleistungen

Indikation für den KM-Einsatz
Angesichts der Variationsbreite von Unfallverletzungen, Befunden und Fragestellungen ist es im Rahmen der Arb.Hinweise kaum möglich, alle im Bereich der UV einschlägigen Indikationen für einen KM-Einsatz umfassend darzustellen. Die folgenden Beispiele für Untersuchungen mit oder ohne KM sind daher ohne Anspruch auf Vollständigkeit zu verstehen.
In jedem Falle ist die Plausibilität zu prüfen, wenn anlässlich eines MRTs oder CTs zusätzlich die Einbringung eines KM abgerechnet wird. Dabei sollte die Entscheidung zur KM-Gabe aus dem Befundbericht erkennbar und nachvollziehbar sein.

Typische Untersuchungen mit KM-Einsatz
Alle sekundär entzündlichen Veränderungen, Raumforderungen oder Vitalitätsprüfungen können bei CTs und bei MRTs Kontrastmittel notwendig machen.

Für MRTs ist ein KM-Einsatz zweckmäßig bzw. erforderlich bei
- primär oder sekundär entzündlichen Prozessen, z. B. Osteomyelitis (Knochenmarkentzündung), Ostitis (Knochenentzündung), Weichteil-entzündungsprozesse (z. B. Tendovaginitis/Sehnenscheidenentzündung, Bursitis/Schleimbeutelentzündung, infizierte Hämatome)
- der Verletzung von Blutgefäßen, z. B. arterielle Verletzungen, sowohl im Bereich der Extremitäten (Arme, Beine) als auch im zentralen Bereich (z. B. Hals- oder Kopfgefäße)
- tumorösen Weichteilveränderungen, Leber- oder Lungentumore im Zusammenhang mit entsprechenden BKen sind sowohl mittels CT als auch durch MRT untersuchbar
- Schädel-, Hirnverletzungen, z. B. bei Verdacht auf parenchymatöse und/oder vasale Folgeläsionen (Verletzungen der Hirnsubstanz und/oder der Gefäße)
- der Abklärung länger zurückliegender Unfallfolgen, z. B. Ruptur der Rotatorenmanschette, Vitalitätsprüfungen (z. B. von Knochenfragmenten)

Typische Untersuchungen ohne Kontrastmittel
Grundsätzlich ist der Einsatz von Kontrastmitteln für die Diagnostik akuter (frischer) Verletzungen nicht indiziert.
Das gilt im Rahmen der Erstuntersuchungen insbes. für CTs oder MRTs bei Verdacht auf frische knöcherne Verletzungen (soweit CTs oder MRTs in dieser Phase überhaupt indiziert sind, z. B. CT bei Verdacht auf Wirbelkörperfraktur).
Aber auch bei Verdacht auf frische Verletzungen des Bandapparates ist ein KM-Einsatz regelmäßig nicht erforderlich, z. B. beim
- MRT der Sprunggelenke (z. B. nach Distorsion der Sprunggelenke mit Verdacht auf Verletzung der Bänder),
- MRT der Kniegelenke (z. B. nach Distorsion mit Verdacht auf Verletzung der Menisken oder der Kreuz-/Seiten-Bänder),
- MRT der HWS (z. B. nach HWS-Distorsion).

Bei Verdacht auf akuten
- Sehnenriss (z. B. Bizepssehne, Achillessehne),
- Muskelfaserriss (z. B. Wadenmuskel, Bizepsmuskel)

reicht üblicherweise eine Sonografie (Nrn. 410 ff.) für die Diagnostik aus; ein MRT ist regelmäßig nicht erforderlich, auch Röntgenaufnahmen oder CTs sind regelmäßig nicht indiziert. Wird trotzdem ein MRT gefertigt, ist keine KM-Gabe notwendig.

Auf einen Blick:
Kontrastmitteleinbringung (KM) und entsprechende radiologischen Leistung (ohne CT und NMR)

Ort der KM-Einbringung/Art der Untersuchung	GOÄ Nr. der KM-Einbringung	GOÄ Nr. und Kurzlegende der Röntgenleistung
Arterien	350 351	5300*f. Serienangiografie: Schädel, Brust und Bauchraum 5306* f. Serienangiografie: Becken u. beide Beine

C. Nichtgebietsbezogene Sonderleistungen

Ort der KM-Einbringung/Art der Untersuchung	GOÄ Nr. der KM-Einbringung	GOÄ Nr. und Kurzlegende der Röntgenleistung
Arthrographie	373	5050* KM Untersuchung: Hüftgelenk, Kniegelenk, Schultergelenk 5060* KM Untersuchung: Kiefergelenk, 5070 KM Untersuchung der übrigen Gelenke
Bauchraum, Venographie	344-347	5329 f. Venographie: Brust- und Bauchraum
Bronchographie	368	5285* Bronchographie
Brustraum, Venographie	344-347	5329 f. Venographie: Brust- und Bauchraum
Diskographie	372	5260* RÖ-Untersuchung natürlicher, künstlicher oder krankhaft entstandener Gänge, Gangsysteme, Hohlräume oder Fisteln
Dünndarm	374	5163* Dünndarm-Kontrast-Untersuchung
Galaktographie	370	5260* RÖ-Untersuchung natürlicher, künstlicher oder krankhafter entstandener Gänge, Gangsysteme, Hohlräume oder Fisteln
Gallenblase, Gallenwege	344-347	5170* KM-Untersuchung: Gallenblase, Gallenwege, Pankreasgänge
Gehirnarterien	351	5300* f. Serienangeiographie: Schädel, Brust und Bauchraum
Gehirn u. Rückenmark	340	5280* Myelographie
Harntrakt	344-347	5200* f. Harntrakt-Kontrastuntersuchung
Herz und Aorta, Herzkatheter	355-357 360, 361	5303* f. Serienangeiographie im Bereich von Schädel, Brust- und Bauchraum im zeitlichen Zusammenhang Leistungen nach Nrn. 5315* bis 5327* 5315* f. Angiographie beider Herzhälften
Kavernographie	370	5303* RÖ-Untersuchung natürlicher, künstlicher oder krankhaft entstandener Gänge, Gangsysteme, Hohlräume oder Fisteln
Koronararterien	360, 361	5324* f. Selektive Koronarangiographie
Lymphographie	365	5338* f. Lymphographie, Extremität
Myelographie	340	5280* Myelographie
Pankreasgänge	344-347	5170* KM-Untersuchung: Gallenblase, Gallenwege, Pankreasgänge
Refluxzystographie	370	5235* Refluxzystographie, einschl. retrograder KM-Verabreichung
Sialographie	370	5260* RÖ-Untersuchung natürlicher, künstlicher oder krankhaft entstendener Gänge, Gangsysteme, Hohlräume oder Fisteln
Urethrozystographie	370	5230* Harnröhren-, Harnblasen-KM-Untersuchung (Urethrozystographie), einschl. retrograder KM-Verabreichung
Uterus-, Tuben-KM-Untersuchung	370	5250* Gebärmutter-, Eileiter-KM-Untersuchung
Venographie Brust- und Bauchraum	344-347	5329 f. Venographie: Brust- und Bauchraum
Venographie	344-347	5330* f. Venographie einer Extremität
Vesikulographie	370	5260* RÖ-Untersuchung natürlicher, künstlicher oder krankhaft entstandener Gänge, Gangsysteme, Hohlräume oder Fisteln
Zystokopie m. Harnleitersondierung	1790	5220* Harntrakt-Kontrastuntersuchung, einschl. retrograder KM-Verabreichung

C. Nichtgebietsbezogene Sonderleistungen

UV-GOÄ-Nr.

	Allgemeine Heilbehandl.	Besondere Heilbehandl.	Besondere Kosten	Allgemeine Kosten	Sachkosten (Besond. + Allg. Kosten)
340 Kontrastmitteleinbringungen in die zerebralen und spinalen Liquorräume	37,22	46,34	–	9,98	9,98

Kommentar: Für die Nrn. 340 bis 374 gilt:
Die Lagekontrolle im KM-Einbringungsareal kann nicht gesondert abgerechnet werden. Da gemäß der Allg. Best. zu Abschnitt C.IV. Anästhesieleistungen nicht in den Nrn. 340–374 enthalten sind diese zur Einbringung des Kontrastmittels abrechenbar.
Gemäß § 2 Abs. 3 Nr. 10 BG-NT und Nr. 7 (Umkehrschluss) der Allg. Best. zu Abschnitt O sind die inkorporierten Stoffe inkl. Kontrastmittel gesondert abrechenbar. Der Radiologe muss dem UVTr den tatsächlichen Einkaufspreis des Kontrastmittels in Rechnung stellen. Der UVTr ist zudem berechtigt, den Kontrastmittelkaufbeleg gemäß § 5 Abs.1,3 ÄV vom Radiologen anzufordern und bis zum Erhalt die Erstattung des Kontrastmittels zurückzustellen.
Die Beschaffungs-, Lagerungs- und Entsorgungskosten sind nicht gesondert abrechenbar und daher auch nicht additiver Bestandteil der nach § 2 Abs.3 Nr.10 BG-NT gesondert abrechenbaren Kontrastmittelkosten.

Ausschluss: 200, 252–258, 259–261, 300–321, 370, 692, 2000–2005, 5295

| **344** Intravenöse Einbringung des Kontrastmittels mittels Injektion oder Infusion, bis zu 10 Minuten Dauer | 9,30 | 11,60 | – | 3,64 | 3,64 |

Kommentar: Siehe Kommentar zu Nr. 340.
Die indirekte KM-Gabe ist bei der Diagnose frischer traumatischer Verletzungen grundsätzlich innerhalb der ersten beiden Wochen nach dem Ereignis nicht erforderlich. Eine Ausnahme von diesem Grundsatz besteht, wenn der überweisungsberechtigte Arzt Zweifel am ursächlichen Zusammenhang zwischen dem Unfallereignis und einem Gesundheitsschaden hat und daher Vorschäden (Schadensanlagen / Vorerkrankungen) zu frischen traumatischen Verletzungen abgrenzen möchte. Die Indikation der KM-Gabe richtet sich daher nach dem vom überweisungsberechtigten Arzt im Vordruck F 2902 aufgeführten und vom Radiologen primär abzuklärenden Gesundheitsschäden.
Sofern der Radiologe nach der Grunduntersuchung ohne KM-Gabe Vorschäden diagnostiziert und die Beurteilung des ursächlichen Zusammenhanges zum Unfallereignis (z. B. Rotatorenmanschettenschaden) nur durch eine KM-Sequenz sicher erfolgen kann, darf er diese ebenfalls durchführen. Die vom Radiologen durch KM-Gabe diagnostizierten Vorschäden sind im Befundbericht für den UVTr nachvollziehbar anzugeben.
Die intravenösen KM-Gabe bei der CT-Untersuchung erfolgt stets durch Hochdruckinjektion, da eine wesentlich größere KM-Menge als beim MRT benötigt und das Kontrastmittel während der Untersuchung eingebracht wird. Eine Strahlungsbelastung des injizierenden radiologischen Personals muss bei der CT-KM-Gabe daher vermieden werden.
Im Bereich der Hand ist eine KM-Gabe auch innerhalb der ersten beiden Wochen nach dem Unfall zu akzeptieren, da aufgrund der kleineren Strukturen eine genauere Diagnosestellung möglich ist.

Ausschluss: 200, 252–258, 259–261, 300–321, 345–347, 670, 692, 1759, 1790, 2000–2005, 5200, 5201, 5295, 5353–5355, 5359, 5360.

| **345** Intravenöse Einbringung des Kontrastmittels mittels Injektion oder Infusion, von mehr als 10 Minuten Dauer | 12,10 | 15,05 | – | 3,64 | 3,64 |

Kommentar: Siehe Kommentar zu Nr. 345
Ausschluss: 200, 252–258, 259–261, 262, 271, 272, 273, 274, 300–321, 344, 346, 347, 670, 692, 1759, 1790, 2000–2005, 5200, 5201, 5295, 5353–5355, 5359, 5360.

| **346** Intravenöse Einbringung des Kontrastmittels mittels Hochdruckinjektion | 27,92 | 34,75 | – | 11,45 | 11,45 |

Kommentar: Siehe Kommentar zu Nr. 340.
Hochdruckinjektionen sind im Rahmen der MRT – Untersuchungen nur bei MR – Angiographien (Ermittlung von Verletzungen, Verschlüssen und Verengungen von Gefäßen) sowie bei dynamischen Kontrastmittelserien (KM-Aufnahme von Tumoren – Kinetik) erforderlich (so auch DGUV Arb. Hinweise Arztrechnungen zu Nrn. 344–346 UV-GOÄ/

347–355   **C. Nichtgebietsbezogene Sonderleistungen**

UV-GOÄ-Nr.	Allgemeine Heilbehandl.	Besondere Heilbehandl.	Besondere Kosten	Allgemeine Kosten	Sachkosten (Besond. + Allg. Kosten)

Abschn. C – Seite III/23). Auch wenn MR – Geräte der neueren Bauarten immer über einen Hochdruckinjektor verfügen, so begründet dies nicht die kontinuierliche Abrechenbarkeit der Nr. 346, da gemäß § 8 Abs.1 ÄV auch die Hochdruckinjektion erforderlich und zweckmäßig sein muss.

Die intravenösen KM-Gabe bei der CT-Untersuchung erfolgt stets durch Hochdruckinjektion, da eine wesentlich größere KM-Menge als beim MRT benötigt und das Kontrastmittel während der Untersuchung eingebracht wird. Eine Strahlungsbelastung des injizierenden radiologischen Personals muss bei der CT-KM-Gabe daher vermieden werden. Die Korrektur von Nr. 346 auf Nr. 344 durch die UV-Täger ist daher unzulässig.

Die Verweilkanüle, das Hochdruckinfusionsbesteck (Schlauchsystem) und die Infusionslösung (NaCL) sind neben dem KM gemäß § 2 Abs. 1, 3 Nr. 4, 5 BG-NT gesondert abrechenbar.

Ausschluss: 200, 252–258, 259–261, 262, 271, 272, 273, 274, 300–321, 344, 345, 670, 692, 1759, 1790, 2000–2005, 5200, 5201, 5295, 5353–5355, 5359, 5360.

347   Ergänzung für jede weitere intravenöse Kontrastmitteleinbringung mittels Hochdruckinjektion bei bestehendem Zugang – im Zusammenhang mit der Leistung nach Nummer 346

13,97	17,36	–	7,81	7,81

Kommentar: Siehe Kommentar zu Nr. 346
Ausschluss: 200, 252–258, 259–261, 262, 271, 272, 273, 274, 300–321, 344, 345, 670, 692, 1759, 1790, 2000–2005, 5200, 5201, 5295, 5353–5355, 5359, 5360.

350   Intraarterielle Einbringung des Kontrastmittels

13,97	17,36	–	5,67	5,67

Kommentar: Siehe Kommentar zu Nr. 340.
Ausschluss: 200, 252–258, 259–261, 277, 278, 283, 300–321, 351, 352, 670, 692, 2000–2005, 5200, 5201, 5295, 5353–5355, 5359, 5360.

351   Einbringung des Kontrastmittels zur Angiographie von Gehirnarterien, je Halsschlagader

46,54	57,92	–	8,62	8,62

Die Leistung nach Nummer 351 ist je Sitzung nicht mehr als zweimal berechnungsfähig.

Kommentar: Siehe Kommentar zu Nr. 340.
Ausschluss: 200, 252–258, 259–261, 277, 278, 283, 300–321, 350, 670, 692, 2000–2005, 5200, 5201, 5295, 5353–5355, 5359, 5360.

353   Einbringung des Kontrastmittels mittels intraarterieller Hochdruckinjektion zur selektiven Arteriographie (z.B. Nierenarterie) einschließlich Röntgenkontrolle und gegebenenfalls einschließlich fortlaufender EKG-Kontrolle

46,54	57,92	–	8,62	8,62

Die Leistung nach Nr. 353 ist je Sitzung nicht mehr als zweimal berechenbar.

Kommentar: Siehe Kommentar zu Nr. 340.
Ausschluss: 200, 252–258, 259–261, 277, 278, 283, 300–321, 350, 650, 670, 692, 2000–2005, 5200, 5201, 5295, 5353–5355, 5359, 5360.

355   Herzkatheter-Einbringung(en) und anschließende intrakardiale bzw. intraarterielle Einbringung(en) des Kontrastmittels mittels Hochdruckinjektion zur Darstellung des Herzens und der herznahen Gefäße (Aorta ascendens, Arteria pulmonalis) – einschließlich Röntgenkontrolle und fortlaufender EKG-Kontrolle –, je Sitzung.

55,82	69,48	–	36,02	36,02

Die Leistung nach Nr. 355 ist neben den Leistungen nach den Nrn. 626 und/oder 627 nicht berechnungsfähig.

Kommentar: Siehe Kommentar zu Nr. 340.
Ausschluss: 200, 252–258, 259–262, 277, 278, 283, 300–321, 408, 626, 627, 629, 630, 632, 670, 692, 2000–2005, 5139, 5140, 5200, 5201, 5295, 5345, 5346, 5348, 5349, 5355–5357.

C. Nichtgebietsbezogene Sonderleistungen 355a–361

UV-GOÄ-Nr.		Allgemeine Heilbehandl.	Besondere Heilbehandl.	Besondere Kosten	Allgemeine Kosten	Sachkosten (Besond. + Allg. Kosten)

355a Leistung nach Nr. 355, jedoch im zeitlichen Zusammenhang mit der Leistung nach Nr. 360
| | | 47,15 | 47,15 | – | 36,02 | 36,02 |

Kommentar: Siehe Kommentar zu Nr. 340.
Ausschluss: 200, 252–258, 259–262, 277, 278, 283, 300–321, 408, 626, 670, 692, 2000–2005, 5295, 5345, 5346, 5348, 5349.

356 Zuschlag zu der Leistung nach Nummer 355 bei Herzkatheter-Einbringung(en) zur Untersuchung sowohl des linken als auch des rechten Herzens über jeweils gesonderte Gefäßzugänge während einer Sitzung
| | | 37,22 | 46,34 | – | 23,99 | 23,99 |

Die Leistung nach Nummer 356 ist neben den Leistungen nach den Nummern 626 und/oder 627 nicht berechnungsfähig.

Kommentar: Siehe Kommentar zu Nr. 340.
Ausschluss: 200, 252–258, 259–262, 277, 278, 283, 300–321, 408, 626, 627, 629, 630, 632, 670, 692, 2000–2005, 5139, 5140, 5200, 5201, 5295, 5345, 5346, 5348, 5349, 5355–5357.

356a Leistung nach Nr. 356, jedoch im zeitlichen Zusammenhang mit der Leistung nach Nr. 360
| | | 31,44 | 31,44 | – | 23,99 | 23,99 |

Kommentar: Siehe Kommentar zu Nr. 340.
Ausschluss: 200, 252–258, 259–261, 277, 278, 283, 300–321, 408, 626, 670, 692, 2000–2005, 5295, 5345, 5346, 5348, 5349.

357 Intraarterielle Einbringung(en) des Kontrastmittels über einen Katheter mittels Hochdruckinjektion zur Übersichtsangiographie der Brust- und/oder Bauchaorta – einschließlich Röntgenkontrolle und gegebenenfalls einschließlich fortlaufender EKG-Kontrolle –, je Sitzung
| | | 46,54 | 57,92 | – | 19,42 | 19,42 |

Kommentar: Siehe Kommentar zu Nr. 340.
Ausschluss: 200, 252–258, 259–262, 277, 278, 283, 300–321, 408, 650, 670, 692, 2000–2005, 5139, 5140, 5192, 5295, 5345, 5346, 5348, 5349, 5355–5357.

357a Leistung nach Nummer 357, jedoch im zeitlichen Zusammenhang mit der Leistung nach Nummer 351
| | | 39,28 | 39,28 | – | 19,42 | 19,42 |

Kommentar: Siehe Kommentar zu Nr. 340.
Ausschluss: 200, 252–258, 259–262, 277, 278, 283, 300–321, 408, 670, 692, 2000–2005, 5295, 5345, 5346, 5348, 5349.

360 Herzkatheter-Einbringung(en) und anschließende intraarterielle Einbringung(en) des Kontrastmittels nach selektiver arterieller Katheterplazierung zur selektiven Koronarangiographie – einschließlich Röntgenkontrolle und fortlaufender EKG- Kontrolle –, je Sitzung
| | | 93,06 | 115,82 | – | 38,83 | 38,83 |

Die Leistung nach Nummer 360 kann je Sitzung nur einmal berechnet werden.

Die Leistung nach Nummer 360 ist neben den Leistungen nach den Nummern 626 und/oder 627 nicht berechnungsfähig.

Kommentar: Siehe Kommentar zu Nr. 340.
Ausschluss: 200, 252–258, 259–262, 277, 278, 283, 300–321, 408, 626, 627, 630, 632, 670, 692, 2000–2005, 5139, 5140, 5295, 5345, 5346, 5348, 5349, 5355–5357.

361 Intraarterille Einbringung(en) des Kontrastmittels nach erneuter Einbringung eines Herzkatheters zur Sondierung eines weiteren Gefäßes – im Anschluß an die Leistung nach Nummer 360 –
| | | 55,82 | 69,48 | – | 23,31 | 23,31 |

Die Leistung nach Nummer 361 ist je Sitzung nicht mehr als zweimal berechnungsfähig.

Kommentar: Siehe Kommentar zu Nr. 340.
Ausschluss: 200, 252–258, 259–262, 277, 278, 283, 300–321, 408, 626, 627, 630, 632, 670, 692, 2000–2005, 5295, 5345, 5346, 5348, 5349, 5355–5357.

C. Nichtgebietsbezogene Sonderleistungen

UV-GOÄ-Nr.		Allgemeine Heilbehandl.	Besondere Heilbehandl.	Besondere Kosten	Allgemeine Kosten	Sachkosten (Besond. + Allg. Kosten)
365	Einbringung Kontrastmittels zur Lymphographie, je Extremität	37,22	46,34	–	15,66	15,66

Kommentar: Siehe Kommentar zu Nr. 340.
Ausschluss: 200, 252–258, 259–261, 300–321, 670, 692, 2000–2005, 5295.

| **368** | Einbringung Kontrastmittels zur Bronchographie | 37,22 | 46,34 | – | 15,66 | 15,66 |

Kommentar: Siehe Kommentar zu Nr. 340.
Bei BKen der Atemwege und Lungen wird im Rahmen von Bronchographien (Nr.5285) oder während einer Bronchoskopien (Nrn 677 und 678) mit anschließender Bronchographie ein Röntgen-Kontrastmittel in die Bronchien eingebracht.
Die Einbringung des Kontrastmittels nach Nr. 368 ist nicht in den Bronchoskopien (Nrn. 677, 678) und der Bronchographie (Nr. 5285) enthalten und daher gesondert neben diesen Gebührenziffern abrechenbar.
Die Einbringung des Kontrastmittels beinhaltet auch die Einführung des Schlauches in die Luftröhre, so dass die Nr. 1532 (Endobronchiale Behandlung mit weichem Rohr) nicht zusätzlich neben Nr. 368 abgerechnet werden darf.
Die erforderliche Lokalanästhesie des Kehlkopfes (Nr.484) oder des Bronchialsystems inkl. des Kehlkopfes und Rachens (Nr.489) zur örtlichen Schmerzreduktion vor der Einführung des Schlauches in die Luftröhre ist gesondert neben Nr. 368 abrechenbar (gemäß der Allg. Best. zu Abschnitt C.IV. sind Anästhesieleistungen nicht in den Nrn. 340–374 enthalten), es sei denn die Bronchographie erfolgte im Anschluss an eine Bronchotomie (Nrn. 677, 678), da die KM-Gabe noch während der Bronchotomie durchgeführt wird und die örtliche Schmerzausschaltung (Nrn. 484, 489) bereits vor der Bronchotomie erfolgte.
Ausschluss: 200, 252–258, 259–261, 300–321, 670, 692, 1532, 2000–2005, 5295.

| **370** | Einbringung des Kontrastmittels zur Darstellung natürlicher, künstlicher oder krankhaft entstandener Gänge, Gangsysteme, Hohlräume oder Fisteln – gegebenenfalls intraoperativ – | 18,60 | 23,16 | – | 7,81 | 7,81 |

Kommentar: Siehe Kommentar zu Nr. 340.
Ausschluss: 200, 252–258, 259–261, 300–321, 670, 686, 692, 1465, 1790, 2000–2005, 5220, 5230, 5235, 5295, 5361.

| **372** | Einbringung Kontrastmittels in einen Zwischenwirbelraum | 26,07 | 32,43 | – | 10,92 | 10,92 |

Kommentar: Siehe Kommentar zu Nr. 340.
Wird das Kontrastmittel in mehrere Zwischenwirbelräume gespritzt, kann die Nr. 372 mehrmals berechnet werden.
Da zur Einbringung des Kontrastmittels eine örtliche Betäubung erforderlich ist, sind die erforderlichen Anästhesieleistungen neben Nr. 372 abrechenbar, da diese gemäß der Allg. Bestimmungen zu Teil C Abschnitt IV. nicht in den Nrn. 340–374 enthalten sind. Neben Nr. 372 ggf. Nrn. 5100, 5105, 5110 und 5374.
Ausschluss: 200, 252–258, 259–261, 300–321, 670, 692, 2000–2005, 5295, 5050, 5060, 5070.

| **373** | Einbringung Kontrastmittels in ein Gelenk | 23,27 | 28,96 | – | 9,72 | 9,72 |

Kommentar: Siehe Kommentar zu Nr. 340.
Die direkte MR-Arthographie kommt oft im Bereich der Schulter nach (Sub-)Luxationen und der Hüftgelenke zur Anwendung.
Die Kontrolle der Lage der Punktionsnadel darf gemäß der Allg. Best. zu Abschnitt C.IV. nicht gesondert mit den Nrn. 5295, 5050 bis 5070 abgerechnet werden.
Da die Gelenkkapsel gut von Nerven versorgt wird, ist zur direkten Einbringung des Kontrastmittels (KM) in das Gelenk eine Anästhesieleistung zur Schmerzreduktion erforderlich. Die hierzu erbrachten Anästhesieleistungen sind neben Nr. 373 abrechenbar, da diese gemäß der Allg. Best. zu Abschnitt C.IV. nicht in den Nrn. 340–374 enthalten sind.

C. Nichtgebietsbezogene Sonderleistungen

UV-GoÄ-Nr.		Allgemeine Heilbehandl.	Besondere Heilbehandl.	Besondere Kosten	Allgemeine Kosten	Sachkosten (Besond. + Allg. Kosten)

Bei der direkten KM – Gabe in das Gelenk wird das KM/Kochsalz-Gemisch direkt in das Gelenk eingebracht. Hierzu werden lediglich eine Injektionsnadelspitze KM benötigt, so dass nur kann 1 ml des gaduliniumhaltigen MR-Kontrastmittels mit dem UVTr abgerechnet werden. Die direkte Einbringung von 20 ml Magnevist® bzw. 10 ml Gadovi(o)st® würde bewirken, dass keine hell-dunkel Kontrastdarstellung mehr möglich wäre (schwarzes MRT-Bild auf dem Monitor der radiologischen Workstation). Sofern hier fertige KM/Kochsalz-Gemische wie z. B. Artirem® direkt in das Gelenk eingebracht werden, ist die Korrektur der KM-Menge auf 1 ml nicht zulässig.

Ausschluss: 200, 252–258, 259–261, 300–321, 670, 692, 2000–2005, 5295, 5050, 5060, 5070, 5378.

374 Einbringung des Kontrastmittels in den Dünndarm mittels im Dünndarm endender Sonde
 13,97 17,36 – 5,93 5,93

Kommentar: Siehe Kommentar zu Nr. 340.
Ausschluss: 200, 252–258, 259–261, 300–321, 670, 692, 2000–2005, 5295.

V. Impfungen und Testungen

Allgemeine Bestimmungen:

1. Als Behandlungsfall gilt für die Behandlung derselben Erkrankung der Zeitraum von 3 Monaten nach der jeweils ersten Inanspruchnahme des Arztes.
2. Erforderliche Nachbeobachtungen am Tag der Impfung oder Testung sind in den Leistungsansätzen enthalten und nicht gesondert berechnungsfähig.
3. Neben den Leistungen nach den Nummern 376–378 ist die gegebenenfalls erforderliche Eintragung in den Impfpass nicht berechnungsfähig.
4. Mit den Gebühren für die Leistungen nach den Nummern 380–382, 385–391 sowie 395 und 396 sind die Kosten abgegolten.
5. Mit den Gebühren für die Leistungen nach den Nummern 393, 394, 397 und 398 sind die Kosten für serienmäßig lieferbare Testmittel abgegolten.
6. Für die Anfertigung und Übersendung von Kopien der Hauttestprotokolle wird ein Betrag in Höhe von Euro 2,87, zuzüglich Porto, erstattet.

Kommentar: Die Bestimmung legt fest, dass die zur Testung erforderlichen Pflaster, Salben, Lösungen, aber auch Lanzetten und Pricknadeln sowie Mulltupfer, Pflaster und ggf. weitere im Rahmen der Testung verwendete Materialien nicht berechnungsfähig sind. Besonderheiten zur Berechnungsfähigkeit siehe aber unter Kommentar zu Nr. 384.

375 Schutzimpfung (intramuskulär, subkutan) – gegebenenfalls einschließlich Eintragung in den Impfpass
 4,66 5,77 – 2,31 2,31

Arbeitshinweise: Ist bei bestehendem Tetanus-Schutz lediglich eine Auffrischung erforderlich, kommt die Nr. 375 zur Abrechnung. Die Kosten für den Impfstoff sind zusätzlich berechenbar.
Wird die Impfung anlässlich der Erstversorgung oder Nachschau durch den D-Arzt vorgenommen, kann dieser immer die Gebühr für besond. HB berechnen, also auch dann, wenn nur allgem. HB eingeleitet wurde (vgl. § 51 Abs. 2 ÄV). Dies gilt aber nur für D-Ärzte.

Kommentar: Gemäß Nr. 2 der Allg. Best. zu Abschnitt C.V. sind erforderliche Nachbeobachtungen am Tag der Impfung in der Leistung enthalten, so dass die Verweilgebühr nach den Nrn. 56 und 57 nicht berechnungsfähig ist.
Die DGUV teilte in ihrem Rundschreiben 0079/2018 vom 05.03.2018 mit, dass angesichts der seitens der UVTr kaum möglichen Nachprüfbarkeit der Erforderlichkeit einer Simultanimpfung oder einer „Boosterung" der GFK-Ausschuss Rehabilitation in seiner Sitzung 4/2017 aus Gründen der Verwaltungspraktikabilität beschlossen hat, dass die Kosten für eine im Zusammenhang mit der Unfallverletzung erforderliche Tetanusimpfung grundsätzlich von den UVTr übernommen werden.
Es bleibt danach bei der generellen Kostenübernahme für die Tetanusimpfung auch als Kombiimpfung soweit nach Empfehlung der Ständigen Impfkommission (STIKO) nach einem Arbeitsunfall eine Tetanusprophylaxe (Passiv- und/oder Aktivimmunisierung) erforderlich ist. Die Entscheidung hierüber trifft der Arzt im konkreten Behandlungsfall.

UV-GOÄ-Nr.	Allgemeine Heilbehandl.	Besondere Heilbehandl.	Besondere Kosten	Allgemeine Kosten	Sachkosten (Besond. + Allg. Kosten)

Bloße Auffrischungsimpfungen „bei Gelegenheit des Arztbesuchs" und spätere Folgeimpfungen zum Aufbau der Grundimmunisierung werden dagegen von den UVTr nicht übernommen, da sie nicht im Zusammenhang mit dem Arbeitsunfall stehen.
Die D-Ärzte werden per Rundschreiben von den LV entsprechend informiert. Bereits mit dem DGUV-Rundschreiben 0298/2017 vom 31.07.2017 wurde empfohlen, die vollen Kosten für den Tetanol-Impfstoff und vorläufig ggf. auch für den Kombiimpfstoff gegen Tetanus, Diphtherie und Keuchhusten zu übernehmen.

Ausschluss: 16, 56, 57, 252

376 Schutzimpfung (oral) – einschließlich beratendem Gespräch –

	7,44	9,27	–	2,31	2,31

Kommentar: Gemäß Nr. 2 der Allg. Best. zu Abschnitt C.V. sind erforderliche Nachbeobachtungen am Tag der Impfung in der Leistung enthalten, so dass die Verweilgebühr nach den Nrn. 56 und 57 nicht berechnungsfähig ist.

Ausschluss: 1–16, 56, 57, 252.

377 Zusatzinjektion bei Parallelimpfung

	4,66	5,77	–	2,31	2,31

Kommentar: Gemäß Nr. 2 der Allg. Best. zu Abschnitt C.V. sind erforderliche Nachbeobachtungen am Tag der Impfung in der Leistung enthalten, so dass die Verweilgebühr nach den Nrn. 56 und 57 nicht berechnungsfähig ist.

Ausschluss: 1–16, 56, 57, 252.

378 Simultanimpfung (gleichzeitige passive und aktive Impfung gegen Wundstarrkrampf)

	11,16	13,89	–	5,12	5,12

Arbeitshinweise: Ist kein Tetanus-Schutz vorhanden, wird regelmäßig eine Simultanimpfung vorgenommen; die Kosten für den Impfstoff sind zusätzlich berechenbar (RS 0079/2018 vom 05.03.2018). Wird eine Simultanimpfung durchgeführt, so ist die Nr. 375 daneben nicht mehr berechenbar.
Erfolgt die Simultanimpfung anlässlich der Erstversorgung oder Nachschau durch den D-Arzt, kann dieser die Gebühr für besond. HB berechnen, selbst wenn nur allgem. HB eingeleitet wurde (vgl. § 51 Abs. 2 ÄV). Dies gilt aber nur für D-Ärzte.

Kommentar: Gemäß Nr. 2 der Allg. Best. zu Abschnitt C.V. sind erforderliche Nachbeobachtungen am Tag der Impfung in der Leistung enthalten, so dass die Verweilgebühr nach den Nrn. 56 und 57 nicht berechnungsfähig ist.
Die DGUV teilte in ihrem Rundschreiben 0079/2018 vom 05.03.2018 mit, dass angesichts der seitens der UVTr kaum möglichen Nachprüfbarkeit der Erforderlichkeit einer Simultanimpfung oder einer „Boosterung" der GFK-Ausschuss Rehabilitation in seiner Sitzung 4/2017 aus Gründen der Verwaltungspraktikabilität beschlossen hat, dass die Kosten für eine im Zusammenhang mit der Unfallverletzung erforderliche Tetanusimpfung grundsätzlich von den UVTr übernommen werden.
Es bleibt danach bei der generellen Kostenübernahme für die Tetanusimpfung auch als Kombiimpfung soweit nach Empfehlung der Ständigen Impfkommission (STIKO) nach einem Arbeitsunfall eine Tetanusprophylaxe (Passiv- und/oder Aktivimmunisierung) erforderlich ist. Die Entscheidung hierüber trifft der Arzt im konkreten Behandlungsfall.
Bloße Auffrischungsimpfungen „bei Gelegenheit des Arztbesuchs" und spätere Folgeimpfungen zum Aufbau der Grundimmunisierung werden dagegen von den UVTr nicht übernommen, da sie nicht im Zusammenhang mit dem Arbeitsunfall stehen.
Die D-Ärzte werden per Rundschreiben von den LV entsprechend informiert. Bereits mit dem DGUV-Rundschreiben 0298/2017 vom 31.07.2017 wurde empfohlen, die vollen Kosten für den Tetanol-Impfstoff und vorläufig ggf. auch für den Kombiimpfstoff gegen Tetanus, Diphtherie und Keuchhusten zu übernehmen.

Ausschluss: 1–16, 56, 57, 252, 375, 377

C. Nichtgebietsbezogene Sonderleistungen

UV-GOÄ-Nr.		Allgemeine Heilbehandl.	Besondere Heilbehandl.	Besondere Kosten	Allgemeine Kosten	Sachkosten (Besond. + Allg. Kosten)

379 Testung mit patienteneigenen Substanzen nach vorheriger Beauftragung durch den Unfallversicherungsträger. Die Dokumentation soll auf dem DGUV Testbogen oder einem vergleichbaren Testbogen erfolgen (s. DGUV-Honorarleitfaden, Anlage 4 auf www.dguv.de, webcode p012510).   2,88   3,59   –   –   –

Für die Vorbereitung der Testsubstanz werden zusätzlich 5,60 € (ohne spezifische Aufbereitung, nativ) bzw. 11,20 € (mit spezifischer Aufbereitung) vergütet.

Arbeitshinweise: Eine Testung auf die wichtigsten Allergieauslöser umfasst in der Regel nicht mehr als 20 bis 70 Testsubstanzen. Der Test einer darüber hinausgehenden Anzahl von Substanzen ist in der Regel nur selten medizinisch begründbar.
Die Kosten der Testsubstanzen und -pflaster sind grundsätzlich nicht berechnungsfähig. Nach einem Beschluss der Ständigen Gebührenkommission nach § 52 ÄV, gültig ab 1. Mai 2010, können bei allen an den DKG-Reihen orientierten Testreihen, die nicht zur Standard-Testreihe gehören, zusätzlich 2,06 € je Test berechnet werden. Für die Testung mit patienteneigenen Substanzen wurde mit gleichem Beschluss eigens die Nr. 379 eingefügt. Die Vorbereitung der patienten-eigenen Testsubstanz wird mit 5,60 € (ohne spezifische Aufbereitung, nativ) bzw. 11,20 € (mit spezifischer Aufbereitung) gesondert vergütet. Die Leistung kann nur nach vorheriger Beauftragung durch den Unfallversicherungsträger erbracht werden. (vgl. hierzu auch DGUV-Rundschreiben 0257/2010 vom 05.05.2010).
Bei Begutachtungen richtet sich die Zahl der zu testenden Substanzen vordergründig nach den im Arbeitsumfeld des Versicherten auftretenden Expositionen sowie darüber hinaus bei notwendigen Abgrenzungen auch nach Expositionen im privaten, diagnostischen und therapeutischen Bereich. Eine pauschale Begrenzung der Anzahl der Testungen gibt es nicht, die Zahl von 100 Testungen dürfte jedoch nur in wenigen Einzelfällen überschritten werden. Bei Zweifeln an der Notwendigkeit durchgeführter Testungen sollte der Gutachter zur Begründung aufgefordert werden.

Ausschluss: 56, 57

379a Für die Vorbereitung der Testsubstanz nach Nummer 379 werden zusätzlich 5,60 € (ohne spezifische Aufbereitung, nativ) vergütet.   6,40   6,40   –   –   –

379b Für die Vorbereitung der Testsubstanz nach Nummer 379 werden zusätzlich 11,20 € (mit spezifischer Aufbereitung) vergütet.   12,80   12,80   –   –   –

380 Epikutantest, je Test (1. bis 30. Test je Behandlungsfall)   3,18   3,97   –   2,15   2,15

Bei allen an den DKG-Reihen orientierten Testreihen, die nicht zur Standard-Testreihe gehören, werden zu den Gebühren nach Nrn. 380, 381 und 382 zusätzlich 1,85 € je Test vergütet.

Arbeitshinweise: Siehe Arbeitshinweise zu Nr. 379.
Kommentar: Als Behandlungsfall gilt gemäß Ziffer 1 der Allg. Best. zu Abschnitt C.V. ein Zeitraum von 3 Monaten. Gemäß der Allg. Best. zu Abschnitt C.V. Impfungen und Testungen sind Kosten für Testsubstanzen nur dann berechnungsfähig, wenn sie für den entsprechenden Patienten individuell hergestellt wurden. Die Kosten für serienmäßig lieferbare Testmittel sind mit den Gebühren abgegolten. Gemäß Nr. 2 der Allg. Best. zu Abschnitt C.V. sind erforderliche Nachbeobachtungen am Tag der Testung(en) in der Leistung enthalten, so dass die Verweilgebühr nach den Nrn. 56 und 57 nicht berechnungsfähig ist.
Nach allen relevanten Kommentierungen sind die Testungen sogenannter „Kontrollen oder Leerwerte" (z. B. Vaseline) berechnungsfähig.
Weitere Tests (31 bis 50) nach Nr. 381, und/oder (51 bis 100) nach Nr. 382 zusätzlich neben Nr. 380 abrechenbar.

Ausschluss: 56, 57

381 Epikutantest, je Test (31. bis 50. Test je Behandlungsfall)   2,12   2,66   –   1,38   1,38

Bei allen an den DKG-Reihen orientierten Testreihen, die nicht zur Standard-Testreihe gehören, werden zu den Gebühren nach Nrn. 380, 381 und 382 zusätzlich 1,85 € je Test vergütet.

Arbeitshinweise: Siehe Arbeitshinweise zu Nr. 379.

UV-GOÄ-Nr.	Allgemeine Heilbehandl.	Besondere Heilbehandl.	Besondere Kosten	Allgemeine Kosten	Sachkosten (Besond. + Allg. Kosten)

Kommentar: Siehe Kommentar zu Nr. 380.
Ausschluss: 56, 57

382 Epikutantest, je Test (51. bis 100. Test je Behandlungsfall)

	1,59	1,97	–	1,06	1,06

Mehr als 100 Epikutantests sind je Behandlungsfall nicht berechnungsfähig. Bei allen an den DKG-Reihen orientierten Testreihen, die nicht zur Standard-Testreihe gehören, werden zu den Gebühren nach Nrn. 380, 381 und 382 zusätzlich 1,85 € je Test vergütet.

Arbeitshinweise: Siehe Arbeitshinweise zu Nr. 379.
Kommentar: Siehe Kommentar zu Nr. 380.
Ausschluss: 56, 57

382a Zuschlag für Epikutanteste, die nicht der Standardreihe angehören.
Je Test:

	2,42	2,42	–	1,53	1,53

383 Kutane Testung (z. B. von Pirquet, Moro)

	2,80	3,49	–	1,09	1,09

Kommentar: Da die Leistungslegende nur von einer kutanen Testung, aber nicht von einer späteren Beratung spricht, kann zu einem späteren Zeitpunkt die Beratungsleistung zusätzlich abgerechnet werden.
Ausschluss: 56, 57, 252

384 Tuberkulinstempeltest, Mendel-Mantoux-Test oder Stempeltest mit mehreren Antigenen (sog. Batterietests)

	3,71	4,64	–	1,21	1,21

Kommentar: Die im Rahmen der Leistungserbringung nach Nr. 384 erforderlichen Testsubstanzen können gesondert berechnet oder auf Rezept zu Lasten des UVTr rezeptiert werden.
Ausschluss: 56, 57, 252

385 Pricktest, je Test (1. bis 20. Test je Behandlungsfall)

	4,19	5,22	–	1,89	1,89

Kommentar: Als Behandlungsfall gilt in der GUV gemäß Ziffer 1 der Allg. Best. zu Abschnitt C.V. ein Zeitraum von 3 Monaten.
Weitere Tests (21 bis 40) sind nach Nr. 386, und/oder (41 bis 80) nach Nr. 387 zusätzlich neben Nr. 385 abrechenbar.
Die Testungen sogenannter „Kontrollen oder Leerwerte" (z. B. Histamin, NaCl-Lösung) sind berechnungsfähig. Gemäß Nr. 2 der Allg. Best. zu Abschnitt C.V. sind erforderliche Nachbeobachtungen am Tag der Testung(en) in der Leistung enthalten, so dass die Verweilgebühr nach den Nrn. 56 und 57 nicht berechnungsfähig ist.
Ausschluss: 56, 57, 252.

386 Pricktest, je Test (21. bis 40. Test je Behandlungsfall)

	2,80	3,49	–	1,21	1,21

Kommentar: Siehe Kommentar zu Nr. 385.
Ausschluss: 56, 57, 252.

387 Pricktest, je Test (41. bis 80. Test je Behandlungsfall)

	1,86	2,33	–	0,81	0,81

Mehr als 80 Pricktests sind je Behandlungsfall nicht berechnungsfähig.
Kommentar: Siehe Kommentar zu Nr. 385.
Ausschluss: 56, 57, 252.

388 Reib-, Scratch- oder Skarifikationstest, je Test (bis zu 10 Tests je Behandungsfall)

	3,26	4,06	–	1,74	1,74

Kommentar: Als Behandlungsfall gilt in der GUV gemäß Ziffer 1 der Allg. Best. zu Abschnitt C.V. ein Zeitraum von 3 Monaten.

C. Nichtgebietsbezogene Sonderleistungen 389–396

UV-GOÄ-Nr.

	Allgemeine Heilbehandl.	Besondere Heilbehandl.	Besondere Kosten	Allgemeine Kosten	Sachkosten (Besond. + Allg. Kosten)

Jeder weitere Test ist nach Nr. 389 zusätzlich neben Nr. 388 abrechenbar. Die Testungen sogenannter „Kontrollen oder Leerwerte" (z.B. Histamin, NaCL-Lösung) sind berechnungsfähig.

Ausschluss: 56, 57, 252.

389 Reib-, Scratch- oder Skarifikationstest, jeder weiterer Test

| | 2,34 | 2,89 | – | 1,34 | 1,34 |

Kommentar: Siehe Kommentar zu Nr. 388.
Ausschluss: 56, 57, 252.

390 Intrakutantest, je Test (1. bis 20. Test je Behandlungsfall)

| | 5,58 | 6,94 | – | 1,89 | 1,89 |

Kommentar: Als Behandlungsfall gilt in der GUV gemäß Ziffer 1 der Allg. Best. zu Abschnitt C.V. ein Zeitraum von 3 Monaten. In dieser Zeit ist die Anzahl der Intrakutantests auf 80 begrenzt. Weitere Tests (21 bis 80) sind nach Nr. 391 zusätzlich neben Nr. 390 abrechenbar. Die Testungen sogenannter „Kontrollen oder Leerwerte" (z.B. Histamin, NaCL-Lösung) sind berechnungsfähig.

Ausschluss: 56, 57, 252, 266, 267, 268, 290.

391 Intrakutantest, jeder weitere Test

| | 3,71 | 4,64 | – | 1,21 | 1,21 |

Mehr als 80 Intrakutantests sind je Behandlungsfall nicht berechnungsfähig.

Kommentar: Siehe auch Kommentar zu Nr. 390.
Ausschluss: 56, 57, 252, 266, 267, 268, 290.

393 Beidseitiger nasaler oder konjunkivaler Provokationstest zur Ermittlung eines oder mehrerer auslösender Allergene mit Einzel- oder Gruppenextrakt, je Test

| | 9,30 | 11,60 | – | 4,99 | 4,99 |

Kommentar: Im Rahmen des Hautarztverfahrens festgestellte Begleitbeschwerden der Atemwege (z. B. Heuschnupfen etc.) sind nicht vom Behandlungsumfang des § 3 BKV erfasst und daher nicht durch den UVTr zu vergüten. Die Behandlungen, Testungen etc. können daher nur zu Lasten der Krankenkasse des Versicherten durchgeführt werden.
Die Testungen sogenannter „Kontrollen oder Leerwerte" (z. B. Histamin, NaCl-Lösung) sind berechnungsfähig.
Neben Nr. 393 ist die Beratungsleistung gesondert abrechenbar.
Der Höchstwert der Nr. 394 für die Leistungen der Nr. 393 ist zu beachten.

Ausschluss: Ausschluss: 56, 57, 394, 1417

394 Höchstwert für Leistungen nach Nr. 393, je Tag

| | 27,92 | 34,75 | – | 18,33 | 18,33 |

Kommentar: Siehe auch Kommentar zur Nr. 393.
Wird der Höchstwert der Nr.394 für Leistungen der Nr.393 je Tag nicht überschritten, sind die Einzeltests nach Nr. 393 abzurechnen.

Ausschluss: 56, 57, 394, 1417

395 Nasaler Schleimhautprovokationstest (auch beidseitig) mit mindestens dreimaliger apparativer Registrierung zur Ermittlung eines oder mehrerer auslösender Allergene mit Einzel- oder Gruppenextrakt, je Test

| | 26,07 | 32,43 | – | 14,16 | 14,16 |

Kommentar: Siehe auch Kommentar zur Nr. 393. Neben Nr. 395 ist die Beratungsleistung abrechenbar. Der Höchstwert der Nr.396 für die Leistungen der Nr.395 ist zu beachten. Die Bioresonanztherapie (BRT) – jetzt meist als Biophysikalische Informationstherapie (BIT) bezeichnet – darf nicht zu Lasten eines UVTr durchgeführt werden. Sofern ein Versicherter die Leistung wünscht, darf diese nur als IGeL erbracht werden.

Ausschluss: 56, 57, 394, 1417

396 Höchstwert für Leistungen nach Nr. 395, je Tag

| | 52,11 | 64,87 | – | 28,18 | 28,18 |

Kommentar: Wird der Höchstwert der Nr.396 für Leistungen der Nr.395 je Tag nicht überschritten, sind die Einzeltests nach Nr. 395 abzurechnen.

Ausschluss: 56, 57, 394, 1417

UV-GOÄ-Nr.	Allgemeine Heilbehandl.	Besondere Heilbehandl.	Besondere Kosten	Allgemeine Kosten	Sachkosten (Besond. + Allg. Kosten)
397	Bronchialer Provokationstest zur Ermittlung eines oder mehrerer auslösender Allergene mit Einzel- oder Gruppenextrakt mit apparativer Registrierung, je Test				
	35,37	44,02	–	12,27	12,27

Kommentar: Siehe auch Kommentar zur Nr. 393. Die Testungen sogenannter „Kontrollwerte", z. B. Histamin, Acetylcholin, Aludrin, NaCl-Lösung sind berechnungsfähig.
Der Höchstwert der Nr.398 für die Leistungen der Nr.397 ist zu beachten.

Ausschluss: 56, 57, 398, 603, 605–606, 608, 609

398	Höchstwert für Leistungen nach Nr. 397, je Tag				
	70,74	88,02	–	24,26	24,26

Kommentar: Siehe auch Kommentar zu Nr. 393.
Die Testungen sogenannter „Kontrollwerte", z. B. Histamin, Acetylcholin, Aludrin, NaCl-Lösung sind berechnungsfähig.
Wird der Höchstwert der Nr.398 für Leistungen der Nr.397 je Tag nicht überschritten, sind die Einzeltests nach Nr. 397 abzurechnen.

Ausschluss: 56, 57, 398, 603, 605–606, 608, 609

399	Oraler Provokationstest, auch Expositionstest bei Nahrungsmittel- oder Medikamentenallergien – einschließlich Überwachung zur Erkennung von Schockreaktionen				
	18,60	23,16	–	10,11	10,11

Kommentar: Neben Nr. 399 sind die Nrn. 1, 272, 5163 ggf. abrechenbar.
Ausschluss: 56, 57

VI. Sonographische Leistungen

Allgemeine Bestimmungen:
1. Die Leistungen nach den Nummern 401–418 sowie 422–424 sind je Sitzung jeweils nur einmal berechnungsfähig.
2. Die Leistungen nach den Nrn. 410–418 sind nicht nebeneinander berechnungsfähig.

Arbeitshinweise: **zu 1. und 2.)**
Im Sinne des „Zielleistungsprinzips" handelt es sich bei den in der Ampelliste aufgeführten Organen um eigenständige anatomische Bereiche (Knie, OSG, Achillessehne, etc.). Durch die in den allgemeinen Bestimmungen genannte Regelung (je Sitzung) wird diese medizinische Bewertung versicherungsrechtlich ausgeschlossen. Die Vorgaben der UV-GOÄ (dies gilt übrigens auch für die GOÄ) haben durch die Regelung der Vertragspartner Vorrang.
Die mehrfache Berechnung der Nr. 410 ist in einer Sitzung nicht möglich. Bezüglich der Definition „Sitzung", siehe Arbeitshinweise zu den Nrn. 410, 420.

Kommentar: Werden mehrere Organe untersucht, so können die höher bewerteten Leistungen nach den Nrn. 410–418 mit der Leistung nach Nr. 420, die für die Untersuchung weiterer Organe vorgesehen ist, nebeneinander berechnet werden. Dies bedeutet z. B. dass die Untersuchung einer Mamma nach Nr. 418 abzurechnen ist, die Untersuchung der zweiten Mamma aber nach Nr. 420.

3. Die Leistungen nach den Nrn. 422–424 sind nicht nebeneinander berechnungsfähig.
4. Mit den Gebühren für die Leistungen nach den Nummern 401–424 ist die erforderliche Bilddokumentation abgegolten.
5. Als Organe im Sinne der Leistungen nach den Nummern 410 und 420 gelten neben den anatomisch definierten Organen auch der Darm, Gelenke als Funktionseinheiten sowie Muskelgruppen, Lymphknoten und/oder Gefäße einer Körperregion.

Als Organ gilt die jeweils untersuchte Körperregion unabhängig davon, ob nur Gefäße oder nur Lymphknoten bzw. Weichteile untersucht werden.
Die Darstellung des Darms gilt als eine Organuntersuchung unabhängig davon, ob der gesamte Darm, mehrere Darmabschnitte oder nur ein einziger Darmabschnitt untersucht werden.

Arbeitshinweise: **Zu 5)**
Zu den anatomisch definierten **Organen** gehören unstreitig Lunge, Leber, jeweils beide Nieren, Milz usw. Für deren Untersuchung ist grundsätzlich je Organ eine Gebühr

C. Nichtgebietsbezogene Sonderleistungen

berechenbar (z. B. Nr. 410 oder Nr. 420). Auch die Nasennebenhöhlen einer Seite oder ein Auge sollen insoweit ein Organ sein.
Als Organe gelten nach Nr. 5 auch **Gelenke als Funktionseinheiten**. Danach ist bei den in der GUV häufigen Verletzungen der Gelenke (soweit dort eine sonographische Untersuchung überhaupt indiziert ist; vgl. Arb.Hinweise zu Nrn. 410, 420) **grundsätzlich nur eine Untersuchungsgebühr für ein Gelenk** berechenbar. Der Begriff „Gelenk" ist entsprechend dem üblichen Sprachgebrauch zu verstehen; danach ist z. B. das gesamte Sprunggelenk nur ein Gelenk, auch wenn mit dem unteren und oberen Sprunggelenk anatomisch zwei verschiedene
Gelenke zu unterscheiden sind. Ebenso gelten alle Gelenke der Hand- oder Fußwurzel nur als ein Gelenk bzw. als ein Organ (s. **Brück**, Komm. zur GOÄ, S. 419, RdNr. 2).
Nach dem Wortlaut („als Funktionseinheiten") umfasst die sonographische Untersuchung eines Gelenks erforderlichenfalls alle wesentlichen Strukturen und Gelenkräume (z. B. beim Kniegelenk die Bänder, Menisken, die verschiedenen Gelenkräume usw.). Es ist nicht zulässig – was in der Praxis jedoch häufig geschieht – dass z. B. beim Kniegelenk für Bänder, Sehnen, Menisken usw. jeweils eine Gebühr (z. B. Nrn. 410, 420) angesetzt wird.
Als Organ im Sinne der Nr. 5 gelten außerdem **Muskelgruppen, Lymphknoten und/ oder Gefäße einer Köperregion**.
Nach der Leistungsbeschreibung („und/oder") ist Nr. 410 berechenbar, wenn jeweils nur die Muskelgruppen, nur die Lymphknoten oder nur die (Blut-)Gefäße einer Körperregion sonographiert werden. Nr. 410 ist aber auch nur einmal berechenbar, wenn Muskeln und Lymphknoten und zudem noch die Gefäße einer Körperregion untersucht werden.

Kommentar: Nach Kommentierung von **Lang, Schäfer, Stiel und Voigt** kann auch eine Untersuchung von Organen, die aus anatomischen Gründen, z. B. durch Überlagerung von Fettgewebe schlecht darstellbar sind, abgerechnet werden. Ähnliches muss für die schlechte Darstellbarkeit bei erheblicher Luftüberlagerung gelten.

6. Die sonographische Untersuchung eines Organs erfordert die Differenzierung der Organstrukturen in mindestens zwei Ebenen und schließt gegebenenfalls die Untersuchung unterschiedlicher Funktionszustände und die mit der gezielten Organuntersuchung verbundene Darstellung von Nachbarorganen mit ein.
7. Sonographische Untersuchungen von Frakturen dienen bei Kindern und Jugendlichen (bis zum 18. Geburtstag) dazu, die Strahlenbelastung durch Röntgenkontrolluntersuchungen zu vermeiden. Für bis zu drei sonographische Untersuchungen kann der Arzt zu der Nr. 410 UV-GOÄ einen Zuschlag nach Nr. 411 oder 411a abrechnen. Führt der Arzt sonographische Untersuchungen durch, kann er im Behandlungsfall nur maximal 2 Röntgenkontrolluntersuchungen abrechnen. Die Stellungskontrolle nach der Reposition zählt nicht dazu.

Kommentar: Nach Kommentar von **Lang, Schäfer, Stiel und Voigt** kann bei einer Restharnuntersuchung die Leistung nach Nr. 410 nur einmal angesetzt werden und die zusätzliche Leistung nach Nr. 420 nicht angesetzt werden, obwohl eine Untersuchung jeweils vor und eine Untersuchung nach Blasenentleerung durchgeführt wurde.

Tabelle 1
1. Duplex-sonographische Untersuchungen abdomineller Venen oder Arterien

UV-GOÄ-Nr.	Kurztext
410	Ultraschalluntersuchung eines Organs
420	Ultraschalluntersuchung von bis zu drei weiteren Organen
401	Zuschlag Duplex
404	Zuschlag Frequenzspektrumanalyse

Tabelle 2
2. Ultraschalluntersuchung von Extremitätenarterien bzw. -venen

GOÄ-Nr.	Kurztext
410	Ultraschalluntersuchung eines Organs
420	Ultraschalluntersuchung von bis zu drei weiteren Organen
644	Extremitätendoppler

Tabelle 3
3. Duplex-Sonographie hirnversorgender Gefäße

GOÄ-Nr.	Kurztext
410	Ultraschalluntersuchung eines Organs
420	Ultraschalluntersuchung von bis zu drei weiteren Organen
645	Doppler hirnversorgender Arterien

Tabelle 4
4. Transkranielle Duplex-Sonographie

GOÄ-Nr.	Kurztext
410	Ultraschalluntersuchung eines Organs
420	Ultraschalluntersuchung von bis zu drei weiteren Organen
649	Transkranieller Doppler

401   Zuschlag zu den sonographischen Leistungen nach den Nummern 410 bis 418 bei zusätzlicher Anwendung des Duplex-Verfahrens – gegebenenfalls einschließlich Farbkodierung

31,44	31,44	–	24,81	24,81

Der Zuschlag nach Nummer 401 ist nur einmal abrechenbar und neben den Leistungen nach den Nummern 406, 422–424, 644, 645, 649 und/oder 1754 nicht berechnungsfähig.

Kommentar: Die Leistung ist gemäß Ziffer 1 der Allg. Best. zu Abschnitt C.VI. nur einmal je Sitzung abrechenbar. Die Nr. 401 ist grundsätzlich bei Gefäßuntersuchungen erforderlich und zweckmäßig, nicht jedoch bei der Sonographie von Nerven.

Ausschluss: 406, 420, 422, 423, 424, 644, 645, 649, 1754

402   Zuschlag zu den sonographischen Leistungen bei transösophagealer Untersuchung

23,27	28,96	–	15,50	15,50

Der Zuschlag nach Nummer 402 ist neben den Leistungen nach den Nummern 403 sowie 676–692 nicht berechnungsfähig.

Kommentar: Die Leistung ist gemäß Ziffer 1 der Allg. Best. zu Abschnitt C.VI. nur einmal je Sitzung abrechenbar.

Ausschluss: 403, 676–692

403   Zuschlag zu den sonographischeno Leistungen bei transkavitärer Untersuchung

13,97	17,36	–	9,30	9,30

Der Zuschlag nach Nummer 403 ist neben den Leistungen nach den Nummern 402 sowie 676–692 nicht berechnungsfähig.

Kommentar: Neben Nr. 403 sind die Nrn. 410, 417 abrechenbar. Abrechnungsbeispiel einer gynäkologischen Untersuchung: 410 (Ut) + 420 (Ov-r) + 420 (Ov-l) + 420 (Hbl) + 403 (Zuschlag transkavitäre Untersuchung)
Die Leistung ist gemäß Ziffer 1 der Allg. Best. Abschnitt C.VI. nur einmal je Sitzung abrechenbar.

Ausschluss: 402, 676–692

404   Zuschlag zu Doppler-sonographischen Leistungen bei zusätzlicher Frequenzspektrumanalyse – einschließlich graphischer oder Bilddokumentation

19,65	19,65	–	15,50	15,50

Der Zuschlag nach Nummer 404 ist nur einmal abrechenbar und neben den Leistungen nach den Nummern 422, 423, 644, 645, 649 und/oder 1754 nicht berechnungsfähig.

Kommentar: Die Leistung ist gemäß Ziffer 1 der Allg. Best. zu Abschnitt C.VI. nur einmal je Sitzung abrechenbar.

Ausschluss: 422, 423, 644, 645, 649, 1754.

C. Nichtgebietsbezogene Sonderleistungen

UV-GOÄ-Nr.		Allgemeine Heilbehandl.	Besondere Heilbehandl.	Besondere Kosten	Allgemeine Kosten	Sachkosten (Besond. + Allg. Kosten)
405	Zuschlag zu der Leistung nach Nummer 424 – bei zusätzlicher Untersuchung mit cw-Doppler –	15,72	15,72	–	12,41	12,41

Kommentar: Die Leistung ist gemäß Ziffer 1 der Allg. Best. zu Abschnitt C.VI. nur einmal je Sitzung abrechenbar.
Ausschluss: 412, 413, 417, 418, 422, 423, 644, 645, 649, 1754

| **406** | Zuschlag zu der Leistung nach Nummer 424 – bei zusätzlicher Farbkodierung | 15,72 | 15,72 | – | 12,41 | 12,41 |

Kommentar: Die Leistung ist gemäß Ziffer 1 der Allg. Best. zu Abschnitt C.VI. nur einmal je Sitzung abrechenbar.
Ausschluss: 401, 412, 413, 417, 418, 422, 423, 435, 644, 645, 649, 1754

| **408** | Transluminale Sonographie von einem oder mehreren Blutgefäße(en) nach Einbringung eines Gefäßkatheters, je Sitzung | 18,60 | 23,16 | – | 12,41 | 12,41 |

Kommentar: Die Leistung ist gemäß Ziffer 1 der Allg. Best. zu Abschnitt C.VI. nur einmal je Sitzung abrechenbar.
Ausschluss: 355–361

| **410** | Ultraschalluntersuchung eines Organs | 18,60 | 23,16 | – | 8,76 | 8,76 |

Das untersuchte Organ ist in der Rechnung anzugeben.
Für die sonographischen Untersuchungen von Frakturen der in der Nr. 411 UV-GOÄ genannten Knochen/Gelenke kann der dort genannte Zuschlag berechnet werden.

Kommentar: Die Leistung ist gemäß Ziffer 1 der Allg. Best. zu Abschnitt C.VI. nur einmal je Sitzung abrechenbar. Nach den Allg. Best. zu Abschnitt C.VI. Sonographische Leistungen gelten als Organe im Sinne der Leistungen nach den Nrn. 410 und 420 neben den anatomisch definierten Organen auch der Darm, Gelenke als Funktionseinheiten sowie Muskelgruppen, Lymphknoten und/oder Gefäße einer Körperregion. Auch die Nerven sind Bestandteil der Körperregion und dieser hinzuzurechnen. Sie sind daher mit der Vergütung nach Nr. 410 abgegolten. Gelenke sind nach der Entscheidung des Bundessozialgerichtes vom 25.08.1999 (AZ: B6 KA32/98R) als funktionelle Einheit anzusehen. Eine Unterteilung in verschiedene Gelenkbereiche (Muskel, Sehnen, Haupt- und Nebengelenksbereiche) ist nicht zulässig. Zu den Hauptaufgaben der D-Ärzte und zugelassenen Handchirurgen gehört die manuelle symptombezogene oder umfassende Funktionsuntersuchung (Nrn. 1–6 bzw. 7–10) der Knochen, Muskeln, Bänder, Menisken und des Knorpels im Bereich der Gelenke durch klinische Tests. Sofern die klinischen Tests durch sonographische Gelenkuntersuchungen abgelöst werden, ist die in den Nrn. 1–6 bzw. 7–10 geforderte manuelle Gelenkuntersuchung nicht durchgeführt worden, was zur Nichtvergütung der Nrn. 1–6 und 7–10 führt. Die in Ergänzung zu den klinischen Tests durchgeführte Gelenksonographie ist im Sinne des § 8 Abs.1 ÄV grundsätzlich nur dann erforderlich und zweckmäßig, wenn Gelenkstrukturen beurteilt werden müssen, die mangels klinischer Tests nicht abklärbar sind.

Bei einem wachsenden Skelett ist die vergleichende sonographische Untersuchung der Gegenseite (Nr.420) einmalig indiziert und abrechenbar, da die Wachstumsfugen bei den Versicherten unterschiedlich ausgeprägt sind und somit Abweichungen besser erkannt werden können. Bei der Feststellung von degenerative Veränderungen im Rahmen der Gelenksonographie ist die vergleichende sonographischen Untersuchung der Gegenseite (Nr. 420) ebenfalls einmalig indiziert, da ein Normzustand benötigt wird bzw. degenerative Veränderungen der Gegenseite ausgeschlossen oder festgestellt werden können. Das Ergebnis der Gegenseite ist bei weiteren sonographischen Folgeuntersuchungen zum Vergleich heranzuziehen, so dass eine erneute sonographische Vergleichsuntersuchung grundsätzlich nicht erforderlich wird.

Die primäre Sonographie eines Gelenkes im bewegungslosen Zustand und anschließend als sekundäre dynamische Gelenkuntersuchung berechtigt nicht zur zusätzlichen Abrechnung der Nr. 420 neben der Nr. 410, da die Leistungsbeschreibung der Nr. 420 ausschließlich auf die Vergütung der sonographischen Untersuchung weiterer Organe, Gelenke etc. abzielt und somit die zusätzlich Abrechnung an dem bereits nach Nr. 410 untersuchten Gelenk ausschließt. Nr. 410 ist neben Nrn. 401, 402, 403, 420 abrechenbar.

Bei Kindern sind die Stirnhöhlen bis zur Pubertät (ca. 10. Lebensjahr) nicht ausgebildet, so dass deren sonographische Untersuchung und Abrechnung nach Unfällen in Kindertagesstätten und Schulen nicht möglich ist.

Die Ultraschalluntersuchung des Auges beinhaltet die Untersuchung eines Auges, dessen Augenhöhle und der umgebende Strukturen.

Die Ultraschalluntersuchung des zweiten Auges, der Augenhöhle und der umgebende Strukturen ist nach Nr. 420 abzurechnen.

Ultraschall der Nasennebenhöhlen: **Im Ratgeber GOÄ** (http://www.bundesaerzte-kammer.de/page.asp?his=1.108.4144.4285.9701) führt Dr. med. Tina Wiesener zur Abrechnung von Ultraschalluntersuchungen der Nasennebenhöhlen nach GOÄ im A-Scan-(Amplitude Modulation Scan) oder B-Scan-Verfahren (Brightness-Scan) u.a. aus (und dies gilt auch für die UV-GOÄ):

... „Die Nasennebenhöhlen sind im Wesentlichen paarig angelegt und teils durch knöcherne Wände, teils durch Zwischenräume getrennt. Paarige Organe (zum Beispiel Nieren etc.) gelten bei der Ultraschalluntersuchung als zwei jeweils eigenständige Organe.

Daher ist es durchaus vertretbar, die linke und die rechte Kieferhöhle jeweils als ein Organ im Sinne der Nrn. 410 und 420 des Gebührenverzeichnisses aufzufassen. ..."

In den Arbeitshinweisen führt die DGUV aus: „Auch die Nasennebenhöhlen einer Seite oder ein Auge sollen insoweit ein Organ sein."

Bei einem A-Scan der NNH empfehlen die Autoren dieses Buches im GOÄ Bereich den analogen Ansatz der Nr. A 409 (analog nach Nr. 410 GOÄ). Da es analoge Ansätze aber in der UV-GOÄ nicht gibt, sollte bei dem jeweiligen Unfallversicherungsträger nach einer Abrechnungsposition nachgefragt werden.

Im Rahmen einer Plexusanästhesie besteht beim Einbringen der Plexusnadel die Gefahr, dass Nerven und Gefäße verletzt werden können.

Mit der Sonographie kann die Plexusanästhesie sicherer durchgeführt werden. Die Nr. 410 ist mit dieser Begründung einmal abrechenbar.

Für den niedrig energetisch gepulsten Ultraschall wurde keine Gebührenziffer vereinbart. Auch eine amtliche Empfehlung zur (analogen) Abrechnung existiert nicht. Die Nrn. 539, 410 und/oder 420 sind hierfür daher nicht abrechenbar.

Niedrig intensiver, gepulster Ultraschall hat einen positiven Einfluss auf die Heilung bei frischen Brüchen und Falschgelenkbildungen (Pseudoarthrosen). Er ist zur Stimulation der Knochenbruchheilung aber nur sinnvoll, wenn er mit speziellen Geräten und täglich durchgeführt wird. Damit ist nur eine Verordnung und Antrag auf Kostenübernahme eines Leihgeräts zur Eigentherapie sinnvoll.

Die Leistungen der Nr. 410 und 420 beziehen sich auf eine Sitzung. Mit der Leistungsbeschränkung auf die Abrechenbarkeit von maximal 3 weiteren Organen erfolgt eine Mengenbegrenzung im Hinblick auf die „Sitzung". Unter Sitzung ist begrifflich die Behandlung/Untersuchung bei einem Arzt – Patientenkontakt zu verstehen (z. B. Erstbehandlung nach einem Unfall).

Erfolgen voneinander getrennt sonographische Untersuchungen durch Ärzte verschiedener Fachgebiete handelt es sich um mehrere Sitzungen, mit der Folge, dass die Abrechnung der Nrn. 410 und 420 mehrfach an einem Behandlungstag möglich ist (z. B. Sono Abdomen – Niere, Milz, Leber durch den D-Arzt, Sono Hoden durch den Urologen). Es handelt sich auch um getrennte Sitzungen, wenn am gleichen Tag ein zweiter Arzt-Patienten-Kontakt erfolgt.

Sofern nach der symptomzentrierten/eingehenden Untersuchung keine Vorstellungspflicht nach § 26 ÄV besteht, sind pädiatrische sonographische Untersuchungen neben den o. G. Indikationen regelmäßig erforderlich und zweckmäßig zum Ausschluss einer:

- Verletzungen des Muskel- und Sehnengewebes (z. B. Muskelfaser- oder Sehnenriss, umschriebene Blutergüsse),
- nach schweren Prellungen mit Verdacht auf umschriebene Blutergüsse,
- zur Stellungskontrolle des Skelettsystems

C. Nichtgebietsbezogene Sonderleistungen

UV-GOÄ-Nr. | Allgemeine Heilbehandl. | Besondere Heilbehandl. | Besondere Kosten | Allgemeine Kosten | Sachkosten (Besond. + Allg. Kosten)

Abrechnung von Ultraschalluntersuchungen (Real-time), mögliche Zuschläge und ggf. weitere Abrechnungsmöglichkeiten

Bereich	UV-GOÄ-Nr. der Grundleistungen	Zuschläge zu den Grundleistungen und ggf. weitere Abrechnungsmöglichkeiten
Organ	410 – ein Organ (z.B. Lunge, Leber, Gallenblase, jweils beide Nieren, Milz, Darm etc.) 410 – Gelenke (z.B. Knie, Schulter, Sprunggelenk etc.) 413 – Hüftgelenk beim Kind 417 – Schilddrüse 418 – eine Brustdrüse	• bis zu 3 weiteren Organen: Nr. 420 • transkavitär: Nrn. 402, 403 • Duplex-Verfahren: Nr. 401
Spez. Herz	423 – Zweidimensinonale Echokardiographie	• ein weiteres Organ: Nr. 410 • Nr. 420 bis zu 3 weiteren Organen • transösophageal: Nr. 402 • cw-Doppler: Nr. 405 • Duplex-Verfahren: Nr. 424 • Duplex farbcodiert: Nr. 406

Ausschluss: 412, 413, 417, 418, 1011–1014, 1860, 5604.

411   Sonographie bei der Diagnostik von Frakturen bei Kindern und Jugendlichen (bis zum 18. Geburtstag) (Zuschlag zur Nr. 410)
– Knochen/Gelenke im Sinne der Nr. 411 sind: Oberarm, Unterarm, Oberschenkel, Unterschenkel und angrenzende Gelenke.

| 39,99 | 39,99 | – | 18,87 | 18,87 |

Der Zuschlag kann zu der Nr. 410 nur einmal je Sitzung und maximal dreimal im Behandlungsfall abgerechnet werden. Neben der Nr. 411 und 411a kann die Nr. 420 nicht abgerechnet werden. Eine im Einzelfall erforderliche sonographische Kontrolle der Gegenseite ist Bestandteil der Leistung

Arbeitshinweise: **Anmerkungen zu den Nrn. 411/411a**
Bei der Leistung handelt es sich um einen Zuschlag, daher kann sie nicht als eigenständige Leistung abgerechnet werden. Voraussetzung für die Abrechnung des Zuschlags nach den Nrn. 411/411a ist, dass eine Fraktur vorliegt und diese nach dem aktuellen Stand der medizinischen Erkenntnis sonographisch untersucht werden kann. Ziel der Einführung der Nrn. 411/411a ist die Reduzierung der Röntgenuntersuchungen. Diese sollen durch die Sonographie ersetzt werden. Neben einer sonographischen Kontrolle kann daher in gleicher Sitzung keine Röntgenuntersuchung abgerechnet werden. Diese ist auch dann zu korrigieren, wenn die nach den allgemeinen Bestimmungen im Behandlungsfall erlaubten maximal 2 Röntgenkontrolluntersuchungen noch nicht erreicht sind. Die Anzahl der Röntgenuntersuchungen ist auch für den weiterbehandelnden D-Arzt nachdem die Erstversorgung (Radiologische Diagnosefeststellung und ggf. radiologische Stellungskontrolle) stattgefunden hat, verbindlich.
Alle anderen sonographischen Kontrollen von Verletzungen berechtigen nicht dazu diese Leistungen abzurechnen.
Mit der Formulierung „Knochen/Gelenke/und angrenzenden Gelenke" und dem Ausschluss der Nr. 420 wird klargestellt, dass im Rahmen der Frakturkontrolle unabhängig des Umfangs der sonographischen Kontrolle, ausschließlich die Nr. 410 abgerechnet werden kann.
Dies gilt auch dann, wenn der Arzt im Einzelfall die Gegenseite zum Vergleich benötigt. Mit der Nennung der Knochen/Gelenke bei der Nr. 411 erfolgt eine abschließende Aufzählung. Alle anderen Kontrollen von Frakturen an Knochen/Gelenken sind nach Nr. 411a abzurechnen. Die sonographische Kontrolle des Knochens und/oder angrenzenden Gelenke ist Bestandteil der Leistung und berechtigt nicht zu einer weiteren Nr. 410 mit Zuschlag (411/411a).
Die Leistungsbeschreibung beinhaltet die Mehrzahl „Frakturen", und begrenzt die Abrechnung auf „einmal je Sitzung". Dies bedeutet, dass die Nrn. 411/411a unabhängig der Anzahl der vorliegenden Frakturen an Knochen/gelenken nur einmal abgerechnet werden können (siehe auch BSG bei Nr. 420 zum Begriff „je Sitzung").

411a–412 C. Nichtgebietsbezogene Sonderleistungen

UV-GOÄ-Nr.	Allgemeine Heilbehandl.	Besondere Heilbehandl.	Besondere Kosten	Allgemeine Kosten	Sachkosten (Besond. + Allg. Kosten)

Kommentar Die Gebührenziffern kann als Zuschlag nur 1 x pro Sitzung (Arzt-Patienten-Kontakt), 3 x pro Behandlungsfall (3 Monate) in Zusammenhang mit der Nr. 410 abgerechnet werden, wenn die zu untersuchende Person des 18. Lebensjahr noch nicht vollendet hat. Die angrenzenden Gelenke zu den großen Röhrenknochen der Extremitäten sind das Hand-, Ellenbogen- und Schultergelenk sowie das Sprung-, Knie- und Hüftgelenk. Die Kniescheibe gehört anatomisch zum Kniegelenk, so dass bei dessen Untersuchung der Zuschlag nach Nr. 411 ansetzbar ist. Durch die Zusatzbestimmung ist die Abrechnung der Nr. 420 und damit z.B. gesonderte Kontrollen der Gegenseite neben Nr. 411 nicht gestattet.
Die aktuelle S2 Leitlinie – Fraktursonografie vom 01.02.2023 empfiehlt die Sonographie bei bestimmten Verletzungen ausdrücklich als Standarddiagnostik in der Primäruntersuchung. Damit ist die Sonographie nicht mehr auf die Kontrolle von Frakturen begrenzt. Die Möglichkeiten der Abrechnung der Nrn. 411/411a ergibt sich aus den in der Leitlinie enthaltenen Indikationen. Ziel der Nrn. 411/411a sollte aber weiterhin die Primäruntersuchung von Frakturen und der Kontrolle des Bruchheilungsprozesses ein. Für andere Zielleistungen (Sehnen, Muskeln, Weichteile usw.) kann der Zuschlag nicht abgerechnet werden. An der grundsätzlichen Beschränkung der dreimaligen Abrechnung ändert sich durch die Leitlinie nichts.

Ausschluss 420

411a Sonographie bei der Diagnostik von Frakturen bei Kindern und Jugendlichen (bis zum 18. Geburtstag) (Zuschlag zur Nr. 410)
– **Andere Knochen/Gelenke die nicht in der Nr. 411 genannt sind**

| | 11,42 | 11,42 | – | 5,40 | 5,40 |

Der Zuschlag kann zu der Nr. 410 nur einmal je Sitzung und maximal dreimal im Behandlungsfall abgerechnet werden. Neben der Nr. 411 und 411a kann die Nr. 420 nicht abgerechnet werden. Eine im Einzelfall erforderliche sonographische Kontrolle der Gegenseite ist Bestandteil der Leistung.

Arbeitshinweise: siehe Nr. 411
Kommentar Die Gebührenziffern kann als Zuschlag nur 1 x pro Sitzung (Arzt-Patienten-Kontakt), 3 x pro Behandlungsfall (3 Monate) in Zusammenhang mit der Nr. 410 abgerechnet werden, wenn die zu untersuchende Person des 18. Lebensjahr noch nicht vollendet hat. Durch detaillierte Leistungsbeschreibung der Nr. 411 sind mit der Nr. 411a an den Extremitäten die Untersuchung an der Handwurzel, der Mittelhand, den Fingern, den Daumen und den kleinen Gelenken, an der gesamten Hand sowie an der Fußwurzel, dem Mittelfuß, den Zehen und den kleinen Gelenken am gesamten Fuß abrechenbar. Das Schlüsselbein gehört anatomisch nicht mehr zum Schultergelenk, so dass nur der Zuschlag nach Nr. 411a ansetzbar ist. Durch die Zusatzbestimmung ist die Abrechnung der Nr. 420 und damit z.B. gesonderte Kontrollen der Gegenseite neben Nr. 411a nicht gestattet.

Ausschluss 420

412 Ultraschalluntersuchung des Schädels bei einem Säugling oder Kleinkind bis zum vollendeten 2. Lebensjahr

| | 26,07 | 32,43 | – | 12,27 | 12,27 |

Kommentar: Die Leistung ist gemäß Ziffer 1 der Allg. Best. zu Abschnitt C.VI. nur einmal je Sitzung abrechenbar. Da Säuglinge und Kleinkinder bis zum vollendeten 2. Lebensjahr in zugelassenen Krippen und bei zugelassenen Tagesmüttern unter dem Schutz der GUV stehen, darf nach einem Unfall bei entsprechender Indikation (Schädelprellung mit V.a. interzerebraler Blutung) der Kinderarzt, Neuropädiater oder pädiatrischer Neurochirurg zum Ausschluss einer Schädigung des knöchernen Schädels/der Schädelnähte und des Gehirns eine Schädelultraschalluntersuchung (Nr. 412) im Rahmen der Erstversorgung durchführen. Die Ultraschallechographie des Gehirns (Echoenzephalographie) nach Nr. 669 ist in der Gebühr der Nr. 412 mit enthalten und daher nicht zusätzlich neben Nr. 412 abrechenbar. Sofern nur eine Echoenzephalographie durchgeführt wird, ist die geringer vergütete Nr. 669 abzurechnen. Die sonographische Untersuchung des Zentralnervensystems nach Nr. 412 ist bis zum zweiten Geburtstag möglich und kann – im Gegensatz zur GOÄ – auch transkraniell erfolgen. Dies ist eine Möglichkeit, falls die große Fontanelle bereits geschlossen ist.

Ausschluss: 405, 406, 410, 413, 417, 418, 669.

C. Nichtgebietsbezogene Sonderleistungen 413–420

UV-GOÄ-Nr. | Allgemeine Heilbehandl. | Besondere Heilbehandl. | Besondere Kosten | Allgemeine Kosten | Sachkosten (Besond. + Allg. Kosten)

413 Ultraschalluntersuchung der Hüftgelenke bei einem Säugling oder Kleinkind bis zum vollendeten 2. Lebensjahr 26,07 32,43 – 12,27 12,27

Kommentar: Die Leistung ist gemäß Ziffer 1 der Allg. Best. zu Abschnitt C.VI. nur einmal je Sitzung abrechenbar. Bei Kindern nach dem vollendeten 2. Lebensjahr ist wie bei Erwachsenen für die Untersuchung beider Hüftgelenke die Nr. 410 für das erste und zusätzlich die Nr. 420 für das zweite Hüftgelenk abzurechen.

Ausschluss: 404–406, 410, 412, 417, 418

417 Ultraschalluntersuchung der Schilddrüse 19,56 24,31 – 9,30 9,30

Ausschluss: 405, 406, 410, 412, 413, 418

418 Ultraschalluntersuchung einer Brustdrüse – gegebenenfalls einschließlich der regionalen Lymphknoten 19,56 24,31 – 9,30 9,30

Kommentar: Die Leistung ist gemäß Ziffer 1 der Allg. Best. zu Abschnitt C.VI. nur einmal je Sitzung abrechenbar. Eine erforderliche Sonographie der zweiten Brustdrüse ist nach Nr. 420 abrechenbar.

Ausschluss: 404–406, 410, 412, 413, 417

420 Ultraschalluntersuchung von bis zu drei weiteren Organen im Anschluss an eine der Leistungen nach den Nummern 410-418, je Organ 7,44 9,27 – 3,51 3,51

Die untersuchten Organe sind in der Rechnung anzugeben. Die Leistung nach Nummer 420 kann je Sitzung höchstens dreimal berechnet werden.

Arbeitshinweise: (Ausschnitt)

Nach vielen Rückmeldungen von Ärzten sind zwischenzeitlich Änderungen bei der Indikation sonografischer Untersuchungen eingetreten. Der Bereich Sonografie wurde deshalb unter Einbeziehung der relevanten Expertengruppen - AK Bewegungsorgane der DEGUM, AG Ultraschall der DGU, AG Orthopädie und Unfallchirurgie der Sektion Chirurgie der DEGUM - überarbeitet.

Die Experten haben in der nachstehenden **Ampelliste** ihre Einschätzung konsentiert dokumentiert, bei welchen Verletzungen und zu welchem Zeitpunkt eine Indikation gegeben (grün) oder fraglich (gelb) sein kann oder auch eine Indikation nicht gegeben (rot) ist.

Diese Einschätzung bezieht sich generell auf Verletzte jeden Alters. Bei unklarem Befund bzw. zur Diagnosesicherung kann im jeweiligen Einzelfall ein **Seitenvergleich bei paarigen Organen** angezeigt sein. Untersuchungen einer Gegenseite können insbesondere indiziert sein, wenn zur Einschätzung eines vom Normalen abweichenden Befundes ein so genannter Normzustand benötigt wird, wie dies die (vermeintlich) gesunde Gegenseite darstellt. Es macht durchaus Sinn, z. B. auf der Gegenseite Läsionen festzustellen oder auszuschließen, die dann wieder einen Aufschluss über den Unfallzusammenhang geben können (z. B. bei Verdacht auf degenerative Veränderungen von Sehnen, Läsionen der Rotatorenmanschette und der Achillessehne).

Mit der Ampelliste werden keine Hinweise dazu gegeben, wann bei Anwendung von Sonografie z.B. Röntgen, MRT oder CT entbehrlich wäre. Es existieren insbesondere facharztübergreifend **keine abgestimmten Aussagen**, bei welchen Indikationen durch die Sonografie der Einsatz von Röntgen, CT und/oder MRT entbehrlich ist. Vielmehr wird dies immer im jeweiligen Einzelfall durch den Arzt – auch unter Strahlenschutzgesichtspunkten – zu prüfen und zu entscheiden sein. Bei Patienten mit einem **Herzschrittmacher, der nicht MRT-fähig ist**, wird je nach Verletzungsbild einer sonografischen Diagnostik der Vorzug eingeräumt werden.

Durch die Sonografie können **teilweise** Röntgen-, CT- und MRT-Untersuchungen entbehrlich werden und damit Strahlenbelastungen für die Versicherten vermieden und/oder Kosten eingespart werden. Um aussagekräftige Ergebnisse erzielen zu können, bedarf es einer fachlichen Qualifikation des Arztes sowie einer aktuellen Geräteausstattung, wie sie die „Ultraschall-Vereinbarung" für die Abrechnung in der GKV vorschreibt. Eine Zulassung zur Abrechnung in der GKV kann aber nicht gefordert werden, da viele

UV-GOÄ-Nr.	Allgemeine Heilbehandl.	Besondere Heilbehandl.	Besondere Kosten	Allgemeine Kosten	Sachkosten (Besond. + Allg. Kosten)

Ärzte der UV in der GKV nicht tätig sind und daher nicht über eine Zulassung verfügen, obwohl sie die Voraussetzungen erfüllen.

Bei Ärzten, die dadurch auffallen, dass sie nach jeder Sonografie immer noch eine Röntgen-, CT- oder MRT-Kontrolle durchführen, sollte jedoch der erwartete Nutzen für die vorher durchgeführte Sonografieuntersuchung hinterfragt werden, ggf. auch, ob dieser mit dem zur Verfügung stehenden Gerät überhaupt zu erzielen war.

Insbesondere bei Kindern bis 12 Jahren wird vermehrt die Sonografie als diagnostisches Mittel verwendet und insoweit versucht, die mit dem Röntgen einhergehende Strahlenbelastung zu verringern oder gar zu vermeiden.

Dazu gehört auch die Eingrenzung von verletzten Arealen (Screening), insbesondere bei kleineren Kindern oder bei Kindern mit geistiger Behinderung, die die Schmerzlokalisation nicht eindeutig artikulieren können.

Dazu gehören: Rippenbrüche, Schlüsselbeinfrakturen, Brustbeinfrakturen, handgelenksnahe Brüche, ellenbogennahe Brüche und körpernahe Oberarmbrüche, sprunggelenknahe Unterschenkelbrüche, kniegelenknahe Brüche, und körpernahe Oberschenkelbrüche sowie Brüche der großen und kleinen Röhrenknochen an oberen und unteren Extremitäten.

Bei diesen Regionen gilt dies für die Erstuntersuchung.

Zum 01.01.2023 wurden die UV-GOÄ um die Zuschläge der Nrn. 411/411a hinsichtlich der sonographischen **Kontrollen** von Frakturen bei Kindern und Jugendlichen bis zum 18. Geburtstag ergänzt.

Bei der **Untersuchung mehrerer Organe** ist neben der Nr. 410 für jedes weitere Organ zusätzlich jeweils die Leistung nach Nr. 420 berechenbar (z. B. Milz, Leber, Unterschenkel-Muskulatur = Nrn. 410 + 420 + 420).

Die Sonographie der Nase wird sehr unterschiedlich abgerechnet (Nr. 410 und bis zu 3 x Nr. 420). Vergleichbar mit der Untersuchung paariger Organe (Augen, Nieren, Hoden) kann die Nase max. in zwei „Organe" (linke/rechte Seite) aufgeteilt werden mit der Folge, dass neben der Nr. 410 einmal die Nr. 420 abrechenbar ist. Die dreimalige Berechnung der Nr. 420 ist gemessen am erforderlichen Aufwand unverhältnismäßig…

Bedeutet vom Eintreten des Patienten in die Praxis bis zum Verlassen der Praxis. Der Begriff „je Sitzung" wird in der GOÄ überwiegend als leistungsbegrenzend verwendet und kann als gleichbedeutend mit dem Begriff „Arzt-Patienten-Kontakt" und „Inanspruchnahme" gesehen werden (vergleiche Kommentar zur GOÄ von **Brück**).

Die fachlichen Notwendigkeiten zur Durchführung von Ultraschalluntersuchungen sind für die Berechnungsfähigkeit nicht maßgeblich, sondern nur die Vorgaben der GOÄ. Deutsches Ärzteblatt 102, Heft 47 (25.11.2005), Seite A-3282

Bundessozialgericht Az.: 6 RKa 40/92

Bei der Inanspruchnahme/Sitzung muss immer das Behandlungs- oder Untersuchungsziel berücksichtigt werden. So gilt auch als eine Sitzung/Inanspruchnahme, wenn der Patient aus praxisorganisatorischen oder medizinischen Gründen zwischen den einzelnen Untersuchungen oder Behandlungen den Raum verlässt, im Wartezimmer wartet oder sogar die Praxis verlässt. Diese Regel soll eine Stückelung der „Sitzung" oder Inanspruchnahme verhindern.

Kommentar: Siehe Kommentar zu Nr. 410.
Ausschluss: 401, 411, 411a

422 Eindimensionale echokardiographische Untersuchung mittels Timo-Motion-Diagramm, mit Bilddokumentation – gegebenenfalls einschließlich gleichzeitiger EKG-Kontrolle

| 18,60 | 23,16 | – | 11,19 | 11,19 |

Kommentar: Die Leistung ist gemäß Ziffer 1 der Allg. Best. zu Abschnitt C.VI. nur einmal je Sitzung abrechenbar. Neben Ultraschalluntersuchungen des Herzens nach den Nrn. 422–424 sind Untersuchungen übriger Organe abrechenbar. Ein mitlaufendes EKG kann nicht extra berechnet werden.
Ausschluss: 401, 404–406, 423, 424, 650–655

C. Nichtgebietsbezogene Sonderleistungen 423–428

UV-GOÄ-Nr. | Allgemeine Heilbehandl. | Besondere Heilbehandl. | Besondere Kosten | Allgemeine Kosten | Sachkosten (Besond. + Allg. Kosten)

423 Zweidimensionale echokardiographische Untersuchung mittels Real-Time-Verfahren (B-Mode), mit Bilddokumentation – einschließlich der Leistung nach Nummer 422

46,54   57,92   –   27,91   27,91

Kommentar: Die Leistung ist gemäß Ziffer 1 der Allg. Best. zu Abschnitt C.VI. nur einmal je Sitzung abrechenbar. Siehe Kommentar zu Nr. 422. Ein mitlaufendes EKG kann nicht extra berechnet werden.

Ausschluss: 401, 404, 405, 406, 422, 424, 650–655.

Bereich	UV-GOÄ-Nr. der Grundleistungen	Zuschläge zu den Grundleistungen und ggf. weitere Abrechnungsmöglichkeiten
Spez. Herz	423 – Zweidimensinonale Echokardiographie	• ein weiteres Organ: Nr. 410 • Nr. 420 bis zu 3 weiteren Organen • transösophageal: Nr. 402 • cw-Doppler: Nr. 405 • Duplex-Verfahren: Nr. 424 • Duplex farbcodiert: Nr. 406

424 Zweidimensionale Doppler-echokardiographische Untersuchung mit Bilddokumentation – einschließlich der Leistung nach Nummer 423 – (Duplex-Verfahren)

65,16   81,08   –   38,97   38,97

Kommentar: Die Leistung ist gemäß Ziffer 1 der Allg. Best. zu Abschnitt C.VI. nur einmal je Sitzung (Arzt-Patienten-Kontakt) abrechenbar. Siehe Kommentar zu Nr. 422. Ggf. Zuschlag nach Nr. 406 (Farbcodierung) zusätzlich abrechnen. Der Gebührenausschuss der BÄK hat in seiner Sitzung vom 14./15.01.2021 empfohlen, die optische Kohärenztomographie (OCT) des Auges, ggf. beidseits analog mit Nr. 424 und bei der ergänzenden Angio-CT des Auges zur Abbildung des Blutflusses, ggf. beidseits als Zuschlag die Nr. 406 abzurechnen. Die OCT kommt oft bei nichttraumatischen Veränderungen der Augen, wie z.B. altersbedingte Makuladegeneration, Netzhauterkrankungen, diabetischer Ritinopathie oder Glaukom (Grüner Star), Veränderungen des Sehnervenkopfes oder erhöhtem Augeninnendruck zur Anwendung. Da das OCT bisher in der UV-GOÄ nicht verankert ist, bedarf es zur Durchführung der vorherigen Genehmigung des UVTr.

Ausschluss: 401, 422, 423, 650–655

VII. Intensivmedizinische und sonstige Leistungen

427 Assistierte und/oder kontrollierte apparative Beatmung durch Saug-Druck-Verfahren bei vitaler Indikation, bis zu 12 Stunden Dauer

13,97   17,36   –   3,24   3,24

Neben den Leistungen nach den Nummern 427 und 428 sind die Leistungen nach Nummern 462, 463 und/oder 501 nicht berechnungsfähig.

Kommentar: Im Rahmen einer Operation ist die assistierte Beatmung nur abrechenbar, wenn eine Besonderheit/ Komplikation eine weitere Beatmung im Aufwachraum erforderlich macht. Dies ist im Protokoll des Aufwachraumes zu dokumentieren. Aufgrund der Leistungsüberschneidung „Beatmung" und der Zusatzbestimmung ist die Nr. 427 nicht neben den Nrn. 462, 463 und 501 ansetzbar. Gemäß Komm. Brück ist die Nr. 500 nicht in zeitlichem Zusammenhang mit einer apperativen Beatmung nach Nr. 427 abrechenbar. Gleiches gilt auch für die Atmungsbehandlung nach Nr. 505. Bei einer Beatmung über 12 Std. ist die höher vergütete Nr. 428 ansetzbar.

Ausschluss: 428, 462, 463, 500, 501, 505, 1040.

428 Assistierte und/oder kontrollierte apparative Beatmung durch Saug-Druck-Verfahren bei vitaler Indikation bei mehr als 12 Stunden Dauer, je Tag

20,49   25,49   –   4,72   4,72

Neben den Leistungen nach den Nummern 427 und 428 sind die Leistungen nach Nummern 462, 463 und/oder 501 nicht berechnungsfähig.

UV-GOÄ-Nr.	Allgemeine Heilbehandl.	Besondere Heilbehandl.	Besondere Kosten	Allgemeine Kosten	Sachkosten (Besond. + Allg. Kosten)

Kommentar: Im Rahmen einer OP ist die assistierte Beatmung nur abrechenbar, wenn eine Besonderheit/Komplikation eine weitere Beatmung im Aufwachraum erforderlich macht. Dies ist im Protokoll des Aufwachraumes zu dokumentieren. Aufgrund der Leistungsüberschneidung „Beatmung" und der Zusatzbestimmung ist die Nr. 428 nicht neben den Nrn. 462, 463 und 501 ansetzbar. Gemäß Komm. **Brück** ist die Nr. 500 nicht in zeitlichem Zusammenhang mit einer apperativen Beatmung nach Nr. 428 abrechenbar. Gleiches gilt auch für die Atmungsbehandlung nach Nr. 505. Bei einer Beatmung bis zu 12 Std. ist die geringer vergütete Nr. 427 anzusetzen.

Ausschluss: 427, 462, 463, 500, 501, 505.

429 Wiederbelebungsversuch – einschließlich künstlicher Beatmung und extrathorakaler indirekter Herzmassage, gegebenenfalls einschließlich Intubation –

	37,22	46,34	2,21	4,32	6,53

Kommentar: Die Atemspende beim Versuch der Herz-Lungen-Wiederbelebung ist im Leistungsumfang der Nr. 429 enthalten und daher nicht gesondert mit Nr. 500 oder Nr. 501 abrechenbar. Bei einmaligem oder wiederholtem Einsatz eines Defibrillators ist die Nr. 430 einmal neben Nr. 429 abrechenbar.

Ausschluss: 500, 501, 1040, 1529, 1530.

430 Extra- oder intrathorakale Elektro-Defibrillation und/oder Stimulation des Herzens

	37,22	46,34	–	20,63	20,63

Die Leistung nach Nummer 430 ist auch bei mehrfacher Verabfolgung von Stromstößen in engem zeitlichen Zusammenhang zur Erreichung der Defibrillation nur einmal berechnungsfähig.

431 Elektrokardioskopie im Notfall

	9,30	11,60	–	6,20	6,20

Kommentar: Ist auch eine graphische Darstellung des Monitorbildes möglich, ohne dass neue Elektroden angelegt werden müssen, so kann die höher bewertete Leistung nach Nr. 650 statt der Nr. 431 abgerechnet werden. Neben der Nr. 431 können die Nrn. 650, 651 nicht berechnet werden. Würde sich allerdings beim Schreiben eines EKGs nach den Nrn. 650 und 651 eine Situation einstellen, die eine Elektrokardioskopie erforderlich macht, ist eine Abrechnung der Leistungen nach den Nrn. 650 und 651 neben Nr. 431 mit entsprechender Begründung möglich.

433 Aussspülung des Magens – auch mit Sondierung der Speiseröhre und des Magens und/oder Spülung des Duodenums

	13,01	16,21	–	8,62	8,62

Kommentar: Werden mehrere Spülungen zu einem Zeitpunkt hintereinander durchgeführt, so kann die Leistung nach Nr. 433 nur einmal abgerechnet werden. Sind allerdings mehrere Magenspülungen zu unterschiedlichen Zeiten erforderlich, so können diese auch entsprechend einzeln abgerechnet werden. Die Zeiten sind in der Rechnung anzugeben. Die Nr. 433 ist nicht abrechenbar für Spülungen im Rahmen endoskopischer Untersuchungen des oberen Gastrointestinaltraktes und auch nicht für das routinemäßige Legen einer Magensonde, wie es im Rahmen von Anästhesievorbereitungen geschieht.

Ausschluss: 670, 682–684, 691, 692.

VIII. Zuschläge zu ambulanten Operations- und Anästhesieleistungen

Allgemeine Bestimmungen:

1. Grundsätze Ambulantes Operieren in der GUV in der Fassung vom 1. Januar 2016

1.1 Anwendung des Kataloges ambulant durchführbarer Operationen und stationsersetzender Eingriffe

Zur Entscheidung, ob eine Operation unter ambulanten oder stationären Bedingungen durchzuführen ist, wird der „Katalog ambulant durchführbarer Operationen und stationsersetzender Eingriffe" nach Anlage 1 des Vertrages nach § 115b Abs. 1 SGB V –Ambulantes Operieren und stationsersetzende Eingriffe im Krankenhaus – (Stand 1.01.2004) für Versicherte der GUV entsprechend zu Grunde gelegt.

C. Nichtgebietsbezogene Sonderleistungen

1.2 Vorrang der ambulanten Leistungserbringung
Die in dem Katalog mit * gekennzeichneten Leistungen sollen im Regelfall ambulant erbracht werden. Wird die Leistung stationär erbracht, ist dies gesondert zu begründen. Die Entscheidung obliegt dem D-Arzt, dem Handchirurgen nach § 37 Abs. 3 des Vertrages Ärzte/UVTr. nach Art oder Schwere der Verletzung, bzw. dem entsprechenden Facharzt bei Augen- und/ oder HNO-Verletzungen und ggf. dem nach § 12 des Vertrages Ärzte/UVTr. Hinzugezogenen Facharzt auf seinem Fachgebiet. Die Besonderheiten des Verletzungsartenverfahrens (siehe Pt. 4) sind zu beachten.

Eine stationäre Leistungserbringung kann insbesondere in Betracht kommen, wenn die in Anlage 2 zum Vertrag nach § 115b Abs. 1 SGB V (Stand 1.01. 2004) genannten „Allgemeinen Tatbestände" erfüllt sind. Bei der Entscheidung ist darüber hinaus die Gesamtkonstellation der Verletzungsfolgen und deren Auswirkungen auf die individuelle Situation und den Gesundheitszustand des Patienten zu berücksichtigen.

1.3 Anwendung des Vertrages Ärzte/UVTr
Die allgemeinen und besonderen Regelungen für die HB bei Arbeitsunfällen nach dem Vertrag Ärzte/UVTräger, insbesondere über Vorstellungspflichten beim D-Arzt, die Hinzuziehung anderer Ärzte durch den D-Arzt sowie Unterstützungs- und Berichtspflichten, bleiben unberührt.

1.4 Besonderheiten des Verletzungsartenverfahrens und des Schwerstverletzungsartenverfahrens
Handelt es sich um eine Verletzung des Verletzungsartenverzeichnisses, hat der behandelnde Arzt dafür zu sorgen, dass der Patient unverzüglich in ein von dem LV der Deutschen Gesetzlichen Unfallversicherung (DGUV) am Verletzungsartenverfahren beteiligtes Krankenhaus überwiesen wird. Bei Vorliegen einer in den Erläuterungen zum Verletzungsartenverzeichnis mit „S" gekennzeichneten Verletzung erfolgt die Überweisung in ein von den DGUV-LVen am Schwerstverletzungsartenverfahren (SAV) beteiligtes Krankenhaus. Der an diesem Krankenhaus tätige D-Arzt entscheidet nach Art oder Schwere der Verletzung, ob eine stationäre oder ambulante Behandlung erforderlich ist. Er kann die Behandlung ambulant durchführen oder einen anderen qualifizierten Arzt mit der ambulanten Behandlung beauftragen.

Eine Überweisung in ein beteiligtes Krankenhaus ist in den in den Erläuterungen zu Nummer 8 des Verletzungsartenverzeichnisses mit einem „V" gekennzeichneten Fällen dann nicht erforderlich, wenn es sich bei dem behandelnden Arzt um einen Handchirurgen handelt, der zur Behandlung Unfallverletzter von einem Landesverband der Deutschen Gesetzlichen Unfallversicherung (DGUV) zugelassen ist (§ 37 Vertrag Ärzte/UVTr). In den in den Erläuterungen zu Nummer 8 des Verletzungsartenverzeichnisses mit einem „(S)" gekennzeichneten Fällen braucht eine Überweisung nach Absatz 1 dann nicht zu erfolgen, wenn die Behandlung in einer von den DGUV-LVen beteiligten handchirurgischen Spezialeinrichtung erfolgt.

1.5 Berechtigung zur Durchführung ambulanter Operationen
Zur Durchführung ambulanter Operationen in der GUV berechtigt sind in Praxis niedergelassene oder an Krankenhäusern tätige D-Ärzte, die als solche bis zum 31.12.2010 von einem Landesverband beteiligt worden sind, andere nur, wenn sie über die Schwerpunktbezeichnung „Unfallchirurgie" bzw. über die Zusatzbezeichnung „Spezielle Unfallchirurgie" verfügen, bzw. Augen- und HNO-Ärzte und Handchirurgen nach § 37 Abs. 3 des Vertrages Ärzte/UVTr. sowie Hautärzte und Mund-, Kiefer-, Gesichtschirurgen bei Verletzungen bzw. Erkrankungen auf dem jeweiligen Fachgebiet und Ärzte für Anästhesie, wenn sie hierzu von der zuständigen Kassenärztlichen Vereinigung zugelassen sind und/oder die Erklärungen nach § 3 der „Vereinbarung von Qualitätssicherungsmaßnahmen bei ambulanten Operationen und bei sonstigen stationsersetzenden Leistungen gemäß § 15 des Vertrages nach § 115b Abs. 1 SGB V" abgegeben haben, die fachlichen und räumlich-apparativen Voraussetzungen erfüllen und die notwendigen Pflichten anerkennen. D-Ärzte ohne Schwerpunktbezeichnung „Unfallchirurgie" bzw. Zusatzbezeichnung „Spezielle Unfallchirurgie" dürfen nur solche ambulanten Operationen durchführen und abrechnen, die in den Gebühren-Nrn. 442 bis 445 mit einem „*" gekennzeichnet sind, andere Leistungen nur mit vorheriger Genehmigung durch den Unfallversicherungsträger. D-Ärzte sind berechtigt, Arbeitsunfallverletzte an Ärzte, die zum ambulanten Operieren in der vertragsärztlichen Versorgung berechtigt sind, zur ambulanten Leistungserbringung zu überweisen (§ 12 Vertrag Ärzte/ UVTr).

In Zweifelsfällen ist die Erfüllung der Anforderungen gegenüber dem zuständigen Landesverband der Deutschen Gesetzlichen Unfallversicherung (DGUV) nachzuweisen. Der Landesverband kann verlangen, dass der Arzt/das Krankenhaus die abgegebenen Erklärungen zur Einsichtnahme zur Verfügung stellt.

Der Arzt/das Krankenhaus ermöglicht dem Landesverband, jederzeit die Erfüllung der Anforderungen zu überprüfen.

2. Bei ambulanter Durchführung von Operations- und Anästhesieleistungen in der Praxis niedergelassener Ärzte oder in Krankenhäusern können für die erforderliche Bereitstellung von Operationseinrichtungen und Einrichtungen zur Vor- und Nachsorge (z.B. Kosten für Operations- und Aufwachräume oder Gebühren bzw. Kosten für wieder verwendbare Operationsmaterialien bzw. –geräte) Zuschläge berechnet werden. Für die Anwendung eines Operationsmikroskops oder eines Lasers im Zusammenhang mit einer ambulanten operativen Leistung können Zuschläge dann berechnet werden, wenn die Anwendung eines Operationsmikroskops oder eines Lasers in der Leistungsbeschreibung der Gebührennummer für die operative Leistung nicht beinhaltet ist.

3. nicht besetzt

4. Maßgeblich für den Ansatz eines Zuschlags nach den Nummern 442 bis 445 sowie 446 oder 447 ist die erbrachte Operations- bzw. Anästhesieleistung mit der höchsten Bewertung.

C. Nichtgebietsbezogene Sonderleistungen

5. Die Leistungen nach den Nummern 448, 448a und 449 sind im Zusammenhang mit derselben Operation nur von einem der an dem Eingriff beteiligten Ärzte und nur entweder neben den Leistungen nach den Nummern 442 bis 445 oder den Leistungen nach den Nummern 446 bis 447 berechnungsfähig. Neben den Leistungen nach den Nummern 448, 448a oder 449 darf die Leistung nach Nummern 56 und 57 nicht berechnet werden.

6. Die Zuschläge/Leistungen nach den Nummern 442 bis 449 sind nicht berechnungsfähig, wenn der Patient an demselben Tag wegen derselben Erkrankung in stationäre Krankenhausbehandlung aufgenommen wird; das gilt nicht, wenn die stationäre Behandlung wegen unvorhersehbarer Komplikationen während oder nach der ambulanten Operation notwendig und entsprechend begründet wird.

Liste der zuschlagsberechtigten ambulanten Operationen (Nrn. 442 – 445 UV-GOÄ), die D-Ärzte ohne Schwerpunktbezeichnung „Unfallchirurgie" bzw. Zusatzbezeichnung „Spezielle Unfallchirurgie" durchführen und abrechnen dürfen:

UV-GOÄ-Nr.	Leistung
2005	Versorgung einer großen und/oder stark verunreinigten Wunde einschließlich Wunddebridement und Naht, welche einen Zeitaufwand in der Regel von 15 Minuten (Schnitt-Naht-Zeit) erfordert. Der Operationsbericht ist dem UVTr auf Anforderung vorzulegen
2008	Wund- oder Fistelspaltung
2009	Entfernung eines unter der Oberfläche der Haut oder der Schleimhaut gelegenen fühlbaren Fremdkörpers
2010	Entfernung eines tiefsitzenden Fremdkörpers auf operativem Wege aus Weichteilen und/oder Knochen. Der tiefsitzende Fremdkörper ist im Operationsbericht oder durch Röntgenbild bzw. Foto zu dokumentieren und dem UVTr auf Anforderung nachzuweisen
2031	Eröffnung eines ossalen oder Sehnenscheidenpanaritiums einschließlich örtlicher Drainage
2040	Exstirpation eines Tumors der Fingerweichteile (z.B. Hämangiom)
2051	Operation eines Ganglions (Hygroms) an einem Hand- oder Fußgelenk
2052	Operation eines Ganglions an einem Fingergelenk
2060	Drahtstiftung zur Fixierung eines kleinen Gelenks (Finger-, Zehengelenk)
2063	Entfernung einer Drahtstiftung nach Nummer 2062
2073	Sehnen-, Muskel- und/oder Fasziennaht – ggf. einschließlich Versorgung einer frischen Wunde
2100	Naht der Gelenkkapsel eines Finger- oder Zehengelenkes
2256	Knochenaufmeißelung oder Nektrotomie bei kleinen Knochen
2353	Entfernung einer Nagelung und/oder Drahtung und/oder Verschraubung aus kleinen Röhrenknochen – auch Stellschraubenentfernung aus großen Röhrenknochen
2354	Entfernung einer Nagelung und/oder Drahtung und/ oder Verschraubung (mit Metallplatten) aus großen Röhrenknochen
2380	Überpflanzung von Epidermisstücken
2381	Einfache Hautlappenplastik
2397	Operative Ausräumung eines ausgedehnten Hämatoms, als selbständige Leistung
2402	Probeexzision aus tiefliegendem Körpergewebe (z. B. Fettgewebe, Faszie, Muskulatur) oder aus einem Organ ohne Eröffnung einer Körperhöhle (z. B. Zunge)
2403	Exzision einer in oder unter der Haut oder Schleimhaut liegenden kleinen Geschwulst, auch am Kopf und an den Händen
2404	Exzision einer größeren Geschwulst (z.B. Ganglion, Fasziengeschwulst, Fettgeschwulst, Lymphdrüse, Neurom). Operationsbericht und histologischer Befund sind dem UVTr auf Anforderung vorzulegen
2405	Entfernung eines Schleimbeutels
2430	Eröffnung eines tiefliegenden Abszesses
2800	Venaesectio

C. Nichtgebietsbezogene Sonderleistungen 440–443

UV-GOÄ-Nr. | Gebühr in €

440 Zuschlag für die Anwendung eines Operationsmikroskops bei ambulanten operativen Leistungen Gebühr **31,53**

Der Zuschlag nach Nummer 440 ist je Behandlungstag nur einmal berechnungsfähig.

Arbeitshinweise: Eine **Lupenbrille** ist nicht als Operationsmikroskop anzusehen; die Verwendung einer Lupenbrille löst somit <u>nicht</u> den Zuschlag nach Nr. 440 aus.
… Zu beachten ist, dass der Zuschlag nach Nr. 440 nicht berechenbar ist, wenn der **Einsatz eines OP-Mikroskops als Bestandteil der OP-Leistung** anzusehen ist (s. Nr. 2 der Allgem. Best. vor Nrn. 440; z. B. Nr. 2594: Transposition eines Nervs mit interfaszikulärer mikrochirurgischer Nervennaht). Soweit in einigen Leistungslegenden von „mikrochirurgischen" Eingriffen oder allgemein von „Mikrochirurgie" die Rede ist, gehört der Einsatz des OP-Mikroskops zwingend zur OP-Leistung. Der damit verbundene Aufwand wird durch die jeweilige OP-Gebühr vollständig abgegolten.

Ausschluss: 2575, 2576, 2588, 2589, 2591, 2592, 2593, 2594.

441 Zuschlag für die Anwendung eines Lasers bei ambulanten operativen Leistungen, je Sitzung. Der Zuschlag nach Nummer 441 beträgt 100 v.H. des Gebührensatzes für die allg. HB der betreffenden Leistungen, jedoch höchstens **79,92**

Der Zuschlag nach Nr. 441 ist je Behandlungstag nur einmal berechnungsfähig.

Arbeitshinweise Wie bei jeder ärztl. Leistung ist in Anwendung des § 8 ÄV davon auszugehen, dass der Zuschlag nur berechenbar ist, wenn der Einsatz des Lasers medizinisch erforderlich und zweckmäßig ist sowie dem Gebot der Wirtschaftlichkeit entspricht.
Der Laser ist bei der Durchtrennung oder Abtragung von Körpergewebe einsetzbar. Bei der Gelenkchirurgie (z. B. Meniskusresektion, Knorpelshaving) besteht in aller Regel keine medizinische Indikation und damit keine Berechenbarkeit.
Aus rein finanziellen Erwägungen kann die Nr. 441 akzeptiert werden, wenn die üblichen anteiligen Kosten für den Einsatz der konventionellen Instrumente (z. B. bei arthroskopischen OPs für Shaver nach Fußnote 1 zu den Nrn. 2189 ff.) nicht berechnet werden und die Kosten für die Laseranwendung in etwa den Kosten der mechanischen Instrumente entspricht.

Hinweis zu den folgenden Nrn. 442 – 445

Die mit Sternchen gekennzeichneten Leistungen (zusätzlich grau hinterlegt) darf der Durchgangsarzt ohne Schwerpunktbezeichnung „Unfallchirurgie" bzw. ohne Zusatzbezeichnung „Spezielle Unfallchirurgie" nicht durchführen und abrechnen.

---

442 Zuschlag bei ambulanter Durchführung von operativen Leistungen nach den Gebühren-Nrn. 695, 1011, 1014, 1044, 1085, 1086, 1089, 1097, 1098, 1112, 1113, 1131, 1140, 1292, 1301, 1321, 1356, 1357, 1377, 1428, 1438, 1441, 1445, 1457, 1467, 1468, 1493, 1513, 1527, 1534, 1576, 1586, 1713, 1740, 1741, 1755, 1767, 1816, 2005*, 2010*, 2031*, 2060*, 2062, 2065, 2066, 2072, 2080, 2084, 2100*, 2122, 2158, 2170, 2250, 2256*, 2293, 2295, 2354, 2380*, 2381*, 2402*, 2405*, 2430*, 2431, 2441, 2660, 2671, 2694, 2800*, 2890, 3120, 3220, 3237 **40,94**

Der Zuschlag nach Nummer 442 ist je Behandlungstag nur einmal berechnungsfähig.
Der Zuschlag nach Nummer 442 ist neben den Zuschlägen nach den Nummern 442a–445 nicht berechnungsfähig.

Ausschluss: 200, 442a–445.

442a Zuschlag bei ambulanter Durchführung von operativen Leistungen nach den Gebühren-Nrn. 2008*, 2009*, 2063* und 2403* **22,24**

Der Zuschlag nach Nr. 442a ist je Behandlungstag nur einmal berechnungsfähig. Der Zuschlag nach Nr. 442a ist neben den Zuschlägen nach den Nummern 442 und 443 bis 445 nicht berechnungsfähig.

443 Zuschlag bei ambulanter Durchführung von operativen Leistungen nach den Gebühren-Nrn. 1043, 1052, 1099, 1104, 1111, 1120, 1122, 1129, 1135, 1141, 1283, 1299, 1305, 1330, 1331, 1333, 1359, 1446, 1455, 1519, 1528, 1535, 1588, 1622, 1628, 1635, 1738, 1761, 1765, 1802, 2040*, 2041, 2045, 2051*, 2052*, 2073*, 2092, 2101, 2105, 2110, 2118, 2120, 2130, 2156, 2210, 2253, 2254, 2279, 2339, 2347, 2348, 2354, 2382, 2384, 2386, 2393, 2397*, 2404*, 2410, 2421, 2580, 2650, 2651, 2656, 2657, 2670, 2730, 2751, 2801, 3300 **76,78**

Der Zuschlag nach Nummer 443 ist je Behandlungstag nur einmal berechnungsfähig.

444–447   C. Nichtgebietsbezogene Sonderleistungen

UV-GoÄ-Nr.   Gebühr in €

Der Zuschlag nach Nummer 443 ist neben den Zuschlägen nach den Nummern 442, 442a, 444 und/oder 445 nicht berechnungsfähig.

Ausschluss: 200, 442, 442a, 444, 445.

444   Zuschlag bei ambulanter Durchführung von operativen Leistungen nach den Gebühren-Nrn. 700, 701, 1041, 1045, 1055, 1060, 1121, 1125, 1155, 1156, 1284, 1302, 1304, 1306, 1311, 1332, 1348, 1353, 1355, 1358, 1360, 1365, 1366, 1384, 1485, 1497, 1597, 1612, 1636, 1756, 1815, 2064, 2074, 2075, 2076, 2081, 2087, 2088, 2091, 2106, 2111, 2134, 2140, 2213, 2273, 2296, 2297, 2349, 2353*, 2354, 2355, 2383, 2392, 2392a, 2396, 2417, 2418, 2420, 2440, 2442, 2583, 2655, 2675, 2881, 3096, 3241, 328   133,07

Der Zuschlag nach Nummer 444 ist je Behandlungstag nur einmal berechnungsfähig.
Der Zuschlag nach Nummer 444 ist neben den Zuschlägen nach den Nummern 442, 442a, 443 und/oder 445 nicht berechnungsfähig.

Ausschluss: 200, 442, 442a, 443, 445.

445   Zuschlag bei ambulanter Durchführung von operativen Leistungen nach den Gebühren-Nrn.: 1048, 1056, 1126, 1137, 1145, 1159, 1160, 1285, 1346, 1349, 1350, 1351, 1352, 1354, 1361, 1367, 1374, 1375, 1382, 1383, 1447, 1448, 1471, 1595, 1611, 1613, 1614, 1625, 1626, 1637, 1638, 1766, 1768, 1769, 1800, 1827, 1851, 2043, 2044, 2067, 2070, 2082, 2083, 2089, 2112, 2117, 2119, 2121, 2135, 2189, 2190, 2191, 2193, 2260, 2263, 2268, 2269, 2281, 2282, 2354*, 2356, 2385, 2390, 2394, 2419, 2570, 2584, 2586, 2587, 2588, 2589, 2682, 2687, 2695, 2699, 2701, 2823, 2882, 2883, 2895, 2896, 2897, 3095, 3097, 3284, 3285   225,20

Der Zuschlag nach Nummer 445 ist je Behandlungstag nur einmal berechnungsfähig.
Der Zuschlag nach Nummer 445 ist neben den Zuschlägen nach den Nummern 442a–444 nicht berechnungsfähig.

Ausschluss: 200, 442a–444.

446   Zuschlag bei ambulanter Durchführung von Anästhesieleistungen nach den Nummern 469, 473, 476, 477, 497, 498 im Zusammenhang mit ambulanten Operationen.   23,67

Der Zuschlag nach Nummer 446 ist je Behandlungstag nur einmal berechnungsfähig.
Der Zuschlag nach Nummer 446 ist neben dem Zuschlag nach Nummer 447 nicht berechnungsfähig.

Arbeitshinweise: Zu Nrn. 446 und 447: Allerdings wird bei nicht zuschlagspflichtigen Operationen bzw. kleinen chirurgischen Eingriffen mit einem Zuschlag nach Nr. 442a (z. B. Entfernung eines unter der Haut liegenden Fremdkörpers nach Nr. 2009) eher die Frage zu stellen sein, ob eine entsprechende Anästhesie (z. B. Allgemeinanästhesie nach Nr. 462) überhaupt erforderlich war. War sie nicht erforderlich, weil es sich um einen Bagatelleingriff gehandelt hat und auch sonst keine in der Person des Versicherten liegenden Gründe eine solche Anästhesie verlangen, ist der Zuschlag zu streichen. Konsequenterweise ist dann aber auch die Anästhesieleistung selbst zu streichen bzw. in eine andere umzuwandeln. Als Begründung gegenüber dem Arzt muss immer die fehlende Indikation für die Anästhesie angegeben werden. Der Umstand, dass einer ambulanten Operation nicht zuschlagspflichtig ist, ist als Begründung rechtlich unzutreffend und daher zu vermeiden.

Kommentar: Der Zuschlag kann nicht für eine Anästhesieleistung im Zusammenhang mit einer Schmerztherapie abgerechnet werden. Hier fehlt es an der Leistungsvoraussetzung „im Zusammenhang mit einer ambulanten Operation".
Die Leistungsvoraussetzung einer ambulanten Operation ist bei der geschlossenen Einrichtung/Einrenkung von Luxationen/Frakturen z.B. nach den Nrn. 2328, 2337, 2338 nicht erfüllt.
Im Rahmen der Abrechnung dieser chirurgischen Leistungen kann der Anästhesiezuschlag daher nicht berechnet werden.

Ausschluss: 447.

447   Zuschlag bei ambulanter Durchführung von Anästhesieleistungen nach den Nummern 462, 470, 481 im Zusammenhang mit ambulanten Operationen.   51,27

Der Zuschlag nach Nummer 447 ist je Behandlungstag nur einmal berechnungsfähig.
Der Zuschlag nach Nummer 447 ist neben dem Zuschlag nach Nummer 446 nicht berechnungsfähig.

Arbeitshinweise: Siehe Arbeitshinweise zu Nr. 446

C. Nichtgebietsbezogene Sonderleistungen

UV-GOÄ-Nr. | Gebühr in €

Kommentar: Der Zuschlag kann nicht für eine Anästhesieleistung im Zusammenhang mit einer Schmerztherapie abgerechnet werden. Hier fehlt es an der Leistungsvoraussetzung „im Zusammenhang mit der ambulanten Operation".

Ausschluss: 446

448 Beobachtung und Betreuung eines Kranken bis zu zwei Stunden während der Aufwach- und/oder Erholungszeit bis zum Eintritt der Transportfähigkeit nach ambulanten operativen Leistungen bei Durchführung unter ambulanten Anästhesien   39,99

Die Leistung nach Nummer 448 ist je Behandlungstag nur einmal berechnungsfähig. Die Leistung nach Nr. 448 ist neben Leistungen nach Nummern 1 bis 9, 56 und 57 sowie den Leistungen nach Nummern 448a und 449 nicht berechnungsfähig.

Arbeitshinweise: Die Nr. 448, Nr. 448a oder Nr. 449 kann entweder vom Anästhesisten oder vom Operateur (Chirurg, Orthopäde usw.) für die nach der ambulant durchgeführten OP bzw. Anästhesie erfolgte postoperative Betreuung berechnet werden. Maßgebend ist, welcher der beiden Ärzte die Leistung erbracht hat; jedenfalls darf sie nur einmal, also nur von einem der beteiligten Ärzte, berechnet werden. In der Regel ist derjenige Arzt zur Abrechnung befugt, in dessen Praxis, OP- Zentrum usw. die OP/Narkose sowie die anschließende Beobachtung und Betreuung erfolgt.
Um Doppelabrechnungen durch den Operateur und den Anästhesisten zu vermeiden, sind möglichst beide Rechnungen zu prüfen.
Bei OP-Leistungen ohne Zuschlag handelt es sich in der Regel um kleinere chirurgische Eingriffe, für die eine Allgemeinanästhesie nach Nr. 462 eher nicht in Betracht kommt, so dass schon aus diesem Grunde die Abrechnung der Nrn. 448, 448a und 449 ausscheidet. Aber auch unter den Leistungen mit Zuschlag gibt es solche, die eine Allgemeinanästhesie in der Regel nicht rechtfertigen (insbes. Zuschläge nach Nr. 442a). Bei großer Diskrepanz zwischen operativem Eingriff und aufwendiger Anästhesie ist immer die Indikation für die Anästhesie zu prüfen (Beratungsarzt-Vorlage mit OP- und Narkoseprotokoll, ggf. Stellungnahme des Anästhesisten).
Die abrechenbare postoperative Überwachung endet nicht immer mit der Entlassung aus dem Aufwachraum, sondern wenn eine medizinische Indikation gegeben ist, im Einzelfall nach der Verlegung auf eine Station.
Liegen ausschließlich organisatorische Gründe für die Verlegung vom Aufwachraum auf die Station vor, ist die Zeit auf der Station nicht berechenbar.
Im Einzelfall ist die medizinische Überwachungszeit auf der Station mit der entsprechenden Dokumentation zu belegen.
Nach den Zusatzbestimmungen sind neben den Nrn. 448, 448a, 449 die Nrn. 1 bis 9 und die Nrn. 56, 57 nicht berechenbar.
In der Praxis wurde nach einer Narkose von den Anästhesisten häufig für das Verweilen bis zum Aufwachen des Patienten die Nr. 56 und für die vor der Entlassung erforderliche Abschlussuntersuchung die Nr. 1 oder die Nr. 6 abgerechnet. Diese Leistungen sind nicht mehr neben Nrn. 448, 448a und 449 ansetzbar. Vielmehr sind sie nach den die gesamte postoperative Versorgung umfassenden Leistungsbeschreibungen der Nrn. 448, 448a 449 im jeweiligen Leistungsumfang enthalten.
Das muss auch dann gelten, wenn die Nrn. 1–9, 56/57 sowie Nr. 448, Nr. 448a bzw. Nr. 449 nicht in ein und derselben Rechnung nebeneinander erscheinen, sondern getrennt in den Rechnungen des Anästhesisten und des Operateurs abgerechnet werden. Die Nrn. 1–9, 56, 57 sind danach z. B. in der Rechnung des Anästhesisten – mit entspr. Begründung – zu streichen, wenn die postoperative Betreuung z.B. nach Nr. 449 in der Praxis des Operateurs vorgenommen und von diesem entspr. abgerechnet wurde. Gleiches gilt naturgemäß auch bei der umgekehrten Konstellation.
Um auch insoweit Doppelabrechnungen zu vermeiden, sind – wie schon eingangs erwähnt möglichst die Rechnungen des Operateurs und des Anästhesisten zusammen zu prüfen.

Kommentar: Im Artikel des DÄ 2012, 109(45) wird auf das Ende der Aufwachraumphase eingegangen. Danach wird eine Verlegung aus dem Aufwachraum auf eine andere Station oder eine Entlassung nach Hause erst dann vorgenommen, wenn keine Komplikationen bezüglich der Atmung und des Kreislaufs mehr zu erwarten sind und keine Einschränkungen bei den Schutzreflexen bestehen.
Aus diesen Ausführungen kann geschlossen werden, dass mit dem Ausschleusen aus dem Aufwachraum auch die Überwachung endet. Dieser Zeitpunkt ist somit für die Berechnung der geforderten mehr als zwei bzw. vier Stunden (Nrn. 448/449) maßgeblich.

Etwas anderes ist es, wenn auf der Station eine weitere kontinuierliche Überwachung der Vitalfunktionen erfolgt. Dies muss jedoch dokumentiert sein. Erfolgt lediglich aus organisatorischen Gründen (z. B. Kapazitäten im Aufwachraum) eine Verlegung auf die Station gehört dies nicht zum zeitlichen Umfang der Überwachung.

Ende der Beobachtungs- und Betreuungszeit ist der Zeitpunkt der Entlassung bzw. Übergabe des Patienten in die Obhut des Angehörigen/Betreuers. Der Zuschlag kann nicht für eine Anästhesieleistung im Zusammenhang mit einer Schmerztherapie abgerechnet werden. Hier fehlt es an der Leistungsvoraussetzung „nach zuschlagsberechtigten ambulanten operativen Leistungen".

Das Monotoring (EKG, etc.) ist Bestandteil der jeweiligen Zielleistung der Allgemein- oder Regionalanästhesie und kann auch postoperativ nicht zusätzlich abgerechnet werden. Laut „Berufsverband Deutscher Anästhesisten, BDAktuell, vom Juni 2012" ist zur Vermeidung einer Doppelabrechnung ausdrücklich festgelegt, dass die beteiligten Ärzte eine Vereinbarung darüber treffen müssen, wer die entsprechende Leistung letztlich abrechnet. Daraus folgt, dass der UVTr aus der Pflicht ist, wenn er einem der Beteiligten die geforderte Leistung bereits erstattet hat. Die Ärzte müssen intern klären, wem die Kosten zustehen.

Bestehen Zweifel an einer postoperativen Betreuung (z.B. kleine chirurgische Eingriffe in Lokalanästhesie) kann das entsprechende Protokoll angefordert werden. Dies ist als Nachweis für die Leistungen nach den Nrn. 448–449 verpflichtend vorzulegen. Dies gilt auch für die Nrn. 448a und 449.

Ausschluss: 1–9, 56, 57, 448a, 449.

448a Beobachtung und Betreuung eines Kranken über mehr als zwei Stunden während der Aufwach- und/oder Erholungszeit bis zum Eintritt der Transportfähigkeit nach ambulanten operativen Leistungen bei Durchführung unter ambulanten Anästhesien bzw. Narkosen 47,31

Die Leistung nach Nummer 448a ist je Behandlungstag nur einmal berechnungsfähig. Die Leistung nach Nr. 448a ist neben Leistungen nach Nummern 1 bis 9, 56 und 57 sowie den Leistungen nach Nummern 448 und 449 nicht berechnungsfähig.

Arbeitshinweise: Siehe Arbeitshinweis zu Nr. 448

Kommentar: Im Artikel des DÄ 2012, 109(45) wird auf das Ende der Aufwachraumphase eingegangen. Danach wird eine Verlegung aus dem Aufwachraum auf eine andere Station oder eine Entlassung nach Hause erst dann vorgenommen, wenn keine Komplikationen bezüglich der Atmung und des Kreislaufs mehr zu erwarten sind und keine Einschränkungen bei den Schutzrefl exen bestehen.

Aus diesen Ausführungen kann geschlossen werden, dass mit dem Ausschleusen aus dem Aufwachraum auch die Überwachung endet. Dieser Zeitpunkt ist somit für die Berechnung der geforderten mehr als zwei bzw. vier Stunden (Nrn. 448–449) maßgeblich. Etwas anderes ist es, wenn auf der Station eine weitere kontinuierliche Überwachung der Vitalfunktionen erfolgt. Dies muss jedoch dokumentiert sein. Erfolgt lediglich aus organisatorischen Gründen (z. B. Kapazitäten im Aufwachraum) eine Verlegung auf die Station gehört dies nicht zum zeitlichen Umfang der Überwachung.

Ende der Beobachtungs- und Betreuungszeit ist der Zeitpunkt der Entlassung bzw. Übergabe des Patienten in die Obhut des Angehörigen/Betreuers.

Der Zuschlag kann nicht für eine Anästhesieleistung im Zusammenhang mit einer Schmerztherapie abgerechnet werden. Hier fehlt es an der Leistungsvoraussetzung „nach zuschlagsberechtigten ambulanten operativen Leistungen".

Das Monotoring (EKG, etc.) ist Bestandteil der jeweiligen Zielleistung der Allgemein- oder Regionalanästhesie und kann auch postoperativ nicht zusätzlich abgerechnet werden.

Ausschluss: 1–9, 56, 57, 448, 449.

C. Nichtgebietsbezogene Sonderleistungen

UV-GOÄ-Nr. | Gebühr in €

449 Beobachtung und Betreuung eines Kranken über mehr als vier Stunden während der Aufwach- und/oder Erholungszeit bis zum Eintritt der Transportfähigkeit nach ambulanten operativen Leistungen bei Durchführung unter ambulanten Anästhesien bzw. Narkosen   70,98

Die Leistung nach Nummer 449 ist je Behandlungstag nur einmal berechnungsfähig. Die Leistung nach Nr. 449 ist neben Leistungen nach Nummern 1 bis 9, 56 und 57 sowie den Leistungen nach Nummer 448 und 448a nicht berechnungsfähig.

Arbeitshinweise: Die Nr. 448, Nr. 448a oder Nr. 449 kann entweder vom **Anästhesisten** oder vom **Operateur** (**Chirurg, Orthopäde** usw.) für die nach der ambulant durchgeführten OP bzw. Anästhesie erfolgte **postoperative Betreuung** berechnet werden. Maßgebend ist, welcher der beiden Ärzte die Leistung erbracht hat; jedenfalls darf sie **nur einmal**, also nur von einem der beteiligten Ärzte, berechnet werden. In der Regel ist derjenige Arzt zur Abrechnung befugt, in dessen Praxis, OP-Zentrum usw. die OP/Narkose sowie die anschließende Beobachtung und Betreuung erfolgt.

Um **Doppelabrechnungen** durch den Operateur und den Anästhesisten zu vermeiden, sind möglichst beide Rechnungen zu prüfen.

Laut „**Berufsverband Deutscher Anästhesisten, BDAktuell, vom Juni 2012**" ist zur Vermeidung einer Doppelabrechnung ausdrücklich festgelegt, dass die beteiligten Ärzte eine Vereinbarung darüber treffen müssen, wer die entsprechende Leistung letztlich abrechnet.

Daraus folgt, dass der UV-Träger aus der Pflicht ist, wenn er einem der Beteiligten die geforderte Leistung bereits erstattet hat. Die Ärzte müssen intern klären, wem die Kosten zustehen.

Bestehen Zweifel an einer postoperativen Betreuung (z. B. kleine chirurgische Eingriffe in Lokalanästhesie) ist auf Anforderung das entsprechende Protokoll vorzulegen.

Die abrechenbare postoperative Überwachung endet nicht immer mit der Entlassung aus dem Aufwachraum, sondern wenn eine medizinische Indikation gegeben ist, im Einzelfall nach der Verlegung auf eine Station.

Liegen ausschließlich organisatorische Gründe für die Verlegung vom Aufwachraum auf die Station vor, ist die Zeit auf der Station nicht berechenbar.

Im Einzelfall ist die medizinische Überwachungszeit auf der Station mit der entsprechenden Dokumentation zu belegen.

Nach den Zusatzbestimmungen sind **neben den Nrn. 448, 448a, 449 die Nrn. 1 bis 9 und die Nrn. 56, 57** nicht berechenbar.

In der Praxis wurde nach einer Narkose von den Anästhesisten häufig für das **Verweilen** bis zum Aufwachen des Patienten die Nr. 56 und für die vor der Entlassung erforderliche **Abschlussuntersuchung** die Nr. 1 oder die Nr. 6 abgerechnet Diese Leistungen sind nicht mehr neben Nrn. 448, 448a, 449 ansetzbar. Vielmehr sind sie nach den die gesamte postoperative Versorgung umfassenden Leistungsbeschreibungen der Nrn. 448, 448a, 449 im jeweiligen Leistungsumfang enthalten.

Das muss auch dann gelten, wenn die Nrn. 1–9, 56/57 sowie Nr. 448, Nr. 448a bzw. Nr. 449 nicht in ein und derselben Rechnung nebeneinander erscheinen, sondern getrennt in den Rechnungen des Anästhesisten und des Operateurs abgerechnet werden. Die Nrn. 1–9, 56, 57 sind danach z. B. in der Rechnung des Anästhesisten – mit entspr. Begründung – zu streichen, wenn die postoperative Betreuung z.B. nach Nr. 449 in der Praxis des Operateurs vorgenommen und von diesem entspr. abgerechnet wurde. Gleiches gilt naturgemäß auch bei der umgekehrten Konstellation.

Um auch insoweit Doppelabrechnungen zu vermeiden, sind – wie schon eingangs erwähnt - möglichst die Rechnungen des Operateurs und des Anästhesisten zusammen zu prüfen.

Kommentar: Siehe Kommentar zu Nr. 448, 448a.
Ausschluss: 1–9, 56, 57, 448, 448a.

D. Anästhesieleistungen

Allgemeine Bestimmungen:
Bei der Anwendung mehrerer Narkose- oder Anästhesieverfahren nebeneinander ist nur die jeweils höchstbewertete dieser Leistungen berechnungsfähig; eine erforderliche medikamentöse Prämedikation ist Bestandteil dieser Leistung.
Als Dauer der Allgemeinanästhesie (Nr. 462) gilt bei ambulanten Operationen die Dauer von 25 Minuten vor Operationsbeginn bis 25 Minuten nach Operationsende. Als Operationsbeginn und -ende gilt die Schnitt-/Naht-Zeit.
Für die anästhesiologische Durchführung der Allgemein- und Regionalanästhesieverfahren sind die „Empfehlungen der Deutschen Gesellschaft für Anästhesiologie und Intensivmedizin e. V. zu den Mindestanforderungen an den anästhesiologischen Arbeitsplatz" in der jeweils aktuellen Fassung verbindlich zu beachten.

Arbeitshinweise: Die Mindestanforderungen wurden unter dem Aspekt der Qualitätssicherung aufgenommen (Mindestausstattung räumlich, personell, Geräte). Dies hat keine direkten Auswirkungen auf die Abrechnung. Dies betrifft nicht andere Ärzte (z.B. D-Ärzte) bei Durchführung von Lokalanästhesien

Wartezeiten:
Organisatorisch bedingte Wartezeiten, z. B. durch den Ausfall von Geräten oder Nichtverfügbarkeit des Operateurs etc., dürfen bei den Angaben zur Narkose- und Anästhesiedauer nicht berücksichtigt werden.
Hierfür kann auch nicht die Leistung nach Nr. 473 (Standby und/oder Analgosedierung) abgerechnet werden. Wartezeiten, die auf eine Allgemein- oder Regionalanästhesie abzielen sind nicht abrechenbar und erfüllen nicht den Leistungsinhalt der Nr. 473.

Anmerkung: Die Beschränkung auf die höchstbewertete Anästhesieleistung gilt nicht, wenn wegen mehrerer Verletzungen eine **Betäubung verschiedener Körperregionen** erforderlich wird, z. B. bei einer Schnittwunde am Finger und einer großen Platzwunde am Arm. Hier sind zu den Leistungen für die Wundversorgung ggf. erforderliche Lokalbetäubungen nach Nr. 493 und nach Nr. 491 nebeneinander berechenbar.
Wenn im **Rahmen einer Allgemeinanästhesie** (s. Nr. 462) mehrere Narkose- oder Anästhesieverfahren nebeneinander angewandt werden, ist wie folgt zu differenzieren: Narkosen, die nur als **Teilschritte eines einheitlichen Narkoseverfahrens** anzusehen sind bzw. einheitlich auf die Ausschaltung der Schmerzempfindung während der OP (**intraoperativ**) zielen, sind nach den Allgem. Best. nicht nebeneinander berechenbar. Z. B. ist eine Lokalanästhesie des Kehlkopfes zur Erleichterung der Intubation als (vorbereitender) Teilschritt der Allgemeinanästhesie anzusehen, Nr. 484 ist somit nicht gesondert neben Nr. 462 berechenbar.
Wird dagegen mit der Lokalanästhesie eine andere Zielrichtung verfolgt (z. B. **Bekämpfung der postoperativen Schmerzen**), ist die Nr. 490 neben der Gebühr für die höherbewertete Allgemeinanästhesie nach Nr. 462 berechenbar.
Daher darf die Betäubung der Stichkanäle gem. Nr. 490 nach arthroskopischer Knie-OP regelmäßig gesondert berechnet werden, weil diese Maßnahmen der Schmerzbekämpfung nach der OP dienen. Wird zur postoperativen Schmerzausschaltung eine Regionalanästhesie nach Nr. 470 durchgeführt (z. B. „Drei-in-Eins-Block" nach Kreuzbandplastik), kann hierfür der Zuschlag nach Nr. 464 berechnet werden. Die Nr. 470 kann nicht zusätzlich abgerechnet werden. Dies gilt auch dann, wenn nicht der Anästhesist, sondern der Operateur diese Leistung erbringt, weil der Zuschlag ausdrücklich mit der Allgemeinanästhesie nach 462 verknüpft ist.
Unter den gleichen Voraussetzungen können auch **präoperative Lokalanästhesien** gesondert berechenbar sein (z. B. Lokalanästhesie zur Anlage einer Venenverweilkanüle), wenn diese ausnahmsweise medizinisch erforderlich sind (z. B. bei Kindern oder besonders schmerzempfindlichen Patienten).
Um derartige prä- oder postoperative Lokalanästhesien zeitlich von der Allgemeinanästhesie abgrenzen zu können, sollte die **Uhrzeit** der jeweiligen Leistung in der Rechnung vermerkt sein.
Die Definition der „Dauer der Allgemeinanästhesie" (25 Minuten vor bis 25 Minuten nach Schnitt-/Naht-Zeit) gilt nur für die Allgemeinanästhesie nach Nr. 462 und ist auf andere Anästhesieverfahren nicht übertragbar.
In der Leistungslegende der Regionalanästhesieverfahren (Nr. 470) wird von der sog. Anästhesiedauer gesprochen. Diese ist in den Protokollen als A-A Zeiten (Anästhesiepräsenz-Beginn und Anästhesiepräsenz-Ende) dokumentiert. Dieser Zeitraum ist Grundlage

Kommentar: der Berechnung. Damit sind die Nrn. 470 und 471 regelhaft abrechenbar. Eine Prüfung der tatsächlichen Zeiten und Anforderung des Protokolls ist nur bei einer mehrfachen Berechnung der Nr. 471 erforderlich. Der bisherige pauschale Ansatz von 1 Stunde vorher fällt weg, da diese in der zu berücksichtigenden Zeit enthalten ist.
Anästhesisten können für das Aufsuchen eines Patienten an Orten, an denen sie regelmäßig tätig sind, weder die Besuchsgebühr noch Wegegeld oder Reiseentschädigung berechnen.
Die Zuschläge nach den Nrn. 446 und 447 können nicht für eine Anästhesieleistung im Zusammenhang mit einer Schmerztherapie abgerechnet werden. Hier fehlt es an der Leistungsvoraussetzung „im Zusammenhang mit einer ambulanten Operation".
Führt der Anästhesist im Zusammenhang mit einer Leistung nach Nr. 462 zur postoperativen Schmerzausschaltung eine Regionalanästhesie nach Nr. 470 durch, kann hierfür der Zuschlag nach Nr. 464 berechnet werden.
Eine zusätzliche Abrechnung der Nr. 470 ist ausgeschlossen.
Beide Verfahren sind nach anästhetologischen Standards zu dokumentieren. Die Formulierung „eine erforderliche medikamentöse Praemedikation ist Bestandteil dieser Leistung" bedeutet, dass die ärztliche Leistung (z.B. das Einbringen von Dormicum® nach Nr. 261 nicht abgerechnet werden kann.
Die in den Allgemeinen Bestimmungen genannten Mindestanforderungen an den anästhesiologischen Arbeitsplatz" betreffen u.a. den Umfang der apparativen Ausstattung des Anästhesiearbeitsplatzes. Dazu gehören das Anästhesie-Atemsystem samt dazugehörigen Überwachungsgeräten, Alarmsystemen und Schutzvorrichtungen (u. a. zählen dazu immer Druckbegrenzung, Kapnometrie, Sauerstoff- Überwachungsgerät, Überwachung des Exspirationsvolumens, Diskonnektions- sowie Apnoe-Alarm), patientennahe Atemgasmessung, Pulsoximeter, EKG-Monitor und unblutige Blutdruckmessung.

Abrechnung Operateur – Anästhesist
Die Abrechnung einer Operation ist in der Praxis sehr unterschiedlich, je nachdem wer der Betreiber eines Ambulatoriums ist, die OP im Krankenhaus stattfindet eine belegärztliche Abrechnung erfolgt oder Operateur und Anästhesist getrennt abrechnen.
Für alle Formen gilt, dass eine Leistung nur einmal abgerechnet werden kann. Dies ist in der Praxis der Prüfung der Rechnungen dann häufig ein Problem, wenn die beteiligten Ärzte getrennt abrechnen.
Der UVTr ist nicht verpflichtet zu prüfen, wem die entsprechende Leistung zusteht. Hat er sie bereits einmal z.B. dem Anästhesisten erstattet, kann er sie bei der Rechnung des Operateurs mit einem entsprechenden Hinweis streichen. Dies gilt auch für die anschließende Überwachung.

Auszug aus **„Berufsverband Deutscher Anästhesisten, BDAktuell, Juni 2012"**
„Sind wie so häufig an der postoperativen Überwachung sowohl Anästhesist als auch Operateur beteiligt – etwa indem die Überwachung von Atmung, Kreislauf und Vigilanz von Seiten der Anästhesie erfolgt, während die Abschlussuntersuchung vom Operateur oder von beiden durchgeführt wird – schreibt der EBM zur Vermeidung einer Doppelabrechnung ausdrücklich vor, dass die beteiligten Ärzte eine Vereinbarung darüber treffen müssen, wer die entsprechende „GOÄ-Ziffer" letztlich abrechnet".
Dies geht auch aus der Präambel des EBM 31.3.1 Nr. 1 bzw. 36.3.1 Nr. 1 EBM (Stand 2/2012) hervor, die auch für die GUV gelten dürfte.

Narkosedauer:
Die abrechenbare Narkosedauer orientiert sich am Beginn und Ende der Operation (OP-Dauer) zuzüglich 25 Minuten vor- und nachher. Als Operationsbeginn und -ende gilt die Schnitt-/Naht-Zeit. Diese ist immer im Anästhesieprotokoll dokumentiert.
Alle weiteren vor- und nachbereitenden Maßnahmen, die mit der Operation im Zusammenhang stehen, sind Bestandteil der Leistung bzw. der definierten Zeit aus Schnitt-/Naht-Zeit und den jeweils zu berücksichtigenden 25 Minuten vor- und nachher. Mit dieser Zeit sind alle Maßnahmen wie z.B. die (Rücken-)Lagerung des Patienten, die Desinfektion des Operationsgebietes, das Anlegen einer Blutsperre/Blutleere oder von Verbänden und Gipsen/Gipsschienen sowie das Anpassen von Orthesen abgegolten.
Der Anästhesist ist gemäß § 5 Abs. 1 ÄV zur Dokumentation der Schnitt-Nahtzeit verpflichtet. Eine Gebühr für das vollständige Narkoseprotokoll ist nicht abrechenbar, da es Bestandteil der Narkoseleistung ist.

D. Anästhesieleistungen

Anästhesiedauer:
Die in den allgemeinen Bestimmungen definierten Zeiten beziehen sich ausdrücklich auf die Allgemeinanästhesie nach Nr. 462 und gelten nicht für andere Anästhesieformen.
Die Leistungslegende bei Regionalanästhesieverfahren (Nr. 470) stellt auf die „Anästhesiedauer" ab. Hierbei handelt es sich um die Zeiten von Beginn und Ende der Anästhesiepräsenz. Diese Angaben sind maßgeblich für die Berechnung der Dauer der Regionalanästhesie. Auf den Anästhesieprotokollen sind die Zeiten jeweils mit einem X dokumentiert. Damit kann davon ausgegangen werden, dass die Nrn. 470 und 471 regelhaft abrechenbar sind. Eine Prüfung der tatsächlichen Zeiten und Anforderung des Protokolls ist nur bei einer mehrfachen Abrechnung der Nr. 471 erforderlich.
Die Leistungsbeschreibung stellt ausdrücklich auf die „Anästhesiedauer" von 60 Minuten ab. Die so genannte Anästhesiezeit, dokumentiert als A-A Zeit (Anästhesiepräsenz-Beginn und Anästhesiepräsenz-Ende). Dieser Zeitraum ist Grundlage der Berechnung. Der bisherige pauschale Ansatz von 1 Stunde vorher fällt weg, da diese in der zu berücksichtigenden Zeit enthalten ist.

Wartezeiten:
Organisatorisch bedingte Wartezeiten, z.B. durch den Ausfall von Geräten oder Nichtverfügbarkeit des Operateurs etc., dürfen bei der Berechnung der Narkose- und Anästhesiedauer nicht zu berücksichtigt werden.
Hierfür kann auch nicht die Leistung nach Nr. 473 (Standby und / oder Analgosedierung) abgerechnet werden. Wartezeiten, die auf eine Allgemein- oder Regionalanästhesie abzielen sind nicht abrechenbar und erfüllen nicht den Leistungsinhalt der Nr. 473.
Neben der Leistung nach Nr. 462 und Nr. 470 sind die Leistungen nach Nrn. 470, 602, 614, 617, 650 und 670 im Zusammenhang mit derselben Operation nicht gesondert berechnungsfähig, auch nicht prä- und postoperativ. Sowohl das Monitoring währen der Anästhesieleistung und Überwachung prä- und postoperativ als auch eine gesondert durchgeführte Untersuchung der Leistungen der Nrn. 470, 602, 614, 617, 650 und 670 vor, während oder nach der Operation sind Leistungsinhalt der Nr. 462 und damit nicht gesondert berechnungsfähig.
Bei gesunden Patienten ist regelhaft nicht von relevanten Vorerkrankungen auszugehen. Hilfreich für die Beurteilung ist in diesem Zusammenhang die ASA-Klassifikation. Die Einstufung mit ASA I und II lässt regelhaft keine das Narkoserisiko beeinflussende Faktoren erwarten. Die Einstufung ist in der Regel aus dem Narkoseprotokoll zu Ersehen.

Auszug aus **„Berufsverband Deutscher Anästhesisten, BDAktuell, Juni 2012":**
ASA 1
Keine organischen, biochemischen oder psychiatrischen Erkrankungen. Lokalisierter operativer Eingriff ohne systemische Störungen.

ASA 2
Milde systemische Erkrankung, entweder durch die zu operierende Pathologie ausgelöst oder begleitend. Z.B. gut eingestellter Hypertonus, Status post-CABG ohne Symptome, Asthmaanamnese, Anämie, Zigarettenrauchen, gut eingestellter Diabetes mell., milde Adipositas, Alter < 1 Jahr oder > 70 Jahre, Schwangerschaft.

ASA 3
Schwere systemische Störung oder Erkrankung gleich welcher Ursache, auch wenn man den Grad der Beeinträchtigung nicht mit Sicherheit festlegen kann; z.B. Angina, schlecht eingestellter Hypertonus, symptomatische Lungenerkrankung wie Asthma oder COPD, massive Adipositas.

ASA 4 und 5 sind nicht abgebildet, da keine ambulante OP-Indikation

Alle anderen Klassifizierungen sind im ambulanten Bereich nicht von Bedeutung.

Nach den gemeinsamen Empfehlungen der Deutschen wissenschaftlichen Fachgesellschaften für Anästhesiologie und Intensivmedizin, Chirurgie und Innere Medizin sind weiterführende apparativ-technische Untersuchungen vor geplanten nichtkardiochirurgischen Eingriffen bei Erwachsenen nur dann erforderlich und zweckmäßig, wenn sich aus der prä-operativen Anamnese und der körperlichen Untersuchung Anhaltspunkte für eine relevante, das perioperative Vorgehen potenziell, beeinflussende Vorerkrankungen ergeben.

	Allgemeine Heilbehandl.	Besondere Heilbehandl.	Besondere Kosten	Allgemeine Kosten	Sachkosten (Besond. + Allg. Kosten)

D. Anästhesieleistungen

Wichtiger Hinweis der Autoren
In § 2 Abs.1 des BG-NT ist ausgeführt, dass Anästhetika (d.h. örtliche Betäubungsmittel für die Lokal-, Regional- , Plexus- und Spinal-/Epiduralanästhesie) mit den besonderen Kosten abgegolten sind. Aus dem Zusammenhang ergibt sich, dass § 2 Abs. 3 BG-NT mit Ausführungen zur Bezahlung bei Kosten für Arzneimittel über 1,02 € als **Ausnahme** nicht für **Anästhetika** zutrifft.
Damit sind Anästhetika über 1,02 € nur bei Abrechnung ohne besondere Kosten abrechnungsfähig, aber nicht bei Abrechnung mit besonderen Kosten.
Bei Anästhetikakosten unter 1,02 € ist eine Bezahlung unter Hinweis auf § 2 Abs. 2 BG-NT grundsätzlich nicht möglich.

Hinweis zu den folgenden Nrn. 451–498: Neu ab 1.10.2017
1. Die Berechnung der Narkosedauer wurde auf 25 Minuten vor und 25 Minuten nach der Operationszeit verlängert. Die Operationszeit wurde definiert als Schnitt-Naht-Zeit
2. Die Nr. 450 wurde entfernt.
3. Die Nrn. 451, 452, 469, 478–498 gelten unverändert bis auf die Gebührenerhöhung
4. Die Nrn. 453, 460, 461, 462alt wurden als Allgemeinanästhesie in eine neue Nr. 462 zusammengefasst und neu bewertet. Der Zuschlag nach Nr.463 ist geblieben mit erhöhter Gebühr.
5. Neu ist die Nr. 464 für die Kombination einer Allgemeinanästhesie mit einer Regionalanästhesie für die postoperative Schmerztherapie.
6. Die alten Nrn. 470-477 wurden als Plexus-, rückenmarksnahe Lumbalanästhesien und Leitungsanästhesien der unteren Extremität sowohl per Injektion als auch per Katheter in der neuen Nr. 470 zusammengefasst mit erhöhter Gebühr. Die neue Nr. 471 wird für jede weitere angefangene halbe Stunde jetzt genauso wie bei der Allgemeinanästhesie als Verlängerungszuschlag berechnet.
Bei Überwachung einer kontinuierlichen Regionalanästhesie nur bei Schulteroperationen nach Nr. 470 mit Katheter kann zusätzlich zur Leistung nach Nummer 470 für den zweiten und jeden weiteren Tag, je Tag die Nr. 475neu bei begründeter Indikation für maximal drei Tage berechnet werden.
7. Werden zwei oder mehr Anästhesien im Bereich der unteren Extremität kombiniert, gibt es einmal den Zuschlag nach Nr. 472neu.
8. Wird die Einleitung und Überwachung einer supraklavikulären oder axillären Armplexus- oder Paravertebralanästhesie durch den Operateur selbst durchgeführt, wird ihm bis zu einer Stunde Dauer dafür die Nr. 477neu und für jede weiter angefangene Stunde die Nr. 477a vergütet.
9. Die Nr. 473neu vergütet bei einer diagnostischen und/oder therapeutischen Maßnahme bis zu einer halben Stunde ein Standby(Überwachung) und Durchführung einer Analgosedierung(Schmerzreduktion und Beruhigung). Die Nr. 473neu kann aber auch bei einer alleinigen Analgosedierung berechnet werden. Die Verlängerung um eine viertel Stunde wird jeweils mit der Nr. 474neu vergütet.
10. Mit der Nr. 476neu wird die Intravenöse Regionalanästhesie und intravenöse Sympathikusblockade einmalig ohne Verlängerungszuschlag vergütet. Wird die Intravenöse Anästhesie bei einer Operation durch den Operateur durchgeführt, erfolgt die Vergütung mit den Nrn. 478 und 479.

451 Intravenöse Kurznarkose 11,27 14,01 4,94 3,90 8,84

Arbeitshinweise: Bei der intravenösen Kurznarkose wird eine zentrale Bewusstseins- und Schmerzausschaltung mittels einmalig intravenös verabreichter kurz- bzw. ultrakurz wirkender Narkotika erreicht. Bei einmaliger Applikation dauert die Narkose meist nur wenige Minuten. Dies ist ein vorwiegend bei kurzdauernden, ambulanten Eingriffen (z. B. Abszeßinzision, Reposition von Frakturen oder Schulterluxationen) häufig angewandtes Verfahren. Die intravenöse Applikation des Narkotikums ist mit der Gebührennummer abgegolten und nicht gesondert nach den Nrn. 253 oder 261 berechenbar.
Routinemäßige Notwendigkeit:
- Verweilkanüle
- Infusionslösung/besteck
- div. Medikamente
Routinemäßige Notwendigkeit bedeutet, dass diese Leistungen regelhaft erbracht werden und hierfür keine eigene ärztliche Leistung berechnet werden kann. Die Kosten für die Infusion, die Kanüle etc. sind abrechenbar. Die Nr. 261 kann nicht für die Applikation des Narkotikums, sehr wohl aber für andere Medikamente abgerechnet werden.
Auch wenn die Nr. 260 UV-GOÄ nicht ausdrücklich als Ausschluss in der Leistungsbeschreibung genannt wird, kann sie nicht neben der Nr. 451 für das Legen der Venenverweilkanüle abgerechnet werden, weil sie Bestandteil der Leistung ist (einschließlich erster Venenverweilkanüle).

D. Anästhesieleistungen 452–462

UV-GOÄ-Nr. | Allgemeine Heilbehandl. | Besondere Heilbehandl. | Besondere Kosten | Allgemeine Kosten | Sachkosten (Besond. + Allg. Kosten)

Kommentar: Ist es erforderlich, eine weitere intravenöse Medikamentenapplikation zur Verlängerung zu geben, ist nicht mehr die Nr. 451, sondern die Nr. 452 (Intravenöse Narkose (mehrmalige Verabreichung des Narkotikums)) abzurechnen.

Ist es erforderlich, eine weitere intravenöse Medikamentenapplikation zur Verlängerung zu geben, ist nicht mehr die Nr. 451, sondern die Nr. 452 (Intravenöse Narkose - mehrmalige Verabreichung des Narkotikums) abzurechnen.
Die Nr. 261 kann nicht für die Applikation des Narkotikums, sehr wohl aber für andere Medikamente abgerechnet werden. Abrechenbar sind auch die Sachkosten für die Verweilkanüle und das Infusionsbesteck sowie Medikamente deren Einzelkosten mehr als 1,02 Euro betragen.
Das Legen der Verweilkanüle kann nicht mit einer anderen Leistung der UV-GOÄ abgerechnet werden. Dies ist Bestandteil der Leistung.

Ausschluss: 253, 623, 624, 452, 462, 470, 473, 476, 493.

452 Intravenöse Narkose (mehrmalige Verabreichung des Narkotikums)
17,68   22,00   4,94   5,12   10,06

Arbeitshinweise: (Ausschnitt)
Werden Narkosemittel mehrmals hintereinander intravenös appliziert, z. B. wenn der geplante Kurzeingriff länger dauert als vorgesehen, beim Verbandwechsel von schmerzenden Wunden (Verbrennungen) oder im pädiatrischen Bereich sowie bei Kontraindikationen gegen Inhalationsnarkotika, so kann Nr. 452 berechnet werden.
Routinemäßige Notwendigkeit:
- Verweilkanüle
- Infusionslösung/besteck
- div. Medikamente

Anästhesisten können für das Aufsuchen eines Patienten an Orten, an denen sie regelmäßig tätig sind, weder die Besuchsgebühr noch Wegegeld oder Reiseentschädigung berechnen.

Ausschluss: 253, 623, 624, 451, 462, 470, 473, 476, 493.

462 Allgemeinanästhesie mit Larynxmaske oder endotrachealer Intubation oder Maske oder Jet einschließlich
– medikamentöser Prämedikation,
– erster peripherer Venenverweilkanüle,
– kontinuierlicher nichtinvasiver Blutdruck- und Frequenzmessung,
– Elektrokardioskopie,
– kontinuierlicher Pulsoxymetrie
– kontinuierlicher CO2-Messung und/oder Multigasmessung,
– Überwachung der Atemfrequenz und des Atemvolumens,
– ggfs. Kehlkopfanästhesie,
– ggf. Magensonde
– bis zu einer Anästhesiedauer von 60 Minuten

130,23   130,23   15,35*   37,34   52,69*

* Besondere Kosten, abweichend von der üblichen Systematik, nur bei Allgemeinanästhesie mit endotrachealer Intubation: 10,19 €/42,87 €

Neben der Leistung nach Nr. 462 sind die Leistungen nach Nrn. 470, 602, 614, 617, 650 und 670 im Zusammenhang mit der selben Operation nicht gesondert berechnungsfähig, auch nicht prä- und postoperativ.

Die Leistungen nach den Nrn. 602 oder 614, 617 und 650 sind obligate Leistungsbestandteile der Leistung nach Nr. 462. Diese sind nach anästhesiologischem Standard zu dokumentieren. Bei Amb. Op.: ggf. Zuschlag nach Nr. 447

Arbeitshinweise: Die Nr. 462 weist unterschiedliche besondere Kosten auf. Für die endotracheale Intubation wird ein geringerer Betrag ausgewiesen. Daraus folgt, dass die in der Leistungsbeschreibung genannten Materialien (Larynxmaske, endotrachealer Intubation, Maske, Jet) Bestandteil der Leistung sind und weder nach dem BG-Nebenkostentarif noch nach den Allgemeinen Bestimmungen Teil A. der UV-GOÄ zusätzlich abgerechnet werden können. Anders macht die Unterscheidung keinen Sinn. Hierfür spricht auch die Verwendung des Wortes „mit".
Auch wenn die Nr. 260 UV-GOÄ nicht ausdrücklich als Ausschluss in der Leistungsbeschreibung genannt wird, kann sie nicht neben der Nr. 462 für das Legen der Venenver-

weilkanüle abgerechnet werden, weil sie Bestandteil der Leistung ist (einschließlich erster Venenverweilkanüle). Bei der Infusion (270/271) handelt es sich um eine eigenständige Zielleistung, die aber über die Verweilkanüle die Gabe einer Infusion voraussetzt.

Wird also lediglich eine Verweilkanüle angelegt, keine Infusion gegeben, aber z.B. Prä,- intra,- oder postoperativ ein Medikament gespritzt (z.B. die Gabe von Cefazolin zur Antibiose) wäre die Nr. 261 mit der Angabe des Medikaments, nicht aber die Nr. 270/271 berechenbar, weil die Verweilkanüle Bestandteil der Leistung ist.

Erfolgt die Gabe von Medikamenten in Infusionsform, kann die Zielleistung Infusion auch abgerechnet werden.

Die Leistung muss im Narkoseprotokoll dokumentiert sein und auf Anforderung vorgelegt werden (§5 ÄV – nicht dokumentierte Leistungen können nicht vergütet werden).

Es soll jedoch ausdrücklich keine regelhafte Anforderung der Protokolle durch die UV-Träger erfolgen.

Für andere weiterführende bzw. Operation vorbereitende Maßnahmen, die der Anästhesist abrechnet, ist im Einzelfall eine ärztliche Begründung bzw. der Nachweis in Form des Anamnesebogens erforderlich. Diese Dokumentation ist auf Anforderung vorzulegen.

Durch die Festlegung, dass präoperative Leistungen (602, 614, 650) Bestandteil der Anästhesieleistung sind, ist die Anforderung des Anamnesebogens unter dem Gesichtspunkt des Datenschutzes besonders kritisch zu prüfen. Er gehört nur dann zu den erforderlichen Dokumenten, wenn andere als die genannten Leistungen präoperativ abgerechnet werden

Die Leistungsbeschreibung bezieht sich begrifflich bezüglich der prä- und postoperativen Leistungen auf die in der Leistungsbeschreibung genannten Leistungen „**im Zusammenhang mit derselben Operation**". Danach ist entscheidend, ob die präoperative Diagnostik mit der konkreten OP in Zusammenhang steht. Ist dies gegeben sind die genannten Leistungen nach den Nrn. 470, 602, 614, 617, 650 und 670 nicht zusätzlich abrechenbar. Wann sie erbracht werden, spielt dann keine Rolle.

Mit der Formulierung „einschließlich" wird klargestellt, dass die danach aufgeführten Leistungen Bestandteil der Zielleistung der Nr. 462 sind und als einzelne Leistungen im Rahmen einer Allgemeinanästhesie mit Larynxmaske oder endotrachealer Intubation oder Maske oder Jet nicht zusätzlich berechnet werden dürfen.

Die Allgemeinanästhesie nach Nr. 462 stellt sich bei ambulanten OPs als die gängige Form dar. Mit der Gebühr ist der zeitliche Aufwand bis zu einer Stunde abgegolten. Die Dauer der Allgemeinanästhesie hängt von der Operationszeit ab, jeweils zuzüglich einer Spanne von 25 Minuten vor und 25 Minuten nach der OP. Als OP-Zeit gilt die Schnitt-/Naht-Zeit (s. o. Allgem. Best. zu Abschn. D. bzw. vor Nrn. 451 ff.). Die Schnitt-/Naht-Zeit kann ggf. anhand des Anästhesieprotokolls oder OP-Berichts überprüft werden. Weitere Maßnahmen der Vor- und Nachbereitung sind mit dem pauschalen Zeitzuschlag von 25 Minuten abgegolten.

Die Anwendung weiterer Anästhesieverfahren z. B. zur postoperativen Schmerzstillung hat keinen Einfluss auf die abrechenbare Anästhsiedauer, da diese ausserhalb der Schnitt-/Naht-Zeit liegen.

Zur Nebeneinander-Berechnung von Anästhesieleistungen vgl. die ausführlichen Arb. Hinweise zu den Allgem. Best. vor Nrn. 451 ff.

Die Kosten für die Anästhetika sind in der Pauschale für die „Besondern Kosten" enthalten (§ 2 Abs. 1 der Allgemeinen Tarifbestimmungen des BG-NT). Gelegentlich rechnen Anästhesisten neben der Pauschale noch Kosten für **Sauerstoff** ab mit der Begründung, es handele sich dabei um Arzneimittel, die nach § 2 Abs. 3 Nr. 1 der Allgemeinen Tarifbestimmungen des BG-NT in der Pauschale nicht enthalten und gesondert berechnungsfähig seien. Das trifft nicht zu. Der Sauerstoff gehört zu den Gasen, die zusammen mit den sonstigen Gasen über das Narkosegerät zum „Narkosegas" gemischt und dem Patienten zugeführt werden. Der Sauerstoff ist somit Bestandteil der Narkosemittel und daher über die Besonderen Kosten abgegolten. Der Betrag für den Sauerstoff ist zu streichen.

Etwas Anderes gilt, wenn – wie bei Anästhesisten häufig der Fall – auf die Abrechnung der Pauschale für die Besonderen Kosten verzichtet wird und stattdessen die Kosten per Einzelnachweis abgerechnet werden. Dann sind die Kosten für Anästhetika (Narkosegas einschließlich Sauerstoff) abrechnungsfähig.

Wird im Rahmen einer arthroskopischen **Kniegelenks-OP** lediglich der Meniskus (teilweise) entfernt (**Meniskus-Resektion** nach Nr. 2189), so beträgt die Operationszeit meist weniger als eine Stunde. Auch zusammen mit der zusätzlichen Narkosezeit von

D. Anästhesieleistungen

jeweils 25 Minuten vor Beginn und nach Ende der OP sollte somit kein längerer Zeitraum als 1½ Stunden für die Allgemeinanästhesie berechnet werden (Nr. 462 + Nr. 463). Bei längeren Zeiträumen bzw. mehrfachem Ansatz der Nr. 463 wird die Operationsdauer zu prüfen sein (ggf. Anforderung des OP-Berichts und/oder Narkose-Protokolls).
Werden bei der **Kniegelenks-OP** neben einer Meniskus-Resektion noch zusätzliche Eingriffe vorgenommen (z. B. Knorpelglättung), so ist regelmäßig mit einer Operationsdauer von über einer Stunde und damit mit mindestens dem zweifachen Ansatz der Nr. 463 zu rechnen.
Bei einer **Kreuzbandplastik** (Nr. 2191) muss mit einer OP-Zeit von etwa zwei Stunden oder mehr gerechnet werden, ähnlich bei einer Arthroplastik des Schultergelenks (Nr. 2137)
Für die Versorgung auch etwas schwererer **Fingerverletzungen** (z. B. Teilamputation der Fingerkuppe) ist eine Allgemeinanästhesie nur selten erforderlich (ggf. Prüfung durch Vorlage beim Beratungsarzt).

Wichtiger Hinweis:
Seit der Neufassung des Anästhesieteils zum 01.10.2017 können Begleitleistungen nach Nrn. 602, 614, 617, 650 und 670 im Zusammenhang mit derselben Operation nicht mehr abgerechnet. Das gilt auch prä- und postoperativ. Gleiches gilt für Regionalanästhesien nach Nrn. 470 und 476. Die bis dahin notwendige Prüfung, ob ggf. Vorerkrankungen die Abrechnung dieser Begleitleistungen rechtfertigen, entfällt damit.
Zur Prüfung der Narkosefähigkeit ist regelmäßig eine umfassende **Untersuchung nach Nr. 6** ausreichend, zumal wenn es sich um relativ junge und organgesunde Patienten handelt.
Werden Anästhesieleistungen von einem **Belegarzt** in einem Krankenhaus erbracht, besteht generell eine **Minderungspflicht** entspr. § 6a Abs. 1, Satz 2 Privat-GOÄ i. V. m. § 56 Abs. 1 ÄV, d. h., das ärztl. Honorar für stationär oder teilstationär erbrachte belegärztliche Leistungen ist allgemein um **15%** zu mindern.
Außerdem sind die jeweiligen **Sachkosten** zu den belegärztlichen Leistungen nicht berechnungsfähig, d. h., der Belegarzt kann weder die Pauschalgebühren „Besondere Kosten" nach Spalte 4 des UV-GOÄ-Tarifs noch die im Einzelfall angefallenen Sachkosten zu seinen belegärztlichen Leistungen in Rechnung stellen (s. § 6a Abs. 4 Privat-GOÄ). Die Sachkosten sind mit der entspr. geminderten DRG der Belegabteilung abgegolten.
Die o. g. Regelungen gelten auch im Falle der **Hinzuziehung** eines niedergelassenen Anästhesisten durch einen Belegarzt zu einer Narkose im Krankenhaus (§ 56 Abs. 4 ÄV, also 15% Minderung der ärztl. Gebühren, kein Ansatz der Sachkosten).

Kommentar: Bei ambulanter Anästhesie ist ein Zuschlag nach Nr. 447 möglich. Weitergehende Untersuchungen nach den Nrn. 470, 602, 614, 617, 650 und 670 sind im Zusammenhang mit der selben Operation ausdrücklich Bestandteil der Nr. 462 (Formulierung „einschließlich") und damit nicht abrechnungsfähig. Die besonderen Bestimmungen besagen ausdrücklich, dass die Nrn. 470, 602, 614, 617, 650 und 670 nicht in Zusammenhang mit der Operation und auch nicht prä-, oder postoperativ berechnet werden können. Die Formulierung in der Leistungsbeschreibung „im Zusammenhang mit derselben Operation" stellt klar, dass sich diese Angabe nicht nur auf den OP-Tag bezieht sondern auch auf einen Zeitraum darüber hinaus, wenn er mit der konkreten OP im Zusammenhang steht(z.B. bei Prämedikation einen oder mehrere Tage vor der ambulanten OP).
Danach können diese Leistungen nur dann zusätzlich abgerechnet werden, wenn die Zielleistung sich nicht auf die konkrete OP bezieht.
Das Legen der ersten peripheren Venenverweilkanüle ist Bestandteil der Leistung und kann nicht mit der Nr. 260 neben der Nr. 462 abgerechnet werden.
Die Materialkosten der Verweilkanüle sind abrechnungsfähig.
Die Nr. 462 weist ausdrücklich unterschiedliche besondere Kosten je nach Art der Durchführung der Allgemeinanästhesie auf. Nur die endotrachealer Intubation berechtigt zu der Abrechnung der höheren besonderen Kosten, für die anderen genannten Verfahren gelten die geringeren besonderen Kosten. Damit sind diese aber auch Bestandteil der besonderen Kosten und können entgegen der früheren Auffassung nicht zusätzlich daneben abgerechnet werden.
Durch die Festlegung, dass präoperative Leistungen (602, 614, 650) Bestandteil der Anästhesieleistung sind, ist die Anforderung des Anamnesebogens unter dem Gesichtspunkt des Datenschutzes besonders kritisch zu prüfen. Er gehört nur dann zu

UV-GOÄ-Nr.	Allgemeine Heilbehandl.	Besondere Heilbehandl.	Besondere Kosten	Allgemeine Kosten	Sachkosten (Besond. + Allg. Kosten)

den erforderlichen Dokumenten, wenn andere als die genannten Leistungen präoperativ abgerechnet werden.

Ausschluss: 253, 260, 279, 427, 428, 451, 452, 470–473, 476–479, 483–485, 488, 493, 494, 496, 602, 614, 617, 623, 624, 650, 670, 1529, 1530, 1532

463 Zuschlag zu den Leistungen nach Nr. 462 für jede weitere angefangene halbe Stunde Anästhesiedauer

	44,03	44,03	5,57	12,23	17,80

Arbeitshinweise: Siehe Arbeitshinweise zu Nr. 462.
Ausschluss: 623, 624

464 Zuschlag zu den Leistungen nach Nr. 462 für die Kombination mit einer Regionalanästhesie nach Nr. 470 zur postoperativen Schmerzausschaltung

	25,30	25,30	2,73	5,27	8,00

Arbeitshinweise: Ein, der in der Nr. 470 genanntes Regionalanästhesie-Verfahren, mit dem Ziel eine postoperative Schmerzausschaltung,
- Leitungsanästhesie oder Blockade eines Nervengeflechtes auch mittels Katheter (z.B. Plexus brachialis),
- und/oder des N. Ischiadicus
- und/oder N. Femoralis
- und/oder Drei-in-eins-,
- und/oder Knie- und/oder Fußblock) auch mittels Katheter,

kann neben der Allgemeinanästhesie nach Nr. 462 in der gleichen Sitzung/OP nicht abgerechnet werden.
Hierfür ist der Zuschlag nach Nr. 464 abzurechnen.
Die Nr. 464 kann nicht alleine abgerechnet werden, sondern ausschließlich in Verbindung mit der Nr. 462.
Der Operateur kann im Rahmen der Operation nicht die Nr.464 abrechnen, da er nicht die Allgemeinanästhesie durchgeführt hat.
Er kann daher die Nr. 477 für eine Plexusanästhesie oder die Nr. 496 für die und/oder des N. Ischiadicus
- und/oder N. Femoralis
- und/oder Drei-in-eins-, und/oder Knie- und/oder Fußblock) auch mittels Katheter abrechnen.

Kommentar: Die Angabe einer Kombination der Nr. 464 mit der Nr. 462 bedeutet, dass beide Leistungen im engen zeitlichen Zusammenhang mit der Operation durchgeführt wurden. Neben der Nr. 462 kann eine zusätzliche postoperative Schmerztherapie, die in der Leistung nach Nr. 470 genannt ist, (Blockade eines Nervengeflechtes auch mittels Katheter (z.B. Plexus brachialis), und/oder des N. Ischiadicus und/oder N. Femoralis) und/oder Drei-in-eins-, und/oder Knie- und/oder Fußblock) nicht mit der Nr. 470 und auch nicht der Nr. 477 oder Nr. 496, sondern nur mit dem Zuschlag nach Nr.464 abgerechnet werden. Der Zuschlag nach Nr. 464 ist ausschließlich an die Nr. 462 gekoppelt und kann nicht alleine abgerechnet werden.
Der Operateur kann im Rahmen der Operation nicht die Nr.464 abrechnen, da er nicht die Allgemeinanästhesie durchgeführt hat. Führt er die postoperative Schmerzausschaltung durch, kann er die Nr. 477 für eine Plexusanästhesie oder die Nr. 496 für die Blockade
- des N. Ischiadicus
- und/oder N. Femoralis
- und/oder den Drei-in-eins-, und/oder Knie- und/oder Fußblock) auch mittels Katheter abrechnen.

Ausschluss: 623, 624

469 Kaudalanästhesie

	23,27	28,96	6,83	3,51	10,34

Kommentar: Bei ambulanter Anästhesie ist ein Zuschlag nach Nr. 446 möglich.
Ausschluss: 256, 266–268, 494, 621, 622, 623, 624.

D. Anästhesieleistungen

UV-GOÄ-Nr.

	Allgemeine Heilbehandl.	Besondere Heilbehandl.	Besondere Kosten	Allgemeine Kosten	Sachkosten (Besond. + Allg. Kosten)
470					

470 Regionalanästhesie nach anästhesiologischem Standard (rückenmarknahe Leitungsanästhesie oder Blockade eines Nervengeflechtes auch mittels Katheter (z.B. Plexus brachialis), und/oder des N. Ischiadicus und/oder N. Femoralis) und/oder Drei-in-eins-, und/oder Knie- und/oder Fußblock)auch mittels Katheter, einschließlich
– medikamentöser Prämedikation,
– erster peripherer Venenverweilkanüle
– ggf. Lokalanästhesie,
– kontinuierlicher nichtinvasiver Blutdruck- und Frequenzmessung,
– kontinuierlicher Pulsoxymetrie
– Elektokardioskopie, bis zu einer Anästhesiedauer von 60 Minuten.

| | 80,42 | 80,42 | 2,73 | 11,18 | 13,91 |

Die Leistung ist nur einmal berechenbar. Neben der Leistung nach Nr. 470 sind die Leistungen nach Nrn. 602 oder 614 sowie 650 im Zusammenhang mit der selben Operation nicht gesondert berechnungsfähig, auch nicht prä- und postoperativ, sondern obligater Leistungsbestandteil und nach anästhesiologischem Standard zu dokumentieren. Verfahren zur Identifikation von Nerven mittels Nervenstimulator sind nicht gesondert berechenbar. Verfahren zur Identifikation von Nerven mittels Ultraschall können nach Nr. 410 berechnet werden. Abrechnungsvoraussetzung ist die nachvollziehbare Dokumentation und Befundung. Diese ist dem UVTr auf Anforderung nachzuweisen. Neben dieser Leistung ist Nr. 496 nicht berechenbar.

Die Leistung nach Nr. 470 berechtigt zu der Abrechnung des Zuschlags nach Nr. 447.

Arbeitshinweise: Auch wenn die Nr. 260 UV-GOÄ nicht ausdrücklich als Ausschluss in der Leistungsbeschreibung genannt wird, kann sie nicht neben der Nr. 470 für das Legen der Venenverweilkanüle abgerechnet werden, weil sie Bestandteil der Leistung ist (einschließlich erster Venenverweilkanüle). Die Leistung ist, auch wenn mehrere der genannten Verfahren durchgeführt werden, nur einmal abrechenbar. Werden mehrere Verfahren durchgeführt, ist bei Eingriffen an der unteren Extremität, einmal der Zuschlag nach Nr. 472 abrechenbar.

Die Leitungsanästhesien nach den Nrn. 469, 493, 494, 495 und 498 sind in der Leistungsbeschreibung der Nr. 470 nicht genannt und können mit dieser Leistung nicht abgerechnet werden. Bestandteil der Leistung (einschließlich ggf. Lokalanästhesie) sind die Leistungen nach den Nrn. 483-489, 490 und 491.

Andere sonographische Leistungen (z.B. 420, 401, 404, 424) können durch die eindeutige Festlegung auf die Nr. 410 als Verfahren zur Identifikation von Nerven mittels Ultraschall nicht zusätzlich abgerechnet werden.

Die in den Allgemeinen Bestimmungen genannten Zeiten der Allgemeinanästhesie (25 Minuten vor und nach der Schnitt-/Nahtzeit) gelten hier nicht. Die Leistungsbeschreibung stellt ausdrücklich auf die „Anästhesiedauer" von 60 Minuten ab. Die s.g. Anästhesiezeit, dokumentiert als A-A Zeit (Anästhesiepräsenz-Beginn und Anästhesiepräsenz-Ende). Dieser Zeitraum ist Grundlage der Berechnung. Der bisherige pauschale Ansatz von 1 Stunde vorher fällt weg, da diese in der zu berücksichtigenden Zeit enthalten ist.

Damit sind die Nrn. 470 und 471 regelhaft abrechenbar. Eine Prüfung der tatsächlichen Zeiten und Anforderung des Protokolls ist nur bei einer mehrfachen Berechnung der Nr. 471 erforderlich. Für die Vorbereitung einer Regionalanästhesie ist bis zu eine Stunde bis zum Eintritt der Wirksamkeit erforderlich. Mit Ende der Operation endet die abrechenbare Zeit.

Zeiten für das Einschleusen der Patienten sind grundsätzlich nicht berechnungsfähig. Bezüglich der in der Leistung enthaltenen Maßnahmen (Formulierung „einschließlich") wird auf die Ausführungen zur Nr. 462 verwiesen.

Der Operateur kann im Rahmen der Operation nicht die Nr.464 abrechnen, da er nicht die Allgemeinanästhesie durchgeführt hat.

Er kann daher die Nr. 477 für eine Plexusanästhesie oder die Nr. 496 für die und/oder des N. Ischiadicus
• und/oder N. Femoralis
• und/oder Drei-in-eins-, und/oder Knie- und/oder Fußblock) auch mittels Katheter abrechnen.

Die Leistung nach Nr. 470 ist auch im Rahmen der isolierten Schmerztherapie berechenbar aber ohne Zuschlag nach Nr. 447, da es keine ambulante OP ist. Die dort genannten Ausschlüsse gelten auch in diesem Fall.

Kommentar: Leistungsinhalt der Nr. 470 ist als rückenmarksnahe Regionalanästhesie die Spinal- oder Periduralanästhesie und/oder als Blockade eines Nervengeflechts die obere oder untere Armplexusanästhesie (Plexus axillaris oder supraclaviculärer- oder Scalenusblock)

und/oder der Drei-in-Eins- und/oder der Knie- und/oder Fußblock im Rahmen einer Operation.
Abrechnungsfähig ist die Nr. 470 im Rahmen einer Operation aber nicht durch den Operateur. Wenn dieser auch die Regionalanästhesie durchführt, ist die Nr. 477 abzurechnen.
Wird eines der genannten Verfahren in Zusammenhang mit einer Allgemeinanästhesie nach Nr. 462 zur postoperativen Schmerztherapie eingesetzt, ist nicht die Nr. 470 abrechenbar sondern nur der Zuschlag nach Nr. 464 neben der Nr. 462.
Dies gilt nicht für den Operateur, wenn er die postoperative Schmerzausschaltung durchführt da er nicht die Nr. 464 abrechnen kann.
Die Leistung nach Nr. 470 kann auch als alleinige Schmerztherapie durchgeführt und abgerechnet werden. Alle in der Leistungsbeschreibung genannten Ausschlüsse und Leistungsinhalte gelten dann auch. Ein Zuschlag nach Nr. 447 kann dann nicht zusätzlich berechnet werden, da es keine ambulante OP ist.
Die Nr. 470 ist bei diesen Regionalanästhesien anzusetzen egal ob sie durch eine einmalige oder mehrere Injektionen ggf. auch mittels eines Katheters erfolgt.
Nicht mit der Nr. 470 zu vergüten sind die Oberflächenanästhesie nach Nrn. 483–488, 489, 490 und 491, die Leitungsanästhesie nach Nrn.469, 493–495, 497 und 498 sowie die intravenöse Anästhesie nach Nrn. 476, 478 und 479.
Bestandteil der Leistung und damit nicht zusätzlich abrechenbar sind die regelhaft durchzuführenden Monotoring-Leistungen Nrn. 602, 614, 617 und 650.
Routinemäßig notwendige Maßnahmen sind: das Legen der Verweilkanüle, die Lokalanästhesie ggf. vor Legen der Verweilkanüle oder das Einbringen der Plexus-, Spinal- oder PDA-Nadel bzw. Katheters und darüber das Einbringen von Medikamenten.
Für diese Leistungen können die Nrn. der Lokalanästhesie, für die Injektionen, Infiltrationen, und Punktionen nicht zusätzlich berechnet werden.
Die Materialkosten (Verweilkanüle, Plexus- und Spinalnadel bzw. -katheter) können in Rechnung gestellt werden.
Das Lokalanästhetikum kann unter Berücksichtigung des § 2, Abs. 1, Satz 1 BG-NT nur dann abgerechnet werden, wenn der Arzt ohne besondere Kosten abrechnet.
Mit der eindeutigen Festlegung auf die Nr. 410 für das Verfahren zur Identifikation von Nerven mittels Ultraschall wird klargestellt, dass andere sonographische Leistungen in diesem Zusammenhang nicht zusätzlich berechnet werden können (z.B.420 ,401, 404, 424) und ebenso keine Verfahren zur Identifikation von Nerven mittels Nervenstimulator.
Leistungsinhalt und Voraussetzung für die Abrechenbarkeit der Leistungen ist ausdrücklich auch eine nachvollziehbare Dokumentation und Befundung.
Bei ambulanter Anästhesie im Rahmen einer ambulanten Operation ist der Zuschlag nach Nr. 447 abrechenbar.

Anästhesiedauer:
Die in den allgemeinen Bestimmungen definierten Zeiten der Allgemeinanästhesie (25 Minuten vor und 25 Minuten nach der Schnitt-/Nahtzeit) gelten hier nicht.
Die Leistungslegende bei Regionalanästhesieverfahren (Nr. 470) stellt auf die „Anästhesiedauer" ab. Hierbei handelt es sich um die Zeiten von Beginn und Ende der Anästhesiepräsenz. Diese Angaben sind maßgeblich für die Berechnung der Dauer der Regionalanästhesie. Auf den Anästhesieprotokollen sind die Zeiten jeweils mit einem X dokumentiert. Damit kann davon ausgegangen werden, dass die Nrn. 470 und 471 regelhaft abrechenbar sind. Eine Prüfung der tatsächlichen Zeiten und Anforderung des Protokolls ist nur bei einer mehrfachen Abrechnung der Nr. 471 erforderlich.

Wartezeiten:
Organisatorisch bedingte Wartezeiten, z. B. durch den Ausfall von Geräten oder Nichtverfügbarkeit des Operateurs etc., dürfen bei den Angaben zur Narkose- und Anästhesiedauer nicht berücksichtigt werden.
Hierfür kann auch nicht die Leistung nach Nr. 473 (Standby und/oder Analgosedierung) abgerechnet werden. Wartezeiten, die auf eine Allgemein- oder Regionalanästhesie abzielen sind nicht abrechenbar und erfüllen nicht den Leistungsinhalt der Nr. 473.

Ausschluss: 253, 260, 255–257, 259, 260, 267, 451, 452, 462, 473, 476-479, 490, 491, 493, 494, 496, 602, 614, 617, 623, 624, 650

D. Anästhesieleistungen

UV-GOÄ-Nr.		Allgemeine Heilbehandl.	Besondere Heilbehandl.	Besondere Kosten	Allgemeine Kosten	Sachkosten (Besond. + Allg. Kosten)
471	Zuschlag zu den Leistungen nach Nr. 470 für jede weitere angefangene halbe Stunde ggf. einschließlich Nachinjektionen des Lokalanästhetikums bis Ende der Anästhesie	25,30	25,30	1,54	3,55	5,09

Arbeitshinweise: Der Zuschlag zielt auf eine Leistung nach Nr. 470 und ist danach nicht auf eine Regionalanästhesie im Zusammenhang mit einer Operation beschränkt. Er ist danach auch im Zusammenhang mit einer Schmerzbehandlung abrechenbar.
Mit der Formulierung „einschließlich" wird klargestellt, dass Nachinjektionen (z.B. nach Nr. 261) Bestandteil der Leistung sind und nicht zusätzlich abgerechnet werden können.
Die in den Allgemeinen Bestimmungen genannten Zeiten der Allgemeinanästhesie (25 Minuten vor und nach der Schnitt-/Nahtzeit) gelten hier nicht. Die Leistungsbeschreibung stellt ausdrücklich auf die „Anästhesiedauer" von 60 Minuten ab. Die s.g. Anästhesiezeit, dokumentiert als A-A Zeit (Anästhesie-Beginn und Anästhesie-Ende). Dieser Zeitraum ist Grundlage der Berechnung. Der bisherige pauschale Ansatz von 1 Stunde vorher fällt weg, da diese in der zu berücksichtigenden Zeit enthalten ist. Damit sind die Nrn. 470 und 471 regelhaft abrechenbar. Eine Prüfung der tatsächlichen Zeiten und Anforderung des Protokolls ist nur bei einer mehrfachen Berechnung der Nr. 471 erforderlich.

Kommentar: Die Zeiten in den Zuschlägen sind nun einheitlich für die Allgemein- und Regionalanästhesie mit einer halben Stunde festgelegt worden. Das erneute Einbringen eines Lokalanästhetikums für die Analgesie kann ausdrücklich für die Zeit der Verlängerung nicht mit der Nr. 261 oder einer anderen Leistung abgerechnet werden.
Der Zuschlag zielt auf eine Leistung nach Nr. 470 und ist danach nicht auf eine Regionalanästhesie im Zusammenhang mit einer Operation beschränkt. Er ist danach auch im Zusammenhang mit einer Schmerzbehandlung abrechenbar.

Ausschluss: 462, 477, 614, 623, 624

| **472** | Zuschlag zu den Leistungen nach Nr. 470 für die Kombination von zwei oder mehr der benannten Verfahren. Die Berechnung dieses Zuschlages ist begrenzt auf anästhesiologische Leistungen bei Eingriffen an der unteren Extremität. | 25,30 | 25,30 | 2,73 | 5,27 | 8,00 |

Arbeitshinweise: Mit der Formulierung „Kombination von zwei oder mehr" der Verfahren nach Nr. 470 wird zum Ausdruck gebracht, dass der Zuschlag nur einmal abrechenbar ist.
Er ist begrenzt auf Eingriffe an den Beinen (Gesäß, die Hüfte, der Oberschenkel, das Knie, der Unterschenkel, und der Fuß einschließlich der Gelenke, da in der Nr. 472 an der oberen Extremität neben der Plexusanästhesie kein weiteres genannt ist und medizinisch auch nicht sinnvoll wäre.

Kommentar: Voraussetzung für die Abrechnung dieses Zuschlags ist, dass mindestens zwei der in der Leistungsbeschreibung der Nr. 470 genannten Verfahren (Spinal-, Periduralanästhesie, Drei-in-eins- und Fußblock) als eigenständige Zielleistung durchgeführt werden und dokumentiert sind und es sich um eine Operation an der unteren Extremität handelt. Er ist begrenzt auf Eingriffe an den Beinen (Gesäß, die Hüfte, der Oberschenkel, das Knie, der Unterschenkel, und der Fuß einschließlich der Gelenke, da in der Nr. 472 an der oberen Extremität neben der Plexusanästhesie kein weiteres genannt ist und medizinisch auch nicht sinnvoll wäre.
Werden mehr als zwei der in der Leistungsbeschreibung der Nr. 470 genannten Verfahren nebeneinander durchgeführt, kann der Zuschlag nur einmal abgerechnet werden.

Ausschluss: 462, 477, 614, 623, 624

| **473** | Standby und / oder Analgosedierung als alleinige anästhesiologische Maßnahme einschließlich
– Überwachung der Vitalfunktionen,
– Elektrokardioskopie,
– kontinuierlicher Pulsoxymetrie,
– nicht invasiver Blutdruckmessung
je angefangene 30 Minuten | 44,54 | 44,54 | 1,48 | 22,63 | 24,11 |

Neben der Leistung nach Nr. 473 sind die Leistungen nach Nrn. 602 oder 614 sowie 650 nicht gesondert berechnungsfähig, auch nicht prä- und postoperativ. Bei Amb. Op.: ggf. Zuschlag nach Nr. 446

| UV-GOÄ-Nr. | Allgemeine Heilbehandl. | Besondere Heilbehandl. | Besondere Kosten | Allgemeine Kosten | Sachkosten (Besond. + Allg. Kosten) |

Arbeitshinweise: Die Leistung nach Nr. 473 berechtigt zu der Abrechnung des Zuschlags nach Nr. 446. Neben einer Analogosedierung und/oder Standby darf keine andere Maßnahme aus dem Abschnitt D. durchgeführt werden. Mit der Formulierung und/oder wird zum Ausdruck gebracht, dass eine der Maßnahmen ausreicht, um den Leistungsinhalt zu erfüllen. Die Überwachung als alleinige Leistung (Standby) genügt für die Abrechnung.
Standby bedeutet, die klinische Überwachung eines Patienten während diagnostischer und/oder therapeutischer Maßnahmen einschließlich Bereitstellung der Ausrüstung zur Überwachung. Darunter sind keine organisatorischen Wartezeiten zu verstehen. Die Leistung kann nicht abgerechnet werden, wenn die Ausrüstung nur für die Möglichkeit eines Einsatzes bereitgehalten wird.
Als Analgosedierung bezeichnet man die medikamentöse Schmerzausschaltung (Analgesie) bei gleichzeitiger Beruhigung (Sedierung).
Das Verfahren wird allgemein auch als sogenannter „schmerzfreier Dämmerschlaf" bezeichnet. Im Gegensatz zur klassischen Narkose atmet der Patient selbst (Spontanatmung) und reagiert auf äußere Reize.
Bezüglich der in der Leistung enthaltenen Maßnahmen (Formulierung „einschließlich") wird auf die Ausführungen zur Nr. 462 verwiesen.
Für jede weitere angefangene Viertelstunde der Leistung nach Nr. 473 kann jeweils der Zuschlag nach Nr. 474 abgerechnet werden.

Kommentar: Die Nr. 473 beinhaltet als Ziellleistungen, die medikamentöse Schmerzausschaltung (Analgesie) bei gleichzeitiger Beruhigung (Sedierung) – Analogosedierung – und/oder die klinische Überwachung eines Patienten während diagnostischer und/oder therapeutischer Maßnahmen einschließlich Bereitstellung der Ausrüstung zur Überwachung – Standby. Darunter sind keine organisatorischen Wartezeiten zu verstehen. Im Gegensatz zur klassischen Narkose atmet der Patient bei der Analogsedierung selbst (Spontanatmung) und reagiert auf äußere Reize.
Die Analogsedierung erfolgt durch Gabe von Narkosegas oder mit Hilfe parenteraler Narkotika – ggf. in Kombination mit oralen oder parenteralen Sedativa.
Die Leistung der Nr. 473 kann von Ärzten durchgeführt und abgerechnet werden und nicht nur von einem Anästhesisten.
Für die Abrechnung der Nr. 473 muss der Arzt keine Analgosedierung durchführen. Die Überwachung als alleinige Leistung(Standby) berechtigt die Vergütung, wenn der Arzt währen dieser Zeit keine anderen Tätigkeiten ausübt.
Als „alleinige Leistung" bedeutet, dass während dieser Leistungen kein Verfahren zur Allgemein- und/oder Regionalanästhesie durchgeführt wurde. Ein solches Verfahren kann sich aber anschließen und ist dann als höherwertige Leistung abrechenbar, nicht jedoch die Nr. 477 und 477a unter Hinweis auf die allgemeinen Bestimmungen des Abschnitt D.
Bestandteil der Leistung (Formulierung „einschließlich") und damit nicht zusätzlich abrechenbar sind die regelhaft durchzuführenden Monitoring-Leistungen Nrn. 602, 614, 617 und 650. Dies gilt für alle Phasen (prä-, intra- und postoperativ). Abrechenbar ist aber das Legen einer Infusion aber nicht die Injektion der für eine Analgosedierung verabreichten Medikamente.
Erfolgt die Analgosedierung im Rahmen einer ambulanten Operation, ist zusätzlich der Zuschlag nach Nr. 446 berechenbar aber nicht im Rahmen einer nicht operativen Maßnahme.
Für jede weitere angefangene Viertelstunde der Leistung nach Nr. 473 kann jeweils der Zuschlag nach Nr. 474 abgerechnet werden.

Ausschluss: 1–14, 19, 50–57, 61a–c, 451, 452, 462, 470, 476, 477, 478, 479, 490, 491, 493, 494, 496, 497, 498, 602, 614, 617, 623, 624, 650

474 Zuschlag zu den Leistungen nach 473 für jede weitere angefangene Viertelstunde

| 22,26 | 22,26 | 0,37 | 4,65 | 5,02 |

Kommentar: Der zeitliche Umfang dieser Leistung ist mit 15 Minuten definiert.
Leistungen nach Nr. 473 sind ein Standby und/oder eine Analgosedierung. Es ist daher grundsätzlich nicht ausgeschlossen, dass diese Leistung während einer ärztlichen Maßnahme mehrfach und auch für eine Analgosedierung und zeitlich danach alleiniges Standby abgerechnet werden kann. Dies muss entsprechend dokumentiert sein..

Ausschluss: 472, 614, 623, 624

D. Anästhesieleistungen

UV-GOÄ-Nr.		Allgemeine Heilbehandl.	Besondere Heilbehandl.	Besondere Kosten	Allgemeine Kosten	Sachkosten (Besond. + Allg. Kosten)

475 Überwachung einer kontinuierlichen Regionalanästhesie nach Nr. 470 mit Katheter, zusätzlich zur Leistung nach Nummer 470 für den zweiten und jeden weiteren Tag, je Tag. Nur berechenbar im Zusammenhang mit Operationen an der Schulter bei begründeter Indikation. Berechenbar für max. 3 Tage.

	56,95	56,95	20,07	15,95	36,02

Kommentar: Im Gegensatz zur früheren Leistung nach Nr. 475 schränkt die Leistungsbeschreibung die Abrechenbarkeit ein und beschränkt diese ausdrücklich auf Operationen an der Schulter und dort bei begründeter Indikation. Eine solche begründete Indikation besteht z. B. für einen Scalenus-Katheter im Rahmen einer Schultergelenksarthrolyse zur postoperativen schmerzarmen Mobilisierung durch eine postoperative Krankengymnastik. Da die Nr. 475 angesetzt wird für die Tage nach der Operation kann zusätzlich für die Schmerztherapie am OP-Tag bei Operation in Allgemeinnarkose der Zuschlag nach Nr. 464 abgerechnet werden.

Unverständlich ist, dass die Nr. 475 laut Leistungsbeschreibung die Abrechenbarkeit für eine Schmerzkathetertherapie am zweiten und bis zu zwei weiteren Tagen je Tag auf eine Schulteroperation einschränkt und damit auf andere Operationen an der oberen Extremität wie z.B. nach einer Arthrolyse des Ellengelenks und an der unteren Extremität für den N.femoralis- und N.Ischiadicusschmerzkatheter und Periduralkatheter. Dass bei quasi identischer Leistung diese bei einer Schulteroperation vergütet wird aber nicht bei Operation an anderer Stelle ist nicht plausibel. Da es für diese Schmerzkatheterleistung für die Tage nach der Erstanlage keine Gebührennummern gibt, sollte trotz der Leistungsbeschränkung auf eine Schulteroperation an anderen Stellen die entsprechende Gebühr durch die Leistungsträger vergütet werden neben der Nr. 464 für den Erstanlagetag, für die es keine Einschränkung auf die Schulter gibt.

Ausschluss: 477, 623, 624

476 Intravenöse Regionalanästhesie und intravenöse Sympathikusblockade einschließlich
– medikamentöser Prämedikation,
– erster peripherer Venenverweilkanüle
– Anlage einer Doppelstaumanschette,
– nicht invasiver kontinuierlicher Blutdruck- und Frequenzmessung,
– Elektrokardioskopie,
– kontinuierlicher Pulsoxymetrie

	80,42	80,42	4,56	11,18	15,74

Die Leistung ist einmal berechenbar, unabhängig von der Dauer der Leistungserbringung. Neben der Leistung nach Nr. 476 sind die Leistungen nach Nrn. 602 oder 614 sowie 650 nicht gesondert berechnungsfähig, auch nicht prä- und postoperativ, sondern obligater Leistungsbestandteil. Diese Leistungen sind nach anästhesiologischem Standard zu dokumentieren und dem UV- Träger im begründeten Einzelfall auf Anforderung nachzuweisen. Diese Leistung ist nicht berechenbar für den Arzt, der gleichzeitig Leistungen aus dem Abschnitt L der UV-GOÄ berechnet.

Arbeitshinweise: Auch wenn die Nr. 260 UV-GOÄ nicht ausdrücklich als Ausschluss in der Leistungsbeschreibung genannt wird, kann sie nicht neben der Nr. 476 für das Legen der Venenverweilkanüle abgerechnet werden, weil sie Bestandteil der Leistung ist (einschließlich erster Venenverweilkanüle).

Diese Leistung ist nur einmal abrechenbar. Ein Zuschlag für eine längere Dauer kann nicht abgerechnet werden.

Sie kann von Ärzten, die eine operative Leistung aus dem Abschnitt L. der UV-GOÄ erbringen nicht abgerechnet werden. Der Chirurg oder Orthopäde kann aber die Nrn.478 und 479 abrechnen.

Die Leistung berechtigt zu der Abrechnung des Zuschlags nach Nr. 446.

Bezüglich der in der Leistung enthaltenen Maßnahmen „einschließlich" wird auf die Ausführungen zur Nr. 462 verwiesen.

Für die Anlage einer Doppelstaumanschette kann nicht zusätzlich die Nr. 2029 abgerechnet werden.

Kommentar: Die Leistung berechtigt bei ambulanter OP zu der Abrechnung des Zuschlags nach Nr. 446.

Die Angabe in der UV-GOÄ: „Diese Leistung ist nicht berechenbar für den Arzt, der gleichzeitig Leistungen aus dem Abschnitt L der UV-GOÄ berechnet" begründet, dass

	Allgemeine Heilbehandl.	Besondere Heilbehandl.	Besondere Kosten	Allgemeine Kosten	Sachkosten (Besond. + Allg. Kosten)

der Chirurg, Orthopäde etc. im Zusammenhang mit einer Operation nicht die Nr. 476 abrechnen kann sondern die Nr. 478/479.

Die Leistung nach Nr. 476 kann auch als alleinige Schmerztherapie durchgeführt und abgerechnet werden. Alle in der Leistungsbeschreibung genannten Ausschlüsse und Leistungsinhalte gelten dann auch. Ein Zuschlag nach Nr. 446 kann dann nicht zusätzlich berechnet werden, da keine ambulante OP durchgeführt wird.

Bestandteil der Leistung (Formulierung „einschließlich") und damit nicht zusätzlich abrechenbar sind die regelhaft durchzuführenden Monitoring-Leistungen Nrn. 602, 614, 617 und 650 sowie das Legen der Verweilkanüle und die Anlage der Doppelstaumanschette.

Für diese Leistungen können die Nrn. der Lokalanästhesie, für die Injektionen, Infiltrationen, Infusionen und Punktionen nicht zusätzlich berechnet werden.

Die Materialkosten für die Verweilkanüle sind abrechnungsfähig

Das Lokalanästhetikum kann unter Berücksichtigung des § 2, Abs. 1, Satz 1 BG-NT nur dann abgerechnet werden, wenn der Arzt ohne besondere Kosten abrechnet.

Das Legen der ersten peripheren Venenverweilkanüle ist Bestandteil der Leistung und kann nicht mit der Nr. 260 neben der Nr. 476 abgerechnet werden. Das Anlegen der Doppelstaumanschette ist obligatorischer Leistungsinhalt der Nr. 476 und kann nicht mit der Nr. 2029 abgerechnet werden.

Die Leistung ist unabhängig der Dauer nicht mehrfach oder mit einem Zuschlag zu berechnen.

Bei ambulanter Anästhesie in Zusammenhang mit einer ambulanten Operation ist ein Zuschlag nach Nr. 446 abrechenbar.

Ausschluss: 253, 255–257, 259, 260, 267, 451, 452, 462, 470, 473, 477–479, 490, 491, 493, 493, 494, 496, 497, 498, 602, 614, 617, 623, 624, 650.

477 Einleitung und Überwachung einer supraklavikulären oder axillären Armplexus- oder Paravertebralanästhesie, bis zu einer Stunde Dauer soweit der Operateur die Anästhesie selbst durchführt   35,37   44,02   6,83   5,12   11,95

Die Leistung berechtigt bei ambulanter OP zu der Abrechnung des Zuschlags nach Nr. 446.

Arbeitshinweise: Diese Leistung kann nur vom Operateur abgerechnet werden. In der Leistungsbeschreibung sind die Leistungen der Überwachung der Vitalfunktionen nicht ausdrücklich enthalten. Da bei der Nr. 470 das Monitoring Bestandteil der Zielleistung ist, gilt dies auch für die Nr. 477.

Ebenfalls nicht ausdrücklich genannt ist die Nr. 410 als Verfahren zur Identifikation von Nerven mittels Ultraschall. Soweit der Arzt dies dokumentiert, ist die Nr. 410 neben der Nr. 477 abrechenbar.

Kommentar: Die Angabe „soweit der Operateur die Anästhesie selbst durchführt" begründet vergleichbar zur Nr. 470, dass diese Gebührennummer nur am OP-Tag durch den Operateur abrechenbar ist aber nicht für eine **alleinige Schmerztherapie**. Dann wäre die Nr. 496 abzurechen. Wird eines der genannten Verfahren als alleinige Schmerztherapie und nicht in direktem Zusammenhang mit einer ambulanten Operation durchgeführt, ist die Nr. 496 abzurechen und nicht die Nr. 470. Dies ergibt sich daraus, dass Leistungsinhalt der Nr. 470 auch die prä-, intra- und postoperative Überwachung mit Leistungserbringung der Nrn. 602, 614 und 650 ist und die genannten Regionalanästhesieverfahren unter der Nr. 470 seit dem 1.10.2017 subsumiert wurden und damit im Aufwand als vergleichbar mit der Nr. 496 bewertet wurden, daneben aber die Nr. 496 weiterhin in der UV-GOÄ aufgelistet ist. Damit sind neben den dort genannten Verfahren für die untere Extremität auch die Plexusverfahren für die obere Extremität im Rahmen der alleinigen Schmerztherapie vergleichbar mit den in der Nr. 496 genannten Verfahren. Das gilt auch für den Scalenusblock.

Auch wenn dies in dieser Leistungsbeschreibung nicht ausdrücklich erwähnt ist, sind Monitoring-Leistungen der Nrn. 602, 614, 617 und 650 soweit sie überhaupt erforderlich sind, Bestandteil der Nr. 477 und damit nicht zusätzlich abrechenbar.

Routinemäßig notwendige Maßnahmen sind: das Einstechen der Plexus-Nadel und das Einbringen von Lokalanästhetika. Für diese Leistungen können die Nrn. der Lokalanästhesie, für die Injektionen, Infiltrationen, Infusionen und Punktionen nicht zusätzlich berechnet werden aber die Kosten der Plexusnadel. Nach § 2 Abs. 1 BG-NT ist bei

D. Anästhesieleistungen

UV-GOÄ-Nr.	Allgemeine Heilbehandl.	Besondere Heilbehandl.	Besondere Kosten	Allgemeine Kosten	Sachkosten (Besond. + Allg. Kosten)

Abrechnung mit besonderen Kosten das Anästhetikum nicht zusätzlich abrechenbar, aber bei Abrechnung ohne besondere Kosten (siehe Kommentar zum BG-NT).
Zusätzlich abrechnungsfähig ist das Legen einer Infusion und die entsprechenden Materialkosten.
Im Rahmen einer Plexusanästhesie besteht bei dem Einbringen der Plexusnadel die Gefahr, dass Nerven und Gefäße verletzt werden können. Auch wenn dies nicht genannt ist, kann wenn es dokumentiert ist, die Nr. 410 für das Verfahren zur Identifikation von Nerven mittels Ultraschall abgerechnet werden.
Nicht zusätzlich berechnet werden können weitere Organe nach 420, Duplex- und/oder Farbkodierung, etc. und ebenso keine Verfahren zur Identifikation von Nerven mittels Nervenstimulator.
Leistungsinhalt und Voraussetzung für die Abrechenbarkeit der Leistungen ist eine nachvollziehbare Dokumentation.

Ausschluss: 255, 259, 462, 470–473, 475, 476, 478, 479, 490, 491, 493, 494, 496, 623, 624

477a   Überwachung einer supraklavikulären oder axillären Armplexus- oder Paravertebralanästhesie, jede weitere angefangene Stunde

	17,68	22,00	2,00	5,12	7,12

Arbeitshinweise: In der Leistungsbeschreibung nicht ausdrücklich genannt ist, dass es sich um einen Zuschlag zur Nr. 477 handelt. Er zielt aber darauf ab.
Die in der Leistungsbeschreibung genannten Leistungen können im Rahmen der Nr. 470 auch vom Anästhesisten erbracht werden. Hierfür kann der Anästhesist nicht den Zuschlag nach Nr. 477a abrechnen. Dafür ist der Zuschlag nach Nr. 471 vorgesehen.

Kommentar: Auch wenn dies nicht eindeutig aus der Leistungsbeschreibung hervorgeht, bezieht sich der Zuschlag ausschließlich auf die Nr. 477 und kann daher nur von dem Operateur für die weitere zeitliche Überwachung abgerechnet werden.

Ausschluss: 462, 470, 476, 623, 624

478   Intravenöse Anästhesie einer Extremität, bis zu 1 Stunde Dauer

	21,41	26,65	6,83	2,56	9,39

Bei Amb. Op.: ggf. Zuschlag nach Nr. 446

Arbeitshinweise: Das Legen der Venenverweilkanüle sowie die Anlage eine Manschette (Blutleere) sind auch wenn dies nicht ausdrücklich vermerkt ist, Bestandteil der Nr. 478. Dies gilt auch für die Überwachung der Vitalfunktionen.
Diese Leistung kann vom Anästhesisten oder vom Operateur als alleinige Leistung für die Anästhesie und Schmerztherapie abgerechnet werden.
Eine Verlängerung (Zuschlag nach Nr. 479) dürfte die Ausnahme sein.

Kommentar: Diese Leistung kann vom Anästhesisten oder vom Operateur als alleinige Leistung für die Anästhesie und Schmerztherapie abgerechnet werden.
Eine Verlängerung (Zuschlag nach Nr. 479) dürfte die Ausnahme sein.
Wird die Leistung durch einen Anästhesisten, Schmerztherapie oder durch einen Chirurgen, Orthopäden etc. im Rahmen einer **alleinigen Schmerztherapie** ohne Operation erbracht, ist die Nr. 478/9 und nicht die Nr. 476 abzurechnen. Die Angabe, dass die Nrn. 602, 614 und 650 sowie die prä-, intra- und postoperative Überwachung Bestandteil der Nr. ist, begründet, dass die Nr. 476 nur im Zusammenhang mit einer Operation abgerechnet werden kann. Im Gegensatz zur Nr. 476 wird die Leistung der Nr. 478 für die Dauer bis zu einer Stunde und mit Verlängerung um je angefangene Stunde mit der Nr. 479 vergütet.
Das Legen der Venenverweilkanüle sowie die Anlage eine Manschette (Blutleere) sind auch wenn dies nicht ausdrücklich vermerkt ist, Bestandteil der Nr. 478. Dies gilt auch für die Überwachung der Vitalfunktionen.

Ausschluss: 253, 260, 261, 462, 470, 473, 476, 477, 602, 614, 617, 623, 624, 650, 2029

479   Intravenöse Anästhesie einer Extremität, jede weitere angefangene Stunde

	10,72	13,32	2,21	2,56	4,77

Kommentar: Siehe Kommentar zu Nr. 478.

Ausschluss: 253, 261, 462, 470, 473, 476, 477, 623, 624, 2029

UV-GOÄ-Nr.	Allgemeine Heilbehandl.	Besondere Heilbehandl.	Besondere Kosten	Allgemeine Kosten	Sachkosten (Besond. + Allg. Kosten)

480 Kontrollierte Blutdrucksenkung während der Narkose

	20,66	25,74	–	4,86	4,86

Arbeitshinweise: Die Nr. 480 ist im Zusammenhang mit einer Vollnarkose nur berechenbar, wenn durch Eingabe spezieller Medikamente eine gezielte Blutdrucksenkung herbeigeführt wird und gleichzeitig eine intensive Kontrolle des Blutdrucks (durch invasive Druckmessung bzw. kontinuierliche nichtinvasive Druckmessung) erfolgt.
Im Normalfall reicht es zur Blutdruckkontrolle aus, wenn die Werte während der Narkose im Abstand einiger Minuten auf dem Monitor angezeigt werden. Diese routinemäßige Kontrolle des Blutdrucks über den Monitor genügt nicht für die Berechenbarkeit der Nr. 480.
Bei den nach Unfallverletzungen meist ambulant durchgeführten OPs (der Knie-, Sprunggelenke usw.) ist die Leistung nach Nr. 480 im Rahmen der Anästhesieleistungen regelmäßig nicht erforderlich und zweckmäßig und – mit Begründung – zu streichen.
Eine Ausnahme stellen Operationen an der Schulter dar. Hier kann sie als eigenständige neue Zielleistung zum Einsatz kommen.
Voraussetzung für die Abrechnung ist, dass dies ärztlich dokumentiert ist (Operationsbericht, Anästhesieprotokoll).

Kommentar: Entgegen des o.g. Satz 1 der Arbeitshinweise wird die kontrollierte Blutdrucksenkung bei Schulteroperationen häufiger zum Einsatz kommen. Dies muss aber im Operationsbericht dokumentiert sein.

Ausschluss: 621, 622, 623, 624, 2100–2196, 3300

481 Kontrollierte Hypothermie während der Narkose

	44,20	55,00	–	9,30	9,30

Kommentar: Hypothermie, ist ein medizinischer Notfall und liegt vor, wenn die Körpertemperatur unter 35 °C sinkt. In diesem Fall wäre die Leistung abrechenbar.
Gemäß des Anästhesie-Kommentar **Schleppers** wird mit Nr. 481 die gezielte und kontrollierte medikamentöse und/oder physikalische Senkung der Körperkerntemperatur einschließlich aller hierfür erforderlichen Maßnahmen auch zur Wiedererwärmung sowie der routinemäßigen Überwachung der vitalen Funktionen vergütet. Sie dient der Minderung der Stoffwechselvorgänge und reduziert den Sauerstoffbedarf z.B. bei kardiochirurgischen Eingriffen.
Das Deutsches Ärzteblatt (Dtsch. Ärzteblatt 1999, 96(36), A 2242-A 2244) führt aus, dass eine analoge Abrechnung für die Aufrechterhaltung der normalen Körpertemperatur mit dieser Leistung nicht abgerechnet werden kann. Gemäß der Komm. der PKV zur GOÄ zu praxisrelevanter Analogabrechnungen (Stand: 9. Dezember 2021) ist die Aufrechterhaltung der normalen Körpertemperatur bei einer Narkose nicht als eigenständige Leistung (auch nicht analog) berechenbar.
Bei ambulanter OP ist ein Zuschlag nach Nr. 447 möglich.

Ausschluss: 623, 624

483 Lokalanästhesie der tieferen Nasenabschnitte – gegebenenfalls einschließlich des Rachens –, auch beidseitig

	4,29	5,34	–	2,98	2,98

Arbeitshinweise: Die o. g. Leistungen werden üblicherweise im Zusammenhang mit HNO-ärztl. Eingriffen erforderlich; in diesem Rahmen sind sie regelmäßig als selbständige ärztl. Leistung abrechenbar.
Gelegentlich erscheinen diese Nrn. auch in Anästhesie-Rechnungen aufgrund einer in Vollnarkose durchgeführten OP.
Werden z. B. Kehlkopf und Rachen anlässlich einer Allgemeinanästhesie (Nr. 462 UV-GOÄ) mit einem Lokalanästhetikum betäubt, um das Einführen des Tubus in die Luftröhre zu erleichtern, so handelt es sich um einen Bestandteil der im Rahmen der Nr. 462 zu erbringenden Anästhesieleistung (... mit endotrachealer Intubation).
Im Zusammenhang mit einer Vollnarkose, insbes. Allgemeinanästhesie nach Nr. 462, sind die o. g. Nrn. somit nicht gesondert berechenbar.

D. Anästhesieleistungen 484–490

UV-GOÄ-Nr.

	Allgemeine Heilbehandl.	Besondere Heilbehandl.	Besondere Kosten	Allgemeine Kosten	Sachkosten (Besond. + Allg. Kosten)

Kommentar: Die Oberflächenanästhesie des Rachens zur nachfolgenden endoskopischen oder sonographischen Untersuchung des Ösophagus, Magens oder des Herzens ist nach Nr. 483 berechnungsfähig.

Ausschluss: 462, 463

484 Lokalanästhesie des Kehlkopfes   4,29   5,34   –   2,98   2,98

Arbeitshinweise: Die o. g. Leistungen werden üblicherweise im Zusammenhang mit HNO-ärztl. Eingriffen erforderlich; in diesem Rahmen sind sie regelmäßig als selbständige ärztl. Leistung abrechenbar.
Gelegentlich erscheinen diese Nrn. auch in Anästhesie-Rechnungen aufgrund einer in Vollnarkose durchgeführten OP.
Werden z. B. Kehlkopf und Rachen anlässlich einer Allgemeinanästhesie (Nr. 462 UV-GOÄ) mit einem Lokalanästhetikum betäubt, um das Einführen des Tubus in die Luftröhre zu erleichtern, so handelt es sich um einen Bestandteil der im Rahmen der Nr. 462 zu erbringenden Anästhesieleistung (… mit endotrachealer Intubation).
Im Zusammenhang mit einer Vollnarkose, insbes. Allgemeinanästhesie nach Nr. 462, sind die o. g. Nrn. somit nicht gesondert berechenbar.

Ausschluss: 462, 463, 1525

485 Lokalanästhesie des Trommelfells/Paukenhöhle
   4,29   5,34   –   2,98   2,98

Ausschluss: 462, 463

488 Lokalanästhesie der Harnröhre und/oder Harnblase
   4,29   5,34   –   2,98   2,98

Kommentar: Die Gebührenziffer ist im Rahmen einer Sitzung (Arzt-Patienten-Kontakt) auch nur einmal abrechenbar, wenn neben der Anästhesie der Harnröhre auch die der Harnblase erfolgt.

Ausschluss: 1700, 1728, 1729, 1730–1733

489 Lokalanästhesie des Bronchialgebietes – gegebenenfalls einschließlich des Kehlkopfes und des Rachens –   13,48   16,81   –   5,40   5,40

Arbeitshinweise: Die o. g. Leistungen werden üblicherweise im Zusammenhang mit HNO-ärztl. Eingriffen erforderlich; in diesem Rahmen sind sie regelmäßig als selbständige ärztl. Leistung abrechenbar.
Gelegentlich erscheinen diese Nrn. auch in Anästhesie-Rechnungen aufgrund einer in Vollnarkose durchgeführten OP.
Werden z. B. Kehlkopf und Rachen anlässlich einer Allgemeinanästhesie (Nr. 462 UV-GOÄ) mit einem Lokalanästhetikum betäubt, um das Einführen des Tubus in die Luftröhre zu erleichtern, so handelt es sich um einen Bestandteil der im Rahmen der Nr. 462 zu erbringenden Anästhesieleistung (… mit endotrachealer Intubation).
Im Zusammenhang mit einer Vollnarkose, insbes. Allgemeinanästhesie nach Nr. 462, sind die o. g. Nrn. somit nicht gesondert berechenbar.

Ausschluss: 463, 483, 484, 1529.

490 Infiltrationsanästhesie kleiner Bezirke   5,68   7,06   1,48   2,69   4,17

Arbeitshinweise: 1. Vor der **Punktion eines Kniegelenks** ist die Leistung nach Nr. 490 zu akzeptieren (s. Arb.Hinweise zu Nr. 301).
Häufig erfolgt im Rahmen einer Allgemeinanästhesie nach Nr. 462 zusätzlich eine Lokalanästhesie (z. B. Infiltration der Einstichkanäle mit Bupivacain bei einer arthroskopischen OP), was der **postoperativen Schmerzbekämpfung** dient. Die Gebühr nach Nr. 490 ist bei dieser Konstellation neben der Nr. 462 berechnungsfähig (vgl. Arb.Hinweise zu den Allgem. Best. zu Abschnitt D. bzw. vor Nrn. 451 ff.).
Eine ggf. erforderliche Lokalanästhesie ist Bestandteil der Nr. 470. Die Nrn. 490 und 491 können daher bei der Abrechnung der Nr. 470 nicht zusätzlich abgerechnet werden.
Eine Lokalanästhesie nach Nr. 490 erfordert in der Regel keine Maßnahmen der Vorbereitung wie bei einer Narkose (Untersuchung, Anamnesebogen, Anästhesierisiken), die die

D. Anästhesieleistungen

UV-GOÄ-Nr. | Allgemeine Heilbehandl. | Besondere Heilbehandl. | Besondere Kosten | Allgemeine Kosten | Sachkosten (Besond. + Allg. Kosten)

Kommentar: Abrechnung der Nr. 6 rechtfertigen. Liegen unfallbedingte multiple Verletzungen vor, kann die umfassende **Untersuchung nach Nr. 6 aus diesem Grund abgerechnet werden**.
2. Nebeneinanderberechnung mit den Nrn. 255 und 267/268:
Für die Infiltrationsanästhesie nach Nr. 490 kann die Nr. 255 (Injektion intraartikulär oder perineural) nicht zusätzlich abgerechnet werden, da die Injektion selbst mit der Nr. 490 bereits abgegolten ist. Eine Nebeneinanderberechnung beider Nrn. ist aber dann möglich, wenn zunächst eine Infiltrationsanästhesie nach Nr. 490 zum Betäuben des Stichkanals durchgeführt wird, um anschließend eine schmerzfreie Medikamenten-Injektion in ein Gelenk z. B. mit einem entzündungshemmenden Medikament zu ermöglichen. In diesem Fall werden zwei Leistungen mit unterschiedlichen therapeutischen Zielen erbracht, die gesondert abrechnungsfähig sind.
Gleiches gilt bezüglich der Nebeneinanderberechnung der Nr. 490 mit den Nrn. 267/268 (medikamentöse Infiltrationsbehandlung im Bereich einer bzw. mehrerer Körperregionen).
Im Sinne der Vereinheitlichung wird die Größe des zu infiltrierenden Bezirks definiert durch die Größe einer Wunde, einer Narbe oder eines Tumors und gilt damit auch für die Größe des mit einem Lokalanästhetikum zu infiltrierenden Bereichs. Unter Hinweis auf die Angaben im Abschnitt L wäre die Infiltration z.B. um eine Wunde von bis zu 3cm Länge oder um eine Narbenfläche oder Keratose bis zu 4cm² oder um ein Geschwulst, Arthroskopieportale oder Infiltrationsgebiet beim Legen einer Braunüle bis 1cm³ damit als kleiner Bezirk mit der Nr.490 abzurechnen.
Die Leistungen nach Nrn. 490 und 491 werden sowohl als Lokalanästhesie zu erforderlichen kleinen operativen Eingriffen verwendet als auch zur Schmerzbehandlung. Die mehrfache Infiltrationsanästhesie mehrerer kleiner Bezirke ist entsprechend mehrfach abrechnungsfähig.
Dies wird auch im Kommentar von **Brück** zur GOÄ erläutert: „…Die gegenteilige Auffassung, die der Pluralformulierung ‚kleiner Bezirke‘ den Status eines einzuhaltenden Leistungserfordernisses zuweist, ist bereits deshalb unhaltbar, weil auf diese Weise eine in der Regel medizinisch sinnlose Leistungsanforderung festgeschrieben und die Infiltrationsanästhesie lediglich eines kleinen Bezirkes von Berechnung ausgeschlossen sein würde..."
Zu der Definition „kleiner Bezirk", siehe Arbeitshinweise zur Nr. 491.
Nach § 2 Abs. 1 BG-NT ist bei Abrechnung mit besonderen Kosten das Anaesthetikum nicht zusätzlich abrechenbar, aber bei Abrechnung ohne besondere Kosten.

Ausschluss: 252 (Angabe des Medikaments, das nichts mit Anästhesie-Leistung zu tun haben darf), 266, 267, 268, 470, 473, 476, 477, 491, 493, 494, 495, 496, 497, 498, 570, 571, 572, 573, 621, 622, 5050, 5060, 5070

491 Infiltrationsanästhesie großer Bezirke – auch Parazervikalanästhesie

| 11,27 | 14,01 | 2,23 | 5,12 | 7,35 |

Besondere Kosten, abweichend von der üblichen Systematik, nur von niedergelassenen Ärzten berechenbar: 2,59 €

Arbeitshinweise: Im Rahmen einer Wundversorgung kann die Nr. 491 nur für „große Wunden" im Sinne der Allgemeinen Bestimmungen zum Teil L abgerechnet werden (größer 3 cm/größer 4 cm²/größer 1 cm³). Die Sonderregel, dass Wunden am Kopf und an den Händen sowie bei Kindern bis zum 6. Geburtstag immer große Wunden sind, gilt hier nicht. Allein die tatsächliche Größe der Wunde ist maßgebend.
Die Größenangabe gilt auch für andere Maßnahmen, bei denen Bezirke infiltriert werden, wie z.B. Drähte bei Entfernung von Osteosynthesematerial, Entfernung von Geschwülsten, Arthroskopieportalen, Anlegen von Braunülen, Keratosen, etc.
Für die **Punktion eines Kniegelenks** reicht eine Anästhesie nach Nr. 490 aus; ggf. muss Nr. 491 durch Nr. 490 ersetzt werden (s. Arb.Hinweis zu Nr. 301).
Eine ggf. erforderliche Lokalanästhesie ist Bestandteil der Nr. 470. Die Nrn. 490 und 491 können daher bei der Abrechnung der Nr. 470 nicht zusätzlich abgerechnet werden.
Wegen einer Anästhesie nach Nr. 491 ist im Regelfall keine vorhergehende **umfassende Untersuchung** des Verletzten nach **Nr. 6** erforderlich. Sie kann aber aus anderen Gründen erforderlich sein (s. Hinweise zu Nr. 490).
Wegen der Nebeneinanderberechnung mit den Nrn. 255 und 267/268 gelten die Arb. Hinweise zu Nr. 490 Nr. 2.

D. Anästhesieleistungen

UV-GoÄ-Nr. | Allgemeine Heilbehandl. | Besondere Heilbehandl. | Besondere Kosten | Allgemeine Kosten | Sachkosten (Besond. + Allg. Kosten)

Kommentar: Die Nrn. 490/491 sind für den betreffenden Bezirk nicht mehrfach und nicht nebeneinander berechnungsfähig, wenn zur Erzielung eines ausreichenden Anästhesieeffekts mehrfache Injektionen erforderlich sind.

Die Unterscheidung großer/kleiner Bezirk wurde in den Arbeitshinweisen der DGUV nun den Regelungen der Allgemeinen Bestimmungen Teil L mit Ausnahme der Sonderregelung, dass Wunden am Kopf und an den Händen sowie bei Kindern bis zum 6. Lebensjahr immer große Wunden sind, angepasst.

Dabei wird ausdrücklich auf die tatsächliche Größe der Wunde abgestellt und nicht auf den zu infiltrierenden Bereich.

Im Sinne der Vereinheitlichung wird die Größe des zu infiltrierenden Bezirks definiert durch die Größe einer Wunde, einer Narbe oder eines Tumors und gilt damit auch für die Größe des mit einem Lokalanästhetikum zu infiltrierenden Bereichs. Unter Hinweis auf die Angaben im Abschnitt L wäre die Infiltration um eine Wunde von größer 3cm Länge oder um eine Narbenfläche größer 4 cm² oder um einen Tumor über 1cm³ damit als großer Bezirk mit der Nr. 491 abzurechnen.

Nach § 2 Abs. 1 BG-NT ist bei Abrechnung mit besonderen Kosten das Anaesthetikum nicht zusätzlich abrechenbar, aber bei Abrechnung ohne besondere Kosten (siehe Kommentar zum BG-NT). Ein adäquates Schmerzmanagement, z. B. durch subkutane Infiltrationsanästhesie (Nrn. 490 und 491), ist in der Vergütung der photodynamischen Therapie der Nrn. 570/571 gemäß deren Leistungsbeschreibung mit beinhaltet und daher neben diesen Gebührenziffern nicht gesondert abrechenbar.

Ausschluss: 6–10, 252, 266, 267, 268, 470, 473, 476, 477, 491, 493, 494, 495, 496, 497, 498, 570, 571, 572, 573, 621, 622, 5050, 5060, 5070

493 Leitungsanästhesie, perineural – auch nach Oberst –

5,68   7,06   1,15   2,56   3,71

Besondere Kosten, abweichend von der üblichen Systematik, nur von niedergelassenen Ärzten berechenbar: 1,73 €

Arbeitshinweise: Für chirurgische **Eingriffe im Bereich der Finger** (von der Fingerkuppe bis zur Mitte des Fingergrundgliedes) ist die Leitungsanästhesie nach Nr. 493 regelmäßig ausreichend.

Wegen einer Anästhesie nach Nr. 493 ist im Regelfall keine vorhergehende umfassende Untersuchung des Verletzten nach Nr. 6 erforderlich.

Die Leitungsanästhesie nach Oberstdarf für die Betäubung eines Fingers oder einer Zehe jeweils nur einmal berechnet werden (Schleppers/Weißauer, Anästhesiekomm. z. GOÄ, Erläut. zu Nr. 493, D-22, ebenso Hinweise zur Abrechnung anästhesiologischer UV-GoÄ-Nrn. bei ambulanten Operationsleistungen, LVBG 070/2003 vom 28.08.2003, Seite 14).

Die perineurale Leitungsanästhesie eines einzelnen Nervs im Bereich des Handgelenks ist nach Nr. 493 abrechenbar.

Erfolgt eine perineurale Leitungsanästhesie aller drei Nerven ist dies nach Nr. 496 abrechenbar, obwohl der Handblock nicht ausdrücklich in der Leistungslegende der Nr. 496 genannt wird.

Kommentar: Die Leitungsanästhesie nach Nr. 493 ist pro Nerv abrechenbar. Wird zum Beispiel für die Betäubung einer Hand eine perineurale Leitungsanästhesie des N. Radialis, N. Ulnaris und N. Medianus durchgeführt, kann die Nr. 493 dreimal abgerechnet werden.

Die Zusatzbezeichnung der Leistungsbeschreibung – auch nach Oberst – beschreibt eine Vorgehensweise, wonach Leistungsinhalt die Betäubung eines ganzen Fingers ist, unabhängig von der Anzahl der Einstiche und der zu betäubenden Nerven. Sie bleibt, obwohl mehrere Einstiche erfolgen aber nur einmal abrechenbar.

Eine Abweichung von diesem Grundsatz bei der Durchführung einer Oberstschen Leitungsanästhesie an Fingern und Zehen ist entgegen der Auffassung von Brück nicht zulässig, da bei der Leitungsanästhesie nach Oberst, d.h. Betäubung eines ganzen Fingers, immer die Betäubung mehrerer Nerven erforderlich wird und zur Einbringung des Anästhetikums kein zweiter Satz der Verbrauchsmaterialien wie Desinfektion, sterile Abdeckung, Spritze, Handschuhe etc. (besondere Kosten) verwendet wird.

Nach § 2 Abs. 1 BG-NT ist bei Abrechnung mit besonderen Kosten das Anaesthetikum nicht zusätzlich abrechenbar, aber bei Abrechnung ohne besondere Kosten (siehe Kommentar zum BG-NT). Neben der Leistung nach Nr. 493 kann die Leistung nach 496 für das gleiche Versorgungsgebiet nicht abgerechnet werden.

494–497   D. Anästhesieleistungen

UV-GOÄ-Nr.

	Allgemeine Heilbehandl.	Besondere Heilbehandl.	Besondere Kosten	Allgemeine Kosten	Sachkosten (Besond. + Allg. Kosten)

Adäquates Schmerzmanagement; z.B. durch lokale Nervenblockade (Nrn. 493) ist in der Vergütung der photodynamischen Therapie der Nrn. 570/571 gemäß deren Leistungsbeschreibung mit beinhaltet und daher neben diesen Gebührenziffern nicht gesondert abrechenbar.

Ausschluss: 252, 266, 267, 268, 451, 452, 462, 470, 473, 476, 477, 490, 491, 494, 496.

494 Leitungsanästhesie, endoneural – auch Pudendusanästhesie

11,27	14,01	2,94	5,12	8,06

Ausschluss: 252, 267, 268, 462, 469, 470, 473, 476, 477, 490, 491, 493, 497, 498.

495 Leitungsanästhesie, retrobulbär

11,27	14,01	2,94	5,12	8,06

Kommentar: Nach § 2, Abs. 1 BG-NT ist das Anästhestikum Bestandteil der besonderen Kosten und nicht zusätzlich abrechenbar (siehe Kommentar zum BG-NT).

Ausschluss: 252, 267, 268, 304, 490, 491, 621, 622

496 Drei-in-eins-Block, Knie- oder Fußblock

35,37	44,02	6,62	5,12	11,74

Arbeitshinweise: Die 496 kann als Schmerztherapie von Chirurgen durchgeführt werden, z.B. bei kleiner Chirurgie an der unteren Extremität. In diesem Fall kann nicht die Nr. 470 abgerechnet werden, obwohl die Leistung dort genannt wird, weil die Nr. 470 in direktem Zusammenhang mit einer Anästhesie für eine ambulante OP steht.
Ein Zuschlag kann dann auch nicht berechnet werden.
Erfolgt eine perineurale Leitungsanästhesie aller drei Nerven am Handgelenk ist dies nach Nr. 496 abrechenbar, obwohl der Handblock nicht ausdrücklich in der Leistungslegende der Nr. 496 genannt wird.

Kommentar: Der Leistungsinhalt verlangt die Blockade aller Nerven, die bei dem genannten Leistungsinhalt betäubt werden müssen. Die Leistung kann nicht für die Blockade von ausschließlich einem Nerven im Bereich der Leiste, dem Knie oder am Fuß abgerechnet werden. Hierfür ist die Nr. 493 abrechenbar.
In der Nr. 496, Drei-in-eins-Block, Knie- oder Fußblock ist der „Handblock" nicht genannt. Werden an der Hand alle drei Nerven betäubt, ist der Ansatz der Nr. 496 auch in diesem Fall sachgerecht und zu akzeptieren.
Beide Leistungen (493 und 496) können nicht nebeneinander für das gleiche Versorgungsgebiet abgerechnet werden. Nach § 2 Abs. 1 BG-NT ist bei Abrechnung mit besonderen Kosten das Anaesthetikum nicht zusätzlich abrechenbar, aber bei Abrechnung ohne besondere Kosten (siehe Kommentar zum BG-NT).
Wird der Drei-in-eins-Block, Knie- oder Fußblock neben der Narkose zur postoperativen Schmerztherapie eingesetzt, kann die Nr. 496 nicht neben der Nr. 462 abgerechnet werden, sondern die Nr. 464. Dies gilt nur für den Anästhesisten. Dem Operateur steht die Nr. 494 nicht zur Verfügung, da er die Leistung nach Nr. 462 nicht erbracht hat.

Ausschluss: 252, 267, 268, 462, 470, 473, 476, 477, 490, 491, 493

497 Blockade des Trucus sympatikus (lumbaler Grenzstrang oder Ganglion stellatum) mittels Anästhetika

20,49	25,49	–	4,18	4,18

Arbeitshinweise: (Ausschnitt)
Blockaden des sympathischen Teiles des vegetativen Nervensystems sind etablierter Bestandteil der Therapie verschiedener Erkrankungen. Weiter werden sie als diagnostische Methoden zur Verifizierung der Genese bei einer Reihe von Schmerzerkrankungen eingesetzt. So kann eine Sympatikusblockade u. a. bei der Behandlung von
• Neuropathischen Stumpfschmerzen
• Phantomschmerzen
• CRPS
• Trigeminusneuropathie
• Trigeminusneuralgie
• Herpes zoster
• Postzosterische Neuralgie
indiziert sein.

D. Anästhesieleistungen

UV-GOÄ-Nr.	Allgemeine Heilbehandl.	Besondere Heilbehandl.	Besondere Kosten	Allgemeine Kosten	Sachkosten (Besond. + Allg. Kosten)

Wird in einer Sitzung sowohl eine Blockade am lumbalen Grenzstrang als auch am Ganglion stellatum bzw. am thorakalen Grenzstrang als auch am Plexus solaris durchgeführt, so kann die Nr. 497 zweimal berechnet werden.
Eine gesonderte Lokalanästhesie der Haut kann neben der Nr. 497 nicht zusätzlich nach Nr. 490 berechnet werden.
Medikamentöse Infiltrationsbehandlungen nach den Nrn. 267 und 268 sind nicht zusätzlich neben einer Leistung nach Nr. 497 für eine Grenzstrangblockade berechenbar.
Die Nrn. 497 und 498 sind, unter Berücksichtigung der jeweiligen Abrechnungsbestimmungen, auch bei Durchführung im Rahmen einer Arzt - Patienten - Begegnung berechenbar, da die Leistungen nicht nebeneinander, sondern hintereinander erbracht werden. Es empfiehlt sich die Angabe der Zeiten in der Rechnung.
Anästhesisten können für das Aufsuchen eines Patienten an Orten, an denen sie regelmäßig tätig sind, weder die Besuchsgebühr noch Wegegeld oder Reiseentschädigung berechnen.

Kommentar: Bei ambulanter OP ist ein Zuschlag nach Nr. 446 möglich.
Ausschluss: 252, 267, 268, 470, 473, 476, 490, 491, 494

498   **Blockade des Trucus sympatikus (thorakaler Grenzstrang oder Plexus solaris) mittels Anästhetika**   27,92   34,75   –   3,51   3,51

Arbeitshinweise: (Ausschnitt)
Siehe Arbeitshinweise zu Nr. 497
Kommentar: Bei ambulanter OP ist ein Zuschlag nach Nr. 446 möglich.
Ausschluss: 252, 266 – 268, 470, 473, 476, 490, 491, 494

E. Physikalisch-medizinische Leistungen

Allgemeine Bestimmungen:
In den Leistungen des Abschnitts E sind alle Kosten enthalten mit Ausnahme der für Inhalationen sowie für die Photochemotherapie erforderlichen Arzneimittel.

Kommentar: Physiotherapeutische Leistungen sind grundsätzlich dem dafür zugelassenen Physiotherapeuten vorbehalten. Eine Ausnahme besteht dann, wenn der Arzt über eine Zulassung für physiotherapeutische Leistungen verfügt (Facharzt für physikalische Therapie) oder einen Physiotherapeuten in der Praxis beschäftigt hat (siehe Anforderungen der GUV zur Beteiligung am D-Arzt-Verfahren, Nr. 3, Personelle Ausstattung).
Nur wenn der D-Arzt einen Physiotherapeuten beschäftigt hat, darf er physiotherapeutische Leistungen abrechnen.

I. Inhalationen

500 Inhalationstherapie – auch mittels Ultraschallvernebelung
3,53   4,40   –   –   –

Arbeitshinweise: • Bei der Leistung nach Nr. 500 handelt es sich im Rahmen einer Vollnarkose nicht um eine vom BDA empfohlene Abrechnung.

Kommentar: Aufgrund der Leistungsüberschneidung „Inhalationstherapie" und der Zusatzbestimmung zu Nr. 501 darf die Nr. 500 nicht neben Nr. 501 abgerechnet werden. Gemäß Komm. Brück ist die Nr. 500 nicht in zeitlichem Zusammenhang mit einer apperativen Beatmung nach den Nrn. 427 und 428 ansetzbar. Die Atemspende beim Versuch der Herz-Lungen-Wiederbelebung ist im Leistungsumfang der Nr. 429 enthalten und daher nicht gesondert mit der Nr. 500 abrechenbar.

Ausschluss: 427, 428, 429, 501, 1559, 1560

501 Inhalationstherapie mit intermittierender Überdruckbeatmung (z.B. Bird-Respirator)
8,01   9,97   –   –   –

Neben der Leistung nach Nummer 501 sind die Leistungen nach den Nummern 500 und 505 nicht berechnungsfähig.

Kommentar: Die Behandlungsleistung kommt insbesondere bei berufsbedingten Lungen- und Atemwegserkrankungen (Nr. 4301 und Nr. 4302 BKV) zur Anwendung. Die Gabe von Sauerstoff über eine Maske, Sauerstoffbrille oder Sonde bei der Ein- und Ausleitung einer Narkose oder nach der Narkose im Aufwachraum ist nicht mit der Nr. 501 abrechnungsfähig.
Nicht nach der Nr. 501 abrechenbar sind:
– Hyperbare Sauerstofftherapie
– Druckgesteuerte Dauerbeatmung
Aufgrund der Leistungsüberschneidungen „Inhalationstherapie" (mit Nr. 500) und „(Be)Atmungsbehandlung" (mit den Nrn. 427, 428 und 505) darf die Nr. 501 gemäß der Zusatzbestimmungen der Nrn. 427, 428 und 501 nicht neben diesen den vier Gebührenziffern Nrn. 427, 428, 500 und 505 abgerechnet werden. Die Atemspende beim Versuch der Herz-Lungen-Wiederbelebung ist im Leistungsumfang der Nr. 429 enthalten und daher nicht gesondert mit der Nr. 501 abrechenbar.

Ausschluss: 427, 428, 500, 505, 1559, 1560

II. Krankengymnastik und Übungsbehandlungen

505 Atmungsbehandlung – einschließlich aller unterstützenden Maßnahmen –
7,92   9,84   –   –   –

Arbeitshinweise: • Bei einer Thoraxprellung ist im Regelfall keine Atmungsbehandlung erforderlich.
• Nach schwereren Verletzungen des Thorax kann die Nr. 505 indiziert sein, ggf. auch wiederholt in größeren, etwa wöchentlichen Abständen. Eine mehrwöchige Behandlung in kurzen, gar täglichen Abständen ist in aller Regel nicht gerechtfertigt.

UV-GOÄ-Nr.	Allgemeine Heilbehandl.	Besondere Heilbehandl.	Besondere Kosten	Allgemeine Kosten	Sachkosten (Besond. + Allg. Kosten)

Kommentar: Die Behandlungsleistung kommt insbesondere bei berufsbedingten Lungen- und Atemwegserkrankungen (BK´en der Gruppe 4 der BKV) zur Anwendung. Aufgrund der Leistungsüberschneidung „(Be)Atmungsbehandlung" und der Zusatzbestimmungen zu Nr. 501 und Nr. 725, ist die Nr. 505 nicht neben diesen Gebührenziffern ansetzbar. Während die Nr. 501 eine Inhalationsbehandlung mit zwischenzeitlicher maschineller Überdruckbeatmung abbildet, zielt die Nr. 505 auf eine gezielte physiotherapeutische Behandlung u. a. der für die Atmung verantwortlichen Muskulatur ab. Gemäß Komm. **Brück** kann die Nr. 505 nicht im Zusammenhang mit Intensivmaßnahmen zur Unterstützung der Atmung abgerechnet werden, also Nr. 505 nicht neben Nrn. 427 und 428.

Ausschluss: 427, 428, 501, 520, 725, 1559, 1560

506

Krankengymnastische Ganzbehandlung als Einzelbehandlung – einschließlich der erforderlichen Massage(n) –   11,16   13,89   –   –   –

Arbeitshinweise:
- Eine Indikation für die krankengymnastische Teil- oder Ganzbehandlung setzt ausreichend schwere Verletzungen des Muskel-, Knochen-, Gelenk-, Bändersystems usw. voraus.
- Bei nur oberflächlichen Verletzungen (z.B. Prellungen, Schürf- oder Schnittwunden) besteht regelmäßig keine Indikation für die Nrn. 506, 507.
- Erbringt der Arzt die Leistungen nach Nrn. 506, 507 selbst und werden diese häufig oder zumindest regelmäßig abgerechnet, ist eine kritische Prüfung hinsichtlich der Art und des zeitlichen Umfangs der einzelnen Behandlungen geboten (erforderlichenfalls Nachfrage beim Arzt oder Verletzten).
- Beschränkt sich die Behandlung jeweils auf wenige Bewegungsvorgänge bzw. einen kurzen Zeitraum, ist nicht von einer krankengymnastischen Behandlung, sondern nur von einer Kontrolle des Heilerfolgs auszugehen (in diesen Fällen Anforderung einer Stellungnahme des Arztes).
- Bei gleichzeitig durchgeführter KG oder EAP in einer externen Einrichtung ist die Abrechnung der Nrn. 506, 507 ausgeschlossen. Das gilt nicht für die gleichzeitige Verordnung von Ergotherapie.

Kommentar: Die krankengymnastischen Behandlungsleistungen der Nrn. 506 bis 509 sind pro Sitzung (Arzt-Patienten-Kontakt) nur einmal und nicht nebeneinander ansetzbar. Massagen, die im gleichen Areal zur Realisierung der krankengymnastischen Behandlung erfolgen, sind Bestandteil der Nrn. 506 und 507 damit nicht gesondert mit den Nrn. 520, 521 und 523 abrechenbar. Die Notwendigkeit einer zusätzlichen isolierten Massage, also keiner Begleitbehandlung im Rahmen der Krankengymnastik, sollte für den UVTr aus der Berichterstattung herleitbar sein. Erfolgt die Ganzbehandlung im Bewegungsbad, dann ist die höher vergütete Nr. 508 ansetzbar. Werden dagegen nur ein oder mehrere Teilbereich(e) des Körpers behandelt, so ist die geringer bewertete Nr. 507 abzurechnen. Die Nr. 506 ist nur bei einer Einzelbehandlung abrechenbar; Gruppenbehandlungen werden mit Nr. 509 vergütet.

Ausschluss: 507, 508, 509, 520 und 521 (Begleitmassage zur KG), 523, 725, 1559, 1560.

507

Krankengymnastische Teilbehandlung als Einzelbehandlung – einschließlich der erforderlichen Massage(n) –   7,44   9,27   –   –   –

Arbeitshinweise: Siehe Arbeitshinweis zu Nr. 506

Kommentar: Die krankengymnastischen Behandlungsleistungen der Nrn. 506 bis 509 sind pro Sitzung (Arzt-Patienten-Kontakt) nur einmal und nicht nebeneinander ansetzbar. Massagen, die im gleichen Areal zur Realisierung der krankengymnastischen Behandlung erfolgen, sind Bestandteil der Nrn. 506 und 507 damit nicht gesondert mit den Nrn. 520, 521 und 523 abrechenbar. Die Notwendigkeit einer zusätzlichen isolierten Massage, also keiner Begleitbehandlung im Rahmen der Krankengymnastik, sollte für den UVTr aus der Berichterstattung herleitbar sein. Erfolgt eine Ganzbehandlung, ggf. im Bewegungsbad, dann ist die höher vergütete Nr. 506 bzw. Nr. 508 ansetzbar. Eine Ganzbehandlung ist regelhaft bei schweren Polytraumata oder Verletzungen mit Rückenmarksschädigung erforderlich. Werden dagegen nur ein oder mehrere Teilbereich(e) des Körpers behandelt, dann ist die Nr. 507 zutreffend. Die Nr. 507 ist nur bei einer Einzelbehandlung abrechenbar; Gruppenbehandlungen werden mit Nr. 509 vergütet.

Ausschluss: 506, 508, 509, 520 und 521 (Begleitmassage zur KG), 523, 725, 1559, 1560.

E. Physikalisch-medizinische Leistungen

UV-GOÄ-Nr.	Allgemeine Heilbehandl.	Besondere Heilbehandl.	Besondere Kosten	Allgemeine Kosten	Sachkosten (Besond. + Allg. Kosten)

508 Krankengymnastische Ganzbehandlung, Einzelbehandlung im Bewegungsbad

	10,24	12,77	–	–	–

Kommentar: Die krankengymnastischen Behandlungsleistungen der Nrn. 506 bis 509 sind pro Sitzung (Arzt-Patienten-Kontakt) nur einmal und nicht nebeneinander ansetzbar. Erfolgt eine Ganzbehandlung nicht im Bewegungsbad, dann ist die höher vergütete Nr. 506 ansetzbar. Eine Ganzbehandlung ist regelhaft bei schweren Polytraumata oder Verletzungen mit Rückenmarksschädigung erforderlich. Werden dagegen nur ein oder mehrere Teilbereich(e) des Körpers behandelt, dann ist die Nr. 507 zutreffend. Die Nr. 508 ist nur bei einer Einzelbehandlung abrechenbar; Gruppenbehandlungen werden mit Nr. 509 vergütet. Da die Massage im Gegensatz zu den Nrn. 506 und 507 nicht Bestandteil der Leistung ist, kann diese sofern indiziert gesondert mit den Nrn. 520 bis 523 oder 527 abgerechnet werden.

Ausschluss: 506, 507, 509, 725, 1559, 1560

509 Krankengymnastik in Gruppen (Orthopädisches Turnen) – auch im Bewegungsbad –, bei mehr als drei bis acht Teilnehmern, je Teilnehmer

	3,53	4,40	–	–	–

Kommentar: Die krankengymnastischen Behandlungsleistungen der Nrn. 506 bis 509 sind pro Sitzung (Arzt-Patienten-Kontakt) nur einmal und nicht nebeneinander ansetzbar. Erfolgt die Behandlung bei weniger als drei Personen, dann liegt eine Einzelbehandlung vor, so dass die Nr. 506, Nr. 507 oder Nr. 508 ansetzbar ist. Der Versicherungsstatus der Teilnehmer der Gruppe (z.B. Kassen-, Privat-, BG- oder Beihilfepatient) ist unerheblich. Entscheidend ist, dass die Gruppenanzahl drei bis acht erfüllt ist. Die Gebühr ist für jeden Teilnehmer dieser Gruppe der bei einem UVTr versichert ist abrechenbar.

Ausschluss: 506, 507, 508, 725, 1559, 1560

510 Übungsbehandlung, auch mit Anwendung medikomechanischer Apparate, je Sitzung

	6,53	8,09	–	–	–

Neben der Leistung nach Nummer 510 ist die Leistung nach Nummer 521 nicht berechnungsfähig.

Arbeitshinweise: Eine Übungsbehandlung ist regelmäßig nicht erforderlich bei:
a) Schnittverletzungen, Schürfungen, Prellungen, Distorsionen o. dgl.
b) Verletzungen, bei denen nur ein Verband nach Nrn. 200, 203A, 209 o. dgl. angelegt wurde,
c) Verletzungen, die nur wenige Tage ruhig gestellt worden sind (z. B. durch kleinen Schienenverband gem. Nr. 210),
- Bewegungsübungen zur Thrombose-Prophylaxe erfordern in aller Regel keine Übungsbehandlung, insbes. keine wiederholten Übungsbehandlungen (eine einmalige Anleitung zum selbstständigen Üben ist noch zu akzeptieren).
- Die Anleitung zur selbstständigen Durchführung von Bewegungsübungen unter ärztl. Aufsicht und Verantwortung ist sinnvoll nach operativen Gelenkeingriffen, längerer Ruhigstellung in Gips sowie Schulterverletzungen. Insbes. nach längerer Gipsruhigstellung kann die Nr. 510 nicht nur einmalig berechnet werden.
- Bei gleichzeitig durchgeführter Krankengymnastik in einer externen Einrichtung oder während einer EAP-Maßnahme ist eine Indikation für die Nr. 510 kaum zu begründen. Bewegungsübungen während der o. g. Maßnahmen sind in aller Regel als bloße Kontrolle des Heilerfolgs anzusehen.

Kommentar: Die Nr. 510 ist bei der Versorgung mit einer vom Fachhandel bezogenen (rezeptierten) und vom UVTr gesondert gezahlten CPM – Motorbewegungsschiene für Hand-, Schulter-, Knie- und Sprunggelenke einmalig abrechenbar. Die Gebühr beinhaltet die persönliche Erklärung der Funktion und die Einweisung des Versicherten bzw. eines Betreuers in die Bedienung der CPM – Motorbewegungsschiene.
Gemäß der Zusatzbestimmung zu Nr. 510 ist die Großmassage nach Nr. 523 nicht neben dieser Gebührenziffer ansetzbar. Gemäß Komm. Brück ist die Übungsbehandlung keine Belastungsprobe, so dass die Abrechnung neben den Belastungsprüfungen der Nrn. 642 und 652 unzulässig ist.

Ausschluss: 521, 552, 642, 652, 725, 1559, 1560.

| UV-GOÄ-Nr. | Allgemeine Heilbehandl. | Besondere Heilbehandl. | Besondere Kosten | Allgemeine Kosten | Sachkosten (Besond. + Allg. Kosten) |

514 Extensionsbehandlung kombiniert mit Wärmetherapie und Massage mittels Gerät
　　　9,77　　12,15　　–　　–　　–

Kommentar: Diese Leistung kann auch von Orthopäden/Unfallchirurgen in der Praxis abgerechnet werden, die keinen Physiotherapeuten beschäftigt haben. Durch die Leistungsüberschneidung „Extensionsbehandlung" sind die Nrn. 514 bis 516 nicht nebeneinander ansetzbar. Insbesondere im Bereich der Wirbelsäule ist eine mehrfache Abrechnung z.B. für die HWS und LWS nicht zulässig, da es sich bei der Wirbelsäule um ein Organ im Sinne der Abrechnungsbestimmungen der UV-GOÄ handelt und eine Unterteilung in mehrere Areale aus abrechnungstechnischen Überlegungen unzulässig ist. Die manuelle oder elektromotorisch-computergesteuerte Zug- bzw. Streckbehandlung an der Wirbelsäule oder den Großgelenken kommt im Bereich der GUV insbesondere bei unfall- oder BK-bedingten Bandscheibenveränderungen und Großgelenkarthrosen zur Anwendung. Die Muskel-, Sehnen- und Bänderdehnung sowie deren gleichzeitige Entspannung durch Wärmezufuhr und Massage dient der Entlastung der Bandscheiben und Gelenke und kann zu einer deutlichen Beschwerdereduktion führen. Bestandteil der Leistungsbeschreibung ist neben der Extensionsbehandlung auch die Therapie mit Wärme und Massage mittels Gerät.
Neben dieser Leistung können daher keine Behandlungsmaßnahmen abgerechnet werden, deren Ziel die Wärme (Nrn. 530, 535, 536, 538) oder Massage (Nrn. 520, 521, 523, 527, beinhaltet.

Ausschluss: 515, 516, 520, 521, 523, 530, 535, 536, 538, 725

515 Extensionsbehandlung (z.B. Glissonschlinge)
　　　3,53　　4,40　　–　　–　　–

Kommentar: Siehe Kommentar zu Nr. 514
Ausschluss: 514, 516, 714, 725

516 Extensionsbehandlung mit Schrägbett, Extensionstisch, Perlgerät
　　　6,07　　7,53　　–　　–　　–

Kommentar: Siehe Kommentar zu Nr. 514
Ausschluss: 514, 515, 725

518 Prothesengebrauchsschulung des Patienten – gegebenenfalls einschließlich seiner Betreuungsperson –, auch Fremdkraftprothesenschulung, Mindestdauer 20 Minuten, je Sitzung
　　　11,16　　13,89　　–　　–　　–

Arbeitshinweise: • Im Zusammenhang mit der Verordnung von Gehstützen ist die Nr. 518 nicht berechenbar. Die Nr. 518 ist nach der Leistungsbeschreibung nur für die Schulung im Gebrauch von Prothesen, nicht etwa für den Gebrauch sonstiger Hilfsmittel berechnungsfähig.

Kommentar: Die Anpassung einer Prothese/eines Kunstgliedes ist gesondert mit Nr. 3320 neben Nr. 518 abrechenbar. Die Gebührenziffer ist nicht bei einem künstlichen Gelenkersatz (Endoprothese) abrechenbar. Für die Anpassung von Beatmungsmasken und die Schulung des Patienten im Gebrauch einer nCPAP- oder BiPAP-Beatmungsmaske empfiehlt die BÄK die Abrechnung der Nr. 518 zu akzeptieren (Quelle: Dt. Ärzteblatt 2004, 101(8): A-526 / B-438 / C-430). Gleiches gilt für die Schulung eines Patienten mit künstlichem Darmausgang (Anus-Praeter).

Ausschluss: 725

III. Massagen

520 Teilmassage (Massage einzelner Körperteile)
　　　4,19　　5,22　　–　　–　　–

Arbeitshinweise: In vielen Behandlungsrechnungen findet sich nach ambulanten OPs, insbes. arthroskopischen OPs der Kniegelenke, die Position Nr. 520 (Teilmassage) abgerechnet, häufig sogar wiederholt an mehreren Behandlungstagen.

E. Physikalisch-medizinische Leistungen 521–525

UV-GOÄ-Nr.

	Allgemeine Heilbehandl.	Besondere Heilbehandl.	Besondere Kosten	Allgemeine Kosten	Sachkosten (Besond. + Allg. Kosten)

Für eine Teilmassage nach Nr. 520 des operierten Bereichs nach operativen Eingriffen (z. B. Meniskusteilresektionen, Knorpelshaving, Metallentfernung usw.) ergibt sich regelmäßig keine Indikation.

Kommentar: Die Nr. 521 definiert die Großmassage, so dass im Umkehrschluss Massagen von geringerem Umfang, also z.B. eines Armes/Beines, einer Schultergürtelhälfte, eines Großgelenkes, des Rückens, des vorderen Brustkorbs oder des Bauches nur mit der geringer bewerteten Nr. 520 vergütet werden. Werden mehrere einzelne Körperareale massiert, dann darf die Nr. 520 nicht mehrfach angesetzt werden, sondern nur einmal die höher vergütete Nr. 521. Aufgrund der Leistungsüberschneidung „Massage" sind die Nrn. 520, 521 und 523 auch nicht nebeneinander abrechenbar. Massagen, die im gleichen Areal zur Realisierung einer krankengymnastischen Behandlung erfolgen, sind Bestandteil der Nrn. 505, 506 und 507 damit nicht zusätzlich mit den Nrn. 520, 521 und 523 berechnungsfähig. Die Notwendigkeit einer zusätzlichen isolierten Massage, also keiner Begleitbehandlung im Rahmen der Krankengymnastik, sollte für den UVTr aus der Berichterstattung herleitbar sein. Da bei der Extensionsbehandlung der Nrn. 514 die Kombination mit Massage Bestandteil der Leistung ist, sind aufgrund der Leistungsüberschneidung die Nrn. 520, 521 und 523 neben der Nr. 514 nicht ansetzbar.

Ausschluss: 505, 506, 507, 514, 521, 523, 725, 2189, 2190, 2191, 2193.

521 Großmassage (z.B. Massage beider Beine, beider Arme, einer Körperseite, des Schultergürtels, eines Armes und eines Beines, des Rückens und eines Beines, des Rückens und eines Armes, beider Füße, beider Hände, beider Knie, beider Schultergelenke und ähnliche Massagen mehrerer Körperteile), je Sitzung

6,07   7,53   –   –   –

Kommentar: Siehe Komm. zu Nr. 520. Gemäß der Zusatzbestimmung zu Nr. 510 ist die Großmassage nach Nr. 521 nicht neben Nr. 510 abrechenbar.

Ausschluss: 506, 507, 510, 514, 520, 523, 725.

523 Massage im extramuskulären Bereich (z.B. Bindegewebsmassage, Periostmassage, manuelle Lymphdrainage)

6,07   7,53   –   –   –

Kommentar: Siehe Komm. zu Nr. 520. Weitere Massagearten im Sinne der Nr. 523 sind z.B. Bürsten-, Colon-, Nervenpunkt- und Reflexzonenmassage.

Ausschluss: 506, 507, 514, 520, 521, 725

525 Intermittierende apparative Kompressionstherapie an einer Extremität, je Sitzung

3,26   4,06   –   –   –

Kommentar: Extremitäten sind die Arme und Beine. Bei der Kompressionstherapie an mehreren Extremitäten ist die Nr. 525 nicht mehrfach ansetzbar, sondern nur einmal die höher vergütete Nr. 527. Insofern ist auch die Abrechnung der Nr. 525 neben der Nr. 527 unzulässig. Die Leistungserbringung der Nrn. 525, 526 (Intermittierende apparative Kompressionstherapie) ist an bestimmte Indikationen gebunden (vgl. dazu das **DÄ**, Heft 39 vom 28. September 2007 mit Hinweis zu den GOÄ Nrn. 525 und 526. Dies dürfte auch für die UV-GOÄ gelten,) und daher nur bei folgenden Indikationen (ICD Kodierungen) berechnungsfähig:
- Varikose, primär und sekundär I83,
- Varizen der unteren Extremität, Zustand nach Thrombose I80, mit der Diagnosesicherheit „Z",
- Postthrombotisches Syndrom I87.0,
- AVK mit Ödem I73.9,
- Posttraumatische Ödeme I97.8,
- Zyklisch idiopathische Ödeme R60,
- Lymphödeme I89.0,
- Hereditäres Lymphödem Q82.0,
- Lipödeme R60,
- Chronisch venöse Insuffizienz peripherer I87.2,
- Ulcus cruris venosum L97

Ausschluss: 526, 725

E. Physikalisch-medizinische Leistungen

UV-GOÄ-Nr.		Allgemeine Heilbehandl.	Besondere Heilbehandl.	Besondere Kosten	Allgemeine Kosten	Sachkosten (Besond. + Allg. Kosten)

526 Intermittierende apparative Kompressionstherapie an mehreren Extremitäten, je Sitzung
5,12 | 6,37 | – | – | –

Kommentar: Siehe Kommentar zu Nr. 525.
Ausschluss: 525, 725

527 Unterwasserdruckstrahlmassage (Wanneninhalt mindestens 400 Liter, Leistung der Apparatur mindestens 4 bar) 8,75 | 10,89 | – | – | –

Ausschluss: 725

528 Warmpackung oder Teilbäder eines oder mehrerer Körperabschnitte mit Paraffinen bzw. Paraffin-Peloid-Gemischen (Behandlungszeit 20 Min.)
12,40 | 15,43 | – | – | –

Kommentar: Durch die Mehrzahlformulierung „einer oder mehrerer Körperabschnitte" ist eine mehrfache Abrechnung der Gebührenziffer unzulässig. Bei einer Warmpackung mit natürlichen Poloiden (Moor, Fango, Schlick, Pelose) ist die höher vergütete Nr. 529 ansetzbar.

529 Warmpackung mit natürlichen Peloiden (Moor, Fango, Schlick, Pelose), Teilpackung, ein Körperabschnitt (Arm, Bein, Schulter, Nacken) auch Fangokneten (Behandlungszeit 20 Min.) 16,62 | 20,69 | – | – | –

Kommentar: Im Gegensatz zu Nr. 528, darf die Nr. 529 pro Körperabschnitt einmal abgerechnet werden. Wird z.B. unfallbedingt an beiden Beinen eine Warmpackung erforderlich ist, dann ist die Nr. 529 auch 2 x ansetzbar. Das Fangokneten dient der Reduzierung traumatischer oder berufserkrankungsbedingter arthrotischen Beschwerden im Bereich der Finger- und Handgelenke. Erfolgt das Fangokneten an den rechten und linken Finger- und Handgelenken = 2 Körperabschnitte, dann ist die Nr. 529 auch zweimal ansetzbar.

IV. Hydrotherapie und Packungen

530 Kalt- oder Heißpackung(en) oder heiße Rolle, je Sitzung
3,26 | 4,06 | – | – | –

Arbeitshinweise: (Ausschnitt):
Heiß- und Kaltpackungen können als vorbereitende Maßnahmen insbesondere im Zusammenhang mit einer krankengymnastischen Übungsbehandlung nach Nrn. 506, 507 oder einer Bewegungsübung nach Nr. 510 sinnvoll sein. Die Kaltpackung ist auch sinnvoll im unmittelbaren zeitlichen Zusammenhang mit dem Unfall (bei der Erstbehandlung zur Schmerzlinderung und zum Abschwellen) bzw. nach einer operativen Maßnahme. Eine Therapie mit Kaltpackungen (übliche Dauer: 10 - 15 Minuten) in der Folgezeit wird dagegen als wenig geeignete therapeutische Maßnahme zur Linderung des Unfallfolgezustands angesehen. Hierbei ist davon auszugehen, dass sich durch eine derart kurzzeitige Kältetherapie, wenn sie täglich oder gar nur in zwei- oder dreitägigen Abständen durchgeführt wird, kein medizinisch wirksamer Behandlungseffekt erzielen lässt. Im Übrigen kann der Verletzte eine Kühlung problemlos selbst vornehmen (Gebot der Wirtschaftlichkeit).
Die wiederholte Vorstellung allein zum Zwecke der Kältetherapie, immer verbunden mit der Abnahme und Wiederanlage der Verbände, ist nicht zu akzeptieren. War der Verbandwechsel aus anderen Gründen erforderlich, ist nur die Nr. 530 zu streichen.

Kommentar: Mit der Nr. 530 werden Packungen aller Art abgerechnet, z.B. die lokale Eisbehandlung. Sofern Kalt- und Heißpackungen gleichzeitig zur Anwendung kommen, so ist die Nr. 530 zweimal abrechenbar. Die Anzahl der Packungen je Sitzung ist für die Abrechnung nicht relevant. Aufgrund der Leistungsüberschneidung „Kaltpackung/Kälteanwendung" sind die Nr. 570, 571 und 740 nicht neben Nr. 530 ansetzbar.

Ausschluss: 514, 570, 571, 572, 573, 740.

E. Physikalisch-medizinische Leistungen

UV-GOÄ-Nr.		Allgemeine Heilbehandl.	Besondere Heilbehandl.	Besondere Kosten	Allgemeine Kosten	Sachkosten (Besond. + Allg. Kosten)
531	Leitung eines ansteigenden Teilbades	4,29	5,34	–	–	–

Arbeitshinweise:
- Die Nr. 531 ist im Zusammenhang mit Unfallverletzungen nicht ansetzbar für Reinigungsbäder vor der Wundversorgung, Desinfektionsbäder, Teilbäder zur Vorbereitung des Verbandwechsels oder nach Ablegen eines Verbands und zur Vorbereitung krankengymnastischer Übungen.
- Im Zusammenhang mit einer Wundversorgung (Nrn. 2006, 200) kann die Nr. 531 daher nicht abgerechnet werden).

Kommentar: Die Gebührenziffer ist nicht bei der Durchführung einer Bade-PUVA abrechenbar, da für diese nach der ergänzenden Leistungsbeschreibung zu Nr. 565 nur die Nr. 567 abzurechnen ist. Die „Leitung" erfordert die Anwesenheit des Arztes. Auch wenn während des Ansteigen des Bades nur eine Beobachtung des Patienten erfolgt ist in der „Leitung" das Verweilen mit enthalten und daher nicht gesondert mit Nr. 56 abrechenbar. Gemäß des Komm. Brück sind erforderliche Kontrollen, wie Blutdruck- ,Puls- oder sonstige Messungen mit der „Leitung" abgegolten. Aufgrund der Leistungsüberschneidung „Teil- bzw. Vollbad" dürfen die Nr. 531, 532, 553 und 554 nicht nebeneinander abgerechnet werden. Bei einem ansteigenden Vollbad ist die höher vergütete Nr. 532 ansetzbar.

Ausschluss: 56, 200, 532, 553, 554, 565, 567, 2006.

532	Leitung eines ansteigenden Vollbades (Überwärmungsbad)					
		7,08	8,80	–	–	–

Kommentar: Die „Leitung" erfordert die Anwesenheit des Arztes. Auch wenn während des Ansteigen des Bades nur eine Beobachtung des Patienten erfolgt ist in der „Leitung" das Verweilen mit enthalten und daher nicht gesondert mit Nr. 56 abrechenbar. Gemäß des Komm. **Brück** sind erforderliche Kontrollen, wie Blutdruck- ,Puls- oder sonstige Messungen mit der „Leitung" abgegolten. Aufgrund der Leistungsüberschneidung „Teil- bzw. Vollbad" dürfen die Nr. 531, 532, 553 und 554 nicht nebeneinander abgerechnet werden. Bei einem ansteigenden Teilbad ist die geringer vergütete Nr. 531 ansetzbar.

Ausschluss: 56, 531, 553, 554

533	Subaquales Darmbad	13,97	17,36	–	–	–

Kommentar: Die Gebührenziffer ist abrechenbar, wenn sich die Anlage zur Darmspülung am Wannenboden befindet oder ein Spühlrohr bei Seitenlage des Patienten in die Analöffnung eingeführt wird.

V. Wärmebehandlung

535	Heißluftbehandlung eines Körperteils (z.B. Kopf oder Arm)					
		3,07	3,82	–	–	–

Arbeitshinweise:
- Bei Prellungen, Zerrungen oder Distorsionen ist eine Heißluftbehandlung in der Regel nicht sinnvoll.
- Die Leistung nach Nr. 536 A (Privat-)GOÄ kann im Zusammenhang mit einer Vollnarkose nicht vergütet werden, weil eine Analogbewertung in der UV-GOÄ nicht zugelassen ist.
- Die Heißluftbehandlung mehrerer Körperteile führt nur zur – einmaligen – Berechenbarkeit der Nr. 536 (nicht etwa 2 x Nr. 535).
- Bei gleichzeitiger Behandlung mit Reizstrom (Nr. 551) ist nur die höher bewertete Leistung berechnungsfähig.
- Nr. 535 darf nicht berechnet werden neben Nrn. 514, 535, 536, 538, 539, 548, 551, 552 und 725 (vgl. **Brück**, Komm. z. GOÄ, Erl. Nr. 1 zu Nr. 539, Seite 473).
- Wird die Heißluftbehandlung über längere Zeit und in kurzen Abständen durchgeführt oder werden mehrere physikalisch-medizinische Leistungen nebeneinander abgerechnet, sollte die medizinische Notwendigkeit besonders genau geprüft werden (erforderlichenfalls Anforderung einer Kopie der Behandlungsaufzeichnungen, anschließend Vorlage an den Beratungsarzt).

Kommentar: Die Wärmebehandlung kann der Senkung der Muskelspannung oder zur Schmerzreduktion dienen. Da bei entsprechender Indikation die Wärmbehandlung zur Vorbereitung einer anschließenden Massage oder Krankengymnastik erforderlich ist, besteht die

UV-GOÄ-Nr.	Allgemeine Heilbehandl.	Besondere Heilbehandl.	Besondere Kosten	Allgemeine Kosten	Sachkosten (Besond. + Allg. Kosten)

Möglichkeit, die Gebührenziffern der Abschnitte E.II und E.III (mit Ausnahme von Nr. 514) neben Nr. 535 abzurechnen. Die Gebührenziffer ist nur bei der Wärmebehandlung eines Körperteils abrechenbar. Erfolgt die Wärmebehandlung an mehreren Körperteilen, dann darf die Nr. 535 nicht mehrfach abgerechnet werden, sondern nur einmal die höher bewerte Nr. 536. Aufgrund der Leistungsüberschneidung „Wärmebehandlung" sind die Nrn. 514, 536, 538, 539, 548, 549, 549, 551 und 552 nicht neben Nr. 535 abrechenbar.

Ausschluss: 514, 536, 538, 539, 548, 549, 551, 552, 725

536 Heißluftbehandlung mehrerer Körperteile (z.B. Rumpf oder Beine)   4,74   5,91   –   –   –

Arbeitshinweise: Siehe Arbeitshinweis zu Nr. 535

Kommentar: Die Wärmebehandlung kann der Senkung der Muskelspannung oder zur Schmerzreduktion dienen. Da bei entsprechender Indikation die Wärmebehandlung zur Vorbereitung einer anschließenden Massage oder Krankengymnastik erforderlich ist, besteht die Möglichkeit, die Gebührenziffern der Abschnitte E.II und E.III (mit Ausnahme von Nr. 514) neben Nr. 536 abzurechnen. Die Gebührenziffer ist nur bei der Wärmebehandlung von mehreren Körperteilen abrechenbar. Erfolgt die Wärmebehandlung an einem Körperteil (Kopf, Arm, Bein, Brustkorb, Rücken etc.), dann ist nur einmal die geringer bewerte Nr. 535 ansetzbar. Aufgrund der Leistungsüberschneidung „Wärmebehandlung" sind die Nrn. 514, 535, 538, 539, 548, 549, 551 und 552 nicht neben Nr. 536 abrechenbar.

Ausschluss: 514, 535, 538, 539, 548, 549, 551, 552, 725

538 Infrarotbehandlung, je Sitzung   3,71   4,64   –   –   –

Arbeitshinweise:
- Bei Prellungen, Zerrungen oder Distorsionen ist eine Infrarotbehandlung in der Regel nicht sinnvoll.
- Bei Verletzungen des Auges ist eine Infrarotbehandlung nach der mit dem Berufsverband der Augenärzte erstellten Leitlinie nicht indiziert; Nr. 538 muss - mit dieser Begründung – gestrichen werden.
- Wird neben der Leistung nach Nr. 538 gleichzeitig mit Reizstrom (Nr. 551) behandelt, ist nur die höher bewertete Leistung gem. Nr. 551 berechenbar.
- Nr. 538 darf nicht neben Nrn. 514, 551, 560, 561, 562, 725 berechnet werden (vgl. **Brück**, Komm. z. GOÄ, RdNr. 3 zu Nrn. 535–539, Seite 473).
- Wird die Infrarotbehandlung über längere Zeit und in kurzen Abständen durchgeführt oder werden mehrere physikalisch-medizinische Leistungen nebeneinander abgerechnet, sollte die medizinische Notwendigkeit genau geprüft werden (erforderlichenfalls Anforderung einer Kopie der Behandlungsaufzeichnungen, anschließend Vorlage an den Beratungsarzt).

Kommentar: Durch den Leistungszusatz „je Sitzung" darf die Gebührenziffer je Arzt-Patienten-Kontakt nur einmal abgerechnet werden, auch wenn die Infrarotbehandlung an mehreren Arealen aufeinander mit jeweils neuer Einstellung des Infrarotstrahlers erfolgt. Im Bereich der GUV kommt die Infrarotbehandlung insbesondere bei unfall- oder berufserkrankungsbedingten Verspannungen der Muskulatur zur Anwendung. Aufgrund der Leistungsüberschneidung „Wärmebehandlung" sind die Nrn. 514, 535, 536 und 551 nicht nebeneinander abrechenbar. Gleiches gilt für die Leistungsüberschneidung „Lichtbehandlung" der Nr. 538, 551 und 552.

Ausschluss: 514, 535, 536, 551, 560–562, 725

539 Ultraschallbehandlung   4,09   5,10   –   –   –

Arbeitshinweise:
- Die Ultraschallbehandlung bewirkt eine Erhöhung der Durchblutung des Gewebes und wird zur Schmerz- und Reizlinderung bei Ergüssen und Hämatomen eingesetzt.
- Neben Nrn. 551 und 725 ist die Leistung nach Nr. 539 nicht berechnungsfähig.
- Erfolgt die Ultraschallbehandlung über längere Zeit und in kurzen Abständen - ggf. jeweils verbunden mit aufwändigem Verbandwechsel -, ist eine Prüfung der medizinischen Notwendigkeit angezeigt (ggf. Rückfrage beim behandelnden Arzt, Anforderung einer Kopie der Behandlungsaufzeichnungen, Vorlage beim beratenden Arzt).Das gilt auch, wenn mehrere physikalische Leistungen nebeneinander abgerechnet werden.

Kommentar: Für den niedrig energetisch gepulsten Ultraschall wurde keine Gebührenziffer vereinbart. Auch eine amtliche Empfehlung zur (analogen) Abrechnung existiert nicht. Die Nrn. 539, 410 und/oder 420 sind hierfür daher nicht abrechenbar.

E. Physikalisch-medizinische Leistungen

UV-GOÄ-Nr.

| Allgemeine Heilbehandl. | Besondere Heilbehandl. | Besondere Kosten | Allgemeine Kosten | Sachkosten (Besond. + Allg. Kosten) |

Für die Wirksamkeit von Ultraschallbehandlungen gibt es laut AWMF-Leitlinie „Frische Außenbandruptur am Oberen Sprunggelenk" vom 08.08.2017 keine ausreichende Evidenz.
Niedrig intensiver, gepulster Ultraschall hat einen positiven Einfluss auf die Heilung bei Falschgelenkbildungen (Pseudoarthrosen). Er ist zur Stimulation der Knochenbruchheilung aber nur sinnvoll, wenn er mit speziellen Geräten und täglich durchgeführt wird. Damit ist nur eine Verordnung und Antrag auf Kostenübernahme eines Leihgeräts zur Eigentherapie sinnvoll.

Ausschluss: 500, 535, 536, 551, 725

VI. Elektrotherapie

548 Kurzwellen-, Mikrowellenbehandlung (Anwendung hochfrequenter Ströme)

3,42   4,29   –   –   –

Arbeitshinweise:
- Die Kurz- oder Mikrowellenbehandlung kommt vor allem in der Orthopädie bei der Behandlung degenerativer Erkrankungen zum Einsatz (Anwendungsdauer: etwa eine Woche bis zehn Tage).
- Nr. 548 ist berechenbar für die Behandlung einer Körperregion, Nr. 549 für die Behandlung mehrerer bzw. verschiedener Körperregionen.
- Die Kurzwellenbehandlung ist medizinisch nicht erforderlich bei Prellungen, auch nicht bei stärkeren Prellungen.
- Neben den Nrn. 551, 725 sind die Nrn. 548 und 549 nicht berechenbar.
- Wird die Behandlung insbes. über längere Zeit und in kurzen Abständen durchgeführt oder werden mehrere physikalisch-medizinische Leistungen nebeneinander abgerechnet, ist eine Prüfung der medizinischen Notwendigkeit angezeigt (erforderlichenfalls Rückfrage beim behandelnden Arzt, Anforderung einer Kopie der Behandlungsaufzeichnungen sowie anschließend Vorlage beim beratenden Arzt).

Kommentar: Für die Wirksamkeit von Kurzwellen- und Mikrowellenbehandlungen gibt es laut AWMF-Leitlinie „Frische Außenbandruptur am Oberen Sprunggelenk" vom 08.08.2017 keine ausreichende Evidenz. Die Hochfrequenzbehandlung erwärmt das Gewebe, regt dadurch die Durchblutung an und kann chronische Schmerzen reduzieren. Die Gebührenziffer ist nur bei der Hochfrequenzbehandlung einer Körperregion (z.B. ein Großgelenk, ein Arm, ein Bein usw.) ansetzbar. Erfolgt die Hochfrequenzbehandlung an mehreren Körperregionen, dann darf die Nr. 548 nicht mehrfach abgerechnet werden, sondern nur einmal die höher bewerte Nr. 549. Durch die Leistungsüberschneidung „Anwendung hoch- bzw. niederfrequenter Ströme" sind die Nrn. 548, 549 und 551 nicht nebeneinander ansetzbar. Gleiche gilt für die Leistungsüberschneidung „Wärmebehandlung", so dass die Nr. 548 nicht neben den Nrn. 535 und 536 abgerechnet werden darf.

Ausschluss: 535, 536, 549, 551, 725

549 Kurzwellen-, Mikrowellenbehandlung (Anwendung hochfrequenter Ströme) bei Behandlung verschiedener Körperregionen in einer Sitzung

5,12   6,37   –   –   –

Arbeitshinweise: Siehe Arbeitshinweis zu Nr. 548.

Kommentar: Durch den Leistungszusatz „je Sitzung" darf die Gebührenziffer je Arzt-Patienten-Kontakt nur einmal abgerechnet werden. Die Hochfrequenzbehandlung erwärmt das Gewebe, regt dadurch die Durchblutung an und kann chronische Schmerzen reduzieren. Die Gebührenziffer ist nur bei der Hochfrequenzbehandlung mehrerer Körperregionen (z.B. ein Arm und ein Bein usw.) ansetzbar. Erfolgt die Hochfrequenzbehandlung an einzelnen Körperregionen, dann darf nur einmal die geringer bewertete Nr. 548 abgerechnet werden. Durch die Leistungsüberschneidung „Anwendung hoch- bzw. niederfrequenter Ströme" sind die Nrn. 548, 549 und 551 nicht nebeneinander ansetzbar. Gleiche gilt für die Leistungsüberschneidung „Wärmebehandlung", so dass die Nr. 549 nicht neben den Nrn. 535 und 536 abgerechnet werden darf.

Ausschluss: 535, 536, 548, 551, 725

	Allgemeine Heilbehandl.	Besondere Heilbehandl.	Besondere Kosten	Allgemeine Kosten	Sachkosten (Besond. + Allg. Kosten)

551 Reizstrombehandlung (Anwendung niederfrequenter Ströme) – auch bei wechselweiser Anwendung verschiedener Impuls- oder Stromformen und gegebenenfalls unter Anwendung von Saugelektroden – | 4,46 | 5,55 | – | – | – |

Wird Reizstrombehandlung nach Nummer 551 gleichzeitig neben einer Leistung nach den Nummern 535, 536, 538, 539, 548, 549, 552 oder 747 an demselben Körperteil oder an denselben Körperteilen verabreicht, so ist nur die höherbewertete Leistung berechnungsfähig; dies gilt auch bei Verwendung eines Apparatesystems an mehreren Körperteilen.

Arbeitshinweise:
- Die Reizstrombehandlung wird insbes. bei Nervenläsionen zur Erhaltung der Funktionsfähigkeit der Muskulatur eingesetzt.
- Die TENS-Behandlung ist indiziert bei chronischen Schmerzzuständen nach Nervenverletzungen, Amputationen, nicht aber bei Schmerzzuständen im Rahmen der Akutbehandlung von Frakturen, Distorsionen, Prellungen, Schnitt- oder Schürfwunden o. dgl.
- Es handelt sich regelmäßig um eine vom Verletzten selbst anzuwendende Therapieform. Eine anfängliche ärztl. Anleitung dazu kann nach Nr. 551 abgerechnet werden. Aus wirtschaftlichen Gründen ist bei längeren Behandlungen die Verordnung eines Miet- oder Kaufgeräts zu fordern!

Kommentar: **Beschluss des Gebührenausschusses der BÄK:** Definition der „Körperteile" im Zusammenhang mit der Leistung nach Nr. 551 (Reizstromtherapie) (15. Sitzung vom 21. Juli 1998)
Als Körperteile sind anzusehen:
– Schultergürtel mit Hals,
– Übrige dorsale Rumpfseite,
– Übrige ventrale Rumpfseite,
– Recht oder linke Schulter mit Oberarm, rechter oder linker Ellenbogen mit Oberarm und Unterarm,
– Rechte oder linke Hand mit Unterarm,
– Rechte oder linke Hüfte mit Oberschenkel,
– Rechtes oder linkes Knie mit Oberschenkel und Unterschenkel,
– Rechter oder linker Fuß mit Unterschenkel.
Da es zahlreiche TENS-Geräte zur Selbstanwendung gibt, sollte die Auswahl – ggf. zuerst mit Leihgeräten der UVTr, der Hersteller, der Gerätehändler oder der Praxis selbst – nach der Erkrankung und auch der Bedienungsfreundlichkeit für den jeweiligen (ggf. älteren oder behinderten) Patienten erfolgen.
Diese Leistung kann nicht für das Aufsuchen der Nervenfasern mittels eines Stimulationsgerätes im Zusammenhang mit der Leitungsanästhesie abgerechnet werden. Durch die Zusatzbestimmung und Leistungsüberschneidung sind die Nrn. 535, 536, 538, 539, 548, 549, 552 und 747 an dem gleichen Körperteil nicht neben Nr. 551 abrechenbar. Bei einer Nebeneinanderabrechnung wird daher empfohlen, den Körperteil bzw. die Körperteile, an denen die jeweilige Behandlung durchgeführt wird, in der Rechnung anzugeben.
Im Bereich der GOÄ haben die BÄK, der PKV-Verband und die Beihilfeträger von Bund und Ländern bei chronischer Herzinsuffizienz vereinbart, dass ab 01.01.2024 die Nr. 551 auch für die Datenerfassung, Analyse und Sichtung von ggf. auftretenden Warnmeldungen (Datenmanagement) mittels kardialer Aggregate telemetrisch übertragener Daten im Rahmen eines Telemonitorings je Kalendertag ansetzbar ist. Diese Abrechnungsempfehlung sollte auch im Bereich der UV-GOÄ akzeptiert und angewendet werden.
Nach Nr. 1. der Hinweise zur gemeinsamen Abrechnungsempfehlung ist die medizinische Notwendigkeit für ein Telemonitoring bei Patienten mit chronischer Herzinsuffizienz in den Stadien NYHA-II und NYHA III jeweils mit einer EF 40 % gegeben. Bei Patienten mit einer EF>40 % muss mindestens eine Hospitalisierung wegen einer kardialen Dekompensation im Zeitraum von 12 Monaten vor Beginn des Telemonitorings stattgefunden haben. Es wird daher empfohlen, in der Rechnung eine entsprechende Begründung aufzunehmen.

Ausschluss: 535, 536, 538, 539, 548, 549, 552, 725, 747.

552 Iontophorese | 4,09 | 5,10 | – | – | – |

Arbeitshinweise (Ausschnitt):
Es handelt sich um das elektrolytische Einbringen von Ionen in den Körper durch Haut und Schleimhaut mittels arzneitragender Elektroden. Die Iontophorese wird z. B. zur

E. Physikalisch-medizinische Leistungen

UV-GOÄ-Nr.	Allgemeine Heilbehandl.	Besondere Heilbehandl.	Besondere Kosten	Allgemeine Kosten	Sachkosten (Besond. + Allg. Kosten)

Schmerzlinderung bei Distorsionen und Zerrungen der Kniegelenke mit Muskel- und Sehnenschmerzen eingesetzt. Die Iontophorese hat sich nicht durchgesetzt, weil sie nicht dosierbar und es letztlich keinen Nachweis ihrer medizinischen Wirksamkeit gibt. Sie ist nur extremen Einzelfällen vorbehalten (z. B. Sehnenscheidentzündungen).

Kommentar: Die für die Iontophorese erforderlichen Arzneimittel können entsprechend der Allg. Best. zum Kapitel E nicht extra berechnet werden. Durch die Leistungsüberschneidung „Iontophorese" ist die Nr. 552 nicht neben Nr. 552A abrechenbar.

Ausschluss: 413, 535, 536, 551, 552A, 725

552A Leitungswasser-Iontophorese   8,21   10,18   –   –   –

Kommentar: Die Leitungswasser-Iontophorese kann bei wiederkehrenden dyshidrosiformen Handekzemen hilfreich sein (AWMF-Leitlinie „Kontaktekzem" 013/055) und kommt daher bei berufsbedingten Hauterkrankungen der BK Nr. 5101 der BKV zur Anwendung. Durch die Leistungsüberschneidung „Iontophorese" ist die Nr. 552A nicht neben Nr. 552 abrechenbar.

Ausschluss: 552

553 Vierzellenbad   4,29   5,34   –   –   –

Kommentar: Beim Vierzellenbad (Elektroteilbad) werden die Arme und Beine in vier speziellen Wannen gelagert, in die Elektroden eingelassen sind. Durch den sanften galvanischen Gleichstrom wird die Durchblutung verbessert und Schmerzen reduziert. Aufgrund der Leistungsüberschneidung „Teil- bzw. Vollbad" dürfen die Nr. 531, 532, 553 und 554 nicht nebeneinander abgerechnet werden.

Ausschluss: 531, 532, 554, 725

554 Hydroelektrisches Vollbad (Kataphoretisches Bad, Stanger-Bad)
     8,47   10,55   –   –   –

Kommentar: Beim Elektrovollbad befinden sich in der mit Warmwasser gefüllten Wanne an mehreren Stellen Kohle- oder Metallplatten. Neben der Entspannung und der körperentlastenden Wirkung des Auftriebs, werden durch den sanften galvanischen Gleichstrom u. a. die Durchblutung verbessert, Nervenfasern positiv beeinflusst und Schmerzen reduziert. Aufgrund der Leistungsüberschneidung „Teil- bzw. Vollbad" dürfen die Nr. 531, 532, 553 und 554 nicht nebeneinander abgerechnet werden. Die BÄK empfiehlt bei der Hochton-Therapie, die zur Linderung chronischer Schmerzen u.a. bei Kniegelenksarthrose Anwendung findet, die Abrechnung der Nr. 554 (Dt. Ärzteblatt 99, Heft 8 vom 22.02.2002).

Ausschluss: 531, 532, 553, 725

555 Gezielte Niederfrequenzbehandlung bei spastischen und/oder schlaffen Lähmungen, je Sitzung   11,16   13,89   –   –   –

Kommentar: Die elektronische Stimulation von Muskeln (EMS) wird mit Nr. 555 vergütet, so dass der Ansatz der höher vergüteten Nr. 832 bei der EMS nicht zulässig ist. Da für die Magnetfeldtherapie/pulsierende Signaltherapie (PST) keine Gebührenziffer existiert, ist für diese gemäß Stellungnahme des Landesverbands Südost der DGUV die Nr. 555 in Ansatz zu bringen, sofern diese genehmigungspflichtige Leistung vom UVTr bewilligt wurde.

Ausschluss: 725

558 Apparative isokinetische Muskelfunktionstherapie, je Sitzung
     11,16   13,89   –   –   –

Kommentar: Die BÄK empfiehlt die Nr. 558 für das zusätzliche Geräte-Sequenztraining im Rahmen der medizinischen Trainingstherapie (MTT) abzurechnen. Im Bereich der GUV ist die MTT Bestandteil der EAP. Mit den UVTr wurden für die MTT innerhalb der EAP oder die isoliertes MTT gesonderte Gebühren vereinbart, so dass die Empfehlung der BÄK im Bereich der GUV keine Anwendung findet.

Ausschluss: 842.

VII. Lichttherapie

UV-GOÄ-Nr.	Allgemeine Heilbehandl.	Besondere Heilbehandl.	Besondere Kosten	Allgemeine Kosten	Sachkosten (Besond. + Allg. Kosten)

560 Behandlung mit Ultraviolettlicht, je Sitzung

| | 2,88 | 3,59 | – | – | – |

Werden mehrere Kranke gleichzeitig mit Ultraviolettlicht behandelt, so darf die Nummer 560 nur einmal berechnet werden.

Kommentar: Eine Sitzung ist ein Arzt-Patienten-Kontakt, der mehrere Stunden andauern und die Behandlung mehrerer Areale beinhalten kann. Die Gebühr ist daher nur einmal pro Behandlungstag abrechenbar. Aufgrund der Leistungsüberschneidung „Lichttherapie" und der Zusatzbestimmung zur Nr. 562 sind die Nrn. 538, 560, 561 und 562 nicht nebeneinander ansetzbar.

Ausschluss: 538, 561, 562

561 Reizbehandlung umschriebener Hautbezirkes mit UV-Licht

| | 2,88 | 3,59 | – | – | – |

Kommentar: Die Vergütung erfolgt bei der Behandlung eines örtlich abgrenzbaren (=umschriebenen) Hautbezirkes. Werden mehrere Hautbezirke behandelt, dann darf die Nr. 561 nicht entsprechend mehrfach abgerechnet werden, sondern nur einmal die höher vergütete Nr. 562. Aufgrund der Leistungsüberschneidung „Lichttherapie" und der Zusatzbestimmung zur Nr. 562 sind die Nrn. 538, 560, 561 und 562 nicht nebeneinander ansetzbar.

Ausschluss: 538, 560, 562

562 Reizbehandlung mehrerer umschriebener Hautbezirke mit Ultraviolettlicht in einer Sitzung

| | 4,29 | 5,34 | – | – | – |

Die Leistungen nach den Nummern 538, 560, 561 und 562 sind nicht nebeneinander berechnungsfähig..

Kommentar: Die Vergütung erfolgt bei der Behandlung mehrerer örtlich abgrenzbarer (=umschriebener) Hautbezirke. Durch den Leistungszusatz „je Sitzung" darf die Gebührenziffer je Arzt-Patienten-Kontakt nur einmal abgerechnet werden, auch wenn die Behandlung mit UV-Licht in mehreren Hautbezirken erfolgt. Wird nur ein Hautbezirk behandelt, dann ist nur die geringer vergütete Nr. 561 abrechenbar. Aufgrund der Leistungsüberschneidung „Lichttherapie" und der Zusatzbestimmung zur Nr. 562 sind die Nrn. 538, 560, 561 und 562 nicht nebeneinander ansetzbar.

Ausschluss: 538, 560, 561

563 Quarzlampendruckbestrahlung eines Feldes

| | 4,29 | 5,34 | – | – | – |

Kommentar: Die Vergütung erfolgt für die Behandlung mehrerer Hautfelder. Hierzu wird der Patient bzw. Quarzlampe zwischendurch umpositioniert. Durch den Leistungszusatz „je Sitzung" darf die Gebührenziffer je Arzt-Patienten-Kontakt nur einmal abgerechnet werden, auch wenn die Behandlung in mehreren Hautfeldern erfolgt. Wird nur ein Hautfeld behandelt, dann darf nur geringer vergütete Nr. 563 abgerechnet werden. Aufgrund der Leistungsüberschneidung „Quarzlampendruckbestrahlung" sind die Nrn. 563 und 564 nicht nebeneinander ansetzbar.

Ausschluss: 564

564 Quarzlampendruckbestrahlung mehrerer Felder in einer Sitzung

| | 8,47 | 10,55 | – | – | – |

Kommentar: Die Vergütung erfolgt für die Behandlung mehrerer Hautfelder. Hierzu wird der Patient bzw. Quarzlampe zwischendurch umpositioniert. Durch den Leistungszusatz „je Sitzung" darf die Gebührenziffer je Arzt-Patienten-Kontakt nur einmal abgerechnet werden, auch wenn die Behandlung in mehreren Hautfeldern erfolgt. Wird nur ein Hautfeld behandelt, dann darf nur geringer vergütete Nr. 563 abgerechnet werden. Aufgrund der Leistungsüberschneidung „Quarzlampendruckbestrahlung" sind die Nrn. 563 und 564 nicht nebeneinander ansetzbar.

E. Physikalisch-medizinische Leistungen

	Allgemeine Heilbehandl.	Besondere Heilbehandl.	Besondere Kosten	Allgemeine Kosten	Sachkosten (Besond. + Allg. Kosten)

Eine Sitzung ist ein Arzt-Patienten-Kontakt, der mehrere Stunden andauern und die Behandlung mehrerer Areale beinhalten kann. Die Gebühr ist daher nur einmal pro Behandlungstag abrechenbar.

Ausschluss: 563

565 Photochemotherapie, je Sitzung — 11,16 — 13,89 — – — – — –

Für die lokale Photochemotherapie (Bade- bzw. Creme-PUVA) kann zusätzlich die Nr. 567 abgerechnet werden.

Arbeitshinweise (Ausschnitt):
Die kombinierte medikamentös-physikalische Behandlung nach Nr. 565 dient in erster Linie der Therapie der Schuppenflechte (Psoriasis). Das Gleiche gilt für die Behandlung nach Nr. 567 mit UV-Spektren (UV-A oder UV-B).
Für die Behandlung von Unfallverletzungen sind diese Leistungen regelmäßig nicht geeignet und daher – mit Begründung – zu streichen.
Bei BKen ist die Indikation fraglich, weil es sich bei der Schuppenflechte um eine BK-unabhängige Erkrankung handelt (erforderlichenfalls Beratungsarzt-Vorlage).

Kommentar: Als Photochemotherapie kommt im Bereich der GUV insbesondere die PUVA bei berufsbedingten Hauterkrankungen (BK Nr. 5101) zur Anwendung. In der AWMF-Leitlinie Nr. 013–029 „UV-Phototherapie und Photochemotherapie" besteht die Indikation zur PUVA u.a. bei dyshidrosiformen und hyperkeratotischen Handekzemen sowie allergischen Kontaktekzemen, die sich auch berufsbedingt entwickeln können. Die PUVA beinhaltet die orale Gabe eines Photosensibilisators (Psoralen=P) oder dessen topische Aufnahme (=über die Haut, durch Badelösung oder Creme) sowie die anschließende Einwirkung mit langwelligem UV-Licht (UVA). Die Vergütung der Nr. 565 deckt zwar die orale und topische Gabe des Photosensibilisators mit anschließender UVA-Bestrahlung ab, gemäß der Zusatzbestimmung darf bei der lokalen topischen Bade- oder Creme-PUVA noch zusätzlich die Nr. 567 neben Nr. 565 abgerechnet werden. Eine Sitzung ist ein Arzt-Patienten-Kontakt, der mehrere Stunden andauern und die Behandlung mehrerer Areale beinhalten kann. Die Gebühr ist daher nur einmal pro Behandlungstag abrechenbar.

Ausschluss: 531

566 Phototherapie eines Neugeborenen, je Tag, je Sitzung — 46,54 — 57,92 — – — – — –

Kommentar: Eine Sitzung ist ein Arzt-Patienten-Kontakt, der mehrere Stunden andauern und die Behandlung mehrerer Areale beinhalten kann. Die Gebühr ist daher nur einmal pro Behandlungstag abrechenbar.
Die photodynamische Lichtbestrahlung (kaltes Infra-/LED-Rotlicht), die gemäß BÄK-Beschluss analog mit GOÄ-Nr. 566 abzurechnen ist (Dt. Ärzteblatt; Jg. 99; Heft 3; 18.01.2002; S. A 144), ist in der Vergütung der photodynamischen Therapie der Nrn. 570/571 gemäß deren Leistungsbeschreibung mit beinhaltet und daher neben diesen Gebührenziffern nicht gesondert abrechenbar. Aufgrund der Leistungsüberschneidung „Phototherapie" sind die Nrn. 566 und 567 nicht nebeneinander ansetzbar.

Ausschluss: 567

567 Phototherapie mit selektivem UV-Spektrum, je Sitzung — 8,47 — 10,55 — – — – — –

Arbeitshinweise (Ausschnitt):
Die kombinierte medikamentös-physikalische Behandlung nach Nr. 565 dient in erster Linie der Therapie der Schuppenflechte (Psoriasis). Das Gleiche gilt für die Behandlung nach Nr. 567 mit UV-Spektren (UV-A oder UV-B).
Für die Behandlung von Unfallverletzungen sind diese Leistungen regelmäßig nicht geeignet und daher – mit Begründung – zu streichen.
Bei BKen ist die Indikation fraglich, weil es sich bei der Schuppenflechte um eine BK-unabhängige Erkrankung handelt (erforderlichenfalls Beratungsarzt-Vorlage).

	Allgemeine Heilbehandl.	Besondere Heilbehandl.	Besondere Kosten	Allgemeine Kosten	Sachkosten (Besond. + Allg. Kosten)
UV-GOÄ-Nr.					

Kommentar: Eine Sitzung ist ein Arzt-Patienten-Kontakt, der mehrere Stunden andauern und die Behandlung mehrerer Areale beinhalten kann. Die Gebühr ist daher nur einmal pro Behandlungstag abrechenbar.

Die Tageslicht-PDT oder Natural Daylight PDT (NDL-PDT) ist weniger aufwändig, weil hierfür das Tageslicht genutzt wird. Ab dem 01.01.2023 wir diese Leistung mit der neu vereinbarten Nr. 572 vergütet. Sofern das Tageslicht technisch simuliert wird, so genanntes Simulierte Daylight PDT (SDL-PDT) erfolgt die Vergütung, aufgrund des zusätzlichen Aufwands einer künstlichen Lichtquelle, ab dem 01.01.2023 mit der neu vereinbarten Nr. 573. Die Nr. 567 darf daher, wie mit DGUV-Rdschr. Nr. 0083/2018 vom 08.03.2018 empfohlen, für die SDL-PDT ab dem 01.01.2023 nicht mehr abgerechnet werden.

Die Vergütung der Nr. 565 deckt zwar die orale und topische Gabe des Photosensibilisators mit anschließender UVA-Bestrahlung ab, gemäß der Zusatzbestimmung zu Nr. 565 darf bei der lokalen topischen Bade- oder Creme-PUVA noch zusätzlich die Nr. 567 neben Nr. 565 abgerechnet werden. Aufgrund der Leistungsüberschneidung „Phototherapie" sind die Nrn. 566 und 567 nicht nebeneinander ansetzbar.

Ausschluss: 531, 566, 572, 573

569 Photo-Patch-Test (belichteter Läppchentest), bis zu drei Tests je Sitzung, je Test

	2,88	3,59	–	–	–

Kommentar: Dieser Epikutantest zielt auf die Identifizierung von Photoallergenen ab, die z.B. eine sonnenlichtabhängige allergische Reaktion auf Medikamente verursachen. Pro Sitzung (Arzt-Patienten-Kontakt) dürfen bis zu drei Tests durchgeführt werden, wobei für jeden Epikutantest die Nr. 569 (als bis zu dreimal) ansetzbar ist.

570 Photodynamische Therapie (PDT) von Hautläsionen inkl. photodynamischer Lichtbestrahlung, Aufklärung und Beratung, Erstellung des Behandlungsplans, vorbereitender Maßnahmen (z.B. Kürettage, Kryotherapie, Debridement, Laserbehandlung) und Auftragen des Photosensibilisators, Okklusiv-Verband inkl. adäquatem Schmerzmanagement, ggf. Anwendung einer Kaltpackung inkl. Dokumentation.

	114,96	114,96	–	57,49	57,49

Eine ggf. durchgeführte photodynamische Diagnostik ist nicht gesondert abrechenbar.

Die Gebühr umfaßt die PDT-Behandlung von bis zu 100 cm² der im Behandlungsplan festgestellten Gesamtfläche*, ggf. auch in mehreren Sitzungen. Die PDT-Behandlung des darüber hinaus gehenden Teils der Gesamtfläche ist nach Nr. 571 abzurechnen.

* Die Gesamtfläche ist die Summe aller Flächen mit Hautläsionen, die im Zeitpunkt der Therapieentscheidung mit dem jeweiligen Verfahren zu behandeln sind.

Kommentar Im Rundschreiben Nr. 97/2016 vom 03.03.2016 teilt die DGUV mit, dass die Ständige Gebührenkommission nach § 52 ÄV beschlossen hat, für die Behandlung aktinischer Keratosen im Zusammenhang mit der zum 01.01.2015 eingeführten BK-Nr. 5103 der Anlage zur BKV neue Leistungen in die UV-GOÄ aufzunehmen. Die Therapieform der photodynamischen Therapie (PDT) wird jetzt zur Behandlung aktinischer Keratosen berücksichtigt. Die DGUV weist in dem Rundschreiben ferner darauf hin, dass die Behandlung aktinischer Keratosen in der Regel nur in der allg. HB durchgeführt wird. Bes. HBen sind bei der Behandlung der Folgen einer BK-Nr. 5103 nur in sehr schweren Fällen, z. B. metastasierten Plattenepithelkarzinomen denkbar.

Der UVTr wird nur einem Behandlungsplan für arbeitsbedingt UV-lichtbelastete Hautareale (Kopf, Unterarme etc.) zustimmen und dies auch bei aktinischen Keratosen, die bereits vor dem 01.01.2015 als „Wie-BK" gemäß § 9 Abs. 2 SGB VII anerkannt wurden.

Mit der Nr. 570 wird die PDT bis zu 100 cm² der im Behandlungsplan festgestellten Gesamtfläche vergütet. Für den darüber hinausgehenden Teil der im Behandlungsplan erfassten Gesamtfläche wird für jede weitere angefangene 100 cm² einmalig die Nr. 571 vergütet. Die Gesamtfläche kann sowohl aus einer einzelnen zusammenhängenden Fläche oder aus mehreren einzelnen Flächen auch unterschiedlicher Körperregionen bestehen. Durch die Änderung der Leistungsbeschreibung zum 01.01.2017 wurde klargestellt, dass die Nrn. 570/571 nur mit vorheriger Zustimmung des UVTr erbracht werden darf. Hierzu empfiehlt es sich, dem UVTr den Behandlungsplan inkl. Farbbilddokumentation zuzusenden. Sofern der Hautarzt die Behandlung ohne vorherige Zustimmung beginnt, ist der UVTr ab 01.01.2017 vertraglich nicht mehr verpflichtet, eine nachträgliche Genehmigung zu prüfen und zu erteilen.

Sofern die ersten 100 cm² (Nr. 570) nur in mehreren Sitzungen behandelt werden, so darf die Nr. 570 trotzdem nur einmal und nicht je Sitzung abgerechnet werden. Eine Sitzung umfasst einen Arzt-Patienten-Kontakt, der nach der Beschaffenheit des Behandlungsfalls auch über mehrere Stunden andauern kann. Der Arzt muss dabei nicht kontinuierlich anwesend sein. Werden z. B. am ersten Tag 80 cm² und am Zweiten 50 cm² behandelt, so darf für die ersten 100 cm² (80 cm² + 20 cm²) nur einmal die Nr. 570 und für die weiteren 30 cm² einmal die Nr. 571 abgerechnet werden.

Gemäß Leistungsbeschreibung enthalten und daher nicht gesondert abrechenbar:

1.) photodynamische Lichtbestrahlung (kaltes Infra-/LED-Rotlicht), die gemäß BÄK-Beschluss analog mit GOÄ-Nr. 566 abzurechnen ist (Dt. Ärzteblatt; Jg. 99; Heft 3; 18.01.2002; S. A 144). Die Nr. 566 ist daher neben den Nrn. 570/571 nicht abrechenbar.

2.) Erstellung eines Behandlungsplans; der gemäß BÄK-Beschluss analog mit GOÄ-Nr. 5800 abzurechnen ist (Dt. Ärzteblatt; Jg. 99; Heft 3; 18.01.2002; S. A 144). Die Nr. 5800 ist daher neben den Nrn. 570/571 nicht abrechenbar.

3.) vorbereitende Maßnahmen; mechanisches Abtragen stark verhornter/verkrusteter Stellen z. B. durch Kürettage, Kryotherapie oder Debridement. Die Nrn. 740, 740a, 745 und 754 sind daher neben den Nrn. 570/571 nicht abrechenbar.

4.) Auftragen eines Photosensibilisators; das gemäß BÄK-Beschluss mit GOÄ-Nr. 209 – großflächiges Auftragen von Externa – abzurechnen ist (Dt. Ärzteblatt; Jg. 99; Heft 3; 18.01.2002; S. A 144). Eine entsprechende Gebühr existiert in der UV-GOÄ nicht. Die Nr. 209 GOÄ ist daher neben den Nrn.570/571 nicht – analog – abrechenbar.

5.) Okklusiv-Verband; der gemäß BÄK-Beschluss mit GOÄ-Nr. 200 abzurechnen ist (Dt. Ärzteblatt; Jg. 99; Heft 3; 18.01.2002; S. A 144). Die Nr. 200 ist daher neben den Nrn. 570/571 nicht abrechenbar.

6.) adäquates Schmerzmanagement; z.B. durch subkutane Infiltrationsanästhesie (Nrn. 490 und 491) oder lokale Nervenblockade (Nr. 493). Die Nrn. 490,491 und 493 sind daher neben den Nrn. 570/571 nicht abrechenbar.

7.) Kaltpackung/Kaltluftanalgesie (zur Schmerzbehandlung); die gemäß BÄK-Beschluss mit GOÄ-Nr. 530 abzurechnen ist (Dt. Ärzteblatt; Jg. 99; Heft 3; 18.01.2002; S. A 144). Die Nr. 530 ist daher neben den Nrn. 570/571 nicht abrechenbar.

8.) Dokumentation; betrifft vor/nach der PDT gefertigte Farbbilder und die schriftliche Therapiedokumentation in der Krankenakte bzw. für den UVTr. Die Nrn. 110, 118, 196 sind daher neben den Nrn. 570/571 nicht abrechenbar.

9.) photodynamische Diagnostik; die gemäß BÄK-Beschluss analog mit GOÄ-Nr. 5442 abzurechnen ist (Dt. Ärzteblatt; Jg. 99; Heft 3; 18.01.2002; S. A 144). Die Nr. 5442 ist daher neben den Nrn. 570/571 nicht abrechenbar.

10.) Aufklärung und Beratung; die Nrn. 1 und 6; sowie auch die Nrn. 11 bis 15; 2 bis 5 und 7 bis 10 sind daher neben den Nrn. 570/571 nicht abrechenbar.

11.) Laserbehandlung; die Nrn. 575, 576 und 577 sind daher neben den Nr. 570/571 nicht abrechenbar

Nicht in der Gebühr enthalten und damit gesondert abrechenbar:

1. Photosensibilisator (Salbe/Gel z.B. Amulez®; Creme z.B. Metvix® oder Pflaster z.B. Alacare®); da dieser Materialen bzw. hochwertiges Arzneimittel (Preis über 1,02 EUR) im Sinne von UV-GOÄ Teil A Ziffer 4.1. bzw. § 2 Abs. 3 Nr. 1 BG-NT ist.

2. besondere Kosten der Nr. 200 für den Okklusiv-Verband

3. besondere Kosten des Schmerzmanagements der Nrn. 490 und Nr. 491 für die subkutane Infiltrationsanästhesie oder der Nr. 493 für die lokale Nervenblockade bei der Schmerztherapie.

UV-GOÄ-Nr.	Allgemeine Heilbehandl.	Besondere Heilbehandl.	Besondere Kosten	Allgemeine Kosten	Sachkosten (Besond. + Allg. Kosten)

Die Tageslicht-PDT oder Natural Daylight PDT (NDL-PDT) ist weniger aufwändig, weil hierfür das Tageslicht genutzt wird. Ab dem 01.01.2023 wir diese Leistung mit der neu vereinbarten Nr. 572 vergütet. Sofern das Tageslicht technisch simuliert wird, so genanntes Simulierte Daylight PDT (SDL-PDT) erfolgt die Vergütung, aufgrund des zusätzlichen Aufwands einer künstlichen Lichtquelle, ab dem 01.01.2023 mit der neu vereinbarten Nr. 573.

Ausschluss 1–14, 110, 118, 196, 200 (nur bes. Kosten abrechenbar), 209, 490, 491, 530; 575, 576, 577, 740, 740a, 745, 754, 5442, 5800.

571	Leistung nach Nr. 570 für jeweils weitere angefangene 100 cm² der vom Behandlungsplan zu Nr. 570 erfassten Gesamtfläche*, ggf. auch in weiteren Sitzungen				
	57,13	57,13	–	27,42	27,42

* Die Gesamtfläche ist die Summe aller Flächen mit Hautläsionen, die im Zeitpunkt der Therapieentscheidung mit dem jeweiligen Verfahren zu behandeln sind.

Kommentar Im Rundschreiben Nr. 97/2016 vom 03.03.2016 teilt die DGUV mit, dass die Ständige Gebührenkommission nach § 52 ÄV beschlossen hat, für die Behandlung aktinischer Keratosen im Zusammenhang mit der zum 01.01.2015 eingeführten BK-Nr. 5103 der Anlage zur BKV neue Leistungen in die UV-GOÄ aufzunehmen. Die Therapieform der photodynamischen Therapie (PDT) wird jetzt zur Behandlung aktinischer Keratosen berücksichtigt. Die DGUV weist in dem Rundschreiben ferner darauf hin, dass die Behandlung aktinischer Keratosen in der Regel nur in der allg. HB durchgeführt wird. Bes. HBen sind bei der Behandlung der Folgen einer BK-Nr. 5103 nur in sehr schweren Fällen, z. B. metastasierten Plattenepitelkarzinomen denkbar.

Der UVTr wird nur einem Behandlungsplan für arbeitsbedingt UV-lichtbelastete Hautareale (Kopf, Unterarme etc.) zustimmen und dies auch bei aktinischen Keratosen, die bereits vor dem 01.01.2015 als „Wie-BK" gemäß § 9 Abs. 2 SGB VII anerkannt wurden.

Mit der Nr. 570 wird die PDT bis zu 100 cm² der im Behandlungsplan festgestellten Gesamtfläche vergütet. Für den darüber hinausgehenden Teil der im Behandlungsplan erfassten Gesamtfläche wird für jede weitere angefangene 100 cm² einmalig die Nr. 571 vergütet. Die Gesamtfläche kann sowohl aus einer einzelnen zusammenhängenden Fläche oder aus mehreren einzelnen Fläche auch unterschiedlicher Körperregionen bestehen.

Durch die Änderung der Leistungsbeschreibung zum 01.01.2017 wurde klargestellt, dass die Nrn. 570/571 nur mit vorheriger Zustimmung des UVTr erbracht werden darf. Hierzu empfiehlt es sich, dem UVTr den Behandlungsplan inkl. Farbbilddokumentation zuzusenden. Sofern der Hautarzt die Behandlung ohne vorherige Zustimmung beginnt, ist der UVTr ab 01.01.2017 vertraglich nicht mehr verpflichtet, eine nachträgliche Genehmigung zu prüfen und zu erteilen.

Sofern jede weitere 100 cm² (Nr. 571) nur in mehreren Sitzungen behandelt werden, so darf die Nr. 571 trotzdem nur einmal und nicht je Sitzung abgerechnet werden. Eine Sitzung umfasst einen Arzt-Patienten-Kontakt, der nach der Beschaffenheit des Behandlungsfalls auch über mehrere Stunden andauern kann. Der Arzt muss dabei nicht kontinuierlich anwesend sein. Werden z. B. am ersten Tag 140 cm² und am Zweiten 50 cm² behandelt, so darf für die ersten 100 cm² einmal die Nr. 570 und für die weiteren 90 cm² (40 cm² + 50 cm²) nur einmal die Nr. 571 abgerechnet werden.

Gemäß Leistungsbeschreibung enthalten und daher nicht gesondert abrechenbar:

1.) photodynamische Lichtbestrahlung (kaltes Infra-/LED-Rotlicht), die gemäß BÄK-Beschluss analog mit GOÄ-Nr. 566 abzurechnen ist (Dt. Ärzteblatt; Jg. 99; Heft 3; 18.01.2002; S. A 144). Die Nr. 566 ist daher neben den Nrn. 570/571 nicht abrechenbar.

2.) Erstellung eines Behandlungsplans; der gemäß BÄK-Beschluss analog mit GOÄ-Nr. 5800 abzurechnen ist (Dt. Ärzteblatt; Jg. 99; Heft 3; 18.01.2002; S. A 144). Die Nr. 5800 ist daher neben den Nrn. 570/571 nicht abrechenbar.

3.) vorbereitende Maßnahmen; mechanisches Abtragen stark verhornter/verkrusteter Stellen z. B. durch Kürettage, Kryotherapie oder Debridement. Die Nrn. 740, 740a und 754 sind daher neben den Nrn. 570/571 nicht abrechenbar.

E. Physikalisch-medizinische Leistungen

UV-GOÄ-Nr.	Allgemeine Heilbehandl.	Besondere Heilbehandl.	Besondere Kosten	Allgemeine Kosten	Sachkosten (Besond. + Allg. Kosten)

4.) Auftragen eines Photosensibilisators; das gemäß BÄK-Beschluss mit GOÄ-Nr. 209 – großflächiges Auftragen von Externa – abzurechnen ist (Dt. Ärzteblatt; Jg. 99; Heft 3; 18.01.2002; S. A 144). Eine entsprechende Gebühr existiert in der UV-GOÄ nicht. Die Nr. 209 GOÄ ist daher neben den Nrn. 570/571 nicht – analog – abrechenbar.

5.) Okklusiv-Verband; der gemäß BÄK-Beschluss mit GOÄ-Nr. 200 abzurechnen ist (Dt. Ärzteblatt; Jg. 99; Heft 3; 18.01.2002; S. A 144). Die Nr. 200 ist daher neben den Nrn. 570/571 nicht abrechenbar.

6.) adäquates Schmerzmanagement; z.B. durch subkutane Infiltrationsanästhesie (Nrn. 490 und 491) oder lokale Nervenblockade (Nr. 493). Die Nrn. 490,491 und 493 sind daher neben den Nrn. 570/571 nicht abrechenbar.

7.) Kaltpackung/Kaltluftanalgesie (zur Schmerzbehandlung); die gemäß BÄK-Beschluss mit GOÄ-Nr. 530 abzurechnen ist (Dt. Ärzteblatt; Jg. 99; Heft 3; 18.01.2002; S. A 144). Die Nr. 530 ist daher neben den Nrn. 570/571 nicht abrechenbar.

8.) Dokumentation; betrifft vor/nach der PDT gefertigte Farbbilder und die schriftliche Therapiedokumentation in der Krankenakte bzw. für den UVTr. Die Nrn. 110, 118, 196 sind daher neben den Nrn. 570/571 nicht abrechenbar.

9.) photodynamische Diagnostik; die gemäß BÄK-Beschluss analog mit GOÄ-Nr. 5442 abzurechnen ist (Dt. Ärzteblatt; Jg. 99; Heft 3; 18.01.2002; S. A 144). Die Nr. 5442 ist daher neben den Nrn. 570/571 nicht abrechenbar.

10.) Aufklärung und Beratung; die Nrn. 1 und 6; sowie auch die Nrn. 11 bis 15; 2 bis 5 und 7 bis 10 sind daher neben den Nrn. 570/571 nicht abrechenbar.

11.) Laserbehandlung; die Nrn. 575, 576 und 577 sind daher neben den Nr. 570/571 nicht abrechenbar

Nicht in der Gebühr enthalten und damit gesondert abrechenbar:
1. Photosensibilisator (Salbe/Gel z.B. Amulez®; Creme z.B. Metvix® oder Pflaster z.B. Alacare®); da dieser Materialen bzw. hochwertiges Arzneimittel (Preis über 1,02 EUR) im Sinne von UV-GOÄ Teil A Ziffer 4.1. bzw. § 2 Abs. 3 Nr. 1 BG-NT ist.
2. besondere Kosten der Nr. 200 für den Okklusiv-Verband
3. besondere Kosten des Schmerzmanagements der Nrn. 490 und Nr. 491 für die subkutane Infiltrationsanästhesie oder der Nr. 493 für die lokale Nervenblockade bei der Schmerztherapie.

Die Tageslicht-PDT oder Natural Daylight PDT (NDL-PDT) ist weniger aufwändig, weil hierfür das Tageslicht genutzt wird. Ab dem 01.01.2023 wir diese Leistung mit der neu vereinbarten Nr. 572 vergütet. Sofern das Tageslicht technisch simuliert wird, so genanntes Simulierte Daylight PDT (SDL-PDT) erfolgt die Vergütung, aufgrund des zusätzlichen Aufwands einer künstlichen Lichtquelle, ab dem 01.01.2023 mit der neu vereinbarten Nr. 573.

Ausschluss 1–14, 110, 118, 196, 200, 209, 490, 491, 530; 575, 576, 577, 740, 740a, 754, 5442, 5800.

572 Photodynamische Tageslichttherapie von Hautläsionen, Aufklärung und Beratung, Erstellung des Behandlungsplans, vorbereitender Maßnahmen (z.B. Kürettage, Kryotherapie, Debridement, Laserbehandlung) und Auftragen des Photosensibilisators, inkl. Dokumentation. Eine ggf. durchgeführte photodynamische Diagnostik ist nicht gesondert abrechenbar. Die Gebühr umfasst die PDT-Behandlung der im Behandlungsplan festgestellten Gesamtfläche (1), ggf. auch in mehreren Sitzungen. Tageslichttherapien mit Selbstapplikation des Photosensibilisators werden nach UV-GOÄ-Nr. 753 vergütet.

	39,99	39,99	–	20,00	20,00

(1) Die Gesamtfläche ist die Summe aller Flächen mit Hautläsionen, die im Zeitpunkt der Therapieentscheidung mit dem jeweiligen Verfahren zu behandeln sind

Kommentar Im DGUV-Rdschr. Nr. 0097/2016 vom 03.03.2016 wurde mitgeteilt, dass für die Behandlung aktinischer Keratosen im Zusammenhang mit der zum 01.01.2015 eingeführten BK-Nr. 5103 der Anlage zur BKV zukünftig neue Leistungen in die UV-GOÄ aufzunehmen sind. Zum 01.01.2023 wurde die Tageslicht-PDT oder Natural Daylight PDT (NDL-PDT) aufgenommen, die weniger aufwändig ist, weil hierfür das Tageslicht genutzt wird. Sofern das Tageslicht technisch simuliert wird, so genanntes Simulierte Daylight PDT (SDL-PDT) erfolgt die Vergütung, aufgrund des zusätzlichen Aufwands einer künstlichen Lichtquelle, ab dem 01.01.2023 mit der neu vereinbarten Nr. 573. Die DGUV weist im Rundschreiben von 2016 ferner darauf hin, dass die Behandlung aktinischer Keratosen in der Regel nur in der allg. HB durchgeführt wird. Bes. HBen sind bei der Behandlung der Folgen einer BK-Nr. 5103 nur in sehr schweren Fällen, z.B. metastasierten Plattenepitelkarzinomen denkbar. Der UVTr wird nur einem Behandlungsplan für arbeitsbedingt UV-lichtbelastete Hautareale (Kopf, Unterarme etc.) zustimmen und dies auch bei aktinischen Keratosen, die bereits vor dem 01.01.2015 als „Wie-BK" gemäß § 9 Abs. 2 SGB VII anerkannt wurden. Mit der Nr. 572 wird die NDL-PDT bis zu der im Behandlungsplan festgestellten Gesamtfläche vergütet. Bei zusätzlich neu auftretenden Behandlungsarealen ist ein neuer Behandlungsplan zu erstellen, Die Gesamtfläche kann sowohl aus einer einzelnen zusammenhängenden Fläche oder aus mehreren einzelnen Flächen auch unterschiedlicher Körperregionen bestehen. Durch die Leistungsbeschreibung ist auch klargestellt, dass die Nrn. 572 nur mit vorheriger Zustimmung des UVTr erbracht werden darf. Hierzu empfiehlt es sich, dem UVTr den Behandlungsplan inkl. Farbbilddokumentation zuzusenden. Sofern der Hautarzt die Behandlung ohne vorherige Zustimmung beginnt, ist der UVTr vertraglich nicht verpflichtet, eine nachträgliche Genehmigung zu prüfen und zu erteilen. Sofern das Hautareal nur in mehreren Sitzungen behandelt werden kann, so darf die Nr. 572 trotzdem nur einmal und nicht je Sitzung abgerechnet werden. Eine Sitzung umfasst einen Arzt-Patienten-Kontakt, der nach der Beschaffenheit des Behandlungsfalls auch über mehrere Stunden andauern kann. Der Arzt muss dabei nicht kontinuierlich anwesend sein.

Gemäß Leistungsbeschreibung enthalten und daher nicht gesondert abrechenbar:
1.) photodynamische Lichtbestrahlung (kaltes Infra-/LED-Rotlicht), die gemäß BÄK-Beschluss analog mit GOÄ-Nr. 566 abzurechnen ist (Dt. Ärzteblatt; Jg. 99; Heft 3; 18.01.2002; S. A 144). Die Nr. 566 ist daher neben den Nrn. 570/571 nicht abrechenbar.
2.) Erstellung eines Behandlungsplans; der gemäß BÄK-Beschluss analog mit GOÄ-Nr. 5800 abzurechnen ist (Dt. Ärzteblatt; Jg. 99; Heft 3; 18.01.2002; S. A 144). Die Nr. 5800 ist daher neben den Nrn. 570/571 nicht abrechenbar.
3.) vorbereitende Maßnahmen; mechanisches Abtragen stark verhornter/verkrusteter Stellen z.B. durch Kürettage, Kryotherapie oder Debridement. Die Nrn. 740, 740a, 745 und 754 sind daher neben den Nrn. 570/571 nicht abrechenbar.
4.) Auftragen eines Photosensibilisators; das gemäß BÄK-Beschluss mit GOÄ-Nr. 209 – großflächiges Auftragen von Externa – abzurechnen ist (Dt. Ärzteblatt; Jg. 99; Heft 3; 18.01.2002; S. A 144). Eine entsprechende Gebühr existiert in der UV-GOÄ nicht. Die Nr. 209 GOÄ ist daher neben den Nrn.570/571 nicht – analog – abrechenbar.
5.) Okklusiv-Verband; der gemäß BÄK-Beschluss mit GOÄ-Nr. 200 abzurechnen ist (Dt. Ärzteblatt; Jg. 99; Heft 3; 18.01.2002; S. A 144). Die Nr. 200 ist daher neben den Nrn. 570/571 nicht abrechenbar.
6.) adäquates Schmerzmanagement; z.B. durch subkutane Infiltrationsanästhesie (Nrn. 490 und 491) oder lokale Nervenblockade (Nr. 493). Die Nrn. 490,491 und 493 sind daher neben den Nrn. 570/571 nicht abrechenbar.
7.) Kaltpackung/Kaltluftanalgesie (zur Schmerzbehandlung); die gemäß BÄK-Beschluss mit GOÄ-Nr. 530 abzurechnen ist (Dt. Ärzteblatt; Jg. 99; Heft 3; 18.01.2002; S. A 144). Die Nr. 530 ist daher neben den Nrn. 570/571 nicht abrechenbar.
8.) Dokumentation; betrifft vor/nach der PDT gefertigte Farbbilder und die schriftliche Therapiedokumentation in der Krankenakte bzw. für den UVTr. Die Nrn. 110, 118, 196 sind daher neben den Nrn. 570/571 nicht abrechenbar.
9.) photodynamische Diagnostik; die gemäß BÄK-Beschluss analog mit GOÄ-Nr. 5442 abzurechnen ist (Dt. Ärzteblatt; Jg. 99; Heft 3; 18.01.2002; S. A 144). Die Nr. 5442 ist daher neben den Nrn. 570/571 nicht abrechenbar.
10.) Aufklärung und Beratung; die Nrn. 1 und 6; sowie auch die Nrn. 11 bis 15; 2 bis 5 und 7 bis 10 sind daher neben den Nrn. 570/571 nicht abrechenbar.
11.) Laserbehandlung; die Nrn. 575, 576 und 577 sind daher neben den Nr. 570/571 nicht abrechenbar.

E. Physikalisch-medizinische Leistungen

UV-GOÄ-Nr.	Allgemeine Heilbehandl.	Besondere Heilbehandl.	Besondere Kosten	Allgemeine Kosten	Sachkosten (Besond. + Allg. Kosten)

Nicht in der Gebühr enthalten und damit gesondert abrechenbar:
1. Photosensibilisator (Salbe/Gel z.B. Amulez®; Creme z.B. Metvix® oder Pflaster z.B. Alacare®); da dieser Materialen bzw. hochwertiges Arzneimittel (Preis über 1,02 EUR) im Sinne von UV-GOÄ Teil A Ziffer 4.1. bzw. § 2 Abs. 3 Nr. 1 BG-NT ist.
2. besondere Kosten der Nr. 200 für den Okklusiv-Verband
3. besondere Kosten des Schmerzmanagements der Nrn. 490 und Nr. 491 für die subkutane Infiltrationsanästhesie oder der Nr. 493 für die lokale Nervenblockade bei der Schmerztherapie.

Ausschluss 1-14, 110, 118, 196, 200, 209, 490, 491, 530, 567, 573, 575, 576, 577, 740, 753, 754, 5442, 5800.

573

Technisch simulierte photodynamische Tageslichttherapie von Hautläsionen inkl. photodynamischer Lichtbestrahlung*, Aufklärung und Beratung, Erstellung des Behandlungsplans, vorbereitender Maßnahmen (z.B. Kürettage, Kryotherapie, Debridement, Laserbehandlung) und Auftragen des Photosensibilisators, inkl. Dokumentation. Eine ggf. durchgeführte photodynamische Diagnostik ist nicht gesondert abrechenbar. Die Gebühr umfasst die PDT-Behandlung der im Behandlungsplan festgestellten Gesamtfläche (1), ggf. auch in mehreren Sitzungen.

	85,69	85,69	–	42,85	42,85

* Bestrahlungsgeräte mit Zulassung als Medizinprodukt, Richtlinie 93/42 EWG
(1) Die Gesamtfläche ist die Summe aller Flächen mit Hautläsionen, die im Zeitpunkt der Therapieentscheidung mit dem jeweiligen Verfahren zu behandeln sind

Kommentar Im DGUV-Rdschr. Nr. 0097/2016 vom 03.03.2016 wurde mitgeteilt, dass für die Behandlung aktinischer Keratosen im Zusammenhang mit der zum 01.01.2015 eingeführten BK-Nr. 5103 der Anlage zur BKV zukünftig neue Leistungen in die UV-GOÄ aufzunehmen sind. Zum 01.01.2023 wurde mit Nr. 573 die Vergütung der Simulierten Daylight PDT (SDL-PDT) in die UV-GOÄ aufgenommen, bei der im Gegensatz zu Nr. 572, das Tageslicht technisch simuliert wird. Aufgrund des zusätzlichen Aufwands einer künstlichen Lichtquelle ist die Nr. 573 daher deutlich höher vergütet als die Nr. 572. Die DGUV weist im Rdschr. von 2016 ferner darauf hin, dass die Behandlung aktinischer Keratosen in der Regel nur in der allg. HB durchgeführt wird. Bes. HBen sind bei der Behandlung der Folgen einer BK-Nr. 5103 nur in sehr schweren Fällen, z.B. metastasierten Plattenepitelkarzinomen denkbar. Der UVTr wird nur einem Behandlungsplan für arbeitsbedingt UV-lichtbelastete Hautareale (Kopf, Unterarme etc.) zustimmen und dies auch bei aktinischen Keratosen, die bereits vor dem 01.01.2015 als „Wie-BK" gemäß § 9 Abs. 2 SGB VII anerkannt wurden. Mit der Nr. 573 wird die SDL-PDT bis zu der im Behandlungsplan festgestellten Gesamtfläche vergütet. Bei zusätzlich neu auftretenden Behandlungsarealen ist ein neuer Behandlungsplan zu erstellen, Die Gesamtfläche kann sowohl aus einer einzelnen zusammenhängenden Fläche oder aus mehreren einzelnen Flächen auch unterschiedlicher Körperregionen bestehen. Durch die Leistungsbeschreibung ist auch klargestellt, dass die Nrn. 573 nur mit vorheriger Zustimmung des UVTr erbracht werden darf. Hierzu empfiehlt es sich, dem UVTr den Behandlungsplan inkl. Farbbilddokumentation zuzusenden. Sofern der Hautarzt die Behandlung ohne vorherige Zustimmung beginnt, ist der UVTr vertraglich nicht verpflichtet, eine nachträgliche Genehmigung zu prüfen und zu erteilen. Sofern das Hautareal nur in mehreren Sitzungen behandelt werden kann, so darf die Nr. 573 trotzdem nur einmal und nicht je Sitzung abgerechnet werden. Eine Sitzung umfasst einen Arzt-Patienten-Kontakt, der nach der Beschaffenheit des Behandlungsfalls auch über mehrere Stunden andauern kann. Der Arzt muss dabei nicht kontinuierlich anwesend sein.

Gemäß Leistungsbeschreibung enthalten und daher nicht gesondert abrechenbar:
1.) photodynamische Lichtbestrahlung (kaltes Infra-/LED-Rotlicht), die gemäß BÄK-Beschluss analog mit GOÄ-Nr. 566 abzurechnen ist (Dt. Ärzteblatt; Jg. 99; Heft 3; 18.01.2002; S. A 144). Die Nr. 566 ist daher neben den Nrn. 570/571 nicht abrechenbar.
2.) Erstellung eines Behandlungsplans; der gemäß BÄK-Beschluss analog mit GOÄ-Nr. 5800 abzurechnen ist (Dt. Ärzteblatt; Jg. 99; Heft 3; 18.01.2002; S. A 144). Die Nr. 5800 ist daher neben den Nrn. 570/571 nicht abrechenbar.
3.) vorbereitende Maßnahmen; mechanisches Abtragen stark verhornter/verkrusteter Stellen z.B. durch Kürettage, Kryotherapie oder Debridement. Die Nrn. 740, 740a, 745 und 754 sind daher neben den Nrn. 570/571 nicht abrechenbar.

	Allgemeine Heilbehandl.	Besondere Heilbehandl.	Besondere Kosten	Allgemeine Kosten	Sachkosten (Besond. + Allg. Kosten)

4.) Auftragen eines Photosensibilisators; das gemäß BÄK-Beschluss mit GOÄ-Nr. 209 – großflächiges Auftragen von Externa – abzurechnen ist (Dt. Ärzteblatt; Jg. 99; Heft 3; 18.01.2002; S. A 144). Eine entsprechende Gebühr existiert in der UV-GOÄ nicht. Die Nr. 209 GOÄ ist daher neben den Nrn.570/571 nicht – analog – abrechenbar.
5.) Okklusiv-Verband; der gemäß BÄK-Beschluss mit GOÄ-Nr. 200 abzurechnen ist (Dt. Ärzteblatt; Jg. 99; Heft 3; 18.01.2002; S. A 144). Die Nr. 200 ist daher neben den Nrn. 570/571 nicht abrechenbar.
6.) adäquates Schmerzmanagement; z.B. durch subkutane Infiltrationsanästhesie (Nrn. 490 und 491) oder lokale Nervenblockade (Nr. 493). Die Nrn. 490,491 und 493 sind daher neben den Nrn. 570/571 nicht abrechenbar.
7.) Kaltpackung/Kaltluftanalgesie (zur Schmerzbehandlung); die gemäß BÄK-Beschluss mit GOÄ-Nr. 530 abzurechnen ist (Dt. Ärzteblatt; Jg. 99; Heft 3; 18.01.2002; S. A 144). Die Nr. 530 ist daher neben den Nrn. 570/571 nicht abrechenbar.
8.) Dokumentation; betrifft vor/nach der PDT gefertigte Farbbilder und die schriftliche Therapiedokumentation in der Krankenakte bzw. für den UVTr. Die Nrn. 110, 118, 196 sind daher neben den Nrn. 570/571 nicht abrechenbar.
9.) photodynamische Diagnostik; die gemäß BÄK-Beschluss analog mit GOÄ-Nr. 5442 abzurechnen ist (Dt. Ärzteblatt; Jg. 99; Heft 3; 18.01.2002; S. A 144). Die Nr. 5442 ist daher neben den Nrn. 570/571 nicht abrechenbar.
10.) Aufklärung und Beratung; die Nrn. 1 und 6; sowie auch die Nrn. 11 bis 15; 2 bis 5 und 7 bis 10 sind daher neben den Nrn. 570/571 nicht abrechenbar.
11.) Laserbehandlung; die Nrn. 575, 576 und 577 sind daher neben den Nr. 570/571 nicht abrechenbar

Nicht in der Gebühr enthalten und damit gesondert abrechenbar:
1. Photosensibilisator (Salbe/Gel z.B. Amulez®; Creme z.B. Metvix® oder Pflaster z.B. Alacare®); da dieser Materialen bzw. hochwertiges Arzneimittel (Preis über 1,02 EUR) im Sinne von UV-GOÄ Teil A Ziffer 4.1. bzw. § 2 Abs. 3 Nr. 1 BG-NT ist.
2. besondere Kosten der Nr. 200 für den Okklusiv-Verband
3. besondere Kosten des Schmerzmanagements der Nrn. 490 und Nr. 491 für die subkutane Infiltrationsanästhesie oder der Nr. 493 für die lokale Nervenblockade bei der Schmerztherapie.

Ausschluss 1-14, 110, 118, 196, 200, 209, 490, 491,530, 567, 572, 575, 576, 577, 740, 753, 754, 5442, 5800.

575 Laserbehandlung von aktinischen Keratosen bis zu 7 cm² Gesamtfläche* inkl. ggf. notwendiger Wiederholungsbehandlungen inkl. Fotodokumentation

63,09	78,53	–	30,29	30,29

* Die Gesamtfläche ist die Summe aller Flächen mit Hautläsionen, die im Zeitpunkt der Therapieentscheidung mit dem jeweiligen Verfahren zu behandeln sind.

Kommentar Im Rundschreiben Nr. 97/2016 vom 03.03.2016 teilt die DGUV mit, dass die Ständige Gebührenkommission nach § 52 ÄV beschlossen hat, für die Behandlung aktinischer Keratosen im Zusammenhang mit der neuen BK-Nr. 5103 der Anlage zur BKV neue Leistungen in die UV-GOÄ aufzunehmen. Die Therapieform der abtragenden Laserbehandlung wird jetzt zur Behandlung aktinischer Keratosen berücksichtigt. Die DGUV weist in dem Rundschreiben ferner darauf hin, dass die Behandlung aktinischer Keratosen in der Regel nur in der allg. HB durchgeführt wird. Bes. HBen sind bei der Behandlung der Folgen einer BK-Nr. 5103 nur in sehr schweren Fällen, z. B. metastasierten Plattenepitelkarzinomen denkbar.
Der UVTr wird nur einen Behandlungsauftrag für arbeitsbedingt UV-lichtbelastete Hautareale (Kopf, Unterarme etc.) erteilen und dies auch bei aktinischen Keratosen, die bereits vor dem 01.01.2015 als „Wie-BK" gemäß § 9 Abs. 2 SGB VII anerkannt wurden. Erfolgt die Behandlung auf nicht arbeitsbedingt UV-lichtbelasteten Hautarealen (z.B. Oberschenkel), so darf der UVTr die Vergütung verweigern.
Der Hautarzt hat die Flächen aller Hautläsionen – auch an unterschiedlichen Körperregionen – zu ermitteln (Gesamtfläche), bei denen eine Laserbehandlung geplant ist. Die ermittelte Gesamtfläche ist entscheidend, ob die Nr. 575, 576 oder 577 zutrifft. Da die Nrn. 575 bis 577 nur alternativ abrechenbar sind, dürfen die Gebührenziffern nicht mehrfach und nicht nebeneinander abgerechnet werden. Dies gilt auch, wenn

E. Physikalisch-medizinische Leistungen

UV-GOÄ-Nr.	Allgemeine Heilbehandl.	Besondere Heilbehandl.	Besondere Kosten	Allgemeine Kosten	Sachkosten (Besond. + Allg. Kosten)

die Gesamtfläche nicht in einer Sitzung oder notwendiger Weise wiederholt behandelt wird. Eine Sitzung umfasst einen Arzt-Patienten-Kontakt, der nach der Beschaffenheit des Behandlungsfalls auch über mehrere Stunden andauern kann. Der Arzt muss dabei nicht kontinuierlich anwesend sein.
Für die Laserbehandlung der Nrn. 575 und 576 bedarf es keiner vorherigen Zustimmung oder nachträglichen Genehmigung des UVTr.
Die Fotodokumentation ist Bestandteil der Nrn. 575 bis 577, so dass die Nr. 196 daher nicht gesondert abrechenbar ist.
Gemäß der Leistungsbeschreibung zu Nr. 753, ist diese Gebührenziffer nicht mit den Nrn. 575 bis 577 kombinierbar. Da die Nr. 754 nur in Kombination mit Nr. 753 berechnet wird, ist diese ebenfalls nicht neben den Nr. 575 bis 577 berechnungsfähig.

Ausschluss 196, 570–573, 753, 754

576 Laserbehandlung von aktinischen Keratosen > 7 cm² bis 21 cm² Gesamtfläche * inkl. ggf. notwendiger Wiederholungsbehandlungen inkl. Fotodokumentation

| | 87,54 | 108,95 | – | 42,03 | 42,03 |

* Die Gesamtfläche ist die Summe aller Flächen mit Hautläsionen, die im Zeitpunkt der Therapieentscheidung mit dem jeweiligen Verfahren zu behandeln sind.

Kommentar Im Rundschreiben Nr. 97/2016 vom 03.03.2016 teilt die DGUV mit, dass die Ständige Gebührenkommission nach § 52 ÄV beschlossen hat, für die Behandlung aktinischer Keratosen im Zusammenhang mit der neuen BK-Nr. 5103 der Anlage zur BKV neue Leistungen in die UV-GOÄ aufzunehmen. Die Therapieform der abtragenden Laserbehandlung wird jetzt zur Behandlung aktinischer Keratosen berücksichtigt. Die DGUV weist in dem Rundschreiben ferner darauf hin, dass die Behandlung aktinischer Keratosen in der Regel nur in der allg. HB durchgeführt wird. Bes. HBen sind bei der Behandlung der Folgen einer BK-Nr. 5103 nur in sehr schweren Fällen, z. B. metastasierten Plattenepitelkarzinomen denkbar.
Der UVTr wird nur einen Behandlungsauftrag für arbeitsbedingt UV-lichtbelastete Hautareale (Kopf, Unterarme etc.) erteilen und dies auch bei aktinischen Keratosen, die bereits vor dem 01.01.2015 als „Wie-BK" gemäß § 9 Abs. 2 SGB VII anerkannt wurden. Erfolgt die Behandlung auf nicht arbeitsbedingt UV-lichtbelasteten Hautarealen (z.B. Oberschenkel), so darf der UVTr die Vergütung verweigern.
Der Hautarzt hat die Flächen aller Hautläsionen - auch an unterschiedlichen Körperregionen - zu ermitteln (Gesamtfläche), bei denen eine Laserbehandlung geplant ist. Die ermittelte Gesamtfläche ist entscheidend, ob die Nr. 575, 576 oder 577 zutrifft. Da die Nrn. 575 bis 577 nur alternativ abrechenbar sind, dürfen die Gebührenziffern nicht mehrfach und nicht nebeneinander abgerechnet werden. Dies gilt auch, wenn die Gesamtfläche nicht in einer Sitzung oder notwendiger Weise wiederholt behandelt wird. Eine Sitzung umfasst einen Arzt-Patienten-Kontakt, der nach der Beschaffenheit des Behandlungsfalls auch über mehrere Stunden andauern kann. Der Arzt muss dabei nicht kontinuierlich anwesend sein.
Für die Laserbehandlung der Nrn. 575 und 576 bedarf es keiner vorherigen Zustimmung oder nachträglichen Genehmigung des UVTr.
Die Fotodokumentation ist Bestandteil der Nrn. 575 bis 577, so dass die Nr. 196 daher nicht gesondert abrechenbar ist.
Gemäß der Leistungsbeschreibung zu Nr. 753, ist diese Gebührenziffer nicht mit den Nrn. 575 bis 577 kombinierbar. Da die Nr. 754 nur in Kombination mit Nr. 753 berechnet wird, ist diese ebenfalls nicht neben den Nr. 575 bis 577 berechnungsfähig.

Ausschluss 196, 570–573, 753, 754

577 Laserbehandlung von aktinischen Keratosen > 21 cm² Gesamtfläche* nur nach nachgewiesenem, dokumentiertem Versagen anderer Therapieformen (PDT und selbstapplizierbare Flächentherapie) inkl. ggf. notwendiger Wiederholungsbehandlungen inkl. Fotodokumentation

| | 218,46 | 271,85 | – | 104,87 | 104,87 |

Die Leistung kann nur nach Genehmigung des UVTr erbracht werden.

* Die Gesamtfläche ist die Summe aller Flächen mit Hautläsionen, die im Zeitpunkt der Therapieentscheidung mit dem jeweiligen Verfahren zu behandeln sind.

Kommentar Im Rundschreiben Nr. 97/2016 vom 03.03.2016 teilt die DGUV mit, dass die Ständige Gebührenkommission nach § 52 ÄV beschlossen hat, für die Behandlung aktinischer Keratosen im Zusammenhang mit der neuen BK-Nr. 5103 der Anlage zur BKV neue Leistungen in die UV-GOÄ aufzunehmen. Die Therapieform der abtragenden Laserbehandlung wird jetzt zur Behandlung aktinischer Keratosen berücksichtigt. Die DGUV weist in dem Rundschreiben ferner darauf hin, dass die Behandlung aktinischer Keratosen in der Regel nur in der allg. HB durchgeführt wird. Bes. HBen sind bei der Behandlung der Folgen einer BK-Nr. 5103 nur in sehr schweren Fällen, z. B. metastasierten Plattenepitelkarzinomen denkbar.

Der UVTr wird nur einen Behandlungsauftrag für arbeitsbedingt UV-lichtbelastete Hautareale (Kopf, Unterarme etc.) erteilen und dies auch bei aktinischen Keratosen, die bereits vor dem 01.01.2015 als „Wie-BK" gemäß § 9 Abs. 2 SGB VII anerkannt wurden. Erfolgt die Behandlung auf nicht arbeitsbedingt UV-lichtbelasteten Hautarealen (z.B. Oberschenkel), so darf der UVTr die Vergütung verweigern.

Der Hautarzt hat die Flächen aller Hautläsionen - auch an unterschiedlichen Körperregionen - zu ermitteln (Gesamtfläche), bei denen eine Laserbehandlung geplant ist. Die ermittelte Gesamtfläche ist entscheidend, ob die Nr. 575, 576 oder 577 zutrifft. Da die Nrn. 575 bis 577 nur alternativ abrechenbar sind, dürfen die Gebührenziffern nicht mehrfach und nicht nebeneinander abgerechnet werden. Dies gilt auch, wenn die Gesamtfläche nicht in einer Sitzung oder notwendiger Weise wiederholt behandelt wird. Eine Sitzung umfasst einen Arzt-Patienten-Kontakt, der nach der Beschaffenheit des Behandlungsfalls auch über mehrere Stunden andauern kann. Der Arzt muss dabei nicht kontinuierlich anwesend sein.

Die Nr. 577 wird vom UVTr nur bei nachgewiesenem und (Foto)dokumentiertem Versagen anderer Therapieformen genehmigt. Dabei müssen sowohl die PDT (Nrn. 570 und 571), als auch die selbstapplizierte Flächentherapie (Nrn. 753 und 754) zuvor versagt haben. Beginnt der Hautarzt die Behandlung ohne Genehmigung des UVTr und kann er später das vorherige Versagen anderer Therapieformen nicht mehr nachweisen, so besteht das Risiko, dass der UVTr eine nachträgliche Genehmigung verweigert, weil das Therapieversagen nicht mehr überprüfbar ist.

Die Fotodokumentation ist Bestandteil der Nrn. 575 bis 577, so dass die Nr. 196 daher nicht gesondert abrechenbar ist.

Gemäß der Leistungsbeschreibung zu Nr. 753, ist diese Gebührenziffer nicht mit den Nrn. 575 bis 577 kombinierbar. Da die Nr. 754 nur in Kombination mit Nr. 753 berechnet wird, ist diese ebenfalls nicht neben den Nr. 575 bis 577 berechnungsfähig.

Ausschluss 196, 570–573, 753, 754

F. Innere Medizin, Kinderheilkunde, Dermatologie

600 Herzfunktionsprüfung nach Schellong einschließlich graphischer Darstellung

6,79   8,46   –   1,74   1,74

Kommentar: Da für das Fahrrad- oder Laufbandergometer keine Gebühr vereinbart wurde, wird die Abrechnung entsprechend Empfehlung der BÄK nach Nr. 650 empfohlen.
Mit einem Schellong-Test wird die Herz-Kreislauffunktion untersucht. Dabei ermittelt man nach einer Ruhephase durch Belastungssteigerung, ob eine auffällige Veränderung des Blutdrucks und der Herzfrequenz eintritt, die z.B. auf eine funktionelle Herz-Kreislauferkrankung oder eine neurologische Erkrankung schließen lässt. Die UV-GOÄ Nr. kann entweder für den Schellong I Test (Ruhephase-schnelles Aufstehen-Stehbelastung) oder den Schellong II Test (Ruhephase-Treppensteigen) abgerechnet werden. Für ein in aufrechter Körperhaltung (Orthostase) durchgeführtes EKG ist die Nr. 600 nicht ansetzbar (so auch Komm. **Brück**). Insofern scheidet auch der Ansatz der Nr. 600 neben den EKG-Nrn. 650, 651 und 652 aus. Eine ergometrische Funktionsprüfung mit einem Fahrrad- oder Laufbandergometer empfiehlt die BÄK mit Nr. 650 abzurechnen (Dt. Ärzteblatt 94, Heft 28-29, vom 14.07.1997).
Aufgrund Ziff. 8 der Allg. Best. vor Abschnitt B ist neben der Nr. 6-9 die Nr. 600 nicht abrechenbar.
Im Bereich der GOÄ haben die BÄK, der PKV-Verband und die Beihilfeträger von Bund und Ländern bei chronischer Herzinsuffizienz vereinbart, dass ab 01.01.2024 die Nr. 600 auch für die Datenerfassung, Analyse und Sichtung von ggf. auftretenden Warnmeldungen (Datenmanagement) mittels externer Messgeräte telemetrisch übertragener Daten im Rahmen eines Telemonitorings je Kalendertag ansetzbar ist. Diese Abrechnungsempfehlung sollte auch im Bereich der UV-GOÄ akzeptiert und angewendet werden.
Nach Nr. 1 der Hinweise zur gemeinsamen Abrechnungsempfehlung ist die medizinische Notwendigkeit für ein Telemonitoring bei Patienten mit chronischer Herzinsuffizienz in den Stadien NYHA-II und NYHA III jeweils mit einer EF 40 % gegeben. Bei Patienten mit einer EF>40 % muss mindestens eine Hospitalisierung wegen einer kardialen Dekompensation im Zeitraum von 12 Monaten vor Beginn des Telemonitorings stattgefunden haben. Es wird daher empfohlen, in der Rechnung eine entsprechende Begründung aufzunehmen.

Ausschluss: 6–9, 625, 650, 651

601 Hyperventilationsprüfung   4,09   5,10   –   2,69   2,69

Kommentar: Bei der Hyperventilationsprüfung handelt es sich um eine absolut obsolete Leistung.

602 Oxymetrische Untersuchung(en) (Bestimmung der prozentualen Sauerstoffsättigung im Blut) – gegebenenfalls einschließlich Bestimmung(en) nach Belastung

14,15   17,60   –   9,44   9,44

Arbeitshinweise: Die Bestimmung der prozentualen Sauerstoffsättigung im Blut kann nach **Nr. 602** invasiv (Oxymeter) oder nach **Nr. 614** transkutan – durch die Haut hindurch – (unblutige Pulsoxymetrie) durchgeführt werden; beide Leistungen führen praktisch zum gleichen Ergebnis. Somit ist eine Nebeneinander-Berechnung der Nrn. 602 und 614 für den gleichen Behandlungszeitraum bzw. -zeitpunkt regelmäßig nicht indiziert (vgl. Schleppers/Weissauer, Anästhesiekomm. z. GOÄ, Erläut. zu Nrn. 602, 614, Seite F3).
Im Rahmen einer **Lokalanästhesie** (z. B. **Infiltrationsanästhesie** nach Nrn. 490/491; **Leitungsanästhesie** nach Nr. 493) kommt gelegentlich auch die Nr. 602 für eine oxymetrische Kontrolle (vereinzelt auch die Nr. 650 für die elektrokardiographische Kontrolle) zur Abrechnung.
Bei den o. g. Lokalanästhesien ist die Nr. 602 in der Regel <u>nicht</u> berechenbar. Nur im Ausnahmefall, z. B. wenn erkennbar Erkrankungen oder Unregelmäßigkeiten im Bereich der Atemwege/Lunge oder des Herz-Kreislaufsystems gegeben sind, kann die Nr. 602 gesondert neben einer Lokalanästhesie abgerechnet werden.
Dies muss aus der Dokumentation hervorgehen.

	Allgemeine Heilbehandl.	Besondere Heilbehandl.	Besondere Kosten	Allgemeine Kosten	Sachkosten (Besond. + Allg. Kosten)

Im Rahmen einer **OP mit Vollnarkose** (z. B. nach Nr. 462 – Allgemeinanästhesie) oder Regionalanästhesie (Nrn. 470, 476) ist die Nr. 602 nicht berechenbar, auch nicht prä- und postoperativ. Die Leistung ist mit der Gebühr für die Anästhesie abgegolten.
Ein Teil der radiologischen Praxen macht die Nr. 602 im Zusammenhang mit **MRT-Untersuchungen** geltend. Meist findet sich dann diese Nr. in allen Abrechnungen dieser Praxis. Eine routinemäßige Berechnung ist jedoch keinesfalls zulässig; nur bei entsprechender individueller Indikation darf die Nr. 602 abgerechnet werden (z. B. Störung des Gasaustauschs oder des Kreislaufs).
Auch gleichzeitig mit der MRT-Untersuchung ist die Durchführung schmerztherapeutischer invasiver Eingriffe/Blockaden möglich, was eine Überwachung mittels Pulsoxymetrie rechtfertigen würde. Derartige Eingriffe sind jedoch bei der üblichen ambulanten Behandlungsweise (Überweisung des Verletzten vom D-Arzt zur MRT-Untersuchung beim Radiologen) selten, zumal schwierige Notfälle, in denen eine schmerztherapeutische Behandlung erfolgt, eher in einer Klinik behandelt sowie in einer Radiologie-Praxis Anästhesisten oder ähnliche Fachrichtungen nicht tätig sein werden.
Ohne entsprechende und überzeugend dokumentierte Indikation (z. B. in der Rechnung oder Befundmitteilung) ist die Leistung – mit Begründung – zu streichen. Insbes. wenn von der betreffenden Praxis nur selten die Nr. 602 abgerechnet wird, kann dem Arzt anheimgestellt werden, die Indikation nachträglich zu begründen.

Kommentar: Das Öffnen der Blutleere nach einer Operation ist keine Begründung für die Abrechnung der Nrn. 602 und/oder 614. In den Leistungsbeschreibungen der Nrn. 462, 470, 476 wird ausdrücklich darauf hingewiesen, dass die Nr. 602 im Zusammenhang mit derselben Operation nicht gesondert berechnungsfähig, auch nicht prä- und postoperativ. Dies gilt auch für die Nr. 478.
Auch bei einer MRT-Untersuchung ist die Durchführung schmerztherapeutischer invasiver Eingriffe/Blockaden möglich. Die Überwachung mittels MRT-fähigem-Pulsoxymeter ist dann indiziert. Derartige Eingriffe sind bei der ambulanten Behandlung durch niedergelassene Ärzte eher selten; sie erfolgen vielmehr durch Schmerztherapeuten in Kliniken. Ohne eine entsprechend überzeugend dokumentierte Indikation (z. B. in der Rechnung oder dem Befundbericht) erfolgt keine Vergütung der Leistung.
Sofern die Nr. 602 grundsätzlich abrechnungsfähig ist, darf sie aber nicht Leistungsinhalt der jeweils angewandten Anästhesie/Schmerztherapie aus dem Abschnitt D der UV-GOÄ sein. Sofern sie dort als Bestandteil enthalten ist (z.B. Nrn. 462, 470 usw.), darf sie nicht abgerechnet werden.
Aus dem Wortlaut der Legende ergibt sich, dass die Nr. 602 innerhalb eines Arzt-Patienten-Kontaktes nur einmal abgerechnet werden kann (vgl. auch VG Ansbach, 22.10.2013, AZ: 1 K 13.00010 zu GOÄ Nr. 602).

Ausschluss: 462, 470, 473, 476, 478, 606, 614, 626–630, 632

Rechtsprechung: ▶ **Zulässigkeit der Abrechnung der Oxymetrie durch Radiologen**
Die Abrechnung der oxymetrischen Untersuchung ist für Radiologen zulässig, wenn es der Kontrolle der untersuchten Person im MRT-Gerät bedarf. Eine Indikation besteht u.a. bei KM-Gabe, Sedierung, Schwangerschaft, Anfallsleiden, Kleinkindern etc.
Aktenzeichen: LSG Nordrhein-Westfalen, 04.06.2003, Az.: L 11 KA 142/01
Entscheidungsjahr: 2003
Aktenzeichen: SG Hannover, 17.07.2002, Az.: S 10 KA 1171/98
Entscheidungsjahr: 2002

603 Bestimmung des Atemwegswiderstandes (Resistance) nach der Oszillationsmethode oder der Verschlußdruckmethode – gegebenenfalls einschließlich fortlaufender Registrierung –

8,37	10,43	–	5,67	5,67

Neben der Leistung nach Nummer 603 ist die Leistung nach Nummer 608 nicht berechnungsfähig.

Arbeitshinweise: der UV-Träger zu Nrn. 603 bis 609
Die Nrn. 603 bis 609 beinhalten Leistungen des internistischen bzw. pulmologischen Fachgebiets. Bei den nach Unfallverletzungen - meist ambulant – durchgeführten OPs mit Vollnarkose (z. B. der Knie-, Schulter- Sprunggelenke usw.) können diese Leistungen für Anästhesisten nur in extrem seltenen Ausnahmefällen berechenbar sein; im Regelfall sind die Gebühren-Nrn. in Anästhesie-Rechnungen – mit Begründung – zu streichen (das gilt naturgemäß nicht für Behandlungsrechnungen im BK-Bereich, wobei OPs üblicherweise im Rahmen stationärer Behandlung durchgeführt werden und Abrechnungsprobleme insoweit nicht entstehen).

F. Innere Medizin, Kinderheilkunde, Dermatologie

UV-GOÄ-Nr.	Allgemeine Heilbehandl.	Besondere Heilbehandl.	Besondere Kosten	Allgemeine Kosten	Sachkosten (Besond. + Allg. Kosten)

Bei ambulanten OPs nach Unfallverletzungen könnte allenfalls bei Patienten, die in der Krankenvorgeschichte deutliche Hinweise auf Lungenerkrankungen (Asthma, Bronchitis usw.) zeigen, im Rahmen der präoperativen Diagnostik eine Indikation – für einzelne Leistungen – vorliegen. Dies muss aber in der Dokumentation (Narkose-Protokoll) besonders begründet sein; in jedem Fall sollten die o. g. Nrn. ohne beratungsärztliche Prüfung keinesfalls vergütet werden!

Kommentar: Erfolgt zusätzlich eine Applikation von bronchialverengender/-erweiternder Substanzen, dann darf die höher vergütete Nr. 604 abgerechnet werden. Aufgrund der Leistungsüberschneidung und der Zusatzbestimmungen zu den Nrn. 603 und 604 ist die Gebührenziffer nicht neben Nr. 604 und Nr. 608 ansetzbar.

Ausschluss: 397–399, 604, 608

604 Bestimmung des Atemwegswiderstandes (Resistance) nach der Oszillationsmethode oder der Verschlußdruckmethode vor oder nach Applikation pharmakodynamisch wirkender Substanzen – gegebenenfalls einschließlich Phasenwinkelbestimmung und gegebenenfalls einschließlich fortlaufender Registrierung

| | 14,89 | 18,53 | – | 9,98 | 9,98 |

Mit der Gebühr sind die Kosten abgegolten. Neben der Leistung nach Nummer 604 sind die Leistungen nach den Nummern 603 und 608 nicht berechnungsfähig.

Arbeitshinweise: Siehe Arbeitshinweise zu Nr. 603.

Kommentar: Zur Untersuchung der Auswirkung pharmako-dynamischer Substanzen mit bronchokonstriktorischer oder broncholytischer Wirkung können zusätzlich die Sekundenkapazität nach Nr. 609 und die ganzkörperplethysmographische Bestimmung der Sekundenkapazität und des Atemwegswiderstandes nach Nr. 612 berechnet werden.
Neben der Leistung nach Nr. 612 kann allerdings die Leistung nach Nr. 609 nicht berechnet werden.
Die Kosten sind mit der Gebühr abgegolten.

Ausschluss: 603, 608

605 Ruhespirographische Untersuchung (im geschlossenen oder offenen System) mit fortlaufend registrierenden Methoden

| | 22,52 | 28,02 | – | 15,10 | 15,10 |

Arbeitshinweise: Siehe Arbeitshinweise zu Nr. 603.

Kommentar: Werden nach Broncholyse Kontrolluntersuchungen durchgeführt, sind diese nicht durch einen weiteren Ansatz der Nrn. 605 und 605a berechnungsfähig.
Die Darstellung der Flussvolumenkurve ist zusätzlich abrechnungsfähig.
In der Leistungslegende findet sich keine Begrenzung der Häufigkeit zur Anwendung dieser Untersuchung, so dass ein mehrmaliger Ansatz im Quartal, wenn medizinisch erforderlich, abrechnungsfähig ist.

Ausschluss: 397–399, 606, 608, 609, 610, 612

605a Darstellung der Flussvolumenkurve bei spirographischen Untersuchungen – einschließlich graphischer Registrierung und Dokumentation

| | 13,01 | 16,21 | – | 8,62 | 8,62 |

Arbeitshinweise: Siehe Arbeitshinweise zu Nr. 603.

Kommentar: Der ggf. mehrfache Ansatz der Nr. 605a entsprechend der Anzahl der pro Stufe dargestellten Flussvolumenkurve ist <u>nicht</u> möglich, da die Leistungsbeschreibung die Mehrzahlformulierung „spirographische Untersuchungen" enthält.
Die Darstellung der Flussvolumenkurve ist als weiterführende spirographische Untersuchung zusätzlich zu den Nrn. 605, 606, 608, 610 und 612 abrechenbar.
Siehe Kommentar zur Nr. 605

Ausschluss: 397–399

606 Spiroergometrische Untersuchung – einschließlich vorausgegangener Ruhespirographie und gegebenenfalls einschließlich Oxymetrie –

| | 35,27 | 43,88 | – | 23,59 | 23,59 |

Arbeitshinweise: Siehe Arbeitshinweise zu Nr. 603.

UV-GOÄ-Nr.	Allgemeine Heilbehandl.	Besondere Heilbehandl.	Besondere Kosten	Allgemeine Kosten	Sachkosten (Besond. + Allg. Kosten)

Kommentar: Die Darstellung der Flussvolumenkurve ist zusätzlich abrechnungsfähig. Gemäß der Leistungsbeschreibung sind die vorausgegangene Ruhespirographie (Nrn. 605 und 608) und die ggf. durchgeführten Oxymetrien (Nr. 602) bereits in der Gebühr enthalten und damit nicht gesondert abrechenbar.

Ausschluss: 397–399, 602, 605, 608, 609

607 Residualvolumenbestimmung (Fremdgasmethode)

	22,52	28,02	–	15,10	15,10

Arbeitshinweise: Siehe Arbeitshinweise zu Nr. 603.

Kommentar: Die Leistung vergütet die gezielte Bestimmung des nach maximalem Ausatmen verbliebenen Restgasvolumens, das aus körperlichen Gründen nicht ausgeatmet werden kann.
Dabei wird ein festgelegtes geringes Volumen eines Fremdgases (z.B. Helium) zusammen mit der Atemluft eingeatmet. Eine rein rechnerische Bestimmung des Residualvolumens (RV) aus anderen Messgrößen der Lungenfunktionsdiagnostik, wie es z.B. am Ende der Ausatmung bei der Ganzkörperplethysmographie der Nrn. 610 und 612 möglich ist, wird mit der Nr. 607 daher nicht vergütet.

Ausschluss: 610 und 612 (bei rein rechnerischer RV-Bestimmung)

608 Ruhespirographische Teiluntersuchung (z.B. Bestimmung des Atemgrenzwertes, Atemstoßtest), insgesamt

	7,08	8,80	–	4,72	4,72

Arbeitshinweise: Siehe Arbeitshinweise zu Nr. 603.

Kommentar: Die Unterrichtung des Patienten über den Umgang mit dem Peak-Flowmeter kann nach der Beratungsleistung nach Nr. 1 berechnet werden. Müssen entsprechende Kontrollmessungen und weitere Patienteninformationen – im Sinne einer Schulung (z.B. bei Asthma) von mindestens 20 Minuten – durchgeführt werden, ist ggf. die Nr. 33 ansetzbar.

Ausschluss: 397–399, 603, 604, 605, 606, 609, 610, 612

609 Bestimmung der absoluten und relativen Sekundenkapazität vor und nach Inhalation pharmakodynamisch wirksamer Substanzen

	16,94	21,08	–	11,33	11,33

Mit der Gebühr sind die Kosten abgegolten.

Arbeitshinweise: Siehe Arbeitshinweise zu Nr. 603.

Kommentar: Die Leistung nach Nr. 609 ist für eine getestete Substanz nur einmal abrechenbar. Werden allerdings im Rahmen einer Untersuchung mehrere Substanzen getestet, so ist die Leistung nach Nr. 609 entsprechend der Zahl der getesteten Substanzen mehrfach abrechenbar. Wir empfehlen beim Einsatz unterschiedlicher Substanzen, diese auch in der Rechnung anzugeben.
Wird ein Provokationstest mit spezifischen Allergenen durchgeführt, so ist dies mit den Nr. 397, 398 (Bronchialer Provokationstest) abzurechnen.
Erfolgt beim Arzt-Patienten-Kontakt vor und nach der Substanzinhalation sowohl eine Sekundenkapazitätsbestimmung (Nr. 609), als auch eine Ganzkörperplethysmographie (Nr. 610), dann ist für beide Leistungen nur die geringer bewertete Gesamtgebühr nach Nr. 612 abzurechnen.

Ausschluss: 397, 398, 605, 606, 608, 610, 612

610 Ganzkörperplethysmographische Untersuchung (Bestimmung des intrathorakalen Gasvolumens und des Atemwegwiderstandes) – gegebenenfalls mit Bestimmung der Lungendurchblutung –

	56,30	70,08	–	37,74	37,74

Neben der Leistung nach Nummer 610 sind die Leistungen nach den Nummern 605 und 608 nicht berechnungsfähig.

Kommentar: Die Darstellung der Flussvolumenkurve ist zusätzlich mit Nr. 605a abrechnungsfähig. Die Nr. 607 ist zusätzlich ansetzbar, wenn eine gezielte Bestimmung des nach maximalem Ausatmen verbliebenen Restgasvolumens erfolgt, was das vorherige Einatmen eines festgelegten geringen Volumens eines Fremdgases (z.B. Helium) zusammen mit der Atemluft erfordert.

F. Innere Medizin, Kinderheilkunde, Dermatologie

UV-GOÄ-Nr.	Allgemeine Heilbehandl.	Besondere Heilbehandl.	Besondere Kosten	Allgemeine Kosten	Sachkosten (Besond. + Allg. Kosten)

Eine rein rechnerische Bestimmung des Residualvolumens (RV) aus anderen Messgrößen der Lungenfunktionsdiagnostik, wie es z.B. am Ende der Ausatmung bei der Ganzkörperplethysmographie möglich ist, wird mit der Nr. 607 daher nicht vergütet. Durch die Zusatzbestimmung zu Nr. 610 ist der zusätzliche Ansatz der (Teil)Ruhespirographie nach den Nrn. 605 und 608 neben dieser Gebührenziffer ausgeschlossen. Eine Leistungskombination der Nr. 609 (Sekundenkapazität vor und nach Inhalation pharmakodynamisch wirksamer Substanzen) mit der Nr. 610 (Ganzkörperplethysmagraphie) ist ebenfalls unzulässig, da beide Leistungen mit der Gesamtgebühr der Nr. 612 vergütet werden. Ein Ausschluss gilt aufgrund der Zusatzbestimmung zu Nr. 612 und der Leistungsüberschneidung „Ganzkörperplethysmographie" für den Ansatz der Nr. 610 neben Nr. 612.

Ausschluss: 605, 607 (bei rein rechnerischer RV-Bestimmung), 608, 609, 612

611	Bestimmung der Lungendehnbarkeit (Compliance) – einschließlich Einführung des Ösophaguskatheters –	56,30	70,08	–	37,74	37,74

Kommentar: Die Bestimmung der Lungendehnbarkeit ist bei den BK'en von Bedeutung, die eine Veränderung der Lungendehnung verursachen können (z.B. Silikose). Die Compliance-Messung stellt keine geeignete Maßnahme zur frühzeitigen Erkennung von Funktionsstörungen einer röntgenologisch detektierbaren Asbestose-BK dar (Quelle: Bericht zum Forschungsprojekt HVBG / Universität Gießen Nr. FF-FB 0131, Seite 68). Da die Compliance der Lunge kein Leistungsbestandteil der Ganzkörperplethysmographie, darf diese neben den Nrn. 610 und 612 abgerechnet werden (so auch Komm. von **Brück**). Gemäß § 2 Abs. 1, 3 Nr. 5 BG-NT sind die Ösophaguskatheter gesondert abrechenbar. Die Ösophagoskopie ist als Bestandteil der Leistung nicht gesondert mit Nr. 680 oder Nr. 681 abrechenbar. Neben der Nr. 611 ist die Abrechnung der Nr. 610 möglich.

612	Ganzkörperplethysmographische Bestimmung der absoluten und relativen Sekundenkapazität und des Atemwegwiderstandes vor und nach Applikation pharmakodynamisch wirksamer Substanzen	70,45	87,68	–	47,19	47,19

Mit der Gebühr sind die Kosten abgegolten. Neben der Leistung nach Nummer 612 sind die Leistungen nach den Nummern 605, 608, 609 und 610 nicht berechnungsfähig.

Kommentar: Nach Anerkennung von Plattenepithelkarzinomen oder multiplen aktinischen Keratosen als BK wird von den Dermatologen zunehmend beantragt, auffällige Hautareale durch eine videogestützte Untersuchung und Bilddokumentation einschließlich digitaler Bildweiterverarbeitung und Auswertung (Vergrößerung, Vermessung etc.) zu kontrollieren. Eine Gebühr ist dafür in der UV-GOÄ nicht enthalten. Im Bereich der Privat-GOÄ wird laut Beschluss des Ausschusses „Gebührenordnung" der BÄK dafür analog die GOÄ-Nr. 612 abgerechnet (Dt. Ärzteblatt 99, Heft 3 S. A-144–145). Die analoge Abrechnung ist den Dermatologen gemäß ÄV bei einer BK nicht erlaubt. Wir empfehlen daher, bei einem Antrag zur Kostenübernahme, die Indikation dieser ärztlichen Kontrolle nach Beiziehung der bisherigen Farbbilddokumentation über den beratenden Dermatologen prüfen zu lassen. Sofern dieser zustimmt, sollte die zukünftige Kostenübernahme grundsätzlich nach den Sätzen der allg. HB zu erfolgen. Laut GOÄ-Ratgeber der BÄK ist die videosystemgestützte Untersuchung und Dokumentation eine besondere Form der Dermatoskopie, so dass die analoge Abrechnung der Nr. 612 nur erfolgen darf, wenn die Auflichtmikroskopie der Haut nach Nr. 750 nicht berechnet wird (Dt. Ärzteblatt 106, Heft 40 S. A-1980).
Die Nr. 612 darf nur abgerechnet werden, wenn vor und nach einer Substanzapplikation (z.B. Inhalation) die Sekundenkapazitätsbestimmung (Nr. 609) und die Ganzkörperplethysmographie (Nr. 610) durchgeführt wird. Erfolgt nur eine der beiden Leistungen, dann ist die entsprechend geringer bewerte Nr. 609 oder Nr. 610 anzusetzen.
Wird ein Provokationstest mit spezifischen Allergenen durchgeführt, so ist dies mit den Nr. 397, 398 (Bronchialer Provokationstest) abzurechnen.

Ausschluss: 605, 607 (bei rein rechnerischer RV-Bestimmung), 608–610, 750

614	Transkutane Messung(en) des Sauerstoffpartialdrucks	13,97	17,36	–	9,30	9,30

Arbeitshinweise: Die Nr. 614 wird im Zusammenhang mit einer **Vollnarkose** in den **Anästhesie-Rechnungen** fast immer geltend gemacht.

	Allgemeine Heilbehandl.	Besondere Heilbehandl.	Besondere Kosten	Allgemeine Kosten	Sachkosten (Besond. + Allg. Kosten)

Nr. 614 ist für den gleichen Behandlungszeitraum bzw. -zeitpunkt in aller Regel nicht neben **Nr. 602** berechenbar (vgl. Arb.Hinweise zu Nr. 602).
Die Leistung kann im Zusammenhang mit einer Allgemeinanästhesie nach Nr. 462 und Regionalanästhesie nach Nrn. 470, 473, 476 und 477 nicht abgerechnet werden, auch nicht prä- und postoperativ. Sie ist mit der Gebühr für die Anästhesie abgegolten. Im Einzelnen wird auf die **Arb.Hinweise zu Nr. 602** verwiesen, welche auf die Nr. 614 im vollen Umfang anzuwenden sind.

Kommentar: **Beschluss des Gebührenausschusses der BÄK** und dieser Beschluss dürfte auch für die Abrechnung nach UV-GOÄ Bedeutung haben
Berechnung der Blutgasanalyse (5. Sitzung vom 13. März 1996)
Die Berechnung auf Grundlage der Nr. 3710 GOÄ (Speziallabor) ist zwingend. Die Berechnung daneben der Nr. 303 GOÄ (Punktion oberflächiger Körperteile) sowie der Nr. 3715 (Bikarbonatbestimmung) ist nicht zulässig, da die Leistung nach Nr. 303 nicht vorliegt und die Bikarbonatbestimmung einzig rechnerisch erfolgt, demnach gemäß der Allgemeinen Bestimmung Nr. 5 vor Abschnitt M nicht berechenbar ist.Die Messung und Berechnung nach Nr. 602 GOÄ (Oxymetrie) ist möglich, da diese zwar grundsätzlich aus der Blutgasanalyse unter Einbezug des Hb-Wertes berechenbar ist, dieser aber aktuell nicht vorliegt. Die Messung ist sachlich allerdings nur bei bestimmten Indikationen sinnvoll, zum Beispiel Anämie. In diesen Fällen ist Nr. 602 neben Nr. 3710 berechenbar.Die Leistung nach Nr. 614 (transcutane Messung(en) des Sauerstoffpartialdrucks) ist zeitgleich mit der Blutgasanalyse nicht berechenbar, da der Sauerstoffpartialdruck bereits mit der Blutgasanalyse gemessen wird. Möglich ist jedoch die Berechnung der Nrn. 614 und 3710 in den Fällen, in denen die Leistungen zeitgleich getrennt erbracht werden müssen. Siehe auch Kommentar zu Nr. 602. In den ergänzenden Leistungsbeschreibungen zu den Nrn. 462, 470, 473 und 476 ist festgelegt, dass die Nr. 614 neben diesen Gebührenziffern nicht abrechenbar ist. Gleiches gilt daher auch für die spezifischen Zuschläge für die zuvor genannten Gebührenziffern, also die Nrn. 471, 472 und 474.

Ausschluss: 462, 470–474, 476, 478, 602

Rechtsprechung: ▶ **Zulässigkeit der Abrechnung der Oxymetrie durch Radiologen**
Die Abrechnung der oxymetrischen Untersuchung ist für Radiologen zulässig, wenn es der Kontrolle der untersuchten Person im MRT-Gerät bedarf. Eine Indikation besteht u.a. bei KM-Gabe, Sedierung, Schwangerschaft, Anfallsleiden, Kleinkindern etc.
Aktenzeichen: LSG Nordrhein-Westfalen, 04.06.2003, Az.: L 11 KA 142/01
Entscheidungsjahr: 2003
Aktenzeichen: SG Hannover, 17.07.2002, Az.: S 10 KA 1171/98
Entscheidungsjahr: 2002

615 Untersuchung der CO-Diffusionskapazität mittels Ein-Atemzugmethode (single-breath)

21,12	26,29	–	14,16	14,16

Kommentar: Mit der Untersuchung wird die Sauerstoffaufnahmefähigkeit der Lunge aus der Atemluft unter Beimischung einer gesundheitlich unbedenklichen Menge an Kohlenmonooxid (CO) ermittelt. Durch die Messung der CO-Konzentration beim Ausatmen, wird von der CO-Aufnahmefähigkeit auf die des Sauerstoffs geschlossen. Durch die Leistungsüberschneidung „CO-Diffusionskapazität" und der ergänzenden Leistungsbeschreibung zu Nr. 616, ist Nr. 615 nicht neben Nr. 616 ansetzbar. Gleiches gilt für die Nr. 617, da durch die Leistungsüberschneidung „Gasanalyse in der Ausatemluft" die Nr. 615 nicht neben Nr. 617 abgerechnet werden darf.
Da es für die Messung des Stickstoffoxids in der ausgeatmeten Luft noch keine spezifische Gebührenziffer gibt, diese Untersuchung aber z.B. bei Atemwegsentzündungen durch berufsbedingtes allergisches Asthma für die Heilbehandlung bedeutend ist, wird empfohlen, dafür die Abrechnung der Nr. 615 zu akzeptieren. In der Rechnung sollte ein entsprechender Hinweis z.B. „NO-Atemluftmessung" gegeben werden.

Ausschluss: 616, 617

616 CO-Diffusionskapazität als fortlaufende Bestimmung (steady state) in Ruhe oder unter Belastung

28,19	35,09	–	18,88	18,88

Neben der Leistung nach Nummer 616 ist die Leistung nach Nummer 615 nicht berechnungsfähig.

F. Innere Medizin, Kinderheilkunde, Dermatologie

UV-GOÄ-Nr.		Allgemeine Heilbehandl.	Besondere Heilbehandl.	Besondere Kosten	Allgemeine Kosten	Sachkosten (Besond. + Allg. Kosten)

Kommentar: Wird eine Bestimmung der Diffusionskapazität in Ruhe und zusätzlich auch unter Belastung durchgeführt, so kann Nr. 616 zweimal abgerechnet werden.
Ausschluss: 615, 617

617 Gasanalyse in der Exspirationsluft mittels kontinuierlicher Bestimmung mehrerer Gase

	31,74	39,50	–	21,30	21,30

Arbeitshinweise: Die Leistung kann im Zusammenhang mit einer Allgemeinanästhesie nach Nr. 462 und Regionalanästhesie nach Nrn. 470, 473, 476 und 477 nicht abgerechnet werden, auch nicht prä- und postoperativ. Sie ist mit der Gebühr für die Anästhesie abgegolten. Dies gilt auch dann, wenn die Anästhesieleistung im Zusammenhang mit einer Schmerztherapie erbracht wird.
Kommentar: In den Leistungsbeschreibungen der Nrn. 462, 470, 476 wird ausdrücklich darauf hingewiesen, dass die Nr. 617 im Zusammenhang mit derselben Operation nicht gesondert berechnungsfähig, auch nicht prä- und postoperativ. Dies gilt auch für die Nr. 478.
Ausschluss: 462, 470, 473, 476, 478, 615, 616

618 H2-Atemtest (z.B. Laktosetoleranztest), einschließlich Verabreichung der Testsubstanz, Probeentnahmen und Messungen der H2-Konzentration, einschließlich Kosten

	31,74	39,50	–	21,30	21,30

620 Rheographische Untersuchung der Extremitäten

	14,15	17,60	–	9,44	9,44

Mit der Gebühr sind die Kosten abgegolten.
Kommentar: Die Untersuchung ist ein apparatives Verfahren zur Ermittlung der Durchgängigkeit großer und mittelgroßer Gliedmaßenarterien. Extremitäten/Gliedmaßen sind die Arme und Beine. Aufgrund der Mehrzahlformulierung „Extremitäten" ist die Gebühr pro Sitzung (Arzt-Patienten-Kontakt) nur einmal ansetzbar, auch wenn z.B. beide Beine untersucht werden. Gleiches gilt, wenn die Messung in Ruhe und nach Belastung erfolgt, denn auch dies berechtigt nicht zur Mehrfachabrechnung der Nr. 620. Für die Lichtreflex-Reographie ist nur die geringer bewertete Nr. 634 ansetzbar.
Mit der Gebühr sind die Kosten abgegolten.

621 Mechanisch-oszillographische Untersuchung (Gesenius-Keller)

	11,82	14,69	–	7,96	7,96

Arbeitshinweise: Die Leistungen nach Nrn. 621/622 anlässlich einer Narkose oder einer MRT-Untersuchung sind regelmäßig nicht berechenbar und daher – mit Begründung – zu streichen.
Kommentar: Unabhängig vom Umfang der durchgeführten Leistung ist Nr. 621 nur 1x je Arzt/Patientenbegegnung ansetzbar (siehe Nr. 620 und 622). Dies trifft auch dann zu, wenn die Leistung unter Einschluss von Belastungsuntersuchungen durchgeführt wird.
Ausschluss: 452–477, 480–491, 495, 5700–5735

622 Akrale infraton-oszillographische Untersuchung

	16,94	21,08	–	11,33	11,33

Arbeitshinweise: Bei den Leistungen nach Nrn. 621, 622 handelt es sich um Verfahren zur Gefäßdiagnostik, insbesondere im peripheren Bereich.
Für die Berechenbarkeit im Rahmen einer Anästhesie oder einer MRT-Untersuchung fehlt regelmäßig die Indikation für diese Untersuchungen; die Leistungen sind – mit Begründung – zu streichen.
Kommentar: Unabhängig vom Umfang der durchgeführten Leistung ist Nr. 621 nur 1x je Arzt/Patientenbegegnung ansetzbar (siehe Nr. 620 und 622). Dies trifft auch dann zu, wenn die Leistung unter Einschluss von Belastungsuntersuchungen durchgeführt wird.
Ausschluss: 452–477, 480–491, 495

623 Temperaturmessung(en) an der Hautoberfläche (z.B. der Brustdrüse) mittels Flüssig-Kristall-Thermographie (Plattenthermographie) einschließlich der notwendigen Aufnahmen

	13,01	16,21	–	8,76	8,76

Die Leistung nach Nummer 623 zur Temperaturmessung an der Hautoberfläche der Brustdrüse ist nur bei Vorliegen eines abklärungsbedürftigen mammographischen Röntgenbefundes berechnungsfähig.

UV-GOÄ-Nr.	Allgemeine Heilbehandl.	Besondere Heilbehandl.	Besondere Kosten	Allgemeine Kosten	Sachkosten (Besond. + Allg. Kosten)

Kommentar: Bei der Untersuchung wird eine mit optisch aktiven Cholesterinestern versetzte Folie auf ein Hautareal aufgelegt. Bei Temperaturunterschieden erfolgt eine Farbänderung, was Rückschlüsse auf eine krankheitsbedingte Veränderung zulässt. Durch die Mehrfachformulierung „Temperaturmessung(en)" ist die Gebühr je Zielgebiet nur einmal abrechenbar. Jede Brustdrüse ist für sich betrachtet ein Zielgebiet. Die vergleichende Untersuchung der Gegenseite zur Beurteilung der Messergebnisse ist erforderlich und zweckmäßig. Wird also die Temperaturmessung…auch 2 x abrechenbar. Im Bereich der GUV hat die Untersuchung insbesondere für die (Verlaufs)Diagnostik des chronischen regionalen Schmerzsyndroms (CRPS, Morbus Sudeck) Bedeutung. Aufgrund der Leistungsüberschneidung „Temperaturmessung/thermographische Untersuchung" und der Zusatzbestimmung zu Nr. 624, darf neben der Nr. 624 die Nr. 623 nicht abgerechnet werden. Für die Temperaturmessung während einer Narkose ist die Nr. 623 nicht ansetzbar (Gebührenausschuss der BÄK, Dt. Ärzteblatt 96, Heft 36 vom 10.09.1999).

Ausschluss: 451–481, 624

624

Thermographische Untersuchung mittels elektronischer Infrarotmessung mit Schwarzweiß-Wiedergabe und Farbthermogramm einschließlich der notwendigen Aufnahmen, je Sitzung   30,71   38,22   –   20,51   20,51

Neben der Leistung nach Nummer 624 ist die Leistung nach Nummer 623 nicht berechnungsfähig.

Kommentar: Bei der Untersuchung wird flächendeckend und computergestützt mittels Infrarot-Kamera die Wärmeabgabe der Haut aufgezeichnet. Unterschiede der Temperatur lassen Rückschlüsse auf eine krankheitsbedingte Veränderung zu. Durch die Leistungsformulierung „ je Sitzung" ist die Nr. 624 je Arzt-Patienten-Kontakt nur einmal ansetzbar. Aufgrund der Leistungsüberschneidung „Temperaturmessung/thermographische Untersuchung" und der Zusatzbestimmung, darf neben der Nr. 624 die Nr. 623 nicht abgerechnet werden. Für die Temperaturmessung während einer Narkose ist die Nr. 624 nicht ansetzbar (Gebührenausschuss der BÄK, Dt. Ärzteblatt 96, Heft 36 vom 10.09.1999).

Ausschluss: 451–481, 623

626

Rechtsherzkatheterismus – einschließlich Druckmessungen und oxymetrischer Untersuchungen sowie fortlaufender EKG- und Röntgenkontrolle
    93,06   115,82   –   45,57   45,57

Die Leistung nach Nummer 626 ist je Sitzung nur einmal berechnungsfähig. Neben der Leistung nach Nummer 626 sind die Leistungen nach den Nummern 355, 356, 360, 361, 602, 648, 650, 651, 3710 und 5295 nicht berechnungsfähig.

Kommentar: Die Gebührenziffer ist je Sitzung (Arzt-Patienten-Kontakt) nur einmal ansetzbar. Wird innerhalb der Sitzung auch eine Linksherzkatheteruntersuchung durchgeführt, dann ist diese zusätzlich mit Nr. 627 oder Nr. 629 abrechnungsfähig.
Nach Einbringen eines dünnen Kunststoffschlauches über eine Vene wird dieser unter Röntgenkontrolle in den Herzvorhof, die rechte Herzkammer, die Herzkranzgefäße und die Lungenarterien vorgeschoben. Dabei erfolgen u. a. Druckmessungen und Blutentnahmen zur Bestimmung des Sauerstoffgehaltes.
Im Bereich der GUV ist diese Untersuchung bei einer unfallbedingten Lungenembolie denkbar. Da die Herzkathetereinbringung, die Druckmessungen, die Bestimmung der Sauerstoffsättigung, das EKG und die Röntgenkontrolle Bestandteile dieser Leistung sind, können aufgrund der Leistungsüberschneidung und der Zusatzbestimmungen zu den Nrn. 260 und 626 die Nrn. 355, 355a, 356, 356a, 360, 361, 602, 648, 650, 651, 3710 und 5295 nicht neben Nr. 626 abgerechnet werden. Aufgrund der Leistungsüberschneidung „Sauerstoffsättigung" ist nicht nur die Nr. 602, sondern auch die Nr. 3692 nicht ansetzbar. Erfolgt der Rechtsherzkatheterismus durch Einbringen eines Ballonkatheters (Einschwemmkatheters), dann darf nur die Nr. 630 oder Nr. 632 abgerechnet werden. Bei einer Koronarangiographie der Nrn. 5324 bis 5327 wird Kontrastmittel durch einen Herzkatheter eingebracht, so dass die Herzkatheter-Nrn. 626 und/oder 627 als unerlässlicher Bestandteil dieses bildgebenden Verfahrens nicht gesondert abrechenbar sind.
Die Katheter sind gemäß § 2 Abs. 1, 3 Nr. 5 BG-NT gesondert abrechenbar.

Ausschluss: 260, 262, 355, 355a, 356, 356a, 360, 361, 602, 630, 648, 650, 651, 3692, 3710, 5295, 5324–5327

F. Innere Medizin, Kinderheilkunde, Dermatologie

UV-GOÄ-Nr.	Allgemeine Heilbehandl.	Besondere Heilbehandl.	Besondere Kosten	Allgemeine Kosten	Sachkosten (Besond. + Allg. Kosten)

627 Linksherzkatheterismus – einschließlich Druckmessungen und oxymetrischer Untersuchungen sowie fortlaufender EKG- und Röntgenkontrolle

| | 139,61 | 173,74 | – | 54,61 | 54,61 |

Die Leistung nach Nummer 627 ist je Sitzung nur einmal berechnungsfähig. Neben der Leistung nach Nummer 627 sind die Leistungen nach den Nummern 355, 356, 360, 361, 602, 648, 650, 651, 3710 und 5295 nicht berechnungsfähig.

Kommentar: Neben der Nr. 627 sind die niedriger bewerteten EBM Nrn. nicht abrechenbar: 260, 355, 356, 360, 361, 602, 648, 650, 651, 3710, 5295.
Die Kombination mit einer Koronarangiographie ist mit den Nrn. 628 + 360/361 abzurechnen!
S. auch Kommentar zur Nr. 628 und vor Nr. 3050.
Zur Berechnung intraoperativer Funktionsmessungen s. Kommentar zur Nr. 3060 GOÄ.

Ausschluss: 260, 262, 355, 356, 360, 361, 602, 648, 650, 651, 3710, 5295, 5315–5327

628 Herzkatheterismus mit Druckmessungen und oxymetrischen Untersuchungen – einschließlich fortlaufender EKG- und Röntgenkontrolle – im zeitlichen Zusammenhang mit Leistungen nach den Nummern 355 und/oder 360

| | 74,47 | 92,66 | – | 49,61 | 49,61 |

Die Leistung nach Nummer 628 ist je Sitzung nur einmal berechnungsfähig. Neben der Leistung nach Nummer 628 sind die Leistungen nach den Nummern 602, 648, 650, 651, 3710 und 5295 nicht berechnungsfähig.

Kommentar: Die Gebührenziffer ist je Sitzung (Arzt-Patienten-Kontakt) nur einmal ansetzbar. Zum Ansatz der Nr. 628 ist eine Kombination von Herzkatheteruntersuchung und Hochdruckkontrastmitteleinbringung zur Darstellung des Herzens/der herznahen Gefäße und/oder der Herzkranzgefäße erforderlich.

Auf einen Blick:
Kombination Herzkatheter und Hochdruck-KM-Gabe

Herzkatheter	KM Herz/herznahe Gefäße	KM Herzkranzgefäße UV-GOÄ-Nr.
628	355 linkes Herz +356 rechtes Herz	360 1.Gefäß +361 2.Gefäß +361 ab 3.Gefäß
628	–	
628	355a linkes Herz +356a rechtes Herz	360 1.Gefäß +361 2. Gefäß +361 ab 3. Gefäß

Da die Herzkathetereinbringung, die Druckmessungen, die Bestimmung der Sauerstoffsättigung, das EKG und die Röntgenkontrolle Bestandteile dieser Leistung sind, können aufgrund der Leistungsüberschneidung und der Zusatzbestimmungen zu den Nrn. 260 und 628 die Nrn. 260, 602, 648, 650, 651, 3710 und 5295 nicht neben Nr. 628 abgerechnet werden. Aufgrund der Leistungsüberschneidung „Sauerstoffsättigung" ist nicht nur die Nr. 602, sondern auch die Nr. 3692 nicht ansetzbar.
Werden die Herzkammern und großen Gefäße im Rahmen einer Angiokardiographie dargestellt, kann zusätzlich für die Gefäßdarstellung die Nr. 355 und für die Darstellung der beiden Herzkammern auch die Nr. 356 berechnet werden. Schließt sich an die Untersuchung nach Nr. 628 zusätzlich eine Koronarangiographie nach erneutem Einbringen eines Herzkatheters an, so wird diese nach den Nrn. 360 oder 361 berechnet.
Die Katheter sind gemäß § 2 Abs. 1, 3 Nr. 5 BG-NT gesondert abrechenbar.

Ausschluss: 260, 262, 602, 630, 648, 650, 651, 3692, 3710, 5295

629 Transseptaler Linksherzkatheterismus – einschließlich Druckmessungen und oxymetrischer Untersuchungen sowie fortlaufender EKG- und Röntgenkontrolle

| | 195,46 | 243,21 | – | 130,25 | 130,25 |

Die Leistungen nach Nummer 629 ist je Sitzung nur einmal berechnungsfähig. Neben der Leistung nach Nummer 629 sind die Leistungen nach den Nummern 355, 356, 602, 648, 650, 651, 3710 und 5295 nicht berechnungsfähig.

UV-GOÄ-Nr.	Allgemeine Heilbehandl.	Besondere Heilbehandl.	Besondere Kosten	Allgemeine Kosten	Sachkosten (Besond. + Allg. Kosten)

Kommentar: Wird innerhalb der Sitzung auch eine Rechtsherzkatheteruntersuchung durchgeführt, dann ist diese zusätzlich mit Nr. 626 abrechnungsfähig. Da die Herzkathetereinbringung, die Druckmessungen, die Bestimmung der Sauerstoffsättigung, das EKG und die Röntgenkontrolle Bestandteile dieser Leistung sind, können aufgrund der Leistungsüberschneidung und der Zusatzbestimmungen zu den Nrn. 260 und 629 die Nrn. 260, 602, 648, 650, 651, 3710 und 5295 nicht neben Nr. 629 abgerechnet werden. Aufgrund der Leistungsüberschneidung „Sauerstoffsättigung" ist nicht nur die Nr. 602, sondern auch die Nr. 3692 nicht ansetzbar. Die Katheter sind gemäß § 2 Abs. 1, 3 Nr. 5 BG-NT gesondert abrechenbar.

Ausschluss: 260, 355, 356, 602, 648, 650, 651, 3692, 3710, 5295

630
Mikro-Herzkatheterismus unter Verwendung eines Einschwemmkatheters – einschließlich Druckmessungen nebst fortlaufender EKG-Kontrolle –

| 84,50 | 105,16 | – | 56,63 | 56,63 |

Die Kosten für den Einschwemmkatheter sind mit der Gebühr abgegolten. Neben der Leistung nach Nummer 630 sind die Leistungen nach den Nummern 355, 356, 360, 361, 602, 648, 650, 651, 3710 und 5295 nicht berechnungsfähig.

Die Katheter sind gemäß § 2 Abs. 1, 3 Nr. 5 BG-NT gesondert abrechenbar.

Ausschluss: 260, 262, 355, 356, 360, 361, 602, 626, 628, 632, 648, 650, 651, 3710, 5295, 5315–5327

631
Anlegung eines transvenösen temporären Schrittmachers – einschließlich Venenpunktion, Elektrodeneinführung, Röntgendurchleuchtung des Brustkorbes und fortlaufender EKG- Kontrolle –

| 103,31 | 128,58 | – | 69,16 | 69,16 |

Kommentar: Implantation und Schrittmacher: Nrn. 3095 bis 3097.
Ausschluss: 260, 650, 651, 652, 656, 661, 5295

632
Mikro-Herzkatheterismus unter Verwendung eines Einschwemmkatheters – einschließlich Druckmessungen und oxymetrischer Untersuchungen nebst fortlaufender EKG- Kontrolle, gegebenenfalls auch unter Röntgen-Kontrolle –

| 112,63 | 140,16 | – | 75,37 | 75,37 |

Die Kosten für den Einschwemmkatheter sind mit der Gebühr abgegolten. Neben der Leistung nach Nummer 632 sind die Leistungen nach den Nummern 355, 356, 360, 361, 602, 648, 650, 651, 3710 und 5295 nicht berechnungsfähig.

Kommentar: Wird ggf. vor der Erbringung der Leistung Nr. 629 ein Rechtsherzkatheterismus nach Nr. 626 durchgeführt, so kann die Nr. 626 ebenfalls berechnet werden.
Die Katheter sind gemäß § 2 Abs. 1, 3 Nr. 5 BG-NT gesondert abrechenbar.

Ausschluss: 260, 355, 356, 360, 361, 602, 630, 648, 650, 651, 3710, 5295, 5315–5327.

634
Lichtreflex-Rheographie

| 11,16 | 13,89 | – | 7,55 | 7,55 |

Kommentar: Nur 1x abrechenbar pro Arzt/Patientenkontakt auch bei zeitaufwendigem Untersuchungsumfang (z. B. mehrere Extremitäten).

635
Photoelektrische Volumenpulsschreibung an mind. 4 Punkten

| 21,12 | 26,29 | – | 14,16 | 14,16 |

Ausschluss: 636

636
Photoelektrische Volumenpulsschreibung mit Kontrolle des reaktiven Verhaltens der peripheren Arterien nach Belastung (z.B. mit Temperaturreizen)

| 35,27 | 43,88 | – | 23,59 | 23,59 |

Ausschluss: 635

637
Pulswellenlaufzeitbestimmung – gegebenenfalls einschließlich einer elektrokardiographischen Kontrollableitung –

| 21,12 | 26,29 | – | 14,16 | 14,16 |

Ausschluss: 650

F. Innere Medizin, Kinderheilkunde, Dermatologie 638–641

UV-GOÄ-Nr.

	Allgemeine Heilbehandl.	Besondere Heilbehandl.	Besondere Kosten	Allgemeine Kosten	Sachkosten (Besond. + Allg. Kosten)

638   Punktuelle Arterien- u./o. Venenpulsschreibung

	11,27	14,01	–	7,55	7,55

Arbeitshinweise: Die Leistung nach Nr. 638 beinhaltet eine Arterien- oder Venenpulsschreibung an bestimmten Ableitungspunkten (Pulskurve).
Bei der Nr. 643 handelt es sich um eine Doppler-sonographische Untersuchung der peripheren Gefäße (vgl. Brück, Komm. z. GOÄ, Anmerkungen zu Nr. 638).
Im Rahmen einer Vollnarkose (z.B. Allgemeinanästhesie nach Nr. 462) erfolgt die notwendige Blutdruckmessung routinemäßig im Rahmen der Monitor-Überwachung des Patienten. Hierfür ist weder die Nr. 638 noch die Nr. 643 berechenbar.
Ggf. werden die Leistungen nach Nrn. 638 und 643 in der Anästhesie-Rechnung – mit Begründung – zu streichen sein.
Die vorstehenden Hinweise zu Nr. 638 und 643 sind ebenfalls anzuwenden, wenn im Rahmen einer Schmerztherapie Anästhesieleistungen erbracht werden, z. B. nach Nr. 470 – Armplexusanästhesie – Nrn. 497/498 – Blockade des Truncus sympathicus (Grenzstrang des Leistungsnervs) – oder nach Nr. 496 – Drei-in-Eins-Block, Knie- oder Fußblock –.
Auch bei der Schmerztherapie ist weder die Nr. 638 noch 643 für die Kontrolle des Blutdrucks berechenbar.

Kommentar: Die Leistung nach Nr. 638 ergibt sich zum Beispiel aus Carotispulskurve und Jugularispulskurve, d. h. aus der Gesamtheit aller im zeitlichen Zusammenhang erfolgten Pulsmessungen. Auch wenn Arterien- und Venenpulsschreibungen erfolgen, ist die Nr. 638 nur einmal abrechenbar.

Ausschluss: 476

Rechtsprechung: ▶ **Zulässigkeit der Abrechnung der Oxymetrie durch Radiologen**
Die Abrechnung der oxymetrischen Untersuchung ist für Radiologen zulässig, wenn es der Kontrolle der untersuchten Person im MRT-Gerät bedarf. Eine Indikation besteht u.a. bei KM-Gabe, Sedierung, Schwangerschaft, Anfallsleiden, Kleinkindern etc.
Aktenzeichen: LSG Nordrhein-Westfalen, 04.06.2003, Az.: L 11 KA 142/01
Entscheidungsjahr: 2003
Aktenzeichen: SG Hannover, 17.07.2002, Az.: S 10 KA 1171/98
Entscheidungsjahr: 2002

639   Prüfung der spontanen und reaktiven Vasomotorik (photoplethysmographische Registrierung der Blutfüllung und photoplethysmographische Simultanregistrierung der Füllungsschwankungen peripherer Arterien an mindestens vier peripheren Gefäßabschnitten sowie gleichzeitige Registrierung des Volumenpulsbandes)

	42,28	52,58	–	28,32	28,32

640   Phlebodynamometrie

	60,51	75,28	–	40,45	40,45

Kommentar: Die blutige Druckmessung an einer/mehreren Extremität/en vor/nach Belastung ist pro Arzt /Patientenkontakt nur einmal nach Nr. 640 abrechnungsfähig. Die Leistung ist auch dann nicht mehrfach abrechnungsfähig, wenn an verschiedenen Extremitäten oder in Ruhe und nach Belastung gemessen wird.

641   Venenverschluß-plethysmographische Untersuchung

	38,43	47,84	–	25,77	25,77

Kommentar: Im GOÄ-Ratgeber der BÄK (und dies dürfte auch für die UV-GOÄ gelten) führt Herr Dr. med. Stefan Gorlas aus, dass der Ansatz der Nrn. 641 pro Extremität bei einer Venenverschlussplethysmographischen Untersuchung nicht möglich ist, da die Venen beider Beine im direkten Seitenvergleich zur Analyse der Durchblutungs- und Strömungskapazität gemessen werden (Quelle: DÄ 109, Heft 15, (13.04.2012), S. A-780 / B-676 / C-672).
Da für die Untersuchung des arteriellen Gefäßsystems keinen eigene Abrechnungsziffer existiert, wird der Ansatz der Nr. 641 empfohlen. Die Gebührenziffer ist bei einer venösen und arteriellen Untersuchung damit 2 x abrechenbar (so auch Komm. Brück at al.).

Ausschluss: 642

F. Innere Medizin, Kinderheilkunde, Dermatologie

UV-GOÄ-Nr.

	Allgemeine Heilbehandl.	Besondere Heilbehandl.	Besondere Kosten	Allgemeine Kosten	Sachkosten (Besond. + Allg. Kosten)

642 Venenverschluss-plethysmographie mit reaktiver Hyperämiebelastung

| 51,57 | 64,18 | – | 34,52 | 34,52 |

Kommentar: Im GOÄ-Ratgeber der BÄK (und dies dürfte auch für die UV-GOÄ gelten) führt Herr Dr. med. Stefan Gorlas aus, dass der Ansatz der Nrn. 642 pro Extremität bei einer Venenverschlussplethysmographischen Untersuchung nicht möglich ist, da die Venen beider Beine im direkten Seitenvergleich zur Analyse der Durchblutungs- und Strömungskapazität gemessen werden (Quelle: DÄ 109, Heft 15, (13.04.2012), S. A-780 / B-676 / C-672). Da für die Untersuchung des arteriellen Gefäßsystems keinen eigene Abrechnungsziffer existiert, wird der Ansatz der Nr. 642 empfohlen. Die Gebührenziffer ist bei einer venösen und arteriellen Untersuchung damit 2 x abrechenbar (so auch Komm. Brück at al.). Die ergometrische Belastung bis zum Belastungsschmerz z.B. zur Diagnose arterieller Verschlusskrankheiten ist Bestandteil der Leistung und daher nicht gesondert z.B. mit Nr. 510 abrechenbar.

Ausschluss: 510, 641

643 Periphere Arterien- bzw. Venendruck- und/oder Strömungsmessung

| 11,16 | 13,89 | – | 7,55 | 7,55 |

Arbeitshinweise: Siehe Arbeitshinweis zu Nr. 638

Kommentar: Unter peripherer Druck-/Strömungsmessung ist die nicht-direktionale Doppler-sonographische Untersuchung der peripheren Gefäße, hauptsächlich der Extremitätengefäße, zu verstehen. Wird während eines Arzt-/Patientenkontaktes die nicht-direktionale Untersuchung sowohl im Bereich der peripheren Arterien als auch im Bereich der peripheren Venen durchgeführt, so ist die Nr. 643 auch 2x abrechenbar. Die Nr. 643 kann in Ruhe und nach Belastung – also 2x – abgerechnet werden. Direktionale Doppler-sonographische Untersuchungen der Strömungsverhältnisse in den Penisgefäßen u./o. Skrotalfächern werden nach Nr. 1754 berechnet. Eine Nebeneinanderabrechnung beider Leistungen ist dann möglich, wenn zusätzlich zur direktionalen Doppler-sonographischen Untersuchung der Strömungsverhältnisse eine nicht direktionale Druckmessung der Gefäße erfolgt. Die Bestimmung des systolischen Druckes an definierten Punkten mittels Doppler-Technik ist mit Nr. 643 nicht abrechnungsfähig.
Es sind mind. 3 Ableitungsstellen gefordert. Wird die Untersuchung an beiden Armen oder beiden Beinen durchgeführt, so kann die Leistung trotzdem nur einmal abgerechnet werden. Die Leistung kann nicht für Blutdruckmessungen im Zusammenhang mit einer Narkose- oder Aufwachraumüberwachung abgerechnet werden. Eine arterielle oder venöse Druckmessung ist bei ambulanten Operationen in der Regel nicht erforderlich.

Ausschluss: 644

644 Untersuchung der Strömungsverhältnisse in den Extremitätenarterien bzw. -venen mit direktionaler Ultraschall-Doppler-Technik – einschließlich graphischer Registrierung –

| 16,74 | 20,85 | – | 11,33 | 11,33 |

Kommentar: Die Gebührenziffer ist 2 x abrechnungsfähig, wenn sowohl die Extremitätenvenen als auch die Extremitätenarterien untersucht werden. Erfolgt die Untersuchung der Venen und Arterien in Ruhe und Belastung, dann ist die Gebühr sogar 4 x ansetzbar. Auch wenn die Arterien an beiden Beinen untersucht werden, rechtfertigt dies nicht den mehrfachen Ansatz der Nr. 644 (so auch Bayer. LÄK vom 30.09.2003).

Ausschluss: 401, 404, 405, 406, 1754

645 Untersuchung der Strömungsverhältnisse in den hirnversorgenden Arterien und den Periorbitalarterien mit direktionaler Ultraschall-Doppler-Technik – einschließlich graphischer Registrierung

| 60,51 | 75,28 | – | 40,97 | 40,97 |

Kommentar: Siehe auch Hinweise unter C VI. Sonographische Leistungen
Der Leistungsumfang umfasst folgende hirnversorgende Arterien:
- Carotis communis, bds.- Carotis externa, bds.
- Carotis interna, bds.- Arteria vertebralis, bds.
- Periorbitalarterien (ausschl. Darstellung der Strömungsrichtung)

	Allgemeine Heilbehandl.	Besondere Heilbehandl.	Besondere Kosten	Allgemeine Kosten	Sachkosten (Besond. + Allg. Kosten)

Für eine nicht-direktionale Doppler-sonographische Untersuchung der hirnversorgenden Arterien gibt es keine Abrechnungsziffer. Eine transkranielle Doppler-sonographische Untersuchung der intrakraniellen Arterien wird nach Nr. 649 abgerechnet. Eine mehrfache Berechnung pro Sitzung ist auch bei beidseitiger Untersuchung nicht möglich.

Ausschluss: 401, 404, 405, 406

646

Hypoxietest (Simultanregistrierung des Atemvolumens und des Gasaustausches, der Arterialisation sowie der peripheren Vasomotorik mit gasanalytischen und photoelektrischen Verfahren)

| 56,30 | 70,08 | – | 37,74 | 37,74 |

Arbeitshinweise: • Bei der Nr. 646 handelt es sich um eine nicht mehr gebräuchliche (veraltete) Untersuchung; die Nr. ist mit dieser Begründung zu streichen.

Kommentar: Dieser Test findet heute kaum noch Anwendung.

647

Kardiologische und/oder hepatologische Kreislaufzeitmessung(en) mittels Indikatorverdünnungsmethoden – einschließlich Kurvenschreibung an verschiedenen Körperstellen mit Auswertung und einschließlich Applikation der Testsubstanz –

| 20,49 | 25,49 | – | 13,64 | 13,64 |

Kommentar: Die Leistung nach Nr. 647 ist je Sitzung nur 1x berechnungsfähig, gleichgültig wie viele Messungen erfolgt sind.

648

Messung(en) des zentralen Venen- oder Arteriendrucks, auch unter Belastung – einschließlich Venen- oder Arterienpunktion, Kathetereinführung(en) und gegebenenfalls Röntgenkontrolle –

| 56,30 | 70,08 | – | 37,74 | 37,74 |

Kommentar: Werden sowohl zentraler Venen- als auch zentraler Arteriendruck gemessen, ist die Nr. 648 zweimal berechnungsfähig. Mehrere Messungen des Venen- oder Arteriendrucks während eines Arzt-Patienten-Kontaktes berechtigen nicht zur mehrfachen Abrechnung der Gebührenziffer. Aufgrund der Leistungsbeschreibung „auch unter Belastung" ist die Untersuchung in Ruhe und Belastung nicht 2 x mit Nr. 648 abrechenbar. Die Zusatzbestimmung zu Nr. 260 bestimmt, dass das Legen eines arteriellen Katheters oder eines zentralen Venenkatheters neben Nr. 648 nicht berechnungsfähig ist. Gemäß § 2 Abs. 1, 3 Nr. 5 BG-NT sind die Katheter gesondert abrechenbar.

Ausschluss: 260, 626–630, 632, 5135–5140, 5295

649

Transkranielle, Doppler-sonographische Untersuchung – einschließlich graphischer Registrierung

| 60,51 | 75,28 | – | 40,31 | 40,31 |

Kommentar: Siehe Hinweise C VI. Sonographische Leistungen.
Die Doppler-Untersuchung der linken und rechten intracraniellen Gefäße ist nur einmal berechnungsfähig.

Ausschluss: 401, 404, 405, 406

650

Elektrokardiographische Untersuchung zur Feststellung einer Rhythmusstörung und/oder zur Verlaufskontrolle – gegebenenfalls als Notfall-EKG –

| 14,15 | 17,60 | – | 9,44 | 9,44 |

Arbeitshinweise: Die Leistung kann im Zusammenhang mit einer Allgemeinanästhesie nach Nr. 462 und Regionalanästhesie nach Nrn. 470, 473, 476 und 477 nicht abgerechnet werden, auch nicht prä- und postoperativ. Sie ist mit der Gebühr für die Anästhesie abgegolten. Dies gilt auch dann, wenn die Anästhesieleistung im Zusammenhang mit einer Schmerztherapie erbracht wird.

Kommentar: Die Berechnung der Nr. 650 (EKG) ist prä-, intra und postoperativ weder vom Chirurgen noch vom Anästhesisten für die reine Monitorüberwachung abrechenbar. In allen anderen Fällen setzt die Abrechnung der Nr. 650 eine entsprechende Indikation, Ausdrucke des EKGs und deren Auswertung voraus.
Aufgrund der Leistungsüberschneidung „EKG/Echokardiogramm" und den Zusatzbestimmungen zu den Nrn. 626 bis 630 und 632, darf die Nr. 650 neben diesen Gebührenziffern nicht abgerechnet werden.

F. Innere Medizin, Kinderheilkunde, Dermatologie

UV-GOÄ-Nr.	Allgemeine Heilbehandl.	Besondere Heilbehandl.	Besondere Kosten	Allgemeine Kosten	Sachkosten (Besond. + Allg. Kosten)

Ausschluss: 353, 357, 422, 423, 424, 462, 470, 473, 476, 478, 600, 626–630, 631, 632, 637, 651–653, 655, 656, 659, 661, 3095–3097, 5420–5424.

Rechtsprechung: ▶ **Zulässigkeit der Abrechnung der Oxymetrie durch Radiologen**
Die Abrechnung der oxymetrischen Untersuchung ist für Radiologen zulässig, wenn es der Kontrolle der untersuchten Person im MRT-Gerät bedarf. Eine Indikation besteht u.a. bei KM-Gabe, Sedierung, Schwangerschaft, Anfallsleiden, Kleinkindern etc.
Aktenzeichen: LSG Nordrhein-Westfalen, 04.06.2003, Az.: L 11 KA 142/01
Entscheidungsjahr: 2003
Aktenzeichen: SG Hannover, 17.07.2002, Az.: S 10 KA 1171/98
Entscheidungsjahr: 2002

651 EKG in Ruhe – auch gegebenenfalls nach Belastung – mit Extremitäten- und Brustwandableitungen (mind. 9 Ableitungen) 23,54 29,31 – 15,78 15,78

Kommentar: Werden im Rahmen der Leistung nach Nr. 651 zusätzliche Leistungen erbracht, die nicht in der Legende genannt werden wie z. B. Schreiben eines Rhythmusstreifens, EKG nach Injektion eines Medikamentes und/oder Carotis-Sinus-Druckversuch, kann die Leistung nach Nr. 651 nicht mehrmals abgerechnet werden. **Brück** et al. (dies dürfte auch für die UV-GOÄ gelten) formulieren in ihrem Kommentar zur Gebührenordnung für Ärzte (GOÄ): Wenn .... „– z. B. im Rahmen der Diagnostik zum Ausschluss, zur Bestätigung oder zur Verlaufskontrolle eines Herzinfarktes – mehrfach im zeitlichen Zusammenhang eine jeweils eigenständig indizierte und in sich abgeschlossene elektrographische Untersuchung erforderlich ist, ist eine Mehrfachberechnung der Nr. 651 möglich.
Diese Leistung ist im Zusammenhang mit einer Anästhesie im Abschnitt D. nicht ausdrücklich ausgeschlossen. Voraussetzung für die Durchführung und Abrechnung dieser Leistung ist eine entsprechende Indikation vor einer ambulanten Anästhesie. Zum Nachweis ist ggf. das Anästhesieprotokoll, insbesondere der Anamnesebogen, anzufordern. Hieraus müssen sich Hinweise auf eine schwerwiegende Herzerkrankung ergeben.

Ausschluss: 422, 423, 424, 600, 626–630, 631, 632, 650, 652, 653, 656, 659, 661, 3095–3097, 5420–5424.

652 Elektrokardiographische Untersuchung unter fortschreibender Registrierung (mindestens 9 Ableitungen) in Ruhe und bei physikalisch definierter und reproduzierbarer Belastung (Ergometrie) – gegebenenfalls auch Belastungsänderung
41,44 51,55 – 27,79 27,79

Ausschluss: 422, 423, 424, 510, 600, 631, 650, 651, 653, 656, 659, 661, 3095–3097, 5420–5424.

653 Elektrokardiographische Untersuchung auf telemetrischem Wege
23,54 29,31 – 15,78 15,78

Die Leistungen nach den Nummern 650 bis 653 sind nicht nebeneinander berechnungsfähig.
Ausschluss: 422, 423, 424, 650, 651, 652, 661, 3095–3097, 5420–5424.

654 Langzeitblutdruckmessung von mindestens 18 Stunden Dauer – einschließlich Aufzeichnung und Auswertung 13,97 17,36 – 9,30 9,30

Ausschluss: 422, 423, 424, 3095–3097, 5420–5424.

655 Elektrokardiographische Untersuchung mittels Ösophagusableitung – einschließlich Einführen der Elektrode – zusätzlich zu den Nummern 651 oder 652
14,15 17,60 – 9,44 9,44

Ausschluss: 422, 423, 424, 650, 680, 681, 3095–3097, 5420–5424.

656 EKG mittels intrakavitärer Ableitung am Hisschen Bündel einschließlich Röntgenkontrolle
169,38 210,81 – 113,40 113,40

Kommentar: Die Nr. 656 ist z. B. zur Kontrolle des Stimulationsortes (neben den Anlegen eines temporären Schrittmachers nach Nr. 631 oder dem Anlegen eines permanenten Schrittmachers nach Nr. 3095) nicht abrechenbar, da diese Leistung Teil der Schrittmacherimplantation ist.

Ausschluss: 631, 650, 651, 652, 3095–3097, 5420–5424.

F. Innere Medizin, Kinderheilkunde, Dermatologie

UV-GOÄ-Nr.		Allgemeine Heilbehandl.	Besondere Heilbehandl.	Besondere Kosten	Allgemeine Kosten	Sachkosten (Besond. + Allg. Kosten)
657	Vektorkardiographische Untersuchung	23,54	29,31	–	15,78	15,78
659	Elektrokardiographische Untersuchung über mindestens 18 Stunden (Langzeit-EKG) – gegebenenfalls einschließlich gleichzeitiger Registrierung von Puls und Atmung –, mit Auswertung	37,22	46,34	–	24,81	24,81

Kommentar: Wird ein Langzeit-EKG über einen längeren Zeitraum als 18 Stunden geschrieben, so kann die Abrechnungsnr. 659 trotzdem nur einmal berechnet werden.
1. Die Leistung nach Nr. 659 bezieht sich ausschließlich auf die Langzeit-EKG-Diagnostik und schließt ein:
– optimales Anlegen der Elektroden, möglichst unter Sicht des abgeleiteten EKG's
– technische Vorbereitung und Anschließen des Aufnahmerecorders an den Patienten
– ausführliche und verständliche Instruktion des Patienten im Sinne der Indikation sowie im praktischen Umgang mit dem Gerät
– Abnahme des Aufnahmegerätes
– computergestützte Auswertung
– Beurteilung des Befundes, patientenbezogen.
2. Die Nr. 659 ist sowohl für kontinuierliche als auch für diskontinuierliche Registrierungen abrechenbar. Die Berechnung der Nr. 659 setzt jedoch voraus, dass mindestens 18 Stunden auswertbare Registrierung vorliegen; d. h. sind von einer genau 24-Stunden-Registrierung durch Elektrodenabfall z. B. in der Nacht 3 Stunden nicht auswertbar, dann sind 19-Stunden-Aufzeichnung und damit die Nr. 659 abrechenbar. Nicht abrechenbar ist diese Leistung immer dann, wenn die 18-Stunden-Grenze einer auswertbaren Aufzeichnung unterschritten wird.
3. Nr. 659 beinhaltet die Kosten für eine evtl. Auswertung in einem Fremdinstitut. Die Vergütung: interne private Verrechnung der beteiligten Ärzte!

Ausschluss: 650, 651, 652

| 660 | Phonokardiographische Untersuchung mit mindestens zwei verschiedenen Ableitpunkten in mehreren Frequenzbereichen – einschließlich einer elektrokardiographischen Kontrollableitung sowie gegebenenfalls mit Karotispulskurve und/oder apexkardiographischer Untersuchung – | 28,19 | 35,09 | – | 18,88 | 18,88 |

Kommentar: Carotispuls- oder Apexpulskurven als selbständige Leistungen sind nach Nr. 638 abzurechnen.

| 661 | Impulsanalyse und EKG zur Überwachung eines implantierten Schrittmachers – gegebenenfalls mit Magnettest – | 49,33 | 61,40 | – | 33,04 | 33,04 |

Ausschluss: 631, 650, 651, 652, 653

| 665 | Grundumsatzbestimmung mittels Stoffwechselapparatur ohne Kohlensäurebestimmung | 11,27 | 14,01 | – | 7,55 | 7,55 |

Ausschluss: 666.

| 666 | Grundumsatzbestimmung mittels Stoffwechselapparatur mit Kohlensäurebestimmung | 21,12 | 26,29 | – | 14,16 | 14,16 |

Ausschluss: 665

| 669 | Ultraschallechographie des Gehirns (Echoenzephalographie) | 19,71 | 24,57 | – | 13,22 | 13,22 |

Kommentar: Wenn zusätzlich zum Gehirn auch der Knöcherne Schädel und die Schädelhärte mit untersucht werden, ist die höher vergütete Nr. 412 abzurechnen.

Ausschluss: 412.

| 670 | Einführung einer Magenverweilsonde zur enteralen Ernährung oder zur Druckentlastung | 11,16 | 13,89 | – | 7,41 | 7,41 |

Arbeitshinweise (Ausschnitt):
Die Leistung kann im Zusammenhang mit einer Allgemeinanästhesie nach Nr. 462 nicht abgerechnet werden, auch nicht prä- und postoperativ. Sie ist ggf. mit der Gebühr für die Anästhesie abgegolten.

F. Innere Medizin, Kinderheilkunde, Dermatologie

UV-GOÄ-Nr.		Allgemeine Heilbehandl.	Besondere Heilbehandl.	Besondere Kosten	Allgemeine Kosten	Sachkosten (Besond. + Allg. Kosten)

Kommentar: Wird die Magensonde aus diagnostischen Gründen und/oder bei einer geplanten OP in Rückenlage sowie im Rahmen einer Anästhesie oder Narkose gelegt, kann dies nicht nach Nr. 670 berechnet werden. Die Magensonde ist obligatorischer Bestandteil der Nr. 462.

Ausschluss: 340–374, 433, 462, 693, 694.

Nr.	Leistung	Allg. HB	Bes. HB	Bes. K.	Allg. K.	Sachk.
671	Fraktionierte Aushebung des Magensaftes – auch nach Probefrühstück oder Probemahlzeit	11,16	13,89	–	7,41	7,41

Ausschluss: 693, 694.

| 672 | Aushebung des Duodenalsaftes – auch mit Gallenreflex oder Duodenalspülung, gegebenenfalls fraktioniert | 11,16 | 13,89 | – | 7,41 | 7,41 |

Ausschluss: 692, 693, 694.

| 674 | Anlage Pneumothorax – gegebenenfalls einschließlich Röntgendurchleuchtungen vor und nach der Füllung | 34,44 | 42,85 | – | 23,05 | 23,05 |

Ausschluss: 675, 5295.

| 675 | Pneumothoraxfüllung – gegebenenfalls einschließlich Röntgendurchleuchtungen vor und nach der Füllung | 25,59 | 31,86 | – | 17,12 | 17,12 |

Ausschluss: 674, 5295.

| 676 | Magenuntersuchung unter Sichtkontrolle (Gastroskopie) mittels endogastral anzuwendender Kamera einschließlich Aufnahmen | 74,47 | 92,66 | – | 62,16 | 62,16 |

Mit der Gebühr sind die Kosten abgegolten.

Ausschluss: 402, 403

| 677 | Bronchoskopie oder Thorakoskopie | 55,82 | 69,48 | – | 18,48 | 18,48 |

Kommentar: Die Bronchoskopie ohne operativen Eingriff wird nach Nr. 677 und mit operativen Eingriffen nach Nr. 678 zu vergütet. Mit der Nr. 678 sind alle operativen Eingriffe abgegolten. Die Lungen-/Organpunktion (Nrn. 306, 315), die Probeexzision (Nr. 2402) sowie die Sondierungen und die Spülungen sind Bestandteil der Nr. 678 und daher nicht gesondert abrechenbar.
Die Zuschläge zu den sonographischen Leistungen bei transösophagealer und transkavitärer Untersuchung (Nrn. 402, 403) sind gemäß deren Leistungsbeschreibungen nicht neben den Nrn. 677 und 678 abrechenbar.
Die erforderliche Lokalanästhesie des Kehlkopfes (Nr. 484) oder des Bronchialsystems inkl. des Kehlkopfes und Rachens (Nr. 489) zur örtlichen Schmerzreduktion vor der Einführung des Bronchoskops in die Luftröhre darf neben den Nrn. 677 und 678 abgerechnet werden.
Die Einführung des Bronchoskops in die Luftröhre ist in den Nrn 677 und 678 enthalten, so dass die endobronchiale Behandlung mit weichem Rohr (Nr.1532) nicht zusätzlich neben den Nrn. 677 und 678 abgerechnet werden darf.
Sofern bei einer ambulanten operativen Bronchoskopie (Nr. 678) ein Laser zur Anwendung kommt, darf die Nr. 441 abgerechnet werden.
Die erforderlichen Kontrollen der prozentualen Sauerstoffsättigung im Blut (Nrn. 602 oder 614) und die EKG-Kontrolle bei vorbestehenden Herz-/Kreislauferkrankungen (Nr. 650) sind gesondert neben den Nrn. 677 und 678 abrechenbar.
Gemäß § 2 Abs. 3 Nr. 4, 5 BG-Nebenkostentarif sind die Kosten von Venenverweilkanülen, Einmalbiopsienadeln und Einmalkathetern gesondert vom UVTr zu vergüten.
Die Einbringung eines Röntgen-Kontrastmittels nach Nr. 368, die Kosten der inkorporierten Stoffe inkl. Kontrastmittel (§ 2 Abs.3 Nr. 10 BG-Nebenkostentarif und Nr. 7 – Umkehrschluss – der Allg. Best. vor Teil O) und die anschließende Bronchographie nach Nr. 5285 sind nicht in den Nrn. 677 und 678 enthalten und daher gesondert abrechenbar.

Ausschluss: 402, 403, 678, 1532.

F. Innere Medizin, Kinderheilkunde, Dermatologie

UV-GOÄ-Nr.		Allgemeine Heilbehandl.	Besondere Heilbehandl.	Besondere Kosten	Allgemeine Kosten	Sachkosten (Besond. + Allg. Kosten)
678	Bronchoskopie mit zusätzlichem operativem Eingriff (z.B. Probeexzision, Katheterbiopsie, periphere Lungenbiopsie, Segmentsondierungen) – gegebenenfalls einschließlich Lavage –	83,77	104,23	–	23,46	23,46

Kommentar: Siehe auch Kommentar zur Nr. 677.
Ausschluss: 306, 315, 402, 403, 677, 1532, 2402.

679	Mediastinoskopie – gegebenenfalls einschließlich Skalenoskopie und/oder Probeexzision und/oder Probepunktion –	102,37	127,41	5,47	35,33	40,80

Ausschluss: 303, 306–310, 314, 315, 402–403, 2402.

680	Ösophagoskopie – gegebenenfalls einschließlich Probeexzision und/oder Probepunktion –	51,20	63,70	–	23,46	23,46

Ausschluss: 315, 402–403, 655, 681, 682, 683, 684, 685, 691, 692, 693, 694, 780, 781, 2402.

681	Ösophagoskopie mit zusätzlichem operativem Eingriff (z.B. Fremdkörperentfernung) – gegebenenfalls einschließlich Probeexzision und/oder Probepunktion –	76,80	95,58	–	45,44	45,44

Kommentar: Die Sklerosierung von Ösophagusvarizen ist nach Nr. 681 berechnungsfähig.
Ausschluss: 315, 402–403, 655, 680, 682, 683, 684, 685, 691, 692, 693, 694, 780, 781, 2009, 2402.

682	Gastroskopie unter Einsatz vollflexibler optischer Instrumente – gegebenenfalls einschließlich Probeexzision und/oder Probepunktion –	79,11	98,46	–	18,60	18,60

Kommentar: Zusätzlich zu den Nrn. 682-685 und 687– 689 ist die Nr. 695 für Polypektomien mit Hochfrequenzdiathermieschlinge abrechnungsfähig. Sofern Fäden von Magenoperationen oder Fremdkörper entfernt werden, ist Nr. 3156 zusätzlich abrechenbar. Ein ambulanter OP-Zuschlag ist für die Gebührenziffer selbst nicht vorgesehen, so dass die Nr. 442 nur mit der zusätzlichen zuschlagsberechtigend Leistung nach Nr. 695 angesetzt werden darf. Die Lokalanästhesie ist nicht Bestandteil der Leistung und kann daher zusätzlich mit Nr. 483 abgerechnet werden. Gleiches gilt für die Narkose, die mit Nr. 451 oder Nr. 452 berechnet wird.
Ausschluss: 315, 402–403, 433, 680, 681, 683, 684, 685, 691, 692, 2402.

683	Gastroskopie einschließlich Ösophagoskopie unter Einsatz vollflexibler optischer Instrumente – gegebenenfalls einschließlich Probeexzision und/oder Probepunktion –	93,06	115,82	–	43,56	43,56

Kommentar: Zusätzlich zu den Nrn. 682-685 und 687– 689 ist die Nr. 695 für Polypektomien mit Hochfrequenzdiathermieschlinge abrechnungsfähig. Sofern Fäden von Magenoperationen oder Fremdkörper entfernt werden, ist Nr. 3156 zusätzlich abrechenbar. Ein ambulanter OP-Zuschlag ist für die Gebührenziffer selbst nicht vorgesehen, so dass die Nr. 442 nur mit der zusätzlichen zuschlagsberechtigend Leistung nach Nr. 695 angesetzt werden darf. Die Lokalanästhesie ist nicht Bestandteil der Leistung und kann daher zusätzlich mit Nr. 483 abgerechnet werden. Gleiches gilt für die Narkose, die mit Nr. 451 oder Nr. 452 berechnet wird.
Ausschluss: 315, 402–403, 433, 680, 681, 682, 684, 685, 691, 692, 2402.

684	Bulboskopie – gegebenenfalls einschließlich Ösophago- und Gastroskopie, Probeexzision und/oder Probepunktion –	111,69	138,99	–	43,56	43,56

Kommentar Zusätzlich zu den Nrn. 682-685 und 687– 689 ist die Nr. 695 für Polypektomien mit Hochfrequenzdiathermieschlinge abrechnungsfähig. Sofern Fäden von Magenoperationen oder Fremdkörper entfernt werden, ist Nr. 3156 zusätzlich abrechenbar. Ein ambulanter OP-Zuschlag ist für die Gebührenziffer selbst nicht vorgesehen, so dass die Nr. 442 nur mit der zusätzlichen zuschlagsberechtigend Leistung nach Nr. 695 angesetzt werden darf. Die Lokalanästhesie ist nicht Bestandteil der Leistung und kann daher

	Allgemeine Heilbehandl.	Besondere Heilbehandl.	Besondere Kosten	Allgemeine Kosten	Sachkosten (Besond. + Allg. Kosten)

zusätzlich mit Nr. 483 abgerechnet werden. Gleiches gilt für die Narkose, die mit Nr. 451 oder Nr. 452 berechnet wird.

Ausschluss: 315, 402–403, 433, 680, 681, 682, 683, 685, 691, 692, 2402.

685

Duodeno-/Jejunoskopie – gegebenenfalls einschließlich einer vorausgegangenen Ösophago-/Gastro-/Bulboskopie, Probeexzision und/oder Probepunktion –

	125,64	156,36	–	43,56	43,56

Kommentar: Siehe Kommentar zur Nr. 682 hinsichtlich Polypektomien mit Hochfrequenzdiathermieschlinge. Bei Platzierung einer Drainage in den Gallen- oder Pankreasgang zusätzlich Nr. 692a abrechnen.

Ausschluss: 315, 402–403, 433, 680, 681, 682, 683, 684, 691, 692, 2402, 3236.

686

Duodenoskopie mit Sondierung der Papilla Vateri zwecks Einbringung von Kontrastmittel und/oder Entnahme von Sekret – gegebenenfalls einschließlich Probeexzision und/oder Probepunktion –

	139,61	173,74	–	43,56	43,56

Kommentar: Die Gesamtleistung aus endoskopischer Sondierung, Kontrastmitteleinbringung und Röntgenuntersuchung wird als ERCP bezeichnet (endoskopisch-retrograde Cholangio-Pankreatikographie) und ist mit Nr. 692 abzurechnen. Bei Platzierung einer Drainage in den Gallen- oder Pankreasgang zusätzlich Nr. 692a abrechnen.

Ausschluss: 315, 370, 402–403, 684, 685, 691, 692, 2402, 3236.

687

Hohe Koloskopie bis zum Coecum – gegebenenfalls einschließlich Probeexzision und/oder Probepunktion

	139,61	173,74	–	43,56	43,56

Kommentar: Siehe Kommentar zur Nr. 682 hinsichtlich Polypektomien mit Hochfrequenzdiathermieschlinge.

Ausschluss: 315, 402–403, 688–690, 2402, 3236.

688

Partielle Koloskopie – gegebenenfalls einschließlich Rektoskopie, Probeexzision und/oder Probepunktion –

	83,77	104,23	–	43,56	43,56

Kommentar: Siehe Kommentar zur Nr. 682 hinsichtlich Polypektomien mit Hochfrequenzdiathermieschlinge.

Ausschluss: 315, 402–403, 687, 689, 690, 2402, 3236.

689

Sigmoidoskopie unter Einsatz vollflexibler optischer Instrumente – einschließlich Rektoskopie sowie gegebenenfalls einschließlich Probeexzision und/oder Probepunktion –

	65,16	81,08	–	11,06	11,06

Kommentar: Siehe Kommentar zur Nr. 682 hinsichtlich Polypektomien mit Hochfrequenzdiathermieschlinge.

Ausschluss: 315, 402–403, 687, 688, 690, 691, 2402, 3236.

690

Rektoskopie – gegebenenfalls einschließlich Probeexzision und/oder Probepunktion –

	32,58	40,51	–	11,06	11,06

Kommentar: Gemäß der ergänzenden Bestimmung unter Nr.3238, ist die Entfernung von Fremdkörpern aus dem Mastdarm neben der Nr.690 zusätzlich abrechenbar.
Für die Polypektomie ist ein Zuschlag nach Nr. 696 abrechenbar.

Ausschluss: 315, 402–403, 687, 688, 689, 2402, 3236.

691

Ösophago-/Gastro-/Bulboskopie mit nachfolgender Sklerosierung von Ösophagusvarizen – gegebenenfalls einschließlich Probeexzision und/oder Probepunktion

	130,28	162,16	–	43,56	43,56

Ausschluss: 315, 402–403, 433, 680–686, 780, 781, 2402.

F. Innere Medizin, Kinderheilkunde, Dermatologie

UV-GOÄ-Nr.		Allgemeine Heilbehandl.	Besondere Heilbehandl.	Besondere Kosten	Allgemeine Kosten	Sachkosten (Besond. + Allg. Kosten)

692 Duodenoskopie mit Sondierung der Papilla Vateri zwecks Einbringung von Kontrastmittel und/oder Entnahme von Sekret – gegebenenfalls einschließlich Probeexzision und/oder Probepunktion – mit Papillotomie (Hochfrequenzelektroschlinge) und Steinentfernung

| | | 176,85 | 220,06 | – | 51,24 | 51,24 |

Kommentar: Bei Platzierung einer Drainage in den Gallen- oder Pankreasgang zusätzlich Nr. 692a abrechnen.
Ausschluss: 315, 340–374, 402–403, 433, 672, 680–686, 2402.

692a Plazierung Drainage in Gallen- oder Pankreasgang – zusätzlich zu einer Leistung nach den Nrn. 685, 686 oder 692

| | | 37,22 | 46,34 | – | 7,55 | 7,55 |

Ausschluss: 2032, 2093.

693 Langzeit-pH-metrie des Ösophagus – einschließlich Sondeneinführung

| | | 27,92 | 34,75 | – | 5,40 | 5,40 |

Ausschluss: 670 – 672, 680, 681

694 Manometrische Untersuchung des Ösophagus

| | | 46,54 | 57,92 | – | 8,08 | 8,08 |

Ausschluss: 670 – 672, 680, 681

695 Entfernung eines oder mehrerer Polypen oder Schlingenbiopsie mittels Hochfrequenzelektroschlinge – gegebenenfalls einschließlich Probeexzision und/oder Probepunktion – zusätzlich zu den Nummern 682 bis 685 und 687 bis 689 –

| | | 37,22 | 46,34 | – | 7,81 | 7,81 |

Kommentar: Die Entfernung mehrerer Polypen auch mittels Schlingenbiopsie kann nur einmal mit der Nr. 695 abgerechnet werden. Wird neben Polypen auch anderes Gewebe mittels Schlingenbiopsie entfernt, dann ist die Gebührenziffer 2 x ansetzbar (so auch Komm. Hoffmann/Kleinken). Anders dagegen der Komm. Brück et al., für den die Leistung je Sitzung nur 1 x berechnungsfähig ist. Bei ambulanter OP: Zuschlag nach Nr. 442 abrechenbar.
Ausschluss: 200, 2401, 2402.

696 Entfernung eines oder mehrerer Polypen oder Schlingenbiopsie mittels Hochfrequenzelektroschlinge – gegebenenfalls einschließlich Probeexzision und/oder Probepunktion – zusätzlich zu Nummer 690 –

| | | 18,60 | 23,16 | – | 7,81 | 7,81 |

Kommentar: Nach der Leistungslegende kann auch die Entfernung mehrerer Polypen in einer Sitzung nur mit einmaligem Ansatz der Nr. 696 abgerechnet werden.
Ausschluss: 2402.

697 Saugbiopsie des Dünndarms – gegebenenfalls einschließlich Röntgenkontrolle, Probeexzision und/oder Probepunktion –

| | | 37,22 | 46,34 | – | 8,36 | 8,36 |

Kommentar: Gemäß § 2 Abs.3 Nr. 5 BG-Nebenkostentarif sind die Kosten von Einmalbiopsienadeln gesondert vom UVTr zu vergüten.
Ausschluss: 315, 2402, 5157 – 5163, 5295.

698 Kryochirurgischer Eingriff im Enddarmbereich

| | | 14,90 | 18,55 | – | 10,49 | 10,48 |

Kommentar: Die Gebührenziffer ist nur 1 x abrechenbar, auch wenn mehrere Feigwarzen oder Fibrome in einer Sitzung im Enddarmbereich entfernt werden.
Ausschluss: 2402.

699 Infrarotkoagulation im Enddarmbereich, je Sitzung

| | | 11,16 | 13,89 | – | 7,81 | 7,81 |

Kommentar: Die Gebührenziffer ist gemäß Leistungsbeschreibung nur 1 x pro Sitzung abrechenbar.
Ausschluss: 2402.

UV-GOÄ-Nr.	Allgemeine Heilbehandl.	Besondere Heilbehandl.	Besondere Kosten	Allgemeine Kosten	Sachkosten (Besond. + Allg. Kosten)

700 Laparoskopie (mit Anlegung eines Pneumoperitoneums) oder Nephroskopie – gegebenenfalls einschließlich Probeexzision und/oder Probepunktion –

	74,47	92,66	2,73	15,24	17,97

Kommentar: Bei ambulanter OP: Zuschlag nach Nr. 444 abrechenbar.
Ausschluss: 200, 307, 315, 701, 1155, 1156, 1852, 2402, 3120.

701 Laparaskopie (mit Pneumoperitoneum) mit intraabdominalem Eingriff

	97,74	121,62	4,21	18,48	22,69

Kommentar: Bei ambulanter OP: Zuschlag nach Nr. 444 abrechenbar.
Ausschluss: 200, 700, 1155, 1156, 2402, 3120

703 Ballonsondentamponade bei blutenden Ösophagus- u./o. Fundusvarizen

	46,54	57,92	–	21,30	21,30

Kommentar: Auch wenn die Tamponade bei blutenden Ösophagus und Fundusvarizen erfolgt, so ist die Nr. 703 nur einmalig abrechenbar.

705 Proktoskopie

	14,15	17,60	–	4,86	4,86

Kommentar: Wird im Rahmen der Proktoskopie eine Licht- oder Laserkoagulation zur Beseitigung von Stenosen oder zur Blutstillung durchgeführt, so kann die Nr. 706 zusätzlich abgerechnet werden.
Ausschluss: 766, 3236.

706 Licht- oder Laserkoagulation(en) zur Beseitigung von Stenosen/Blutstillung bei endoskop. Eingriffen, je Sitzung

	55,82	69,48	–	11,86	11,86

Kommentar: Die Leistung kann je Sitzung nur einmal berechnet werden, auch wenn mehrere Laservaporisationen und/oder Argon-Plasma-Koagulationen ausgeführt werden. Durch den Zusatz „endoskopisch" ist der Ansatz der Gebührenziffer bei Eingriffen an der Körperoberfläche ausgeschlossen.

714 Neurokinesiologische Diagnostik nach Vojta (Lagereflexe) sowie Prüfung des zerebellaren Gleichgewichtes und der Statomotorik

	16,74	20,85	–	8,36	8,36

Kommentar: Vojta-Diagnostik beinhaltet:
- Lagereaktionen im Säuglingsalter und darüber hinaus zur Verlaufskontrolle bei pathologischer Entwicklung
- Traktionsversuch
- Kopfabhangversuch nach Peiper-Isbert
- Kopfabhangversuch nach Collis
- Horizontalabhangversuch nach Collis
- Landau-Reaktion
- Axillarhängeversuch

Ausschluss: 515

715 Prüfung der kindlichen Entwicklung bezüglich der Grobmotorik, der Feinmotorik, der Sprache und des sozialen Verhaltens nach standardisierten Skalen mit Dokumentation des entsprechenden Entwicklungsstandes

	20,49	25,49	–	1,74	1,74

Neben der Leistung nach Nummer 715 sind die Leistungen nach den Nummern 8 und 26 nicht berechnungsfähig.

Kommentar: Die Gebührenziffer darf nur im Kindesalter abgerechnet werden. Die KBV definiert als Kind den Zeitraum ab Beginn des 4. bis zum vollendeten 12. Lebensjahr. Bei der Prüfung der kindlichen Sprachentwicklung ist stets die kinderspezifische Nr. 715 abzurechnen und nicht die höher vergütete Nr. 1555. Sowohl in der Nr. 715 als auch in der Nr. 1555 ist die Untersuchung der Sprache bzw. die Prüfung der Sprachentwicklung Bestandteil der Leistung, so dass diese Gebührenziffern wegen der Leistungsüberschneidung auch nicht nebeneinander abrechenbar sind. Die in der Zusatzbestimmung ausgeschlossenen Nrn. 8

F. Innere Medizin, Kinderheilkunde, Dermatologie

UV-GOÄ-Nr.	Allgemeine Heilbehandl.	Besondere Heilbehandl.	Besondere Kosten	Allgemeine Kosten	Sachkosten (Besond. + Allg. Kosten)

und 26 können sich nur auf die Gebührenziffern der Privat-GOÄ, also den Ganzkörperstatus und Früherkennungsuntersuchungen bei einem Kind, beziehen. Die Nr. 26 ist in der UV-GOÄ nicht enthalten und der Ganzkörperstatus wird in der UV-GOÄ mit den Nrn. 6 bis 9 vergütet. Die Abrechnung des Ganzkörperstatus der Nrn. 6 bis 9 neben Nr. 715 dürfte damit ausgeschlossen sein. Eine Untersuchung mittels Denver-Skalen (Erfassung von: Grobmotorik, Sprache, Feinmotorik-Adaption und Sozialkontakt) kann ebenfalls mit Nr. 715 abgerechnet werden. Aufgrund der Leistungsüberschneidung ist die Nr. 715 nicht neben der eingehenden psychiatrischen Untersuchung nach Nr. 801 ansetzbar. Dieser Ausschluss wurde auch in der ergänzenden Leistungsbeschreibung zu Nr. 801 verankert. Ein entsprechender Ausschluss ist in der Leistungsbeschreibung der eingehenden neurologischen Untersuchung nach Nr. 800 dagegen nicht enthalten, so dass eine Nebeneinanderabrechnung zulässig ist. Die Abrechnung der Nr. 715 ist neben Nr. 856 aufgrund der Leistungsüberschneidung und Zusatzbestimmung zu Nr. 856 nicht zulässig.

Ausschluss: 6–9, 26, 801, 856, 1555

716 Prüfung der funktionellen Entwicklung bei einem Säugling oder Kleinkind (z.B. Bewegungs- und Wahrnehmungsvermögen) nach standardisierten Methoden mit Dokumentation des entsprechenden Entwicklungsstandes, je Untersuchungsgang

6,41	7,99	–	1,74	1,74

Kommentar: Die Gebührenziffer ist nur im Säuglings- oder Kleinkindalter ansetzbar. Die KBV definiert als Säugling den Zeitraum ab Beginn des 29. Lebenstages bis zum vollendeten 12. Lebensmonat und als Kleinkind ab Beginn des 2. Lebensjahres bis zum vollendeten 3. Lebensjahr. Bei der Prüfung der Sprachentwicklung ist bei Kleinkindern die Nr. 717 abzurechnen und nicht die höher vergütete Nr. 1555. Die Nr. 1555 ist neben Nr. 716 daher nicht abrechenbar. Bei der mehrfachen Abrechnung von Untersuchungen nach Nr. 716 und/oder Nr. 717 ist der Untersuchungshöchstwert der Nr. 718 zu beachten. Dieser stellt eine abrechnungstechnische Obergrenze dar und erfordert die zusätzliche Angabe der unterschiedlichen Untersuchungsarten in der Rechnung. Die Abrechnung des Ganzkörperstatus der Nrn. 6 bis 9 ist neben der Nr. 716 ebenfalls ausgeschlossen. Aufgrund der Leistungsüberschneidung ist die Nr. 716 nicht neben der eingehenden psychiatrischen Untersuchung nach Nr. 801 ansetzbar. Dieser Ausschluss wurde auch in der ergänzenden Leistungsbeschreibung zu Nr. 801 verankert. Ein entsprechender Ausschluss ist in der Leistungsbeschreibung der eingehenden neurologischen Untersuchung nach Nr. 800 dagegen nicht enthalten, so dass eine Nebeneinanderabrechnung zulässig ist. Die Abrechnung der Nr. 716 ist neben Nr. 856 und Nr. 857 aufgrund der Leistungsüberschneidung und Zusatzbestimmungen zu Nr. 856 und Nr. 857 nicht zulässig.

Ausschluss: 6–9, 718, 725, 801, 856, 857

717 Prüfung der funktionellen Entwicklung bei einem Kleinkind (z.B. Sprechvermögen, Sprachverständnis, Sozialverhalten) nach standardisierten Methoden mit Dokumentation des entsprechenden Entwicklungsstandes, je Untersuchungsgang

10,24	12,77	–	1,74	1,74

Kommentar: Die Gebührenziffer darf nur im Kleinkindalter abgerechnet werden. Die KBV definiert als Kleinkind ab Beginn des 2. Lebensjahres bis zum vollendeten 3. Lebensjahr. Der Ansatz der Nr. 717 bei Neugeborenen und Säuglingen (= bis zum 12. Lebensmonat) und Kindern (ab Beginn des 4. bis zum vollendeten 12. Lebensjahr) ist damit ausgeschlossen. Bei der Prüfung der Sprachentwicklung ist stets die kleinkinderspezifische Nr. 717 abzurechnen und nicht die höher vergütete Nr. 1555. Sowohl in der Nr. 717 als auch in der Nr. 1555 ist die Untersuchung der Sprache bzw. die Prüfung der Sprachentwicklung Bestandteil der Leistung, so dass diese Gebührenziffern wegen der Leistungsüberschneidung auch nicht nebeneinander abrechenbar sind. Bei der mehrfachen Abrechnung von Untersuchungen nach Nr. 716 und/oder Nr. 717 ist der Untersuchungshöchstwert der Nr. 718 zu beachten. Dieser stellt eine abrechnungstechnische Obergrenze dar und erfordert die zusätzliche Angabe der unterschiedlichen Untersuchungsarten in der Rechnung. Die Abrechnung des Ganzkörperstatus der Nrn. 6 bis 9 ist neben Nr. 717 ebenfalls ausgeschlossen. Aufgrund der Leistungsüberschneidung ist die Nr. 717 nicht neben der eingehenden psychiatrischen Untersuchung nach Nr. 801 ansetzbar. Dieser Ausschluss wurde auch in den ergänzenden Leistungsbeschreibung zu Nr. 801 verankert. Ein entsprechender Ausschluss ist in der Leistungsbeschreibung der eingehenden neurologischen Untersuchung nach Nr. 800 dagegen nicht enthalten, so dass eine Nebeneinanderabrechnung zulässig ist. Die Abrechnung der Nr. 717 ist neben Nr. 856 und Nr. 857 aufgrund der Leistungsüberschneidung und Zusatzbestimmungen zu Nr. 856 und Nr. 857 nicht zulässig.

Ausschluss: 6–9, 718, 801, 856, 857, 1555

718 Höchstwert für die Untersuchungen nach den Nrn. 716 und 717, auch bei deren Nebeneinanderberechnung   23,38   29,07   –   7,96   7,96

Bei Berechnung des Höchstwertes sind die Arten der Untersuchungen anzugeben.

Kommentar: Siehe Kommentar zu Nr. 716 und Nr. 717.
Bei der mehrfachen Abrechnung von Untersuchungen nach Nr. 716 und/oder Nr. 717 ist der Untersuchungshöchstwert der Nr. 718 zu beachten. Dieser stellt eine abrechnungstechnische Obergrenze dar und erfordert die zusätzliche Angabe der unterschiedlichen Untersuchungsarten in der Rechnung. Da der Ansatz der Nr. 1555 neben oder anstatt der Nr. 716 und/oder Nr. 717 ausgeschlossen ist, so gilt dies auch für deren Höchstwert nach Nr. 718. Die Abrechnung des Ganzkörperstatus der Nrn. 6 bis 9 dürfte neben Nr. 718 ebenfalls ausgeschlossen sein. Aufgrund der Leistungsüberschneidung ist die Nr. 718 nicht neben der eingehenden psychiatrischen Untersuchung nach Nr. 801 ansetzbar. Dieser Ausschluss wurde auch in der ergänzenden Leistungsbeschreibung zu Nr. 801 verankert. Ein entsprechender Ausschluss ist in der Leistungsbeschreibung der eingehenden neurologischen Untersuchung nach Nr. 800 dagegen nicht enthalten, so dass eine Nebeneinanderabrechnung zulässig ist. Die Abrechnung der Nr. 718 ist neben Nr. 856 aufgrund der Leistungsüberschneidung und Zusatzbestimmung zu Nr. 856 nicht zulässig.

Ausschluss: 6–9, 716, 717, 801, 856, 1555.

719 Funktionelle Entwicklungstherapie bei Ausfallerscheinungen in der Motorik, im Sprachbereich und/oder Sozialverhalten, als Einzelbehandlung, Dauer mindestens 45 Minuten   23,38   29,07   –   7,96   7,96

Kommentar: Die Nr. 719 ist zwar im Abrechnungsteil der Kinderheilkunde aufgeführt, enthält aber in ihrer Leistungsbeschreibung keine altersspezifische Angabe, so dass sie auch bei Erwachsenen abgerechnet werden darf. Da die Sprachentwicklung bzw. die Sprachübungsbehandlung Bestandteil der Nr. 719 und Nr. 1559 ist, dürfen diese beiden Gebührenziffern aufgrund der Leistungsüberschneidung nicht nebeneinander abgerechnet werden. Gleiches gilt für die Leistungsüberschneidung der Nr. 719 mit der Stimmübungsbehandlung nach Nr. 1560.

Ausschluss: 725, 726, 1559, 1560.

725 Systematische sensomotorische Entwicklungs- und Übungsbehandlung von Ausfallerscheinungen am Zentralnervensystem als zeitaufwendige Einzelbehandlung – gegebenenfalls einschließlich individueller Beratung der Betreuungsperson –, Dauer mindestens 45 Minuten   27,92   34,75   –   18,74   18,74

Neben der Leistung nach Nummer 725 sind die Leistungen nach den Nummern 505–527, 535–555, 719, 806, 846, 847, 849, 1559 und 1560 nicht berechnungsfähig.

Kommentar: Aufgrund der Zusatzbestimmung sind die meisten Gebührenziffern aus den Bereichen Krankengymnastik, Übungsbehandlungen, Massagen, Wärmebehandlungen und Elektrotherapie nicht neben Nr. 725 ansetzbar. Gleiches gilt aufgrund der Leistungsüberschneidungen im Bereich der Motorik für die Nr. 719, der Stimm- und Sprachbehandlung für die Nrn. 1559 und 1560 sowie der psychiatrischen Behandlungen und Verfahren für die Nrn. 806, 846, 847 und 849. Aufgrund der Zusatzbestimmung zu Nr. 726 darf die Nr. 725 neben der Nr. 726 an demselben Tag nur abgerechnet werden, wenn die Leistungen zeitlich getrennt voneinander erbracht werden und beide jeweils mindestens 45 Minuten dauern. Die Gebührenziffer kann auch bei der Bobath - Behandlung nach Schädel-Hirn-Verletzung abgerechnet werden.

F. Innere Medizin, Kinderheilkunde, Dermatologie

UV-GOÄ-Nr.	Allgemeine Heilbehandl.	Besondere Heilbehandl.	Besondere Kosten	Allgemeine Kosten	Sachkosten (Besond. + Allg. Kosten)

Ausschluss: 505–510, 514–516, 518, 520, 521, 523, 525–527, 535, 536, 538, 539, 548, 549, 551–555, 716, 719, 806, 846, 847, 849, 1559, 1560

726 Systematische sensomotorische Behandlung von zentralbedingten Sprachstörungen – einschließlich aller dazugehörender psychotherapeutischer, atemgymnastischer, physikalischer und sedierender Maßnahmen sowie gegebenenfalls auch Dämmerschlaf – als zeitaufwendige Einzelbehandlung, Dauer mindestens 45 Minuten

| | 27,92 | 34,75 | – | 18,74 | 18,74 |

Neben der Leistung nach Nummer 726 sind die Leistungen nach den Nummern 719, 849, 1559 und 1560 nicht berechnungsfähig. Die Leistung nach Nummer 726 ist neben der Leistung nach Nummer 725 an demselben Tage nur berechnungsfähig, wenn beide Behandlungen zeitlich getrennt voneinander mit einer Dauer von jeweils mindestens 45 Minuten erbracht werden.

Kommentar: Aufgrund der Leistungsüberschneidungen wurde die Abrechnung neben den Nrn. 719 (Sprachbehandlung), 849 (Psychotherapie), 1559 (Sprachübungsbehandlung) und 1560 (Stimmübungsbehandlung) ausgeschlossen.

Ausschluss: 719, 849, 1559, 1560

740 Kryotherapie der Haut, je Sitzung

| | 6,61 | 8,23 | – | 2,03 | 2,03 |

Arbeitshinweise (Ausschnitt):
Bei den typischen unfallchirurgischen/orthopädischen Verletzungsmustern die einer Kältetherapie bedürfen, kann nur die Nr. 530 abgerechnet werden.

Kommentar: Die Nr. 740 darf nicht bei der kryochirurgischen Therapie aktinischer Keratosen in Ansatz gebracht werden, da diese Behandlungsleistung ausschließlich mit der Nr. 740a abzurechnen ist. Bei anderen berufsbedingten Haut(krebs)erkrankungen ist die Nr. 740 dagegen abrechenbar.
Die lokale Kühlung mittels Kaltpackungen ist nach Nr. 530 abzurechnen.

Ausschluss: 530, 570, 571, 572, 573, 740a (gleiches Hautareal), 1340, 2189 – 2191, 2193.

740a Kryochirurgische oder chemochirurgische Therapie aktinischer Keratosen. Die Leistung kann einmal pro Behandlungsfall abgerechnet werden

| | 14,74 | 14,74 | – | 3,69 | 3,69 |

Die Leistung kann einmal pro Behandlungsfall abgerechnet werden.

Kommentar: Die Vergütung für das Auftragen von hautschälenden Substanzen = chemisches Peeling auf die von aktinischen Keratosen betroffenen Hautgebiete, insbesondere im Gesicht, war bisher in der UV-GOÄ nicht enthalten, so dass die Leistungsbeschreibung der Nr. 740a zum 01.01.2023 um die chemochirurgische Therapie ergänzt wurde.
Die Nr. 740a ist nicht bei der Behandlung anderer Haut(krebs)erkrankungen (z. B. Basiliom) abrechenbar.
Ein Vergütungsanspruch besteht nur bei der Behandlung von Hautarealen, die einer arbeitsbedingten UV-Strahlenexposition ausgesetzt waren.
Die Leistungsbeschreibung enthält keine Flächenangaben, so dass die Nr. 740a unabhängig von der Anzahl und der Lokalität der aktinischen Keratosen nur einmal pro Behandlungsfall abgerechnet werden darf. Als Behandlungsfall gilt gemäß Ziffer 1 der Allg. Best. vor Teil B ein Zeitraum von 3 Monaten.
Da die kryochirurgische (kältechirurgische) Therapie aktinischer Keratosen nur mit der Nr. 740a abzurechnen ist, darf die Nr. 740 nicht alternativ oder zusätzlich zur Nr. 740a in Ansatz gebracht werden.

Ausschluss: 570, 571, 740 (gleiches Hautareal)

741 Verschorfung mit heißer Luft oder heißen Dämpfen, je Sitzung

| | 7,08 | 8,80 | – | 2,03 | 2,03 |

742 Epilation von Haaren im Gesicht durch Elektrokoagulation bei generalisiertem krankhaften Haarwuchs infolge Endokrinopathie (z.B. Hirsutismus), je Sitzung

| | 15,36 | 19,11 | – | 2,69 | 2,69 |

	Allgemeine Heilbehandl.	Besondere Heilbehandl.	Besondere Kosten	Allgemeine Kosten	Sachkosten (Besond. + Allg. Kosten)

Kommentar: Die Leistung der Nr. 742 ist nur erfüllt bei generalisiertem krankhaften Haarwuchs und Durchführung der Epilation mittels Elektrokoagulation,
– Epilation elektrolytisch von Wimpern Nr. 1323
– Epilation mechanisch, nicht berechnungsfähig

Ausschluss: 1323.

743 Schleifen und Schmirgeln u./o. Fräsen von Bezirken der Haut oder der Nägel, je Sitzung

6,99	8,70	–	1,74	1,74

Kommentar: Bei Leistungen an Haut und Nägeln kann die Leistung nach Nr. 743 insgesamt 2x berechnet werden.

744 Stanzen der Haut, je Sitzung

7,44	9,27	–	2,31	2,31

Ausschluss: 2401, 2402

745 Auskratzen von Wundgranulationen oder Entfernung von bis zu drei Warzen mit dem scharfen Löffel

4,29	5,34	–	3,64	3,64

Kommentar: Werden mehr als 3 Warzen entfernt, so kann die Nr. 745 auch mehrmals abgerechnet werden (2 x Nr.745 bei 4-6 Warzen; 3x Nr.745 bei 7-9 Warzen usw.). Die Anzahl der entfernten Warzen ist bei der mehrfachen Abrechnung der Nr. 745 in der Rechnung anzugeben.

Ausschluss: 200, 756.

746 Elektrolyse oder Kauterisation, als selbstständige Leistung

4,29	5,34	–	2,56	2,56

Kommentar: Der Begriff „als selbstständige Leistung" in der Legende weist darauf hin, dass diese Leistung nur abrechnungsfähig ist, wenn sie als primäre selbstständige Leistung, z.B. zur Entfernung von Fibromen, Naevi oder Warzen angewendet wird. Werden allerdings im Rahmen von anderen Eingriffen die in der Legende beschriebenen Leistungen erbracht, so können sie, da sie dann eine unselbstständige Teilleistung sind, nicht abgerechnet werden.

Ausschluss: 1083, 1293, 1429, 1435, 1527, 1580.

Auf einen Blick: **Spezielle Kauterisationen**
Kauterisation an Portio u. / o. Zerix = Nr. 1083
Kauterisation der Tränenwege = Nr. 1293
Kauterisation im Naseninneren = Nr. 1429
Kauterisation Kehlkopf = Nr. 1527
Kauterisation Gehörgang oder Paukenhöhle = Nr. 1580

747 Setzen von Schröpfköpfen, Blutegeln oder Anwendung von Saugapparaten, je Sitzung

4,09	5,10	–	2,31	2,31

Kommentar: Werden in einer Sitzung Blutegel gesetzt und Saugapparate angewendet, so ist die Nr. 747 zweimal abrechenbar.

Ausschluss: 551

748 Hautdrainage

7,08	8,80	–	3,51	3,51

Kommentar: Mit der Legende sind Drainagen von Ödemen im Subkutan-Gewebe, nicht aber die nach OP angelegten Wund-(Redon-) Drainagen gemeint.

Ausschluss: 2032, 2093.

750 Auflichtmikroskopie der Haut (Dermatoskopie), je Sitzung

11,16	13,89	–	6,61	6,61

Kommentar: Die Auflichtmikroskopie der Haut kommt grundsätzlich bei der Diagnose von Hauttumoren zur Anwendung (BK-Nrn. 5102 und 5103 der Anlage zur BKV). Bei der Diagnostik von beruflich verusachten Hautekzemen (kumulativ-toxisch, kontaktallergisch etc.) und deren Behandlung im Rahmen des Hautarztverfahrens (§§ 44–46 ÄV; BK-Nr. 5101 der Anlage

F. Innere Medizin, Kinderheilkunde, Dermatologie

	Allgemeine Heilbehandl.	Besondere Heilbehandl.	Besondere Kosten	Allgemeine Kosten	Sachkosten (Besond. + Allg. Kosten)

zur BKV) ist die Dermoskopie dagegen grundsätzlich nicht erforderlich und zweckmäßig i.S.d. § 8 Abs. 1 ÄV.
Laut GOÄ-Ratgeber der BÄK ist die videosystemgestützte Untersuchung und Dokumentation eine besondere Form der Dermatoskopie, so dass die analoge Abrechnung der Nr. 612 nur erfolgen darf, wenn die Auflichtmikroskopie der Haut nach Nr.750 nicht berechnet wird (Dt. Ärzteblatt 106, Heft 40 S. A-1980).

Ausschluss: 135a, 612.

752 Bestimmung des Elektrolytgehalts im Schweiß durch Widerstandsmessung – einschließlich Stimulation der Schweißsekretion –

| | 13,97 | 17,36 | – | 3,10 | 3,10 |

Kommentar: Diese Leistung wird zur Diagnostik der Muskoviszidose angewandt.

753 Medikamentöse Behandlung aktinischer Keratosen inklusive Aufklärung und Beratung; Erstellung eines Behandlungsplans, Rezeptur eines für die Behandlung aktinischer Keratosen zugelassenen selbstapplizierbaren Flächentherapeutikums und Dokumentation, ggf. vorbereitende Maßnahmen

| | 28,57 | 28,57 | – | 7,14 | 7,14 |

Das Auftragen von Fertigarzneimitteln kann nicht abgerechnet werden.
Abrechnung einmalig pro rezeptiertem Therapiezyklus. Leistungen nach Nr. 1 und 6 sind enthalten und nicht gesondert abrechenbar.
Die Leistung ist nicht kombinierbar mit den Leistungen nach Nrn. 575 bis 577.

Kommentar Im Rdschr. Nr. 97/2016 vom 03.03.2016 teilt die DGUV mit, dass die Ständige Gebührenkommission nach § 52 ÄV beschlossen hat, für die Behandlung aktinischer Keratosen im Zusammenhang mit der neuen BK-Nr. 5103 der Anlage zur BKV neue Leistungen in die UV-GOÄ aufzunehmen. Die Therapieform der medikamentösen Behandlung wird jetzt zur Behandlung aktinischer Keratosen berücksichtigt. Die DGUV weist in dem Rundschreiben ferner darauf hin, dass die Behandlung aktinischer Keratosen in der Regel nur in der allg. HB durchgeführt wird. Bes. HBen sind bei der Behandlung der Folgen einer BK-Nr. 5103 nur in sehr schweren Fällen, z. B. metastasierten Plattenepitelkarzinomen denkbar.

Gemäß Leistungsbeschreibung enthalten und daher nicht gesondert abrechenbar:

1.) Aufklärung und Beratung; die Nrn. 1 und 6; sowie auch die Nrn. 11 bis 15; 2 bis 5 und 7 bis 10 sind daher neben den Nrn. 753/754 nicht abrechenbar.

2.) Erstellung eines Behandlungsplans; eine entsprechende Gebühr existiert in der UV-GOÄ nicht. Die analoge Abrechnung der GOÄ-Nr. 78 ist daher neben den Nrn. 753/754 nicht zulässig.

3.) Rezeptur des Flächentherapeutikums; die Nr. 16 oder die analoge Abrechnung der GOÄ-Nr. 70 ist daher neben den Nrn. 753/754 nicht zulässig.

4.) Dokumentation; betrifft vor/nach der Behandlung gefertigte Farbbilder und die schriftliche Therapiedokumentation in der Krankenakte bzw. für den UVTr. Die Nrn. 110, 118, 196 sind daher neben den Nrn. Nrn. 753/754 nicht abrechenbar.

5.) vorbereitende Maßnahmen; diese sind bei leichter und mittelgradiger aktinischer Keratose (Grad 1 und 2 nach Olsen) Bestandteil der Nr. 753 und daher nicht gesondert mit Nr. 754 abrechenbar.

6.) Auftragen des Fertigarzneimittels; eine entsprechende Gebühr existiert in der UV-GOÄ nicht. Die Abrechnung der GOÄ-Nr. 209 – großflächiges Auftragen von Externa – ist daher neben den Nrn. Nrn. 753/754 nicht zulässig.

Nicht in der Gebühr enthalten und damit gesondert abrechenbar:

1. Flächentherapeutikum (Creme z.B. Zyclara®), da dies eine hochwertige Salbe (Preis über 1,02 EUR) im Sinne von UV-GOÄ Teil A Ziffer 4.1. bzw. § 2 Abs. 3 Nr. 1 BG-NT ist.

2. Bei schwerer aktinischer Keratose (Grad 3 nach Olsen) – dicke/warzenförmige und fest verwachsene Wucherungen der Haut – ist das vorherige mechanisches Abtragen z. B. durch Kürettage oder Debridement zusätzlich mit Nr. 753 abrechenbar.

Allgemeine Heilbehandl.	Besondere Heilbehandl.	Besondere Kosten	Allgemeine Kosten	Sachkosten (Besond. + Allg. Kosten)

Ein Therapiezyklus umfasst 6 Wochen. Dabei wird in den ersten beiden Wochen das Therapeutikum 1 x täglich aufgetragen, darauf folgen eine zweiwöchige Behandlungspause und anschließend eine erneute zweiwöchige Behandlung. Das Flächentherapeutikum wird für diese Dauer rezeptiert (Einzelcremerverpackungen), so dass die Nr. 753 nur einmal pro Behandlungsareal abgerechnet werden darf.

Die Nrn. 753 und 754 sind gemäß Leistungsbeschreibung für das gleiche Behandlungsareal nicht mit den Nr. 575 bis 577 kombinierbar/abrechnungsfähig.

Die Tageslicht-PDT oder Natural Daylight PDT (NDL-PDT) ist weniger aufwändig, weil hierfür das Tageslicht genutzt wird. Ab dem 01.01.2023 wir diese Leistung mit der neu vereinbarten Nr. 572 vergütet. Sofern das Tageslicht technisch simuliert wird, so genanntes Simulierte Daylight PDT (SDL-PDT) erfolgt die Vergütung, aufgrund des zusätzlichen Aufwands einer künstlichen Lichtquelle, ab dem 01.01.2023 mit der neu vereinbarten Nr. 573. Die Nr. 753 darf daher, wie mit DGUV-Rdschr. Nr. 0083/2018 vom 08.03.2018 empfohlen, für die NDL-PDT ab dem 01.01.2023 nicht mehr abgerechnet werden.

Ausschluss 1–4, 6–9, 16, GOÄ-Nrn. 70 und 78, 110, 118, 196, 209, 572, 573, 575 (gleiches Hautareal), 576 (gleiches Hautareal), 577 (gleiches Hautareal); 754 (bei AK Grad 1 und 2 nach Olsen).

754 **Vorbereitende Maßnahmen bei AK Grad 3 nach Olsen (z. B. Kürettage/Debridement).**

13,71	13,71	–	6,86	6,86

Die Leistung kann nur in Kombination mit der Leistung nach Nr. 753 abgerechnet werden.

Kommentar Im Rundschreiben Nr. 97/2016 vom 03.03.2016 teilt die DGUV mit, dass die Ständige Gebührenkommission nach § 52 ÄV beschlossen hat, für die Behandlung aktinischer Keratosen im Zusammenhang mit der neuen BK-Nr. 5103 der Anlage zur BKV neue Leistungen in die UV-GOÄ aufzunehmen. Die Therapieform der medikamentösen Behandlung wird jetzt zur Behandlung aktinischer Keratosen berücksichtigt. Die DGUV weist in dem Rundschreiben ferner darauf hin, dass die Behandlung aktinischer Keratosen in der Regel nur in der allg. HB durchgeführt wird. Bes. HBen sind bei der Behandlung der Folgen einer BK-Nr. 5103 nur in sehr schweren Fällen, z. B. metastasierten Plattenepitelkarzinomen denkbar.

Ist die Fläche des Behandlungsareals größer als 100 cm2, so darf die Nr. 753 ein weiteres Mal abgerechnet werden.

Gemäß Leistungsbeschreibung enthalten und daher nicht gesondert abrechenbar:

1.) Aufklärung und Beratung; die Nrn. 1 und 6; sowie auch die Nrn. 11 bis 15; 2 bis 5 und 7 bis 10 sind daher neben den Nrn. 753/754 nicht abrechenbar.

2.) Erstellung eines Behandlungsplans; eine entsprechende Gebühr existiert in der UV-GOÄ nicht. Die analoge Abrechnung der GOÄ-Nr. 78 ist daher neben den Nrn. 753/754 nicht zulässig.

3.) Rezeptur des Flächentherapeutikums; die Nr. 16 oder die analoge Abrechnung der GOÄ-Nr. 70 ist daher neben den Nrn. 753/754 nicht zulässig.

4.) Dokumentation; betrifft vor/nach der Behandlung gefertigte Farbbilder und die schriftliche Therapiedokumentation in der Krankenakte bzw. für den UVTr. Die Nrn. 110, 118, 196 sind daher neben den Nrn. Nrn. 753/754 nicht abrechenbar.

5.) vorbereitende Maßnahmen; diese sind bei leichter und mittelgradiger aktinischer Keratose (Grad 1 und 2 nach Olsen) Bestandteil der Nr. 753 und daher nicht gesondert mit Nr. 754 abrechenbar.

6.) Auftragen des Fertigarzneimittels; eine entsprechende Gebühr existiert in der UV-GOÄ nicht. Die Abrechnung der GOÄ-Nr. 209 – großflächiges Auftragen von Externa – ist daher neben den Nrn. Nrn. 753/754 nicht zulässig.

Nicht in der Gebühr enthalten und damit gesondert abrechenbar:

1. Flächentherapeutikum (Creme z.B. Zyclara®), da dies eine hochwertige Salbe (Preis über 1,02 EUR) im Sinne von UV-GOÄ Teil A Ziffer 4.1. bzw. § 2 Abs. 3 Nr. 1 BG-NT ist.

F. Innere Medizin, Kinderheilkunde, Dermatologie 755–760

UV-GOÄ-Nr.	Allgemeine Heilbehandl.	Besondere Heilbehandl.	Besondere Kosten	Allgemeine Kosten	Sachkosten (Besond. + Allg. Kosten)

2. Bei schwerer aktinischer Keratose (Grad 3 nach Olsen) – dicke/warzenförmige und fest verwachsene Wucherungen der Haut – ist das vorherige mechanisches Abtragen z. B. durch Kürettage oder Debridement zusätzlich mit Nr. 753 abrechenbar.

Ein Therapiezyklus umfasst 6 Wochen. Dabei wird in den ersten beiden Wochen das Therapeutikum 1 x täglich aufgetragen, darauf folgen eine zweiwöchige Behandlungspause und anschließend eine erneute zweiwöchige Behandlung. Das Flächentherapeutikum wird für diese Dauer rezeptiert (Einzelcremerverpackungen), so dass die Nr. 753 nur einmal pro Behandlungsareal abgerechnet werden darf.

Die Nrn. 753 und 754 sind gemäß Leistungsbeschreibung für das gleiche Behandlungsareal nicht mit den Nr. 575 bis 577 kombinierbar/abrechnungsfähig.

Da die Nr. 754 nur bei aktinischen Keratosen Grad 3 nach Olsen abgerechnet werden darf, ist die Gebührenziffer bei vorbereitenden Maßnahmen zur Behandlung leichter und mittelgradiger aktinischer Keratosen (Grad 1 und 2 nach Olsen) nicht zusätzlich zur Nr. 753 abrechenbar.

Die Nr. 754 ist ausschließlich bei der medikamentösen Behandlung nach Nr. 753 abzurechnen und daher nicht bei vorbereitenden Maßnahmen zu anderen Therapieformen wie z.B. der PDT (Nrn. 570/571) oder der Lasertherapie (Nr. 575 bis 577).

Die vorbereitende Maßnahmen; mechanisches Abtragen stark verhornter/verkrusteter Stellen z. B. durch Kürettage oder Debridement ist in der Vergütung der photodynamischen Therapie der Nrn. 570/571 gemäß deren Leistungsbeschreibung mit beinhaltet und daher neben diesen Gebührenziffern nicht gesondert abrechenbar.

Ausschluss 1–4, 6–9, 16, GOÄ-Nrn. 70 und 78, 110, 118, 196, 209, 570-577 (gleiches Hautareal); 753 (bei AK Grad 1 und 2 nach Olsen).

755 Hochtouriges Schleifen von Bezirken der Haut bei schweren Entstellungen durch Naevi, narbigen Restzuständen nach Akne vulgaris und ähnlichen Indikationen, je Sitzung

| 22,35 | 27,81 | – | 5,93 | 5,93 |

Kommentar: Unter „ähnliche Indikationen" fällt auch die Entfernung von sog. Schmucktätowierungen. Nur bei medizinisch-psychologischer Indikationsstellung sind diese Leistungen den Kassen – nicht den UVTr – gegenüber berechenbar.

756 Chemochirurgische Behandlung spitzer Kondylome, auch in mehreren Sitzungen

| 11,27 | 14,01 | – | 6,61 | 6,61 |

Kommentar: Der Leistungsumfang der Nr. 756 umfasst
• Ätzung der spitzen Kondylome
• Entfernung, mechanisch.
Somit ist Nr. 745 neben Nr. 756 nicht zusätzlich abrechenbar. Nr. 756 ist erst abrechnungsfähig nach Beendigung der Behandlung. Bei Auftreten eines Rezidivs ist Nr. 756 wieder ansetzbar.

Ausschluss: 200, 745

758 Sticheln oder Öffnen und Ausquetschen von Aknepusteln, je Sitzung

| 6,99 | 8,70 | – | 2,56 | 2,56 |

Kommentar: Die Leistung nach Nr. 758 ist je Sitzung immer nur 1x berechenbar.
Ausschluss: 200

759 Bestimmung der Alkalineutralisationszeit

| 7,08 | 8,80 | – | 4,72 | 4,72 |

760 Alkaliresistenzbestimmung (Tropfmethode)

| 11,27 | 14,01 | – | 7,55 | 7,55 |

Kommentar: Weitere Funktionstests: Bestimmung des Elektrolytgehalts, Schweißtest im Rahmen der Mukoviszidose-Diagnostik Nr. 752, Vegetative Funktionsdiagnostik, Ninhydrin-Schweißtest Nr. 831

UV-GOÄ-Nr.	Allgemeine Heilbehandl.	Besondere Heilbehandl.	Besondere Kosten	Allgemeine Kosten	Sachkosten (Besond. + Allg. Kosten)

761 UV-Erythemschwellenwertbestimmung – einschließlich Nachschau

	7,08	8,80	–	2,14	2,14

Ausschluss: 560, 561, 562.

762 Entleerung Lymphödems an Arm oder Bein durch Abwicklung mit Gummischlauch

	12,10	15,05	–	7,81	7,81

Kommentar: Die Leistung nach Nr. 762 ist eine manuelle Behandlung von Ödemen an einer Extremität. Werden mehrere Extremitäten behandelt, ist die Nr. 762 entsprechend mehrfach abrechenbar. Eine intermittierende apparative Kompressionstherapie an einer Extremität ist mit Nr. 525, an mehreren Extremitäten mit Nr. 526 abzurechnen. Eine Kompression zur Herstellung einer Blutleere an einer Extremität während der OP an dieser Extremität ist Bestandteil der entsprechenden OP-Leistung.

763 Spaltung oberflächlich gelegener Venen an einer Extremität oder von Hämorrhoidalknoten mit Thrombus-Expressionen – gegebenenfalls einschließlich Naht, je Sitzung

	13,77	17,13	5,47	6,61	12,08

Kommentar: Ggf. eine notwendige Lokalanästhesie nach Nrn. 490, 491 abrechnen.
Ausschluss: 2001.

764 Verödung (Sklerosierung) von Krampfadern oder Hämorrhoidalknoten

	17,68	22,00	–	8,08	8,08

Kommentar: Eine rektale digitale Austastung nach Nr. 18 vor dem Eingriff nach Nr. 764 kann zusätzlich berechnet werden. Die ggf. erforderliche Proktoskopie nach Nr. 705 ist zusätzlich berechnungsfähig.
Wenn weiter Leistungen erforderlich sind, können diese zusätzlich abgerechnet werden z. B.:

Digitale Untersuchung	Nr. 18
Rektoskopie	Nr. 690
Proktoskopie	Nr. 705
Lokalanästhesie	Nrn. 490, 491
Ligaturbehandlung	Nr. 766
Spaltung von Hämorrhoidalknoten	Nr. 763
Kryochirurgischer Eingriff im Enddarmbereich	Nr. 698
Infrarotkoagulation im Enddarmbereich	Nr. 699
OP der Hämorrhoidalknoten	Nr. 3240
Perenale Operative Entfernung einer Mastdarmgeschwulst	Nr. 3226
Hohe intraanale Exzision von Hämorrhoidalknoten	Nr. 3241

Ausschluss: 290.

765 Operative Entfernung hypertropher zirkumanaler Hautfalten (Marisquen)

	26,07	32,43	5,47	7,81	13,28

Kommentar: Wenn weitere Leistungen erforderlich sind, können diese abgerechnet werden, z.B. Exzision perianale Thrombose (operative Entfernung) Nr. 765, Inzision (Spaltung) perianale Thrombose Nr. 763, OP von Hämorrhoidalknoten Nr. 3240, Hohe intraanale Exzision nach Milligan-Morgan von Hämorrhoidalknoten Nr. 3241
Bei ambulanter OP: Zuschlag nach Nr. 442 abrechenbar.
Ausschluss: 3224, 3226.

766 Ligaturbehandlung von Hämorrhoiden einschließlich Proktoskopie, je Sitzung

	20,93	26,07	–	10,51	10,51

Ausschluss: 705.

F. Innere Medizin, Kinderheilkunde, Dermatologie

UV-GOÄ-Nr.		Allgemeine Heilbehandl.	Besondere Heilbehandl.	Besondere Kosten	Allgemeine Kosten	Sachkosten (Besond. + Allg. Kosten)
768	Ätzung im Enddarmbereich, als selbstständige Leistung	4,66	5,77	–	2,56	2,56
770	Ausräumung des Mastdarms mit der Hand	13,01	16,21	–	5,25	5,25

Ausschluss: 18

780	Apparative Dehnung (Sprengung) eines Kardiospasmus	22,52	28,02	–	7,81	7,81

Ausschluss: 680, 681, 691, 781

781	Bougierung der Speiseröhre, je Sitzung	7,08	8,80	–	3,24	3,24

Ausschluss: 680, 681, 691, 780

784	Erstanlegen einer externen Medikamentenpumpe – einschließlich Einstellung sowie Beratung und Schulung des Patienten – gegebenenfalls in mehreren Sitzungen –	25,59	31,86	–	12,95	12,95

Kommentar: Implantation eines subkutanen Medikamentenreservoirs Nr. 2421
– Auffüllen eines subkutanen Medikamentenreservoirs Nr. 265
– subkutane Infusion Nr. 270
– Einbringen von Arzneimitteln in einen parenteralen Katheter Nr. 257
Eine externe Medikamentenpumpe ist indiziert bei Insulin-Behandlung, Hormonsubstitutionen oder Opiatanalgesie-Therapie.

785	Anlage und Überwachung einer Peritonealdialyse einschließlich der ersten Sitzung	30,71	38,22	–	15,66	15,66
786	Peritonealdialyse bei liegendem Katheter einschließlich Überwachung, jede (weitere) Sitzung	5,12	6,37	–	3,51	3,51
790	Ärztliche Betreuung bei Hämodialyse als Training des Patienten und gegebenenfalls seines Dialysepartners zur Vorbereitung auf Heim- oder Limited-Care-Dialysen (auch als Hämofiltration), je Dialyse	46,54	57,92	–	13,07	13,07
791	Ärztliche Betreuung eines Patienten bei Hämodialyse als Heimdialyse oder Limited-Care-Dialyse, auch als Hämofiltration, je Dialyse	29,80	37,08	–	8,49	8,49
792	Ärztliche Betreuung eines Patienten bei Hämodialyse als Zentrums- oder Praxisdialyse (auch als Feriendialyse) – auch als Hämofiltration auch als Hämofiltration oder bei Plasmapherese – , je Dialyse bzw. Sitzung	40,94	50,95	–	11,61	11,61

Kommentar: Zu den GOÄ Nrn. 792 und 793 mit identischem Legendentext zu den UV-GOÄ Nrn. 792 und 793 findet sich ein Ausschluss folgender Laborleistungen, der auch für die UV-GOÄ Nrn. gelten dürfte:
3550* Blutbild und Blutbildbestandteile
3555* Calcium
3558* Natrium
3562.H1* Cholesterin
3565.H1* Triglyzeride
3574.H1* Proteinelektrophorese im Serum
3580.H1* Anorganisches Phosphat
3584.H1* Harnstoff (Harnstoff-N, BUN)

UV-GOÄ-Nr.	Allgemeine Heilbehandl.	Besondere Heilbehandl.	Besondere Kosten	Allgemeine Kosten	Sachkosten (Besond. + Allg. Kosten)

3585.H1* Kreatinin
3587.H1* Alkalische Phosphatase
3592.H1* Gamma-GT
3594.H1* GOT
3595.H1* GPT
3620* Eisen im Serum oder Plasma
3680* Differenzierung des Blutausstrichs, mikroskopisch
3761* Proteinelektrophorese im Urin
4381* HBs-Antigen

793 Ärztliche Betreuung eines Patienten bei kontinuierlicher ambulanter Peritonealdialyse (CAPD), je Tag   10,72   13,32   –   3,24   3,24

Der Leistungsinhalt der Nummern 790 bis 793 umfasst insbesondere die ständige Bereitschaft von Arzt und gegebenenfalls Dialysehilfspersonal die regelmäßigen Beratungen und Untersuchungen des Patienten, die Anfertigung und Auswertung der Dialyseprotokolle sowie die regelmäßigen Besuche bei Heimdialyse-Patienten mit Gerätekontrollen im Abstand von mindestens drei Monaten. Bei der Zentrums- und Praxisdialyse ist darüber hinaus die ständige Anwesenheit des Arztes während der Dialyse erforderlich. Leistungen nach den Abschnitten B und C (mit Ausnahme der Leistung nach Nummern 50a bis 50e) sowie die Leistungen nach den Nummern 3550, 3555, 3557, 3558, 3562.H1, 3565.H1, 3574, 3580.H1, 3584. H1, 3585.H1, 3587.H1, 3592.H1, 3594.H1, 3595.H1, 3620, 3680, 3761 und 4381, die in ursächlichem Zusammenhang mit der Dialysebehandlung erbracht werden, sind nicht gesondert berechnungsfähig. Dies gilt auch für Auftragsleistungen.

Kommentar: Siehe Hinweise im Kommentar zu Nr. 792.

796 Ergometrische Funktionsprüfung mittels Fahrrad-/oder Laufbandergometer (physikalisch definierte und reproduzierbare Belastungsstufen), einschließlich Dokumentation
14,15   17,60   –   9,44   9,44

G. Neurologie, Psychiatrie und Psychotherapie

Auf einen Blick:
Leistungen der Neurologie, Psychiatrie und Psychotherapie

Ärztliche Leistung	UV-GOÄ-Nr,	
	Kinder/Jugendliche	Erwachsene
Neurol. Untersuchung	800	800
Neurol. Geruchs-/Geschmacksprüfung	825	825
Neurol. Gleichgewicht-/Koordinationsprüfung	826	826
Neurol. Kurzzeit – EEG	827	827
Neurol. Langzeit – EEG	827a	827a
Neurol. Messung Hirnpotentiale	828	828
Neurol. oberflächl. Bestimmung sensible NLG	829	829
Neurol. oberflächl. Bestimmung motor. NLG	829	829
Neurol sensible Elektroneurographie	840	840
Neurol. Prüfung von 6 Symptomen	830	830
Neurol. vegetative Funktionsdiagnostik	831	831
Neurol. Befunderhebung am Nervensystem	832	832
Neurol. Elektromyographie ohne motor. NLG	838	838
Neurol. Elektromyographie mit motor. NLG	839	839
Neurol.-Psychiatr. Behandlung Anfallkranker	816	816
Neurol.-Psychiatr. Projektive Tests	855	855
Neurol.-Psychiatr. Standardisierte Tests	856	856
Neurol.-Psychiatr. Orientierenden Tests	857	857
Psychiatr. Biographische Anamnese	807	-
Psychiatr. Fremdanamnese	835	835
Psychiatr. Untersuchung	885	801
Psychiatr. Notfallbehandlung	812	812
Psychiatr. Behandl. ohne Einbeziehung Dritter	886	804
Psychiatr. Behandl. mit Einbeziehung Dritter	886	806
Psychiatr. Gruppenbehandlung	887	-
Psychiatr. Elektrokrampftherapie	-	837
Psychiatr. Behandlung Bezugsperson	817	-
Psychiatr. Begleitung vom Unfallort zur Klinik	55	55
Psychiatr. Überführung zur Psychoklinik	833	833
Psychosom. Einzelbehandl. Hypnose	845	845
Psychosom. Einzelbehandl. übende Verfahren	846	846
Psychosom. Gruppenbeh. übende Verfahren	847	847
Psychotherapie Behandlung kurz	849	849
Psychotherapie Erst-/Verlängerungsantrag	808	808
Psychotherapie Biographische Anamnese	860	860
Psychotherapie tiefenpsychol. Einzelbehandl.	861	861
Psychotherapie tiefenpsychol. Gruppenbehandl.	862	862
Psychotherapie analytisch Einzelbehandlung	863	863
Psychotherapie analytisch Gruppenbehandlung	864	864

G. Neurologie, Psychiatrie und Psychotherapie

UV-GOÄ-Nr.	Allgemeine Heilbehandl.	Besondere Heilbehandl.	Besondere Kosten	Allgemeine Kosten	Sachkosten (Besond. + Allg. Kosten)

Ärztliche Leistung	UV-GOÄ-Nr,	
	Kinder/Jugendliche	Erwachsene
Psychotherapie Verhaltensthe. Einzelbehandl.	870	870
Psychotherapie Verhaltensthe. Gruppenbehandl.	871	871
Psychotherapie Bespr. mit psychol. Psychother.	865	865

800

Eingehende neurologische Untersuchung – gegebenenfalls einschließlich der Untersuchung des Augenhintergrundes –

| 19,56 | 24,31 | – | 5,22 | 5,22 |

Die Leistung ist nur für Nervenärzte, Neurologen, Neurochirurgen und Neuropädiater berechnungsfähig und im Behandlungsfall nicht mehr als dreimal berechenbar.

Neben der Leistung nach Nummer 800 sind die Leistungen nach den Nummern 6 bis 10, 825, 826, 830 und 1400 nicht berechnungsfähig.

Arbeitshinweise: Für die Berechnung der Leistung ist zu fordern, dass die durchgeführte Untersuchung den **vollständigen neurologischen Status** umfasst (Hirnnerven, Reflexe, Motorik, Sensibilität, Koordination, extrapyramidales System, Vegetativum, hirnversorgende Gefäße).

Kommentar: Nach dem Kommentar von **Brück** und dem GOÄ-Ratgeber der BÄK (Dt. Ärzteblatt 104, Heft 42 v. 19.10.2007, S. A-2904) sollte die Gebührenziffer bereits berechnet werden können, wenn von Hirnnerven, Reflexen, Motorik, Sensibilität, Koordination und Vegetativum mindestens drei untersucht worden sind. Der UVTr vergütet die Gebührenziffer jedoch nur, wenn die Untersuchung den vollständigen neurologischen Status (Hirnnerven, Reflexe, Motorik, Sensibilität, Koordination, extrapyramidales System, Vegetativum und hirnversorgende Gefäße) erfasst und dieser im Befund dokumentiert ist.

Aufgrund der Leistungsüberschneidung sind die Nrn. 825, 826 und 830 nicht neben Nr. 800 ansetzbar. Dieser Ausschluss wurde auch in der ergänzenden Leistungsbeschreibung zu Nr. 800 verankert.

Neurologen und Neuropädiater rechnen anstelle der Nr. 6 die geringer bewertete eingehende neurologische Untersuchung nach Nr. 800 ab. Ist das Unfallgeschehen nicht durch eine neuropädiatrische Fragestellung charakterisiert, darf der Neuropädiater die Nr. 6 in Ansatz bringen, sofern die Voraussetzungen in deren Leistungsbeschreibung anderweitig erfüllt sind (z.B. komplexes Verletzungsmuster oder Verletzung beim Kind vor dem 6. Geburtstag; ausgenommen Bagatellverletzungen).

Ausschluss: 6–9, 825, 826, 830 und 1400

801

Eingehende psychiatrische Untersuchung – gegebenenfalls unter Einschaltung der Bezugs- und/oder Kontaktperson –

| 23,27 | 28,96 | – | 4,86 | 4,86 |

Neben der Leistung nach Nummer 801 sind die Leistungen nach den Nummern 6 bis 9, 715 bis 718, 825, 826, 830 und 1400 nicht berechnungsfähig.

Arbeitshinweise:
- Die Leistungen nach Nrn. 801 und/oder 804, 806 sind in der Regel für Chirurgen, Orthopäden, Augenärzte, HNO-Ärzte usw. nicht berechenbar, weil in aller Regel die erforderlichen psychiatrischen Fachkenntnisse nicht vorliegen.
- Bei den üblichen Akut-Verletzungen ist regelmäßig keine medizinische Notwendigkeit für die Leistungen nach Nrn. 801, 804, 806 gegeben.
- Ein beruhigendes Einwirken auf den Verletzten wird in der Regel nach den Gebühren der Nrn. 1 ff. zu berechnen sein.

Bei Nervenverletzungen (z. B. durch Strom- oder Verkehrsunfälle) und erst recht bei geringeren Verletzungen oder gar Bagatellverletzungen (z. B. Schnittverletzung mit Blutung) ist die gleichzeitige Abrechnung der Nr. 801 (eingehende psychiatrische Untersuchung) und der Nr. 804 (psychiatrische Behandlung durch eingehendes therapeutisches Gespräch) besonders kritisch zu prüfen. In aller Regel liegt bei den üblicherweise zu behandelnden Akut-Verletzungen keine medizinische Notwendigkeit für die Leistungen nach Nr. 801 und/oder Nrn. 804, 806 vor.

Das gilt auch für ein Aufklärungsgespräch vor einer OP (vgl. **Hoffmann**, Komm. z. GOÄ, Nrn. 800/801, RdNr. 5) oder bei der Erstversorgung eines Verletzten mit Schockzustand z. B. durch einen Notarzt.

G. Neurologie, Psychiatrie und Psychotherapie

UV-GOÄ-Nr.	Allgemeine Heilbehandl.	Besondere Heilbehandl.	Besondere Kosten	Allgemeine Kosten	Sachkosten (Besond. + Allg. Kosten)

Kommentar: Nach Auffassung der BÄK können die Leistungen nach den Nrn. 804 bis 817 unter berufsrechtlichen Aspekten (Weiterbildungsordnung) nur von Neurologen, Nervenärzten, Psychiatern, Kinder- und Jugendpsychiatern, Allgemeinärzten, praktischen Ärzten und Kinderärzten abgerechnet werden (**Brück**, Komm. z. GOÄ, Nr. 804, RdNr. 2, S. 540).

Eine eingehende psychiatrische Untersuchung umfasst nach **Brück** und anderen Autoren die Bereiche: Bewusstsein, Orientierung, kognitiv-mnestische Funktionen, Affekt, Antrieb, Wahrnehmung, inhaltliches und formales Denken, Ich-Störungen.

Obwohl in der offiziellen Erläuterung nach der Leistungslegende von Nr. 801 nicht aufgeführt, kann die Nr. 801 nicht neben der Nr. 835 abgerechnet werden, denn im Text der Leistungslegende der Nr. 835 wird davon gesprochen, dass die Fremdanamnese nicht ... in einem zeitlichen Zusammenhang mit einer eingehenden Untersuchung ...durchgeführt werden darf. Dies gilt nur für den zeitlichen Zusammenhang bei ein und demselben Arzt-Patienten-Kontakt und Kontakt der Begleitperson.

Wird am Vormittag die Diagnostik nach Nr. 801 durchgeführt und am Nachmittag die Fremdanamnese nach Nr. 835, so sind beide Nrn. (mit Zeitangabe) berechnungsfähig. Um Schwierigkeiten zu entgehen, ist aber hinter jeder Abrechnungsnummer der Zeitpunkt, an dem die Leistung erbracht wurde, anzugeben.

Siehe auch unter Kommentar zur Nr. 804 die Informationen der BÄK.

In ihrem **GOÄ Ratgeber** – und dies dürfte auch für die UV-GOÄ Geltung finden - informiert die **BÄK**:

Eingehende psychiatrische Untersuchung (Auszug) Dr. med. Anja Pieritz – in: DÄ 104, Heft 44 (02.11.2007), Seite A-3056 – www.bundesaerztekammer.de/page.asp?his=1.108.4144.4275.5755

Es wird im Ratgeber darauf verwiesen, dass wie bei der neurologischen Untersuchung nach Nr. 800 GOÄ auch bei der psychiatrischen Untersuchung nach Nr. 801 nicht alle, aber die meisten, Teilbereiche untersucht werden.

Hinsichtlich der Einbeziehung von Bezugs- und/ oder Kontaktpersonen sind die Nrn. 4 GOÄ und Nr. 835 GOÄ neben Nr. 801 nicht abrechenbar.

Anamnese und Beratung des Patienten sind ggf. nach GOÄ Nrn. 1 oder 3 GOÄ zu berechnen. Allerdings ist Nr. 3 nur als einzige Leistung neben den Untersuchungsleistungen nach GOÄ Nrn. 5, 6, 7, 8, 800 oder 801 ansetzbar.

Wenn bei Erwachsenen die „Erhebung der biografischen Anamnese unter neurosenpsychologischen Gesichtspunkten ..." notwendig ist, kann GOÄ Nr. 860 neben GOÄ Nr. 801 berechnet werden. Bei Kindern und Jugendlichen könnte nach Dr. Pieritz auch zu Beginn einer Behandlung die Nr. 807 GOÄ „Erhebung einer biografisch psychiatrischen Anamnese ..." angesetzt werden.

Die Kombination der GOÄ Nr. 801 mit der Nr. 804 oder der GOÄ Nr. 806 ist nach Pieritz außer zu Beginn einer Behandlung, nicht automatisch medizinisch notwendig. Ein erneuter Ansatz der Nr. 801 kann aber im Verlauf der Behandlung gerechtfertigt sein, wenn gravierende Änderungen im Krankheitsbild auftreten oder eine neue Erkrankung vorliegt. Siehe dazu auch Hinweis bei Nr. 804.

Aufgrund der Leistungsüberschneidung sind die Nrn. 825, 826 und 830 nicht neben Nr. 801 ansetzbar. Dieser Ausschluss wurde auch in der ergänzenden Leistungsbeschreibung zu Nr. 801 verankert. Da die Nr. 801 nur eine psychiatrische „Untersuchungsleistung" ist, darf die sich ggf. anschließende psychiatrische „Behandlung" nach Nr. 804 oder Nr. 806 zusätzlich abgerechnet werden. Die Nrn. 801, 804 und 806 sind nur bei Erwachsenen ansetzbar, da die gleichen Leistungen bei Kindern und Jugendlichen (bis zum vollendeten 18. Lebensjahr) mit den Nrn. 885, 886 und 887 in der UV-GOÄ vergütet werden. Insofern scheidet die Abrechnung der Nrn. 801, 804 und/oder 806 neben den Nrn. 885, 886 und/oder 887 aus.

Ausschluss: 6–9, 715–718, 825, 826, 830, 835, 885, 886, 887, 1400

804	Psychiatrische Behandlung durch eingehendes therapeutisches Gespräch – auch mit gezielter Exploration –	13,97	17,36	–	3,51	3,51

Arbeitshinweise: Siehe auch Arbeitshinweis zu Nr. 801
- Bei den üblichen Akut-Verletzungen ist regelmäßig keine medizinische Notwendigkeit für die Leistungen nach Nrn. 801, 804, 806 gegeben.
- Ein beruhigendes Einwirken auf den Verletzten wird in der Regel nach den Gebühren der Nrn. 1 ff. zu berechnen sein.

UV-GoÄ-Nr.	Allgemeine Heilbehandl.	Besondere Heilbehandl.	Besondere Kosten	Allgemeine Kosten	Sachkosten (Besond. + Allg. Kosten)

Kommentar: Die Leistung nach Nr. 804 ist nach unserer Meinung für alle Arztgruppen abrechnungsfähig. **Brück** schreibt in seinem GOÄ Kommentar: „...Nach Auffassung der BÄK können die Leistungen nach den Nr. 804 bis 817 der GOÄ unter berufsrechtlichen Aspekten (Weiterbildungsordnung) nur von Neurologen, Nervenärzten, Psychiatern, Kinder- und Jugendpsychiatern, Allgemeinärzten, Praktischen Ärzten und Kinderärzten abgerechnet werden. Insofern ist die Zuordnung psychiatrischer Leistungen zur Arztgruppe der Internisten problematisch.
Während eine solche Zuordnung nach dem Weiterbildungsrecht nicht begründet werden kann, sind zumindest die hausärztlich tätigen Internisten faktisch in die psychiatrische Versorgung der von ihnen betreuten Patienten in nicht unerheblichem Maße eingebunden. Da zudem im Rahmen der mindestens 6-jährigen Weiterbildung zum Internisten in wesentlichem Umfang auch Kenntnisse und Erfahrungen auf dem Gebiet der Psychiatrie erworben werden, sollte gegen die Abrechnung psychiatrischer Leistungsansätze durch Internisten nichts eingewendet werden...".
Wezel/Liebold weist in seiner GOÄ Kommentierung (dies dürfte für die UV-GOÄ auch Geltung haben) darauf hin, dass die GOÄ Nrn. 804 und 806 nicht für „präoperative Aufklärungsgespräche oder sonstige zeitaufwendige Beratungsgespräche bei Erkrankungen" abgerechnet werden dürfen, wenn kein psychischer Hintergrund die Leistung erforderlich macht.
Die BÄK gibt in ihrem GOÄ – Ratgeber **Psychiatrische Gesprächsleistungen: Die medizinische Notwendigkeit zählt** (Auszug) – **Ulrich Langenberg** – in: DÄ 106, Heft 7 (13.02.2009), S. A-312 – www.bundesaerztekammer.de/page.asp?his=1.108.4144.4275.6988
Hinweise zur Abrechnung der Nr. 804. Dies dürfte auch Geltung für die UV-GOÄ haben. Zur Frage der Nebeneinanderberechnung der GOÄ Nrn. 801 und 804, 806 führt der Autor ein Urteil des Landgerichts Berlin, AZ 7 S 47/07 an, in dem das Gericht die den mehrfachen Ansatz der Kombination der Nrn. 801 und 806 bei einer Patientin (chron. bipolare affektive Störung) für statthaft erklärt hat. Das Gericht betonte ausdrücklich, dass für den häufigen Ansatz dieser Kombination eine medizinische Notwendigkeit nachgewiesen werden muss.
Langenberg führt weiterhin aus, dass ein Ansatz der GOÄ Nrn. 804 und 806 nebeneinander (für denselben Arzt-Patienten-Kontakt) nicht unmöglich ist, da die Leistungslegende der Nr. 806 GOÄ die der Nr. 804 GOÄ vollständig einschließt. ...„Auch ein Ansatz neben Gebührennummern für psychotherapeutische Gesprächsleistungen, zum Beispiel nach den Nrn. 849 und 860 bis 871 GOÄ, ist aus inhaltlichen Gründen nicht möglich..."
Nach Langenberg ist die ... „Voraussetzung für den Ansatz der GOÄ Nrn. 804 oder 806 die Erbringung einer psychiatrischen Behandlung; ein anderes „therapeutisches" oder beratendes Gespräch erfüllt nicht den Leistungsinhalt der Nrn. 804 und 806 GOÄ..."
Siehe auch unter Kommentar zur Nr. 801 die Informationen der BÄK.
Da die Nr. 804 nur eine psychiatrische „Behandlungsleistung" ist, darf die ggf. vorherige psychiatrische „Untersuchung" nach Nr. 801 zusätzlich abgerechnet werden. Die Nrn. 801, 804 und 806 sind nur bei Erwachsenen ansetzbar, da die gleichen Leistungen bei Kindern und Jugendlichen (bis zum vollendeten 18. Lebensjahr) mit den Nrn. 885, 886 und 887 in der UV-GOÄ vergütet werden. Insofern scheidet die Abrechnung der Nrn. 801, 804 und/oder 806 neben den Nrn. 885, 886 und/oder 887 aus.

Ausschluss: 1–4, 22, 806, 817, 856, 885, 886, 887.

806	Psychiatrische Behandlung durch gezielte Exploration und eingehendes therapeutisches Gespräch, auch in akuter Konfliktsituation – gegebenenfalls unter Einschluss eines eingehenden situationsregulierenden Kontaktgesprächs mit Dritten –, Mindestdauer 20 Minuten	23,27	28,96	–	4,86	4,86

Arbeitshinweise: Siehe Arbeitshinweis zu Nr. 801
Kommentar: Die psychiatrische Behandlung nach Nr. 806 schließt nach der Legende ein:
– die gezielte Exploration ist – im Gegensatz zu Nr.804 – obligater Bestandteil der Leistung
– erforderlich ist eine Mindestzeit von 20 Minuten, bezogen auf den einzelnen Arzt-Patienten-Kontakt
– das Kontaktgespräch mit Dritten ist fakultativer Bestandteil der Leistung

G. Neurologie, Psychiatrie und Psychotherapie

UV-GOÄ-Nr.	Allgemeine Heilbehandl.	Besondere Heilbehandl.	Besondere Kosten	Allgemeine Kosten	Sachkosten (Besond. + Allg. Kosten)

Da die Nr. 806 nur eine psychiatrische „Behandlungsleistung" ist, darf die ggf. vorherige psychiatrische „Untersuchung" nach Nr. 801 zusätzlich abgerechnet werden. Die Nrn. 801, 804 und 806 sind nur bei Erwachsenen ansetzbar, da die gleichen Leistungen bei Kindern und Jugendlichen (bis zum vollendeten 18. Lebensjahr) mit den Nrn. 885, 886 und 887 in der UV-GOÄ vergütet werden. Insofern scheidet die Abrechnung der Nrn. 801, 804 und/oder 806 neben den Nrn. 885, 886 und/oder 887 aus. Da bei Nr. 806 die Einschaltung der Bezugs- und/oder Kontaktpersonen möglicher/fakultativer Bestandteil der Gebührenziffer ist, darf aufgrund der Leistungsüberschneidung die Nr. 835 nicht neben dieser abgerechnet werden.

Ausschluss: 1–4, 22, 725, 804, 817, 835, 885–887.

807
Erhebung einer biographischen psychiatrischen Anamnese bei Kindern oder Jugendlichen unter Einschaltung der Bezugs- und Kontaktpersonen mit schriftlicher Aufzeichnung, auch in mehreren Sitzungen   37,22   46,34   –   4,86   4,86

Die Leistung nach Nummer 807 ist im Behandlungsfall nur einmal berechnungsfähig.

Arbeitshinweise (Ausschnitt):
Nach Auffassung der BÄK können die Leistungen nach den Nrn. 804 bis 817 unter berufsrechtlichen Aspekten (Weiterbildungsordnung) nur von Neurologen, Nervenärzten, Psychiatern, Kinder- und Jugendpsychiatern, Allgemeinärzten, praktischen Ärzten und Kinderärzten abgerechnet werden (**Brück**, Komm. z. GOÄ, Nr. 804, RdNr. 2, S. 540).

Kommentar: Die Erhebung einer biographischen psychiatrischen Anamnese bei Kindern oder Jugendlichen im Sinne der Nr. 807 ist nur einmal im gesamten Zeitraum einer Behandlung durch den Kinder- und Jugendpsychiater, Psychiater, Nervenarzt, Neurologen, Neuropädiater, Psychosomatiker oder Arzt mit psychosomatischer Grundversorgung abrechenbar. Der Arzt kann sich in diesem Zusammenhang nicht auf Ziffer 1 der Allg. Best. zu Abschnitt B beziehen, in der der Behandlungsfall auf 3 Monate begrenzt ist. Bei einem Arztwechsel darf die Erhebung der biographischen psychiatrische Anamnese bei Kindern oder Jugendlichen ebenfalls einmalig bzw. in mehreren Sitzungen (Arzt-Patienten-Kontakte) additiv erhoben und abgerechnet werden.
Der Hinweis vom UVTr, dass eine erneute Erhebung der biographischen Anamnese gemäß § 8 Abs.1 ÄV nicht erforderlich ist, weil der vorbehandelnde Arzt diese bereits durchgeführt hat, ist unzulässig. Die KBV definiert ein Kind ab Beginn des 4. bis zum vollendeten 12. Lebensjahr und einen Jugendlichen ab Beginn des 13. bis zum vollendeten 18. Lebensjahr. Aufgrund der Leistungsüberschneidung der biographischen (Fremd-)Anamneseerhebung darf die Nr. 807 nicht neben den Nrn. 835 und 860 abgerechnet werden. Die biographische Anamnese (Nr. 807), ist, sofern die Leistungen entsprechend erbracht wurden, mit der Beratung/Behandlung der Bezugspersonen (Nr. 817), der Untersuchung des Kindes/Jugendlichen (Nr. 885) und/oder die Behandlung des Kindes/Jugendlichen (Nr. 886 oder Nr. 887) im Rahmen einer Sitzung ansetzbar.

Ausschluss: 1–4, 22, 835, 860

808
Einleitung oder Verlängerung der tiefenpsychologisch fundierten oder der analytischen Psychotherapie – einschließlich Antrag auf Feststellung der Leistungspflicht im Rahmen des Gutachterverfahrens, gegebenenfalls einschließlich Besprechung mit dem nichtärztlichen Psychotherapeuten –   37,22   46,34   –   1,89   1,89

Arbeitshinweise (Ausschnitt):
Siehe Hinweise Nr. 807

Kommentar: Die Gebührenziffer ist beim Erstantrag einer Psychotherapie durch den Kinder- und Jugendpsychiater, Psychiater, Nervenarzt oder Psychosomatiker nach Abschluss der probatorischen Sitzungen oder einem Folgeantrag zur Therapieverlängerung abrechenbar. Der Antrag muss die Diagnosen, den bisherigen Behandlungsverlauf, die Behandlungsergebnisse, die aktuelle Beschwerden und Befunde inkl. Testergebnisse, einen konkreten Behandlungsplan inkl. Begründung, Therapieziele, Therapiemaßnahmen, Behandlungsfrequenz und Sitzungsanzahl sowie weiter zu empfehlende begleitende Maßnahmen (Medikamentation, stationäre Rehabilitation, Konsiliaruntersuchungen usw.) enthalten. Die Besprechung mit einem beteiligten nichtärztlichen Psychotherapeuten über den Beginn oder die Fortsetzung der Behandlung ist möglicher/fakultativer

	Allgemeine Heilbehandl.	Besondere Heilbehandl.	Besondere Kosten	Allgemeine Kosten	Sachkosten (Besond. + Allg. Kosten)

Bestandteil der Nr. 808 und darf auch aufgrund der Leistungsüberschneidung nicht zusätzlich mit Nr. 865 abgerechnet werden.

Ausschluss: 1–4, 22, 865

812 Psychiatrische Notfallbehandlung bei Suizidversuch auch anderer psychischer Dekompensation durch sofortige Intervention und eingehendes therapeutisches Gespräch

| 46,54 | 57,92 | – | 4,86 | 4,86 |

Arbeitshinweise (Ausschnitt):
Siehe Hinweise Nr. 807

Kommentar: Im Bereich der GUV kommen als psychiatrische Notfallbehandlung insbesondere akute psychische Traumatisierungen in Betracht. Da die Leistungsbeschreibung keinen konkreter Altersbezug enthält, ist die Gebührenziffer bei Kindern, Jugendlichen und Erwachsenen ansetzbar.
Die Leistung nach Nr 812 kann nur im persönlichen Arzt-Patienten-Kontakt erbracht werden. Die Akut- oder Sofortintervention ist im Gegensatz zur psychiatrischen Behandlung eines Erwachsenen nach Nr. 806 oder eines Kindes oder Jugendlichen nach Nr. 886 bzw. Nr. 887 mit keinerlei Zeitvorgabe versehen. Werden in der Folge am gleichen Tag weitere Behandlungen durchgeführt, so sind diese bei Erwachsenen nach den entsprechenden Nrn. 804, 806 oder 849 sowie bei Kindern und Jugendlichen nach den entsprechenden Nrn. 886 oder 887 abzurechnen , da der erneute Ansatz der Nr. 812 unzulässig ist. Die Beratung und Untersuchung ist Bestandteil der Notfallbehandlung und daher nicht gesondert mit den Nrn. 1 bis 4 abrechenbar.

Ausschluss: 1–4, 22

816 Neuropsychiatrische Behandlung eines Anfallkranken mit Kontrolle der Anfallaufzeichnung – gegebenenfalls mit medikamentöser Ein- oder Umstellung und auch mit Einschaltung von Kontaktpersonen –

| 16,74 | 20,85 | – | 3,51 | 3,51 |

Arbeitshinweise (Ausschnitt):
Siehe Hinweise Nr. 807

Kommentar: Im Bereich der GUV treten Krampfanfälle (z.B. Epilepsie) insbesondere nach schweren Schädel-Hirn-Verletzungen auf. Die Gebührenziffer ist abrechenbar, wenn eine der in regelmäßigen Abständen erforderlichen Befundkontrollen durchgeführt wird, sich der allgemeine Gesundheitszustand Krampfanfall bedingt verschlechtert oder die Anfälle zunehmen. Die Einschaltung der Bezugspersonen bei Kindern und Jugendlichen sowie der Kontaktpersonen bei Erwachsenen erfolgt immer zu Lasten der unfallverletzten/berufserkrankten Person, so dass der UVTr die Kosten trägt. Die Bezugs- und Kontaktpersonen werden u. a. über den Befund, die geplante Medikamentation, die Hilfe bei Anfällen oder beim Ausfüllen der Anfallprotokolle informiert. Die Beteiligung der Kontakt- und Bezugspersonen in der Nrn. 816 beinhaltet nicht deren Behandlung und Beratung durch den Kinder- und Jugendpsychiater, so dass die Nr. 817 neben dieser Gebührenziffer ansetzbar ist. Die Beratung und Untersuchung des Anfallkranken ist Bestandteil der Behandlung und daher nicht gesondert mit den Nrn. 1 bis 4 abrechenbar.

Ausschluss: 1–4

817 Eingehende psychiatrische Beratung der Bezugsperson psychisch gestörter Kinder oder Jugendlicher anhand erhobener Befunde und Erläuterung geplanter therapeutischer Maßnahmen

| 16,74 | 20,85 | – | 3,51 | 3,51 |

Arbeitshinweise (Ausschnitt):
Siehe Hinweise Nr. 807

Kommentar: Eine eingehende psychiatrische Beratung der Bezugspersonen bei Kindern und Jugendlichen (bis zur Vollendung des 18. Lebensjahres) durch den Kinder- und Jugendpsychiater ist im Bereich der GUV selten erforderlich. Sie ist allenfalls denkbar, wenn sich die unfallbedingten psychischen Störungen des Kindes oder Jugendlichen so belastend auf die Eltern auswirken, dass deren psychisches Wohlbefinden sinkt. Die Beratung und Behandlung stabilisiert die Eltern und richtet sich damit indirekt auch an die Kinder und Jugendlichen. Die Beteiligung der Kontakt- und Bezugspersonen in den Nrn. 816, 885 und 886 beinhaltet nicht deren Behandlung und Beratung durch den Kinder- und Jugendpsychiater, so dass die Nr. 817 neben diesen Gebührenziffern ansetzbar ist.

G. Neurologie, Psychiatrie und Psychotherapie

UV-GOÄ-Nr.	Allgemeine Heilbehandl.	Besondere Heilbehandl.	Besondere Kosten	Allgemeine Kosten	Sachkosten (Besond. + Allg. Kosten)

Die psychiatrische Behandlung eines Erwachsenen mittels Therapiegespräch „ohne" Einbeziehung der Kontaktperson wird nach Nr. 804 und „mit" deren Einbeziehung nach Nr. 806 vergütet. Es ist bei Einbeziehung Dritter daher nicht zulässig, statt der Nr. 806 die Abrechnungskombination von Nr. 804 und Nr. 817 auszuwählen, weil dies zu einer deutlich höheren Vergütung führen würde, keine Mindestbehandlungszeit wie bei Nr. 806 einzuhalten wäre und die Nr. 817 nur bei Bezugspersonen von psychisch gestörten Kindern und Jugendlichen und nicht von psychisch gestörten Erwachsenen ansetzbar ist.

Ausschluss: 1–4, 22, 804, 806

825 Genaue Geruchs- u./o. Geschmacksprüfung zur Differenzierung von Störungen der Hirnnerven, als selbstständige Leistung   7,74   9,62   –   1,74   1,74

Kommentar: Aufgrund der Leistungsüberschneidung ist die Nr. 825 nicht neben den Nrn. 800 und 801 ansetzbar. Dieser Ausschluss wurde auch in den ergänzenden Leistungsbeschreibungen zu Nr. 800 und Nr. 801 verankert. Auch wenn Geruchs- und Geschmacksprüfungen zusammen durchgeführt werden, ist die Nr. 825 einmal berechnungsfähig.

Ausschluss: 800, 801.

826 Gezielte neurologische Gleichgewichts- und Koordinationsprüfung – gegebenenfalls einschließlich kalorisch-otologischer Prüfung –
   9,21   11,45   –   1,74   1,74

Neben der Leistung nach Nummer 826 sind die Leistungen nach den Nummern 6, 800 und die Leistung nach Nummer 1412 nicht berechnungsfähig.

Kommentar: Aufgrund der Leistungsüberschneidung ist die Nr. 826 nicht neben den Nrn. 800 und 801 ansetzbar. Dieser Ausschluss wurde auch in den ergänzenden Leistungsbeschreibungen zu Nr. 800 und Nr. 801 verankert. Gemäß der ergänzenden Leistungsbeschreibung zur Nr. 6, darf die Nr. 826 neben dieser Gebührenziffer nicht gesondert abgerechnet werden.

Ausschluss: 6 bis 9, 155, 800, 801, 1412

827 Elektroenzephalographische Untersuchung – auch mit Standardprovokationen –
   56,30   70,08   –   37,74   37,74

Arbeitshinweise: Nach einer Empfehlung des Gebührenausschusses des Berufsverbands Deutscher Anästhesisten soll diese Leistung während einer Narkose bei nachweislich zu erwartender oder operativ- bzw. lagerungsbedingt auftretender cerebraler Ischämie, d. h. bei einer Störung oder Verringerung der Blutversorgung des Gehirns, vorgenommen werden. Derartige Risiken für die Blutversorgung des Gehirns sind aber nur bei sehr speziellen OPs zu erwarten, z. B. bei der OP von Aneurysmen (Ausbuchtung einer Arterie) im Bereich der zentralen Blutgefäße des Körpers, rekonstruktiven Eingriffen an herznahen Gefäßen, Klappenersatzoperationen usw. Nur in diesen Fällen ist die Nr. 827 im Rahmen einer Narkose gesondert berechenbar. Zusätzlich müssen die Ableitungen graphisch registriert worden sein (Hirnstromkurven).
Die regelhafte EEG-Überwachung, z. B. zur Bestimmung der Narkosetiefe, ist dagegen Bestandteil der Narkose und nicht gesondert abrechenbar (s. Schleppers/Weißauer, Anästhesie-komm. z. GOÄ, Erl. zu Nrn. 827,828, S. G-4 f.)....
...Das gilt in gleicher Weise für die Leistung nach Nr. 828 UV-GOÄ.
- Bei den typischen ambulanten OPs (z.B. der Knie- oder Sprunggelenke, Metallentfernungen, Entfernung von Fremdkörpern o.dgl.) ist die Leistung nach Nr. 827 im Rahmen einer Narkose regelmäßig nicht berechenbar und – mit Begründung – zu streichen.

Kommentar: Aufgrund der Leistungsüberschneidung ist die Nr. 827 nicht neben Nr. 1409 ansetzbar. Dieser Ausschluss wurde auch in der ergänzenden Leistungsbeschreibung zu Nr. 1409 verankert. Wird neben einem EEG ein ERG und/oder EOG durchgeführt, kann die Nr. 827 (unter Angabe der Untersuchung) mehrfach abgerechnet werden. Nr. 827 ist neben Nr. 828 abrechenbar. Läuft bei dieser Untersuchung eine sog. Extremitätenableitung mit, ist dies Bestandteil des EEG und kann nicht zusätzlich mit der Gebühr für ein EKG abgerechnet werden.

Ausschluss: 827a, 1408, 1409

	Allgemeine Heilbehandl.	Besondere Heilbehandl.	Besondere Kosten	Allgemeine Kosten	Sachkosten (Besond. + Allg. Kosten)

827a Langzeit-elektroenzephalographische Untersuchung von mindestens 18 Stunden Dauer – einschließlich Aufzeichnung und Auswertung

	88,41	110,02	–	58,94	58,94

Kommentar: Aufgrund der Leistungsüberschneidung ist die Nr. 827a nicht neben Nr. 1409 ansetzbar. Dieser Ausschluss wurde auch in der ergänzenden Leistungsbeschreibung zu Nr. 1409 verankert. Wird die Mindestdauer nicht erreicht, dann ist nur die geringer vergütete Nr. 827 ansetzbar.

Ausschluss: 827, 1408, 1409

828 Messung visuell, akustisch, somatosensorisch oder magnetisch evozierter Hirnpotentiale (VEP, AEP, SSP)

	56,30	70,08	–	37,74	37,74

Arbeitshinweise: Siehe Arbeitshinweis zu Nr. 827.

Kommentar: Aufgrund der Leistungsüberschneidung ist die Nr. 828 nicht neben Nr. 1409 ansetzbar. Dieser Ausschluss wurde auch in der ergänzenden Leistungsbeschreibung zu Nr. 1409 verankert. Werden unterschiedliche evozierte Hirnpotentiale gemessen, dann darf die Nr. 828 auch mehrfach abgerechnet werden. Ein entsprechender Hinweis (z.B. 2 x Nr. 828 für AEP und SSP) sollte in der Rechnung enthalten sein. Der Komm. **Brück et al.** empfiehlt die Messung motorisch evozierter Potentiale (MEP) ebenfalls mit Nr. 828 abzurechnen. Die stets durchgeführten Seitenvergleichsmessungen gestatten keine zweite Abrechnug der Nr. 828.
Werden evozierte Potentiale und EEG zur selben Zeit erbracht, kann ein EEG nach Nr. 827 oder die Langzeit-EEG-(Schlaf)-Untersuchung nach 827a zusätzlich berechnet werden.

Ausschluss: 1408, 1409

829 Sensible Elektroneurographie mit Oberflächenelektroden – gegebenenfalls einschließlich Bestimmung der Rheobase und der Chronaxie –

	14,89	18,53	–	9,98	9,98

Kommentar: Nach dem Komm. **Brück** kann für alle im Rahmen eines Arzt-Patienten-Kontaktes mit dem Ziel der Bestimmung der sensiblen Nervenleitgeschwindigkeit (NLG) durchgeführten Einzelbestimmungen die Nr. 829 nur einmal angesetzt werden. Wird in der gleichen Sitzung zusätzlich die isolierte motorische NLG bestimmt, dann kann die Nr. 829 auch zweimal mit entsprechendem Hinweis in der Rechnung abgerechnet werden. Werden statt der klebenden Oberflächenelektroden vielmehr Nadelelektroden verwendet, dann ist die höher vergütete Nr. 840 abrechenbar. Kommen die Nrn. 829, 838 und/oder 839 in einer Sitzung nebeneinander zur Abrechnung, dann sind in der Rechnung die Untersuchungsareale bei den jeweiligen Gebührenziffern anzugeben.

Ausschluss: 838 bis 840 (gleiches Untersuchungsareal), 1408, 1409

830 Eingehende Prüfung auf Aphasie, Apraxie, Alexie, Agraphie, Agnosie und Körperschemastörungen

	7,44	9,27	–	1,74	1,74

Kommentar: Aufgrund der Leistungsüberschneidung ist die Nr. 830 nicht neben den Nrn. 800 und 801 ansetzbar. Dieser Ausschluss wurde auch in den ergänzenden Leistungsbeschreibungen zu Nr. 800 und Nr. 801 verankert. Ein Vergütungsanspruch besteht nur dann, wenn alle sechs Symptome eingehend geprüft wurden

Ausschluss: 800, 801

831 Vegetative Funktionsdiagnostik – auch unter Anwendung pharmakologischer Testmethoden (z.B. Minor) einschließlich Wärmeanwendung und/oder Injektionen –

	7,44	9,27	–	3,51	3,51

Kommentar: Der Ninhydrin-Schweißtest zum Nachweis verminderter Schweißresektion bei unfallbedingten peripheren Nervenläsionen oder Kompressionssyndromen (z.B. bei unfall- oder BK-bedingtem Karpaltunnelsyndrom) ist auch mit Nr. 831 abrechenbar.
Die Auslegung der Leistung als „Vegetative Diagnostik, ggfls. einschließlich Funktionsdiagnostik ... „entspricht nicht dem Wortlaut in der Leistungslegende der Nr. 831. Es muss sich um eine „Funktionsdiagnostik" handeln, wie sie in der Leistungsbeschreibung

G. Neurologie, Psychiatrie und Psychotherapie

UV-GOÄ-Nr.		Allgemeine Heilbehandl.	Besondere Heilbehandl.	Besondere Kosten	Allgemeine Kosten	Sachkosten (Besond. + Allg. Kosten)

formuliert ist. Befunde wie z.B. Hände warm und trocken, gehören zum Umfang der neurologischen Untersuchung nach Nr. 800 und sind damit Bestandteil dieser Leistungen, so dass sie nicht zusätzlich mit der Nr. 831 berechnet werden können (Quelle Dt. Ärzteblatt 2022; 119(39): A-1656/B-1380). Die vorherigen Ausführungen wurde für die GOÄ getroffen und dürften daher auch für die UV-GOÄ gelten und darüber hinaus auch für die Untersuchungsleistungen nach den Nrn. 1-6. Ein analoger Ansatz der Nr. 831 z.B. für die Prüfung des Sehvermögens ist nicht zulässig, da dies Bestandteil der Augenuntersuchung ist.

Ausschluss: 252–258, 530, 536, 538.

832 Befunderhebung am Nervensystem durch Faradisation u./o. Galvanisation

	14,69	18,30	–	7,96	7,96

Arbeitshinweise: Im Zusammenhang mit einer Vollnarkose wird diese Leistung zunehmend von Anästhesisten als Analog-Gebühr – meist unter der Bezeichnung „Nr. 832 A, Relaxometrie" -abgerechnet. Die Leistung dient der Überprüfung der „muskulären Erschlaffung" des Patienten bei der Gabe entsprechender Medikamente (Muskelrelaxantien, z. B. Norcuron). Sie ist jedoch nicht regelhaft zu erbringen, sondern nur bei entsprechenden Muskel- oder Nervenerkrankungen, welche die Wirkungsdauer von Muskelrelaxantien verändern. Außerdem hat die ständige Gebührenkommission nach § 52 ÄV eine Analog-Bewertung für die UV-GOÄ bisher nicht zugelassen. Die Gebühr kann somit schon aus formalen Gründen nicht bezahlt werden.

Kommentar: Die Wirksamkeit der Elektroakupunktur nach Dr. Voll (EAV), bei der mit einem elektrischen Gerät der Widerstand an den Akupunkturpunkten gemessen wird, um Rückschlüsse auf organische und andere Störungen zu ziehen, ist wissenschaftlich nicht bewiesen. Die EAV ist daher keine schulmedizinisch anerkannte Behandlungsmethode. Im Bereich der PKV wurde daher gerichtlich entschieden, dass für die EAV keine Leistungspflicht besteht (OLG Frankfurt vom 25.0.2002, AZ: 7 U 120/97). Damit scheidet auch im Bereich der GUV eine Kostenübernahme bzw. Kostenerstattung aus. Die elektronische Stimulation von Muskeln (EMS) wird nicht nach Nr. 832, sondern mit der geringer bewerteten Nr. 555 vergütet.

833 Begleitung eines psychisch Kranken bei Überführung in die Klinik – einschließlich Ausstellung der notwendigen Bescheinigungen

	26,53	33,00	–	7,96	7,96

Verweilgebühren sind nach Ablauf einer halben Stunde zusätzlich berechnungsfähig.

Kommentar: Die „Überführung" einer psychisch kranken Person nach Nr. 835 ist ansetzbar, wenn die Begleitung von einer Praxis oder einem Krankenhaus in eine psychiatrische oder psychosomatische Klinik erfolgt. Sofern nach einer Erstversorgung am Unfallort eine Begleitung zur stationären Behandlung in eine psychiatrische bzw. psychosomatische Klinik erforderlich ist, darf die höher vergütete Nr. 55 abgerechnet werden. Für die Dauer der Rückfahrt ist das Wegegeld nach den Nrn. 71 - 84 oder eine Reisekostenentschädigung nach den Nrn. 86 - 91 berechnungsfähig. Die Verweilgebühr nach den Nrn. 56 oder 57 kann nicht innerhalb der ersten halben Stunde der Begleitung abgerechnet werden. Die notwendigen Bescheinigungen sind Bestandteil der Nr. 833 und können daher nicht mit den Gebühren der Nrn. 110-145 abgerechnet werden.

Ausschluss: 55, 56 und 57 (innerhalb der ersten halben Stunde einer Begleitung), 110 bis 145

835 Einmalige, nicht in zeitlichem Zusammenhang mit einer eingehenden Untersuchung durchgeführte Erhebung der Fremdanamnese über einen psychisch Kranken oder über ein verhaltensgestörtes Kind

	5,95	7,41	–	1,74	1,74

Kommentar: Da in den Nrn. 801, 806, 885 und 886 die Einschaltung der Bezugs- und/oder Kontaktpersonen Bestandteil dieser Gebührenziffern ist, darf aufgrund der Leistungsüberschneidung die Nr. 835 nicht neben diesen abgerechnet werden.

Ausschluss: 1–4, 22, 801, 806, 807, 860, 885, 886

836 Intravenöse Konvulsionstherapie

	17,68	22,00	–	7,96	7,96

G. Neurologie, Psychiatrie und Psychotherapie

UV-GOÄ-Nr.		Allgemeine Heilbehandl.	Besondere Heilbehandl.	Besondere Kosten	Allgemeine Kosten	Sachkosten (Besond. + Allg. Kosten)
837	Elektrische Konvulsionstherapie	25,41	31,63	–	8,62	8,62

Kommentar: Im Bereich der GUV ist die Elektrokrampftherapie (EKT) allenfalls bei unfall- oder berufserkrankungsbedingten schwersten Depressionen denkbar. Da die EKT als Behandlungsserie (8 bis 12 Behandlungen alle 2 bis 3 Tage) und unter Narkose durchgeführt wird, ist die Nr. 837 zzgl. Anästhesie entsprechend der Anzahl der Behandlungen abrechenbar.

| **838** | Elektromyographische Untersuchung zur Feststellung peripherer Funktionsstörungen der Nerven und Muskeln | 51,20 | 63,70 | – | 34,25 | 34,25 |

Arbeitshinweise (Ausschnitt): Es handelt sich um eine Leistung des neurologischen Fachgebiets, die auch im Zusammenhang mit einer Vollnarkose abgerechnet wird. Sie soll wie Nr. 832 A Privat-GOÄ der Überprüfung der „muskulären Erschlaffung" bei der Gabe entsprechender Medikamente (Muskelrelaxantien, z. B. Norcuron) dienen.
Nr. 838 geht nach ihrem Leistungsinhalt jedoch weit über das bei einer Vollnarkose Notwendige hinaus und ist in einer Anästhesie-Rechnung regelmäßig – mit Begründung – zu streichen.

Kommentar: Die Abrechnung der Nrn. 838 und 839 nebeneinander ist bei verschiedenen Untersuchungen möglich, die an unterschiedlichen Bereichen vorgenommen werden. **Brück**, Kommentar zur GOÄ, zählt dazu auf:
- Nr. 838 Untersuchung der Unterschenkelmuskulatur
- Nr. 839 Untersuchung der Fußmuskulatur und der Nervi tibiales und peronei.

Sofern in einem Areal zusätzlich die motorische Nervenleitgeschwindigkeit untersucht wird, darf neben der Nr. 838 nicht zusätzlich die Nr. 829 angesetzt werden, sondern die hierfür vorgesehene Gesamtgebühr nach Nr. 839. Kommen die Nrn. 829, 838 und/oder 839 einer Sitzung nebeneinander zur Abrechnung, dann sind in der Rechnung die Untersuchungsareale bei den jeweiligen Gebührenziffern anzugeben. Für die Magnetfeldtherapie/pulsierende Signaltherapie (PST) existiert keine offizielle Gebührenziffer. Sofern diese genehmigungspflichtige Leistung vom UVTr bewilligt wird, empfiehlt die BÄK die Vergütung aber nicht nach Nr. 838, sondern nach Nr. 555.

Ausschluss: 829 und 839 (gleiches Untersuchungsareal)

| **839** | Elektromyographie zur Feststellung peripherer Funktionsstörungen der Nerven und Muskeln mit Untersuchung der Nervenleitungsgeschwindigkeit | 65,16 | 81,08 | – | 43,67 | 43,67 |

Kommentar: Siehe Kommentar zur Nr. 838. Da die motorische Nervenleitgeschwindigkeit (NLG) obligatorischer Bestandteil der Leistung ist, darf im gleichen Untersuchungsareal die Nr. 829 nicht neben Nr. 839 abgerechnet werden. Kommen die Nrn. 829, 838 und/oder 839 einer Sitzung nebeneinander zur Abrechnung, dann sind in der Rechnung die Untersuchungsareale bei den jeweiligen Gebührenziffern anzugeben.

Ausschluss: 829 und 838 (gleiches Untersuchungsareal)

| **840** | Sensible Elektroneurographie mit Nadelelektroden – gegebenenfalls einschließlich Bestimmung der Rheobase und der Chronaxien | 65,16 | 81,08 | – | 43,67 | 43,67 |

Kommentar: Werden statt der Nadelelektroden nur klebenden Oberflächenelektroden verwendet, dann ist die geringer vergütete Nr. 829 anzusetzen. Der Ansatz der Elektromyographie der Nr. 838 (ohne motorische NLG) oder Nr. 839 (mit motorischer NLG) zusammen mit der sensiblen Elektroneurographie nach Nr. 840 im gleichen Untersuchungsareal ist zulässig, da es zu keiner Leistungsüberschneidung kommt.

Ausschluss: 829 (gleiches Untersuchungsareal)

| **842** | Apparative isokinetische Muskelfunktionsdiagnostik | 46,54 | 57,92 | – | 31,02 | 31,02 |

Die Leistung nach Nummer 842 ist im Behandlungsfall nur einmal berechnungsfähig.

Kommentar: Die BÄK empfiehlt die Nr. 842 für die Eingangs- und Abschlussuntersuchung der medizinischen Trainingstherapie (MTT) abzurechnen (DÄ 99; Heft 3 (18.01.2002), A-144-145). Im Bereich der GUV ist die MTT Bestandteil der EAP. Für die Therapiepläne, die Eingangs-

G. Neurologie, Psychiatrie und Psychotherapie

UV-GOÄ-Nr.	Allgemeine Heilbehandl.	Besondere Heilbehandl.	Besondere Kosten	Allgemeine Kosten	Sachkosten (Besond. + Allg. Kosten)

und Abschlusstest sowie deren Auswertung und Zusendung der Ergebnisse an den UVTr wurden für die EAP gesonderte Gebühren vereinbart, so dass die Empfehlung der BÄK im Bereich der GUV keine Anwendung findet.

Die BÄK stellte klar, dass die Handdynamometeruntersuchung nicht die Messkriterien einer apparativen isokinetischen Funktionsdiagnostik erfüllt. Zudem sind der Untersuchungsaufwand (wenige Minuten) und die apparativen Kosten einer Handdynamometer deutlich geringer, so dass die Nr. 842 hierfür nicht abrechenbar ist (DÄ 118, Heft 45 (2002), A-2130 / B-1756). Die Ausführungen der BÄK sind auch auf andere Areale und Untersuchungen übertragbar. Insbesondere das im Bereich der Schulter verwendete ISO Force Control Evo2 erfüllt die Voraussetzungen der Nr. 842 nicht.

Ausschluss: 558

845 Behandlung einer Einzelperson durch Hypnose

	13,97	17,36	–	3,51	3,51

Kommentar: Die Hypnosebehandlung ist Bestandteil der psychosomatischen Grundversorgung. Im Bereich der GKV darf aufgrund des § 26 Abs. 2 der Psychotherapeuten-Richtlinie die Hypnose während einer tiefenpsychologisch fundierten oder analytischen Psychotherapie nicht angewendet werden. Gemäß des § 31 Satz 2 der GKV-Psychotherapeuten-Richtlinie darf in einem Behandlungsfall in der Regel entweder nur die Hypnose oder nur das autogene Training oder nur die Jacobsonsche Relaxationstherapie Anwendung finden. Diese Regelungen dürften auch auf den Bereich der GUV übertragbar sein, so dass die Abrechnung der Nr. 845 neben den Nrn. 846, 861 bis 864 nicht zulässig ist. Gruppenhypnosen sind **nicht** abrechenbar.

Ausschluss: 846, 849, 860 bis 864

846 Übende Verfahren (z.B. autogenes Training) in Einzelbehandlung, Dauer mindestens 20 Minuten

	13,97	17,36	–	3,51	3,51

Kommentar: Das autogene Training und die Jacobsonsche Relaxationstherapie sind Bestandteil der psychosomatischen Grundversorgung. Im Bereich der GKV dürfen aufgrund des § 26 Abs. 2 der Psychotherapeuten-Richtlinie das autogene Training und die Jacobsonsche Relaxationstherapie während einer tiefenpsychologisch fundierten oder analytischen Psychotherapie nicht angewendet werden. Gemäß des § 31 Satz 2 der GKV-Psychotherapeuten-Richtlinie darf in einem Behandlungsfall in der Regel entweder nur die Hypnose oder nur das autogene Training oder nur die Jacobsonsche Relaxationstherapie Anwendung finden. Diese Regelungen dürften auch auf den Bereich der GUV übertragbar sein, so dass die Abrechnung der Nr. 846 neben den Nrn. 845, 861 bis 864 nicht zulässig ist.

Ausschluss: 725, 845, 849, 860 bis 864

Rechtsprechung: Das folgende Urteil betrifft die Rechtsprechung zur GOÄ, dürfte aber auch Bedeutung für die Abrechnung nach UV-GOÄ haben:

▶ **Nicht-ärztliche Leistungen als wahlärztliche Leistungen**

Fraglich ist die Abrechenbarkeit von „übenden Verfahren" nach den Nrn. 846 und 847 GOÄ aus dem Bereich der Psychiatrie und Psychotherapie bei einer stationären Privatbehandlung als wahlärztliche Leistungen, wenn die Leistungen nicht vom Arzt, sondern von nicht-ärztlichen Mitarbeitern erbracht werden.

Das OLG Köln hat entschieden, dass die Übertragung solcher Leistungen an nicht-ärztliches Personal zum Verlust der Abrechnungsmöglichkeit als wahlärztliche Leistung führt. Die Leistungen nach den Nrn. 846 und 847 wurden nicht vom Arzt erbracht. Diagnostische und therapeutische Leistungen können nur dann gesondert berechnet werden, wenn sie vom Arzt geleistet werden.

Die bloße Anordnung der Leistungen durch den Arzt ist nicht ausreichend.

Dem steht auch nicht § 4 Abs. 2 S. 1,3 GOÄ entgegen; denn danach sind nur selbständige ärztliche Leistungen berechenbar, die der Arzt selbst erbracht hat oder unter seiner Aufsicht nach fachlicher Weisung erbracht werden.

Aktenzeichen: OLG Köln, 25.08.2008, AZ: 5 U 243/07

UV-GOÄ-Nr.	Allgemeine Heilbehandl.	Besondere Heilbehandl.	Besondere Kosten	Allgemeine Kosten	Sachkosten (Besond. + Allg. Kosten)

847 Übende Verfahren (z.B. autogenes Training) in Gruppenbehandlung mit höchstens 12 Teilnehmern, Dauer mind. 20 Minuten je Teilnehmer

	4,19	5,22	–	1,50	1,50

Kommentar: Wenn in der Leistungslegende von 12 Teilnehmern gesprochen wird, so sind damit alle Patienten unabhängig von ihrem Versicherungsstatus gemeint, die an diesem übenden Verfahren teilnehmen. Die Gebührenziffer kann auch bei einer vom UVTr genehmigten Feldenkrais-Methode angesetzt werden. Aufgrund der Leistungsüberschneidung ist die Nr. 20 nicht neben der Nr. 847 abrechenbar.

Ausschluss: 20, 33, 725

849 Psychotherapeutische Behandlung bei psychoreaktiven, psychosomatischen oder neurotischen Störungen, Dauer mind. 20 Min.

	21,41	26,65	–	4,86	4,86

Kommentar: **Brück** listet in seinem Kommentar zur GOÄ – und dies dürfte auch für die UV-GOÄ hilfreich sein – Krankheitsbilder auf, die einer psychosomatischen Grundversorgung besonders bedürfen:
- seelische Krankheiten mit psychischer Symptomatik unterschiedlicher Ätiologie (z.B. psychoreaktive Depression, larvierte Depression)
- neurotische Erkrankungen mit Angst- und Zwangssymptomatik (in diesen Fällen kann die psychosomatische Intervention ggf. in die Einleitung einer Psychotherapie münden)
- seelische Krankheiten mit funktioneller Symptomatik und Organbeschwerden, bei denen eine organische Ursache ausgeschlossen werden konnte (z.B. Oberbauchbeschwerden, Herzbeschwerden)
- psychosomatische Erkrankungen, bei denen eine psychische Verursachung bereits nach allgemeiner ärztlicher Erfahrung wahrscheinlich ist (z.B. Anorexia nervosa, Asthma bronchiale)...

Brück kommentiert weiter: „... So kann die Nr. 849 auch von Ärzten aus anderen Gebieten erbracht werden, auch wenn die Beihilfestellen in diesen Fällen eine Kostenübernahme ablehnen sollten. Die aus den Beihilfevorschriften des Bundes sich ergebende Auslassung ist jedoch auch aus medizinischen Gründen zweifelhaft, denkt man z.B. nur an die enorme Bedeutung der psychosomatischen Zusammenhänge für Beschwerden des Bewegungsapparates und damit für die orthopädische Behandlung...".

Da die Gebührenziffer auch für die psychosomatische Leistung der Hypnotherapie angesetzt werden darf, ist aufgrund der Leistungsüberschneidung die Nr. 845 nicht neben Nr. 849 ansetzbar. Hinsichtlich der psychoreaktiven und neurotischen Störungen besteht eine Leistungsüberschneidung mit den Gebührenziffern der psychiatrischen Behandlung, so dass die Nrn. 804, 806 und 886 ebenfalls nicht neben der Nr. 849 abgerechnet werden dürfen.

Ausschluss: 1–4, 725, 726, 845, 846, 849, 860 bis 864

855 Projektive Testverfahren Anwendung und Auswertung mit schriftlicher Aufzeichnung Anzahl abhängig von Fragestellung (z. B. Rorschach-Test, TAT, ...)

	34,28	34,28	–	13,95	13,95

Arbeitshinweise: 1. Projektive Testverfahren dienen der Aufdeckung unbewusster Motive und Konflikte. Die Aufzählung der nach Nr. 855 abrechenbaren Tests in der Leistungslegende ist nicht vollständig, sondern nur beispielhaft. Es können auch andere gebräuchliche, projektive Testverfahren nach Nr. 855 liquidiert werden (vgl. Hoffmann, Komm. z. GOÄ, Geb. Verzeichnis Nrn. 855-857, RdNr. 4, S. 43).
2. Die Gebühr kann pro Test abgerechnet werden. Die Anzahl ist abhängig von der Fragestellung.
3. Im Rahmen einer Begutachtung von Schädel-Hirn-Verletzungen besteht regelmäßig keine medizinische Notwendigkeit für die Durchführung von projektiven Tests nach Nr. 855.

Kommentar: Wenn mehrere Tests in einer Sitzung durchgeführt werden und dokumentiert sind, kann die Ziffer je Test abgerechnet werden. Die Sachkosten für die Tests können gesondert abgerechnet werden.

Ausschluss: 6000, 6001

G. Neurologie, Psychiatrie und Psychotherapie

UV-GOÄ-Nr.	Allgemeine Heilbehandl.	Besondere Heilbehandl.	Besondere Kosten	Allgemeine Kosten	Sachkosten (Besond. + Allg. Kosten)

856 Standardisierte Testverfahren zur Entwicklungs- und Intelligenzdiagnostik einschließlich neuropsychologischer Verfahren (Anwendung und Auswertung mit schriftlicher Aufzeichnung) – leitliniengerechte Eingangs- und Verlaufsdiagnostik Anzahl anhängig von Fragestellung, einschließlich Verfahren zur Beschwerdenvalidierung (z. B. K-ABC, WIE, TAP, WMS, ...)

	51,41	51,41	–	21,03	21,03

Neben der Leistung nach Nummer 856 sind die Leistungen nach den Nummern 715 bis 718 nicht berechnungsfähig.

Arbeitshinweise: 1. Leistungsinhalt ist die Anwendung und Auswertung verschiedener standardisierter Intelligenz- und Entwicklungstests. Sie dienen der Feststellung des Leistungsstandes und der Leistungsstruktur eines Patienten. Zur Zeit sind mehrere hundert Testverfahren bekannt. Nr. 856 enthält (im Gegensatz zu Nrn. 855 und 857) eine abschließende Aufzählung der mit dieser Gebühr abrechenbaren Intelligenz- und Entwicklungstests (s. Hoffmann, Komm. z. GOÄ, Geb.Verzeichnis Nrn. 855-857, RdNr. 1, letzter Abs., S. 42)...
2. Die Gebühr kann pro Test abgerechnet werden. Die Anzahl ist abhängig von der Fragestellung.
3. Da die Ergebnisse der Tests in erheblichem Maße von der Mitarbeit und Motivation des Patienten abhängen, ist die Anwendung und Auswertung im Rahmen einer Rentenbegutachtung (z. B. zur Feststellung des Leistungsvermögens bzw. der MdE nach Schädel-Hirn-Verletzungen) in aller Regel ohne beweismäßig hinreichende Aussagekraft und daher unzweckmäßig und nicht indiziert. Entscheidend bleiben immer die „klinischen" Daten (insbes. primäre Verletzung, Heilungsverlauf, Klagebild mit den konkreten Auswirkungen auf die Lebensführung, z.B. Erschöpfbarkeit, von Angehörigen beobachtete Veränderungen, klinisch-psychischer Befund usw.).
Dagegen ist während der Rehabilitation eine Indikation, etwa zur Abklärung des intellektuellen Leistungsvermögens, regelmäßig anzunehmen.

Kommentar: Wird ein Intelligenz- und Entwicklungstest nach den Nrn. 856 und 857 zur Klärung einer sozial-psychologischen oder schulischen Fragestellung durchgeführt, so ist z.B. nach Brück nicht damit zu rechnen, dass die private Krankenversicherung bzw. die Beihilfestellen die Kosten hierfür übernehmen. Dies sollte dem Patienten bzw. seinen Eltern mitgeteilt werden, da diese die Kosten zu zahlen haben.
Wenn mehrere Tests in einer Sitzung durchgeführt werden und dokumentiert sind, kann die Ziffer je Test abgerechnet werden. Die Sachkosten für die Tests können gesondert abgerechnet werden.

Ausschluss: 715–718, 6000, 6001

857 Orientierende Testverfahren zur Diagnostik psychischer Beschwerden (Anwendung und Auswertung mit schriftlicher Aufzeichnung) – leitliniengerechte Eingangs- und Abschlussdiagnostik sowie Verlaufsmessung Anzahl abhängig von Fragestellung (z. B. BDI-II, BSCL, FPI, PSSI, HADS, IES-R, ETI, ...) je Test

	17,13	17,13	–	6,94	6,94

Neben der Leistung nach Nummer 857 sind die Leistungen nach den Nummern 716 und 717 nicht berechnungsfähig.

Arbeitshinweise: 1. Orientierende Tests werden zur Psychodiagnostik und auch zur Therapiekontrolle eingesetzt.
2. Die Gebühr kann pro Test abgerechnet werden. Die Anzahl ist abhängig von der Fragestellung.

Kommentar: Weitere Tests, die nach Nr. 857 abgerechnet werden können:
Zusätzlich zu den genannten
– Symptom Check List (SCL-90R/S)
– Patient Health Questionnaire (PHQ)
– Beck Angst Inventar (BAI)
– Wender-Utah Rating Scale (WURS)
– MMPI-Fragebogentest (Minnesota Multifaceing Personality Inventory)
Wird ein Intelligenz- und Entwicklungstest nach den Nrn. 856 und 857 zur Klärung einer sozial-psychologischen oder schulischen Fragestellung durchgeführt, so ist z.B. nach Brück nicht damit zu rechnen, dass die private Krankenversicherung bzw. die Beihilfestellen die Kosten hierfür übernehmen. Dies sollte dem Patienten bzw. seinen Eltern mitgeteilt werden, da diese die Kosten zu zahlen haben.

	Allgemeine Heilbehandl.	Besondere Heilbehandl.	Besondere Kosten	Allgemeine Kosten	Sachkosten (Besond. + Allg. Kosten)

Wenn mehrere Tests in einer Sitzung durchgeführt werden und dokumentiert sind, kann die Ziffer je Test abgerechnet werden. Die Sachkosten für die Tests können gesondert abgerechnet werden.
Siehe auch unter Kommentar zu Nr. 856.

Ausschluss: 716, 717, 6000, 6001

860

Erhebung einer biographischen Anamnese unter neurosenpsychologischen Gesichtspunkten mit schriftlicher Aufzeichnung zur Einleitung und Indikationsstellung bei tiefenpsychologisch fundierter und analytischer Psychotherapie, auch in mehreren Sitzungen

85,63	106,56	–	27,63	27,63

Die Nummer 860 ist im Behandlungsfall nur einmal berechnungsfähig. Neben der Leistung nach Nummer 860 sind die Leistungen nach Nummern 807 und 835 nicht berechnungsfähig.

Arbeitshinweise: 1. Die Erhebung einer biographischen Anamnese unter neurosenpsychologischen Gesichtspunkten ist notwendig zur Prüfung der Indikation und Zweckmäßigkeit einer an den Ursachen der Erkrankung orientierten Psychotherapie. Sie ist regelmäßig nicht erforderlich zur Diagnose, Behandlung oder Begutachtung der verbliebenen intellektuellen Leistungsfähigkeit nach Schädel-/Hirnverletzungen.
2. Der in der Zusatzbestimmung erwähnte Behandlungsfall ist hier nicht mit dem üblichen Drei-Monats-Zeitraum (s. Nr. 1 der Allgem. Best. zu Abschnitt B.) gleichzusetzen, sondern im Sinne eines „Krankheitsfalles" zu verstehen. Eine erneute Abrechnung der Nr. 860 ist also erst nach Abschluss der Erkrankung und einem längeren therapiefreien Zeitraum zulässig (s. Brück, Komm. z. GOÄ, RdNr. 5 zu Nr. 860, S. 573).
3. Im Zusammenhang mit einer Begutachtung auf neuropsychologischen Fachgebiet kann diese Leistung nicht abgerechnet werden. Ziel einer Begutachtung ist nicht die **Prüfung der Indikation und Zweckmäßigkeit** einer Psychotherapie.
Die Erhebung der biographischen Anamnese (Informationen über Herkunft, Lebensgewohnheiten, Bedürfnisse, Sorgen, Kindheit, Beruf, soziale Kontakte, etc) sind obligatorischer Inhalt eines neuropsychologischen Gutachtens und damit Bestandteil der Leistung.

Kommentar: **Wezel/Liebold** kommentiert zur GOÄ (und dies dürfte auch für die UV-GOÄ gelten), dass bei der Nr. 860 im Gegensatz zu den Allgemeinen Bestimmungen B. Grundleistungen 1. nicht der Monatsfall verstanden wird, „... sondern der gesamte Zeitraum der fortgesetzten psychotherapeutischen Behandlung einer Krankheit..." Daraus folgt, dass erst nach einer behandlungsfreien Zeit die Leistung nach Nr. 860 wieder erbracht werden kann. Auch wenn mehrere Arzt-Patienten-Kontakte erforderlich sind, um den Leistungsinhalt der Nr. 860 voll zu erbringen, kann die Nr. 860 nur einmal abgerechnet werden, d.h. der Inhalt der Leistung kann in mehreren Sitzungen additiv erbracht werden.

Sofern ein Wechsel des psychotherapeutischen Behandlers erforderlich ist, darf der neue Psychotherapeut die Erhebung der biographischen Anamnese ebenfalls einmalig bzw. in mehreren Sitzungen additiv durchführen und nach Nr. 860 abrechnen. Der Einwand vom UVTr, dass eine erneute Erhebung der biographischen Anamnese gemäß § 8 Abs.1 Vertrag Ärzte/Unfallversicherungsträger nicht erforderlich ist, weil der vorbehandelnde Psychotherapeut diese bereits durchgeführt hat, ist unzulässig.

Die biographische Anamnese ist für die sogenannte „Große Psychotherapie" nach den Nrn. 861 ff. eine **vorher** durchzuführende Leistung und dient der Feststellung, ob Leistungen der Kleinen oder Großen Psychotherapie" oder gar keine Leistungen erfolgen sollen. Diese Leistung ist in der Regel vor einer Psychotherapie zu erbringen. Aufgrund der Leistungsüberschneidung ist die Nr. 860 nicht neben Nr. 807 und Nr. 835 ansetzbar. Dieser Ausschluss ist daher auch in der Zusatzbestimmung zu Nr. 860 enthalten.

Ausschluss: 807, 835, 845, 846

861

Tiefenpsychologisch fundierte Psychotherapie, Einzelbehandlung, Dauer mindestens 50 Minuten

64,22	79,93	–	11,86	11,86

Kommentar: Die Gebührenziffer ist nur bei einer Einzelbehandlung abrechenbar. Die Teilnahme an einer Gruppenbehandlung wird mit Nr. 862 vergütet. Die Leistung darf nur von Fachärzten für Psychiatrie und Psychotherapie, für psychotherapeutische Medizin, Psychosomatische Medizin und Psychotherapie, Kinder- und Jugendpsychiatrie und -psychotherapie sowie Ärzte mit der Zusatzbezeichnung „Psychoanalyse" und „Psychotherapie" erbracht werden. Für Ärzte mit einer Weiterbildung in der psychosomatischen Grundversorgung ist

G. Neurologie, Psychiatrie und Psychotherapie

UV-GoÄ-Nr.	Allgemeine Heilbehandl.	Besondere Heilbehandl.	Besondere Kosten	Allgemeine Kosten	Sachkosten (Besond. + Allg. Kosten)

die Nr. 861 nicht abrechenbar. Gemäß § 19 der GKV-Psychotherapeuten-Richtlinie ist die tiefenpsychologisch fundierte Psychotherapie nicht mit der analytischen Psychotherapie und/oder der Verhaltenstherapie kombinierbar, weil die Kombination der Verfahren zu einer Verfremdung der methodenbezogenen Eigengesetzlichkeit des therapeutischen Prozesses führen kann. Da dies auch für den Bereich der GUV gelten dürfte, sind die Leistungen nach Nrn. 861 und 862 nicht neben Nrn. 863 und 864 bzw. Nrn. 870 und 871 ansetzbar.

Ausschluss: 1–4, 22, 845, 846, 862, 863, 864, 870, 871

862 Tiefenpsychologisch fundierte Psychotherapie, Gruppenbehandlung mit einer Teilnehmerzahl von höchstens acht Personen, Dauer mindestens 100 Minuten, je Teilnehmer

	32,09	39,96	–	6,20	6,20

Kommentar: Die Gebührenziffer ist nur bei einer Gruppenbehandlung abrechenbar. Der Versicherungsstatus der anderen Teilnehmer wie z.B. Kassen-, Privat-, Beihilfe- oder BG-Patient ist für die Abrechnung mit dem UVTr unerheblich. Die Teilnahme an einer Einzelbehandlung wird mit Nr. 861 vergütet. Die Leistung darf nur von Fachärzten für Psychiatrie und Psychotherapie, für psychotherapeutische Medizin, Psychosomatische Medizin und Psychotherapie, Kinder- und Jugendpsychiatrie und -psychotherapie sowie Ärzte mit der Zusatzbezeichnung „Psychoanalyse" und „Psychotherapie" erbracht werden. Für Ärzte mit einer Weiterbildung in der psychosomatischen Grundversorgung ist die Nr. 862 nicht abrechenbar. Gemäß § 19 der GKV-Psychotherapeuten-Richtlinie ist die tiefenpsychologisch fundierte Psychotherapie nicht mit der analytischen Psychotherapie und/oder der Verhaltenstherapie kombinierbar, weil die Kombination der Verfahren zu einer Verfremdung der methodenbezogenen Eigengesetzlichkeit des therapeutischen Prozesses führen kann. Da dies auch für den Bereich der GUV gelten dürfte, sind die Leistungen nach Nrn. 861 und 862 nicht neben Nrn. 863 und 864 bzw. Nrn. 870 und 871 ansetzbar.

Ausschluss: 1–4, 20, 22, 33, 845, 846, 861, 863, 864, 870, 871

863 Analytische Psychotherapie, Einzelbehandlung, Dauer mindestens 50 Minuten

	64,22	79,93	–	11,86	11,86

Kommentar: Die Gebührenziffer ist nur bei einer Einzelbehandlung abrechenbar. Die Teilnahme an einer Gruppenbehandlung wird mit Nr. 864 vergütet. Die Leistung darf nur von Fachärzten für Psychiatrie und Psychotherapie, für psychotherapeutische Medizin, Psychosomatische Medizin und Psychotherapie, Kinder- und Jugendpsychiatrie und -psychotherapie sowie Ärzte mit der Zusatzbezeichnung „Psychoanalyse" und „Psychotherapie" erbracht werden. Für Ärzte mit einer Weiterbildung in der psychosomatischen Grundversorgung ist die Nr. 863 nicht abrechenbar. Gemäß § 19 der GKV-Psychotherapeuten-Richtlinie ist die analytischen Psychotherapie nicht mit der tiefenpsychologisch fundierte Psychotherapie und/oder der Verhaltenstherapie kombinierbar, weil die Kombination der Verfahren zu einer Verfremdung der methodenbezogenen Eigengesetzlichkeit des therapeutischen Prozesses führen kann. Da dies auch für den Bereich der GUV gelten dürfte, sind die Leistungen nach Nrn. 863 und 864 nicht neben Nrn. 861 und 862 bzw. Nrn. 870 und 871 ansetzbar.

Ausschluss: 1–4, 22, 845, 846, 861, 862, 864, 870, 871

864 Analytische Psychotherapie, Gruppenbehandlung mit einer Teilnehmerzahl von höchstens acht Personen, Dauer mindestens 100 Minuten, je Teilnehmer

	32,09	39,96	–	6,20	6,20

Kommentar: Die Gebührenziffer ist nur bei einer Gruppenbehandlung abrechenbar. Der Versicherungsstatus der anderen Teilnehmer wie z.B. Kassen-, Privat-, Beihilfe- oder BG-Patient ist für die Abrechnung mit dem UVTr unerheblich. Die Teilnahme an einer Einzelbehandlung wird mit Nr. 863 vergütet. Die Leistung darf nur von Fachärzten für Psychiatrie und Psychotherapie, für psychotherapeutische Medizin, Psychosomatische Medizin und Psychotherapie, Kinder- und Jugendpsychiatrie und -psychotherapie sowie Ärzte mit der Zusatzbezeichnung „Psychoanalyse" und „Psychotherapie" erbracht werden. Für Ärzte mit einer Weiterbildung in der psychosomatischen Grundversorgung ist die Nr.

862 nicht abrechenbar. Gemäß § 19 der GKV-Psychotherapeuten-Richtlinie ist die analytischen Psychotherapie nicht mit der tiefenpsychologisch fundierte Psychotherapie und/oder der Verhaltenstherapie kombinierbar, weil die Kombination der Verfahren zu einer Verfremdung der methodenbezogenen Eigengesetzlichkeit des therapeutischen Prozesses führen kann. Da dies auch für den Bereich der GUV gelten dürfte, sind die Leistungen nach Nrn. 863 und 864 nicht neben Nrn. 861 und 862 bzw. Nrn. 870 und 871 ansetzbar.

Ausschluss: 1–4, 20, 22, 33, 845, 846, 861, 862, 863, 870, 871

865

	Allgemeine Heilbehandl.	Besondere Heilbehandl.	Besondere Kosten	Allgemeine Kosten	Sachkosten (Besond. + Allg. Kosten)
Besprechung mit dem nichtärztlichen Psychotherapeuten über die Fortsetzung der Behandlung	32,09	39,96	–	3,51	3,51

Kommentar: In der GUV sind neben ärztlichen Psychotherapeuten nur psychologische Psychotherapeuten zur Behandlung zugelassen. Erfolgt die Besprechung mit einem Heilpraktiker für Psychotherapie, so ist die Leistung nicht berechnungsfähig, da die Heilpraktikerbehandlung durch die UVTr nicht übernommen wird. Aufgrund der Leistungsüberschneidung ist die Nr. 865 nicht neben Nr. 808 abrechenbar.

Ausschluss: 60a/60b, 808

870

Verhaltenstherapie, Einzelbehandlung, Dauer mindestens 50 Minuten – gegebenenfalls Unterteilung in zwei Einheiten von jeweils mindestens 25 Minuten –	69,82	86,86	–	12,95	12,95

Kommentar: Die Gebührenziffer ist nur bei einer Einzelbehandlung abrechenbar. Die Teilnahme an einer Gruppenbehandlung wird mit Nr. 871 vergütet. Die Leistung darf nur von Fachärzten für Psychiatrie und Psychotherapie, für psychotherapeutische Medizin, Psychosomatische Medizin und Psychotherapie, Kinder- und Jugendpsychiatrie und -psychotherapie sowie Ärzte mit der Zusatzbezeichnung „Psychoanalyse" und „Psychotherapie" erbracht werden. Für Ärzte mit einer Weiterbildung in der psychosomatischen Grundversorgung ist die Nr. 870 nicht abrechenbar. Gemäß § 19 der GKV-Psychotherapeuten-Richtlinie ist die Verhaltenstherapie nicht mit der tiefenpsychologisch fundierten Psychotherapie und/oder der analytischen Psychotherapie kombinierbar, weil die Kombination der Verfahren zu einer Verfremdung der methodenbezogenen Eigengesetzlichkeit des therapeutischen Prozesses führen kann. Da dies auch für den Bereich der GUV gelten dürfte, sind die Leistungen nach Nrn. 870 und 871 nicht neben Nrn. 861 und 862 bzw. Nrn. 863 und 864 ansetzbar.

Ausschluss: 1–4, 22, 861 bis 864, 871

871

Verhaltenstherapie, Gruppenbehandlung mit einer Teilnehmerzahl von höchstens 8 Personen, Dauer mindestens 50 Minuten, je Teilnehmer	13,97	17,36	–	2,69	2,69

Bei einer Sitzungsdauer von mindestens 100 Minuten kann die Leistung nach Nummer 871 zweimal berechnet werden.

Kommentar: Die Gebührenziffer ist nur bei einer Gruppenbehandlung abrechenbar. Der Versicherungsstatus der anderen Teilnehmer wie z.B. Kassen-, Privat-, Beihilfe- oder BG-Patient ist für die Abrechnung mit dem UVTr unerheblich. Die Teilnahme an einer Einzelbehandlung wird mit Nr. 871 vergütet. Die Leistung darf nur von Fachärzten für Psychiatrie und Psychotherapie, für psychotherapeutische Medizin, Psychosomatische Medizin und Psychotherapie, Kinder- und Jugendpsychiatrie und -psychotherapie sowie Ärzte mit der Zusatzbezeichnung „Psychoanalyse" und „Psychotherapie" erbracht werden. Für Ärzte mit einer Weiterbildung in der psychosomatischen Grundversorgung ist die Nr. 871 nicht abrechenbar. Gemäß § 19 der GKV-Psychotherapeuten-Richtlinie ist die Verhaltenstherapie nicht mit der tiefenpsychologisch fundierten Psychotherapie und/oder der analytischen Psychotherapie kombinierbar, weil die Kombination der Verfahren zu einer Verfremdung der methodenbezogenen Eigengesetzlichkeit des therapeutischen Prozesses führen kann. Da dies auch für den Bereich der GUV gelten dürfte, sind die Leistungen nach Nrn. 870 und 871 nicht neben Nrn. 861 und 862 bzw. Nrn. 863 und 864 ansetzbar.

Ausschluss: 1–4, 20, 22, 33, 861 bis 864, 870

G. Neurologie, Psychiatrie und Psychotherapie

UV-GOÄ-Nr.		Allgemeine Heilbehandl.	Besondere Heilbehandl.	Besondere Kosten	Allgemeine Kosten	Sachkosten (Besond. + Allg. Kosten)

885 Eingehende psychiatrische Untersuchung bei Kindern oder Jugendlichen unter auch mehrfacher Einschaltung der Bezugs- und/oder Kontaktperson(en) unter Berücksichtigung familienmedizinischer und entwicklungspsychologischer Bezüge

| | 46,54 | 57,92 | – | 8,36 | 8,36 |

Kommentar: Da die Beteiligung der Kontakt- und Bezugspersonen bei Nr. 885 zwingender/obligatorischer Bestandteil der Leistung ist, scheidet aufgrund der Leistungsüberschneidungen die Abrechnung der Nr. 835 neben dieser Gebührenziffer aus. Da die Nr. 885 nur eine psychiatrische „Untersuchungsleistung" ist, darf die vorherige Anamneseerhebung nach Nr. 807 und die sich ggf. anschließende psychiatrische „Behandlung" nach Nr. 886 oder Nr. 887 zusätzlich abgerechnet werden. Die Beteiligung der Kontakt- und Bezugspersonen in der Nrn. 885 beinhaltet nicht deren Behandlung und Beratung durch den Kinder- und Jugendpsychiater, so dass die Nr. 817 neben dieser Gebührenziffer ansetzbar ist. Bei Kindern und Jugendlichen, die sich bereits vor dem 18. Geburtstag in kinder- und jugendpsychiatrischer Behandlung befunden haben und die eine vertrauensvolle Beziehung zum Arzt aufgebaut haben, können die Kosten nach den Ziffern 885, 886 und 887 auch über die Vollendung des 18. Lebensjahrs hinaus bis zum vollendeten 21. Lebensjahr übernommen werden, entsprechend den Bestimmungen des EBM und der GOÄ (Quelle: https://www.aerztezeitung.de/Wirtschaft/Kinder-und-Jugendpsychiatrie-auch-uebers-21-Lebensjahr-hinaus-abrechenbar-414933.html).
In diesen Fällen scheidet die Abrechnung der Nrn. 885, 886 und/oder 887 neben den Nrn. 801, 804 und/oder 806 aus.

Ausschluss: 6–9, 801, 804, 806, 835

886 Psychiatrische Behandlung bei Kindern und/oder Jugendlichen unter Einschaltung der Bezugs- und/oder Kontaktperson(en) unter Berücksichtigung familienmedizinischer und entwicklungspsychologischer Bezüge, Dauer mindestens 40 Minuten

| | 65,16 | 81,08 | – | 11,86 | 11,86 |

Kommentar: Die Gebührenziffer ist nur bei einer Einzelbehandlung abrechenbar. Die Teilnahme an einer Gruppenbehandlung wird mit Nr. 887 vergütet. Da die Beteiligung der Kontakt- und Bezugspersonen bei Nr. 886 zwingender/obligatorischer Bestandteil der Leistung ist, scheidet aufgrund der Leistungsüberschneidungen die Abrechnung der Nr. 835 neben dieser Gebührenziffer aus. Da die Nr. 886 nur eine psychiatrische „Behandlungsleistung" ist, darf die vorherige Anamneseerhebung nach Nr. 807 und/oder die vorherige psychiatrische „Untersuchung" nach Nr. 885 zusätzlich abgerechnet werden. Die Beteiligung der Kontakt- und Bezugspersonen in der Nrn. 886 beinhaltet nicht deren Behandlung und Beratung durch den Kinder- und Jugendpsychiater, so dass die Nr. 817 neben dieser Gebührenziffer ansetzbar ist. Bei Kindern und Jugendlichen, die sich bereits vor dem 18. Geburtstag in kinder- und jugendpsychiatrischer Behandlung befunden haben und die eine vertrauensvolle Beziehung zum Arzt aufgebaut haben, können die Kosten nach den Ziffern 885, 886 und 887 auch über die Vollendung des 18. Lebensjahrs hinaus bis zum vollendeten 21. Lebensjahr übernommen werden, entsprechend den Bestimmungen des EBM und der GOÄ (Quelle: https://www.aerztezeitung.de/Wirtschaft/Kinder-und-Jugendpsychiatrie-auch-uebers-21-Lebensjahr-hinaus-abrechenbar-414933.html).
In diesen Fällen scheidet die Abrechnung der Nrn. 885, 886 und/oder 887 neben den Nrn. 801, 804 und/oder 806 aus.

Ausschluss: 1–4, 22, 801, 804, 806, 835, 887

887 Psychiatrische Behandlung in Gruppen bei Kindern und/oder Jugendlichen, Dauer mindestens 60 Minuten, bei einer Teilnehmerzahl von höchstens zehn Personen, je Teilnehmer

| | 18,60 | 23,16 | – | 3,24 | 3,24 |

Kommentar: Die Gebührenziffer ist nur bei einer Gruppenbehandlung abrechenbar. Der Versicherungsstatus der anderen Teilnehmer wie z.B. Kassen-, Privat-, Beihilfe- oder Unfallkassenpatient ist für die Abrechnung mit dem UVTr unerheblich. Die Teilnahme an einer Einzelbehandlung wird mit Nr. 886 vergütet. Da die Nr. 887 nur eine psychiatrische „Behandlungsleistung" ist, darf die vorherige Anamneseerhebung nach Nr. 807 und/oder die vorherige psychiatrische „Untersuchung" nach Nr. 885 zusätzlich abgerechnet werden. Bei Kindern und Jugendlichen, die sich bereits vor dem 18. Geburtstag in kinder-

und jugendpsychiatrischer Behandlung befunden haben und die eine vertrauensvolle Beziehung zum Arzt aufgebaut haben, können die Kosten nach den Ziffern 885, 886 und 887 auch über die Vollendung des 18. Lebensjahrs hinaus bis zum vollendeten 21. Lebensjahr übernommen werden, entsprechend den Bestimmungen des EBM und der GOÄ (Quelle: https://www.aerztezeitung.de/Wirtschaft/Kinder-und-Jugendpsychiatrie-auch-uebers-21-Lebensjahr-hinaus-abrechenbar-414933.html).

In diesen Fällen scheidet die Abrechnung der Nrn. 885, 886 und/oder 887 neben den Nrn. 801, 804 und/oder 806 aus.

Ausschluss: 1–4, 20, 22, 33, 801, 804, 806, 886

H. Geburtshilfe und Gynäkologie

Allgemeine Bestimmungen:
Werden mehrere Eingriffe in der Bauchhöhle in zeitlichem Zusammenhang durchgeführt, die jeweils in der Leistung die Eröffnung der Bauchhöhle enthalten, so darf diese nur einmal berechnet werden; die Vergütungssätze der weiteren Eingriffe sind deshalb um den Vergütungssatz nach Nr. 3135 zu kürzen.

1001 Tokographische Untersuchung   11,16   13,89   –   7,55   7,55

Kommentar: Gemäß der Zusatzbestimmung zu Nr. 1003 darf neben der externen und/oder internen kardiotokographischen Untersuchung der Nrn. 1002 und 1003 die tokographische Untersuchung nach Nr. 1001 nicht abgerechnet werden.

Ausschluss: 1002, 1003

1002 Externe kardiotokographische Untersuchung   18,60   23,16   –   12,54   12,54

Kommentar: Gemäß der Zusatzbestimmung zu Nr. 1003 darf neben der externen kardiotokographischen Untersuchung der Nrn. 1002 die tokographische Untersuchung nach Nr. 1001 nicht abgerechnet werden.

Auch wenn eine Dauerüberwachung mit CTG erforderlich ist, kann die Leistung nach Nr. 1002 trotzdem nur einmal pro Sitzung berechnet werden. Eine Sitzung ist eine Arzt-Patient-Begegnung, die wartezeitbedingt auch mehrere Stunden andauern kann. In der Leistungsbeschreibung der internen tokographischen Untersuchung nach Nr. 1003 ist verankert, dass eine im zeitlichen Zusammenhang des Geburtsvorganges vorausgegangene externe tokographische Untersuchung nach Nr. 1002 Bestandteil der Leistung nach Nr. 1003 ist. Ein zeitlicher Zusammenhang liegt nicht vor, wenn die Sitzung bereits beendet war und die Patienten wegen des Einsetzen des Geburtsvorgangs den Arzt am gleichen Tag erneut aufsucht.

Ausschluss: 1001, 1003

1003 Interne kardiotokographische Untersuchung – gegebenenfalls einschließlich einer im zeitlichen Zusammenhang des Geburtsvorganges vorausgegangenen externen Kardiotokographie   35,27   43,88   –   23,59   23,59

Neben den Leistungen nach den Nummern 1002 und 1003 ist die Leistung nach 1001 nicht berechnungsfähig.

Kommentar: Gemäß der Zusatzbestimmung darf neben der internen kardiotokographischen Untersuchung der Nrn. 1003 die tokographische Untersuchung nach Nr. 1001 nicht abgerechnet werden.

Auch wenn eine Dauerüberwachung mit CTG erforderlich ist, kann die Leistung nach Nr. 1002 trotzdem nur einmal pro Sitzung berechnet werden. Eine Sitzung ist eine Arzt-Patientin-Begegnung, die wartezeitbedingt auch mehrere Stunden andauern kann. In der Leistungsbeschreibung ist verankert, dass eine im zeitlichen Zusammenhang des Geburtsvorganges vorausgegangene externe tokographische Untersuchung nach Nr. 1002 Bestandteil der Leistung ist. Ein zeitlicher Zusammenhang liegt nicht vor, wenn die Sitzung bereits beendet war und die Patienten wegen des Einsetzen des Geburtsvorgangs den Arzt am gleichen Tag erneut aufsucht.

Ausschluss: 1001, 1002

1010 Amnioskopie   13,77   17,13   –   4,86   4,86

Kommentar: Die Fruchtwasserspiegelung nach Nr. 1010 ist Leistungsbestandteil der Nr. 1014 - Blutentnahme beim Fetus mittels Amniskopie, Diese beiden Gebührenziffern dürfen daher nicht nebeneinander abgerechnet werden.

Ausschluss: 1014

1011 Amniozentese – einschließlich Fruchtwasserentnahme   24,75   30,82   –   7,28   7,28

UV-GOÄ-Nr.	Allgemeine Heilbehandl.	Besondere Heilbehandl.	Besondere Kosten	Allgemeine Kosten	Sachkosten (Besond. + Allg. Kosten)

Kommentar: Neben der Gebührenziffer für die Punktion der Fruchtblase dürfen keine weiteren Punktionsgebührenziffern wie z.B. die Nr. 307 oder Nr. 315 abgerechnet werden. Die zur Lage der Punktionsnadel erforderliche Ultraschallkontrolle (Nr. 410) und der Wundverband (Nr. 200) sind Bestandteil der Leistung und daher nicht gesondert abrechenbar, Kein Bestandteil der Leistung und damit gesondert abrechenbar sind die evtl. örtliche Betäubung an der Entnahmestelle (Nrn. 490/491) und die besonderen Kosten des Wundverbandes (Nr. 200).
Bei ambulanter OP: Zuschlag nach Nr. 442 abrechenbar.
Ausschluss: 200, 307, 315, 410,

1012 Blutentnahme beim Fetus

	6,90	8,58	–	3,51	3,51

Kommentar: Diese Blutentnahme beim Fetus erfolgt ohne Fruchtwasserspiegelung (Amniskopie) und ohne pH-Messung(en) im Blut. Werden zusätzlich pH-Messungen im Blut durchgeführt, dann ist die höher vergütete Nr. 1013 abzurechnen. Bei der Blutentnahme mittels Amniskopie ist die höher vergütete Nr. 1014 abrechenbar.
Neben der Gebührenziffer zur Blutentnahme dürfen keine weiteren Entnahmegebührenziffern wie z.B. die Nrn. 250, 250a oder 251 abgerechnet werden.
Ausschluss: 250, 250a, 251, 307, 315, 410, 1013, 1014

Auf einen Blick:
Blutentnahme beim Fetus

Blutentnahme beim Fetus	ohne Amniskopie	mit Amniskopie
ohne pH-Messung(en) im Blut	1012	1014
mit pH-Messung(en) im Blut	1013	1014

1013 Blutentnahme beim Fetus – einschließlich pH-Messung(en) im Blut –

	16,57	20,62	–	10,25	10,25

Kommentar: Diese Blutentnahme beim Fetus erfolgt ohne Fruchtwasserspiegelung (Amniskopie). Werden keine pH-Messungen im Blut durchgeführt, dann ist die geringer vergütete Nr. 1012 abzurechnen. Bei der Blutentnahme mittels Amniskopie ist dagegen die höher vergütete Nr. 1014 abrechenbar.
Neben der Gebührenziffer zur Blutentnahme dürfen keine weiteren Entnahmegebührenziffern wie z.B. die Nrn. 250, 250a oder 251 abgerechnet werden.
Ausschluss: 250, 250a, 251, 307, 315, 410, 1012, 1014, 3710

1014 Blutentnahme beim Fetus mittels Amnisokopie – einschließlich pH-Messung(en) im Blut

	27,54	34,28	–	10,80	10,80

Kommentar: Diese Blutentnahme beim Fetus erfolgt mit Fruchtwasserspiegelung (Amniskopie). Die Nr. 1014 darf auch abgerechnet werden, wenn keine pH-Messungen im Blut erfolgen. Bei der Blutentnahme ohne Amniskopie aber mit pH-Messungen im Blut ist die geringer vergütete Nr. 1013 abzurechnen. Bei der Blutentnahme ohne Amniskopie und ohne pH-Messungen im Blut ist die noch geringer vergütete Nr. 1012 in Rechnung zu stellen.
Neben der Gebührenziffer zur Blutentnahme dürfen keine weiteren Entnahmegebührenziffern wie z.B. die Nrn. 250, 250a oder 251 abgerechnet werden.
Bei ambulanter OP: Zuschlag nach Nr. 442 abrechenbar.
Ausschluss: 200, 250, 250a, 251, 307, 315, 410, 1010, 1011, 1012, 1013, 3710

1020 Erweiterung des Gebärmutterhalses durch Dehnung im Zusammenhang mit einer Geburt – gegebenenfalls einschließlich Eipollösung –

	13,77	17,13	–	7,28	7,28

Kommentar: Bei der instrumentalen Einleitung einer Geburt (Nr. 1050), der Beendigung einer Fehlgeburt durch inneren Eingriff (Nr. 1052), dem Schwangerschaftsabbruch bis zur 12. SSW (Nr. 1055) bzw. ab der 13. SSW (Nr. 1056) sowie der Ausräumung einer missed abortion (Nr. 1060) ist die Erweiterung des Gebärmutterhalses durch Dehnung Bestandteil dieser Leistungen und damit nicht gesondert mit Nr. 1020 abrechenbar.
Ausschluss: 1050, 1052, 1055, 1056, 1060

H. Geburtshilfe und Gynäkologie

UV-GOÄ-Nr.		Allgemeine Heilbehandl.	Besondere Heilbehandl.	Besondere Kosten	Allgemeine Kosten	Sachkosten (Besond. + Allg. Kosten)

1021 Beistand von mindestens zwei Stunden Dauer bei einer Geburt, die auf natürlichem Wege nicht beendet werden kann, ausschließlich Kunsthilfe

| | 24,75 | 30,82 | – | 3,51 | 3,51 |

Kommentar: Als Beistand gilt die dauernde tätige Bereitschaft ohne Ausübung einer abrechnungsfähigen Leistung. Als Geburt wird in den Gebührenordnungen ein Vorgang von Wehenbeginn bis zum Ende der Nachgeburt bezeichnet. Neben der Gebühr für den Beistand ist eine Verweilgebühr abrechenbar, wenn nach Ablauf von 2 Stunden ein weiteres Verweilen medizinisch erforderlich ist (Nr. 56 bzw. in der Nacht Nr. 57 für jede weitere halbe Stunde). Muss die Plazenta durch einen inneren Eingriff entfernt werden, so können neben der Nr. 1021 die entsprechenden Nrn. 1025 bis 1030 und zusätzlich die Nr. 1041 abgerechnet werden.
Durch das Wort „ausschließlich" in der Leistungsbeschreibung wird klargestellt, dass die ärztliche Kunsthilfe der Nrn. 1025 bis 1030 nicht Bestandteil des ärztlichen Beistandes der Nr. 1021 ist und daher zusätzlich abgerechnet werden darf. Gemäß der Zusatzbestimmung zu Nr. 1030 darf entweder die Beistandsgebühr nach Nr. 1021 oder nach Nr. 1022 zusätzlich zur ärztlichen Kunsthilfe in Rechnung gestellt werden.
Ausschluss: 1022, 1052, 1055, 1056

1022 Beistand bei einer Geburt, auch Risikogeburt, regelwidriger Kindslage, Mehrlingsgeburt, ausschließlich Kunsthilfe, sofern der Arzt die Geburt auf natürlichem Wege bis zur Beendigung geleitet hat

| | 120,98 | 150,58 | – | 4,86 | 4,86 |

Kommentar: Wenn nach einer natürlich beendeten Geburt (Spontanlösung der Plazenta) die Nachtastung beendet ist und dann plötzlich der Verdacht besteht, dass die Plazentalösung unvollständig war, kann die Nr. 1041 berechnet werden. Siehe auch Kommentar zur Nr. 1021.
Durch das Wort „ausschließlich" in der Leistungsbeschreibung wird klargestellt, dass die ärztliche Kunsthilfe der Nrn. 1025 bis 1030 nicht Bestandteil des ärztlichen Beistandes der Nr. 1022 ist und daher zusätzlich abgerechnet werden darf. Gemäß der Zusatzbestimmung zu Nr. 1030 darf entweder die Beistandsgebühr nach Nr. 1021 oder nach Nr. 1022 zusätzlich zur ärztlichen Kunsthilfe in Rechnung gestellt werden.
Ausschluss: 1021, 1032. 1052, 1055, 1056

1025 Entbindung durch Manualextraktion am Beckenende

| | 51,57 | 64,18 | – | 26,70 | 26,70 |

Kommentar: Gemäß der Zusatzbestimmung zu Nr. 1030 darf neben der Entbindung durch Manualextraktion am Beckenende jeweils eine der Beistandsleistungen der Nrn. 1021 oder Nr. 1022 zusätzlich berechnet werden. Bei vorliegendem Mutterkuchen zusätzlich Nr. 1030 abrechnen.
Ausschluss: 1026, 1027, 1050, 1055, 1056

1026 Entbindung durch Vakuumextraktion

| | 77,43 | 96,39 | – | 34,79 | 34,79 |

Kommentar: Gemäß der Zusatzbestimmung zu Nr. 1030 darf neben der Entbindung durch Vakuumextraktion jeweils eine der Beistandsleistungen der Nrn. 1021 oder Nr. 1022 zusätzlich berechnet werden. Bei vorliegendem Mutterkuchen zusätzlich Nr. 1030 abrechnen.
Ausschluss: 1025, 1027, 1050, 1055, 1056

1027 Entbindung durch Zange

| | 77,43 | 96,39 | – | 32,64 | 32,64 |

Kommentar: Gemäß der Zusatzbestimmung zu Nr. 1030 darf neben der Entbindung durch Zange jeweils eine der Beistandsleistungen der Nrn. 1021 oder Nr. 1022 zusätzlich berechnet werden. Bei vorliegendem Mutterkuchen zusätzlich Nr. 1030 abrechnen.
Ausschluss: 1025, 1026, 1050, 1055, 1056

1028 Äußere Wendung

| | 34,44 | 42,85 | – | 6,61 | 6,61 |

Kommentar: Gemäß der Zusatzbestimmung zu Nr. 1030 darf neben der äußeren Wendung jeweils eine der Beistandsleistungen der Nrn. 1021 oder Nr. 1022 zusätzlich berechnet werden. Bei vorliegendem Mutterkuchen zusätzlich Nr. 1030 abrechnen.
Ausschluss: 1029, 1050, 1055, 1056

H. Geburtshilfe und Gynäkologie

UV-GOÄ-Nr.		Allgemeine Heilbehandl.	Besondere Heilbehandl.	Besondere Kosten	Allgemeine Kosten	Sachkosten (Besond. + Allg. Kosten)
1029	Innere oder kombinierte Wendung – auch mit Extraktion	103,31	128,58	–	33,84	33,84

Kommentar: Gemäß der Zusatzbestimmung zu Nr. 1030 darf neben der inneren oder kombinierten Wendung jeweils eine der Beistandsleistungen der Nrn. 1021 oder Nr. 1022 zusätzlich berechnet werden. Bei vorliegendem Mutterkuchen zusätzlich Nr. 1030 abrechnen.
Ausschluss: 1028, 1055, 1056

| **1030** | Entbindung bei vorliegendem Mutterkuchen, zusätzlich zu Nr. 1025–1029 | 34,44 | 42,85 | – | 7,96 | 7,96 |

Neben den Leistungen nach den Nummern 1025 bis 1030 kann jeweils eine Leistung nach der Nummer 1021 oder 1022 zusätzlich berechnet werden.

Kommentar: Gemäß der Zusatzbestimmung darf jeweils eine der Beistandsleistungen der Nrn. 1021 oder Nr. 1022 zusätzlich berechnet werden.
Ausschluss: 1032, 1055, 1056

| **1031** | Entbindung durch Perforation oder Embryotomie, mit Extraktion | 181,50 | 225,86 | – | 65,00 | 65,00 |

Ausschluss: 1055, 1056

| **1032** | Schnittentbindung von der Scheide oder von den Bauchdecken aus | 215,01 | 267,55 | 46,78 | 45,57 | 92,35 |

Ausschluss: 1022, 1030, 1043, 1044, 1052, 1055, 1056

| **1035** | Operation der Uterusruptur ohne Uterusexstirpation | 188,95 | 235,12 | 46,78 | 51,52 | 98,30 |

Kommentar: Wenn die Leistung erforderlich ist, kann sie zusätzlich zu geburtshilflichen Leistungen berechnet werden.
Ausschluss: 1036

| **1036** | Operation der Uterusruptur mit Uterusexstirpation | 257,82 | 320,82 | 46,78 | 51,52 | 98,30 |

Kommentar: Wenn die Leistung erforderlich ist, kann sie zusätzlich zu geburtshilflichen Leistungen berechnet werden.
Ausschluss: 1035

| **1040** | Reanimation eines asphyktischen Neugeborenen durch apparative Beatmung – auch mit Intubation und gegebenenfalls einschließlich extrathorakaler indirekter Herzmassage | 32,58 | 40,51 | – | 7,41 | 7,41 |

Kommentar: Statt der Nr. 1040 kann im Rahmen einer Reanimation die höher bewertete Nr. 429 angesetzt werden (**Brück**). Ein Ansatz beider Nrn. nebeneinander ist nicht möglich. Der Leistungsinhalt der Nr. 1040 ist nicht so umfassend wie der der Nr. 429 und schon erfüllt, wenn eine Maskenbeatmung des Neugeborenen durchgeführt wird.
Ausschluss: 427, 429, 1529

| **1041** | Entfernung der Nachgeburt oder von Resten durch inneren Eingriff mit oder ohne Kürettement | 76,70 | 95,43 | – | 25,08 | 25,08 |

Kommentar: Bei ambulanter OP: Zuschlag nach Nr. 444 abrechenbar.
Ausschluss: 200, 1055, 1056

| **1042** | Behandlung einer Blutung nach Geburt durch innere Eingriffe | 51,57 | 64,18 | – | 25,08 | 25,08 |

Ausschluss: 1075, 1081, 1082

H. Geburtshilfe und Gynäkologie

UV-GoÄ-Nr.		Allgemeine Heilbehandl.	Besondere Heilbehandl.	Besondere Kosten	Allgemeine Kosten	Sachkosten (Besond. + Allg. Kosten)

1043 Naht des Gebärmutterhalses – einschließlich der vorangegangenen Erweiterung durch Schnitt oder Naht eines frischen Mutterhalsrisses

| | | 57,72 | 71,82 | 15,66 | 19,84 | 35,50 |

Kommentar: Bei ambulanter OP: Zuschlag nach Nr. 443 abrechenbar.
Ausschluss: 200, 1032, 1097, 1122

1044 Naht der weichen Geburtswege – auch nach vorangegangener künstlicher Erweiterung – und/oder Naht eines Dammrisses I. oder II. Grades und/oder Naht eines Scheidenrisses

| | | 39,10 | 48,66 | 15,66 | 19,15 | 34,81,00 |

Neben der Leistung nach Nummer 1044 ist die Leistung nach Nummer 1096 nicht berechnungsfähig.

Kommentar: Die Gebührenziffer darf nur einmal abgerechnet werden, auch wenn mehrere der in der Leistungsbeschreibung verankerten Nähte durchgeführt werden. Gemäß der Zusatzbestimmung zu Nr. 1045 darf die Nr. 1044 neben dieser nicht zusätzlich berechnet werden. Bei Naht eines vollkommenen Dammrisses (III. Grades) Nr. 1045 abrechnen. Bei ambulanter OP: Zuschlag nach Nr. 442 abrechenbar.
Ausschluss: 200, 1032, 1045, 1096, 1120, 1121, 1125 – 1128

1045 Naht eines vollkommenen Dammrisses (III. Grades)

| | | 86,00 | 107,02 | 23,33 | 25,88 | 49,21 |

Neben der Leistung nach Nummer 1045 ist die Leistung nach Nummer 1044 nicht berechnungsfähig.

Kommentar: Bei Naht eines Dammrisses I. oder II. Grades darf nur die geringer vergütete Nr. 1044 abgerechnet werden. Gemäß der Zusatzbestimmung darf die Nr. 1044 neben der Nr. 1045 nicht zusätzlich berechnet werden. Bei ambulanter OP: Zuschlag nach Nr. 444 abrechenbar.
Ausschluss: 200, 1044, 1121, 3219

1048 OP einer Extrauterinschwangerschaft

| | | 215,01 | 267,55 | 31,11 | 57,31 | 88,42 |

Kommentar: Bei ambulanter OP: Zuschlag nach Nr. 445 abrechenbar.

1049 Aufrichtung der eingeklemmten Gebärmutter einer Schwangeren – auch mit Einlage eines Ringes –

| | | 27,54 | 34,28 | – | 4,72 | 4,72 |

1050 Instrumentale Einleitung einer Geburt oder Fehlgeburt, als selbständige Leistung

| | | 27,54 | 34,28 | – | 21,30 | 21,30 |

Ausschluss: 1020, 1025 – 1027, 1052, 1055, 1056, 1060, 1096

1051 Beistand bei einer Fehlgeburt ohne operative Hilfe

| | | 17,22 | 21,42 | – | 3,64 | 3,64 |

Ausschluss: 1052

1052 Beistand bei Fehlgeburt und deren Beendigung durch inneren Eingriff

| | | 68,77 | 85,61 | – | 18,48 | 18,48 |

Kommentar: Bei ambulanter OP: Zuschlag nach Nr. 443 abrechenbar.
Ausschluss: 200, 1020, 1021, 1022, 1032, 1050, 1051, 1060, 1096

1055 Abbruch einer Schwangerschaft bis einschließlich 12. Schwangerschaftswoche – gegebenenfalls einschließlich Erweiterung des Gebärmutterhalskanals –

| | | 74,47 | 92,66 | – | 21,30 | 21,30 |

Kommentar: Bei ambulanter OP: Zuschlag nach Nr. 444 abrechenbar.
Ausschluss: 200, 1020 – 1032, 1041, 1050, 1060, 1096, 1097.

1056 Abbruch einer Schwangerschaft ab der 13. Schwangerschaftswoche – gegebenenfalls einschließlich Erweiterung des Gebärmutterhalskanals –

| | | 111,69 | 138,99 | – | 51,52 | 51,52 |

H. Geburtshilfe und Gynäkologie

UV-GOÄ-Nr.		Allgemeine Heilbehandl.	Besondere Heilbehandl.	Besondere Kosten	Allgemeine Kosten	Sachkosten (Besond. + Allg. Kosten)
	Neben der Leistung nach den Nummern 1055 und 1056 ist die intravaginale oder intrazervikale Applikation von Prostaglandin-Gel nicht gesondert berechnungsfähig.					
	Kommentar: Bei ambulanter OP: Zuschlag nach Nr. 445 abrechenbar.					
	Ausschluss: 200, 1020–1032, 1041, 1050, 1060, 1096, 1097.					
1060	Ausräumung einer Blasenmole oder einer missed abortion	86,00	107,02	–	21,30	21,30
	Kommentar: Bei ambulanter OP: Zuschlag nach Nr. 444 abrechenbar.					
	Ausschluss: 200, 1020, 1050, 1052, 1055, 1056, 1096					
1061	Abtragung des Hymens oder Eröffnung eines Hämatokolpos	17,22	21,42	–	8,62	8,62
	Ausschluss: 1123					
1062	Vaginoskopie bei einer Virgo	16,57	20,62	–	5,78	5,78
	Ausschluss: 1063					
1063	Vaginoskopie bei Kind bis zum vollendeten 10. Lebensjahr	22,35	27,81	–	5,78	5,78
	Ausschluss: 1062					
1070	Kolposkopie	6,79	8,46	–	3,10	3,10
1075	Vaginale Behandlung – auch einschließlich Einbringung von Arzneimitteln in die Gebärmutter, Ätzung des Gebärmutterhalses und/oder Behandlung von Portioerosionen –	4,19	5,22	–	2,56	2,56
	Kommentar: Werden definierte Leistungen durchgeführt, so ist – für die Kauterisation die Nr. 1083 – für die Hitzekoagulation die Nr. 1084 – und für die Kryochirurgie die Nr. 1085 abrechenbar.					
	Ausschluss: 1042, 1081, 1082					
1080	Entfernung eines Fremdkörpers aus der Scheide eines Kindes	9,87	12,29	–	5,78	5,78
1081	Ausstopfung der Scheide zur Blutstillung, als selbständige Leistung	5,49	6,84	–	6,20	6,20
	Ausschluss: 1042, 1075, 1082					
1082	Ausstopfung der Gebärmutter – gegebenenfalls einschließlich Scheide – zur Blutstillung, als selbständige Leistung –	16,57	20,62	–	9,30	9,30
	Ausschluss: 1042, 1075, 1081					
1083	Kauterisation an der Portio und/oder der Zervix, als selbständige Leistung	6,53	8,09	–	3,24	3,24
	Ausschluss: 746, 1084, 1086, 1102, 1103					
1084	Thermokoagulation an der Portio und/oder der Zervix, als selbständige Leistung	10,97	13,68	–	8,36	8,36
	Ausschluss: 1083, 1086, 1102, 1103					

H. Geburtshilfe und Gynäkologie

UV-GOÄ-Nr.		Allgemeine Heilbehandl.	Besondere Heilbehandl.	Besondere Kosten	Allgemeine Kosten	Sachkosten (Besond. + Allg. Kosten)
1085	Kryochirurgischer Eingriff im Vaginalbereich, als selbständige Leistung	27,54	34,28	–	8,36	8,36
Kommentar:	Bei ambulanter OP: Zuschlag nach Nr. 442 abrechenbar.					
Ausschluss:	200					
1086	Konisation der Portio	27,54	34,28	–	16,72	16,72
Kommentar:	Bei ambulanter OP: Zuschlag nach Nr. 442 abrechenbar.					
Ausschluss:	200, 1083, 1084, 1103					
1087	Einlegung/ Wechseln eines Ringes oder Anlegen eines Portio-Adapters	5,12	6,37	–	2,56	2,56
Ausschluss:	1113, 1155, 1156					
1088	Lageverbesserung der Gebärmutter mit Einlegen eines Ringes	8,66	10,78	–	6,20	6,20
1089	OP eines eingewachsenen Ringes aus der Scheide	43,11	53,64	–	15,24	15,24
Kommentar:	Bei ambulanter OP: Zuschlag nach Nr. 442 abrechenbar.					
1090	Einlegen oder Wechseln eines Okklusivpessars	4,84	6,01	–	2,56	2,56
Kommentar:	In der Regel kann die Leistung zweimal pro Zyklus erbracht und abgerechnet werden. Bei Zwischenblutungen und bei Fluor kann auch ein häufigeres Wechseln medizinisch erforderlich sein und damit auch abgerechnet werden. Abrechnungsfähig ist die Leistung nur, wenn es gilt, eine gesundheitliche Gefährdung der Patientin durch eine Schwangerschaft zu vermeiden.					
1091	Einlegen oder Wechseln eines Intrauterinpessars	9,87	12,29	–	2,56	2,56
Ausschluss:	1092, 1096					
1092	Entfernung eines Intrauterinpessars	4,84	6,01	–	2,56	2,56
Ausschluss:	1091, 1096					
1095	Operative Reposition der umgestülpten Gebärmutter	215,01	267,55	31,11	51,52	82,63
1096	Erweiterung des Gebärmutterhalses durch Dehnung	13,77	17,13	–	7,28	7,28
Kommentar:	Gemäß der Zusatzbestimmung zu Nr. 1044 ist die Dehnung des Gebärmutterhalses Bestandteil dieser Leistung und daher nicht zusätzlich mit Nr. 1096 abrechenbar.					
Ausschluss:	1020, 1044, 1050, 1052, 1055, 1056, 1060, 1091, 1092, 1097, 1099–1104					
1097	Erweiterung des Gebärmutterhalses durch Schnitt – gegebenenfalls einschließlich Naht –	27,54	34,28	7,78	12,41	20,19
Kommentar:	Bei ambulanter OP: Zuschlag nach Nr. 442 abrechenbar.					
Ausschluss:	200, 1043, 1055, 1056, 1096, 1099–1104					
1098	Durchtrennung/Sprengung eines stenosierenden Narbenstranges der Scheide	27,54	34,28	7,78	12,41	20,19
Kommentar:	Bei ambulanter OP: Zuschlag nach Nr. 442 abrechenbar.					
Ausschluss:	200					

H. Geburtshilfe und Gynäkologie

UV-GOÄ-Nr.		Allgemeine Heilbehandl.	Besondere Heilbehandl.	Besondere Kosten	Allgemeine Kosten	Sachkosten (Besond. + Allg. Kosten)

1099 Operative Behandlung der Hämato- oder Pyometra

| | 60,23 | 74,95 | 7,78 | 12,41 | 20,19 |

Kommentar: Bei ambulanter OP: Zuschlag nach Nr. 443 abrechenbar.
Ausschluss: 200, 1096, 1097

1102 Entfernung Polypen u./o. Abrasio aus Gebärmutterhals oder Muttermund

| | 13,77 | 17,13 | – | 11,45 | 11,45 |

Ausschluss: 1083, 1084, 1096, 1097, 1103, 1104

1103 Probeexzision aus dem Gebärmutterhals und/oder dem Muttermund und/oder der Vaginalwand – gegebenenfalls einschließlich Abrasio und auch einschließlich Entfernung eines oder mehrerer Polypen –

| | 17,22 | 21,42 | – | 11,45 | 11,45 |

Ausschluss: 1083, 1084, 1086, 1096, 1097, 1102, 1104, 2402

1104 Ausschabung und/oder Absaugung der Gebärmutterhöhle einschließlich Ausschabung des Gebärmutterhalses – gegebenenfalls auch mit Probeexzision aus Gebärmutterhals und/oder Muttermund und/oder Vaginalwand sowie gegebenenfalls einschließlich Entfernung eines oder mehrerer Polypen –

| | 60,23 | 74,95 | 7,46 | 12,41 | 19,87 |

Kommentar: Bei ambulanter OP: Zuschlag nach Nr. 443 abrechenbar.
Ausschluss: 200, 1096, 1097, 1102, 1103, 2402

1105 Gewinnung von Zellmaterial aus Gebärmutterhöhle und Aufbereitung zur zytologischen Untersuchung – einschließlich Kosten

| | 16,74 | 20,85 | – | 11,19 | 11,19 |

Kommentar: Führt der Arzt, der das Zellmaterial gewonnen hat, auch die zytologische Untersuchung durch, so sind die Nrn. 4850 bis 4852 zusätzlich abrechenbar.
Ausschluss: 297

1110 Hysteroskopie

| | 41,32 | 51,42 | – | 5,78 | 5,78 |

Ausschluss: 1111

1111 Hysteroskopie mit zusätzlichem(n) operativem(n) Eingriff(en)

| | 68,77 | 85,61 | 7,78 | 7,81 | 15,59 |

Kommentar: Bei mehreren operativen Eingriffen ist die Nr.1111 gemäß Leistungsbeschreibung ebenfalls nur einmal abrechenbar. Bei ambulanter OP: Zuschlag nach Nr. 443 abrechenbar.
Ausschluss: 200, 1110

1112 Tubendurchblasung

| | 27,54 | 34,28 | – | 9,57 | 9,57 |

Kommentar: Bei ambulanter OP: Zuschlag nach Nr. 442 abrechenbar.
Ausschluss: 200, 1113

1113 Tubendurchblasung mit Druckschreibung

| | 39,10 | 48,66 | – | 11,19 | 11,19 |

Kommentar: Bei ambulanter OP: Zuschlag nach Nr. 442 abrechenbar.
Ausschluss: 200, 1087, 1112

1114 Insemination – auch einschließlich Konservierung und Aufbereitung des Samens –

| | 34,44 | 42,85 | – | 16,31 | 16,31 |

Kommentar: Die UVTr übernehmen auf Antrag ggf. die Kosten der künstlichen Befruchtung, sofern aufgrund von Folgen eines Arbeitsunfalls oder einer BK (z. B. Querschnittlähmung, erektiler Dysfunktion etc.) eine Schwangerschaft auf natürlichem Wege nicht möglich ist.

H. Geburtshilfe und Gynäkologie

UV-GOÄ-Nr.		Allgemeine Heilbehandl.	Besondere Heilbehandl.	Besondere Kosten	Allgemeine Kosten	Sachkosten (Besond. + Allg. Kosten)

1120 Operation eines alten unvollkommenen Dammrisses – auch einschließlich Naht von Einrissen der Vulva und/oder Vagina –

| | | 60,23 | 74,95 | 11,77 | 31,81 | 43,58 |

Kommentar: Bei ambulanter OP: Zuschlag nach Nr. 443 abrechenbar.
Ausschluss: 200, 1044, 1121, 1126, 1128

1121 OP eines alten vollkommenen Dammrisses

| | | 154,50 | 192,27 | 23,33 | 44,09 | 67,42 |

Neben der Leistung nach Nummer 1121 ist die Leistung nach Nummer 1126 nicht berechnungsfähig.
Kommentar: Bei ambulanter OP: Zuschlag nach Nr. 444 abrechenbar.
Ausschluss: 200, 1044, 1045, 1120, 1126, 1127, 1128.

1122 OP eines alten Gebärmutterhalsrisses

| | | 68,77 | 85,61 | 7,78 | 29,66 | 37,44 |

Kommentar: Bei ambulanter OP: Zuschlag nach Nr. 443 abrechenbar.
Ausschluss: 200, 1043, 1128, 1129.

1123 Plastische OP bei teilweisem Verschluß der Scheide

| | | 257,82 | 320,82 | 23,33 | 48,00 | 71,33 |

Ausschluss: 1061, 1124, 1128, 2400.

1123a OP zur Öffnung der Scheide bei anogenitaler Fehlbildung im Kindesalter

| | | 211,29 | 262,94 | 23,33 | 48,00 | 71,33 |

Ausschluss: 2400.

1124 Plastische OP bei gänzlichem Fehlen der Scheide

| | | 344,35 | 428,55 | 23,33 | 62,16 | 85,49 |

Ausschluss: 1123, 1123a.

1125 Vordere Scheidenplastik

| | | 86,00 | 107,02 | 15,66 | 45,57 | 61,23 |

Kommentar: Bei ambulanter OP: Zuschlag nach Nr. 444 abrechenbar.
Ausschluss: 200, 1044, 1126, 1127, 1128, 1165, 1780, 1781

1126 Hintere Scheidenplastik mit Beckenbodenplastik

| | | 120,05 | 149,41 | 15,66 | 52,98 | 68,64 |

Kommentar: Bei ambulanter OP: Zuschlag nach Nr. 445 abrechenbar.
Ausschluss: 200, 1044, 1120, 1121, 1125, 1127, 1128, 1163, 1165, 1780.

1127 Vordere und hintere Scheidenplastik mit Beckenbodenplastik

| | | 154,50 | 192,27 | 23,33 | 60,54 | 83,87 |

Ausschluss: 1044, 1121, 1125, 1126, 1128, 1163, 1165, 1780.

1128 Scheiden- und Portioplastik – gegebenenfalls auch mit Zervixamputation mit Elevation des Uterus auf vaginalem Wege (z.B. Manchester-Fothergill, Interposition), auch mit Beckenbodenplastik –

| | | 206,61 | 257,12 | 31,11 | 65,12 | 96,23 |

Ausschluss: 1044, 1120, 1121, 1122, 1123, 1125–1127, 1129, 1135, 1780, 1781.

1129 Plastische Operation am Gebärmutterhals und/oder operative Korrektur einer Isthmusinsuffizienz des Uterus (z.B. nach Shirodkar)

| | | 68,77 | 85,61 | 15,66 | 33,43 | 49,09 |

Kommentar: Bei ambulanter OP: Zuschlag nach Nr. 443 abrechenbar.
Ausschluss: 200, 1122, 1128, 1135, 1139.

UV-GOÄ-Nr.		Allgemeine Heilbehandl.	Besondere Heilbehandl.	Besondere Kosten	Allgemeine Kosten	Sachkosten (Besond. + Allg. Kosten)

1131 Entfernung eines Stützbandes/Metallnaht nach Isthmusinsuffizienz-OP

		35,27	43,88	3,68	12,41	16,09

Kommentar: Bei ambulanter OP: Zuschlag nach Nr. 442 abrechenbar.
Ausschluss: 200

1135 Zervixamputation

	51,57	64,18	7,78	23,05	30,83

Kommentar: Bei ambulanter OP: Zuschlag nach Nr. 443 abrechenbar.
Ausschluss: 200, 1128, 1129, 1166. 1167, 1780.

1136 Vordere und/oder hintere Kolpozöliotomie – auch Eröffnung eines Douglas-Abszesses –, als selbständige Leistung

	35,27	43,88	3,68	6,61	10,29

Ausschluss: 307, 316, 317, 1158, 3137.

1137 Vaginale Myomenukleation

	120,05	149,41	31,11	39,24	70,35

Kommentar: Bei ambulanter OP: Zuschlag nach Nr. 445 abrechenbar.
Ausschluss: 200, 1138, 1139, 1162.

1138 Vaginale/abdominale Totalexstirpation des Uterus ohne Adnexentfernung

	257,82	320,82	38,89	66,74	105,63

Ausschluss: 1137, 1139, 1161, 1168.

1139 Vaginale/abdominale Totalexstirpation des Uterus mit Adnexentfernung

	309,93	385,70	46,78	98,17	144,95

Ausschluss: 1129, 1137, 1138, 1161, 1168.

1140 Operative Behandlung einer konservativ unstillbaren Nachblutung nach vaginaler UterusOP

	31,00	38,57	3,68	12,41	16,09

Kommentar: Bei ambulanter OP: Zuschlag nach Nr. 442 abrechenbar.
Ausschluss: 200

1141 Operation im Vaginal- oder Vulvabereich (z.B. Exstirpation von Vaginalzysten oder Bartholinischen Zysten oder eines Scheidenseptums)

	51,57	64,18	11,77	27,38	39,15

Kommentar: Bei ambulanter OP: Zuschlag nach Nr. 443 abrechenbar.
Ausschluss: 200

1145 Ovarektomie, Ovariotomie, Salpingektomie, Salpingotomie, Salpingolyse und/oder Neoostomie durch vaginale oder abdominale Eröffnung der Bauchhöhle, einseitig

	154,50	192,27	38,89	46,92	85,81

Kommentar: Bei ambulanter OP: Zuschlag nach Nr. 445 abrechenbar.
Ausschluss: 200, 1146, 1148, 1149.

1146 Ovarektomie, Ovariotomie, Salpingektomie, Salpingotomie, Salpingolyse und/oder Neoostomie durch vaginale oder abdominale Eröffnung der Bauchhöhle, beidseitig

	206,61	257,12	46,78	51,52	98,30

Ausschluss: 1145, 1148, 1149.

1147 Antefixierende OP des Uterus mit Eröffnung der Bauchhöhle

	137,75	171,42	38,89	50,03	88,92

1148 Plastische OP bei Tubensterilität (z.B. Implantation, Anastomose), einseitig

	232,67	289,56	54,34	65,12	119,46

Ausschluss: 1145, 1146, 1149.

H. Geburtshilfe und Gynäkologie

UV-GOÄ-Nr.		Allgemeine Heilbehandl.	Besondere Heilbehandl.	Besondere Kosten	Allgemeine Kosten	Sachkosten (Besond. + Allg. Kosten)

1149 Plastische OP bei Tubensterilität (z.B. Implantation, Anastomose), beidseitig

| | | 325,76 | 405,37 | 54,34 | 98,45 | 152,79 |

Ausschluss: 1145, 1146, 1148.

1155 Pelviskopie mit Anlegen eines druckkontrollierten Pneumoperitoneums und Anlegen eines Portioadapters – gegebenenfalls einschließlich Probeexzision und/oder Probepunktion –

| | | 74,47 | 92,66 | 3,68 | 18,48 | 22,16 |

Kommentar: Bei ambulanter OP: Zuschlag nach der Nr. 444 abrechenbar.
Ausschluss: 200, 307, 315, 316, 317, 700, 701, 1087, 1156, 2401, 2402.

1156 Pelviskopie mit Anlegen eines druckkontrollierten Pneumoperitoneums und Anlegen eines Portioadapters einschließlich Durchführung intraabdominaler Eingriffe – gegebenenfalls einschließlich Probeexzision und/oder Probepunktion –

| | | 97,74 | 121,62 | 31,11 | 38,15 | 69,26 |

Kommentar: Bei ambulanter OP: Zuschlag nach Nr. 444 abrechenbar.
Ausschluss: 200, 307, 315, 316, 317, 700, 701, 1087, 1155, 2401, 2402.

1158 Kuldoskopie – auch mit operativen Eingriffen

| | | 68,77 | 85,61 | 7,78 | 27,38 | 35,16 |

Ausschluss: 307, 316, 317. 1136.

1159 Abtragung großer Geschwülste der äußeren Geschlechtsteile – auch Vulvektomie

| | | 154,50 | 192,27 | 23,33 | 38,15 | 61,48 |

Kommentar: Bei ambulanter OP: Zuschlag nach Nr. 445 abrechenbar.
Ausschluss: 200, 1165

1160 Operative Beseitigung von Uterusmissbildungen (z.B. Uterus bicornis, Uterus subseptus)

| | | 257,82 | 320,82 | 23,33 | 101,66 | 124,99 |

Kommentar: Bei ambulanter OP: Zuschlag nach Nr. 445 abrechenbar.
Ausschluss: 200

1161 Uterusamputation, supravaginal

| | | 137,75 | 171,42 | 31,11 | 66,74 | 97,85 |

Ausschluss: 1138, 1139, 1168.

1162 Abdominale Myomenukleation

| | | 172,20 | 214,27 | 31,11 | 67,42 | 98,53 |

Ausschluss: 1137

1163 Fisteloperation an den Geschlechtsteilen – gegebenenfalls einschließlich der Harnblase und/oder Operation einer Darmscheiden- oder Darmharnröhrenfistel auch mit hinterer Scheidenplastik und Beckenbodenplastik –

| | | 257,82 | 320,82 | 46,78 | 51,52 | 98,30 |

Ausschluss: 1126, 1127, 1721, 1722, 3220 – 3223.

1165 Radikaloperation des Scheiden- und Vulvakrebses

| | | 292,24 | 363,69 | 46,78 | 67,94 | 114,72 |

Ausschluss: 1125, 1126, 1127, 1159.

1166 Radikaloperation des Zervixkrebses, vaginal oder abdominal, mit Entfernung der regionären Lymphknoten

| | | 429,99 | 535,10 | 62,22 | 87,51 | 149,73 |

Ausschluss: 1135, 1167, 1168, 1783, 1809.

UV-GOÄ-Nr.		Allgemeine Heilbehandl.	Besondere Heilbehandl.	Besondere Kosten	Allgemeine Kosten	Sachkosten (Besond. + Allg. Kosten)
1167	Radikaloperation des Zervixkrebses, abdominal, mit Entfernung der Lymphostromgebiete, auch paraaortal	456,07	567,55	62,22	101,66	163,88
Ausschluss:	1135, 1166, 1168, 1783, 1809.					
1168	Exenteration des kleinen Beckens	549,12	683,34	62,22	101,66	163,88
Ausschluss:	1138, 1139, 1161, 1166, 1167.					

I. Augenheilkunde

Kommentar: Alle im Kapitel I. Augenheilkunde angegebenen diagnostischen Leistungen beziehen sich – soweit in der Leistungslegende nicht etwas anderes beschrieben ist – auf die Untersuchung beider Augen. Die Untersuchungen sind daher nur einmal abrechenbar. Die Allg. Best. des Abschnitts L. Chirurgie/Orthopädie Satz 1 und 2 gelten sinngemäß auch für operative Leistungen dieses Abschnittes!
Im Rahmen einer augenärztlichen Heilverfahrenskontrolle oder Begutachtung können evtl. Untersuchungen erforderlich werden, deren Vergütung in der UV-GOÄ bisher noch nicht enthalten ist. Für diese Leistungen wie z.B. die OCT (Nr. 424 analog), der OCT-Blutflusszuschlag (Nr. 406 analog), die Untersuchung der alters- oder Erkrankungsbedingten Visusäquivalenz (Nr. A 7001), die konfokale Scanning-Mikroskopie der vorderen Augenabschnitte (Nr. A 7008), die quantitative topographische Untersuchung der Hornhautbrechkraft mit Videokeratoskopie (Nr. A 7009) oder die Ultraschall-Biomikroskopie der vorderen Augenabschitte (Nr. A 7014) gibt es aber bereits Analogbewertungen in der GOÄ. Sofern ein Augenarzt analog bewertete Leistungen erbringen möchte, bedarf es der vorherigen Zustimmung des UV-Trägers.

1200 Subjektive Refraktionsbestimmung mit sphärischen Gläsern
5,49 6,84 – 3,51 3,51

Arbeitshinweise: (Ausschnitt)
Diese Position gibt die normale Sehschärfenprüfung jedes einzelnen Auges auch ohne Gläser wieder

Kommentar: Die Leistungen nach Nr. 1200 und 1201 sind nach **Brück** nebeneinander abrechenbar, wenn nur ein Auge Astigmatismus aufweist.

Ausschluss: 1201, 1210, 1211, 1212, 1213

1201 Subjektive Refraktionsbestimmung mit sphärisch-zylindrischen Gläsern
8,27 10,31 – 3,51 3,51

Arbeitshinweise: (Ausschnitt)
Diese Position bedeutet mehr die Sehschärfenermittlung durch aktive Handlung des Arztes, bei der sowohl sogenannte sphärische wie auch zylindrische Gläser dem Probanden/Versicherten zur Erzielung einer besseren Sehschärfe vorgesetzt werden. Ansetzbar wenn Sehschärfe ohne Korrektur nicht 1,0. Diese Leistung beinhaltet die Untersuchung nach der 1200. Die beiden Positionen sind nicht nebeneinander ansetzbar.

Kommentar: Siehe Kommentar zu den Nrn. 1216, 1217

Ausschluss: 1200, 1210, 1211, 1212, 1213

1202 Objektive Refraktionsbestimmung mittels Skiaskopie oder Anwendung eines Refraktometers
6,90 8,58 – 4,86 4,86

Arbeitshinweise: (Ausschnitt)
Die Durchführung dieser Position ist dann üblich, wenn bei der Sehschärfenprüfung ohne Korrektur zumindest an einem der beiden Augen keine Sehschärfe von 1,0 erreicht wird.

Kommentar: Neben Nr. 1202 sind die Nrn. 1200 oder 1201 abrechenbar.

Ausschluss: 1204, 1210–1213

1203 Messung der Maximal- oder Gebrauchsakkommodation mittels Akkommodometer oder Optometer
5,58 6,94 – 4,86 4,86

Arbeitshinweise: (Ausschnitt)
Diese Untersuchung dient dazu, die mit zunehmendem Alter geringer werdende Einstellfähigkeit des Auges zu messen. Sie kann dann notwendig werden, wenn man z.B. nach einer Augapfelprellung die Funktion des die Akkommodation durchführenden Ciliarmuskels prüfen muss.

Ausschluss: 6–10

UV-GOÄ-Nr.	Allgemeine Heilbehandl.	Besondere Heilbehandl.	Besondere Kosten	Allgemeine Kosten	Sachkosten (Besond. + Allg. Kosten)

1204 Messung der Hornhautkrümmungsradien

	4,19	5,22	–	3,51	3,51

Arbeitshinweise: (Ausschnitt)
Diese Leistung ist sinnvoll, um einen evtl. vorhandenen unfallbedingten Hornhautfehler zu messen. Sie kann nicht neben der 1202 angesetzt werden.

Kommentar: Nach **Brück** ist bei irregulärem Astigmatismus eine mehrmalige Untersuchung und Abrechnung möglich. Leistung nach Nr. 1204 gerade in der Kontaktlinsenanpassung – aber auch bei unklaren Visusminderungen – sinnvoll.

Ausschluss: 6–10, 1202, 1210–1213

1207 Prüfung von Mehrstärken- oder Prismenbrillen mit Bestimmung der Fern- und Nahpunkte bei subjektiver Brillenunverträglichkeit

	6,53	8,09	–	4,32	4,32

Arbeitshinweise: (Ausschnitt)
Mehrstärkenbrillen benötigt man in der Regel erst ab 40. Lebensjahr, Prismenbrillen selten. Im Rahmen von Unfällen ist die Überprüfung einer nicht mehr verträglichen Brille selten notwendig

Kommentar: Die Leistung ist auch bei der Messungen von Einstärkenbrillen nach Empfehlung des Zentralen Konsultationsausschuss für Gebührenordnungsfragen bei der BÄK - laut Kommentar **Wezel/Liebold** – ansetzbar. Bei Messung mehrerer Brillen mehrfach ansetzbar.

1209 Nachweis der Tränensekretionsmenge (z.B. Schirmer-Test)

	1,86	2,33	–	1,34	1,34

Mit der Gebühr sind die Kosten abgegolten.

Arbeitshinweise: (Ausschnitt)
Diese Leistung ist sinnvoll bei Verätzungen und z. B. bei Versorgung mit unfallbedingt notwendigen Kontaktlinsen. Nicht gemeint ist damit die Darstellung der Anfärbbarkeit von Hornhautepitheldefekten, wie sie bei Fremdkörperverletzungen vorkommen.

1210 Erstanpassung und Auswahl der Kontaktlinse (Haftschale) für ein Auge zum Zwecke der Verordnung – einschließlich objektiver Refraktionsbestimmung, Messung der Hornhautradien und der Spaltlampenmikroskopie –

	21,23	26,39	–	11,86	11,86

Arbeitshinweise: (Ausschnitt)
Die Kontaktlinsennummern sind bei Anpassung von optischen Kontaktlinsen zur Verbesserung der Sehschärfe nach Unfalltraumata und auch bei dem Einsatz von therapeutischen Kontaktlinsen, falls diese zuvor genehmigt worden waren, ansetzbar. (Nicht neben Nrn. 6-10)

Kommentar: Die UV-GOÄ enthält keine Indikationsliste. Augenärzte und PKV-Kassen halten sich aber meist an die Indikationsliste im entsprechenden Paragraphen der **Richtlinie des Gemeinsamen Bundesausschusses über die Verordnung von Hilfsmitteln in der vertragsärztlichen Versorgung (Hilfsmittel-Richtlinie/HilfsM-RL)** in der Neufassung vom 16. Oktober 2008, veröffentlicht im Bundesanzeiger 2009, Nr. 61 S. 462, in Kraft getreten am 7. Februar 2009.
Hilfsmittel-Richtlinie § 15 Kontaktlinsen zur Verbesserung der Sehschärfe
(2) Die Verordnung weicher Kontaktlinsen zur Verbesserung der Sehschärfe bedarf einer besonderen Begründung. Ein ausreichender Trageversuch mit formstabilen Linsen muss erfolglos durchgeführt worden sein.
(3) Kontaktlinsen zur Verbesserung der Sehschärfe können nur bei nachstehend aufgeführten Indikationen verordnet werden:
1. Myopie $\geq 8,0$ dpt,
2. Hyperopie $\geq 8,0$ dpt,
3. irregulärer Astigmatismus, wenn damit eine um mindestens 20 Prozentpunkte verbesserte Sehstärke gegenüber Brillengläsern erreicht wird,
4. Astigmatismus rectus und inversus $\geq 3,0$ dpt,
5. Astigmatismus obliquus (Achslage 45°+/- 30°, bzw. 135° +/- 30°) ≥ 2 dpt,

I. Augenheilkunde

UV-GOÄ-Nr. | Allgemeine Heilbehandl. | Besondere Heilbehandl. | Besondere Kosten | Allgemeine Kosten | Sachkosten (Besond. + Allg. Kosten)

6. Keratokonus,
7. Aphakie,
8. Aniseikonie > 7 % (die Aniseikoniemessung ist nach einer allgemein anerkannten reproduzierbaren Bestimmungsmethode durchzuführen und zu dokumentieren),
9. Anisometropie ≥ 2,0 dpt.

Brück erweiterte in seinem Kommentar die Liste noch um folgende Indikationen …„als Verbandslinse bei schwerer Erkrankung der Hornhaut, bei durchbohrenden Hornhautverletzungen oder bei Einsatz als Medikamententräger, als Occlussionslinse in der Schielbehandlung, sofern andere Maßnahmen nicht durchführbar sind, als Irislinse bei Substanzverlust der Regenbogenhaut…"

Müssen wegen Unverträglichkeit von harten Kontaktlinsen (Haftschalen) weiche Kontaktlinsen angepasst werden, sind dafür nur die Leistungen nach den GOÄ Nrn. 1212 oder 1213 abrechnungsfähig.

Ausschluss: 6–10, 1200–1202, 1204, 1211, 1212, 1213, 1240

1211
Erstanpassung und Auswahl der Kontaktlinsen (Haftschalen) für beide Augen zum Zwecke der Verordnung – einschließlich objektiver Refraktionsbestimmung, Messung der Hornhautradien und der Spaltlampenmikroskopie –

| | 27,92 | 34,75 | – | 16,47 | 16,47 |

Arbeitshinweise: (Ausschnitt)
Siehe Arbeitshinweise zu Nr. 1210.
Kommentar: Siehe Kommentar zu Nr. 1210.
Ausschluss: 6–10, 1200–1202, 1204, 1210, 1212, 1213, 1240

1212
Prüfung auf Sitz und Funktion der verordneten Kontaktlinse (Haftschale) für ein Auge und gegebenenfalls Anpassung einer anderen Kontaktlinse (Haftschale) – einschließlich objektiver Refraktionsbestimmung, Messung der Hornhautradien und der Spaltlampenmikroskopie –

| | 12,29 | 15,30 | – | 9,04 | 9,04 |

Arbeitshinweise: (Ausschnitt)
Siehe Arbeitshinweise zu Nr. 1210.
Kommentar: Siehe Kommentar zu Nr. 1210.
Ausschluss: 6–10, 1200–1202, 1204, 1210, 1211, 1213, 1240

1213
Prüfung auf Sitz und Funktion der verordneten Kontaktlinsen (Haftschalen) für beide Augen und gegebenenfalls Anpassung anderer Kontaktlinsen (Haftschalen) – einschließlich objektiver Refraktionsbestimmung, Messung der Hornhautradien und der Spaltlampenmikroskopie –

| | 18,43 | 22,93 | – | 12,95 | 12,95 |

Neben den Leistungen nach den Nummern 1210 bis 1213 sind die Leistungen nach den Nummern 6 bis 9 nicht berechnungsfähig. Wurden harte Kontaktlinsen (Haftschalen) nicht vertragen und müssen deshalb weiche Kontaktlinsen angepasst werden, sind die Leistungen nach der Nummer 1210 oder 1211 nicht erneut, sondern lediglich die Leistungen nach der Nummer 1212 oder 1213 berechnungsfähig.

Arbeitshinweise: (Ausschnitt)
Siehe Arbeitshinweise zu Nr. 1210.
Kommentar: Siehe Kommentar zu Nr. 1210.
Ausschluss: 6–10, 1200–1202, 1204, 1210, 1211, 1212, 1240

1215
Bestimmung von Fernrohrbrillen oder Lupenbrillen, je Sitzung

| | 11,27 | 14,01 | – | 6,61 | 6,61 |

1216
Untersuchung auf Heterophorie bzw. Strabismus – gegebenenfalls einschließlich qualitativer Untersuchung des binokularen Sehaktes –

| | 8,47 | 10,55 | – | 4,86 | 4,86 |

Arbeitshinweise: (Ausschnitt)
Die Abrechnungsnummer kann dann zum Ansatz kommen, wenn die im F 1030-Bericht genannte Sehschärfe ohne Korrektion nicht beidseits 1,0 beträgt. Es soll unterschieden und kann dann ggf. ausgeschlossen werden, dass eine vorbestehende Schwachsichtigkeit

UV-GOÄ-Nr.	Allgemeine Heilbehandl.	Besondere Heilbehandl.	Besondere Kosten	Allgemeine Kosten	Sachkosten (Besond. + Allg. Kosten)

und nicht der Unfall für die Verschlechterung der Sehschärfe (an dem betroffenen Auge) ursächlich ist.

Kommentar: Die **BÄK** erklärt am 6.1.1997 zur Überprüfung der Angemessenheit verschiedener augenärztlicher Liquidationen zu Nrn. 1240 / 1242 und 1216 / 1217 (Ausschnitt)
Die Leistung nach Nr. 1216 ist eine mehr orientierende Untersuchung des beidäugigen Sehaktes ohne genauere quantitative Untersuchung (vgl. Nr. 1217 „qualitative und quantitative Untersuchung"). Die Leistung nach Nr. 1217 kommt erst in Frage, wenn bei der Untersuchung nach Nr. 1216 ein krankhafter Befund erhoben wurde. Dies wird im Wesentlichen durch die Diagnose begründet. Der von der BÄK vertretene "Indikationskatalog"
– Parese
– Doppelbilder
– Schwankender Schielwinkel
– Kongenitales Schielsyndrom
– Kopfzwangshaltungen
– Vor- und Nachuntersuchungen im Zusammenhang mit einer Schieloperation werden vom Berufsverband der Augenärzte als überholt eingestuft. Nähere Ausführungen hierzu enthält jedoch der „augenärztliche Gebührenkommentar" von Freigang (Stand 2003) nicht. Enthalten ist aber „nicht gerechtfertigt ist die Nebeneinanderberechnung (der Nrn 1216 und 1217) jedoch bei reinen Verdachtsdiagnosen, bei Zum-Beispiel-Begründungen und ähnlichen, eine Indikation nicht erkennbar machenden Situationen. Nur wenn die Untersuchung nach Nr. 1216 die Diagnosen „Strabismus" oder „Heterophorie" ergibt, ist die Nr. 1217 ansetzbar, um das Ausmaß der motorischen Fehlstellung und das Ausmaß der Veränderungen bei den sensorischen Parametern festzustellen und zu quantifizieren."

Ausschluss: 1217

1217 Qualitative und quantitative Untersuchung des binokularen Sehaktes

22,52	28,02	–	9,30	9,30

Neben der Leistung nach Nummer 1217 sind die Leistungen nach den Nummern 6 bis 9 nicht berechnungsfähig.

Arbeitshinweise: (Ausschnitt)
Mit dieser Nummer wird eine eingehende Schieldiagnostik mit Überprüfung des stereoskopischen Sehens bezeichnet. Sie ist bei unkomplizierten Verletzungen in der Regel nicht erforderlich. (Nicht neben Nrn. 6-10)

Kommentar: Siehe Kommentar zu Nr. 1216.
Bei komplizierten Fällen von Schielen z. B.
– Augenmuskelparesen
– frühkindlichem Innenschielen
– komplizierter nichtparetischer Kopfzwangshaltung
ist eine Abrechnung der Nrn. 1216 und 1217 nebeneinander möglich.

Ausschluss: 6–10, 1216

1218 Differenzierende Analyse und graphische Darstellung des Bewegungsablaufs beider Augen bei Augenmuskelstörungen, mindestens 36 Blickrichtungen pro Auge

65,16	81,08	–	18,48	18,48

Arbeitshinweise: (Ausschnitt)
Diese Leistung gehört zur Differenzialdiagnostik zur Abklärung von schon nach 1216 oder 1217 festgestellten komplexen Augenmuskelbewegungsstörungen bei schwerwiegenden Verletzungen.

Ausschluss: 1268–1270

1225 Kampimetrie (z.B. Bjerrum) – auch Perimetrie nach Förster –

11,27	14,01	–	5,52	5,52

Arbeitshinweise: (Ausschnitt)
Die Gesichtsfelduntersuchungen sind gelegentlich notwendig nach Augapfelprellungen. Sie sind bei regulären Fremdkörperverletzungen nicht erforderlich. Sie sind in aller Regel unangebracht am Tag der Verletzung; falls überhaupt notwendig, erst bei einer Kontrolluntersuchung.

I. Augenheilkunde

UV-GOÄ-Nr.	Allgemeine Heilbehandl.	Besondere Heilbehandl.	Besondere Kosten	Allgemeine Kosten	Sachkosten (Besond. + Allg. Kosten)

Kommentar: Neben Nr. 1225 sind nach Kommentar von **Brück** folgende Nrn. nicht abrechnungsfähig: 1226, 1227. Nach Vorstellungen des Berufsverbandes der Augenärzte (BVA) allerdings ist die GOÄ Nr. 1225 neben Nr. 1226 oder 1227 abrechenbar. Nach **Wezel/Liebold** ist nach Nr. 1225 auch die Prüfung des zentralen Sehens mit **Amsler-Gitter** berechnungsfähig.
Ausschluss: 1226, 1227

1226 Projektionsperimetrie mit Marken verschiedener Reizwerte
| 16,94 | 21,08 | – | 4,86 | 4,86 |

Arbeitshinweise: (Ausschnitt) Siehe Arbeitshinweise bei Nr. 1210.
Kommentar: Siehe Kommentar zu Nr. 1225
Ausschluss: 1225, 1227

1227 Quantitativ abgestufte (statische) Profilperimetrie
| 23,09 | 28,71 | – | 8,91 | 8,91 |

Arbeitshinweise: (Ausschnitt) Siehe Arbeitshinweise bei Nr. 1210.
Kommentar: Siehe Kommentar zu Nr. 1225
Ausschluss: 1225, 1226

1228 Farbsinnprüfung mit Pigmentproben (z.B. Farbtafeln)
| 5,68 | 7,06 | – | 1,74 | 1,74 |

Arbeitshinweise: (Ausschnitt) Die Überprüfung des Farbsinnes ist nach Unfällen nahezu nie indiziert.
Kommentar: Nr. 1228 ist auch für Allgemeinärzte, Internisten und Kinderärzte zur Diagnostik von Neuropathien, Hypovitaminosen, Intoxikationsschäden, Diagnostik von Berufsfähigkeit, bei Untersuchungen für Kfz-Führung, bei Sportuntersuchungen (Segelschein, Motorbootführerschein, Flugschein) abrechenbar.
Ausschluss: 6–10

1229 Farbsinnprüfung mit Anomaloskop
| 16,94 | 21,08 | – | 4,86 | 4,86 |

Arbeitshinweise: (Ausschnitt) Siehe Arbeitshinweise bei Nr. 1218.

1233 Untersuchung des zeitlichen Ablaufs der Adaptation
| 45,04 | 56,06 | – | 15,24 | 15,24 |

Neben der Leistung nach Nummer 1233 ist die Leistung nach Nummer 1234 nicht berechnungsfähig.
Arbeitshinweise: (Ausschnitt) Ausschließlich im Rahmen gutachterlicher Fragestellungen (nicht neben 1234).
Ausschluss: 1234

1234 Untersuchung des Dämmerungssehens ohne Blendung
| 8,47 | 10,55 | – | 3,24 | 3,24 |

Arbeitshinweise: (Ausschnitt) Die Überprüfung des Dämmerungssehens einschließlich der Blenderscheinungen ist im Rahmen der normalen HB nur dann erforderlich, wenn ein zentraler Hornhautfremdkörper nach mehreren Wochen und Monaten zu starken Trübungen der Hornhaut und damit zu subjektiv starker Blendung geführt hat.
Ausschluss: 1233.

1235 Untersuchung des Dämmerungssehens während der Blendung
| 8,47 | 10,55 | – | 3,24 | 3,24 |

Arbeitshinweise: (Ausschnitt) Siehe Arbeitshinweise zu Nr. 1234

UV-GOÄ-Nr.		Allgemeine Heilbehandl.	Besondere Heilbehandl.	Besondere Kosten	Allgemeine Kosten	Sachkosten (Besond. + Allg. Kosten)
1236	Untersuchung des Dämmerungssehens nach der Blendung (Readaptation)	8,47	10,55	–	3,24	3,24

Arbeitshinweise: (Ausschnitt)
Siehe Arbeitshinweise zu Nr. 1234

| **1237** | Elektroretinographische (ERG) oder elektrookulographische Untersuchung (EOG) | 55,82 | 69,48 | – | 37,35 | 37,35 |

Arbeitshinweise: (Ausschnitt)
Findet bei schweren Verletzungen Anwendung, wenn die Netzhaut z. B. durch eingedrungene verrostete Fremdkörper zerstört wird. Misst die elektrischen Ströme im Auge.

| **1240** | Spaltlampenmikroskopie der vorderen und mittleren Augenabschnitte – gegebenenfalls einschließlich der binokularen Untersuchung des hinteren Poles (z.B. Hruby- Linse) – | 6,90 | 8,58 | – | 3,51 | 3,51 |

Arbeitshinweise: (Ausschnitt)
Diese Nummer beinhaltet die häufige, nahezu bei jeder Untersuchung erforderliche Beurteilung des Auges mittels der stark vergrößernden Spaltlampe. Sie ist Bestandteil der Positionen 1242 und 6-10 und neben diesen Nummern nicht ansetzbar.

Kommentar: Die **BÄK** erklärt am 6.1.1997 zur Überprüfung der Angemessenheit verschiedener augenärztlicher Liquidationen zu GOÄ-Nrn. 1240 / 1242 und 1216/1217, und dies ist für die UV-GOÄ auch anwendbar:
...Durch die Textfassung der GOÄ-Nr. 1242 „ggf. einschl. Spaltlampenmikroskopie der vorderen und hinteren Augenabschnitte" und die in Nr. 1240 „ggf." enthaltene Untersuchung des hinteren Poles ist Nr. 1240 nicht neben Nr. 1242 berechenbar. Zwar ist die Fassung der Nr. 1242 GOÄ fachlich unverständlich, da hier unterschiedliche Untersuchungsvorgänge mit unterschiedlichen Geräten und unterschiedlichen Zielsetzungen zusammengefasst sind, an der Textfassung kommt man jedoch nicht vorbei.

Ausschluss: 6–10, 1210–1213, 1242

| **1241** | Gonioskopie | 14,15 | 17,60 | – | 6,61 | 6,61 |

Arbeitshinweise: (Ausschnitt)
Die mit dieser Nummer bezeichnete Untersuchung betrifft die Beurteilung eines bestimmten Teils des vorderen Auges, des sogenannten Kammerwinkels, mittels eines Umlenkspiegel/Kontaktglases. Diese Untersuchung ist im Wesentlichen notwendig bei der Beurteilung eines Auges nach einer Augapfelprellung und den seltenen perforierenden/durchbohrenden Augenverletzungen. Eigenständige Leistung, neben 1240, 1242 und 6-10 ansetzbar.

| **1242** | Binokulare Untersuchung des Augenhintergrundes einschließlich der äußeren Peripherie (z.B. Dreispiegelkontaktglas, Schaepens) – gegebenenfalls einschließlich der Spaltlampenmikroskopie der vorderen und mittleren Augenabschnitte und/oder diasklerale Durchleuchtung – | 14,15 | 17,60 | – | 6,61 | 6,61 |

Arbeitshinweise: (Ausschnitt)
Diese Position umschreibt die Untersuchung des Augenhintergrundes mittels spezieller Lupen (binocular). Man kann bei der aufwendigen Untersuchung die Netzhaut auch in ihren äußeren Bestandteilen beurteilen. Sie ist notwendig bei Augapfelprellungen und auch bei einem Verdacht auf eine perforierende Verletzung. Sie ist nicht indiziert bei oberflächlichen Fremdkörpern. Neben den Nrn. 6-10 abrechenbar.

Kommentar: Siehe BÄK bei Nr. 1240. Die Leistung ist für jedes Auge getrennt abrechenbar.
Ausschluss: 1240, 1243.

| **1243** | Diasklerale Durchleuchtung | 5,68 | 7,06 | – | 3,51 | 3,51 |

Arbeitshinweise: (Ausschnitt)
Diese Nummer bezeichnet die selten durchgeführte Durchleuchtung des Augapfels. Sie findet bei Fremdkörperverletzungen keine Anwendung.
Ausschluss: 1242.

I. Augenheilkunde

UV-GOÄ-Nr.		Allgemeine Heilbehandl.	Besondere Heilbehandl.	Besondere Kosten	Allgemeine Kosten	Sachkosten (Besond. + Allg. Kosten)
1244	Exophthalmometrie	4,66	5,77	–	4,86	4,86

Arbeitshinweise: (Ausschnitt)
Hier wird mittels eines speziellen Gerätes gemessen, inwieweit der Augapfel in die Augenhöhle eingefallen oder nach vorne geschoben ist. Der Ansatz in der Unfallheilkunde bezieht sich hier auf Blow-out- Frakturen der Augenhöhle (Orbitafrakturen). Bei Fremdkörperverletzungen kein Ansatz.

1248	Fluoreszenzuntersuchung der terminalen Strombahn am Augenhintergrund – einschließlich Applikation des Teststoffes –					
		22,52	28,02	–	13,07	13,07

Mit den Gebühren für die Leistungen nach den Nummern 1248 und 1249 sind die Kosten abgegolten.

Arbeitshinweise: (Ausschnitt)
Bei dieser Untersuchung handelt es sich um eine Kontrastmitteldarstellung des Augenhintergrundes mittels eines Farbstoffes. Sie findet Anwendung bei speziellen Fragestellungen wie z. B. Verletzungen mittels Laserpointer. Bei einfachen Fremdkörperverletzungen nie.

Ausschluss: 253, 1249

1249	Fluoreszenzangiographische Untersuchung der terminalen Strombahn am Augenhintergrund – einschließlich Aufnahmen und Applikation des Teststoffes					
		45,04	56,06	–	30,07	30,07

Mit den Gebühren für die Leistungen nach den Nummern 1248 und 1249 sind die Kosten abgegolten.

Arbeitshinweise: (Ausschnitt)
Siehe Arbeitshinweise zu Nr. 1248

Ausschluss: 253, 1248

1250	Lokalisation eines Fremdkörpers nach Comberg oder Vogt					
		25,41	31,63	–	9,30	9,30

Arbeitshinweise: (Ausschnitt)
Ein ins Auge eingedrungener Fremdkörper wird mit einem speziellen Metallring im Auge röntgenologisch genau dargestellt. Nur bei dringendem Verdacht auf durchgreifende Fremdkörperverletzung, sonst nicht!

1251	Lokalisation einer Netzhautveränderung als Voraussetzung für einen gezielten intraokularen Eingriff					
		25,41	31,63	–	9,30	9,30

Arbeitshinweise: (Ausschnitt)
Bei dieser Leistung wird die Netzhaut gezielt betrachtet und beschrieben, um einen als notwendig erachteten operativen Eingriff in Folge vornehmen zu können. Der Ansatz der Nummer ist mit einer operativen Leistung gekoppelt (z. B. nach einer Verletzung). Wesentlich ist, dass Nr. 1251 und die daraus resultierenden ärztlichen Leistungen (z. B. Laserbehandlung) nicht bei einem zufällig entdeckten unfallunabhängig entstandenen Netzhautdefekt zu Lasten der BG ansetzbar sind.

Kommentar: Die Leistung nach Nr. 1251 ist sowohl vom Operateur wie auch vom Zuweiser präoperativ abrechenbar. Der pathologische Befund muss sich in den hinteren Augenabschnitten befinden. Ein Ansatz der Leistung bei einer nachfolgenden Cataract-Op ist nicht möglich.

1252	Fotographische Verlaufskontrolle intraokularer Veränderungen mittels Spaltlampenfotographie					
		9,30	11,60	–	4,72	4,72

Arbeitshinweise: (Ausschnitt)
Die fotographische Verlaufskontrolle bedeutet nicht das Fotografieren eines Befundes. Unfallbedingt sind fotographische Dokumentationen zwar sinnvoll, in aller Regel aber nicht medizinisch indiziert.

Kommentar: Die Leistung kann nach Kommentar von **Lang, Schäfer et al.** je Sitzung nur einmal berechnet werden.

I. Augenheilkunde

UV-GOÄ-Nr.		Allgemeine Heilbehandl.	Besondere Heilbehandl.	Besondere Kosten	Allgemeine Kosten	Sachkosten (Besond. + Allg. Kosten)

1253 Fotographische Verlaufskontrolle von Veränderungen des Augenhintergrunds mittels Fundusfotographie

| | | 13,97 | 17,36 | – | 7,02 | 7,02 |

Arbeitshinweise: (Ausschnitt)
Siehe Arbeitshinweise zu Nr. 1248

Kommentar: Die Leistung kann nach dem Kommentar von **Lang, Schäfer et al.** je Sitzung nur einmal berechnet werden, obwohl „Augenhintergrund" im Singular steht.

1255 Tonometrische Untersuchung mit Anwendung des Impressionstonometers

| | | 6,53 | 8,09 | – | 1,74 | 1,74 |

Arbeitshinweise: (Ausschnitt)
Es handelt sich um eine nicht mehr gebräuchliche Methode der Augeninnendruckmessung mittels eines auf das Auge aufzulegenden Messgerätes. Diese Untersuchung wird evtl. bei liegenden, nicht transportfähigen Patienten bei Hausbesuchen noch notwendig

Kommentar: Für die Nrn. 1255 bis 1257 gilt:
Die Nrn. 1255 und 1256 dürfen bis zu 3x erbracht werden. z. B. bei Tensions-Tagesprofil oder bei Provokationstest.Wenn mehr als 3 Messungen gemacht werden, ist die Nr. 1257 abrechenbar.

Ausschluss: 1256, 1257, 1262, 1263

1256 Tonometrische Untersuchung mit Anwendung des Applanationstonometers

| | | 9,30 | 11,60 | – | 3,51 | 3,51 |

Arbeitshinweise: (Ausschnitt)
Die Ermittlung des Augeninnendrucks kann bei vielen Unfallverletzungen notwendig sein. Sie ist bei den meisten Verletzungen einmal im Behandlungsfall sinnvoll und akzeptabel. Mehrfache Messungen müssen begründet sein z. B. durch einen seitenungleichen oder erhöhten Augeninnendruck über 22 mm Hg. Dies sollte auf der Dokumentation vermerkt sein.

Kommentar: Siehe Kommentar zu Nr. 1255.
Ausschluss: 1255, 1257, 1262, 1263

1257 Tonometrische Untersuchung (mehrfach in zeitlichem Zusammenhang zur Anfertigung tonometrischer Kurven, mindestens vier Messungen) – auch fortlaufende Tonometrie zur Ermittlung des Abflusswiderstandes –

| | | 22,52 | 28,02 | – | 10,25 | 10,25 |

Arbeitshinweise: (Ausschnitt)
Mehrfach tägliche Druckmessungen haben keine Berechtigung in der Akutversorgung von Arbeitsunfällen oder Berufserkrankungen. Die Position ist ansetzbar bei unfallbedingten Sekundärglaukomen.

Kommentar: Siehe Kommentar zu Nr. 1255.
Ausschluss: 1255, 1256, 1262, 1263

1259 Pupillographie

| | | 22,52 | 28,02 | – | 15,10 | 15,10 |

Arbeitshinweise: (Ausschnitt)
Es handelt sich hierbei um eine besondere Messung der Pupille, welche in der unfallmedizinischen Versorgung keinerlei Bedeutung hat.

1260 Elektromyographie der äußeren Augenmuskeln

| | | 52,11 | 64,87 | – | 34,91 | 34,91 |

1262 Ophthalmodynamometrie – gegebenenfalls einschließlich Tonometrie – erste Messung

| | | 22,52 | 28,02 | – | 10,25 | 10,25 |

Ausschluss: 1255–1257

I. Augenheilkunde

UV-GOÄ-Nr.		Allgemeine Heilbehandl.	Besondere Heilbehandl.	Besondere Kosten	Allgemeine Kosten	Sachkosten (Besond. + Allg. Kosten)

1263 Ophthalmodynamometrie – gegebenenfalls einschließlich Tonometrie –, jede weitere Messung
 | 14,15 | 17,60 | – | 8,62 | 8,62 |

Ausschluss: 1255, 1256, 1257

1268 Aktive Behandlung der Schwachsichtigkeit (Pleoptik) mittels Spezial-Ophthalmoskop, Mindestdauer 20 Minuten
 | 14,15 | 17,60 | – | 14,02 | 14,02 |

Arbeitshinweise: **(Ausschnitt)**
Die aktive Behandlung der Schwachsichtigkeit findet in der unfallmedizinischen Versorgung ggf. bei Schädel-Hirn-Traumata mit Doppelbildern und Konvergenzstörungen Anwendung.

Ausschluss: 1218

1269 Behandlung der gestörten Binokularfunktion (Orthoptik) mit Geräten nach dem Prinzip des Haploskops (z.B. Synoptophor, Amblyoskop), Mindestdauer 20 Minuten
 | 14,15 | 17,60 | – | 14,02 | 14,02 |

Ausschluss: 1218

1270 Unterstützende oder ergänzende pleoptische oder orthoptische Behandlung an optischen Zusatz- oder Übungsgeräten, Mindestdauer 20 Minuten
 | 5,02 | 6,24 | – | 4,86 | 4,86 |

Ausschluss: 1218

1271 Auswahl und Einprobieren eines künstlichen Auges
 | 4,29 | 5,34 | – | 1,74 | 1,74 |

Auf einen Blick: **Fremdkörperentfernung**

Fremdkörper	UV-GOÄ-Nr.					
	Lid	Binde-haut	Horn-haut	Leder-haut	Augen-inneres	Augen-höhle
oberflächlich	–	1275	1276	1276	–	–
Kalkinfarkt	1282	1282	–	–	–	–
eingebrannt	–	1276	1276	–	–	–
eisenhaltig, eingebrannt	–	–	1277	–	–	–
eingespießt	–	–	1278	–	–	–
eisenhaltig, Entfernung mit Magnet	–	–	–	–	1280	–
nicht magnetisch	–	–	–	–	1281	1283
mit Muskel-ablösung	–	–	–	–	–	1284
mit Orbitalwand-resektion	–	–	–	–	–	1285

1275 Entfernung von oberflächlichen Fremdkörpern von der Bindehaut und/oder Hornhaut
 | 3,42 | 4,29 | – | 1,74 | 1,74 |

Arbeitshinweise: **(Ausschnitt)**
Nummer zur Entfernung von Fremdkörpern mittels einfacher Hilfsmittel, z. B. Watteträger.

Kommentar: An einem Auge ist die Entfernung von Fremdkörpern, auch wenn es sich um mehrere einzelne, gleichartige Fremdkörper handelt, nur einmal abrechnungsfähig, sofern die weitere Entfernung nach der gleichen Position abgerechnet würde. Die Nebeneinanderabrechnung

UV-GOÄ-Nr.	Allgemeine Heilbehandl.	Besondere Heilbehandl.	Besondere Kosten	Allgemeine Kosten	Sachkosten (Besond. + Allg. Kosten)

der Nrn. 1275, 1276, 1277 und auch 1278 ist aber theoretisch möglich, wie es bei manchen Übersplitterungen (unterschiedliche Lokalisation und Material der Fremdkörper) der Fall ist. Neben der Fremdkörperentfernung kann die Nr. 200 für den Verband nicht angesetzt werden. Die Nr. 204 ist in der Augenheilkunde fast nur nach Blepharoplastiken und Lidoperationen möglich, nicht aber nach üblichen Augenoperationen (zum Beispiel ppV/Cataract-OP oder ähnliches).
Betrifft es Fremdkörper in beiden Augen, so ist natürlich ein doppelter Ansatz möglich.

Ausschluss: 200, 1276, 1277, 1278

1276 Instrumentelle Entfernung von Fremdkörpern von der Hornhautoberfläche, aus der Lederhaut und/oder von eingebrannten Fremdkörpern aus der Bindehaut und/oder der Hornhaut

	6,90	8,58	–	2,56	2,56

Arbeitshinweise: (Ausschnitt)
Diese beiden Positionen beschreiben die Entfernung von Fremdkörpern, die an der Hornhautoberfläche haften bzw. auch mitteltief in die Hornhaut eingedrungen sind. Die Wahl der Position hängt von der Einschätzung des Arztes ab und von der Art der Entfernung. Das Ausfräsen eines Rostringes oder auch der Narbenplatte kann auch zweizeitig (in verschiedenen Sitzungen) erfolgen, d. h. die Positionen 1276 und 1277 kann auch in einer weiteren Konsultation angesetzt werden. Mehr als zweimal sollte der Ansatz der 1277 in einem Behandlungsfall nicht ohne Erklärung akzeptiert werden.

Ausschluss: 200, 1275, 1277, 1278

1277 Entfernung von eisenhaltigen eingebrannten Fremdkörpern aus Hornhaut mit Ausfräsen des Rostringes

	14,15	17,60	2,50	4,86	7,36

Arbeitshinweise: (Ausschnitt)
Siehe Arbeitshinweise zu Nr. 1276

Ausschluss: 200, 1275, 1276, 1278

1278 Entfernung von eingespießten Fremdkörpern aus Hornhaut mittels Präparation

	25,87	32,20	–	7,28	7,28

Arbeitshinweise: (Ausschnitt)
Diese Position gibt vor allem wieder, dass einerseits der Fremdkörper jeglichen Materials sehr tief in die Hornhaut eingedrungen sein muss, andererseits seine Entfernung nur mittels verschiedener Instrumente, vor allem von Pinzetten, möglich ist.

Ausschluss: 200, 1275, 1276, 1277

1279 Entfernung von Korneoskleralfäden

	9,30	11,60	–	5,40	5,40

1280 Entfernung von eisenhaltigen Fremdkörpern aus dem Augeninnern mit Hilfe des Magneten – einschließlich Eröffnung des Augapfels –

	120,05	149,41	5,47	30,34	35,81

Ausschluss: 1281

1281 Entfernung von nichtmagnetischen Fremdkörpern o. einer Geschwulst aus Augeninnern

	206,61	257,12	7,46	55,95	63,41

Ausschluss: 1280

1282 Entfernung einer Geschwulst oder von Kalkinfarkten aus den Lidern eines Auges oder aus der Augapfelbindehaut

	14,15	17,60	–	8,08	8,08

Kommentar: Nach der Leistung nach Nr. 1282 ist auch die Entfernung eines Hagelkornes sowie die Entfernung von Xanthelasmen berechenbar.
Nach der Leistung nach Nr. 1282 ist auch die Entfernung eines Hordeolums/Chalaziosis berechenbar. Die Nr. 200 ist dann neben der Nr. 1282 anzusetzen, wenn der Verband nicht in unmittelbarem Zusammenhang mit der Operation steht, z.B. Behandlung einer Erosio. Ähnliches gilt bei anderen OP-Leistungen, bei denen die Nr. 200 im Ausschluss aufgeführt ist.

I. Augenheilkunde

UV-GOÄ-Nr.

	Allgemeine Heilbehandl.	Besondere Heilbehandl.	Besondere Kosten	Allgemeine Kosten	Sachkosten (Besond. + Allg. Kosten)

1283 Entfernung von Fremdkörpern oder einer Geschwulst aus der Augenhöhle ohne Resektion der Orbitalwand und ohne Muskelablösung

	51,57	64,18	5,47	12,41	17,88

Kommentar: Bei ambulanter OP: Zuschlag nach Nr. 443 nicht vergessen, zusätzlich ggf. Nr. 440 und Nr. 441 abrechenbar!
Ausschluss: 200, 1284, 1285

1284 Entfernung von Fremdkörpern oder einer Geschwulst aus der Augenhöhle ohne Resektion der Orbitalwand mit Muskelablösung

	86,00	107,02	7,46	15,24	22,70

Kommentar: Bei ambulanter OP: Zuschlag nach Nr. 444 nicht vergessen, zusätzlich ggf. Nr. 440 und Nr. 441 abrechenbar!
Ausschluss: 200, 1283, 1285, 2064, 2072.

1285 Entfernung von Fremdkörpern oder einer Geschwulst aus der Augenhöhle mit Resektion der Orbitalwand

	137,75	171,42	7,78	23,05	30,83

Kommentar: Bei ambulanter OP Zuschlag nach Nr. 445 nicht vergessen, und ggf. zusätzlich Nr. 440 und Nr. 441 abrechnen.
Ausschluss: 200, 1283, 1284

1290 Vorbereitende operative Maßnahmen zur Rekonstruktion einer Orbita unter Verwendung örtlichen Materials, ausgenommen das knöcherne Gerüst

	139,61	173,74	7,78	23,05	30,83

1291 Wiederherstellungsoperation an der knöchernen Augenhöhle (z.B. nach Fraktur)

	172,20	214,27	7,78	23,05	30,83

Kommentar: Erforderliche plastische Operationen im Gesicht können zusätzlich berechnet werden.

1292 Operation der Augenhöhlen- oder Tränensackphlegmone

	25,87	32,20	5,47	6,61	12,08

Kommentar: Bei ambulanter OP: Zuschlag nach Nr. 442 nicht vergessen.
Ausschluss: 200, 2430

1293 Dehnung, Durchspülung, Sondierung, Salbenfüllungen oder Kaustik der Tränenwege, auch beidseitig

	6,90	8,58	–	2,42	2,42

Arbeitshinweise: (Ausschnitt)
Diese Leistung kommt dann zum Ansatz, wenn bei einer Lidverletzung die Tränenwege mit beteiligt sind. Die Leistung ist nicht pro Tränenkanal, sondern insgesamt nur einmal pro Behandlungsdatum ansetzbar.
Kommentar: Erforderliche plastische Operationen im Gesicht können zusätzlich berechnet werden.
Ausschluss: 746, 1294, 1297, 1298

1294 Sondierung des Tränennasengangs bei Säuglingen und Kleinkindern, auch beidseitig

	12,10	15,05	–	2,42	2,42

Kommentar: Abrechnung der Leistung pro Auge möglich. Bei Dehnung und Durchspülung Ansatz auch mehrfach am gleichen Auge möglich, ebenso zusätzlich zur Nr. 1298. Säugling bis 12. Monat; Kleinkind bis Eintritt in die Schule.
Ausschluss: 1293

1297 Operation des evertierten Tränenpünktchens

	14,15	17,60	5,47	1,74	7,21

Kommentar: Die Leistung ist je behandeltem Auge abrechenbar.
Ausschluss: 1293

I. Augenheilkunde

UV-GOÄ-Nr.		Allgemeine Heilbehandl.	Besondere Heilbehandl.	Besondere Kosten	Allgemeine Kosten	Sachkosten (Besond. + Allg. Kosten)
1298	Spaltung von Strikturen des Tränennasenkanals	12,29	15,30	–	2,31	2,31

Ausschluss: 1293

1299	Tränensackexstirpation	51,57	64,18	5,47	15,24	20,71

Kommentar: Bei ambulanter OP: Zuschlag nach Nr. 443 nicht vergessen, zusätzlich ggf. Zuschlag nach Nr. 440 und nach Nr. 441 abrechenbar!
Ausschluss: 200

1300	Tränensackoperation zur Wiederherstellung des Tränenabflusses zur Nase mit Knochenfensterung 113,55		141,30	5,47	23,05	28,52

Kommentar: Die Leistung ist je behandeltem Auge abrechenbar.

1301	Exstirpation oder Verödung der Tränendrüse	43,11	53,64	5,47	10,80	16,27

Kommentar: Bei ambulanter OP: Zuschlag nach Nr. 442 nicht vergessen, zusätzlich ggf. Nr. 440 und Nr. 441 abrechenbar!
Ausschluss: 200

1302	Plastische Korrektur der verengten oder erweiterten Lidspalte oder des Epikanthus					
		86,00	107,02	5,47	7,81	13,28

Kommentar: Bei ambulanter OP: Zuschlag nach Nr. 444 nicht vergessen, zusätzlich ggf. Zuschlag nach Nr. 440 und nach Nr. 441 abrechenbar!
Ausschluss: 200, 1303

1303	Vorübergehende Spaltung der verengten Lidspalte	21,41	26,65	–	1,74	1,74

Kommentar: Die UV-GOÄ formuliert in Nr. 1303 den Leistungsinhalt einer temporären Lidspaltenerweiterung. Aus medizinischer Sicht gibt es keine Grunderkrankung des Lides, die eine nur temporäre Erweiterung indiziert erscheinen ließe. Der Verordnungsgeber kann bei der Verabschiedung dieser Leistungsziffer also lediglich an eine vorrübergehende Erweiterung der Lidspalte zum Zwecke eines besseren Zuganges zum Augapfel im Rahmen eines anderen operativen Eingriffes gedacht haben. Die Berechnung der Leistung nach Nr. 1303 kann daher nicht mit dem Argument des „Zielleistungsprinzips" versagt werden. Wichtig in der sicher nicht ausbleibenden Diskussion mit dem UVTr zur Abrechnung dieser Leistungsziffer ist, dass diese Leistung nicht regelhaft bei Cataract-Operationen angesetzt wird, sondern nur in seltenen Fällen.
Ausschluss: 1302, 1351

1304	Plastische Korrektur des Ektropiums oder Entropiums, der Trichiasis oder Distichiasis					
		86,00	107,02	7,46	9,30	16,76

Kommentar: Bei ambulanter OP: Zuschlag nach Nr. 444 nicht vergessen, zusätzlich ggf.Zuschlag nach Nr. 440 und Nr. 441 abrechenbar!
Ausschluss: 200

1305	Operation der Lidsenkung (Ptosis)	68,77	85,61	5,47	19,84	25,31

Kommentar: Bei ambulanter OP: Zuschlag nach Nr. 443 nicht vergessen, zusätzlich ggf. Nr. 440 und Nr. 441 abrechenbar!
Ausschluss: 200, 1306

1306	Operation der Lidsenkung (Ptosis) mit direkter Lidheberverkürzung					
		103,31	128,58	7,46	19,84	27,30

Kommentar: Bei ambulanter OP: Zuschlag nach Nr. 444 nicht vergessen, zusätzlich ggf. Nr. 440 und Nr. 441 abrechenbar!
Ausschluss: 200, 1305, 2064, 2072, 2073, 2075.

I. Augenheilkunde

UV-GOÄ-Nr.

	Allgemeine Heilbehandl.	Besondere Heilbehandl.	Besondere Kosten	Allgemeine Kosten	Sachkosten (Besond. + Allg. Kosten)

1310 Augenlidplastik mittels freien Hauttransplantates

| | 137,75 | 171,42 | 7,78 | 19,84 | 27,62 |

Kommentar: Bei ambulanter OP: Zuschlag nach Nr. 445 nicht vergessen, zusätzlich ggf. Nr. 440 und Nr. 441 abrechenbar!
Ausschluss: 1311, 1312

1311 Augenlidplastik mittels Hautlappenverschiebung aus der Umgebung

| | 103,31 | 128,58 | 7,46 | 27,38 | 34,84 |

Kommentar: Die Leistung nach Nr. 1311 kann neben der Leistung nach Nr. 1282 bei entsprechender Indikation abgerechnet werden. Bei ambulanter OP: Zuschlag nach Nr. 444 nicht vergessen, zusätzlich ggf. Nr. 440 und Nr. 441 abrechenbar!
Ausschluss: 200, 1310, 1312

1312 Augenlidplastik mittels Hautlappenverschiebung aus Umgebung und freier Transplantation

| | 172,20 | 214,27 | 7,78 | 27,38 | 35,16 |

Ausschluss: 1310, 1311

1319 Plastische Wiederherstellung des Bindehautsackes durch Transplantation von Lippenschleimhaut und/oder Bindehaut bei erhaltenem Augapfel – einschließlich Entnahme des Transplantates und gegebenenfalls einschließlich Maßnahmen am Lidknorpel –

| | 172,20 | 214,27 | 15,66 | 27,38 | 43,04 |

Ausschluss: 2386

1320 Einspritzung unter die Bindehaut

| | 4,84 | 6,01 | – | 1,74 | 1,74 |

Ausschluss: 200, 252

1321 Operation des Flügelfells

| | 27,54 | 34,28 | 5,47 | 9,30 | 14,77 |

Kommentar: Bei ambulanter OP: Zuschlag nach Nr. 442 nicht vergessen, zusätzlich ggf. Nr. 440 und Nr. 441 abrechenbar!
Ausschluss: 200, 1322

1322 OP des Flügelfells mit lamellierender Keratoplastik

| | 154,50 | 192,27 | 7,46 | 50,03 | 57,49 |

Ausschluss: 1321

1323 Elektrolytische Epilation von Wimpernhaaren, je Sitzung

| | 6,22 | 7,77 | – | 2,56 | 2,56 |

Kommentar: Siehe Epilation von Haaren im Gesicht Nr. 742.
Ausschluss: 742

1325 Naht einer Bindehaut- oder nicht perforierenden Hornhaut- oder Lederhautwunde

| | 21,41 | 26,65 | 5,47 | 11,06 | 16,53 |

Arbeitshinweise: (Text aus Arbeitshinweise zu Nrn. 2000 – 2005 (Ausschnitt):
6. … In der Augenheilkunde dürfen für die Behandlung des Auges (z. B. bei Verletzungen der Hornhaut oder Bindehaut) nur die Gebühren-Nummern der Nrn. 1200 bis 1386 angesetzt werden. Für die Naht einer Bindehautwunde ist also nur Nr. 1325, nicht aber Nr. 2005 berechenbar.
Ist durch einen Unfall nicht nur eine Augenverletzung, sondern auch eine Verletzung der Haut entstanden, z. B. Wunde am Augenlid, und wird diese vom Augenarzt mitversorgt, ist neben den Nrn. 1200 ff. auch eine Wundversorgung nach den Nrn. 2000 ff. berechenbar.
Ausschluss: 1326, 1327, 1328, 2001

1326 Direkte Naht einer perforierenden Hornhaut- oder Lederhautwunde – auch mit Reposition oder Abtragung der Regenbogenhaut und gegebenenfalls mit Bindehautdeckung –

| | 103,31 | 128,58 | 7,46 | 30,34 | 37,80 |

Ausschluss: 1325, 1327, 1328, 2001, 2386

UV-GOÄ-Nr.	Allgemeine Heilbehandl.	Besondere Heilbehandl.	Besondere Kosten	Allgemeine Kosten	Sachkosten (Besond. + Allg. Kosten)

1327 Wiederherstellungs-OP bei perforierender Hornhaut- /Lederhautverletzung mit Versorgung von Regenbogenhaut und Linse

	172,20	214,27	7,46	27,38	34,84

Arbeitshinweise: Siehe Arbeitshinweise zu Nr. 1325.
Ausschluss: 1325, 1326, 1328, 2386

1328 Wiederherstellungs-OP bei schwerverletztem Augapfel, Zerschneidung von Hornhaut und Lederhaut, Beteiligung der Iris, der Linse, des Glaskörpers und der Netzhaut

	300,63	374,12	14,82	67,94	82,76

Ausschluss: 1325, 1326, 1327, 2386

1330 Korrektur einer Schielstellung durch Eingriff an einem geraden Augenmuskel

	68,77	85,61	7,46	45,57	53,03

Kommentar: Bei ambulanter OP: Zuschlag nach Nr. 443 nicht vergessen, zusätzlich ggf. Nr. 440 und Nr. 441 abrechenbar!
Ausschluss: 200, 2064, 2072, 2073, 2075.

Auf einen Blick:

Eingriffe zur Korrektur einer Schielstellung

an einem geraden Augenmuskel	Nr. 1330
an jedem weiteren geraden Augenmuskel, zusätzlich zu Nr. 1330	Nr. 1331
an einem schrägen Augenmuskel	Nr. 1332
an jedem weiteren schrägen Augenmuskel, zusätzlich zu Nr. 1332	Nr. 1333

1331 Korrektur einer Schielstellung durch Eingriff an jedem weiteren geraden Augenmuskel, zusätzlich zu Nummer 1330

	51,57	64,18	4,21	15,24	19,45

Kommentar: Bei ambulanter OP: Zuschlag nach Nr. 443 nicht vergessen, zusätzlich ggf. Nr. 440 und Nr. 441 abrechenbar!
Ausschluss: 200, 2064, 2072, 2073, 2075.

1332 Korrektur einer Schielstellung durch Eingriff an einem schrägen Augenmuskel

	103,31	128,58	7,46	45,57	53,03

Kommentar: Bei ambulanter OP: Zuschlag nach Nr. 444 nicht vergessen, zusätzlich ggf. Nr. 440 und Nr. 441 abrechenbar! Bei jedem weiteren schrägen Augenmuskel Nr. 1333 abrechnen.
Ausschluss: 200, 2064, 2072, 2073, 2075.

1333 Korrektur einer Schielstellung durch Eingriff an jedem weiteren schrägen Augenmuskel, zusätzlich zu Nummer 1332

	68,77	85,61	4,10	15,24	19,34

Kommentar: Bei ambulanter OP: Zuschlag nach Nr. 443 nicht vergessen, zusätzlich ggf. Nr. 440 und Nr. 441 abrechenbar!
Ausschluss: 200, 2064, 2072, 2073, 2075.

1338 Chemische Ätzung der Hornhaut

	5,22	6,48	–	1,74	1,74

Ausschluss: 200, 1339, 1340

1339 Abschabung der Hornhaut

	13,77	17,13	–	3,51	3,51

Ausschluss: 104, 105, 200, 1338, 1340 (am selben Auge)

1340 Thermo- oder Kryotherapie von Hornhauterkankungen (z.B. Herpes ulcus) mit Epithelentfernung

	17,22	21,42	–	4,86	4,86

Ausschluss: 200, 740, 1338, 1339 (am selben Auge)

1341 Tätowierung der Hornhaut

	31,00	38,57	–	5,78	5,78

I. Augenheilkunde

UV-GOÄ-Nr.

	Allgemeine Heilbehandl.	Besondere Heilbehandl.	Besondere Kosten	Allgemeine Kosten	Sachkosten (Besond. + Allg. Kosten)

1345 Hornhautplastik   154,50   192,27   7,46   50,03   57,49

Kommentar: Ein Ausschluss der Leistung Nr. 1345 neben den Leistungen nach Nrn. 1374 oder 1375, wie ihn einige Kommentare vertreten, ist unserer Meinung nach nicht haltbar. Hier liegen nämlich zwei unterschiedliche Zielleistungen vor, einmal die intraoculare OP eines grauen Stars nach den Nrn. 1374 oder 1375, zum anderen die oberflächliche Behandlung z.B. eines astigmatischen Refraktionsdefizits nach Nr. 1345. Beide Operationen haben mit einander nichts zu tun. In gleicher Weise äußert sich auch der Kommentar von **Brück**.

1346 Hornhauttransplantation   257,82   320,82   7,46   72,42   79,88

Kommentar: Bei ambulanter OP: Zuschlag nach Nr. 445 nicht vergessen, zusätzlich ggf. Nr. 440 und Nr. 441 abrechenbar!
Ausschluss: 104, 105, 200.

1347 Einpflanzung einer optischen Kunststoffprothese in die Hornhaut (Keratoprothesis)
   282,01   350,95   7,46   72,42   79,88

Kommentar: Ein Ausschluss der Leistung Nr. 1347 neben der Leistung nach Nr. 1349, wie ihn einige Kommentare vertreten, ist unserer Meinung nach nicht haltbar. Es sind doch vollkommen verschiedene Indikationen (Zielleistungen) nebeneinander vorstellbar.
Ausschluss: 1349

1348 Diszision der klaren oder getrübten Linse oder des Nachtstars
   77,43   96,39   5,47   18,48   23,95

Kommentar: Nach **Wezel/Liebold** kann Nr. 1348 auch für die Beseitigung von Ablagerungen auf Kunstlinsen mittels Laser angesetzt werden.
Bei ambulanter OP: Zuschlag nach Nr. 444 nicht vergessen, zusätzlich ggf. Nr. 440 und Nr. 441 abrechenbar!
Ausschluss: 200, 1349, 1350, 1351, 1354, 1355

1349 Operation des weichen Stars (Saug-Spül-Vorgang) – gegebenenfalls mit Extraktion zurückgebliebener Linsenteile –   172,20   214,27   6,10   45,57   51,67

Kommentar: Bei ambulanter OP: Zuschlag nach Nr. 445 nicht vergessen, zusätzlich ggf. Nr. 440 und Nr. 441 abrechenbar!
Ausschluss: 200, 1347, 1348, 1350, 1351, 1362, 1374, 1375.

1350 Staroperation – gegebenenfalls mit Iridektomie – einschließlich Nahttechnik
   220,58   274,51   5,47   45,57   51,04

Kommentar: Bei ambulanter OP: Zuschlag nach Nr. 445 nicht vergessen, zusätzlich ggf. Nr. 440 und Nr. 441 abrechenbar!
Ausschluss: 200, 1348, 1349, 1351, 1358. 1374, 1375.

1351 Staroperation mit Iridektomie und Einpflanzung einer intraokularen Kunststofflinse
   257,82   320,82   7,78   74,84   82,62

Kommentar: Bei ambulanter OP: Zuschlag nach Nr. 445 nicht vergessen, zusätzlich ggf. Nr. 440 und Nr. 441 abrechenbar!
Ausschluss: 200, 1303, 1348, 1349, 1350, 1358, 1374, 1375.

1352 Einpflanzung einer intraokularen Linse, als selbständige Leistung
   167,54   208,47   7,78   50,03   57,81

Kommentar: Neben der Nr. 1352 kann auch ein anderer operativer Eingriff an den Augen erfolgen, z.B. eine pars-plana Vitrektomie (PPV) oder eine Lidkorrektur. Bei ambulanter OP: Zuschlag nach Nr. 445 nicht vergessen, zusätzlich ggf. Nr. 440 und Nr. 441 abrechenbar!
Ausschluss: 200, 1374, 1375.

I. Augenheilkunde

UV-GOÄ-Nr.		Allgemeine Heilbehandl.	Besondere Heilbehandl.	Besondere Kosten	Allgemeine Kosten	Sachkosten (Besond. + Allg. Kosten)
1353	Extraktion einer eingepflanzten Linse	77,43	96,39	7,78	27,38	35,16

Kommentar: Bei ambulanter OP: Zuschlag nach Nr. 444 nicht vergessen, zusätzlich ggf. Nr. 440 und Nr. 441 abrechenbar!
Ausschluss: 200.

| **1354** | Extraktion der luxierten Linse | 206,61 | 257,12 | 7,78 | 55,95 | 63,73 |

Kommentar: Bei ambulanter OP: Zuschlag nach Nr. 445 nicht vergessen, zusätzlich ggf. Nr. 440 und Nr. 441 abrechenbar!
Ausschluss: 200, 1348.

| **1355** | Partielle oder totale Extraktion des Nachtstars | 103,31 | 128,58 | 7,78 | 27,38 | 35,16 |

Kommentar: Bei ambulanter OP: Zuschlag nach Nr. 444 nicht vergessen, zusätzlich ggf. Nr. 440 und Nr. 441 abrechenbar!
Ausschluss: 200, 1348.

| **1356** | Eröffnung (Parazentese), Spülung oder Wiederherstellung der Augenvorderkammer, als selbstständige Leistung | 34,44 | 42,85 | 5,47 | 10,80 | 16,27 |

Kommentar: Bei ambulanter OP: Zuschlag nach Nr. 442 nicht vergessen, zusätzlich ggf. Nr. 440 und Nr. 441 abrechenbar! Nicht im Rahmen von Cataract-OPs.
Ausschluss: 200

| **1357** | Hintere Sklerotomie | 34,44 | 42,85 | 5,47 | 10,80 | 16,27 |

Kommentar: Bei ambulanter OP: Zuschlag nach Nr. 442 nicht vergessen, zusätzlich ggf. Nr. 440 und Nr. 441 abrechenbar! Nicht im Rahmen von Cataract-OPs.
Ausschluss: 200, 1358 – 1362

| **1358** | Zyklodialyse, Iridektomie | 93,06 | 115,82 | 5,47 | 38,15 | 43,62 |

Kommentar: Bei ambulanter OP: Zuschlag nach Nr. 444 nicht vergessen, zusätzlich ggf. Nr. 440 und Nr. 441 abrechenbar!
Ausschluss: 200, 1350, 1351, 1357, 1359 – 1362, 1380, 1381

| **1359** | Zyklodiathermie-Operation oder Kryozyklothermie-Operation | 46,54 | 57,92 | 5,47 | 20,23 | 25,70 |

Kommentar: Bei ambulanter OP: Zuschlag nach Nr. 443 nicht vergessen, zusätzlich ggf. Nr. 440 und Nr. 441 abrechenbar!
Ausschluss: 200, 1357, 1358, 1360, 1361, 1362.

| **1360** | Laseroperation am Trabekelwerk des Auges bei Glaukom (Lasertrabekuloplastik) | 93,06 | 115,82 | – | 44,50 | 44,50 |

Kommentar: Bei ambulanter OP: Zuschlag nach Nr. 444 nicht vergessen, zusätzlich ggf. Nr. 440.
Ausschluss: 200, 1357–1359, 1361, 1362

| **1361** | Fistelbildende Operation und Eingriff an den kammerwasserabführenden Wegen bei Glaukom | 172,20 | 214,27 | 5,47 | 45,57 | 51,04 |

Kommentar: Bei ambulanter OP: Zuschlag nach Nr. 445 nicht vergessen, zusätzlich ggf. Nr. 440 und Nr. 441 abrechenbar!
Ausschluss: 200, 1357–1360, 1362, 1365, 1382.

| **1362** | Kombinierte Operation des Grauen Stars und bei Glaukom | 282,01 | 350,95 | 7,46 | 72,42 | 79,88 |

Kommentar: Ggf. Zuschlag nach Nrn. 440, 441.
Ausschluss: 1349, 1358, 1360, 1361.

| **1365** | Lichtkoagulation zur Verhinderung einer Netzhautablösung und/oder Netzhautblutung, je Sitzung | 86,00 | 107,02 | – | 53,27 | 53,27 |

I. Augenheilkunde

UV-GOÄ-Nr.	Allgemeine Heilbehandl.	Besondere Heilbehandl.	Besondere Kosten	Allgemeine Kosten	Sachkosten (Besond. + Allg. Kosten)

Kommentar: Nach Kommentar von **Brück** kann die Nr. 1365 auch für die Lichtkoagulation bei Retinopathia diabetica angesetzt werden.
Bei ambulanter OP: Zuschlag nach Nr. 444 nicht vergessen, zusätzlich ggf. Nr. 440 und Nr. 441 abrechenbar!
Ausschluss: 200, 1361, 1366, 1367, 1368, 1369

1366 Vorbeugende Operation zur Verhinderung einer Netzhautablösung oder operativer Eingriff bei vaskulären Netzhauterkrankungen

103,31	128,58	5,47	24,26	29,73

Kommentar: Bei ambulanter OP: Zuschlag nach Nr. 444 nicht vergessen, zusätzlich ggf. Nr. 440 und Nr. 441 abrechenbar!
Ausschluss: 200, 1365, 1367, 1368, 1369

1367 Operation einer Netzhautablösung mit eindellenden Maßnahmen

206,61	257,12	5,47	53,27	58,74

Kommentar: Bei ambulanter OP: Zuschlag nach Nr. 445 nicht vergessen, zusätzlich ggf. Nr. 440 und Nr. 441 abrechenbar!
Ausschluss: 200, 1365, 1366, 1368, 1369

1368 OP einer Netzhautablösung mit eindellenden Maßnahmen und Glaskörperchirurgie

282,01	350,95	5,47	53,27	58,74

Ausschluss: 1365, 1366, 1367, 1369

1369 Koagulation oder Lichtkaustik eines Netz- oder Aderhauttumors

172,20	214,27	–	53,27	53,27

Ausschluss: 1365, 1366, 1367, 1368

1370 Operative Entfernung des Augapfels

86,00	107,02	7,46	23,05	30,51

Ausschluss: 107, 1371, 1373

1371 Operative Entfernung des Augapfels mit Einsetzung einer Plombe

120,05	149,41	7,78	30,34	38,12

Ausschluss: 107, 1370, 1373

1372 Wiederherstellung eines prothesenfähigen Bindehautsackes mittels Transplantation

172,20	214,27	7,78	53,27	61,05

1373 Operative Ausräumung der Augenhöhle

103,31	128,58	7,46	26,02	33,48

Ausschluss: 1370, 1371

1374 Extrakapsuläre Operation des Grauen Stars mittels gesteuerten Saug-Spül-Verfahrens oder Linsenverflüssigung (Phakoemulsifikation) – gegebenenfalls einschließlich Iridektomie –

283,87	353,27	5,47	14,16	19,63

Kommentar: Bei ambulanter OP: Zuschlag nach Nr. 445 nicht vergessen, zusätzlich ggf. Nr. 440 und Nr. 441 abrechenbar!
Ausschluss: 200, 1349, 1350, 1351, 1352

1375 Extrakapsuläre Operation des Grauen Stars mittels gesteuerten Saug-Spül-Verfahrens oder Linsenverflüssigung (Phakoemulsifikation) – gegebenenfalls einschließlich Iridektomie –, mit Implantation einer intraokularen Linse

325,76	405,37	7,78	16,18	23,96

I. Augenheilkunde

UV-GOÄ-Nr.	Allgemeine Heilbehandl.	Besondere Heilbehandl.	Besondere Kosten	Allgemeine Kosten	Sachkosten (Besond. + Allg. Kosten)

Kommentar: Bei ambulanter OP: Zuschlag nach Nr. 445 nicht vergessen, zusätzlich ggf. Nr. 440 und Nr. 441 abrechenbar!
Ausschluss: 200, 1349, 1350, 1351, 1352

1376 Rekonstruktion eines abgerissenen Tränenröhrchens

| | 137,75 | 171,42 | 7,78 | 37,48 | 45,26 |

1377 Entfernung einer Silikon-/Silastik-/Rutheniumplombe

| | 26,07 | 32,43 | 5,47 | 6,61 | 12,08 |

Kommentar: Bei ambulanter OP: Zuschlag nach Nr. 442 nicht vergessen, zusätzlich ggf. Nr. 440 und Nr. 441 abrechenbar!
Ausschluss: 200

1380 Operative Entfernung eines Iristumors

| | 186,15 | 231,63 | 7,46 | 55,95 | 63,41 |

Ausschluss: 1358

1381 Operative Entfernung eines Iris-Ziliar-Aderhauttumors (Zyklektomie)

| | 257,82 | 320,82 | 7,46 | 55,95 | 63,41 |

Ausschluss: 1358

1382 Goniotrepanation oder Trabekulektomie oder Trabekulotomie bei Glaukom

| | 232,67 | 289,56 | 7,46 | 55,95 | 63,41 |

Kommentar: Bei ambulanter OP: Zuschlag nach Nr. 445 nicht vergessen, zusätzlich ggf. Nr. 440 und Nr. 441 abrechenbar!
Ausschluss: 200, 1361

1383 Vitrektomie, Glaskörperstrangdurchtrennung, als selbständige Leistung

| | 232,67 | 289,56 | 7,46 | 55,95 | 63,41 |

Kommentar: Bei ambulanter OP: Zuschlag nach Nr. 445 abrechenbar.
Ausschluss: 200, 1384

1384 Vordere Vitrektomie (Glaskörperentfernung aus der Augenvorderkammer), als selbständige Leistung

| | 77,25 | 96,13 | 7,78 | 27,38 | 35,16 |

Kommentar: Der Ausschluss der Nrn. 1350, 1351, 1374 und 1375 – wie er sich im Kommentar von z.B. Hoffman u. Kleinken findet – ist nur dann korrekt, wenn es im Rahmen einer Catarct-OP zu einer Kasulotomie mit Glaskörpervorfall und vorderer Vitrektomie kommt. Ist aber präoperativ bereits ein Glaskörpervorfall (z.B. traumatisch) vorhanden, dann kann neben der Beseitigung des grauen Stars nach Nr. 1375 auch ohne vordere Vitrektomie nach Nr. 1384 abgerechnet werden.
Bei ambulanter OP: Zuschlag nach Nr. 444 nicht vergessen, zusätzlich ggf. Nr. 440 und Nr. 441 abrechenbar!
Ausschluss: 200, 1383

1386 Aufnähen einer Rutheniumplombe auf die Lederhaut

| | 120,05 | 149,41 | 7,78 | 30,34 | 38,12 |

Kommentar: Zusätzlich ggf. Nr. 440 und Nr. 441 abrechenbar!

J. Hals-, Nasen-, Ohrenheilkunde

Kommentar: Die Allg. Best. des Abschnitts L. Chirurgie/Orthopädie Satz 1 und 2 gelten sinngemäß auch für operative Leistungen dieses Abschnitts.

1400 Genaue Hörprüfung mit Einschluss des Tongehörs (Umgangs- und Flüstersprache, Luft- und Knochenleitung)

7,08   8,80   –   1,74   1,74

Kommentar: Nach Ziff. 8 der Allg. Best. vor Abschnitt B ist die Nr. 1400 nicht neben den Nrn. 6 bis 10 abrechenbar.
Gemäß der Zusatzbestimmung zu den Nrn. 800, 801 und 1406 ist neben diesen drei Gebührenziffern die Nr. 1400 nicht berechnungsfähig.
Gemäß der Zusatzbestimmung zu Nr. 1404 ist neben den Gebührenziffern Nr. 1403 und Nr. 1404 die Nr. 1400 nicht berechnungsfähig.

Ausschluss: 6–9, 800, 801, 1403, 1404, 1406

1401 Hörprüfung mittels einfacher audiologischer Testverfahren (mind. 5 Frequenzen)

5,58   6,94   –   1,74   1,74

Kommentar: Nach Ziff. 8 der Allg. Best. vor Abschnitt B ist die Nr. 1401 nicht neben den Nrn. 6 bis 10 abrechenbar.
Gemäß der Zusatzbestimmung zu Nr. 1404 ist neben den Gebührenziffern Nr. 1403 und Nr. 1404 die Nr. 1401 nicht berechnungsfähig.
Gemäß der Zusatzbestimmung zu Nr. 1406 ist neben dieser Gebührenziffer die Nr. 1401 nicht berechnungsfähig.

Ausschluss: 6–9, 1403, 1404, 1406

1403 Tonschwellenaudiometrische Untersuchung, auch beidseitig, (Bestimmung der Hörschwelle mit 8 bis 12 Prüffrequenzen oder mittels kontinuierlicher Frequenzänderung mit Hauptfrequenzbereich des menschlichen Gehörs, in Luft- und in Knochenleitung, auch mit Vertäubung) – auch mit Bestimmung der Intensitätsbreite und gegebenenfalls einschließlich überschwelliger audiometrischer Untersuchung –

14,69   18,30   –   9,84   9,84

Für Kopie und Versand von Tonschwellenaudiogrammen – auch beiderseits – wird ein Betrag in Höhe von 2,66 Euro zuzüglich Porto erstattet (Abrechnung als Geb.-Nr. 194)

Kommentar: Auch bei beidseitiger Untersuchung ist die Gebührenziffer nur einmal abrechenbar.
Gemäß der Zusatzbestimmung zu Nr. 1404 sind neben der Gebührenziffern Nr. 1403 die Nrn. 1400 und 1401 nicht berechnungsfähig.
Gemäß der Zusatzbestimmung zu Nr. 1406 ist neben dieser Gebührenziffer die Nr. 1403 nicht berechnungsfähig.
Im Rahmen der HNO-Begutachtung kann die Nr. 1403 bis zu dreimal für die Tinnitusbestimmung, Verdeckungskurven (nach Feldmann) und Hörfeldskalierung, sowie bis zu dreimal für überschwellige Hörtestverfahren und noch einmal für die Békésy-Audiometrie abgerechnet werden. Folglich ist die Nrn. 1403 bis zu 7 x neben der Nr. 155 abrechenbar.
Siehe hierzu auch die Hinweise zu den gesondert berechnungsfähigen Untersuchungen zu Nr. 155.

Ausschluss: 1400, 1401, 1406

1404 Sprachaudiometrische Untersuchung, auch beidseitig, (Ermittlung des Hörverlustes für Sprache und des Diskriminationsverlustes nach DIN-Norm, getrennt für das rechte und linke Ohr über Kopfhörer, erforderlichenfalls auch über Knochenleitung, gegebenenfalls einschließlich Prüfung des beidohrigen Satzverständnisses über Lautsprecher)

14,69   18,30   –   9,84   9,84

Neben den Leistungen nach den Nummern 1403 und 1404 sind die Leistungen nach den Nummern 1400 und 1401 nicht berechnungsfähig.

Kommentar: Auch bei beidseitiger Untersuchung ist die Gebührenziffer nur einmal abrechenbar.
Gemäß der Zusatzbestimmung zu Nr. 1404 sind dieser Gebührenziffer die Nrn. 1400 und 1401 nicht berechnungsfähig.

	Allgemeine Heilbehandl.	Besondere Heilbehandl.	Besondere Kosten	Allgemeine Kosten	Sachkosten (Besond. + Allg. Kosten)

Gemäß der Zusatzbestimmung zu Nr. 1406 ist neben dieser Gebührenziffer die Nr. 1404 nicht berechnungsfähig.

Ausschluss: 1400, 1401, 1406

1405 Sprachaudiometrische Untersuchung zur Kontrolle angepaßter Hörgeräte im freien Schallfeld

5,88	7,30	–	3,90	3,90

Kommentar: Die Leistung ist für beide Ohren zusammen nur einmal ansatzfähig.

1406 Kinderaudiometrie (in der Regel bis zur Vollendung des 7. Lebensjahres) zur Ermittlung des Schwellengehörs (Knochen- und Luftleitung) mit Hilfe von bedingten und/oder Orientierungsreflexen – gegebenenfalls einschließlich überschwelliger audiometrischer Untersuchung und Messungen zur Hörgeräteanpassung –

16,94	21,08	–	11,33	11,33

Neben der Leistung nach Nummer 1406 sind die Leistungen nach den Nummern 1400, 1401, 1403 und 1404 nicht berechnungsfähig.

Kommentar: Wenn in der Leistungslegende von einem Alter „… in der Regel bis zur Vollendung des 7. Lebensjahres …" gesprochen wird, handelt es sich um keine absolute Begrenzung des Lebensalters. Die absolute Grenze für die Leistungserbringung liegt bei Beginn des 14. Lebensjahres. Dies ist die Grenze des Begriffes „Kind".

Ausschluss: 1400, 1401, 1403, 1404

1407 Impedanzmessung am Trommelfell u./o. an den Binnenohrmuskeln (z.B. Stapedius-Lautheitstest), auch beidseitig

16,94	21,08	–	11,33	11,33

Kommentar: Die Leistung ist für beide Ohren zusammen nur einmal ansatzfähig. Wird die Impedanzmessung am Trommelfell und an den Binnenohrmuskeln durchgeführt, so darf die Nr. 1407 nur einmal abgerechnet werden.
Im Rahmen der HNO-Begutachtung darf die Nr. 1407 nur für die Stapediusreflexschwellenbestimmung einmal neben der Gutachtengebühr nach Nr. 155 abgerechnet werden, wenn Audiometriebefunde und die Messung otoakustischer Emissionen Zweifel aufwerfen. Die Nr. 1407 darf im Rahmen der HNO-Begutachtung dagegen nicht für die Tympanometrie/Impedanzmessung und die einfache Messung der Stapediusreflexe abgerechnet werden. Siehe hierzu auch die Hinweise zu den gesondert berechnungsfähigen Untersuchungen zu Nr. 155.

1408 Audioelktroenzephalographische Untersuchung

82,66	102,85	–	55,29	55,29

Kommentar: Zur Abrechnung **Abrechnung neurootologischer Diagnostik: VEMP** nach GOÄ (und dies dürfte auch für die UV-GOÄ gelten) informiert der GOÄ-Ratgeber im DÄ 110, Heft 18 (03.05.2013), S. A-908 und im Internet (http://www.bundesaerztekammer.de/page.asp?his=1.108.4144.4275.11233) u.a:
... „Bei der audioelektroenzephalographischen Untersuchung nach Nr. 1408 GOÄ handelt es sich hingegen nicht um eine Gleichgewichtsuntersuchung, sondern um ein Hörprüfungsverfahren, bei dem nach akustischer Provokation Potenziale in einem Elektroenzephalogramm erfasst werden. Auch von daher stellt die Gleichgewichtsuntersuchung mittels der Ableitung von VEMP keine Leistung dar, die mit dem Leistungsinhalt der Nr. 1408 GOÄ miterfasst ist. Vielmehr handelt es sich bei der Ableitung und Auswertung von VEMP um eine eigenständige Untersuchung im Sinne der GOÄ, die – auch zum Beispiel nach vorangehender Ableitung von audioenzephalographischen Potenzialen (Leistung nach Nr. 1408 GOÄ) bei zusätzlich bestehendem Verdacht auf eine Hörstörung – gesondert berechnungsfähig ist..."
…Nach der GOÄ erscheint eine Zuordnung der Leistung der Ableitung, Dokumentation und Auswertung von VEMP zu der Nr. 1408 GOÄ im Analogabgriff am ehesten zutreffend…"
Da es in der UV-GOÄ keine analogen Ansätze gibt, ist zur Frage der Abrechnung Rücksprache mit dem jeweiligen UVTr erforderlich.

	Allgemeine Heilbehandl.	Besondere Heilbehandl.	Besondere Kosten	Allgemeine Kosten	Sachkosten (Besond. + Allg. Kosten)

...Die Nr. 828 (sollte) angesetzt werden, wenn sich die Untersuchung auf eine neurologische Erkrankung, (...), richtet, während die Nr. 1408 zutrifft, wenn das Untersuchungsziel sich auf die Hals-Nasen-Ohren-Heilkunde bezieht..."
Im Rahmen der HNO-Begutachtung darf die Nr. 1408 einmal neben der Gutachtengebühr nach Nr. 155 abgerechnet werden, wenn nach der Messung otoakustischer Emissionen Zweifel bestehen, dass es sich um eine innenohrbedingte Schwerhörigkeit handelt und evtl. eine retrocochläre/neurale Ursache zu vermuten ist. Siehe hierzu auch die Hinweise zu den gesondert berechnungsfähigen Untersuchungen zu Nr. 155.

Ausschluss: 827, 828, 829, 1409

1409 Messung otoakustischer Emissionen   37,22   46,34   –   24,81   24,81

Die Leistung nach Nummer 1409 ist neben den Leistungen nach den Nummern 827 bis 829 nicht berechnungsfähig.

Kommentar: Die Leistung kann nur von HNO-Ärzten bzw. Ärzten für Phoniatrie und Pädaudiologie erbracht werden. **Wezel/Liebold** verweist in seinem Kommentar als Bestätigung auf ein Urteil des BSG vom 30.01.2002 zu Nr. 1599 EBM-Ä (AZ: B6 KA 73/00 R), nach dem diese Leistungen andere Ärzte z. B. bei Neugeborenen und Säuglingen – nicht erbringen dürfen. Die Gebührenziffer beinhaltet eine seitenvergleichende, also zweifache Messung und ist daher nur einmal für beide Ohren ansatzfähig.
Gemäß der Zusatzbestimmung zu Nr. 155 sind auch die Distorsionsprodukte otoakustischer Emissionen (DPOAE) und transient evozierte otoakustische Emissionen (TEOAE) mit der Gutachtengebühr abgegolten und daher nicht zweimal gesondert mit Nr. 1409 abrechenbar.

Ausschluss: 155, 827, 828, 829, 1408

1412 Experimentelle Prüfung des statischen Gleichgewichts (Drehversuch, kalorische Prüfung und Lagenystagmus)   8,47   10,55   –   1,74   1,74

Arbeitshinweise: 1. Die einfache Prüfung des statischen Gleichgewichts wird bereits durch die Leistungen nach Nrn. 6 oder 800 erfasst. Zur einfachen Prüfung gehören - Beobachtung des spontanen Nystagmus (Augenzittern),
– Kopfschütteln mit nachfolgender Beobachtung von Schwindel und Nystagmus,
– Laufen auf einer gedachten Linie (Geradeausgehvermögen),
– Stehversuch,
– Zeigefingerversuch,
– Ataxieversuch der Beine (Entlangstreichen der Ferse am anderen Schienbein).
Für die einfache Prüfung des statischen Gleichgewichts ist Nr. 1412 nicht berechenbar.
2. Nur die in der Leistungslegende der Nr. 1412 genannten Prüfungen (kalorischer Reiz des Gehörgangs mittels kalten und warmen Wassers, Auslösen eines künstlichen Drehreizes, Pendelprovokation usw.) begründen den Anspruch auf die Gebühr nach Nr. 1412.
3. Nr. 1412 ist nicht neben Nr. 826 berechenbar.

Ausschluss: 155, 826, 1413

1413 Elektronystagmographische Untersuchung
    24,66   30,69   –   16,58   16,58

Kommentar: Die Elektronystagmographie (ENG) ist ein Untersuchungsverfahren zur Registrierung schneller Augenbewegungen mit Hilfe von aufgeklebten Elektroden.
Sie wird zur objektiven Beurteilung des okulomotorischen und vestibulären Systems bei Patienten mit Schwindel- oder Gleichgewichtsstörungen eingesetzt.
Es handelt sich um einen weitergehenden Test nach der klinischen Untersuchung.
Ergeben sich aus der klinischen Untersuchung nach der Nr. 6 oder 800 keine Hinweise (ärztliche Dokumentation) auf Schwindel- oder Gleichgewichtsstörungen ist dieses spezielle Untersuchungsverfahren nicht erforderlich.

Ausschluss: 1412

UV-GOÄ-Nr.	Allgemeine Heilbehandl.	Besondere Heilbehandl.	Besondere Kosten	Allgemeine Kosten	Sachkosten (Besond. + Allg. Kosten)

1414 Diaphanoskopie der Nebenhöhlen der Nase

	3,90	4,87	–	1,74	1,74

Kommentar: Auch wenn die Diaphanoskopie auf beiden Seiten durchgeführt wird, so ist die Nr. 1414 nur einmal abrechenbar.
Nach Ziff. 8 der Allg. Best. vor Abschnitt B ist die Nr. 1404 nicht neben den Nrn. 6 bis 10 abrechenbar.

Ausschluss: 6–10.

1415 Binokularmikroskopische Untersuchung des Trommelfells und/oder der Paukenhöhle zwecks diagnostischer Abklärung, als selbständige Leistung

	8,47	10,55	–	1,74	1,74

Kommentar: Die Leistung nach Nr. 1415 ist nicht für die routinemäßige binokularmikroskopische Untersuchung von Trommelfell und/oder Paukenhöhle abrechenbar. Nur wenn es um die diagnostische Abklärung krankhafter Veränderungen geht, ist die Leistung berechnungsfähig.
Finden sich im Rahmen der klinischen Abklärung des HNO-Bereichs (Nr. 6) bei traumatischen Verletzungen an den Ohren keine Hinweise auf Verletzungen der Nase oder des Kehlkopfes ist diese Leistung nicht erforderlich und zweckmäßig. Die Leistungslegende zielt auf die einzelne Untersuchung des Trommelfells ab.
Bei beidseitiger binokularmikroskopischer Untersuchung des Trommelfells ist diese Gebührennummer daher auch zweimal ansatzfähig.
Für die otologische Untersuchung mittels Handgerät, auch wenn dieses eine Vergrößerung erlaubt, kann Nr. 1415 nicht in Ansatz gebracht werden, da der Leistungsinhalt der Nr. 1415 explizit die Durchführung einer binokularmikroskopische(n) Untersuchung fordert. Der normale Ohrmikroskopische Spiegelbefund ist Bestandteil der Nr. 6.

1416 Stroboskopische Untersuchung der Stimmbänder

	11,27	14,01	–	3,90	3,90

Kommentar: Wird eine Videostroboskopie der Stimmbänder durchgeführt, so ist diese nach der Nr. 1416 abzurechnen.

1417 Rhinomanometrische Untersuchung

	9,30	11,60	–	2,56	2,56

Ausschluss: 393, 394, 395, 396
Kommentar: Bei beidseitiger Untersuchung ist die Gebührenziffer nur einmal ansatzfähig.

1418 Endoskopische Untersuchung der Nasenhaupthöhlen und/oder des Nasenrachenraums – gegebenenfalls einschließlich der Stimmbänder

	16,74	20,85	–	4,99	4,99

Neben der Leistung nach Nummer 1418 ist die Leistung nach Nummer 1466 nicht berechnungsfähig.

Kommentar: Die Gebührenziffer ist auch nur einmal abrechenbar, wenn die Nasenhaupthöhlen und der Nasenrachenraum untersucht werden.
Nur die einfache Beweglichkeits- und Funktionsprüfung der Stimmbänder ist Bestandteil der Nr. 1418. Die differenziertere Beurteilung der Stimmbänder mittels Stroboskopie (Nr. 1416) ist daher nicht Bestandteil der Nr. 1418.
Bei flexibler Endoskopie der oberen Atemwege ist die Nr. 1530 zusätzlich neben Nr. 1418 ansetzbar, wenn die Untersuchung des Kehlkopfes nicht nur die Stimmbänder umfasst.
Die Lokalanästhesie ist mit den Nrn. 483 und 484 abrechenbar.

Ausschluss: 1466

1425 Ausstopfung der Nase von vorn, als selbständige Leistung

	4,66	5,77	–	2,56	2,56

Arbeitshinweise: • Nrn. 1425, 1426 sind nicht nebeneinander berechenbar, auch nicht neben Nrn. 1435 und 2320.

J. Hals-, Nasen-, Ohrenheilkunde

UV-GOÄ-Nr.

Allgemeine Heilbehandl.	Besondere Heilbehandl.	Besondere Kosten	Allgemeine Kosten	Sachkosten (Besond. + Allg. Kosten)

- Die Leistung bezieht sich auf die Nase als Ganzes; die Versorgung beider Nasenhälften ist somit nur einmal nach einer Leistungs-Nr. berechenbar.
- Nrn. 1425, 1426 sind nur als selbständige Leistung (Zielleistung) berechenbar, also nicht etwa im Zusammenhang mit einer Nasenoperation oder Kieferhöhlenpunktion (-spülung). Die Stillung von Nasenbluten mittels Tamponade ist nur nach Nr. 1435 berechenbar.

Kommentar: Zur Tamponade der Nase als selbständige Leistung stehen mehrere Leistungsziffern zur Verfügung:
– Tamponade der Nase von vorne nach Nr. 1425
– Tamponade der Nase von hinten nach Nr. 1426
– Tamponade zur Stillung von Nasenbluten nach Nr. 1435
Beschlüsse des Zentralen Konsultationsausschusses für GOÄ Fragen der BÄK (diese dürften auch für die UV-GOÄ gelten); veröffentlicht im DÄ 101, Heft 25, 18.06.2014):
Nrn. 1425/1426 nicht neben Nrn. 1447 bzw. 1448.
Die Ausstopfung der Nase nach Nr. 1425 oder Nr. 1426 kann nicht neben den Nrn. 1447 bzw. 1448 berechnet werden. Als operationsabschließende Wundversorgung ist die Tamponade der Nase mit der Berechnung der Gebühr für den operativen Eingriff abgegolten.

Ausschluss: 1426, 1435, 1447, 1448, 2320

1426 Ausstopfung der Nase von vorn und hinten, als selbständige Leistung

9,30	11,60	–	4,58	4,58

Arbeitshinweise: Siehe Arbeitshinweis zu Nr. 1425.
Kommentar: Die beidseitige Durchführung einer Nasentamponade ist 2x nach Nr. 1426 abrechnungsfähig.
Beschlüsse des Zentralen Konsultationsausschusses für GOÄ-Fragen der BÄK (diese dürften auch für die UV-GOÄ gelten); veröffentlicht im DÄ 101, Heft 25, 18.06.2014):
Nrn. 1425/1426 nicht neben Nrn. 1447 bzw. 1448.
Die Ausstopfung der Nase nach Nr. 1425 oder Nr. 1426 kann nicht neben den Nrn. 1447 bzw. 1448 berechnet werden. Als operationsabschließende Wundversorgung ist die Tamponade der Nase mit der Berechnung der Gebühr für den operativen Eingriff abgegolten.

Ausschluss: 1425, 1435, 1447, 1448, 2320

1427 Entfernung von Fremdkörpern aus dem Naseninnern, als selbstständige Leistung

8,84	10,99	–	3,24	3,24

Kommentar: Werden Fremdkörper aus beiden Nasengängen entfernt, so kann die Nr. 1427 zweimal abgerechnet werden. Wenn allerdings mehrere Fremdkörper aus einem Nasengang entfernt werden, so ist die Nr. 1427 nur einmal berechnungsfähig.
Die Leistung kann für das Entfernen von Tamponaden in der GUV nicht abgerechnet werden. In der GOÄ kann diese Leistung nach einer Entscheidung des Konsultationsausschusses analog für die Tamponaden-Entfernung abgerechnet werden. Diese Analogie ist für die gesetzliche UV nicht bindend.
Nach der allgemeinen Definition in der GUV ist eine Tamponade, die bewusst eingebracht wird, kein „Fremdkörper".

Ausschluss: 1428, 2009, 2010, 2320.

1428 OP zur Entfernung festsitzender Fremdkörper aus der Nase

34,44	42,85	7,78	3,24	11,02

Kommentar: Da die Mehrzahlformulierung „Fremdkörper" vereinbart wurde, ist die Gebührenziffer pro OP nur einmal abrechenbar. Das gilt auch, wenn festsitzende Fremdkörper aus beiden Nasengängen operativ entfernt werden.
Bei ambulanter OP: Zuschlag nach Nr. 442 abrechenbar.

Ausschluss: 200, 1427, 2009, 2010, 2320.

UV-GOÄ-Nr.	Allgemeine Heilbehandl.	Besondere Heilbehandl.	Besondere Kosten	Allgemeine Kosten	Sachkosten (Besond. + Allg. Kosten)
1429 Kauterisation im Naseninnern, je Sitzung	7,08	8,80	–	3,51	3,51

Kommentar: Werden während einer Sitzung (Arzt-Patienten-Kontakt) mehrere Kauterisationen (z.B. Gewebeentfernung aus beiden Nasenmuscheln) durchgeführt, so ist die Gebührenziffer trotzdem nur einmal ansetzbar.
Die Gebührenziffer darf nicht für die Stillung von Nasenbluten abgerechnet werden; dafür wurde bei Kauterisation die Nr. 1435 vereinbart.
Beschlüsse des Zentralen Konsultationsausschusses für GOÄ-Fragen der BÄK (diese dürften auch für die UV-GOÄ gelten); veröffentlicht im DÄ 101, Heft 25, 18.06.2014):
Nrn. 1429/1435 nicht neben Nrn. 1447 bzw. 1448.
Maßnahmen zur intraoperativen Blutstillung oder operationsbedingten Wundversorgung sind mit der Berechnung der Nr. 1447 bzw. Nr. 1448 abgegolten und können nicht als selbständige Leistungen z.B. nach den Nrn. 1429/1435 abgerechnet werden.

Ausschluss: 746, 1430, 1435, 1447, 1448, 2320.

1430 Operativer Eingriff in der Nase, wie Muschelfrakturierung, Muschelquetschung, Kaltkaustik der Muscheln, Synechielösung und/oder Probeexzision	11,07	13,77	7,78	5,12	12,90

Kommentar: In einer Anmerkung der Bayerischen Landesärztekammer (Quelle: GOÄ-Datenbank http://www.blaek.de/) – zur GOÄ (und dies dürfte auch für die UV-GOÄ gelten) wird informiert:
Nr. 1430 neben Nr. 1448: Die Nr. 1430 (operativer Eingriff in der Nase, wie Muschelfrakturierung, Muschelquetschung, Kaltkaustik der Muscheln, Synechielösung und/oder Probeexzision) kann bei entsprechender Indikation bis zu 6x notwendig werden, auch neben Nr. 1448; es handelt sich um einen eigenständigen Eingriff und nicht um eine Zugangsleistung.

Ausschluss: 1435, 1438, 1439, 1440, 1441, 1445 – 1448, 1455, 1470, 1558, 2320, 2401, 2402.

1435 Stillung von Nasenbluten mittels Ätzung u./o. Tamponade u./o. Kauterisation, auch beidseitig	8,47	10,55	–	5,40	5,40

Kommentar: Mit der Gebührenziffer wird nur die Stillung der Nasenblutung vergütet, die nicht während eines operativen Eingriffs aufgetreten ist. Die Blutungsstillung während einer Nasen-OP ist Bestandteil der OP-Leistung und damit nicht gesondert abrechenbar.
Erfolgt die Stillung der Blutung durch mehrere der aufgeführten Behandlungsmethoden und/oder auf beiden Seiten, so ist die Gebührenziffer pro Sitzung (Arzt-Patienten-Kontakt) dennoch nur einmal abrechenbar.
Beschlüsse des Zentralen Konsultationsausschusses für GOÄ-Fragen der BÄK (diese dürften auch für die UV-GOÄ gelten); veröffentlicht im DÄ 101, Heft 25, 18.06.2014):
Nrn. 1429/1435 nicht neben Nrn. 1447 bzw. 1448.
Maßnahmen zur intraoperativen Blutstillung oder operationsbedingten Wundversorgung sind mit der Berechnung der Nr. 1447 bzw. Nr. 1448 abgegolten und können nicht als selbständige Leistungen z.B. nach den Nrn. 1429/1435 abgerechnet werden.

Ausschluss: 746, 1425, 1426, 1429, 1430, 1447, 1448, 2320

1436 Gezielte Anbringung von Ätzmitteln im hinteren Nasenraum unter Spiegelbeleuchtung oder Ätzung des Seitenstranges, auch beidseitig	3,35	4,17	–	2,56	2,56

Kommentar: Mit der Gebührenziffer wird ausschließlich die Ätzbehandlung insbesondere bei Erkrankungen und Geschwüren der Nasenschleimhaut vergütet. Erfolgt die Behandlung auch auf beiden Seiten, so ist die Gebührenziffer pro Sitzung (Arzt-Patienten-Kontakt) dennoch nur einmal abrechenbar. Nach Brück zur GOÄ (dies dürfte auch für die UV-GOÄ gelten) ist die Abrechnung der Gebührenziffer für das Einbringen von anderen Medikamenten, die nicht Ätzmittel sind (z.B. Nasentropfen), nicht möglich.
Die Gebührenziffer darf nicht für die Stillung von Nasenbluten abgerechnet werden; dafür wurde bei Ätzung die Nr. 1435 vereinbart.
Eine zusätzliche Lokalanästhesie nach Nr. 483 ist berechnungsfähig.

J. Hals-, Nasen-, Ohrenheilkunde

UV-GOÄ-Nr.	Allgemeine Heilbehandl.	Besondere Heilbehandl.	Besondere Kosten	Allgemeine Kosten	Sachkosten (Besond. + Allg. Kosten)

1438   Teilweise oder vollständige Abtragung einer Nasenmuschel

	34,44	42,85	–	11,19	11,19

Kommentar: Muss die Nasenmuschel auf beiden Seiten teilweise oder vollständig abgetragen werden, so darf die Gebührenziffer zweimal abgerechnet werden.
Beschlüsse des Zentralen Konsultationsausschusses für GOÄ-Fragen der BÄK (diese dürften auch für die UV-GOÄ gelten); veröffentlicht im DÄ 101, Heft 25, 18.06.2014):
Nr. 2250 nicht neben Nr. 1438.
„...Die konventionelle teilweise oder vollständige Abtragung einer Nasenmuschel (Muschelteilresektion, Muschelkappung, Abtragung des hinteren Muschelendes bei Muschelhyperplasie) ist Nr. 1438 zuzuordnen. In den Fällen, in denen knöcherne Anteile der Muschel durch Muschelkappung bzw. Muschel(teil-)resektion entfernt werden (Turbinektomie), kann dies nicht als selbständige Osteotomie nach Nr. 2250 neben Nr. 1438 berechnet werden..."
Bei ambulanter OP: Zuschlag nach Nr. 442 abrechenbar.

Ausschluss: 200, 1430, 1439, 1445, 1446, 1455, 1470, 1492, 2250.

1439   Teilweise oder vollständige Abtragung von Auswüchsen der Nasenscheidewand einer Seite

	34,44	42,85	–	11,19	11,19

Kommentar: Müssen Auswüchse an beiden Seiten der Nasenscheidewand abgetragen werden, so kann die Leistung nach Nr. 1439 entsprechend zweimal abgerechnet werden.
Die Nr. 1439 kann auch für die Entfernung einer Nasenmuschelhyperplasie angesetzt werden.
Die einseitige teilweise oder vollständige Abtragung von Auswüchsen der Nasenscheidewand ist gemäß der Leistungsbeschreibungen zu den Nrn. 1447 und 1448 in den OP-Vergütungen enthalten und damit nicht zusätzlich mit Nr. 1439 abrechenbar.

Ausschluss: 1430, 1438, 1440, 1445–1448, 1458, 1470, 1492.

1440   Operative Entfernung einzelner Nasenpolypen oder anderer Neubildungen einer Nasenseite

	12,10	15,05	–	8,08	8,08

Kommentar: Müssen einzelne Nasenpolypen oder andere Neubildungen aus beiden Nasenseiten entfernt werden, ist die Nr. 1440 zweimal abrechenbar.
Sind auf einer Nasenseite mehrere Nasenpolypen oder schwieriger zu operierende Neubildungen zu entfernen, darf die höher vergütete Nrn. 1441 abgerechnet werden. Für die gleiche Nasenseite sind die Nrn. 1440 und 1441 nicht nebeneinander abrechenbar.

Ausschluss: 1430, 1439, 1441 (gleiche Nasenseite), 1445, 1446, 1470.

1441   Operative Entfernung mehrerer Nasenpolypen oder schwieriger zu operierender Neubildungen einer Nasenseite, auch in mehreren Sitzungen

	27,54	34,28	7,78	9,30	17,08

Kommentar: Bei ambulanter OP: Zuschlag nach Nr. 442 abrechenbar. Müssen die Eingriffe an beiden Nasenseiten durchgeführt werden, so ist die Nr. 1441 zweimal abrechenbar.
Für die gleiche Nasenseite sind die Nrn. 1440 und 1441 nicht nebeneinander abrechenbar.
Die Nr. 1441 darf pro Nasenseite nur einmal bis zur vollständigen Entfernung mehrerer Nasenpolypen oder schwierigerer zu operierenden Neubildungen abgerechnet werden, auch wenn hierzu mehrere Sitzungen (Arzt-Patienten-Kontakte) erforderlich sind.

Ausschluss: 200, 1430, 1439, 1440 (gleiche Nasenseite), 2403, 2404

1445   Submuköse Resektion an der Nasenscheidewand

	43,11	53,64	–	14,02	14,02

Kommentar: Sofern die knöcherne Leiste mit reseziert wird, ist die höher vergütete Nr. 1446 abzurechnen.
Die submuköse Resektion an der Nasenscheidewand ist gemäß der Leistungsbeschreibungen zu den Nrn. 1447 und 1448 in den OP-Vergütungen enthalten und damit nicht zusätzlich mit Nr. 1445 abrechenbar.
Bei ambulanter OP: Zuschlag nach Nr. 442 abrechenbar.

Ausschluss: 200, 1430, 1438, 1439, 1440, 1446–1448, 1455, 1492.

UV-GOÄ-Nr.

	Allgemeine Heilbehandl.	Besondere Heilbehandl.	Besondere Kosten	Allgemeine Kosten	Sachkosten (Besond. + Allg. Kosten)
1446 Submuköse Resektion an der Nasenscheidewand mit Resektion der ausgedehnten knöchernen Leiste	68,77	85,61	7,78	18,48	26,26

Kommentar: Sofern die knöcherne Leiste nicht mit reseziert wird, ist die geringer vergütete Nr. 1445 abzurechnen.
Die submuköse Resektion an der Nasenscheidewand mit Resektion der ausgedehnten knöchernen Leiste ist gemäß der Leistungsbeschreibungen zu den Nrn. 1447 und 1448 in den OP-Vergütungen enthalten und damit nicht zusätzlich mit Nr. 1446 abrechenbar.
Bei ambulanter OP: Zuschlag nach Nr. 443 abrechenbar.

Ausschluss: 200, 1430, 1438, 1439, 1440, 1445, 1447, 1448, 1455, 1456, 1492

1447 Plastische Korrektur am Nasenseptum und an den Weichteilen zur funktionellen Wiederherstellung der Nasenatmung – gegebenenfalls einschließlich der Leistungen nach den Nummern 1439, 1445, 1446 und 1456 –, auch in mehreren Sitzungen					
	154,50	192,27	15,66	95,45	111,11

Kommentar: Die Nr. 1447 darf nur einmal abgerechnet werden, auch wenn zur erfolgreichen Wiederherstellung der Nasenatmung mehrere Sitzungen (Arzt-Patienten-Kontakte) erforderlich sind. Wird auch noch ein Eingriff am knöchernen Nasengerüst erforderlich, so ist die höher vergütete Nr. 1448 abzurechnen.
Beschlüsse des Zentralen Konsultationsausschusses für GOÄ-Fragen der BÄK (diese dürften auch für die UV-GOÄ gelten); veröffentlicht im DÄ 101, Heft 25, 18.06.2014):
Nrn. 1425/1426 nicht neben Nrn. 1447 bzw. 1448.
Die Ausstopfung der Nase nach Nr. 1425 oder Nr. 1426 kann nicht neben den Nrn. 1447 bzw. 1448 berechnet werden. Als operationsabschließende Wundversorgung ist die Tamponade der Nase mit der Berechnung der Gebühr für den operativen Eingriff abgegolten.
Nrn. 1429/1435 nicht neben Nrn. 1447 bzw. 1448.
Maßnahmen zur intraoperativen Blutstillung oder operationsbedingten Wundversorgung sind mit der Berechnung der Nr. 1447 bzw. Nr. 1448 abgegolten und können nicht als selbständige Leistungen z.B. nach den Nrn. 1429/1435 abgerechnet werden.
Nr. 1438 neben Nrn. 1447 bzw. 1448.
Bei gegebener medizinischer Indikation können Eingriffe an der Nasenmuschel nach Nr. 1438 neben Nrn. 1447 bzw. 1448 abgerechnet werden.
Nr. 1441 neben Nrn. 1447 bzw. 1448.
Die Kappung oder Resektion von Polypen, die aus einer oder mehreren Nasennebenhöhle(n) einer Seite in die Nasenhaupthöhle vorwuchern, ist dem Eingriff nach Nr. 1441 zuzuordnen. Die Nr. 1441 ist damit ein eigenständiger Eingriff und ggf. neben den Septum-Operationen nach Nrn. 1447 bzw. 1448 berechnungsfähig. Die Entfernung von Nasenseptumpolypen oder anderen hyperplastischen Veränderungen der Nasenscheidewand ist mit dem Ansatz der Nrn. 1447 bzw. 1448 abgegolten.
Knochenzerbrechung (Nr. A 2267) nicht neben Nrn. 1447 bzw. 1448.
Die Knochenzerbrechung zur Begradigung der Restseptumanteile ist mit der Berechnung der Nrn. 1447 bzw. 1448 abgegolten und kann nicht als selbständige Leistung z.B. Nr. 2267 neben den Nrn. 1447 bzw. 1448 berechnet werden.
Nr. A 2256 für die Abtragung der Lamina perpendicularis nicht neben Nrn. 1447 bzw. 1448.
Die Abtragung der Lamina perpendicularis ist mit der Berechnung der Nrn. 1447 bzw. 1448 abgegolten.
Nr. A 2253 für den plastischen Wiederaufbau des Nasenrückens nach Voroperation oder bei Dysplasien oder analog für die Septumaustauschplastik neben Nrn. 1447 bzw. 1448.
Der plastische Wiederaufbau des Nasenrückens mit Knochen/Knorpel im Rahmen von Revisionsoperationen (bei Sattelbildung) oder zur Korrektur von Dysplasien der knöchernen Nase oder im Rahmen der Durchführung eine Septumaustauschplastik ist analog nach Nr. 2253 zu bewerten und als zusätzliche Maßnahme neben einer Septum-OP nach Nrn. 1447 bzw. 1448 berechnungsfähig.
Bei ambulanter OP: Zuschlag nach Nr. 445 abrechenbar.

Ausschluss: 200, 1425, 1426, 1429, 1430, 1435, 1439, 1445, 1446, 1448, 1455, 1456, 2255, 2256, 2267

J. Hals-, Nasen-, Ohrenheilkunde 1448–1456

UV-GOÄ-Nr.	Allgemeine Heilbehandl.	Besondere Heilbehandl.	Besondere Kosten	Allgemeine Kosten	Sachkosten (Besond. + Allg. Kosten)

1448 Plastische Korrektur am Nasenseptum und an den Weichteilen und am knöchernen Nasengerüst zur funktionellen Wiederherstellung der Nasenatmung – gegebenenfalls einschließlich der Leistungen nach den Nummern 1439, 1445, 1446 und 1456 –, auch in mehreren Sitzungen

	220,58	274,51	15,66	131,46	147,12

Kommentar: Die Nr. 1448 darf nur einmal abgerechnet werden, auch wenn zur erfolgreichen Wiederherstellung der Nasenatmung mehrere Sitzungen (Arzt-Patienten-Kontakte) erforderlich sind. Ist ein Eingriff am knöchernen Nasengerüst nicht erforderlich, so ist die geringer vergütete Nr. 1447 abzurechnen.

Hinsichtlich der **Beschlüsse des Zentralen Konsultationsausschusses für GOÄ-Fragen der BÄK** (diese dürften auch für die UV-GOÄ gelten); veröffentlicht im DÄ 101, Heft 25, 18.06.2014) siehe Kommentar zu Nr. 1447:

Nach **Brück** zur GOÄ (dies dürfte auch für die UV-GOÄ gelten) kann die Leistung nach Nr. 2250 neben der Nr. 1448 berechnet werden, wenn im Rahmen der Septum-OP der Prämaxillen-Knochen sich als deviiert darstellt.

Bei ambulanter OP: Zuschlag nach Nr. 445 abrechenbar.

Ausschluss: 200, 1425, 1426, 1429, 1430, 1435, 1439, 1445, 1446, 1447, 1455, 1456, 2255, 2256, 2267

1449 Plastische OP bei rekonstruierender Teilplastik der äußeren Nase, auch in mehreren Sitzungen

	344,35	428,55	23,33	190,65	213,98

Kommentar: Die Nr. 1449 darf nur einmal abgerechnet werden, auch wenn die rekonstruierende Teilplastik der äußeren Nase in mehreren Sitzungen (Arzt-Patienten-Kontakte) durchgeführt wird.

Ausschluss: 1450, 1452, 1453, 1456, 1457, 2382.

1450 Rekonstruierende Totalplastik der äußeren Nase, auch in mehreren Sitzungen

	688,74	857,09	31,11	358,00	389,11

Kommentar: Die Nr. 1450 darf nur einmal abgerechnet werden, auch wenn die rekonstruierende Totalplastik der äußeren Nase in mehreren Sitzungen (Arzt-Patienten-Kontakte) durchgeführt wird.

Ausschluss: 1449, 1452, 1453, 1456, 1457, 2381, 2382.

1452 Umfangreiche operative Teilentfernung der äußeren Nase

	74,47	92,66	11,77	18,48	30,25

Ausschluss: 1449, 1450, 1453

1453 Operative Entfernung der gesamten Nase

	102,37	127,41	23,33	30,47	53,80

Ausschluss: 1449, 1450, 1452

1455 Plastische OP zum Verschluß einer Nasenscheidewandperforation

	51,20	63,70	7,78	20,23	28,01

Kommentar: Bei ambulanter OP: Zuschlag nach Nr. 443 abrechenbar.
Ausschluss: 200, 1430, 1438, 1445, 1446, 1447, 1448

1456 Operative Verschmälerung des Nasensteges

	21,58	26,89	–	11,19	11,19

Kommentar: Die operative Verschmälerung des Nasensteges ist gemäß der Leistungsbeschreibungen zu den Nrn. 1447 und 1448 in den OP-Vergütungen enthalten und damit nicht zusätzlich mit Nr. 1456 abrechenbar.

Ausschluss: 1446, 1447, 1448, 1449, 1450

UV-GOÄ-Nr.	Allgemeine Heilbehandl.	Besondere Heilbehandl.	Besondere Kosten	Allgemeine Kosten	Sachkosten (Besond. + Allg. Kosten)
1457 Operative Korrektur eines Nasenflügels	34,44	42,85	–	18,88	18,88

Kommentar: Die Leistung ist bei beidseitiger OP zweimal abrechenbar. Bei ambulanter OP: Zuschlag nach Nr. 442 abrechenbar.
Ausschluss: 200, 1449, 1450

1458 Beseitigung eines knöchernen Choanenverschlusses	120,05	149,41	15,66	30,34	46,00

Ausschluss: 1430, 1439 (als Zugangsleistung)

1459 Eröffnung eines Abszesses der Nasenscheidewand	6,90	8,58	–	5,40	5,40

Ausschluss: 2428, 2430

1465 Punktion einer Kieferhöhle	11,07	13,77	–	4,86	4,86

Kommentar: Erfolgt die Punktion im Rahmen einer Antroskopie, so ist sie in der Vergütung der Nr. 1466 enthalten.
Werden beide Kieferhöhlen punktiert, so ist die Nr. 1465 zweimal abrechenbar.
Die Leistung nach Nr. 1465 ist den Punktionsleistungen zu Abschnitt C.III. (Nrn. 300-321) zuzuordnen. Gemäß der Allg. Best. zu Abschnitt C.III. sind die mit den Punktionen im Zusammenhang stehenden Injektionen, Instillationen, Spülungen sowie Gewebeentnahmen in den Leistungen beinhaltet. Die Spülung der Kieferhöhle nach Nr. 1479 und das Absaugen der Kieferhöhle nach Nr. 1480 dürfen neben der Nr. 1465 daher nicht zusätzlich abgerechnet werden.
Im GOÄ **Ratgeber der BÄK** wird zur GOÄ informiert (und dies dürfte auch für die UV-GOÄ gelten) **Kieferhöhleneingriffe richtig abrechnen**
http://www.bundesaerztekammer.de/page.asp?his=1.108.4144.4285.10362
Der Zentrale Konsultationsausschuss für Gebührenordnungsfragen bei der BÄK hat im Jahr 2004 zu der Frage der gesonderten Berechnungsfähigkeit eines weiteren (subturbinalen) Fensters nachstehenden Beschluss gefasst (DÄ, Heft 25/2004): „Wird bei einer endonasalmikroskopischen/endoskopischen Kieferhöhlenoperation nach Nr. 1486 ein subturbinales Fenster zur Drainage angelegt, so ist diese zusätzliche Maßnahme durch die Berechnung der Nr. 1486 abgegolten und nicht als selbstständige Leistung, z. B nach Nr. 1468, neben Nr. 1486 berechnungsfähig. Der durch die zusätzliche subturbinale Fensterung verursachte Aufwand muss durch die Wahl eines adäquaten Steigerungsfaktors abgebildet werden."
Bei den Nrn. 1465 und 1467 kann bei beidseitigem Eingriff die jeweilige Leistung auch zweimal in Ansatz gebracht werden. Darüber hinaus sind die Nrn. 1467 und 1468 in den allgemeinen Bestimmungen des Kapitels C VIII. „Zuschläge zu ambulanten Operations- und Anästhesieleistungen (GOÄ)" als zuschlagsfähige ambulante operative Leistungen aufgeführt.
Ausschluss: 370, 1466, 1467, 1468, 1479, 1480, 1485, 1486, 1487, 1488

1466 Endoskopische Untersuchung der Kieferhöhle (Antroskopie) – gegebenenfalls einschließlich der Leistung nach Nummer 1465 –	16,57	20,62	–	7,28	7,28

Kommentar: Neben Nr. 1418 darf gemäß deren Zusatzbestimmung die Nr. 1466 nicht berechnet werden.
Ausschluss: 1418, 1465, 1467, 1468

1467 Operative Eröffnung einer Kieferhöhle vom Mundvorhof aus – einschließlich Fensterung	37,89	47,14	–	13,64	13,64

Kommentar: Bei ambulanter OP: Zuschlag nach Nr. 442 abrechenbar.
Ausschluss: 200, 1465, 1466, 1468, 1485, 1486, 1488

J. Hals-, Nasen-, Ohrenheilkunde

UV-GOÄ-Nr.		Allgemeine Heilbehandl.	Besondere Heilbehandl.	Besondere Kosten	Allgemeine Kosten	Sachkosten (Besond. + Allg. Kosten)

1468 Operative Eröffnung einer Kieferhöhle von der Nase aus

		27,54	34,28	–	12,13	12,13

Kommentar: Bei ambulanter OP: Zuschlag nach Nr. 442 abrechenbar.
Ausschluss: 200, 1465, 1466, 1467, 1485, 1486, 1488

1469 Keilbeinhöhlenoperation oder Ausräumung der Siebbeinzellen von der Nase aus

		51,57	64,18	–	19,84	19,84

Kommentar: Wird in einer Sitzung eine Keilbeinhöhlenoperation und eine Ausräumung der Siebbeinzellen von der Nase aus durchgeführt, so handelt es sich um zwei voneinander unabhängigen Leistungen, so dass die Nr. 1469 zweimal berechnungsfähig ist.
Zur GOÄ (und dies dürfte auch für die UV-GOÄ gelten) informiert die **BÄK**, DÄ, Heft 25, 18.06.2004:
Mehrfachberechnung der Nrn. 1469 bzw. 1470
Bei endonasal-mikroskopischer/endoskopischer Operation der Keilbeinhöhle und Ausräumung der Siebbeinzellen einer Seite in derselben Sitzung ist die Nr. 1469 (oder 1470) zweimal berechnungsfähig, wenn nachweislich getrennte Zugangswege sowohl zur Keilbeinhöhle als auch zum Siebbeinzellensystem gewählt werden.
Bei rechts- und linksseitiger Ausräumung der Siebbeinzellen und/oder Operation der Keilbeinhöhle in derselben Sitzung kann Nr. 1469 (oder Nr. 1470) maximal 4mal berechnet werden. Voraussetzung dafür ist, dass jeweils seitengetrennte Zugangswege geschaffen werden.
Bei Operation von mehr als einer Kammer der septierten Keilbeinhöhle kann die Nr. 1469 (oder 1470) nicht mehr als einmal berechnet werden, wenn die zweite Kammer durch denselben Zugangsweg ausgeräumt wird, also transseptal vorgegangen wird.
Ausschluss: 1470, 1471, 1485–1488

1470 Keilbeinhöhlenoperation oder Ausräumung der Siebbeinzellen von der Nase aus – einschließlich teilweiser oder vollständiger Abtragung einer Nasenmuschel oder von Auswüchsen der Nasenscheidewand –

		68,77	85,61	7,78	23,05	30,83

Ausschluss: 1430, 1438, 1439, 1440, 1469, 1471, 1486, 1487, 1488

1471 Operative Eröffnung der Stirnhöhle – gegebenenfalls auch der Siebbeinzellen – vom Naseninnern aus

		137,75	171,42	11,77	38,15	49,92

Kommentar: Bei ambulanter OP: Zuschlag nach Nr. 445 abrechenbar.
Ausschluss: 200, 1469, 1470, 1478, 1485, 1487, 1488

1472 Anbohrung der Stirnhöhle von außen

		20,66	25,74	–	11,19	11,19

Ausschluss: 1485, 1487.

1473 Plastische Rekonstruktion der Stirnhöhlenvorderwand, auch in mehreren Sitzungen

		206,61	257,12	15,66	60,54	76,20

Ausschluss: 1485

1478 Sondierung und/oder Bougierung der Stirnhöhle vom Naseninnern aus – gegebenenfalls einschließlich Spülung und/oder Instillation von Arzneimitteln –

		16,57	20,62	–	7,28	7,28

Ausschluss: 321, 1471, 1479, 1480

1479 Ausspülung der Kiefer-, Keilbein-, Stirnhöhle von der natürlichen oder künstlichen Öffnung aus – auch Spülung mehrerer dieser Höhlen, auch einschließlich Instillation von Arzneimitteln –

		5,49	6,84	–	2,56	2,56

Kommentar: Durch die Formulierung „mehrerer dieser Höhlen" ist die Gebühr pro Behandlungstag nur einmal abrechenbar.
Ausschluss: 321, 1465, 1478, 1480

J. Hals-, Nasen-, Ohrenheilkunde

UV-GOÄ-Nr.		Allgemeine Heilbehandl.	Besondere Heilbehandl.	Besondere Kosten	Allgemeine Kosten	Sachkosten (Besond. + Allg. Kosten)
1480	Absaugen der Nebenhöhlen	4,19	5,22	–	2,56	2,56

Kommentar: Die Nr. 1480 kann nur als selbständige Leistung, nicht für die intraoperative Absaugung im Zusammenhang mit operativen Eingriffen an den Nasennebenhöhlen berechnet werden.
Ausschluss: 1465, 1478, 1479

| **1485** | OP Eröffnung und Ausräumung der Stirnhöhle oder der Kieferhöhle oder der Siebbeinzellen von außen | | | | | |
| | | 86,00 | 107,02 | 15,66 | 30,34 | 46,00 |

Kommentar: Bei ambulanter OP: Zuschlag nach Nr. 444 abrechenbar.
Ausschluss: 200, 1465, 1467 – 1469, 1471, 1472 (Stirnhöhle), 1473, 1486 – 1488 (gleiche Seite)

| **1486** | Radikaloperation der Kieferhöhle | 103,31 | 128,58 | 15,66 | 38,15 | 53,81 |

Ausschluss: 1465, 1467, 1468, 1469, 1470, 1485, 1487, 1488 (dieselbe Seite)

| **1487** | Radikaloperation einer Stirnhöhle einschließlich der Siebbeinzellen von außen | | | | | |
| | | 137,75 | 171,42 | 15,66 | 45,57 | 61,23 |

Ausschluss: 1465, 1469, 1470, 1471, 1472, 1485, 1486, 1488

| **1488** | Radikaloperation sämtlicher Nebenhöhlen einer Seite | | | | | |
| | | 172,20 | 214,27 | 15,66 | 60,54 | 76,20 |

Ausschluss: 1465, 1467 – 1469, 1470, 1471, 1485 – 1487

| **1492** | Osteoplastische OP zur Verengung der Nase bei Ozaena | | | | | |
| | | 120,05 | 149,41 | 15,66 | 38,15 | 53,81 |

Ausschluss: 1438, 1439, 1445, 1446

| **1493** | Entfernung der vergrößerten Rachenmandel (Adenotomie) | | | | | |
| | | 27,54 | 34,28 | – | 14,16 | 14,16 |

Kommentar: Bei ambulanter OP: Zuschlag nach Nr. 442 abrechenbar.
Ausschluss: 200, 1498

| **1495** | Entfernung eines Nasenrachenfibroms | | | | | |
| | | 103,31 | 128,58 | 7,78 | 42,34 | 50,12 |

| **1496** | Eröffnung des Türkensattels vom Naseninnern aus | | | | | |
| | | 206,61 | 257,12 | 15,66 | 60,54 | 76,20 |

| **1497** | Tränensackoperation vom Naseninnern aus | | | | | |
| | | 103,31 | 128,58 | 7,78 | 38,15 | 45,93 |

Kommentar: Bei ambulanter OP: Zuschlag nach Nr. 444 abrechenbar.
Ausschluss: 200

| **1498** | Konservative Behandlung der Gaumenmandeln (z.B. Schlitzung, Saugung) | | | | | |
| | | 4,09 | 5,10 | – | 2,56 | 2,56 |

Kommentar: Durch die Mehrzahlformulierung „Gaumenmandeln" ist die Gebühr pro Behandlungstag nur einmal abrechenbar.
Ausschluss: 1493

| **1499** | Ausschälung und Resektion einer Gaumenmandel mit der Kapsel (Tonsillektomie) | | | | | |
| | | 43,11 | 53,64 | – | 16,99 | 16,99 |

	Allgemeine Heilbehandl.	Besondere Heilbehandl.	Besondere Kosten	Allgemeine Kosten	Sachkosten (Besond. + Allg. Kosten)

Kommentar: Bei der Ausschälung und Resektion beider Gaumenmandeln mit Kapseln darf die Nr. 1499 nicht zweimal abgerechnet werden, da hierfür die Gebührenziffer Nr. 1500 vereinbart wurde.
Beschlüsse des Zentralen Konsultationsausschusses für GOÄ-Fragen der BÄK (diese dürften auch für die UV-GOÄ gelten); veröffentlicht im DÄ 101, Heft 25, 18.06.2014):
„... Die Exzision von hyperplastischem Tonsillen-Gewebe aus dem Bereich der Plica triangularis ist mit dem Ansatz der Nr. 1499 bzw. der Nr. 1500 abgegolten. ..."
Im **GOÄ-Ratgeber der BÄK** hat Dr. med. Tina Wiesener zur Abrechnungsfähigkeit der Tonsillektomie nach GOÄ Nr. 1501 (dies dürfte auch für die UV-GOÄ gelten) (veröffentlicht im DÄ 109, Heft 9, 02.03.2012) ausgeführt:
„... Eine Tumortonsillektomie ist mit den Nr. 1499 bzw. 1500 und nicht mit der Nr. 2404 „Exzision einer größeren Geschwulst ..." abzurechnen ..."
Für die einseitige Tonsillotomie (Belassen der Kapsel im Gaumen) wurde keine Gebührenziffer vereinbart. Wir empfehlen aufgrund des ähnlich hohen Aufwandes die Vergütung nach Nr. 1499.
Wird ein Abszess zusammen mit einer Gaumenmandel entfernt (Abszesstonsillektomie), dann darf zusätzlich keine Abszess(wieder)eröffnung (Nr. 1505 bzw. 1507) abgerechnet werden.
Beschluss des Zentralen Konsultationsausschusses für GOÄ-Fragen der BÄK vom 02.02.2022
Die BÄK empfiehlt die Abrechnung einer Teilentfernung/Verkleinerung einer (vergrößerten) Gaumenmandel analog mit Nr. 1499.
Ausschluss: 1500, 1501, 1505, 1507

1500 Ausschälung und Resektion beider Gaumenmandeln mit den Kapseln (Tonsillektomie)

| 68,77 | 85,61 | – | 24,95 | 24,95 |

Kommentar: Siehe Kommentar zu Nr. 1499. Bei Ausschälung und Resektion einer Gaumenmandel ist die geringer bewertete Nr. 1499 abzurechnen.
Beschluss des Zentralen Konsultationsausschusses für GOÄ-Fragen der BÄK vom 02.02.2022
Die BÄK empfiehlt die Abrechnung einer Teilentfernung/Verkleinerung beider (vergrößerten) Gaumenmandeln analog mit Nr. 1500.
Ausschluss: 1499, 1501, 1505

1501 Operative Behandlung einer konservativ unstillbaren Nachblutung nach Tonsillektomie

| 31,00 | 38,57 | 7,78 | 9,30 | 17,08 |

Kommentar: Eine „Nachblutung" im Sinne dieser Gebührenziffer tritt erst in einem zeitlich größeren Abstand zur Tonsillektomie (in der Regel mehrere Tage) ein und wird z.B. durch abgestoßene Wundbeläge oder aufgeplatzte Gefäße verursacht. Damit ist die Gebührenziffer während oder unmittelbar nach einer Tonsillektomie (Nrn. 1499 bzw. 1500) nicht abrechenbar.
Im **GOÄ-Ratgeber der BÄK** hat Dr. med. Tina Wiesener zur Abrechnungsfähigkeit der Tonsillektomie nach GOÄ Nr. 1501 (dies dürfte auch für die UV-GOÄ gelten) (veröffentlicht im DÄ 109, Heft 9, 02.03.2012) ausgeführt:
„Operative Behandlung einer konservativ unstillbaren Nachblutung nach Tonsillektomie" ... „ist der operativen Behandlung der Nachblutung aus einem oder mehreren Tonsillenbetten als Sekundäreingriff vorbehalten."
Ausschluss: 1499, 1500

1505 Eröffnung eines peritonsillären Abszesses

| 13,77 | 17,13 | – | 7,28 | 7,28 |

Kommentar: Die Wiedereröffnung eines peritonsillären Abszesses ist mit der geringer vergüteten Nr. 1507 abzurechen.
Ausschluss: 1499, 1500, 1507, 2428, 2430

UV-GOÄ-Nr.		Allgemeine Heilbehandl.	Besondere Heilbehandl.	Besondere Kosten	Allgemeine Kosten	Sachkosten (Besond. + Allg. Kosten)
1506	Eröffnung eines retropharyngealen Abszesses	17,22	21,42	–	7,28	7,28

Ausschluss: 2428, 2430

1507	Wiedereröffnung eines peritonsillären Abszesses	5,22	6,48	–	3,64	3,64

Ausschluss: 1499, 1500, 1505, 2428, 2430

1508	Entfernung von eingespießten Fremdkörpern aus dem Rachen oder Mund	8,66	10,78	–	4,05	4,05

Kommentar: Werden in einer Sitzung Fremdkörper aus dem Mund und dem Rachen entfernt, so ist die Gebührenziffer zweimal abrechenbar. Da in der Leistungsbeschreibung die Mehrzahlformulierung „Fremdkörpern" vereinbart wurde, darf die Gebührenziffer pro Areal (Mund oder Rachen) nicht mehrfach angesetzt werden.

Ausschluss: 2009, 2010.

1509	Operative Behandlung einer Mundbodenphlegmone	43,11	53,64	–	23,16	23,16

Ausschluss: 1511, 2428, 2430, 2432

1510	Schlitzung des Parotis- oder Submandibularis- Ausführungsganges – gegebenenfalls einschließlich Entfernung von Stenosen –	17,68	22,00	–	7,28	7,28

1511	Eröffnung eines Zungenabszesses	17,22	21,42	–	6,74	6,74

Ausschluss: 1509, 2428, 2430, 2432

1512	Teilweise Entfernung der Zunge	103,31	128,58	15,66	27,38	43,04

Kommentar: Gemäß der Leistungsbeschreibung ist die Unterbindung der Zungenarterie in der Vergütung der Nr. 1514 enthalten und daher nicht gesondert mit Nr. 2803 abrechenbar.

Ausschluss: 1513, 1514, 2803

1513	Keilexzision aus der Zunge	34,44	42,85	7,78	12,41	20,19

Kommentar: Bei ambulanter OP: Zuschlag nach Nr. 442 abrechenbar.
Ausschluss: 200, 1512, 1514

1514	Entfernung Zunge mit Unterbindung der Art. lingualis	206,61	257,12	23,33	63,51	86,84

Kommentar: Gemäß der Leistungsbeschreibung ist die Unterbindung der Zungenarterie in der Vergütung der Nr. 1514 enthalten und daher nicht gesondert mit Nr. 2803 abrechenbar.

Ausschluss: 1512, 1513, 2803

1518	Operation einer Speichelfistel	68,77	85,61	7,78	16,86	24,64

Ausschluss: 2008

1519	Operative Entfernung von Speichelstein(en)	51,57	64,18	7,78	16,86	24,64

Kommentar: Werden mehrere Speichelsteine entfernt, so ist die Gebührenziffer trotzdem nur einmal abrechenbar.
Bei ambulanter OP: Zuschlag nach Nr. 443 abrechenbar.

Ausschluss: 200

1520	Exstirpation der Unterkiefer- u./o. Unterzungenspeicheldrüse(n)	83,77	104,23	7,78	30,34	38,12

UV-GOÄ-Nr.	Allgemeine Heilbehandl.	Besondere Heilbehandl.	Besondere Kosten	Allgemeine Kosten	Sachkosten (Besond. + Allg. Kosten)

Kommentar: Werden mehrere oder verschiedene Speicheldrüsen entfernt, so ist die Gebührenziffer trotzdem nur einmal abrechenbar. In der UV-GOÄ wurde im Gegensatz zur Privat-GOÄ kein ambulanter OP-Zuschlag nach Nr. 444 vereinbart.

1521 Speicheldrüsentumorexstirpation einschließlich Ausräumung des regionären Lymphstromgebietes

| | 172,20 | 214,27 | 15,66 | 39,24 | 54,90 |

Kommentar: Gemäß der Leistungsbeschreibung ist die Ausräumung des regionalen Lymphstromgebietes in der Vergütung der Nr. 1521 enthalten und daher nicht gesondert mit Nr. 2760 abrechenbar.

Ausschluss: 1522, 2760

1522 Parotisextirpation mit Präparation des Nervus facialis – gegebenenfalls einschließlich Ausräumung des regionären Lymphstromgebietes –

| | 186,15 | 231,63 | 23,33 | 45,57 | 68,90 |

Kommentar: Gemäß der Leistungsbeschreibung ist die Ausräumung des regionalen Lymphstromgebietes in der Vergütung der Nr. 1522 enthalten und daher nicht gesondert mit Nr. 2760 abrechenbar.

Ausschluss: 1521, 2583, 2760

1525 Einbringung von Arzneimitteln in den Kehlkopf unter Spiegelbeleuchtung

| | 4,29 | 5,34 | – | 2,31 | 2,31 |

Ausschluss: 484, 1526

1526 Chemische Ätzung im Kehlkopf

| | 7,08 | 8,80 | – | 4,18 | 4,18 |

Kommentar: Wenn eine Narkose oder Lokalanästhesie erforderlich ist, können die entsprechenden Leistungspositionen zusätzlich abgerechnet werden. (z. B. Nrn. 451, 453, 484).

Ausschluss: 1525

1527 Galvanokaustik/ Elektrolyse oder Kürettement im Kehlkopf

| | 34,44 | 42,85 | – | 3,90 | 3,90 |

Kommentar: Bei ambulanter OP: Zuschlag nach Nr. 442 abrechenbar.
Ausschluss: 200, 746

1528 Fremdkörperentfernung aus dem Kehlkopf

| | 51,57 | 64,18 | – | 12,82 | 12,82 |

Kommentar: Bei ambulanter OP: Zuschlag nach Nr. 443 abrechenbar.
Ausschluss: 200, 2009, 2010.

1529 Intubation oder Einführung von Dehnungsinstrumenten in den Kehlkopf, jeweils als selbstständige Leistung

| | 14,15 | 17,60 | – | 7,02 | 7,02 |

Ausschluss: 429, 462, 463, 489, 1040, 1530, 1532, 1533.

1530 Untersuchung des Kehlkopfes mit dem Laryngoskop

| | 16,94 | 21,08 | – | 8,08 | 8,08 |

Arbeitshinweise: Bei der Nr. 1530 handelt es sich um eine Leistung des HNO-ärztl. Fachgebiets; sie ist grundsätzlich indiziert im Rahmen gezielter diagnostischer Fragestellungen bei Beschwerden oder Erkrankungen im Bereich des Kehlkopfes.

Ein Knalltrauma führt regelmäßig nicht zu einer Schädigung des Kehlkopfbereichs, so dass die HNO-ärztl. Untersuchung nach einem derartigen Trauma nicht regelhaft die Leistung nach Nr. 1530 umfasst. Die Gebühr ist ggf. – mit dieser Begründung – zu streichen.

Im Rahmen einer Vollnarkose (z. B. Allgemeinanästhesie nach der Nr. 462) darf die Nr. 1530 grundsätzlich nicht berechnet werden (vgl. Brück, Komm. z. GOÄ, Anm. zu Nr. 1530) und ist daher – mit dieser Begründung – zu streichen. Das gilt auch für die routi-

	Allgemeine Heilbehandl.	Besondere Heilbehandl.	Besondere Kosten	Allgemeine Kosten	Sachkosten (Besond. + Allg. Kosten)

nemäßige Absaugung des Rachens am Ende der Intubationsnarkose (vgl. Schleppers/ Weißauer, Anästhesiekomm. z. GOÄ, Anm. zu Nr. 1530).

Kommentar: Diese Leistung ist ausschließlich für die direkte Betrachtung des Kehlkopfes abrechenbar. Die indirekte Kehlkopfspiegelung mit einem Kehlkopfspiegel oder Lupenlaryngoskop gehört zu den Basisuntersuchungen in der Hals-Nasen-Ohren-Heilkunde.
Sie ist Bestandteil der klinischen Untersuchung des gesamten HNO-Bereichs (siehe Erläuterungen zu UV-GOÄ Nr. 6).
Die Erforderlichkeit und Zweckmäßigkeit einer weiterführenden direkten Betrachtung des Kehlkopfes **(Mikrolaryngoskopie)** muss sich aus dem Ergebnis der klinischen Untersuchung herleiten lassen.
Ist der Kehlkopfbereich, z.B. bei einer Verletzung der Nase oder der Ohren, nicht direkt betroffen, besteht hierfür kein Anlass.
Die Aufklärung des Patienten über spezielle Risiken (Zahnschäden, Zungenbeweglichkeits- und -gefühlsstörungen, etc.) ist Bestandteil der Leistung.

Ausschluss: 435, 462, 463, 1529, 1532, 1533

1532 Endobronchiale Behandlung mit weichem Rohr

| 16,94 | 21,08 | – | 8,08 | 8,08 |

Die Leistung nach Nummer 1532 ist im Zusammenhang mit einer Intubationsnarkose nicht berechnungsfähig.

Ausschluss: 462, 463, 677, 678, 1529, 1530, 1533

1533 Schwebe- oder Stützlaryngoskopie

| 46,54 | 57,92 | – | 26,81 | 26,81 |

Ausschluss: 1529–1532, 1535

1534 Probeexzision aus dem Kehlkopf

| 43,11 | 53,64 | – | 11,73 | 11,73 |

Kommentar: Bei ambulanter OP: Zuschlag nach Nr. 442 abrechenbar.
Ausschluss: 200, 2401, 2402

1535 Entfernung von Polypen oder anderen Geschwülsten aus dem Kehlkopf

| 60,23 | 74,95 | – | 16,18 | 16,18 |

Kommentar: Bei ambulanter OP: Zuschlag nach Nr. 443 abrechenbar.
Ausschluss: 200, 1533

1540 Endolaryngeale Resektion oder frontolaterale Teilresektion eines Stimmbandes

| 172,20 | 214,27 | 15,66 | 48,40 | 64,06 |

Kommentar: Dr. med. Tina Wiesener hat zur Abrechnungsfähigkeit der Tracheotomie (Luftröhrenschnitt) nach GOÄ Nr. 2751 (dies dürfte auch für die UV-GOÄ gelten) im **GOÄ-Ratgeber der BÄK** (veröffentlicht im DÄ 109, Heft 3, 20.01.2012) erläutert:
„Die Anlage eines, in den meisten Fällen nur vorübergehend geplanten, Tracheostomas im Rahmen operativer Eingriffe am Kehlkopf, zum Beispiel nach den GOÄ-Nrn. 1540 bis 1544 oder anderen Eingriffen im Mund-, Rachen- oder Halsbereich, stellt einen gesonderten, selbständigen Eingriff dar ..."

1541 Operative Beseitigung einer Stenose im Glottisbereich

| 129,37 | 160,99 | 7,78 | 29,52 | 37,30 |

Kommentar: Dr. med. Tina Wiesener hat zur Abrechnungsfähigkeit der Tracheotomie (Luftröhrenschnitt) nach GOÄ Nr. 2751 (dies dürfte auch für die UV-GOÄ gelten) im **GOÄ-Ratgeber der BÄK** (veröffentlicht im DÄ 109, Heft 3, 20.01.2012) erläutert:
„Die Anlage eines, in den meisten Fällen nur vorübergehend geplanten, Tracheostomas im Rahmen operativer Eingriffe am Kehlkopf, zum Beispiel nach den GOÄ-Nrn. 1540 bis 1544 oder anderen Eingriffen im Mund-, Rachen- oder Halsbereich, stellt einen gesonderten, selbständigen Eingriff dar ..."

J. Hals-, Nasen-, Ohrenheilkunde

UV-GOÄ-Nr.	Allgemeine Heilbehandl.	Besondere Heilbehandl.	Besondere Kosten	Allgemeine Kosten	Sachkosten (Besond. + Allg. Kosten)

1542 Kehlkopfplastik mit Stimmbandverlagerung

	172,20	214,27	15,66	48,40	64,06

Kommentar: Dr. med. Tina Wiesener hat zur Abrechnungsfähigkeit der Tracheotomie (Luftröhrenschnitt) nach GOÄ Nr. 2751 (dies dürfte auch für die UV-GOÄ gelten) im **GOÄ-Ratgeber der BÄK** (veröffentlicht im DÄ 109, Heft 3, 20.01.2012) erläutert:
„Die Anlage eines, in den meisten Fällen nur vorübergehend geplanten, Tracheostomas im Rahmen operativer Eingriffe am Kehlkopf, zum Beispiel nach den GOÄ-Nrn. 1540 bis 1544 oder anderen Eingriffen im Mund-, Rachen- oder Halsbereich, stellt einen gesonderten, selbständigen Eingriff dar ..."

Ausschluss: 1547.

1543 Teilweise Entfernung des Kehlkopfes

	153,57	191,10	23,33	45,57	68,90

Kommentar: Bei der gleichzeitigen Zungenbeinresektion und Pharynxplastik darf die höher vergütete Nr. 1544 abgerechnet werden.
Dr. med. Tina Wiesener hat zur Abrechnungsfähigkeit der Tracheotomie (Luftröhrenschnitt) nach GOÄ Nr. 2751 (dies dürfte auch für die UV-GOÄ gelten) im **GOÄ-Ratgeber der BÄK** (veröffentlicht im DÄ 109, Heft 3, 20.01.2012) erläutert:
„Die Anlage eines, in den meisten Fällen nur vorübergehend geplanten, Tracheostomas im Rahmen operativer Eingriffe am Kehlkopf, zum Beispiel nach den GOÄ-Nrn. 1540 bis 1544 oder anderen Eingriffen im Mund-, Rachen- oder Halsbereich, stellt einen gesonderten, selbständigen Eingriff dar ..."

Ausschluss: 1544, 1545, 1546.

1544 Teilweise Entfernung des Kehlkopfes – einschließlich Zungenbeinresektion und Pharynxplastik

	172,20	214,27	23,33	48,40	71,73

Kommentar: Ohne gleichzeitige Zungenbeinresektion und Pharynxplastik darf nur die geringer vergütete Nr. 1543 abgerechnet werden.
Dr. med. Tina Wiesener hat zur Abrechnungsfähigkeit der Tracheotomie (Luftröhrenschnitt) nach GOÄ Nr. 2751 (dies dürfte auch für die UV-GOÄ gelten) im **GOÄ-Ratgeber der BÄK** (veröffentlicht im DÄ 109, Heft 3, 20.01.2012) erläutert:
„Die Anlage eines, in den meisten Fällen nur vorübergehend geplanten, Tracheostomas im Rahmen operativer Eingriffe am Kehlkopf, zum Beispiel nach den GOÄ-Nrn. 1540 bis 1544 oder anderen Eingriffen im Mund-, Rachen- oder Halsbereich, stellt einen gesonderten, selbständigen Eingriff dar ..."

Ausschluss: 1543, 1545, 1546.

1545 Totalexstirpation des Kehlkopfes

	206,61	257,12	23,33	59,19	82,52

Kommentar: Bei der gleichzeitigen Ausräumung des regionären Lymphstromgebiets und ggf. benachbarter Organe (Luftröhre, Schilddrüse, Halsweichteile etc.) darf die höher vergütete Nr. 1546 abgerechnet werden.
Dr. med. Tina Wiesener hat zur Abrechnungsfähigkeit der Tracheotomie (Luftröhrenschnitt) nach GOÄ Nr. 2751 (dies dürfte auch für die UV-GOÄ gelten) im **GOÄ-Ratgeber der BÄK** (veröffentlicht im DÄ 109, Heft 3, 20.01.2012) erläutert:
„... Die im Rahmen einer vollständigen Entfernung des Kehlkopfes (Laryngektomie, Nrn. 1545 oder 1546 GOÄ) für den Patienten nicht nur vorübergehend, sondern dauerhaft erforderliche Tracheotomie ist hingegen nicht gesondert abrechenbar. Denn hier ist die Anlage des Tracheostomas notwendiger Bestandteil der Operation ..."

Ausschluss: 1543, 1544, 1546, 2751.

1546 Totalexstirpation des Kehlkopfes – einschließlich Ausräumung des regionären Lymphstromgebietes und gegebenenfalls von benachbarten Organen –

	344,35	428,55	38,89	106,25	145,14

Kommentar: Gemäß der Leistungsbeschreibung ist die Ausräumung des regionalen Lymphstromgebietes in der Vergütung der Nr. 1546 enthalten und daher nicht gesondert mit Nr. 2760 abrechenbar.

	Allgemeine Heilbehandl.	Besondere Heilbehandl.	Besondere Kosten	Allgemeine Kosten	Sachkosten (Besond. + Allg. Kosten)

Dr. med. Tina Wiesener zur Abrechnungsfähigkeit der Tracheotomie (Luftröhrenschnitt) nach GOÄ Nr. 2751 (dies dürfte auch für die UV-GOÄ gelten) im **GOÄ-Ratgeber der BÄK** (veröffentlicht im DÄ 109, Heft 3, 20.01.2012) erläutert:

„… Die im Rahmen einer vollständigen Entfernung des Kehlkopfes (Laryngektomie, Nrn. 1545 oder 1546 GOÄ) für den Patienten nicht nur vorübergehend, sondern dauerhaft erforderliche Tracheotomie ist hingegen nicht gesondert abrechenbar. Denn hier ist die Anlage des Tracheostomas notwendiger Bestandteil der Operation …"

Ausschluss: 1543, 1544, 1545, 2751, 2760

1547 Kehlkopfstenosen Operation mit Thyreochondrotomie – einschließlich plastischer Versorgung und gegebenenfalls Verlagerung eines Aryknorpels

	257,82	320,82	31,11	101,66	132,77

Ausschluss: 1542

1548 Einführung einer Silastikendoprothese im Larynxbereich

	191,75	238,60	31,11	59,19	90,30

1549 Fensterung des Schildknorpels zur Spickung mit Radionukliden

	111,69	138,99	23,33	61,08	84,41

Ausschluss: 2751

1550 Spickung des Kehlkopfes mit Radionukliden bei vorhandener Fensterung des Schildknorpels

	27,92	34,75	–	14,16	14,16

1551 Operative Versorgung einer Trümmerverletzung des Kehlkopfes und/oder der Trachea – gegebenenfalls mit Haut- und/oder Schleimhautplastik, auch mit Sternotomie –

	279,22	347,49	46,78	101,66	148,44

Ausschluss: 2000, 2381, 2382, 2751, 3010

1555 Untersuchung der Sprache nach standardisierten Verfahren (Prüfung der Sprachentwicklung, der Artikulation, der Satzstruktur, des Sprachverständnisses, der zentralen Sprachverarbeitung und des Redeflusses)

	11,07	13,77	–	3,90	3,90

Kommentar: Für die Untersuchung der Sprache bzw. der Sprachentwicklung bei einem Kleinkind (KBV-Definition: ab Beginn des 2. Lebensjahres bis zum vollendeten 3. Lebensjahr) und bei einem Kind (KBV-Definition: ab Beginn des 4. bis zum vollendeten 12. Lebensjahr) sind die speziellen Nrn. 715 bzw. 717 anzusetzen. Sowohl in den Nrn. 715 und 717, als auch in der Nr. 1555 ist die Untersuchung der Sprache bzw. die Prüfung der Sprachentwicklung Bestandteil der Leistung, so dass diese Gebührenziffern wegen der Leistungsüberschneidung auch nicht nebeneinander abrechenbar sind. Da der Ansatz der Nr. 1555 neben oder anstatt der Nr. 716 und Nr. 717 ausgeschlossen ist, so gilt dies auch für deren Höchstwert nach Nr. 718.

Ausschluss: 715, 717, 718

1556 Untersuchung der Stimme nach standardisierten Verfahren (Prüfung der Atmung, des Stimmklanges, des Stimmeinsatzes, der Tonhaltedauer, des Stimmumfanges und der Sprachstimmlage, gegebenenfalls auch mit Prüfung der Stimme nach Belastung)

	11,07	13,77	–	3,90	3,90

Kommentar: Die Nr. 1556 ist je Arzt-Patienten-Kontakt nur einmal abrechenbar, da der zeitliche Umfang der Stimmuntersuchung in der Leistungslegende nicht begrenzt wurde. Sofern der Behandlungsfall eine wiederholte Untersuchung der Stimme an unterschiedlichen Tagen erfordert, kann die Nr. 1556 mehrfach abgerechnet werden.

1557 Elektroglottographische Untersuchung

	9,87	12,29	–	7,14	7,14

Kommentar: Bei tumorösen Veränderungen ist eine Abrechnungskombination mit dem alternativen Untersuchungsverfahren der direkten Laryngoskopie nach Nr. 1530 zulässig

J. Hals-, Nasen-, Ohrenheilkunde

UV-GOÄ-Nr.		Allgemeine Heilbehandl.	Besondere Heilbehandl.	Besondere Kosten	Allgemeine Kosten	Sachkosten (Besond. + Allg. Kosten)

1558 Stimmtherapie bei Kehlkopflosen (Speiseröhrenersatzstimme oder elektronische Ersatzstimme), je Sitzung

| | | 13,77 | 17,13 | – | 4,32 | 4,32 |

1559 Sprachübungsbehandlung – einschließlich aller dazu gehörender Maßnahmen (z.B. Artikulationsübung, Ausbildung fehlender Laute, Satzstrukturübung, Redeflußübung, gegebenenfalls auch mit Atemtherapie und physikalischen Maßnahmen) –, als Einzelbehandlung, Dauer mindestens 30 Minuten

| | | 19,26 | 23,97 | – | 4,86 | 4,86 |

Ausschluss: 500–510, 719, 725, 726, 1560

1560 Stimmübungsbehandlung – einschließlich aller dazu gehörender Maßnahmen (z.B. Stimmeinsatz, Stimmhalteübungen und -entspannungsübungen, gegebenenfalls auch mit Atemtherapie und physikalischen Maßnahmen) –, als Einzelbehandlung, Dauer mindestens 30 Minuten

| | | 19,26 | 23,97 | – | 4,86 | 4,86 |

Ausschluss: 500–510, 719, 725, 726, 1559

1565 Entfernung von obturierenden Ohrenschmalzpfröpfchen, auch beidseitig

| | | 4,19 | 5,22 | – | 1,74 | 1,74 |

Kommentar: Die Gebühr ist nur abrechenbar, wenn der Gehörgang verschlossen ist und das Entfernen durch Metallöffel (Kürette), Häkchen oder Absaugung erfolgt. Die Leistung ist pro Behandlungstag nur einmal abrechenbar, auch wenn das Entfernen beidseitig erfolgt.

1566 Ausspülung des Kuppelraumes

| | | 4,19 | 5,22 | – | 1,74 | 1,74 |

Kommentar: Die Gebühr ist bei beidseitiger Ausspülung auch zweimal abrechenbar.

1567 Spaltung von Furunkeln im äußeren Gehörgang

| | | 6,90 | 8,58 | – | 4,32 | 4,32 |

Kommentar: Nur bei eitrigen Haarfollikelentzündungen ansetzbar, die sich an der äußeren Öffnung des knöchernen Gehörganges oder im Gehörgang selbst befinden. Die Leistung ist pro Behandlungstag bei jedem Gehörgang nur einmal abrechenbar.

Ausschluss: 1568, 2428

1568 Operation im äußeren Gehörgang (z.B. Entfernung gutartiger Hautneubildungen)

| | | 17,22 | 21,42 | – | 5,78 | 5,78 |

Ausschluss: 1567, 1569, 1570, 1577, 1580, 1585, 1586, 1595

1569 Entfernung eines nicht festsitzenden Fremdkörpers aus dem Gehörgang oder der Paukenhöhle

| | | 6,90 | 8,58 | – | 3,51 | 3,51 |

Arbeitshinweise: • Für die Entfernung von Gewebsresten oder Granulationen, des vom Arzt eingelegten Verweilröhrchens, eines Gazestreifens, einer Tamponade usw. können die Nrn. 1569 f. nicht berechnet werden.

Kommentar: Werden mehrere Fremdkörper entfernt, ist die Leistung entsprechend mehrfach ansetzbar. Beim Entfernen eines im Gehörgang verkeilten oder in dessen Strukturen eingedrungenen Fremdkörpers (z.B. Splitter, Zecke usw.) ist die höher vergütete Nr. 1570 abrechenbar. Für die Fremdkörperentfernungen der Nrn. 1569 und 1570 wurde kein OP-Zuschlag nach Nr. 442 oder Nr. 442a vereinbart. Das Entfernen von Ohrenschmalzpfropfen wird mit Nr. 1565 vergütet.

Beschluss des Zentralen Konsultationsausschusses für GOÄ-Fragen der BÄK vom 09.02.2022
Die BÄK empfiehlt die Entfernung von festsitzenden Ohr-Tamponaden oder Ohr-Tamponaden mit längerer Verweildauer analog analog mit Nr. 1569 abzurechnen.

Ausschluss: 1568, 1570 (derselbe Fremdkörper), 1577, 1585, 1586.

	Allgemeine Heilbehandl.	Besondere Heilbehandl.	Besondere Kosten	Allgemeine Kosten	Sachkosten (Besond. + Allg. Kosten)

1570 Entfernung eines festsitzenden Fremdkörpers aus dem Gehörgang oder der Paukenhöhle

| | 13,77 | 17,13 | – | 4,86 | 4,86 |

Arbeitshinweise:
- Für die Entfernung von Gewebsresten oder Granulationen, des vom Arzt eingelegten Verweilröhrchens, eines Gazestreifens, einer Tamponade usw. können die Nrn. 1569 f. nicht berechnet werden.

Kommentar: Siehe Kommentar zu Nr. 1569
Ausschluss: 1568, 1569, 1577, 1585

1575 Inzision des Trommelfells (Parazentese)

| | 12,10 | 15,05 | – | 4,86 | 4,86 |

Ausschluss: 1576, 1577.
Kommentar: Wird nach dem Öffnen der Paukenhöhle und dem Absaugen der Ergussflüssigkeit zusätzlich ein Paukenröhrchen eingesetzt, ist die höher vergütete Nr. 1576 abzurechnen. Ein OP-Zuschlag wurde für Nr. 1575 nicht vereinbart. Für das OP-Mikroskop Zuschlag nach Nr. 440 ansetzen.

Beschluss des Zentralen Konsultationsausschusses für GOÄ-Fragen der BÄK vom 09.02.2022
Die BÄK empfiehlt die Nr. 1575 bei intratympanaler Medikamenteneinbringung zzgl. Nr. 485 (Lokalanästhesie) und Nr. 265 (Injektion) abzurechnen.

1576 Anlage Paukenhöhlendauerdrainage (Inzision Trommelfell mit Entleerung der Paukenhöhle und Einlegen eines Verweilröhrchens)

| | 29,80 | 37,08 | – | 15,24 | 15,24 |

Kommentar: Da in der Leistungslegende keine Begrenzung angegeben ist, kann eine beidseitige Paukenhöhlendrainage entsprechend zweimal mit der Nr. 1576 abgerechnet werden. Für das Entfernen des Verweilröhrchens ist keine gesonderte Vergütung in der UV-GOÄ vorgesehen. Nur das Wiedereinsetzen eines Verweilröhrchens wird gesondert mit Nr. 1577 vergütet. Ohne Einsetzen eines Paukenröhrchen ist die geringer vergütete Nr. 1576 anzusetzen. Bei ambulanter OP: Zuschlag nach Nr. 442 abrechenbar. Für das OP-Mikroskop Zuschlag nach Nr. 440 ansetzten.
Ausschluss: 200, 1575, 2032, 2093.

1577 Einsetzen oder Auswechseln einer Trommelfellprothese oder Wiedereinlegen eines Verweilröhrchens

| | 4,19 | 5,22 | – | 2,31 | 2,31 |

Ausschluss: 1568, 1569, 1570, 1576

1578 Gezielte chem. Ätzung im Gehörgang unter Spiegelbeleuchtung, auch beidseitig

| | 3,71 | 4,64 | – | 2,31 | 2,31 |

Arbeitshinweise:
- Die nach der Ätzung in den Gehörgang eingeführte Tamponade oder das Einlegen eines Gazestreifens ist nicht nach Nr. 1578 berechnungsfähig.
- Auch ein späterer Wechsel des Gazestreifens darf weder nach Nr. 1578 noch nach Nr. 200 berechnet werden.

Kommentar: Die Leistung ist pro Behandlungstag nur einmal abrechenbar, auch wenn die chemische Ätzung beidseitig erfolgt. Bei (zusätzlicher) chemischer Ätzung der Paukenhöhle die höher vergütete Nr. 1579 abrechnen.
Ausschluss: 1579

1579 Chemische Ätzung in der Paukenhöhle – gegebenenfalls einschließlich der Ätzung im Gehörgang –

| | 6,53 | 8,09 | – | 4,18 | 4,18 |

Kommentar: Der zusätzliche Ansatz der Gehörgangätzung nach Nr.1578 ist aufgrund der Leistungsbeschreibung ausgeschlossen. Die Nr. 1579 ist bei beidseitiger Ausspülung auch zweimal abrechenbar. Sie darf in derselben Sitzung nicht neben dem umfassenderen operativen Eingriff der Tympanoplastik nach den Nrn. 1610, 1613 oder 1614 berechnet werden. Für das OP-Mikroskop Zuschlag nach Nr. 440 ansetzten.
Ausschluss: 746, 1578, 1614

J. Hals-, Nasen-, Ohrenheilkunde

UV-GOÄ-Nr.		Allgemeine Heilbehandl.	Besondere Heilbehandl.	Besondere Kosten	Allgemeine Kosten	Sachkosten (Besond. + Allg. Kosten)

1580 Galvanokaustik im Gehörgang oder in der Paukenhöhle

		8,27	10,31	–	3,90	3,90

Ausschluss: 1568

1585 Entfernung Granulationen vom Trommelfell u./o. aus der Paukenhöhle unter Anwendung des scharfen Löffels oder ähnlicher Eingriffe

		12,10	15,05	–	5,78	5,78

Kommentar: Die Leistung ist pro Behandlungstag nur einmal abrechenbar, auch wenn die Granulationsentfernung vom Trommelfall und aus der Paukenhöhle erfolgt. Mit der Gebühr wird nur die Entfernung durch mikrochirurgische Eingriffe vergütet; also keine Kauterisation (Verätzung) mit Silbernitrat. Für das OP-Mikroskop Zuschlag nach Nr. 440 ansetzten.

Ausschluss: 1568, 1569, 1570, 1586.

1586 Entfernung eines oder mehrerer größerer Polypen oder ähnlicher Gebilde aus dem Gehörgang oder der Paukenhöhle, auch in mehreren Sitzungen

		27,54	34,28	–	11,19	11,19

Kommentar: Die Leistung darf pro Gehörgang oder Paukenhöhle bis zur vollständigen Entfernung aller Polypen oder ähnlicher Gebilde nur einmal abgerechnet werden. Bei ambulanter OP: Zuschlag nach Nr. 442 abrechenbar. Für das OP-Mikroskop Zuschlag nach Nr. 440 ansetzten.

Ausschluss: 200, 1568, 1569, 1585, 1595, 1596

1588 Hammer-Amboss-Extraktion oder ähnliche schwierige Eingriffe am Mittelohr vom Gehörgang aus (z.B. operative Deckung eines Trommelfelldefektes)

		51,57	64,18	7,78	18,48	26,26

Kommentar: Bei ambulanter OP: Zuschlag nach Nr. 443 abrechenbar. Für das OP-Mikroskop Zuschlag nach Nr. 440 ansetzten.

Ausschluss: 200, 1596, 1598, 1610, 1614

1589 Dosierte luftdruck-kontrollierte Insufflation der Eustachischen Röhre unter Verwendung eines manometerbestückten Druckkompressors

		2,80	3,49	–	1,74	1,74

Kommentar: Wird eine Insufflation beider Eustachischen Röhren durchgeführt, so ist dies auch zweimal abrechnungsfähig.

Ausschluss: 1590

1590 Katheterismus der Ohrtrompete – auch mit Bougierung u./o. Einbringung von Arzneimitteln und gegebenenfalls einschließlich Luftdusche, auch beidseitig

		6,90	8,58	–	3,78	3,78

Kommentar: Die Leistung ist pro Behandlungstag nur einmal abrechenbar, auch wenn der Katheterismus beidseitig erfolgt.

Ausschluss: 321, 1589

1591 Vibrationsmassage des Trommelfells oder Anwendung der Drucksonde, auch beidseitig

		3,71	4,64	–	1,74	1,74

1595 Operative Beseitigung einer Stenose im äußeren Gehörgang

		172,20	214,27	7,78	48,40	56,18

Kommentar: Bei ambulanter OP: Zuschlag nach Nr. 445 abrechenbar.
Ausschluss: 200, 1568, 1586

1596 Plastische Herstellung des äußeren Gehörganges bei Atresie

		137,75	171,42	7,78	41,40	49,18

Ausschluss: 1586, 1588, 1597, 1610.

J. Hals-, Nasen-, Ohrenheilkunde

UV-GOÄ-Nr.		Allgemeine Heilbehandl.	Besondere Heilbehandl.	Besondere Kosten	Allgemeine Kosten	Sachkosten (Besond. + Allg. Kosten)
1597	Operative Eröffnung des Warzenfortsatzes	103,31	128,58	–	42,87	42,87

Kommentar: Bei ambulanter OP: Zuschlag nach Nr. 444 abrechenbar.
Ausschluss: 200, 1596, 1598, 1600 – 1602, 1620

1598	Aufmeißelung des Warzenfortsatzes mit Freilegung sämtlicher Mittelohrräume (Radikaloperation)	154,50	192,27	7,78	45,57	53,35

Ausschluss: 1588, 1597, 1600, 1601, 1602, 1613, 1620

1600	Eröffnung Schädelhöhle mit OP einer Sinus- oder Bulbusthrombose, des Labyrinthes oder eines Hirnabszesses gegebenenfalls mit Aufmeißelung des Warzenfortsatzes und Freilegung sämtlicher Mittelohrräume	257,82	320,82	15,66	75,65	91,31

Ausschluss: 1597, 1598, 1601, 1602, 1613.

1601	OP eines gutartigen Mittelohrtumors, auch Cholesteatom – gegebenenfalls einschließlich Leistungen nach Nrn. 1597 oder 1598	154,50	192,27	15,66	45,57	61,23

Ausschluss: 1597, 1598, 1600, 1613.

1602	OP eines destruktiv wachsenden Mittelohrtumors – gegebenenfalls einschließlich der Leistungen nach Nrn.1597, 1598 oder 1600	257,82	320,82	15,66	75,65	91,31

Ausschluss: 1597, 1598, 1600, 1613.

1610	Tympanoplastik mit Interposition, zusätzlich zu Leistungen nach Nrn. 1598, 1600 bis 1602	137,75	171,42	7,78	30,34	38,12

Ausschluss: 1588, 1596, 1611, 1613, 1614

1611	Myringoplastik vom Gehörgang aus	137,75	171,42	7,78	30,34	38,12

Kommentar: Bei ambulanter OP: Zuschlag nach Nr. 445 abrechenbar.
Ausschluss: 200, 1610, 1613,

1612	Eröffnung der Paukenhöhle durch temporäre Trommelfellaufklappung, als selbstständige Leistung	103,31	128,58	–	35,05	35,05

Kommentar: Bei ambulanter OP: Zuschlag nach Nr. 444 abrechenbar.

1613	Tympanoplastik mit Interposition, als selbständige Leistung	218,73	272,20	7,78	59,61	67,39

Kommentar: Bei ambulanter OP: Zuschlag nach Nr. 445 abrechenbar.
Ausschluss: 200, 1598, 1600 – 1602, 1610, 1611, 1614

1614	Tympanoplastik – einschließlich Interposition und Aufbau der Gehörknöchelchenkette	292,24	363,69	7,78	75,65	83,43

Kommentar: Bei ambulanter OP: Zuschlag nach Nr. 445 abrechenbar.
Ausschluss: 200, 1579, 1588, 1610, 1611, 1613, 1623

1620	Fensterungsoperation – einschließlich Eröffnung des Warzenfortsatzes	218,73	272,20	7,78	72,42	80,20

Ausschluss: 1597, 1598

J. Hals-, Nasen-, Ohrenheilkunde

UV-GOÄ-Nr.		Allgemeine Heilbehandl.	Besondere Heilbehandl.	Besondere Kosten	Allgemeine Kosten	Sachkosten (Besond. + Allg. Kosten)
1621	Plastische Rekonstruktion der hinteren Gehörgangswand, als selbständige Leistung	103,31	128,58	7,78	30,34	38,12
Ausschluss:	1622					
1622	Plastische Rekonstruktion der hinteren Gehörgangswand im Zusammenhang mit anderen Ops	65,16	81,08	7,78	25,22	33,00
Kommentar:	Bei ambulanter OP: Zuschlag nach Nr. 443 abrechenbar.					
Ausschluss:	200, 1621					
1623	Otoskleroseoperation vom Gehörgang aus (Fußplattenresektion) – gegebenenfalls einschließlich Interposition –	218,73	272,20	7,78	59,61	67,39
Ausschluss:	1614.					
1624	Dekompression des Saccus endolymphaticus oder des Innenohrs mit Eröffnung des Sacculus	218,73	272,20	7,78	59,61	67,39
1625	Fazialisdekompression, als selbständige Leistung	206,61	257,12	7,78	59,61	67,39
Kommentar:	Bei ambulanter OP: Zuschlag nach Nr. 445 abrechenbar.					
Ausschluss:	200, 1626, 2451, 2583, 2584					
1626	Fazialisdekompression, im Zusammenhang mit anderen operativen Leistungen	123,78	154,04	7,78	25,22	33,00
Kommentar:	Bei ambulanter OP: Zuschlag nach Nr. 445 abrechenbar.					
Ausschluss:	200, 1625.					
1628	Plastischer Verschluss einer retroaurikulären Öffnung oder einer Kieferhöhlenfistel	68,77	85,61	7,78	15,24	23,02
Kommentar:	Bei ambulanter OP: Zuschlag nach Nr. 443 abrechenbar.					
1629	Extraduraler oder transtympanaler operativer Eingriff im Bereich des inneren Gehörganges	344,35	428,55	7,78	106,25	114,03
1635	Operative Korrektur eines abstehenden Ohres (z.B. durch einfache Ohrmuschelanlegeplastik mit Knorpelexzision)	68,77	85,61	7,78	23,05	30,83
Kommentar:	Bei ambulanter OP: Zuschlag nach Nr. 443 abrechenbar.					
Ausschluss:	200, 1636, 1637, 1638					
1636	Plastische Operation zur Korrektur der Ohrmuschelform	82,54	102,74	7,78	44,36	52,14
Kommentar:	Bei ambulanter OP: Zuschlag nach Nr. 444 abrechenbar.					
Ausschluss:	200, 1635, 1637, 1638					
1637	Plastische Operation zur Korrektur von Form, Größe und Stellung der Ohrmuschel	130,28	162,16	7,78	59,61	67,39
Kommentar:	Bei ambulanter OP: Zuschlag nach Nr. 445 abrechenbar.					
Ausschluss:	200, 1635, 1636, 1638					
1638	Plastische Operation zum Aufbau einer Ohrmuschel bei Aplasie oder Ohrmuschelverlust, auch in mehreren Sitzungen	418,83	521,20	31,11	190,65	221,76
Kommentar:	Bei ambulanter OP: Zuschlag nach Nr. 445 abrechenbar.					
Ausschluss:	200, 1635, 1636, 1637					
1639	Unterbindung der Vena jugularis	51,57	64,18	7,78	15,24	23,02

K. Urologie

Allgemeine Bestimmungen:
Werden mehrere Eingriffe in der Brust- oder Bauchhöhle in zeitlichem Zusammenhang durchgeführt, die jeweils in der Leistung die Eröffnung dieser Körperhöhlen enthalten, so darf diese nur einmal berechnet werden; die Vergütungssätze der weiteren Eingriffe sind deshalb um den Vergütungssatz nach Nummer 2990 oder 3135 zu kürzen.

1700 Spülung der männlichen Harnröhre u./o. Instillation von Arzneimitteln
 4,19   5,22   –   2,14   2,14

Kommentar: Nach **Wezel / Liebold** kann eine Spülung, die im Zusammenhang mit einer operativen Leistung erforderlich ist, nicht zusätzlich nach Nr. 1700 berechnet werden. Die Gebührenziffer ist auch nur einmal abrechenbar, wenn neben einer Spülung auch (mehrere) Arzneimittel tropfenweise appliziert werden. Eine Lokalanästhesie ist grundsätzlich nicht erforderlich, so dass die Durchführung gesondert zu begründen und dann mit Nr. 488 abzurechnen ist.
Nach der ergänzenden Leistungsbeschreibung zu Nr. 1798 ist neben den Nrn. 1793, 1794 und 1798 die Nr. 1700 nicht berechnungsfähig.

Ausschluss: 1701, 1702, 1703, 1704, 1713, 1728, 1732, 1785–1790, 1793, 1794, 1798

1701 Dehnung der männlichen Harnröhre – auch einschließlich Spülung u./o. Instillation von Arzneimitteln, je Sitzung
 6,90   8,58   –   3,90   3,90

Kommentar: Kann eine Zystoskopie nicht ohne Dehnung der Harnröhre durchgeführt werden, weil aufgrund krankhaft entstandener oder angeborener Verengung vor der Zystoskopie eine Dehnungsbehandlung nach den Nrn. 1701 oder 1702 erforderlich ist, so können diese Leistungen zusätzlich zur Zystoskopie berechnet werden. Wir empfehlen, für die zusätzliche Berechnung der Nrn. auch eine entsprechende Diagnose anzugeben. Die Gebührenziffer ist auch nur einmal abrechenbar, wenn neben einer Spülung auch (mehrere) Arzneimittel tropfenweise appliziert werden. Sollte eine Lokalanästhesie erforderlich sein, so ist diese entsprechend zu begründen und mit Nr. 488 abzurechnen.

Ausschluss: 1700, 1702, 1708, 1712, 1713, 1724, 1728–1733, 1738, 1785–1790, 1793, 1794, 1798

1702 Dehnung der männlichen Harnröhre mit filiformen Bougies und/oder Bougies mit Leitsonde – auch einschließlich Spülung und/oder Instillation von Arzneimitteln –, erste Sitzung
 16,57   20,62   –   8,76   8,76

Kommentar: Siehe Kommentar zu Nr. 1701.

Ausschluss: 1700, 1701, 1708, 1712, 1713, 1724, 1728–1733, 1738, 1785–1790, 1793, 1794, 1798.

1703 Unblutige Fremdkörperentfernung aus der männlichen Harnröhre
 13,77   17,13   –   8,76   8,76

Kommentar: Die Lokalanästhesie ist mit Nr. 488 abrechenbar.

Ausschluss: 1700, 1704 (bei gleichem Fremdkörper), 2009 und 2010

1704 Operative Fremdkörperentfernung aus der männlichen Harnröhre
 51,57   64,18   11,77   21,45   33,22

Kommentar: Die Lokalanästhesie ist mit Nr. 488 abrechenbar.

Ausschluss: 1700, 1703 (bei gleichem Fremdkörper), 1723, 2010

1708 Kalibrierung der männlichen Harnröhre   6,99   8,70   –   3,90   3,90

Kommentar: Die Kalibrierung der Harnröhre unter Lokal- oder Allgemeinanästhesie vor und zur Kontrolle nach einer Meatomie = Meatotomie (Nr. 1737) ist nicht Bestandteil der operativen Leistung und daher gesondert abrechenbar.
Nach der ergänzenden Leistungsbeschreibung zu Nr. 1798 ist neben den Nrn. 1793, 1794 und 1798 die Nr. 1701 nicht berechnungsfähig.

Ausschluss: 1701, 1702, 1785–1789.

UV-GOÄ-Nr.		Allgemeine Heilbehandl.	Besondere Heilbehandl.	Besondere Kosten	Allgemeine Kosten	Sachkosten (Besond. + Allg. Kosten)

1709 Kalibrierung der weiblichen Harnröhre — 5,58 / 6,94 / – / 2,69 / 2,69

Kommentar: Die Kalibrierung der Harnröhre unter Lokal- oder Allgemeinanästhesie vor und zur Kontrolle nach einer Meatomie = Meatotomie (Nr. 1737) ist nicht Bestandteil der operativen Leistung und daher gesondert abrechenbar.

Ausschluss: 1710, 1712, 1713.

1710 Dehnung der weiblichen Harnröhre – auch einschließlich Spülung u./o. Instillation von Arzneimitteln, je Sitzung — 5,49 / 6,84 / – / 2,69 / 2,69

Kommentar: Ähnlich wie bei der Dehnung der männlichen Harnröhre nach den Nrn. 1701 oder 1702, kann bei einer Zystoskopie der Frau die Nr. 1710 dann zusätzlich berechnet werden, wenn eine Verengung der weiblichen Harnröhre eine Dehnung erforderlich macht. Auch hier ist die Diagnose anzugeben, die die zusätzliche Berechnung der Nr. 1710 erforderlich macht.

Die Gebührenziffer ist während einer Sitzung auch nur einmal abrechenbar, wenn neben einer Spülung auch (mehrere) Arzneimittel tropfenweise appliziert werden. Eine Sitzung umfasst einen Arzt-Patienten-Kontakt, der nach der Beschaffenheit des Behandlungsfalls auch über mehrere Stunden andauern kann. Der Arzt muss dabei nicht kontinuierlich anwesend sein.

Nach der ergänzenden Leistungsbeschreibung zu Nr. 1798 ist neben den Nrn. 1793, 1794 und 1798 die Nr. 1710 nicht berechnungsfähig.

Ausschluss: 1709, 1712, 1713, 1724, 1728–1733, 1785–1790, 1793, 1794, 1798

1711 Unblutige Fremdkörperentfernung aus der weiblichen Harnröhre — 6,90 / 8,58 / – / 3,90 / 3,90

1712 Endoskopie der Harnröhre (Urethroskopie) — 11,07 / 13,77 / – / 8,76 / 8,76

Ausschluss: 1701, 1702, 1709, 1710, 1713, 1728–1733, 1785–1790, 1800, 1802, 1803

1713 Endoskopie der Harnröhre (Urethroskopie) mit operativem Eingriff (z.B. Papillomkoagulation, Erstbourgierung u./o. Spaltung einer Striktur) — 27,54 / 34,28 / – / 19,68 / 19,68

Kommentar: Bei ambulanter OP: Zuschlag nach Nr. 442 abrechenbar.

Ausschluss: 200, 1700, 1701, 1702, 1709, 1710, 1712, 1714, 1728 – 1733

1714 Entfernung einer oder mehrerer Geschwülste an der Harnröhrenmündung — 21,41 / 26,65 / 7,78 / 14,16 / 21,94

Kommentar: Die Gebührenziffer ist auch bei der Entfernung mehrerer Geschwülste nur einmal abrechenbar.

Ausschluss: 1713

1715 Spaltung einer Harnröhrenstriktur nach Otis — 27,92 / 34,75 / – / 13,88 / 13,88

Ausschluss: 1724, 1738.

1720 Anlegen einer Harnröhrenfistel am Damm — 51,57 / 64,18 / 15,66 / 27,38 / 43,04

Ausschluss: 1722, 1723

1721 Verschluß einer Harnröhrenfistel durch Naht — 51,57 / 64,18 / 19,66 / 30,87 / 50,53

Ausschluss: 1163, 1722, 1723

K. Urologie

UV-GOÄ-Nr.

	Allgemeine Heilbehandl.	Besondere Heilbehandl.	Besondere Kosten	Allgemeine Kosten	Sachkosten (Besond. + Allg. Kosten)

1722 Verschluß einer Harnröhrenfistel durch plastische OP

| | 103,31 | 128,58 | 19,66 | 54,76 | 74,42 |

Ausschluss: 1163, 1720, 1721.

1723 Operative Versorgung einer Harnröhren- und/oder Harnblasenverletzung

| | 154,50 | 192,27 | 31,11 | 54,76 | 85,87 |

Kommentar: Nach **Wezel / Liebold** ist eine eventuell erforderliche operative Fremdkörperentfernung aus der Harnröhre Bestandteil der Leistung nach Nr. 1723 und daher nicht zusätzlich abrechnungsfähig.

Ausschluss: 1704, 1720, 1721.

1724 Plastische OP zur Beseitigung einer Striktur der Harnröhre oder eines Harnröhrendivertikels, je Sitzung

| | 154,50 | 192,27 | 31,11 | 54,76 | 85,87 |

Ausschluss: 1701, 1702, 1710, 1715, 2400.

1728 Katheterisierung der Harnblase beim Mann

| | 5,49 | 6,84 | – | 4,05 | 4,05 |

Kommentar: Die Entfernung eines transurethralen Katheters ist gesondert berechnungsfähig. Wir empfehlen die Nr. 1833 abzurechnen, da eine andere Gebührenziffer in der UV-GOÄ für die Leistung nicht enthalten ist. Einmalharnblasenkatheter sind gemäß Ziff. 4.1.5. zu Abschnitt A und § 2 Abs. 1, 3 Nr. 5 BG-NT nicht gesondert abrechenbar. Gemäß der Leistungsbeschreibung zu Nr. 1732 ist die Katheterisierung nach Nr. 1728 nicht abrechenbar, wenn ein Verweilkatheter eingelegt wird.
Nach der ergänzenden Leistungsbeschreibung zu Nr. 1798 ist neben den Nrn. 1793, 1794 und 1798 die Nr. 1728 nicht berechnungsfähig.

Ausschluss: 488, 1700, 1701, 1702, 1710, 1712, 1713, 1729, 1732, 1733, 1785–1790, 1791, 1793, 1794, 1798

1729 Spülung Harnblase beim Mann u./o. Instillation Arzneimittel – einschließlich Katheterisierung und gegebenenfalls auch Ausspülung von Blutkoagula-

| | 9,68 | 12,05 | – | 6,20 | 6,20 |

Kommentar: Die Entfernung eines transurethralen Katheters ist gesondert berechnungsfähig. Wir empfehlen die Nr. 1833 abzurechnen, da eine andere Gebührenziffer in der UV-GOÄ für die Leistung nicht enthalten ist. Einmalharnblasenkatheter sind gemäß Ziff. 4.1.5. zu Abschnitt A und § 2 Abs. 1, 3 Nr. 5 BG-NT nicht gesondert abrechenbar. Nach der ergänzenden Leistungsbeschreibung zu Nr. 1798 ist neben den Nrn. 1793, 1794 und 1798 die Nr. 1729 nicht berechnungsfähig.

Ausschluss: 435, 488, 1700, 1701, 1702, 1710, 1712, 1713, 1728, 1732, 1733, 1785–1791, 1793, 1794, 1798

1730 Katheterisierung der Harnblase bei der Frau

| | 3,42 | 4,29 | – | 1,74 | 1,74 |

Kommentar: Die Entfernung eines transurethralen Katheters ist gesondert berechnungsfähig. Wir empfehlen die Nr. 1833 abzurechnen, da eine andere Gebührenziffer in der UV-GOÄ für die Leistung nicht enthalten ist. Einmalharnblasenkatheter sind gemäß Ziff. 4.1.5. zu Abschnitt A und § 2 Abs. 1, 3 Nr. 5 BG-NT nicht gesondert abrechenbar. Gemäß der Leistungsbeschreibung zu Nr. 1732 ist die Katheterisierung nach Nr. 1730 nicht abrechenbar, wenn ein Verweilkatheter eingelegt wird.
Nach der ergänzenden Leistungsbeschreibung zu Nr. 1798 ist neben den Nrn. 1793, 1794 und 1798 die Nr. 1730 nicht berechnungsfähig.

Ausschluss: 6–10, 488, 1701, 1702, 1710, 1712, 1713, 1731, 1732, 1785–1791, 1793, 1794, 1798

1731 Spülung Harnblase bei Frau u./o. Instillation Medikamenten – einschließlich Katheterisierung und gegebenenfalls auch Ausspülung von Blutkoagula

| | 6,90 | 8,58 | – | 5,40 | 5,40 |

Kommentar: Die Entfernung eines transurethralen Katheters ist gesondert berechnungsfähig. Wir empfehlen die Nr. 1833 abzurechnen, da eine andere Gebührenziffer in der UV-GOÄ

	Allgemeine Heilbehandl.	Besondere Heilbehandl.	Besondere Kosten	Allgemeine Kosten	Sachkosten (Besond. + Allg. Kosten)

für die Leistung nicht enthalten ist. Einmalharnblasenkatheter sind gemäß Ziff. 4.1.5. zu Abschnitt A und § 2 Abs. 1, 3 Nr. 5 BG-NT nicht gesondert abrechenbar. Nach der ergänzenden Leistungsbeschreibung zu Nr. 1798 ist neben den Nrn. 1793, 1794 und 1798 die Nr. 1731 nicht berechnungsfähig.

Ausschluss: 488, 1701, 1702, 1710, 1712, 1713, 1730, 1732, 1733, 1785–1791, 1793, 1794, 1798

1732 Einlegung eines Verweilkatheters – gegebenenfalls einschließlich der Leistungen nach Nrn. 1728 oder 1730

	6,90	8,58	–	4,05	4,05

Neben der Leistung nach Nummer 1732 ist die Leistung nach Nummer 1733 nicht berechnungsfähig.

Kommentar: Siehe Kommentar zu Nr. 1728.
Gemäß der Leistungsbeschreibung zu Nr. 1732 ist die Katheterisierung der Harnblase bei einem Mann nach Nr. 1728 oder bei einer Frau nach Nr. 1730 Bestandteil der Verweilkathetereinlegung und daher nicht gesondert abrechenbar. Die zusammen mit der Einlegung durchgeführten Spülungen und/oder Instillationen nach Nr. 1733 sind gemäß Zusatzbestimmung zu Nr. 1732 Bestandteil der Leistung und daher nicht gesondert abrechenbar.
Nach der ergänzenden Leistungsbeschreibung zu Nr. 1798 ist neben den Nrn. 1793, 1794 und 1798 die Nr. 1732 nicht berechnungsfähig.

Ausschluss: 488, 1700, 1701, 1702, 1710, 1712, 1713, 1728–1731, 1733, 1785–1791, 1793, 1794, 1795, 1798, 1801

1733 Spülung der Harnblase u./o. Instillation bei liegendem Verweilkatheter

	3,71	4,64	–	2,56	2,56

Kommentar: Siehe Kommentar zu Nr. 1728.
Die zusammen mit der Verweilkathetereinlegung durchgeführte Spülung und/oder Instillation ist gemäß Zusatzbestimmung zu Nr. 1732 Bestandteil der Leistung und daher nicht gesondert mit Nr. 1733 abrechenbar. Die Gebührenziffer Nr. 1733 darf nur einmal abgerechnet werden, wenn im Rahmen einer Sitzung eine Harnblasenspülung und eine Instillation erfolgt.
Nach der ergänzenden Leistungsbeschreibung zu Nr. 1798 ist neben den Nrn. 1793, 1794 und 1798 die Nr. 1733 nicht berechnungsfähig.

Ausschluss: 488, 1701, 1702, 1710, 1712, 1713, 1728, 1729, 1731, 1732, 1785–1791, 1793, 1794, 1798

1737 Meatomie

	6,90	8,58	5,78	3,90	9,68

Kommentar: Die Kalibrierung der Harnröhre unter Lokal- oder Allgemeinanästhesie vor und zur Kontrolle nach einer Meatomie = Meatotomie ist nicht Bestandteil der operativen Leistung und daher gesondert mit Nr. 1708 (bei männlicher Harnröhre) oder Nr. 1709 (bei weiblicher Harnröhre) abrechenbar.
Evtl. zur Blutstillung erforderliche Nähte sind in der Vergütung der Nr. 1737 enthalten (so auch Brück et all) und daher nicht zusätzlich mit den Nrn. 2001 bis 2005 abrechenbar.
Die operative Erweiterung der Harnröhrenöffnung ist ein selbständiger Zieleingriff und daher nicht Bestandteil einer evtl. anschließend indizierten Zystoskopie (Nrn. 1785 bis 1790) oder Urethroskopie (Nrn. 1712/1713).

Ausschluss: 2001–2005.

1738 Plastische Versorgung einer Meatusstriktur

	51,57	64,18	23,33	21,45	44,78

Kommentar: Bei ambulanter OP: Zuschlag nach Nr. 443 abrechenbar.
Ausschluss: 200, 1701, 1702, 1715, 1737

1739 Unblutige Beseitigung einer Paraphimose u./o. Lösung einer Vorhautverklebung

	5,58	6,94	–	2,31	2,31

Kommentar: Die Gebührenziffer ist nur einmal abrechenbar, auch wenn in einer Sitzung eine Paraphimose unblutig beseitigt und eine Vorhautverklebung gelöst wird.

K. Urologie

UV-GOÄ-Nr.		Allgemeine Heilbehandl.	Besondere Heilbehandl.	Besondere Kosten	Allgemeine Kosten	Sachkosten (Besond. + Allg. Kosten)

1740 Operative Beseitigung einer Paraphimose

| | | 27,54 | 34,28 | 11,77 | 9,30 | 21,07 |

Kommentar: Bei ambulanter OP: Zuschlag nach Nr. 442 abrechenbar.
Ausschluss: 200, 1741

1741 PhimoseOP 34,44 42,85 11,77 9,30 21,07

Kommentar: Die Leistung nach Nr. 1741 gilt für alle gängigen Methoden der Phimoseoperation nach z.B. Zirkumzision, Plastik, Schloffer, Goldstein, mit Gomko- Klemme, mit Plastibellgerät. Bei ambulanter OP: Zuschlag nach Nr. 442 abrechenbar.
Ausschluss: 200, 1740, 1742

1742 Operative Durchtrennung des Frenulum praeputii

| | | 7,92 | 9,84 | 5,78 | 1,74 | 7,52 |

Ausschluss: 1741

1745 Operative Aufrichtung des Penis als Voroperation zu Nummer 1746

| | | 51,57 | 64,18 | 31,11 | 21,45 | 52,56 |

1746 OP einer Epispadie oder Hypospadie 103,31 128,58 54,34 26,70 81,04

Kommentar: Erfolgt als Voroperation eine operative Aufrichtung des Penis, so ist die Nr. 1745 zusätzlich abrechenbar.

1747 Penisamputation 51,57 64,18 38,89 16,86 55,75

Ausschluss: 1748

1748 Penisamputation mit Skrotumentfernung und Ausräumung der Leistendrüsen – einschließlich Verlagerung der Harnröhre – 206,61 257,12 62,22 53,27 115,49

Ausschluss: 1747

1749 Anlage einer einseitigen Gefäßanastomose bei Priapismus

| | | 232,67 | 289,56 | 38,89 | 56,50 | 95,39 |

Ausschluss: 1750

1750 Anlage einer beidseitigen Gefäßanastomose bei Priapismus

| | | 297,83 | 370,63 | 46,78 | 82,26 | 129,04 |

Ausschluss: 1749

1751 Transkutane Fistelbildung durch Punktionen und Stanzungen der Glans penis und Corpora cavernosa bei Priapismus 86,00 107,02 31,11 31,81 62,92

1752 Operative Implantation einer hydraulisch regulierbaren Penis-Stützprothese

| | | 232,67 | 289,56 | 38,89 | 74,69 | 113,58 |

1753 Entfernung einer Penisprothese 51,20 63,70 7,78 16,86 24,64

1754 Direktionale Doppler-sonographische Untersuchung der Strömungsverhältnisse in den Penisgefäßen und/oder Skrotalfächern – einschließlich graphischer Registrierung –

| | | 16,74 | 20,85 | – | 10,51 | 10,51 |

Kommentar: Gemäß Anmerkung zur Leistung nach Nr. 404 (Zuschlag zu dopplersonographischen Leistungen bei zusätzlicher Frequenzspektrumanalyse) kann dieser Zuschlag nicht neben der Nr. 1754 abgerechnet werden.
Ausschluss: 401, 404, 405, 406, 644

K. Urologie

UV-GOÄ-Nr.

| | Allgemeine Heilbehandl. | Besondere Heilbehandl. | Besondere Kosten | Allgemeine Kosten | Sachkosten (Besond. + Allg. Kosten) |

Auf einen Blick:
(Re-)Vasektomie/OP der Samenleiter

OP-Areal/Eingriff	Unterbindung-OP	Wiederherstellungs-OP
ein Samenleiter, als selbständige Leistung	1755	1758
beide Samenleiter, als selbständige Leistung	1756	2 x 1758
Beide Samenleiter in Verbindung mit anderer OP	1757	2 x 1758

1755 Unterbindung eines Samenleiters – auch mit Teilresektion –, als selbständige Leistung

43,11   53,64   11,77   11,86   23,63

Kommentar: Bei ambulanter OP: Zuschlag nach Nr. 442 abrechenbar.
Werden beide Samenleiter als selbständige Leistung unterbunden, so ist die Nr. 1756 abzurechnen. Erfolgt die beidseitige Unterbindung in Verbindung mit einer anderen OP, so darf nur die Nr. 1757 angesetzt werden.

Ausschluss: 200, 1756, 1757

1756 Unterbindung beider Samenleiter – auch mit Teilresektion(en)-, als selbständige Leistung

77,43   96,39   11,77   16,86   28,63

Kommentar: Die Infiltrationsanästhesie nach Nrn. 490 oder 491 ist für jede Seite getrennt – also 2x – abrechenbar. Bei ambulanter OP: Zuschlag nach Nr. 444 nicht vergessen, ggf. dazu Nr. 440 und Nr. 441 abrechenbar! Werden beide Samenleiter in Verbindung mit einer anderen OP unterbunden, so ist die Nr. 1757 abzurechnen.

Ausschluss: 200, 1755, 1757

1757 Unterbindung beider Samenleiter, in Verbindung mit einer anderen OP

51,57   64,18   7,78   14,02   21,80

Kommentar: Werden beide Samenleiter als selbständige Leistung unterbunden, so ist die höher vergütete Nr. 1756 abzurechnen.

Ausschluss: 1755, 1756

1758 Operative Wiederherstellung der Durchgängigkeit eines Samenleiters

103,31   128,58   31,11   26,70   57,81

Kommentar: Wird die Durchgängigkeit beider Samenleiter operativ wiederhergestellt, so darf die Gebührenziffer zweimal abgerechnet werden.

1759 Transpenile oder transskrotale Venenembolisation

260,60   324,31   7,78   134,30   142,08

Ausschluss: 344–347, 5295, 5329, 5331, 5360

1760 Varikozelenoperation mit hoher Unterbindung der Vena spermatica (Bauchschnitt)

137,75   171,42   23,33   53,27   76,60

1761 Operation eines Wasserbruchs

68,77   85,61   23,33   16,86   40,19

Kommentar: Bei ambulanter OP: Zuschlag nach Nr. 443 abrechenbar.
Ausschluss: 200

1762 Inguinale Lymphknotenausräumung, als selbstständige Leistung

111,69   138,99   23,33   38,42   61,75

1763 Einlegen einer Hodenprothese

68,88   85,69   15,66   16,86   32,52

Kommentar: Wird beidseitig eine Hodenprothese implantiert, so ist die Nr. 1763 zweimal abrechenbar.

K. Urologie

UV-GOÄ-Nr.		Allgemeine Heilbehandl.	Besondere Heilbehandl.	Besondere Kosten	Allgemeine Kosten	Sachkosten (Besond. + Allg. Kosten)
1764	Entfernen einer Hodenprothese	42,81	53,28	7,78	14,02	21,80

Kommentar: Wird beidseitig eine Hodenprothese entfernt, so ist die Nr. 1764 zweimal abrechenbar.

Auf einen Blick:
Hodenoperationen

OP-Areal/Eingriff	Freilegungs-OP	Entfernungs-OP	Leistenhoden-OP
ein Hoden ohne Nebenhoden	1767	1765	1768
ein Hoden mit Nebenhoden derselben Seite		1765	
ein Hoden mit Nebenhoden Gegenseite		1765 + 1771	
beide Hoden ohne Nebenhoden	2 x 1767	1766	1769
beide Hoden mit einem Nebenhoden		1766	
beide Hoden mit beiden Nebenhoden		1766	
ein Nebenhoden		1771	
beide Nebenhoden		1772	

1765	Hodenentfernung – gegebenenfalls einschließlich Nebenhodenentfernung derselben Seite –, einseitig	68,77	85,61	54,34	16,86	71,20

Kommentar: Bei ambulanter OP: Zuschlag nach Nr. 443 abrechenbar. Die Gebührenziffer beinhaltet auch die Entfernung des Nebenhodens auf derselben Seite, so dass die Nr. 1771 dafür nicht zusätzlich abrechenbar ist. Sofern aber der Nebenhoden auf der Gegenseite entfernt wird, ist die Nr. 1771 zusätzlich neben Nr. 1765 abrechenbar.

Ausschluss: 200, 1766, 1767, 1771 (gleiche Seite), 1772

1766	Hodenentfernung – gegebenenfalls einschließlich Nebenhodenentfernung(en) –, beidseitig	111,69	138,99	77,79	31,81	109,60

Kommentar: Bei ambulanter OP: Zuschlag nach Nr. 445 abrechenbar. Die Gebührenziffer beinhaltet auch die Entfernung einer oder beider Nebenhoden, so dass die Nrn. 1771 und 1772 nicht zusätzlich abrechenbar sind.

Ausschluss: 200, 1765, 1767, 1771, 1772

1767	Operative Freilegung eines Hodens mit Entnahme von Gewebematerial	43,11	53,64	23,33	14,02	37,35

Kommentar: Bei ambulanter OP: Zuschlag nach Nr. 442 abrechenbar. Die Gebührenziffer ist zweimal abrechenbar, wenn beide Hoden freigelegt werden. Die Freilegung des Hodens ist ein erforderlicher operativer Einzelschritt bei der Hodenentfernung und daher nicht neben den Nrn. 1765 und 1766 abrechenbar. Die Entnahme von Gewebematerial ist in der Vergütung der Nr. 1767 enthalten und daher nicht zusätzlich mit Nr. 2402 abrechenbar.

Ausschluss: 200, 315, 1765, 1766, 2401, 2402

1768	OP eines Leistenhodens, einseitig	111,69	138,99	31,11	31,81	62,92

Kommentar: Bei ambulanter OP: Zuschlag nach Nr. 445 abrechenbar.
Bei der OP eines beidseitigen Leistenhodens ist die hierfür vereinbarte Nr. 1769 anzusetzen.

Ausschluss: 1769

1769	OP eines Leistenhodens, beidseitig	137,75	171,42	54,34	41,66	96,00

Kommentar: Bei ambulanter OP: Zuschlag nach Nr. 445 abrechenbar.

Ausschluss: 1768

1771	Entfernung eines Nebenhodens, als selbständige Leistung	86,00	107,02	23,33	31,81	55,14

UV-GOÄ-Nr.	Allgemeine Heilbehandl.	Besondere Heilbehandl.	Besondere Kosten	Allgemeine Kosten	Sachkosten (Besond. + Allg. Kosten)

Kommentar: Bei der isolierten Entfernung beider Nebenhoden ist die hierfür vereinbarte Nr. 1772 abzurechnen. Erfolgt die Nebenhodenentfernung zusammen mit einer Hodenentfernung auf derselben Seite, so ist die Nr. 1765 abzurechnen.
Ausschluss: 1765 (gleiche Seite), 1766, 1772

1772 Entfernung beider Nebenhoden, als selbständige Leistung

	137,75	171,42	31,11	41,66	72,77

Kommentar: Erfolgt die ein- oder beidseitige Nebenhodenentfernung zusammen mit einer beidseitigen Hodenentfernung, so ist die Nr. 1766 abzurechnen.
Ausschluss: 1765, 1766, 1771

1775 Behandlung der Prostata mittels physikalischer Heilmethoden (auch Massage) – gegebenenfalls mit Gewinnung von Prostata-Exprimat

	4,19	5,22	–	2,56	2,56

1776 Eröffnung eines Prostataabszesses vom Damm aus

	34,44	42,85	7,78	11,45	19,23

Ausschluss: 303, 2428, 2429, 2430

1777 Elektro- oder Kryo-(Teil-)resektion der Prostata

	86,00	107,02	31,11	45,57	76,68

Kommentar: Wir empfehlen bei alternativen Verfahren zur Elektroresektion der benignen Prostatahyperplasie (BHP) der Abrechnung nach Nr. 1777 zuzustimmen, wenn diese zu einer teilweisen Entfernung von Prostatagewebe führen. Diese Empfehlung gilt auch für die transurethrale Laserresektion oder interstitielle Laserkoagulation.
Zur Behandlung eines Prostatakarzinoms mit hochintensiven fokussierenden Ultraschallwellen (HIFU) hat das OLG Frankfurt am 23.10.2008 (AZ: 3 U 145/07) entschieden, dass diese mit den GOÄ-Nrn. 1777, 1778 und 706 abgerechnet werden kann. Bei einem als BK-Folge anerkanntem Prostatakarzinom, empfehlen wir die HIFU – Behandlung mit den entsprechenden UV-GOÄ Ziffern und den höheren Sätzen der bes. HB zu akzeptieren.
Ausschluss: 1778, 1779, 1784, 1808

1778 Operative Entfernung eines Prostataadenoms, auch transurethral

	172,20	214,27	70,01	63,51	133,52

Kommentar: Zur Behandlung eines Prostatakarzinoms mit hochintensiven fokussierenden Ultraschallwellen (HIFU) hat das OLG Frankfurt am 23.10.2008 (AZ: 3 U 145/07) entschieden, dass diese mit den GOÄ-Nrn. 1777, 1778 und 706 abgerechnet werden kann. Bei einem als BK-Folge anerkanntem Prostatakarzinom, empfehlen wir die HIFU – Behandlung mit den entsprechenden UV-GOÄ Ziffern und den höheren Sätzen der bes. HB zu akzeptieren.
Ausschluss: 1777, 1779, 1784, 1808

1779 Totale Entfernung der Prostata einschließlich der Samenblasen

	241,05	299,98	70,01	74,69	144,70

Kommentar: Für die Entfernung der Prostata dürfen neben Nr. 1779 keine weiteren Resektionsgebührenziffern wie die Nrn. 1777, 1778 abgerechnet werden. Bei zusätzlicher pelviner Lymphknotenausräumung ist die hierfür vereinbarte und höher vergütete Nr. 1784 abzurechnen. Eine Abrechnung der pelvinen Lymphknotenausräumung nach Nr. 1783 neben der Prostataentfernung nach Nr. 1779 ist somit unzulässig.
Ausschluss: 1777, 1778, 1783, 1784, 1808

1780 Plastische OP zur Behebung der Harninkontinenz

	172,20	214,27	77,79	45,57	123,36

K. Urologie

UV-GOÄ-Nr.	Allgemeine Heilbehandl.	Besondere Heilbehandl.	Besondere Kosten	Allgemeine Kosten	Sachkosten (Besond. + Allg. Kosten)

Kommentar: Bei Implantation eines künstlichen Schließmuskels zur operativen Behandlung einer Harninkontinenz die höher vergütete Nr. 1781 abrechnen.
Ausschluss: 1125, 1126, 1127, 1128, 1135, 1781, 1804.

1781 Operative Behandlung der Harninkontinenz mittels Implantation eines künstlichen Schließmuskels   257,82   320,82   77,79   74,69   152,48

Ausschluss: 1125, 1128, 1780, 1804.

1782 Transurethrale Resektion des Harnblasenhalses bei der Frau
103,31   128,58   15,66   26,70   42,36

1783 Pelvine Lymphknotenausräumung, als selbständige Leistung
172,20   214,27   70,01   54,47   124,48

Ausschluss: 1166, 1167, 1779, 1784, 1841–1843.

1784 Totale Entfernung der Prostata und der Samenblasen einschließlich pelviner Lymphknotenentfernung   325,76   405,37   77,79   89,67   167,46

Kommentar: Für die Entfernung der Prostata dürfen neben Nr. 1784 keine weiteren Resektionsgebührenziffern wie die Nrn. 1777 bis 1779 abgerechnet werden. Da die pelvine Lymphknotenausräumung Bestandteil der Gebührenziffer nach Nr. 1784 ist, darf diese nicht zusätzlich mit Nr. 1783 abgerechnet werden.
Ausschluss: 1777, 1778, 1779, 1783

1785 Zystoskopie   19,26   23,97   –   10,80   10,80

Kommentar: Siehe Kommentar zu Nr. 1701 und 1710.
Bei der ergänzenden Entnahme von Gewebematerial ist die hierfür vereinbarte und höher vergütete Nr. 1786 abzurechnen. Eine Abrechnung der Gewebeentnahme nach Nr. 2402 neben der Zystoskopie ist unzulässig. Bei zusätzlicher Ureterorenoskopie mit Harnleiterbougierung Nr. 1827 abrechnen.
Ausschluss: 1700, 1701, 1702, 1708, 1710, 1712, 1728–1733, 1786–1790, 1800, 1802, 1803, 2402

1786 Zystoskopie einschließlich Entnahme von Gewebematerial
33,04   41,12   –   16,99   16,99

Kommentar: Siehe Kommentar zu Nr. 1701 und 1710.
Die Entnahme von Gewebematerial ist in der Vergütung der Nr. 1786 enthalten und daher nicht zusätzlich mit Nr. 2402 abrechenbar. Bei zusätzlicher Ureterorenoskopie mit Harnleiterbougierung Nr. 1827 abrechnen.
Ausschluss: 1700, 1701, 1702, 1708, 1710, 1712, 1728–1733, 1785, 1787, 1789, 1800, 1802–1803, 2402.

1787 Kombinierte Zystourethroskopie   23,45   29,18   –   12,41   12,41

Kommentar: Siehe Kommentar zu Nr. 1701 und 1710.
Bei zusätzlicher Ureterorenoskopie mit Harnleiterbougierung Nr. 1827 abrechnen.
Ausschluss: 1700, 1701, 1702, 1708, 1710, 1712, 1728–1733, 1785, 1786, 1788, 1789, 1800, 1802, 1803

1788 Zystoskopie mit Harnleitersondierung   27,54   34,28   –   14,16   14,16

Kommentar: Siehe Kommentar zu Nr. 1701 und 1710.
Bei einer einseitigen Harnleitersondierung mit Einbringung von Medikamenten und/oder Kontrastmitteln in das Nierenbecken ist die höher vergütete Nr. 1790 abrechenbar. Die Nr. 1790 ist auch bei beidseitiger Harnleitersondierung abzurechnen, wenn keine Medikamente und/oder Kontrastmittel in das Nierenbecken eingebracht werden. Die zweimalige Abrechnung der Nr.1788 ist in diesem Fall nicht möglich, weil das nur einmalige Einbringen des Zystoskops nicht doppelt vergütet werden darf. Wir

UV-GOÄ-Nr.	Allgemeine Heilbehandl.	Besondere Heilbehandl.	Besondere Kosten	Allgemeine Kosten	Sachkosten (Besond. + Allg. Kosten)

empfehlen die Abrechnung der Nr. 1788 auch bei transvesikaler Nierenbeckendrainage bei Nierenstauung zu akzeptieren.

Ausschluss: 1700, 1701, 1702, 1708, 1710, 1712, 1728–1733, 1785, 1786, 1787, 1789, 1790, 1800, 1802, 1803

1789 Chromocystoskopie – einschließlich intravenöser Injektion

| 30,24 | 37,64 | 2,31 | 16,99 | 19,30 |

Kommentar: Siehe Kommentar zu Nr. 1701 und 1710.
Intravenöse Injektionen nach Nr. 253 sind in der Vergütung der Nr. 1789 erhalten und daher nicht zusätzlich abrechenbar.

Ausschluss: 253, 1700, 1701, 1702, 1708, 1710, 1712, 1728–1733, 1785, 1786, 1787, 1788, 1790, 1800, 1802, 1803

1790 Zystoskopie mit Harnleitersondierung(en) – einschließlich Einbringung von Medikamenten u./o. Kontrastmitteln in das Nierenbecken

| 34,44 | 42,85 | – | 18,74 | 18,74 |

Kommentar: Siehe Kommentar zu Nr. 1701 und 1710.
Die Nr. 1790 ist auch bei beidseitiger Harnleitersondierung abzurechnen, wenn keine Medikamente und/oder Kontrastmittel in das Nierenbecken eingebracht werden. Die zweimalige Abrechnung mit der Nr.1788 ist in diesem Fall nicht möglich, weil das nur einmalige Einbringen des Zystoskops nicht doppelt vergütet werden darf. Die Einbringung von Medikamenten (Nr. 253) und/oder von Kontrastmitteln (Nrn. 344 bis 347, 370) ist in der Vergütung der Nr. 1790 enthalten und daher nicht zusätzlich abrechenbar.

Ausschluss: 253, 344–347, 370, 1700, 1701, 1702, 1708, 1710, 1712, 1728–1733, 1785–1789, 1800, 1802, 1803

1791 Tonographische Untersuchung der Harnblase und/oder Funktionsprüfung des Schließmuskels einschließlich Katheterisierung

| 13,77 | 17,13 | – | 8,08 | 8,08 |

Kommentar: Die Gebührenziffer ist auch nur einmal abrechenbar, wenn in einer Sitzung eine tonographische Untersuchung der Harnblase und eine Funktionsprüfung des Schließmuskels erfolgt. Da gemäß Leistungsbeschreibung die Katheterisierung ebenfalls Bestandteil der Leistung ist, dürfen die Nrn. 1728 bis 1733 nicht zusätzlich zu Nr. 1791 abgerechnet werden.

Ausschluss: 1728–1733, 1792.

1792 Uroflowmetrie einschließlich Registrierung

| 19,71 | 24,57 | – | 12,02 | 12,02 |

1793 Manometrische Untersuchung der Harnblase mit fortlaufender Registrierung – einschließlich physikalischer Provokationstests

| 37,22 | 46,34 | – | 24,95 | 24,95 |

Die Injektion von pharmakodynamischen Substanzen ist gesondert berechnungsfähig.

Kommentar: Nach der ergänzenden Leistungsbeschreibung zu Nr. 1794, ist neben der Nr. 1794 die Nr. 1793 nicht berechnungsfähig.
Nach der ergänzenden Leistungsbeschreibung zu Nr. 1798 sind neben den Nrn. 1793, 1794 und 1798 die Nrn. 1700, 1701, 1710 und 1728 bis 1733 nicht berechnungsfähig.

Ausschluss: 1700, 1701, 1702, 1710, 1728–1733, 1794

1794 Simultane elektromanometrische Blasen- und Abdominaldruckmessung mit fortlaufender Registrierung – einschließlich physikalischer Provokationstests

| 63,29 | 78,76 | – | 42,34 | 42,34 |

K. Urologie

UV-GOÄ-Nr.

	Allgemeine Heilbehandl.	Besondere Heilbehandl.	Besondere Kosten	Allgemeine Kosten	Sachkosten (Besond. + Allg. Kosten)

Die Injektion von pharmakodynamischen Substanzen ist gesondert berechnungsfähig. Neben der Leistung nach Nummer 1794 ist die Leistung nach Nummer 1793 nicht berechnungsfähig.

Kommentar: Nach der ergänzenden Leistungsbeschreibung zu Nr. 1794, ist neben der Nr. 1794 die Nr. 1793 nicht berechnungsfähig.
Nach der ergänzenden Leistungsbeschreibung zu Nr. 1798 sind neben den Nrn. 1793, 1794 und 1798 die Nrn. 1700, 1701, 1710 und 1728 bis 1733 nicht berechnungsfähig.

Ausschluss: 1700, 1701, 1702, 1710, 1728–1733, 1793

1795 Anlegung einer perkutanen Harnblasenfistel durch Punktion einschließlich Kathetereinlegung

	25,41	31,63	–	16,99	16,99

Kommentar: Ein Katheter-Wechsel oder -Entfernung können nach Nr. 1833 berechnet werden, da eine andere Gebührenziffer in der UV-GOÄ für die Leistung nicht enthalten ist. Die Punktion der Harnblase nach Nr. 318 und die Kathetereinlegung nach Nr. 1732 sind Bestandteil der Leistung und dürfen daher nicht zusätzlich abgerechnet werden. Die operative Anlegung einer Harnblasenfistel wird mit der höher vergüteten Nr. 1796 vergütet.

Ausschluss: 318, 1732, 1796, 1801

1796 Anlegung einer Harnblasenfistel durch OP

	68,77	85,61	15,66	16,86	32,52

Ausschluss: 1795, 1801

1797 Ausräumung einer Bluttamponade der Harnblase, als selbständige Leistung

	33,04	41,12	–	16,47	16,47

Kommentar: Erforderliche Nebenleistungen wie Katheterisierung, Spülung oder Punktion sind im Leistungsumfang der Nr. 1797 enthalten und damit nicht zusätzlich berechnungsfähig.

1798 Urethradruckprofilmessung mit fortlaufender Registrierung – einschließlich physikalischer Provokationstests

	51,20	63,70	–	34,25	34,25

Neben den Leistungen nach den Nummern 1793, 1794 und 1798 sind die Leistungen nach den Nummern 1700, 1701, 1710, 1728, 1729, 1730, 1731, 1732 und 1733 nicht berechnungsfähig.

Kommentar: Nach der ergänzenden Leistungsbeschreibung zu Nr. 1798 sind neben den Nrn. 1793, 1794 und 1798 die Nrn. 1700, 1701, 1710 und 1728 bis 1733 nicht berechnungsfähig.

Ausschluss: 1700, 1701, 1702, 1710, 1728–1733

1799 Nierenbeckendruckmessung

	13,97	17,36	–	8,23	8,23

1800 Zertrümmerung und Entfernung von Blasensteinen unter endoskopischer Kontrolle, je Sitzung

	137,75	171,42	–	37,74	37,74

Kommentar: Bei ambulanter OP: Zuschlag nach Nr. 445 abrechenbar.

ESWT Indikationen
Beschluss des Ausschusses „Gebührenordnung" der BÄK Stand: 15.02.2002 veröffentlicht in: DÄ 99, Heft 7 vom 15.02.02, Seite A-458 –
Extrakorporale Stoßwellentherapie (ESWT) bei orthopädischen, chirurgischen oder schmerztherapeutischen Indikationen analog Nr. 1800 GOÄ. – Hinweis auch für UV-GOÄ interessant:
… „Die vom Ausschuss „Gebührenordnung" beschlossene Analogbewertung nach Nr. 1800 GOÄ ersetzt die ältere Analogempfehlung für die ESWT bei orthopädischen Indikationen (nach Nr. 1860 GOÄ). Die Notwendigkeit, einen horizontalen Abgleich innerhalb des Bewertungsgefüges der GOÄ, insbesondere im Hinblick auf das Vergütungsniveau umfassender Operationsleistungen sowie im Vergleich zu aktuellen Analogbewertungen anderer neuerer Untersuchungs- und Behandlungsmethoden durchführen zu müssen, war Anlass, die Analogbewertung der ESWT einer erneuten Prüfung zu unterziehen.

	Allgemeine Heilbehandl.	Besondere Heilbehandl.	Besondere Kosten	Allgemeine Kosten	Sachkosten (Besond. + Allg. Kosten)

Die Behandlung einer Pseudoarthrose stellt eine seltene Indikation zur Durchführung einer ESWT dar. Aufgrund größerer Risiken setzt die Behandlung einer Pseudoarthrose zwingend besondere Kenntnisse und Erfahrungen in der Traumatologie voraus.
Der im Einzelfall höhere Schwierigkeitsgrad und überdurchschnittliche Zeitaufwand bei der Behandlung einer Pseudoarthrose mittels ESWT begründet den Ansatz des 3,5fachen Steigerungsfaktors, oder sogar die Vereinbarung einer abweichenden Gebührenhöhe (§ 2 [1] GOÄ)..."

Da die GUV keine Steigerungsfaktoren oder analoge Bewertungen kennt, sind die Kosten nach Nr. 1800 im Rahmen der höher vergüteten bes. HB zu übernehmen, sofern dem Antrag des Arztes entsprochen wird.

Eine Sitzung umfasst einen Arzt-Patienten-Kontakt, der nach der Beschaffenheit des Behandlungsfalls auch über mehrere Stunden andauern kann. Der Arzt muss dabei nicht kontinuierlich anwesend sein.
Die ESWT-Kostenübernahme durch den UVTr erfolgt nur beim Einsatz von Großgeräten mit Ortungseinrichtung und potentiell hochenergetischer Energiedichte. Der OP-Zuschlag nach Nr. 445 ist bei einer ESWT nicht abrechenbar.

Voraussetzungen für die Kostenübernahmen sind:
- die gesicherte Diagnose einer Pseudoarthrose
- eine chronisch schmerzhafte und durch herkömmliche Behandlung nicht beherrschbare Erkrankung von Sehnenansätze (nur bei Anerkennung einer BK nach Nr. 2101 der BK-Liste)
- der verordnender Arzt (D-Arzt) besitzt besondere Kenntnisse und Erfahrungen in der Traumatologie

Ggf. ist der Beratungsfacharzt zu befragen, insbesondere bei wiederholten Anwendungen und mehr als 6 Sitzungen

Ausschluss: 200, 1712, 1785 – 1790, 1802, 1803

1801 Operative Eröffnung der Harnblase zur Entfernung von Steinen u./o. Fremdkörpern u./o. Koagulation von Geschwülsten – gegebenenfalls einschließlich Anlegung eines Fistelkatheters   137,75   171,42   38,89   42,34   81,23

Kommentar: Die Gebührenziffer ist auch nur einmal abrechenbar, wenn mehrere der aufgezählten Eingriffe während einer OP durchgeführt werden.
Die ggf. erforderliche Anlegung eines Fistelkatheters ist Bestandteil der Leistung nah Nr. 1801 und daher nicht gesondert mit den Nr. 1732, 1795 oder 1796 abrechenbar.

Ausschluss: 1732, 1795, 1796.

1802 Transurethrale Eingriffe in der Harnblase (z.B. Koagulation kleiner Geschwülste und/oder Blutungsherde und/oder Fremdkörperentfernung) unter endoskopischer Kontrolle – auch einschließlich Probeexzision –   68,77   85,61   7,78   23,05   30,83

Kommentar: Bei ambulanter OP: Zuschlag nach Nr. 443 abrechenbar.
Ausschluss: 200, 1712, 1785 – 1790, 1800, 1803, 2401, 2402.

1803 Transurethrale Resektion von großen Harnblasengeschwülsten unter endoskopischer Kontrolle, je Sitzung   103,31   128,58   7,78   30,34   38,12

Neben der Leistung nach Nummer 1803 ist die Leistung nach Nummer 1802 nicht berechnungsfähig.

Ausschluss: 1712, 1785 – 1790, 1800, 1802

1804 Operation von Harnblasendivertikel(n), als selbstständige Leistung   172,20   214,77   38,89   45,57   84,46

Kommentar: Durch ein direktes Dammtrauma oder den Bruch der Beckenknochen kann es zu traumatisch bedingten Abflussstörungen der Blase in Form einer Harnröhrenenge kommen, die dann die Ausbildung von Aussackungen der Blasenwandung (Divertikeln) verursacht. Die Gebührenziffer ist aber nur einmal abrechenbar, auch wenn innerhalb

K. Urologie

	Allgemeine Heilbehandl.	Besondere Heilbehandl.	Besondere Kosten	Allgemeine Kosten	Sachkosten (Besond. + Allg. Kosten)

eines Eingriffs mehrere Divertikel operativ abgetragen werden. Die Gebührenziffer darf zudem nur als selbständige Leistung abgerechnet werden, also nicht in Kombination mit anderen Eingriffen.

Ausschluss: 1780, 1781

1805 Operation einer Harnblasengeschwulst mit Teilresektion

172,20	214,27	38,89	54,47	93,36

Ausschluss: 1806

1806 Operation einer Harnblasengeschwulst mit Teilresektion und Verpflanzung eines Harnleiters

206,61	257,12	54,34	105,72	160,06

Ausschluss: 1805, 1808, 1823, 1824, 1825.

1807 Operative Bildung einer Harnblase aus Ileum oder Kolon

378,81	471,41	54,34	105,72	160,06

1808 Totale Exstirpation der Harnblase mit Verpflanzung der Harnleiter – gegebenenfalls einschließlich Prostata-, Harnröhre- u./o. Samenblasenentfernung

446,76	555,95	62,22	105,72	167,94

Ausschluss: 1777, 1778, 1779, 1806, 1823, 1824

1809 Totale retroperitoneale Lymphadenektomie

429,07	533,96	62,22	105,72	167,94

Ausschluss: 1166, 1167, 1841, 1842, 1843.

1812 Anlegen einer Ureterverweilschiene bzw. eines Ureterkatheters

31,66	39,37	–	18,74	18,74

Die Kosten für die Schiene bzw. den Katheter sind gesondert berechnungsfähig.

Kommentar: Für die Einlage eines Doppel-J-Katheters in den Ureter ist die Nr. 1812 anzuwenden.

1814 Harnleiterbougierung

83,77	104,23	–	38,31	38,31

Ausschluss: 1827, 1828

1815 Schlingenextraktion oder Versuch der Extraktion von Harnleitersteinen – gegebenenfalls einschließlich Schlitzung des Harnleiterostium –

103,31	128,58	–	38,31	38,31

Die Kosten für die Schlinge sind nicht gesondert berechnungsfähig.

Kommentar: Bei ambulanter OP: Zuschlag nach Nr. 444 abrechenbar.
Ausschluss: 200, 1816, 1827.

1816 Schlitzung des Harnleiterostiums, als selbständige Leistung

44,78	55,72	–	21,05	21,05

Kommentar: Bei ambulanter OP: Zuschlag nach Nr. 442 abrechenbar.
Ausschluss: 200, 1815

1817 Operative Entfernung eines oder mehrerer Harnleitersteine(s)

206,61	257,12	31,11	63,51	94,62

Ausschluss: 1827, 1828.

1818 Ureterektomie – gegebenenfalls einschließlich Blasenmanschette

257,82	320,82	54,34	74,69	129,03

K. Urologie

UV-GOÄ-Nr.		Allgemeine Heilbehandl.	Besondere Heilbehandl.	Besondere Kosten	Allgemeine Kosten	Sachkosten (Besond. + Allg. Kosten)

1819 Resektion eines Harnleitersegments mit End-zu-End-Ananstomose

		349,03	434,34	38,89	158,15	197,04

1823 Verpflanzung eines Harnleiters in Harnblase oder Darm oder Haut einschließlich Antirefluxplastik, einseitig

		241,05	299,98	31,11	74,69	105,80

Ausschluss: 1806, 1808, 1824, 1825

1824 Verpflanzung beider Harnleiter in Harnblase oder Darm oder Haut einschließlich Antirefluxplastik, beidseitig

		309,93	385,70	54,34	105,72	160,06

Ausschluss: 1806, 1808, 1823, 1825

1825 Harnleiterplastik (z.B. durch Harnblasenlappen) einschließlich Antirefluxplastik

		257,82	320,82	54,34	74,69	129,03

Ausschluss: 1806, 1808, 1823, 1824

1826 Eröffnung eines paranephritischen Abszesses

		43,11	53,64	7,78	16,86	24,64

Ausschluss: 1830, 2430

1827 Ureterorenoskopie mit Harnleiterbougierung – gegebenenfalls einschließlich Stein- u./o. Tumorentfernung –, zusätzlich zu Nrn. 1785, 1786 oder 1787

		139,61	173,74	–	38,57	38,57

Kommentar: Bei ambulanter OP: Zuschlag nach Nr. 445 abrechenbar.
Ausschluss: 200, 1814, 1815, 1817, 1828

1828 Ureterpyeloskopie – gegebenenfalls einschließlich Gewebeentnahme/Steinentfernung

		139,61	173,74	–	38,57	38,57

Ausschluss: 1814, 1815, 1817, 1827, 2402.

1829 Harnleiterfreilegung (Ureterolyse bei retroperitonealer Fibrose und gegebenenfalls intraperitonealen Verwachsungen des Harnleiters)

		241,05	299,98	38,89	74,69	113,58

Ausschluss: 1829a

1829a Ureterolyse, als selbständige Leistung

		103,31	128,58	31,11	45,57	76,68

Die Leistungen nach den Nummern 1829 und 1829a sind nicht nebeneinander berechnungsfähig.
Ausschluss: 1829

1830 Operative Freilegung einer Niere – gegebenenfalls mit Gewebeentnahme, Punktion u./o. Eröffnung eines paranephritischen Abszesses

		103,31	128,58	31,11	45,57	76,68

Ausschluss: 303, 315, 1826, 1831, 1832, 1835–1843, 2402, 2430

1831 Dekapsulation einer Niere u./o. SenknierenOP (Nephropexie), als selbständige Leistung

		137,75	171,42	38,89	45,57	84,46

Ausschluss: 1830.

1832 Anlage einer Nierenfistel, als selbständige operative Leistung

		154,50	192,27	7,78	55,00	62,78

Ausschluss: 1830.

1833 Wechsel eines Nierenfistelkatheters einschließlich Spülung und Verband

		22,07	27,45	–	12,65	12,65

K. Urologie

UV-GOÄ-Nr.		Allgemeine Heilbehandl.	Besondere Heilbehandl.	Besondere Kosten	Allgemeine Kosten	Sachkosten (Besond. + Allg. Kosten)

Kommentar: Eine durch den Katheter erforderliche Wundbehandlung ist Bestandteil der Leistungslegende und daher nicht gesondert abrechenbar.

1834 OP eines aberrierenden Nierengefäßes – ohne Eröffnung des Nierenbeckens –, als selbständige Leistung 137,75 171,42 62,22 45,57 107,79
Ausschluss: 1835–1840

1835 Trennung der Hufeisenniere 300,63 374,12 77,79 81,71 159,50
Ausschluss: 1830, 1834.

1836 Nierenpolresektion 257,82 320,82 62,22 81,71 143,93
Ausschluss: 1830, 1834, 1837

1837 Nierenpolresektion in Verbindung mit einer anderen OP
154,50 192,27 62,22 45,57 107,79
Ausschluss: 1830, 1834, 1836.

1838 Nierensteinentfernung durch Pyelotomie
206,61 257,12 38,89 59,19 98,08
Ausschluss: 1830, 1834, 1839

1839 Nierenausgußsteinentfernung durch Nephrotomie
257,82 320,82 46,78 59,19 105,97
Ausschluss: 1830, 1834, 1838

1840 Nierenbeckenplastik 257,82 320,82 46,78 59,19 105,97

1841 Nephrektomie 206,61 257,12 54,34 59,19 113,53
Ausschluss: 1783, 1809, 1830, 1842, 1843, 1846, 1847, 1850, 2950, 2951

1842 Nephrektomie – einschließlich Entfernung eines infiltrativ wachsenden Tumors (auch transabdominal oder transthorakal)
300,63 374,12 62,22 98,17 160,39
Ausschluss: 1783, 1809, 1830, 1841, 1843, 1846, 1847, 1850, 2950, 2951

1843 Nephrektomie – einschließlich Entfernung eines infiltrativ wachsenden Tumors mit Entfernung des regionären Lymphstromgebietes (auch transabdominal oder transthorakal)
387,16 481,84 77,79 191,87 269,66
Ausschluss: 1783, 1809, 1830, 1841, 1842, 1846, 1847, 1850, 2950, 2951

1845 Implantation einer Niere 464,42 577,95 116,57 230,18 346,75
Ausschluss: 1850

1846 Doppelseitige Nephrektomie bei einem Lebenden
387,16 481,84 116,57 191,87 308,44
Ausschluss: 1841, 1842, 1843, 1847, 1849, 1850

1847 Explantation einer Niere bei einem Lebenden zur Transplantation
300,63 374,12 77,79 149,00 226,79
Ausschluss: 1841, 1842, 1843, 1846, 1848, 1849, 1850

UV-GOÄ-Nr.		Allgemeine Heilbehandl.	Besondere Heilbehandl.	Besondere Kosten	Allgemeine Kosten	Sachkosten (Besond. + Allg. Kosten)

1848 Explantation einer Niere an einem Toten zur Transplantation

		206,61	257,12	–	102,47	102,47

Ausschluss: 1847, 1849

1849 Explantation beider Nieren an einem Toten zur Transplantation

		325,76	405,37	–	161,40	161,40

Ausschluss: 1846, 1847, 1848

1850 Explantation, plastische Versorgung und Replantation einer Niere

		604,96	752,86	116,57	299,88	416,45

Ausschluss: 1841–1847

1851 Perkutane Anlage einer Nierenfistel – gegebenenfalls einschließlich Spülung, Katheterfixation und Verband

		116,34	144,77	7,78	57,58	65,36

Kommentar: Bei ambulanter OP: Zuschlag nach Nr. 445 abrechenbar.
Ausschluss: 200

1852 Transkutane Pyeloskopie – einschließlich Bougierung der Nierenfistel

		65,16	81,08	7,78	38,70	46,48

Ausschluss: 700, 1853

1853 Trankutane pyeloskopische Stein- bzw. Tumorentfernung

		111,69	138,99	15,66	55,29	70,95

Neben der Leistung nach Nummer 1853 ist die Leistung nach Nummer 1852 nicht berechnungsfähig.
Ausschluss: 1852

1858 Operative Entfernung einer Nebenniere

		300,63	374,12	77,79	149,00	226,79

Ausschluss: 1859

1859 Operative Entfernung beider Nebennieren

		387,16	481,84	116,57	191,87	308,44

Ausschluss: 1858

1860 Extrakorporale Stoßwellenlithotripsie – einschließlich Probeortung, Grob- und/oder Feineinstellung, Dokumentation und Röntgenkontrolle-, je Sitzung

		558,45	694,94	–	597,74	597,74

Kommentar: Siehe Kommentar zu Nr. 1800.
Ausschluss: 410, 5190–5235, 5260, 5295

Grundsätze: Ambulantes Operieren in der gesetzlichen Unfallversicherung (GUV)

in der Fassung vom 1. Januar 2016

Die Spitzenverbände der Deutsche Gesetzlichen Unfallversicherung (DGUV) und der landwirtschaftlichen Sozialversicherung informieren (http://www.dguv.de/landesverbaende/de/medien/documents/info_aop2.pdf)

1 Anwendung des Kataloges ambulant durchführbarer Operationen und stationsersetzender Eingriffe

Zur Entscheidung, ob eine Operation unter ambulanten oder stationären Bedingungen durchzuführen ist, wird der „Katalog ambulant durchführbarer Operationen und stationsersetzender Eingriffe" nach Anlage 1 des Vertrages nach § 115b Abs. 1 SGB V – Ambulantes Operieren und stationsersetzende Eingriffe im Krankenhaus – (Stand 1.01.2004) für Versicherte der GUV entsprechend zu Grunde gelegt.

2 Vorrang der ambulanten Leistungserbringung

Die in dem Katalog mit * gekennzeichneten Leistungen sollen im Regelfall ambulant erbracht werden. Wird die Leistung stationär erbracht, ist dies gesondert zu begründen. Die Entscheidung obliegt dem D-Arzt, dem Handchirurgen nach § 37 Abs. 3 des Vertrages Ärzte/UVTr. nach Art oder Schwere der Verletzung, bzw. dem entsprechenden Facharzt bei Augen- und/oder HNO-Verletzungen und ggf. dem nach § 12 des Vertrages Ärzte/UVTr. hinzugezogenen Facharzt auf seinem Fachgebiet. Die Besonderheiten des Verletzungsartenverfahrens (siehe Pt. 4) sind zu beachten.

Eine stationäre Leistungserbringung kann insbesondere in Betracht kommen, wenn die in Anlage 2 zum Vertrag nach § 115b Abs. 1 SGB V (Stand 1.01.2004) genannten „Allgemeinen Tatbestände" erfüllt sind. Bei der Entscheidung ist darüber hinaus die Gesamtkonstellation der Verletzungsfolgen und deren Auswirkungen auf die individuelle Situation und den Gesundheitszustand des Patienten zu berücksichtigen.

3 Anwendung des Vertrages Ärzte/UVTr

Die allgemeinen und besonderen Regelungen für die HB bei Arbeitsunfällen nach dem Vertrag Ärzte/UV- Träger, insbesondere über Vorstellungspflichten beim D-Arzt, die Hinzuziehung anderer Ärzte durch den D-Arzt sowie Unterstützungs- und Berichtspflichten, bleiben unberührt.

4 Besonderheiten des Verletzungsartenverfahrens und des Schwerstverletzungsartenverfahrens

Handelt es sich um eine Verletzung des Verletzungsartenverzeichnisses, hat der behandelnde Arzt dafür zu sorgen, dass der Patient unverzüglich in ein von den LV der Deutschen Gesetzlichen Unfallversicherung (DGUV) am Verletzungsartenverfahren beteiligtes Krankenhaus überwiesen wird. Bei Vorliegen einer in den Erläuterungen zum Verletzungsartenverzeichnis mit „S" gekennzeichneten Verletzung erfolgt die Überweisung in ein von den DGUV-LVen am Schwerstverletzungsartenverfahren (SAV) beteiligtes Krankenhaus. Der an diesem Krankenhaus tätige D-Arzt entscheidet nach Art oder Schwere der Verletzung, ob eine stationäre oder ambulante Behandlung erforderlich ist. Er kann die Behandlung ambulant durchführen oder einen anderen qualifizierten Arzt mit der ambulanten Behandlung beauftragen.

Eine Überweisung in ein beteiligtes Krankenhaus ist in den in den Erläuterungen zu Nummer 8 des Verletzungsartenverzeichnisses mit einem „V" gekennzeichneten Fällen dann nicht erforderlich, wenn es sich bei dem behandelnden Arzt um einen Handchirurgen handelt, der zur Behandlung Unfallverletzter von einem Landesverband der Deutschen Gesetzlichen Unfallversicherung (DGUV) zugelassen ist (§ 37 Vertrag Ärzte/UVTr). In den in den Erläuterungen zu Nummer 8 des Verletzungsartenverzeichnisses mit einem „(S)" gekennzeichneten Fällen braucht eine Überweisung nach Absatz 1 dann nicht zu erfolgen, wenn die Behandlung in einer von den DGUV-LVen beteiligten handchirurgischen Spezialeinrichtung erfolgt.

5 Berechtigung zur Durchführung ambulanter Operationen

Zur Durchführung ambulanter Operationen in der GUV berechtigt sind in Praxis niedergelassene oder an Krankenhäusern tätige D-Ärzte, die als solche bis zum 31.12.2010 von einem Landesverband beteiligt worden sind, andere nur, wenn sie über die Schwerpunktbezeichnung „Unfallchirurgie" bzw. über die Zusatzbezeichnung „Spezielle Unfallchirurgie" verfügen, bzw. Augen- und HNO-Ärzte und Handchirurgen nach § 37 Abs. 3 des Vertrages Ärzte/UVTr. sowie Hautärzte und Mund-, Kiefer-, Gesichtschirurgen bei Verletzungen bzw. Erkrankungen auf dem jeweiligen Fachgebiet und Ärzte für

Ambulantes Operieren

Anästhesie, wenn sie hierzu von der zuständigen Kassenärztlichen Vereinigung zugelassen sind und/oder die Erklärungen nach § 3 der „Vereinbarung von Qualitätssicherungsmaßnahmen bei ambulanten Operationen und bei sonstigen stationsersetzenden Leistungen gemäß § 15 des Vertrages nach § 115b Abs. 1 SGB V" abgegeben haben, die fachlichen und räumlich-apparativen Voraussetzungen erfüllen und die notwendigen Pflichten anerkennen. D-Ärzte ohne Schwer-punktbezeichnung „Unfallchirurgie" bzw. Zusatzbezeichnung „Spezielle Unfallchirurgie" dürfen nur solche ambulanten Operationen durchführen und abrechnen, die in den Gebühren-Nrn. 442 bis 445 mit einem „*" gekennzeichnet sind, andere Leistungen nur mit vorheriger Genehmigung durch den Unfallversicherungsträger. D-Ärzte sind berechtigt, Arbeitsunfallverletzte an Ärzte, die zum ambulanten Operieren in der vertragsärztlichen Versorgung berechtigt sind, zur ambulanten Leistungserbringung zu überweisen (§ 12 Vertrag Ärzte/UVTr).

In Zweifelsfällen ist die Erfüllung der Anforderungen gegenüber dem zuständigen Landesverbandder Deutschen Gesetzlichen Unfallversicherung (DGUV) nachzuweisen. Der Landesverband kann verlangen, dass der Arzt/das Krankenhaus die abgegebenen Erklärungen zur Einsichtnahme zur Verfügung stellt.

Der Arzt/das Krankenhaus ermöglicht dem Landesverband, jederzeit die Erfüllung der Anforderungen zu überprüfen.

Kommentar: Mit dem Wegfall des H-Arzt-Verfahrens ab 01.01.2016 gelten für diese Ärzte auch die in diesem Rdschr. beschriebenen Berechtigungen für die nachfolgend genannten Operationen nicht mehr.
Das Rdschr. hat aber weiterhin für D-Ärzte ohne spezielle Unfallchirurgie uneingeschränkt Gültigkeit. Diese Ärzte haben nur eine eingeschränkte OP-Zulassung.

Liste der zuschlagsberechtigten ambulanten Operationen (Nrn. 442 – 445 UV-GOÄ), die D-Ärzte ohne Schwerpunktbezeichnung „Unfallchirurgie" bzw. Zusatzbezeichnung „Spezielle Unfallchirurgie" durchführen und abrechnen dürfen:

Nr. UV-GOÄ	Leistung
2005	Versorgung einer großen und/oder stark verunreinigten Wunde einschließlich Wunddebridement und Naht, welche einen Zeitaufwand in der Regel von 15 Minuten (Schnitt-Naht-Zeit) erfordert. Der OP-Bericht ist dem UVTr auf Anforderung vorzulegen
2008	Wund- oder Fistelspaltung
2009	Entfernung eines unter der Oberfläche der Haut oder der Schleimhaut gelegenen fühlbaren Fremdkörpers
2010	Entfernung eines tiefsitzenden Fremdkörpers auf operativem Wege aus Weichteilen und/oder Knochen Der tiefsitzende Fremdkörper ist im Operationsbericht oder durch Röntgenbild bzw. Foto zu dokumentieren und dem UVTr auf Anforderung nachzuweisen
2031	Eröffnung eines ossalen oder Sehnenscheidenpanaritiums einschließlich örtlicher Drainage
2040	Exstirpation eines Tumors der Fingerweichteile (z.B. Hämangiom)
2051	Operation eines Ganglions (Hygroms) an einem Hand- oder Fußgelenk
2052	Operation eines Ganglions an einem Fingergelenk
2060	Drahtstiftung zur Fixierung eines kleinen Gelenks (Finger-, Zehengelenk)
2063	Entfernung einer Drahtstiftung nach Nummer 2062
2073	Sehnen-, Muskel- und/oder Faszienaht – ggf. einschließlich Versorgung einer frischen Wunde
2100	Naht der Gelenkkapsel eines Finger- oder Zehengelenkes
2256	Knochenaufmeißelung oder Nektrotomie bei kleinen Knochen
2353	Entfernung einer Nagelung und/oder Drahtung und/oder Verschraubung aus kleinen Röhrenknochen – auch Stellschraubenentfernung aus großen Röhrenknochen
2354	Entfernung einer Nagelung und/oder Drahtung und/oder Verschraubung (mit Metallplatten) aus großen Röhrenknochen
2380	Überpflanzung von Epidermisstücken
2381	Einfache Hautlappenplastik
2397	Operative Ausräumung eines ausgedehnten Hämatoms, als selbständige Leistung

2402	Probeexzision aus tiefliegendem Körpergewebe (z. B. Fettgewebe, Faszie, Muskulatur) oder aus einem Organ ohne Eröffnung einer Körperhöhle (z. B. Zunge)
2403	Exzision einer in oder unter der Haut oder Schleimhaut liegenden kleinen Geschwulst, auch am Kopf und an den Händen
2404	Exzision einer größeren Geschwulst (z.B. Ganglion, Fasziengeschwulst, Fettgeschwulst, Lymphdrüse, Neu-rom) Operationsbericht und histologischer Befund sind dem UVTr auf Anforderung vorzulegen
2405	Entfernung eines Schleimbeutels
2430	Eröffnung eines tiefliegenden Abszesses
2800	Venaesectio

Stand der Liste 01.03.2013

Anlage 1 zum Vertrag nach § 115b SGB V
Katalog „Ambulantes Operieren" (Auszug)

Die Autoren Hoffman und Tiling haben aus dem umfangreichen Katalog der ambulanten Operationen gemäß § 115b Abs. 1 Satz 2 SGB V (sog. „Sternchenleistungen"), die Leistungen ausgewählt, die nach den Vorgaben der DGUV vorrangig ambulant ausgeführt werden sollen.
Diese mit * gekennzeichneten Leistungen sind an den Katalog nach SGB V und damit an EBM-Nummern geknüpft. Die UV-GOÄ berücksichtigt aber keine EBM-Nummern bzw. die dem EBM entsprechende UV-GOÄ Nummer ist nicht gleich. Eine Verknüpfung oder ein Hinweis in der UV-GOÄ, dass es sich bei der konkreten, durch den Arzt abgerechneten UV-GOÄ Nummer um eine mit * gekennzeichnete Leistung handelt, gibt es nicht.

Mit aufgeführt sind die Gebührenordnungspositionen der UV-GOÄ einschl. vorhandener Zuschläge und auch die alten EBM Positionen, die zur Zeit nicht mehr aktuell sind.

Alle diese folgenden Leistungen gehören zur (*) Kategorie
Mit einem Sternchen (*) sind solche Leistungen gekennzeichnet, die gemäß § 115b Abs. 1 Satz 2 SGB V in der Regel ambulant durchgeführt werden können und in der GUV vorrangig ambulant zu erbringen sind. Bei Vorliegen der allgemeinen Tatbestände kann jedoch eine stationäre Durchführung der gekennzeichneten Eingriffe erforderlich sein.

EBM-Nr.**	Ambulante Operation	UV-GOÄ-Nr.	Zuschlag UV-GOÄ-Nr.
	Augenheilkunde		
1282	Entfernung einer Bindehaut- oder Lidgeschwulst *	1282	
1302	Plastische Korrektur der verengten oder erweiterten Lidspalte, des Epikanthus, des Ektropiums, des Entropiums oder von Wimpernfehlstellungen, als selbständige Leistung *Kommentar: Ausgenommen beidseitiger Eingriffe, die nicht in der Regel ambulant erbracht werden*	1302	444
1305	Operation der Lidsenkung (Ptosis)	1305	443
1345	Eröffnung, Spülung und/oder Wiederherstellung der vorderen Augenkammer, als selbständige Leistung	1356	443
1348	Diszission der Linse oder Diszission oder Ausschneidung des Nachstars oder der Linsenkapsel, ggf. mittels Laser-Verfahren, oder Nachstarentfernung mittels Saug-Spül-Verfahren, als selbständige Leistung	1348	444
1353	Phakoemulsifikation, ggf. einschl. Iridektomie, ggf. mit Implantation einer intraokularen Linse	1351	445
1355	Implantation einer intraokularen Linse, als selbständige Leistung	1352	445
	Nase, Nasennebenhöhlen		

** Als der Vertrag geschlossen wurde, galt noch ein alter EBM. Die Nrn. sind heute nicht mehr aktuell.

EBM-Nr.**	Ambulante Operation	UV-GOÄ-Nr.	Zuschlag UV-GOÄ-Nr.
1412	Operativer Eingriff in der Nase (z. B. Entfernung von bis zu zwei Nasenpolypen, anderen Neubildungen einer Nasenseite,	1440	
	Muschelkappung, Muschelfrakturierung, Muschelquetschung, Muschelkaustik, Synechielösung und/oder Probeexzision), als selbständige Leistung	1430	
	Kommentar: Ausgenommen Eingriffe an den Nasenmuscheln, die nicht in der Regel ambulant erbracht werden		
1414	Operativer Eingriff zur Entfernung festsitzender Fremdkörper aus der Nase	1428	442
	und/oder		
	teilweise oder vollständige Abtragung einer Nasenmuschel	1438	442
	und/oder		
	submuköse Resektion an der Nasenscheidewand	1445	442
	und/oder operative Entfernung von mehr als zwei Nasenpolypen und/oder anderen Neubildungen	1441	442
	Kommentar: Ausgenommen Eingriffe an der Nasenmuschel, submuköse Resektion an der Nasenscheidewand und anderen Neubildungen, die nicht in der Regel ambulant erbracht werden		
1427	Plastische Operation zum Verschluß einer Nasenscheidewandperforation	1455	443
1431	Operative Korrektur eines Nasenflügels	1457	442
1435	Tränensackoperation vom Naseninnern aus	1497	444
1451	Fensterung einer Kieferhöhle, ggf. einschl. Absaugung, als selbständige Leistung		
	- vom Mundvorhof	1467	442
	- von der Nase	1468	442
1454	Operativer Verschluß einer retroaurikulären Öffnung oder einer Kieferhöhlenfistel, als selbständige Leistung	1628	443
1456	Anbohrung einer Stirnhöhle von außen	1472	
Mundhöhle, Rachen, Kehlkopf			
1471	Eröffnung eines Zungenabszesses	1511	
14721	Keilexzision aus der Zunge, als selbständige Leistung	1513	442
1485	Adenotomie (Entfernung der Rachenmandel)	1493	442
1492	Operative Entfernung von Speichelstein(en)	1519	443
15151	Fremdkörperentfernung aus dem Kehlkopf, ggf. einschl. der Leistungen nach den Nrn. 1500 oder 1506	1528	443
1516	Galvanokaustik oder Kürettement im Kehlkopf	1527	442
Ohr, Gleichgewichts- und Gehörorgan, Stimme und Sprache			
1543	Entfernung eines festsitzenden Fremdkörpers aus dem Gehörgang oder der Paukenhöhle, als selbständige Leistung	1570	
1545	Spaltung von Furunkeln im äußeren Gehörgang	1567	
	oder Kaustik im Gehörgang und/oder in der Paukenhöhle	1580	
1548	Entfernung eines oder mehrerer Polypen aus dem Gehörgang und/oder der Paukenhöhle, ggf. in mehreren Sitzungen	1586	442
1549	Operative Beseitigung einer Stenose und/oder von Exostosen im knöchernen Teil des Gehörganges, als selbständige Leistung	1595	445
1555	Entfernung von Granulationen vom Trommelfell und/ oder aus der Paukenhöhle, als selbständige Leistung	1585	
1556	Inzision des Trommelfelles (Parazentese), als selbständige Leistung	1575	

** Als der Vertrag geschlossen wurde, galt noch ein alter EBM. Die Nrn. sind heute nicht mehr aktuell.

EBM-Nr.**	Ambulante Operation	UV-GOÄ-Nr.	Zuschlag UV-GOÄ-Nr.
1557	Anlage einer Paukenhöhlendrainage (Inzision des Trommelfells mit Entleerung der Paukenhöhle und Einlegen eines Verweilröhrchens), als selbständige Leistung	1576	442
1565	Eröffnung der Paukenhöhle durch temporäre Trommelfellaufklappung, als selbständige Leistung	1612	444
1566	Myringoplastik vom Gehörgang aus	1611	445
1567	Zuschlag für die plastische Rekonstruktion der hinteren Gehörgangswand im Zusammenhang mit anderen Operationen	1622	443
1580	Operative Korrektur eines abstehenden Ohres, z. B. durch Ohrmuschelanlegeplastik mit Knorpelexzision	1635	443
	und/oder		
	(plastische) operative Korrektur der Ohrmuschelform	1636	444
	und/oder		
	der Ohrmuschelgröße (Form, Größe und Stellung)	1637	445
Wundversorgung			
2012	Entfernung eines tiefsitzenden Fremdkörpers auf operativem Wege aus Weichteilen und/oder Knochen	2010	442
Chirurgie der Körperoberfläche			
2104	Exzision eines oder mehrerer Lymphknoten aus derselben Entnahmestelle		
2105	Exzision von tiefliegendem Körpergewebe (z. B. Fettgewebe, Faszie, Muskulatur)		
	oder Probeexzision aus tiefliegendem Körpergewebe oder aus einem Organ ohne Eröffnung einer Körperhöhle (z. B. Zunge)	2402	442
2151	Verschiebeplastik zur Deckung eines Hautdefektes	2381	442
	Kommentar: Ausgenommen Eingriffe bei großen Defekten, die nicht in der Regel ambulant erbracht werden		
2152	Haut- oder Schleimhauttransplantation oder plastische Deckung eines kleinen	2386	443
	Hautdefektes mittels	2382	443
	Überpflanzung von Epidermisstücken,	2380	442
	einschl. Versorgung der Entnahmestelle	2383	444
Extremitätenchirurgie			
2220	Operation eines Ganglions an einem Hand-, Fuß- oder Fingergelenk,	2051	443
	eines Tumors der Finger- oder Zehenweichteile (z.B. Hämangiom)	2052	443
	oder Sehnenscheidenstenosenoperation, ggf. einschl. Probeexzision	2040	443
	oder Operation der Tendosynovitis im Bereich eines Handgelenks	2084	442
	oder der Anularsegmente eines Fingers, als selbständige Leistung	2092	443
2222	Operative Beseitigung einer Schnürfurche an einem Finger mittels Z-Plastik	2041	443
2230	Abtragung einer häutigen Verbindung zwischen Fingern oder Zehen	2043	445
2240	Muskel- und/oder Falsciennaht, ggf. einschl. Versorgung einer frischen Wunde, als selbständige Leistung	2073	443
2245	Präparation und Naht einer Strecksehne, ggf. einschl. Versorgung einer frischen Wunde	2073	443
2250	Präparation und Durchtrennung einer Sehne oder eines Muskels, als selbständige Leistung	2072	442

** Als der Vertrag geschlossen wurde, galt noch ein alter EBM. Die Nrn. sind heute nicht mehr aktuell.

Ambulantes Operieren — Anlage 1 § 115b SGB V

EBM-Nr.**	Ambulante Operation	UV-GOÄ-Nr.	Zuschlag UV-GOÄ-Nr.
2261	Stellungskorrektur der Hammerzehe mit Sehnenverpflanzung und/oder plastischer Sehnenoperation, ggf. einschl. Osteotomie und/oder Resektion eines Knochenteils, ggf. einschl. temporärer Kirschner-Drahtarthrodese, ggf. einschl. Entfernung eines Clavus und/oder plastischer Deckung eines Hautdefektes	2081	444
2270	Operation der Dupuytren'schen Kontraktur mit partieller Entfernung der Palmaraponeurose oder Operation der Plantaraponeurose (M. Ledderhose)	2087	444
2275	Operation des Karpal- oder Tarsaltunnelsyndroms mit Dekompression von Nerven	2070	445
		2583	444
	oder Spaltung der Loge de Gyon, ggf. einschl. Neurolyse und/oder		
	Tendosynovektomie und/oder Entfernung benigner Neubildungen	2091	444
2276	Operation eines peripheren Nervenengpaßsyndroms (z. B. Supinatorlogen- Syndrom) - mit Ausnahme der in der Leistung nach Nr. 2275 enthaltenenEngpaßsyndrome –	2070	444
	ggf. einschl. Neurolyse	2583	444
	und/oder Tendosynovektomie und/oder Entfernung benigner Neubildungen	2091	444
Knochenchiurgie			
2310	Einrichtung gebrochener Fingerendglied- oder Zehenknochen oder Einrichtung	2337	
	eines gebrochenen Fingergrundglied-, Fingermittelglied- oder Großzehenknochens	2338	
2361	Entfernung von Stellschrauben, tastbaren Einzelschrauben oder von	2353	444
	Kirschnerdrähten aus einem Knochen nach Aufsuchen durch Schnitt oder	2354	445
	Entfernung eines Fixateur extern		
	Anmerkung: Beschluss der Ständigen Gebührenkommission vom 28.03.2007 (Reha 048/2007) – DGUV Rundschreiben vom 18.06.2007		
	<u>Neufassung und –bewertung der Leistung 2353</u>		
	Entfernung einer Nagelung und/oder Drahtung und /oder Verschraubung aus kleinen Röhrenknochen – auch Stellschraubenentfernung aus großen Röhrenknochen Zuschlag nach Nr. 444		
	<u>Anmerkung zu Nr. 2354</u> Die Stellschraubenentfernung ist nach Nr. 2353 zu berechnen.		
2362	Entfernung von Osteosynthesematerial (z. B. Platten) aus einem kleinen Knochen	2353	444
23701	Nekrotomie oder Operation einer Exostose oder einer Knochenzyste, an kleinen Knochen, als selbständige Leistung	2256	442
2376	Operativer Ersatz eines Handwurzelknochens durch Implantat	2286	445
Gelenkchirurgie – Gelenkluxationen			
2400	Einrenkung der Luxation eines Finger- oder Zehengelenks	2205	

** Als der Vertrag geschlossen wurde, galt noch ein alter EBM. Die Nrn. sind heute nicht mehr aktuell.

EBM-Nr.**	Ambulante Operation	UV-GOÄ-Nr.	Zuschlag UV-GOÄ-Nr.
2401	Einrenkung der Luxation des Unterkiefers,	2680	
	eines Daumengelenks,	2207	
		2008	
		2009	
	eines eingeklemmten Meniskus, der Subluxation eines Radiusköpfchens (Chassaignac)	2226	
	oder der Luxation eines Sternoklavikulargelenks oder einer Kniescheibe	2221	
		2222	
2410	Operative Einrenkung der Luxation eines Finger-, Daumen- oder Zehengelenks	2210	443
2420	Primäre Naht oder Reinsertion eines Bandes und/oder Naht der Gelenkkapsel	2100	442
	eines Finger- oder Zehengelenks		
2425	Bandplastik eines Finger- oder Zehengelenks, als selbständige Leistung	2105	443
2435	Operative Entfernung freier Gelenkkörper oder von Fremdkörpern aus einem Kiefer-, Finger-, Hand-, Zehen- oder Fußgelenk	2118	443
	Kommentar: Ausgenommen Eingriffe an Kiefer und Fußgelenk, die nicht in der Regel ambulant erbracht werden		
2455	Eröffnung eines Finger- oder Zehengelenks, ggf. einschl. Drainage, als selbständige Leistung	2155	
2465	Denervation eines Finger- oder Zehengelenks, als selbständige Leistung	2120	443
2466	Einkerbung der Sehnenplatte bei der Epikondylitis radialis oder ulnaris (OP nach Hohmann)	2072	442
2467	Operation der Epikondylitis radialis oder ulnaris mit partieller Denervierung des Ellenbogengelenks einschl. der Leistung nach Nr. 2466, ggf. einschl. partieller Synovektomie, ggf. einschl. Arthrotomie und Naht der Gelenkkapsel	2121	445
	Kommentar: Exklusive partieller Synovektomie, ggf. Arthrotomie und Naht der Gelenkkapsel, die nicht in der Regel ambulant erbracht werden		
2470	Drahtstiftung zur Fixierung eines kleinen Gelenks (Finger-, Zehengelenk)	2060	
2471	Drahtstiftung zur Fixierung von mehreren kleinen Gelenken oder Drahtstiftung an der Daumenbasis, an der Mittelhand oder am Mittelfuß	2062	442
2475	Operative Versteifung eines Finger- oder Zehengelenks	2130	443
2480	Arthroplastik eines Finger- oder Zehengelenks	2134	444
2485	Resektion eines Finger- oder Zehengelenks, als selbständige Leistung	2122	442
Hals- und Abdominalchirurgie			
2630	Diagnostische Peritonealspülung (Peritoneal-Lavage), als selbständige Leistung	3120	442
2634	Laparoskopie/Pelviskopie, ggf. einschl. Probeexzision und/oder Probepunktion und/oder Adhäsiolyse	700	444
2721	Anus praeter-Bougierung, je Sitzung	2236	
2740	Blutige Erweiterung des Mastdarmschließmuskels (Sphinkterotomie), als selbständige Leistung	3237	442
2741	Operation einer Analfissur, ggf. einschl. Sphinkterotomie, ggf. einschl. Exzision	3219	

** Als der Vertrag geschlossen wurde, galt noch ein alter EBM. Die Nrn. sind heute nicht mehr aktuell.

EBM-Nr.**	Ambulante Operation	UV-GOÄ-Nr.	Zuschlag UV-GOÄ-Nr.
Thorax- und Gefäßchirurgie			
2850	Anlage eines arterio-venösen Shunts zur Hämodialyse	2895	445
2851	Anlage eines arterio-venösen Shunts zur Hämodialyse, mit freiem Transplantat	2896	445
2852	Beseitigung eines arterio-venösen Shunts	2897	445
2860	Exstirpation oder subfasziale Ligatur von Seitenastvarizen oder insuffizienten Perforansvenen, als selbständige Leistung, je Sitzung	2890	445
2861	Crossektomie und/oder Exstirpation der Vena saphena parva, ggf. einschl. Exstirpation o. subfaszialer Ligatur von Seitenastvarizen o. insuffizienten Perforansvenen	2883	445
Neurochirurgie			
2919	Passagere Implantation von Reizelektroden zur Stimulation des Rückenmarks, ggf. einschl. Durchleuchtung (BV/TV), ggf. einschl. Teststimulationen	2570	445
2920	Dauerimplantation von Reizelektroden zur Stimulation des Rückenmarks, ggf. einschl. Durchleuchtung (BV/TV), ggf. einschl. Implantation eines Empfangsgerätes, ggf. einschl. Teststimulationen	2570	445
2930	Freilegung und Durchtrennung oder Exhairese eines Nerven, als selbständige Leistung	2580	443
2935	Neurolyse, als selbständige Leistung	2583	444
2936	Neurolyse mit Nervenverlagerung und Neueinbettung, als selbständige Leistung	2584	445
2945	End-zu-End-Naht eines Nerven im Zusammenhang mit einer frischen Verletzung, einschl. Wundversorgung	2586	445
2946	Sekundärnaht eines peripheren Nerven durch epineurale Naht	2587	445
2947	Interfaszikuläre mikrochirurgische Nervennaht	2588	445
2960	Denervation der kleinen Wirbelgelenke (z. B. Facettendenervation), je Bewegungssegment		

** Als der Vertrag geschlossen wurde, galt noch ein alter EBM. Die Nrn. sind heute nicht mehr aktuell.

Anlage 2 zum Vertrag nach § 115b Abs. 1 SGB V:
Allgemeine Tatbestände
(1) Bei den gemäß § 115b Abs. 1 Satz 2 SGB V zu bestimmenden allgemeinen Tatbeständen, bei deren Vorliegen eine stationäre Durchführung erforderlich sein kann, wird nach allgemeinen individuellen Tatbeständen und morbiditäts-/diagnosebedingten allgemeinen Tatbeständen unterschieden.

(2) Nachfolgend werden allgemeine individuelle Tatbestände bzw. Kriterien definiert, die eine stationäre Durchführung der vereinbarten in der Regel ambulant durchführbaren Operationen und sonstigen stationsersetzenden Eingriffe erforderlich machen können.
Dabei ist das Vorliegen bereits eines der nachfolgenden Tatbestände bzw. Kriterien als hinreichende Begründung für eine stationäre Durchführung anzusehen. Als allgemeine individuelle Tatbestände sind die fehlende Sicherstellung der Versorgung des Patienten im familiären bzw. häuslichen Umfeld oder die pflegerische Nachbetreuung anzusehen. Diese sozialen Faktoren, die eine ambulante Versorgung postoperativ gefährden können sind:
a. fehlende Kommunikationsmöglichkeit des Patienten im Fall von postoperativen Komplikationen und/oder
b. fehlende sachgerechte Versorgung im Haushalt des Patienten.

(3) Neben den unter Abs. 2 genannten allgemeinen individuellen Tatbeständen, welche eine stationäre Durchführung von in der Regel ambulant durchführbaren Opera-tionen und Eingriffen erforderlich machen können, bestehen auch morbiditäts-/diagnosebedingte allgemeine Tatbestände. Auch hier begründet das Vorliegen eines Tatbestandes bzw. Kriteriums die entsprechende stationäre Durchführung hinreichend.

Anlage 2 § 115b SGB V — Ambulantes Operieren

Als morbiditäts-/diagnosebedingte allgemeine Tatbestände bzw. Kriterien, welche eine stationäre Durchführung von in der Regel ambulant durchführbaren Operationen und Eingriffen erforderlich machen kann, sind beispielsweise:

a) Klinisch relevante Begleiterkrankungen, z.B. aufgrund:
   - Gerinnungsstörungen
   - Koronarsyndrom
   - Herzinsuffizienz (III/IV Grades)
   - Anamnestisch maligne Hyperthermie
   - (relevante) Lungenfunktionsstörung
   - sonstige überwachungspflichtige Behandlung

b) Besondere postoperative Risiken, z.B. aufgrund von postoperativer Überwachungspflichtigkeit von mehr als 8 Stunden nach Beendigung des Eingriffs (z.B. kritischer endokriner oder metabolischer Status)

c) Schwere der Erkrankung, z.B.
   - Bewusstlosigkeit
   - Verwirrtheitszustand
   - Akute Lähmung
   - Akuter Sehverlust
   - Akuter Hörverlust
   - Akute Blutung

d) Erhöhter Behandlungsaufwand, z.B.
   - Kontinuierliche intravenöse Medikamention/Infusion
   - Kontinuierliche intensive Überwachungsnotwendigkeit
   - Kontinuierliche assistierte oder kontrollierte Beatmung
   - Bedrohliche Infektion, anhaltendes Fieber
   - Andere akute Funktionsstörungen
   - Gegenüber dem Regelfall sehr komplexe Eingriffe

L. Chirurgie, Orthopädie

Allgemeine Bestimmungen:
Zur Erbringung der in Abschnitt L aufgeführten typischen operativen Leistungen sind in der Regel mehrere operative Einzelschritte erforderlich. Sind diese Einzelschritte methodisch notwendige Bestandteile der in der jeweiligen Leistungsbeschreibung genannten Zielleistung, so können sie nicht gesondert berechnet werden. Werden mehrere Eingriffe in der Brust- oder Bauchhöhle in zeitlichem Zusammenhang durchgeführt, die jeweils in der Leistung die Eröffnung dieser Körperhöhlen enthalten, so darf diese nur einmal berechnet werden; die Vergütungssätze der weiteren Eingriffe sind deshalb um den Vergütungssatz nach Nummer 2990 oder Nummer 3135 zu kürzen.
Für die Abgrenzung der Begriffe „klein"/„groß" bzw. „ausgedehnt" bei operativen Eingriffen gilt:
Länge: kleiner/größer 3 cm   ausgedehnt: größer 4 cm^2
Fläche: kleiner/größer 4 cm^2 oder größer 1 cm^3
Volumen: kleiner/größer 1 cm^3
Nicht anzuwenden ist der Begriff „klein" bei Eingriffen am Kopf und an den Händen sowie bei Kindern bis zum 6. Geburtstag, soweit zu der jeweiligen Leistung nichts anderes bestimmt ist.

Merkblatt:

Juristische Anforderungen an einen OP-Bericht
(Dr. jur. Heberer)

- Zweck der Dokumentation: nach ständiger Rechtsprechung ist erforderlich, dass medizinisch kundige Dritte und insbesondere der Weiter- oder Nachbehandler das Behandlungsgeschehen nachvollziehen können. Im Vordergrund stehender Dokumentationszweck ist damit die Sicherheit des Patienten. Die Dokumentation dient damit primär der Therapiesicherung, d. h. die sachgerechte Behandlung und Weiterbehandlung des Patienten muss gewährleistet werden, jeder mit- und weiterbehandelnde Arzt muss sich über die bisherigen Behandlungsmaßnahmen und Therapien informieren können, Rechenschaftslegung, d. h. Information des Patienten hinsichtlich der durchgeführten Maßnahmen, ordnungsgemäßen Abrechnung durch Nachweis der vollständigen Leistungserbringung.
- Umfang der Dokumentation: Der Arzt schuldet aus Sicht der BGH-Rechtsprechung die ausführliche, sorgfältige und vollständige Dokumentation der Operation einschließlich der pflegerischen Maßnahmen → Erfüllung der Dokumentationspflicht durch gewissenhafte schriftliche Dokumentation. Ggf. können sich unter Umständen aus geltenden Qualitätssicherungsrichtlinien oder ähnlichen Bestimmungen konkretere Anforderungen ergeben.
Beispielsweise findet sich in der Richtlinie der Bundesärztekammer zur Qualitätssicherung endoskopischer Eingriffe in Ziffer 3.3.2. Nr. 2 hinsichtlich der Sicherung der Prozessqualität lediglich, dass jeder Arzt, der einen endoskopischen Eingriff durchführt, einen ausführlichen Bericht über den endoskopischen Eingriff anzufertigen hat.
Das LSG Baden-Württemberg hat mit Urteil vom 25.09.2013 – L 5 KA 3347/11 entschieden, dass aus Qualitätssicherungsgründen die erforderliche Dokumentation ambulanter Operationen nur ihren Zweck erfüllen kann, wenn die Aufschriebe aus sich heraus verständlich sind, sodass es nicht genüge, wenn die Aufschriebe erst weiterer Erläuterungen durch den Vertragsarzt bedürfen. Die Dokumentation müsse selbsterklärend sein. Dies setze voraus, dass die ambulanten OP-Berichte lesbar, in sich widerspruchsfrei und nachvollziehbar seien.
- Inhalt der OP-Dokumentation: Maßgeblich nach ständiger Rechtsprechung ist die medizinische Üblichkeit und Erforderlichkeit für die Sicherheit des Patienten. Dies bedeutet, die Dokumentation muss aus medizinischer Sicht erforderlich sein, sodass die wesentlichen medizinischen Daten und Fakten für den Behandlungsverlauf sichergestellt werden müssen. Ist eine Dokumentation aus medizinischer Sicht nicht erforderlich, so ist sie aus Rechtsgründen auch nicht geboten. Entscheidend ist somit der therapeutische Nutzen der Aufzeichnungen, sodass eine Maßnahme dann zu dokumentieren ist, wenn dies erforderlich ist, um Ärzte und Pflegepersonal über den Verlauf der Krankheit und die bisherige Behandlung für ihre künftigen Entscheidungen ausreichend zu informieren (vgl. OLG Oldenburg, Urteil vom 30.01.2008 – 5 U 92/06).

Es müssen folglich die wichtigsten diagnostischen und therapeutischen Maßnahmen sowie die wesentlichen Verlaufsdaten dokumentiert werden. Der Operationsverlauf muss sich gut nachvollziehen lassen.

Hieraus ergibt sich nach dem derzeitigen Stand der Rechtsprechung insbesondere folgender notwendiger Inhalt eines OP-Berichts, der jedoch nicht abschließend ist:
- die wesentlichen, für eine spätere ärztliche Beurteilung voraussichtlich unerlässlichen Fakten über den Verlauf der OP, daher insbesondere regelmäßig Operationssitus, die angewandte Technik/OP-Methode mit stichwortartiger Beschreibung (vgl. OLG Oldenburg, a. a. O.), die wesentlichen Arbeitsschritte im Einzelnen, jede Abweichung vom Normalverlauf, Komplikationen, unerwartete Zwischenfälle, jede Besonderheit, Erweiterungen der OP,
- Wechsel des Operateurs oder im OP-Team während der OP sowie Status bei Wechsel des Operateurs,
  – eine etwaige spezielle Lagerung auf dem OP-Tisch,
  – Gründe für das Abweichen von einer herkömmlichen OP-Methode,
- Befunde während des OP-Verlaufs; negative Befunde nur, wenn ein medizinischer Anlass dazu besteht,
- bei Anfängeroperationen ist eine möglichst umfassende Dokumentation vorzunehmen, insbesondere ist hier die Kontrolle des den Eingriff unter Aufsicht durchführenden Assistenzarztes zu dokumentieren sowie
- Anweisungen über postoperative Maßnahmen gegenüber den Pflegekräften.

Allerdings müssen erforderliche Routinemaßnahmen und aus ärztlicher Sicht selbstverständliche Bestandteile einer bestimmten klinischen Methode nicht im OP-Bericht aufgeführt werden. Hierzu zählen beispielsweise Routinekontrollen ohne Befund, die Einhaltung des üblichen Ausstattungsstandards, das Anlegen eines Druckverbandes oder die vor jeder Injektion durchzuführende Hautdesinfektion. Denn nach der Rechtsprechung ergibt sich schon aus dem Schweigen des OP-Berichts zu den üblichen, jedoch medizinisch unwesentlichen Zwischenschritten, dass diese unter Beachtung der erforderlichen Sorgfalt durchgeführt worden sind (vgl. OLG Oldenburg, a. a. O., OLG Koblenz, MedR 2007, 305, 307).

Lediglich beim selbständigen Operieren eines sich noch in der Facharztausbildung befindlichen Arztes legt die Rechtsprechung allergrößten Wert auf die ausführliche Dokumentation sämtlichen, auch des routinemäßigen Vorgehens.
- Form der Dokumentation: grundsätzlich genügt eine Dokumentation in Stichworten, zumindest bei standardisierten Eingriffen, sodass medizinisch kundige Dritte das Behandlungsgeschehen nachvollziehen können. Der OP-Bericht muss also selbsterklärend sein.

Der OP-Bericht sollte aber im Hinblick auf die vorgenannte Rechtsprechung des LSG Baden-Württemberg lesbar sein. Das LSG hat beispielsweise bei einem zunächst handschriftlich verfassten unlesbaren OP-Bericht, der nachträglich maschinengeschrieben übersetzt wurde, die ordnungsgemäße Dokumentation zum Zwecke der Qualitätssicherung im Zusammenhang mit der Abrechnung der Leistung verneint.

Zivilrechtlich wird die Dokumentation durch eine schwere Lesbarkeit zwar nicht entwertet, allerdings kann dies möglicherweise den Beweiswert beeinträchtigen, sodass mit der Sorgfalt auch der Beweiswert steigt.

Sinnvoll und zulässig aus juristischer Sicht sind heutzutage auch die zusätzlich zum OP-Bericht erstellte Dokumentation operativer Maßnahmen per Bild- oder Videoaufzeichnungen. Ebenso ist eine digitale Dokumentation grundsätzlich als zulässig anzusehen.

Zeitpunkt der Dokumentation: Die Rechtsprechung geht einheitlich davon aus, dass die Dokumentation und damit auch der OP-Bericht möglichst zeitnah nach der OP zu erstellen ist. Hierbei können vom Arzt zunächst handschriftliche, stichwortartige Aufzeichnungen während oder unmittelbar nach der OP zur Gedächtnisstütze gemacht werden, die dann nachträglich, ggf. Stunden oder einen Tag nach der OP, übertragen werden. Ist eine skizzenhafte, unmittelbare Dokumentation nicht möglich, wie beispielsweise bei Notfalloperationen, so muss die nachträgliche Erstellung durch den Arzt kenntlich gemacht werden.

Erfolgt keine zeitnahe Dokumentation, z. B. bei erst nach Wochen oder Monaten stattfindender Erstellung des OP-Berichts, so besteht die Gefahr, dass die Dokumentation ihren Nachweiswert verliert.

Aus juristischer Sicht ist deshalb die zeitnahe Erstellung des OP-Berichts dringend zu empfehlen, allenfalls kann eine tageweise Verzögerung angeraten werden.

Kommentar: In den Bestimmungen wird dazu darauf hingewiesen, dass zur Erbringung der in Abschnitt L aufgeführten typischen operativen Leistungen in der Regel mehrere operative Einzelschritte erforderlich sind und dass diese Einzelschritte, soweit sie methodisch

notwendige Bestandteile der in der jeweiligen Leistungsbeschreibung genannten Zielleistung sind, nicht gesondert berechnet werden können.
Der Arzt darf ein und dieselbe Leistung, die zugleich Bestandteil einer von ihm gleichfalls vorgenommenen umfassenderen Leistung ist, nicht zweimal abrechnen.
Die Selbständigkeit einer ärztlichen Leistung ist danach zu beurteilen, ob für sie eine eigenständige medizinische Indikation besteht.
Einem einheitlichen Behandlungsgeschehen (Operation) können auch mehrere Zielleistungen zugrunde liegen.
Zur Zielleistung gehören alle Maßnahmen, die im Rahmen der Operation für ihren Erfolg erforderlich sind (auf den konkreten Fall bezogenes, medizinisch verstandenes Leistungsziel).
(VG Regensburg · Urteil vom 22. Juli 2013 · Az. RN 8 K 13.12)
Die Definition „klein" bzw. „groß" oder „ausgedehnt" bezieht sich nicht nur auf die Wunden nach Nrn. 2000–2005 sondern auf alle operativen Nrn. der UV-GOÄ außer für die Definition von kleinen und großen Knochen und Gelenken, da sonst alle kleinen Knochen und Gelenke versicherungsrechtlich groß wären.
Bestandteil der Leistung" sind alle zur Durchführung/Erreichung einer bestimmten Zielleistung erforderlichen Einzelschritte.
> Beispiel: Entfernung einer Platte nach Nr. 2354 – Bestandteil der Leistung sind: Hautschnitt, Vorgehen zum Plattenlager hin inkl. Durchtrennen von Narbengewebe, ggf. Durchtrennung, Darstellen und zur Seite halten von Fettgewebe, Faszien, Muskeln, Sehnen und Nerven, Debridement des Plattenlagers, Entfernung der Schrauben und der Platte, Blutstillung, Spülung, Naht von Muskeln, Sehnen Nerven und Faszien, ggf. Einlegen einer Wundlasche, Hautnaht.

Eine neue Zielleistung liegt dann vor, wenn z. B. ein Draht oder eine Schraube eine Sehne oder einen Nerv beschädigt hat, der jetzt genäht werden muss.

I. Wundversorgung, Fremdkörperentfernung

Kommentar: Die Ziffern 2000–2005 beziehen sich immer auf eine „Wunde".
Unterschieden wird zwischen einer Erstversorgung nach Nrn. 2000 oder 2003 und Versorgung nach Nrn. 2001, 2002, 2004 und 2005. Erfolgt eine Erstversorgung der Wunde im Sinne der Nr. 2000 oder Nr. 2003 z.B. durch den Werksarzt, Notarzt oder Hausarzt ist die nachfolgende Behandlung durch den D-Arzt oder Handchirurgen keine Erstversorgung mehr, da diese schon erfolgte. Das gilt nicht, wenn die, notfallmäßig Versorgung einer Wund durch eine nichtärztliche Person wie z.B. Sanitäter, Rettungsassistenten oder Laienhelfer erfolgte.
Nicht als Wunde im Sinne der Ziffern 2000–2005 anzusehen sind:
- Durch Krankheit entstehende offene Körperstellen, Geschwüre, Ulcus cruris, Fistelwunden, Eiterungswunden. Diese fallen unter die Nr. 2006.
- Ebenso können durch Operation entstandene Wunden weder für den Operationszugang noch für den Abschluss berechnet werden.
- Liegen mehrere zu versorgende Wunden vor, können die Nrn. der Wundversorgung mehrmals abgerechnet werden. Handelt es sich um unterschiedlich zu versorgende Wunden, können die entsprechenden UV-GOÄ-Nrn. nebeneinander abgerechnet werden.
- Abrechnungsfähig sind alle erforderlichen, speziellen Verbände, die zusätzlich zum eigentlichen Wundverband nötig sind, z.B. Schienung, Salbenverband, Kompressionsverband, Gipsverband etc.
- Bei mehreren Wunden sind auch die Leistungen mehrfach berechenbar.
- Wundsäuberung und Blutstillung können nicht zusätzlich berechnet werden.
- Frische Wunden werden nach den Nrn. 2000 und 2003 berechnet.
- Nach vorangegangener Erstversorgung sind die Nrn. 2001, 2002, 2004 und 2005 berechnungsfähig.
- Bei kleinen und stark verunreinigten Wunden werden die Nrn. 2003 bis 2005 berechnet.
- Als Wunde gelten auch Brand- oder Schürfwunden.
- Die Nr. 2033 ist neben den Nrn. 2000–2005 nicht berechnungsfähig, wenn die Extraktion des Nagels Bestandteil der Wundversorgung ist.
- Kleine Wunden im Sinne der Nrn. 2000–2002 sind durch Krankheit entstandene offene Körperstellen (z.B. Ulcera cruris), Fistelwunden und Eiterungen.

	Allgemeine Heilbehandl.	Besondere Heilbehandl.	Besondere Kosten	Allgemeine Kosten	Sachkosten (Besond. + Allg. Kosten)

Bei der Definition der Größe einer Wunde lehnt sich die UV-GOÄ an den EBM an: Als „klein" gelten: <3 cm, <4 cm², und <1 cm³; Ausdehnungen oberhalb dieser drei Maßangaben gelten als „groß" bzw. „ausgedehnt". Nicht anzuwenden ist der Begriff „klein" bei Eingriffen an Kopf und Händen sowie bei Kindern bis zum 6. Geburtstag.

Auf einen Blick:

Wundgröße	Klein	Groß
UV-GOÄ-Nr.	2000, 2001, 2002	2003, 2004, 2005
Länge	< = 3 cm	> 3 cm
Fläche	< = 4 cm²	> 4 cm²
Volumen	< = 1 cm³	> 1 cm³
Körper	alle Regionen außer Kopf und Hände	Kopf und Hände
Alter	> 6 Jahre	< = 6 Jahre
		1 Merkmal reicht aus!

2000 Erstversorgung einer kleinen Wunde   6,53   8,09   –   3,24   3,24

Neben den Leistungen nach den Nrn. 2000 bis 2005 ist die Leistung nach Nr. 2033 nicht berechnungsfähig, wenn die Extraktion des Nagels Bestandteil der Wundversorgung ist.

Arbeitshinweise: 1. Wunden im Sinne der Nrn. 2000 bis 2005 sind durch mechanische Gewalt verursachte **Verletzungen der Haut und/oder Schleimhaut** sowie Brandwunden.
Durch OP entstandene Wunden werden von den Nrn. 2000-2005 nicht erfasst. Auch Ekzeme, Geschwüre oder andere Hauterkrankungen, die zu einer Unterbrechung der Hautoberfläche führen, zählen nicht zu den Wunden nach Nrn. 2000 ff.
Die Leistungslegenden der Nrn. 2000 bis 2005 beziehen sich jeweils nur auf eine einzelne Wunde. Werden mehrere Wunden versorgt, können die Gebühren-Nummern entspr. mehrfach angesetzt werden.
Nr. 2000 und Nr. 2003 sind nur für die Erstversorgung einer Wunde, also die Behandlung einer frischen Verletzung, berechnungsfähig. Die Nrn. 2001, 2002 und 2004, 2005 können dagegen auch bei späterer Behandlung (z. B. nach Sekundärnaht) angesetzt werden.

2. Die **Nrn. 2000 bis 2002** beziehen sich auf kleine Wunden, **Nrn. 2003 bis 2005** auf **große Wunden**. Nach welchen Kriterien zu differenzieren ist, lässt sich den Leistungsbeschreibungen nicht entnehmen. Seit dem 1.03.2013 gibt es dazu eine verbindliche Definition in den Allgemeinen Bestimmungen zum Teil L Chirurgie, Orthopädie, mit der die bisher geübte Praxis, die sich am EBM orientierte, festgeschrieben wurde (siehe Erl. zu den Allg. Best.).

3. **Kleine Wunden**, die gleichzeitig eine starke Verunreinigung aufweisen, sind im Rahmen der Nrn. 2003 und 2005 den großen Wunden gleichgestellt.
Für eine starke Verunreinigung ist zu fordern, dass bei der Wundversorgung ein entspr. höher ärztl. Aufwand für die Reinigung der Wunde anfallen muss. Schließlich soll eine höher bewertete Gebühr einen entspr. höheren ärztl. Aufwand abgelten. Der praktisch bei jeder Verletzung bis zu einem gewissen Grade vorkommende bakterielle Befall der Wunde kann als alleiniges Kriterium für eine starke Verunreinigung nicht ausreichen…
Die Nrn. 2003 bzw. 2005 werden in der Praxis zunehmend abgerechnet. Auffällig ist dabei, dass in den Befunden häufig die Größe der Wunde sowie Art und Ausmaß der Verunreinigung nicht beschrieben werden. Eine kritische Prüfung ist vor allem angezeigt, wenn in einer Praxis regelmäßig die Nrn. 2003 bis 2005 berechnet werden bzw. ausschließlich die Nr. 2005 berechnet wird.

Neben den Nrn. 2003 und 2005 können die Nrn. 2009 und 2010 für dieselbe Wunde nicht gesondert berechnet werden. Nach den Allg. Bestimmungen zu Abschnitt L ist das Entfernen von Schmutz/Fremdkörpern ein Einzelschritt bei der Wundversorgung und damit Bestandteil der Leistung. Die Nr. 2005 wurde zum 1.03.2013 gebührenmäßig deutlich aufgewertet. Sie wird als echte ambulante Operation mit einem Zuschlag nach Nr. 442 vergütet. Die Rechtfertigung ergibt sich aus dem hohen ärztlichen Aufwand für die Versorgung großer und/oder stark verunreinigter Wunden. Die Notwendigkeit eines Wunddebridement <u>und</u> der Naht sind unabdingbare Voraussetzungen für die

Abrechnung dieser Leistung. Im Zweifel kann sich der UV-Träger den Operationsbericht vorlegen lassen. Die Leistungslegende sieht das ausdrücklich vor. Werden mehrere Wunden versorgt, kann der Zuschlag nur einmal abgerechnet werden.

4. Nrn. 2001 und 2004 sind berechenbar, wenn bei der Wundversorgung zugleich eine Naht der Wunde erfolgt. Eine Klammerung reicht insoweit aus. Bei kleinen Wunden kommt auch ein Verschluss mit Gewebeklebern/ Steristrips in Betracht. Die Nr. 2001 wurde dahingehend abgeändert, dass statt oder neben der Naht auch eine Wundversorgung mit Gewebekleber möglich ist. Diese Leistung ist auch abzurechnen, wenn Gewebekleber für die Versorgung von Wunden am Kopf, an den Händen sowie bei Kindern bis zum 6. Geburtstag verwendet wird (siehe Leistungslegende der 2001). Die Versorgung kleiner Wunden mit Kleber/Steristrip am Kopf und an den Händen sowie bei Kindern bis zum 6. Geburtstag rechtfertigt nicht die Abrechnung der Nr. 2004 (siehe dazu Erläuterungen unten zu Nr. 5).
Die Kosten für den Kleber können nicht separat geltend gemacht werden, sondern sind mit den Besonderen Kosten abgegolten (vgl. § 2 Abs. 1 BG-NT). Bei Verwendung von Gewebekleber (nicht Steristrip) kann der höhere Betrag abgerechnet werden.

Für **Nr. 2002** ist neben der Wundnaht zusätzlich eine **Umschneidung** der kleinen Wunde erforderlich. Für die Versorgung einer kleinen, aber stark verunreinigten Wunde ist **Nr. 2005** berechnungsfähig, wenn zusätzlich **ein Wunddebridement und Naht der Wunde** erforderlich und die 15 Minuten (Schnitt-Naht-Zeit) nachgewiesen sind.

5. Kleine Wunden am Kopf und an den Händen sowie bei Kindern bis zum 6. Geburtstag können wie große Wunden abgerechnet werden, d.h., es wird die Gebühren-Nr. mit demselben Leistungsinhalt nur eben für die große Wunde herangezogen. Für die Nr. 2000 (ohne Naht) wird demnach die Nr. 2003 und für die Nr. 2001 die Nr. 2004 abgerechnet, vorausgesetzt es erfolgte auch eine Naht (Klammerung reicht aus, nicht aber Kleber, Steristrips usw.). Wird die Wunde nur geklebt (Gewebekleber/Steristrips), ist die Leistungsbeschreibung der Nr. 2004 („einschließlich Naht") nicht erfüllt. Die Abrechnung erfolgt nach Nr. 2001.

Die Neuanlage eines Steristrip im Rahmen der Wundkontrolle nach vorheriger Erstversorgung rechtfertigt nicht die erneute Abrechnung der Nr. 2001. Diese Maßnahme erfüllt nicht den vollständigen Leistungsinhalt der Nr. 2001.

6. Nadelstichverletzungen
Bei Nadelstichverletzungen (winzige Einstichstelle), die keine Besonderheiten aufweisen (kreisrunde Rötung, Infektion) handelt es sich um „kleine Wunden" i. S. der Nr. 2000. Voraussetzung für die Abrechnung der Nr. 2000 ist aber, dass eine ärztliche Erstversorgung dieser winzigen Wunde erforderlich und vom Arzt auch durchgeführt wurde. Das Erfordernis der ärztlichen Erstversorgung der Einstichstelle wird in der Regel nicht gegeben sein, schon gar nicht mehr, wenn der Versicherte damit in der Arztpraxis ankommt und die Stelle zuvor schon selbst „behandelt" hat (z.B. „Die Unfallverletzte hat die Wunde selbst zum Bluten gebracht und desinfiziert."). Aber auch sonst dürfte eine ärztliche Erstversorgung nicht erforderlich sein. Die Frage, ob solche Verletzungen, wenn sie am Kopf oder an den Händen lokalisiert sind, sogar die Abrechnung der Nr. 2003 rechtfertigen, wie dies teilweise gefordert wird, stellt sich damit erst gar nicht.
Weist eine derartige „Wunde" danach keine Besonderheiten (kreisrunde Rötung, Infektion) auf, bleibt kein Spielraum für den Ansatz von Gebühren für die weitere Versorgung einer Wunde, weder klein noch groß.

7. Nebeneinanderberechnung
Zu beachten ist, dass **neben operativen Leistungen**, auch bei **Zahnextraktionen** (= Operationswunde), in aller Regel die **Nrn. 2000 bis 2005 nicht berechenbar** sind. Insbes. sind die Nrn. 2001, 2004 oder 2005 nicht für die abschließende Naht nach einer OP berechenbar (vgl. Allgem. Best. zu Abschnitt L. – Grundsatz der Zielleistung - und Brück, Komm. z. GOÄ zu Nr. 2000, RdNr. 8). Somit ist
Nr. 2000 nicht neben Nrn. 1551, 2001 - 2003 (für dieselbe Wunde), 2033, 2073,
Nr. 2001 n. n. Nrn. 763, 1325, 1326, 1551, 2002 (für dieselbe Wunde), 2033, 2073,
Nr. 2002 n. n. Nrn. 1551, 2000, 2001(für dieselbe Wunde), 2033, 2073, 2586,
Nr. 2003 n. n. Nrn. 1551, 2004, 2005 (für dieselbe Wunde), 2033, 2073,
Nr. 2004 n. n. Nrn. 1551, 2005 (für dieselbe Wunde), 2033, 2073,

Nr. 2005 n. n. Nrn. 1551, 2005 (für dieselbe Wunde), 2033, 2073 berechenbar...
In der **Augenheilkunde** dürfen für die Behandlung des Auges (z. B. bei Verletzungen der Hornhaut oder Bindehaut) nur die Gebühren-Nummern der **Nrn. 1200 bis 1386** angesetzt werden. Für die Naht einer Bindehautwunde ist also nur Nr. 1325, nicht aber Nr. 2005 berechenbar.
Ist durch einen Unfall nicht nur eine Augenverletzung, sondern auch eine Verletzung der Haut entstanden, z. B. Wunde am Augenlid, und wird diese vom Augenarzt mitversorgt, ist neben den Nrn. 1200 ff. auch eine Wundversorgung nach den Nrn. 2000 ff. berechenbar.

Ausschluss: 200, 340 – 374, 1551, 2001 – 2003 (für dieselbe Wunde), 2006, 2030, 2031, 2033 – 2035, 2040 – 2045, 2050 – 2056, 2060, 2062, 2064, 2066, 2067, 2070 – 2076, 2080 – 2089, 2091, 2092, 2103 – 2106, 2110 – 2113, 2117 – 2137, 2140 – 2174, 2189 – 2191, 2193, 2268, 2348, 2350, 2352 – 2354, 2380 – 2385, 2397, 2809, 3219, 3300

Auf einem Blick:
Wundversorgung
Eine Wundversorgung beinhaltet als geringste Maßnahme die Untersuchung, Reinigung, Desinfektion und Verbandanlage.
Die Anästhesie der Wunde, das Wundreinigungsbad, das Entfernen von stärkeren Verunreinigungen, die Umschneidung der Wunde und der Wundverschluss durch Naht, Klammer, Steristrips oder Kleber sind jeweils einzelne Zusatzmaßnahmen.
Dem entsprechend gibt es für kleine und große Wunden je nach den erbrachten Leistungen unterschiedliche Gebührennummern.

Wundverschluss:
- Der Wundverschluss kann durch Naht, Klammerung, Steristrip oder Kleber erfolgen.
- Nur eine Naht oder Klammerung berechtigt eigentlich unter anderem zur Abrechnung der Nrn. 2001, 2002, 2004 oder 2005.
- Der Wundverschluss mit Steristrip oder Kleber begründet nicht die Abrechnungsfähigkeit der Nrn. 2004 oder 2005.
- Wird bei einem Kind bis zum Ende des 6. Lebensjahres am Kopf oder der Hand eine kleine Wunde mit Steristrip oder Kleber verschlossen, bleibt die Wunde versicherungsrechtlich klein und wird nicht zur großen Wunde.
- Unter Hinweis auf die Arbeitshinweise Arztrechnungen der DGUV kann bei Verwendung eines Steristrips oder Klebers zum Wundverschluss – damit die Kosten für den Kleber erstattet werden – die Nr. 2001 statt der Nr. 2000 abgerechnet werden, obwohl keine Naht oder Klammerung erfolgte.

Wundversorgung
Kleine Wunde:
Nr. 2000 Desinfektion, Reinigung und Verband
Nr. 2001 Desinfektion, Reinigung, Naht und Verband
Nr. 2002 Desinfektion, Reinigung, Umschneidung, Naht und Verband
Nr. 2003 Desinfektion, Reinigung und Verband bei starker Verunreinigung
Nr. 2005 Desinfektion, Reinigung, Umschneidung, Naht und Verband bei starker Verunreinigung

Große Wunde (egal ob mit oder ohne starke Verunreinigung):
Nr. 2003 Desinfektion, Reinigung und Verband
Nr. 2004 Desinfektion, Reinigung, Naht und Verband
Nr. 2005 Desinfektion, Reinigung, Umschneidung, Naht und Verband

Kommentar: **Beschluss des Gebührenausschusses der BÄK** (7. Sitzung vom 12. September 1996)
Keine Berechnung der GOÄ Nr. 200 neben Nrn. 2000 bis 2005 (Dies dürfte auch für die UV-GOÄ gelten):
Die Leistungen nach den Nrn. 2001, 2002, 2004 und 2005 stellen operative Leistungen dar, da in den Legenden auf „Naht" und/oder „Umschneidung" abgestellt ist. Die Leistungen nach den Nrn. 2000 und 2003 beinhalten im Leistungsumfang („Erstversorgung") im Wesentlichen den Verband. Eine Berechnung der Nr. 200 neben den Nrn. 2001 oder 2003 würde deshalb den Leistungsinhalt doppelt berücksichtigen.
Alle versorgenden Leistungen wie
– Blutstillung
– Säuberung der Wunde
– Hautfetzenentfernung

L. Chirurgie, Orthopädie

UV-GOÄ-Nr.	Allgemeine Heilbehandl.	Besondere Heilbehandl.	Besondere Kosten	Allgemeine Kosten	Sachkosten (Besond. + Allg. Kosten)

sind mit Ansatz der Leistung abgegolten. Die Wundversorgung im Sinne der Nr. 2000 und auch der folgenden Nrn. umfasst nur die Erstversorgung
- der Haut
- der Unterhaut
- des Fettgewebes
- die Koagulation der Gefäße.

Nicht Inhalt der Erstversorgung sind z.B.
- Naht der Faszien,
- Naht der Muskeln,
- Naht der Gelenkkapsel,
- Naht von Nerven,
- Plastisch-chirurgische Maßnahmen etc.

Bei den Leistungen nach den Nrn. 2000 und 2003 handelt es sich immer um die Versorgung frischer Wunden, was aus der Legende mit dem Begriff „Erstversorgung" deutlich wird. Leistungen nach den Nrn. 2001, 2002, 2004 und 2005 können als sekundäre Versorgung/Naht vorkommen und berechnet werden, d.h. dass es sich hier um Wunden handeln kann, die schon einer Erstversorgung zugeführt waren und einer weiteren Versorgung bedürfen. Die Entfernung eines Fremdkörpers nach den Nrn. 2009 / 2010 beinhaltet auch die erforderliche Wundversorgung der Fremdkörpereintrittsstelle nach den Nrn. 2000 – 2005. Das Wundreinigungsbad nach Nr. 2016 ist kein Bestandteil der primären Wundversorgungen nach den Nrn. 2000 – 2005 bzw. der Fremdkörperentfernungen nach den Nrn. 2009 / 2010 und darf daher neben diesen Gebührenziffern gesondert abgerechnet werden.
Im Zusammenhang mit einer Wundversorgung nach den Nrn. 2000 bis 2005 und 2008 bis 2010 können Wundverbände nach Nr. 200 nicht zusätzlich abgerechnet werden. Die „Besonderen Kosten" der Nr. 200 sind neben der Wundversorgung jedoch anzusetzen, sofern ein Verband angelegt wurde.

2001 **Versorgung einer kleinen Wunde einschließlich Naht und/oder Gewerbekleber**

12,10	15,05	5,41*	3,90	9,31

* Nur bei Verwendung von Gewebeklebern Vergütung <u>Besondere Kosten</u> 8,50 €, sonst wie bisher 5,41 Euro
Die Leistung ist bei Verwendung von Gewebekleber auch für die Versorgung von Wunden am Kopf und an den Händen sowie bei Kindern bis zum 6. Geburtstag abzurechnen. Bei Verwendung von Gewebeklebern kann der Arzt als besondere Kosten 8,50 Euro abrechnen.

Neben den Leistungen nach den Nrn. 2000 bis 2005 ist die Leistung nach Nr. 2033 nicht berechnungsfähig, wenn die Extraktion des Nagels Bestandteil der Wundversorgung ist.

Arbeitshinweise: Siehe Arbeitshinweise zu Nr. 2000.
Kommentar: Siehe Kommentierung zu Nr. 2000.
Eine Sonderregelung in der UV-GOÄ stellt die Behandlung von Platzwunden dar. Wunden am Kopf und an den Händen, sowie bei Kindern unter 6 Jahren, sind per Definition stets als „groß" zu betrachten. Die Leistungslegende zur Nr. 2001 beinhaltet, dass bei der Wundversorgung mit Gewebekleber am Kopf, an den Händen sowie bei Kindern bis zum 6. Geburtstag die Nr. 2001 abzurechnen ist. Diese Regelung der UV-GOÄ ist nicht kindgerecht, da sie die Anwendung der sachlich gebotenen Nr. 2004 (Versorgung einer großen Wunde einschließlich Naht) an die schmerzhafte und invasive Prozedur der Wundversorgung mittels Naht koppelt. Bei der Verwendung von Gewebekleber ist der höhere Satz der besonderen Kosten zur Nr. 2001 abzurechnen.
Im Zusammenhang mit einer Wundversorgung nach den Nrn. 2000 bis 2005 und 2008 bis 2010 können Wundverbände nach Nr. 200 nicht zusätzlich abgerechnet werden. Die „Besonderen Kosten" der Nr. 200 sind neben der Wundversorgung jedoch anzusetzen, sofern ein Verband angelegt wurde.
Die Neuanlage eines Steristrip im Rahmen der Wundkontrolle nach vorheriger Erstversorgung rechtfertigt nicht die erneute Abrechnung der Nr. 2001. Diese Maßnahme erfüllt nicht den vollständigen Leistungsinhalt der Nr. 2001. Eine Abrechnung nach Nr. 200 ist dafür gerechtfertigt.

Ausschluss: 200, 340 – 374, 763, 1325, 1326, 2000, 2002, 2006, 2031, 2033 – 2035, 2040 – 2045, 2050 – 2056, 2060, 2062, 2064, 2066, 2067, 2070 – 2076, 2080 – 2089, 2091, 2092, 2103 – 2106, 2110 – 2113, 2117 – 2137, 2140 – 2174, 2189 – 2191, 2193, 2263, 2268, 2348, 2350, 2352 – 2354, 2380 – 2385, 2397, 2586, 2809, 3219, 3300.

UV-GOÄ-Nr.	Allgemeine Heilbehandl.	Besondere Heilbehandl.	Besondere Kosten	Allgemeine Kosten	Sachkosten (Besond. + Allg. Kosten)

2002 Versorgung einer kleinen Wunde einschließlich Umschneidung und Naht

	14,89	18,53	5,47	5,93	11,40

Neben den Leistungen nach den Nrn. 2000 bis 2005 ist die Leistung nach Nr. 2033 nicht berechnungsfähig, wenn die Extraktion des Nagels Bestandteil der Wundversorgung ist.

Arbeitshinweise: Siehe Arbeitshinweise zu Nr. 2000.
Kommentar: Siehe auch Kommentierung zu Nr. 2000.
Im Zusammenhang mit einer Wundversorgung nach den Nrn. 2000 bis 2005 und 2008 bis 2010 können Wundverbände nach Nr. 200 nicht zusätzlich abgerechnet werden. Die „Besonderen Kosten" der Nr. 200 sind neben der Wundversorgung jedoch anzusetzen, sofern ein Verband angelegt wurde.
Ausschluss: 200, 340 – 374, 2000, 2001, 2006, 2031, 2033 – 2035, 2040 – 2045, 2050 – 2056, 2060, 2062, 2064, 2066, 2067, 2070 – 2076, 2080 – 2089, 2091, 2092, 2103 – 2106, 2110 – 2113, 2117 – 2137, 2140 – 2175, 2189 – 2191, 2193, 2263, 2268, 2348, 2350, 2352 – 2354, 2380 – 2385, 2397, 2586, 2809, 3219, 3300.

2003 Erstversorgung einer großen und/oder stark verunreinigten Wunde

	12,10	15,05	–	6,89	6,89

Neben den Leistungen nach den Nrn. 2000 bis 2005 ist die Leistung nach Nr. 2033 nicht berechnungsfähig, wenn die Extraktion des Nagels Bestandteil der Wundversorgung ist.

Arbeitshinweise: Siehe Arbeitshinweise zu Nr. 2000.
Kommentar: Werden bei einer Wundversorgung außer Unterhaut und Fettgewebe auch noch verschmutzte Faszien-Gewebe und Muskelanteile mit entfernt und ist dann eine Naht dieser Strukturen erforderlich, so kann die wesentlich höher bewertete Nr. 2073 angesetzt werden. Siehe auch Kommentierung zu Nr. 2000.
Im Zusammenhang mit einer Wundversorgung nach den Nrn. 2000 bis 2005 und 2008 bis 2010 können Wundverbände nach Nr. 200 nicht zusätzlich abgerechnet werden. Die „Besonderen Kosten" der Nr. 200 sind neben der Wundversorgung jedoch anzusetzen, sofern ein Verband angelegt wurde.
Ausschluss: 200, 340 – 374, 2000, 2004, 2005 (für dieselbe Wunde), 2006, 2031, 2033 – 2035, 2040 – 2045, 2050 – 2056, 2060, 2062, 2064 – 2067, 2070 – 2076, 2080 – 2089, 2091, 2092, 2103 – 2106, 2110 – 2113, 2117 – 2137, 2140 – 2174, 2189 – 2191, 2193, 2263, 2268, 2348, 2350, 2352 – 2354, 2380 – 2385, 2397, 2809, 3219, 3300.

2004 Versorgung einer großen Wunde einschließlich Naht

	22,35	27,81	9,40	10,80	20,20

Neben den Leistungen nach den Nrn. 2000 bis 2005 ist die Leistung nach Nr. 2033 nicht berechnungsfähig, wenn die Extraktion des Nagels Bestandteil der Wundversorgung ist.

Arbeitshinweise: Siehe Arbeitshinweise zu Nr. 2000.
Kommentar: Siehe auch Kommentar zu Nr. 2000.
Im Zusammenhang mit einer Wundversorgung nach den Nrn. 2000 bis 2005 und 2008 bis 2010 können Wundverbände nach Nr. 200 nicht zusätzlich abgerechnet werden. Die „Besonderen Kosten" der Nr. 200 sind neben der Wundversorgung jedoch anzusetzen, sofern ein Verband angelegt wurde.
Ausschluss: 200, 340 – 374, 2003, 2005 (für dieselbe Wunde), 2006, 2031, 2033 – 2035, 2040 – 2045, 2050 – 2056, 2060, 2062, 2064 – 2067, 2070 – 2076, 2080 – 2089, 2091, 2092, 2103 – 2106, 2110 – 2113, 2117 – 2137, 2140 – 2174, 2189 – 2191, 2193, 2263, 2268, 2348, 2350, 2352 – 2354, 2380 – 2385, 2397, 2809, 3219, 3300.

2005 Versorgung einer großen und/oder stark verunreinigten Wunde einschließlich Wunddebridement und Naht, welche einen Zeitaufwand in der Regel von 15 Minuten (Schnitt-Naht-Zeit) erfordert

	31,54	65,64	9,46	9,14	18,60

Der Operationsbericht ist dem UVTr auf Anforderung vorzulegen.
Neben den Leistungen nach den Nummern 2000 bis 2005 ist die Leistung nach Nummer 2033 nicht berechnungsfähig, wenn die Extraktion des Nagels Bestandteil der Wundversorgung ist.

Arbeitshinweise: Siehe Arbeitshinweise zu Nr. 2000.
Für die Abrechnung der Leistung müssen alle in der Beschreibung genannten Kriterien erfüllt sein.

Die Wunde muss
- groß und/oder stark verunreinigt sein,
- ein Wunddebridement erfolgt sein und
- genäht worden sein.

In der Regel erfordert dies einen Zeitaufwand von mindestens 15 Minuten Schnitt-Naht-Zeit.
Es muss sich um eine Wunde handeln, die primär nicht genäht werden kann und zusätzlich ein Wunddebridement erforderlich macht.
OPS 5.896 http://www.icd-code.de/ops/code/5-896.html
Voraussetzung ist das Vorliegen einer Wunde [traumatisch oder nicht traumatisch bedingte Unterbrechung des Zusammenhangs von Körpergewebe mit oder ohne Substanzverlust]. Ein „Wunddebridement" oder „Wundanfrischung" ist ein chirurgisches Vorgehen zur Entfernung von geschädigtem, infiziertem, minderdurchblutetem und/oder nekrotischem Gewebe der Haut und Unterhaut durch im Allgemeinen keilförmiges Ausschneiden (Exzision) der Ränder und des Grundes mit Entfernung von zerstörtem Gewebe etc. bis zum Bereich des vitalen Gewebes. Danach Wundverschluss durch primäre Naht. Diese Maßnahmen müssen im OP-Bericht dokumentiert sein.
Die Wundversorgung muss insgesamt auch einen der Gebührenhöhe entsprechenden Zeitaufwand erfordern, der in der Regel (OP-Zeit (Schnitt, Naht) nicht unter 15 Min. dauert. Nur dafür wurde seinerzeit die Gebühr deutlich (um fast 70 % + OP-Zuschlag) angehoben und durch die Zuordnung des OP-Zuschlages als ambulante OP i. S. des § 115b SGB V definiert. Dies erfordert auch, dass die Behandlung unter ambulanten OP-Bedingungen, d. h. unter Inanspruchnahme der dafür in der Praxis bereitstehenden Operationseinrichtung (Eingriffsraum) durchgeführt worden sein muss.
Dies sollte sich aus der Dokumentation des Arztes, insbes. dem OP-Bericht ergeben.
Im Zweifel sollte beim Arzt nachgefragt werden.
Berechtigte Zweifel bestehen dann, wenn der Arzt den Zuschlag nicht abrechnet. Die Leistung muss im OP-Raum im Sinne der Qualitätssicherungsvereinbarung nach § 115 b SGB V durchgeführt werden.
Die Anwendung der 2005 setzt eine Allgemein- oder Regionalanästhesie oder eine lokale Infiltrationsanästhesie voraus (Ausnahme: es liegt eine neurologisch bedingte Analgesie vor).
Ein Operationsbericht ist für ambulante Operationen zwingend vorgeschrieben und muss § 10 der Berufsordnung für Ärzte sowie den Qualitätsanforderungen der KBV entsprechen. Keinesfalls genügt es, dies im D-Bericht, im Verlaufsbericht oder einem freien Bericht zu dokumentieren. Fehlt in der ärztlichen Dokumentation bzw. Abrechnung eine Anästhesieleistung (mindestens Lokalanästhesie), ist die Abrechnung der Nr. 2005 kritisch zu bewerten.
Kann der Operateur die in der Ergänzung zur Leistungsbeschreibung geforderten Dokumente nicht vorlegen, ist der Leistungsinhalt nicht erbracht.

Kommentar: Siehe auch Kommentierung zu Nr. 2000. Bei dieser Leistung handelt es sich um eine ambulante Operation, die ein D-Arzt ohne Schwerpunktbezeichnung „Unfallchirurgie" bzw. Zusatzbezeichnung „spezielle Unfallchirurgie" nach den Grundsätzen „Ambulantes Operieren in der GUV (GUV) in der Fassung vom 01.01.2016" noch durchführen dürfen. Ohne Vorlage des OP-Berichtes auf Aufforderung des UVTr ist die Versorgung nach Nr. 2005 nicht nachgewiesen, so dass kein Vergütungsanspruch nach Nr. 2005 besteht. Berechtigte Zweifel bestehen dann, wenn der Arzt den Zuschlag nicht abrechnet, da der Zuschlag nur für das Vorhalten spezieller OP-Räumlichkeiten gilt. Der Leistungsumfang nach Nr. 2005 kann daher nicht im Behandlungszimmer erbracht werden. In diesen Fällen ist der UVTr berechtigt, die Nr. 2005 auf die Nr. 2004 zu korrigieren.
Das LSG Niedersachsen-Bremen hat mit Urteil vom 26. November 2014 (L 3 KA 70/12) festgestellt, dass die Abrechnung einer ambulanten Operation deren Dokumentation durch einen ordnungsgemäßen Operationsbericht voraussetzt. Ein Abschlussbericht erfüllt dies nicht. Der Bericht dient der Therapiesicherung, um jeden mit- oder weiterbehandelnden Arzt in die Lage zu versetzen, sich über die erfolgte Behandlung zu unterrichten, und sie ist ein Instrument der Beweissicherung.
Der Beweissicherungszweck besteht im Hinblick auf behauptete Haftungsansprüche in gleicher Weise wie im Zusammenhang mit der Abrechnung der operativen Leistungen. Ein Op-Bericht muss so das OLG Koblenz in einer früheren Entscheidung einem Mediziner der jeweiligen Fachrichtung hinreichend verdeutlichen, wie der Operateur vorgegangen

	Allgemeine Heilbehandl.	Besondere Heilbehandl.	Besondere Kosten	Allgemeine Kosten	Sachkosten (Besond. + Allg. Kosten)

ist und welche Besonderheiten dabei aufgetreten sind. Allein die Benennung der Operation genügt hierfür nicht. Er muss das operative Vorgehen nachvollziehbar machen. Die während der Operation durchgeführten Maßnahmen, aufgedeckten Befunde, verwendeten Materialien, etc. sind festzuhalten.

Werden bei einer Wundversorgung außer Unterhaut und Fettgewebe auch noch verschmutzte Faszien-Gewebe und Muskelanteile mit entfernt und ist dann eine Naht dieser Strukturen erforderlich, so kann die wesentlich höher bewertete Nr. 2073 angesetzt werden. Bei amb. OP ggf. Zuschlag nach Nr. 442.

Im Zusammenhang mit einer Wundversorgung nach den Nrn. 2000 bis 2005 und 2008 bis 2010 können Wundverbände nach Nr. 200 nicht zusätzlich abgerechnet werden. Die „Besonderen Kosten" der Nr. 200 sind neben der Wundversorgung jedoch anzusetzen, sofern ein Verband angelegt wurde.

Ausschluss: 200, 340 – 374, 2003, 2004, 2006, 2031, 2033 – 2035, 2040 – 2045, 2050 – 2056, 2060, 2062, 2064 – 2067, 2070 – 2076, 2080 – 2089, 2091, 2092, 2103 – 2106, 2110 – 2113, 2117 – 2137, 2140 – 2174, 2189 – 2191, 2193, 2263, 2268, 2348, 2350, 2352 – 2354, 2380 – 2385, 2397, 2809, 3219, 3300.

2006

Behandlung einer Wunde, die nicht primär heilt oder Entzündigungserscheinungen oder Eiterungen aufweist – auch Abtragung von Nekrosen an einer Wunde –

5,88	7,30	–	3,78	3,78

Arbeitshinweise: 1. Nr. 2006 erfordert die Behandlung einer Wunde. Zum Begriff „Behandlung" gehören gezielte Maßnahmen an oder in der Wunde, z. B. Säuberung der Wunde, Entfernung von Fremdkörpern aus der Wunde, Reinigung der Hautumgebung, Ätzung, Spülung, Abtragung von Nekrosen usw. Nr. 2006 ist also nur berechnungsfähig, wenn an der Wunde selbst etwas geschieht. Der bloße Verbandswechsel reicht für Nr. 2006 nicht aus. Im Rahmen der Erstversorgung kann die Nr. 2006 regelmäßig nicht berechnet werden, es sei denn, es handelt sich um eine ältere Wunde.

2. Eine Wundbehandlung ist nach Nr. 2006 nur berechenbar, wenn es sich um eine nicht primär heilende Wunde handelt bzw. die Wunde Eiterungen oder Entzündungserscheinungen aufweist. Gleichgestellt ist das Abtragen von Nekrosen an einer Wunde.

Das bedeutet, dass z. B. bei einer mit einer Naht versorgten (verschlossene) Wunde in der Regel die Nr. 2006 nicht berechnet werden kann, da insoweit von einem normalen (primären) Heilverlauf ausgegangen werden kann. Außerdem kann bei einer vernähten Wunde kaum eine gezielte Wundbehandlung (an oder in der Wunde) vorgenommen werden. Weiterhin ist zu berücksichtigen, dass die Nr. 2006 regelmäßig nicht bis zum letzten Behandlungstag anzusetzen ist, da auch eine zunächst nicht primär heilende Wunde früher oder später wieder in einen normalen Heilverlauf übergeht.

Kommentar: Nach einem früher erschienenen GOÄ-Kommentar von **Hach** sind mit der Legende gemeint:
Aufgebrochene oder inzidierte
– Abszesse
– Fistelgänge
– Furunkel
– OP-Wunden
– Phlegmonen
– Ulcera crura
– Decubital ulcera

Die Nr. 2006 ist als sekundäre Behandlung einer Wunde nicht zeitgleich neben den operativen Leistungen der Nrn. 2000–2005 und 2008–2010 abrechenbar, da diese die Wundversorgung mit enthalten.Sofern vor der Behandlung einer Wunde nach Nr. 2006 die Entfernung von Fäden oder Klammern erforderlich sein sollte, so darf die Nr. 2006 neben Nr. 2007 abgerechnet werden.Die sekundäre Behandlung einer Wunde nach Nr. 2006 ist keine operative Leistung, so dass die erforderlichen Verbände nach Nr. 200 und/oder Nr. 203A gesondert abrechenbar sind.

Wird bei einem infizierten Finger- oder Zehennagel oder einer Wunde eine Wundbehandlung mit Granulationsgewebeentfernung und/oder Ätzung vorgenommen, ist die Nr. 2006 abzurechnen.

Ausschluss: 2000–2005, 2008–2010, 2348, 2350, 2352, 3219.

L. Chirurgie, Orthopädie

UV-GOÄ-Nr.

	Allgemeine Heilbehandl.	Besondere Heilbehandl.	Besondere Kosten	Allgemeine Kosten	Sachkosten (Besond. + Allg. Kosten)

2007 Entfernung von Fäden oder Klammern

	3,71	4,64	–	1,74	1,74

Arbeitshinweise (Ausschnitt)
Neben der eigentlichen Zielleistung, der Entfernung von Fäden/Klammern nach der Versorgung einer genähten/geklammerten Wunde, kann auch die Entfernung einer oberflächlichen PMMA Kette (Antibiotikakette – Knochenzement mit Antibiotikum als Kugeln auf einem Draht) oder die Entfernung von Fixierungsfäden für eine Redondrainage nach der Nr. 2007 abgerechnet werden.
Die Entfernung von Wundlaschen ist hingegen nicht abrechenbar.
Zur Entfernung einer in der Tiefe liegenden PMMA-Kette siehe Hinweise zu Nrn. 2009/2010.

Kommentar: Zur Mehrfachberechnung der Nr. 2007 führt die **BÄK** aus (dies dürfte auch für die UV-GOÄ gelten):
„… Bezüglich der Mehrfachberechenbarkeit der Nr. 2007 ist u.E. die Berechenbarkeit pro Wunde gegeben. Dabei darf aber selbstverständlich nicht die Verhältnismäßigkeit außer Acht gelassen werden, insbesondere in ‚(einem)…' Fachgebiet könnten sich durch die Mehrfachberechnung bei Entfernung der Fäden aus multiplen kleinsten Wunden (z.B. nach Stichinzisionen multipler kleiner Varixknoten) Beträge ergeben, welche die Höhe der OP-Gebühr erreichen. Dies ist widersinnig und entspricht nicht der Ausgewogenheit der GOÄ. Infolgedessen ist es u.E. sachgerecht, in solchen Fällen die GOÄ-Nr. 2007 für die Entfernung von Fäden aus Stichinzisionen nach multipler Exhairese von Varixknoten am Ober- und Unterschenkel nur einmal pro Extremität abgerechnet werden kann. Wird am gleichen Tag die Fadenentfernung aus einer größeren Wunde (Saphenaligatur) vorgenommen, so kann die Nr. 2007 je Extremität zweimal berechnet werden …"
Nach Auffassung der BÄK kann die Entfernung einer mit Haltefaden gesicherten Drainage analog nach Nr. 2007 abgerechnet werden, denn es findet tatsächlich eine Fadenentfernung statt. „… Der Faden für die Drainagesicherung ist unabhängig von der Wundnaht, so dass die Entfernung dieses Fadens nicht in die Entfernung der Wundfäden einbegriffen ist …"
Daraus folgt, dass die meist später folgende Entfernung der Wundnahtfäden natürlich nochmals nach Nr. 2007 berechnet werden kann.
Sofern vor der Entfernung von Fäden oder Klammern nach Nr. 2007 die Behandlung einer sekundär heilenden Wunde nach Nr. 2006 erforderlich sein sollte, ist diese Wundbehandlung Bestandteil der Hauptleistung nach Nr. 2007. Das Wundreinigungsbad nach Nr. 2016 kann – sofern dies nach der Fäden oder Klammernentfernung erforderlich sein sollte – nach Nr. 2016 gesondert abgerechnet werden.
Die Entfernung von Fäden oder Klammern nach Nr. 2007 ist keine operative Leistung (so auch **Lang, Schäfer, Stiel** und **Vogt** zur Privat-GOÄ), so dass die erforderlichen Verbände nach Nr. 200 und/oder Nr. 203A gesondert abrechenbar sind.
Die Leistungslegende gilt für eine Wunde. Werden die Fäden und Klammern an mehreren Wunden entfernt, so kann die Nr. 2007 auch mehrfach abgerechnet werden. Die unterschiedlichen Wundareale sind in der Rechnung anzugeben. Die Nr. 2007 ist pro Behandlungstag pro Wunde nur einmal abrechenbar.
Erfolgt die Entfernung von Fäden und Klammern vor einem unmittelbar anschließenden operativen Eingriff, so ist die Wunderöffnung Bestandteil der operativen Hauptleistung und daher nicht gesondert nach Nr. 2007 abrechenbar.
Die Entfernung von Redondrainagen ist nach Nr. 2007 und nicht nach den Nrn. 2009 bzw. 2010 abzurechnen (so auch **Brück et alii**).
Die Nr. 2007 kann auch für die Entfernung der PMMA Kette (Antibiotikakette – Knochenzement mit Antibiotikum als Kugeln auf einem Draht) oder die Entfernung von Fixierungsfäden für eine Redondrainage abgerechnet werden. Die Entfernung von Wundlaschen ist hingegen nicht abrechenbar.
Wenn die PMMA-Kette in der Tiefe liegt – egal ob tastbar oder nicht tastbar – und darüber das Weichteil, die Narbe und/oder die Wunde verschlossen ist und die Kette in Lokalanästhesie auf operativem Weg herausgeholt wird, kann die Nr. 2009 mit Zuschlag abgerechnet werden, obwohl es sich nach der Definition nicht um einen Fremdkörper handelt.
Sofern bei einer Entfernung einer Zecke Teile der Kieferklaue (Cheliceren) und/oder des Stechapparates (Hypostom) unterhalb der Hautoberfläche verbleiben, so ist die erforderliche Entfernung nach Nr. 2009 abrechenbar. Die Entfernung einer Zecke mittels feiner Pinzette oder mit einem Skalpell, ohne dass dabei Teile der Kieferklaue (Cheliceren) und/

	Allgemeine Heilbehandl.	Besondere Heilbehandl.	Besondere Kosten	Allgemeine Kosten	Sachkosten (Besond. + Allg. Kosten)

oder des Stechapparates (Hypostom) verbleiben, wird nach Nr. 2007 vergütet (so auch **Brück** et alii).

2008 Wund- oder Fistelspaltung   8,37   10,43   –   5,67   5,67

Kommentar: Nr. 2008 kann nur als selbständige Leistung berechnet werden. Bei dieser Leistung handelt es sich um eine ambulante Operation, die ein D-Arzt ohne Schwerpunktbezeichnung „Unfallchirurgie" bzw. Zusatzbezeichnung „spezielle Unfallchirurgie" nach den Grundsätzen „Ambulantes Operieren in der GUV in der Fassung vom 1. Januar 2011" noch durchführen dürfen. Bei ambulanter Operation: Zuschlag nach Nr. 442a nicht vergessen.

Im Zusammenhang mit einer Wundversorgung nach den Nrn. 2000 bis 2005 und 2008 bis 2010 können Wundverbände nach Nr. 200 nicht zusätzlich abgerechnet werden. Die „Besonderen Kosten" der Nr. 200 sind neben der Wundversorgung jedoch anzusetzen, sofern ein Verband angelegt wurde.

Ausschluss: 1518, 2006, 2009, 2010, 2031, 2293, 2427–2432

2009 Entfernung eines unter der Oberfläche der Haut oder der Schleimhaut gelegenen fühlbaren Fremdkörpers   9,30   11,60   –   5,40   5,40

Arbeitshinweise: (Ausschnitt)

1. …Können durch einen Zugang (einen Schnitt) mehrere (z. B. dicht nebeneinander gelegene) Fremdkörper gleichzeitig entfernt werden, sind Nrn. 2009, 2010 nur einmal berechenbar (s. Brück, Komm. z. GOÄ, RdNr. 1 zu Nr. 2009, S. 730)…
Gegenstände, Materialien, Instrumente, die aus medizinischen Gründen bewusst eingebracht worden sind (Redondrainagen, Antibiotika, osteosynthetisches Material, künstl. Gelenke usw.) zählen nicht zu den Fremdkörpern; auch Wundkrusten sind keine Fremdkörper.
Ein zum Wundverschluss eingebrachter Faden wird ausnahmsweise zum Fremdkörper, wenn z. B. bei der Entfernung (nach Nr. 2007) ein Teil unbemerkt abreißt, einwächst und der Fadenrest später operativ entfernt werden muss. Mit dem Abreißen befindet sich der Fadenrest nicht (mehr) bestimmungsgemäß im Körper…
3. …Für die Entfernung einer in der Tiefe liegenden PMMA-Kette (Antibiotika-Kette) kann die Ab-rechnung der Nr. 2009 akzeptiert werden, obwohl es sich nicht um einen Fremdkörper im o. g. Sinne handelt. Eine andere Abrechnungsposition steht dafür aber nicht zur Verfügung. Die Abrechnung der Nr. 2010 ist dagegen – auch wenn die Kette in der Tiefe liegt – nicht akzeptabel.
4. …Der Abgrenzung zur Nr. 2009 kommt nach der Gebührenerhöhung für die Nr. 2010 ab 1.03.2013 besondere Bedeutung zu. Der tiefsitzende Fremdkörper, der operativ durch schichtweises Präparieren in die Tiefe entfernt werden muss, kommt nach Arbeitsunfällen nur sehr selten vor. Dies muss im Operationsbericht dokumentiert sein.
Der Operationsbericht muss den Qualitätsanforderungen der KBV entsprechen. Keinesfalls genügt es, dies im OP-Bericht oder Zwischenbericht zu dokumentieren.
Kann der Operateur die in der Ergänzung zur Leistungsbeschreibung geforderten Dokumente nicht vorlegen, ist der Leistungsinhalt nicht erbracht.
Allerdings ist der Operateur im Gegensatz zu Nr. 2005 nicht verpflichtet, beides vorzulegen. Es empfiehlt sich daher, den Operationsbericht anzufordern, der bei einer ambulanten Operation immer erstellt werden muss.
Bei der Entfernung von in der Tiefe sitzenden Fremdkörpern an Extremitäten sind eine Blutsperre/Blutleere sowie eine Leitungsanästhesie, eine Plexusanästhesie oder Narkose zu erwarten. Sind diese Leistungen nicht dokumentiert, spricht sehr viel dafür, dass der Leistungsinhalt der Nr. 2010 nicht erfüllt ist…
5. Soweit die UV-GOÄ für die Fremdkörperentfernung aus einzelnen Organen spezielle Gebühren vorsieht, sind nur diese Gebühren-Nrn. berechnungsfähig (z. B. Nrn. 1275 ff. – aus der Hornhaut des Auges, Nrn. 1427, 1428 – Nase, Nrn. 1569, 1570 – Gehörgang).

- Zur Leistung der Nrn. 2009, 2010 gehören die Fremdkörperentfernung, die Wundversorgung und ggf. das Einbringen von Medikamenten. Daneben sind die Nrn. 2000 bis 2005 (für die Fremdkörperwunde) nicht berechenbar.
- Werden oberflächliche, fühlbare oder sichtbare Fremdkörper auf nichtoperativem Weg entfernt, ist nur Nr. 2009 (mit Zuschlag nach Nr. 442a) berechenbar.

L. Chirurgie, Orthopädie 2010

	Allgemeine Heilbehandl.	Besondere Heilbehandl.	Besondere Kosten	Allgemeine Kosten	Sachkosten (Besond. + Allg. Kosten)

- Nr. 2010 setzt die operative Entfernung tiefsitzender Fremdkörper aus Weichteilen und/oder Knochen voraus (Freipräparieren, Suchschnitte usw.); ggf. ist der Zuschlag nach Nr. 442 berechenbar.

Kommentar: Bei dieser Leistung handelt es sich um eine ambulante Operation, die ein D-Arzt ohne Schwerpunktbezeichnung „Unfallchirurgie" bzw. Zusatzbezeichnung „spezielle Unfallchirurgie" nach den Grundsätzen „Ambulantes Operieren in der GUV in der Fassung vom 1. Januar 2011" durchführen dürfen. Auch wenn in der Leistungsbeschreibung der sichtbare Fremdkörper nicht ausdrücklich genannt wird, ist der sichtbare Fremdkörper auch mit der Nr. 2009 abzurechnen.
Müssen mehrerer Fremdkörper entfernt werden, die nicht nebeneinander liegen, sondern an unterschiedlichen Stellen, so ist ein mehrfacher Ansatz der Nr. 2009 gerechtfertigt. Die unterschiedlichen Stellen sind im Bericht und/oder der Rechnung anzugeben.
Die Entfernung eines Fremdkörpers der sich zwar unter der Hautoberfläche oder der Schleimhaut befindet jedoch für den Arzt nicht fühlbar ist, darf als tiefsitzende Fremdkörperentfernung nach Nr. 2010 abgerechnet werden. Eine entsprechende Dokumentation sollte im Bericht und/oder in der Rechnung enthalten sein. Die Entfernung eines Fremdkörpers nach den Nrn. 2009 / 2010 beinhaltet auch die erforderliche Wundversorgung der Fremdkörpereintrittsstelle nach den Nrn. 2000–2005.
Das Wundreinigungsbad nach Nr. 2016 ist kein Bestandteil der primären Wundversorgungen nach den Nrn. 2000–2005 bzw. der Fremdkörperentfernungen nach den Nrn. 2009 / 2010 und darf daher neben diesen Gebührenziffern gesondert abgerechnet werden. Bezüglich der Anforderungen an den OP-Bericht wird auf die Kommentierung zu Nr. 2005 verwiesen. Bei ambulanter Operation: Zuschlag nach Nr. 442a nicht vergessen. Zur Entfernung einer Zecke s. Kommentar zu Nr. 2007.
Nach **Brück** ist die Nr. 2009 auch für die aus medizinischen Gründen erforderliche Entfernung eines arteriellen Katheters oder eines zentralen Venekatheters abrechenbar.
Wenn die PMMA-Kette in der Tiefe liegt – egal ob tastbar oder nicht tastbar – und darüber das Weichteil, die Narbe und/oder die Wunde verschlossen ist und die Kette in Lokalanästhesie auf operativem Weg herausgeholt wird, kann die Nr. 2009 mit Zuschlag abgerechnet werden, obwohl es sich nach der Definition nicht um einen Fremdkörper handelt.
Im Zusammenhang mit einer Wundversorgung nach den Nrn. 2000 bis 2005 und 2008 bis 2010 können Wundverbände nach Nr. 200 nicht zusätzlich abgerechnet werden. Die „Besonderen Kosten" der Nr. 200 sind neben der Wundversorgung jedoch anzusetzen, sofern ein Verband angelegt wurde.
Nach den „Grundsätzen des ambulanten Operierens in der GUV" ist der Zugang zur Fremdkörperentfernung (Nrn. 2009/442a) auf D-Ärzte begrenzt. Fachlich sind Kinder- und Jugendärzte, in deren Praxis oft Kinder aus Tagesstätten und Schulen behandelt werden, in der Lage einen Holzspreißel, Zecken oder Insektenstachel schonend und kindgerecht zu entfernen. Ein Ausweichen auf die abrechenbare Nr. 2003 (Erstversorgung große/stark verunreinigte Wunde) ließe die Leistung der Fremdkörperentfernung unberücksichtigt. Dies kollidiert mit dem ärztliche Berufsrecht, da Leistungen nicht gratis erbracht werden dürfen. Der Pädiater muss bei einer erforderlichen Fremdkörperentfernung der Haut im Rahmen der Unfallbehandlung diese generell ablehnen und in diesem Fall zum D-Arzt überweisen.

Ausschluss: 270–282, 285–289, 1428, 1508, 1528, 1703, 2000–2005 (für dieselbe Wunde), 2006, 2008, 2031, 2104–2106, 2110–2113, 2118, 2119.

2010 Entfernung eines tiefsitzenden Fremdkörpers auf operativem Wege aus Weichteilen und/oder Knochen   29,89   105,86   7,78   10,51   18,29

Der tiefsitzende Fremdkörper ist im Operationsbericht oder durch Röntgenbild bzw. Foto zu dokumentieren und dem UVTr auf Anforderung nachzuweisen.

Arbeitshinweise: 1. Die Nrn. 2009 und 2010 beinhalten die **Entfernung eines Fremdkörpers**. Nach der Leistungslegende ist die Gebühr für die Entfernung jeweils eines Fremdkörpers berechenbar; werden mehrere Fremdkörper entfernt, ist die Gebühr entspr. mehrfach ansetzbar.
Können durch einen Zugang (einen Schnitt) mehrere (z. B. dicht nebeneinander gelegene) Fremdkörper gleichzeitig entfernt werden, sind Nrn. 2009, 2010 nur einmal berechenbar (s. **Brück**, Komm. z. GOÄ, RdNr. 1 zu Nr. 2009).

Fremdkörper sind Gegenstände, die nicht bestimmungsgemäß in den Körper gelangt sind (Holz-, Metallsplitter, Schrotkugeln usw.). Gegenstände, Materialien, Instrumente, die aus medizinischen Gründen bewusst eingebracht worden sind (Redondrainagen, Antibiotika, osteosynthetisches Material, künstl. Gelenke usw.) zählen nicht zu den Fremdkörpern; auch Wundkrusten sind keine Fremdkörper.

Keine Fremdkörperentfernung im Sinne der Nr. 2009 liegt vor, wenn es sich um die Versorgung einer Wunde handelt, in die Schmutzpartikel eingedrungen sind. Zielleistung ist dann die Versorgung einer großen, verschmutzten Wunde nach den Ziffern 2003–2005.

Ein zum Wundverschluss eingebrachter Faden wird ausnahmsweise zum Fremdkörper, wenn z. B. bei der Entfernung (nach Nr. 2007) ein Teil unbemerkt abreißt, einwächst und der Fadenrest später operativ entfernt werden muss. Mit dem Abreißen befindet sich der Fadenrest nicht (mehr) bestimmungsgemäß im Körper.

2. Zum **Leistungsumfang** der Nrn. 2009, 2010 gehört die **Wundversorgung** (der eingedrungene Fremdkörper hinterlässt eine Wunde), insbes. die Versorgung des Fremdkörperkanals, ggf. das Einbringen von Medikamenten und der Verschluss der Wunde (mittels Naht oder anderer Techniken).

Neben den Nrn. 2009, 2010 sind somit (für dieselbe Wunde) die **Nrn. 2000 bis 2005 nicht berechenbar.**

3. **Nr. 2009** geht davon aus, dass der zu entfernende **Fremdkörper fühlbar** (tastbar) **unter der Oberfläche der Haut** liegt. Nr. 2009 ist auch anzusetzen, wenn der Fremdkörper (zwar nicht tastbar) aber oberflächlich gelegen ist sowie ohne größeren Aufwand entfernt werden kann (kein Freipräparieren, z. B. Entfernen eines Insektenstachels aus der Haut oder eines Splitters unter dem Fingernagel mit der Pinzette; s. Brück, Komm. z. GOÄ, RdNr. 3 zu Nr. 2009 bzw. Erl. zu Nr. 2010).

Für die Entfernung einer **in der Tiefe** liegenden PMMA-Kette (Antibiotika-Kette) kann die Abrechnung der Nr. 2009 akzeptiert werden, obwohl es sich nicht um einen Fremdkörper im o. g. Sinne handelt. Eine andere Abrechnungsposition steht dafür aber nicht zur Verfügung. Die Abrechnung der Nr. 2010 ist dagegen – auch wenn die Kette in der Tiefe liegt – nicht akzeptabel.

Neben Nr. 2009 ist seit dem 1.03.2013 **ein Zuschlag nach Nr. 442a** für ambulant durchgeführte Operationen berechenbar.

4. Die Leistungslegende der Nr. 2010 fordert, dass es sich um einen **tiefsitzenden Fremdkörper** handelt und die Entfernung aus Weichteilen oder Knochen **nur auf operativem Wege** durchgeführt werden kann. Der operative Zugangsweg ist der maßgebende Grund für die gegenüber Nr. 2009 mehrfach höhere Bewertung der Nr. 2010. Insoweit ist ein schichtweises Präparieren in die Tiefe zu fordern. Dies muss im Operationsbericht dokumentiert sein.

Der Operationsbericht muss den Qualitätsanforderungen der KBV entsprechen. Keinesfalls genügt es, dies im D-Bericht, im Verlaufsbericht oder einem freien Bericht zu dokumentieren.

Kann der Operateur die in der Ergänzung zur Leistungsbeschreibung geforderten Dokumente nicht vorlegen, ist der Leistungsinhalt nicht erbracht.

Allerdings ist der Operateur im Gegensatz zur Nr. 2005 nicht verpflichtet, beides vorzulegen. Es empfiehlt sich daher, den Operationsbericht anzufordern, der bei einer ambulanten Operation immer erstellt werden muss.

Der Abgrenzung zur Nr. 2009 kommt nach der Gebührenerhöhung für die Nr. 2010 ab 1.03.2013 besondere Bedeutung zu. Der tiefsitzende Fremdkörper, der operativ durch **schichtweises Präparieren in die Tiefe** entfernt werden muss, kommt nach Arbeitsunfällen nur sehr selten vor. Bei der Entfernung von in der Tiefe sitzenden Fremdkörpern an Extremitäten sind eine Blutsperre/Blutleere sowie eine Leitungsanästhesie, eine Plexusanästhesie oder Narkose zu erwarten. Sind diese Leistungen nicht dokumentiert, spricht sehr viel dafür, dass der Leistungsinhalt der Nr. 2010 nicht erfüllt ist. Ein Fremdkörper, der noch aus der Haut bzw. Wunde herausragt und von dort entfernt werden kann, ist kein tiefsitzender Fremdkörper, egal wie tief er in den Körper hineinragt. Die Leistung ist dann nach Nr. 2009 zu vergüten.

Der tiefsitzende Fremdkörper ist im OP-Bericht oder durch Röntgenbild bzw. Foto zu dokumentieren und dem UV-Träger auf Anforderung nachzuweisen (siehe Leistungslegende). Hiervon sollte im Zweifel Gebrauch gemacht werden.

Neben der Leistung nach Nr. 2010 ist ein Zuschlag nach Nr. 442 berechenbar.

L. Chirurgie, Orthopädie

	Allgemeine Heilbehandl.	Besondere Heilbehandl.	Besondere Kosten	Allgemeine Kosten	Sachkosten (Besond. + Allg. Kosten)
UV-GOÄ-Nr.					

Zusammen mit dem Zuschlag ergibt sich für die Entfernung eines Fremdkörpers nach Nr. 2010 ein erheblich höherer Rechnungsbetrag als nach Nr. 2009. Die Voraussetzungen für die Indikation und vollständige Erbringung der Leistung sind somit stets kritisch zu prüfen, insbes. bei den typischerweise oberflächlichen Fremdkörperverletzungen an Fingern und Händen (z. B. Splitterverletzungen). Ist im Anschluss an die Fremdkörperentfernung keine Naht erforderlich gewesen, lässt das auf die Leistung nach Nr. 2009 schließen. Im Zweifel muss dies durch die Behandlungsaufzeichnungen geklärt werden.
5. Soweit die UV-GOÄ für die **Fremdkörperentfernung aus einzelnen Organen** spezielle Gebühren vorsieht, sind nur diese Gebühren-Nrn. berechnungsfähig (z. B. Nrn. 1275 ff. – aus der Hornhaut des Auges, Nrn. 1427, 1428 - Nase, Nrn. 1569, 1570 – Gehörgang).

Kommentar: Bei dieser Leistung handelt es sich um eine ambulante Operation, die ein D-Arzt ohne Schwerpunktbezeichnung „Unfallchirurgie" bzw. Zusatzbezeichnung „spezielle Unfallchirurgie" nach den Grundsätzen „Ambulantes Operieren in der GUV in der Fassung vom 1. Januar 2011" durchführen dürfen. Die Entfernung eines Fremdkörpers nach den Nrn. 2009/2010 beinhaltet auch die erforderliche Wundversorgung der Fremdkörpereintrittsstelle nach den Nrn. 2000–2005. Das Wundreinigungsbad nach Nr. 2016 ist kein Bestandteil der primären Wundversorgungen nach den Nrn. 2000–2005 bzw. der Fremdkörperentfernungen nach den Nrn. 2009/2010 und darf daher neben diesen Gebührenziffern gesondert abgerechnet werden.
Bezüglich der Anforderungen an den OP-Bericht wird auf die Kommentierung zu Nr. 2005 verwiesen.
Auch ein bereits verkapselter Fremdkörper (Granulom) kann, wenn die übrigen Voraussetzungen gegeben sind, mit dieser Ziffer abgerechnet werden.
Bei ambulanter OP: Zuschlag nach Nr. 442 abrechenbar.
Im Zusammenhang mit einer Wundversorgung nach den Nrn. 2000 bis 2005 und 2008 bis 2010 können Wundverbände nach Nr. 200 nicht zusätzlich abgerechnet werden. Die „Besonderen Kosten" der Nr. 200 sind neben der Wundversorgung jedoch anzusetzen, sofern ein Verband angelegt wurde.

Ausschluss: 1428, 1508, 1528, 1703, 1704, 2000–2005 (für dieselbe Wunde), 2006, 2008, 2030, 2031, 2072, 2073, 2104–2106, 2110–2113, 2118, 2119, 2189 sowie keine Wundverbände.

2015 Anlegen einer oder mehrerer Redondrainage(n) in Gelenke, Weichteile oder Knochen über einen gesonderten Zugang – gegebenenfalls einschließlich Spülung –

5,58	6,94	–	3,10	3,10

Kommentar: Unabhängig davon, wie viele Redondrainagen angelegt werden müssen, ist die Leistung nach Nr. 2015 nur einmal berechnungsfähig. Auch wenn es sich um zwei oder mehrere Operationsgebiete wie z.B. Operation am Innen- und Außenknöchel des Sprunggelenks und ggf. noch Entnahme von Spongiosa am Beckenkamm handelt, ist die Nr. 2015 nur einmal abrechnungsfähig, da im Leistungsinhalt der Gebührennummer auf mehre Gelenke, Weichteile oder Knochen abgehoben wird. Diese Leistung nach Nr. 2015 kann auch für die Anlage einer sog. Mini-vac Drainage abgerechnet werden. Voraussetzung ist grundsätzlich, dass die Drainagen über einen gesonderten Zugang und nicht über den Operationszugang erfolgen. Eine Spülung der gerade angelegten Redondrainage(n) ist nicht zusätzlich berechnungsfähig. Wird allerdings eine Spülung erforderlich, die nicht im zeitlichen Zusammenhang mit dem Anlegen der Drainage steht, so kann diese Spülung nach der Nr. 2093 berechnet werden.
Gemäß § 3 Abs.3 Nr.5 BG-NT bzw. Ziffer 4.1 zu Teil A sind „Einmalsaugdrainagen" nicht mit den besonderen Kosten abgegolten und damit die finanziellen Aufwendungen gesondert abrechenbar. Das Einbringen einer Antibiotikakette oder eines anderen Antibiotikaträgers ist gar nicht und auch nicht mit der Nr. 2015 abrechnungsfähig. Die Entfernung einer Antibiotikakette ist mit der Nr. 2009 abrechnungsfähig (siehe dortigen Kommentar)."
Diese Leistung kann auch für die Anlage einer sog. Mini-vac Drainage abgerechnet werden. Voraussetzung ist grundsätzlich, dass die Drainagen über einen gesonderten Zugang und nicht über den Operationszugang erfolgen.

Ausschluss: 2032, 2093, 2970.

UV-GOÄ-Nr.	Allgemeine Heilbehandl.	Besondere Heilbehandl.	Besondere Kosten	Allgemeine Kosten	Sachkosten (Besond. + Allg. Kosten)

2016 Wundreinigungsbad – mit oder ohne Zusatz

	4,29	5,34	–	2,03	2,03

Arbeitshinweise: Mit Wirkung vom 01.01.2005 wurde die Nr. 2016 in die UV-GOÄ eingefügt. Das Wundreinigungsbad ist neben den Nrn. 2000 bis 2005 sowie insbes. neben Nr. 2006 berechenbar. Voraussetzung ist jeweils, dass neben dem Baden der Wunde auch eine Wundversorgung im Sinne der Nrn. 2000 ff. bzw. eine Wundbehandlung nach Nr. 2006 (z. B. nach dem Baden Abtragen von Nekrosen) erfolgt.

I a. Wundbehandlung mit Vakuumversiegelungstherapie

Allgemeine Bestimmungen

Die Vakuumversiegelungstherapie von Wunden darf abgerechnet werden, wenn bei wund- oder patientenspezifischen Risikofaktoren unter einer Standardwundbehandlung keine ausreichende Heilung zu erwarten ist.
Unter Berücksichtigung der Vorstellungspflicht nach § 37 ÄV können die Leistungen nur von D-Ärzten und Handchirurgen nach § 37 ÄV, anderer Ärzte nur nach vorherigem Auftrag durch den UV-Träger abgerechnet werden.
Dem Arzt stehen zwei Alternativen für die Abrechnung der Leistung, Gesamtpauschale nach Nr. 2018 oder die Nrn. 2019 und 2020, zur Verfügung. Neben der Nr. 2018 können die Leistungen nach den Nrn. 2019 und 2020 nicht abgerechnet werden.
Vakuumversiegelungstherapien, abweichend von den Nrn. 2018, 2019 und 2020, bedürfen weiterhin der Einzelfallgenehmigung durch den Unfallversicherungsträger.
Für die Vakuumversiegelungstherapie sind zertifizierte Medizinprodukte zu verwenden.

Kommentar: Für die Erstanlage beziehungsweise den Wechsel der Vakuumsversiegelung rechnen Ärztinnen und Ärzte entweder die Gesamtpauschale (Nr. 2018) ab oder wählen die Nrn. 2019 und 2020.

2018 Vakuumversiegelung

	–	102,18	–	–	–

Bei den Kosten handelt es sich um eine Tagespauschale. Mit der Pauschale sind alle Kosten einschließlich der Miete des Gerätes, aller Behandlungen und Materialkosten abgegolten. Sie kann für jeden Kalendertag der Behandlung mit Ausnahme des letzten Behandlungstages abgerechnet werden.
Die Allgemeinen Kosten für die Gebührennummer 2018 sind individuell zu vereinbaren.

Kommentar: Siehe Kommentar zu Abschnitt Ia.

2019 Erstanlage einer Vakuumversiegelung – als selbstständige Leistung

	–	44,01	10,00	13,77	23,77

Die Untersuchung, Beratung, Einweisung in Handhabung und Pflege des Systems, die Vorbereitung der Wunde und Anlage der Wundauflage sind Bestandteil der Leistung. Daneben können keine weiteren Leistungen nach den Nrn. 1- 9, 2000 – 2016, 2018, 2020 und 2065 abgerechnet werden. Neben der Pauschale der besonderen Kosten können keine weiteren Leistungen nach BG-Nebenkostentarif abgerechnet werden. Die Leistung kann nur einmal im Behandlungsfall abgerechnet werden.

Kommentar: Siehe Kommentar zu Abschnitt Ia.

2020 Wechsel einer Vakuumversiegelung – als selbstständige Leistung

	–	30,12	10,00	6,88	16,88

Der Wechsel der Wundauflage und des Behälters, die Behandlung an der Wunde sowie die Neuanlage der Wundauflage, die Untersuchung und Beratung sind Bestandteil der Leistung. Daneben können keine weiteren Leistungen nach den Nrn. 1–9, 2000–2016, 2018, 2019 und 2065 abgerechnet werden. Neben der Pauschale der besonderen Kosten können keine weiteren Leistungen nach BG-Nebenkostentarif abgerechnet werden. Die Leistung kann maximal dreimal in der Kalenderwoche abgerechnet werden.

Kommentar: Siehe Kommentar zu Abschnitt Ia.

L. Chirurgie, Orthopädie

UV-GOÄ-Nr.

Allgemeine Heilbehandl.	Besondere Heilbehandl.	Besondere Kosten	Allgemeine Kosten	Sachkosten (Besond. + Allg. Kosten)

II. Extremitätenchirurgie

Kommentar: Osteosynthesen, Drahtungen, Nagelungen, Verschraubungen, Metallplatten und Fixateure sind Implantate, die für die operative Versorgung von Verletzungen – meist Frakturen und Verrenkungen – verwendet werden. Dabei handelt es sich jeweils um eine Versorgung einer Fraktur und/oder Verrenkung mit Implantat(en) in Form einer Osteosynthese, Arthrodese oder Spondylodese.
Die Art und Anzahl der Implantatmaterialien findet bei der Vergütung für das Einbringen und Entfernen keine Berücksichtigung. Das Entfernen einer Osteosynthese/Implantat ist also unabhängig davon, ob Schrauben, Platten, Drähte und/oder ein Fixateur etc. verwendet wurden, nur einmal an einem Knochen/Gelenk mit einer der Gebührenziffern der Nrn. 2061, 2063, 2353 oder 2354 abrechenbar. Dies gilt nicht nur für Röhrenknochen sondern sinngemäß auch für alle anderen Knochen.

2029 Anlegen einer pneumatischen Blutleere oder Blutsperre an einer Extremität

4,66	5,77	–	1,62	1,62

Arbeitshinweise: Die Nr. 2029 ist regelmäßig berechenbar, wenn an den Extremitäten operative Eingriffe vorzunehmen sind (z. B. Versorgung einer Wunde, OP eines Kniegelenks).
Bei **Hand- und Fingerverletzungen** ist zur Wundversorgung eine pneumatische Blutsperre erforderlich, wenn zumindest der Verdacht besteht, dass tiefer liegende Strukturen verletzt sein könnten (z. B. Gelenkkapsel). Angesichts der reichen Blutversorgung der Hand und Finger ist dies auch bei zunächst oberflächlich erscheinenden Schnittverletzungen in der Praxis regelmäßig nicht auszuschließen…
Für eindeutig erkennbare oberflächliche Verletzungen (z. B. Hautabschürfung, kleine Schnittverletzung an der Fingerkuppe) besteht allerdings keine Indikation für die Blutsperre.
Bei **OPs des Schultergelenks** oder bei der Versorgung von **Verletzungen am Körperstamm** ist eine Blutsperre naturgemäß nicht möglich und damit auch nicht berechnungsfähig.
Die Leistungslegende spricht vom „Anlegen einer Blutsperre". Ist dies dokumentiert, löst es die Leistung nach Nr. 2029 aus. Sie kann daher auch nur einmal im Zusammenhang mit einer Operation abgerechnet werden. Das ggf. mehrfache Öffnen und Schließen der Blutsperre führt nicht zur mehrmaligen Abrechnung der Nr. 2029.
Neben den Leistungen nach den Nrn. 476 und 478 kann die Nr. 2029 nicht abgerechnet werden, da sie Bestandteil dieser Leistungen ist.

Kommentar: Die Leistung nach Nr. 2029 kann pro OP nur einmal abgerechnet werden, auch wenn im Rahmen einer Operation die Blutleere einmal gelöst werden muss und dann wieder angelegt wird.

Ausschluss: 250, 250a, 251, 253, 254, 258, 275–278, 280, 281, 282, 285–289, 478, 479.

2030 Eröffnung eines subkutanen Panaritiums oder der Paronychie – gegebenenfalls einschließlich Extraktion eines Finger- oder Zehennagels –

12,10	15,05	–	7,02	7,02

Kommentar: Es handelt sich nur um die Eröffnung der Haut und des Unterhautgewebes bei einer Entzündung am Finger/Zeh, Nagelbett oder Nagelwall ggf. mit Entfernung des Nagels und Spülung und auch Einlegen einer Tamponade oder Lasche und Wundnaht. Ist das infizierte Gewebe schon spontan eröffnet oder besteht eine Fistelung, kann die Nr. 2030 nicht abgerechnet werden. Das ist dann eine Wund- oder Fistelspaltung, die mit der Nr. 2008 mit Zuschlag nach Nr. 442a zu vergüten ist.
Wird zusätzlich infiziertes Gewebe entfernt, kann zusätzlich die Nr. 2006 abgerechnet werden. Werden ausgedehnte Nekrosen und/oder Granulationsgewebe entfernt, die entsprechend der allgemeinen Bestimmung eine Größe von größer 1cm^3 aufweisen müssen, kann die Nr. 2065 statt der Nr. 2006 vergütet werden.
Die Entfernung eines ggf. vorhandenen Fremdkörpers kann gesondert mit der Nr. 2009 abgerechnet werden, da Ziellleistung nicht die Fremdkörperentfernung ist, sondern die Infekteröffnung.

Wird ein subunguales Panaritium (Infekt/Eiter unter dem Nagel) nur mit einer Trepanation des Nagels eröffnet, ist nicht die Nr. 2030, sondern nur die Nr. 303 abrechnungsfähig.
Wird ein subunguales Panaritium (Infekt/Eiter unter dem Nagel) nur mit einer Extraktion (Abziehen) des Nagels eröffnet, ist nicht die Nr. 2030, sondern nur die Nr. 2033 abrechnungsfähig.
Die Nageltrepanation ist unabhängig ob diese mit einer Nadel, einem Bohrer oder einem Skalpell durchgeführt wird nach Nr. 303 abzurechnen, da das Ziel des Eingriffes immer die Eröffnung eins Hämatoms, Abzesses etc. ist.

Ausschluss: 200, 2000–2005, 2008, 2031, 2033, 2034, 2035, 2428

2031 Eröffnung eines ossalen oder Sehnenscheidenpanaritiums einschließlich örtlicher Drainage   14,91   83,38   –   8,34   8,34

Kommentar: Es handelt sich um die Eröffnung einer Infektion am Finger/Zeh, die in der Tiefe die Sehnenscheide und damit auch die Fingersehnen oder einen Fingerknochen erreicht hat. Das Eröffnen des infizierten Gewebes, Spülen und Einlage einer Tamponade oder Lasche und Wundnaht wird mit der Nr. 2031 abgerechnet. Wird sowohl ein Infekt der Sehnenscheide als auch des Fingerknochens eröffnet, kann die Nr. 2031 zweimal abgerechnet werden. Ist das infizierte Gewebe schon spontan eröffnet oder besteht eine Fistelung, kann die Nr. 2031 nicht abgerechnet werden. Das ist dann eine Wund- oder Fistelspaltung, die mit der Nr. 2008 mit Zuschlag nach Nr. 442a zu vergüten ist.
Werden ausgedehnte Nekrosen und/oder Granulationsgewebe entfernt, die entsprechend der allgemeinen Bestimmung eine Größe von größer 1cm³ aufweisen müssen, kann die Nr. 2065 statt der Nr. 2006 vergütet werden.
Wird zusätzlich infiziertes Sehnen- bzw. Knochengewebe entfernt, kann die Nr. 2064 bzw. die Nr. 2256 abgerechnet werden. Die Nr. 2030 kann nicht neben der Nr. 2031 abgerechnet werden.
Wird zusätzlich eine Saug-Spüldrainage am Finger angelegt, kann zusätzlich die Nr. 2032 abgerechnet werden, aber nicht für eine alleinige Drainageneinlage, die dann auch zum späteren Spülen verwendet wird (siehe Nr. 2090).
Wird neben der Eröffnung der Sehnenscheide im Rahmen eines Panaritiums der Fingersehnenscheide auch die Eröffnung einer Hohlhandphlegmone durchgeführt ist, ist neben der Nr. 2031 auch die Nr. 2066 abrechenbar.
Handelt es sich um ein Panaritium articulare kann die Eröffnung des infizierten Finger- oder Zehengelenks auch mit der Nr. 2031 abgerechnet werden.
Die Entfernung eines ggf. vorhandenen Fremdkörpers kann gesondert mit der Nr. 2010 abgerechnet werden, da Zielleistung der Nr. 2031 nicht die Fremdkörperentfernung ist, sondern die Infekteröffnung.
Bei dieser Leistung handelt es sich um eine ambulante Operation, die ein D-Arzt ohne Schwerpunktbezeichnung „Unfallchirurgie" bzw. Zusatzbezeichnung „spezielle Unfallchirurgie" nach den Grundsätzen „Ambulantes Operieren in der GUV in der Fassung vom 1. Januar 2011" durchführen dürfen.
Alle Spülungen, die im zeitlichen Zusammenhang mit der Eröffnung des Panaritiums nötig sind, können nicht abgerechnet werden. Wird nach der Eröffnung des Panaritiums zu einem späteren Zeitpunkt eine Spülung erforderlich, so kann diese nach Nr. 2090 berechnet werden.
Wird die Drainage durch die Wunde ausgeleitet, ist sie Bestandteil der Nr. 2031 und nicht gesondert berechnungsfähig. Wird die Drainage extra außerhalb der Wunde ausgeleitet, ist sie als Redondrainage mit der Nr. 2015 extra berechenbar.
Bei ambulanter Operation: Zuschlag nach Nr. 442 abrechenbar

Ausschluss: 2030, 2033, 2034, 2090, 2427–2432.

2032 Anlage einer proximal gelegenen Spül- und/oder Saugdrainage   23,27   28,96   –   9,84   9,84

Besondere Kosten: Selbstkosten

Arbeitshinweise: Immer wieder wird im Rahmen arthroskopischer OPs die o. g. Gebühren-Nr. für das intraoperativ notwendige Spülen des Gelenks bzw. das Einbringen und Entfernen der Gas- oder Flüssigkeitsfüllung abgerechnet. Hierfür ist die Nr. 2032 nicht ansetzbar.

L. Chirurgie, Orthopädie 2033–2036

UV-GOÄ-Nr.

	Allgemeine Heilbehandl.	Besondere Heilbehandl.	Besondere Kosten	Allgemeine Kosten	Sachkosten (Besond. + Allg. Kosten)

Kommentar: Nr. 2032 darf auch nicht für das Legen einer Redon-Drainage (Nr. 2015) oder anderer Wunddrainagen sowie für das intraoperative Ausspülen einer Wunde berechnet werden...
Nr. 2032 bezieht sich somit ausschließlich auf die Spüldrainage anlässlich der Eröffnung einer Osteomyelitis großer Röhrenknochen oder eines Gelenkempyems (Kniegelenk- oder Schultergelenkvereiterung) oder eines Sehnenscheiden-Panaritiums an den Extremitäten; sie ist also lediglich eine Zusatzleistung zu Nr. 2031.
Spülungen im zeitlichen Zusammenhang mit der Anlage der Spül- oder Saugdrainage stehen, können nicht zusätzlich berechnet werden. Sind aber später bei schon liegender Drainage Spülungen erforderlich, so können diese nach der Nr. 2093 berechnet werden.
Die Leistung nach Nr. 2032 ist eine zusätzliche Leistung zur Nr. 2031 und nicht für Spül-, Saugdrainagen anderer Körperregionen abrechenbar. Im Bereich von Gelenken, Weichteilen und Knochen wird eine Redondrainage nach der Nr. 2015 abgerechnet. Die Spülung ist nach Nr. 2093 zu berechnen.
Die Voraussetzungen der Nr. 2032 sind nicht erfüllt, wenn nur während oder am Ende der Operation gespült wird und nicht eine operative Anlage einer Saugspüldrainage für die postoperative Behandlung (z.B. bei einer Gelenk- oder Sehnenscheideninfektion) erfolgt.

Ausschluss: 2015, 2430.

2033 Extraktion eines Finger- oder Zehennagels

5,30   6,61   –   3,51   3,51

Kommentar: Sofern ein Finger- oder Zehennagel nur teilweise entfernt wird, kann die Nr. 2033 ebenfalls berechnet werden.

Ausschluss: 2000–2005, 2030, 2031, 2034, 2035

2034 Ausrottung eines Finger- oder Zehennagels mit Exzision der Nagelwurzel

10,61   13,21   5,78   3,90   9,68

Kommentar: Wird ein Nagel mit der Nagelwurzel ausgerottet (entfernt) und der Nagelwall wieder genäht, ist die Nr. 2034 abzurechnen. Die Spalthautdeckung des Nagelbetts wäre zusätzlich mit der Nr. 2382 abzurechnen.
Wird zusätzlich umliegendes entzündliches Gewebe und der Nagelwall auch nur teilweise (**Emmertplastik**) entfernt, gespült, eine Tamponade oder Lasche eingelegt und ggf. eine adaptierende Naht angebracht, ist neben der Nr. 2034 die Nr. 2006 zu vergüten. Das Abkratzen der Knochenoberfläche stellt keine eigene Ziellleistung dar im Sinne der Nr. 2256 und wäre nur bei einer Knochen(teil)resektion bei einer Endgliedosteomyelitis abrechenbar.
Die Nr. 2035 setzt eine plastische Rekonstruktion des Nagelwalls durch einen lokalen Hautlappen oder freie Hautplastik voraus und nicht eine lokale Ausschneidung mit Naht, so dass für die Emmertplastik nicht die Nr. 2035, sondern nur die Nr. 2034 abgerechnet werden kann.

Ausschluss: 2030, 2031, 2033, 2035

2035 Plastische OP am Nagelwall eines Fingers oder einer Zehe – auch mit Defektdeckung

16,74   20,85   5,78   6,61   12,39

Kommentar: Die Abrechnung der Nr. 2035 setzt eine plastische Rekonstruktion des Nagelwalls durch einen lokalen Hautlappen oder freie Hautplastik z.B. im Rahmen einer Defektverletzung voraus. Die alleinige Naht des Nagelwalls ist mit der Nr. 2035 nicht abrechenbar, sondern die Nr. 2004 ggf. bei starker Verunreinigung und Debridement die Nr. 2005 mit Zuschlag Nr. 442.
Alle plastischen Maßnahmen am Nagelwall sind in der Vergütung enthalten. Korrekturen am Nagelbett oder von Nageldeformitäten sind nicht Bestandteil der Leistung und damit gesondert zu vergüten.

Ausschluss: 2030, 2031, 2033, 2034, 2380–2382

2036 Anlegen einer Finger- oder Zehennagelspange

4,19   5,22   –   1,74   1,74

Kommentar: Da keine besonderen Kosten vereinbart wurden, sind die Auslagen für die Nagelspange als Selbstkosten zusätzlich berechnungsfähig.

UV-GOÄ-Nr.	Allgemeine Heilbehandl.	Besondere Heilbehandl.	Besondere Kosten	Allgemeine Kosten	Sachkosten (Besond. + Allg. Kosten)

2040 Exstirpation eines Tumors der Fingerweichteile (z.B. Hämangiom)

	51,57	64,18	5,78	17,26	23,04

Kommentar: Bei dieser Leistung handelt es sich um eine ambulante Operation, die ein D-Arzt ohne Schwerpunktbezeichnung „Unfallchirurgie" bzw. Zusatzbezeichnung „spezielle Unfallchirurgie" nach den Grundsätzen „Ambulantes Operieren in der GUV in der Fassung vom 1. Januar 2011" durchführen dürfen.
Bei ambulanter OP: Zuschlag nach Nr. 443 abrechenbar.
Mit der Gebührenziffer wird die Entfernung umschriebener, gut abgrenzbarer Fingerweichteiltumore vergütet. Neben dem Hämangiom sind dies u.a. Bindegewebswucherungen (Fibrome), Granulome, die in Nagelumgebung vorkommende Glomustumore und Epithelzysten. Sofern Hämangiome bereits andere Strukturen, wie Sehnengleitgewebe, Nerven oder die Haut durchwachsen haben, so sind weitere Gebührenziffer (Tenolyse, Neurolyse etc.) abrechenbar.

Ausschluss: 2401, 2403, 2404.

2041 Operative Beseitigung einer Schnürfurche an einem Finger mit Z-Plastik

	65,16	81,08	5,78	30,62	36,40

Kommentar: Die Leistung beinhaltet die Beseitigung einer Schnürfurche an einem Finger. Die Gebührenziffer darf also bei mehreren Schnürfurchen an einem Finger oder bei Schnürfurchen an mehreren Fingern auch entsprechend mehrfach in Ansatz gebracht werden.

2042 Kreuzlappenplastik an einem Finger einschließlich Trennung

	102,37	127,41	7,78	41,40	49,18

Kommentar: Die Leistungsbeschreibung schließt die eigenständige spätere operative Trennung abrechnungstechnisch aus. Erfolgt bei der Trennung eine Anästhesie, wovon auszugehen ist, kann diese abgerechnet werden.

Ausschluss: 2381

2043 Operation der Syndaktylie mit Vollhautdeckung ohne Osteotomie

	134,96	167,94	7,78	46,79	54,57

Kommentar: Die Leistung bezieht sich auf die Trennung der Verwachsung zwischen zwei Fingern ohne Beteiligung der Knochen. Die plastische Versorgung an der Vollhautentnahmestelle ist in der Leistungsbeschreibung nicht enthalten und damit gesondert abrechenbar. Sofern eine Knochendurchtrennung erforderlich wird, ist die höher vergütete Nr. 2044 abzurechnen.
Bei ambulanter OP: Zuschlag nach Nr. 445 abrechenbar, ggf. dazu Nr. 440!

Ausschluss: 2044, 2067, 2250, 2260, 2383

2044 Operation der Syndaktylie mit Vollhautdeckung einschließlich Osteotomie

	158,22	196,90	11,77	57,98	69,75

Kommentar: Siehe Kommentar zu Nr. 2043
Bei ambulanter OP: Zuschlag nach Nr. 445 abrechenbar.

Ausschluss: 2043, 2067, 2250, 2260, 2383

2045 Operation der Doppelbildung an einem Fingergelenk

	55,82	69,48	7,78	17,26	25,04

Kommentar: Siehe Kommentar zu Nr. 2043
Sofern die Doppelbildung mehrere Gelenke betrifft, dann ist die Gebührenziffer auch mehrfach abrechenbar.
Die zusätzliche Stabilisierung durch Kirchnerdraht (Nrn. 2060/2062) oder die notwendigen Eingriffe an Sehnen oder Bändern sind nicht Bestandteil der Leistung und damit gesondert abrechenbar.
Bei ambulanter OP: Zuschlag nach Nr. 443 abrechenbar.

L. Chirurgie, Orthopädie

UV-GOÄ-Nr.	Allgemeine Heilbehandl.	Besondere Heilbehandl.	Besondere Kosten	Allgemeine Kosten	Sachkosten (Besond. + Allg. Kosten)

2050 Fingerverlängerung mittels Knochentransplantation einschließlich Fernlappenplastik

	167,54	208,47	15,66	57,98	73,64

Kommentar: Auf Grund des in der Leistungslegende gewählten Wortlautes „Knochentransplantation" sind auch alle mit der Knochenentnahme zusammenhängenden operativen Maßnahmen Bestandteil der Nr. 2050.

Ausschluss: 2253–2255, 2380–2383.

2051 Operation eines Ganglions (Hygroms) an einem Hand- oder Fußgelenk

	55,82	69,48	7,78	17,26	25,04

Kommentar: Bei dieser Leistung handelt es sich um eine ambulante Operation, die ein D-Arzt ohne Schwerpunktbezeichnung „Unfallchirurgie" bzw. Zusatzbezeichnung „spezielle Unfallchirurgie" nach den Grundsätzen „Ambulantes Operieren in der GUV in der Fassung vom 1. Januar 2011" durchführen dürfen.
Die operative Entfernung eines Ganglions beinhaltet alle durchtrennenden Eingriffe an den angrenzenden bzw. mit dem Ganglion verwachsenen Arealen (Muskeln, Bänder, Sehnen, Faszien, Gelenkkapseln, Gefäße, Knochen, Hautschichten etc.). Sofern die durchtrennenden Eingriffe eine anschließende operative Versorgung an den von den Verwachsungen mit betroffenen Arealen erfordern, so sind diese Eingriffe nicht in den Nrn. 2051 und 2052 enthalten und damit gesondert abrechenbar.
Bei ambulanter OP: Zuschlag nach Nr. 443 abrechenbar.

Ausschluss: 2403, 2404, 2405.

2052 Operation eine Ganglions an einem Fingergelenk

	51,57	64,18	7,78	17,26	25,04

Kommentar: Siehe Kommentar zu Nr. 2051
Bei dieser Leistung handelt es sich um eine ambulante Operation, die ein D-Arzt ohne Schwerpunktbezeichnung „Unfallchirurgie" bzw. Zusatzbezeichnung „spezielle Unfallchirurgie" nach den Grundsätzen „Ambulantes Operieren in der GUV in der Fassung vom 1. Januar 2011" durchführen dürfen.
Bei ambulanter OP: Zuschlag nach Nr. 443 abrechenbar.

Ausschluss: 2403, 2404.

2053 Replantation eines Fingers einschließlich Gefäß-, Muskel-, Sehnen- und Knochenversorgung

	223,37	277,97	31,11	75,10	106,21

Kommentar: Sind ggf. Nervennähte (Nr. 2586) oder plastische Deckungen (Nrn. 2381–2383) notwendig – diese werden in der Leistungslegende nicht genannt –, so sind sie zusätzlich abrechnungsfähig.
Auch der Replantationsversuch ist mit der Gebührenziffer abrechenbar.

Ausschluss: 200, 2000–2005, 2031, 2060, 2062, 2064, 2072–2075, 2082, 2083, 2100, 2105, 2170, 2250, 2254, 2255, 2256, 2337, 2338, 2338a, 2339, 2347, 2348, 2809, 2823.

2054 Plastischer Daumenersatz durch Fingertransplantation einschließlich aller Maßnahmen oder Daumen-Zeigefingerbildung bei Daumenhypoplasie

	223,37	277,97	38,89	75,10	113,99

Kommentar: Bei einem plastischen Daumenersatz mittels Fingertransplantation sind gemäß der Leistungslegende alle Maßnahmen Bestandteil dieser Operation. Die erforderlichen operativen Eingriffe an Gefäßen, Muskeln, Sehnen, Faszien, Gelenkkapseln, Knochen, Nerven und Hautarealen der von der Transplantation tangierten Finger und Daumen können daher nicht neben Nr. 2054 zusätzlich abgerechnet werden.

Ausschluss: 200, 2000–2005, 2060, 2062, 2064, 2072–2075, 2083, 2100, 2105, 2170, 2250, 2254, 2255, 2256, 2337, 2338, 2338a, 2339, 2347, 2348, 2381–2383, 2586, 2809, 2823.

UV-GOÄ-Nr.	Allgemeine Heilbehandl.	Besondere Heilbehandl.	Besondere Kosten	Allgemeine Kosten	Sachkosten (Besond. + Allg. Kosten)

2055 Replantation einer Hand im Mittelhandbereich, Handwurzelbereich oder Unterarmbereich

	651,50	810,76	116,57	322,81	439,38

Kommentar: Im Gegensatz zur Nr. 2053 (Replantation eines Fingers) sind in den Nrn. 2055 (Replantation einer Hand) und 2056 (Replantation eines Armes oder eines Beines) die Gefäß-, Muskel-, Sehnen- und Knochenversorgungen nicht Bestandteil der Leistungslegende, so dass diese operativen Maßnahmen sowie auch ggf. Nervennähte und plastische Deckungen gesondert abrechenbar sind.

2056 Replantation eines Armes oder eines Beines

	744,59	926,58	116,57	369,06	485,63

Kommentar: Siehe Kommentar zu Nr. 2055

2060 Drahtstiftung zur Fixierung eines kleinen Gelenks (Finger-, Zehengelenk)

	18,14	44,26	4,94	5,38	10,32

Kommentar: Bei dieser Leistung handelt es sich um eine ambulante Operation, die ein D-Arzt ohne Schwerpunktbezeichnung „Unfallchirurgie" bzw. Zusatzbezeichnung „spezielle Unfallchirurgie" nach den Grundsätzen „Ambulantes Operieren in der GUV in der Fassung vom 1. Januar 2011" durchführen dürfen.
Eine temporäre Arthrodese wird nach Gelenkfrakturen und Verrenkungen, bei einem schweren Weichteilschaden und einer Sehnennaht durchgeführt. Die Systematik der UV-GOÄ weist in den Gebührenabschnitten der Osteotomien, Pseudarthroseoperationen, Spondylodesen und Einrenkungen sowie der Stabilisierung des Schultereckgelenks darauf hin, dass das Einbringen des Implantats nicht Leistungsinhalt der Arthrodese ist. Die Nr. 2060 ist daher bei zeitlich begrenzten oder dauerhaften Arthrodesen eines Finger- oder Zehengelenkes zusätzlich abrechenbar. Bei ambulanter OP: Zuschlag nach Nr. 442 abrechenbar.

Ausschluss: 2062 (gleicher Finger, gleiche Zehe. Ferner 2338a.

2061 Entfernung einer Drahtstiftung nach Nummer 2060

	6,90	8,58	–	4,32	4,32

Kommentar: Osteosynthesen, Drahtungen, Nagelungen, Verschraubungen, Metallplatten und Fixateure sind Implantate, die für die operative Versorgung von Verletzungen – meist Frakturen und Verrenkungen – verwendet werden. Dabei handelt es sich jeweils um **eine** Versorgung **einer** Fraktur und/oder Verrenkung mit Implantat(en) in Form einer Osteosynthese, Arthrodese oder Spondylodese.
Die Art und Anzahl der Implantatmaterialien findet bei der Vergütung für das Einbringen und Entfernen keine Berücksichtigung. Das Entfernen einer Osteosynthese/Implantat ist also unabhängig davon, ob Schrauben, Platten, Drähte und/oder ein Fixateur etc. verwendet wurden, nur **einmal** an einem Knochen/Gelenk mit **einer** der Gebührenziffern der Nrn. 2061, 2063, 2353 oder 2354 abrechenbar. Dies gilt nicht nur für Röhrenknochen sondern sinngemäß auch für alle anderen Knochen.
Werden Drahtentfernungen im Rahmen von entfernenden Gelenkspiegelungen durchgeführt, so sind diese Bestandteil der Nr. 2189 und daher nicht gesondert mit den Nrn. 2061 bzw. 2063 abrechenbar. Werden Drahtentfernungen im Rahmen von erhaltenden Gelenkspiegelungen durchgeführt, so sind diese nicht Bestandteil der Nr. 2190 und können daher gesondert abgerechnet werden, jedoch nicht nach den Nrn. 2061 bzw. 2063, sondern als zusätzlicher entfernender Eingriff im Rahmen einer Arthroskopie nach Nr. 2195.

2062 Drahtstiftung zur Fixierung von mehreren kleinen Gelenken, Drahtstiftung an der Daumenbasis oder an der Mittelhand oder am Mittelfuß mittels gekreuzter Drähte

	46,54	57,92	7,35	8,62	15,97

Kommentar: Siehe Kommentar zu Nr. 2060.
Bei ambulanter OP: Zuschlag nach Nr. 442 abrechenbar.

	Allgemeine Heilbehandl.	Besondere Heilbehandl.	Besondere Kosten	Allgemeine Kosten	Sachkosten (Besond. + Allg. Kosten)

Eine temporäre Arthrodese wird nach Gelenkfrakturen und Verrenkungen, bei einem schweren Weichteilschaden und einer Sehnennaht durchgeführt. Die Systematik der UV-GOÄ weist in den Gebührenabschnitten der Osteotomien, Pseudarthrosenoperationen, Spondylodesen und Einrenkungen sowie die Stabilisierung des Schultereckgelenks weisen darauf hin, dass das Einbringen des Implantats nicht Leistungsinhalt der Arthrodese ist. Die Nr. 2062 ist daher bei zeitlich begrenzten oder dauerhaften Arthrodesen mehrerer Gelenke eines Fingers, einer Zehe oder einer Handwurzel zusätzlich abrechenbar.

Ausschluss: 2060 (gleicher Finger, gleiche Zehe.

2063 Entfernung einer Drahtstiftung nach Nr. 2062

11,73	14,60	–	4,32	4,32

Kommentar: Bei dieser Leistung handelt es sich um eine ambulante Operation, die ein D-Arzt ohne Schwerpunktbezeichnung „Unfallchirurgie" bzw. Zusatzbezeichnung „spezielle Unfallchirurgie" nach den Grundsätzen „Ambulantes Operieren in der GUV in der Fassung vom 1. Januar 2011" durchführen dürfen.
Osteosynthesen, Drahtungen, Nagelungen, Verschraubungen, Metallplatten und Fixateure sind Implantate, die für die operative Versorgung von Verletzungen – meist Frakturen und Verrenkungen – verwendet werden. Dabei handelt es sich jeweils um **eine** Versorgung **einer** Fraktur und/oder Verrenkung mit Implantat(en) in Form einer Osteosynthese, Arthrodese oder Spondylodese.
Die Art und Anzahl der Implantatmaterialien findet bei der Vergütung für das Einbringen und Entfernen keine Berücksichtigung. Das Entfernen einer Osteosynthese/Implantat ist also unabhängig davon, ob Schrauben, Platten, Drähte und/oder ein Fixateur etc. verwendet wurden, nur **einmal** an einem Knochen/Gelenk mit **einer** der Gebührenziffern der Nrn. 2061, 2063, 2353 oder 2354 abrechenbar. Dies gilt nicht nur für Röhrenknochen sondern sinngemäß auch für alle anderen Knochen.
Werden Drahtentfernungen im Rahmen von entfernenden Gelenkspiegelungen durchgeführt, so sind diese Bestandteil der Nr. 2189 und daher nicht gesondert mit den Nrn. 2061 bzw. 2063 abrechenbar. Werden Drahtentfernungen im Rahmen von erhaltenden Gelenkspiegelungen durchgeführt, so sind diese nicht Bestandteil der Nr. 2190 und können daher gesondert abgerechnet werden, jedoch nicht nach den Nrn. 2061 bzw. 2063, sondern als zusätzlicher entfernender Eingriff im Rahmen einer Arthroskopie nach Nr. 2195. Bei ambulanter Operation: Nr. 442a nicht vergessen!
Brück empfiehlt in seinem GOÄ-Kommentar die Nr. 2063 für die Entfernung eines Nagels oder Drahtes bei Beendigung der Extensionsbehandlung nach Nr. 218 abzurechnen.
Bei ambulanter OP: Zuschlag nach Nr. 442a.
Sofern mehrere Sehnen und Muskeln verlängert werden, ist eine entsprechende mehrfache Abrechnung der Gebührenziffer möglich.

2064 Sehnen-, Faszien- oder Muskelverlängerung oder plastische Ausschneidung

86,00	107,02	23,33	24,26	47,59

Kommentar: Die plastische Ausschneidung einer Sehne nach Nr. 2064 ist Bestandteil der freien Sehnentransplantation nach Nr. 2083 und daher neben dieser nicht gesondert abrechenbar.
Sind Verlängerungen und / oder plastische Ausschneidungen von Sehnen, Faszien und Muskeln in den Leistungslegenden operativer Eingriffe enthalten, so ist die Nr. 2064 als Bestandteil des Haupteingriffs nicht gesondert abrechenbar.
Wenn nur Narbengewebe an oder aus einer Sehne, einer Faszie oder einem Muskel ausgeschnitten wird, ohne dass eine Verlängerung, Verlagerung oder Verpflanzung erfolgt, liegt keine eigene Zielleistung im Sinne der Nr. 2064 vor. Bei ambulanter OP: Zuschlag nach Nr. 444 abrechenbar.

Ausschluss: 2031, 2072, 2073, 2074, 2075, 2082, 2083, 2284, 2565, 2566.

UV-GOÄ-Nr.	Allgemeine Heilbehandl.	Besondere Heilbehandl.	Besondere Kosten	Allgemeine Kosten	Sachkosten (Besond. + Allg. Kosten)

Auf einen Blick: Abrechnung von Sehnen-, Faszien- und Muskel-Operationen

	Sehne UV-GOÄ Nr.	Faszie UV-GOÄ Nr.	Muskel UV-GOÄ Nr.
Ausschneidung, plastische	2064	2064	2064
Durchschneidung, offene	2072	–	2072
Dupuytren´sche Kontraktur OP	2087, 2088, 2089	–	–
Hammerzehe, Stellungskorrektur mittels Sehnendurchschneidung	2080	–	–
Hammerzehe, Stellungskorrektur mit Sehnenverpflanzung	2081	–	–
Kanalbildung(en)	–	–	2070
Karpaltunnel-Syndrom OP	–	–	2070
Missbildungs-OP an Hand oder Fuß, gleichzeitig an Knochen, Sehnen, Bändern	2067	–	2067
Naht bei Verletzung ggf. mit Wundversorgung	2073	2073	–
Sehnenbett, Herstellung, einschl. alloplastischer Einlage a. Hand	2082	–	–
Stenosenoperation d. Sehnenschneide, einschl. PE	2084	–	–
Sehnen-Transplantation, freie	2083	–	–
Tarsanaltunnel-Syndrom OP	–	–	2070
Verkürzung, Raffung	2075	–	–
Verlängerung	2064	2064	2064
Verpflanzung	2074	–	2074

2065 Abtragung ausgedehnter Nekrosen im Hand- oder Fußbereich, je Sitzung

23,27   28,96   –   11,73   11,73

Arbeitshinweise: 1. Im Gegensatz zur Nr. 2006 (Behandlung einer nicht primär heilenden Wunde, auch Abtragung von Nekrosen an einer Wunde) fordert die Leistungslegende der Nr. 2065 nicht, dass es sich um eine Wundbehandlung handeln muss.
2. Nr. 2065 bezieht sich nur auf den Hand- oder Fußbereich, für die Abtragung ausgedehnter Nekrosen in anderen Körperregionen ist Nr. 2065 nicht ansetzbar (ggf. Nr. 2006). Außerdem muss es sich um ausgedehnte Nekrosen handeln (Hoffmann, GOÄ, Komm. Geb.Verzeichnis Nrn. 1033 – 2066, S. 15, RdNr. 16). Nach dem üblichen Sprachgebrauch wird damit eine gewisse Größe der Nekrosen in Relation zur Fläche der Hand oder des Fußes vorausgesetzt. Eine „normale" große Wunde (z. B. nach den Maßen der Nr. 2005) kann also keine ausgedehnte Wunde nach Nr. 2065 sein (z. B. bei der Größe einer 2 €-Münze oder wenn nur eine Fingerkuppe betroffen ist). Es muss etwa im Verhältnis zur gesamten Handfläche ein wesentlicher Teil der Hand nekrotisch sein.
Bei einem Anteil an der Hand- oder Fußfläche ab etwa 20-25 % wird man die geforderte Ausdehnung annehmen können. Handelt es sich dabei um Nekrosen, die nicht nur das oberflächliche Gewebe (Haut-, Unterhautzell- und Fettgewebe), sondern darüber hinaus tiefere Schichten der Haut betreffen, ist eher zu einer etwas niedrigeren Grenze zu tendieren. Insgesamt ist aber eine mehrfach größere nekrotische Fläche als bei den üblichen Schnitt- und Schürfwunden an Hand und Fingern bzw. an den Füßen zu fordern. Die im Vergleich zur Nr. 2006 etwa um das Vierfache höher bewertete Gebühr der Nr. 2065 gibt insoweit die Richtung vor, denn letztlich ist mit der Gebühr der ärztliche Aufwand angemessen zu vergüten.

L. Chirurgie, Orthopädie

UV-GOÄ-Nr.	Allgemeine Heilbehandl.	Besondere Heilbehandl.	Besondere Kosten	Allgemeine Kosten	Sachkosten (Besond. + Allg. Kosten)

Kommentar: 3. Die Leistungslegende der Nr. 2065 stellt auf die Mehrzahl abgetragener ausgedehnter Nekrosen ab. Sie ist also nur einmal pro Sitzung berechenbar – ohne Rücksicht auf die Zahl der Nekrosen.

Die Kommentierung der Arbeitshinweise, dass die Nr. 2065 nur abrechnungsfähig ist, wenn sie „ab etwa 20–25% der Hand- oder Fußfläche" groß ist, ist überholt auf Grund der Ergänzung der „Allgemeinen Bestimmungen zum Abschnitt L" in der UV-GOÄ. Damit ist eine Nekrose ausgedehnt, wenn die Nekrose größer als 4cm² oder 1cm³ ist. Kleine Nekrosen sind nur mit Nr. 2006 abrechenbar. Da es für die Entfernung einer ausgedehnten Nekrose keine UV-GOÄ-Nr. gibt, empfehlen die Autoren hier ebenfalls die Nr. 2065 anzusetzen. Nah beieinander liegenden Nekrosen sind als <u>eine</u> Nekrose zu betrachten (siehe Arbeitshinweise). Bei Eröffnung jeder anderen Phlegmone ist die etwas höher zu vergütende Nr. 2432 abzurechnen.
Bei ambulanter OP: Zuschlag nach Nr. 442 abrechenbar.

Ausschluss: 2003–2006.

2066 Eröffnung der Hohlhandphlegmone

| 41,88 | 52,11 | – | 20,77 | 20,77 |

Kommentar: Ist eine Saug-und/oder Spüldrainage erforderlich, so kann diese zusätzlich nach Nr. 2032 berechnet werden. Da nur die Eröffnung der Hohlhandphlegmone mit der Gebühr vergütet wird, sind weitere Eingriffe wie z.B. die Abtragung von Nekrosen (Nrn. 2006/2065) oder die Entfernung von Fremdkörpern (Nr. 2010) gesondert abrechenbar.
Bei ambulanter OP: Zuschlag nach Nr. 442 abrechenbar.

Ausschluss: 2427–2432

2067 OP einer Hand- oder Fußmissbildung (gleichzeitig an Knochen, Sehnen u./o. Bändern)

| 154,50 | 192,27 | 15,03 | 45,57 | 60,603 |

Kommentar: Sind ggf. Eingriffe an Nerven, Kapseln, Muskeln, Gefäßen u./o. der Haut notwendig – diese werden in der Leistungslegende nicht genannt –, sind sie zusätzlich abrechnungsfähig. Bei ambulanter OP: Zuschlag nach Nr. 445 abrechenbar.

Ausschluss: 200, 2000 – 2005, 2031, 2041 – 2045, 2060, 2062, 2064, 2070 – 2076, 2080 – 2089, 2100, 2101, 2105, 2106, 2110, 2111, 2130, 2131, 2134, 2135, 2155, 2156, 2181, 2189, 2190, 2193, 2205 – 2213, 2250 – 2252, 2254 – 2257, 2260, 2263, 2265, 2267, 2269 – 2274, 2295 – 2297, 2331, 2337 – 2339, 2347 – 2350, 2355, 2356

2070 Muskelkanalbildung(en) oder OP des Karpal- oder Tarsaltunnelsyndroms mit Dekompression von Nerven

| 154,50 | 192,27 | 7,78 | 45,44 | 53,22 |

Kommentar: Bei der alleinigen Spaltung des Retinaculums – sei es offen oder endoskopisch – zur Nervendruckentlastung beim Tarsal-, Karpaltunnel- und Gyom'schen Logensyndrom ist die Nr. 2070 abrechenbar. Wird zusätzlich eine epineurale Neurolyse bei einer einengenden Fibrose des Epineuriums durchgeführt, kann zusätzlich die Nr. 2583 abgerechnet werden, wird daneben noch eine Neueinbettung z.B. mit einem gestielten Fettlappen durchgeführt die Nr. 2584. Eine interfaszikuläre Neurolyse ist nur in sehr seltenen Fällen und dann unter dem Operationsmikroskop indiziert. Wird zusätzlich die palmaris longus Sehne durchtrennt, kann auch die Nr. 2064 abgerechnet werden. Ist eine Tedosynovitis Ursache eines Nervenkompressionssyndroms und es erfolgt eine Tendosynovektomie nach Nr.2091/2092 ist die Nr.2070 Bestandteil dieser Leistung und nicht extra abrechenbar.
Bei ambulanter OP: Zuschlag nach Nr. 445 abrechenbar.

Ausschluss: 2072, 2084, 2091, 2092, 2565, 2566.

2071 Umbildung des Unterarmstumpfes zum Greifapparat

| 172,20 | 214,27 | 22,60 | 51,52 | 74,12 |

2072 Offene Sehnen- oder Muskeldurchschneidung

| 43,11 | 53,64 | 7,78 | 15,24 | 23,02 |

Arbeitshinweise der UVTr (Ausschnitt)

Allgemeine Heilbehandl.	Besondere Heilbehandl.	Besondere Kosten	Allgemeine Kosten	Sachkosten (Besond. + Allg. Kosten)

Die Leistung beinhaltet das schichtweise Durchtrennen der Haut und der darunter liegen den Strukturen, so dass der Operateur in der Tiefe unter Sicht operieren kann (z. B. zur operativen Behandlung des muskulären Schiefhalses; veraltete Methode, s. Hoffmann, Komm. z. GOÄ, Komm. Gebührenverzeichnis Nrn. 2067–2093, Anm. zu Nr. 2072, RdNr. 4).
Nr. 2072 ist nur als Zielleistung berechnungsfähig (s. Brück, Komm. z. GOÄ, Erl. zu Nr. 2072, S. 739), d. h., operatives Ziel darf ausschließlich die Durchtrennung der Sehne oder des Muskels sein. In der heutigen chirurgischen Praxis ist diese Leistung als Zielleistung obsolet (s. o. Hoffmann, wie zuvor). Ist das eigentliche Ziel der ärztlichen Bemühungen z. B. die Naht einer Gelenkkapsel oder einer Sehne und soll die Durchtrennung nur den Zugang dazu schaffen, stellt Nr. 2072 nicht die Zielleistung dar; Nr. 2072 ist somit nicht neben Nr. 2102 oder neben 2073 berechenbar.

Kommentar: Es handelt sich hier um eine selbständige Zielleistung. Werden im Rahmen von irgendwelchen Operationen Durchschneidungen von Sehnen und Muskeln (z.B. bei plastischen Ausschneidungen, Sehnentransplantationen oder Zieleingriffen unterhalb eines Muskels) erforderlich, so können diese nicht nach Nr. 2072 berechnet werden.
Bei ambulanter OP: Zuschlag nach Nr. 442 abrechenbar.

Ausschluss: 2064, 2070, 2073–2075, 2080, 2082, 2083, 2087, 2088, 2089.

2073 Sehnen-, Muskel- und/oder Fasziennaht – gegebenenfalls einschließlich Versorgung einer frischen Wunde   51,27   99,98   15,66   23,20   38,86

Arbeitshinweise: Die Leistungslegende besagt, dass eine Sehnen-, Muskel- oder Fasziennaht- jeweils als Einzelleistung erbracht – nach der Nr. 2073 abgerechnet werden kann. (* Faszie = Bindegewebshülle insbes. der Muskeln und deren sehnenartiger Fortsetzung).
Werden nebeneinander eine Sehnen- und eine Muskelnaht vorgenommen, so ist hierfür zweimal die Nr. 2073 abrechenbar.
Erfolgt jedoch eine Fasziennaht neben einer Sehnennaht, dann kann die Fasziennaht nicht gesondert abgerechnet werden; vielmehr ist sie in den Leistungsumfang für die Sehnennaht einbezogen. Das Gleiche gilt für eine Fasziennaht neben einer Muskelnaht (vgl. **Hoffmann**, Komm. zur GOÄ, Erl. zu Nr. 2073).
Die Achillessehne verfügt nicht über eine Sehnenscheide im Sinne eines Sehnengleitgewebes, sondern lediglich über eine Sehnenhaut (Peritendineum). Eine Naht der Sehnenscheide nach Nr. 2073 ist hier nicht neben einer Wundversorgung abrechenbar.
Nr. 2073 schließt die z. B. neben einer Muskelnaht erforderliche Wundversorgung ein, sodass eine Gebührenposition für die Wundversorgung nach den Nrn. 2000 ff. neben der Nr. 2073 nicht berechnungsfähig ist.

Kommentar: Bei dieser Leistung handelt es sich um eine ambulante Operation, die ein D-Arzt ohne Schwerpunktbezeichnung „Unfallchirurgie" bzw. Zusatzbezeichnung „spezielle Unfallchirurgie" nach den Grundsätzen „Ambulantes Operieren in der GUV in der Fassung vom 1. Januar 2011" noch durchführen dürfen.
Bei dieser Leistung handelt es sich um eine Zielleistung im Rahmen der Versorgung frisch erlittener und tiefer liegender Weichteilverletzungen. Die Erstversorgung der Wunde nach Nrn. 2000–2005 ist gemäß der Leistungsbeschreibung in der Vergütung enthalten und somit nicht gesondert abrechnungsfähig. Neben der Nr. 2073 bzw. Nr2586 ist bei Notwendigkeit der Deckung eines Hautdefekts mit der Gebührennummer einer Hautplastik (z. B. der Nrn.2381 oder 2382) zu vergüten, da diese nicht Bestandteil der Wundversorgung sondern eine eigene Zielleistung ist.
Sofern die Wunde verunreinigt ist, darf das Wundreinigungsbad nach Nr. 2016 zusätzlich abgerechnet werden.
Sind die Leistungen einer Sehnen-, Muskel-, Fasziennaht in den Leistungslegenden operativer Eingriffe enthalten, so ist die Nr. 2073 als Bestandteil des Haupteingriffs nicht gesondert abrechenbar.
Bei der Refixation knöcherner Strecksehnenausrisse an Fingerendgliedern werden die Nr. 2339, an kleinen Knochen die Nrn. 2347/2348 und an großen Knochen die Nrn. 2349/2350 vergütet.
Wenn zur Freilegung des Otheosynthesematerials die Faszie, Muskulatur und/oder Sehne durchtrennt werden musste und nach der Entfernung des Implantats wieder zusammengenäht wird, liegt keine eigene Zielleistung im Sinne der Nr. 2073 vor.

L. Chirurgie, Orthopädie

	Allgemeine Heilbehandl.	Besondere Heilbehandl.	Besondere Kosten	Allgemeine Kosten	Sachkosten (Besond. + Allg. Kosten)

Die offene Sehnen- oder Muskeldurchschneidung nach Nr. 2072 ist Bestandteil der Sehnen- oder Muskelnaht im Sinne der „Anfrischung" der Sehnen- oder Muskelenden, des weiteren Bestandteil der plastischen Sehnen- u./o. Muskelausschneidung (Nr. 2064), der Sehnen- oder Muskelverpflanzung (Nr. 2074), der Sehnenkürzung oder -raffung (Nr. 2075), der Stellungskorrektur mittels Sehnendurchschneidung einer Hammerzehe (Nr. 2080) und der freien Sehnentransplantation (Nr. 2083).

Erfolgt neben der Naht der Sehe, z. B. nach einem Strecksehnenabriss am Finger, eine temporäre Arthodese zur Stabilisierung der Naht, kann diese Leistung zusätzlich mit der Nr. 2060 abgerechnet werden.

Die Gebührenziffer ist für jede genähte Beuge- und Strecksehne einmal abrechenbar. Die Gebührenziffer darf auch bei der Naht einer inkompletten Durchtrennung eines Muskels und einer Sehne abgerechnet werden.

Bei ambulanter Operation: Zuschlag nach Nr. 443 abrechenbar.

Zu beachten ist, dass neben operativen Leistungen, auch bei Zahnextraktionen (= Operationswunde), in aller Regel die Nrn. 2000 bis 2005 nicht berechenbar sind. Insbesondere sind die Nrn. 2001, 2004 oder 2005 nicht für die abschließende Naht nach einer OP berechenbar

Somit ist
Nr. 2000 nicht neben Nrn. 1551, 2001 - 2003 (für dieselbe Wunde), 2033, **2073**,
Nr. 2001 n. n. Nrn. 763, 1325, 1326, 1551, 2002 (für dieselbe Wunde), 2033, **2073**,
Nr. 2002 n. n. Nrn. 1551, 2000, 2001(für dieselbe Wunde), 2033, **2073**, 2586,
Nr. 2003 n. n. Nrn. 1551, 2004, 2005 (für dieselbe Wunde), 2033, **2073**,
Nr. 2004 n. n. Nrn. 1551, 2005 (für dieselbe Wunde), 2033, **2073**,
Nr. 2005 n. n. Nrn. 1551, 2005 (für dieselbe Wunde), 2033, **2073** berechenbar.

Bei der Naht der Beugesehnen an den Fingern und in der Hohlhand handelt es sich um einen SAV-Fall.

Wird nach einer Beugesehnennaht ein Gipsverband nach Kleinert mit Fingezügeln angelegt, kann neben der Nr.228B die Nr. 245 abgerechnet werden.

Ausschluss: 2000–2005, 2064, 2072, 2074, 2075, 2082, 2083, 2087, 2088, 2089, 2104–2106.

2074 Verpflanzung einer Sehne oder eines Muskels
102,37   127,41   15,66   18,48   34,14

Kommentar: Es handelt sich hier um eine selbständige Zielleistung. Werden im Rahmen von irgendwelchen Operationen Sehnen- und / oder Muskelverpflanzungen erforderlich, so können diese nicht nach Nr. 2074 berechnet werden. Bei einer Sehnenverpflanzung ist das Durchschneiden der zu verpflanzenden Sehne, die Verlagerung mit Schaffung eines neuen Sehnenbuffs und die Naht an den Stumpf der verletzten Sehne immer unter Hinweis auf die Allg. Bestimmungen zu Teil 2 erforderlich und damit nicht gesondert abrechnungsfähig.

Nach **Brück** ist die Nr. 2074 auch für die plastische Deckung durch die dabei entnommene Bizepssehne abrechenbar.

Bei ambulanter OP: Zuschlag nach Nr. 444 abrechenbar.

Ausschluss: 2064, 2072, 2073 (Sehnennaht), 2075, 2081–2083, 2104, 2105, 2106, 2235, 2955, 2959.

2075 Sehnenverkürzung oder -raffung
86,00   107,02   7,78   24,26   32,04

Kommentar: Es handelt sich hier um eine selbständige Zielleistung. Werden im Rahmen von irgendwelchen Operationen Sehnenverkürzungen und / oder Sehnenraffungen erforderlich, so können diese nicht nach Nr. 2075 berechnet werden.

Bei der Raffnaht von Strecksehnen an Fingerendgelenken ist die zusätzliche Fixation mit K-Draht gesondert mit Nr. 2060 abrechenbar

Bei ambulanter OP: Zuschlag nach Nr. 444 abrechenbar.

Ausschluss: 2064, 2072–2074, 2076, 2081–2083, 2087, 2088, 2089, 2103, 2235.

2076 Operative Lösung von Verwachsungen um eine Sehne, als selbständige Leistung
88,41   110,02   7,78   24,26   32,04

Kommentar: Es handelt sich hier um eine selbständige Zielleistung. Wird bei einer Metallentfernung gleichzeitig eine Streck- und/oder Beugekontraktur durch eine Herauslösung von

	Allgemeine Heilbehandl.	Besondere Heilbehandl.	Besondere Kosten	Allgemeine Kosten	Sachkosten (Besond. + Allg. Kosten)

Verwachsungen/Vernarbungen an einer Sehne behandelt, ist die Nr. 2076 neben 2353/2354 abrechenbar, aber nicht, wenn nur die Narbe neben der Sehne vom Ersteingriff durchtrennt oder reseziert wird, um zum zu entfernenden Implantat zu gelangen.
Wenn also die Sehne nicht aus Verwachsungen/Vernarbungen/Verklebungen herausgelöst werden muss, sondern nur daneben an der Sehne vorbei in die Tiefe operiert wird oder kein eigenständiges Krankheitsbild einer Sehnenverwachsung oder verwachsungsbedingten Kontraktur (Bewegungsstörung) vorliegt, liegt keine eigene Zielleistung im Sinne der Nr. 2076 vor. Sofern die Tenolyse an mehreren Sehnen durchgeführt wird, ist die Gebührenziffer entsprechend mehrfach abrechenbar.
Bei ambulanter OP: Zuschlag nach Nr. 444 abrechenbar.

Ausschluss: 2075, 2087, 2088, 2089, 2091, 2092.

2080 Stellungskorrektur der Hammerzehe mittels Sehnendurchschneidung
	43,11	53,64	7,78	15,24	23,02

Kommentar: Bei ambulanter OP: Zuschlag nach Nr. 442 abrechenbar.
Ausschluss: 2072, 2081.

2081 Stellungskorrektur der Hammerzehe mit Sehnenverpflanzung und/oder plastischer Sehnenoperation – gegebenenfalls mit Osteotomie und/oder Resektion eines Knochenteils
	86,00	107,02	15,66	23,05	38,71

Kommentar: Bei ambulanter OP: Zuschlag nach Nr. 444 abrechenbar.
Ausschluss: 2072–2074, 2250, 2255, 2260, 2263, 2296, 2297

2082 Operative Herstellung eines Sehnenbettes – einschließlich einer alloplastischen Einlage an der Hand
	153,57	191,10	15,66	45,57	61,23

Kommentar: Die freie Sehnentransplantation nach Nr. 2083 beinhaltet nicht die operative Herstellung eines Sehnenbettes nach Nr. 2082, so dass die beiden Gebührenziffern nebeneinander abrechenbar sind.
Zur Herstellung eines Sehnenbettes gehört auch die Entfernung der Sehnenstümpfe. Die Gebührenziffer ist auch bei der Herstellung eines Sehnenbettes bei Sehnenumlagerung abrechenbar.
Bei ambulanter Operation: Zuschlag nach Nr. 445 nicht abrechenbar.

2083 Freie Sehnentransplantation
	153,57	191,10	23,33	45,57	68,90

Arbeitshinweise: (Ausschnitt)
Mit der Gebühr sind alle erforderlichen Maßnahmen, die Herausnahme, Präparation der Sehne, Einpflanzung an der benötigten Körperstelle usw., abgegolten.
Somit dürfen die Nrn. 2064, 2071 bis 2076 nicht neben Nr. 2083 berechnet werden, weil diese als operative Einzelschritte an derselben Sehne anzusehen sind (vgl. Allgem. Best. zu Abschnitt L. bzw. vor Nrn. 2000 ff.; Brück, Komm. z. GOÄ, Erl. zu Nr. 2083, Seite 742).
…Bei einer Kreuzbandplastik (s. Nr. 2191) wird meist autologes (körpereigenes) Sehnenmaterial als Ersatz für das zerstörte Kreuzband eingesetzt. Die Gewinnung des Kreuzbandersatzes (aus dem Ligamentum patellae, der Semitendinosus- oder Grazilis-Sehne) erfolgt während der Kreuzband-OP. Gleichwohl ist die Entnahme des Sehnenmaterials als eigenständige, zusätzliche OP (mit zusätzlichem Schnitt usw.) anzusehen und einmal gesondert nach Nr. 2083 – neben der Nr. 2191 – zu vergüten (vgl. ausführliche Arb.Hinweise zu Nr. 2191, **Brück**, Komm. z. GOÄ, Erläut. zu Nr. 2191, Seite 766.15)…
…Zu beachten ist, dass eine Kreuzbandruptur mit weiteren Kniebinnenschäden zu den Fällen des VAV gehört (vgl. Anhang 1 zum ÄV, Nr. 7, Ausnahme: isolierte KB-Ruptur). Nach § 37 Abs. 1 ÄV ergibt sich insoweit die Notwendigkeit einer Überweisung des Verletzten an ein VAV-KH; der dort tätige D-Arzt entscheidet nach Art und Schwere der Verletzung, ob eine stationäre oder ambulante Behandlung erforderlich ist. Er kann diese ggf. ambulant selbst durchführen oder einen anderen qualifizierten Arzt damit beauftragen. Ohne Zustimmung des UVTr dürfen die behandelnden D-oder H-Ärzte nicht von dieser Bestimmung abweichen…

L. Chirurgie, Orthopädie

UV-GOÄ-Nr.	Allgemeine Heilbehandl.	Besondere Heilbehandl.	Besondere Kosten	Allgemeine Kosten	Sachkosten (Besond. + Allg. Kosten)

Kommentar: Die freie Sehnentransplantation (Nr. 2083) beinhaltet an der Entnahmestelle die Entfernung von Sehnenverwachsungen (Nr. 2076), die Durchschneidung der zu transplantierenden Sehne (Nr. 2072) und/oder deren plastische Ausschneidung (Nr. 2064). Die Nr. 2083 beinhaltet ferner die Aufbereitung der zu transplantierenden Sehne durch Verkürzungen oder Raffungen (Nr. 2075). Im Zielareal sind die fixierenden Sehnennähte (Nr. 2073) und/oder die Verpflanzung (Nr. 2074) des Sehnentransplantats Bestandteil der freien Sehnentransplantation (Nr. 2083).
Ist vor der Sehnentransplantation die operative Herstellung eines Sehnenbettes erforderlich, so ist die Nr. 2082 zusätzlich abrechenbar.
Die Gewinnung eines Sehnentransplantats (z. B. aus dem Ligamentum patellae, der Semtendinosus- oder Grazilis-Sehne) für den Ersatz eines gerissenen oder geschädigten Bandes erfolgt nicht nur bei der arthroskopischen Kreuzbandersatz-OP. Auch bei anderen offenen oder arthroskopischen OPen (z. B. an der Schulter, dem Ellenbogen, dem Sprunggelenk oder der MPFL-Plastik) kommt diese Technik zum Einsatz. Die Nr. 2083 kann in diesen Fällen neben der operativen - offenen oder arthroskopischen Leistung - als eigenständige Zielleistung abgerechnet werden. Bei arthroskopischer OP gilt die Nr. 2190 für alle Gelenke mit Ausnahme des Kniegelenkes, da hier die speziellere Nr. 2191 abzurechnen ist.
Bei ambulanter OP: Zuschlag nach Nr. 445 abrechenbar.

Ausschluss: 2064 sowie 2071–2076 (dieselbe Sehne(n)), 2230.

2084 Sehnenscheidenstenosenoperation – gegebenenfalls einschließlich Probeexzision –

| 37,89 | 47,14 | 7,78 | 15,37 | 23,15 |

Kommentar: Bei ambulanter OP: Zuschlag nach Nr. 442 abrechenbar.
Die Spaltung eines Ringbandes ist mit dieser Leistung abzurechnen. Handelt es sich um die Spaltung mehrerer Ringbänder in einer Sitzung ist die Nr. 2092 abzurechnen.

Ausschluss: 2091, 2092, 2401, 2402.

2087 OP einer Dupuytren'schen Kontraktur mit teilweiser Entfernung der Palmaraponeurose

| 86,00 | 107,02 | 15,66 | 23,05 | 38,71 |

Kommentar: Bei ambulanter OP: Zuschlag nach Nr. 444 abrechenbar.
Ausschluss: 2072, 2073, 2075, 2076, 2088, 2089.

2088 OP einer Dupuytren'schen Kontraktur mit vollständiger Entfernung der Palmaraponeurose

| 102,37 | 127,41 | 15,66 | 27,38 | 43,04 |

Kommentar: Bei ambulanter OP: Zuschlag nach Nr. 444 abrechenbar.
Ausschluss: 2072, 2073, 2075, 2076, 2087, 2089

2089 Operation der Dupuytren'schen Kontraktur mit vollständiger Entfernung der Palmaraponeurose und mit Strangresektion an einzelnen Fingern – gegebenenfalls einschließlich Z- und/oder Zickzackplastiken –

| 167,54 | 208,47 | 23,33 | 57,98 | 81,31 |

Kommentar: Bei ambulanter OP: Zuschlag nach Nr. 445 abrechenbar.
Ausschluss: 2072, 2073, 2075, 2076, 2087, 2088.

2090 Spülung bei eröffnetem Sehnenscheidenpanaritium, je Sitzung

| 5,88 | 7,30 | – | 3,78 | 3,78 |

Kommentar: Die Leistung nach Nr. 2090 kann nur in der zeitlichen Folge nach eröffnetem Sehnenscheidenpanaritium (Nrn. 2031, 2032) abgerechnet werden. Für das einfache Bad der Hand kann die Leistung nicht angesetzt werden, sondern die Nr. 2016.

2091 SehnenscheidenradikalOP (Tendosynovektomie) – gegebenenfalls mit Entfernung von vorspringenden Knochenteilen und Sehnenverlagerung

| 86,00 | 107,02 | 15,66 | 24,26 | 39,92 |

UV-GOÄ-Nr.	Allgemeine Heilbehandl.	Besondere Heilbehandl.	Besondere Kosten	Allgemeine Kosten	Sachkosten (Besond. + Allg. Kosten)

Kommentar: Die Sehnenscheidenoperation im Bereich aller Körperregionen wird mit dieser Gebührennummer abgerechnet außer an einem Handgelenk oder Finger (Nr. 2092).
Wenn nur Narbengewebe neben der Sehne entfernt wird und nicht ein entzündetes Sehnenscheidengewebe (z.B. entstanden durch Reiben am Implantat) entfernt wird, liegt keine eigene Zielleistung im Sinne der Nr. 2091 vor. Die Sehnenscheidenradikaloperation nach Nr. 2091 kann nicht für Operationen am Handgelenk oder einem Finger in Ansatz gebracht werden, sondern nur die Nr. 2092.
Bei ambulanter OP: Zuschlag nach Nr. 444 abrechenbar.
Ausschluß: 2070, 2084, 2092.

2092 OP der Tendosynovitis im Bereich eines Handgelenks oder der Anularsegmente eines Fingers

	69,82	86,86	7,78	20,63	28,41

Kommentar: Unabhängig von der zu operierenden Anzahl der Sehnen der Handgelenksregion oder der Anzahl der Ringbänder(zwei oder mehr Anularsegmente) eines Fingers kann die Nr. 2092 pro Handgelenk oder pro Finger nur einmal abgerechnet werden. Bei Operation mehrerer Finger kann die Nr. 2092 aber mehrfach abgerechnet werden.
Wird nur ein Ringband an einem Finger gespalten ist nicht die Nr. 2092, sondern die Nr. 2084 abzurechnen.
Bei ambulanter OP: Zuschlag nach Nr. 443 abrechenbar.
Ausschluß: 2070, 2084, 2091.

2093 Spülung bei liegender Drainage

	4,66	5,77	–	2,98	2,98

Kommentar: Das erstmalige Legen einer Drainage beinhaltet auch die in diesem Zusammenhang erforderlichen unmittelbar anschließenden Spülungen. Sofern auch am Operationstag erneut Spülungen erforderlich werden, die nicht während des Eingriffs erfolgen, so können diese Spülungen nach Nr. 2093 abgerechnet werden. Hierbei sollte jedoch die spätere Uhrzeit in der Rechnung angegeben werden.
Ausschluss: 2015, 2032.

III. Gelenkchirurgie

Allgemeine Bestimmungen:
Werden Leistungen nach den Nummern 2102, 2104, 2112, 2113, 2117, 2119, 2136, 2189, 2190, 2191 und/oder 2193 an demselben Gelenk im Rahmen derselben Sitzung erbracht, so sind diese Leistungen nicht mehrfach und nicht nebeneinander berechnungsfähig. Neben den Leistungen nach den Nummern 2189–2196 sind die Leistungen nach den Nummern 300–302 sowie 3300 nicht berechnungsfähig. Die Leistungen nach den Nummern 2192, 2195 und/oder 2196 sind für operative Eingriffe an demselben Gelenk im Rahmen derselben Sitzung jeweils nur einmal berechnungsfähig.

2100 Naht der Gelenkkapsel eines Finger- oder Zehengelenks

	25,87	32,20	7,78	6,61	14,39

Kommentar: Bei dieser Leistung handelt es sich um eine ambulante Operation, die ein D-Arzt ohne Schwerpunktbezeichnung „Unfallchirurgie" bzw. Zusatzbezeichnung „spezielle Unfallchirurgie" nach den Grundsätzen „Ambulantes Operieren in der GUV in der Fassung vom 1. Januar 2011" durchführen dürfen.
Die Naht einer Gelenkkapsel nach den Nrn. 2100–2102 ist nur als Zieleingriff abrechenbar. Kapsel(schluss)nähte werden bei Operationen innerhalb der Gelenke (z.B. Arthroskopien) immer erforderlich, so dass sie als erforderliche Nebeneingriffe Bestandteil dieser Zieleingriffe sind und daher nicht gesondert mit den Nrn. 2100–2102 abgerechnet werden können.
Erfolgt der Eingriff an mehreren Gelenken, dann ist die Gebührenziffer auch mehrfach abrechenbar. Sofern vor der Kapselnaht das luxierte Fingergelenk wieder eingerenkt wird, ist dies zusätzlich abrechenbar (Nrn. 2205 bis 2210). Gleiches gilt für die evtl. erforderliche Naht bzw. plastischen Ersatz des ulnaren und/oder radialen Seitenbandes.

L. Chirurgie, Orthopädie

UV-GOÄ-Nr. | Allgemeine Heilbehandl. | Besondere Heilbehandl. | Besondere Kosten | Allgemeine Kosten | Sachkosten (Besond. + Allg. Kosten)

Dabei darf die Naht oder der plastische Ersatz je Band einmal mit Nr. 2105 in Ansatz gebracht werden.
Bei ambulanter OP: Zuschlag nach Nr. 442 abrechenbar.

Ausschluss: 2110, 2118, 2130, 2134, 2170, 2171.

2101 Naht der Gelenkkapsel eines Kiefer-, Hand- oder Fußgelenks

| 51,57 | 64,18 | 15,66 | 12,41 | 28,07 |

Kommentar: Siehe Kommentar zu Nr. 2100
Bei ambulanter OP: Zuschlag nach Nr. 443 abrechenbar.

Ausschluss: 2111, 2118, 2123, 2131, 2135, 2172.

2102 Naht der Gelenkkapsel eines Schulter-, Ellenbogen-, Hüft- oder Kniegelenks oder eines Wirbelgelenk

| 103,31 | 128,58 | 31,11 | 23,05 | 54,16 |

Kommentar: Siehe Kommentar zu Nr. 2100

Ausschluss: 2104 (gilt nur bei ASK mit Kreuzband-OP), 2112, 2113, 2117, 2119, 2124–2126, 2132, 2133, 2136, 2137, 2189–2191, 2193, 2230, 2235.

2103 Muskelentspannungsoperation am Hüftgelenk – gegebenenfalls einschließlich Abtragung oder Verpflanzung von Sehnenansatzstellen am Knochen –

| 172,20 | 214,27 | 46,78 | 51,52 | 98,30 |

Ausschluss: 2072–2074, 2083.

2104 Bandplastik des Kniegelenks (plastischer Ersatz von Kreuz- u./o. Seitenbändern)

| 215,01 | 267,55 | 46,78 | 68,63 | 115,41 |

Kommentar: Die Nr. 2104 – Bandplastik am Kniehauptgelenk – ist nur bei einem nicht arthroskopischen operativen Eingriff abrechenbar. Sofern im Rahmen einer Arthroskopie eine Bandplastik am Kniehauptgelenk erfolgt, ist die höher vergütete Nr. 2191 abzurechnen.
Wird vor oder nach einer Arthroskopie ein offener Ersatz eines Seitenbandes am Kniegelenk durchgeführt, kann die Nr. 2104 zusätzlich neben den Nrn. 2189-2193 abgerechnet werden. In der Rechnung sollte der Hinweis einer offenen Operation angegeben werden.
Die Gewinnung des körpereigenen Bandersatztransplantates wird gesondert mit Nr. 2064 vergütet.
Sofern das Innen- oder Außenband genäht oder das innere Kniescheibenhalteband gerafft u./o. genäht wird, so ist die Nr. 2104 ebenfalls ggf. auch nach oder vor einer Arthroskopie neben den Nrn. 2189-2193 und 3300 abrechenbar. Wir empfehlen, die Bandnähte oder -plastiken am Schulter- und Hüftgelenk ebenfalls mit Nr. 2104 abzurechnen.

Ausschluss: 2072–2076, 2083, 2102 (gilt nur bei ASK mit Kreuzband-OP), 2112, 2113, 2117, 2119, 2136, 2189–2191, 2193, 2230, 2235.

2105 Primäre Naht eines Bandes oder Bandplastik eines Finger- oder Zehengelenks

| 43,37 | 147,70 | 7,78 | 10,51 | 18,29 |

Kommentar: Die Nr. 2105 – Bandnaht oder Bandplastik eines Finger- oder Zehengelenkes – ist nur bei einem nicht arthroskopischen operativen Eingriff abrechenbar. Sofern im Rahmen einer Arthroskopie eine Bandnaht oder Bandplastik an einem Finger- oder Zehengelenk erfolgt, ist die höher vergütete Nr. 2190 abzurechnen.
Wir empfehlen, dass alle Bandnähte oder -plastiken an kleinen Gelenken (z.B. Mittelhand/ Handwurzel, Mittelfuß/Fußwurzel) nach Nr. 2105 vergütet werden.
Sofern das ulnare und das radiale Seitenband an einem Gelenk genäht oder plastisch ersetzt wird, ist die Gebührenziffer zweimal abrechenbar. Bei ambulanter OP: Zuschlag nach Nr. 443 abrechenbar.

Ausschluss: 2073–2076, 2083.

2106 Primäre Naht eines Bandes oder Bandplastik des Sprunggelenks oder Syndesmose

| 103,31 | 128,58 | 15,66 | 23,05 | 38,71 |

Kommentar: Die Nr. 2106 – Bandnaht oder Bandplastik des Sprunggelenkes oder der Syndesmose – ist nur bei einem nicht arthroskopischen operativen Eingriff abrechenbar. Sofern im

	Allgemeine Heilbehandl.	Besondere Heilbehandl.	Besondere Kosten	Allgemeine Kosten	Sachkosten (Besond. + Allg. Kosten)

Rahmen einer Arthroskopie eine Bandnaht oder Bandplastik des Sprunggelenkes oder der Syndesmose erfolgt, ist die höher vergütete Nr. 2190 abzurechnen.
Wir empfehlen, die Bandnähte oder -plastiken am Fuß-, Hand- und Ellenbogengelenk nach Nr. 2106 abzurechnen. Bei ambulanter OP: Zuschlag nach Nr. 444 abrechenbar.

Ausschluss: 2073–2076, 2083.

2110 Synovektomie in Finger- oder Zehengelenk

69,82	86,86	7,78	18,48	26,26

Kommentar: Die Nr. 2110 ist nur bei einer nicht arthroskopischen aber vollständigen Gelenkschleimhautentfernung in einem Finger- oder Zehengelenk als Zieleingriff abrechenbar. Sofern im Rahmen einer Arthroskopie eine teilweise oder vollständige Gelenkschleimhautentfernung in einem Finger- oder Zehengelenk erfolgt, ist die höher vergütete Nr. 2189 abzurechnen. Auch wenn das Gelenk, in dem die Innenhaut entfernt werden soll, vereitert ist, darf die Eröffnung des Gelenkes nicht zusätzlich mit Nr. 2155 abgerechnet werden, da die Zielleistung die Synovektomie ist und nicht die hierzu benötigte Nebenleistung der Gelenkeröffnung.
Bei ambulanter OP: Zuschlag nach Nr. 443 abrechenbar.

Ausschluss: 2100, 2122, 2130, 2134.

2111 Synovektomie in Hand- oder Fußgelenk

103,31	128,58	15,66	23,05	38,71

Kommentar: Die Nr. 2111 ist nur bei einer nicht arthroskopischen aber vollständigen Gelenkschleimhautentfernung in einem Hand- oder Fußgelenk als Zieleingriff abrechenbar. In der ausschließlich entfernenden Arthroskopie nach Nr. 2189 ist die teilweise Gelenkschleimhautentfernung in einem Hand- oder Fußgelenk bereits in der Vergütung enthalten. Bei einer arthroskopischen vollständigen Gelenkschleimhautentfernung in einem Hand- oder Fußgelenk ist die höher bewertete Nr. 2193 abzurechnen. Im Rahmen einer erhaltenden Arhtroskopie in einem Hand- oder Fußgelenk nach Nr. 2190 ist die teilweise oder vollständige Entfernung der Gelenkschleimhaut als zusätzlicher operativer Nebeneingriff nach Nr. 2195 einmalig abrechenbar.
Bei ambulanter OP: Zuschlag nach Nr. 444 abrechenbar.

Ausschluss: 2101, 2123, 2131, 2135.

2112 Synovektomie in Schulter-, Ellenbogen- oder Kniegelenk

137,75	171,42	23,33	34,39	57,72

Kommentar: Die Nr. 2112 ist nur bei einer nicht arthroskopischen aber vollständigen Gelenkschleimhautentfernung in einem Schulter-, Ellenbogen- oder Kniegelenk als Zieleingriff abrechenbar.
In der ausschließlich entfernenden Arthroskopie nach Nr. 2189 ist die teilweise Gelenkschleimhautentfernung in einem Schulter-, Ellenbogen- oder Kniegelenk bereits in der Vergütung enthalten.
Bei einer arthroskopischen vollständigen Gelenkschleimhautentfernung in einem Schulter-, Ellenbogen- oder Kniegelenk ist die höher bewertete Nr. 2193 abzurechnen. Im Rahmen einer erhaltenden Arthroskopie in einem Schulter- oder Ellenbogengelenk nach Nr.2190 bzw. in einem Kniegelenk nach den Nrn. 2190 oder 2191 ist die teilweise oder vollständige Entfernung der Gelenkschleimhaut als zusätzlicher operativer Nebeneingriff nach Nr. 2195 einmalig abrechenbar.
Bei ambulanter OP: Zuschlag nach Nr. 445 abrechenbar.

Ausschluss: 2102, 2104, 2117, 2119, 2124, 2132, 2133, 2136, 2137, 2153, 2154, 2189–2191, 2193.

2113 Synovektomie in einem Hüftgelenk

172,20	214,27	23,33	38,15	61,48

Kommentar: Die Nr. 2113 ist nur bei einer nicht arthroskopischen aber vollständigen Gelenkschleimhautentfernung in einem Hüftgelenk als Zieleingriff abrechenbar.
In der ausschließlich entfernenden Arthroskopie nach Nr. 2189 ist die teilweise Gelenkschleimhautentfernung in einem Hüftgelenk bereits in der Vergütung enthalten.
Bei einer arthroskopischen vollständigen Gelenkschleimhautentfernung in einem Hüftgelenk ist die höher bewertete Nr. 2193 abzurechnen.

L. Chirurgie, Orthopädie

UV-GOÄ-Nr.	Allgemeine Heilbehandl.	Besondere Heilbehandl.	Besondere Kosten	Allgemeine Kosten	Sachkosten (Besond. + Allg. Kosten)

Im Rahmen einer erhaltenden Arthroskopie in einem Hüftgelenk nach Nr. 2190 ist die teilweise oder vollständige Entfernung der Gelenkschleimhaut als zusätzlicher operativer Nebeneingriff nach Nr. 2195 einmalig abrechenbar.

Ausschluss: 2102, 2125, 2126, 2149–2152, 2189, 2190, 2193.

2117 Meniskusoperation   137,75   171,42   23,33   38,15   61,48

Kommentar: Die Nr. 2117 ist nur bei einer nicht arthroskopischen Meniskusoperation (Entfernung, Naht etc.) im Kniegelenk als Zieleingriff abrechenbar.
In der ausschließlich entfernenden Arthroskopie nach Nr. 2189 ist die teilweise oder vollständige Meniskusentfernung im Kniegelenk bereits in der Vergütung enthalten.
Bei einer arthroskopischen vollständigen Gelenkschleimhautentfernung in einem Kniegelenk nach Nr. 2193 ist die vollständige oder teilweise Meniskusentfernung bereits in der Vergütung enthalten. Eine erforderliche Meniskusnaht führt statt Nr. 2193 zur Abrechnung der Nr. 2190.
Im Rahmen einer erhaltenden Arthroskopie in einem Kniegelenk nach Nr. 2190 ist die Meniskusnaht bereits in der Vergütung enthalten. Die teilweise oder vollständige Entfernung des Meniskus dagegen ist als zusätzlicher operativer Nebeneingriff nach Nr. 2195 abrechenbar.
Im Rahmen einer erhaltenden Arthroskopie in einem Kniegelenk nach Nr. 2191 sind die Meniskusnaht und/oder die teilweise bzw. vollständige Entfernung des Meniskus nicht in der Vergütung enthalten und daher als zusätzlicher operativer Nebeneingriff einmalig nach Nr. 2195 abrechenbar.
Bei ambulanter OP: Zuschlag nach Nr. 445 abrechenbar.

Ausschluss: 2032, 2102, 2104, 2112, 2119 (Kniegelenk), 2136, 2189, 2190, 2191, 2192, 2193.

2118 Operative Fremdkörperentfernung aus einem Kiefer-, Finger-, Hand-, Zehen- oder Fußgelenk   60,51   75,28   7,78   19,68   27,46

Kommentar: Die Nrn. 2118 und 2119 sind nur bei einer nicht arthroskopischen Fremdkörperentfernung aus einem Gelenk bzw. einer freien Gelenkkörperentfernung als Zieleingriff abrechenbar.
In der ausschließlich entfernenden Arthroskopie nach Nr. 2189 und der vollständigen Gelenkschleimhautentfernung nach Nr. 2193 sind Fremdkörperentfernungen aus einem Gelenk bzw. freie Gelenkkörperentfernungen bereits in der Vergütung enthalten.
Im Rahmen einer erhaltenden Arthroskopie in einem Gelenk nach den Nrn. 2190 und 2191 sind Fremdkörperentfernungen aus einem Gelenk bzw. freie Gelenkkörperentfernungen als zusätzliche operative Nebeneingriffe einmalig nach Nr. 2195 abrechenbar.
Die Nr. 2118 kann auch bei der Entfernung freier Gelenkkörper (wie auch Nr. 2119) in Ansatz gebracht werden.
Bei ambulanter OP: Zuschlag nach Nr. 443 abrechenbar.

Ausschluss: 2110, 2134, 2135, 2140–2143, 2189–2191, 2193.

2119 Operative Entfernung freier Gelenkkörper oder Fremdkörperentfernung aus dem Schulter-, Ellenbogen- oder Kniegelenk   137,75   171,42   15,66   38,15   53,81

Kommentar: Siehe Kommentar zu Nr. 2118
Bei ambulanter OP: Zuschlag nach Nr. 445 abrechenbar.

Ausschluss: 2102, 2112, 2117, 2136, 2144, 2147, 2153, 2154, 2189, 2190, 2191, 2193.

Rechtsprechung: ▶ **GOÄ Ziffer 2119 nicht neben GOÄ Ziffer 2144** (dieses Urteil zu einer GOÄ-Leistung dürfte auch für die UV-GOÄ von Bedeutung sein)
Bei der in der GOÄ Ziffer 2119 beschriebenen Leistung handelt es sich um einen methodisch notwendigen Bestandteil der in GOÄ Ziffer 2144 aufgeführten ärztlichen Leistung. Eine Leistung nach Ziffer 2119 kann daher nicht neben Ziffer 2144 abgerechnet werden.
Aktenzeichen: VGH Baden-Württemberg, 17.02.2011, AZ: 2 S 595/10

2120 Denervation eines Finger- oder Zehengelenks
                60,51   75,28   7,78   18,48   26,26

Kommentar: Die Nrn. 2120 und 2121 sind nur bei der nicht arthroskopischen Denervation eines Gelenkes als Zieleingriff abrechenbar.
Bei eigenständiger Indikation im Rahmen einer offenen OP (z.B. Bandverletzung am Handgelenk oder Naht des Discus triangularis) kann die Denervation als eigenständige Zielleistung zusätzlich abgerechnet werden.

	Allgemeine Heilbehandl.	Besondere Heilbehandl.	Besondere Kosten	Allgemeine Kosten	Sachkosten (Besond. + Allg. Kosten)

In der ausschließlich entfernenden Arthroskopie nach Nr. 2189 und der vollständigen Gelenkschleimhautentfernung nach Nr. 2193 ist die Denervation eines Gelenkes bereits in der Vergütung enthalten.
Im Rahmen der erhaltenden Arthroskopien nach den Nr. 2190 und Nr. 2191 ist die Denervation eines Gelenkes als zusätzlicher operativer Nebeneingriff nach Nr. 2195 abrechenbar.
Bei der offenen Denervation eines Gelenks ist die Abrechnung unabhängig von der Anzahl der durchtrennten Nerven nur einmal pro Gelenk abrechnungsfähig. Wird nur ein Nerv am Gelenk durchtrennt, ist nur die Nr. 2580 abzurechnen.
Bei ambulanter OP: Zuschlag nach Nr. 443 abrechenbar.

2121 Denervation eines Hand-, Ellenbogen-, Fuß- oder Kniegelenks

120,98	150,58	15,66	27,38	43,04

Kommentar: Siehe Kommentar zu Nr. 2120
Bei ambulanter OP: Zuschlag nach Nr. 445 abrechenbar.

2122 Resektion eines Finger- oder Zehengelenks

51,57	64,18	7,78	16,18	23,96

Kommentar: Im Rahmen der (Teil-)Resektion eines Gelenkes nach Nr. 2122 sind mehrere operative Einzelschritte an Knochen, Kapseln, Knorpel, Synovialis und/oder Bändern erforderlich. Die Knochendurchtrennung (Nr. 2250), die Entfernung der Gelenkflächen (Nr. 2256), die Arthroplasik (Nr. 2134), die Eröffnung eines infizierten Gelenkes (Nr. 2155), die Synovektomie (Nr. 2110), die Naht der Gelenkkapsel (Nr. 2100), die Naht eines Bandes (Nr. 2105) und die Einrenkung des Gelenkes (Nrn. 2205 bis 2209) sind als Einzelschritte notwendige methodische Bestandteile der Zielleistung und daher gemäß der Allg. Best. vor Abschnitt L nicht gesondert abrechenbar.
Die Gelenkresektion der Nr. 2122 ist Bestandteil der Versteifungsoperation nach Nr. 2130, da die Versteifungsoperation höher bewertet ist und die Stabilisierung mit Implantaten (Nagelung/Drahtung etc.) zusätzlich mit Nr. 2060 oder Nr. 2062 sowie die ggf. erforderlich Einbringung von Knochen/Knochenspänen zusätzlich mit Nr. 2254 oder Nr. 2255 neben Nr. 2130 abgerechnet werden darf.
Bei ambulanter OP: Zuschlag nach Nr. 442 abrechenbar.

Ausschluss: 200, 2053, 2081, 2100, 2105, 2110, 2118, 2120, 2130, 2134, 2140, 2155, 2189, 2205–2209, 2250, 2256, 2263, 2267, 2273, 2296, 2297.

2123 Resektion eines Kiefer-, Hand- oder Fußgelenks

103,31	128,58	15,66	33,58	49,24

Kommentar: Im Rahmen der (Teil-)Resektion eines Gelenkes nach Nr. 2123 sind mehrere operative Einzelschritte an Knochen, Kapseln, Knorpel, Synovialis und/oder Bändern erforderlich. Die Knochendurchtrennung (Nrn. 2250-2252), die Entfernung der Gelenkflächen (Nr. 2257), die Arthroplasik (Nr.2135), die Eröffnung eines infizierten Gelenkes (Nr. 2156), die Synovektomie (Nr. 2111), die Naht der Gelenkkapsel (Nr. 2101), die Naht eines Bandes (Nr. 2106) und die Einrenkung des Gelenkes (Nrn. 2211 bis 2212) sind als Einzelschritte notwendige methodische Bestandteile der Zielleistung und daher gemäß der Allg. Best. vor Abschnitt L nicht gesondert abrechenbar.
Die Gelenkresektion der Nr. 2123 ist Bestandteil der Versteifungsoperation nach Nr. 2131, da die Versteifungsoperation höher bewertet ist und die Stabilisierung mit Implantaten (Nagelung/Drahtung/Verschraubung etc.) zusätzlich mit Nr. 2349 sowie die ggf. erforderlich Einbringung von Knochen/Knochenspänen zusätzlich mit Nr. 2254 oder Nr. 2255 neben Nr. 2131 abgerechnet werden darf.

Ausschluss: 200, 2055, 2101, 2106, 2111, 2118, 2121, 2131, 2135, 2142, 2156, 2189, 2211, 2212, 2213, 2250-2252, 2257, 2263, 2265, 2267, 2273, 2274.

2124 Resektion eines Ellenbogen-, Schulter-, Hüft- oder Kniegelenks

172,20	214,27	38,89	39,24	78,13

Kommentar: Im Rahmen der (Teil-)Resektion eines Gelenkes nach Nr. 2124 sind mehrere operative Einzelschritte an Knochen, Kapseln, Knorpel, Synovialis und/oder Bändern erforderlich. Die Knochendurchtrennung (Nrn. 2250-2252), die Entfernung der Gelenkflächen (Nr. 2257), die Arthroplasik (Nrn. 2136/2137), die Eröffnung eines infizierten Gelenkes (Nr.

L. Chirurgie, Orthopädie   2125–2126

UV-GOÄ-Nr.	Allgemeine Heilbehandl.	Besondere Heilbehandl.	Besondere Kosten	Allgemeine Kosten	Sachkosten (Besond. + Allg. Kosten)

2157), die Synovektomie (Nr. 2112/2113), die Naht der Gelenkkapsel (Nr. 2102), die Naht eines Bandes (Nr.2104) und die Einrenkung des Gelenkes (Nrn. 2214, 2215, 2217, 2218, 2221, 2222, 2226) sind als Einzelschritte notwendige methodische Bestandteile der Zielleistung und daher gemäß der Allg. Best. vor Teil L nicht gesondert abrechenbar. Die Gelenkresektion der Nr. 2124 ist Bestandteil der Knie- oder Hüftversteifungsoperation nach den Nr. 2133 oder 2132, da die Versteifungsoperation höher bewertet ist und bei der Knieversteifung die Stabilisierung mit Implantaten (Nagelung/Drahtung/Verschraubung etc.) zusätzlich mit Nr. 2349 sowie die ggf. erforderlich Einbringung von Knochen/Knochenspänen zusätzlich mit Nr. 2254 oder Nr. 2255 neben Nr. 2133 abgerechnet werden darf (nicht bei der Hüftversteifung).

Ausschluss: 200, 2056, 2102, 2104, 2112, 2113, 2119, 2121, 2132, 2133, 2136, 2137, 2144, 2146, 2149, 2157, 2189, 2214–2216, 2217, 2218, 2221, 2222, 2226, 2250-2252, 2257, 2265, 2267, 2274.

2125 Kopf-Halsresektion am Hüftgelenk   206,61   257,12   46,78   60,54   107,32

Kommentar: Siehe Kommentar zu Nr. 2124
Ausschluss: 2267.

2126 Kopf-Halsresektion am Hüftgelenk mit Osteotomie am koxalen Femurende – gegebenenfalls mit Osteosynthese   257,82   320,82   46,78   75,65   122,43

Kommentar: Siehe Kommentar zu Nr. 2124
Ausschluss: 200, 302, 480, 2000–2005, 2125, 2251, 2252, 2257, 2258, 2267, 2274–2276, 2330.

Auf einen Blick: Arthrodese (Ausschlüsse und zusätzliche Leistungen): Gelenke

	Ausschlüsse – UV-GOÄ Nrn							
	Finger (2130)	Hand (2131)	Ellenbogen (2133)	Schulter (2133)	Hüfte (2132)	Knie (2133)	Fuß (2131)	Zeh (2130)
Knochendurchtrennung	2250	2250/2252	2250/2252	2250/2252	2250/2252	2250/2252	2250/2252	2250
Gelenkflächenentfernung	2256	2257	2257	2257	2257	2257	2257	2256
Arthroplastik	2134	2135	2136	2137	-	2136	2135	2134
infiziertes Gelenk; Eröffnung	2155	2156	2157	2157	2157	2157	2156	2155
Kapselschlussnaht	2100	2101	2102	2102	2102	2102	2101	2100
Gelenkeinrenkung	2205-2209	2211/2212	2214/2215/2226	2217/2218/2221/2222/2226	2231-2234	2214/2215/2221/2222/2226	2211/2212	2205-2209

	Mögliche – wenn erforderliche – zusätzliche Leistungen							
	Finger (2130)	Hand (2131)	Ellenbogen (2133)	Schulter (2133)	Hüfte (2132)	Knie (2133)	Fuß (2131)	Zeh (2130)
Stabilisierung durch Implantate (z.B. Nägel, Drähte, Platten, Fixateur)	2060/2062	2349	2349	2349	2349	2349	2349	2060/2062
Knochen(span)einbringung	2255	2255	2255	2255	-	2255	2255	2255
Knochenspanentnahme	-	-	-	-	2253	-	-	-
OP-Zuschlag	443	445	445	445	-	445	445	443

UV-GOÄ-Nr.	Allgemeine Heilbehandl.	Besondere Heilbehandl.	Besondere Kosten	Allgemeine Kosten	Sachkosten (Besond. + Allg. Kosten)
2130	Operative Versteifung eines Finger- oder Zehengelenks				
	60,51	75,28	7,78	18,48	26,26

Kommentar: Bei einer dauerhaften Arthrodese werden operativ die Gelenkenden entknorpelt/reseziert (entfernt), begradigt und in dem gewünschten Winkel aufeinander gestellt. Die Gelenkresektion (Nr. 2122), die Knochendurchtrennung (Nr. 2250), die Entfernung der Gelenkflächen (Nr. 2256), die Arthroplastik (Nr. 2134), die Eröffnung eines infizierten Gelenkes (Nr. 2155), die Synovektomie (Nr. 2110), die Naht der Gelenkkapsel (Nr. 2100) und die Einrenkung des Gelenkes (Nrn. 2205 bis 2209) sind als Einzelschritte notwendige methodische Bestandteile der Zielleistung und daher gemäß der Allg. Best. vor Teil L nicht gesondert abrechenbar.

Die Stabilisierung erfolgt nur noch selten durch einen Gips. Regelhaft – aber in der Vergütung und Leistungsbeschreibung nicht abgebildet – erfolgt heute die Stabilisierung durch die gebräuchlichen Implantate wie Drähte, Nägel, Platten oder Fixateur. Diese kann daher zusätzlich mit der Nr. 2060 (Drahtstiftung zur Fixierung eines kleinen Gelenkes) oder der Nr. 2062 (Drahtstiftung zur Fixierung mehrerer kleiner Gelenke oder der Daumenbasis) abgerechnet werden. Sofern zusätzlich Knochen/Knochenspäne eingebracht werden müssen, ist die Nr. 2255 zusätzlich abrechenbar, da diese Maßnahme in der Leistungsbeschreibung und der Vergütung nicht enthalten ist.

Eine temporäre Arthrodese z.B. nach einer Strecksehnennaht zur vorübergehenden Stabilisierung der Naht kann nicht mit dieser Ziffer abgerechnet werden. Dies wäre neben der Naht nach 2073 zusätzlich mit der Nr. 2060 abzurechnen.

Die Leistung nach Nr. 2130 darf ein D-Arzt ohne Schwerpunktbezeichnung „Unfallchirurgie" bzw Zusatzbezeichnung „Spezielle Unfallchirurgie" nicht mehr durchführen und abrechnen außer bei Zuweisung durch einen D-Arzt mit spezieller Unfallchirurgie.

Bei ambulanter OP: Zuschlag nach Nr. 443 abrechenbar.

Ausschluss: 200, 2100, 2110, 2122, 2134, 2155, 2205-2210, 2250, 2256, 2267.

2131	Operative Versteifung eines Hand- oder Fußgelenks				
	120,98	150,58	15,66	27,38	43,04

Kommentar: Bei einer dauerhaften Arthrodese werden operativ die Gelenkenden entknorpelt/reseziert (entfernt), begradigt und in dem gewünschten Winkel aufeinander gestellt. Die Gelenkresektion (Nr. 2123), die Knochendurchtrennung (Nrn. 2250–2252), die Entfernung der Gelenkflächen (Nr. 2257), die Arthroplastik (Nr. 2135), die Eröffnung eines infizierten Gelenkes (Nr. 2156), die Synovektomie (Nr. 2111), die Naht der Gelenkkapsel (Nr. 2101) und die Einrenkung des Gelenkes (Nrn. 2211 und 2212) sind als Einzelschritte notwendige methodische Bestandteile der Zielleistung und daher gemäß der Allg. Best. vor Teil L nicht gesondert abrechenbar.

Eine vorübergehende Versteifung eines Hand- oder Fußgelenks kann mit der Leistung nicht abgerechnet werden.

Die Stabilisierung erfolgt nur noch selten durch einen Gips. Regelhaft – aber in der Vergütung und Leistungsbeschreibung nicht abgebildet – erfolgt heute die Stabilisierung durch die gebräuchlichen Implantate wie Drähte, Nägel oder Platten. Für die Stabilisierung ist in der UV-GOÄ keine zusätzliche Leistung enthalten. Wir empfehlen daher, die dauerhafte Osteosynthese zusätzlich mit der Nr. 2349 (Nagelung/Drahtung/Verschraubung großer Knochen) ohne den Ambulanzzuschlag der Leistung abzurechnen. Sofern zusätzlich Knochen/Knochenspäne eingebracht werden müssen, ist die Nr. 2255 zusätzlich abrechenbar, da diese Maßnahme in der Leistungsbeschreibung und der Vergütung nicht enthalten ist.

Ausschluss: 200, 2101, 2111, 2123, 2135, 2156, 2211–2213, 2250-2252, 2348, 2350, 2401, 2402

2132	Operative Versteifung eines Hüftgelenks – auch einschließlich Fixation durch Knochenspäne oder alloplastisches Material –				
	257,82	320,82	38,89	75,65	114,54

Kommentar: Bei einer dauerhaften Arthrodese werden operativ die Gelenkenden entknorpelt/reseziert (entfernt), begradigt und in dem gewünschten Winkel aufeinander gestellt. Die Gelenk(teil)resektion (Nrn. 2124–2126), die Knochendurchtrennung (Nrn. 2250 – 2252), die Entfernung der Gelenkflächen (Nr. 2257), die Eröffnung eines infizierten Gelenkes

L. Chirurgie, Orthopädie

UV-GOÄ-Nr.	Allgemeine Heilbehandl.	Besondere Heilbehandl.	Besondere Kosten	Allgemeine Kosten	Sachkosten (Besond. + Allg. Kosten)

(Nr. 2157), die Naht der Gelenkkapsel (Nr. 2102), die Synovektomie (Nr. 2113) und die Einrenkung des Gelenkes (Nrn. 2231 – 2234) sind als Einzelschritte notwendige methodische Bestandteile der Zielleistung und daher gemäß der Allg. Best. vor Teil L nicht gesondert abrechenbar.

Die Stabilisierung erfolgt durch die gebräuchlichen Implantate(alloplastisches Material) wie Drähte, Nägel, Platten und Schrauben oder Fixateur. Diese könnendaher nicht zusätzlich mit der Nr. 2349 (Nagelung/Drahtung/Verschraubung großer Knochen) abgerechnet werden. Die zusätzliche Einbringung von Knochen/Knochenspäne ist ebenfalls in der Leistungsbeschreibung und somit in der Vergütung enthalten, so dass lediglich die Entnahme des Knochens bzw. des Knochenspans zusätzlich mit der Nr. 2253 abgerechnet werden darf.

Ausschluss: 200, 2102, 2113, 2124–2126, 2157, 2231–2234, 2250–2252, 2254, 2255, 2257, 2267.

2133 Operative Versteifung eines Kniegelenks

| 195,46 | 243,21 | 38,89 | 60,54 | 99,43 |

Kommentar: Für die Versteifung des Schulter- oder Ellenbogengelenkes wird empfohlen, auch die Nr. 2133 abzurechnen.

Bei einer dauerhaften Arthrodese werden operativ die Gelenkenden entknorpelt/reseziert (entfernt), begradigt und in dem gewünschten Winkel aufeinander gestellt. Die Knochendurchtrennung (Nrn. 2250 – 2252), die Entfernung der Gelenkflächen (Nr. 2257), die Arthroplastik (Nrn. 2136 und 2137), die Eröffnung eines infizierten Gelenkes (Nr. 2157), die Naht der Gelenkkapsel (Nr. 2102) die Synovektomie (Nr. 2112) und die Einrenkung des Gelenkes (Nrn. 2214, 2215, 2217, 2218, 2221, 2222, 2226) sind als Einzelschritte notwendige methodische Bestandteile der Zielleistung und daher gemäß der Allg. Best. vor Teil L nicht gesondert abrechenbar.

Die Stabilisierung erfolgt nur noch selten durch einen Gips. Regelhaft – aber in der Vergütung und Leistungsbeschreibung nicht abgebildet – erfolgt heute die Stabilisierung durch die gebräuchlichen Implantate wie Drähte, Nägel, Platten oder Fixateur. Diese kann daher zusätzlich mit der Nr. 2349 (Nagelung/Drahtung/Verschraubung großer Knochen) abgerechnet werden. Sofern zusätzlich Knochen/Knochenspäne eingebracht werden müssen, ist die Nr. 2255 zusätzlich abrechenbar, da diese Maßnahme in der Leistungsbeschreibung und der Vergütung nicht enthalten ist.

Ausschluss: 200, 2102, 2112, 2136, 2137, 2157, 2214–2218, 2221, 2222, 2226, 2250–2252, 2257, 2267.

2134 Arthroplastik eines Finger- oder Zehengelenks

| 86,00 | 107,02 | 15,66 | 23,05 | 38,71 |

Kommentar: Die Arthroplastiken nach den Nrn. 2134-2137 sind nur bei einem **offenen** (nicht arthroskopischen) Gelenkeingriff als Zieleingriff abrechenbar. Die Nrn. 2134 und Nr. 2135 dürfen ambulant operiert werden. Bei den Nrn. 2136 und 2137 handelt es sich um stationäre Eingriffe, die nur einer SAV-Klinik vorbehalten sind.

Die Resektion eines Gelenks ist mit der Nr. 2122- 2124 abzurechnen. Bei der **Arthroplastik** werden Gelenkflächen teilweise entknorpelt/entfernt und anschließend neu geformt. Die Neuformung (Plastik) erfolgt heute selten durch autologes (körpereigenes) Material (Faszien, Fett, Haut, Knorpel etc.), sondern häufig durch alloplastisches (körperfremdes aber gewebefreundliches) Material (künstliche Gelenkersatz). Die Entnahme des körpereigenen Materials wie Haut (Nr. 2383), Faszien/Sehnen (Nr. 2064) und Knorpel (Nr. 2384) ist zusätzlich abrechenbar, da ausschließlich die Einbringung in der Leistungsbeschreibung und somit in der Vergütung enthalten ist. Der künstliche Gelenkersatz ist dann mit den Nrn. 2140ff. abzurechnen."

Die Arthrolyse/Gelenkslösung/Gelenkrevision/Gelenkdebridement/ Gelenksäuberung ist der Arthroplastik gleich zu setzen, da auch hierbei die Beweglichkeit des Gelenkes wieder hergestellt werden soll. Die Lösung von Vernarbungen/Verwachsungen, die Lösung/Durchtrennung der Gelenkkapsel, die Entfernung eines Schleimbeutels im Gelenk, von Gelenkschleimhautzotten-/falten, knöcherner Randkantenanbauten und freier Gelenkkörper sind daher neben der Nrn. 2134-2137 nicht gesondert abrechenbar. Die Eröffnung eines infizierten Gelenkes (Nrn. 2155–2157), die (teilweise) Entfernung der Gelenkschleimhaut (Nrn. 2110–2113), von Gelenkkörpern (Nrn. 2118, 2119), der Gelenkflächen (Nrn. 2256–2258) oder von einem Schleimbeutel im Gelenk (Nr. 2405), die Naht der Gelenkkapsel (Nrn. 2100–2102) sind als Einzelschritte notwendige methodische

Bestandteile der Zielleistung Arthroplastik/Arthrolyse und daher gemäß der Allg. Best. vor Teil L nicht gesondert abrechenbar.
Neben der Arthroplastik nach Nrn. 2134–2137 sind die Entfernung eines Schleimbeutels (Nr. 2405), Ganglions (Nr. 2404) und/oder Bakercyste (Nr. 2404) und/oder Durchtrennung einer Sehne (Nr. 2072), die außerhalb des Gelenks liegen, gesondert berechnungsfähig. Bei der der vollständigen arthroskopischen Gelenkschleimhautentfernung nach Nr. 2193 ist die Arthroplastik Bestandteil des Leistungsinhalts. Im Rahmen einer erhaltenden Gelenkarthroskopie nach den Nrn. 2190 oder 2191 sind Arthroplastiken in einem Gelenk in der Vergütung nicht enthalten und daher zusätzlich als operative Nebeneingriffe einmalig mit der Nr. 2195 abrechenbar. Das gilt auch bei einer resezierenden arthroskopischen Operation nach Nr. 2189 (z.B. Meniskektomie), wenn zusätzlich eine Arthroplastik in geringem Umfang (z.B. Knorpelglättung und partielle Synovektomie) erfolgt.
Bei ambulanter OP: Zuschlag nach Nr. 444 abrechenbar.

Ausschluss: 2100, 2110, 2118, 2122, 2140, 2155, 2256, 2267.

2135 Arthroplastik eines Kiefer-, Hand- oder Fußgelenks

Allgemeine Heilbehandl.	Besondere Heilbehandl.	Besondere Kosten	Allgemeine Kosten	Sachkosten (Besond. + Allg. Kosten)
130,28	162,16	38,89	27,38	66,27

Kommentar: Siehe Kommentar zu Nr. 2134
Bei ambulanter OP: Zuschlag nach Nr. 445 abrechenbar.
Beschlüsse des Gebührenordnungsausschusses der BÄK – Dt. Ärzteblatt 11/02, dies dürfte auch für die UV-GOÄ gelten:
Komplexe Weichteileingriffe am MTP I nach Nr. 2135 Komplexe Weichteileingriffe am I. Metatarsophalangealgelenk (MTP I) mit dem Ziel einer gelenkerhaltenden Korrektur der Valgus-Stellung sind Nr. 2135 (Arthroplastik eines Kiefer-. Hand- oder Fußgeleks, 1400 Punkte) zuzuordnen. Mit der einmaligen Berechnung der Nr. 2135 sind aus Sicht des Ausschusses Gebührenordnung damit alle Weichteileingriffe (von medial und/oder lateral) am MTP I, ggf. einschl. Pseudexostosenabtragung, abgegolten.
Komplexe Umstellungsosteotomie nach Nr. 2260 Bei höhergradigen Valgus-Fehlstellungen kann neben dem komplexen Weichteileingriff nach Nr. 2135 eine komplexe Umstellungsosteotomie am Os metatarsiale I (beispielsweise Operationen nach Scarf, Shevron oder „open-closed- wedge"-Basis-Osteotomie) erforderlich sein. In diesen Fällen ist die Nr. 2260 (Osteotomie eines kleinen Röhrenknochens – einschl. Osteosynthese, 1850 Punkte) neben der Nr. 2135 für den komplexen Weichteileingriff am MTP I berechnungsfähig. In diesen Fällen ist bei Erläuterung der besonderen Indikation die jeweilige zusätzlich durchgeführte Maßnahme als selbstständige Leistung neben der gelenkerhaltenden Hallux-valgus-Operation berechnungsfähig.

Ausschluss: 2101, 2111, 2118, 2123, 2142, 2156, 2257, 2267.

2136 Arthroplastik eines Ellenbogen- oder Kniegelenks

154,50	192,27	38,89	33,18	72,07

Kommentar: Siehe Kommentar zu Nr. 2134
Ausschluss: 2102, 2112, 2117, 2119, 2124, 2157, 2189–2191, 2193, 2195, 2196, 2267.

2137 Arthroplastik eines Schultergelenks

195,46	243,21	38,89	39,24	78,13

Kommentar: Siehe Kommentar zu Nr. 2134
Ausschluss: 2102, 2112, 2119, 2124, 2146, 2157, 2257, 2267.

2140 Operativer Einbau eines künstlichen Finger- oder Zehengelenks oder einer Fingerprothese

93,06	115,82	15,66	33,58	49,24

Kommentar: Beim Einbau eines künstlichen Gelenkes wird ein Teil der Gelenkkapsel und Schleimhaut entfernt, die Gelenkenden operativ entknorpelt/reseziert/entfernt und begradigt. Anschließend werden die Knochen eventuell angebohrt, um das künstliche Gelenk einzubringen.
Die Teilentfernung der Schleimhaut (2110–2113), die Gelenkresektion/Entfernung der Gelenkflächen (Nr. 2122–2126), die Knochenspanentnahme (Nr. 2253), die Knochendurchtrennung (Nr. 2250) und das Anbohren des Knochens (Nr. 2256 oder 2257), die Arthroplastik (Nr. 2134–2137), die Eröffnung eines infizierten Gelenkes (Nr. 2155–2157), die Naht der Gelenkkapsel (Nr. 2100–2102) und die Einrenkung des Gelenkes (Nrn. 2205

L. Chirurgie, Orthopädie

UV-GoÄ-Nr. | Allgemeine Heilbehandl. | Besondere Heilbehandl. | Besondere Kosten | Allgemeine Kosten | Sachkosten (Besond. + Allg. Kosten)

bis 2232) sind als Einzelschritte notwendige methodische Bestandteile der Zielleistung und daher gemäß der Allg. Best. vor Teil L nicht gesondert abrechenbar.
Die Nr. 2110–2113 ist nur bei kompletter Entfernung der Schleimhaut mit eigenständiger Zielleistung gesondert abrechnungsfähig.
Die Nr. 2140, 2142, 2144, 2146, 2149 oder 2151 ist Bestandteil des erneuten Einbaus eines künstlichen Gelenkes nach Nr. 2141, 2143, 2145, 2147 oder 2150 und daher neben dieser Gebührenziffer nicht abrechenbar.
Sofern für den Einbau eines künstlichen Gelenks Sehnen und Muskeln durchtrennt (Nr. 2072) und nach dem Einbau wieder zusammengenäht (Nr. 2073) werden, sind dieses keine eigenständigen Zielleistungen und damit nicht gesondert abrechenbar.
Sofern bei dem Einbau eines künstlichen Gelenks Knochendefekte mit Knochen aufgefüllt (Nr. 2254) werden müssen, kann in der Regel anfallender Knochen von der Gelenkresektion verwendet werden, so dass regelhaft die Knochenspanentnahme nach Nr. 2253 bzw. 2255 nicht abrechnungsfähig ist.
Sofern bei dem Einbau des künstlichen Gelenkes Eingriffe an den Sehnen (Nrn. 2064, 2072, 2075, 2082) zur Funktionswiederherstellung erforderlich werden, so sind diese Leistungen zusätzlich abrechenbar, da diese Maßnahmen in der Leistungsbeschreibung und der Vergütung nicht enthalten sind.
Bei ambulanter OP: Zuschlag nach Nr. 444 abrechenbar.

Ausschluss: 2100, 2122, 2134, 2141, 2155, 2205–2210, 2250, 2253, 2255, 2256, 2267.

2141 Entfernung und erneuter operativer Einbau eines künstlichen Finger- oder Zehengelenks oder einer Fingerprothese

167,54   208,47   15,66   75,65   91,31

Kommentar: Nach der Entfernung des künstlichen Gelenkes incl. des Knochenzements werden die Knochen ggf. (weiter) aufgebohrt und/oder abgetragen und anschließend das neue künstliche Gelenk eingebracht.
Die Entfernung des künstlichen Gelenks ist nicht mit der Nr. 2010 oder 2118 oder 2119 abrechenbar (siehe auch Rechtsprechung zu Nr. 2119).
Die Teilentfernung der Schleimhaut (2110–2112), die Entfernung des Kunstgelenks (Nr. 2122–2125), die Knochendurchtrennung (Nr. 2250 oder 2251), und das erneute Anbohren des Knochens (Nr. 2256 oder 2257), die Eröffnung eines infizierten Gelenkes (Nr. 2155–2157), die Naht der Gelenkkapsel (Nr. 2100–2102) und die Einrenkung des Gelenkes (Nrn. 2205 bis 2210) sind als Einzelschritte notwendige methodische Bestandteile der Zielleistung und daher gemäß der Allg. Best. vor Teil L nicht gesondert abrechenbar.
Die Nr. 2110–2112 ist nur bei kompletter Entfernung der Schleimhaut mit eigenständiger Zielleistung gesondert abrechnungsfähig.
Sofern für den Einbau eines künstlichen Gelenks Sehnen und Muskeln durchtrennt (Nr. 2072) und nach dem Einbau wieder zusammengenäht (Nr. 2073) werden, sind dieses keine eigenständigen Zielleistungen und damit nicht gesondert abrechenbar.
Bei einer notwendiger Implantation von Knochen kann für die Entnahme von körpereigenem Knochen und die Einpflanzung die Nr. 2255, bei Einpflanzung von Knochen aus der Knochenbank oder Kunstknochen nur die Nr. 2254 abgerechnet werden.
Die Nr. 2141, 2143, 2145, 2147 oder 2150 enthält in der Leistungsbeschreibung den Einbau eines künstlichen Gelenkes, so dass die Nr. 2140, 2142, 2144, 2146, 2149 oder 2151 neben dieser Gebührenziffer nicht abrechenbar ist.

Ausschluss: 2100, 2118, 2122, 2140, 2155, 2205–2210, 2250, 2256, 2267.

2142 Operativer Einbau eines künstlichen Hand- oder Fußgelenks

251,31   312,71   38,89   102,75   141,64

Kommentar: Siehe Kommentar zu Nr. 2140.
Ausschluss: 2101, 2135, 2143, 2156, 2211–2213, 2251, 2254, 2255, 2257, 2267.

2143 Entfernung und erneuter operativer Einbau eines künstlichen Hand- oder Fußgelenks

452,35   562,91   46,78   205,50   252,28

Kommentar: Siehe Kommentar zu 2141.
Ausschluss: 2173, 2101, 2110, 2118, 2123, 2123, 2142, 2156, 2211–2213, 2251, 2257, 2267.

UV-GOÄ-Nr.	Allgemeine Heilbehandl.	Besondere Heilbehandl.	Besondere Kosten	Allgemeine Kosten	Sachkosten (Besond. + Allg. Kosten)

2144 Operativer Einbau eines künstlichen Ellenbogen- oder Kniegelenks

	335,05	416,97	54,34	75,65	129,99

Kommentar: Siehe Kommentar zu 2140.
Nur der Einbau eines künstlichen Kniegelenks kann auch mit der Nr. 2153 statt Nr. 2144 abgerechnet werden.
Ausschluss: 2102, 2124, 2136, 2153, 2154, 2157, 2267.
Rechtsprechung: Siehe Rechtsprechung zur Nr. 2119.

2145 Entfernung und erneuter operativer Einbau eines künstlichen Ellenbogen- oder Kniegelenks

	603,10	750,53	54,34	237,31	291,65

Kommentar: Siehe Kommentar zu Nr. 2141
Nur die Entfernung und der erneute Einbau eines künstlichen Kniegelenks kann auch mit der Nr. 2154 statt der Nr. 2145 abgerechnet werden.
Ausschluss: 2010, 2073, 2102, 2119, 2124, 2136 2144, 2153, 2154, 2157, 2214–2216, 2221, 2222, 2226, 2251, 2257, 2267.

2146 Operativer Einbau eines künstlichen Schultergelenks

	167,54	208,47	54,34	75,65	129,99

Kommentar: Siehe Kommentar zu Nr. 2140
Ausschluss: 2073, 2102, 2124, 2147, 2157, 2217–2225, 2251, 2253, 2255, 2257, 2267.

2147 Entfernung und erneuter operativer Einbau eines künstlichen Schultergelenks

	301,56	375,27	54,34	102,75	157,09

Kommentar: Siehe Kommentar zu Nr. 2141.
Ausschluss: 2073, 2102, 2124, 2137, 2146, 2157, 2217–2225, 2251, 2257, 2267.

2148 Neubildung eines Hüftpfannendaches durch Beckenosteotomie – auch Pfannendachplastik

	195,46	243,21	62,22	75,65	137,87

Kommentar: Die Neubildung eines Hüftpfannendaches durch eine Beckenosteotomie(Beckendurchtrennung) oder Pfannendachplastik(Hüftpfannendachneubildung) nach den Nr. 2148 dient der operativen Verbesserung der Überdachung des Hüftkopfes u.a. bei der angeborenen Hüftpfannendysplasie vor Einbringung einer künstlichen Hüftgelenkspfanne.
Dafür wird bei der Erstversorgung durch ein künstliches Hüftgelenk regelhaft der entnommene Hüftkopf verwendet, so daß die Knochenspanentnahme nach Nr. 2253 bzw. 2255 regelhaft nicht abrechnungsfähig ist. Die Implantation des Knochens(Nr. 2254 bzw. 2255) ist Bestandteil der Zielleistung Pfannendachplastik und damit nicht zusätzlich abrechenbar.
Bei einer alleinigen Pfannendachplastik ohne Einbau eines künstlichen Gelenks kann die Verpflanzung von Knochen nach Nr. 2255 oder Einpflanzung von Kunstknochen nach Nr. 2254 abrechenbar sein.
Wird zur Stabilisierung der Osteotomie oder Fixierung eines eingebrachten Knochenkeils zusätzlich eine Osteosynthese durchgeführt, ist diese mit der Nr. 2349 gesondert berechnungsfähig. Die Nrn. 2149–2152 sind neben der Nr. 2148 abrechnungsfähig.
Ausschluss: 2073, 2102, 2236–2241, 2250–2258 (siehe Text), 2267, 2274.

2149 Ersatz eines Hüftkopfes oder einer Hüftpfanne durch biologische oder alloplastische Transplantate

	257,82	320,82	62,22	102,75	164,97

Kommentar: Beim Einbau einer künstlichen Kopfprothese oder Kopfkappe oder Hüftpfanne wird die Gelenkkapsel und Schleimhaut teilreseziert, der Hüftkopf mit einem Teil des Schenkelhalses reseziert(entfernt) oder nur der Hüftkopf entknorpelt und begradigt. Ebenso wird die Hüftpfanne entknorpelt. Anschließend wird der Knochen angebohrt/aufgeraspelt/angefräst, um die neue Kopfprothese oder Kopfkappe oder die neue Hüftpfanne einzubringen. Die Zementierung der Prothese oder Fixation der Pfanne mit Schrauben ist Bestandteil der Protheseniimplantation.
Die Ausräumung von Geröllcysten der Hüftpfanne oder Auffüllung von Knochendefekten im Pfannengrund ist mit der Nr. 2258 bzw. 2255 zu vergüten, bei Einpflanzung von Knochen aus der Knochenbank oder Kunstknochen ist nur die Nr. 2254 abrechenbar.

	Allgemeine Heilbehandl.	Besondere Heilbehandl.	Besondere Kosten	Allgemeine Kosten	Sachkosten (Besond. + Allg. Kosten)
UV-GOÄ-Nr.					

Für die Knocheneinbringung wird bei der Erstversorgung durch eine künstliche Kopfprothese regelhaft der entnommene Hüftkopf verwendet, so daß dann die Nrn. 2253–2255 nicht abrechnungsfähig sind.

Die Teilsynovektomie (Nr. 2113), Gelenkresektion (Nrn. 2124, 2265–2266), die Kopf-Hals-Resektionen (Nrn. 2125, 2126), die Knochendurchtrennung (Nrn. 2250 – 2252, 2267), das Aufbohren/-raspeln des Oberschenkels(Nrn. 2257,), die Eröffnung eines infizierten Gelenkes (Nr. 2157), die Naht der Gelenkkapsel (Nr. 2102) und die Einrenkung des Gelenkes (Nrn. 2232–2234, 2236–2241) sind als Einzelschritte notwendige methodische Bestandteile der Zielleistung und daher gemäß der Allg. Best. vor Teil L nicht gesondert abrechenbar. Die Nr. 2113 ist nur bei kompletter Entfernung der Schleimhaut mit eigenständiger Zielleistung gesondert abrechnungsfähig.

Sofern für den Einbau eines künstlichen Gelenks Sehnen und Muskeln durchtrennt (Nr. 2072) und nach dem Einbau wieder zusammengenäht (Nr. 2073) werden, sind dieses keine eigenständigen Zielleistungen und damit nicht gesondert abrechenbar.

Dies gilt nicht für die Sehnendurchtrennung, -verlängerung, -verkürzung oder Verpflanzung (Nrn. 2072, 2064, 2075, 2074) als eigenständige Leistung.

Die Nr. 2149 ist Bestandteil des (erneuten) Einbaus eines künstlichen Hüfkopfes oder einer künstlichen Hüftpfanne nach den Nrn. 2150–2152 und daher neben diesen Gebührenziffern nicht abrechenbar.

Ausschluss: 2072, 2073, 2102, 2113, 2124–2126, 2150, 2151, 2152, 2167, 2267.

2150 Entfernung und erneuter operativer Einbau eines künstlichen Hüftkopfes oder einer künstlichen Hüftpfanne 463,51 576,80 62,22 205,50 267,72

Kommentar: Mit der Nr. 2150 wird die Entfernung eines zuvor schon entfernten Hüftkopfes oder einer Hüftpfanne ersetzt durch eine Kopfprothese, Kopfkappe oder Hüftpfanne vergütet und deren erneuter Einbau.

Nach der Entfernung des künstlichen Hüftkopfes oder der künstlichen Hüftpfanne werden die Knochen ggf. (weiter) aufgebohrt/-geraspelt oder angefräst und anschließend die neue Kopfprothese, Kopfkappe oder Hüftpfanne eingebracht.

Die Teilsynovektomie (Nr. 2113), das erneute Anbohren, Aufraspeln oder Anfräsen des Knochens (Nrn. 2257, 2258), die Eröffnung eines infizierten Gelenkes (Nr. 2157), die Naht der Gelenkkapsel (Nr. 2102) und die Einrenkung des Gelenkes (Nrn. 2232–2234, 2236–2241) sind als Einzelschritte notwendige methodische Bestandteile der Zielleistung und daher gemäß der Allg. Best. vor Teil L nicht gesondert abrechenbar. Die Nr. 2113 ist nur bei kompletter Entfernung der Schleimhaut mit eigenständiger Zielleistung gesondert abrechnungsfähig.

Sofern für den Einbau eines künstlichen Gelenks Sehnen und Muskeln durchtrennt (Nr. 2072) und nach dem Einbau wieder zusammengenäht (Nr. 2073) werden, sind dieses keine eigenständigen Zielleistungen und damit nicht gesondert abrechenbar. Dies gilt nicht für die Sehnendurchtrennung, -verlängerung, -verkürzung oder verpflanzung (Nrn. 2072, 2064, 2075, 2074) als eigenständige Leistung.

Bei einer notwendiger Implantation von Knochen kann für die Entnahme von körpereigenem Knochen und die Einpflanzung die Nr. 2255, bei Einpflanzung von Knochen aus der Knochenbank oder Kunstknochen nur die Nr. 2254 abgerechnet werden.

Die Nr. 2150 enthält in der Leistungsbeschreibung den Einbau eines künstlichen Hüftkopfes oder einer künstlichen Hüftpfanne, so dass die Nr. 2149 neben dieser Gebührenziffer nicht abrechenbar ist.

Ausschluss: 2010, 2073, 2102, 2124–2126, 2149, 2151, 2152, 2157, 2231–2234, 2236–2241, 2250–2252, 2257, 2258, 2267

2151 Endoprothetischer Totalersatz von Hüftpfanne und Hüftkopf (Alloarthroplastik) 344,35 428,55 62,22 102,75 164,97

Kommentar: Beim Einbau eines künstlichen Hüftgelenks(Oberschenkelschaft/Hüftkopf/Kopfkappe und Hüftpfanne) wird die Gelenkkapsel und Schleimhaut teilreseziert, der Hüftkopf mit einem Teil des Schenkelhalses reseziert(entfernt) oder nur der Hüftkopf entknorpelt/ und begradigt. Ebenso wird die Hüftpfanne entknorpelt. Anschließend wird der Knochen angebohrt/aufgeraspelt/angefräst, um den neuen Oberschenkelschaft/ Hüftkopf/Kopfkappe und die neue Hüftpfanne einzubringen. Die Zementierung der

L. Chirurgie, Orthopädie

UV-GOÄ-Nr. | Allgemeine Heilbehandl. | Besondere Heilbehandl. | Besondere Kosten | Allgemeine Kosten | Sachkosten (Besond. + Allg. Kosten)

Prothese und/oder Fixation der Pfanne mit Schrauben ist Bestandteil der Prothesenimplantation.
Die Ausräumung von Geröllcysten der Hüftpfanne und /oder Auffüllung von Knochendefekten am Pfannengrund und am Oberschenkelknochen ist mit der Nr. 2258 bzw. 2254 zu vergüten. Für die Knocheneinbringung wird bei der Erstversorgung durch ein künstliches Hüftgelenk regelhaft der entnommene Hüftkopf verwendet, so daß regelhaft die Knochenspanentnahme nach Nr. 2253 bzw. 2255 nicht abrechnungsfähig ist.
Die Teilsynovektomie (Nr 2113), Gelenkresektion (Nrn. 2124, 2265–2266), die Kopf-Hals-Resektionen (Nrn. 2125, 2126), die Knochendurchtrennung (Nrn. 2250–2252, 2267, das Aufbohren/-raspeln des Oberschenkels(Nrn. 2257,), die Eröffnung eines infizierten Gelenkes (Nr 2157), die Naht der Gelenkkapsel (Nr. 2102) und die Einrenkung des Gelenkes (Nrn. 2232–2234, 2236–2241) sind als Einzelschritte notwendige methodische Bestandteile der Zielleistung und daher gemäß der Allg. Best. vor Teil L nicht gesondert abrechenbar. Die Nr. 2113 ist nur bei kompletter Entfernung der Schleimhaut mit eigenständiger Zielleistung gesondert abrechnungsfähig.
Sofern für den Einbau eines künstlichen Gelenks Sehnen und Muskeln durchtrennt (Nr 2072) und nach dem Einbau wieder zusammengenäht (Nr. 2073) werden, sind dieses keine eigenständigen Zielleistungen und damit nicht gesondert abrechenbar. Dies gilt nicht für die Sehnendurchtrennung, -verlängerung, -verkürzung oder Verpflanzung(Nrn. 2072, 2064, 2075, 2074) als eigenständige Leistung.
Die Nr. 2151 enthält in der Leistungsbeschreibung den Einbau eines künstlichen Hüftkopfes und einer künstlichen Hüftpfanne, so dass die Nr. 2149-2150 neben dieser Gebührenziffer nicht abrechenbar ist.

Ausschluss: 2073, 2102, 2124–2126, 2149, 2150, 2152, 2157, 2231–2234, 2236–2241, 2250–2252, 2257, 2258, 2267.

Rechtsprechung: ▶ **Hüftgelenkstotalendoprothese Geb. Ziffer 2151 GOÄ**
(dieses Urteil zu einer GOÄ-Leistung dürfte auch für die UV-GOÄ von Bedeutung sein)
Nach § 4 Abs. 2 GOÄ kann ein Arzt für Leistungen, die Bestandteil einer anderen Leistung sind, eine Gebühr nicht berechnen, wenn er die anderen Leistung abrechnet. Dies gilt auch für methodisch notwendige operative Einzelschritte bei Erbringung der Hauptleistung; vgl. dazu die Ausführungen zum sog. Zielleistungsprinzip.
Die Alloarthroplastik des Hüftgelenks umfasst als Zielleistung methodisch die Kopf-Halsresektion am Hüftgelenk. Neben der Geb Nr. 2151 GOÄ sind daher die Geb. Ziffern 2125 und 2253 GOÄ nicht abrechenbar.
Aktenzeichen: Verw.Ger. Stuttgart, 25.04.2008, AZ: 12 K 2470/07

▶ **Liquidation einer strittigen Hüftgelenks-Totalendoprothesen**
Das Landgericht Stade entschied zu einer Liquidation einer strittigen Hüftgelenks-Totalendoprothesen, dass die Gebührenpositionen Nr. 2103 Muskelentspannungsoperation am Hüftgelenk) und Nr. 2113 (Synovektomie in einem Hüftgelenk) nicht zu den ‚methodisch notwendigen Einzelschritten' einer Hüft-Totalendoprothese nach Nr. 2151 nach Maßgabe von § 4 Absatz 2 a GOÄ zählen.
Aktenzeichen: LG Stade, 31.03.2004, AZ: 2 S 81/03)

2152 Entfernung und erneuter operativer Einbau eines endoprothetischen Totalersatzes von Hüftpfanne und Hüftkopf (Alloarthroplastik)

619,86 | 771,39 | 62,22 | 237,31 | 299,53

Kommentar: Mit der Nr. 2152 wird die Entfernung eines zuvor schon entfernten Hüftkopfes und einer Hüftpfanne ersetzt durch eine Totalendoprothese vergütet und deren erneuter Einbau. Nach der Entfernung der Totalendoprothese werden die Knochen ggf. (weiter) aufgebohrt/-geraspelt und angefräst und anschließend die neue Totalendoprothese eingebracht.
Die Teilsynovektomie (Nr 2113), das erneute Anbohren,Aufraspeln und Anfräsen des Knochens (Nrn. 2257, 2258), die Eröffnung eines infizierten Gelenkes (Nr 2157), die Naht der Gelenkkapsel (Nr 2102) und die Einrenkung des Gelenkes (Nrn. 2232–2234, 2236–2241) sind als Einzelschritte notwendige methodische Bestandteile der Zielleistung und daher gemäß der Allg. Best. vor Teil L nicht gesondert abrechenbar. Die Nr. 2113 ist nur bei kompletter Entfernung der Schleimhaut mit eigenständiger Zielleistung gesondert abrechnungsfähig.

L. Chirurgie, Orthopädie

UV-GOÄ-Nr.

	Allgemeine Heilbehandl.	Besondere Heilbehandl.	Besondere Kosten	Allgemeine Kosten	Sachkosten (Besond. + Allg. Kosten)

Sofern für den Einbau eines künstlichen Gelenks Sehnen und Muskeln durchtrennt (Nr 2072) und nach dem Einbau wieder zusammengenäht (Nr 2073) werden, sind dieses keine eigenständigen Zielleistungen und damit nicht gesondert abrechenbar. Dies gilt nicht für die Sehnendurchtrennung, -verlängerung, -verkürzung oder Verpflanzung (Nrn. 2072, 2064, 2075, 2074) als eigenständige Leistung.
Bei einer notwendiger Implantation von Knochen kann für die Entnahme von körpereigenem Knochen und die Einpflanzung die Nr. 2255, bei Einpflanzung von Knochen aus der Knochenbank oder Kunstknochen nur die Nr. 2254 abgerechnet werden.
Die Nr. 2152 enthält in der Leistungsbeschreibung den Einbau eines künstlichen Hüftkopfes und einer künstlichen Hüftpfanne, so dass die Nr. 2149–2151 neben dieser Gebührenziffer nicht abrechenbar ist.

Ausschluss: 2010, 2073, 2102, 2124–2126, 2149–2151, 2157, 2231–2234, 2236–2241, 2250–2252, 2257, 2258, 2267

2153 Endoprothetischer Totalersatz eines Kniegelenks (Alloarthroplastik)
344,35   428,55   62,22   102,75   164,97

Kommentar: Es besteht kein Unterschied zum Leistungsinhalt der Nr. 2144. Daher kann der operative Einbau eines künstlichen Kniegelenks mit dieser Gebührennummer abgerechnet werden. Weiteres siehe Kommentar zu Nr. 2140

Ausschluss: 2073, 2102, 2124, 2136, 2144, 2145, 2154, 2157, 2214–2216, 2221, 2222, 2226, 2251, 2253, 2267.

Rechtsprechung: ▶ **Knie – TEP, Nr. 2153 GOÄ** *(dieses Urteil zu einer GOÄ-Leistung dürfte auch für die UV-GOÄ von Bedeutung sein)*
Zur Abrechnung zusätzlich erbrachter Leistungen bei einer Knie – TEP nach Nr. 2153 GOÄ: Neben der Nr. 2153 GOÄ kann abgerechnet werden Nr. 2257 GOÄ (für Notch-Plastik), Nr. 2344 GOÄ (für Patellatuning), Nr. 2580 GOÄ (für Patella-Denervierung), Nr. 2404 GOÄ (für Hoffa-Resektion). Nicht zusätzlich kann die Nr. 2103 GOÄ für Weichteillockerung abgerechnet werden.
Aktenzeichen: LG Tübingen, 04.05.2011, AZ: 8 S 02/10

2154 Entfernung und erneuter operativer Einbau eines endoprothetischen Totalersatzes eines Kniegelenks (Alloarthroplastik)   619,86   771,39   62,22   237,31   299,53

Es besteht kein Unterschied zum Leistungsinhalt der Nr. 2145. Daher kann die Entfernung und der erneute operative Einbau eines künstlichen Kniegelenks mit dieser Gebührennummer abgerechnet werden.
Weiteres siehe Kommentar zu Nr. 2141

Ausschluss: 2100, 2073, 2102, 2119, 2124, 2136, 2144, 2145, 2153, 2157, 2214–2216, 2221, 2222, 2226, 2251, 2253, 2257, 2267.

2155 Eröffnung eines vereiterten Finger- oder Zehengelenks
13,77   17,13   –   9,04   9,04

Kommentar: Die Eröffnung eines vereiterten Gelenkes nach den Nrn. 2155–2157 ist Bestandteil einer Vielzahl operativer Eingriffe (Arthroskopien, Arthroplastiken etc.) und somit nach den allgemeinen Bestimmungen vor Abschnitt L als Einzelschritt ein methodisch notwendiger Bestandteil der jeweiligen Zielleistung. Eine gesonderte Abrechnung ist daher nur möglich, wenn die Eröffnung eines vereiterten Gelenkes einen einzelnen Zieleingriff darstellt.

Ausschluss: 300, 2122, 2130, 2267.

2156 Eröffnung eines vereiterten Kiefer-, Hand- oder Fußgelenks
60,51   75,28   –   18,74   18,74

Kommentar: Siehe Kommentar zu Nr. 2155.
Bei ambulanter OP: Zuschlag nach Nr. 443 abrechenbar.

Ausschluss: 300, 2123, 2131, 2267.

UV-GOÄ-Nr.		Allgemeine Heilbehandl.	Besondere Heilbehandl.	Besondere Kosten	Allgemeine Kosten	Sachkosten (Besond. + Allg. Kosten)

2157 Eröffnung eines vereiterten Schulter- oder Ellenbogen- oder Hüft- oder Kniegelenks oder von Gelenken benachbarter Wirbel

	86,00	107,02	–	34,39	34,39

Kommentar: Siehe Kommentar zu Nr. 2155
Nach Kommentar von **Lang, Schäfer, Stiel** und **Vogt** zu GOÄ (dies dürfte auch für die UV-GOÄ gelten) kann die Eröffnung mehrerer vereiterter Wirbelgelenke benachbarter Wirbel nicht mit dem mehrfachen Ansatz der Nr. 2157 berechnet werden.

Ausschluss: 301, 302, 2124–2126, 2132, 2133, 2267.

2158 Exartikulation eines Fingers oder einer Zehe

	34,44	42,85	7,78	12,95	20,73

Kommentar: Im Rahmen der operativen Entfernung von Gliedmaßen bzw. Teilen der Gliedmaßen innerhalb der Gelenke nach den Nrn. 2158–2162 sind mehrere operative Einzelschritte an Kapseln, Bändern, Menisken, Gefäßen, Nerven und/oder der Haut erforderlich. Aufgrund der allgemeinen Bestimmungen vor Abschnitt L sind diese Einzelschritte methodisch notwendige Bestandteile der in der jeweiligen Leistungsbeschreibung genannten Zielleistung, und daher nicht gesondert abrechenbar. Wird zur Versorgung des Operationsareals die Entnahme autologer Transplantate aus anderen Körperregionen erforderlich, so kann die Gewinnung der Transplantate gesondert abgerechnet werden.
Bei ambulanter OP: Zuschlag nach Nr. 442 abrechenbar.

Ausschluss: 2072, 2073, 2100, 2105, 2110, 2120, 2134, 2267.

2159 Exartikulation einer Hand oder eines Fußes

	86,00	107,02	23,33	30,34	53,67

Kommentar: Siehe Kommentar zu Nr. 2158
Ausschluss: 2072, 2073, 2101, 2106, 2111, 2121, 2135, 2267.

2160 Exartikulation in einem Ellenbogen- oder Kniegelenk

	103,31	128,58	31,11	33,58	64,69,00

Kommentar: Siehe Kommentar zu Nr. 2158
Ausschluss: 2072, 2073, 2102, 2104, 2112, 2124, 2136, 2153, 2267.

2161 Exartikulation in einem Schultergelenk

	120,05	149,41	31,11	39,24	70,35

Kommentar: Siehe Kommentar zu Nr. 2158
Ausschluss: 2072, 2073, 2102, 2112, 2124, 2137, 2267.

2162 Exartikulation in einem Hüftgelenk

	137,75	171,42	62,22	42,34	104,56

Kommentar: Siehe Kommentar zu Nr. 2158
Ausschluss: 2072, 2073, 2102, 2113, 2124–2126, 2148, 2149, 2150, 2267.

2163 Operative Entfernung einer Schultergürtelhälfte

	172,20	214,27	77,79	53,27	131,06

Ausschluss: 2267.

2164 Operative Entfernung einer Beckenhälfte einschließlich plastischer Deckung, auch in mehreren Sitzungen

	344,35	428,55	77,79	102,75	180,54

Kommentar: Eine plastische Deckung nach **Wezel/Liebold** beinhaltet alle dazu erforderlichen Gewebeverschiebungen oder -transplantationen. Diese sind aus diesem Grund nicht gesondert zu berechnen.

Ausschluss: 2265, 2267, 2294.

L. Chirurgie, Orthopädie

UV-GOÄ-Nr.

	Allgemeine Heilbehandl.	Besondere Heilbehandl.	Besondere Kosten	Allgemeine Kosten	Sachkosten (Besond. + Allg. Kosten)

2165 Beckenosteotomie einschließlich Osteosynthese u./o. Spanverpflanzung – gegebenenfalls auch mit Reposition einer Hüttluxation –

	558,45	694,94	38,89	237,31	276,20

Ausschluss: 2148–2153, 2158, 2267.

2167 Ersatzlose Entfernung einas künstlichen Hüftgelenkes mit Ausräumung von nekrotischem Gewebe und Knochenzement

	297,83	370,63	62,22	102,75	164,97

Ausschluss: 2267.

2168 Operative Entfernung einer Kniegelenksendoprothese – einschließlich operativer Versteifung des Gelenks

	297,83	370,63	62,22	102,75	164,97

Ausschluss: 2133, 2265, 2267.

2170 Amputation eines Fingers oder einer Zehe oder eines Finger- oder Zehengliedteils – einschließlich plastischer Deckung –

	43,11	53,64	7,78	10,25	18,03

Kommentar: Die Gebührenziffern der Amputationen nach den Nrn. 2170 bis 2174 beinhalten alle entfernenden / durchtrennenden / unterbindenden Eingriffe an Nerven, Bändern, Muskeln, Sehnen, Knochen, Haut, Blutgefäßen etc. sowie alle zur plastischen Deckung erforderlichen Gewebeverschiebungen oder – transplantationen.
Bei ambulanter OP: Zuschlag nach Nr. 442 abrechenbar.

Ausschluss: 2267, 2381–2383.

2171 Amputation eines Fingerstrahles in der Mittelhand oder eines Zehenstrahles im Mittelfuß oder Amputation nach Pirogow oder Gritti – einschließlich plastischer Deckung –

	103,31	128,58	15,66	38,15	53,81

Kommentar: Siehe Kommentar zu Nr. 2170
Ausschluss: 2267, 2381–2383.

2172 Amputation eines Mittelhand- oder Mittelfußknochens – einschließlich plastischer Deckung –

	86,00	107,02	23,33	30,74	54,07

Kommentar: Siehe Kommentar zu Nr. 2170
Ausschluss: 2267, 2381–2383.

2173 Amputation im Unterarm-, Unterschenkel- oder Oberarmbereich – einschließlich plastischer Deckung –

	103,31	128,58	46,78	38,15	84,93

Kommentar: Siehe Kommentar zu Nr. 2170
Ausschluss: 2267, 2381–2383.

2174 Operative Versteifung eines Wirbelsäulenabschnittes – einschließlich Einpflanzung von Knochen oder alloplastischem Material, als alleinige Leistung –

	120,05	149,41	46,78	44,78	91,56

Kommentar: Siehe Kommentar zu Nr. 2170
Ausschluss: 2253–2255, 2267.

2181 Gewaltsame Lockerung oder Streckung eines Kiefer-, Hand- oder Fußgelenks

	21,12	26,29	–	4,86	4,86

Arbeitshinweise: (Ausschnitt)
Die Leistungen nach den o. g. Nrn. sind nicht berechenbar, wenn sie während einer OP oder als Teil einer Operationsleistung erbracht werden (vgl. Hoffmann, Komm. z. GOÄ, zu Nrn. 2181/2182).
Davon unabhängig liegt auch regelmäßig keine Indikation im Zusammenhang mit den o. g. Verletzungen bzw. nach den o. g. OPs vor.

	Allgemeine Heilbehandl.	Besondere Heilbehandl.	Besondere Kosten	Allgemeine Kosten	Sachkosten (Besond. + Allg. Kosten)

Kommentar: Eine gewaltsame Lockerung oder Streckung setzt eine spezielle Erkrankung des Gelenks voraus (z. B. Kapselfibrose). Wenn z. B. nach einer Knieoperation eine endgradige Bewegungseinschränkung verblieben ist, rechtfertigt dies nicht die Leistung nach Nr. 2181 oder Nr. 2182. Das gilt auch für den Fall, dass die Leistung in der Rechnung speziell begründet wird (z. B. Verklebungsneigung). Es muss sich um eine weitgehende Versteifung handeln. Sofern Fremdkörper, freie Gelenkkörper, eingeschlagene Menisken, Gelenkschleimhautfalten oder Bänder zu vorübergehenden bzw. wiederholten Einklemmungen im Gelenkspalt führen, ist die Lockerung und / oder Streckung des Gelenkes nicht gesondert nach den Nrn. 2181 oder 2182 abrechenbar. Bei operativen Zieleingriffen, die eine vorherige/ begleitende Lockerung des Gelenkes erfordern, ist diese Bestandteil dieser Hauptleistung (so auch **Hoffmann**, Komm. z. GOÄ, Nr. 2181, 2182). Nur bei chronischen Gelenkschleimhautentzündungen mit begleitenden Verklebungen sowie Gelenkkapselschrumpfungen sind die Nrn. 2181 und 2182 als Zieleingriff abrechenbar.

Die Voraussetzungen der Nrn. 2181 und 2182 sind nicht erfüllt, wenn in Narkose ein Gelenk nur auf seine Stabilität oder Beweglichkeit untersucht wird und nicht bei einer Gelenksteife eine gewaltsame Lösung durchgeführt wird (Gelenkmobilisation in Narkose).

Ausschluss: 2267.

2182 Gewaltsame Lockerung oder Streckung eines Schulter-, Ellenbogen-, Hüft- oder Kniegelenks — 35,27 — 43,88 — – — 7,81 — 7,81

Arbeitshinweise: Siehe Arbeitshinweis zu Nr. 2181.
Kommentar: Siehe Kommentar zu Nr. 2181
Die KT-1000-Kniearthrometer- bzw. Rolimeteruntersuchungen zur Beurteilung einer vorderen und/oder hinteren Schublade im Seitenvergleich bei Kreuzbandinstabilität dürfen nicht analog Nr. 2182 abgerechnet werden, da die Nr. 2182 ausschließlich im Rahmen operativer Eingriffe abrechenbar ist und es sich bei diesen Stabilitätserhebungen am Kniegelenk um primär manuell durchzuführenden vordere und/oder hintere Schubladentests handelt. Statt der Nr. 2182 kann daher nur die eingehende Untersuchung nach Nr. 6 abgerechnet werden.
Ausschluss: 2267.

2183 Operatives Anlegen einer Extension am Schädel bei Behandlung von Halswirbelverletzungen/-instabilitäten (z.B.Crutchfieldzange) — 68,88 — 85,69 — 7,78 — 18,48 — 26,26

Ausschluss: 2267.

2184 Anlegen von Hals-Extensionen zur Vorbereitung der operativen Behandlung von Skoliosen und Kyphosen — 93,06 — 115,82 — 7,78 — 34,10 — 41,88

Information zu den arthroskopischen Leistungen nach den Nrn. 2189–2196
Abrechnung von arthroskopisch durchgeführten Operationen
Der nachfolgende Abschnitt betrifft ausschließlich die Abrechnung arthrosokopisch durchgeführter Operationen.
Bei diesen Operationen können neben den Gebührenziffern 2189–2196 keine anderen offenen Operations-Ziffern abgerechnet werden. Leistungsinhalt bei der arthroskopischen Ersatzplastik nach Nr. 2191 ist nicht die Transplantatentnahme, die als offener Operationsteil mit der Nr. 2083 neben der Nr. 2191 für die Entnahme körpereigenen Materials abgerechnet wird.

Ausschluss: 2267.

2189 Resezierende arthroskopische Operation eines Gelenkes mit z.B. Entfernung oder Teilresektion eines Meniskus – gegebenenfalls einschließlich Plicateilresektion, Teilresektion des Hoffa'schen Fettkörpers und/oder Entfernung freier Gelenkkörper — 312,52 — 346,65 — 136,22 — 93,44 — 229,66

Hinweise zu Nr. 2189:
1. Soweit im Einzelfall Videoaufzeichnungen vom Kostenträger angefordert werden, sind diese Selbstkosten gesondert berechenbar.

2. Bei Notwendigkeit eines Shavereinsatzes sind unter Berücksichtigung der Wiederverwertbarkeit die anteiligen Kosten als Selbstkosten gesondert berechenbar.
3. Bei Notwendigkeit eines auswechselbaren Mikro-Skalpells sind die Kosten als Selbstkosten gesondert berechenbar.
4. Die Kosten für selbstauflösende PINS/Fibrinkleber/Osteosynthesematerial sind als Selbstkosten gesondert berechenbar (bei Fixierung von Knorpeldissekaten).
5. Bei Notwendigkeit der Verwendung einer Einmal-Elektrosonde sind die Kosten als Selbstkosten gesondert berechenbar.

Arbeitshinweise: Durch die ab 1.1.2005 geltende Neufassung der Leistungslegende ist Nr. 2189 für arthroskopische OPs nicht nur des Kniegelenks, sondern aller in Betracht kommenden Gelenke (z. B. des Handgelenks) berechenbar.
Wird im Rahmen einer OP z. B. Gewebe **an verschiedenen Stellen desselben Meniskus reseziert**, so löst dies keine zusätzliche Gebühr nach Nr. 2189 aus. Es handelt sich begrifflich nur um die Teilresektion eines Meniskus. Auch der Zuschlag nach Nr. 2195 ist dafür nicht zulässig. Werden dagegen beide Menisken (teil-)reseziert, ist das ein weiterer operativer Eingriff an demselben Gelenk, so dass der Zuschlag nach Nr. 2195 berechnet werden kann.
Dementsprechend enthält die beispielhafte Aufzählung in der Leistungsbeschreibung neben der Meniskusentfernung oder Teilresektion die weiteren operativen Maßnahmen einer **Plicateilresektion, Teilresektion des Hoffaschen Fettkörpers** und/oder die **Entfernung freier Gelenkkörper**. Dies beinhaltet auch eine Teilsynovektomie. Diese Maßnahmen führen also nicht zur Berechenbarkeit des Zuschlags nach Nr. 2195, da sie Bestandteil der Leistung nach Nr. 2189 sind. Weitere nicht ausdrücklich genannte resezierende Maßnahmen (z.B. (Teil-)Resektion des anderen Meniskus, Knorpelglättung, Narben entfernen, Exophythen entfernen, Reste vorheriger Operationen entfernen) können neben der Nr. 2189 mit der Nr. 2195 abgerechnet werden.
Hiervon ausgenommen ist die (vollständige) **Entfernung der Synovia**, die nach Nr. 2193 berechenbar ist (aber im Rahmen derselben OP nicht neben Nr. 2189, s. Allgem. Best. zu Abschnitt L.III. bzw. vor Nrn. 2100 ff., 1. Absatz).
Werden neben der Nr. 2189 – ggf. mit den Zuschlägen nach Nrn. 2195 und 2196 – **weitere Gebühren für Operationsleistungen** abgerechnet, ist regelmäßig eine strenge Prüfung der Abrechenbarkeit angezeigt. Grundsätzlich sind mit der Gebühr für die arthroskopische Meniskusentfernung oder -teilresektion alle regelhaft vorzunehmenden chirurgischen Eingriffe abgegolten. Für die Berechnung zusätzlicher Operationsgebühren verbleibt somit nur ein äußerst kleiner Raum. Eine Reihe von Gebühren wird durch die Allgem. Best. vor Nrn. 2100 ff. ausdrücklich ausgeschlossen. Aber auch darüber hinaus ist z. B. die in der Praxis sehr häufig zusätzlich abgerechnete Nr. 2181 oder Nr. 2182 nicht im Zusammenhang mit einer OP nach Nr. 2189 berechenbar.
In Zweifelsfällen sollten Art und Umfang der arthroskopischen Maßnahmen anhand eines aussagefähigen OP-Berichts (kein Formularbericht), der Video- oder Bild-Dokumentation usw. geprüft werden (erforderlichenfalls Vorlage an Beratungsarzt).
Die entsprechenden Unterlagen sollten möglichst frühzeitig vom behandelnden Arzt angefordert werden (vgl. auch Arb.Hinweise zu Nrn. 2189 bis 2196).
Als **Materialkosten** sind neben dem Pauschalsatz der Besonderen Kosten der Nr. 2189 ggf. die in den Fußnoten 1 – 5 genannten zusätzlichen Kosten berechenbar. Diese können nur zum Selbstkostenpreis abgerechnet werden; somit wird jeweils ein entsprechender Kostennachweis vom Arzt zu verlangen sein.

Kommentar: Nur ausschließlich entfernende Gelenkspiegelungen, mit Ausnahme der vollständigen Großgelenkschleimhautentfernungen nach Nr. 2193, werden mit der Nr. 2189 vergütet. Sofern erhaltende Eingriffe am Gelenk durchgeführt werden, sind die höher zu vergütenden Arthroskopien nach den Nrn. 2190 oder 2191 abzurechnen. Alle entfernenden Eingriffe sind dann neben den Nrn. 2190 oder 2191 einmal mit Nr. 2195 zu vergüten. Bei arthroskopisch durchgeführten Implantat-Entfernungen handelt es sich auch um einen entfernenden Eingriff, der nach Nr. 2189 bzw. Nr. 2195 abgerechnet wird. Keinesfalls löst die arthroskopische Entfernung von Implantaten die Abrechnung der Nrn. 2353 oder 2354 aus.
Der Einsatz von einmal verwendbaren Elektrosonden bei arthroskopischen Operationen des Schultergelenkes ist gemäß DGUV-Rundschreiben 0700/2009 vom 14.12.2009 bis dato nicht mit der Pauschale der besonderen Kosten abgegolten. Der Operateur hat gemäß DGUV-Rundschreiben im OP-Bericht die Notwendigkeit des Einsatzes der Elektrosonde

medizinisch zu begründen und einen Kostennachweis der OP-Rechnung beizufügen. Eine Indikation zum Einsatz ergibt sich gemäß DGUV-Rundschreiben häufiger am Schultergelenk. Dies dürfte dann auch für das Hüftgelenk gelten. Bei Eingriffen an den Extremitäten (Knie-, Sprung-, Ellenbogen- oder Handgelenk etc.) erfolgt die arthroskopische Operation in Blutsperre, so dass eine Elektrosonde in der Regel nicht erforderlich ist. Der Einsatz einer Elektrosonde ist nur notwendig bei der Koagulation (Verschluss) einer relevanten Blutung.

...

Grundsätzlich sind alle Materialien, soweit die UV-GOÄ oder der BG-Nebenkostentarif nichts anderes regelt, mit der Pauschale der besonderen Kosten abgegolten. Einzeln abgerechnete Materialien sind zu prüfen.

Schwierig ist die Prüfung von Arthroskopie-/Operations-Sets. Die Sets sind aus Materialien zusammengesetzt, die als Bestandteil der besonderen Kosten und/oder gemäß § 3 (1,2) BG-Nebenkostentarif grundsätzlich nicht gesondert abgerechnet werden dürfen.

Dazu gehören z.B. Kittel, Handschuhe, Instrumententischbezug, sterile Bezüge für Geräte, Instrumente (außer der in den Fußnoten zu den Nrn.2189ff. aufgeführten Ausnahmen), Einmalskalpelle, einfache Nähte, Mull- und Schnellverbandmaterial sowie Kompressen.

Die Prüfungen der Sets durch die UVTr haben ergeben, dass in Einzelfällen lediglich 25 % der Inhalte eines Sets abrechnungsfähig sind. Im konkreten Einzelfall bedeutet dies für den UVTr, dass anhand der Rechnung und der Bestandsliste eine Prüfung erforderlich wird, die mit einem hohen personellen und zeitlichen Aufwand verbunden ist. Es wird den UVTr daher empfohlen 50 % der Kosten eines Sets zu übernehmen, wenn kein Nachweis vorliegt der eine Einzelfallprüfung möglich macht.

Bei der Abrechnung einer kombinierten (arthroskopisch - offen) ambulanten OP ist wie folgt zu unterscheiden:

<u>Fallgruppe 1:</u> Nach arthroskopischer Diagnostik erfolgt erst eine arthroskopische OP und anschließend offene OP, dann Abrechnung Nr. 2196 + Nrn. 2189 - 2191, 2193 + offene OP-Ziffer(n).

<u>Fallgruppe 2:</u> Nach arthroskopischer Diagnostik erfolgt ausschließlich eine offene OP, dann Abrechnung Nr. 3300 + offene OP-Ziffer(n) unter Beachtung der Ausschlüs-se der Allg. Best. vor Abschnitt III. der Gelenkchirurgie.

Die Nr. 3300 kann nur alleine oder neben einer ausschließlich offen durchgeführten OP abgerechnet werden.

Das LSG Niedersachsen-Bremen hat mit Urteil vom 26. November 2014 (L 3 KA 70/12) festgestellt, dass die Abrechnung einer ambulanten Operation deren Dokumentation durch einen ordnungsgemäßen Operationsbericht voraussetzt. Ein Abschlussbericht erfüllt dies nicht. Der Bericht dient der Therapiesicherung, um jeden mit- oder weiterbehandelnden Arzt in die Lage zu versetzen, sich über die erfolgte Behandlung zu unterrichten, und sie ist ein Instrument der Beweissicherung.

Der Beweissicherungszweck besteht im Hinblick auf behauptete Haftungsansprüche in gleicher Weise wie im Zusammenhang mit der Abrechnung der operativen Leistungen.

Ein OP-Bericht muss so das OLG Koblenz in einer früheren Entscheidung einem Mediziner der jeweiligen Fachrichtung hinreichend verdeutlichen, wie der Operateur vorgegangen ist und welche Besonderheiten dabei aufgetreten sind. Allein die Benennung der Operation genügt hierfür nicht. Er muss das operative Vorgehen nachvollziehbar machen. Die während der Operation durchgeführten Maßnahmen, aufgedeckten Befunde, verwendeten Materialien, etc. sind festzuhalten.

Für arthroskopische Operationen gelten darüber hinaus weitere besondere Qualitätsanforderungen der KBV an den OP-Bericht. Dazu gehören auch Anforderungen an die bildliche Dokumentation

Die Dokumentation kann auf Videoband, Prints oder allgemein lesbaren digitalen Datenträgern (CD, DVD) erfolgen und muss zugreifbar archiviert sein. Sie muss klar nachvollziehbar gekennzeichnet sein und eindeutig einem Patienten zuzuordnen sein.

Ausschluss: 212 (da nur Schiene über 1 Großgelenk!), 300–302, 2102, 2104, 2112, 2113, 2117, 2119, 2136, 2190, 2191, 2193, 2267, 2353, 2354, 3300.

L. Chirurgie, Orthopädie

Auf einen Blick: Entfernende Gelenkspiegelung an Klein*- und Großgelenken** nach UV-GOÄ-Nr. 2189: Ausschlüsse und wenn erforderlich zusätzlich abrechenbare Leistungen:

1. Ausschlüsse neben Leistung nach UV-GOÄ Nr. 2189: gilt nur für rein arthroskopische Eingriffe!

Ausschluss	Gelenke							
	Finger	Hand	Ellenbogen	Schulter	Hüfte	Knie	Fuß	Zeh
Arthroplastik	2134	2135	2136	2137		2136	2135	2134
Arthroskopie, diagn.	3300							
Arthroskopie, Entfernung Großgelenkschleimhaut	–		2193					–
Arthroskopie, erhalt.	2190							
Arthroskopie, erhalt. Kniehauptgelenk	2191							
Blutdrucksenkung (Narkose)	480							
Chirotherap. Eingriff	3306							
Denervation	2120	2121	–	–		2121		2120
Drainagenspülung	2093							
Fremdkörperentfernung, tiefsitzend	2010							
Fremd-/Gelenkkörperentfernung	2118	2119		–		2119	2118	2119
Ganglionentfernung	2052	2051	–	–	–	–	2051	–
Gelenklockerung, gewaltsame	–	2181	2182			2182/2226	2181	–
Gelenkschleimhaut, teilweise Entfernung	2110	2111	2112		2113	2112	2111	2110
Hämatomausräumung	2397							
Kapselschlussnaht	2100	2101	2102				2101	2100
Kleingelenkdrahtentfernung	2061	2063	–	–	–	–	2063	2061
Knochenspanentnahme	2253							
Knochen(span)transplantation	2255							
Knorpeltransplantation (Entnahme + Impantation)	2155							
Kyrotherapie	740							
Massage eines Körperteils	520							
Meniskuseinrenkung/Meniskuslockerung	–	–	–	–	–	2226	–	–
Meniskus(teil)entfernung	–	–	–	–	–	2117	–	–
Nekrotomie/Knochenausmeißelung	2256	2256 2257	2257				2256 2257	2256
OP-Wunde	2000–2005							
Probeausmeißelung	2250							
Probeexzision	2401 / 2402							
Punktion	300	301	302				301	300
Schiene über 2 Großgelenke*	–		212					–
Schleimbeutelentfernung	2405							
Sehnendurchschneidung, offene	2072							
Sehnenkürzung, -raffung	2075							

Ausschluss	Gelenke							
	Finger	Hand	Ellenbogen	Schulter	Hüfte	Knie	Fuß	Zeh
Sehnennaht				2073				
Sehnentransplantation (Entnahme + Implantation)				2083				
Sehnenverwachsungs-OP				2076				
Spül-/Saugdrainage				2032				
Verband				200				
vereitertes Gelenk, Eröffnung	2155	2156		2157			2156	2155

Ausschluss der Berechnung von Materialkosten neben Nr. 2189

Arztneimittel unter 1.02 €	§2 Abs. 2 Nr. 4 BG-NT***
Einmalhandschuhe	§2 Abs. 2 Nr. 5 BG-NT***
Einmalkanülen	§2 Abs. 2 Nr. 5 BG-NT***
Einmalskalpelle	§2 Abs. 2 Nr. 5 BG-NT***
Einmalspritzen	§2 Abs. 2 Nr. 5 BG-NT***
Mullkompressen	§2 Abs. 2 Nr. 1 BG-NT***
Mulltupfer	§2 Abs. 2 Nr. 1 BG-NT***
OP-Kittel	§3 Abs. 1 BG-NT***
OP-Sets	§3 Abs. 1 BG-NT***
Salben unter 1,02 €	§2 Abs. 2 Nr. 4 BG-NT***

2. Wenn medizinisch erforderlich, sind die folgenden zusätzlichen Leistungen neben Nr. 2189 abrechenbar

Zusätzlich abrechenbar	Gelenke							
	Finger	Hand	Ellenbogen	Schulter	Hüfte	Knie	Fuß	Zeh
Arthroskopie, diagn.				2196				
Beobachtung/Betreuung nach ASK mehr als 2 Std.				448				
Beobachtung/Betreuung nach ASK mehr als 4 Std.				449				
Blutleere/-sperre				2029				
Fertigschiene, starre				210 (ohne besondere Kosten)				
Fotodokumentation, farbig				9792				
Funktionsorthese				3320 (ohne besondere Kosten)				
Kaltpackung				530				
Kompressionsverband				203A				
Laseranwendung				441				
OP – Zuschlag				445				
Redondranage(n)				2015				
Untersuchung, symptombezogene				1				
Untersuchung, umfassende eingehende				6				
Verband				200, aber nur besondere Kosten				

L. Chirurgie, Orthopädie 2190

UV-GOÄ-Nr. | Allgemeine Heilbehandl. | Besondere Heilbehandl. | Besondere Kosten | Allgemeine Kosten | Sachkosten (Besond. + Allg. Kosten)

statt Nr. 2189	Gelenke							
	Finger	Hand	Ellenbogen	Schulter	Hüfte	Knie	Fuß	Zeh
bei vollständiger Groß-Gelenkschleimhautentfernung	-		2193 statt 2189					-
bei erhaltenden Eingriffen			2190 statt 2189					
bei Sanierung Kreuz- oder Seitenband am Kniegelenk						2191 statt 2190		

Mögliche Berechnung von Materialkosten neben UV-GOÄ Nr. 2189

Gummi-Elastikbinden	Selbstkosten
Micro-Skalpell	Selbstkosten
Shaver, Einmalkostenanteil	Selbstkosten
Videoaufzeichnungen vom UVTr angefordert	Selbstkosten

* Kleingelenke sind: Finger- und Zehengelenk ** Großgelenke sind: Schulter-, Ellenbogen-, Hüft- und Kniegelenk
*** BG-NT = BG-Nebenkostentarif

2190 Arthroskopische erhaltende Operation an einem Gelenk (z.B. Meniskusnaht, Refixation)

340,45   381,39   150,72   112,05   262,77

Hinweise zu Nr. 2190:
1. Soweit im Einzelfall Videoaufzeichnungen vom Kostenträger angefordert werden, sind diese Selbstkosten gesondert berechenbar.
2. Bei Notwendigkeit eines Shavereinsatzes sind unter Berücksichtigung der Wiederverwertbarkeit die anteiligen Kosten als Selbstkosten gesondert berechenbar.
3. Bei Notwendigkeit eines auswechselbaren Mikro-Skalpells sind die Kosten als Selbstkosten gesondert berechenbar.
4. Die Kosten für selbstauslösende PINS/Fibrinkleber/Osteosynthesematerial sind als Selbstkosten gesondert berechenbar (bei Fixierung von Knorpeldissekaten).
5. Die Kosten für zusätzliches Spezialnahtmaterial sind als Selbstkosten gesondert berechenbar (bei Meniskusnaht, -refixation, Bandnaht, -raffung).
6. Die Kosten für Osteosynthesematerial oder spezielles Fadenmaterial und Spezialbohrer (Einmalverwendung) sind als Selbstkosten gesondert berechenbar.
7. Bei Einsatz von Meniskus-Fixationssystemen (z.B. Anker o.Ä.) sind diese Kosten als Selbstkosten gesondert berechenbar. Nachweis durch eindeutige Darstellung in Bilddokumentation über die Anzahl der verwendeten Anker ist Grundvoraussetzung für die Kostenerstattung.
8. Bei Notwendigkeit der Verwendung einer Einmal-Elektrosonde sind die Kosten als Selbstkosten gesondert berechenbar.

Arbeitshinweise: Siehe Arbeitshinweise Nr. 2189
Kommentar: Siehe Kommentar Nr. 2189
Im Rahmen arthroskopischer Operationen kommen bei erhaltenden Eingriffen nach Nr. 2190 seltener bei resezierenden Operationen nach Nr. 2198, eine Elektrosonde (insbesondere an der Schulter oder der Hüfte) zum Einsatz. Der Arzt kann hierfür die Selbstkosten abrechnen. Laut Rundschreiben der DGUV vom 0700/2009 vom 14.12.2009 können hierfür bis zu 190,00 Euro abgerechnet werden.
Ausschluss: 212 (da nur Schiene über 1 Großgelenk), 300–302, 2102, 2112, 2113, 2117, 2119, 2136, 2989, 2191, 2267, 3300.

Auf einen Blick: Entfernende Gelenkspiegelung an Klein- und Großgelenken nach Nr. 2190: Ausschlüsse und, wenn ggf. erforderlich, zusätzlich abrechenbare Leistungen:

1. Ausschlüsse neben Leistung nach UV-GOÄ Nr. 2190: gilt nur für rein arthoskopische Eingriffe!

Ausschluss	Gelenke							
	Finger	Hand	Ellen-bogen	Schul-ter	Hüfte	Knie	Fuß	Zeh
Arthroplastik	2134	2135	2136	2137		2136	2135	2134
Arthroskopie, diagn.	3300							
Arthroskopie, entfern.	2189							
Arthroskopie, Entfernung Großgelenkschleimhaut	-			2193				-
Arthroskopie, erhalt. Kniehauptgelenk						2191		
Bandnaht/Bandplastik	2108	-	-	-	-	2104	2106	2105
Blutdrucksenkung (Narkose)	480							
Chirotherap. Eingriff	3306							
Denervation	2120	2121	-	-		2121		2120
Drainagenspülung	2093							
Fremdkörperentfernung, tiefsitzend	2010							
Fremd-/Gelenkkörperentfernung	2118		2119		-	2119	2118	2119
Ganglionentfernung	2052	2051	-	-	-	-	2051	-
Gelenklockerung, gewaltsame	-	2181	2182			2182/2226	2181	-
Gelenkschleimhaut, teilweise Entfernung	2110	2111	2112	2113		2112	2111	2110
Hämatomausräumung	2397							
Kapselschlussnaht	2100	2101	2102				2101	2100
Kleingelenkdrahtfixierung	2060	2062	-	-	-	-	2062	2060
Knochenimplantation	2254							
Knochen(span)transplantation	2255							
Knorpeltransplantation	2384							
Kyrotherapie	740							
Massage eines Körperteils	520							
Meniskuseinrenkung	-	-	-	-	-	2226	-	-
Meniskusnaht	-	-	-	-	-	2117	-	-
Meniskus(teil)entfernung	-	-	-	-	-	2117	-	-
Nekrotomie/Knochenausmeißelung	2256	2256 2257		2257			2256 2257	2256
OP-Wunde	2000–2005							
Probeausmeißelung	2250							
Probeexzision	2401 / 2402							
Punktion	300		301	302		301		300
Schiene über 2 Großgelenke*	-			212				-
Schleimbeutelentfernung	2405							
Sehnendurchschneidung, offene	2072							
Sehnenkürzung, -raffung	2075							
Sehnennaht	2073							
Sehnenschneiden-OP	2092							

L. Chirurgie, Orthopädie

1. Ausschlüsse neben Leistung nach UV-GOÄ Nr. 2190: gilt nur für rein arthoskopische Eingriffe!

Ausschluss	Gelenke						
	Finger	Hand	Ellenbogen	Schulter	Hüfte	Knie	Fuß	Zeh
Sehnenausschneidung, plast. (außerhalb des ASK-Gelenkes)	2064						
Sehnenverpflanzung	2074						
Sehnenverwachsungs-OP	2076						
Spül-/Saugdrainage	2032						
Verband	200						
vereitertes Gelenk, Eröffnung	2155	2156		2157			2156	2155

Ausschluss der Berechnung von Materialkosten neben Nr. 2190

Arzneimittel unter 1.02 €	§2 Abs. 2 Nr. 4 BG-NT***
Einmalhandschuhe	§2 Abs. 2 Nr. 5 BG-NT***
Einmalkanülen	§2 Abs. 2 Nr. 5 BG-NT***
Einmalskalpelle	§2 Abs. 2 Nr. 5 BG-NT***
Einmalspritzen	§2 Abs. 2 Nr. 5 BG-NT***
Mullkompressen	§2 Abs. 2 Nr. 1 BG-NT***
Mulltupfer	§2 Abs. 2 Nr. 1 BG-NT***
OP-Kittel	§3 Abs. 1 BG-NT***
OP-Sets	§3 Abs. 1 BG-NT***
Salben unter 1,02 €	§2 Abs. 2 Nr. 4 BG-NT***
Zellstoff	§2 Abs. 2 Nr. 1 BG-NT***

Mögliche Berechnung von Materialkosten neben Nr. 2190

Alloplastisches Material	Selbstkosten
Arztneimittel ab 1.02 €	Selbstkosten
Einmalelektrosonden (Schulter und Hüft-ASK)	Selbstkosten
Fibrinkleber zur Knorpeldissekatfixierung	Selbstkosten
Gummi-Elastikbinden	Selbstkosten
Meniskusfixationssysteme	Selbstkosten
Micro-Skalpell	Selbstkosten
Osteosythesematerial z.B. zur Knorpeldissekatfixierung	Selbstkosten
Pins, selbstauflösend zur Knorpeldissekatfixierung	Selbstkosten
Salben ab 1,02 €	Selbstkosten
Shaver, Einmalkostenanteil	Selbstkosten
Spezialeinmalbohrer	Selbstkosten
Spezialfadenmaterial	Selbstkosten
Spezialnahtmaterial zur Meniskusnaht, reflexation/Bandnaht, -raffung	Selbstkosten
Videoaufzeichnungen vom UVTr angefordert	Selbstkosten

2. Wenn medizinisch erforderlich, sind die folgenden zusätzlichen Leistungen neben UV-GOÄ Nr. 2190 abrechenbar

Zusätzlich abrechenbar	Gelenke							
	Finger	Hand	Ellenbogen	Schulter	Hüfte	Knie	Fuß	Zeh
Arthroskopie, diagn.				2196				
Beobachtung/Betreuung nach ASK mehr als 2 Std.				448				

Zusätzlich abrechenbar	Gelenke							
	Finger	Hand	Ellenbogen	Schulter	Hüfte	Knie	Fuß	Zeh
Beobachtung/Betreuung nach ASK mehr als 4 Std.	449							
Blutleere/-sperre	2029							
Entfernende Eingriffe	2195 (einmalig)							
Fertigschiene, starre	210 (ohne besondere Kosten)							
Fotodokumentation, farbig	9792							
Funktionsorthese	3320 (ohne besondere Kosten)							
Kaltpackung	530							
Kompressionsverband	203A							
Laseranwendung	441							
OP – Zuschlag	445							
Redondrainage	2015							
Sehnentransplantation (Entnahme + Implantation)	2083							
Untersuchung, symptombezogene	1							
Untersuchung, umfassende eingehende	6							
Verband	200, aber nur besondere Kosten							
bei vollständiger Groß-Gelenkschleimhautentfernung	-			2193 statt 2189				-
bei Sanierung Kreuz- oder Seitenband am Kniegelenk						2191 statt 2190		

* Kleingelenke sind: Finger- und Zehengelenk** Großgelenke sind: Schulter-, Ellenbogen-, Hüft- und Kniegelenk*** BG-NT = BG-Nebenkostentarif

2191 Arthroskopische Operation mit primärer Naht, Reinsertion, Rekonstruktion oder plastischem Ersatz eines Kreuz- oder Seitenbands an einem Kniegelenk – einschließlich Kapselnaht –   359,05   404,55   150,72   124,46   275,18

Hinweise zu Nr. 2191:
1. Soweit im Einzelfall Videoaufzeichnungen vom Kostenträger angefordert werden, sind diese Selbstkosten gesondert berechenbar.
2. Bei Notwendigkeit eines Shavereinsatzes sind unter Berücksichtigung der Wiederverwertbarkeit die anteiligen Kosten als Selbstkosten gesondert berechenbar.
3. Bei Notwendigkeit eines auswechselbaren Mikro-Skalpells sind die Kosten als Selbstkosten gesondert berechenbar.
4. Die Kosten für selbstauslösende INS/Fibrinkleber/Osteosynthesematerial sind als Selbstkosten gesondert berechenbar (bei Fixierung von Knorpeldissekaten).
5. Die Kosten für zusätzliches Spezialnahtmaterial sind als Selbstkosten gesondert berechenbar (bei Meniskusnaht, -refixation, Bandnaht, -raffung).
6. Die Kosten für Osteosynthesematerial oder spezielles Fadenmaterial und Spezialbohrer (Einmalverwendung) sind als Selbstkosten gesondert berechenbar.
7. Bei Einsatz von Meniskus-Fixationssystemen (z.B. Anker o.Ä.) sind diese Kosten als Selbstkosten gesondert berechenbar. Nachweis durch eindeutige Darstellung in Bilddokumentation über die Anzahl der verwendeten Anker ist Grundvoraussetzung für die Kostenerstattung.
8. Bei Notwendigkeit der Verwendung einer Einmal-Elektrosonde sind die Kosten als Selbstkosten gesondert berechenbar.

Arbeitshinweise: Zunehmend werden ambulant durchgeführte arthroskopische OPs der vorderen Kreuzbänder abgerechnet, fast immer handelt es sich um vordere Kreuzbandplastiken mit autologem (körpereigenem) Sehnenmaterial.

Beachtet werden muss, dass die OP nach Nr. 2191 (ausgenommen: isolierter Riss des vorderen Kreuzbands) dem **VAV** unterfällt (Anhang 1 zum ÄV, Nr. 7). Nach § 37 Abs. 1 ÄV ergibt sich somit die Notwendigkeit einer Überweisung des Verletzten an ein am VAV beteiligtes KH; der dort tätige D-Arzt oder D-Ärztin entscheidet nach Art oder Schwere der Verletzung, ob eine stationäre oder ambulante Behandlung erforderlich ist. Er kann diese selbst ambulant oder stationär durchführen oder einen anderen qualifizierten Arzt oder Ärztin damit beauftragen. Ohne Zustimmung des UV-Trägers dürfen die behandelnden D-Ärzte nicht von dieser Vorschrift abweichen.

Gelegentlich werden Kreuzbandplastiken stationär von **Belegärzten** durchgeführt. Soweit es sich dabei um VAV-Fälle handelt, ist vor der OP ist das Einverständnis des UV-Trägers einzuholen. Dabei sollte ggf. vor der Zusage geklärt werden, welche Gesamtkosten (für die ärztl. Leistung, Höhe der Beleg-DRG usw.) zu erwarten sind; dies gilt insbes. für die belegärztliche Behandlung in **Privatkliniken**.

In einigen Fällen wird vor der operativen Versorgung des Kreuzbands zunächst eine **diagnostische Arthroskopie zur Sicherung der Diagnose** – ggf. zusammen mit einer Resektion der Kreuzbandstümpfe oder einer Meniskusteilresektion – durchgeführt. Damit werden insgesamt zwei arthroskopische OPs durchgeführt – mit entspr. doppelter Belastung des Verletzten. Solche vorausgehenden OPs sind medizinisch regelmäßig nicht erforderlich und zumeist nicht zweckmäßig. Durch klinische Untersuchungen sowie ein MRT lässt sich die Diagnose mit einer weit über 90-%igen Sicherheit stellen. Eine Indikation zur OP ergibt sich auch dann nicht, wenn die Ärztin oder der Arzt im Rahmen der ersten OP eine Meniskusteilresektion oder andere operative Maßnahmen (z. B. Knorpelglättung) vornimmt. Dies kann regelmäßig im Rahmen der operativen Versorgung des Kreuzbandes mit erledigt werden und ist zur Schonung des Verletzten regelmäßig geboten.

Die für diese erste „diagnostische" Arthroskopie anfallenden Kosten sollten unter Hinweis auf die o. g. Erwägungen sowie auch den Grundsatz der Wirtschaftlichkeit (s. § 8 Abs. 1 ÄV) regelmäßig nicht übernommen werden; allenfalls können die Kosten in dem Umfang übernommen werden, wie sie bei Durchführung nur einer OP nach Nr. 2191 als zusätzliche Kosten angefallen wären, also in Höhe des Zuschlags nach Nrn. 2195, 2196 und der Selbstkosten für Shaver usw. entspr. den Fußnoten zu Nrn. 2189–2191.

Werden neben der Nr. 2191, ggf. mit dem – jeweils einmaligen – Zuschlag nach Nrn. 2192, 2195 und 2196, **weitere Gebühren für Operationsleistungen** abgerechnet, ist regelmäßig eine strenge Prüfung der Berechenbarkeit angezeigt. Grundsätzlich sind mit der Gebühr für die arthroskopische OP nach Nr. 2191 alle regelhaft vorzunehmenden chirurgischen Eingriffe zur Versorgung des Kreuz- oder Seitenbandes abgegolten. Für die Berechnung zusätzlicher Operationsgebühren verbleibt somit nur ein äußerst kleiner Raum (z. B. Nr. 2083 für die Entnahme körpereigener Sehnen). Im Übrigen wurde mit Aufnahme der arthroskopischen Gebührenpositionen in die (Privat-)GOÄ u.a. das Ziel verfolgt, das aus arthroskopischen Eingriffen erzielbare ärztl. Honorar-Volumen zu begrenzen (vgl. Brück, Komm. z. GOÄ, Erläut. zu Nr. 2189, Abs. 1), was bei der Rechnungsprüfung zu berücksichtigen ist.

Für eine Reihe von Gebühren (Nrn. 2102, 2104, 2112, 2113, 2117, 2119, 2136, 2189, 2190, 2191 und/oder 2193; Nrn. 300 bis 302, 3300) wird die Nebeneinander-Berechnung bzw. die Berechnung neben Nr. 2191 durch die **Allgem. Best. zu Abschn. L.III.** bzw. vor Nrn. 2100 ff. ausdrücklich ausgeschlossen.

Aufgrund der **Allgem. Best. zu Abschnitt L.** bzw. vor Nr. 2000 (Grundsatz der Zielleistung) ist außerdem neben der Nr. 2191 z. B. die

- **Nr. 2073** – Sehnen-, Muskel-, oder Fasziennaht,
- **Nr. 2076** – Operative Lösung von Verwachsungen an einer Sehne,
- **Nr. 2102** – Naht der Gelenkkapsel,
- **Nr. 2257** – Knochenaufmeißelung an einem großen Röhrenknochen

regelmäßig nicht gesondert berechenbar, weil diese Nummern nur als selbständige (Ziel-) Leistungen in Ansatz gebracht werden können.

Die in der Praxis häufig für die Zeit während oder nach der OP abgerechneten **Nrn. 2181 oder 2182** sind ebenfalls nicht im Zusammenhang mit der OP nach Nr. 2191 berechenbar (vgl. Arb.Hinweise dazu).

Für die **Entnahme des autologen (körpereigenen) Sehnenmaterials**, z. B. aus dem Ligamentum patellae (Kniescheibenband), der Semitendinosus- oder Grazilsehne, ist die Nr. 2083 einmal (unabhängig der Anzahl der entnommenen Sehnen) neben den Nrn.

2191/2192 berechenbar. Insoweit handelt es sich um eine zusätzliche, eigenständige OP (in offener Schnitt-Technik) (s. auch Brück, Komm. z. GOÄ, Anm. zu Nr. 2191), damit sind auch die Besonderen Kosten der Nr. 2083 zu übernehmen.

Problematisch erscheint die Berechnung der **Nr. 2257** neben der Nr. 2191 für die bei vorderen Kreuzbandplastiken häufig erforderliche **Notchplastik** (Erweiterung des Kniebinnenraums durch Abfräsen und Glätten des Knochens; Brück, wie zuvor, halten eine Nebeneinander-Berechnung der Nr. 2257 bei zusätzlicher Notchplastik für angemessen). Dieser zusätzliche Eingriff wird ausschließlich intraarthroskopisch, also nur in den bereits zugänglichen Kniebinnenraum, vorgenommen und erfordert in der Regel nur wenige Minuten zusätzlicher Arbeit. Die üblicherweise mit einer offenen OP verbundenen Kosten für die Vorbereitung und Abdeckung des zu operierenden Körperareals, Schaffung des Zugangs (Hautschnitt, ggf. Durchtrennung eines Muskels usw.), der spätere Hautverschluss (Naht), Wundverband usw. fallen nicht an. Es lässt sich daher durchaus die Auffassung vertreten, dass die Notchplastik noch zum Leistungsumfang einer Kreuzbandplastik gehört und mit der Gebühr nach Nr. 2191 abgegolten ist.

Der <u>Ansatz der OP-Gebühr nach Nr. 2257</u> für eine Notchplastik erscheint jedenfalls nicht gerechtfertigt. Dies würde das vorgegebene Gefüge der arthroskopischen Gebühren sprengen, weil die Gebühr – insbes. zusammen mit den Besonderen Kosten – um ein Mehrfaches die Gebühr für einen weiteren operativen Eingriff übersteigt.

Somit kommt als Vergütung nur der Zuschlag nach **Nr. 2195** in Betracht. Da die Notchplastik intraarthroskopisch ausgeführt wird und somit einen weiteren operativen Eingriff an demselben Gelenk darstellt, ist die Leistungslegende erfüllt.

Eine Vergütung nach Nr. 2195 für die Notchplastik wirkt sich jedoch finanziell nicht aus, wenn im Rahmen derselben OP weitere operative Eingriffe (z. B. Plica-Teilresektion, Entfernung der Synovialis = Innenschicht der Kniegelenkskapsel, Knorpelglättungen) vorgenommen wurden. Nach den Allgem. Best. (Abs. 3) zu Abschnitt L.III. bzw. vor Nrn. 2100 ff. ist der <u>Zuschlag nach Nr. 2195 jeweils nur einmal</u> im Rahmen derselben Sitzung berechenbar. Angesichts der relativ geringen Gebühr wäre es in der gegebenen Situation – unter rein finanziellen Erwägungen – noch vertretbar, die Begrenzung der Allgem. Best. unbeachtet zu lassen und ggf. auch zweimal die Nr. 2195 zu vergüten. Jedenfalls würde diese Lösung einer Vergütung nach Nr. 2257 vorzuziehen sein.

Eine dahingehende Empfehlung kann aber nicht gegeben werden. Die Allgem. Best. zu Abschnitt L.III. sind eindeutig; die Zahlung des Zuschlags nach Nr. 2195 ist jeweils nur einmal möglich, gleichgültig ob ein einzelner oder mehrere weitere/r operative/r Eingriff/e an demselben Gelenk vorgenommen wurden. Außerdem sollte mit dieser Gebührenregelung das erzielbare Honorar-Volumen aus arthroskopischen Eingriffen begrenzt werden (**Brück**, wie zuvor).

Eine Änderung dieser Rechtslage kann nur durch Beschluss der Ständigen Gebührenkommission nach § 52 ÄV herbeigeführt werden. Jedenfalls ist es nicht die Aufgabe der Rechnungsprüfung, an den eindeutigen Bestimmungen der UV-GOÄ vorbei auf eine Anhebung der von den Ärzten als unzureichend empfundenen Vergütung hinzuwirken.

Als **Materialkosten** können neben dem Pauschalsatz der Besonderen Kosten der Nr. 2191 ggf. die in den Fußnoten 1 ff. genannten zusätzlichen Kosten berechnet werden. Diese sind nur zum **Selbstkostenpreis** abrechnungsfähig; somit ist ggf. ein Kostennachweis zu verlangen. Sofern neben den Besonderen Kosten weitere Kosten in Rechnung gestellt werden, sind diese nur im Rahmen des § 2 Abs. 3 Nr. 1–10 Allgem. Tarifbestimmungen BG-NT (abgedruckt am Ende der Arb.Hinweise zu Nrn. 2189 bis 2196) berechenbar. Sind in der Rechnung geltend gemachte Positionen dort nicht aufgeführt, sind sie nicht berechenbar.

Bei einer **Kreuzbandplastik** sind folgende Positionen regelmäßig medizinisch notwendig:
- Nr. 6 – umfassende Untersuchung
- Nr. 252 – Injektion
- Nr. 2029 – Anlegen einer Blutleere
- Nr. 2191 – OP-Gebühr
- Nr. 2196 – ggf. mit Zuschlag für diagnostische Arthroskopie
- Nr. 2195 – ggf. mit Zuschlag für – fast immer nötige – weitere operative Eingriffe
- Nr. 2015 – Anlegen einer oder mehrerer Redondrainagen
- Nr. 5030 – Röntgenaufnahme des Knies zur Kontrolle/Dokumentation
- Nr. 203A – Kompressionsverband

L. Chirurgie, Orthopädie

- Nr. 210 – kleiner Schienenverband (meist sind Besondere Kosten nicht berechenbar, da Fertigschienen verwendet werden)
- Nr. 2083 – Sehnentransplantation (für die Entnahme des körpereigenen Sehnenmaterials)

Kommentar: Die Nr. 2191 kann nicht für die Eingriffe am Kniescheibenhalteband bzw. für Bandoperationen an anderen Gelenken (Schulter, Sprunggelenk etc.) abgerechnet werden, so dass bei diesen Zieleingriffen nur die Gelenk erhaltende Arthroskopie nach Nr. 2190 vergütet wird.

Die Nr. 2191 enthält in der Leistungsbeschreibung nicht die evtl. erforderliche Notchplastik. Die Notchplastik ist nur mit der Nr. 2195 zu vergüten, wenn es sich um eine Erweiterung der knöchernen Notch handelt. Die Entfernung von Kreuzband- oder Narbengewebe aus der Notch ist Bestandteil der Nr. 2191.

Bei arthroskopisch durchgeführten Implantat-Entfernungen (z.B. aus dem Schienbeinkopf) handelt es sich um einen entfernenden Eingriff, der nach Nr. 2195 abgerechnet wird. Keinesfalls löst die arthoskopische Entfernung von Implantaten die Abrechnung der Nrn. 2353 oder 2354 aus.

Die Nr. 2196 kann im Zusammenhang mit der Nr. 2191 einmalig bei einer umfassend dokumentierten Erhebung des Gelenkstatus der arthroskopisch einseh- und überprüfbaren Areale des Kniegelenkes (Bänder, Menisci, Knorpel, Kapsel, Gelenkschleimhaut etc.) vergütet werden.

Bei Eingriffen am Kniegelenk erfolgt die arthroskopische Operation in Blutsperre, so dass eine Elektrosonde in der Regel nicht erforderlich ist. Der Einsatz einer Elektrosonde ist nur notwendig bei der Koagulation (Verschluss) einer relevanten Blutung.

Der Leistungsinhalt der Nr. 2191 beinhaltet nicht nur die Naht oder den Ersatz des Bandes, sondern auch die Reinsertion durch eine Narbeninduktion (Mikrofrakturierung des femoralen Kreuzbandansatzes) oder die thermische Verkürzung des elongierten Bandes (Shrinking).

Grundsätzlich sind alle Materialien, soweit die UV-GOÄ oder der BG-Nebenkostentarif nichts anderes regelt, mit der Pauschale der besonderen Kosten abgegolten. Einzeln abgerechnete Materialien sind zu prüfen.

Schwierig ist die Prüfung von Arthroskopie-/Operations-Sets. Die Sets sind aus Materialien zusammengesetzt, die als Bestandteil der besonderen Kosten und/oder gemäß § 3 (1,2) BG-Nebenkostentarif grundsätzlich nicht gesondert abgerechnet werden dürfen.

Dazu gehören z.B. Kittel, Handschuhe, Instrumententischbezug, sterile Bezüge für Geräte, Instrumente (außer der in den Fußnoten zu den Nrn.2189ff. aufgeführten Ausnahmen), Einmalskalpelle, einfache Nähte, Mull- und Schnellverbandmaterial sowie Kompressen.

Die Prüfungen der Sets durch die UVTr haben ergeben, dass in Einzelfällen lediglich 25 % der Inhalte eines Sets abrechnungsfähig sind. Im konkreten Einzelfall bedeutet dies für den UVTr, dass anhand der Rechnung und der Bestandsliste eine Prüfung erforderlich wird, die mit einem hohen personellen und zeitlichen Aufwand verbunden ist. Es wird den UVTr daher empfohlen 50 % der Kosten eines Sets zu übernehmen, wenn kein Nachweis vorliegt der eine Einzelfallprüfung möglich macht.

Die Nr. 2192 darf bei der Sanierung des anderen Kreuzbandes im Rahmen derselben Sitzung als Zuschlag abgerechnet werden.

Die Nr. 2083 darf bei der Entnahme mehrerer Sehnen (z.B. Semitendinosus / Gracialis) zur Transplantatgewinnung nach den Arbeitshinweisen der UVTr nicht mehrfach abgerechnet werden.

Ausschluss: 212 (da nur Schiene über 1 Großgelenk!), 301, 2093, 2102, 2112, 2117, 2119, 2136, 2189, 2190, 2193, 2267, 2353, 2354, 3300.

Auf einen Blick: Bandsanierende Gelenkspiegelung am Kniegelenk nach Nr. 2191: Ausschlüsse und, wenn erforderlich, zusätzlich abrechenbare Leistungen:

1. Ausschlüsse neben Leistung nach Nr. 2191

Ausschluss	UV-GOÄ Nr.
Arthroplastik	2136
Arthroskopie, diagnostische	3300
Arthroskopie, entfernende	2189
Arthroskopie, Entfernung der Großgelenkschleimhaut	2193
Arthroskopie, erhalt	2190
Bandnaht/Bandplastik	2104
Blutdrucksenkung (Narkose)	480
Chirotherapeutischer Eingriff	3306
Denervation	2121
Drainagenspülung	2093
Fremdkörperentfernung, tiefsitzend	2010
Fremdkörperentfernung, gewaltsame	2119
Gelenklockerung, gewaltsame	2182
Gelenkschleimhaut(teil), Entfernung	2112
Hämatomausräumung	2397
Kapselschlussnaht	2102
Knochenimplantation	2254
Knochen(span)transplantation	2255
Knorpeltransplantation	2384
Kyrotherapie	740
Massage eines Körperteils	520
Meniskuseinrenkung	2226
Meniskusoperation [Naht, (Teil) Entfernung]	2117

2. Wenn medizinisch erforderlich sind die folgenden zusätzlichen Leistungen neben Nr. 2191 abrechenbar

Zusätzlich möglich	UV-GOÄ Nr.
Arthroskopie, diagnostische	2196
Bandplastik, weitere	2192
Beobachtung/Betreuung nach ASK mehr als 2 Std.	448
Beobachtung/Betreuung nach ASK mehr als 4 Std.	449
Blutleere/-sperre	2029
entfernende und/oder erhaltende Eingriffe	2195
Fotodokumentation, farbig	9792
Funktionsorthese, mehrfach verstellbar (ohne besondere Kosten)	3320
Kaltpackung	530
Knochenspanentnahme, außerhalb Implantationsareal	2253
Kompressionsverband	203A
Laseranwendung	441
OP – Zuschlag	445
Redondrainage	2015
Röntgenkontrolle Ersatzplastik bei Fixierung mit Fremdmaterial	5030
Sehnentransplantation (einmal pro ASK abrechenbar)	2083
starre Knieschiene (ohne besondere Kosten)	210
Untersuchung, symptombezogene	1
Untersuchung, eingehende	6
Verband, aber nur besondere Kosten	200

Ausschluss	UV-GOÄ Nr.
Nekrotomie	2257
OP-Wunde	2000 2005

L. Chirurgie, Orthopädie

Ausschluss	UV-GOÄ Nr.
Probeausmeißelung	2250
Probeexzision	2401 2402
Punktion	301
Schienbeinkopfverschraubung der Ersatzplastik	2345
Schiene über zwei Großgelenke	212
Schleimbeutelentfernung	2405
Sehnendurchschneidung	2072
Sehnenkürzung/ -raffung	2075
Sehnennaht	2073
Sehnenausschneidung, plastische	2064
Sehnenverpflanzung	2074
Sehnenverwachsungs-OP	2076
Spül-/Saugdrainage	2032
Verband	200
vereitertes Gelenk, Eröffnung	2157

Ausschluss der Berechnung von Materialkosten neben UV-GOÄ Nr. 2191

Arztneimittel unter 1.02 €	§ 2 Abs. 2 Nr. 4 BG-NT***
Einmalhandschuhe	§ 2 Abs. 2 Nr. 5 BG-NT***
Einmalkanülen	§ 2 Abs. 2 Nr. 5 BG-NT***
Einmalskalpelle	§ 2 Abs. 2 Nr. 5 BG-NT***
Einmalspritzen	§ 2 Abs. 2 Nr. 5 BG-NT***
Mullkompressen	§ 2 Abs. 2 Nr. 1 BG-NT***
Mulltupfer	§ 2 Abs. 2 Nr. 1 BG-NT***
OP-Kittel	§ 3 Abs. 1 BG-NT***
OP-Sets	§ 3 Abs. 1 BG-NT***
Salben unter 1,02 €	§ 2 Abs. 2 Nr. 4 BG-NT***
Zellstoff	§2 Abs. 2 Nr. 1 BG-NT***

Mögliche Berechnung von Materialkosten neben Nr. 2191

Alloplastisches Material	Selbstkosten
Arztneimittel ab 1.02 €	Selbstkosten
Einmalelektrosonden (Schulter und Hüft-ASK)	Selbstkosten
Fibrinkleber zur Knorpeldissekatfixierung	Selbstkosten
Gummi-Elastikbinden	Selbstkosten
Meniskusfixationssysteme	Selbstkosten
Micro-Skalpell	Selbstkosten
Osteosythesematerial z.B. zur Knorpeldissekatfixierung	Selbstkosten
Pins, selbstauflösend zur Knorpeldissekatfixierung	Selbstkosten
Salben ab 1,02 €	Selbstkosten
Shaver, Einmalkostenanteil	Selbstkosten
Spezialeinmalbohrer	Selbstkosten
Spezialfadenmaterial	Selbstkosten
Spezialnahtmaterial zur Meniskusnaht, reflexation/Bandnaht, -raffung	Selbstkosten
Videoaufzeichnungen vom UVTr angefordert	Selbstkosten

* Kleingelenke sind: Finger- und Zehengelenk** Großgelenke sind: Schulter-, Ellenbogen-, Hüft- und Kniegelenk*** BG-NT = BG-Nebenkostentarif

| UV-GOÄ-Nr. | | Allgemeine Heilbehandl. | Besondere Heilbehandl. | Besondere Kosten | Allgemeine Kosten | Sachkosten (Besond. + Allg. Kosten) |

2192 Zuschlag zu Leistungen nach Nr. 2191 für die primärte Naht, Reinsertion, Rekonstruktion oder den plastischen Ersatz eines weiteren Bandes in demselben Kniegelenk, im Rahmen derselben Sitzung

46,54 | 57,92 | – | 31,02 | 31,02

Arbeitshinweise: Siehe Arbeitshinweise zu Nr. 2191.
Kommentar: Siehe auch unter Nr. 2191. Der Zuschlag nach Nr. 2192 ist bei Eingriffen an demselben Kniegelenk im Rahmen derselben Sitzung nur einmal abrechnungsfähig.
Ausschluss: 301, 3300.

2193 Arthroskopische Operation mit Synovektomie an einem großen Gelenk bei chronischer Gelenkentzündung – gegebenenfalls einschließlich Abtragung von Osteophyten

340,45 | 381,39 | 150,72 | 112,05 | 262,77

Hinweise zu Nr. 2193:
1. Soweit im Einzelfall Videoaufzeichnungen vom Kostenträger angefordert werden, sind diese Selbstkosten gesondert berechenbar.
2. Bei Notwendigkeit eines Shavereinsatzes sind unter Berücksichtigung der Wiederverwertbarkeit die anteiligen Kosten als Selbstkosten gesondert berechenbar.
3. Bei Notwendigkeit eines auswechselbaren Mikro-Skalpells sind die Kosten als Selbstkosten gesondert berechenbar.
4. Die Kosten für selbstauslösende PINS/Fibrinkleber/Osteosynthesematerial sind als Selbstkosten gesondert berechenbar (bei Fixierung von Knorpeldissekaten).
5. Die Kosten für zusätzliches Spezialnahtmaterial sind als Selbstkosten gesondert berechenbar (bei Meniskusnaht, -refixation, Bandnaht, -raffung).
6. Die Kosten für Osteosynthesematerial oder spezielles Fadenmaterial und Spezialbohrer (Einmalverwendung) sind als Selbstkosten gesondert berechenbar.
7. Bei Notwendigkeit der Verwendung einer Einmal-Elektrosonde sind die Kosten als Selbstkosten gesondert berechenbar.

Arbeitshinweise: Diese Leistung ist nur berechenbar, wenn der Grund für die Synovektomie (Entfernung der Gelenk-Schleimhaut) eine **chronische Gelenkentzündung** war. Diese Voraussetzung liegt im Zusammenhang mit frischen Unfallverletzungen allenfalls sehr selten vor, so dass die Nr. 2193 in der Praxis der GUV eine untergeordnete Rolle spielt. Dementsprechend sind Rechnungen, in denen diese Gebühren-Nummer angesetzt wird, besonders kritisch zu prüfen.
Eine Berechnung der Nr. 2193 ist nicht gerechtfertigt, wenn etwa im Rahmen einer Meniskusteilresektion zugleich ein Teil der Synovia oder einzelne Synovialzotten entfernt werden. Hierfür ist ggf. der einmalige Zuschlag nach Nr. 2195 berechenbar (wenn dieser nicht schon für andere ergänzende Eingriffe „verbraucht" ist).
Nr. 2193 darf nicht neben Nrn. 2189, 2190, 2191 oder 3300 abgerechnet werden (s. Allgem. Best. vor Nrn. 2100 ff., 1. u. 2. Absatz).
Aufgrund der Neuordnung der stationären Heilverfahren (DAV, VAV, SAV) und der bei diesem Eingriff zu erwartenden Wundfläche im Gelenk, bleibt für eine ambulante Durchführung dieser Operation kein Spielraum. Die Nr. 2193 ist regelhaft mit Begründung (Teilsynovektomie) in die Nr. 2189 zu korrigieren.
Kommentar: Siehe Kommentar zu Nr. 2189. Eine Synovektomie als Zielleistung mit subtotaler bis totaler Schleimhautentfernung an einem großen Gelenk (z.B. Knie, Schulter, Handgelenk, etc.) bei chronischer Gelenkentzündung wird in den seltensten Fällen als Unfallfolge in Frage kommen.
Die Teilsynovektomie erfüllt nicht den Leistungsinhalt der Nr. 2193. Dies ist vielmehr Bestandteil einer resezierenden (2198), erhaltenden (2190) oder Bandoperation (2191, Knie) und kann ggf. bei den Nrn. 2190 und 291 nicht aber 2189 nur den Zuschlag nach Nr. 2195 auslösen.
Ausschluss: 212 (da nur Schiene über 1 Großgelenk!), 300–302, 2102, 2112, 2113, 2117, 2119, 2136, 2189, 2190, 2191, 3300.

L. Chirurgie, Orthopädie

Auf einen Blick: Entfernende Gelenkspiegelung an Großgelenken nach Nr. 2193: Ausschlüsse und wenn ggf. erforderlich zusätzlich abrechenbare Leistung:

1. Ausschlüsse neben Leistung nach Nr. 2193: gilt nur für rein arthroskopische Eingriffe!

Ausschluss	Gelenke					
	Hand	Ellenbogen	Schulter	Hüfte	Knie	Fuß
Arthroplastik	2135	2136	2137	–	2136	2135
Arthroskopie, diagn.			3300			
Arthroskopie, entfern.			2189			
Arthroskopie, erhalt. Kniehauptgelenk					2191	
Blutdrucksenkung (Narkose)			480			
Chirotherap. Eingriff			3306			
Denervation		2120	–	–		2121
Drainagenspülung			2093			
Fremdkörperentfernung, tiefsitzend			2010			
Fremd-/Gelenkkörperentfernung	2118	2119	2119	–	2119	2118
Ganglionentfernung	2051		–			2051
Gelenklockerung, gewaltsame	2181		2182			2181
Gelenkschleimhaut, teilweise Entfernung	2111	2112		2113	2112	2111
Hämatomausräumung			2397			
Kapselschlussnaht	2100		2102			2101
Knochenspanentnahme			2253			
Knochen(span)transplantation (Entnahme + transplantation)			2255			
Kyrotherapie			740			
Massage eines Körperteils			520			
Meniskuseinrenkung	–	–	–	–	2226	–
Meniskus(teil)entfernung	–	–	–	–	2117	–
Nekrotomie/Knochenausmeißelung	2256 / 2257		2257			2256 / 2257
OP-Wunde			2000–2005			
Probeausmeißelung			2250			
Probeexzision			2401 / 2402			
Punktion	300	301	302		301	300
Schiene über 2 Großgelenke*	–		212			–
Schleimbeutelentfernung			2405			
Sehnendurchschneidung, offene			2072			
Sehnenkürzung, -raffung			2075			
Sehnentransplantation (Entnahme + Implantation)			2083			
Sehnenverwachsungs-OP			2076			
Spül-/Saugdrainage			2032			
Verband			200			
vereitertes Gelenk, Eröffnung	2156		2157			2156

Ausschluss der Berechnung von Materialkosten neben Nr. 2193

Arzneimittel unter 1,02 €	§ 2 Abs. 2 Nr. 4 BG-NT***
Einmalhandschuhe	§ 2 Abs. 2 Nr. 5 BG-NT***
Einmalkanülen	§ 2 Abs. 2 Nr. 5 BG-NT***
Einmalskalpelle	§ 2 Abs. 2 Nr. 5 BG-NT***
Einmalspritzen	§ 2 Abs. 2 Nr. 5 BG-NT***
Mullkompressen	§ 2 Abs. 2 Nr. 1 BG-NT***
Mulltupfer	§ 2 Abs. 2 Nr. 1 BG-NT***
OP-Kittel	§ 3 Abs. 1 BG-NT***
OP-Sets	§ 3 Abs. 1 BG-NT***
Salben unter 1,02 €	§ 2 Abs. 2 Nr. 4 BG-NT***
Zellstoff	§ 2 Abs. 2 Nr. 1 BG-NT***

Mögliche Berechnung von Materialkosten neben Nr. 2193

Alloplastisches Material	Selbstkosten
Arzneimittel ab 1,02 €	Selbstkosten
Einmalelektrosonden (Schulter und Hüft-ASK)	Selbstkosten
Fibrinkleber zur Knorpeldissekatfixierung	Selbstkosten
Gummi-Elastikbinden	Selbstkosten
Micro-Skalpell	Selbstkosten
Osteosythesematerial z.B. zur Knorpeldissekatfixierung	Selbstkosten
Pins, selbstauflösend zur Knorpeldissekatfixierung	Selbstkosten
Salben ab 1,02 €	Selbstkosten
Shaver, Einmalkostenanteil	Selbstkosten
Spezialeinmalbohrer	Selbstkosten
Spezialfadenmaterial	Selbstkosten
Spezialnahtmaterial zur Meniskusnaht, reflexation/Bandnaht, -raffung	Selbstkosten
Videoaufzeichnungen vom UVTr angefordert	Selbstkosten

2. Wenn medizinisch erforderlich, sind die folgenden zusätzlichen Leistungen neben Nr. 2193 abrechenbar

Zusätzlich abrechenbar	Gelenke							
	Finger	Hand	Ellenbogen	Schulter	Hüfte	Knie	Fuß	Zeh
Arthroskopie, diagn.	2196							
Beobachtung/Betreuung nach ASK mehr als 2 Std.	448							
Beobachtung/Betreuung nach ASK mehr als 4 Std.	449							
Blutleere/-sperre	2029							
Fertigschiene, starre	210 (ohne besondere Kosten)							
Fotodokumentation, farbig	9792							
Funktionsorthese	3320 (ohne besondere Kosten)							
Kaltpackung	530							
Kompressionsverband	203A							
Laseranwendung	441							
OP-Zuschlag	445							
Redondrainage	2015							

L. Chirurgie, Orthopädie

UV-GOÄ-Nr.	Allgemeine Heilbehandl.	Besondere Heilbehandl.	Besondere Kosten	Allgemeine Kosten	Sachkosten (Besond. + Allg. Kosten)

Zusätzlich abrechenbar	Gelenke						
	Finger	Hand	Ellenbogen	Schulter	Hüfte	Knie	Fuß	Zeh
Untersuchung, symptombezogene	1						
Untersuchung, umfassende eingehende	6						
Verband	200, aber nur besondere Kosten						

	Gelenke					
	Hand	Ellenbogen	Schulter	Hüfte	Knie	Fuß
bei unvollständiger Gelenkschleimhautentfernung an Großgelenken bzw. sonstigen entferndende Eingriffen an Klein- und Großgelenken	-	2189 statt 2193				-
bei Sanierung Kreuz- oder Seitenband am Kniegelenk					2191 statt 2190	
bei erhaltenden Eingriffen am Großgelenk					2190 statt 2193	

* Kleingelenke sind: Finger- und Zehengelenk** Großgelenke sind: Schulter-, Ellenbogen-, Hüft- und Kniegelenk*** BG-NT = BG-Nebenkostentarif

2195 Zuschlag für weitere operative Eingriffe an demselben Gelenk – zusätzlich zu den Leistungen nach den Nummern 2102, 2104, 2112, 2117, 2119, 2136, 2189 bis 2191 oder 2193 –

27,92   34,75   –   18,74   18,74

Arbeitshinweise: Siehe Arbeitshinweise Nr. 2189
Kommentar: Der Zuschlag nach Nr. 2195 ist bei Eingriffen an demselben Gelenk im Rahmen derselben Sitzung nur einmal abrechnungsfähig.
Bei arthroskopisch durchgeführter Implantat-Entfernung handelt es sich auch um einen entfernenden Eingriff. Wird die Implantat-Entfernung als alleinige Leistung arthroskopisch durchgeführt, dann ist diese nach Nr. 2189 abrechenbar. Handelt es sich bei der arthroskopischen Implantat-Entfernung um eine zusätzliche Leistung neben den in Nr. 2189 genannten Leistungen, dann ist diese nach Nr. 2195 abrechenbar. Der zusätzliche Ansatz der Nrn. 2353 oder 2354 scheidet somit aus.
Ausschluss: 300–302, 2256, 2353, 2354, 3300

2196 Diagnostische Arthroskopie im direkten zeitlichen Zusammenhang mit arthroskopischen Operationen nach den Nummern 2189 bis 2191 sowie 2193

23,27   28,96   –   15,66   15,66

Arbeitshinweise: Siehe Arbeitshinweise Nr. 2189
Kommentar: Sofern ein umfassender Gelenkstatus erhoben wird, der Angaben zu allen Bändern, Muskeln, Sehnen, Knorpeln, Gelenkschleimhäuten und Kapseln enthält, darf diese Leistung als diagnostische Arthroskopie im Sinne der Nr. 2196 abgerechnet werden.
Sofern ein umfassender Gelenkstatus erhoben wird, der Angaben zu allen Bändern, Muskeln, Sehnen, Knorpeln, Gelenkschleimhäuten und Kapseln enthält, darf diese Leistung als diagnostische Arthroskopie im Sinne der Nr. 2196 abgerechnet werden.
Mit der Formulierung „im direkten zeitlichen Zusammenhang" wird klargestellt, dass sich eine arthroskopische OP an die Diagnostik anschließen muss. Häufig findet sich in den Abrechnungen die Nr. 3300 „Arthroskopie – gegebenenfalls mit Probeexzision – als diagnostische Maßnahme". Diese Leistung kann im Zusammenhang mit einer rein arthroskopischen OP nicht abgerechnet werden.

Leistung	UV-GOÄ Nr.
ausschließlich arthroskopische Diagnostik ohne nachfolgende OP	3300
arthroskopische Diagnostik und anschließende offene OP	3300
arthroskopische Diagnostik und anschließende arthroskopische OP	2196
arthroskopische Diagnostik und anschließende arthroskopische und offene OP	2196

Ausschluss: 300–302, 3300.

IV. Gelenkluxationen

Allgemeine Bestimmungen:
Bei Einrenkung von Luxationen sind Verbände Bestandteil der Leistung. Dies gilt nicht für die „Besonderen Kosten" für Verbände.

Kommentar: Die UV-GOÄ unterscheidet zwischen Einrenkungen einer Luxation und einer alten Luxation. Der Begriff „alte Luxation" ist in der GOÄ/UV-GOÄ nicht definiert. Dem Kommentar von Brück kann gefolgt werden: „... kann als Richtlinie gelten, dass als alte Luxation eine etwa 12 Stunden und länger zurückliegende Luxation anzusehen ist."
Weiterhin wird zwischen einer alleinigen Einrenkung und einer operativen Einrenkung/Einrichtung unterschieden. Bei einer Gebührenziffer ohne den Zusatz „operativ" handelt es sich nicht um eine operative Leistung im medizinischen Sinne. Die Einrenkung erfolgt geschlossen, das heißt ohne Eröffnung des Gelenks. Bei einer Gebührenziffer „operative Einrenkung/Einrichtung" erfolgt zunächst die operative Gelenkseröffnung und dann nach ggf. Beseitigung von Einrenkungshindernissen (z.B. Reposition einer eingeschlagenen Strecksehne am Finger, der langen Bizepssehne an der Schulter oder der Pes anserinus Sehnen am Kniegelenk) die Einrenkung. Alle ggf. weiteren operativen Maßnahmen, wie die Naht der Kapsel und die Naht von Bändern können gesondert abgerechnet werden, es sei denn, dass in der Leistungsbeschreibung einer Gebührenziffer spezielle Leistungen eingeschlossen wurden und damit nicht gesondert abrechenbar sind (Nrn. 2220, 2224, 2225, 2236-2238, 2240 und 2241).
Darüber hinaus werden bei den Nrn. 2219, 2230 und 2235 drei Operationen gesondert aufgeführt, bei denen der Leistungsinhalt nicht die Beseitigung der Verrenkung ist, sondern deren Ursache und Folge.
Osteosynthesen, Drahtungen, Nagelungen, Verschraubungen, Metallplatten und Fixateure sind Implantate, die für die operative Versorgung von Verletzungen – meist Frakturen und Verrenkungen – verwendet werden. Dabei handelt es sich jeweils um eine Versorgung einer Fraktur und/oder Verrenkung mit Implantat(en) in Form einer Osteosynthese, Arthrodese oder Spondylodese.
Die Art und Anzahl der Implantatmaterialien findet bei der Vergütung für das Einbringen und Entfernen keine Berücksichtigung. Das Entfernen einer Osteosynthese/Implantat ist also unabhängig davon, ob Schrauben, Platten, Drähte und/oder ein Fixateur etc. verwendet wurden, nur einmal an einem Knochen/Gelenk mit einer der Gebührenziffern der Nrn. 2061, 2063, 2353 oder 2354 abrechenbar. Dies gilt nicht nur für Röhrenknochen sondern sinngemäß auch für alle anderen Knochen.

Nach einer Einrenkung – sei es geschlossen oder operativ – ist meist eine Ruhigstellung mit einem Verband, Schiene (Orthese) oder Gips erforderlich, so dass die Nrn. 201A ff abgerechnet werden können. Gemäß der Allg. Best. vor Abschnitt L.IV. sind die Verbände nach Nr. 200 Bestandteil der Leistung, so dass nur die besonderen Kosten abgerechnet werden dürfen.

Die Ruhigstellung nach einer geschlossenen oder offenen operativen Einrenkung kann entweder mit oder ohne zusätzliche vorübergehende Einbringung eines Implantats (temporäre Arthrodese) erfolgen. Diese wird meist mit einem perkutan eingebrachten Draht und/oder Schraube und/oder Fixateur extern gemacht. Zusätzlich ist nach der Drahtstiftung und ggf. Schraubeneinbringung zusätzlich eine Schienen- oder Gipsruhigstellung (Nrn. 210 ff) erforderlich.

L. Chirurgie, Orthopädie

Mit Verbänden können in den Allgemeinen Bestimmungen nur Verbände im engeren Sinn gemeint sein, so dass nur Verbände nach Nr. 200-209 Bestandteil der Leistung nach Nr. 2203-2241 sind aber nicht Schienen/Orthesen und Gipse.

Auf einen Blick:
Abrechnung der Behandlung bei verschiedenen Gelenkluxationen

Gelenk	Einrenkung Luxation	Einrenkung alte Luxation	Einrenkung operativ	Einrenkung operativ mit Span u./o. Osteosynthese u./o. Osteotomie u./o. Kapselbandrekonstruktion
Finger-Gelenke	2205	2206	2210	
Daumen-Gelenk	2207	2208/2209	2210	
Hand-Gelenk	2211	2212	2213	
Ellenbogen-Gelenk	2214	2216	2216	
Speichenköpfchen	2226			
Schulter-Gelenk	2217	2218	2219	2220
Schlüsselbein-Gelenk	2221	2222	2223	2224/2225
Brustbein-Schlüsselbein-Gelenk	2226			
Wirbel-Gelenke	2203	2204		
Hüft-Gelenk	2231	2232 / 2233 / 2234	2236 / 2239	2236 / 2237 / 2238 / 2240 / 2241
Knie-Gelenk	2214 / 2235	2215	2216	
Kniescheibe	2221	2222	2230	
Meniskus	2226			
Fuß-Gelenk	2211	2212	2213	
Zeh-Gelenke	2205	2206	2210	

2203 Einrenkung der Luxation von Wirbelgelenken im Durchhang
68,77   85,61   –   18,48   18,48

Ausschluss: 200–209 (außer bes. Kosten), 2204, 2332, 2333, 3305, 3306.

2204 Einrenkung alter Luxationen von Wirbelgelenken im Durchhang
103,31   128,58   –   36,54   36,54

Ausschluss: 200–209 (außer bes. Kosten), 2203, 2332, 2333, 3305, 3306.

2205 Einrenkung der Luxation eines Finger-/Zehengelenks
8,66   10,78   –   2,14   2,14

Kommentar: Bei operativer Einrenkung darf die höher vergütete Nr. 2210 abgerechnet werden.
Ausschluss: 200–209 (außer bes. Kosten), 2067, 2206–2210, 3306.

2206 Einrenkung der alten Luxation eines Finger-/Zehengelenks
13,01   16,21   –   3,78   3,78

Kommentar: **Brück** gibt an, „…dass als ‚alte Luxation' eine etwa 12 Stunden und länger zurück liegende Luxation anzusehen ist …"
Bei operativer Einrenkung darf die höher vergütete Nr. 2210 abgerechnet werden.
Ausschluss: 200–209 (außer bes. Kosten), 2067, 2205, 2207, 2208, 2209, 2210, 3306.

2207 Einrenkung der Luxation eines Daumengelenks
13,77   17,13   –   3,90   3,90

	Allgemeine Heilbehandl.	Besondere Heilbehandl.	Besondere Kosten	Allgemeine Kosten	Sachkosten (Besond. + Allg. Kosten)

Kommentar: Bei operativer Einrenkung darf die höher vergütete Nr. 2210 abgerechnet werden.
Ausschluss: 200–209 (außer bes. Kosten), 2067, 2205, 2206, 2208, 2209, 2210, 3306.

2208 Einrenkung der alten Luxation eines Daumengelenks

20,49	25,49	–	7,81	7,81

Kommentar: **Brück** gibt an, „…dass als ‚alte Luxation' eine etwa 12 Stunden und länger zurück liegende Luxation anzusehen ist …"
Bei operativer Einrenkung darf die höher vergütete Nr. 2210 abgerechnet werden.
Ausschluss: 200–209 (außer bes. Kosten), 2067, 2205, 2206, 2207, 2209, 2210, 3306.

2209 Einrenkung der Luxation eines Daumengelenks einschließlich Anlegen eines Drahtzuges

34,44	42,85	–	13,64	13,64

Kommentar: Bei operativer Einrenkung darf die höher vergütete Nr. 2210 abgerechnet werden.
Ausschluss: 200–209 (außer bes. Kosten), 2067, 2205, 2206, 2207, 2208, 2210, 3306.

2210 Operative Einrenkung der Luxation eines Finger- oder Zehengelenks

55,82	69,48	7,78	22,52	30,30

Kommentar: Eine Drahtstiftung bei einem Finger- oder Zehengelenk kann zusätzlich mit der Nr. 2060 abgerechnet werden. Sofern mehrere Finger- oder Zehengelenke bzw. die Daumenbasis mittels Drahtstiftung fixiert werden, darf zusätzlich die Nr. 2062 abgerechnet werden. Die Gelenkkapselnaht an einem Finger- und Zehengelenk ist gesondert mit der Nr. 2100 zu vergüten, wenn sie durch den Unfall eröffnet wurde. Gleiches gilt für die Nr. 2105, die bei einer Primärnaht oder Plastik eines durch die Luxation zerrissenen Bandes eines Finger- oder Zehengelenkes zusätzlich abgerechnet werden darf.
Bei ambulanter OP: Zuschlag nach Nr. 443 abrechenbar.
Ausschluss: 200–209 (außer bes. Kosten), 2067, 2205, 2206, 2207, 2208, 2209, 3306.

2211 Einrenkung der Luxation eines Hand- oder Fußgelenks

25,87	32,20	–	7,81	7,81

Kommentar: Bei operativer Einrenkung darf die höher vergütete Nr. 2213 abgerechnet werden.
Ausschluss: 200–209 (außer bes. Kosten), 2067, 2181, 2212, 2213, 3306.

2212 Einrenkung der alten Luxation eines Hand- oder Fußgelenks

39,10	48,66	–	15,24	15,24

Kommentar: Bei operativer Einrenkung darf die höher vergütete Nr. 2213 abgerechnet werden.
Brück gibt an, „…dass als ‚alte Luxation' eine etwa 12 Stunden und länger zurück liegende Luxation anzusehen ist …"
Ausschluss: 200–209 (außer bes. Kosten), 2067, 2181, 2211, 2213, 3306.

2213 Operative Einrenkung der Luxation eines Hand- oder Fußgelenks

103,31	128,58	11,77	36,54	48,31

Kommentar: Die Gelenkkapselnaht an einem Hand- oder Fußgelenk ist gesondert mit der Nr. 2101 zu vergüten, wenn sie durch den Unfall eröffnet wurde. Gleiches gilt für die Nr. 2106, die bei einer Primärnaht oder Plastik eines durch die Luxation zerrissenen Bandes des Sprunggelenkes und/oder der zerrissenen Syndesmose zusätzlich abgerechnet werden darf.
Eine vorübergehende Fixation eines Gelenkes (temporäre Arthrodese) ist Bestandteil der Leistung. Bei ambulanter OP: Zuschlag nach Nr. 444 abrechenbar.
Ausschluss: 200–209 (außer bes. Kosten), 2067, 2181, 2211, 2212, 3306.

2214 Einrenkung der Luxation eines Ellenbogen- oder Kniegelenks

34,44	42,85	–	12,41	12,41

Kommentar: Bei operativer Einrenkung darf die höher vergütete Nr. 2216 abgerechnet werden.
Ausschluss: 200–209 (außer bes. Kosten), 2117, 2182, 2215, 2216, 2221, 2222, 2226, 2235, 3306.

L. Chirurgie, Orthopädie

UV-GOÄ-Nr.	Allgemeine Heilbehandl.	Besondere Heilbehandl.	Besondere Kosten	Allgemeine Kosten	Sachkosten (Besond. + Allg. Kosten)

2215   Einrenkung der alten Luxation eines Ellenbogen- oder Kniegelenks

	50,25	62,54	–	15,24	15,24

Kommentar: **Brück** gibt an, „…dass als ‚alte Luxation' eine etwa 12 Stunden und länger zurück liegende Luxation anzusehen ist …"
Bei operativer Einrenkung darf die höher vergütete Nr. 2216 abgerechnet werden.

Ausschluss: 200–209 (außer bes. Kosten), 2117, 2182, 2214, 2216, 2221, 2222, 2226, 2235, 3306.

2216   Operative Einrenkung der Luxation eines Ellenbogen- oder Kniegelenks

	172,20	214,27	15,66	41,40	57,06

Kommentar: Die Gelenkkapselnaht an einem Ellenbogen- oder Kniegelenk ist gesondert mit der Nr. 2102 zu vergüten, wenn sie durch den Unfall eröffnet wurde. Gleiches gilt für die Nr. 2104, die bei der Plastik eines durch die Luxation zerrissenen Seitenbandes des Kniegelenkes zusätzlich abgerechnet werden darf. Sofern ein Seitenband primär nur genäht wird, empfehlen wird die Nr. 2104 ebenfalls abzurechnen. Bei der Abrechnung mehrerer Leistungen sind aber die Allg. Best. des Abschnitt III. Gelenkchirurgie hinsichtlich der Begrenzung der Vergütung zu beachten.
Eine vorübergehende Fixation eines Gelenkes (temporäre Arthrodese) ist Bestandteil der Leistung.

Ausschluss: 200–209 (außer bes. Kosten), 2117, 2182, 2214, 2215, 2221, 2222, 2226, 2230, 2235, 3306.

2217   Einrenkung der Luxation eines Schultergelenks

	34,44	42,85	–	7,70	7,70

Kommentar: Bei operativer Einrenkung darf die höher vergütete Nr. 2219 oder bei Spanübertragung die Nr. 2220 abgerechnet werden.

Ausschluss: 200–209 (außer bes. Kosten), 2182, 2218, 2219, 2220, 2221–2225, 3306.

2218   Einrenkung der alten Luxation eines Schultergelenks

	50,25	62,54	–	15,24	15,24

Kommentar: **Brück** gibt an, „…dass als ‚alte Luxation' eine etwa 12 Stunden und länger zurück liegende Luxation anzusehen ist …"
Bei operativer Einrenkung darf die höher vergütete Nr. 2219 oder bei Spanübertragung die Nr. 2220 abgerechnet werden.

Ausschluss: 200–209 (außer bes. Kosten), 2182, 2217, 2219, 2220, 2221–2225, 3306.

2219   Operative Einrenkung der Luxation eines Schultergelenks

	172,20	214,27	38,89	41,40	80,29

Kommentar: Die Gelenkkapselnaht an einem Schultergelenk ist gesondert mit der Nr. 2102 zu vergüten, wenn sie durch den Unfall eröffnet wurde. Bei der Abrechnung mehrerer Leistungen sind aber die Allg. Best. des Abschnitt III. Gelenkchirurgie hinsichtlich der Begrenzung der Vergütung zu beachten.
Eine vorübergehende Fixation eines Gelenkes (temporäre Arthrodese) ist Bestandteil der Leistung.

Ausschluss: 200–209 (außer bes. Kosten), 2182, 2217, 2218, 2220, 2221–2225, 3306.

2220   Operation der habituellen Luxation eines Schultergelenks mit Spanübertragung

	209,39	260,60	54,34	45,57	99,91

Kommentar: Mit der Gebührenziffer kann nur die OP einer anlagebedingten Schulterverrenkung abgerechnet werden und keine traumatische Schultergelenksluxationsoperation. Bei dieser OP wird das Schultergelenk eröffnet, die Schulterpfanne osteotomiert, ein Knochenspan eingebracht und das Schultergelenk wieder schichtweise verschlossen. Alle genannten OP-Schritte sind mit der Nr. 2220 abgegolten bis auf die Knochenspanentnahme, die gesondert mit Nr. 2253, zu vergüten ist.

Ausschluss: 200–209 (außer bes. Kosten), 2182, 2217–2219 (dasselbe Schultergelenk), 2255, 3306.

L. Chirurgie, Orthopädie

UV-GOÄ-Nr.	Allgemeine Heilbehandl.	Besondere Heilbehandl.	Besondere Kosten	Allgemeine Kosten	Sachkosten (Besond. + Allg. Kosten)

2221 Einrenkung der Luxation eines Schlüsselbeingelenks oder einer Kniescheibe

	10,33	12,85	–	7,81	7,81

Kommentar: Bei operativer Einrenkung eines Schlüsselbeingelenkes darf die höher vergütete Nr. 2223, mit Osteosynthese die Nr. 2224 oder mit Osteosynthese und Bandapparatrekonstruktion die Nr. 2225 abgerechnet werden. Bei operativer Einrenkung einer Luxation der Kniescheibe darf die höher vergütete Nr. 2230 in Ansatz gebracht werden.

Ausschluss: 200–209 (außer bes. Kosten), 2182, 2214–2220, 2222, 2223, 2224, 2225, 2226, 2230, 2235, 3306.

2222 Einrenkung der alten Luxation eines Schlüsselbeingelenks oder einer Kniescheibe

	15,81	19,68	–	12,41	12,41

Kommentar: **Brück** gibt an, „…dass als ‚alte Luxation' eine etwa 12 Stunden und länger zurück liegende Luxation anzusehen ist …"
Bei operativer Einrenkung eines Schlüsselbeingelenkes darf die höher vergütete Nr. 2223, mit Osteosynthese die Nr. 2224 oder mit Osteosynthese und Bandapparatrekonstruktion die Nr. 2225 abgerechnet werden. Bei operativer Einrenkung einer Luxation der Kniescheibe darf die höher vergütete Nr. 2230 in Ansatz gebracht werden.

Ausschluss: 200–209 (außer bes. Kosten), 2182, 2217–2220, 2221, 2223–2225 (Schlüsselbeingelenk), 2226, 2230 (Kniescheibe), 2235, 3306.

2223 Operative Einrenkung eines luxierten Schlüsselbeingelenks

	37,22	46,34	23,33	12,41	35,74

Ausschluss: 200–209 (außer bes. Kosten), 2217–2220, 2221, 2222, 2224, 2225, 2226, 3306.

2224 Operative Einrenkung eines luxierten Schlüsselbeingelenks mit Osteosynthese

	74,47	92,66	23,33	21,86	45,19

Ausschluss: 200–209 (außer bes. Kosten), 2217–2220, 2221, 2222, 2223, 2225, 2226, 3306.

2225 Operative Einrenkung eines luxierten Schlüsselbeingelenks mit Osteosynthese und Rekonstruktion des Bandapparates

	93,06	115,82	23,33	36,54	59,87

Ausschluss: 200–209 (außer bes. Kosten), 2217–2220, 2221, 2222, 2223, 2224, 2226, 3306.

2226 Einrenkung eines eingeklemmten Meniskus, der Subluxation eines Radiusköpfchens (Chassaignac) oder der Luxation eines Sternoklavikulargelenks

	11,16	13,89	–	7,41	7,41

Kommentar: Die Subluxation eines Radiusköpfchens (Chaissagnac) ist eine typische Verletzung im Kleinkindesalter. Sie entsteht, wenn ein Kind am gestreckten Arm vom Erwachsen ruckartig hochgezogen wird (z.B. beim Versuch einen Sturz abzufangen). Manchmal sind mehrere Repositionsversuche notwendig.-Die Nr. 2226 ist unabhängig vom Erfolg und der Anzahl der Repositionsversuche nur einmalig abrechenbar. Weitere, auch in einem zeitlichen Abstand erfolgte Repositionsmanöver, dürfen nur dann mehrfach angesetzt werden, wenn der Patient die Praxisräume in der Zwischenzeit verlassen hat; der Arzt-Patienten-Kontakt also beendet ist. Ansonsten erkennen die UVTr der öffentlichen Hand keine erneute ärztliche Behandlung in Zeittrennung an.

Ausschluss: 200–209 (außer bes. Kosten), 2117, 2182, 2189–2191, 2193, 2214–2216 (Meniskus), 2221–2225 (Schlüsselbein), 3306.

2230 Operation der Luxation einer Kniescheibe

	83,77	104,23	15,66	30,74	46,40

Kommentar: Es handelt sich vom Text her, nicht wie bei den Nrn. 2210, 2213, 2216 und 2219 um die operative Einrenkung einer Luxation, sondern um die „OP einer Luxation einer Kniescheibe". Da die UV-GOÄ nicht zwischen den unterschiedlichen Formen einer Kniescheibenverrenkung differenziert, sind der Leistungsinhalt der Nr. 2230 die offen (nicht arthroskopisch) durchgeführten Maßnahmen: also die Naht der Kapsel, eine Kapselplastik, naht des MPFL, Durchführung eines laterale release, Verlagerung der tuberositas tibiae, Anlage einer MPFL-Plastik und/oder einer Trochleaplastik. Erfolgt die OP der Kniescheibenverrenkung arthroskopisch, sind nur die Nrn. 2189 oder 2190, 2196

L. Chirurgie, Orthopädie

und ggf. 2195 mit Zuschlag nach Nr. 2195 abrechenbar, unbeschadet welche der zuvor genannten Operationen ggf. auch nebeneinander durchgeführt werden. Eine Kombination offener und arthroskopischer Operationen ist nebeneinander abrechnungsfähig.
Die offene Spaltung des lateralen Retinaculums wäre als eigene Zielleistung zur Beseitigung einer Lateralisation der Kniescheibe mit Nr. 2064 zu vergüten. Nicht Bestandteil der Nr. 2230 ist eine Refixation eines Knochen-Knorpelteils durch Osteosynthese an der Kniescheibenrückseite (Nr. 2344) oder an der Oberschenkelrolle (Nr. 2349), ggf. auch nur mit Einklebung (z.B. Fibrinkleber) und Stiftung (z.B. Ethipin). Nicht Bestandteil der offenen OP nach Nr. 2230 ist die Entnahme des Sehnentransplantats z. B. Semistendinosus (Nr. 2064) bei einer Bandplastik des MPFL. Das gilt auch für die Versetzung des Ansatzes der Kniescheibensehne am Schienbeinkopf nach innen = Tuberositas-tibiae-Versetzung (Nr. 2252), wobei die Verschraubung nicht gesondert abrechnungsfähig ist, da die Osteosynthese in der Leistung eingeschlossen ist. Eine offene Trochleaplastik ist auch nicht zusätzlich mit den Nrn. 2257 zu vergüten, dafür aber die Spanentnahme (Nr. 2253). Nicht zu vergüten ist die Spaneinpflanzung (Nr. 2254), da sie regelhaft Bestandteil der Trochleaplastik ist.

Ausschluss: 200–209 (außer bes. Kosten), 2083, 2102, 2104, 2182, 2216, 2221, 2222, 2251, 2252, 2254, 2255, 2257, 3306.

2231 Einrenkung der Luxation eines Hüftgelenks

Allgemeine Heilbehandl.	Besondere Heilbehandl.	Besondere Kosten	Allgemeine Kosten	Sachkosten (Besond. + Allg. Kosten)
68,77	85,61	–	15,24	15,24

Kommentar: Bei operativer Einrenkung einer Luxation des Hüftgelenkes dürfen je nach Aufwand die höher vergüteten Nrn. 2236 bis 2241 abgerechnet werden.
Ausschluss: 200–209 (außer bes. Kosten), 2165, 2182, 2232, 2233, 2234, 2236, 2237, 2238, 2240, 2241, 3306.

2232 Einrenkung der alten Luxation eines Hüftgelenks

103,31	128,58	–	30,34	30,34

Kommentar: Bei operativer Einrenkung einer Luxation des Hüftgelenkes dürfen je nach Aufwand die höher vergüteten Nrn. 2236 bis 2241 abgerechnet werden.
Ausschluss: 200–209 (außer bes. Kosten), 2165, 2182, 2231, 2233, 2234, 2236, 2237, 2238, 2239, 2240, 2241, 3306.

2233 Einrenkung der angeborenen Luxation eine Hüftgelenks

51,20	63,70	–	15,24	15,24

Ausschluss: 200–209 (außer bes. Kosten), 2165, 2182, 2231, 2232, 2239, 2240, 2241, 3306.

2234 Stellungsänderung oder zweite und folgende einrenkende Behandlung im Verlaufe der Therapie nach Nr. 2233

44,03	54,80	–	10,80	10,80

Ausschluss: 200–209 (außer bes. Kosten), 2165, 2182, 2231, 2232, 2239, 2240, 2241, 3306.

2235 Operation der habituellen Luxation eines Kniegelenks

154,50	192,27	38,89	45,57	84,46

Kommentar: Zielorgan der „Operation der habituellen Luxation eines Kniegelenks" ist das Kniehauptgelenk (Femorotibialgelenk) und nicht das Kniescheibenteilgelenk (Patellofemoralgelenk, Nr. 2230), da die UV-GOÄ für Leistungen des Kniescheibenteilgelenkes und des Kniehauptgelenkes jeweils eigene Nummern vorgibt.
Leistungsinhalt der Nr. 2235 sind damit alle bandplastischen, operativen Maßnahmen wie Sehnenkürzungen und -verlagerungen (Nrn. 2074, 2075) sowie Kapsel- und Bandsplastiken (Nrn. 2102, 2104). Nichtenthalten und damit gesondert zu vergüten sind die Entnahme von Sehnen (Nr. 2064) für eine freie Transplantation oder zusätzliche Osteotomien (Nrn. 2251, 2252).
Ausschluss: 200–209 (außer bes. Kosten), 2074, 2075, 2102, 2104, 2117, 2182, 2214, 2215, 2216, 2221, 2222, 3306.

UV-GOÄ-Nr.		Allgemeine Heilbehandl.	Besondere Heilbehandl.	Besondere Kosten	Allgemeine Kosten	Sachkosten (Besond. + Allg. Kosten)
2236	Operative Einrichtung einer traumatischen Hüftgelenksluxation – einschließlich Rekonstruktion des Kapselbandapparates	172,20	214,27	38,89	41,40	80,29
Ausschluss:	200–209 (außer bes. Kosten), 2102, 2103, 2165, 2182, 2231, 2232, 2237, 2238, 3306.					
2237	Operative Einrichtung einer traumatischen Hüftgelenksluxation mit Rekonstruktion des Kopfes u./o. der Hüftpfanne – einschließlich Osteosynthese und Rekonstruktion des Kapselbandapparates	257,82	320,82	54,34	102,75	157,09
Ausschluss:	200–209 (außer bes. Kosten), 2102, 2103, 2113, 2124–2126, 2148, 2149, 2165, 2182, 2231, 2232, 2236, 2238, 2357, 3306.					
2238	Operative Einrichtung einer traumatischen Hüftgelenksluxation nach Nr. 2237 – einschließlich Revision des Nervus ischiadicus und gegebenenfalls mit Naht desselben	300,63	374,12	62,22	102,75	164,97
Ausschluss:	200–209 (außer bes. Kosten), 2102, 2103, 2113, 2124–2126, 2148, 2149, 2165, 2182, 2231, 2232, 2236, 2237, 2357, 2583, 2584, 2586, 2587, 2588, 3306.					
2239	Operative Einrichtung einer angeborenen Hüftgelenksluxation	137,75	171,42	38,89	42,34	81,23
Ausschluss:	200–209 (außer bes. Kosten), 2165, 2182, 2231, 2232, 2233, 2234, 2240, 2241, 3306.					
2240	Operative Einrichtung einer angeborenen Hüftgelenksluxation mit Pfannendachplastik – auch mit Knocheneinpflanzung oder Beckenosteotomie	257,82	320,82	46,78	102,75	149,53
Ausschluss:	200–209 (außer bes. Kosten), 2102, 2113, 2157, 2165, 2182, 2148, 2149, 2231, 2232, 2233, 2234, 2239, 2241, 2251, 2255, 3306.					
2241	Operative Einrichtung einer angeborenen Hüftgelenksluxation mit Pfannendachplastik oder Beckenosteotomie u./o. Umstellungsosteotomie einschließlich Osteosynthese	418,83	521,20	62,22	122,17	184,39
Ausschluss:	200–209 (außer bes. Kosten), 2102, 2113, 2124–2126, 2148, 2149, 2157, 2165, 2182, 2231, 2232, 2233, 2234, 2239, 2240, 2251, 2255, 3306.					

V. Knochenchirurgie

Kommentar: Osteosynthesen, Drahtungen, Nagelungen, Verschraubungen, Metallplatten und Fixateure sind Implantate, die für die operative Versorgung von Verletzungen – meist Frakturen und Verrenkungen – verwendet werden. Dabei handelt es sich jeweils um **eine** Versorgung **einer** Fraktur und/oder Verrenkung mit Implantat(en) in Form einer Osteosynthese, Arthrodese oder Spondylodese.
Die Art und Anzahl der Implantatmaterialien findet bei der Vergütung für das Einbringen und Entfernen keine Berücksichtigung. Das Entfernen einer Osteosynthese/Implantat ist also unabhängig davon, ob Schrauben, Platten, Drähte und/oder ein Fixateur etc. verwendet wurden, nur **einmal** an einem Knochen/Gelenk mit **einer** der Gebührenziffern der Nrn. 2061, 2063, 2353 oder 2354 abrechenbar. Dies gilt nicht nur für Röhrenknochen sondern sinngemäß auch für alle anderen Knochen.

Auf einen Blick

Osteotomie
Zur Operation einer Osteotomie gehören das Aufschneiden, Darstellen und Durchtrennen (ggf. mit Achskorrektur) des Knochens und ggf. Einsenden des entnommenen Gewebes zur Histologie.

Kleine Knochen:
Nr. 2250 Osteotomie (ohne Osteosynthese)
Nr. 2355 Osteotomie nach Fraktur (ohne Osteosynthese)

	Allgemeine Heilbehandl.	Besondere Heilbehandl.	Besondere Kosten	Allgemeine Kosten	Sachkosten (Besond. + Allg. Kosten)

Nr. 2260 Osteotomie mit Osteosynthese
Nr. 2356 Osteotomie nach Fraktur mit Osteosynthese
Nr. 2273 Osteotomie und Anbringen eines Distraktors (spez.Fixateur)
Die Osteotomie ist nicht zusätzlich oder statt dessen mit der Nr. 2256 abrechenbar.

Große Knochen:
Nr. 2251 Osteotomie (ohne Osteosynthese)
Nr. 2355 Osteotomie nach Fraktur (ohne Osteosynthese)
Nr. 2252 Osteotomie mit Osteosynthese
Nr. 2356 Osteotomie nach Fraktur mit Osteosynthese
Nr. 2274 Osteotomie und Anbringen eines Distraktors (spez. Fixateur)
Nr. 2275 Inter- oder Subtrochantäre Osteotomie (ohne Osteosynthese)
Nr. 2276 Inter- oder Subtrochantäre Osteotomie mit Osteosynthese
Nr. 2288 Osteotomie am Rippenbuckel
Die Osteotomie ist nicht zusätzlich oder statt dessen mit der Nr. 2257 abrechenbar.

2250 Keilförmige oder lineare Osteotomie eines kleinen Knochens (Finger-, Zehen-, Mittelhand-, Mittelfußknochen) oder Probeausmeißelung aus einem Knochen

43,11	53,64	7,78	21,45	29,23

Kommentar: Die Osteotomie eines kleinen Knochens mit Osteosynthese ist mit der Nr. 2260 abzurechnen. Liegt ein fehlverheilter Knochenbruch vor, ist die Nr. 2355 abzurechnen. Eine offene Knochenprobenentnahme mit Freilegen und Aufmeißeln des Knochens ist mit dieser Nummer sowohl an kleinen wie großen Knochen abzurechnen und nicht mit den Nrn. 2256 bis 2259. Bei einer perkutanen Entnahme einer Knochenbiopsie mit einer Stanze ist die Nr. 312 abzurechnen.
Bei ambulanter OP: Zuschlag nach Nr. 442 abrechenbar.

Ausschluss: 311, 312, 1438, 1447, 2081, 2130–2133, 2253, 2256, 2260, 2267, 2273, 2355, 2356

2251 Umstellungsosteotomie eines großen Knochens (Röhrenknochen des Oberarms, Unterarms, Oberschenkels, Unterschenkels) ohne Osteosynthese

120,05	149,41	23,33	34,39	57,72

Kommentar: Die Osteotomie eines großen Knochens mit Osteosynthese ist mit der Nr. 2252 abzurechnen. Liegt ein fehlverheilter Knochenbruch nach Osteotomie vor, ist die Nr. 2355 abzurechnen.

Ausschluss: 2130–2133, 2230, 2252, 2257–2259, 2267, 2274, 2275, 2276, 2355, 2356

2252 Umstellungsosteotomie eines großen Knochens mit Osteosynthese

172,20	214,27	23,33	46,23	69,56

Kommentar: Liegt ein fehlverheilter Knochenbruch nach Osteotomie vor, ist die Nr. 2356 abzurechnen.
Ausschluss: 2230, 2251, 2130–2133, 2267, 2274, 2275, 2276, 2355, 2356

2253 Knochenspanentnahme

60,23	74,95	7,78	23,05	30,83

Kommentar: Die Nr. 2253 ist immer dann abrechenbar, wenn nur das anschließende Einpflanzen der Knochenspäne gemäß der Leistungslegende des Zieleingriffs in der Vergütung enthalten ist (z.B. Nr. 2356). Sofern die freie Verpflanzung eines Knochens oder von Knochenspänen gemäß der Leistungslegende des Zieleingriffs in der Vergütung enthalten ist (z.B. Nrn. 2265, oder 2269), ist die Knochenspanentnahme nicht gesondert abrechenbar.
Bei ambulanter OP: Zuschlag nach Nr. 443 abrechenbar.

Ausschluss: 200, 2050, 2130, 2131, 2133, 1447, 2250, 2254, 2255–2259, 2263, 2265, 2267, 2269, 2284, 2285, 2286, 2290.

2254 Implantation von Knochen

68,77	85,61	7,78	16,86	24,64

Kommentar: Bei ambulanter OP: Zuschlag nach Nr. 443 abrechenbar.
Die **BÄK** gibt bezüglich der Abrechnung der Spongioplastik nach Nr. 2254 oder Nr. 2255 neben Nr. 2153 nach GOÄ folgenden Hinweis, der auch für due UV-GOÄ gelten dürfte: Bei Vorliegen größerer flächenhafter Erosionen oder von Knochenzysten ist eine spongio-plastische Verbesserung des Endoprothesenlagers medizinisch empfehlenswert. Die

	Allgemeine Heilbehandl.	Besondere Heilbehandl.	Besondere Kosten	Allgemeine Kosten	Sachkosten (Besond. + Allg. Kosten)

Leistung ist Nr. 2254 zuzuordnen und als selbstständige Leistung neben Nr. 2153 berechnungsfähig, bei besonderer Begründung bis maximal dreimal im Behandlungsfall. Der Wiederaufbau einer Gelenkfläche durch Einfügen eines Knochenkeils (sog. Wedge) oder die Wiederherstellung der Gelenkfläche als Voraussetzung zur Implantation ist Nr. 2255 zuzuordnen und als selbstständige Leistung neben Nr. 2153 einmal berechnungsfähig. Die Versetzung der Tuberositas tibiae zur Behandlung der Patella-Luxation zählt nicht zu den in dieser Empfehlung eingeschlossenen spongioplastischen Maßnahmen.

Ausschluss: 200, 2130–2133, 2149, 2230, 2253, 2255, 2263, 2265, 2268, 2269, 2284, 2285, 2286, 2290, 2356.

2255 Freie Verpflanzung eines Knochens oder von Knochenteilen (Knochenspäne)

137,75	171,42	15,66	38,15	53,81

Kommentar: Die Leistung nach Nr. 2255 beinhaltet die Entnahme und die Einpflanzung eines Knochens oder von Knochenteilen.

Ausschluss: Ausschluss 1447, 1448, 2132, 2149, 2230, 2241, 2253, 2254, 2256, 2263, 2265, 2267, 2268, 2269, 2284, 2285, 2286, 2290, 2356.

2256 Knochenaufmeißelung oder Nekrotomie bei kleinen Knochen

43,11	53,64	7,78	19,15	26,93

Kommentar: Bei dieser Leistung handelt es sich um eine ambulante Operation, die ein D-Arzt ohne Schwerpunktbezeichnung „Unfallchirurgie" bzw. Zusatzbezeichnung „spezielle Unfallchirurgie" nach den Grundsätzen „Ambulantes Operieren in der GUV in der Fassung vom 1. Januar 2011" durchführen dürfen.
Kleine Knochen sind die Röhrenknochen der Finger, der Zehen, der Mittelhand, des Mittelfuß und des Schlüsselbeines sowie die Kniescheibe bzw. die Knochen der Hand- und Fußwurzel. Die Leistung ist auch für die Kniescheibenglättung zur Meniskus-OP oder Abrasio Patella abrechenbar.
Die Nr. 2256 ist als eigenständige Ziellleistung nur dann bei der Metallentfernung abrechenbar, wenn das Implantat von Knochen überwuchert ist (Röntgenbild), das Implantat gesucht (z.B. mittels Durchleuchtung) und mit Hammer und Meißel frei gelegt werden muss.
Die Nr. 2256 ist nicht für die Entfernung von Knochenwucherungen am Implantatrand und am Implantatlager oder das Säubern des Platten- oder Schraubenlagers abrechenbar.
Bei ambulanter OP: Zuschlag nach Nr. 442 abrechenbar, ggf. weitere Zuschläge nach den Nrn. 440 und 441.

Ausschluss: 1447, 1448, 2081, 2195, 2250, 2265, 2267, 2295, 2296, 2297, 2355, 2356.

2257 Knochenaufmeißelung oder Nekrotomie an einem großen Röhrenknochen

74,47	92,66	15,66	24,26	39,92

Arbeitshinweise: Problematisch erscheint die Berechnung der Nr. 2257 neben der Nr. 2191 für die bei vorderen Kreuzbandplastiken häufig erforderliche Notchplastik (Erweiterung des Kniebinnenraums durch Abfräsen und Glätten des Knochens; Brück, wie zuvor, halten eine Nebeneinander-Berechnung der Nr. 2257 bei zusätzlicher Notchplastik für angemessen). Dieser zusätzliche Eingriff wird aus-schließlich intraarthroskopisch, also nur im bereits zugänglichen Kniebinnenraum, vorgenommen und erfordert in der Regel nur wenige Minuten zusätzlicher Arbeit. Die üblicherweise mit einer offenen OP verbundenen Kosten für die Vorbereitung und Abdeckung des zu operierenden Körperareals, Schaffung des Zugangs (Hautschnitt, ggf. Durchtrennung eines Muskels usw.), der spätere Hautverschluss (Naht), Wundverband usw. fallen nicht an. Es lässt sich daher durchaus die Auffassung vertreten, dass die Notchplastik noch zum Leistungsumfang einer Kreuzbandplastik gehört und mit der Gebühr nach Nr. 2191 abgegolten ist.
Der Ansatz der OP-Gebühr nach Nr. 2257 für eine Notchplastik erscheint jedenfalls nicht gerechtfertigt. Dies würde das vorgegebene Gefüge der arthroskopischen Gebühren sprengen, weil die Gebühr – insbes. zusammen mit den Besonderen Kosten – um ein Mehrfaches die Gebühr für einen weiteren operativen Eingriff übersteigt.
Somit kommt als Vergütung nur der Zuschlag nach Nr. 2195 in Betracht. Da die Notchplastik intraarthroskopisch ausgeführt wird und somit einen weiteren operativen Eingriff an demselben Gelenk darstellt, ist die Leistungslegende erfüllt.

L. Chirurgie, Orthopädie

| UV-GOÄ-Nr. | Allgemeine Heilbehandl. | Besondere Heilbehandl. | Besondere Kosten | Allgemeine Kosten | Sachkosten (Besond. + Allg. Kosten) |

Kommentar: Die Notchplastik ist gemäß der Leistungslegende des Zieleingriffs der Nr. 2191 (Kreuzbandersatzplastik) in der Vergütung nicht beinhaltet und daher zusätzlich mit Nr. 2195 abrechenbar. Dies aber nur dann, wenn tatsächlich eine Knochenaufmeißelung im Verlauf der Kreuzbandersatzplastik erfolgt. Sofern nur die Entfernung von Verklebungen der Gelenkschleimhaut, Bandresten etc. im Bereich der Notch ohne Knochenaufmeißelung erfolgt, sind die Voraussetzungen zur Abrechnung der Nr. 2195 nicht erfüllt.
Für die ambulante Entfernung einer Knochenzyste oder eines kleinen umschriebenen Knochentumors existiert keine gesonderte Gebührenziffer, so dass die Nr. 2257 hierfür ebenfalls abgerechnet werden darf.
Die Nr. 2257 ist als eigenständige Zielleistung nur dann bei der Metallentfernung abrechenbar, wenn das Implantat von Knochen überwuchert ist (Röntgenbild), das Implantat gesucht (z.B. mittels Durchleuchtung) und mit Hammer und Meißel frei gelegt werden muss. Die Nr. 2257 ist nicht für die Entfernung von Knochenwucherungen am Implantatrand und am Implantatlager abrechenbar.

Ausschluss: 2133, 2230, 2250–2252, 2258, 2259, 2267, 2355, 2356.

2258 Knochenaufmeißelung oder Nekrotomie am Becken

111,69 138,99 15,66 34,39 50,05

Kommentar: Die Nr. 2258 ist nicht abrechenbar, wenn bei Implantaten am Rand etwas Knochen drüber gewachsen ist (z.B. in Schraubenlöchern) und diese Knochenteile, Plattenlager oder Nageleinschlagbereiche davon befreit werden. Das Implantat darf aber nicht deutlich von Knochen überwuchert sein (Röntgenbild), nicht gesucht werden (z.B. unter Durchleuchtung) und nicht mit Hammer und Meißel freigelegt werden. Wäre dies der Fall, dann ist die Nr. 2258 als eigene Zielleistung abrechenbar.

Ausschluss: 2250, 2263, 2256, 2257, 2267.

2259 Knochenaufmeißelung oder Nekrotomie am Schädeldach

139,61 173,74 7,78 38,15 45,93

Kommentar: Die Nr. 2259 ist nicht abrechenbar, wenn bei Implantaten am Rand etwas Knochen drüber gewachsen ist (z.B. in Schraubenlöchern) und diese Knochenteile, Plattenlager oder Nageleinschlagbereiche davon befreit werden. Das Implantat darf aber nicht deutlich von Knochen überwuchert sein (Röntgenbild), nicht gesucht werden (z.B. unter Durchleuchtung) und nicht mit Hammer und Meißel freigelegt werden. Wäre dies der Fall, dann ist die Nr. 2259 als eigene Zielleistung abrechenbar.

Ausschluss: 2250, 2253, 2256, 2257, 2267

2260 Osteotomie eines kleinen Röhrenknochens – einschließlich Osteosynthese

172,20 214,27 15,66 46,23 61,89

Kommentar: Liegt ein fehlverheilter Knochenbruch nach Osteotomie vor, ist die Nr. 2356 abzurechnen. Die Nr. 2260 ist nicht abrechenbar, wenn bei Implantaten am Rand etwas Knochen drüber gewachsen ist (z.B. in Schraubenlöchern) und diese Knochenteile, Plattenlager oder Nageleinschlagbereiche davon befreit werden. Das Implantat darf aber nicht deutlich von Knochen überwuchert sein (Röntgenbild), nicht gesucht werden (z.B. unter Durchleuchtung) und nicht mit Hammer und Meißel freigelegt werden. Wäre dies der Fall, dann ist die Nr. 2260 als eigene Zielleistung abrechenbar.
Bei ambulanter OP: Zuschlag nach Nr. 445 abrechenbar.
Beschluss des Gebührenordnungsausschusses der BÄK – Dt. Ärzteblatt 11/02 zur GOÄ (dies dürfte auch für die UV-GOÄ gelten):
Komplexe Umstellungsosteotomie nach Nr. 2260: Bei höhergradigen Valgus-Fehlstellungen kann neben dem komplexen Weichteileingriff nach Nr. 2135 eine komplexe Umstellungsosteotomie am Os metatarsale I (beispielsweise Operationen nach Scarf, Shevron oder „open-closed- wedge"-Basis-Osteotomie) erforderlich sein. In diesen Fällen ist die Nr. 2260 (Osteotomie eines kleinen Röhrenknochens – einschl. Osteosynthese, 1850 Punkte) neben der Nr. 2135 für den komplexen Weichteileingriff am MTP I berechnungsfähig.Bei gelenkerhaltendem Vorgehen kann neben Nr. 2135 für den komplexen Weichteileingriff am MTP I und ggf. Nr. 2260 für die komplexe Umstellungsosteotomie

	Allgemeine Heilbehandl.	Besondere Heilbehandl.	Besondere Kosten	Allgemeine Kosten	Sachkosten (Besond. + Allg. Kosten)

am Metatarsale I in besonderen, medizinisch begründeten Fällen (beispielsweise bei entzündlich-rheumatischen Erkrankungen) eine Bursektomie, Synovektomie und/oder Osteotomie am Grundgelenk D I (Operation nach Akin) erforderlich sein. In diesen Fällen ist bei Erläuterung der besonderen Indikation die jeweilige zusätzlich durchgeführte Maßnahme als selbstständige Leistung neben der gelenkerhaltenden Hallux-valgus-Operation (nach Nr. 2135 analog – **analoge Ansätze sind in der UV-GOÄ nicht möglich!** – und ggf. Nr. 2260) berechnungsfähig.

Ausschluss: 2081, 2250, 2256, 2267, 2273.

2263 Resektion eines kleinen Knochens – auch einschließlich eines benachbarten Gelenkanteils – mit Knochen- oder Spanverpflanzung (z.B. bei Tumorexstirpation)

| 154,50 | 192,27 | 31,11 | 59,19 | 90,30 |

Kommentar: Kleine Knochen sind die Röhrenknochen der Finger, der Zehen, der Mittelhand, des Mittelfuß und des Schlüsselbeines sowie die Knochen der Handwurzel. Die ggf. erforderliche Teilentfernung eines angrenzenden Finger- oder Zehengelenkes nach Nr. 2122 mit Schlussnaht der Gelenkkapsel nach Nr. 2100 sowie die ggf. erforderliche Verpflanzung von Knochen(spänen) nach den Nrn. 2253–2255 sind Bestandteile der Zielleistung und daher nicht gesondert abrechenbar. Bei ambulanter Operation: Zuschlag nach Nr. 445 nicht vergessen!

Ausschluss: 2250, 2256, 2260, 2265–2268, 2273.

2265 Resektion eines großen Knochens – auch einschließlich eines benachbarten Gelenks mit Knochen- oder Spanverpflanzungen (z.B. Beispiel bei Tumorexstirpation)

| 257,82 | 320,82 | 54,34 | 81,71 | 136,05 |

Kommentar: Für die Resektion eines Wirbelkörpers existiert keine gesonderte Gebührenziffer, so dass die Nr. 2265 hierfür ebenfalls abgerechnet werden darf.

Ausschluss: Ausschluss: 2251–2255, 2257–2259, 2263, 2267.

2266 Resektion eines Darmbeinknochens

| 172,20 | 214,27 | 54,34 | 46,23 | 100,57 |

Ausschluss: 2148, 2149, 2150, 2151, 2152, 2250, 2253, 2254, 2255, 2257, 2258, 2263, 2267

2267 Knochenzerbrechung

| 43,11 | 53,64 | – | 7,81 | 7,81 |

Kommentar: Die Knochenzerbrechung ist eigentlich keine operative Gebührennummer, da sie sonst mit der Gebührennummer für eine Osteotomie abzurechnen wäre. Auch eine Knochenresektion beinhaltet die Knochenzerbrechung. Eine Fraktureinrichtung und operative Versorgung kann damit ebenfalls nicht abgerechnet werden, da dabei der Knochen schon gebrochen ist.

Ausschluss: 1447, 1448, 2122–2191, 2250–2253, 2255–2266, 2273–2277, 2285-2290, 2295–2297, 2320–2352, 2355, 2356.

2268 Operativer Ersatz des Os lunatum durch Implantat

| 167,54 | 208,47 | 15,66 | 46,23 | 61,89 |

Kommentar: Der operative Ersatz des Mondbeines mittels Implantat beinhaltet auch die ggf. zuvor erforderliche Entfernung der verbliebenen Knochenfragmente, so dass die Nr. 2263 nicht gesondert abrechenbar ist. Bei ambulanter Operation: Zuschlag nach Nr. 445 nicht vergessen!

2269 Operation der Pseudarthrose des Os naviculare mit Spanentnahme vom Beckenkamm oder Verschraubung

| 167,54 | 208,47 | 23,33 | 46,23 | 69,56 |

Kommentar: Bei nicht knöchern verheiltem Kahnbeinbruch (Pseudarthrose) wird die operative Versorgung mit Spaneinbringung oder Verschraubung (Osteosynthese) mit der Nr. 2269 vergütet. Dies gilt sowohl nur für die Spaneinbringung als auch nur für die Verschraubung. Erfolgt neben der Spaneinbringung (auch Spongiosaplastik) auch noch eine Osteosynthese, so ist diese neben der Nr. 2269 zusätzlich mit der Nr. 2347 zu vergüten. Bei ambulanter OP: Zuschlag nach Nr. 445 abrechenbar.

Ausschluss: 2253, 2254, 2255, 2267, 2347, 2348, 2355, 2356.

L. Chirurgie, Orthopädie

UV-GOÄ-Nr.

	Allgemeine Heilbehandl.	Besondere Heilbehandl.	Besondere Kosten	Allgemeine Kosten	Sachkosten (Besond. + Allg. Kosten)

2273 Osteotomie eines kleinen Röhrenknochens – einschließlich Anbringung eines Distraktors –
| | 86,00 | 107,02 | 7,78 | 30,34 | 38,12 |

Kommentar: Ein Distraktor ist ein Implantat, das von außen am Knochen zum Verlängern des Knochens durch Auseinanderziehen der osteotomierten (durchtrennten) Knochenenden ggf. mit Achskorrektur angebracht wird oder als Implantat im Knochen. Damit ist die Osteosynthese eines kleinen Knochens nicht zusätzlich abrechenbar.
Bei ambulanter OP: Zuschlag nach Nr. 444 abrechenbar.

Ausschluss: 2044, 2081, 2250, 2256, 2260, 2267, 2347, 2355, 2356.

2274 Osteotomie eines großen Röhrenknochens – einschließlich Anbringung eines Distraktors
| | 172,20 | 214,27 | 23,33 | 46,23 | 69,56 |

Kommentar: Ein Distraktor ist ein Implantat, das von außen am Knochen zum Verlängern des Knochens durch Auseinanderziehen der osteotomierten (durchtrennten) Knochenenden ggf. mit Achskorrektur angebracht wird oder als Implantat im Knochen. Damit ist die Osteosynthese eines großen Knochens nicht zusätzlich abrechenbar.

Ausschluss: 2126, 2251, 2252, 2267, 2275, 2276, 2349, 2355, 2356.

2275 Inter- oder subtrochantere Umstellungsosteotomie
| | 215,01 | 267,55 | 38,89 | 68,63 | 107,52 |

Kommentar: Es handelt sich um eine Durchtrennung des Oberschenkels hüftgelenksnah ohne zusätzlicher Osteosynthese. Mit der Gebührenziffer ist keine Durchtrennung eines großen Röhrenknochens abrechenbar. Bei zusätzlicher Osteosynthese ist die höher vergütete Nr. 2276 abzurechnen.

Ausschluss: 2251, 2252, 2267, 2274, 2276, 2355, 2356.

2276 Inter- oder subtrochantere Umstellungsosteotomie mit Osteosynthese
| | 257,82 | 320,82 | 46,78 | 75,65 | 122,43 |

Kommentar: Es handelt sich um eine Durchtrennung des Oberschenkels hüftgelenksnah mit zusätzlicher Osteosynthese. Mit der Gebührenziffer sind keine Durchtrennung eines großen Röhrenknochens und keine Osteosynthese eines großen Röhrenknochens abrechenbar. Ohne Osteosynthese ist die geringer vergütete Nr. 2275 abzurechnen.

Ausschluss: 2251, 2252 (im gleichen OP-Bereich), 2267, 2274, 2275, 2349, 2355, 2356.

2277 Redressement einer Beinverkrümmung
| | 52,79 | 65,67 | – | 9,30 | 9,30 |

Ausschluss: 2267.

2278 Autologe Tabula-externa-Osteoplastik mit Deckung eines Schädel- oder Stirnbeindefektes (Kranioplastik)
| | 325,76 | 405,37 | 54,34 | 89,13 | 143,47 |

Ausschluss: 2267, 2355, 2356.

2279 Chemonukleolyse
| | 55,82 | 69,48 | – | 14,16 | 14,16 |

Kommentar: Bei ambulanter OP: Zuschlag nach Nr. 443 abrechenbar.

2280 Redressement des Rumpfes bei schweren Wirbelsäulenverkrümmungen
| | 105,63 | 131,45 | – | 30,34 | 30,34 |

Ausschluss: 2286, 2287.

2281 Perkutane Nukleotomie (z.B. Absaugen des Bandscheibengewebes im Hochdruckverfahren)
| | 130,28 | 162,16 | 38,89 | 36,13 | 75,02 |

Kommentar: Die minimal-invasive epidurale Neurolyse und Neuroplastik der Lendenwirbelsäule (Kathetermethode nach der Racz-Technik) ist nach der Veröffentlichung von Dr. jur. Marlis Hübner im Dt. Ärzteblatt 108, Heft 43 (28.10.2011), S. A-2306 (Quelle: GOÄ-Ratgeber der BÄK http://www.bundesaerztekammer.de/page.asp?his=1.108.4144.4289.9875) basierend auf der Entscheidung des OLG Stuttgart vom 19.11.2009 (AZ: 7 U 60/09) zur Privat-GOÄ (und

UV-GOÄ-Nr.	Allgemeine Heilbehandl.	Besondere Heilbehandl.	Besondere Kosten	Allgemeine Kosten	Sachkosten (Besond. + Allg. Kosten)

dies dürfte auch für die UV-GOÄ gelten) nach Art und Umfang der Leistung mit der Leistung nach Nr. 2281 und nicht mit der Nr. 2577 (eine aufwendige Operation an der offenen Wirbelsäule) vergleichbar. Neben der Nr. 2281 sind gemäß der obigen Entscheidung die Nrn. 474 (Legen des Racz-Katheters), 256 (Injektion der Medikamente über den Katheter), 5280 und 5295 (genaues Platzieren und Verschieben der Sonde) zusätzlich abrechenbar.
Bei ambulanter Operation: Zuschlag nach Nr. 445 nicht vergessen!

2282 Operative Behandlung des Bandscheibenvorfalles mit einseitiger Wirbelbogenresektion oder -fensterung in einem Segment, Nervenwurzellösung, Prolapsabtragung und Bandscheibenausräumung

	137,75	171,42	38,89	38,15	77,04

Kommentar: Ist eine Operation in mehreren Segmenten erforderlich, so ist dafür die Nr. 2283 anzusetzen. Stellt sich beim Eingriff heraus, dass z.B. wegen starker Verwachsungen die Operation schwieriger und zeitaufwendiger wird, so kann dies nicht wie in der Privat-GOÄ über eine Erhöhung des Multiplikators ausgeglichen werden, da die Leistungen nach Nr. 2282 und 2283 Komplexleistungen mit allen erforderlichen Teilschritten (z.B. Osteotomien, Sehnen- und Muskeldurchtrennung, Präparationen von Nerven) darstellen.
Bei erforderlichen stabilisierenden operativen Maßnahmen (z.B. Knocheneinpflanzung, Einpflanzung alloplastischen Materials) ist die Nr. 2284 zusätzlich neben Nr. 2282 abrechenbar.
Bei ambulanter OP: Zuschlag nach Nr. 445 abrechenbar, zusätzlich bei Verwendung eines OP-Mikroskopes Zuschlag nach Nr. 440 und bei Anwendung eines Lasers Zuschlag nach Nr. 441 abrechenbar!
Ggf. die Nr. 2283 abrechnen, wenn es sich um mehrere Segmente handelt. Die Nr. 2281 ist für die perkutane Lasernukleotomie abzurechnen.
Ausschluss: 2283, 2565, 2566, 2583, 2584.

2283 Operative Behandlung des Bandscheibenvorfalles in zwei bis drei Segmenten, ein- oder beidseitig, auch mit Resektion des ganzen Bogens (totale Laminektomie)

	172,20	214,27	38,89	46,23	85,12

Kommentar: Ist eine Operation in mehreren Segmenten erforderlich, so ist dafür die Nr. 2283 anzusetzen. Stellt sich beim Eingriff heraus, dass z.B. wegen starker Verwachsungen die Operation schwieriger und zeitaufwendiger wird, so kann dies nicht wie in der GOÄ über eine Erhöhung des Multiplikators ausgeglichen werden, da die Leistungen nach Nr. 2282 und 2283 Komplexleistungen mit allen erforderlichen Teilschritten (z.B. Osteotomien, Sehnen- und Muskeldurchtrennung, Präparationen von Nerven) darstellen.
Bei erforderlichen stabilisierenden operativen Maßnahmen (z.B. Knocheneinpflanzung, Einpflanzung alloplastischen Materials) ist die Nr. 2284 zusätzlich neben Nr. 2283 abrechenbar.
Zusätzlich bei Verwendung eines OP-Mikroskopes Zuschlag nach Nr. 440 und bei Anwendung eines Lasers Zuschlag nach Nr. 441 abrechenbar!
Ausschluss: 2282, 2565, 2566, 2583, 2584.

2284 Stabilisierende operative Maßnahmen (z.B. Knocheneinpflanzung, Einpflanzung alloplastischen Materials) zusätzlich zu Nummer 2282 oder Nummer 2283

	51,57	64,18	7,78	9,30	17,08

Kommentar: Neben Nr. 2284 sind die Nrn. 2283 und 2284 zusätzlich abrechenbar.
Ausschluss: 2253, 2254, 2255.

2285 Operative Versteifung eines Wirbelsäulenabschnittes – einschließlich Einpflanzung von Knochen oder alloplastischem Material, als alleinige Leistung

	137,75	171,42	23,33	38,15	61,48

Ausschluss: 2253, 2254, 2255, 2267, 2284.

2286 Operative Behandlung von Wirbelsäulenverkrümmungen durch Spondylodese – einschließlich Implantation von autologem oder alloplastischem Material

	232,67	289,56	38,89	75,65	114,54

L. Chirurgie, Orthopädie 2287–2297

UV-GOÄ-Nr.	Allgemeine Heilbehandl.	Besondere Heilbehandl.	Besondere Kosten	Allgemeine Kosten	Sachkosten (Besond. + Allg. Kosten)

Kommentar: Bei zusätzlicher Implantation einer metallischen Aufspreiz- und Abstützvorrichtung ist die höher vergütete Nr. 2287 abzurechnen.
Bei erforderlicher Osteotomie am Rippenbuckel ist die Nr. 2288 zusätzlich neben Nr. 2287 abrechenbar.
Ausschluss: 2253, 2254, 2255, 2267, 2284, 2285.

2287 Operative Behandlung von Wirbelsäulenverkrümmungen nach Nr. 2286 mit zusätzlicher Implantation einer metallischen Aufspreiz- und Abstützvorrichtung
344,35   428,55   46,78   91,30   138,08

Kommentar: Bei erforderlicher Osteotomie am Rippenbuckel ist die Nr. 2288 zusätzlich neben Nr. 2287 abrechenbar.
Ausschluss: 2253, 2254, 2255, 2267, 2284, 2285.

2288 Osteotomie am Rippenbuckel, zusätzlich zu Nr. 2286 oder Nr. 2287
51,20   63,70   7,78   9,30   17,08

Kommentar: Neben Nr. 2288 sind die Nrn. 2267, 2286 und 2287 zusätzlich abrechenbar.

2289 Neueinpflanzung einer Aufspreiz- oder Abstützvorrichtung – einschließlich Entfernung der alten Vorrichtung
372,29   463,30   46,78   108,96   155,74

Ausschluss: 2267.

2290 Stellungskorrektur und Fusion eines oder mehrerer Wirbelsegmente an Brustwirbelsäule u./o. Lendenwirbelsäule bei ventralem Zugang – auch mit Knocheneinpflanzung
257,82   320,82   46,78   102,75   149,53

Ausschluss: 2253, 2254, 2255, 2267.

2291 Implantation eines Elektrostimulators zur Behandlung der Skoliose oder einer Pseudarthrose
85,63   106,56   15,66   24,26   39,92

2292 Eröffnung von Brust- oder Bauchhöhle bei vorderem Zugang, nur im Zusammenhang mit den Nrn. 2285, 2286, 2287, 2332 und 2333
103,31   128,58   31,11   42,34   73,45

Ausschluss: 2990, 3135

2293 Operation einer Steißbeinfistel
34,44   42,85   7,78   12,41   20,19

Kommentar: Bei ambulanter OP: Zuschlag nach Nr. 442 abrechenbar.

2294 Steißbeinresektion
51,57   64,18   15,66   16,86   32,52

2295 Exostosenabmeißelung bei Hallux valgus
43,11   53,64   7,78   21,45   29,23

Kommentar: Bei ambulanter OP: Zuschlag nach Nr. 442 abrechenbar.
Ausschluss: 2267, 2296, 2297.

2296 Exostosenabmeißelung bei Hallux valgus einschließlich Sehnenverpflanzung
86,00   107,02   11,77   30,34   42,11

Kommentar: Bei ambulanter OP: Zuschlag nach Nr. 444 abrechenbar.
Ausschluss: 2072–2076, 2080, 2081, 2267, 2295, 2297.

2297 Operation des Hallux valgus mit Gelenkkopfresektion und anschließender Gelenkplastik und/oder Mittelfußosteotomie einschließlich der Leistungen nach den Nummern 2295 und 2296
109,84   136,66   15,66   81,71   97,37

Kommentar: Die nachfolgenden **Beschlüsse des Gebührenordnungsausschusses der BÄK** – Dt. Ärzteblatt 11/02 zu neueren Operationstechniken bei Halluxvalgus dürften auch für den Bereich der UV-GOÄ gelten:

Die Entwicklung neuerer Operationstechniken in der Fußchirurgie ermöglicht im Gegensatz zu den gelenkopfernden älteren Operationsmethoden, beispielsweise nach Keller-Brandes, funktionell bessere Ergebisse bei der Behandlung des Halluxvalgus durch Erhaltung des Metatarsophalangealgelenkes (MTP I). Die Erhaltung des Metatarsophalangealgelenkes stellt ein neues Leistungsziel bei der operativen Behandlung des Hallux valgus dar. Je nach Stadium der Valgus-Fehlstellung sind zwecks Korrektur komplexe Weichteileingriffe (von medialem und/oder lateralem Zugangsweg aus) und/oder Umstellungsosteotomien am Os metatarsale I (beispielsweise Umstellungs-Osteotomie nach Scarf, Shevron oder „open-closed-wedge"-Basis-Osteotomie) erforderlich. Hinsichtlich Art, Aufwand, Schwierigkeitsgrad und Leistungsziel (Gelenkerhaltung anstelle Gelenkresektion) lassen sich die gelenkerhaltenden Operationstechniken nicht anhand der Gebührenposition Nr. 2297 abbilden. Bei ambulanter Operation: Zuschlag nach Nr. 443 nicht vergessen!

Ausschluss: 2072–2076, 2080, 2081, 2110, 2134, 2267, 2295, 2296.

VI. Frakturbehandlung

Kommentar: Osteosynthesen, Drahtungen, Nagelungen, Verschraubungen, Metallplatten und Fixateure sind Implantate, die für die operative Versorgung von Verletzungen – meist Frakturen und Verrenkungen – verwendet werden. Dabei handelt es sich jeweils um eine Versorgung einer Fraktur und/oder Verrenkung mit Implantat(en) in Form einer Osteosynthese, Arthrodese oder Spondylodese.
Die Art und Anzahl der Implantatmaterialien findet bei der Vergütung für das Einbringen und Entfernen keine Berücksichtigung. Das Entfernen einer Osteosynthese/Implantat ist also unabhängig davon, ob Schrauben, Platten, Drähte und/oder ein Fixateur etc. verwendet wurden, nur einmal an einem Knochen/Gelenk mit einer der Gebührenziffern der Nrn. 2061, 2063, 2353 oder 2354 abrechenbar. Dies gilt nicht nur für Röhrenknochen sondern sinngemäß auch für alle anderen Knochen.

Auf einen Blick: Abrechnung von Frakturbehandlungen

Frakturbehandlung					
Knochen	Einrichtung (Reposition)	Einrichtung einschl. Nagelung u./o. Drahtung/ Drahtnaht/ Drahtumschlingung	dasselbe bei offenem Knochenbruch	Osteosynthese, operativ	Verschraubung
Aufrichtung Wirbel (Durchhang)	2322	-	-	2285	-
Schlüsselbein	2324	2325	-	-	-
Schulterblatt	2326	-	-	-	-
Brustbein	2326	-	-	-	-
Oberarmknochen	2327	2349	2350	-	-
Olekranon	-	-	-	-	2340
Unterarmknochen	2328	2349	2350	-	-
Handwurzelknochen	2331	-	-	-	-
Mittelhand	2331	2347	2348	-	-
Grundglieder Fingerknochen	2338	2060	-	2338a	-
Mittelglieder Fingerknochen	2338	2060	-	-	-
Endgliedknochen Finger	2337	2060	-	-	-
Becken	2329	-	-	-	-

L. Chirurgie, Orthopädie

UV-GOÄ-Nr.			Allgemeine Heilbehandl.	Besondere Heilbehandl.	Besondere Kosten	Allgemeine Kosten	Sachkosten (Besond. + Allg. Kosten)

Frakturbehandlung

Knochen	Einrichtung (Reposition)	Einrichtung einschl. Nagelung u./o. Drahtung/ Drahtnaht/ Drahtumschlingung	dasselbe bei offenem Knochenbruch	Osteosynthese, operativ	Verschraubung
Oberschenkelknochen	2330	2349	2350	-	-
Tibiakopf	-	-	-	-	2345
Schenkelhals	-	2351	2352	-	2351
Kniescheibe	2335	2336	-	-	2344
Unterschenkelknochen	2335	2349	2350	-	-
Innenknöchel	-	-	-	-	2340
Außenknöchel	-	-	-	-	2340
Fußwurzel	2331	-	-	-	-

2320 Einrichtung der gebrochenen knöchernen Nase einschließlich Tamponade – gegebenenfalls einschließlich Wundverband –   17,59   21,89   –   7,41   7,41

Ausschluss: 1425–1430, 2267

2321 Einrichtung eines gebrochenen Gesichtsknochens – gegebenenfalls einschließlich Wundverband –   21,12   26,29   –   9,04   9,04

Ausschluss: 200, 2267

2322 Aufrichtung gebrochener Wirbel im Durchhang   70,45   87,68   –   18,48   18,48

Kommentar: Das in der Leistungslegende beschriebene Verfahren lässt sich nicht im Halswirbelsäulenbereich anwenden. Daraus ergibt sich, dass bei Frakturen der HWS und zusätzlich der BWS oder LWS die Erbringung der Leistungen nach Nr. 2322 und Nr. 2323 nebeneinander nötig und auch abrechenbar sein kann.

Ausschluss: 2267, 3305, 3306

2323 Halswirbelbruchbehandlung durch Zugverband mit Klammer   70,45   87,68   –   21,45   21,45

Kommentar: Siehe Kommentar zu Nr. 2322.
Ausschluss: 2267, 3305, 3306

2324 Einrichtung des gebrochenen Schlüsselbeins   14,15   17,60   –   5,52   5,52

Ausschluss: 2267, 2325.

2325 Einrichtung des gebrochenen Schlüsselbeins – einschließlich Nagelung u./o. Drahtung   52,79   65,67   23,33   16,86   40,19

Ausschluss: 2267, 2324, 2347–2349, 2350

2326 Einrichtung eines gebrochenen Schulterblattes oder des Brustbeins   21,12   26,29   –   6,61   6,61

Ausschluss: 2267

L. Chirurgie, Orthopädie

UV-GOÄ-Nr.		Allgemeine Heilbehandl.	Besondere Heilbehandl.	Besondere Kosten	Allgemeine Kosten	Sachkosten (Besond. + Allg. Kosten)

2327 Einrichtung eines gebrochenen Oberarmknochens — 44,03 | 54,80 | – | 7,81 | 7,81

Ausschluss: 2267, 2349, 2350

2328 Einrichtung gebrochener Unterarmknochen — 31,74 | 39,50 | – | 6,61 | 6,61

Kommentar: Auch bei einer Fraktur von Radius und Ulna ist die Leistung nach Nr. 2328 nur einmal abrechenbar. Erfolgt die Einrichtung des Speichenköpfchens auf operativem Weg durch einen intramedullär eingebrachten Nagel, der in derselben Sitzung wieder entfernt wird und ohne Versorgung durch eine Osteosynthese ist die Nr. 2349, nicht aber die Nr. 2328 zu vergüten. Für die Entfernung des Nagels unmittelbar nach der Einrichtung ist nicht die Nr. 2354 zu vergüten, da eine Osteosynthese nicht erfolgte und die Repositionshilfe (hier: der Nagel) als Instrument eingesetzt wurde. Die Entfernung des Nagels stellt zudem keine eigenständige Zielleistung gemäß der allgemeinen Bestimmungen vor Abschnitt L dar.

Ausschluss: 2267, 2349, 2350

2329 Einrichtung des gebrochenen Beckens — 44,03 | 54,80 | – | 10,25 | 10,25

Kommentar: Auch bei mehreren Frakturen des Beckens ist die Leistung nach Nr. 2329 nur einmal abrechenbar.

Ausschluss: 2267, 2358

2330 Einrichtung eines gebrochenen Oberschenkelknochens — 70,45 | 87,68 | – | 12,41 | 12,41

Ausschluss: 2267, 2349, 2350, 2351, 2352

2331 Einrichtung gebrochener Knochen der Handwurzel oder der Mittelhand, der Fußwurzel oder des Mittelfußes — 21,12 | 26,29 | – | 4,86 | 4,86

Kommentar: Auch bei Frakturen mehrerer Knochen der Handwurzel oder der Mittelhand, der Fußwurzel oder des Mittelfußes ist die Leistung nach Nr. 2331 nur einmal abrechenbar. Sofern an einer Hand sowohl gebrochene Knochen der Handwurzel als auch der Mittelhand eingerichtet werden müssen, ist die Nr. 2331 zweimal abrechenbar. Dies gilt auch, wenn Knochen der Fußwurzel und des Mittelfußes eingerichtet werden.

Ausschluss: 2267, 2345 (gleiches Fersenbein), 2347 und 2348 (gleicher Knochen Mittelhand/-fuß).

2332 Operative Aufrichtung eines gebrochenen Wirbelkörpers u./o. operative Einrenkung einer Luxation eines Wirbelgelenkes mit stabilisierenden Maßnahmen — 232,67 | 289,56 | 38,89 | 75,65 | 114,54

Kommentar: **Brück** gibt an, „…dass als ‚alte Luxation' eine etwa 12 Stunden und länger zurück liegende Luxation anzusehen ist …"

Ausschluss: 2267, 2333

2333 Operative Aufrichtung von zwei oder mehr gebrochenen Wirbelkörpern u./o. operative Einrenkung von zwei oder mehr Luxationen von Wirbelgelenken mit stabilisierenden Maßnahmen — 344,35 | 428,55 | 46,78 | 91,30 | 138,08

Ausschluss: 2267, 2332

2334 Operative Stabilisierung einer Brustwandseite — 260,60 | 324,31 | 38,89 | 129,04 | 167,93

Ausschluss: 2267

2335 Einrichtung einer gebrochenen Kniescheibe oder gebrochener Unterschenkelknochen — 44,03 | 54,80 | – | 5,52 | 5,52

Kommentar: Auch bei einer Fraktur von Schien- und Wadenbein ist die Leistung nach Nr. 2335 nur einmal abrechenbar.

Ausschluss: 2267, 2336 (gleiche Kniescheibe), 2340, 2344, 2345, 2349, 2350

L. Chirurgie, Orthopädie

UV-GOÄ-Nr.		Allgemeine Heilbehandl.	Besondere Heilbehandl.	Besondere Kosten	Allgemeine Kosten	Sachkosten (Besond. + Allg. Kosten)

2336 Operative Einrichtung der gebrochenen Kniescheibe – auch mit Fremdmaterial
60,51   75,28   23,33   9,30   32,63

Kommentar: Neben der operativen Einrichtung der gebrochenen Kniescheibe ggf. mit Fremdmaterial ist die Nr. 2335 nicht abrechenbar.

Ausschluss: 2267, 2335 (gleiche Kniescheibe), 2344.

2337 Einrichtung gebrochener Endgliedknochen von Fingern oder von gebrochenen Zehenknochen
7,08   8,80   –   3,51   3,51

Kommentar: Auch bei der Fraktur mehrerer Fingerendgliedknochen einer Hand oder mehrerer Zehenknochen eines Fußes (ohne Großzehe) ist die Leistung nach Nr.2337 nur einmal abrechenbar.
Die Nr. 2338 ist zusätzlich abrechenbar, wenn an der gleichen Hand auch ein oder mehrere Fingergrund- und/oder Mittelglieder eingerichtet werden.
Die Nr. 2338 ist zusätzlich abrechenbar, wenn an dem gleichen Fuß auch die Großzehe eingerichtet wird.
Die Nr. 2338a ist zusätzlich abrechenbar, wenn an der gleichen Hand die operative Einrichtung mit Osteosynthese eines weiteren Fingerendgliedknochens erfolgt.
Die Nr. 2339 ist zusätzlich abrechenbar, wenn an der gleichen Hand auch ein oder mehrere Fingergrund- und/oder Mittelglieder mit Osteosynthese eingerichtet werden.
Die Nr. 2339 ist zusätzlich abrechenbar, wenn am gleichen Fuß auch die Großzehe mit Osteosynthese eingerichtet wird.

Ausschluss: 2267, 2338a (gleiche(s) Fingerendglied(er)), 2347, 2348.

2338 Einrichtung des gebrochenen Großzehenknochens oder von Frakturen an Grund- oder Mittelgliedern der Fingerknochen
14,15   17,60   –   6,61   6,61

Kommentar: Auch bei der Fraktur mehrerer Fingergrund- und/oder Mittelglieder einer Hand ist die Leistung nach Nr.2338 nur einmal abrechenbar.
Die Nr. 2337 ist zusätzlich abrechenbar, wenn an der gleichen Hand auch ein oder mehrere Fingerendgliedknochen eingerichtet werden.
Die Nr. 2337 ist zusätzlich abrechenbar, wenn an dem gleichen Fuß auch ein oder mehrere Zehen eingerichtet werden.
Die Nr. 2338a ist zusätzlich abrechenbar, wenn an der gleichen Hand die operative Einrichtung mit Osteosynthese eines Fingerendgliedknochens erfolgt.
Die Nr. 2339 ist zusätzlich abrechenbar, wenn an der gleichen Hand auch ein weiterer oder mehrere weitere Fingergrund- und/oder Mittelglieder mit Osteosynthese eingerichtet werden.

Ausschluss: 2267, 2339 (gleiche Großzehe; gleiches Fingergrund- u./o Mittelglied), 2347, 2348

2338a Operative Einrichtung des gebrochenen Endgliedknochens eines Fingers – einschließlich Fixation durch Osteosynthese
17,22   21,42   7,78   3,90   11,68

Kommentar: **Beschluss des Gebührenausschusses der BÄK**
Keine Nebeneinanderberechnung von Einrichtungen und Osteosynthese bei Knochenfraktur (15. Sitzung vom 21. Juli 1998) – dies dürfte auch für die UV-GOÄ gelten. Gesonderte Positionen für die „Einrichtung" neben einer Osteosynthese sind auch dann nicht berechenbar, wenn sie in der Leistungslegende der Osteosynthese nicht ausdrücklich genannt sind. Wir empfehlen bei der Refixation eines Strecksehnenausrisses mit einer Schraube oder K-Draht am Fingerendglied die Nr. 2338a abzurechnen. Das gilt auch für die Osteosynthese einer Bush-Fraktur. Die Materialentfernung wird nach Nr. 2353 vergütet. Bei Refixation des Strecksehnenabrisses mit einer Legemannnaht ist die Nr. 2073 + 443 zu vergüten.
Gemäß der Leistungsbeschreibung wird ausdrücklich nur die operative Einrichtung eines „einzelnen" Fingerendgliedknochens mit der Nr. 2338a vergütet, so dass bei der operativen Einrichtung jedes weiteren Fingerendgliedknochens der gleichen Hand die Nr. 2338a erneut abrechenbar ist.
Die Nr. 2337 ist zusätzlich abrechenbar, wenn an der gleichen Hand auch ein oder mehrere Fingerendgliedknochen eingerichtet werden.
Die Nr. 2338 ist Bestandteil der Nr. 2339 aber trotzdem dann zusätzlich abrechenbar, wenn an der gleichen Hand auch ein oder mehrere Fingergrund- und/oder Mittelglieder eingerichtet werden.

| Allgemeine Heilbehandl. | Besondere Heilbehandl. | Besondere Kosten | Allgemeine Kosten | Sachkosten (Besond. + Allg. Kosten) |

Die Nr. 2339 ist zusätzlich abrechenbar, wenn an der gleichen Hand auch ein oder mehrere Fingergrund- und/oder Mittelglieder mit Osteosynthese eingerichtet werden.
Erfolgt nach der operativen Einrichtung inkl. Osteosynthese eines gebrochenen Endgliedknochens auch eine temporäre Arthrodese, stellt dies, weil es nicht regelhaft erfolgt, eine neu Zielleistung (Fixierung/Stabilisierung der eigentlichen Osteosynthese) dar, die zusätzlich mit der Nr. 2060 abgerechnet werden kann.
Bei ambulanter OP: Zuschlag nach Nr. 442 (für die temporäre Arthrodese nach Nr. 2060) abrechenbar.
Erfolgt die Entfernung des gesamten Osteosynthesematerials in einer Sitzung kann dafür nur die Nr. 2353 – Entfernung einer Nagelung und/oder Drahtung und/oder Verschraubung aus kleinen Röhrenknochen – abgerechnet werden.
Erfolgt die Entfernung des Osteosynthesematerials in zeitlichem Abstand (2 Sitzungen), kann die Entfernung der temporären Arthrodese nach Nr. 2061 – Entfernung einer Drahtstiftung nach Nr. 2060 – und die Entfernung der Osteosynthese der Frakturversorgung nach Nr. 2353 abgerechnet werden.
Die Entfernung der Lengemannnaht ist mit der Nr. 2007 zu vergüten.

Ausschluss: 2060, 2267, 2337 (gleiches Fingerendglied), 2347, 2348

2339 Einrichtung des gebrochenen Großzehenknochens oder von Frakturen an Grund- oder Mittelgliedknochen oder des knöchernen Strecksehnenausrisses am Endglied der Finger mit Osteosynthese   72,88   216,94   7,78   25,59   33,37

Kommentar: Siehe Kommentar zu Nr. 2338a.
Die Leistungsbeschreibung der Nr. 2339 beinhaltet durch die Formulierung „oder" vier Alternativen:
• Einrichtung des gebrochenen Großzehenknochens
• Einrichtung von Frakturen an Grundgliedknochen der Finger mit Osteosynthese
• Einrichtung von Frakturen an Mittelgliedknochen der Finger mit Osteosynthese
• Einrichtung des knöchernen Strecksehnenausrisses am Endglied der Finger
Durch die Bezeichnung „Frakturen" in der Mehrzahl kann die Einrichtung von mehreren Grundgliedknochen der Finger mit Osteosynthese nur einmal abgerechnet werden. Dies gilt auch für die Mittelgliedknochen. Auch wenn dies nicht ausdrücklich genannt ist, gilt dies jeweils für eine Hand. Liegen sowohl Frakturen an den Grund- und Mittelgliedknochen vor, kann die Nr. 2339 mehrfach abgerechnet werden.
Bei ambulanter OP: Zuschlag nach Nr. 443 abrechenbar.

Ausschluss: 2267, 2338 (gleiche Großzehe; gleiches Fingergrund- u./o Mittelglied), 2347, 2348.

2340 Olekranonverschraubung oder Verschraubung des Innen- oder Außenknöchelbruches
                                     51,57   64,18   15,66   12,41   28,07

Kommentar: Wird der Innen- und der Außenknöchel verschraubt, so ist die Nr. 2340 zweimal abrechenbar. Das Einrichten des Innen- und/oder Außenknöchelbruches ist Bestandteil der Nr. 2340 und daher nicht zusätzlich mit Nr. 2335 (Einrichtung gebrochener Unterschenkelknochen) abrechenbar.

Ausschluss: 2267, 2335 (gleiche(r) Unterschenkelknochen).

2344 Osteosynthese der gebrochenen Kniescheibe bzw. Exstirpation der Kniescheibe oder Teilexstirpation   103,31   128,58   23,33   28,18   51,51

Kommentar: Die Osteosynthese der gebrochenen Kniescheibe beinhaltet auch die (nicht)operative Einrichtung des Bruches, so dass die Nrn. 2335 und 2336 für die (nicht)operative Einrichtung nicht neben Nr. 2344 abrechenbar sind.

Ausschluss: 2267, 2335, 2336

2345 Tibiakopfverschraubung oder Verschraubung des Fersenbeinbruches
                                     86,00   107,02   31,11   25,08   56,19

Kommentar: Die Verschraubung des Fersenbeines beinhaltet auch die Einrichtung des Bruches, so dass die Nr. 2331 für die Einrichtung dieses Fußwurzelknochens nicht neben Nr. 2345 abrechenbar ist.

L. Chirurgie, Orthopädie

UV-GOÄ-Nr.	Allgemeine Heilbehandl.	Besondere Heilbehandl.	Besondere Kosten	Allgemeine Kosten	Sachkosten (Besond. + Allg. Kosten)

Die Verschraubung des Schienbeinkopfes beinhaltet auch die Einrichtung des Bruches, so dass die Nr. 2335 für die Einrichtung des Unterschenkelknochens nicht neben Nr. 2345 abrechenbar ist.

Ausschluss: 2267, 2331 (Fersenbein).

2346 Beck'sche Bohrung

25,87	32,20	5,47	7,81	13,28

Ausschluss: 2267

2347 Nagelung u./o. Drahtung eines gebrochenen kleinen Röhrenknochens (z.B. Mittelhand, Mittelfuß)

29,18	216,82	11,77	6,63	18,40

Arbeitshinweise:
- Finger-, Zehen-, Mittelhand-, Mittelfuß- und Schlüsselbeinknochen gelten als kleine Röhrenknochen.
- Für die Einrichtung von Finger- und Zehenfrakturen einschließl. Osteosynthese sind nur Nrn. 2338a, 2339 berechenbar, entspr. beim Schlüsselbein nur Nr. 2325. Die Nrn. 2347 bis 2350 sind für derartig versorgte Finger-, Zehen- und Schlüsselbeinfrakturen nicht berechenbar, insbes. nicht zusätzlich neben Nrn. 2338a, 2339, 2325.
- Nrn. 2347 bis 2350 sind jeweils nur einmal für die osteosynthetische Versorgung eines kleinen oder eines großen Röhrenknochens berechenbar; die Zahl der am einzelnen Knochen versorgten Frakturen, Knochenfragmente, verwendeten Drähte, Nägel usw. ist unerheblich.
Werden mehrere gebrochene Knochen nach Nrn. 2347 ff. versorgt, sind die Gebühren entspr. der Zahl der versorgten Knochen mehrfach berechenbar (Ausnahmen: s. Nrn. 2337 bis 2339 bei Frakturen an mehreren Grund-, Mittel- oder Endgliedern der Finger- u. teilweise auch Zehenknochen).
- Die Nagelung und/oder Drahtung usw. eines gebrochenen Röhrenknochens beinhaltet die Einrichtung der Fraktur; die Nrn. 2327, 2328, 2330, 2331 für die (nichtoperative) Einrichtung einer Fraktur sind nicht neben den Nrn. 2347 bis 2350 berechenbar. Neben den Nrn. 2348, 2350 für die osteosynthetische Versorgung einer offenen Fraktur sind nicht die Nrn. 2347 bzw. 2349 berechenbar.
- Die Nrn. 2348 und 2350 (Versorgung offener Knochenbrüche) schließen die erforderliche Versorgung der Frakturwunde ein; insoweit sind die Nrn. 2000 bis 2006 für die Wundversorgung/-behandlung nicht neben Nrn. 2348, 2350 berechenbar.
Für Haut- oder Weichteilverletzungen neben der Frakturwunde sind die Nrn. 2000 bis 2006 berechenbar.

Kommentar: Wir empfehlen bei einem Sehnen-/Bandausriss an kleinen Knochen die Refixation nach Nr. 2347 (geschlossener Ausriss) bzw. Nr. 2348 (offener Ausriss) abzurechnen. Die Materialentfernung der Refixation wird nach Nr. 2353 vergütet. Als kleine Knochen gelten neben den Fingern, Zehen, Mittelhand und Mittelfuß auch die Hand- und Fußwurzelknochen. Die Refixation eines Strecksehnenausrisses an Fingerendgliedern wird mit Nr. 2338a vergütet. Bei einem Kahnbeinbruch – ohne Falschgelenkbildung – sollte bei Verschraubung und Knochenspanverpflanzung ebenfalls die Nr. 2269 abgerechnet werden, da diese Gebührenziffer bis auf die Voraussetzung der Falschgelenkbildung alle operativen Eingriffe in der Leistungsbeschreibung abbildet.
Stimmt der UVTr dieser Auffassung nicht zu, ist die ggf. erforderliche Entnahme des Knochenspans als nicht in den Nrn. 2347/2348 enthaltene Leistung zusätzlich nach Nr. 2253 abrechenbar.
Bei der Verschraubung eines Fersenbeinbruches die Nr. 2345 und bei der Drahtung/Nagelung eines Schlüsselbeinbruches die Nr. 2325 abrechnen.
Bei ambulanter OP: Zuschlag nach Nr. 443 abrechenbar.

Ausschluss: 2267, 2269, 2325, 2331, 2337–2339, 2348

2348 Nagelung u./o. Drahtung eines kleinen Röhrenknochens (z.B. Mittelhand, Mittelfuß) bei offenem Knochenbruch

43,78	216,82	11,77	14,28	26,05

Arbeitshinweise: Siehe Arbeitshinweise Nr. 2347
Kommentar: Siehe Kommentar Nr. 2347. Bei ambulanter OP: Zuschlag nach Nr. 443 abrechenbar.
Ausschluss: 2267, 2269, 2325, 2331, 2337–2339, 2331, 2347.

L. Chirurgie, Orthopädie

UV-GOÄ-Nr.	Allgemeine Heilbehandl.	Besondere Heilbehandl.	Besondere Kosten	Allgemeine Kosten	Sachkosten (Besond. + Allg. Kosten)

2349 Nagelung u./o. Drahtung u./o. Verschraubung (mit Metallplatten) eines gebrochenen großen Röhrenknochens

| | 103,31 | 128,58 | 31,11 | 28,18 | 59,29 |

Arbeitshinweise: Siehe Arbeitshinweise Nr. 2347

Kommentar: Wir empfehlen bei einem Sehnen-/Band<u>aus</u>riss an großen Knochen die Refixation nach Nr. 2349 (geschlossener Ausriss) bzw. Nr. 2350 (offener Ausriss) abzurechnen (z.B. knöcherner Abriss der Achillessehne am Fersenbein (Entenschnabelfraktur)). Die Materialentfernung der Refixation wird nach Nr. 2354 vergütet. Für das Einbringen des Implantats im Rahmen einer Arthrodese bei einem Hand- oder Fußgelenk wird empfohlen, einmal die Nr. 2349 (Osteosynthese eines großen Knochens) abzurechnen. Die Leistungslegende beschreibt die Osteosynthese „eines" gebrochenen großen Röhrenknochens. Danach kann die Leistung bei entsprechender Verletzung auch nebeneinander und mehrfach abgerechnet werden (z.B. bei einer Fraktur der Elle und Speiche). Bei ambulanter OP: Zuschlag nach Nr. 444 abrechenbar.

Ausschluss: 2267, 2327, 2328, 2330, 2335, 2350, 2351, 2352.

2350 Nagelung u./o. Drahtung u./o. Verschraubung (mit Metallplatten) eines großen Röhrenknochens bei offenem Knochenbruch

| | 154,50 | 192,27 | 31,11 | 59,19 | 90,30 |

Arbeitshinweise: Siehe Arbeitshinweise Nr. 2347
Kommentar: Siehe Kommentar Nr. 2349.
Ausschluss: 2267, 2327, 2329, 2330, 2335, 2349, 2351, 2352.

2351 Nagelung u./o. Verschraubung (mit Metallplatten) eines gebrochenen Schenkelhalses

| | 137,75 | 171,42 | 31,11 | 51,52 | 82,63 |

Ausschluss: 2267, 2330, 2349, 2350, 2352

2352 Nagelung u./o. Verschraubung (mit Metallplatten) eines Schenkelhalses bei offenem Knochenbruch

| | 206,61 | 257,12 | 31,11 | 81,71 | 112,82 |

Ausschluss: 2267, 2330, 2349, 2350, 2351.

2353 Entfernung einer Nagelung und/oder Drahtung und/oder Verschraubung aus kleinen Röhrenknochen – auch Stellschraubenentfernung aus großen Röhrenknochen

| | 29,18 | 58,46 | 7,78 | 3,32 | 11,10 |

Arbeitshinweise:
- Nr. 2353 bzw. Nr. 2354 ist für die Entfernung des gesamten Osteosynthesematerials aus einem kleinen bzw. einem großen Röhrenknochen jeweils nur einmal berechenbar. Neben den Nrn. 2353, 2354 sind die Nrn. 2000 bis 2005 (Wundversorgung) regelmäßig nicht berechenbar. Die Entfernung des Osteosynthesematerials aus kleinen Knochen, die keine Röhrenknochen sind (z. B. Handwurzelknochen), ist regelmäßig nur mit Nr. 2353 zu vergüten.
- Die Entfernung einer Stellschraube aus großen Röhrenknochen ist ab 01.07.2007 nur nach Nr. 2353 abzurechnen.
- Die Leistung nach Nr. 2353 ist im Regelfall ambulant zu erbringen; ab 01.07.2007 ist dabei der Zuschlag nach Nr. 444 berechenbar.

Kommentar: Bei dieser Leistung handelt es sich um eine ambulante Operation, die D-Ärzte ohne Schwerpunktbezeichnung „Unfallchirurgie" bzw. Zusatzbezeichnung „spezielle Unfallchirurgie" nach den Grundsätzen „Ambulantes Operieren in der GUV in der Fassung vom 1. Januar 2011" durchführen dürfen.
Kleine Röhrenknochen sind die Finger, Daumen, Zehen, Mittelhandknochen, Handwurzelknochen, Mittelfußknochen, Kniescheibe und Schlüsselbeine.
Große Röhrenknochen sind die Oberarme, Unterarme (Elle und Speiche), Oberschenkel, Unterschenkel (Schienen- und Wadenbein) und Ferse. Die platten Knochen der Wirbelsäule, des Schulterblatts, des Brustbeines, der Fußwurzel und des Beckens sind als groß einzustufen und daher in der Abrechnung den großen Röhrenknochen gleich zu setzen.
Die Leistungsbeschreibung umfasst die „Entfernung einer Nagelung und/oder Drahtung und/oder Verschraubung". Dazu gehört u. a. auch die Platte oder der Fixateur (extern oder intern). Geeigneter erscheint folgende Definition:

Entfernung der Materialien (Implantat) einer Osteosynthese aus einem oder mehreren Knochen über einen oder mehrere Zugänge zur Versorgung einer Fraktur oder/und Anfertigung einer Gelenk- oder Wirbelsäulenversteifung (Arthrodese oder Spondylodese). In der Leistungsbeschreibung wurde die Mehrzahlformulierung „Stellschrauben" gewählt, so dass die Nr. 2353 nicht für jede Stellschraube einzeln abgerechnet werden kann. Bei einer Syndesmosenverletzung werden zur Stabilisierung der Sprunggelenksgabel durch das Waden- und Schienbein Stellschrauben eingebracht, so dass deren Entfernung nach Nr. 2353 zu vergüten ist. Das Entfernen von den Drahtenden, die aus einem Knochen herausragen, ist nicht mit den Nrn. 2353 bzw. 2354 zu vergüten, da die Drahtbestandteile innerhalb des Knochens vom entfernenden Eingriff nicht tangiert sind. Da Implantate im versicherungsrechtlichen Sinne keine Fremdkörper sind, ist auch eine Vergütung nach Nr. 2010 nicht möglich. Das alleinige Drahtkürzen ist nicht gesondert abrechnungsfähig, da eine Gebühr dafür nicht vorgesehen ist. Eine solche Kürzung ist originärer Bestandteil der operativen Einbringung des Drahtes.

Die Entfernung von Materialien nach Refixation knöcherner Sehnen-/Bandausrissen aus kleinen Knochen oder Fingerendgliedern empfehlen wir mit Nr. 2353 und aus großen Knochen mit Nr. 2354 abzurechnen.

Das Kürzen von Drahtenden, die aus einem Knochen und der Haut herausragen, ist nicht mit der Nr. 2353 zu vergüten, da die Drahtbestandteile innerhalb des Knochens vom entfernenden Eingriff nicht tangiert sind. Da Implantate im versicherungsrechtlichen Sinne keine Fremdkörper sind, ist auch eine Vergütung nach Nr. 2009 nicht möglich. Das alleinige Drahtkürzen ist nicht gesondert abrechnungsfähig.

Anders verhält es sich, wenn Drähte unter der Haut zu Problem führen, so dass die Drähte durch Aufschneiden operativ gekürzt werden müssen. . Auch wenn es sich im versicherungsrechtlichen Sinn nicht um die Entfernung eines tief sitzenden Fremdkörpers handelt, entspricht der Leistungsinhalt dieser Operation und wäre dann mit der Nr. 2010 zu vergüten.

Wird durch eine rein arthroskopische Operation Osteosynthese-Material entfernt kann neben der arthroskopischen Leistung nach Nr. 2189 nicht zusätzlich die Nr. 2353 oder Nr. 2354 abgerechnet werden.

Bei ambulanter OP: Ggf. Zuschlag nach Nr. 444 abrechenbar.

Im Rahmen einer Metallentfernung nach den Nrn. 2353 und 2354 sind folgende Eingriffe als Bestandteil der Hauptleistung nicht gesondert abrechenbar:

Nr. 2032 Wenn nur während oder am Ende der Operation gespült wird und nicht eine operative Anlage einer Saugspüldrainage für die postoperative Behandlung (z.B. bei einer Gelenk- oder Sehnenscheideninfektion) erfolgt.

Nr. 2064 Wenn nur Narbengewebe an oder aus einer Sehne, einer Faszie oder einem Muskel ausgeschnitten wird, ohne dass eine Verlängerung, Verlagerung oder Verpflanzung erfolgt.

Nr. 2073 Wenn zur Freilegung des Osteosynthesematerials die Faszie, Muskulatur und/oder Sehne durchtrennt werden musste und nach der Entfernung des Implantats wieder zusammengenäht wird.

Nr. 2076 Wenn die Sehne nicht aus Verwachsungen/Vernarbungen herausgelöst werden muss, sondern an der Sehne nur daneben vorbei in die Tiefe operiert wird oder kein eigenständiges Krankheitsbild einer Sehnenverwachsung oder verwachsungsbedingten Kontraktur (Bewegungsstörung) vorliegt.

Nr. 2091 Wenn nur Narbengewebe neben der Sehne entfernt wird und nicht ein entzündetes Sehnenscheidengewebe (z.B. entstanden durch Reiben am Implantat) entfernt wird.

Nr. 2181 Wenn in Narkose ein Gelenk nur auf seine Stabilität oder Beweglichkeit untersucht wird und nicht bei einer Gelenksteife eine gewaltsame Lösung durchgeführt wird (Gelenkmobilisation in Narkose).

Nrn. 2256 bis 2260 Wenn bei Implantaten am Rand etwas Knochen drüber gewachsen ist (z.B. in Schraubenlöchern) und diese Knochenteile, Plattenlager oder Nageleinschlagbereiche davon befreit werden. Das Implantat darf aber nicht deutlich von Knochen überwuchert sein (Röntgenbild), nicht gesucht werden (z.B. unter Durchleuchtung) und nicht mit Hammer und Meißel freigelegt werden. Wäre dies der Fall, dann sind die Nrn. 2256 bis 2260 abrechenbar.

Nrn. 2381 und 2382 Wenn die Hautränder der Wunde nur unterminiert und zueinander verschoben werden und nicht eine Y-V-Plastik an den Fingerkuppen, eine Verschiebeplastik, Spalthautplastik, Rotationslappenplastik oder Z-Plastik gemacht wird.

Nr. 2392a Wenn nur die Narbe eröffnet oder ausgeschnitten wird und diese nicht kontrakt und funktionsbehindernd ist, so dass der dann entstandene Hautdefekt in der Regel durch eine Hautplastik gedeckt werden muss.

Nr. 2583 Wenn der Nerv nicht aus seinen Verwachsungen/Vernarbungen herausgelöst werden muss, sondern nur am Nerv vorbei in die Tiefe operiert wird oder der Nerv nur dargestellt wird, um ihn nicht zu schädigen oder kein eigenständiges Krankheitsbild einer Nervenkompression vorliegt.

Ausschluss: 2189, 2191, 2195 sowie die Ausschlüsse im Kommentar!

2354 Entfernung einer Nagelung und/oder Drahtung und/oder Verschraubung (mit Metallplatten) aus großen Röhrenknochen

| 86,00 | 107,02 | 23,33 | 25,61 | 48,94 |

Die Stellschraubenentfernung ist nach Nr. 2353 zu berechnen.

Arbeitshinweise: Siehe Arbeitshinweise Nr. 2353
Kommentar: Siehe Kommentar zu Nr. 2353.
Bei ambulanter OP: Ggf. Zuschlag nach Nr. 445 abrechenbar.
Ausschluss: 2189, 2191, 2195 sowie die Ausschlüsse im Kommentar zu Nr. 2353.

2355 Operative Stabilisierung einer Pseudarthrose oder operative Korrektur eines in Fehlstellung verheilten Knochenbruchs

| 103,31 | 128,58 | 23,33 | 27,38 | 50,71 |

Kommentar: Wird bei der operativen Stabilisierung einer Pseudarthrose oder Korrektur(Osteotomie/Durchtrennung) eines eines in Fehlstellung verheilten Knochnbruchs ein Implantat zur Stabilisierung (Nagelung, Verschraubung, Verplattung, Fixateur etc.) angebracht, ist nicht die Nr. 2355 sondern die höher bewertete Nr. 2356 abzurechnen. Bestandteil der Nr. 2355 ist damit nur das operieren mit Anfrischen/Resezieren der Pseudarthrose oder die Osteotomie eines in Fehlstellung verheilten Knochenbruchs. Bei der Operation einer Pseudarthrose am Kahnbein ist die höher vergütete Nr. 2269 abzurechnen. Bei ambulanter OP: Zuschlag nach Nr. 444 abzurechnen. Bei ambulanter OP: Zuschlag nach Nr. 444. Eine Osteotomie an einem Knochen, der zuvor keinen Bruch hatte und somit früher nicht behandelt wurde und daher nicht in Fehlstellung verheilt ist, wird mit der Nr. 2250, 2251, 2275 oder 2278 abgerechnet.
Ausschluss: 2250, 2251, 2252, 2256, 2557, 2258, 2259, 2260, 2267, 2269, 2273, 2274, 2275, 2276, 2278, 2356

2356 Operative Stabilisierung einer Pseudarthrose oder operative Korrektur eines in Fehlstellung verheilten Knochenbruchs nach Osteotomie mittels Nagelung, Verschraubung und/oder Metallplatten und/oder äußerem Spanner – auch zusätzliches Einpflanzen von Knochenspan –

| 137,75 | 171,42 | 31,11 | 42,87 | 73,98 |

Kommentar: Die Osteotomie (Durchtrennung der Pseudarthrose) ist Bestandteil der Leistung, sodass die entsprechenden Gebührenziffern (Nr. 2250, 2251, 2267, 2273, 2274) nicht zusätzlich abrechenbar sind. Gleiches gilt für die ggf. erforderliche Entfernung von störenden Narbengewebe oder Knochenenden (Nrn. 2250, 2256, 2257). Leistungsinhalt ist neben dem der Nr. 2355 die Osteosynthese und ggf. auch das Einpflanzen eines oder mehrerer Knochenspäne. Da nur das Einpflanzen der Knochenspäne gemäß der Leistungslegende des Zieleingriffs in der Vergütung enthalten ist, darf die Knochenspanentnahme zusätzlich nach Nr. 2253 abgerechnet werden. Zur Abrechnung genügt es, wenn auch nur eine Osteosynthese ohne Spaneinpflanzung erfolgt; die alleinige Spaneinpflanzung erfüllt

L. Chirurgie, Orthopädie

	Allgemeine Heilbehandl.	Besondere Heilbehandl.	Besondere Kosten	Allgemeine Kosten	Sachkosten (Besond. + Allg. Kosten)

dagegen nicht die Abrechnungsvoraussetzungen. Bei Pseudarthrosenanfrischung/-resektion und alleiniger Spaneinbringung wären die beiden Nrn. 2355 und 2255 abzurechnen. Bei einer Umstellungsosteotomie nach fehlverheilter früherer Osteotomie bei alleiniger Osteotomie und nur Spaneinpflanzung die Nrn. 2251 und 2254 abzurechnen. Voraussetzung für die Abrechnung der Nr. 2356, einer Osteotomie mit Implantat und mit oder ohne Spaneinpflanzung ist, dass ein in Fehlstellung verheilter Knochenbruch nach schon einmal vorher durchgeführter Osteotomie vorliegt. Liegt ein solcher Knochenbruch nicht vor, ist bei einer Osteotomie mit Osteosynthese die Nr. 2252, 2260, 2274 oder 2276 abzurechnen. Bei der Stabilisierung einer Pseudoarthrose am Handkahnbein ist die höher vergütete Nr. 2269 abrechenbar. Bei ambulanter OP: Zuschlag nach Nr. 445 abrechenbar.

Ausschluss: 2250, 2251, 2254, 2255–2260, 2267, 2269, 2273, 2274, 2275, 2276, 2278, 2355.

2357 Operative Wiederherstellung einer gebrochenen Hüftpfanne einschließlich Fragmentfixation   257,82   320,82   54,34   75,65   129,99

Kommentar: Da auch die „Fragmentfixierung" in der Gebühr enthalten ist, sind die Gebührenziffern der Osteosynthese (z.B. Nr. 2347–2350) nicht zusätzlich abrechenbar.

Ausschluss: 2237, 2238.

2358 Osteosynthese gebrochener Beckenringknochen, der gesprengten Symphyse oder einer gesprengten Kreuzdarmbeinfuge   195,46   243,21   38,89   75,65   114,54

Kommentar: Die Osteosynthese gebrochener Beckenringknochen beinhaltet auch die Einrichtung des Bruches, so dass die Nr. 2329 für die Einrichtung des Beckens nicht neben Nr. 2358 abrechenbar ist.

Ausschluss: 2329.

VII. Chirurgie der Körperoberfläche

2380 Überpflanzung von Epidermisstücken   28,85   35,91   5,47   8,62   14,09

Kommentar: Bei dieser Leistung handelt es sich um eine ambulante Operation, die der D-Arzt ohne Schwerpunktbezeichnung „Unfallchirurgie" bzw. Zusatzbezeichnung „spezielle Unfallchirurgie" nach den Grundsätzen „Ambulantes Operieren in der GUV in der Fassung vom 1. Januar 2011" durchführen darf.
Mit der Nr. 2380 werden auch mehrere kleine Vollhauttransplantationen (nur Reverdin-Plastik/Kleinlochtransplantate) vergütet.
Die Versorgung der Wunde nach den Nrn. 2000 bis 2005 ist Bestandteil der Nrn. 2380 bis 2383 und daher nicht gesondert abrechenbar.
Bei ambulanter OP: Zuschlag nach Nr. 442 abrechenbar.

Ausschluss: 200, 2000–2005, 2035, 2050, 2051, 2052.

2381 Einfache Hautlappenplastik   82,29   102,86   5,47   7,31   12,78

Kommentar: Bei dieser Leistung handelt es sich um eine ambulante Operation, die D-Ärzte ohne Schwerpunktbezeichnung „Unfallchirurgie" bzw. Zusatzbezeichnung „spezielle Unfallchirurgie" nach den Grundsätzen „Ambulantes Operieren in der GUV in der Fassung vom 1. Januar 2011" durchführen dürfen.
Die Y-V Plastik an den Fingerkuppen (Unterminierung und Verschiebungen von Wundrändern allein entsprechen nicht dem Leistungsinhalt) wäre eine einfache Hautplastik im Sinne der Nr. 2381.
Die Versorgung der Wunde nach den Nrn. 2000 bis 2005 ist Bestandteil der Nrn. 2380 bis 2383 und daher nicht gesondert abrechenbar.
Im **GOÄ-Ratgeber der BÄK** wird zur Abrechenbarkeit „**Einfache Hautlappenplastik**" nach GOÄ Nr. 2381 (und dies dürfte auch für die UV-GOÄ gelten) von Frau Dr. med. Anja Pieritz (veröffentlicht in: DÄ 105, Heft 20 (16.05.2008), S. A-1) folgendes ausgeführt: „…Eine „Hautlappenplastik" ist medizinisch definiert als ein- oder zweizeitige Plastik von körpereigenen Hautlappen aus der Nachbarschaft oder aus entfernten Körperbereichen. Bei einer Hautlappenplastik erfolgt zuerst das Einschneiden der Haut, die Haut wird dann

	Allgemeine Heilbehandl.	Besondere Heilbehandl.	Besondere Kosten	Allgemeine Kosten	Sachkosten (Besond. + Allg. Kosten)

bis auf einen verbleibenden Lappenstiel vom Subkutangewebe abgetrennt, um einen oder mehrere Hautlappen zu erhalten. Diese Ablösung vom Untergrund geschieht, damit der/die Hautlappen gedreht, geschwenkt oder anders neu angeordnet werden können. Der oder die Hautlappen beinhalten in der Regel ein oder mehrere versorgende Blutgefäße. Die Z-Plastik stellt beispielsweise eine aufwendigere Hautlappenplastik dar, wo durch z-förmiges Einschneiden der Haut (beispielsweise bei Vorliegen einer Kontraktion der Haut) zwei Lappen gebildet werden, die versetzt wieder aufeinander zugeführt und adaptiert werden. Das Unterminieren (bei)der Wundränder nach einer Exzision eines Hauttumors, welches der spannungsfreien Adaptation der Wundränder dient, ist keine Hautlappenplastik, sondern zählt zum methodisch notwendigen Vorgehen nach der Entfernung eines Hauttumors. Eine Hautlappenplastik im oben genannten Sinn wäre jedoch zusätzlich berechnungsfähig.

Nach der GOÄ können zahlreiche Hautlappenplastiken abgerechnet werden, unter anderem die Nummer (Nr.) 2381 GOÄ „Einfache Hautlappenplastik" und die Nr. 2382 „Schwierige Hautlappenplastik oder Spalthauttransplantation".

Die Bildung von zwei Hautlappen bei einer „alten Schlitzohr-Verletzung" (Ausreißen eines Ohrrings aus dem Ohrläppchen und schiefes Aneinanderwachsen der Wundränder) würde sicher unter die „Einfache Hautlappenplastik" nach der Nr. 2381 GOÄ fallen. Eine Z-Plastik stellt in der Regel eine schwierigere und zeitaufwendigere Leistung dar, die eher der Nr. 2382 GOÄ zuzuordnen wäre. Auch die Spalthauttransplantation ist wegen der Leistungslegende unzweifelhaft der Nr. 2382 GOÄ zuzuordnen. Dabei gilt, dass entweder die Nr. 2381 GOÄ oder die Nr. 2382 GOÄ für eine Wunde infrage kommen und diese Gebührenposition bezogen auf diese Wunde auch nur einmal je Sitzung abgerechnet werden kann. Die Überpflanzung von Epidermisstücken (beispielsweise nach Reverdin) bei schlecht heilenden Wunden nach Nr. 2380 GOÄ ist heute durch neue Verfahren wie den Einsatz eines Vakuumverbands weitgehend überholt..."

Bei ambulanter OP: Zuschlag nach Nr. 442 abrechenbar.

Ausschluss: 200, 1450, 1551, 2000–2005, 2035, 2042, 2050, 2051, 2052, 2054, 2089, 2158–2164, 2170–2174, 2382 (gleiche Wunde), 2392a, 2415, 2416, 2571, 2572, 2584

2382 Schwierige Hautlappenplastik oder Spalthauttransplantation

| 82,29 | 102,86 | 15,66 | 14,28 | 29,94 |

Kommentar: Siehe Kommentar zu Nr. 2381.

Die Rotationsplastik, Z-Plastik und Spalthautplastik (Unterminierung und Verschiebungen von Wundrändern allein entsprechen nicht dem Leistungsinhalt) wären eine schwierige Hautlappenplastik im Sinne der Nr. 2382.

Die Versorgung der Wunde nach den Nrn. 2000 bis 2005 ist Bestandteil der Nrn. 2380 bis 2383 und daher nicht gesondert abrechenbar.

Die Nr. 2582 kann nur als Zielleistung – d.h. selbstständige Leistung – berechnet werden und nicht im Zusammenhang mit anderen Operationen. Bei ambulanter OP: Zuschlag nach Nr. 443 abrechenbar.

Ausschluss: 200, 1449, 1450, 1551, 2000–2005, 2035, 2050, 2051, 2052, 2054, 2089, 2158–2164, 2170–2174, 2381 (gleiche Wunde), 2392a, 2415, 2416, 2571, 2572, 2584

2383 Vollhauttransplantation – auch einschließlich plastischer Versorgung der Entnahmestelle –

| 93,06 | 115,82 | 15,66 | 36,54 | 52,20 |

Kommentar: Die Rotationsplastik, Z-Plastik und Spalthautplastik wären eine schwierige Hautlappenplastik im Sinne der Nr. 2382.

Die Versorgung der Wunde nach den Nrn. 2000 bis 2005 ist Bestandteil der Nrn. 2380 bis 2383 und daher nicht gesondert abrechenbar.

Bei ambulanter OP: Zuschlag nach Nr. 444 abrechenbar.

Ausschluss: 200, 2000–2005, 2043, 2044, 2050, 2051, 2052, 2054, 2158–2164, 2170–2174, 2392a, 2417, 2418

2384 Knorpeltransplantation, z.B. aus einem Ohr oder aus einer Rippe

| 68,77 | 85,61 | 11,77 | 16,86 | 28,63 |

Kommentar: Die im Rahmen einer Arthoskopie durchgeführte Transplantation von autologen (körpereigenen) Knorpelzellen, die zuvor aus einem nichtgeschädigten Knorpelareal des Patienten entnommen und im Labor gezüchtet wurden, sind erhaltene Gelenkeingriffe

L. Chirurgie, Orthopädie 2385–2393

UV-GOÄ-Nr.

	Allgemeine Heilbehandl.	Besondere Heilbehandl.	Besondere Kosten	Allgemeine Kosten	Sachkosten (Besond. + Allg. Kosten)

und daher im Rahmen der erhaltenden Arthroskopie der Nr. 2190 mit enthalten. Sofern die Transplantation im Rahmen einer Kniearthroskopie der Nr. 2191 erfolgt, ist der Zuschlag für einen weiteren Eingriff nach Nr. 2195 abrechenbar.
Bei ambulanter OP: Zuschlag nach Nr. 443 abrechenbar.

Ausschluss: 200, 2000–2005, 2190.

2385 Transplantation eines haartragenden Hautimplantates oder eines Dermafett-Transplantates – auch einschließlich plastischer Versorgung der Entnahmestelle –

111,69	138,99	15,66	36,54	52,20

Kommentar: Bei ambulanter OP: Zuschlag nach Nr. 445 abrechenbar.
Ausschluss: 200, 2000–2005.
Rechtsprechung: Siehe unter Rechtsprechung zur Nr. 2414.

2386 Schleimhauttransplantation – einschließlich operat. Unterminierung der Entnahmestelle und plastischer Deckung

64,02	79,69	7,78	16,86	24,64

Kommentar: Bei ambulanter OP: Zuschlag nach Nr. 443 abrechenbar.
Ausschluss: 200, 1319, 1326, 1327, 1328

2390 Deckung eines überhandflächengroßen, zusammenhängenden Hautdefektes mit speziell aufbereiteten freien Hauttransplantaten

123,78	154,04	15,66	36,54	52,20

Kommentar: Bei ambulanter OP: Zuschlag nach Nr. 445 abrechenbar.
Ausschluss: 200, 2050, 2392a.

2391 Freie Verpflanzung eines Hautlappens, mittels zwischenzeitlicher Stielbildung, in mehreren Sitzungen

139,61	173,74	15,66	44,09	59,75

Ausschluss: 2050, 2392, 2392a, 2393, 2394.

2392 Anlage eines Rundstiellappens

83,77	104,23	7,78	25,08	32,86

Kommentar: Bei ambulanter OP: Zuschlag nach Nr. 444 abrechenbar.
Ausschluss: 200, 2050, 2391, 2392a, 2394
Rechtsprechung: Siehe unter Rechtsprechung zur Nr. 2414.

2392a Exzision einer großen, kontrakten und funktionsbehindernden Narbe – einschließlich plastischer Deckung –

93,06	115,82	23,33	36,54	59,87

Kommentar: Die nun in der UV-GOÄ vor Teil L übernommenen Definitionen, was eine kleine/große Wunde ist, kann auch für die Narbengröße übernommen werden. Die besondere Regelung für Wunden bei Kindern bis zum vollendeten 6. Lebensjahr, am Kopf und an den Händen gilt bei Narben nicht. Eine große Narbe liegt bei > 3 cm vor.
Die Abrechnung der Nr. 2392a setzt voraus, dass alle der in der Leistungsbeschreibung genannten Kriterien erfüllt sein müssen. Fehlt es an einem Kriterium, so besteht kein Anspruch auf Vergütung. Die Gebührenziffer darf also auch nicht bei kosmetischen Narbenkorrekturen abgerechnet werden.

Das alleinige Eröffnen und Ausschneiden einer Narbe erfüllt nicht den Leistungsinhalt einer Zielleistung im Sinne der Nr. 2392a, da die Narbe nicht kontrakt- und funktionsbehindert ist. Der entstandene Hautdefekt muss in der Regel durch eine Hautplastik der Nrn. 2831ff gedeckt werden. Das Eröffnen und Ausschneiden ist somit obligater Bestandteil der Hautplastik der Nrn. 2831ff.
Bei ambulanter OP: Zuschlag nach Nr. 444 abrechenbar.

Ausschluss: 200, 2381–2383, 2390–2392, 2393–2395

2393 Interimistische Implantation eines Rundstiellappens (Zwischentransport)

68,77	85,61	7,78	16,86	24,64

Kommentar: Bei ambulanter OP: Zuschlag nach Nr. 443 abrechenbar.
Ausschluss: 200, 2050, 2391, 2392, 2392a, 2394

L. Chirurgie, Orthopädie

UV-GOÄ-Nr.		Allgemeine Heilbehandl.	Besondere Heilbehandl.	Besondere Kosten	Allgemeine Kosten	Sachkosten (Besond. + Allg. Kosten)

2394 Implantation eines Rundstiellappens – einschließlich Modellierung am Ort –

| | | 204,76 | 254,81 | 15,66 | 81,71 | 97,37 |

Kommentar: Bei ambulanter OP: Zuschlag nach Nr. 445 abrechenbar.
Ausschluss: 200, 2050, 2391–2393
Rechtsprechung: Sie unter Rechtsprechung zur Nr. 2414.

2395 Gekreuzte Beinlappenplastik

| | | 232,67 | 289,56 | 23,33 | 81,71 | 105,04 |

Ausschluss: 2392a.

2396 Implantation eines Hautexpanders

| | | 83,77 | 104,23 | 15,66 | 41,66 | 57,32 |

Kommentar: Bei ambulanter OP: Zuschlag nach Nr. 444 abrechenbar.
Ausschluss: 200, 2442

2397 Operative Ausräumung eines ausgedehnten Hämatoms, als selbstständige Leistung

| | | 55,82 | 69,48 | 15,66 | 27,63 | 43,29 |

Kommentar: Bei dieser Leistung handelt es sich um eine ambulante Operation, die D-Ärzte ohne Schwerpunktbezeichnung „Unfallchirurgie" bzw. Zusatzbezeichnung „spezielle Unfallchirurgie" nach den Grundsätzen „Ambulantes Operieren in der GUV in der Fassung vom 1. Januar 2011" durchführen dürfen. Die Leistung nach Nr. 2397 darf ein D-Arzt ohne Schwerpunktbezeichnung „Unfallchirurgie" bzw. Zusatzbezeichnung „Spezielle Unfallchirurgie" durchführen und abrechnen.
Bei ambulanter OP: Zuschlag nach Nr. 443 abrechenbar.
Ausschluss: 200, 2000–2005 (OP-Wunde), 2051, 2052, 2104 – 2106, 2110 – 2113, 2117, 2119, 2123, 2124, 2133, 2135–2137, 2142–2154, 2189 – 2193, 2502, 2503, 2505, 2507, 2510, 2976, 3300.

2400 Öffnung eines Körperkanalverschlusses an der Körperoberfläche

| | | 10,33 | 12,85 | 5,47 | 3,51 | 8,98 |

Ausschluss: 1123, 1123a, 1724

2401 Probeexzision aus oberflächlich gelegenem Körpergewebe (z.B. Haut, Schleimhaut, Lippe)

| | | 12,38 | 15,39 | 5,47 | 4,86 | 10,33 |

Kommentar: Probeexzisionen aus Bindehaut, Ohrmuschel und Vulva sind auch nach Nr. 2401 zu berechnen (**Lang, Schäfer, Stiel, Vogt**).
Die eigentliche Entnahme ist Bestandteil der Leistung und kann nicht zusätzlich mit der Nr. 297 (Entnahme eines Abstrichs) abgerechnet werden.
Ausschluss: 695, 744, 1155, 1156, 1430, 1534, 1802, 2040, 2084, 2104–2106, 2110–2113, 2117–2119, 2122–2137, 2140–2154, 2189–2193, 2402, 3067, 3300.

2402 Probeexzision aus tiefliegendem Körpergewebe (z. B. Fettgewebe, Faszie, Muskulatur) oder aus einem Organ ohne Eröffnung einer Körperhöhle (z.B. Zunge)

| | | 34,44 | 42,85 | 7,78 | 12,41 | 20,19 |

Arbeitshinweise: Grundsätzlich sind während einer OP durchgeführte Probeexcisionen aus dem gleichen Zielgebiet nicht gesondert berechenbar (**Brück**, Komm. z. GOÄ, Nr. 2401, S. 793; ebenso Hoffmann, Komm. z. GOÄ, Nrn. 2380-2408, RdNr. 17, S. 97 f.). Diese Konstellation ist z. B. bei der Teilresektion eines Meniskus und der anschließenden Übersendung des entfernten Meniskusgewebes zur histologischen Untersuchung gegeben.
Die Nrn. 2401, 2402 sind bei OPs nur dann berechenbar, wenn zunächst eine Probe für die histologische Untersuchung entnommen (so genannter Schnellschnitt) und erst aufgrund des Untersuchungsergebnisses über die weitere Durchführung oder über den Umfang der OP entschieden wird.
Kommentar: Bei dieser Leistung handelt es sich um eine ambulante Operation, die D-Ärzte ohne Schwerpunktbezeichnung „Unfallchirurgie" bzw. Zusatzbezeichnung „spezielle Unfallchirurgie" nach den Grundsätzen „Ambulantes Operieren in der GUV in der Fassung vom 1. Januar 2011" durchführen dürfen.

L. Chirurgie, Orthopädie

UV-GOÄ-Nr.

Allgemeine Heilbehandl.	Besondere Heilbehandl.	Besondere Kosten	Allgemeine Kosten	Sachkosten (Besond. + Allg. Kosten)

Bei Probeexzisionen aus Mamma, weichem Darm oder Tonsillen sind nach **Lang, Schäfer, Stiel** und **Vogt** die Leistung nach Nr. 2402 abzurechnen. Für die Prostata-Stanzbiopsie ist nur die Nr. 319 abrechenbar.

Mit der Gebührenziffer wird nur die Probeexzision, nicht aber die vollständige Entfernung von Tumoren, die unter der Haut liegen, vergütet. Bei ambulanter OP: Zuschlag nach Nr. 442 abrechenbar.

Ausschluss: 200, 678–692, 695–701, 744, 1103, 1104, 1155, 1156, 1430, 1534, 1786, 1802, 1828, 1830, 2076, 2084, 2104–2106, 2110–2113, 2117–2119, 2122–2137, 2140–2154, 2189–2193, 2401, 3067, 3300.

2403 Exzision von kleinen histologisch gesicherten malignen Tumoren am Kopf und an den Händen, die mit chirurgisch-instrumenteller Eröffnung der Haut und/oder Schleimhaut oder mit Wundverschluss von eröffneten Strukturen der Haut und/oder Schleimhaut mindestens in Oberflächenanästhesie einhergehen und gemäß § 115b SGB V durchgeführt werden, fallen unter die UV-GOÄ 2404. Punktionen, Kürettagen der Haut und Shave-Exzisionen ohne Wundverschluss mittels Naht fallen nicht unter diese Definition

10,49	13,05	5,47	4,11	9,58

Arbeitshinweise: Es handelt sich um die Entfernung von kleinen Geschwülsten, die in oder direkt unter der Haut oder Schleimhaut liegen. Die Leistung kommt nach Arbeitsunfällen so gut wie nicht vor. Im Zusammenhang mit einer Berufskrankheit (Hautkrebs durch UV-Licht), speziell für die Entfernung sog. aktinischer Keratosen kommt die Leistung in Betracht. Die Leistungsbeschreibung der UV-GOÄ-Nr. 2403 wurde geändert, um die Abrechnung von Exzisionen kleiner maligner Hautveränderungen am Kopf und an den Händen zukünftig nach UV-GOÄ-Nr. 2404 zu ermöglichen. Damit erfolgt eine Angleichung der Vergütungshöhe an die Honorierung in der gesetzlichen Krankenversicherung, da die Vergütung mit der UVGOÄ- Nr. 2403 nicht kostendeckend ist."
Danach unterscheidet die Leistungsbeschreibung zwei Alternativen:

1. Alternative
Exzision einer in oder unter der Haut oder Schleimhaut liegenden kleinen Geschwulst, auch am Kopf und an den Händen.
Die Größenabgaben der Allgemeinen Bestimmungen des Abschnitt L gelten auch für ein Geschwulst, mit Ausnahme, dass Geschwulste am Kopf und an den Händen wegen der Formulierung „auch" in der Leistungsbeschreibung nicht automatisch abrechnungstechnisch „groß" werden.

2. Alternative = 2404 UV-GOÄ
Exzisionen von
- kleinen
- histologisch gesicherten malignen Tumoren am Kopf und an den Händen,
- die mit chirurgisch-instrumenteller Eröffnung der Haut und/oder Schleimhaut
- oder mit Wundverschluss von eröffneten Strukturen der Haut und/oder Schleimhaut mindestens in Oberflächenanästhesie einhergehen und
- gemäß § 115b SGB V (Ambulantes Operieren) durchgeführt werden,

fallen unter die UV-GOÄ 2404.
Mit der Formulierung „chirurgisch-instrumenteller Eröffnung" wird eine Operation beschrieben. Dies setzt voraus, dass ein Hautschnitt erfolgt. Unter Wundverschluss ist hier die Naht zu verstehen, da ansonsten die Abgrenzung zu „*Punktionen, Kürettagen der Haut und Shave-Exzisionen ohne Wundverschluss mittels Naht*" keinen Sinn macht. Mit dem Hinweis in der Leistungsbeschreibung, dass vorgenannte Maßnahmen nicht unter die Nr. 2403, sondern 2404 fallen kann dann auch der Zuschlag nach Nr. 443 zusätzlich abgerechnet werden.
Die Leistung ist je chirurgisch entfernte aktinische Keratose/Plattenepithelkarzinom abrechenbar.
Auch wenn dies nicht ausdrücklich genannt ist, gilt die Einschränkung zum ambulanten Operieren in der gesetzlichen Unfallversicherung für Hautärzte, die diese Leistung bei einer anerkannten Hauterkrankung/BK erbringen, nicht.
Der Leistungsinhalt der 2403 bzw. 2404 ist nicht erfüllt, wenn
- keine anerkannte BK vorliegt
- Tumore histologisch nicht gesichert sind,

	Allgemeine Heilbehandl.	Besondere Heilbehandl.	Besondere Kosten	Allgemeine Kosten	Sachkosten (Besond. + Allg. Kosten)

- sich nicht an Kopf oder Händen befinden,
- keine chirurgisch-instrumenteller Eröffnung der Haut erfolgt oder
- kein Wundverschluss von eröffneten Strukturen erfolgt (hier dürfte die Naht gemeint sein)
- und kein OP-Bericht vorgelegt werden kann.

Punktionen, Kürettagen der Haut und Shave-Exzisionen ohne Wundverschluss mittels Naht, physikalische Maßnahmen (Kryotherapie, Elektrodesikation), eine photodynamische Therapie und die Behandlung mit verschiedenen topisch wirksamen Substanzen fallen nicht unter diese Definition.

Kommentar: Bei dieser Leistung handelt es sich um eine ambulante Operation, die D-Ärzte ohne Schwerpunktbezeichnung „Unfallchirurgie" bzw. Zusatzbezeichnung „spezielle Unfallchirurgie" nach den Grundsätzen „Ambulantes Operieren in der GUV in der Fassung vom 1. Januar 2011" durchführen dürfen.
Wir empfehlen beim Vorliegen einer anerkannten BK nach Nr. 5103 der Anlage der BKV (Hautkrebs durch UV-Strahlung) pro chirurgisch entfernte aktinische Keratose die Nr. 2403 abzurechnen. Die Entfernung zu Lasten eines UVTr ist nur dann zulässig, wenn die aktinische Keratose an Körperstellen aufgetreten ist, die einer arbeitsbedingten UV-Strahlenexposition ausgesetzt waren.
Eine Keloidnarbe ist medizinisch zweifelsfrei eine Geschwulst der Haut.
Eine Geschwulst ist klein, wenn sie bis zu 1 cm³ groß ist. Das Ausschneiden einer z.B. bis zu 3 cm langen Keloidnarbe kann mit der Nr. 2403 abgerechnet werden, aber nicht das Ausschneiden einer einfachen Narbe. Bei ambulanter Operation: Zuschlag nach Nr. 442a nicht vergessen.

Ausschluss: 2040, 2051, 2052, 2885.

2404

Exzision einer größeren Geschwulst (wie Ganglion, Fasziengeschwulst, Fettgeschwulst, Lymphdrüse, Neurom) – OP Bericht und histologischer Befund sind dem OP-Träger auf Anforderung vorzulegen   82,89   103,62   7,78   10,51   18,29

Arbeitshinweise: Die Größenabgaben der Allgemeinen Bestimmungen des Abschnitt L gelten auch für ein Geschwulst, mit Ausnahme, dass Geschwulste am Kopf und an den Händen wegen der Formulierung „auch" in der Leistungsbeschreibung nicht automatisch abrechnungstechnisch „groß" werden.
(siehe Ausführungen zu Nr. 2403, 2. Alternative)
Die Entfernung eines Schleimbeutels ist nicht nach Nr. 2404 abzurechnen, da es hierfür eine eigenständige Leistung (Nr. 2405) gibt.
Das Ganglion ist bei den Beispielen in der Leistungsbeschreibung genannt. Die Nr. 2404 spricht von der „Exzision einer größeren Geschwulst".
Erfolgt die Exzision eines Ganglions am Hand- oder Fußgelenk (Nr. 2051) oder an einem Fingergelenk (Nr. 2052) sind die spezielleren Leistungen abzurechnen.
Danach kommt die Abrechnung der Nr. 2404 nur für alle der nicht in den speziellen Leistungen genannten Gelenke in Frage.

Kommentar: Eine Geschwulst ist groß, wenn es über 1 cm³ groß ist. Das Ausschneiden einer z.B. über 3 cm langen Keloidnarbe kann mit der Nr. 2404 abgerechnet werden aber nicht das Ausschneiden einer einfachen Narbe.
Bei ambulanter OP: Zuschlag nach Nr. 443 abrechenbar.

Ausschluss: 200, 2040, 2051, 2052, 2072, 2073, 2076, 2405, 2407, 2408, 2757, 2885, 2886.

2405

Entfernung eines Schleimbeutels   29,18   86,69   7,78   10,51   18,29

Kommentar: Bei dieser Leistung handelt es sich um eine ambulante Operation, die ein D-Arzt ohne Schwerpunktbezeichnung „Unfallchirurgie" bzw. Zusatzbezeichnung „spezielle Unfallchirurgie" nach den Grundsätzen „Ambulantes Operieren in der GUV in der Fassung vom 1. Januar 2011" durchführen dürfen.
Die Schleimbeutelentfernung beinhaltet nicht die Versorgung, Umschneidung und Naht einer frischen und ggf. verunreinigten Wunde (z.B. verunreinigte Risswunde mit Schleimbeutelbeteiligung am Kniegelenk), so dass die Nrn. 2000 bis 2005 gesondert neben Nr. 2405 abrechenbar sind.
Die Nr. 2405 ist im Rahmen einer „entfernenden" Arhtroskopie nach den Nrn. 2189 und 2193 Bestandteil dieser Leistung und daher nicht gesondert abrechenbar. Handelt

L. Chirurgie, Orthopädie

UV-GOÄ-Nr.		Allgemeine Heilbehandl.	Besondere Heilbehandl.	Besondere Kosten	Allgemeine Kosten	Sachkosten (Besond. + Allg. Kosten)

es sich bei der Arthroskopie um einen „erhaltenden" Eingriff nach Nr. 2190, so ist die Entfernung des Schleimbeutels mit dem Zuschlag nach Nr. 2195 abzurechnen.
Sofern die Schleimbeutelentfernung notwendiger Nebeneingriff/Bestandteil eines Operation ist, so darf die Nr. 2405 gemäß der Allg. Best. vor Abschnitt L nicht zusätzlich abgerechnet werden.
Bei ambulanter OP: Zuschlag nach Nr. 442 abrechenbar.

Ausschluss: 200, 303, 2051, 2052, 2111, 2112, 2117, 2119, 2123, 2124, 2133, 2135 – 2137, 2144 – 2147, 2153, 2154, 2189 – 2193, 2404, 3300.

2407 Exzision einer ausgedehnten, auch blutreichen Geschwulst – gegebenenfalls einschließlich ganzer Muskeln – und Ausräumung des regionären Lymphstromgebietes
215,01   267,55   38,89   67,94   106,83

Kommentar: Eine blutreiche Geschwulst ist „ausgedehnt", wenn sie größer als 1 cm³ groß ist.
Ausschluss: 2040, 2072, 2076, 2104, 2404, 2410, 2412, 2413, 2240, 2757, 2886.

2408 Ausräumung des Lymphstromgebiets einer Axilla
102,37   127,41   23,33   35,21   58,54

Ausschluss: 2404, 2412, 2413.

2410 Operation eines Mammatumors
68,77   85,61   7,78   12,95   20,73

Kommentar: Bei ambulanter OP: Zuschlag nach Nr. 443 abrechenbar.
Ausschluss: 200, 2407, 2411, 2412.

2411 Absetzen einer Brustdrüse
86,00   107,02   23,33   12,95   36,28

Ausschluss: 2410, 2412, 2413, 2417.

2412 Absetzen einer Brustdrüse einschließlich Brustmuskulatur
130,28   162,16   31,11   44,09   75,20

Ausschluss: 2072, 2407, 2408, 2410, 2411, 2413, 2417.

2413 Absetzen einer Brustdrüse mit Ausräumen der regionalen Lymphstromgebiete (RadikalOP)
215,01   267,55   31,11   67,94   99,05

Ausschluss: 2072, 2407, 2408, 2410, 2411, 2412, 2417.

2414 Reduktionsplastik der Mamma
260,60   324,31   31,11   87,24   118,35

Ausschluss: 2417, 2418.
Rechtsprechung: ▶ **GOÄ-Geb. Nrn. 2385, 2392, 2394 neben Nr. 2414**
(dieses Urteil zu einer GOÄ-Leistung dürfte auch für die UV-GOÄ von Bedeutung sein)
Gemäß § 4 Abs.2 S.1 GOÄ kann ein Arzt Gebühren nur für selbständige ärztliche Leistungen berechnen. Für die Selbständigkeit einer Leistung ist entscheidend, ob sie das Leistungsziel selbst oder nur einen Teilschritt auf dem Weg zur Erreichung des Leistungsziels darstellt. Nach dem BGH liegt eine selbständige Leistung dann vor, wenn sie wegen einer eigenständigen medizinischen Indikation vorgenommen wird. Unter Beachtung dieser Grundsätze können daher die Leistungen nach den GOÄ-Ziffern 2385, 2392 und 2394 gesondert neben der GOÄ-Ziffer 2414 abgerechnet werden.
Aktenzeichen: LG Paderborn, 03.12.2009, AZ: 5 S 101/09

2415 Aufbauplastik der Mamma einsch. Verschiebeplastik – gegebenenfalls einschließlich Inkorporation einer Mammaprothese
186,15   231,63   31,11   72,68   103,79

Ausschluss: 2381, 2382, 2416, 2417, 2418, 2420.

2416 Aufbauplastik nach Mammaamputation – gegebenenfalls einschließlich Inkorporation einer Mammaprothese
279,22   347,49   31,11   87,24   118,35

Ausschluss: 2381, 2382, 2415, 2417, 2418, 2420.

L. Chirurgie, Orthopädie

UV-GOÄ-Nr.

	Allgemeine Heilbehandl.	Besondere Heilbehandl.	Besondere Kosten	Allgemeine Kosten	Sachkosten (Besond. + Allg. Kosten)

2417 Operative Entnahme einer Mamille und interimistische Implantation an anderer Körperstelle

	74,47	92,66	15,66	24,26	39,92

Kommentar: Bei ambulanter OP: Zuschlag nach Nr. 444 abrechenbar.
Ausschluss: 200, 2072, 2073, 2383, 2411, 2412, 2413, 2414, 2415, 2416, 2418

2418 Replantation einer verpflanzten Mamille

	74,47	92,66	15,66	24,26	39,92

Kommentar: Bei ambulanter OP: Zuschlag nach Nr. 444 abrechenbar.
Ausschluss: 200, 2073, 2074, 2383, 2414, 2415, 2416, 2417

2419 Rekonstruktion einer Mamille aus einer großen Labie oder aus der Mamma der gesunden Seite, auch zusätzlich zur Aufbauplastik

	111,69	138,99	15,66	36,54	52,20

Kommentar: Bei ambulanter OP: Zuschlag nach Nr. 445 abrechenbar.
Ausschluss: 200, 2072–2074.

2420 Implantation oder operativer Austausch einer Mammaprothese, als selbstständige Leistung

	102,37	127,41	15,66	36,54	52,20

Kommentar: Bei ambulanter OP: Zuschlag nach Nr. 444 abrechenbar.
Ausschluss: 200, 2416.

2421 Implantation eines subkutanen, auffüllbaren Medikamentenreservoirs

	55,82	69,48	7,78	27,63	35,41

Kommentar: Bei ambulanter OP: Zuschlag nach Nr. 443 abrechenbar.
Ausschluss: 200, 291.

2427 Tiefreichende, die Faszie und die darunterliegenden Körperschichten durchtrennende Entlastungsinzision(en) – auch mit Drainage(n)

	37,22	46,34	5,47	13,22	18,69

Kommentar: Die Nr. 2427 ist für ein Kompartiment nur einmal pro Kompartiment auch bei mehreren Inzisionen abrechenbar, aber mehrfach entsprechend der Anzahl der gespaltenen Fascien (z.B. 3 am Unterschenkel, 3 am Oberschenkel, 2 am Unterarm) und unabhängig von der Anzahl der operativen Zugänge. Die Spaltung einer Kapsel und/oder Faszie bei Vorliegen einer abgekapselten oder diffusen, eitrigen Infektion (Nrn. 2430, 2431, 2432) sind nicht mit der Nr. 2427 abrechenbar. Neben der Nr. 2427 ist die Nr. 2015 nicht abrechenbar.

Definition von Entzündungen
(UV-GOÄ Nummern bei operativer Eröffnung)
Abszess: (Abgekapselte Eiteransammlung in einem nicht präformierten Raum)
disseminiert in der Haut: Nr. 2429
oberflächlich unter der Haut Nr. 2428
tiefliegend: Nr. 2430
Furunkel: (eitrige Entzündung einer Haarbalgdrüse) Nr. 2428
Karbunkel: (eitrige Entzündung mehrerer Haarbalgdrüsen) Nr. 2431
Erysipel: (Entzündung der Haut durch Streptokokken)
Phlegmone: (diffus ausgebreitete Entzündung des Weichteils) Nrn. 2432, 2066
Panaritium: (eitrige Entzündung des Fingers) Nrn. 2030, 2031
Paronychie: (eitrige Entzündung des Nagelwalls) Nr. 2030

Panaritium (Nrn. 2030–2032, 2090)
Panaritium: nennt man eine bakterielle, eitrige Entzündung an den Fingern/Zehen. Entzündung des Nagelbetts = **Paronychie**.
2030: Eröffnung eines subcutanen Panaritium oder einer Paronychie inkl. Nagelentfernung, Spülung, Tamponade oder Lascheneinlage

L. Chirurgie, Orthopädie

UV-GOÄ-Nr. | Allgemeine Heilbehandl. | Besondere Heilbehandl. | Besondere Kosten | Allgemeine Kosten | Sachkosten (Besond. + Allg. Kosten)

2031+ Eröffnung eines knöchernen- oder Sehnenscheidenpanaritiums incl. Spülung,
442: Drainage, Nagelentfernung, Tamponade oder Lascheneinlage
2032: Anlage einer Spül- und /oder Saugdrainageinage
2090: Zeitlich spätere Spülung eines schon eröffneten Sehnenscheidenpanaritiums
2093: Zeitlich spätere Spülung bei liegender Drainage
Die Nr. 2030 oder Nr. 2031 ist neben der Nr. 2032 abrechenbar.

Ausschluss: 2008, 2031, 2032, 2064, 2066, 2072, 2093, 2430, 2432

2428 Eröffnung eines oberflächlich unter der Haut oder Schleimhaut liegenden Abszesses oder eines Furunkels   7,44   9,27   –   3,51   3,51

Ausschluss: 303, 1459, 1505–1507, 1509, 1511, 1567, 1776, 2008, 2030, 2031, 2066, 2429, 2430.

2429 Eröffnungen disseminierter Abszeßbildungen der Haut (z.B. bei einem Säugling)   20,49   25,49   –   8,76   8,76

Ausschluss: 303, 1776, 2008, 2031, 2066, 2428, 2430.

2430 Eröffnung eines tiefliegenden Abszesses   28,19   35,09   –   11,19   11,19

Kommentar: Bei dieser Leistung handelt es sich um eine ambulante Operation, die ein D-Arzt ohne Schwerpunktbezeichnung „Unfallchirurgie" bzw. Zusatzbezeichnung „spezielle Unfallchirurgie" nach den Grundsätzen „Ambulantes Operieren in der GUV in der Fassung vom 1. Januar 2011" durchführen dürfen.
Bei ambulanter OP: Zuschlag nach Nr. 442 abrechenbar.

Ausschluss: 200, 303, 1292, 1459, 1505, 1506, 1507, 1509, 1511, 1776, 1826, 1830, 2008, 2031, 2032, 2066, 2072, 2427, 2428, 2429, 2509, 2979, 3136, 3137.

2431 Eröffnung eines Karbunkels – auch mit Exzision   35,27   43,88   –   12,41   12,41

Kommentar: Bei ambulanter OP: Zuschlag nach Nr. 442 abrechenbar.
Ausschluss: 200, 2008, 2031, 2066.

2432 Eröffnung einer Phlegmone   44,03   54,80   –   12,41   12,41

Kommentar: Da nur die Eröffnung der Phlegmone mit der Gebühr vergütet wird, sind weitere Eingriffe wie z.B. die Abtragung von Nekrosen (Nrn. 2006/2065) oder die Entfernung von Fremdkörpern (Nr. 2010) gesondert abrechenbar. Ist eine Saug- oder Spüldrainage erforderlich, darf die Nr. 2032 zusätzlich abgerechnet werden. Bei Eröffnung einer Hohlhandphlegmone ist die etwas geringer zu vergütende Nr. 2066 abzurechnen.

Ausschluss: 1509, 1511, 2008, 2031, 2066, 2427, 2979.

2440 Operative Entfernung eines Naevus flammeus, je Sitzung   74,47   92,66   7,78   24,26   32,04

Kommentar: Zum Mehrfachansatz der Nr. 2440 für Laserbehandlung des Naevus flammeus führt die **BÄK** in ihrer Auslegung zur GOÄ (dies dürfte auch für die UV-GOÄ gelten) aus:
„... Der Bezug in der Legende zur Nr. 2440 ‚je Sitzung' bezieht sich auf einen Arzt/Patienten-Kontakt, keinesfalls auf einen Behandlungstag. Dabei ergibt sich natürlich das Problem, dass die Anzahl der Sitzungen sachgerecht sein muss, keinesfalls dürfen rein organisatorische Gegebenheiten der Praxis oder gar die Berücksichtigung von Abrechnungsbestimmungen Maßstab für die Anzahl der erforderlichen Sitzungen sein. Gerade bei der Behandlung von Feuermalen sind in der Regel mehrere Sitzungen erforderlich. Wenn diese zur Schonung des Patienten – gerade Patienten mit Feuermal kommen oftmals von weit her zur Behandlung mit dem nur an wenigen Orten vorhandenen geprüften Farbstoff-Laser – an einem Tag erbracht werden, ist die Nr. 2440 auch entsprechend oft ansetzbar."
Bei ambulanter OP: Zuschlag nach Nr. 444 abrechenbar.

Ausschluss: 200, 2407

UV-GOÄ-Nr.		Allgemeine Heilbehandl.	Besondere Heilbehandl.	Besondere Kosten	Allgemeine Kosten	Sachkosten (Besond. + Allg. Kosten)
2441	Operative Korrektur einer entstellenden Gesichtsnarbe	37,22	46,34	7,78	13,22	21,00

Kommentar: Bei ambulanter OP: Zuschlag nach Nr. 442 abrechenbar.
Ausschluss: 200

| **2442** | Implantation alloplastischen Materials zur Weichteilunterfütterung, als selbstständige Leistung | 83,77 | 104,23 | 15,66 | 30,34 | 46,00 |

Kommentar: Bei ambulanter OP: Zuschlag nach Nr. 444 abrechenbar.
Ausschluss: 200, 2396

2443	Entfernung des Narbengewebes im ehemaligen Augenlidgebiet als vorbereitende operative Maßnahme zur Rekonstruktion eines Augenlides	74,47	92,66	15,66	24,26	39,92
2444	Implantation eines Magnetkörpers in ein Augenlid	27,92	34,75	5,47	10,25	15,72
2450	Operation des Rhinophyms	55,82	69,48	7,78	23,74	31,52
2451	Wiederherstellungsoperation bei Fazialislähmung – einschließlich Muskelplastiken und/oder Aufhängung mittels Faszie –	232,67	289,56	23,33	75,65	98,98

Ausschluss: 1625, 2072–2074.

| **2452** | Exstirpation einer Fettschürze – einschließlich plastischer Deckung des Grundes | 130,28 | 162,16 | 23,33 | 44,09 | 67,42 |

Ausschluss: 3283, 3284

| **2453** | Operation des Lymphödems einer Extremität | 186,15 | 231,63 | 31,11 | 72,68 | 103,79 |
| **2454** | Operative Entfernung von überstehendem Fettgewebe an einer Extremität | 86,00 | 107,02 | 15,66 | 12,95 | 28,61 |

VIII. Neurochirurgie

| **2500** | Hebung einer gedeckten Impressionsfraktur des Schädels | 172,20 | 214,27 | 22,60 | 72,68 | 95,28 |

Ausschluss: 2501, 2508

| **2501** | Operation einer offenen Impressions- oder Splitterfraktur des Schädels – einschließlich Reimplantation von Knochenstücken | 288,54 | 359,05 | 22,60 | 87,24 | 109,84 |

Ausschluss: 2254, 2255, 2500, 2508

| **2502** | Operation eines epiduralen Hämatoms | 255,95 | 318,51 | 15,03 | 75,65 | 90,68 |

Ausschluss: 2397

| **2503** | Operation einer frischen Hirnverletzung mit akutem subduralem u./o. intrazerebralem Hämatom | 488,63 | 608,07 | 15,03 | 218,31 | 233,34 |

Ausschluss: 2397, 2504, 2505, 2506, 2507, 2508, 2510

L. Chirurgie, Orthopädie

UV-GOÄ-Nr.		Allgemeine Heilbehandl.	Besondere Heilbehandl.	Besondere Kosten	Allgemeine Kosten	Sachkosten (Besond. + Allg. Kosten)

2504 Operation einer offenen Hirnverletzung mit Dura- u./o. Kopfschwartenplastik

418,83 — 521,20 — 22,60 — 205,50 — 228,10

Ausschluss: 2503, 2508

2505 Operation des akuten subduralen Hygroms oder Hämatoms beim Säugling oder Kleinkind

279,22 — 347,49 — 15,03 — 87,24 — 102,27

Kommentar: Säugling – bis 12. Monat; Kleinkind – bis Eintritt in die Schule
Ausschluss: 2397, 2503, 2510

2506 Exstirpation eines chronischen subduralen Hämatoms einschließlich Kapselentfernung

349,03 — 434,34 — 15,03 — 90,21 — 105,24

Ausschluss: 2503, 2507, 2510.

2507 Entleerung eines chronischen subduralen Hämatoms mittels Bohrlochtrepanation(en) – gegebenenfalls einschließlich Drainage

167,54 — 208,47 — 15,03 — 72,68 — 87,71

Ausschluss: 303, 2032, 2093, 2397, 2503, 2506, 2515

2508 Operative Versorgung einer frischen frontobasalen Schädelhirnverletzung

418,83 — 521,20 — 22,60 — 205,50 — 228,10

Ausschluss: 2500, 2501, 2503, 2504

2509 Totalexstirpation eines Hirnabszesses — 349,03 — 434,34 — 22,60 — 91,30 — 113,90

Ausschluss: 2430

2510 Operation eines intrazerebralen, nicht traumatisch bedingten Hämatoms

372,29 — 463,30 — 15,03 — 158,15 — 173,18

Ausschluss: 2397, 2503, 2505, 2506

2515 Bohrlochtrepanation des Schädels — 93,06 — 115,82 — 15,03 — 42,34 — 57,37

Ausschluss: 303, 305, 305a, 306, 2507, 2519, 2525, 2542, 2561.

2516 Osteoklastische Trepanation des Schädels über dem Großhirn

139,61 — 173,74 — 15,03 — 51,90 — 66,93

Ausschluss: 2517, 2519, 2525.

2517 Osteoklastische Trepanation des Schädels über dem Großhirn – einschließlich Wiedereinpassung des Knochendeckels

209,39 — 260,60 — 22,60 — 81,71 — 104,31

Ausschluss: 2516, 2519, 2525

2518 Eröffnung der hinteren Schädelgrube — 251,31 — 312,71 — 22,60 — 81,71 — 104,31

2519 Trepanation bei Kraniostenose — 209,39 — 260,60 — 15,03 — 81,71 — 96,74

Ausschluss: 2515, 2516, 2517, 2525

2525 Operation der prämaturen Schädelnahtsynostose (Kraniostenose) mit Einfassung der Knochenränder oder mit Duraschichtresektion beim Säugling oder Kleinkind

372,29 — 463,30 — 15,03 — 158,15 — 173,18

Kommentar: Säugling – bis 12. Monat; Kleinkind – bis Eintritt in die Schule
Ausschluss: 2515, 2516, 2517, 2519

UV-GOÄ-Nr.		Allgemeine Heilbehandl.	Besondere Heilbehandl.	Besondere Kosten	Allgemeine Kosten	Sachkosten (Besond. + Allg. Kosten)
2526	Exstirpation eines Konvexitätstumors des Großhirns					
		349,03	434,34	22,60	158,15	180,75
2527	Exstirpation eines Großhirntumors mit Hirnlappenresektion					
		488,63	608,07	22,60	218,31	240,91
2528	Exstirpation eines Tumors der Mittellinie (Kraniopharyngeom, intraventrikulärer Tumor, Hypophysentumor) oder Schädelbasistumors					
		698,03	868,67	22,60	157,36	179,96
2529	Operation einer intrakranialen Gefäßmißbildung (Aneurysma oder arteriovenöses Angiom)					
		744,59	926,58	22,60	157,36	179,96
2530	Intrakraniale Embolektomie	698,03	868,67	22,60	157,36	179,96
2531	Intrakraniale Gefäßanastomose oder Gefäßtransplantation					
		698,03	868,67	22,60	157,36	179,96
2535	Resektion einer Gehirnhemisphäre					
		558,45	694,94	22,60	237,31	259,91
2536	Resektion eines Gehirnlappens					
		418,83	521,20	22,60	205,50	228,10
2537	Durchschneidung von Nervenbahnen im Gehirn/ Medulla oblongata					
		581,71	723,90	22,60	237,31	259,91
2538	Operation einer Enzephalozele der Konvexität					
		349,03	434,34	15,03	158,15	173,18
2539	Operation einer frontobasal gelegenen Enzephalozele					
		581,71	723,90	22,60	237,31	259,91
2540	Ventrikuläre intrakorporale Liquorableitung mittels Ventilsystem					
		418,83	521,20	22,60	205,50	228,10
Ausschluss:	2541, 2542					
2541	Ventrikulozisternostomie	418,83	521,20	22,60	205,50	228,10
Ausschluss:	2540, 2542					
2542	Ventrikuläre extrakorporale Liquorableitung					
		167,54	208,47	15,03	72,68	87,71
Kommentar:	Nr. 2542 auch für die intraventrikuläre Druckmessung ansetzen.					
Ausschluss:	305, 305a, 2515, 2540, 2541					
2550	Exstirpation eines Kleinhirntumors	465,36	579,12	45,30	205,50	250,80
2551	Exstirpation eines Kleinhirnbrückenwinkel- oder Stammhirntumors					
		698,03	868,67	45,30	267,52	312,82
2552	Exstirpation eines retrobulbären Tumors auf transfrontal-transorbitalem Zugangsweg					
		581,71	723,90	45,30	237,31	282,61

L. Chirurgie, Orthopädie

UV-GOÄ-Nr.	Allgemeine Heilbehandl.	Besondere Heilbehandl.	Besondere Kosten	Allgemeine Kosten	Sachkosten (Besond. + Allg. Kosten)

2553 Intrakraniale Operation einer basalen Liquorfistel mit plastischem Verschluß
  558,45 | 694,94 | 45,30 | 237,31 | 282,61

2554 Plastischer Verschluß eines Knochendefektes im Bereich des Hirnschädels, als selbständige Leistung
  167,54 | 208,47 | 15,03 | 72,68 | 87,71

Ausschluss: 2254, 2255

2555 Eröffnung des Spinalkanals durch einseitige Hemilaminektomie eines Wirbels/mehrerer Wirbel
  137,75 | 171,42 | 38,89 | 38,15 | 77,04

Ausschluss: 2282, 2283, 2284, 2556, 2557, 2574, 2575, 2577, 2590.

2556 Eröffnung des Spinalkanals durch Laminektomie eines Wirbels/mehrerer Wirbel
  172,20 | 214,27 | 38,89 | 46,23 | 85,12

Ausschluss: 2282, 2283, 2284, 2555, 2557, 2574, 2575, 2577, 2590.

2557 Eröffnung des Spinalkanals durch Laminektomie eines Wirbels/mehrerer Wirbel – einschließlich Wiedereinpflanzung von Knochenteilen
  223,37 | 277,97 | 46,78 | 55,42 | 102,20

Ausschluss: 2254, 2255, 2282, 2283, 2284, 2555, 2556, 2574, 2575, 2577, 2590.

2560 Stereotaktische Ausschaltung(en) am Zentralnervensystem
  349,03 | 434,34 | 30,27 | 158,15 | 188,42

Ausschluss: 2561, 2562.

2561 Stereotaktische Ausschaltung(en) am Zentralnervensystem oder Implantation von Reizelektroden zur Dauerstimulation im Zentralnervensystem mit Trepanation
  429,99 | 535,10 | 30,27 | 205,50 | 235,77

Ausschluss: 2515, 2560, 2562, 2570

2562 Anatomische Vorausberechnungen (Zielpunktbestimmungen) zu den Leistungen nach den Nummern 2560 und 2561 – gegebenenfalls einschließlich erforderlicher Ultraschallmessungen im Schädelinnern –
  209,39 | 260,60 | – | 41,80 | 41,80

2563 Durchschneidung u./o. Zerstörung eines Nerven an der Schädelbasis
  215,01 | 267,55 | 22,60 | 81,71 | 104,31

Kommentar: Die Gebührenziffer ist je Nerv abrechenbar.

2564 Offene Durchtrennung eines oder mehrerer Nerven am Rückenmark
  446,76 | 555,95 | 22,60 | 205,50 | 228,10

Ausschluss: 2601, 2602, 2603, 2604.

2565 Operativer Eingriff zur Dekompression einer oder mehrerer Nervenwurzel(n) im Zervikalbereich – einschließlich Foraminotomie – gegebenenfalls einschließlich der Leistungen nach Nr. 2282 oder Nr. 2283
  381,60 | 474,88 | 22,60 | 158,15 | 180,75

Ausschluss: 2064, 2282, 2283, 2284, 2580, 2582, 2583.

2566 Operativer Eingriff zur Dekompression einer oder mehrerer Nervenwurzel(n) im thorakalen oder lumbalen Bereich
  279,22 | 347,49 | 22,60 | 98,71 | 121,31

Ausschluss: 2064, 2282, 2283, 2284, 2580, 2582, 2583.
Rechtsprechung: Sie unter Rechtsprechung zur Nr. 2574

UV-GOÄ-Nr.		Allgemeine Heilbehandl.	Besondere Heilbehandl.	Besondere Kosten	Allgemeine Kosten	Sachkosten (Besond. + Allg. Kosten)

2570 Implantation von Reizelektroden zur Dauerstimulation des Rückenmarks – gegebenenfalls einschließlich Implantation des Empfangsgerätes

		418,83	521,20	15,03	205,50	220,53

Kommentar: Bei ambulanter OP: Zuschlag nach Nr. 445 abrechenbar.
Ausschluss: 200, 2561.

2570a Nervenstimulator – Aggregatwechsel

		90,42 €	112,53 €	15,03	–	15,03

Kommentar: bei Amb. OP.: ggf. Zuschlag nach Nr. 444

2571 Operation einer Mißbildung am Rückenmark oder an der Cauda equina oder Verschluß einer Myelomeningozele beim Neugeborenen oder OP einer Meningozele

		246,63	306,93	15,03	75,65	90,68

Kommentar: Verschiebeplastik zusätzlich mit Nr. 2573 abrechnen.
Ausschluss: 2381, 2382, 2572, 2584.

2572 Operation einer Mißbildung am Rückenmark oder an der Cauda equina mit plastischer Rekonstruktion des Wirbelkanals u./o. Faszienplastik

		300,63	374,12	22,60	98,71	121,31

Kommentar: Verschiebeplastik zusätzlich mit Nr. 2573 abrechnen.
Ausschluss: 2381, 2382, 2571, 2584

2573 Verschiebeplastik, zusätzlich zu den Leistungen nach den Nrn. 2571, 2572 und 2584

		46,54	57,92	15,03	12,27	27,30

2574 Entfernung eines raumbeengenden extraduralen Prozesses im Wirbelkanal

		255,95	318,51	30,27	83,08	113,35

Kommentar: **Beschluss des Zentralen Konsultationsausschusses für Gebührenordnungsfragen bei der BÄK** – veröffentlicht im DÄ, Heft 3 vom 16.01.2004 (Quelle: GOÄ-Datenbank http://www.blaek.de/) – dies dürfte auch für die UV-GOÄ Bedeutung haben.
Bandscheibenoperationen und andere neurochirurgische Eingriff an der Wirbelsäule Neben der Dekompression der Nervenwurzel (verursacht durch lateralen Bandscheibenvorfall, knöcherne Veränderungen und anderes) nach den Nrn. 2565/2566 können Eingriffe im Wirbelkanal erforderlich sein, die als selbständige Leistungen nach den Nummern 2574 oder 2575 dann neben Nrn. 2565/2566 berechnet werden können, wenn zu diesem Zweck über den Zugang zum Nervenwurzelkanal hinaus weitere operative Zielgebiete, die in einem bildgebenden Verfahren erkennbar völlig außerhalb der operierten Nervenwurzelkanäle im Wirbelkanal liegen, präpariert werden müssen.
Bei der operativen Behandlung einer Spinalkanalstenose ist die Nr. 2574 je Segment berechnungsfähig, ggf. zusätzlich zu den Leistungen nach Nrn. 2565/2566. Voraussetzung für die Berechnung der Nr. 2574 für die operative Sanierung der Spinalkanalstenose ist, dass je Segment von beiden Seiten her operiert wurde. Osteophytenabtragungen können nicht einzeln abgerechnet werden, da diese zum selben Segment zählen.
Die Entfernung eines oder mehrerer in den Spinalkanal versprengter Sequester ist ebenfalls Nr. 2574 zuzuordnen, und ggf. neben Nr. 2565 oder Nr. 2566 berechnungsfähig. Nr. 2574 für die Entfernung eines in den Wirbelkanal versprengten Sequesters ist aber nur dann mehr als einmal berechnungsfähig, wenn eine Ausdehnung über mehr als drei benachbarte Wirbelsegmente vorliegt.
Wurde Nr. 2574 bereits für den operativen Eingriff bei Sinalkanalstenose in einem Segment berechnet, so kann bei Vorliegen bzw. Entfernen eines Sequesters in demselben Segment Nr. 2574 nicht erneut in Ansatz gebracht werden. Der erhöhte Aufwand muss in diesen Fällen über die Wahl eines adäquaten Steigerungsfaktors bei Berechnung der Nr. 2574 abgebildet werden.
Ausschluss: 2282, 2283, 2284, 2555, 2556, 2557, 2577
Rechtsprechung: ▶ **§ 4 Abs.2a GOÄ – Zielleistungsprinzip; GOÄ Ziffer 2574 neben GOÄ Ziffer 2566** *(dieses Urteil zu einer GOÄ-Leistung dürfte auch für die UV-GOÄ von Bedeutung sein)*

L. Chirurgie, Orthopädie

UV-GOÄ-Nr.	Allgemeine Heilbehandl.	Besondere Heilbehandl.	Besondere Kosten	Allgemeine Kosten	Sachkosten (Besond. + Allg. Kosten)

Einzelleistungen des Arztes können nicht gesondert berechnet werden, wenn sie methodisch notwendiger Bestandteil der so genannten Zielleistung sind. Zu beachten ist aber, dass einem einheitlichen Behandlungsablauf auch mehrere Zielleistungen zugrunde liegen können. Aus einem zeitlichen Zusammenhang einer Behandlung kann daher nicht der Schluss gezogen werden, es läge dann nur eine Zielleistung vor.
Eine ärztliche Leistung nach GOÄ Ziffer 2574 (Entfernung eines raumbeengenden extraduralen Prozesses im Wirbelkanal) kann daher neben der GOÄ Ziffer 2566 abgerechnet werden, da unterschiedliche Zielleistungen vorliegen.
Aktenzeichen: Bayer.VerwG, 23.09.2010, AZ: 14 B 09.207

2575 Entfernung eines raumbeengenden intraduralen Prozesses im Wirbelkanal

325,76	405,37	30,27	89,13	119,40

Arbeitshinweise: Eine **Lupenbrille** ist nicht als Operationsmikroskop anzusehen; die Verwendung einer Lupenbrille löst somit <u>nicht</u> den Zuschlag nach Nr. 440 aus.
… Zu beachten ist, dass der Zuschlag nach Nr. 440 nicht berechenbar ist, wenn der **Einsatz eines OP-Mikroskops als Bestandteil der OP-Leistung** anzusehen ist (s. Nr. 2 der Allgem. Best. vor Nrn. 440; z. B. Nr. 2594: Transposition eines Nervs mit interfaszikulärer mikrochirurgischer Nervennaht). Soweit in einigen Leistungslegenden von „mikrochirurgischen" Eingriffen oder allgemein von „Mikrochirurgie" die Rede ist, gehört der Einsatz des OP-Mikroskops zwingend zur OP-Leistung. Der damit verbundene Aufwand wird durch die jeweilige OP-Gebühr vollständig abgegolten.
Ausschluss: 400, 2282, 2283, 2284, 2555, 2556, 2557, 2577

2576 Mikrochirurgische Entfernung einer spinalen Gefäßmißbildung oder eines Tumors

418,83	521,20	30,27	205,50	235,77

Arbeitshinweise: Siehe Arbeitshinweise zu Nr. 2575.
Ausschluss: 400

2577 Entfernung eines raumbeengenden intra- oder extraspinalen Prozesses

372,29	463,30	30,27	158,15	188,42

Kommentar: **Beschluss des Zentralen Konsultationsausschusses für Gebührenordnungsfragen bei der BÄK** – veröffentlicht im DÄ, Heft 3 vom 16.01.2004 (Quelle: GOÄ-Datenbank http://www.blaek.de/) –
Bandscheibenoperationen und andere neurochirurgische Eingriff an der Wirbelsäule
Eingriffe zur Entfernung raumbeengender epiduraler und anderer extraduraler Prozesse im Wirbelkanal, auch unter dem hinteren Längsband, sind dem Eingriff nach Nr. 2574 zuzuordnen.
Die Berechnung der Nr. 2577 ist aus der Sicht des Zentralen Konsultationsausschusses nur dann angemessen, wenn es sich hierbei um einen Eingriff zur Entfernung eines intra- und extraspinal gelegenen Befundes handelt.
Ausschluss: 2282, 2283, 2284, 2555, 2556, 2557, 2574, 2575

2580 Freilegung und Durchtrennung oder Exhairese eines Nervens

51,57	64,18	7,67	14,02	21,69

Kommentar: Damit wird die offene Durchtrennung eines einzelnen Nerven abgerechnet. Bei Durchtrennung *mehrerer* Nerven erfolgt die Abrechnung über die Nr. 2120/2121. Die alleinige Freilegung eines Nerven ist nicht mit der Nr. 2580 abrechenbar.
Nach **Wezel / Liebold** zur GOÄ (dies dürfte auch für die UV-GOÄ gelten) können die Abrechnungsnummern für die Freilegung eines Nerven, Nrn. 2580 bis 2582, und die Nummern der Neurolyse, Nrn. 2583 bis 2584, „… im Zusammenhang mit übergeordneten operativen Eingriffen …" nicht zusätzlich abgerechnet werden.
Bei ambulanter OP: Zuschlag nach Nr. 443 abrechenbar.
Beschluss des **Gebührenordnungsausschusses der BÄK** – Dt. Ärzteblatt 1/02
Denervation des Kniegelenks nach Nr. 2580 (dies dürfte auch für die UV-GOÄ gelten). Bei ausgeprägten femoropatellaren Schmerzsyndromen ist häufig, insbesondere dann, wenn kein Patellarückflächenersatz durchgeführt wird, eine zusätzliche Denervation

	Allgemeine Heilbehandl.	Besondere Heilbehandl.	Besondere Kosten	Allgemeine Kosten	Sachkosten (Besond. + Allg. Kosten)

der Patella indiziert, da anders keine befriedigende Schmerzreduktion zu erzielen sein wird. Wird die Denervation nicht zeitversetzt, sondern in gleicher Sitzung neben der Implantation einer Kniegelenksprothese ohne Patellarückflächenersatz durchgeführt, so ist sie als selbstständige Leistung nach Nr. 2580 zu berechnen.

Ausschluss: 200, 2158–2174, 2565, 2566, 2581, 2584, 2590, 2604

2581 Freilegung und Exhairese eines peripheren Trigeminusastes

86,00	107,02	15,03	30,34	45,37

Ausschluss: 2580, 2582, 2583, 2584

2582 Freilegung und Entnahme eines autologen peripheren Nerven zwecks Transplantation einschließlich Aufbereitung

167,54	208,47	22,60	72,68	95,28

Ausschluss: 2565, 2566, 2580, 2583, 2584.

2583 Neurolyse, als selbständige Leistung

86,00	107,02	15,03	30,34	45,37

Kommentar: Nur abrechenbar, wenn der Nerv z.B. durch Vernarbungen eingeengt ist und am Nerven selbst operiert wird. Das Tarsal-, Karpaltunnel- oder Gyom'sche Logensyndrom wird mit der Nr. 2070 abgerechnet.

Anmerkung der Bayerischen Landesärztekammer vom 10.02.2004 (Quelle: GOÄ-Datenbank http://www.blaek.de/) –

... „**Nerverhaltende radikale Prostatektomie** (dies dürfte auch für die UV-GOÄ gelten) Die selektive Präparation und Schonung des Gefäßnervenstrangs (Nervi erigentes) bei besonderer Indikationsstellung (Frühstadium des Prostatakarzinoms) ist über die Nr. 2583 – je Seite – berechnungsfähig. Die Nr. 2583 ist als fakultative Leistung neben Nr. 1784 berechnungsfähig. Abzug der Eröffnungsleistung ist nicht erforderlich. (Diese Interpretation wurde bisher nicht mit der privaten Krankenversicherung und Beihilfe konsentiert – jedoch Abstimmung mit der BÄK und der Deutschen Gesellschaft für Urologie)Anmerkung der Bayerischen Landesärztekammer vom 26.06.2004 (Quelle: GOÄ-Datenbank http://www.blaek.de/) – Nerverhaltende radikale Prostatektomie – Die Präparation und Schonung des Gefäßnervenstrangs (nervi erigentes) bei besonderer Indikationsstellung (z.B. Frühstadium des Prostatakarzinoms) ist als fakultative, selbständige Leistung neben Nr. 1784 berechnungsfähig und Nr. 2583 analog zuzuordnen (je Seite). Bei Berechnung von Nr. 2583 analog für die Präparation und Schonung der Nervi erigentes neben Nr. 1784 ist der Abzug der Eröffnungsleistung nicht erforderlich, da es sich in beiden Fällen um extraperitoneale Eingriffe, d.h. Eingriffe ohne Eröffnung der Bauchhöhle handelt. (Beschlussvorschlag des Ausschusses Gebührenordnung der BÄK)..."

Wenn der Nerv nicht aus seinen Verwachsungen/Vernarbungen herausgelöst werden muss, sondern nur nach Durchtrennung und Ausschneidung einer Narbe am Nerv vorbei in die Tiefe operiert wird oder der Nerv nur dargestellt wird, um ihn nicht zu schädigen oder kein eigenständiges Krankheitsbild einer Nervenkompression festgestellt wird, liegt keine eigene Zielleistung im Sinne der Nr. 2583 vor.
Bei ambulanter OP: Zuschlag nach Nr. 444 abrechenbar.

Ausschluss: 200, 1522, 1625, 2238, 2282, 2283, 2565, 2566, 2580, 2581, 2582, 2584, 2585, 2586, 2590, 2592, 2593

2584 Neurolyse mit Nervenverlagerung und Neueinbettung

137,75	171,42	22,60	44,09	66,69

Kommentar: **Beschluss des Zentralen Konsultationsausschusses für Gebührenordnungsfragen bei der BÄK** – veröffentlicht im DÄ, Heft 3, 16.01.2004 (Quelle: GOÄ-Datenbank http://www.blaek.de/) –
Bandscheibenoperationen und andere neurochirurgische Eingriff an der Wirbelsäule (dies dürfte auch für die UV-GOÄ gelten)
Die Leistung nach Nr. 2584 ist im Rahmen von Bandscheibenoperationen und anderen Eingriffen zur Beseitigung raumfordernder Prozesse im Bereich der Nervenwurzeln und

L. Chirurgie, Orthopädie

UV-GOÄ-Nr.		Allgemeine Heilbehandl.	Besondere Heilbehandl.	Besondere Kosten	Allgemeine Kosten	Sachkosten (Besond. + Allg. Kosten)

des Wirbelkanals nicht berechnungsfähig. Verschiebeplastik zusätzlich mit Nr. 2573 abrechnen. Bei ambulanter OP: Zuschlag nach Nr. 445 abrechenbar.

Ausschluss: 200, 1625, 2238, 2381, 2382, 2571, 2572, 2580, 2581, 2582, 2583, 2585, 2592, 2593, 2594

2585 Nervenersatzplastik durch Implantation eines peripheren Nerven im Hand-/Armbereich

| 241,98 | 301,15 | 15,03 | 81,71 | 96,74 |

Ausschluss: 200, 2238, 2583, 2584, 2586.

2586 End-zu-End-Naht eines Nerven im Zusammenhang mit frischen Verletzung – einschließlich Wundversorgung –

| 125,64 | 156,36 | 15,03 | 38,42 | 53,45 |

Kommentar: Bei dieser Leistung handelt es sich um eine Zielleistung im Rahmen der Versorgung frisch erlittener und tiefer liegender Weichteilverletzungen. Mit der Gebührenziffer wird die primäre epineurale (bindegewebige) Nervennaht vergütet. Erfolgt eine interfaszikuläre Nervennaht, so wird diese mit der höher bewerteten Nr. 2588 abgerechnet. Sofern mehrere Nerven genäht werden müssen, ist die Ziffer auch mehrfach abrechenbar. Die Erstversorgung der Wunde nach Nrn.2000–2005 ist gemäß der Leistungsbeschreibung in der Vergütung enthalten und somit nicht gesondert abrechnungsfähig. Bei ambulanter OP: Zuschlag nach Nr. 445 abrechenbar.

Ausschluss: 2000–2005, 2002, 2054, 2238, 2583, 2585, 2587, 2594

2587 Frühe Sekundärnaht eines peripheren Nerven

| 172,20 | 214,27 | 15,03 | 72,68 | 87,71 |

Kommentar: Bei ambulanter OP: Zuschlag nach Nr. 445 abrechenbar.
Ausschluss: 200, 2238, 2586.

2588 Interfaszikuläre mikrochirurgische Nervennaht ohne Verwendung eines autologen Transplantats

| 195,46 | 243,21 | 15,03 | 75,65 | 90,68 |

Arbeitshinweise: Siehe Arbeitshinweise zu Nr. 2575.
Kommentar: Für die Nrn. 2588 und 2589 gilt:
Bei den Nrn. 2588 und 2589 wird nicht zwischen einer frühen Primärnaht oder einer späteren Sekundärnaht unterschieden. Sofern vor einer späteren Sekundärnaht eine umfangreiche Neurolyse an den Nervenenden erforderlich ist, weil sonst die Nervennaht nicht durchgeführt werden kann, so darf diese zusätzlich mit Nr. 2583 abgerechnet werden. Bei Verwendung eines autologen Nerventransplantats ist die höher vergütete Nr. 2589 abzurechnen. Mit der Gebührenziffer wird nicht die primäre oder spätsekundäre epineurale (bindegewebige) Nervennaht vergütet. Diese beiden Eingriffe werden mit den Nr. 2586 bzw. 2587 vergütet.
Bei ambulanter OP: Zuschlag nach Nr. 445 bei den Nrn. 2588 und 2589 abrechenbar.

Ausschluss: 200, 400, 2238

2589 Interfaszikuläre mikrochirurgische Nervennaht mit Defektüberbrückung durch autologes Transplantat (ohne die Leistung nach Nummer 2582)

| 223,37 | 277,97 | 22,60 | 81,71 | 104,31 |

Arbeitshinweise: Siehe Arbeitshinweise zu Nr. 2575.
Kommentar: Siehe Kommentar zu Nr. 2588.
Die Freilegung, Entnahme und Aufbereitung des autologen peripheren Nerves zur Transplantation ist gesondert mit Nr. 2582 abrechenbar.

Ausschluss: 200, 400

2590 Naht eines Nervenplexus nach vollständiger Präparation und Neurolyse – auch einschließlich erforderlicher Foraminotomie oder Hemilaminektomie

| 279,22 | 347,49 | 22,60 | 98,71 | 121,31 |

Ausschluss: 2555, 2556, 2557, 2580, 2583, 2591

UV-GOÄ-Nr.		Allgemeine Heilbehandl.	Besondere Heilbehandl.	Besondere Kosten	Allgemeine Kosten	Sachkosten (Besond. + Allg. Kosten)
2591	Interfaszikuläre Defektüberbrückung eines Nervenplexus nach Präparation desselben mit autologen Transplantaten und perineuraler mikrochirurgischer Naht	558,45	694,94	30,27	237,31	267,58

Arbeitshinweise: Siehe Arbeitshinweise zu Nr. 2575.
Ausschluss: 400, 2590

| **2592** | Mikrochirurgische interfaszikuläre Neurolyse, als selbstständige Leistung | 167,54 | 208,47 | 15,03 | 73,09 | 88,12 |

Arbeitshinweise: Siehe Arbeitshinweise zu Nr. 2575.
Ausschluss: 400, 2583, 2584, 2593

| **2593** | Mikrochirurgische interfaszikuläre Neurolyse mit Nervenverlagerung und Neueinbettung, als selbstständige Leistung | 257,82 | 320,82 | 22,60 | 83,08 | 105,68 |

Arbeitshinweise: Siehe Arbeitshinweise zu Nr. 2575.
Ausschluss: 400, 2583, 2584, 2592

| **2594** | Transposition eines Nerven mit interfaszikulärer mikrochirurgischer Nervennaht | 279,22 | 347,49 | 15,03 | 98,71 | 113,74 |

Arbeitshinweise: Siehe Arbeitshinweise zu Nr. 2575.
Ausschluss: 400, 2584, 2586.

2595	Nervenpfropfung	148,94	185,33	15,03	44,09	59,12
2596	Hirnnervenersatzplastik durch Implantation eines autologen peripheren Nerven	223,37	277,97	22,60	81,71	104,31
2597	Verödung oder Verknochung des Ganglion Gasseri	65,16	81,08	7,67	23,05	30,72

Ausschluss: 2598

| **2598** | Stereotaktische Thermokoagulation des Ganglion Gasseri | 130,28 | 162,16 | 7,67 | 44,09 | 51,76 |

Ausschluss: 2597

| **2599** | Blockade eines Nerven im Bereich der Schädelbasis | 20,93 | 26,07 | 7,67 | 8,62 | 16,29 |

Kommentar: Eine ganglionäre Opioid-Applikation ist auch mit der Nr. 2599 abrechenbar.

| **2600** | Exstirpation eines Ganglions im Bereich der Schädelbasis | 139,61 | 173,74 | 15,03 | 51,90 | 66,93 |
| **2601** | Grenzstrangresektion im zervikalen Bereich | 93,06 | 115,82 | 15,03 | 30,34 | 45,37 |

Ausschluss: 2564

| **2602** | Abdomino-retroperitoneale lumbale Grenzstrangresektion | 137,75 | 171,42 | 15,03 | 51,90 | 66,93 |

Ausschluss: 2564, 2603, 2921.

UV-GOÄ-Nr.		Allgemeine Heilbehandl.	Besondere Heilbehandl.	Besondere Kosten	Allgemeine Kosten	Sachkosten (Besond. + Allg. Kosten)
2603	Kombinierte thorakolumbale Grenzstrangresektion	279,22	347,49	15,03	98,71	113,74

Ausschluss: 2564, 2602, 2920, 2921.

| **2604** | Splanchnikusdurchtrennung, peritoneal oder retroperitoneal | 137,75 | 171,42 | 15,03 | 51,90 | 66,93 |

Ausschluss: 2564, 2580

IX. Mund-, Kiefer- und Gesichtschirurgie

| **2620** | Operation der isolierten Lippenspalte | 69,82 | 86,86 | 15,66 | 34,52 | 50,18 |

Kommentar: Bei einer beidseitigen Lippenspalte ist die Leistung 2x abrechenbar. Die Nr. 2620 kann auch bei einer Lippenkerbe (Lippenweiß und Lippenrot ohne Spaltbildung bis zum Naseneingang) abgerechnet werden. Bei ein- bzw. beidseitiger Lippenspalte und zusätzlicher harter und/oder weicher Gaumenspalte ist die Nr. 2625 oder die Nr. 2627 zusätzlich abrechenbar.

Ausschluss: 200, 2000–2005, 2621 (gleiche Lippenspalte), 2622 (komplette Gesichtsspalte mit einseitiger Lippenspalte)

| **2621** | Operation der breiten Lippen-Kieferspalte mit Naseneingangsplastik | 139,61 | 173,74 | 75,46 | 69,16 | 144,62 |

Kommentar: Bei beidseitiger Lippen-Kieferspalte mit Beteiligung des Naseneingangs ist die Nr. 2621 doppelt abrechenbar. Ist auf der Gegenseite nur eine Lippenspalte oder Lippenkerbe zu operieren, so darf neben Nr. 2621 nur die Nr. 2620 abgerechnet werden.

Ausschluss: 200, 2000–2005, 2620 (gleiche Lippenspalte), 2622 (komplette Gesichtsspalte), 2627

| **2622** | Plastisch-chir. Behandlung einer kompletten Gesichtsspalte – einschließlich Osteotomien und Osteoplastiken | 837,66 | 1042,42 | 77,79 | 415,18 | 492,97 |

Kommentar: Die plastischen Hautbehandlungen sind Bestandteil der Leistung und daher nicht gesondert mit den Nrn. 2380 – 2382 abrechenbar. Es muss sich um eine Operation einer durchgehenden Lippen-Kiefer-Gaumen-Spalte handeln (so auch **Brück**).
Bei beidseitiger Lippenspaltenversorgung kann die Nr. 2620 zusätzlich für die zweite Lippenspalte abgerechnet werden, da der erhöhte Operationsaufwand in der UV-GOÄ nicht durch die Erhöhung des Steigerungsfaktors finanziell ausgeglichen wird.

Ausschluss: 2620, (komplette Gesichtsspalte mit einseitiger Lippenspalte), 2621, 2625, 2626, 2627, 2630, 2720

| **2625** | Verschluß weichen oder harten Gaumens oder von perforierenden Defekten im Bereich von Gaumen oder Vestibulum | 116,34 | 144,77 | 23,33 | 57,58 | 80,91 |

Kommentar: Wird der harte und der weiche Gaumen verschlossen, so ist die Nr. 2627 abzurechnen. Bei perforierenden Defekten im Gaumen und Mundvorhof ist die Nr. 2626 zweimal abrechenbar.

Ausschluss: 2000–2005, 2620, 2621, 2622, 2627, 2676

| **2626** | Velopharyngoplastik | 232,67 | 289,56 | 7,78 | 115,29 | 123,07 |

Ausschluss: 2000–2005

| **2627** | Verschluß des harten und weichen Gaumens | 186,15 | 231,63 | 31,11 | 92,36 | 123,47 |

Kommentar: Bei gleichzeitiger Versorgung Lippen-Kerbe/-Spalte ist die Nr. 2620 zusätzlich abrechenbar.

Ausschluss: 2000–2005, 2621, 2622, 2625

UV-GOÄ-Nr.	Allgemeine Heilbehandl.	Besondere Heilbehandl.	Besondere Kosten	Allgemeine Kosten	Sachkosten (Besond. + Allg. Kosten)

2630 Operative Rekonstruktion eines Mittelgesichts – einschließlich Osteotomie und/oder Osteoplastik –

	558,45	694,94	46,78	276,82	323,60

Kommentar: Die (allmähliche) Einrichtung der Gesichtsknochen und der Nasenknochen sind Bestandteil der Leistung und daher nicht gesondert mit den Nrn. 2320, 2321, 2686–2693 abrechenbar. Komplexe horizontale Mittelgesichtsfrakturen (Le Fort-Brüche) sind mit der Leistungsziffer abzurechnen. Die Entfernung des Osteosynthesematerials mit Nr. 2694 je Kiefer- oder Gesichtsknochen abrechnen.

Ausschluss: Nr. 200, 1291, 1300, 1425, 1430, 2000–2005, 2250, 2320, 2321, 2380–2382, 2392a, 2625, 2660, 2686–2693

2640 Operative Verlagerung des Oberkiefers bei Dysgnathie, je Kieferhälfte

	111,69	138,99	15,66	55,29	70,95

Kommentar: Bei der Verlagerung beider Oberkieferhälften ist die Nr. 2640 zweimal abrechenbar. Bei partieller (teilweiser) Resektion des Oberkiefers – auch Segmentosteotomie – Nr. 2711 zusätzlich abrechnen.

Ausschluss: 200, 2000–2005, 2156, 2710.

2642 Operative Verlagerung des Unterkiefers bei Dysgnathie, je Kieferhälfte

	172,20	214,27	15,66	85,36	101,02

Kommentar: Bei der Verlagerung beider Unterkieferhälften ist die Nr. 2641 zweimal abrechenbar. Bei partieller (teilweiser) Resektion des Unterkiefers – auch Segmentosteotomie – Nr. 2711 zusätzlich abrechnen.

Ausschluss: 200, 2000–2005, 2156, 2710.

2650 Entfernung eines extrem verlagerten oder retinierten Zahnes durch umfangreiche Osteotomie bei gefährdeten anatomischen Nachbarstrukturen

	68,88	85,69	7,78	34,10	41,88

Kommentar: Bei ambulanter OP: Zuschlag nach Nr. 443 abrechenbar.
Ausschluss: 200, 2000–2005, 2250

2651 Entfernung tiefliegender Fremdkörper oder Sequestrotomie durch Osteotomie aus dem Kiefer

	51,20	63,70	7,78	25,35	33,13

Kommentar: Bei ambulanter OP: Zuschlag nach Nr. 443 abrechenbar.
Ausschluss: 200, 2000–2005, 2009, 2010, 2118, 2256

2655 Operation ausgedehnter Kieferzyste – über mehr als drei Zähne oder vergleichbarer Größe im unbezahnten Bereich – durch Zystektomie

	88,41	110,02	7,78	43,96	51,74

Kommentar: Bei ambulanter OP: Zuschlag nach Nr. 444 abrechenbar.
Ausschluss: 200, 2000–2005, 2031, 2656, 2657, 2658

2656 Operation ausgedehnter Kieferzyste – über mehr als drei Zähne oder vergleichbarer Größe im unbezahnten Bereich – durch Zystektomie in Verbindung mit der Entfernung retinierter oder verlagerter Zähne u./o. Wurzelspitzenresektion

	57,72	71,82	7,78	28,71	36,49

Kommentar: Bei ambulanter OP: Zuschlag nach Nr. 443 abrechenbar.
Ausschluss: 200, 2000–2005, 2031, 2655, 2657, 2658

2657 Operation ausgedehnter Kieferzyste – über mehr als drei Zähne oder vergleichbarer Größe im unbezahnten Bereich – durch Zystostomie

	70,74	88,02	7,78	35,05	42,83

Kommentar: Bei ambulanter OP: Zuschlag nach Nr. 443 abrechenbar.
Ausschluss: 200, 2000–2005, 2031, 2655, 2656, 2658

L. Chirurgie, Orthopädie

UV-GOÄ-Nr.	Allgemeine Heilbehandl.	Besondere Heilbehandl.	Besondere Kosten	Allgemeine Kosten	Sachkosten (Besond. + Allg. Kosten)

2658 Operation ausgedehnter Kieferzyste – über mehr als drei Zähne oder vergleichbarer Größe im unbezahnten Bereich – durch Zystostomie in Verbindung mit der Entfernung retinierter oder verlagerter Zähne u./o. Wurzelspitzenresektion

| | 46,54 | 57,92 | 7,78 | 23,05 | 30,83 |

Ausschluss: 2000–2005, 2031, 2655, 2656, 2657

2660 Operative Behandlung einer konservativ unstillbaren Blutung im Mund-Kieferbereich durch Freilegung und Abbinden oder Umstechung des Gefäßes oder durch Knochenbolzung, als selbstständige Leistung

| | 37,22 | 46,34 | 7,78 | 18,48 | 26,26 |

Kommentar: Bei ambulanter OP: Zuschlag nach Nr. 442 abrechenbar.
Ausschluss: 200 , 2000–2005, 2630.

2670 Operative Entfernung eines Schlotterkammes oder einer Fibromatose, je Kieferhälfte oder Frontzahnbereich, als selbstständige Leistung

| | 46,54 | 57,92 | 11,77 | 23,05 | 34,82 |

Kommentar: Bei ambulanter OP: Zuschlag nach Nr. 443 abrechenbar. Die Leistung darf, wenn beide Kiefernhälften oder eine Kiefernhälfte und der Frontzahnbereich zu versorgen sind, 2x abgerechnet werden.
Ausschluss: 200, 2000–2005, 2671, 2675, 2676

2671 Operative Entfernung eines Schlotterkammes oder einer Fibromatose, je Kieferhälfte oder Frontzahnbereich, in Verbindung mit Leistungen nach Nrn. 2575 oder 2576

| | 27,92 | 34,75 | 11,77 | 13,88 | 25,65 |

Kommentar: Bei ambulanter OP: Zuschlag nach Nr. 442 abrechenbar. Die Leistung darf, wenn beide Kiefernhälften oder eine Kiefernhälfte und der Frontzahnbereich zu versorgen sind, 2x abgerechnet werden.
Ausschluss: 200, 2000–2005, 2670

2675 Partielle Vestibulum- oder Mundbodenplastik oder große Tuberplastik, je Kieferhälfte oder Frontzahnbereich

| | 79,11 | 98,46 | 11,77 | 39,24 | 51,01 |

Kommentar: Bei ambulanter OP: Zuschlag nach Nr. 444 abrechenbar. Die Leistung darf, wenn beide Kiefernhälften oder eine Kiefernhälfte und der Frontzahnbereich zu versorgen sind, 2x abgerechnet werden. Erfolgt additiv eine Schlotterkamm- oder Fibromatoseentfernung, so ist die Nr. 2671 zusätzlich abrechenbar. Müssen im nicht plastisch versorgten Vestibuluareal Defektbereiche zusätzlich verschlossen werden, so kann die Nr. 2625 additiv abgerechnet werden. Bei erforderlicher Osteotomie am Mundboden kann die Nr. 2720 zusätzlich abgerechnet werden.
Ausschluss: 200, 2000–2005, 2670, 2677

2676 Totale Mundboden- oder Vestibulumplastik zur Formung des Prothesenlagers mit partieller Ablösung der Mundbodenmuskulatur, je Kiefer

| | 204,76 | 254,81 | 11,77 | 101,53 | 113,30 |

Kommentar: Erfolgt additiv eine Schlotterkamm- oder Fibromatoseentfernung, so ist die Nr. 2671 zusätzlich abrechenbar. Bei erforderlicher Osteotomie am Mundboden kann die Nr. 2720 zusätzlich abgerechnet werden. Erfolgt der Eingriff am Ober- und Unterkiefer, so ist die Leistung nach 2676 doppelt abrechenbar.
Ausschluss: 2000–2005, 2072, 2625 (Vestibulum), 2670

2677 Submuköse Vestibulumplastik, je Kieferhälfte oder Frontzahnbereich, als selbstständige Leistung

| | 65,16 | 81,08 | 11,77 | 32,38 | 44,15 |

Kommentar: Die Leistung darf, wenn beide Kiefernhälften oder eine Kiefernhälfte und der Frontzahnbereich zu versorgen sind, 2x abgerechnet werden.
Ausschluss: 2000–2005, 2675

L. Chirurgie, Orthopädie

UV-GOÄ-Nr. | Allgemeine Heilbehandl. | Besondere Heilbehandl. | Besondere Kosten | Allgemeine Kosten | Sachkosten (Besond. + Allg. Kosten)

2680 Einrenkung der Luxation des Unterkiefers

| 9,30 | 11,60 | – | 4,72 | 4,72 |

Ausschluss: 2181, 2681, 2682.

2681 Einrenkung der alten Luxation des Unterkiefers

| 37,22 | 46,34 | – | 18,48 | 18,48 |

Kommentar: **Brück** gibt an, „… dass als ‚alte Luxation' eine etwa 12 Stunden und längerzurückliegende Luxation anzusehen ist …"

Ausschluss: 2181, 2680, 2682.

2682 Operative Einrenkung der Luxation eines Kiefergelenks

| 130,28 | 162,16 | 11,77 | 64,45 | 76,22 |

Kommentar: Bei ambulanter OP: Zuschlag nach Nr. 445 abrechenbar. Wenn beide Kiefergelenke operativ eingerenkt werden müssen, so ist die Nr. 2682 zweimal abrechenbar.

Ausschluss: 200, 2181, 2680, 2681.

2685 Reposition eines Zahnes

| 18,60 | 23,16 | 5,47 | 9,17 | 14,64 |

Kommentar: Die Gebühr ist pro reponierten Zahn einmal abrechenbar.

Ausschluss: 2686, 2687

2686 Reposition eines zahntragenden Bruchstücks des Alveolarfortsatzes

| 27,92 | 34,75 | 7,78 | 13,88 | 21,66 |

Kommentar: Die Gebühr ist pro reponierten Alveolarfortsatz einmal abrechenbar. Bei schwer einstellbaren oder verkeiltem Bruchstück des Alveolarfortsatzes ist die höher vergütete Nr. 2687 abrechenbar.

Ausschluss: 2000–2005, 2630, 2685, 2687.

2687 Allmähliche Reposition des gebrochenen Ober- oder Unterkiefers oder eines schwer einstellbaren oder verkeilten Bruchstücks des Alveolarfortsatzes

| 120,98 | 150,58 | – | 60,01 | 60,01 |

Kommentar: Bei ambulanter OP: Zuschlag nach Nr. 445 abrechenbar. Wird der Ober- und Unterkiefer allmählich reponiert, so ist die Nr. 2687 zweimal abrechenbar.
Das Anlegen von Ligaturen, Schrauben, Zügen und Federn ist zusätzlich mit Nr. 2697 abrechenbar. Bei operativer Reposition und Fixation mittels Osteosynthese Nrn. 2690–2692 abrechnen.

Ausschluss: 200, 2000–2005, 2321, 2630, 2685, 2686, 2695.

2688 Fixation bei nicht dislozierter Kieferfraktur durch Osteosynthese oder Aufhängung

| 69,82 | 86,86 | 7,78 | 34,52 | 42,30 |

Ausschluss: 2000–2005, 2630, 2695

2690 Operative Reposition und Fixation durch Osteosynthese bei Unterkieferbruch, je Kieferhälfte

| 93,06 | 115,82 | 15,66 | 46,13 | 61,79 |

Kommentar: Auch wenn an einer Unterkieferhälfte mehrere Brüche repositioniert und osteosynthetisch fixiert werden, so ist die Nr. 2690 je Kieferhälfte nur einmal abrechenbar. Entfernung des Osteosynthesematerials mit Nr 2694 abrechnen.

2691 Operative Reposition und Fixation durch Osteosynthese bei Aussprengung des Oberkiefers an der Schädelbasis

| 335,05 | 416,97 | 23,33 | 165,99 | 189,32 |

Kommentar: Entfernung des Osteosynthesematerials nach Nr. 2694 abrechnen.

Ausschluss: 2000–2005, 2630

L. Chirurgie, Orthopädie

UV-GOÄ-Nr.		Allgemeine Heilbehandl.	Besondere Heilbehandl.	Besondere Kosten	Allgemeine Kosten	Sachkosten (Besond. + Allg. Kosten)

2692 Operative Reposition und Fixation durch Osteosynthese bei Kieferbruch im Mittelgesichtsbereich – gegebenenfalls einschließlich Jochbeinbruch und/oder Nasenbeinbruch –, je Kieferhälfte   139,61   173,74   15,66   69,16   84,82

Kommentar: Sind beide Kieferhälften betroffen, kann die Leistung entsprechend 2x berechnet werden. Entfernung des Osteosynthesematerial nach Nr. 2694 berechnen. Die (operative) Einrichtung und Fixation des Nasenbeinbruches und/oder der Gesichtsknochenbrüche sind nicht gesondert mit der Nr. 2320 und/oder Nrn. 2321, 2693 abrechenbar.

Ausschluss: 1425, 2000–2005, 2320, 2321, 2630, 2690, 2693, 2695

2693 Operative Reposition und Fixation einer isolierten Orbitaboden-, Jochbein- oder Jochbogenfraktur   111,69   138,99   7,78   55,29   63,07

Kommentar: Die Leistung kann für jede dislozierte Fraktur jeder Gesichtshälfte 1x berechnet werden.

Ausschluss: 2000–2005, 2321, 2630, 2692

2694 Operative Entfernung von Osteosynthesematerial aus einem Kiefer- oder Gesichtsknochen, je Fraktur   41,88   52,11   7,78   20,77   28,55

Kommentar: Bei ambulanter OP: Zuschlag nach Nr. 442 abrechenbar.
Die Leistung kann für die Entfernung des Material für jede einzelne versorgte Fraktur (nicht für jedes entfernte Osteosynthesematerial) eines Kiefer- oder Gesichtsknochens getrennt berechnet werden.

Ausschluss: 200, 2118.

2695 Einrichtung und Fixation eines gebrochenen Kiefers außerhalb der Zahnreihen durch intra- und extraorale Schienenverbände und Stützapparate   251,31   312,71   7,78   124,58   132,36

Kommentar: Bei ambulanter OP: Zuschlag nach Nr. 445 abrechenbar. Die Leistung darf, wenn Ober- und Unterkiefer zu versorgen sind, zweimal abgerechnet werden. Wiederanbringung, Änderung, Teilerneuerung oder Entfernung der Schienen und Stützapparate nach Nr. 2702 abrechnen.

Ausschluss: 200 , 2000–2005, 2321, 2687, 2690, 2692, 2702.

2696 Drahtumschlingung des Unterkiefers oder orofaziale Drahtaufhängung, auch beidseitig   46,54   57,92   5,47   23,05   28,52

Ausschluss: 2702.

2697 Anlegen von Drahtligaturen, Drahthäkchen oder dergleichen, je Kieferhälfte oder Frontzahnbereich, als selbstständige Leistung   32,58   40,51   –   16,18   16,18

Kommentar: Die Leistung kann, wenn beide Kieferhälften oder eine Kieferhälfte und der Frontzahnbereich zu versorgen sind, 2x abgerechnet werden.

Ausschluss: 2702.

2698 Anlegen und Fixation einer Schiene am unverletzten Ober- oder Unterkiefer   139,61   173,74   –   69,16   69,16

Kommentar: Die Schienung eines unverletzten Kiefers wird mir Nr. 2698 abgerechnet, die Schienung eines frakturierten Kiefers nach Nr. 2699. Wiederanbringung, Änderung, Teilerneuerung oder Entfernung der Schiene nach Nr. 2702 abrechnen.

Ausschluss: 2702.

2699 Anlegen und Fixation einer Schiene am gebrochenen Ober- oder Unterkiefer   204,76   254,81   –   101,53   101,53

Kommentar: Bei ambulanter OP: Zuschlag nach Nr. 445 abrechenbar. Siehe Kommentar zu Nr. 2698.

Ausschluss: 200, 2702.

2700–2710 L. Chirurgie, Orthopädie

UV-GOÄ-Nr.

	Allgemeine Heilbehandl.	Besondere Heilbehandl.	Besondere Kosten	Allgemeine Kosten	Sachkosten (Besond. + Allg. Kosten)

2700 Anlegen von Stütz-, Halte- oder Hilfsvorrichtungen (z.B. Verbandsplatte, Pelotte) am Ober- oder Unterkiefer oder bei Kieferklemme

	32,58	40,51	–	16,18	16,18

Kommentar: Wiederanbringung, Änderung, Teilerneuerung oder Entfernung der Stütz-, Halte- oder Hilfsvorrichtung nach Nr. 2702 abrechnen.
Ausschluss: 2702

2701 Anlegen von extraoralen Stütz-, Halte- oder Hilfsvorrichtungen, einer Verbands- oder Verschlußplatte, Pelotte oder dergleichen – im Zusammenhang mit plastischen Operationen oder zur Verhütung oder Behandlung von Narbenkontrakturen –

	167,54	208,47	–	83,08	83,08

Kommentar: Bei ambulanter OP: Zuschlag nach Nr. 445 abrechenbar. Die Leistung kann für das Anlegen eines Nasengipses oder einer entsprechenden Haltevorrichtung/nasalen Schiene z.B. nach einer Nasenreposition nicht abgerechnet werden. Leistungsvoraussetzung ist eine plastische Operation oder eine Narbenkontraktur.(siehe auch Dr. med. Tina Wiesener (in: DÄ 107, Heft 49(10.12.2010), S. A2472)
Bei einer Wundversorgung oder nach einer OP ohne Narbenkorrektur ist die Nr.2701 nicht berechnungsfähig, da nicht erforderlich. Wiederanbringung, Änderung, Teilerneuerung oder Entfernung der Stütz-, Halte- oder Hilfsvorrichtung nach Nr. 2702 abrechnen.
Ausschluss: 200, 2702.

2702 Wiederanbringung einer gelösten Apparatur oder kleine Änderungen, teilweise Erneuerung von Schienen oder Stützapparaten – auch Entfernung von Schienen oder Stützapparaten –, je Kiefer

	27,92	34,75	–	13,88	13,88

Kommentar: Die Leistung kann, wenn Ober- und Unterkiefer gleichzeitig zu versorgen sind, 2x abgerechnet werden.
Die Nr. 2702 ist am Tag der Erstanlage von Schienen oder Stützapparaten nicht abrechenbar, da entsprechende Änderungen/Einstellungen Bestandteil der Erstanlage sind.
Ausschluss: 2695–2702.
Rechtsprechung: Umfang der Dokumentationspflicht der MKG-Chirurgen bei Abrechnung der Nr. 2702 zu Lasten der Kasse/UVTr.
Das SG Marburg hat entschieden, dass ein Vertragszahnarzt für die Erbringung der Leistung nach Nr. 2702 nachweis- und dokumentationspflichtig ist. Die Angabe, es seien umfangreiche Änderungen an Apparaturen vorgenommen worden, reicht hierfür nicht aus.
Aktenzeichen: SG Marburg, 07.05.2014 AZ: S 12 KA 610/13
Entscheidungsjahr: 2014

2705 Osteotomie nach disloziert verheilter Fraktur im Mittelgesicht – einschließlich Osteosynthese

	158,22	196,90	7,78	78,35	86,13

Kommentar: Die Gebühr ist für jede Fraktur einmal abrechenbar. Entfernung des Osteosynthesematerials nach Nr. 2694 abrechnen.
Ausschluss: 200, 2000–2005, 2250, 2355, 2356

2706 Osteotomie nach disloziert verheilter Fraktur im Unterkiefer – einschließlich Osteosynthese

	120,98	150,58	11,77	60,01	71,78

Kommentar: Die Gebühr ist für jede Fraktur einmal abrechenbar. Entfernung des Osteosynthesematerials nach Nr. 2694 abrechnen.
Ausschluss: 200, 2000–2005, 2250, 2355, 2356, 2710

2710 Partielle Resektion des Ober- oder Unterkiefers – auch Segmentosteotomie –, als selbständige Leistung

	102,37	127,41	11,77	50,70	62,47

Kommentar: Wird die Teilentfernung am Ober- und Unterkiefer durchgeführt, ist die Leistung 2x abrechenbar.
Ausschluss: 200, 2000–2005, 2123, 2135, 2156, 2250, 2355, 2356, 2640, 2642, 2706, 2711, 2712.

L. Chirurgie, Orthopädie

UV-GOÄ-Nr.		Allgemeine Heilbehandl.	Besondere Heilbehandl.	Besondere Kosten	Allgemeine Kosten	Sachkosten (Besond. + Allg. Kosten)

2711 Partielle Resektion des Ober- oder Unterkiefers – auch Segmentosteotomie –, in Verbindung mit den Leistungen der Nrn. 2640 oder 2642

| | 69,82 | 86,86 | 7,78 | 34,52 | 42,30 |

Kommentar: Wird die Teilentfernung am Ober- und Unterkiefer durchgeführt, ist die Leistung 2x abrechenbar.

Ausschluss: 200, 2000–2005, 2123, 2135, 2156, 2250, 2355, 2356, 2710, 2712.

2712 Halbseitenresektion des Ober- oder Unterkiefers

| | 279,22 | 347,49 | 38,89 | 138,33 | 177,22 |

Kommentar: Wird die Halbseitenentfernung am Ober- und Unterkiefer durchgeführt, so ist die Leistung 2x abrechenbar.

Ausschluss: 200, 2000–2005, 2123, 2135, 2156, 2710, 2711.

2715 Suprahyoidale Lymphknotenausräumung einer Seite – einschließlich Darstellung und gegebenenfalls Entfernung von Muskeln, Nerven und Gefäßen

| | 186,15 | 231,63 | 15,66 | 92,36 | 108,02 |

Ausschluss: 200, 2000–2005, 2072, 2580, 2803.

2716 Radikale Halslymphknotenausräumung einer Seite – einschließlich Darstellung und gegebenenfalls Entfernung von Muskeln, Nerven und Gefäßen

| | 465,36 | 579,12 | 38,89 | 230,71 | 269,60 |

Ausschluss: 200, 2000–2005, 2072, 2580, 2803.

2720 Osteotomie im Zusammenhang mit operativen Eingriffen am Mundboden – einschließlich Osteosynthese

| | 74,47 | 92,66 | 11,77 | 36,94 | 48,71 |

Ausschluss: 200, 2000–2005, 2622.

2730 Operative Maßnahmen zur Lagerbildung beim Aufbau des Alveolarfortsatzes, je Kieferhälfte oder Frontzahnbereich

| | 46,54 | 57,92 | 11,77 | 23,05 | 34,82 |

Kommentar: Bei ambulanter OP: Zuschlag nach Nr. 443 abrechenbar. Die Leistung kann, wenn beide Kieferhälften oder eine Kieferhälfte und der Frontzahnbereich zu versorgen sind, 2x abgerechnet werden.

2732 Operation zur Lagerbildung für Knochen oder Knorpel bei ausgedehnten Kieferdefekten

| | 186,15 | 231,63 | 15,66 | 92,36 | 108,02 |

Ausschluss: 2000–2005, 2031, 2123, 2135.

X. Halschirurgie

2750 Eröffnung des Schlundes durch Schnitt

| | 103,31 | 128,58 | 15,03 | 45,57 | 60,60 |

Ausschluss: 3125

2751 Tracheotomie

| | 51,57 | 64,18 | 15,03 | 11,86 | 26,89 |

Kommentar: Dr. med. Tina Wiesener hat zur Abrechnungsfähigkeit der Tracheotomie (Luftröhrenschnitt) nach GOÄ Nr. 2751 (dies dürfte auch für die UV-GOÄ gelten) im **GOÄ-Ratgeber der BÄK** (veröffentlicht im DÄ 109, Heft 3, 20.01.2012) erläutert:

„Die Anlage eines, in den meisten Fällen nur vorübergehend geplanten, Tracheostomas im Rahmen operativer Eingriffe am Kehlkopf, zum Beispiel nach den GOÄ-Nrn. 1540 bis 1544 oder anderen Eingriffen im Mund-, Rachen- oder Halsbereich, stellt einen gesonderten, selbständigen Eingriff dar.."

„… Die im Rahmen einer vollständigen Entfernung des Kehlkopfes (Laryngektomie, Nrn. 1545 oder 1546 GOÄ) für den Patienten nicht nur vorübergehend, sondern dauerhaft

	Allgemeine Heilbehandl.	Besondere Heilbehandl.	Besondere Kosten	Allgemeine Kosten	Sachkosten (Besond. + Allg. Kosten)

erforderliche Tracheotomie ist hingegen nicht gesondert abrechenbar. Denn hier ist die Anlage des Tracheostomas notwendiger Bestandteil der Operation…"
Bei ambulanter OP: Zuschlag nach Nr. 443 abrechenbar.

Ausschluss: 200, 1545, 1546, 1549, 1551

2752 Exstirpation eines Ductus thyreoglossus oder einer medialen Halszyste – gegebenenfalls einschließlich Teilresektion des Zungenbeins –

	125,64	156,36	22,60	38,42	61,02

Ausschluss: 1546, 2757

2753 Divertikelresektion im Halsbereich

	154,50	192,27	22,60	45,57	68,17

2754 Operation einer Kiemengangfistel

	154,50	192,27	22,60	38,15	60,75

2755 Entfernung der Kropfgeschwulst oder Teilresektion der Schilddrüse

	172,20	214,27	22,60	48,40	71,00

Kommentar: **Beschluss des Gebührenausschusses der BÄK**
Zweifachberechnung bei Schilddrüsenoperation (16. Sitzung vom 29. September 1998/23. März 2000) (dies dürfte auch für die UV-GOÄ gelten) Nr. 2755 GOÄ ist zutreffend für die Teilresektion von Adenomen der Schilddrüse beziehungsweise die einseitige subtotale Strumaresektion. Bei doppelseitiger Strumaresektion ist Nr. 2755 zweimal berechenbar. Im Sinne der Präambel zum Abschnitt L ist dann aber als Eröffnungsleistung Nr. 2803 GOÄ (Freilegung und/oder Unterbindung eines Blutgefäßes am Hals … 1480 Pkt.) abzuziehen.

Ausschluss: 2757

2756 Ausschälung der Nebenschilddrüse (Parathyreoektomie)

	204,76	254,81	22,60	63,51	86,11

Ausschluss: 2757

2757 Radikaloperation der bösartigen Schilddrüsengeschwulst – einschließlich Ausräumung der regionären Lymphstromgebiete und gegebenenfalls Nachbarorgane –

	344,35	428,55	30,27	84,68	114,95

Ausschluss: 2404, 2407, 2752, 2755, 2756, 2760

2760 Ausräumung des regionären Lymphstromgebietes einer Halsseite, als selbstständige Leistung

	111,69	138,99	22,60	38,42	61,02

Ausschluss: 1521, 1522, 1546, 2757

XI. Gefäßchirurgie

1. Allgemeine Verrichtungen

2800 Venaesectio

	25,58	31,86	7,67	9,72	17,39

Kommentar: Bei dieser Leistung handelt es sich um eine ambulante Operation, die ein D-Arzt ohne Schwerpunktbezeichnung „Unfallchirurgie" bzw. Zusatzbezeichnung „spezielle Unfallchirurgie" nach den Grundsätzen „Ambulantes Operieren in der GUV in der Fassung vom 1. Januar 2011" durchführen dürfen.
Bei ambulanter OP: Zuschlag nach Nr. 442 abrechenbar.

Ausschluss: 200, 2801.

2801 Freilegung u./o. Unterbindung eines Blutgefäßes an den Gliedmaßen, als selbständige Leistung

	51,27	117,50	7,67	14,17	21,84

Kommentar: Bei ambulanter OP: Zuschlag nach Nr. 443 abrechenbar.

L. Chirurgie, Orthopädie

UV-GOÄ-Nr.	Allgemeine Heilbehandl.	Besondere Heilbehandl.	Besondere Kosten	Allgemeine Kosten	Sachkosten (Besond. + Allg. Kosten)

Aus den Beschlüsse des Zentralen Konsultationsausschusses für Gebührenordnungsfragen bei der BÄK zur Privatliquidation herzchirurgischer Leistungen (DÄ 96, Heft 40, 1999)
Die Berechnung der Nr. 2801 GOÄ neben Nrn. 3050, 3054 (dies dürfte auch für die UV-GOÄ gelten) Die Berechnung der Nr. 2801 GOÄ (Freilegung und/oder Unterbindung eines Blutgefäßes an den Gliedmaßen, als selbständige Leistung) zu den Nrn. 3050 (HLM) oder 3054 (operative extrathorakale Anlage einer assistierenden Zirkulation) ist in aller Regel nicht möglich, da unselbständige Leistung. Nur in sehr seltenen Fällen ist Nr. 2801 neben einer der beiden Gebührennummern 3050 oder 3054 berechenbar. Dies ist dann der Fall, wenn extrathorakale Gefäße freigelegt, jedoch nicht für die Implantation eines Herzunterstützungssystems verwendet werden konnten (zum Beispiel bei Arteriosklerose/Verschluß o.ä. dieser Gefäße) und dann die Anlage einer assistierenden Zirkulation an anderen Gefäßen (zum Beispiel retroperitoneal) erfolgte.
Ausschluss: 200, 2050 – 2052, 2158 – 2163, 2170 – 2174, 2800, 2881, 2882

2802 Freilegung u./o. Unterbindung eines Blutgefäßes in der Brust- oder Bauchhöhle, als selbständige Leistung   206,61   257,12   22,60   63,51   86,11

Kommentar: **Anmerkung der Bayerischen Landesärztekammer** vom 25.06.2004 (Quelle: GOÄ-Datenbank http://www.blaek.de/) –
Radikale Nephrektomie bei Nierenzellkarzinom (dies dürfte auch für die UV-GOÄ gelten)
Eine über den Nierenhilus hinausgehende, ausgedehntere transabdominale oder transthorakale Lymphknotenentfernung und/oder ggf. erforderliche Entfernung der infiltrierten Nebenniere ist mit dem Ansatz der Nr. 1843 abgegolten.
Die bei fortgeschrittenem Tumorstadium ggf. medizinisch erforderliche Entfernung von Tumorthromben in der Vena renalis oder in der Vena cava ist als selbstständige Leistung entsprechend Nr. 2802 neben Nr. 1843 berechnungsfähig.
(Beschlussvorschlag des Ausschusses Gebührenordnung der BÄK)
Beschluss des Zentralen Konsultationsausschusses für Gebührenordnungsfragen bei der BÄK – veröffentlicht im DÄ, Heft 3 vom 16.01.2004.(Quelle: GOÄ-Datenbank http://www.blaek.de/) –
Bandscheibenoperationen und andere neurochirurgische Eingriffe an der Wirbelsäule (dies dürfte auch für die UV-GOÄ gelten)
Gefäßunterbindungen im Zusammenhang mit Eingriffen nach den Nrn. 2565 / 2566 oder andere Maßnahmen zur Blutstillung oder Verhinderung einer intraoperativen Blutung im Zusammenhang mit Eingriffen nach den Nrn. 2565 / 2566 erfüllen keinen eigenständigen Zielleistungsinhalt und sind daher nicht als gesonderte Gebührenpositionen, z.B. nach Nr. 2802, neben Nrn. 2565 / 2566 berechnungsfähig.
Sofern eine Gefäßunterbindung im Zusammenhang mit der Schaffung eines transthorakalen, transperitonealen oder retroperitonealen Zugangswegs zur Wirbelsäule erforderlich sein sollte, handelt es sich hierbei ebenfalls um eine unselbständige Teilleistung, die entsprechend § 4 Abs.2a GOÄ z.B. 2292 zuzuordnen ist.
Eine Gefäßfreilegung oder/-unterbindung kann nur bei eigenständiger Indikation berechnet werden, wie beispielsweise in den seltenen Fällen dekompressiver Eingriffe an der Arteria vertebralis. Hier ist auch bei der Freilegung in mehreren Segmenten nur der einmalige Ansatz von Nr. 2803 pro Seite möglich.
Ausschluss: 2990, 3135

2803 Freilegung u./o. Unterbindung eines Blutgefäßes am Hals, als selbständige Leistung
137,75   171,42   15,03   51,90   66,93

Kommentar: Beschluss des Gebührenausschusses der BÄK siehe Nr. 2755
Ausschluss: 1512, 1514.

2804 Druckmessung(en) am freigelegten Blutgefäß
23,54   29,31   –   9,72   9,72

Kommentar: Mehrfache Messungen an einem Blutgefäß sind nur einmal berechenbar, erfolgen die Messungen an unterschiedlichen Blutgefäßen, so ist die Nr. 2804 entsprechend mehrfach ansetzbar.

UV-GOÄ-Nr.	Allgemeine Heilbehandl.	Besondere Heilbehandl.	Besondere Kosten	Allgemeine Kosten	Sachkosten (Besond. + Allg. Kosten)

2805 Flussmessung(en) am freigelegten Blutgefäß

	32,58	40,51	–	11,86	11,86

Kommentar: **Aus den Beschlüssen des Zentralen Konsultationsausschusses für Gebührenordnungsfragen bei der BÄK** zur Privatliquidation herzchirurgischer Leistungen Flußmessung(en) im Rahmen von Bypass-Operationen (Nr. 2805 GOÄ) (dies dürfte auch für die UV-GOÄ gelten)
Neben den intraoperativen Funktionsmessungen (Nr. 3060) ist in fünf bis zehn Prozent der Fälle erforderlich, Flußmessungen am arteriellen Conduit oder venösem Transplantat durchzuführen. Hierfür ist Nr. 2805 GOÄ (Flußmessung(en) am freigelegten Blutgefäß) berechenbar. Mehrfache Messungen an einem Blutgefäß sind dabei nur einmal berechenbar, erfolgen die Messungen an unterschiedlichen Blutgefäßen, ist Nr. 2805 GOÄ entsprechend mehrfach ansetzbar.

2807 Operative Entnahme einer Arterie zum Gefäßersatz

	68,77	85,61	15,03	21,45	36,48

Kommentar: Bei dieser Gebührenziffer wird nur die Entnahme der Arterie und die Versorgung der beiden Arterienstümpfe an der Entnahmestelle vergütet. Die Gebührenziffer kann also nur in Zusammenhang mit anderen Operationen abgerechnet werden, bei denen ein Gefäßersatz erforderlich wird. Sofern mehrere Arterien als Gefäßersatz entnommen werden, so ist die Gebührenziffer entsprechend mehrfach abrechenbar.

2808 Operative Entnahme einer Vene zum Gefäßersatz

	37,22	46,34	15,03	11,86	26,89

Kommentar: **Aus den Beschlüsse des Zentralen Konsultationsausschusses für Gebührenordnungsfragen bei der BÄK** zur Privatliquidation herzchirurgischer Leistungen:
Nr. 2808 GOÄ neben Bypass-OP (dies dürfte auch für die UV-GOÄ gelten) Nr. 2808 GOÄ (operative Entnahme einer Vene zum Gefäßersatz) ist bei venösem Bypass neben Nrn. 3088 / 3089 eigenständig berechenbar.
Mehrfachansatz Nr. 2808 GOÄ (dies dürfte auch für die UV-GOÄ gelten)Nr. 2808 GOÄ (operative Entnahme einer Vene zum Gefäßersatz) ist für „eine Vene" nur einmal berechenbar. Damit kann dann, wenn „eine Vene" für die Revaskularisierung mehrerer Koronargefäße verwendet wird, Nr. 2808 nicht mehrfach berechnet werden.
„Mehrere Venen" liegen vor, wenn die Venen zum Beispiel an Oberschenkel und Unterschenkel, Vena saphena magna und Vena saphena parva oder an beiden Beinen entnommen werden. Hier ist die je einmalige (höchstens die viermalige) Berechenbarkeit gegeben.
Bei dieser Gebührenziffer wird nur die Entnahme der Vene und die Versorgung der beiden Venenstümpfe an der Entnahmestelle vergütet. Die Gebührenziffer kann also nur in Zusammenhang mit anderen Operationen abgerechnet werden, bei denen ein Gefäßersatz erforderlich wird. Sofern mehrere Venen als Gefäßersatz entnommen werden, so ist die Gebührenziffer entsprechend mehrfach abrechenbar.

2809 Naht eines Blutgefäßes (traumatisch) an Gliedmaßen – einschließlich Wundversorgung

	68,88	85,69	15,66	21,45	37,11

Kommentar: **Aus den Beschlüsse des Zentralen Konsultationsausschusses für Gebührenordnungsfragen bei der BÄK** zur Privatliquidation herzchirurgischer Leistungen:
Berechnung der Mammaria-Verpflanzung (dies dürfte auch für die UV-GOÄ gelten)
Für die Mammaria-Verpflanzung ist Nr. 2809 GOÄ (Naht eines verletzten Blutgefäßes an den Gliedmaßen, einschließlich Wundversorgung) nicht eigenständig neben Nrn. 3088 und 3089 und (evtl.) 2802 berechenbar.
Die Gebührenziffer ist nur bei der Versorgung von Verletzungen (traumatisch = von außen auf den Körper einwirkend) an den Gliedmaßen (Armen/Beinen) abrechenbar. Die Wundversorgung ist Bestandteil der Leistung und daher nicht gesondert mit den Nrn. 2000 bis 2005 abrechenbar. Sofern mehrere Gefäße genäht werden, ist auch eine entsprechende Mehrfachberechnung der Gebührenziffer möglich. Ist aufgrund der starken Schädigung eine einfache Naht des Blutgefäßes nicht mehr möglich, so

L. Chirurgie, Orthopädie

UV-GOÄ-Nr.	Allgemeine Heilbehandl.	Besondere Heilbehandl.	Besondere Kosten	Allgemeine Kosten	Sachkosten (Besond. + Allg. Kosten)

darf die Wiederherstellungs-OP der Vene/Arterie am Arm/Bein mit einer entsprechend höher vergüteten Gebührenziffern wie z.B. die Nrn. 2822/2823/2840/2841/2842 (Arterie) abgerechnet werden.

Ausschluss: 2000 bis 2005, 2054, 2822, 2823

2810 Rekonstruktiver Eingriff an der Vena cava superior oder inferior (z.B. bei erweiterter Tumorchirurgie mit Cavaresektion und Ersatz durch eine Venenprothese) – gegebenenfalls einschließlich Anlegen einer temporären arterio-venösen Fistel –

| 465,36 | 579,12 | 116,57 | 230,71 | 347,28 |

2. Arterienchirurgie

2820 Rekonstruktive Operation einer extrakranialen Hirnarterie

| 292,24 | 363,69 | 15,03 | 98,71 | 113,74 |

Ausschluss: 2821 (gleiche Arterie)

2821 Rekonstruktive Operation einer extrakranialen Hirnarterie mit Anlegen eines Shunts

| 390,89 | 486,47 | 15,03 | 158,96 | 173,99 |

Ausschluss: 2820 (gleiche Arterie)

2822 Rekonstruktive Operation einer Armarterie

| 214,07 | 266,38 | 15,03 | 63,66 | 78,69 |

Kommentar: Für die Nrn. 2822 und 2823 gilt:
Werden mehrere Arterien operativ wiederhergestellt, dann darf die Gebührenziffer auch entsprechend mehrfach abgerechnet werden.
Die Naht von glatten Schnitträndern einer verletzten Arterie stellt keine Rekonstruktion im Sinne dieser Gebührenziffer dar und ist daher nur mit Nr. 2809 zu vergüten. Damit die Leistungsvoraussetzung der Nr. 2822 oder 2823 erfüllt ist, bedarf es der Überbrückung eines Gefäßabschnitts, der langstreckig zerstört ist oder bei dem die Gefäßwand kontusionsbedingt beschädigt wurde. Die Überbrückung erfolgt mittels autologen (körpereigenem) Gefäßsatzes, so dass die Nrn. 2807/2808 zusätzlich abgerechnet werden dürfen. Die Naht dieses Transplantats ist in der Vergütung der Nrn. 2822/2823 enthalten und daher nicht gesondert mit Nr. 2809 abrechenbar. Im Gegensatz zu Nr. 2809 ist bei der Rekonstruktion der Nr. 2822/2823 die Wundversorgung in der Leistungsbeschreibung nicht ausdrücklich beinhaltet, so dass davon auszugehen ist, dass diese Leistung gesondert mit den Nrn. 2000 bis 2005 abgerechnet werden darf.

Ausschluss: 200, 2809.

2823 Rekonstruktive Operation einer Finger- oder Zehenarterie

| 172,20 | 214,27 | 15,03 | 45,57 | 60,60 |

Kommentar: Siehe Kommentar zu Nr. 2822
Bei ambulanter OP: Zuschlag nach Nr. 445 abrechenbar

Ausschluss: 200, 2054, 2809.

2824 Operation des offenen Ductus Botalli oder einer anderen abnormen Gefäßmißbildung im Thorax durch Verschluß

| 279,22 | 347,49 | 45,30 | 87,24 | 132,54 |

2825 Operation einer abnormen Gefäßmißbildung im Thorax durch Rekonstruktion

| 604,96 | 752,86 | 45,30 | 237,31 | 282,61 |

2826 Operative Beseitigung einer erworbenen Stenose oder eines Verschlusses an großen Gefäßen im Thorax durch Rekonstruktion

| 604,96 | 752,86 | 45,30 | 237,31 | 282,61 |

UV-GOÄ-Nr.	Allgemeine Heilbehandl.	Besondere Heilbehandl.	Besondere Kosten	Allgemeine Kosten	Sachkosten (Besond. + Allg. Kosten)

Kommentar: **Aus den Beschlüsse des Zentralen Konsultationsausschusses für Gebührenordnungsfragen bei der BÄK** zur Privatliquidation herzchirurgischer Leistungen:
Berechnung Nr. 2826 GOÄ oder 3079 für die „Anulusentkalkung" (dies dürfte auch für die UV-GOä gelten): Für die Entkalkung des Klappenringes bei Klappenersatz („Anulusentkalkung") ist Nr. 2826 GOÄ (operative Beseitigung einer erworbenen Stenose oder eines Verschlusses an den großen Gefäßen im Thorax durch Rekonstruktionen) oder Nr. 3079 GOÄ (Resektion intrakardial stenosierender Muskulatur) nicht eigenständig berechenbar. Eine gegebenenfalls erforderliche aufwendige „Entkalkung" (zum Beispiel bei Stadium IV) ist über den Steigerungsfaktor zu berücksichtigen. Auch in den Fällen, dass der Klappenring so eng ist, dass auch die kleinste Klappe nicht passt und der Klappenring erweitert werden muss, ist dies als unselbständige Teilleistung anzusehen. Bei Kindern kann die Leistung nach Nr. 2826 die Zielleistung sein. Diese kongenitalen Korrekturen sind aber vom hier Beschriebenen unabhängig.

2827 Operation eines Aneurysmas an einem großen Gefäß im Thorax
698,03   868,67   45,30   267,52   312,82

2828 Operative Versorgung einer intrathorakalen Gefäßverletzung durch direkte Naht
279,22   347,49   22,60   87,24   109,84

Ausschluss: 2829 (gleiche Gefäßverletzung)

2829 Operative Versorgung einer intrathorakalen Gefäßverletzung durch Gefäßersatz
483,98   602,28   30,27   218,31   248,58

Kommentar: Bei Verwendung eines autologen Transplantats ist die Nr. 2807 (Arterie) oder Nr. 2808 (Vene) abrechenbar.

Ausschluss: 2828 (gleiche Gefäßverletzung)

2834 Operative(r) Eingriff(e) an einem oder mehreren Gefäß(en) der Nieren, als selbstständige Leistung
137,75   171,42   15,03   51,90   66,93

Ausschluss: 2835–2838

2835 Rekonstruktive Operation an der Aorta abdominalis bei Stenose oder Verschluß
418,83   521,20   45,30   205,50   250,80

Ausschluss: 2834

2836 Rekonstruktive Operation an der Aorta abdominalis bei Aneurysma
465,36   579,12   45,30   218,31   263,61

Ausschluss: 2834

2837 Rekonstruktive Operation an einem Viszeralgefäß
465,36   579,12   45,30   218,31   263,61

Ausschluss: 2834.

2838 Rekonstruktive Operation einer Nierenarterie
400,19   498,07   45,30   205,50   250,80

Ausschluss: 2834

2839 Rekonstruktive Operation an Beckenarterien, einseitig
279,22   347,49   45,30   87,24   132,54

Kommentar: Bei beidseitiger Rekonstruktion ist die Gebührenziffer zweimal abrechenbar.

2840 Rekonstruktive Operation an den Arterien eines Oberschenkels – auch Anlegung einer Gefäßprothese oder axillo-femorale Umleitung oder femoro-femorale Umleitung –
279,22   347,49   22,60   87,24   109,84

L. Chirurgie, Orthopädie

UV-GOÄ-Nr.		Allgemeine Heilbehandl.	Besondere Heilbehandl.	Besondere Kosten	Allgemeine Kosten	Sachkosten (Besond. + Allg. Kosten)
2841	Rekonstruktive Operation einer Kniekehlenarterie	186,15	231,63	22,60	75,65	98,25
2842	Rekonstruktive Operation der Arterien des Unterschenkels	344,35	428,55	15,03	158,15	173,18

Kommentar: Da in der Leistungsbeschreibung die Mehrzahlformulierung Arterien vereinbart wurde, ist die Gebührenziffer unabhängig von der Anzahl der rekonstruierten Arterien an einem Unterschenkel nur einmal abrechenbar.

2843	Rekonstruktive Operation einer arteriovenösen Fistel an Extremitäten oder Halsbereich	344,35	428,55	15,03	158,15	173,18
2844	Rekonstruktive Operation einer arteriovenösen Fistel im Brust- oder Bauchraum	511,89	637,03	22,60	218,31	240,91

Ausschluss: 3069.

3. Venenchirurgie

Kommentar: **Die BÄK** führt zur Anwendung der „alten" GOÄ (vor 1996) bei ambulanten Varizenoperationen (dies dürfte auch für die UV-GOÄ gelten) aus:
...„GOÄ-Nr. 2883 betrifft die Crossektomie der Vena saphena magna oder Vena saphena parva mit Seitenastexstirpation. Die Berechnung der Nr. 2883 neben den Nrn. 2881 und 2882 (Varizenexhairese) ist zulässig, da die Leistungen nach Nrn. 2881 und 2882 nicht automatisch eine Crossektomie beinhalten. Die Leistungen nach den Nrn. 2881 bis 2883 beinhalten die Exstirpation der Seitenäste, so dass daneben nicht Nr. 2890 gesondert berechenbar ist.
In Ausnahmefällen, wenn z. B. neben der Crossektomie der Vena saphena magna nach Nr. 2883 in der Leiste mit Versorgung einiger Seitenäste zusätzlich ein am Unterschenkel gelegener Varixknoten inzidiert werden muß, ist neben Nr. 2883 die Leistung nach Nr. 2880 (Inzision eines Varixknotens) berechenbar.
Die Leistung nach Nr. 2882 ist für die Entfernung der beiden Stammvenen (Vena saphena magna und parva) pro Bein zweimal berechenbar. Grundsätzlich ist Nr. 2890 (Seitenastexstirpation) nur isoliert, d. h. nicht neben den Nrn. 2881 bis 2883 berechenbar. Eine Ausnahme besteht u. E., wenn die Seitenastexstirpation in zeitlicher Trennung von der übrigen Krampfaderoperation durchgeführt wird.
Die Seitenastexstirpation nach Nr. 2890 muss gebührenrechtlich als eine selbständige Operation angesehen werden, wenn sie nicht in unmittelbarem zeitlichen Zusammenhang zu den anderen varizenchirurgischen Maßnahmen erfolgt.
Die Legende zu Nr. 2890 „isolierte Seitenastexstirpation" stellt die Seitenastexstirpation als eine „isolierte" und damit selbständige Maßnahme gegenüber einer anderen Maßnahme heraus. Durch diese Formulierung kann aber nicht abgeleitet werden, dass jede einzelne Seitenastexstirpation mit einer dann vielfach abzurechnenden Position zu belegen wäre, die GOÄ wählt in diesen Fällen andere Formulierungen, z. B. bei Nr. 2880 die Inzision eines Varixknotens oder zu Nr. 2841 rekonstruktive Operation einer Kniekehlenarterie usw.
Hierzu ist auch die Relation der Bewertungen der Nrn. 2890 und 2881 ff zu berücksichtigen. Unseres Erachtens ist Nr. 2890 sachgerecht maximal dreimal anzuwenden – zum ersten für die Seitenastexhairese am Oberschenkel, zum zweiten für die Seitenastexhairese im Stromgebiet der Vena saphena magna am Unterschenkel und zum dritten für die Seitenastexhairese im Stromgebiet der Vena saphena parva.
Nr. 2890 GOÄ (Seitenastexstirpation) kann auch für die Kryophlebektomie angewandt werden.
Die Legende zu Nr. 490 (Infiltrationsanästhesie kleiner Bezirke) und Nr. 491 (Infiltrationsanästhesie großer Bezirke) bezieht sich nicht auf die Anästhesie eines Bezirkes. Vergleicht man die Bewertung beider Leistungen, so erscheint offensichtlich, dass dann, wenn mehrere Bezirke zu anästhesieren sind, die Voraussetzungen für die Nr. 491 gegeben sind. Voraussetzungen für den Mehrfachansatz der Nr. 490 oder auch den Ansatz der Nr. 490 neben der Nr. 491 ist u. E., dass eindeutig auseinanderliegende Bezirke nach Nr. 490

	Allgemeine Heilbehandl.	Besondere Heilbehandl.	Besondere Kosten	Allgemeine Kosten	Sachkosten (Besond. + Allg. Kosten)

bzw. 491 zu anästhesieren sind. Dies erscheint uns bei Anästhesien an einem Bein derart gegeben, dass Nr. 491 je einmal für die Anästhesien im Bereich des Oberschenkels und des Unterschenkels ansetzbar ist."

2880 Inzision eines Varixknotens | 13,77 | 17,13 | – | 9,72 | 9,72

Ausschluss: 2881, 2882, 2887

2881 Varizenexhairese, einseitig | 103,31 | 128,58 | 15,03 | 37,48 | 52,51

Kommentar: Siehe Allgemeinen Kommentar unter 3. Venenchirurgie
Bei ambulanter OP: Zuschlag nach Nr. 444 abrechenbar

Ausschluss: 200, 2801, 2880, 2882, 2890

2882 Varizenexhairese mit Unterbrechung der Vv. perforantes, einseitig | 172,20 | 214,27 | 15,03 | 63,51 | 78,54

Kommentar: Siehe Allgemeinen Kommentar unter 3. Venenchirurgie
Bei ambulanter OP: Zuschlag nach Nr. 445 abrechenbar
Beschluss des **Gebührenausschusses der BÄK** (15. Sitzung vom 21. Juli 1998 und 16. Sitzung vom 29. September 1998) -Isolierte Seitenastexstirpation nach Nr. 2890 neben Nrn. 2882 und 2883 (dies dürfte auch für die UV-GOä gelten)
Nr. 2890 GOÄ (Isolierte Seitenastexstirpation ...) ist nicht neben Nr. 2883 (Crossektomie ... und Exstirpation mehrere Seitenäste) berechenbar. Wird jedoch eine isolierte Seitenastexstirpation (ohne Crossektomie) am anderen Bein durchgeführt, so ist dafür Nr. 2890 GOÄ auch in einer Sitzung neben Nr. 2883 berechnungsfähig. Zur Klarstellung der besonderen Verhältnisse sollte in der Rechnung dokumentiert werden, dass die Leistung nach der Nr. 2890 GOÄ an einem anderen Bein als die Leistung nach Nr. 2883 GOÄ erfolgte

Ausschluss: 200, 2801, 2880, 2881, 2890

2883 Crossektomie der V. saphena magna/r parva und Extirpation mehrerer Seitenäste | 111,69 | 138,99 | 15,66 | 37,48 | 53,14

Kommentar: Siehe Allgemeinen Kommentar unter 3. Venenchirurgie
Bei ambulanter OP: Zuschlag nach Nr. 445 abrechenbar
Beschluss des **Gebührenausschusses der BÄK** (15. Sitzung vom 21. Juli 1998 und 16. Sitzung vom 29. September 1998) -Isolierte Seitenastexstirpation nach Nr. 2890 neben Nrn. 2882 und 2883 (dies dürfte auch für die UV-GOä gelten)
Siehe Text unter Nr. 2882

Ausschluss: 200, 2890

2885 Entfernung einer kleinen Blutadergeschwulst | 103,31 | 128,58 | 15,03 | 37,48 | 52,51

Kommentar: Beschluss des **Gebührenordnungsausschusses der BÄK** – Dt. Ärzteblatt 1/02 – Dermatologische Lasertherapie (dies dürfte auch für die UV-GOÄ gelten) Laserbehandlung von Besenreiser-Varizen, Teleangiektasien, Warzen u.a. Hautveränderungen, ausgenommen melanozytäre Naevi sowie aktinischer Präkarzinomerosen, einschl. Laser-Epilation, mit einer Ausdehnung von 7 bis zu 21cm^2 Körperoberfläche, analog Nr. 2885 (1100 Punkte), bis zu dreimal im Behandlungsfall, im Falle der Behandlung von Besenreiser-Varizen mit einer Laser-Impulsrate von bis zu 50 bis 100 Impulsen pro Sitzung. Eine metrische und fotografische Dokumentation der zu behandelnden Hautläsion vor und nach Anschluss einer dermatologischen Lasertherapie wird empfohlen. Melanozytäre Naevi sind ausdrücklich von der Laserbehandlung ausgenommen. Bei der Laserbehandlung von Besenreiservarizen ist die jeweils vorgeschriebene Mindest-Impulszahl pro Sitzung zu beachten.

Ausschluss: 2403, 2404, 2886

2886 Entfernung einer großen Blutadergeschwulst | 257,82 | 320,82 | 15,03 | 75,65 | 90,68

Kommentar: **Beschluss des Gebührenordnungsausschusses der BÄK** – Dt. Ärzteblatt 1/02 –
Dermatologische Lasertherapie – Siehe unter Nr. 2885.

Ausschluss: 2404, 2407, 2440, 2885, 2895

L. Chirurgie, Orthopädie

UV-GOÄ-Nr.

	Allgemeine Heilbehandl.	Besondere Heilbehandl.	Besondere Kosten	Allgemeine Kosten	Sachkosten (Besond. + Allg. Kosten)
2887 Thrombektomie	186,15	231,63	15,03	63,51	78,54

Kommentar: Die im Vorfeld der Thrombektomie erforderlichen diagnostischen Maßnahmen wie Sonographie/Doppler, Phlebographie sind zusätzlich berechnungsfähig.
Ausschluss: 2880, 3075

2888 Veno-venöse Umleitung (z.B. nach Palma) ohne Anlage eines arteriovenösen Shunts

	292,24	363,69	15,03	98,71	113,74

Ausschluss: 2889, 2891

2889 Veno-venöse Umleitung (z.B. nach Palma) mit Anlage eines arteriovenösen Shunts

	344,35	428,55	15,03	158,15	173,18

Ausschluss: 2888, 2891, 2895, 2896, 2897

2890 Isolierte Seitenastextirpation u./o. Perforansdissektion u./o. Perforansligatur

	32,58	40,51	7,78	11,86	19,64

Kommentar: Siehe Allgemeinen Kommentar unter 3. Venenchirurgie
Bei ambulanter OP: Zuschlag nach Nr. 442 abrechenbar
Beschluss des Gebührenausschusses der BÄK (15. Sitzung vom 21. Juli 1998 und 16. Sitzung vom 29. September 1998) – Isolierte Seitenastexstirpation nach Nr. 2890 neben Nrn. 2882 und 2883 (dies dürfte auch für die UV-GOÄ gelten). Siehe Text unter Nr. 2882
Ausschluss: 200, 2881, 2882, 2883

2891 Rekonstruktive OP an den Körpervenen unter Ausschluß der Hohlvenen (Thrombektomie, Transplantatersatz, Bypass-OP) – gegebenenfalls einschließlich Anlegen einer temporären arteriovenösen Fistel –

	279,22	347,49	54,34	87,24	141,58

Ausschluss: 2888, 2889

2895 Anlage eines arteriovenösen Shunts zur Hämodialyse

	137,75	171,42	15,03	51,90	66,93

Kommentar: Bei ambulanter OP: Zuschlag nach Nr. 445 abrechenbar
Ausschluss: 200, 2889, 2896

2896 Anlage eines arteriovenösen Shunts zur Hämodialyse mit freiem Transplantat

	195,46	243,21	15,03	63,51	78,54

Kommentar: Bei ambulanter OP: Zuschlag nach Nr. 445 abrechenbar
Ausschluss: 200, 2889, 2895

2897 Beseitigung eines arteriovenösen Shunts

	111,69	138,99	15,03	37,48	52,51

Kommentar: Bei ambulanter OP: Zuschlag nach Nr. 445 abrechenbar
Ausschluss: 200, 2889

2898 Unterbrechung der Vena cava caudalis durch Filterimplantation

	139,61	173,74	15,03	51,90	66,93

Ausschluss: 2899

2899 Unterbrechung der Vena cava caudalis nach Freilegung

	206,61	257,12	15,03	63,51	78,54

Ausschluss: 2898

UV-GOÄ-Nr.	Allgemeine Heilbehandl.	Besondere Heilbehandl.	Besondere Kosten	Allgemeine Kosten	Sachkosten (Besond. + Allg. Kosten)

2900 Operation bei portalem Hochdruck durch Dissektion

	292,24	363,69	30,27	98,71	128,98

Ausschluss: 2901, 2902

2901 Rekonstruktive Operation an den Körpervenen unter Ausschluß der Hohlvenen (Thrombektomie, Transplantatersatz, Bypassoperation) – gegebenenfalls einschließlich Anlegen einer temporären arteriovenösen Fistel –

	344,35	428,55	45,30	105,72	151,02

Ausschluss: 2900, 2902

2902 Operation bei portalem Hochdruck durch venöse Anastomose und Arterialisation

	429,99	535,10	45,30	205,50	250,80

Ausschluss: 2900, 2901

4. Sympathikuschirurgie

2920 Thorakale Sympathektomie

	186,15	231,63	15,03	75,65	90,68

Kommentar: **Aus den Beschlüsse des Zentralen Konsultationsausschusses für Gebührenordnungsfragen bei der BÄK** zur Privatliquidation herzchirurgischer Leistungen: Nr. 2920 (thorakale Sympathektomie) neben Nr. 3089 für „Eingriffe am sympathischen Nervensystem paraaortal, um die Spasmusbereitschaft der Koronararterien zu beeinflussen" (dies dürfte auch für die UV-GOÄ gelten) Nur in sehr wenigen Fällen (wenn eine Vollrevaskularisierung nicht möglich ist) ist bei einer Bypass-Operation eine thorakale Sympathektomie nach Nr. 2920 GOÄ erforderlich und berechenbar. Dies muß aus dem Operationsbericht klar nachvollziehbar sein. Die nur teilweise Durchtrennung (zum Beispiel der rami cardiaci nervi vagi) des Plexus kardiacus im Rahmen der Bypass-Operation ist eine unselbständige Teilleistung.

Ausschluss: 2603

2921 Lumbale Sympathektomie

	137,75	171,42	15,03	51,90	66,93

Ausschluss: 2602, 2603

XII. Thoraxchirurgie

2950 Resektion einer Rippe

	68,77	85,61	15,03	23,05	38,08

Kommentar: Ist die Resektion einer Rippe im Rahmen eines operativen Zieleingriffs als erforderliche unselbständige Nebenleistung durchzuführen, so darf die Nr. 2950 als Bestandteil dieser Hauptleistung nicht gesondert abgerechnet werden.
Bei Resektion einer Halsrippe oder der 1. Rippe ist die höher vergütete Nr. 2952 abzurechnen.
Die Resektion von mindestens 2 oder mehr benachbarten Rippen wird mit Nr. 2951 vergütet.
Werden mehrere einzelne Rippen reseziert, die nicht benachbart sind, so ist die Nr. 2950 entsprechend der Anzahl der Rippen abrechenbar. Wenn benachbarte, aber auch nicht benachbarte Rippen bei dem gleichen Eingriff reseziert werden, so sind die Nr. 2951 und die Nr. 2950 nebeneinander berechnungsfähig. Wir empfehlen in der Rechnung die entfernte(n) Rippe(n) und die jeweilige(n) Seite(n) anzugeben.

Ausschluss: 1841 - 1843, 2951 (nur bei benachbarten Rippen), 2956, 2957, 2979

2951 Resektion mehrerer benachbarter Rippen, als selbstständige Leistung

	103,31	128,58	15,03	37,48	52,51

L. Chirurgie, Orthopädie

UV-GOÄ-Nr.	Allgemeine Heilbehandl.	Besondere Heilbehandl.	Besondere Kosten	Allgemeine Kosten	Sachkosten (Besond. + Allg. Kosten)

Kommentar: Ist die Resektion mehrerer benachbarter Rippen im Rahmen eines operativen Zieleingriffs als erforderliche unselbständige Nebenleistung durchzuführen, so darf die Nr. 2951 als Bestandteil dieser Hauptleistung nicht gesondert abgerechnet werden. Wenn benachbarte Rippen, aber auch nicht benachbarte Rippen, bei dem gleichen Eingriff reseziert werden, so sind die Nrn. 2951 und 2950 bzw. 2952 nebeneinander berechnungsfähig. Wir empfehlen in der Rechnung die entfernte(n) Rippe(n) und die jeweilige(n) Seite(n) anzugeben. Eine Drainage nach Nr. 2970 ist auch daneben berechnungsfähig.

Ausschluss: 1841 – 1843, 2950 und 2952 (nur bei benachbarten Rippen), 2956, 2957, 2979

2952 Resektion einer Halsrippe oder der 1. Rippe

103,31   128,58   15,03   37,48   52,51

Kommentar: Die Resektion von mindestens 2 oder mehr benachbarten Rippen wird mit Nr. 2951 vergütet.
Werden mehrere einzelne Rippen reseziert, die nicht benachbart sind, so ist die Nr. 2952 entsprechend der Anzahl der Rippen abrechenbar. Wenn benachbarte, aber auch nicht benachbarte Rippen bei dem gleichen Eingriff reseziert werden, so sind die Nr. 2951 und die Nr. 2952 nebeneinander berechnungsfähig. Wir empfehlen in der Rechnung die entfernte(n) Rippe(n) und die jeweilige(n) Seite(n) anzugeben.

Ausschluss: 2951 (nur bei benachbarten Rippen), 2956, 2957

2953 Thorakoplastik

292,24   363,69   22,60   98,71   121,31

Ausschluss: 2954, 2955, 2959, 3010

2954 Thorakoplastik mit Höhlenöffnung – auch Jalousieplastik

429,99   535,10   22,60   205,50   228,10

Ausschluss: 2074, 2953, 2955, 2959, 3010

2955 Thorakoplastik mit Entschwartung – gegebenenfalls einschließlich Muskelimplantation und Entnahme des Implantates

465,36   579,12   30,27   218,85   249,12

Ausschluss: 2064, 2072–2074, 2953, 2954, 2959, 3010

2956 Brustwandteilresektion

195,46   243,21   22,60   75,65   98,25

Ausschluss: 2950, 2951, 2952, 2957, 2959, 2960, 3010

2957 Brustwandteilresektion mit plastischer Deckung

279,22   347,49   22,60   87,24   109,84

Ausschluss: 2950, 2951, 2952, 2956, 2959, 2960, 3010

2959 Korrekturthorakoplastik mit Entschwartung – gegebenenfalls einschließlich Muskelimplantation und Entnahme des Implantates –

474,67   590,70   22,60   218,85   241,45

Ausschluss: 2064, 2072–2074, 2953–2957, 3010

2960 Operation einer Brustkorbdeformität (z.B. Trichterbrust)

279,22   347,49   22,60   87,24   109,84

Ausschluss: 2956, 2957, 3010

2970 Anlage einer Pleuradrainage (z.B. Bülausche Heberdrainage)

51,57   64,18   7,67   16,86   24,53

Ausschluss: 303, 306, 307, 308, 315, 2015, 2032, 2093, 2979

L. Chirurgie, Orthopädie

UV-GOÄ-Nr.		Allgemeine Heilbehandl.	Besondere Heilbehandl.	Besondere Kosten	Allgemeine Kosten	Sachkosten (Besond. + Allg. Kosten)

2971 Spülung des Pleuraraumes bei liegender Drainage – gegebenenfalls einschließlich Einbringung von Arzneimitteln –   13,77   17,13   –   8,08   8,08

Ausschluss: 2032, 2093, 2979.

2972 Entnahme von Pleuragewebe nach operativer Freilegung der Pleura, als selbstständige Leistung   61,98   77,15   15,03   26,02   41,05

Ausschluss: 306, 307, 308, 2973, 2974, 2990, 2992, 2993

2973 Pleurektomie, einseitig, als selbstständige Leistung   206,61   257,12   22,60   75,65   98,25

Ausschluss: 307, 308, 2972, 2974

2974 Pleurektomie mit Resektion(en) am Perikard u./o. Zwerchfell   292,24   363,69   45,30   98,71   144,01

Ausschluss: 307, 308, 310, 2972, 2973, 3065

2975 Dekortikation der Lunge   446,76   555,95   45,30   205,50   250,80

2976 Ausräumung eines Hämatothorax   186,15   231,63   22,60   75,65   98,25

Ausschluss: 2397

2977 Thorakokaustik bei Spontanpneumothorax   68,77   85,61   15,03   24,26   39,29

2979 Operative Entfernung eines Pleuraemphysems – gegebenenfalls einschließlich Rippenresektion(en)   103,31   128,58   15,03   37,48   52,51

Ausschluss: 2430, 2432, 2950, 2951, 2970, 2971

2985 Thorakaler Eingriff am Zwerchfell   206,61   257,12   22,60   75,65   98,25

2990 Thorakotomie zu diagnostischen Zwecken   103,31   128,58   15,03   37,48   52,51

Ausschluss: 2292, 2802, 2972, 2991, 2992, 2993, 3010, 3011.

2991 Thorakotomie mit Herzmassage   137,75   171,42   15,03   51,90   66,93

Ausschluss: 2990, 3010

2992 Thorakotomie mit Entnahme von Pleura- u./o. Lungengewebe für die histologische u./o. bakteriologische Untersuchung, als selbstständige Leistung   120,05   149,41   15,03   38,42   53,45

Ausschluss: 306, 308, 2972, 2990, 2993, 3010, 3011.

2993 Thorakotomie mit Gewebsentnahme und intrathorakalen Präparationen   137,75   171,42   15,03   51,90   66,93

Ausschluss: 306, 308, 2972, 2990, 2992, 3010, 3011.

2994 Operative Eingriffe an der Lunge (z.B. Keilexzision, Herdenunkleation, Ausschälung von Zysten)   257,82   320,82   22,60   75,65   98,25

Ausschluss: 2295–2299

2995 Lob- oder Pneumonektomie   292,24   363,69   45,30   113,26   158,56

Ausschluss: 2994, 2996, 2997, 2998, 2999

2996 Lungensegmentresektion(en)   372,29   463,30   45,30   158,15   203,45

Ausschluss: 2994, 2995, 2997, 2998, 2999

L. Chirurgie, Orthopädie

UV-GOÄ-Nr.

	Allgemeine Heilbehandl.	Besondere Heilbehandl.	Besondere Kosten	Allgemeine Kosten	Sachkosten (Besond. + Allg. Kosten)

2997 Lobektomie und Lungensegmentresektion(en)

	474,67	590,70	45,30	218,85	264,15

Ausschluss: 2994, 2995, 2996, 2998, 2999

2998 Bilobektomie

	446,76	555,95	45,30	205,50	250,80

Ausschluss: 2994, 2995, 2996, 2997, 2999

2999 Pneumonektomie mit intraperikardialer Gefäßversorgung u./o. Ausräumung mediastinaler Lymphknoten

	521,20	648,59	45,30	237,31	282,61

Ausschluss: 2994, 2995, 2996, 2997, 2998

3000 Bronchotomie zur Entfernung von Fremdkörpern oder Tumoren

	257,82	320,82	22,60	75,65	98,25

3001 Thorakale Eingriffe am Tracheobronchialsystem wie Resektion u./o. Anastomose u./o. Versteifung u./o. plastischer Ersatz

	539,81	671,77	45,30	237,31	282,61

3002 Operative Kavernen- oder Lungenabszeßeröffnung

	446,76	555,95	45,30	205,50	250,80

3010 Sternotomie, als selbständige Leistung

	103,31	128,58	15,03	37,48	52,51

Ausschluss: 1551, 2953–2960, 2990, 2991, 2992, 2993, 3011, 3050–3097, 3125–3130

3011 Entfernung eines Mediastinaltumors, transpleural oder transsternal

	372,29	463,30	30,27	158,15	188,42

Ausschluss: 2990, 2992, 2993, 3010

3012 Drainage des Mediastinums

	51,57	64,18	7,67	16,72	24,39

Ausschluss: 2015, 2032, 2093, 2970

3013 Intrathorakaler Eingriff am Lymphgefäßsystem

	372,29	463,30	45,30	158,15	203,45

XIII. Herzchirurgie

3050 Operative Maßnahmen in Verbindung mit der Herz-Lungen-Maschine zur Herstellung einer extrakorporalen Zirkulation

	172,20	214,27	22,60	72,68	95,28

Kommentar: Die Nrn. 3051–3053 dürfen neben Nr. 3050 zusätzlich abgerechnet werden.
Ausschluss: 3010.

3051 Perfusion der Hirnarterien, zusätzlich zur Leistung nach Nr. 3050

	120,05	149,41	–	38,42	38,42

Ausschluss: 3010

3052 Perfusion der Koronararterien, zusätzlich zur Leistung nach Nr. 3050

	103,31	128,58	–	32,76	32,76

Ausschluss: 3010.

L. Chirurgie, Orthopädie

UV-GOÄ-Nr.		Allgemeine Heilbehandl.	Besondere Heilbehandl.	Besondere Kosten	Allgemeine Kosten	Sachkosten (Besond. + Allg. Kosten)
3053	Perfusion von Arterien eines anderen Organs, zusätzlich zur Leistung nach Nr. 3050	103,31	128,58	–	32,76	32,76
	Ausschluss: 3010					
3054	Operative extrathorakale Anlage einer assistierenden Zirkulation	172,20	214,27	15,03	72,68	87,71
	Ausschluss: 3010					
3055	Überwachung einer assistierenden Zirkulation, je angefangene Stunde	51,57	64,18	–	16,86	16,86
	Ausschluss: 56, 3010					
3060	Intraoperative Funktionsmessungen am und/oder im Herzen	51,57	64,18	–	16,86	16,86
	Ausschluss: 3010					
3065	Operation am Perikard, als selbständige Leistung	186,15	231,63	22,60	75,65	98,25
	Ausschluss: 2974, 3010, 3066					
3066	Operation der Pericarditis constrictiv	292,24	363,69	30,27	98,71	128,98
	Ausschluss: 3010, 3065.					
3067	Myokardbiopsie unter Freilegung des Herzens, als selbständige Leistung	137,75	171,42	22,60	51,90	74,50
	Ausschluss: 2401, 2402, 3010.					
3068	Anlage einer künstlichen Pulmonalisstammstenose	292,24	363,69	22,60	98,71	121,31
	Ausschluss: 3010.					
3069	Shunt-Operation an herznahen Gefäßen	279,22	347,49	37,73	87,24	124,97
	Ausschluss: 2844, 3010.					
3070	Operative Anlage eines Vorhofseptumdefektes	279,22	347,49	37,73	87,24	124,97
	Ausschluss: 3010.					
3071	Naht einer Myokardverletzung	279,22	347,49	37,73	87,24	124,97
	Ausschluss: 3010.					
3072	Operativer Verschluß des Vorhofseptumdefektes vom Sekundum-Typ	279,22	347,49	37,73	87,24	124,97
	Ausschluss: 3010, 3073					
3073	Operativer Verschluß von Vorhofseptumdefekten anderen Typs (z.B. Sinus venosus) – auch Korrektur einer isolierten Lungenvenenfehlmündung	372,29	463,30	37,73	158,15	195,88
	Ausschluss: 3010, 3072					
3074	Komplette intraarteriale Blutumleitung (totale Lungenvenenfehlmündung oder unkomplizierte Transposition der großen Arterien)	604,96	752,86	45,30	237,31	282,61
	Ausschluss: 3010.					

L. Chirurgie, Orthopädie 3075–3095

UV-GOÄ-Nr.		Allgemeine Heilbehandl.	Besondere Heilbehandl.	Besondere Kosten	Allgemeine Kosten	Sachkosten (Besond. + Allg. Kosten)
3075	Entfernung eines Fremdkörpers aus dem Herzen oder aus einem herznahen Gefäß – auch Thromb- oder Embolektomie	279,22	347,49	37,73	87,24	124,97
Ausschluss:	2887, 3010					
3076	Operative Entfernung eines Herztumors oder eines Herzwandaneurysmas oder eines Herzdivertikels	446,76	555,95	45,30	205,50	250,80
Ausschluss:	3010					
3077	Operativer Verschluß eines Herzkammerscheidewanddefektes mittels direkter Naht	279,22	347,49	37,73	87,24	124,97
Ausschluss:	3010, 3078					
3078	Operativer Verschluß eines Herzkammerscheidewanddefektes mittels Prothese	372,29	463,30	37,73	158,15	195,88
Ausschluss:	3010, 3077					
3079	Resektion intrakardial stenosierender Muskulatur	279,22	347,49	37,73	87,24	124,97
Ausschluss:	3010.					
3084	Valvuloplastik einer Herzklappe	307,13	382,21	7,57	158,15	165,72
Ausschluss:	3010, 3085, 3086, 3087					
3085	Operative Korrektur einer Herzklappe	292,24	363,69	37,73	98,71	136,44
Ausschluss:	3010, 3084, 3086, 3087					
3086	Operativer Ersatz einer Herzklappe	521,20	648,59	37,73	237,31	275,04
Ausschluss:	3010, 3084, 3085, 3087					
3087	Operative Korrektur u./o. Ersatz mehrerer Herzklappen	698,03	868,67	45,30	267,52	312,82
Ausschluss:	3010, 3084, 3085, 3086					
3088	Operation zur direkten myokardialen Revaskularisation eines Versorgungsabschnittes	521,20	648,59	45,30	237,31	282,61
Ausschluss:	3010, 3089, 3090					
3089	Operation zur direkten myodardialen Revaskularisation mehrerer Versorgungsabschnitte	698,03	868,67	45,30	267,52	312,82
Ausschluss:	3010, 3088, 3090					
3090	Operation von Anomalien der Koronararterien	372,29	463,30	30,27	158,15	188,42
Ausschluss:	3010, 3088, 3089					
3091	Operation am Reizleitungssystem (Korrektur von Rhythmusstörungen – ausschl. der Schrittmacherbehandlung –)	418,83	521,20	15,66	207,65	223,31
Ausschluss:	3010, 3095, 3097					
3095	Schrittmacher-Erstimplantation	257,82	320,82	22,60	75,65	98,25
Kommentar:	Bei ambulanter OP: Zuschlag nach Nr. 445 abrechenbar					
Ausschluss:	200, 650–656, 3010, 3091, 3097					

UV-GOÄ-Nr.	Allgemeine Heilbehandl.	Besondere Heilbehandl.	Besondere Kosten	Allgemeine Kosten	Sachkosten (Besond. + Allg. Kosten)

3096 Schrittmacher-Aggregatwechsel   103,31   128,58   15,03   32,76   47,79

Kommentar: Bei ambulanter OP: Zuschlag nach Nr. 444 abrechenbar
Ausschluss: 107, 200, 650–656, 3010.

3097 Schrittmacher-Korrektureingriff – auch Implantation von myokardialen Elektroden
  257,82   320,82   15,03   75,65   90,68

Ausschluss: 107, 200, 650–656, 3010, 3091, 3095
Kommentar: Bei ambulanter OP: Zuschlag nach Nr. 445 abrechenbar

XIV. Ösophaguschirurgie, Abdominalchirurgie

3120 Diagnostische Peritonealspülung, als selbständige Leistung
  27,92   34,75   –   11,86   11,86

Kommentar: Die Punktion der Bauchhöhle ist Bestandteil der Leistung. Ggf. erforderliche Laboruntersuchungen der Spülflüssigkeit sind zusätzlich berechenbar.
Bei ambulanter OP: Zuschlag nach Nr. 442 abrechenbar
Ausschluss: 200, 307, 700, 701, 3135

3121 Choledochoskopie während einer intraabdominalen Operation
  46,54   57,92   –   11,86   11,86

3122 Intraoperative Manometrie an den Gallenwegen (Prüfung des Papillenwiderstandes)
  34,89   43,42   –   11,86   11,86

3125 Eröffnung des Ösophagus vom Halsgebiet aus
  103,31   128,58   30,27   32,64   62,91

Kommentar: Die in den Allg. Best. zum Kapitel L Abs. 2 geforderte Kürzung bei nebeneinander abrechenbaren Leistungen für Eingriffe im Bereich von Brust- und Bauchhöhle um den Vergütungsbetrag nach Nr. 2990 oder Nr. 3135 bei allen dem ersten Eingriff nachfolgenden chirurgischen Leistungen ist hier auch nach Kommentierung von **Brück** nicht anzuwenden, da für den Eingriff nach Nr. 3125 eine erneute Schnittführung erforderllich ist.
Ausschluss: 2750, 3010, 3129, 3151

3126 Intrathorakaler Eingriff am Ösophagus
  372,29   463,30   45,30   158,15   203,45

Kommentar: Nach Nr. 3126 sind z.B. die Entfernung von Divertikeln des Oesophagus wie Zenker‹sches Divertikel, mediastinales Traktionsdivertikel oder epigastrisches Divertikel abrechenbar und nach **Brück** zur GOÄ (dies dürfte auch für die UV-GOÄ gelten) auch die Entfernung eines hochsitzenden Oesophagus-Carcinoms.
Ausschluss: 3010, 3127, 3130

3127 Extrapleurale Operation der Ösophagusatresie beim Kleinkind
  465,36   579,12   45,30   205,50   250,80

Kommentar: Ist eine Transposition des Dünndarms erforderlich, kann zusätzlich die Leistung nach Nr. 3177 berechnet werden.
Ausschluss: 3010, 3126.

3128 Operative Beseitigung einer angeborenen ösophagotrachealen Fistel
  279,22   347,49   45,30   87,24   132,54

Kommentar: Liegt auch eine Ösophagusatresie vor, kann zusätzlich die Leistung nach Nr. 3127 erbracht und berechnet werden.
Ausschluss: 3010, 3125

L. Chirurgie, Orthopädie

UV-GOÄ-Nr.	Allgemeine Heilbehandl.	Besondere Heilbehandl.	Besondere Kosten	Allgemeine Kosten	Sachkosten (Besond. + Allg. Kosten)

3129 Operativer Eingriff am terminalen Ösophagus bei abdominalem Zugang

| | 279,22 | 347,49 | 45,30 | 87,24 | 132,54 |

Kommentar: Abrechenbar nach Nr. 3129 sind z.B.
– die Entfernung eines Ösophagus-Carcinoms im unteren Ösophagus (ggf. zusätzlich Leistung Nr. 3177)
– Kardiomyotomie nach Heller
bei abdominalem Zugang.
Die Operation einer Diaphragmahernie ist nach Nr. 3280 abzurechnen.

Ausschluss: 3010, 3125, 3130

3130 Operativer Eingriff am Ösophagus bei abdominalthorakalem Zugang

| | 465,36 | 579,12 | 45,30 | 205,50 | 250,80 |

Kommentar: Abrechenbar nach Nr. 3130 sind z.B.
– die Entfernung eines Ösophagus-Carcinoms im unteren Ösophagus (ggf. zusätzlich Leistung Nr. 3177)
– Kardiomyotomie nach Heller
bei abdominal-thorakalem Zugang.
Die Operation einer Diaphragmahernie ist nach Nr. 3280 abzurechnen.

Ausschluss: 3010, 3126, 3129

3135 Eröffnung der Bauchhöhle zu diagnostischen Zwecken – gegebenenfalls einschließlich Gewebeentnahme –

| | 103,31 | 128,58 | 22,60 | 42,34 | 64,94 |

Ausschluss: 2292, 2802, 3120, 3232.

3136 Eröffnung eines subphrenischen Abszesses

| | 103,31 | 128,58 | 15,03 | 42,34 | 57,37 |

Kommentar: Die Leistung nach Nr. 3136 ist unabhängig vom gewählten operativen Zugangsweg abrechenbar

Ausschluss: 2430, 3137

3137 Eröffnung von Abszessen im Bauchraum

| | 103,31 | 128,58 | 22,60 | 42,34 | 64,94 |

Kommentar: Abrechenbar nach Nr. 3137 sind z.B.
– perityphlitischer Abszess
– Douglas-Abszess.
Eine zeitlich vor der Eröffnung durchgeführte diagnostische Douglas-Punktion nach Nr. 316 kann zusätzlich berechnet werden.

Ausschluss: 1136, 2430, 3136

3138 Anlage einer Magenfistel mit oder ohne Schrägkanalbildung

| | 148,94 | 185,33 | 37,73 | 51,90 | 89,63 |

Kommentar: Nach Nr. 3138 ist auch die endoskopische Anlage einer perkutanen Gastrotomie (PEG) abzurechnen.

3139 Eröffnung des Bauchraums bei Peritonitis mit ausgedehnter Revision, Spülung und Drainage

| | 257,82 | 320,82 | 46,78 | 98,17 | 144,95 |

Ausschluss: 2032, 2093, 3144

3144 Naht der Magen- und/oder Darmwand nach Perforation oder nach Verletzung – einschließlich Spülung des Bauchraumes –

| | 176,85 | 220,06 | 38,89 | 65,93 | 104,82 |

Ausschluss: 3139, 3145–3183

UV-GOÄ-Nr.		Allgemeine Heilbehandl.	Besondere Heilbehandl.	Besondere Kosten	Allgemeine Kosten	Sachkosten (Besond. + Allg. Kosten)
3145	Teilresektion des Magens	257,82	320,82	45,30	98,17	143,47

Kommentar: Abrechenbar nach Nr. 3145 sind z.B.
- Antrumresktion
- Billroth I

Ausschluss: 3144, 3146, 3147, 3148, 3149, 3150, 3157, 3158

| **3146** | Kardiaresektion | 372,29 | 463,30 | 45,30 | 158,15 | 203,45 |

Ausschluss: 3144, 3145, 3147, 3148, 3149, 3150, 3157, 3158

| **3147** | Totale Magenentfernung | 446,76 | 555,95 | 45,30 | 205,50 | 250,80 |

Ausschluss: 3144, 3145, 3146, 3148, 3149, 3150

| **3148** | Resektion des Ulcus pepticum | 372,29 | 463,30 | 45,30 | 158,15 | 203,45 |

Ausschluss: 3144, 3145, 3146, 3147, 3149, 3150, 3157, 3158

| **3149** | Umwandlungsoperation am Magen (z.B. Billroth II in Billroth I, Interposition) | 488,63 | 608,07 | 45,30 | 218,85 | 264,15 |

Ausschluss: 3144, 3145, 3146, 3147, 3148, 3150, 3157, 3158

| **3150** | Gastrotomie | 148,94 | 185,33 | 22,60 | 51,90 | 74,50 |

Ausschluss: 3144, 3145, 3146, 3147, 3148, 3149, 3157, 3158

| **3151** | Operative Einbringung eines Tubus in Ösophagus u./o. Magen als NotOP | 251,31 | 312,71 | 45,30 | 75,65 | 120,95 |

Ausschluss: 3125, 3144.

| **3152** | Spaltung des Pylorus (z.B. bei Pylorospasmus) | 176,85 | 220,06 | 22,60 | 65,93 | 88,53 |

Ausschluss: 3125, 3144.

| **3153** | Pyloroplastik | 279,22 | 347,49 | 15,03 | 87,24 | 102,27 |

Ausschluss: 3144, 3154, 3158.

| **3154** | Vagotomie am Magen | 279,22 | 347,49 | 15,03 | 87,24 | 102,27 |

Ausschluss: 3144, 3153, 3155

| **3155** | Vagotomie am Magen mit zusätzlichen Drainageverfahren (z.B. Anastomose, Pyloruserweiterung einschließlich Plastik) | 418,83 | 521,20 | 15,03 | 205,50 | 220,53 |

Ausschluss: 2032, 2093, 3144, 3154

| **3156** | Endoskopische Entfernung von Fäden nach Magenoperation oder von Fremdkörpern, zusätzlich zur Gastroskopie | 41,88 | 52,11 | – | 11,86 | 11,86 |

Kommentar: Eine operative Fremdkörperentfernung ist nach Nr. 3150 abzurechnen.
Ausschluss: 3144.

| **3157** | Magenteilresektion mit Dickdarmteilresektion | 429,99 | 535,10 | 45,30 | 205,50 | 250,80 |

Ausschluss: 3144, 3145, 3146, 3147, 3148, 3149, 3150

| **3158** | Gastroenterostomie | 206,61 | 257,12 | 45,30 | 75,65 | 120,95 |

Ausschluss: 3144, 3145, 3146, 3148, 3149, 3150, 3153

L. Chirurgie, Orthopädie

UV-GOÄ-Nr.	Allgemeine Heilbehandl.	Besondere Heilbehandl.	Besondere Kosten	Allgemeine Kosten	Sachkosten (Besond. + Allg. Kosten)

3165 Operative Beseitigung von Atresien, Stenosen (Septen) u./o. Divertikeln des Duodenums

	372,29	463,30	30,27	158,15	188,42

Ausschluss: 3144, 3173.

3166 Operative Beseitigung der Atresien, Stenosen (Septen) u./o. Divertikeln des Jejunums oder des Ileums

	279,22	347,49	22,60	87,24	109,84

Kommentar: Für die Entfernung des Meckelschen Divertikels steht eine eigene Abrechnungsnummer Nr. 3173 zur Verfügung.

Ausschluss: 3144, 3173, 3181

3167 Anastomose im Dünndarmgebiet – auch mit Teilresektion

	206,61	257,12	22,60	78,47	101,07

Ausschluss: 3144, 3181

3168 Jejuno-Zökostomie

	241,98	301,15	22,60	78,47	101,07

Ausschluss: 3144, 3169.

3169 Teilresektion des Kolons – auch mit Anastomose

	349,03	434,34	22,60	158,15	180,75

Kommentar: Abrechenbar nach Nr. 3169 sind z.B. die Hemikolektomie rechts und links. Werden zwei ausgedehnte Resektionen an unterschiedlicher Lokalisation des Colons ausgeführt, so ist nach **Lang, Schäfer, Stiel** und **Vogt** die Leistung nach Nr. 3170 zu berechnen. **Brück** schlägt für diesen Fall vor, die Nr. 3169 zweimal abzurechnen.

Ausschluss: 3144, 3168, 3170, 3174, 3181, 3183

3170 Kolektomie, auch subtotal – mit Ileostomie

	488,63	608,07	22,60	218,85	241,45

Kommentar: Nach **Lang, Schäfer, Stiel** und **Vogt** ist mit Nr. 3170 auch die Anus praeter-Bildung mit einer Dünndarmschlinge abgegolten.
Nach **Brück** ist eine evtl. Pouchbildung nicht eingeschlossen.

Ausschluss: 3144, 3169, 3181, 3183, 3206, 3207, 3210.

3171 Operative Beseitigung von Lageanomalien innerhalb des Magen-Darmtraktes oder des Vovulus (auch im Säuglings- und Kleinkindalter) oder der Darminvagination

	232,67	289,56	22,60	81,71	104,31

Ausschluss: 3144.

3172 Operative Darmmobilisation bei Verwachsungen, als selbstständige Leistung

	148,94	185,33	22,60	44,09	66,69

Ausschluss: 3144.

3173 Operative Entfernung des Meckel‹schen Divertikels

	137,75	171,42	22,60	51,90	74,50

Kommentar: Werden Divertikel des Jejunums oder des Ileums entfernt, ist die Nr. 3166 abrechnungsfähig.

Ausschluss: 3144, 3165, 3166

3174 Operative Beseitigung einer Darmduplikatur

	251,31	312,71	22,60	78,75	101,35

Ausschluss: 3144, 3169

L. Chirurgie, Orthopädie

UV-GOÄ-Nr.		Allgemeine Heilbehandl.	Besondere Heilbehandl.	Besondere Kosten	Allgemeine Kosten	Sachkosten (Besond. + Allg. Kosten)

3175 Operation des Mekoniumileus

           251,31 312,71 22,60 78,75 101,35

 Ausschluss: 3144.

3176 Transposition eines Darmteils innerhalb des Abdomens

           325,76 405,37 22,60 98,71 121,31

 Ausschluss: 3144, 3177, 3188, 3194

3177 Transposition eines Darmteils u./o. des Magens aus dem Abdomen heraus

           465,36 579,12 22,60 205,63 228,23

 Kommentar: Siehe Kommentar zu Nr. 3127
 Ausschluss: 3144, 3176

3179 Faltung sämtlicher Dünndarmschlingen bei rezidivierendem Ileus

           372,29 463,30 22,60 158,15 180,75

 Ausschluss: 3144

3181 Langstreckige Resektion, auch ganzer Konvolute, vom Dünndarm- gegebenenfalls einschließlich vom Dickdarm – mit Anastomose

           325,76 405,37 45,30 96,02 141,32

 Ausschluss: 3144, 3166, 3167, 3169, 3170.

3183 Kombinierte Entfernung des gesamten Dick- und Mastdarmes mit Ileostoma

           604,96 752,86 45,30 237,31 282,61

 Ausschluss: 3144, 3169, 3170, 3206, 3207, 3210

3184 Lebertransplantation

           698,03 868,67 116,57 345,87 462,44

 Ausschluss: 3185

3185 Operation an der Leber (z.B. Teilresektion oder Exzision eines Tumors)

           279,22 347,49 45,30 87,24 132,54

 Ausschluss: 3184

3186 Exstirpation der Gallenblase 232,67 289,56 45,30 81,71 127,01

 Kommentar: In der Leistungslegende wird nur von der Entfernung der Gallenblase (Cholezystektomie) gesprochen. In der Regel werden aber bei einer Cholezystektomie weitere operative Leistungen wie z.B. die Revision der Gallengänge erforderlich. In diesen Fällen ist dann für die Operation die Nr. 3187 abzurechnen.
 Ausschluss: 3187

3187 Operation an den Gallengängen – gegebenenfalls einschließlich Exstirpation der Gallenblase –

           302,50 376,44 45,30 96,02 141,32

 Kommentar: Die operative Beseitigung von Atresien und / oder Stenosen der Gallengänge beim Säugling oder Kleinkind sind nach Nr. 3189 abrechnungsfähig.
      Werden im Rahmen der Leistung nach Nr. 3187 weitere Maßnahmen erforderlich, so können diese auch abgerechnet werden, z.B.
      – Darstellung der Gallengänge (retrograde Cholangiographie (Nr. 5170)
      – Choledochoskopie (intraoperative Spiegelung) (Nr. 3121)
      – Druckmessung intraoperativ an Gallenwegen (Nr. 3122)
      – Bildung biliodigestiver Anastomose (Nr. 3188)
 Ausschluss: 3186, 3189, 3190

3188 Biliodigestive Anastomose mit Interposition eines Darmabschnittes

           390,89 486,47 45,30 158,15 203,45

 Ausschluss: 3176

L. Chirurgie, Orthopädie

UV-GOÄ-Nr.		Allgemeine Heilbehandl.	Besondere Heilbehandl.	Besondere Kosten	Allgemeine Kosten	Sachkosten (Besond. + Allg. Kosten)

3189 Operative Beseitigung von Atresien u./o. Stenosen der Gallengänge beim Säugling oder Kleinkind — 372,29 | 463,30 | 45,30 | 158,15 | 203,45

Kommentar: Sind mehrere Anastomosen erforderlich, so kann die Leistung nach Nr. 3189 nicht mehrfach abgerechnet werden, denn in der Leistungslegende wird schon in der Mehrzahl von „Atresien" und/oder Stenosen der Gallebgänge gesprochen.
Ausschluss: 3187, 3190

3190 Papillenexstirpation oder -spaltung mit Eröffnung des Duodenums — 251,31 | 312,71 | 22,60 | 75,65 | 98,25

Ausschluss: 3187, 3189

3192 Milzrevision, als selbständige Leistung — 186,15 | 231,63 | 22,60 | 88,47 | 111,07

3194 Präparation einer Pankreaszyste und Drainage derselben durch Interposition eines Darmabschnittes — 344,35 | 428,55 | 45,30 | 96,02 | 141,32

Ausschluss: 2032, 2093, 3176.

3195 Resektion des Kopfteils vom Pankreas — 429,99 | 535,10 | 45,30 | 205,63 | 250,93

Ausschluss: 3196, 3197, 3198

3196 Resektion des Schwanzteils vom Pankreas — 206,61 | 257,12 | 45,30 | 98,17 | 143,47

Kommentar: Wenn erforderlich, sind neben der Leistung nach der Nr. 3196 ggf. die Leistungen nach den Nrn.
– 3167 (Anastomose im Dünndarmbereich)
– 3176 (Transposition eines Darmteiles innerhalb des Abdomens)
– 3199 (Milzextirpation)
zusätzlich berechnungsfähig.
Ausschluss: 3195, 3197, 3198

3197 Resektion des ganzen Pankreas — 429,99 | 535,10 | 45,30 | 205,63 | 250,93

Ausschluss: 3195, 3196, 3198

3198 Pankreoduodenektomie (z.B. nach Whipple) — 465,36 | 579,12 | 45,30 | 205,63 | 250,93

Ausschluss: 3195, 3196, 3197

3199 Milzexstirpation — 206,61 | 257,12 | 22,60 | 98,17 | 120,77

3200 Appendektomiee — 137,75 | 171,42 | 22,60 | 42,34 | 64,94

3202 Operation einer persistierenden Fistel am Magen-Darmtrakt – gegebenenfalls einschließlich Resektion und AnastomoseSpeichern — 279,22 | 347,49 | 77,79 | 138,33 | 216,12

3205 Anlage einer Endodrainage (z.B. Duodenum-Dünndarm-Leberpforte-Bauchhaut), zusätzlich zu anderen intraabdominalen Ops — 209,39 | 260,60 | 15,03 | 98,17 | 113,20

Kommentar: Nach GOÄ-Kommentar von **Lang, Schäfer, Stiel** und **Vogt** kann die Leistung nach Nr. 3205 grundsätzlich als Zusatzleistung, z. B. im Anschluss an eine Gallenwegsoperation, gesondert berechnet werden. Nach der Kommentierung von **Brück** zur GOÄ ist die Leistung nach Nr. 3205 nicht berechnungsfähig, „für eine Drainage zum Abschluss einer

UV-GOÄ-Nr.		Allgemeine Heilbehandl.	Besondere Heilbehandl.	Besondere Kosten	Allgemeine Kosten	Sachkosten (Besond. + Allg. Kosten)

Operation..." Die Leistung nach Nr. 3205 beschreibt einen selbständigen Eingriff, so dass bei Abrechnung weiterer Leistungen neben Nr. 3205 die Eröffnungsleistung abgezogen werden muss. – Dies dürfte auch für die UV-GOÄ gelten.

Ausschluss: 2032, 2093.

Nr.	Leistung	AllgH	BesH	BesK	AllgK	SachK
3206	Enterostomie – auch einschließlich Katheterfistelung (Kolostomie, Transversumfistel)	209,39	260,60	22,60	98,17	120,77

Ausschluss: 3170, 3183, 3207

| 3207 | Anlegen eines Anus praeter | 137,75 | 171,42 | 22,60 | 42,34 | 64,94 |

Ausschluss: 3170, 3183, 3206, 3210

| 3208 | Verschlußoperation für einen Anus praeter mit Darmnaht | 116,34 | 144,77 | 22,60 | 38,42 | 61,02 |

Ausschluss: 3209

| 3209 | Verschlußoperation für einen Anus praeter mit Darmresektion | 162,87 | 202,70 | 22,60 | 47,19 | 69,79 |

Ausschluss: 3208

| 3210 | Anlegen eines Anus praeter duplex transversalis | 186,15 | 231,63 | 22,60 | 75,65 | 98,25 |

Ausschluss: 3170, 3183, 3207

| 3211 | Unterweisung eines Anus-praeter-Patienten in der Irrigator-Methode zur Darmentleerung | 11,16 | 13,89 | – | 1,74 | 1,74 |

Ausschluss: 1

| 3215 | Eröffnung eines kongenitalen oberflächlichen Afterverschlusses | 13,97 | 17,36 | – | 5,52 | 5,52 |

Ausschluss: 3216, 3217, 3218

| 3216 | Operation eines kongenitalen tiefreichenden Mastdarmverschlusses vom Damm auch oder der Analatresie | 111,69 | 138,99 | 15,03 | 38,42 | 53,45 |

Ausschluss: 3215, 3217, 3218

| 3217 | Operation der Anal- und Rektumatresie einschließlich Kolondurchzugsoperation | 349,03 | 434,34 | 22,60 | 158,15 | 180,75 |

Ausschluss: 3215, 3216, 3218

| 3218 | Radikal-Operation eines tiefreichenden Mastdarmverschlusses mit Eröffnung der Bauchhöhle | 251,31 | 312,71 | 22,60 | 75,65 | 98,25 |

Ausschluss: 3215, 3216, 3217

| 3219 | Operation eines Afterrisses oder Mastdarmrisses | 25,87 | 32,20 | 7,67 | 10,25 | 17,92 |

Ausschluss: 1045, 2000–2006

| 3220 | Operation submuköser Mastdarmfisteln | 27,92 | 34,75 | 7,67 | 12,95 | 20,62 |

Kommentar: Nach Nr. 1163 ist die Fisteloperation an den (weiblichen) Geschlechtsteilen – ggf. einschließlich der Harnblase und / oder Operation einer Darmscheiden- oder Darmharnröhrenfistel auch mit hinterer Scheidenplastik und Beckenbodenplastik – zu berechnen. Auch wenn mehrere submuköse Mastdarmfisteln operiert werden, kann die Leistung nach Nr. 3220 nur einmal abgerechnet werden.
Bei ambulanter OP Zuschlag nach Nr. 442 abrechenbar

Ausschluss: 200, 1163.

L. Chirurgie, Orthopädie

UV-GOÄ-Nr.		Allgemeine Heilbehandl.	Besondere Heilbehandl.	Besondere Kosten	Allgemeine Kosten	Sachkosten (Besond. + Allg. Kosten)
3221	Operation intramuskulärer Mastdarmfisteln	34,44	42,85	7,67	12,95	20,62

Kommentar: Auch wenn mehrere intramuskuläre Mastdarmfisteln operiert werden, kann die Leistung nach Nr. 3221 nur einmal abgerechnet werden.
Ausschluss: 1163.

3222	Operation einer transsphinkterischen Mastdarmfistel – auch ihres verzweigten Gangsystems					
		65,16	81,08	15,03	25,49	40,52

Ausschluss: 1163.

3223	Operation einer extrasphinkterischen Fistel oder Rundbogenfistel – auch jeweils ihres verzweigten Gangsystems					
		79,11	98,46	15,03	27,10	42,13

Ausschluss: 1163.

3224	Peranale operative Entfernung von Mastdarmpolypen oder Mastdarmgeschwülsten – einschließlich Schleimhautnaht					
		107,03	133,21	15,66	41,40	57,06

Kommentar: Die transanale endoskopische Mikrochirurgie (TEM) ist nach Nr. 3224 abzurechnen.
Ausschluss: 765, 766, 3226, 3240

3226	Peranale operative Entfernung einer Mastdarmgeschwulst mit Durchtrennung der Schließmuskulatur (Rectostomia posterior) – einschließlich Naht –					
		325,76	405,37	23,33	98,71	122,04

Ausschluss: 765, 766, 3224, 3240

3230	Manuelles Zurückbringen des Mastdarmvorfalles					
		11,16	13,89	–	3,64	3,64

Ausschluss: 3231, 3232

3231	Operation des Mastdarmvorfalles bei Zugang vom After aus oder perineal					
		107,03	133,21	15,03	41,40	56,43

Ausschluss: 3230, 3232

3232	Operation des Mastdarmvorfalles mit Eröffnung der Bauchhöhle					
		206,61	257,12	22,60	75,65	98,25

Ausschluss: 3135, 3230, 3231

3233	Rektumexstirpation bei Zugang vom After aus – auch mit Kreuzbeinschnitt					
		260,60	324,31	22,60	75,65	98,25

Ausschluss: 3234, 3235

3234	Rektale Myektomie (z.B. bei Megacolon congenitum) – auch mit Kolostomie					
		325,76	405,37	22,60	98,71	121,31

Ausschluss: 3233, 3235.

3235	Kombinierte Rektumexstirpation mit Laparotomie					
		465,36	579,12	22,60	205,63	228,23

Ausschluss: 3233, 3234

3236	Unblutige Erweiterung des Mastdarmschließmuskels					
		10,33	12,85	–	3,64	3,64

Ausschluss: 685–690, 705, 3237

3237	Blutige Erweiterung des Mastdarmschließmuskels, als selbständige Leistung					
		34,44	42,85	7,67	12,95	20,62

Kommentar: Bei ambulanter OP: Zuschlag nach Nr. 442 abrechenbar
Ausschluss: 200, 3236

UV-GOÄ-Nr.		Allgemeine Heilbehandl.	Besondere Heilbehandl.	Besondere Kosten	Allgemeine Kosten	Sachkosten (Besond. + Allg. Kosten)
3238	Entfernung von Fremdkörpern aus dem Mastdarm	17,22	21,42	–	5,78	5,78

Eine neben der Leistung nach Nummer 3238 erforderliche Rektoskopie ist nach Nummer 690 zusätzlich berechnungsfähig.

Kommentar: Die Leistung nach Nr. 3238 kann auch dann nur einmal berechnet werden, wenn mehrere Fremdkörper entfernt werden müssen. Wurde vor der Leistung der Nr. 3238 eine diagnostische Rektoskopie (Nr. 689) durchgeführt, so ist diese zusätzlich abrechenbar.

| **3239** | Muskelplastik bei Insuffizienz des Mastdarmschließmuskels | 167,54 | 208,47 | 22,60 | 45,57 | 68,17 |

| **3240** | Operation der Hämorrhoidalknoten | 51,57 | 64,18 | 7,67 | 16,86 | 24,53 |

Kommentar: Auch wenn mehrere Hämorrhoidalknoten operiert werden, so ist die Leistung nach Nr. 3240 nur einmal berechnungsfähig.
Ausschluss: 3224, 3226, 3241

| **3241** | Hohe intraanale Exzision von Hämorrhoidalknoten (z.B. nach Milligan/Morgan) – auch mit Analplastik | 86,00 | 107,02 | 15,03 | 24,26 | 39,29 |

Kommentar: Bei ambulanter OP: Zuschlag nach Nr. 444 abrechenbar
Ausschluss: 200, 3240

XV. Hernienchirurgie

3280	Operation einer Diaphragmahernie	257,82	320,82	46,78	98,17	144,95
3281	Operation der Zwerchfellrelaxation	209,39	260,60	46,78	98,17	144,95
3282	Zurückbringen oder Versuch des Zurückbringens eines eingeklemmten Bruches	20,66	25,74	–	8,76	8,76

Kommentar: Da in der Leistungslegende keine spezielle Lokalisation der Hernie angegeben ist, bezieht sich die Leistung auf alle „eingeklemmten" Hernien. Die Reposition muss keineswegs erfolgreich sein, um die Leistung abrechnen zu können, denn schon in der Legende wird von einem „Versuch" gesprochen.
Ausschluss: 3283, 3284, 3285, 3286

| **3283** | Operation eines Nabel- oder Mittellinien- oder Bauchnarbenbruches | 103,31 | 128,58 | 23,33 | 29,12 | 52,45 |

Kommentar: Bei ambulanter OP: Zuschlag nach Nr. 444 abrechenbar
Ausschluss: 200, 2452, 3282, 3284

| **3284** | Operation eines Nabel- oder Mittellinien- oder Bauchnarbenbruches mit Muskel- und Faszienverschiebeplastik – auch mit Darmresektion | 232,67 | 289,56 | 46,78 | 98,17 | 144,95 |

Kommentar: Die Leistung nach Nr. 3284 beinhaltet ggf. auch eine Kunststoffnetzeinlage statt einer Muskel- und Faszienverschiebplatte.
Bei ambulanter OP: Zuschlag nach Nr. 445 abrechenbar
Ausschluss: 200, 2452, 3282, 3283

| **3285** | Operation eines Leisten- oder Schenkelbruches | 120,05 | 149,41 | 31,11 | 31,81 | 62,92 |

Kommentar: Bei ambulanter Operation: Zuschlag nach Nr. 445 nicht vergessen!
Ausschluss: 200, 3282, 3286

| **3286** | Operation eines eingeklemmten Leisten- oder Schenkelbruches – gegebenenfalls mit Darmresektion | 186,15 | 231,63 | 46,78 | 75,65 | 122,43 |

Ausschluss: 3282, 3285

UV-GOÄ-Nr.		Allgemeine Heilbehandl.	Besondere Heilbehandl.	Besondere Kosten	Allgemeine Kosten	Sachkosten (Besond. + Allg. Kosten)
3287	Operation der Omphalozele (Nabelschnurhernie) oder der Gastroschisis beim Neugeborenen oder Kleinkind	232,67	289,56	15,66	98,17	113,83
3288	Operative Beseitigung eines Ductus omphaloentericus persistens oder einer Urachusfistel	209,39	260,60	31,11	98,17	129,28

XVI. Orthopädisch-chirurgische konservative Leistungen

| 3300 | Arthroskopie – gegebenenfalls mit Probeexzision – als diagnostische Maßnahme | 46,54 | 57,92 | 154,83 | 31,15 | 185,98 |

Hinweis zu Nr. 3300:
Soweit im Einzelfall Videoaufzeichnungen vom Lastenträger angefordert werden, sind diese als Selbstkosten gesondert berechenbar.

Arbeitshinweise: **(Ausschnitt)**
Erfolgt die Arthroskopie eines Kniegelenks ausschließlich zu diagnostischen Zwecken, ist immer äußerst kritisch zu prüfen, ob dieser Eingriff - aus diagnostischen Gründen -überhaupt medizinisch erforderlich war. Nach allgemeiner Auffassung ist die Leistung nach Nr. 3300 nur als „ultima ratio" zu betrachten, also nur dann anzuwenden, wenn sich mit anderen medizinischen Mitteln keine sichere Diagnose stellen lässt. Dies ist aber inzwischen angesichts der klinischen Tests und insbes. in Verbindung mit einem MRT kaum noch zu bejahen (ggf. Prüfung mit Hilfe einer Beratungsarzt-Vorlage).
Die arthroskopische Diagnostik in einem Gelenk in direktem Zusammenhang mit Leistungen nach den Nrn. 2189, 2190 und 2191 sind nach Nr. 2196 abzurechnen. Die Nr. 3300 ist nur dann als Diagnostik abrechenbar, wenn anschließend eine offene Operation an dem Gelenk erfolgt. Dies gilt nicht, wenn eine arthroskopisch begonnene Operation (z.B. resezierende Maßnahme) offen weitergeführt wird.

Kommentar: Die Durchführung einer ausschließlich diagnostischen Arthroskopie ist durch den Fortschritt in der bildgebenden Diagnostik – insbesondere im Bereich der Magnetresonanztomographie – der zunehmenden gelenkspezifischen Facharztspezialisierung und einer Vielzahl eingehender arealspezifischer Funktionstests nicht mehr zeitgemäß. Sofern während der diagnostischen Arthroskopie erhaltende und/oder entfernende operative Eingriffe erforderlich werden, sind statt der Nr. 3300 die Nrn. 2189 ff abzurechnen.
Das einzelne Abrechnen der erhaltenden und/oder entfernenden operativen Eingriffe neben Nr. 3300 innerhalb des Gelenkes ist unzulässig. Wird aber neben der Nr. 3300 eine anschließende offene Operation außerhalb des Gelenkes (z. B. mediale Kapsel-Band-Naht/Raffung nach Kniescheibenverrenkung) erforderlich, so sind diese Eingriffe gesondert abrechenbar.
Wird ein diagnostischer Rundblick der einsehbaren Gelenkareale inkl. operativer Funktionstest im Rahmen der Gelenkspiegelungen nach den Nrn. 2189 – 2191 und 2193 durchgeführt, so wird dieser nach Nr. 2196 gesondert vergütet.
Einer Gelenkspiegelung nach der Nr. 2189 geht immer eine diagnostische Arthroskopie im direkten zeitlichen Zusammenhang nach Nr. 2196 voraus. Wird während einer arthroskopischen Operation nach der Nr. 2189 festgestellt, dass weitere Eingriffe nur im Rahmen einer offenen Gelenkoperation durchgeführt werden können, so bleibt es für die Abrechnung der Diagnostik bei der Nr. 2196. Die Nr. 3300 kann nur neben einer ausschließlich offen durchgeführten Operation abgerechnet werden. Siehe Ausschlüsse der Allgemeinen Bestimmungen des Abschnitts III. Gelenkchirurgie.
Bei ambulanter OP: Zuschlag nach Nr. 443 abrechenbar.

Ausschluss: 200, 300–302, 520, 2000–2005, 2100–2102, 2104–2106, 2110–2113, 2117–2121, 2134–2137, 2155–2157, 2181, 2182, 2189–2196, 2397, 2401, 2402, 2405.

| 3301 | Modellierendes Redressement einer schweren Hand- oder Fußverbildung | 44,03 | 54,80 | – | 7,70 | 7,70 |
| 3302 | Stellungsänderung oder zweites und folgendes Redressement im Verlaufe der Behandlung nach Nr. 3301 | 21,12 | 26,29 | – | 4,86 | 4,86 |

UV-GOÄ-Nr.		Allgemeine Heilbehandl.	Besondere Heilbehandl.	Besondere Kosten	Allgemeine Kosten	Sachkosten (Besond. + Allg. Kosten)
3305	Chiropraktische Wirbelsäulenmobilisierung	3,42	4,29	–	1,74	1,74

Arbeitshinweise: (Ausschnitt)

1. Die Chirotherapie gehört zu der „Manuellen Medizin". Hierbei ist zwischen der Mobilisation und der Manipulation zu unterscheiden.

2. Bei der Mobilisation handelt es sich um eine wiederholend sanft dehnende Behandlung von Kapseln, Bändern, Sehnen, Faszien und gelenknahen Muskelansätzen. Hierbei wird lediglich bis an den Punkt herangegangen, an dem die Gewebespannung zunimmt und sie wird inner-halb des physiologischen Gelenkspiels durchgeführt. Extreme Endstellungen oder gar Überschreiten des anatomisch vorgegebenen Gelenkspiels werden dabei nicht vorgenommen.

3. Im Rahmen der Manipulation hingegen kann das physiologische Bewegungsmaß während des manipulativen Impulses gering überschritten werden, wobei die Wirkung durch die Geschwindigkeit erreicht wird. Vor einer Manipulation hat eine Probemobilisation zu erfolgen. Eine Manipulation in Lokalanästhesie oder Narkose ist obsolet. Absolute Kontraindikationen für eine Manipulation:
   – zerstörende Prozesse
   – akut entzündliche Prozesse
   – akute Traumen
   – Instabilitäten im Kopf-Hals-Bereich
   – Osteoporose und Knochenerweichung mit Spontanverformungen
   – noch nicht ausreichend gefestigte postoperative Zustände
   – akuter Bandscheibenvorfall LWS / BWS
   – Verdacht auf Erkrankungen oder Anomalien der Wirbelarterie
   – psychische Störungen

   Relative Kontraindikationen für eine Manipulation:
   – Minderung der Knochendichte und Knochenerweichung ohne Spontanverformungen
   – Hypermobilität (übermäßige Gelenkbeweglichkeit)

   Indikationen für eine Manipulation:
   1. Wirbelsäule:
   posttraumatische Blockaden (subakut/degenerativ/postoperativ)
   – zervikookzipitales Syndrom (Schwindel, Übelkeit, Ohrgeräusche, Konzentrations- und Schlafstörungen, Angstzustände
   – mittleres- und unteres Halswirbelsäulensyndrom (Beschwerden, die von der HWS ausgehen)
   – thorako- und Lumbovertebrales Syndrom (Beschwerden, die von der BWS / LWS ausgehen)
   2. Extremitäten:
   vermindertes Gelenkspiel der peripheren Gelenke (subakut/degenerativ/postoperativ)
   sekundär funktionelle Syndrome bei Armlähmung
   3. posttraumatische Verkettungssyndrome
   4. muskuläre Fehlsteuerung und Belastung

4. **Bei HWS-Distorsionen zu beachten:**
   Im akuten Stadium (bis 2./3. Woche nach Unfallereignis) sind Kältebehandlungen, Analgetika und isometrische Mobilisationstechniken angezeigt. Im subakuten Stadium (bis 5./6. Woche) ist eine passive Mobilisation ohne Impuls angezeigt. In der chronischen Phase sind Mobilisations- und Manipulationstechniken indiziert. Manipulationstechniken sollten trotz der geforderten Röntgendiagnostik erst nach 4-6 Wochen angewandt werden.

5. **Fazit:**
   Voraussetzungen für manualtherapeutische Behandlungen sind eine eingehende Anamnese und Untersuchung nach manualmedizinischen Gesichtspunkten, die exakte Indikationsstellung, der Ausschluss von Kontraindikationen, die vorherige Durchführung und Befundung apparativer Diagnostik (Röntgen, MRT, CT), die exakte Dokumentation der Untersuchungsbefunde und Behandlungsschritte und eine exakte Behandlungstechnik. Eine umfassende Aus-bildung in Untersuchung, Befundung und der Therapie sind Voraussetzung. Für die Behanlung von Kindern ist eine entsprechende Zusatzausbildung empfehlenswert.

L. Chirurgie, Orthopädie 3306–3313

UV-GOÄ-Nr. | Allgemeine Heilbehandl. | Besondere Heilbehandl. | Besondere Kosten | Allgemeine Kosten | Sachkosten (Besond. + Allg. Kosten)

Da die Mobilisation deutlich risikoärmer ist als die Manipulation, bestehen für die weichen Mobilisationstechniken auch im Akutstadium keine Kontraindikationen.
Die genannten Maßnahmen der Mobilisation fallen in der beschriebenen Form unter die Nr. 3305 UV-GOÄ, die Maßnahmen der Manipulation fallen unter die Nr. 3306 UV-GOÄ. Auch wenn die Leistungsbeschreibung der Nr. 3305 ausdrücklich auf die Wirbelsäule beschränkt ist, ist die Mobilisation auch an anderen Extremitäten durchführbar und abrechenbar.

6. Die Gebühren nach Nr. 3305 und Nr. 3306 sind nicht nebeneinander berechnungsfähig (s. Brück, Komm. z. GOÄ, Erl. zu Nr. 3305 am Ende, S. 886).
Zu beachten ist, dass die Wirbelsäule als Ganzes ein einheitliches Organ bildet. Es ist nicht zulässig für die Behandlung einzelner Wirbelsäulenabschnitte (z.B. HWS und BWS) die Gebühr mehrfach in Ansatz zu bringen, vielmehr kann sie in einer Sitzung nur einmal angesetzt werden (s. Brück, wie zuvor, S. 884).
Eine mehr als dreimalige Behandlung nach der Nr. 3306 (Manipulation) am gleichen Wirbelgelenk oder Bewegungssegment ist in der Regel nicht sinnvoll (s. Brück, wie zuvor, Erl. zu Nr. 3306, S. 886).

Kommentar: Gemäß der DGUV – Arbeitshinweise fallen die Mobilisationen unter die Nr. 3305 und die Manipulationen unter die Nr. 3306. Für die Mobilisierung an den Extremitäten sollte – wenn auch in der Leistungsbeschreibung der Gebührenziffer nicht ausdrücklich erwähnt – die Nr. 3305 abgerechnet werden.

Ausschluss: 2202, 2203, 2322, 2323, 2332, 2333, 3306

3306 Chirotherapeutischer Eingriff an der Wirbelsäule und an den Extremitäten
13,77 | 17,13 | – | 3,51 | 3,51

Arbeitshinweise: (Ausschnitt):
Siehe auch Arbeitsweise zu Nr. 3305.
Mobilisationen an der HWS sind erst nach der 4. Woche angezeigt. Manipulationen sind bei akuten Traumen und nicht ausreichend gefestigten postoperativen Zuständen kontraindiziert.
Die Wirbelsäule ist als Ganzes ein Organ und deren Behandlung kann in einer Sitzung nur einmal abgerechnet werden.
Eine mehr als dreimalige Behandlung nach Nr. 3306 ist in der Regel nicht sinnvoll.

Kommentar: Gemäß der DGUV – Arbeitshinweise fallen die Mobilisationen unter die Nr. 3305 und die Manipulationen unter die Nr. 3306. Für die Mobilisierung an den Extremitäten sollte – wenn auch in der Leistungsbeschreibung der Gebührenziffer nicht ausdrücklich erwähnt – die Nr. 3305 abgerechnet werden.

Ausschluss: 2189–2191, 2193, 2203–2241, 2322, 2323, 2332, 2333, 3305

3310 Abdrücke oder Modellherstellung durch Gips oder andere Werkstoffe für eine Hand oder für einen Fuß mit oder ohne Positiv
7,08 | 8,80 | 3,89 | 3,10 | 6,99

Ausschluss: 3311 (gleiche Hand, gleicher Fuß)

3311 Abdrücke oder Modellherstellung durch Gips oder andere Werkstoffe für einen Unterarm einschließlich Hand oder für einen Unterschenkel einschließlich Fuß oder für Ober- oder Unterarm oder Unterschenkelstumpf
14,15 | 17,60 | 9,46 | 6,61 | 16,07

Ausschluss: 3310 (gleiche Hand, gleicher Fuß)

3312 Abdrücke oder Modellherstellung durch Gips oder andere Werkstoffe für einen Oberschenkelstumpf mit Tubersitzausarbeitung
17,59 | 21,89 | 21,65 | 7,81 | 29,46

3313 Abdrücke oder Modellherstellung durch Gips oder andere Werkstoffe für den ganzen Arm oder für das ganze Bein
28,19 | 35,09 | 24,18 | 7,81 | 31,99

Ausschluss: 3310 (gleiche Hand, gleicher Fuß), 3311 (gleicher Unterarm, gleicher Unterschenkel)

3314–3321 L. Chirurgie, Orthopädie

UV-GOÄ-Nr.		Allgemeine Heilbehandl.	Besondere Heilbehandl.	Besondere Kosten	Allgemeine Kosten	Sachkosten (Besond. + Allg. Kosten)
3314	Abdrücke oder Modellherstellung durch Gips oder andere Werkstoffe für den Arm mit Schulter	35,27	43,88	28,70	9,30	38,00
3315	Abdrücke oder Modellherstellung durch Gips oder andere Werkstoffe für das Bein mit Becken	44,03	54,80	42,78	9,30	52,08
3316	Abdrücke oder Modellherstellung durch Gips oder andere Werkstoffe für den Rumpf	70,45	87,68	42,78	9,30	52,08
3317	Abdrücke oder Modellherstellung durch Gips oder andere Werkstoffe für Rumpf und Kopf oder Rumpf und Arm oder Rumpf, Kopf und Arm	88,04	109,56	56,97	15,24	72,21
3318	Abnahme orthopädische Schuhe	37,78	37,78	–	–	–

Die Abnahme ist mit der Rechnungslegung zu dokumentieren.

3319	Abnahme Prothesen	37,78	37,78	–	–	–

Die Abnahme ist mit der Rechnungslegung zu dokumentieren.

3320	Anpassen von Kunstgliedern oder eines großen orthopädischen Hilfsmittels	8,84	10,99	–	2,56	2,56

Unter „Große orthopädische Hilfsmittel" sind solche orthopädischen Hilfsmittel zu verstehen, deren Anpassen dem von Kunstgliedern vergleichbar sind. Unter „Anpassen" ist die durch den Arzt bewirkte Korrektur von bereits vorhandenen, anderweitig angefertigten Kunstgliedern oder großen orthopädischen Hilfsmitteln zu verstehen.

Arbeitshinweise: (Ausschnitt)
Gelegentlich wird von Ärzten zusammen mit der Verordnung von Gehstützen die Nr. 3320 berechnet. Diese Gebühr ist für das Einstellen der Stützen auf die Größe der Verletzten nicht berechenbar. Das gilt sinngemäß auch für das Anpassen von Orthesen/Schienen (insoweit nur einmalig Nr. 210; vgl. Arb.Hinweise zu Nr. 210), von Handgelenksbandagen (z. B. Thämert-Orthoflex) und für das Anlegen einer Stackschen Schiene bei Fingerverletzungen. Im Rahmen der Nachbehandlung von z.B. Knieverletzungen, Sprunggelenksfrakturen, Achillesehnenverletzungen ist es erforderlich, vorgefertigte orthopädische Hilfsmittel anzupassen, zu verändern oder neu einzustellen (z.B. Beugewinkel verändern, Federkraft einstellen, Keile ergänzen/wegnehmen).
Große orthopädische Hilfsmittel in diesem Zusammenhang sind z.B:
Don Joy-Schiene, Walker,
Für das Anpassen, Einstellen, Verändern von diesen orthopädischen Hilfsmitteln kann die Leistung nach Nr. 3320 vom Arzt abgerechnet werden, wenn er diese Leistung im Rahmen der Nachbehandlung erbringt.
Dies muss aber eindeutig aus der Dokumentation hervorgehen.

Kommentar: Große orthopädische Hilfsmittel sind Beinschienenapparate, Mehrfachfunktionsorthesen (z.B. winkelverstellbare Donjoy®-Knieschienen), künstliche (elektromechanische) Gliedmaßen (z.B. C-Leg-Orthesen®), Stützkorsetts, Kunststoffliegeschalen und orthopädisches Schuhwerk. Die Anpassung und Funktionserläuterung der als kleine orthopädische Hilfsmittel einzustufende starren Gelenkschienen (z.B. Handgelenksschienen, Aircast®-Sprunggelenksschienen oder Mecron®-Knieschienen) wird einmalig nach Nr. 210 – ohne besondere Kosten – vergütet. Das Anlegen und die Funktionserläuterung von Bandagen, Bruchbändern, Kompressionsstrümpfen, Handgelenkriemen, Gehstützen und maßgefertigten orthopädischen Schuheinlagen wird nicht gesondert vergütet. Prothesen- und Kunstglieder-Gebrauchsschulung sind gesondert nach Nr. 518 abzurechnen.

Ausschluss: 210–213

3321	Erstellen eines Konstruktionsplanes für ein großes orthopädisches Hilfsmittel (z.B. Kunstglied)	14,15	17,60	–	3,51	3,51

Kommentar: Die Anpassung eines großen orthopädischen Hilfsmittels wird mit Nr. 3320 vergütet.

M. Laboratoriumsuntersuchungen

Allgemeine Bestimmungen:

1. Die Gebühren für Laboratoriumsuntersuchungen des Abschnitts M umfassen die Eingangsbegutachtung des Probenmaterials, die Probenvorbereitung, die Durchführung der Untersuchung (einschließlich der erforderlichen Qualitätssicherungsmaßnahmen) sowie die Erstellung des daraus resultierenden ärztlichen Befunds. Mit den Gebühren für die berechnungsfähigen Leistungen sind außer den Kosten – mit Ausnahme der Versand- und Portokosten sowie der Kosten für Pharmaka im Zusammenhang mit Funktionstesten – auch die Beurteilung, die obligatorische Befunddokumentation, die Befundmitteilung sowie der einfache Befundbericht abgegolten. Die Verwendung radioaktiven Materials kann nicht gesondert berechnet werden. Kosten für den Versand des Untersuchungsmaterials und die Übermittlung des Untersuchungsergebnisses innerhalb einer Laborgemeinschaft sind nicht berechnungsfähig.

2. Stehen dem Arzt für die Erbringung bestimmter Laboruntersuchungen mehrere in ihrer klinischen Aussagefähigkeit und analytischen Qualität gleichwertige Verfahren zur Verfügung, so kann er nur das niedriger bewertete Verfahren abrechnen.

3. Bei Weiterversand von Untersuchungsmaterial durch einen Arzt an einen anderen Arzt wegen der Durchführung von Laboruntersuchungen der Abschnitte M III und/oder M IV hat die Rechnungsstellung durch den Arzt zu erfolgen, der die Laborleistung selbst erbracht hat.

4. Mehrmalige Blutentnahmen an einem Kalendertag (z.B. im Zusammenhang mit Funktionsprüfungen) sind entsprechend mehrfach berechnungsfähig. Anstelle der Blutentnahme kann die intravenöse Einbringung von Testsubstanzen berechnet werden, wenn beide Leistungen bei liegender Kanüle nacheinander erbracht werden. Entnahmen aus liegender Kanüle oder liegendem Katheter sind nicht gesondert berechnungsfähig.

5. Die rechnerische Ermittlung von Ergebnissen aus einzelnen Messgrößen ist nicht berechnungsfähig (z.B. Clearance-Berechnungen, mittlerer korpus kulärer Hämoglobingehalt).

6. Die in Abschnitt M enthaltenen Höchstwerte umfassen alle Untersuchungen aus einer Art von Körpermaterial (z.B. Blut einschließlich seiner Bestandteile Serum, Plasma und Blutzellen), das an einem Kalendertag gewonnen wurde, auch wenn dieses an mehreren Tagen untersucht wurde. Sind aus medizinischen Gründen an einem Kalendertag mehrere Untersuchungen einer Messgröße aus einer Materialart zu verschiedenen Tageszeiten erforderlich, so können diese entsprechend mehrfach berechnet werden. Bestehen für diese Bestimmungen Höchstwerte, so gehen sie in den Höchstwert mit ein. Die unter die Höchstwerte fallenden Untersuchungen sind in der 5. und 6. Stelle der Gebührennummer durch H1 bis H4 gekennzeichnet. Diese Kennzeichnung ist Bestandteil der Gebührennummer und muss in der Rechnung angegeben werden. Die erbrachten Einzelleistungen sind auch dann in der Rechnung aufzuführen, wenn für diese ein Höchstwert berechnet wird.

7. Werden Untersuchungen, die Bestandteil eines Leistungskomplexes sind (z.B. Spermiogramm), als selbständige Einzelleistungen durchgeführt, so darf die Summe der Vergütungen für diese Einzelleistungen die für den Leis tungskomplex festgelegte Vergütung nicht überschreiten.

8. Für die analoge Abrechnung einer nicht aufgeführten selbstständigen Laboruntersuchung ist die nach Art, Kosten- und Zeitaufwand zutreffendste Gebührennummer aus den Abschnitten M II bis M IV zu verwenden. In der Rechnung ist diese Gebührennummer durch Voranstellen des Buchstabens „A" als Analogabrechnung zu kennzeichnen.

9. Sofern erforderlich, sind in den Katalogen zu den Messgrößen die zur Untersuchung verwendeten Methoden in Kurzbezeichnung aufgeführt. In den folgenden Fällen werden verschiedene Methoden unter einem gemeinsamen Oberbegriff zusammengefasst:

Agglutination: Agglutinationsreaktionen (z.B. Hämagglutination, Hämagglutinationshemmung, Latex-Agglutination, Bakterienagglutination);

Immundiffusion: Immundiffusions- (radiale), Elektroimmundiffusions-, nephelometrische oder turbidimetrische Untersuchungen;

Immunfluoreszenz oder ähnliche Untersuchungsmethoden: Lichtmikroskopische Untersuchungen mit Fluoreszenz-, Enzym- oder anderer Markierung zum Nachweis von Antigenen oder Antikörpern;

Ligandenassay: Enzym-, Chemolumineszenz-, Fluoreszenz-, Radioimmunoassay und ihre Varianten.

Die Gebühren für Untersuchungen mittels Ligandenassay beinhalten grundsätzlich eine Durchführung in Doppelbestimmung einschließlich aktueller Bezugskurve. Bei der Formulierung „– gegebenenfalls einschließlich Doppelbestimmung und aktueller Bezugskurve –" ist die Durchführung fakultativ, bei der Formulierung „– einschließlich Doppelbestimmung und aktueller Bezugskurve –" ist die Durchführung obligatorisch zur Berechnung der Gebühr. Wird eine Untersuchung mittels Ligandenassay, die obligatorisch eine Doppelbestimmung beinhaltet, als Einfachbestimmung durchgeführt, so dürfen nur zwei Drittel der Gebühr berechnet werden.

10. Sofern nicht gesondert gekennzeichnet, handelt es sich bei den aufgeführten Untersuchungen um quantitative oder semiquantitative Bestimmungen.

M. Laboratoriumsuntersuchungen

Kommentar: **Zu Ziffer 1:**
Da der einfache Befundbericht sowie die mündliche/schriftliche Befundmitteilung mit den Leistungsgebühren in Teil M abgegolten sind, dürfen die Nrn. 1-16, 60a/b, 110, 115, 118 vom Laborarzt nicht abgerechnet werden.

Zu Ziffern 1–9:
Nach den gemeinsamen Empfehlungen der Deutschen wissenschaftlichen Fachgesellschaften für Anästhesiologie und Intensivmedizin, Chirurgie und Innere Medizin ...
Nach den gemeinsamen Empfehlungen der Deutschen wissenschaftlichen Fachgesellschaften für Anästhesiologie und Intensivmedizin, Chirurgie und Innere Medizin ist ein sog. „Standardlabor" vor geplanten nichtkardiochirurgischen Eingriffen bei Erwachsenen nicht erforderlich und zweckmäßig.
Dies dürfte im Grunde genauso für gesunde Kinder gelten, da hier noch weniger von einem hohen Risiko auszugehen ist.
Ziel der Empfehlung ist es eine hohe Patientenorientierung unter Vermeidung unnötiger Voruntersuchungen zu gewährleisten, präoperative Untersuchungsabläufe zu verkürzen sowie Kosten zu reduzieren. Dies bedeutet, dass für einzelne Patienten eine individuelle Planung der Labor-chemischen Untersuchungen erfolgen muss.

Nach der Empfehlung sind weiterführende apparativ-technische Untersuchungen nur dann erforderlich und zweckmäßig, wenn sich aus der präoperativen Anamnese und der körperlichen Untersuchung Anhaltspunkte für eine relevante, das perioperative Vorgehen potenziell beeinflussende Vorerkrankung ergeben. Hier dürfte die jeweilige Einstufung in die ASA-Klassifikation entsprechende Hinweise geben. Dies ist unabhängig von Art und Dauer des Eingriffs oder dem Alter des Patienten zu sehen.

Labor-chemische Diagnostik:

Parameter	bei Verdacht auf Erkrankungen von			
	Herz/Lunge	Leber	Niere	Blut
Hämoglobin	x	x	x	x
Leukozyten				x
Thrombozyten		x		x
Natrium, Kalium	x	x	x	x
Kreatin	x	x	x	x
ASAT, Billi		x		

Bei klinischem Verdacht auf eine entzündliche Erkrankung oder zur Klärung, ob diese abgeklungen ist, kann die Untersuchung der Leukozyten, der Blutsenkung und des CRP vor einer Operation erforderlich sein.

Bei einer peri- und postoperativen oder immobilisationsbedingten Thromboembolieprophylaxe ist die Kontrolle der Thrombozyten erforderlich.

Auf einen Blick:
Das UV-GOÄ-Labor

3500 - 3532	**M I Praxislabor** Diese Nummern dürfen nur abgerechnet werden, wenn die Leistungen im eigenen Praxislabor erbracht wurden.
3541.H- 3621	**M II Basislabor** Diese Nummern sind berechnungsfähig, wenn sie im eigenen Praxislabor oder in einer Laborgemeinschaft erbracht werden Werden die angegebenen Nummern im Praxislabor erbracht, sollten sie allerding mit den unter M I angegebenen Nummern abgerechnet werden, da die Vergütung höher ausfällt als im Basislabor.
3630.H- 4787	**M III** z.B. **körpereigene Substanz**, z.B. T3/T4/TSH **M IV Speziallabor** Die Leistungen nach M III und M IV dürfen nur von dem Arzt abgerechnet werden, der sie auch selbst erbringt.

M. Laboratoriumsuntersuchungen

UV-GOÄ-Nr.

Allgemeine Heilbehandl.	Besondere Heilbehandl.	Besondere Kosten	Allgemeine Kosten	Sachkosten (Besond. + Allg. Kosten)

I. Vorhalteleistungen in der eigenen, niedergelassenen Praxis

Allgemeine Bestimmungen:
Leistungen nach den Nummern 3500–3532 sind nur berechnungsfähig, wenn die Laboruntersuchung direkt beim Patienten (z. B. auch bei Hausbesuch) oder in den eigenen Pxaxisräumen innerhalb von vier Stunden nach der Probennahme bzw. Probenübergabe an den Arzt erfolgt.Die Leistungen nach den Nummern 3500–3532 sind nicht berechnungsfähig, wenn sie in einem Krankenhaus, einer krankenhausähnlichen Einrichtung, einer Laborgemeinschaft oder in einer laborärztlichen Praxis erbracht werden.

Arbeitshinweise:
Der Abschnitt M.I. umfasst eine Reihe von Untersuchungen, die im Praxislabor des behandelnden Arztes oder auch außerhalb beim Patienten im Rahmen der Notfall-, Präsenz- oder patientennahen Sofortdiagnostik bei Bedarf kurzfristig durchgeführt werden können. Spätestens nach vier Stunden müssen die Untersuchungsergebnisse zur Verfügung stehen. Die im Vergleich zu Abschnitt M.II. höheren Gebühren des Abschnitts M.I. bzw. der Nrn. 3500 bis 3532 dürfen nicht angesetzt werden, wenn die Laboruntersuchungen tatsächlich in einer Laborgemeinschaft oder dgl. durchgeführt wurden; insoweit sind nur die Gebühren-Nrn. des Abschnitts M.II. bzw. die Nrn. 3550 bis 3621 berechnungsfähig (z. B. Blutuntersuchung hinsichtlich Glukose durch Hausarzt im Praxislabor = Nr. 3514 = 4,83 €; Glukose- Untersuchung durch Laborgemeinschaft = Nr. 3560 = 2,76 €).

3500 Blut im Stuhl, dreimalige Untersuchung

| | 7,10 | 7,10 | – | 3,19 | 3,19 |

Die Kosten für ausgegebenes Testmaterial sind anstelle der Leistung nach Nummer 3500 berechnungsfähig, wenn die Auswertung aus Gründen unterbleibt, die der Arzt nicht zu vertreten hat.

Kommentar: Gibt der Patient die erhaltenen Testbriefchen - in der Regel für 3 Stuhlproben von aufeinander folgenden Tagen - nicht vollständig oder gar nicht zurück oder wurden die Stuhlproben nicht in den bezeichneten Stellen aufgetragen und ist somit das Testmaterial nicht auswertbar, kann der Arzt nur die entsprechenden Auslagen für das Testmaterial berechnen. Eine Berechnung der Nr. 3500 aber ist nicht möglich.

3501 Blutkörperchensenkungsgeschwindigkeit (BKS, BSG)

| | 4,73 | 4,73 | – | 2,06 | 2,06 |

3502 Differenzierung des Blutausstrichs, mikroskopisch

| | 9,46 | 9,46 | – | 4,23 | 4,23 |

Kommentar: Eine mechanisierte Differenzierung der Leukozyten ist nach Nr. 3551 abzurechnen.

3503 Hämatokrit

| | 5,51 | 5,51 | – | 2,52 | 2,52 |

Mikroskopische Einzelbestimmung, je Messgröße

Katalog

| | 4,73 | 4,73 | – | 2,06 | 2,06 |

3504 Erythrozyten

Kommentar: Die mikroskopische Bestimmung der Erythrozytenzahl im Liquor wird nach Nr. 3669 und die der Leukozytenzahl im Liquor nach Nr. 3670 berechnet.
Bei einer mechanisierten Differenzierung ist nur nach Nr. 3550 abrechenbar.

3505 Leukozyten

Kommentar: Bei einer mechanisierten Differenzierung ist nur nach Nr. 3550 abrechenbar.

3506 Thrombozyten

Kommentar: Bei einer mechanisierten Differenzierung ist nur nach Nr. 3550 abrechenbar.

UV-GOÄ-Nr.	Allgemeine Heilbehandl.	Besondere Heilbehandl.	Besondere Kosten	Allgemeine Kosten	Sachkosten (Besond. + Allg. Kosten)

3508 Mikroskopische Untersuchung eines Nativpräparats, gegebenenfalls nach einfacher Aufbereitung (z. B. Zentrifugation) im Durchlicht- oder Phasenkontrastverfahren, je Material (z. B. Punktate, Sekrete, Stuhl)

	6,31	6,31	–	2,86	2,86

Kommentar: Werden unterschiedliche Körpermaterialien, z. B. Sekrete und Stuhl untersucht, so kann die Leistung in diesem Falle 2x abgerechnet werden. Werden allerdings von einem Material - z.B. Punktat - mehrere Nativpräparate angefertigt, so können diese nur einmal berechnet werden. Hinsichtlich der Untersuchung von Urinsedimenten siehe Nrn. 3531 und 3532.

3509 Mikroskopische Untersuchung nach einfacher Färbung (z. B. Methylenblau, Lugol), je Material

	7,89	7,89	–	3,55	3,55

Kommentar: Wie bei der Leistung nach Nr. 3508 ist eine mehrfache Berechnung bei Untersuchung verschiedener Körpermaterialien gestattet. Werden allerdings von einem Material verschiedene Färbungen durchgeführt, so sind diese nur einmal berechnungsfähig.

3510 Mikroskopische Untersuchung nach differenzierender Färbung (z. B. Gramfärbung), je Präparat

	9,46	9,46	–	4,23	4,23

Kommentar: Im Gegensatz zu Nr. 3508 und Nr. 3509 wird hier in der Legende nicht vom Material, sondern von Präparaten gesprochen. Dies bedeutet, dass, wenn es erforderlich ist, aus einem Material Präparate in unterschiedlichen Färbungen anzufertigen und diese zu untersuchen, der Ansatz der Nr. 3510 entsprechend der unterschiedlich gefärbten und untersuchten Präparate möglich ist. Um Nachfragen der UVTr zu vermeiden, sollten die Färbemethoden in der Rechnung aufgelistet werden.

3511 Untersuchung eines Körpermaterials mit vorgefertigten Reagenzträgern oder Reagenzzubereitungen und visueller Auswertung (z. B. Glukose, Harnstoff, Urinteststreifen), qualitativ oder semiquantitativ, auch bei Verwendung eines Mehrfachreagenzträgers, je Untersuchung

	3,94	3,94	–	1,72	1,72

Können mehrere Messgrößen durch Verwendung eines Mehrfachreagenzträgers erfasst werden, so ist die Leistung nach Nummer 3511 auch dann nur einmal berechnungsfähig, wenn mehrere Einfachreagenzträger verwandt wurden. Bei mehrfacher Berechnung der Leistung nach Nummer 3511 ist die Art der Untersuchung in der Rechnung anzugeben.

Kommentar: In der Legende wird von einer visuellen Auswertung gesprochen. Nach dem Kommentar zur GOÄ von **Brück** – der auch für die UV-GOÄ Gültigkeit haben dürfte – ist der Ansatz nach Nr. 3511 auch für apparative Auswertung möglich. Weitere Untersuchungsmöglichkeiten, die nach Nr. 3511 berechnungsfähig sind:
– Liquorschnelldiagnostik mit gebräuchlichen Urinteststreifen
– Lipasediagnostik mittels Latexschnelltest-
– Ph-Untersuchung mit Indikatorpapier/-lösung
– Laktatbestimmung mittels Teststreifen
– Helicobacter pylori-Schnelltest
– Urinasenachweis in Biospiematerial

Werden verschiedene Materialien untersucht, wie z. B. Urin, Blut, Liquor oder Biopsiematerial, so kann die Nr. 3511 entsprechend der verschiedenen Körpermaterialien mehrfach abgerechnet werden. Bei der Abrechnung ist es sinnvoll, die unterschiedlichen Materialien oder die Messgrößen in unterschiedlichen Materialien aufzuführen. Die Anwendung eines Teststreifens mit mehreren Testfeldern gilt nur als eine Untersuchung.

Untersuchung folgender Messgrößen unabhängig vom Messverfahren, je Messgröße

	5,51	5,51	–	2,52	2,52

Kommentar: Die im Katalog aufgezählten Parameter können in einem Rahmen der Sofort- und Notfalldiagnostik untersucht und berechnet werden. Andere als die aufgezählten Laborparameter dürfen **nicht analog** nach den Katalog-Nrn. 3512 bis 3521 abgerechnet werden, sondern müssen nach den entsprechenden GOÄ-Nrn. der Abschnitte M II bis M IV abgerechnet werden.

M. Laboratoriumsuntersuchungen 3512–3528

UV-GOÄ-Nr.

	Allgemeine Heilbehandl.	Besondere Heilbehandl.	Besondere Kosten	Allgemeine Kosten	Sachkosten (Besond. + Allg. Kosten)

Katalog

3512 Alpha-Amylase

3513 Gamma-Glutamyltranspeptidase (Gamma-Glutamyltransferase, Gamma-GT)

3514 Glukose

Kommentar: Die Leistung nach den Nrn. 3514 und 3560 kann 3x beim Oral-Glukosetoleranztest (OGTT) abgerechnet werden. Eine Bestimmung wird dabei vor und 2 Bestimmungen werden nach der Verabreichung von Traubenzucker durchgeführt. Mit Begründung ist auch eine weitere 4. Bestimmung (s. Kommentar **Wezel/Liebold**) möglich.

3515 Glutamatoxalazetattransaminase (GOT, Aspartataminotransferase, ASAT, AST)

3516 Glutamatpyruvattransaminase (GPT, Alaninaminotransferase ALAT ALT)

3517 Hämoglobin

3518 Harnsäure

3519 Kalium

3520 Kreatinin

Kommentar: Die CT- und MR-Kontrastmittel werden zum Großteil über die Nieren wieder ausgeschieden. Der Kreatinin-Wert gibt Auskunft über die Nierenfunktion. Bei Überschreitung des Grenzwertes sollte die KM – Gabe abgewogen werden. Bei der CT und MRT mit KM – Gabe sind daher die Nr. 3520 oder die Nr. 3585.H1 zzgl. Blutentnahme Nr. 250 abrechenbar. Das „kleine Blutbild" (Nr. 3550 und ggf. Nr. 3551) und weitere Labordiagnostik ist nicht erforderlich.

3521 Lipase

Kommentar: Ein qualitativer Lipasenachweis mittels Latextest wird nach Nr. 3511 berechnet.

Untersuchung folgender Messgrößen unabhängig vom Messverfahren, je Messgröße

7,89	7,89	–	3,55	3,55

Katalog

3523 Antistreptolysin (ASL)

Kommentar: Eine quantitative Bestimmung von Antistreptolysin wird nach den entsprechenden Nrn. 4247, 4293 oder 4294 berechnet.

3524 C-reaktives Protein (CRP)

Kommentar: Eine quantitative Bestimmung von CRP wird nach Nr. 3741 berechnet.

3525 Mononuklosetest

Kommentar: Eine quantitative Bestimmung des Mononukleose-Tests wird nach Nr. 4305 berechnet.

3526 Rheumafaktor (RF)

Kommentar: Eine quantitative Bestimmung des Rheumafaktors wird nach Nr. 3686 berechnet.

3528 Schwangerschaftstest (Nachweisgrenze des Tests kleiner als 500 U/l)

10,25	10,25	–	4,57	4,57

Kommentar: Die Leistunglegenden nach Nr. 3528 (500U/l) und Nr. 3529 (50 U/l) weisen unterschiedliche Nachweisempfindlichkeiten aus und sind daher auch unterschiedlich bewertet. Eine quantitative HCG-Bestimmung wird nach den Nrn. 4024 oder 4053 berechnet.
Bei versicherten Frauen, die an einem berufsbedingten schweren chronischen Handekzem leiden und auf potente topische Corticosteroide nicht ansprechen, werden Alitretinoin-haltige Präparate (z.B. Toctino®) verwendet. Da diese Präparate auch bei kurzzeitiger Einnahme zu Missbildungen in der Schwangerschaft führen können, sind einen Monat vor, regelmäßig während und fünf Wochen nach der Behandlung Schwangerschaftstests bei Frauen im gebärfähigem Alter durchzuführen. Die Kosten der Schwangerschaftstests sind daher vom UVTr zu übernehmen.

3529–3541.H   M. Laboratoriumsuntersuchungen

UV-GOÄ-Nr.		Allgemeine Heilbehandl.	Besondere Heilbehandl.	Besondere Kosten	Allgemeine Kosten	Sachkosten (Besond. + Allg. Kosten)
3529	Schwangerschaftstest (Nachweisgrenze des Tests kleiner als 50 U/l)	11,83	11,83	–	5,25	5,25
Kommentar:	Siehe Kommentar zu Nr. 3528.					
3530	Thromboplastinzeit (TPZ, Quickwert)	9,46	9,46	–	4,23	4,23
3531	Urinsediment	5,51	5,51	–	2,52	2,52
3532	Phasenkontrastmikroskopische Untersuchung des Urinsediments – einschließlich morphologischer Beurteilung der Erythrozyten –	7,10	7,10	–	3,19	3,19

II. Basislabor

Allgemeine Bestimmungen:
Die aufgeführten Laborleistungen dürfen auch dann als eigene Leistungen berechnet werden, wenn diese nach fachlicher Weisung unter der Aufsicht eines anderen Arztes in Laborgemeinschaften oder in von Ärzten ohne eigene Liquidationsberechtigung geleiteten Krankenhauslabors erbracht werden. Für die mit H1 gekennzeichneten Untersuchungen ist der Höchstwert Nummer 3541.H zu beachten.

Kommentar:
Stellungnahme der BÄK: Basislabor (M II) (dies dürfte auch für die UV-GOÄ gelten) In § 4 Abs. 2 Satz 2 ist die Delegation von Laborleistungen an eine Laborgemeinschaft - oder aus von Ärzten ohne eigene Liquidationsberechtigung geleiteten Krankenhauslabors - auf Leistungen des Abschnittes M II begrenzt worden. Insofern gilt die bisherige Regelung des § 4 Abs. 2 Satz 2 GOÄ, die sich nach altem Recht auf alle Laborleistungen, d.h. alle Leistungen des Abschnitts M bezog, in der neuen GOÄ nur noch für Leistungen des Abschnittes M II.

Arbeitshinweise (Ausschnitt)
Durch Beschluss der Ständigen Gebührenkommission nach § 52 ÄV (VB 103/02 bzw. Reha 83/02 vom 01.10.2002, Punkt 4) ist nochmals klargestellt worden, dass die in der o.g. Weise in Laborgemeinschaften erbrachten Laborleistungen vom behandelnden Arzt nur im Rahmen des Abschnitts M.II. "Basislabor" als eigene Leistungen abgerechnet werden können. Der behandelnde Arzt kann also nur die Nrn. 3541 bis 3621 als eigene Leistung abrechnen, wenn die Laboruntersuchung tatsächlich in einer Laborgemeinschaft durchgeführt wurde.
Die spezielleren Untersuchungen nach den Nrn. 3650 ff. können nur von den Laborärzten selbst abgerechnet werden.

3541.H	Höchstwert für die mit H1 gekennzeichneten Untersuchungen des Abschnitts M II	37,86	37,86	–	16,80	16,80

Auf einen Blick — Untersuchungen des Abschnittes M II., für die der Höchstwert nach Nr. 3541.H gilt:

Untersuchung	GOÄ-Nr.	Untersuchung	GOÄ-Nr.
Albumin	3570	GLDH	3593
Alkal. Phosphatase	3587	GOT	3594
Alpha-Amylase	3588	GPT	3595
Anorgan. Phosphat	3580	Harnsäure	3583
Bilirubin, gesamt	3581	Harnstoff (-N)	3584
Cholesterin	3562	HBDH	3596
Cholinesterase	3589	HDL-Cholesterin	3563
Creatinkinase MB	3591	Kreatinin	3585
Creatinkinase	3590	LDH	3597
Gamma-GT	3592	LDL-Cholesterin	3564
Gesamt-Protein	3573	Lipase	3598
		Triglyceride	3565

M. Laboratoriumsuntersuchungen

UV-GOÄ-Nr.	Allgemeine Heilbehandl.	Besondere Heilbehandl.	Besondere Kosten	Allgemeine Kosten	Sachkosten (Besond. + Allg. Kosten)

1. Körperzellen und deren Bestandteile, Zellfunktionsuntersuchungen

3550 Blutbild und Blutbildbestandteile — 4,73 | 4,73 | – | 2,06 | 2,06

Die Leistung nach Nummer 3550 beinhaltet die Erbringung mindestens eines der folgenden Parameter, darf jedoch unabhängig von der Zahl der erbrachten Parameter aus demselben Probenmaterial nur einmal berechnet werden: Erythrozytenzahl und/oder Hämatokrit und/oder Hämoglobin und/oder mittleres Zellvolumen (MCV) und die errechneten Kenngrößen (z. B. MCH, MCHC) und die Erythrozytenverteilungskurve und/oder Leukozytenzahl und/oder Thrombozytenzahl.

Arbeitshinweise: Laborleistungen vor geplanten nicht herz-thoraxchirurgischen Eingriffen
Maßgeblich für die Beurteilung im konkreten Einzelfall – vor einer geplanten nicht herzthoraxchirurgischen Operation – ist die „Gemeinsame Empfehlung der Deutschen Gesellschaft für Anästhesiologie und Intensivmedizin, der Deutschen Gesellschaft für Chirurgie und der Deutschen Gesellschaft für Innere Medizin".
Eine Abnahme und Bestimmung von Laborwerten ist danach aus ärztlicher Sicht nur dann gerechtfertigt, wenn aus der Anamnese, den Vorbefunden, der klinischen Untersuchung oder resultierend aus sonstigen Hinweisen der Nachweis oder Verdacht auf eine Organ-, Blut- oder Systemerkrankung besteht.
Eine routinemäßige Erhebung von Routinelaborparametern ist anlässlich einer geplanten Operation, ohne klinischen Verdacht auf eine Erkrankung aus wissenschaftlicher Sicht nicht indiziert.
Bei Patienten mit bekannten oder vermuteten Organerkrankungen wird die Bestimmung der in der Empfehlung aufgeführten Tabelle 8 dargestellten Laborparameter im Blut als sinnvoller Minimalstandard angesehen.
Die Bestimmung der Hämoglobinkonzentration ist unabhängig von bestehenden Organerkrankungen zu empfehlen, wenn der geplante Eingriff ein relevantes Blutungsrisiko aufweist. Für die routinemäßige Bestimmung leberspezifischer Laborwerte (z. B. y-GT, GLDH, ASAT, ALAT, Biliburin) besteht ohne begründeten klinischen Verdacht keine Indikation.

Kommentar: Diese Leistung wird allgemein als „Kleines Blutbild" bezeichnet. Neben dieser Leistung können die vollständigen mechanisierten Differenzierungen nach den Nrn. 3551 oder die mikroskopischen nach Nr. 3502 abgerechnet werden.

3551 Differenzierung der Leukozyten, elektronisch-zytometrisch, zytochemisch-zytometrisch oder mittels mechanisierter Mustererkennung (Bildanalyse), zusätzlich zu der Leistung nach Nummer 3550 — 1,58 | 1,58 | – | 0,69 | 0,69

3552 Retikulozytenzahl — 5,51 | 5,51 | – | 2,52 | 2,52

2. Elektrolyte, Wasserhaushalt

3555 Calcium — 3,15 | 3,15 | – | 1,37 | 1,37

3556 Chlorid — 2,36 | 2,36 | – | 1,03 | 1,03
Arbeitshinweise: Siehe unter Hinweise zu Nr. 3550.

3557 Kalium — 2,36 | 2,36 | – | 1,03 | 1,03
Arbeitshinweise: Siehe unter Hinweise zu Nr. 3550.

3558 Natrium — 2,36 | 2,36 | – | 1,03 | 1,03
Arbeitshinweise: Siehe unter Hinweise zu Nr. 3550.

3. Kohlehydrat- und Lipidstoffwechsel

Allgemeine Bestimmungen:
Für die mit H1 gekennzeichneten Untersuchungen ist der Höchstwert nach Nummer 3541.H zu beachten.

3560 Glukose — 3,15 | 3,15 | – | 1,37 | 1,37
Arbeitshinweise: Siehe unter Hinweise zu Nr. 3550.

UV-GOÄ-Nr.	Allgemeine Heilbehandl.	Besondere Heilbehandl.	Besondere Kosten	Allgemeine Kosten	Sachkosten (Besond. + Allg. Kosten)

Kommentar: Die Leistung nach Nr. 3560 ist bei quantitaviver Bestimmungen für alle Untersuchungsmaterialien abrechenbar.
Bei (Kanülen-)Stichverletzung ist die Ermittlung des Blutzuckerwertes nach Nr. 3560 im Zusammenhang mit einer möglichen Hepatitis B/C bzw. HIV-Infektion gemäß § 8 Abs.1 Vertrag Ärzte/UVTr nicht erforderlich und zweckmäßig, so dass durch die UVTr keine Vergütung erfolgt.
Die Leistung nach den Nrn. 3514 und 3560 kann 3x beim Oral-Glukosetoleranztest (OGTT) abgerechnet werden. Eine Bestimmung wird dabei vor und 2 Bestimmungen werden nach der Verabreichung von Traubenzucker durchgeführt.
Mit Begründung ist auch eine weitere 4. Bestimmung (s. Kommentar **Wezel/Liebold**) möglich.

Nr.	Leistung	Allg. HB	Bes. HB	Bes. K	Allg. K	Sach
3561	Glykierte Hämoglobine (HbA1, HbA1c)	15,77	15,77	–	6,97	6,97
3562.H1	Cholesterin	3,15	3,15	–	1,37	1,37
3563.H1	HDL-Cholesterin	3,15	3,15	–	1,37	1,37
3564.H1	LDL-Cholesterin	3,15	3,15	–	1,37	1,37

Kommentar: Wird das LDL-Cholesterin rechnerisch aus den vorhandenen Messwerten von Cholesterin und HDL-Cholesterin und Triglyceriden nach der Friedewald-Formel ermittelt, so kann diese Leistung nicht berechnet werden. Dies gilt auch für die Berechnung von Lipidenquotienten.

Nr.	Leistung	Allg. HB	Bes. HB	Bes. K	Allg. K	Sach
3565.H1	Triglyzeride	3,15	3,15	–	1,37	1,37

4. Proteine, Elektrophoreseverfahren

Allgemeine Bestimmungen:
Für die mit H1 gekennzeichneten Untersuchungen ist der Höchstwert nach Nummer 3541.H zu beachten.

Nr.	Leistung	Allg. HB	Bes. HB	Bes. K	Allg. K	Sach
3570.H1	Albumin, photometrisch	2,36	2,36	–	1,03	1,03
3571	Immunglobulin (IgA, IgG, IgM), Ligandenassay – gegebenenfalls einschließlich Doppelbestimmung und aktueller Bezugskurve –, Immundiffusion oder ähnliche Untersuchungsmethoden, je Immunglobulin	11,83	11,83	–	5,25	5,25
3572	Immunglobulin E (IgE), Ligandenassay – gegebenenfalls einschließlich Doppelbestimmung und aktueller Bezugskurve –, Immundiffusion oder ähnliche Untersuchungsmethoden	19,71	19,71	–	8,80	8,80

Ausschluss: 3892, 3893, 3894

Nr.	Leistung	Allg. HB	Bes. HB	Bes. K	Allg. K	Sach
3573.H1	Gesamt-Protein im Serum oder Plasma	2,36	2,36	–	1,03	1,03
3574	Proteinelektrophorese im Serum	15,77	15,77	–	6,97	6,97

Kommentar: Die ggf. erforderliche Bestimmung des Gesamteiweiß kann zusätzlich nach Nr. 3573.H1 berechnet werden.

Nr.	Leistung	Allg. HB	Bes. HB	Bes. K	Allg. K	Sach
3575	Transferrin, Immundiffusion oder ähnliche Untersuchungsmethoden	7,89	7,89	–	3,55	3,55

M. Laboratoriumsuntersuchungen

UV-GOÄ-Nr.	Allgemeine Heilbehandl.	Besondere Heilbehandl.	Besondere Kosten	Allgemeine Kosten	Sachkosten (Besond. + Allg. Kosten)

5. Substrate, Metabolite, Enzyme

Allgemeine Bestimmungen:
Für die mit H1 gekennzeichneten Untersuchungen ist der Höchstwert nach Nummer 3541.H zu beachten.

Nr.	Leistung	Allg. HB	Bes. HB	Bes. K.	Allg. K.	Sachk.
3580.H1	Anorganisches Phosphat	3,15	3,15	–	1,37	1,37
3581.H1	Bilirubin, gesamt	3,15	3,15	–	1,37	1,37

Kommentar: Bei (Kanülen-)Stichverletzung ist die Ermittlung des Bilirubinwertes als Bestandteil der allgemeinen Leberdiagnostik nach Nr. 3581. H1 im Zusammenhang mit einer möglichen Hepatitis B/C bzw. HIV-Infektion gemäß § 8 Abs.1 Vertrag Ärzte/UVTr nicht erforderlich und zweckmäßig, so dass durch die UVTr keine Vergütung erfolgt.
Eine Bestimmung des Bilirubin direkt kann zusätzlich mit Nr.3582 berechnet werden.

Nr.	Leistung	Allg. HB	Bes. HB	Bes. K.	Allg. K.	Sachk.
3582	Bilirubin, direkt	5,51	5,51	–	2,52	2,52

Kommentar: Eine Bestimmung des Bilirubin gesamt kann zusätzlich mit Nr.3581.H1 berechnet werden.

Nr.	Leistung	Allg. HB	Bes. HB	Bes. K.	Allg. K.	Sachk.
3583.H1	Harnsäure	3,15	3,15	–	1,37	1,37
3584.H1	Harnstoff (Harnstoff-N, BUN)	3,15	3,15	–	1,37	1,37

Kommentar: Bei (Kanülen-)Stichverletzung ist die Ermittlung des Harnstoffwertes (Ermittlung des Gichtrisikos) nach Nr. 3584. H1 im Zusammenhang mit einer möglichen Hepatitis B/C bzw. HIV-Infektion gemäß § 8 Abs.1 Vertrag Ärzte/UVTr nicht erforderlich und zweckmäßig, so dass durch die UVTr keine Vergütung erfolgt.

Nr.	Leistung	Allg. HB	Bes. HB	Bes. K.	Allg. K.	Sachk.
3585.H1	Kreatinin	3,15	3,15	–	1,37	1,37

Arbeitshinweise: Siehe unter Hinweise zu Nr. 3550.

Kommentar: Bei (Kanülen-)Stichverletzung ist die Ermittlung des Kreatininwertes als Bestandteil der allgemeinen Nierendiagnostik nach Nr. 3585. H1 im Zusammenhang mit einer möglichen Hepatitis B/C bzw. HIV-Infektion gemäß § 8 Abs.1 Vertrag Ärzte/UVTr nicht erforderlich und zweckmäßig, so dass durch die UVTr keine Vergütung erfolgt. Die CT- und MR-Kontrastmittel werden zum Großteil über die Nieren wieder ausgeschieden. Der Kreatinin-Wert gibt Auskunft über die Nierenfunktion. Bei Überschreitung des Grenzwertes sollte die KM – Gabe abgewogen werden. Bei der CT und MRT mit KM – Gabe sind daher die Nr. 3520 oder die Nr. 3585.H1 zzgl. Blutentnahme Nr. 250 abrechenbar. Das „kleine Blutbild" (Nr. 3550 und ggf. Nr. 3551) und weitere Labordiagnostik ist nicht erforderlich.

Nr.	Leistung	Allg. HB	Bes. HB	Bes. K.	Allg. K.	Sachk.
3587.H1	Alkalische Phosphatase	3,15	3,15	–	1,37	1,37
3588.H1	Alpha-Amylase (auch immuninhibitorische Bestimmung der Pankreas-Amylase)	3,94	3,94	–	1,72	1,72
3589.H1	Cholinesterase (Pseudocholinesterase, CHE, PCHE)	3,15	3,15	–	1,37	1,37

Arbeitshinweise: Siehe unter Hinweise zu Nr. 3550.

Nr.	Leistung	Allg. HB	Bes. HB	Bes. K.	Allg. K.	Sachk.
3590.H1	Creatinkinase (CK)	3,15	3,15	–	1,37	1,37

Kommentar: Für die Creatin-Kinase (CK) ist auch der Begriff CPK (Creatin-Phosphor Kinase) gebräuchlich. Unter dieser Nr. sind auch Bestimmungen der CK-NAC (Creatin-Kinase-N-Acetyl- Cycstein) abrechenbar. Die Abrechnung der CK-MB erfolgt nach Nr. 3591.H1.

Nr.	Leistung	Allg. HB	Bes. HB	Bes. K.	Allg. K.	Sachk.
3591.H1	Creatinkinase MB (CK-MB), Immuninhibitionsmethode	3,94	3,94	–	1,72	1,72

UV-GOÄ-Nr.	Allgemeine Heilbehandl.	Besondere Heilbehandl.	Besondere Kosten	Allgemeine Kosten	Sachkosten (Besond. + Allg. Kosten)

3592.H1 Gamma-Glutamyltranspeptidase (Gamma-Glutamyltransferase, Gamma-GT)

	3,15	3,15	–	1,37	1,37

Arbeitshinweise: Siehe unter Hinweise zu Nr. 3550.
Kommentar: Bei (Kanülen-)Stichverletzung ist die Ermittlung des Gamma-Glutamyltranspeptidasewertes (Diagnose eines Leberschadens) nach Nr. 3592. H1 im Zusammenhang mit einer möglichen Hepatitis B/C bzw. HIV-Infektion gemäß § 8 Abs.1 Vertrag Ärzte/UVTr nicht erforderlich und zweckmäßig, so dass durch die UVTr keine Vergütung erfolgt.

3593.H1 Glutamatdehydrogenase (GLDH)

	3,94	3,94	–	1,72	1,72

3594.H1 Glutamatoxalazetattransaminase (GOT, Aspartataminotransferase, ASAT, AST)

	3,15	3,15	–	1,37	1,37

Kommentar: Bei (Kanülen-)Stichverletzung ist die Ermittlung des Glutamatoxalazetattransaminasewertes -GOT- (Diagnose eines Leberschadens) nach Nr. 3594.H1 im Zusammenhang mit einer möglichen Hepatitis B/C bzw. HIV-Infektion gemäß § 8 Abs.1 Vertrag Ärzte/UVTr nicht erforderlich und zweckmäßig, so dass durch die UVTr keine Vergütung erfolgt.

3595.H1 Glutamatpyruvattransaminase (GPT, Alaninaminotransferase, ALAT, ALT)

	3,15	3,15	–	1,37	1,37

Kommentar: Bei (Kanülen-)Stichverletzung ist die Ermittlung des Glutamatpyruvattransaminasewertes -GPT- (Diagnose eines Leberschadens) nach Nr. 3595. H1 im Zusammenhang mit einer möglichen Hepatitis B/C bzw. HIV-Infektion gemäß § 8 Abs.1 Vertrag Ärzte/UVTr nicht erforderlich und zweckmäßig, so dass durch die UVTr keine Vergütung erfolgt.

3596.H1 Hydroxybutyratdehydrogenase (HBDH)

	3,15	3,15	–	1,37	1,37

3597.H1 Laktatdehydrogenase (LDH)

	3,15	3,15	–	1,37	1,37

3598.H1 Lipase

	3,94	3,94	–	1,72	1,72

Kommentar: Qualitativer Lipasenachweis mittels Latextest nach Nr. 3511 berechnen.

3599 Saure Phosphatase (sP), photometrisch

	5,51	5,51	–	2,52	2,52

6. Gerinnungssystem

3605 Partielle Thromboplastinzeit (PTT, aPTT), Einfachbestimmung

	3,94	3,94	–	1,72	1,72

Arbeitshinweise: Siehe unter Hinweise zu Nr. 3550.
Kommentar: Bei (Kanülen-)Stichverletzung ist die Gerinnungsdiagnostik nach Nr. 3605 gemäß § 8 Abs.1 Vertrag Ärzte/UVTr nur dann erforderlich und zweckmäßig, wenn sich im Verletzungsareal ein Hämatom ausgebildet hat.

3606 Plasmathrombinzeit (PTZ, TZ), Doppelbestimmung

	5,51	5,51	–	2,52	2,52

3607 Thromboplastinzeit (Prothrombinzeit, TPZ, Quickwert), Einfachbestimmung

	3,94	3,94	–	1,72	1,72

Arbeitshinweise: Siehe unter Hinweise zu Nr. 3550.

M. Laboratoriumsuntersuchungen

UV-GOÄ-Nr.

| Allgemeine Heilbehandl. | Besondere Heilbehandl. | Besondere Kosten | Allgemeine Kosten | Sachkosten (Besond. + Allg. Kosten) |

Kommentar: Bei (Kanülen-)Stichverletzung ist die Gerinnungsdiagnostik nach Nr. 3607 gemäß § 8 Abs.1 Vertrag Ärzte/UVTr nur dann erforderlich und zweckmäßig, wenn sich im Verletzungsareal ein Hämatom ausgebildet hat.

7. Funktionsteste

Allgemeine Bestimmungen:
Wird eine vom jeweils genannten Leistungsumfang abweichende geringere Anzahl von Bestimmungen durchgeführt, so ist nur die Zahl der tatsächlich durchgeführten Einzelleistungen berechnungsfähig. Sind aus medizinischen Gründen über den jeweils genannten Leistungsumfang hinaus weitere Bestimmungen einzelner Messgrößen erforderlich, so können diese mit entsprechender Begründung als Einzelleistungen gesondert berechnet werden.

Nr.	Leistung	Allg. HB	Bes. HB	Bes. K	Allg. K	Sachk.
3610	Amylase-Clearance (Zweimalige Bestimmung von Amylase)	7,89	7,89	–	3,55	3,55
3611	Blutzuckertagesprofil (Viermalige Bestimmung von Glukose)	12,61	12,61	–	5,61	5,61

Kommentar: In der Regel finden eine Nüchtern-Blutzucker-Bestimmung am Morgen und 3 weitere Bestimmungen verteilt über den Tag statt. Sind ggf. mehr als 4 Glukosebestimmungen erforderlich, so können diese nach dem GOÄ-Kommentar von **Lang, Schäfer et al.** – dies dürfte auch in der UV-GOÄ gelten – mit medizinischer Begründung (z.B. diabetische Stoffwechselentgleisung) als Einzelbestimmungen nach Nr. 3560 berechnet werden.

Nr.	Leistung	Allg. HB	Bes. HB	Bes. K	Allg. K	Sachk.
3612	Glukosetoleranztest, intravenös (Siebenmalige Bestimmung von Glukose)	22,09	22,09	–	9,82	9,82
3613	Glukosetoleranztest, oral (Viermalige Bestimmung von Glukose)	12,61	12,61	–	5,61	5,61
3615	Kreatinin-Clearance (Zweimalige Bestimmung von Kreatinin)	4,73	4,73	–	2,06	2,06

Kommentar: Die Bestimmung von Kreatinin erfolgt je einmal im Serum und im Urin.

8. Spurenelemente

Nr.	Leistung	Allg. HB	Bes. HB	Bes. K	Allg. K	Sachk.
3620	Eisen im Serum oder Plasma	3,15	3,15	–	1,37	1,37
3621	Magnesium	3,15	3,15	–	1,37	1,37

III. Untersuchungen von körpereigenen oder körperfremden Substanzen und körpereigenen Zellen

Allgemeine Bestimmungen:
Für die mit H2, H3 und H4 gekennzeichneten Untersuchungen sind die Höchstwerte nach den Nummern 3630 H, 3631.H und 3633.H zu beachten

M. Laboratoriumsuntersuchungen

UV-GOÄ-Nr.

	Allgemeine Heilbehandl.	Besondere Heilbehandl.	Besondere Kosten	Allgemeine Kosten	Sachkosten (Besond. + Allg. Kosten)

3630.H Höchstwert für die mit H2 gekennzeichneten Untersuchungen aus Abschnitt M III 8

| | 68,61 | 68,61 | – | 30,51 | 30,51 |

Auf einen Blick: Immunfluoreszenz- oder ähnliche lichtmikroskopische Untersuchungen mit H2-Kennzeichnung aus Abschnitt M III 8. von A-Z, die dem Höchstwert Nr. 3630.H unterliegen

Bestimmung von Auto-Antikörper gegen	GOÄ-Nr.	Bestimmung von Auto-Antikörper gegen	GOÄ-Nr.
Basalmembran	3805	Mikrosomen (TPO)	3816
Centromerregion	3806	Mitochondrien	3818
Endomysium	3807	nDNA	3819
Extrahierbare NA	3809	Nebenniere	3820
Glatte Muskulatur	3809	P-/C-ANCA	3826
Haut	3811	Parietalzellen	3821
Herzmuskulatur	3812	Skelettmuskulatur	3822
ICA 3815 Kerne (ANA)	3813	Speichelgangepithel	3823
Kollagen	3814	Spermien	3824
Mikrosomen (Leber)	3817	Thyreoglobulin	3825
		Ähnliche Untersuchungen	3827

3631.H Höchstwert für die mit H3 gekennzeichneten Untersuchungen aus Abschnitt M III 10

| | 110,40 | 110,40 | – | 49,14 | 49,14 |

Auf einen Blick: Tumormarker-Untersuchungen mit H3-Kennzeichnung aus dem Abschnitt M III 10, die dem Höchstwert nach Nr. 3631.H unterliegen.

Tumormarker	GOÄ-Nr.	Tumormarker	GOÄ-Nr.
Ca 125	3900	Cyfra 21–1	3906
Ca 15–3	3901	NSE	3907
Ca 19–9	3902	PSA	3908
Ca 50	3903	SCC	3909
Ca 72–4	3904	Thymidinkinase	3910
CEA	3905	TPA	3911

3633.H Höchstwert für die mit H4 gekennzeichneten Untersuchungen aus Abschnitt M III 14

| | 43,37 | 43,37 | – | 19,32 | 19,32 |

Auf einen Blick: Schilddrüsenuntersuchungen mit H4-Kennzeichnung aus Abschnitt M III 14 von A-Z, dem Höchstwert nach Nr. 3633.H unterliegen.

Laborparameter	GOÄ-Nr.	Laborparameter	GOÄ-Nr.
Freies Thyroxin	4022	T3-Uptake-Test	4029
Freies Trijodthyronin	4023	Thyroxin	4031
TBG	3766	Trijodthyronin	4032

1. Ausscheidungen (Urin, Stuhl)

3650 Blut im Stuhl, dreimalige Untersuchung

| | 4,73 | 4,73 | – | 2,06 | 2,06 |

Die Kosten für ausgegebenes Testmaterial sind anstelle der Leistung nach Nummer 3650 berechnungsfähig, wenn die Auswertung aus Gründen unterbleibt, die der Arzt nicht zu vertreten hat.

3651 Phasenkontrastmikroskopische Untersuchung des Urinsediments – einschließlich morphologischer Beurteilung der Erythrozyten –

| | 5,51 | 5,51 | – | 2,52 | 2,52 |

Ausschluss: 3653

M. Laboratoriumsuntersuchungen 3652–3669

UV-GOÄ-Nr.		Allgemeine Heilbehandl.	Besondere Heilbehandl.	Besondere Kosten	Allgemeine Kosten	Sachkosten (Besond. + Allg. Kosten)
3652	Streifentest im Urin, auch bei Verwendung eines Mehrfachreagenzträgers, je Untersuchung	2,77	2,77	–	1,83	1,83
3653	Urinsediment, mikroskop.	3,94	3,94	–	1,72	1,72

Ausschluss: 3651

| 3654 | Zellzählung im Urin (Addis-Count), mikroskopisch | 6,31 | 6,31 | – | 2,86 | 2,86 |

2. Sekrete, Liquor, Konkremente

3660	Sekret (Magen, Duodenum, Cervix uteri), mikroskopische Beurteilung	3,15	3,15	–	1,37	1,37
3661	Gallensediment, mikroskopisch	3,15	3,15	–	1,37	1,37
3662	HCl, titrimetrisch	5,51	5,51	–	2,52	2,52
3663	Morphologische Differenzierung Spermas, mikroskopisch	12,61	12,61	–	5,61	5,61

Kommentar: Nach der Zusatzbestimmung zu Nr. 3668 ist neben der Nr. 3668 die Nr. 3663 nicht berechnungsfähig.
Ausschluss: 3668

| 3664 | Spermienagglutination, mikroskopisch | 9,46 | 9,46 | – | 4,23 | 4,23 |

Kommentar: Nach der Zusatzbestimmung zu Nr. 3668 ist neben der Nr. 3668 die Nr. 3664 nicht berechnungsfähig.
Ausschluss: 3668

| 3665 | Spermien-Mucus-Penetrationstest, je Ansatz | 11,83 | 11,83 | – | 5,25 | 5,25 |
| 3667 | Spermienzahl und Motilitätsbeurteilung, mikroskopisch | 5,51 | 5,51 | – | 2,52 | 2,52 |

Kommentar: Nach der Zusatzbestimmung zu Nr. 3668 ist neben der Nr. 3668 die Nr. 3667 nicht berechnungsfähig.
Ausschluss: 3668

| 3668 | Physikalisch morphologische Untersuchung des Spermas (Menge, Viskosität, pH-Wert, Nativpräparat(e), Differenzierung der Beweglichkeit, Bestimmung der Spermienzahl, Vitalitätsprüfung, morphologische Differenzierung nach Ausstrichfärbung) | 31,54 | 31,54 | – | 14,06 | 14,06 |

Neben der Leistung nach Nummer 3668 sind die Leistungen nach den Nummern 3663, 3664 und/oder 3667 nicht berechnungsfähig.

Kommentar: Die Leistung ist nur berechnungsfähig, wenn alle in der Leistungslegende aufgeführten Einzelkomponenten untersucht wurden.
Ausschluss: 3663, 3664, 3667

| 3669 | Erythrozytenzahl (Liquor), mikroskopisch | 4,73 | 4,73 | – | 2,06 | 2,06 |

Kommentar: Auch Untersuchungen der Erythrozytenzahl in anderen Körpermaterialien z.B.
  – Gelenkflüssigkeiten
  – Aszites
  – Pleurapunktat
  – Perikardpunktat
sind nach Nr. 3669 berechnungsfähig.

UV-GOÄ-Nr.	Allgemeine Heilbehandl.	Besondere Heilbehandl.	Besondere Kosten	Allgemeine Kosten	Sachkosten (Besond. + Allg. Kosten)
3670 Leukozytenzahl (Liquor), mikroskopisch	4,73	4,73	–	2,06	2,06

Kommentar: Auch Untersuchungen der Leukozytenzahl in anderen Körpermaterialien z.B.
- Gelenkflüssigkeiten
- Aszites
- Pleurapunktat
- Perikardpunktat

sind nach Nr. 3670 berechnungsfähig.

3671 Morphologische Differenzierung des Liquorzellausstrichs, mikoskopisch	12,61	12,61	–	5,61	5,61
3672 Steinanalyse (Gallen-, Harnsteine), mittels Infrarotspektrometrie oder mikroskopisch – einschließlich chemischer Reaktionen –	19,71	19,71	–	8,80	8,80
3673 Steinanalyse (Gallen-, Harnsteine), Röntgendiffraktion	44,95	44,95	–	20,00	20,00

3. Körperzellen und deren Bestandteile, Zellfunktionsuntersuchungen

3680 Differenzierung des Blutausstrichs, mikroskopisch	7,10	7,10	–	3,19	3,19
3681 Morphologische Differenzierung des Knochenmarkausstrichs, mikroskopisch	44,95	44,95	–	20,00	20,00
3682 Eisenfärbung eines Blut- oder Knochenmarkausstrichs	9,46	9,46	–	4,23	4,23
3683 Färbung eines Blut- oder Knochenmarkausstrichs (z. B. Nachweis der alkalischen Leukozytenphosphatase, Leukozytenesterase, Leukozytenperoxidase oder PAS), je Färbung	19,71	19,71	–	8,80	8,80
3686 Eosinophile, segmentkernige Granulozyten (absolute Eosinophilenzahl), mikroskopisch	5,51	5,51	–	2,52	2,52
3688 Osmotische Resistenz der Erythrozyten	7,10	7,10	–	3,19	3,19
3689 Fetales Hämoglobin (HbF), mikroskopisch	12,61	12,61	–	5,61	5,61
3690 Freies Hämoglobin, spektralphotometrisch	14,19	14,19	–	6,29	6,29
3691 Hämoglobinelektrophorese	44,95	44,95	–	20,00	20,00
3692 Methämoglobin/Carboxyhämoglobin u./o. Sauerstoffsättigung, cooxymetrisch	4,73	4,73	–	2,06	2,06

Ausschluss 626, 628, 629

M. Laboratoriumsuntersuchungen

UV-GOÄ-Nr.	Allgemeine Heilbehandl.	Besondere Heilbehandl.	Besondere Kosten	Allgemeine Kosten	Sachkosten (Besond. + Allg. Kosten)

3693 Granulozytenfunktionstest (Adhäsivität, Chemotaxis [bis zu drei Stimulatoren], Sauerstoffaufnahme [bis zu drei Stimulatoren], Lumineszenz [O 2 Radikale], Degranulierung), je Funktionstest

| | 44,95 | 44,95 | – | 20,00 | 20,00 |

3694 Lymphozytentransformationstest

| | 44,95 | 44,95 | – | 20,00 | 20,00 |

3695 Phagozytäre Funktion neutrophiler Granulozyten (Nitrotetrazolblautest, NBT Test)

| | 9,46 | 9,46 | – | 4,23 | 4,23 |

3696 Phänotypisierung von Zellen oder Rezeptornachweis auf Zellen mit bis zu drei verschiedenen, primären Antiseren (Einfach- oder Mehrfachmarkierung), Durchflusszytometrie, je Antiserum

| | 44,95 | 44,95 | – | 20,00 | 20,00 |

3697 Phänotypisierung von Zellen oder Rezeptornachweis auf Zellen mit weiteren Antiseren (Einfach- oder Mehrfachmarkierung), Durchflusszytometrie, je Antiserum

| | 19,71 | 19,71 | – | 8,80 | 8,80 |

Die Leistung nach Nummer 3697 kann nur im Zusammenhang mit der Leistung nach Nummer 3696 berechnet werden.

Kommentar: 3696

3698 Phänotypisierung von Zellen oder Rezeptornachweis auf Zellen mit dem ersten, primären Antiserum, Immunfluoreszenz oder ähnliche Untersuchungsmethoden

| | 35,49 | 35,49 | – | 15,77 | 15,77 |

3699 Phänotypisierung von Zellen oder Rezeptornachweis auf Zellen mit weiteren Antiseren, Immunfluoreszenz oder ähnliche Untersuchungsmethoden, je Antiserum

| | 28,39 | 28,39 | – | 12,57 | 12,57 |

Die Leistung nach Nummer 3699 kann nur im Zusammenhang mit der Leistung nach Nummer 3698 berechnet werden.

Ausschluss: 3698

3700 Tumorstammzellenassay – gegebenenfalls auch von Zellanteilen – zur Prüfung der Zytostatikasensibilität

| | 157,73 | 157,73 | – | 70,15 | 70,15 |

4. Elektrolyte, Wasserhaushalt, physikalische Eigenschaften von Körperflüssigkeiten

3710 Blutgasanalyse (pH und/oder PCO2 und/oder PO2 und/oder Hb)

| | 7,10 | 7,10 | – | 3,19 | 3,19 |

Arbeitshinweise: Siehe unter Hinweise zu Nr. 3550.

Kommentar: **Beschluss des Gebührenausschusses der BÄK**
Berechnung der Blutgasanalyse (5. Sitzung vom 13. März 1996) (dies dürfte auch für die UV-GOÄ gelten)
Die Berechnung auf Grundlage der Nr. 3710 GOÄ (Speziallabor) ist zwingend. Die Berechnung daneben der Nr. 303 GOÄ (Punktion oberflächiger Körperteile) sowie der Nr. 3715 (Bikarbonatbestimmung) ist nicht zulässig, da die Leistung nach Nr. 303 nicht vorliegt und die Bikarbonatbestimmung einzig rechnerisch erfolgt, demnach gemäß der Allgemeinen Bestimmun Nr. 5 vor Abschnitt M nicht berechenbar ist. Die Messung und Berechnung nach Nr. 602 GOÄ (Oxymetrie) ist möglich, da diese zwar grundsätzlich aus der Blutgasanalyse unter Einbezug des Hb-Wertes berechenbar ist, dieser aber aktuell nicht vorliegt. Die Messung ist sachlich allerdings nur bei bestimmten Indikationen sinnvoll, z.B. Anämie. In diesen Fällen ist Nr. 602 neben Nr. 3710 berechenbar. Die Leistung nach Nr. 614 (transcutane Messung(en) des Sauerstoffpartialdrucks) ist zeitgleich mit der Blutgasanalyse nicht berechenbar, da der Dauerstoffpartialdruck bereits mit der Blutgasanalyse gemessen wird. Möglich ist jedoch die Berechnung der Nrn. 614 und

UV-GOÄ-Nr.	Allgemeine Heilbehandl.	Besondere Heilbehandl.	Besondere Kosten	Allgemeine Kosten	Sachkosten (Besond. + Allg. Kosten)

3710 in den Fällen, in denen die Leistungen zeitgleich getrennt erbracht werden müssen. Aufgrund der Leistungsüberschneidung und den Zusatzbestimmungen zu den Nrn. 626 bis 630 und 632, darf die Nr. 3710 neben diesen Gebührenziffern nicht abgerechnet werden.

Ausschluss: 626 - 630, 632

3711 Blutkörperchensenkungsgeschwindigkeit (BKS, BSG)

	3,15	3,15	–	1,37	1,37

Kommentar: Die Entnahme von Venenblut kann neben der Nr. 3711 zusätzlich nach Nr. 250 berechnet werden.

3712 Viskosität (z. B. Blut, Serum, Plasma), viskosimetrisch

	19,71	19,71	–	8,80	8,80

3714 Wasserstoffionenkonzentration (pH), potentiometrisch, jedoch nicht aus Blut oder Urin

	3,15	3,15	–	1,37	1,37

3715 Bikarbonat

	4,73	4,73	–	2,06	2,06

Arbeitshinweise: Siehe unter Hinweise zu Nr. 3550.
Kommentar: **Beschluss des Gebührenausschusses der BÄK.**
Siehe Kommentar zu Nr. 3710.

3716 Osmolalität

	3,94	3,94	–	1,72	1,72

Kommentar: Wird die Osmolalität mittels Urinteststreifen bestimmt, stehen die Nrn. 3511 oder 3652 zur Verfügung.

5. Kohlehydrat- und Lipidstoffwechsel

3721 Glykierte Proteine

	19,71	19,71	–	8,80	8,80

3722 Fructosamin, photometrisch

	5,51	5,51	–	2,52	2,52

3723 Fruktose, photometrisch

	15,77	15,77	–	6,97	6,97

3724 D-Xylose, photometrisch

	15,77	15,77	–	6,97	6,97

3725 Apolipoprotein (A1, A2, B), Ligandenassay – gegebenenfalls einschließlich Doppelbestimmung und aktueller Bezugskurve –, Immundiffusion oder ähnliche Untersuchungsmethoden, je Bestimmung

	15,77	15,77	–	6,97	6,97

3726 Fettsäuren, Gaschromatographie

	32,34	32,34	–	14,40	14,40

3727 Fraktionierung der Lipoproteine, Ultrazentrifugation

	53,64	53,64	–	23,89	23,89

3728 Lipidelektrophorese, qualitativ

	14,19	14,19	–	6,29	6,29

3729 Lipidelektrophorese, quantitativ

	23,67	23,67	–	10,51	10,51

3730 Lipoprotein (a) (Lpa), Ligandenassay – gegebenenfalls einschließlich Doppelbestimmung und aktueller Bezugskurve –, Elektroimmundiffusion

	23,67	23,67	–	10,51	10,51

M. Laboratoriumsuntersuchungen 3733–3747

UV-GOÄ-Nr.	Allgemeine Heilbehandl.	Besondere Heilbehandl.	Besondere Kosten	Allgemeine Kosten	Sachkosten (Besond. + Allg. Kosten)

6. Proteine, Aminosäuren, Elektrophoreseverfahren

Allgemeine Bestimmungen:
Für die mit H4 gekennzeichnete Untersuchung ist der Höchstwert nach Nummer 3633.H zu beachten.

Nr.	Leistung	AH	BH	BK	AK	SK
3733	Trockenchemische Bestimmung von Theophyllin	9,46	9,46	–	4,23	4,23
3735	Albumin, Ligandenassay – gegebenenfalls einschließlich Doppelbestimmung und aktueller Bezugskurve –, Immundiffusion oder ähnliche Untersuchungsmethoden	11,83	11,83	–	5,25	5,25
3736	Albumin mit vorgefertigten Reagnezträgern, zur Diagnose einer Mikroalbuminurie	9,46	9,46	–	4,23	4,23
3737	Aminosäuren, Hochdruckflüssigkeitschromatographie	44,95	44,95	–	20,00	20,00
3738	Aminosäuren, qualit. Dünnschichtchromatographie	19,71	19,71	–	8,80	8,80
3739	Alpha1-Antitrypsin, Immundiffusion oder ähnliche Untersuchungsmethoden	14,19	14,19	–	6,29	6,29
3740	Coeruloplasmin, Immundiffusion oder ähnliche Untersuchungsmethoden	14,19	14,19	–	6,29	6,29
3741	C-reaktives Protein (CRP), Ligandenassay – gegebenenfalls einschließlich Doppelbestimmung und aktueller Bezugskurve –, Immundiffusion oder ähnliche Untersuchungsmethoden	15,77	15,77	–	6,97	6,97
3742	Ferritin, Ligandenassay – gegebenenfalls einschließlich Doppelbestimmung und aktueller Bezugskurve –	19,71	19,71	–	8,80	8,80
3743	Alpha-Fetoprotein (AFP), Ligandenassay – gegebenenfalls einschließlich Doppelbestimmung und aktueller Bezugskurve –	19,71	19,71	–	8,80	8,80
3744	Fibronectin, Ligandenassay – einschließlich Doppelbestimmung und aktueller Bezugskurve –	35,49	35,49	–	15,77	15,77

Kommentar: Wird diese Ligandenassay-Untersuchung, die obligatorisch eine Doppelbestimmung beinhaltet, als Einfachbestimmung durchgeführt, so darf nach Ziffer 9 der Allg. Best. vor Teil M nur zwei Drittel der Gebühr berechnet werden.

Ausschluss: 437.

3745	Beta2-Glykoprotein II (C3 Proaktivator), Immundiffusion oder ähnliche Untersuchungsmethoden	14,19	14,19	–	6,29	6,29
3746	Hämopexin, Immundiffusion oder ähnliche Untersuchungsmethoden	14,19	14,19	–	6,29	6,29
3747	Haptoglobin, Immundiffusion oder ähnliche Untersuchungsmethoden	14,19	14,19	–	6,29	6,29

UV-GOÄ-Nr.		Allgemeine Heilbehandl.	Besondere Heilbehandl.	Besondere Kosten	Allgemeine Kosten	Sachkosten (Besond. + Allg. Kosten)
3748	Immunelektrophorese, bis zu sieben Ansätze, je Ansatz	15,77	15,77	–	6,97	6,97
3749	Immunfixation, bis zu fünf Antiseren, je Antiserum	15,77	15,77	–	6,97	6,97
3750	Isoelektrische Fokussierung (z. B. Oligoklonale Banden)	44,95	44,95	–	20,00	20,00
3751	Kryoglobuline, qualitativ, visuell	3,15	3,15	–	1,37	1,37
3752	Kryoglobuline (Bestimmung von je zweimal IgA, IgG und IgM), Immundiffusion oder ähnliche Untersuchungsmethoden, je Globulinbestimmung	9,46	9,46	–	4,23	4,23
3753	Alpha2-Makroglobulin, Immundiffusion oder ähnliche Untersuchungsmethoden	14,19	14,19	–	6,29	6,29
3754	Mikroglobuline (Alpha1, Beta2), Ligandenassay – gegebenenfalls einschließlich Doppelbestimmung und aktueller Bezugskurve –, Immundiffusion oder ähnliche Untersuchungsmethoden, je Mikroglobulinbestimmung	15,77	15,77	–	6,97	6,97
3755	Myoglobin, Agglutination, qualitativ	4,73	4,73	–	2,06	2,06
3756	Myoglobin, Ligandenassay – gegebenenfalls einschließlich Doppelbestimmung und aktueller Bezugskurve –, Immundiffusion oder ähnliche Untersuchungsmethoden	15,77	15,77	–	6,97	6,97
3757	Eiweißuntersuchung aus eiweißarmen Flüssigkeiten (z.B. Liquor-, Gelenk- oder Pleurapunktat	5,51	5,51	–	2,52	2,52
3758	Phenylalanin (Guthrie-Test), Bakterienwachstumstest	4,73	4,73	–	2,06	2,06
3759	Präalbumin, Immundiffusion oder ähnliche Untersuchungsmethoden	14,19	14,19	–	6,29	6,29
3760	Protein im Urin, photometrisch	5,51	5,51	–	2,52	2,52
3761	Proteinelektrophorese im Urin	19,71	19,71	–	8,80	8,80
3762	Schwefelhaltige Aminosäuren (Cystin, Cystein, Homocystin), Farbreaktion und visuell, qualitativ, je Aminosäurenbestimmung	3,15	3,15	–	1,37	1,37
3763	SDS-Elektrophorese mit anschließender Immunreaktion (z. B. Westernblot)	44,95	44,95	–	20,00	20,00
3764	SDS-Polyacrylamidgel-Elektrophorese	19,71	19,71	–	8,80	8,80

M. Laboratoriumsuntersuchungen

UV-GOÄ-Nr.		Allgemeine Heilbehandl.	Besondere Heilbehandl.	Besondere Kosten	Allgemeine Kosten	Sachkosten (Besond. + Allg. Kosten)

3765 Sexualhormonbindendes Globulin (SHBG), Ligandenassay – einschließlich Doppelbestimmung und aktueller Bezugskurve –
  35,49   35,49   –   15,77   15,77

3766.H4 Thyroxin bindendes Globulin (TBG), Ligandenassay – gegebenenfalls einschließlich Doppelbestimmung und aktueller Bezugskurve –
  19,71   19,71   –   8,80   8,80

Ausschluss: 4031.H4

3767 Tumornekrosefaktor (TNF), Ligandenassay – einschließlich Doppelbestimmung und aktueller Bezugskurve –   35,49   35,49   –   15,77   15,77

Kommentar: Wird diese Ligandenassay-Untersuchung, die obligatorisch eine Doppelbestimmung beinhaltet, als Einfachbestimmung durchgeführt, so darf nach Ziffer 9 der Allg. Best. vor Teil M nur zwei Drittel der Gebühr berechnet werden.

3768 Isolierung von Immunglobulin M mit chromatographischen Untersuchungsverfahren
  28,39   28,39   –   12,57   12,57

7. Substrate, Metabolite, Enzyme

3774 Ammoniak (NH4)   17,35   17,35   –   7,77   7,77

3775 Bilirubin im Fruchtwasser (E 450), spektralphotometrisch
  14,19   14,19   –   6,29   6,29

3776 Citrat, photometrisch   23,67   23,67   –   10,51   10,51

3777 Gallensäuren, Ligandenassay – einschließlich Doppelbestimmung und aktueller Bezugskurve –   22,88   22,88   –   10,17   10,17

Kommentar: Wird diese Ligandenassay-Untersuchung, die obligatorisch eine Doppelbestimmung beinhaltet, als Einfachbestimmung durchgeführt, so darf nach Ziffer 9 der Allg. Best. vor Teil M nur zwei Drittel der Gebühr berechnet werden.

3778 Glutamatdehydrogenase (GLDH), manuell, photometrisch
  9,46   9,46   –   4,23   4,23

3779 Homogentisinsäure, Farbreaktion und visuell, qualitativ
  3,15   3,15   –   1,37   1,37

3780 Kreatin   9,46   9,46   –   4,23   4,23

3781 Laktat, photometrisch   17,35   17,35   –   7,77   7,77

3782 Lecithin/Sphingomyelin-Quotient (L/S-Quotient)
  15,77   15,77   –   6,97   6,97

3783 Organisches Säurenprofil, Gaschromatographie oder Gaschromatographie-Massenspektromie   44,95   44,95   –   20,00   20,00

3784 Isoenzyme (z. B. Alkalische Phosphatase, Alpha-Amylase), chemische oder thermische Hemmung oder Fällung, je Ansatz
  11,83   11,83   –   5,25   5,25

UV-GOÄ-Nr.		Allgemeine Heilbehandl.	Besondere Heilbehandl.	Besondere Kosten	Allgemeine Kosten	Sachkosten (Besond. + Allg. Kosten)
3785	Isoenzyme (z. B. Alkalische Phosphatase, Alpha-Amylase, Creatinkinase, LDH), Elektrophorese oder Immunpräzipitation, je Ansatz	23,67	23,67	–	10,51	10,51
3786	Angiotensin I Converting Enzyme (Angiotensin I-Convertase, ACE)	17,35	17,35	–	7,77	7,77
3787	Chymotrypsin (Stuhl)	9,46	9,46	–	4,23	4,23
3788	Creatinkinase-MB-Konzentration (CK-MB), Ligandenassay – gegebenenfalls einschließlich Doppelbestimmung und aktueller Bezugskurve –	15,77	15,77	–	6,97	6,97
3789	Enzyme der Hämsynthese (Delta-Aminolaevulinsäure-Dehydratase, Uroporphyrinsynthase und ähnliche), je Enzym	9,46	9,46	–	4,23	4,23
3790	Erythrozytenenzyme (Glukose-6-Phosphat-Dehydrogenase, Pyruvatkinase und ähnliche), je Enzym	9,46	9,46	–	4,23	4,23
3791	Granulozyten-Elastase, Ligandenassay – einschließlich Doppelbestimmung und aktueller Bezugskurve –	22,88	22,88	–	10,17	10,17

Kommentar: Wird diese Ligandenassay-Untersuchung, die obligatorisch eine Doppelbestimmung beinhaltet, als Einfachbestimmung durchgeführt, so darf nach Ziffer 9 der Allg. Best. vor Teil M nur zwei Drittel der Gebühr berechnet werden.

3792	Granulozyten-Elastase, Immundiffusion oder ähnliche Untersuchungsmethoden	14,19	14,19	–	6,29	6,29
3793	Lysozym	9,46	9,46	–	4,23	4,23
3794	Prostataspezifische saure Phosphatase (PAP), Ligandenassay – gegebenenfalls einschließlich Doppelbestimmung und aktueller Bezugskurve –	15,77	15,77	–	6,97	6,97
3795	Tatrathemmbare saure Phosphatase (PSP)	8,68	8,68	–	3,88	3,88
3796	Trypsin, Ligandenassay – gegebenenfalls einschließlich Doppelbestimmung und aktueller Bezugskurve –	15,77	15,77	–	6,97	6,97

8. Antikörper gegen körpereigene Antigene oder Haptene

Allgemeine Bestimmungen:
Die Berechnung einer Gebühr für die qualitative Immunfluoreszenzuntersuchung (bis zu zwei Titerstufen) neben einer Gebühr für die quantitative Immunfluoreszenzuntersuchung (mehr als zwei Titerstufen) oder eine ähnliche Untersuchungsmethode ist nicht zulässig. Für die mit H2 gekennzeichneten Untersuchungen ist der Höchstwert nach Nummer 3630.H zu beachten.

Auf einen Blick: Immunfluoreszenz- oder ähnliche lichtmikroskopische Untersuchungen mit H2-Kennzeichnung aus Abschnitt M III 8. von A-Z, die dem Höchstwert Nr. 3630.H unterliegen

M. Laboratoriumsuntersuchungen

UV-GOÄ-Nr.

| | Allgemeine Heilbehandl. | Besondere Heilbehandl. | Besondere Kosten | Allgemeine Kosten | Sachkosten (Besond. + Allg. Kosten) |

Bestimmung von Auto-Antikörper gegen	GOÄ-Nr.
Basalmembran	3805.H2*
Centromerregion	3806.H2*
Endomysium	3807.H2*
Extrahierbare NA	3808.H2*
Glatte Muskulatur	3809.H2*
Haut	3811.H2*
Herzmuskulatur	3812.H2*
ICA 3815 Kerne (ANA)	3813.H2*
Kollagen	3814.H2*
Langerhansche Inseln (ICA)	3815.H2*
Mikrosomen (Leber)	3817.H2*

Bestimmung von Auto-Antikörper gegen	GOÄ-Nr.
Mikrosomen (TPO)	3816.H2*
Mitochondrien	3818.H2*
nDNA	3819.H2*
Nebenniere	3820.H2*
P-/C-ANCA	3826.H2*
Parietalzellen	3821.H2*
Speichelgangepithel	3823.H2*
Spermien	3824.H2*
Skelettmuskulatur	3822.H2*
Thyreoglobulin	3825.H2*
Ähnliche Untersuchungen	3827.H2*

Katalog

Untersuchung auf Antikörper mittels qualitativer Immunfluoreszenzuntersuchung (bis zu zwei Titerstufen) oder ähnlicher Untersuchungsmethoden –

22,88   22,88   –   10,17   10,17

3805.H2 Basalmembran (GBM)
Ausschluss: 3832–3854

3806.H2 Centromerregion
Ausschluss: 3833

3807.H2 Endomysium
Ausschluss: 3834

3808.H2 Extrahierbare, nukleäre Antigen (ENA)
Ausschluss: 3835

3809.H2 Glatte Muskulatur (SMA)
Ausschluss: 3836

3810.H2 Gliadin
Ausschluss: 3837

3811.H2 Haut (AHA, BMA und ICS)
Ausschluss: 3838

3812.H2 Herzmuskulatur (HMA)
Ausschluss: 3839

3813.H2 Kerne (ANA)
Ausschluss: 3840

3814.H2 Kollagen
Ausschluss: 3841

3815.H2 Langerhans Inseln (ICA)
Ausschluss: 3842

3816.H2 Mikrosomen (Thyroperoxidase)
Ausschluss: 3843

3817.H2 Mikrosomen (Leber, Niere)
Ausschluss: 3844

3818.H2 Mitochondrien (AMA)
Ausschluss: 3845

3819.H2 nDNA
Ausschluss: 3846

| 3820.H2-3844 | M. Laboratoriumsuntersuchungen |

UV-GOÄ-Nr.	Allgemeine Heilbehandl.	Besondere Heilbehandl.	Besondere Kosten	Allgemeine Kosten	Sachkosten (Besond. + Allg. Kosten)

3820.H2 Nebenniere

3821.H2 Parietalzellen (PCA)
Ausschluss: 3847

3822.H2 Skelettmuskulatur (SkMA)
Ausschluss: 3848

3823.H2 Speichelgangepithel
Ausschluss: 3849

3824.H2 Spermien
Ausschluss: 3850

3825.H2 Thyreoglobulin
Ausschluss: 3852

3826.H2 zytoplasmatische Antigene in neutrophilen Granulozyten (P-ANCA, C-ANCA)
Ausschluss: 3853

3827.H2 Untersuchungen mit ähnlichem methodischen Aufwand
Ausschluss: 3854
Die untersuchten Parameter sind in der Rechnung anzugeben.

Katalog

Untersuchung auf Antikörper mittels quantitativer Immunfluoreszenzuntersuchung (mehr als zwei Titerstufen) oder ähnlicher Untersuchungsmethoden –

	40,22	40,22	–	17,95	17,95

3832 Basalmembran (GBM)
Ausschluss: 3805.H2

3833 Centromerregion
Ausschluss: 3805. H2

3834 Endomysium
Ausschluss: 3805. H2

3835 Extrahierbare, nukleäre Antigene (ENA)
Ausschluss: 3805.H2

3836 Glatte Muskulatur (SMA)
Ausschluss: 3805.H2

3837 Gliadin
Ausschluss: 3805.H2

3838 Haut (AHA, BMA und ICS)
Ausschluss: 3805.H2

3839 Herzmuskulatur (HMA)
Ausschluss: 3805.H2

3840 Kerne (ANA)
Ausschluss: 3805.H2

3841 Kollagen
Ausschluss: 3805.H2

3842 Langerhans-Inseln (ICA)
Ausschluss: 3805.H2

3843 Mikrosomen (Thyroperoxidase)
Ausschluss: 3805.H2

3844 Mikrosomen (Leber, Niere)
Ausschluss: 3805.H2

M. Laboratoriumsuntersuchungen

UV-GOÄ-Nr.

	Allgemeine Heilbehandl.	Besondere Heilbehandl.	Besondere Kosten	Allgemeine Kosten	Sachkosten (Besond. + Allg. Kosten)

3845 Mitochondrien (AMA)
Ausschluss: 3805.H2

3846 nDNA
Ausschluss: 3805.H2

3847 Parietalzellen (PCA)
Ausschluss: 3805.H2

3848 Skelettmuskulatur (SkMA)
Ausschluss: 3805.H2

3849 Speichelgangepithel
Ausschluss: 3805.H2

3850 Spermien
Ausschluss: 3805.H2

3852 Thyreoglobulin
Ausschluss: 3805.H2

3853 Zytoplasmatische Antigene in neutrophilen Granulozyten (P-ANCA, C-ANCA)
Ausschluss: 3805.H2

3854 Untersuchungen mit ähnlichem methodischen Aufwand
Ausschluss: 3805.H2
Die untersuchten Parameter sind in der Rechnung anzugeben.

Untersuchung auf Subformen antinukleärer und zytoplasmatischer Antikörper mittels Ligandenassay – gegebenenfalls einschließlich Doppelbestimmung und aktueller Bezugskurve – Immunblot oder Überwanderungselektrophorese –

		23,67	23,67	–	10,51	10,51

Katalog

Antikörper gegen

3857 dDNS
3858 Histone
3859 Ribonukleoprotein (RNP)
3860 Sm-Antigen
3861 SS-A-Antigen
3862 SS-B-Antigen
3863 Scl-70-Antigen
3864 Untersuchungen mit ähnlichem methodischen Aufwand
Die untersuchten Parameter sind in der Rechnung anzugeben.

Untersuchung auf Antikörper mittels Ligandenassay – gegebenenfalls einschließlich Doppelbestimmung und aktueller Bezugskurve –

		35,49	35,49	–	15,77	15,77

Katalog

Antikörper gegen

3868 Azetylcholinrezeptoren
3869 Cardiolipin (IgG- oder IgM-Fraktion), je Fraktion
3870 Interferon alpha
3871 Mikrosomen (Thyroperoxydase)
3872 Mitochondriale Subformen (AMA-Subformen)
3873 Myeloperoxydase (P-ANCA)
3874 Proteinase 3 (C-ANCA)

M. Laboratoriumsuntersuchungen

UV-GOÄ-Nr.

	Allgemeine Heilbehandl.	Besondere Heilbehandl.	Besondere Kosten	Allgemeine Kosten	Sachkosten (Besond. + Allg. Kosten)

3875 Spermien

3876 Thyreoglobulin

3877 Untersuchungen mit ähnlichem methodischen Aufwand
Die untersuchten Parameter sind in der Rechnung anzugeben.

3879 Untersuchung auf Antikörper gegen TSH-Rezeptor (TRAK) mittels Ligandenassay – einschließlich Doppelbestimmung und aktueller Bezugskurve

| | 43,37 | 43,37 | – | 19,32 | 19,32 |

3881 Zirkulierende Immunkomplexe, Ligandenassay – einschließlich Doppelbestimmung und aktueller Bezugskurve

| | 22,88 | 22,88 | – | 10,17 | 10,17 |

Kommentar: Wird diese Ligandenassay-Untersuchung, die obligatorisch eine Doppelbestimmung beinhaltet, als Einfachbestimmung durchgeführt, so darf nach Ziffer 9 der Allg. Best. vor Teil M nur zwei Drittel der Gebühr berechnet werden.

Katalog

Qualitativer Nachweis von Antikörpern mittels Agglutination

| | 7,10 | 7,10 | – | 3,19 | 3,19 |

Antikörper gegen

3884 Fc von IgM (Rheumafaktor)

3885 Thyreoglobulin (Boydentest)

Katalog

Quantitative Bestimmung von Antikörpern mittels Immundiffusion oder ähnlicher Untersuchungsmethoden

Antikörper gegen

3886 Fc von IgM (Rheumafaktor)

| | 14,19 | 14,19 | – | 6,29 | 6,29 |

3889 Mixed-Antiglobulin-Reaction (MAR-Test) zum Nachweis von Spermien-Antikörpern

| | 15,77 | 15,77 | – | 6,97 | 6,97 |

9. Antikörper gegen körperfremde Antigene

Allgemeine Bestimmungen:
Neben den Leistungen nach den Nummern 3892, 3893 und/oder 3894 sind die Leistungen nach den Nummern 3572, 3890 und/oder 3891 nicht berechnungsfähig.

3890 Allergenspezifisches Immunglobulin (z. B. IgE), Mischallergentest (z. B. RAST), im Einzelansatz, Ligandenassay – gegebenenfalls einschließlich Doppelbestimmung und aktueller Bezugskurve –, qualitativ, bis zu vier Mischallergenen, je Mischallergen

| | 19,71 | 19,71 | – | 8,80 | 8,80 |

Ausschluss: 3892, 3893, 3894

3891 Allergenspezifisches Immunglobulin (z. B. IgE), Einzelallergentest (z. B. RAST), im Einzelansatz, Ligandenassay – gegebenenfalls einschließlich Doppelbestimmung und aktueller Bezugskurve –, bis zu zehn Einzelallergenen, je Allergen

| | 19,71 | 19,71 | – | 8,80 | 8,80 |

Ausschluss: 3892, 3893, 3894.

M. Laboratoriumsuntersuchungen

UV-GOÄ-Nr.

	Allgemeine Heilbehandl.	Besondere Heilbehandl.	Besondere Kosten	Allgemeine Kosten	Sachkosten (Besond. + Allg. Kosten)

3892 Bestimmung von allergenspezifischem Immunglobulin (z. B. IgE), Einzel- oder Mischallergentest mit mind. 4 deklarierten Allergenen oder Mischallergenen auf einem Träger, je Träger | 15,77 | 15,77 | – | 6,97 | 6,97

Ausschluss: 3572, 3890, 3891

3893 Bestimmung von allergenspezifischem Immunglobulin (z. B. IgE), Einzelallergentest mit mindestens neun deklarierten Allergenen auf einem Träger und Differenzierung nach Einzelallergenen – gegebenenfalls einschließlich semiquantitativer Bestimmung des Gesamt-IgE –, insgesamt | 39,44 | 39,44 | – | 17,49 | 17,49

Ausschluss: 3572, 3890, 3891

3894 Bestimmung von allergenspezifischem Immunglobulin (z. B. IgE), Einzelallergentest mit mind. 20 deklarierten Allergenen auf einem Träger und Differenzierung nach Einzelallergenen – gegebenenfalls einschließlich semiquantitativer Bestimmung des Gesamt-IgE –, insgesamt | 70,98 | 70,98 | – | 31,53 | 31,53

Ausschluss: 3572, 3890, 3891

3895 Heterophile Antikörper (IgG- oder IgM-Fraktion), Ligandenassay – einschließlich Doppelbestimmung und aktueller Bezugskurve –, je Fraktion | 86,75 | 86,75 | – | 38,62 | 38,62

Kommentar: Wird diese Ligandenassay-Untersuchung, die obligatorisch eine Doppelbestimmung beinhaltet, als Einfachbestimmung durchgeführt, so darf nach Ziffer 9 der Allg. Best. vor Teil M nur zwei Drittel der Gebühr berechnet werden.

3896 Untersuchung auf Antikörper gegen Gliadin mittels qualitativer Immunfluoreszenzuntersuchung (bis zu zwei Titerstufen) oder ähnlicher Untersuchungsmethoden | 22,88 | 22,88 | – | 10,17 | 10,17

3897 Untersuchung auf Antikörper gegen Gliadin mittels quantitativer Immunfluoreszenzuntersuchung (mehr als zwei Titerstufen) oder ähnlicher Untersuchungsmethoden | 40,22 | 40,22 | – | 17,95 | 17,95

3898 Antikörper gegen Insulin, Ligandenassay – einschließlich Doppelbestimmung und aktueller Bezugskurve – | 35,49 | 35,49 | – | 15,77 | 15,77

Kommentar: Wird diese Ligandenassay-Untersuchung, die obligatorisch eine Doppelbestimmung beinhaltet, als Einfachbestimmung durchgeführt, so darf nach Ziffer 9 der Allg. Best. vor Teil M nur zwei Drittel der Gebühr berechnet werden.

10. Tumormarker

Allgemeine Bestimmungen:
Für die mit H3 gekennzeichneten Untersuchungen ist der Höchstwert nach Nummer 3631.H zu beachten.

3900.H3 Ca 125, Ligandenassay – gegebenenfalls einschließlich Doppelbestimmung und aktueller Bezugskurve – | 23,67 | 23,67 | – | 10,51 | 10,51

3901.H3 Ca 15–3, Ligandenassay – gegebenenfalls einschließlich Doppelbestimmung und aktueller Bezugskurve – | 35,49 | 35,49 | – | 15,77 | 15,77

3902.H3 Ca 19–9, Ligandenassay – gegebenenfalls einschließlich Doppelbestimmung und aktueller Bezugskurve – | 23,67 | 23,67 | – | 10,51 | 10,51

3903.H3 Ca 50, Ligandenassay – gegebenenfalls einschließlich Doppelbestimmung und aktueller Bezugskurve – | 35,49 | 35,49 | – | 15,77 | 15,77

UV-GOÄ-Nr.	Allgemeine Heilbehandl.	Besondere Heilbehandl.	Besondere Kosten	Allgemeine Kosten	Sachkosten (Besond. + Allg. Kosten)

3904.H3 Ca 72–4, Ligandenassay – gegebenenfalls einschließlich Doppelbestimmung und aktueller Bezugskurve –

	35,49	35,49	–	15,77	15,77

3905.H3 Carcinoembryonales Antigen (CEA), Ligandenassay – gegebenenfalls einschließlich Doppelbestimmung und aktueller Bezugskurve –

	19,71	19,71	–	8,80	8,80

3906.H3 Cyfra 21–1, Ligandenassay – gegebenenfalls einschließlich Doppelbestimmung und aktueller Bezugskurve –

	35,49	35,49	–	15,77	15,77

3907.H3 Neuronenspezifische Enolase (NSE), Ligandenassay – einschließlich Doppelbestimmung und aktueller Bezugskurve –

	35,49	35,49	–	15,77	15,77

Kommentar: Wird diese Ligandenassay-Untersuchung, die obligatorisch eine Doppelbestimmung beinhaltet, als Einfachbestimmung durchgeführt, so darf nach Ziffer 9 der Allg. Best. vor Teil M nur zwei Drittel der Gebühr berechnet werden.

3908.H3 Prostataspezifisches Antigen (PSA), Ligandenassay – gegebenenfalls einschließlich Doppelbestimmung und aktueller Bezugskurve –

	23,67	23,67	–	10,51	10,51

3909.H3 Squamous cell carcinoma Antigen (SCC), Ligandenassay – gegebenenfalls einschließlich Doppelbestimmung und aktueller Bezugskurve –

	35,49	35,49	–	15,77	15,77

3910.H3 Thymidinkinase, Ligandenassay – einschließlich Doppelbestimmung und aktueller Bezugskurve –

	35,49	35,49	–	15,77	15,77

Kommentar: Wird diese Ligandenassay-Untersuchung, die obligatorisch eine Doppelbestimmung beinhaltet, als Einfachbestimmung durchgeführt, so darf nach Ziffer 9 der Allg. Best. vor Teil M nur zwei Drittel der Gebühr berechnet werden.

3911.H3 Tissue-polypeptide-Antigen (TPA), Ligandenassay – gegebenenfalls einschließlich Doppelbestimmung und aktueller Bezugskurve –

	35,49	35,49	–	15,77	15,77

11. Nukleinsäuren und ihre Metabolite

3920 Isolierung von humanen Nukleinsäuren aus Untersuchungsmaterial

	70,98	70,98	–	31,53	31,53

3921 Verdau (Spaltung) isolierter humaner Nukleinsäuren mit Restriktionsenzymen, je Enzym

	11,83	11,83	–	5,25	5,25

3922 Amplifikation von humanen Nukleinsäuren oder Nukleinsäurefragmenten mit Polymerasekettenreaktion (PCR)

	39,44	39,44	–	17,49	17,49

3923 Amplifikation von humanen Nukleinsäuren oder Nukleinsäurefragmenten mit geschachtelter Polymerasekettenreaktion (nested PCR)

	78,86	78,86	–	35,08	35,08

3924 Identifizierung von humanen Nukleinsäurefragmenten durch Hybridisierung mit radioaktiv oder nichtradioaktiv markierten Sonden und nachfolgender Detektion, je Sonde

	23,67	23,67	–	10,51	10,51

M. Laboratoriumsuntersuchungen

UV-GOÄ-Nr.		Allgemeine Heilbehandl.	Besondere Heilbehandl.	Besondere Kosten	Allgemeine Kosten	Sachkosten (Besond. + Allg. Kosten)
3925	Trennung von humanen Nukleinsäurefragmenten mittels elektrophoretischer Methoden und anschließendem Transfer auf Trägermaterialien (z. B. Dot-Blot, Slot-Blot)	47,31	47,31	–	21,03	21,03
3926	Identifizierung von humanen Nukleinsäurefragmenten durch Sequenzermittlung	157,73	157,73	–	70,15	70,15

12. Gerinnungs-, Fibrinolyse-, Komplementsystem

3930	Antithrombin III, chromogenes Substrat	8,68	8,68	–	3,88	3,88
3931	Antithrombin III, Immundiffusion oder ähnliche Untersuchungsmethoden	14,19	14,19	–	6,29	6,29
3932	Blutungszeit	4,73	4,73	–	2,06	2,06
3933	Fibrinogen nach Clauss, koagulometrisch	7,89	7,89	–	3,55	3,55

Kommentar: Bei (Kanülen-)Stichverletzung ist die Gerinnungsdiagnostik nach Nr. 3933 gemäß § 8 Abs.1 Vertrag Ärzte/UVTr nur dann erforderlich und zweckmäßig, wenn sich im Verletzungsareal ein Hämatom ausgebildet hat.

3934	Fibrinogen, Immundiffusion oder ähnliche Untersuchungsmethoden	14,19	14,19	–	6,29	6,29
3935	Fibrinogenspaltprodukte, qualitativ	9,46	9,46	–	4,23	4,23
3936	Fibrinogenspaltprodukte, quantitativ	19,71	19,71	–	8,80	8,80
3937	Fibrinspaltprodukte, quervernetzt (Dimertest), qualitativ	14,19	14,19	–	6,29	6,29
3938	Fibrinspaltprodukte, quervernetzt (Dimertest), quantitativ	28,39	28,39	–	12,57	12,57
3939	Gerinnungsfaktor (II, V, VIII, IX, X), je Faktor	36,28	36,28	–	16,11	16,11
3940	Gerinnungsfaktor (VII, XI, XII), je Faktor	56,79	56,79	–	25,26	25,26
3941	Gerinnungsfaktor VIII Ag, Immundiffusion oder ähnliche Untersuchungsmethoden	19,71	19,71	–	8,80	8,80
3942	Gerinnungsfaktor XIII, Untersuchung mittels Monochloressigsäure oder ähnliche Untersuchungsmethoden	14,19	14,19	–	6,29	6,29
3943	Gerinnungsfaktor XII, Immundiffusion oder ähnliche Untersuchungsmethoden	19,71	19,71	–	8,80	8,80
3944	Gewebsplasminogenaktivator (t-PA), chromogenes Substrat	23,67	23,67	–	10,51	10,51
3945	Heparin, chromogenes Substrat	11,04	11,04	–	4,92	4,92

UV-GOÄ-Nr.		Allgemeine Heilbehandl.	Besondere Heilbehandl.	Besondere Kosten	Allgemeine Kosten	Sachkosten (Besond. + Allg. Kosten)
3946	Partielle Thromboplastinzeit (PTT, aPTT), Doppelbestimmung	5,51	5,51	–	2,52	2,52
3947	Plasmatauschversuch	36,28	36,28	–	16,11	16,11
3948	Plasminogen, chromogenes Substrat	11,04	11,04	–	4,92	4,92
3949	Plasminogenaktivatorinhibitor (PAI), chromogenes Substrat	32,34	32,34	–	14,40	14,40
3950	Plättchenfaktor (3, 4), Ligandenassay – einschließlich Doppelbestimmung und aktueller Bezugskurve –, je Faktor	37,86	37,86	–	16,80	16,80

Kommentar: Wird diese Ligandenassay-Untersuchung, die obligatorisch eine Doppelbestimmung beinhaltet, als Einfachbestimmung durchgeführt, so darf nach Ziffer 9 der Allg. Best. vor Teil M nur zwei Drittel der Gebühr berechnet werden.

3951	Protein C-Aktivität	35,49	35,49	–	15,77	15,77
3952	Protein C-Konzentration, Ligandenassay – einschließlich Doppelbestimmung und aktueller Bezugskurve –	35,49	35,49	–	15,77	15,77

Kommentar: Wird diese Ligandenassay-Untersuchung, die obligatorisch eine Doppelbestimmung beinhaltet, als Einfachbestimmung durchgeführt, so darf nach Ziffer 9 der Allg. Best. vor Teil M nur zwei Drittel der Gebühr berechnet werden.

3953	Protein S-Aktivität	35,49	35,49	–	15,77	15,77
3954	Protein S-Konzentration, Ligandenassay – einschließlich Doppelbestimmung und aktueller Bezugskurve –	35,49	35,49	–	15,77	15,77

Kommentar: Wird diese Ligandenassay-Untersuchung, die obligatorisch eine Doppelbestimmung beinhaltet, als Einfachbestimmung durchgeführt, so darf nach Ziffer 9 der Allg. Best. vor Teil M nur zwei Drittel der Gebühr berechnet werden.

3955	Reptilasezeit	7,89	7,89	–	3,55	3,55
3956	Ristocetin-Cofaktor (F VIII Rcof), Agglutination	15,77	15,77	–	6,97	6,97
3957	Thrombelastogramm oder Resonanzthrombogramm	14,19	14,19	–	6,29	6,29
3958	Thrombin Antithrombin Komplex (TAT Komplex), Ligandenassay – einschließlich Doppelbestimmung und aktueller Bezugskurve –	37,86	37,86	–	16,80	16,80

Kommentar: Wird diese Ligandenassay-Untersuchung, die obligatorisch eine Doppelbestimmung beinhaltet, als Einfachbestimmung durchgeführt, so darf nach Ziffer 9 der Allg. Best. vor Teil M nur zwei Drittel der Gebühr berechnet werden.

3959	Thrombinkoagulasezeit	7,89	7,89	–	3,55	3,55
3960	Thromboplastinzeit (Prothrombinzeit, TPZ, Quickwert), Doppelbestimmung	5,51	5,51	–	2,52	2,52
3961	Thrombozytenaggregationstest mit mindestens drei Stimulatoren	70,98	70,98	–	31,53	31,53

M. Laboratoriumsuntersuchungen

UV-GOÄ-Nr.		Allgemeine Heilbehandl.	Besondere Heilbehandl.	Besondere Kosten	Allgemeine Kosten	Sachkosten (Besond. + Allg. Kosten)
3962	Thrombozytenausbreitung, mikroskopisch	4,73	4,73	–	2,06	2,06
3963	Von Willebrand-Faktor (vWF), Ligandenassay – einschließlich Doppelbestimmung und aktueller Bezugskurve –	37,86	37,86	–	16,80	16,80

Kommentar: Wird diese Ligandenassay-Untersuchung, die obligatorisch eine Doppelbestimmung beinhaltet, als Einfachbestimmung durchgeführt, so darf nach Ziffer 9 der Allg. Best. vor Teil M nur zwei Drittel der Gebühr berechnet werden.

3964	C1-Esteraseinhibitor-Aktivität, chromogenes Substrat	28,39	28,39	–	12,57	12,57
3965	C1-Esteraseinhibitor-Konzentration, Immundiffusion oder ähnliche Untersuchungsmethoden	20,52	20,52	–	9,14	9,14
3966	Gesamtkomplement AH 50	47,33	47,33	–	21,03	21,03
3967	Gesamtkomplement CH 50	39,44	39,44	–	17,49	17,49

Katalog

Untersuchungen von Einzelfaktoren des Komplementsystems

		19,71	19,71	–	8,80	8,80
3968	Komplementfaktor C3-Aktivität, Lysis					
3969	Komplementfaktor C3, Immundiffusion oder ähnliche Untersuchungsmethoden					
3970	Komplementfaktor C4-Aktivität, Lysis					
3971	Komplementfaktor C4, Immundiffusion oder ähnliche Untersuchungsmethoden					

13. Blutgruppenmerkmale, HLA System

3980	ABO-Merkmale	7,89	7,89	–	3,55	3,55
3981	ABO-Merkmale und Isoagglutinine	14,19	14,19	–	6,29	6,29
3982	ABO-Merkmale, Isoagglutinine und Rhesusfaktor D (D und CDE)	23,67	23,67	–	10,51	10,51
3983	ABO-Merkmale, Isoagglutinine und Rhesusformel (C, c, D, E und e)	39,44	39,44	–	17,49	17,49

Katalog

Bestimmung weiterer Blutgruppenmerkmale
Bei den Leistungen nach den Nummern 3984 bis 3986 sind die jeweils untersuchten Merkmale in der Rechnung anzugeben.

3984	im NaCl- oder Albumin-Milieu (z. B. P, Lewis, MNS), je Merkmal	9,46	9,46	–	4,23	4,23
3985	im indirekten Anti-Humanglobulin-Test (indirekter Coombstest) (z. B. C, Kell, D^U), je Merkmal	15,77	15,77	–	6,97	6,97
3986	im indirekten Anti-Humanglobulin-Test (indirekter Coombstest) (z. B. Kidd, Lutheran), je Merkmal	28,39	28,39	–	12,57	12,57

UV-GOÄ-Nr.		Allgemeine Heilbehandl.	Besondere Heilbehandl.	Besondere Kosten	Allgemeine Kosten	Sachkosten (Besond. + Allg. Kosten)
3987	Antikörpersuchtest (Antikörper gegen Erythrozytenantigene) mit zwei verschiedenen Test-Erythrozyten-Präparationen im indirekten Anti-Humanglobulin-Test (indirekter Coombstest)	11,04	11,04	–	4,92	4,92
3988	Antikörpersuchtest (Antikörper gegen Erythrozytenantigene) mit mindestens drei und mehr verschiedenen Test-Erythrozyten-Präparationen im indirekten Anti-Humanglobulin-Test (indirekter Coombstest)	15,77	15,77	–	6,97	6,97
3989	Antikörperdifferenzierung (Antikörper gegen Erythrozytenantigene) mit mindestens acht, jedoch nicht mehr als zwölf verschiedenen Test-Erythrozyten-Präparationen im indirekten Anti-Humanglobulin-Test (indirekter Coombstest) im Anschluss an die Leistung nach Nummer 3987 oder 3988, je Test-Erythrozyten-Präparation	4,73	4,73	–	2,06	2,06

Kommentar: Die anschließende Bestimmung des Antikörpertiters nach positiven Antikörpersuchtest zusätzlich mit Nr. 3993 abrechnen. Bei anschließendem Anti-Humanglobulin-Test zur Ermittlung der Antikörperklasse mit monovalenten Antiseren zusätzlich mit Nr. 3998 abrechnen.

3990	Antikörpersuchtest (Antikörper gegen Erythrozytenantigene) mit mindestens zwei verschiedenen Test-Erythrozyten-Präparationen im NaCl- oder Enzymmilieu	5,51	5,51	–	2,52	2,52
3991	Antikörpersuchtest (Antikörper gegen Erythrozytenantigene) mit drei und mehr verschiedenen Test-Erythrozyten-Präparationen im NaCl- oder Enzymmilieu	7,89	7,89	–	3,55	3,55
3992	Antikörperdifferenzierung (Antikörper gegen Erythrozytenantigene) mit mindestens acht, jedoch höchstens zwölf verschiedenen Test-Erythrozyten-Präparationen im NaCl- der Enzymmilieu im Anschluss an die Leistung nach Nummer 3990 oder 3991, je Test-Erythrozyten-Präparation	2,36	2,36	–	1,03	1,03

Kommentar: Die anschließende Bestimmung des Antikörpertiters nach positiven Antikörpersuchtest zusätzlich mit Nr. 3993 abrechnen.

3993	Bestimmung des Antikörpertiters bei positivem Ausfall eines Antikörpersuchtests (Antikörper gegen Erythrozytenantigene) im Anschluß an eine Leistungen nach den Nummern 3989 oder 3992	31,54	31,54	–	14,06	14,06
3994	Quantitative Bestimmung (Titration) von Antikörpern gegen Erythrozytenantigene (z. B. Kälteagglutimne, Hämolysine) mittels Agglutination, Präzipitation oder Lyse (mit jeweils mindestens vier Titerstufen)	11,04	11,04	–	4,92	4,92
3995	Qualitativer Nachweis von Antikörpern gegen Leukozyten- oder Thrombozytenantigene mittels Fluoreszenzimmunoassay (bis zu zwei Titerstufen) oder ähnlicher Untersuchungsmethoden	27,61	27,61	–	12,23	12,23

Ausschluss: 3996

3996	Quantitative Bestimmung von Antikörpern gegen Leukozyten- oder Thrombozytenantigene mittels Fluoreszenzimmunoassay (mehr als zwei Titerstufen) oder ähnlicher Untersuchungsmethoden	47,31	47,31	–	21,03	21,03

Ausschluss: 3995.

M. Laboratoriumsuntersuchungen

UV-GOÄ-Nr.		Allgemeine Heilbehandl.	Besondere Heilbehandl.	Besondere Kosten	Allgemeine Kosten	Sachkosten (Besond. + Allg. Kosten)

3997 Direkter Anti-Humanglobulin-Test (direkter Coombstest), mit mindestens zwei Antiseren
9,46   9,46   –   4,23   4,23

Kommentar: Der anschließende Anti-Humanglobulin-Test zur Ermittlung der Antikörperklasse mit monovalenten Antiseren zusätzlich mit Nr. 3998 abrechnen.

3998 Anti-Humanglobulin-Test zur Ermittlung der Antikörperklasse mit monovalenten Antiseren, im Anschluß an die Leistung nach Nummer 3989 oder 3997, je Antiserum
7,10   7,10   –   3,19   3,19

3999 Antikörper-Elution, Antikörper-Absorption, Untersuchung auf biphasische Kältehämolysine, Säure-Serum-Test oder ähnlich aufwendige Untersuchungen, je Untersuchung
28,39   28,39   –   12,57   12,57

Die Art der Untersuchung ist in der Rechnung anzugeben.

4000 Serologische Verträglichkeitsprobe (Kreuzprobe) im NaCl-Milieu und im Anti-Humanglobulintest
15,77   15,77   –   6,97   6,97

4001 Serologische Verträglichkeitsprobe (Kreuzprobe) im NaCl-Milieu und im Anti-Humanglobulintest sowie laborinterne Identitätssicherung im ABO-System
23,67   23,67   –   10,51   10,51

Die Leistung nach Nummer 4001 ist für die Identitätssicherung im ABO-System am Krankenbett (bedside-test) nicht berechnungsfähig.

4002 Serologische Verträglichkeitsprobe (Kreuzprobe) im NaCl- oder Enzym-Milieu als Kälteansatz unter Einschluss einer Eigenkontrolle
7,89   7,89   –   3,55   3,55

4003 Dichtegradientenisolierung von Zellen, Organellen oder Proteinen, je Isolierung
31,54   31,54   –   14,06   14,06

Kommentar: **Anmerkung der Bayerischen Landesärztekammer** vom 09.02.2004 (Quelle: GOÄ-Datenbank http://www.blaek.de/) – Dichtegradientenisolierung der Spermien (**ICSI**)
(Empfehlung des Ausschusses „Gebührenordnung" der BÄK – die mit dem Verband der privaten Krankenversicherung, dem BMG, BMI abgestimmt wurde – dürfte auch für UV-GOÄ gelten).
Die Dichtegradientenisolierung der Spermien ist nach Nr. 4003 berechnungsfähig. Die Leistung ist je Sitzung nur einmal ansatzfähig.

4004 Nachweis eines HLA-Antigens der Klasse I mittels Lymphozytotoxizitätstest nach Isolierung der Zellen
59,15   59,15   –   26,28   26,28

Kommentar: Der Höchstwert nach Nr. 4005 ist zu beachten.

4005 Höchstwert für Leistung nach Nummer 4004
236,59   236,59   –   105,12   105,12

4006 Gesamttypisierung der HLA-Antigene der Klasse I mittels Lymphozytotoxizitätstest mit mindestens 60 Antiseren nach Isolierung der Zellen, je Antiserum
2,36   2,36   –   1,03   1,03

Kommentar: Der Höchstwert nach Nr. 4007 ist zu beachten.

4007 Höchstwert für die Leistung nach Nummer 4006
283,91   283,91   –   126,14   126,14

4008 Gesamttypisierung der HLA-Antigene der Klasse II mittels molekularbiologischer Methoden (bis zu 15 Sonden), insgesamt
197,17   197,17   –   87,64   87,64

UV-GOÄ-Nr.		Allgemeine Heilbehandl.	Besondere Heilbehandl.	Besondere Kosten	Allgemeine Kosten	Sachkosten (Besond. + Allg. Kosten)
4009	Subtypisierung der HLA-Antigene der Klasse II mittels molekularbiologischer Methoden (bis zu 40 Sonden), insgesamt	212,94	212,94	–	94,61	94,61
4010	HLA-Isoantikörpernachweis	63,09	63,09	–	28,00	28,00
4011	Spezifizierung der HLA Isoantikörper, insgesamt	126,18	126,18	–	56,11	56,11
4012	Serologische Verträglichkeitsprobe im Gewebe HLA-System nach Isolierung von Zellen und Organellen	59,15	59,15	–	26,28	26,28
4013	Lymphozytenmischkultur (MLC) bei Empfänger und Spender – einschließlich Kontrollen –	362,78	362,78	–	161,22	161,22
4014	Lymphozytenmischkultur (MLC) für jede weitere getestete Person	181,39	181,39	–	80,67	80,67

14. Hormone und ihre Metabolite, biogene Amine, Rezeptoren

Allgemeine Bestimmungen:
Für die mit H4 gekennzeichneten Untersuchungen ist der Höchstwert nach Nummer 3633.H zu beachten.

Hormonbestimmung mittels Ligandenassay – gegebenenfalls einschließlich Doppelbestimmung und aktueller Bezugskurve –

Katalog

		19,71	19,71	–	8,80	8,80
4020	Cortisol					
4021	Follitropin (FSH, follikelstimulierendes Hormon)					
4022.H4	Freies Trijodthyronin (fT3)					
4023.H4	Freies Thyroxin (fT4)					
4024	Humanes Choriongonadotropin (HCG)					
4025	Insulin					
4026	Luteotropin (LH, luteinisierendes Hormon)					
4027	Östriol					
4028	Plazentalaktogen (HPL)					
4029.H4	T3-Uptake-Test (TBI, TBK)					
4030	Thyreoidea stimulierendes Hormon (TSH)					

Kommentar: Vor der Gabe eines CT-Kontrastmittels ist, wenn es sich um eine geplante Untersuchung handelt, die Überprüfung der Schilddrüsenfunktion erforderlich. Diese erfolgt in aller Regel über die Ermittlung des TSH-Wertes, so dass diese Gebührenziffer neben den Leistungen der Nrn. 5369 ff zusätzlich abrechenbar ist.
Die CT-Kontrastmittel enthalten Jod, das Einfluss auf die Schilddrüsenfunktion hat. Der Wert des Thyreoidea stimulierendes Hormon (TSH) gibt Auskunft über die Schilddrüsenfunktion. Bei Unterschreitung des Grenzwertes ist KM – Gabe abzuwägen. Bei der CT-Untersuchung mit KM – Gabe ist daher die Nr. 4030 zzgl. Blutentnahme nach Nr. 250 abrechenbar.
Die Leistung nach Nr. 4030 kann für den TSH-Stimulationstest 2x in Ansatz gebracht werden, jeweils einmal vor und einmal nach der Verabreichung des TSH.

4031.H4	Thyroxin
4032.H4	Trijodthyronin

M. Laboratoriumsuntersuchungen

UV-GOÄ-Nr.		Allgemeine Heilbehandl.	Besondere Heilbehandl.	Besondere Kosten	Allgemeine Kosten	Sachkosten (Besond. + Allg. Kosten)

4033 Untersuchungen mit ähnlichem methodischen Aufwand
Die untersuchten Parameter sind in der Rechnung anzugeben.

Katalog	Hormonbestimmung mittels Ligändenassay – einschließlich Doppelbestimmung und aktueller Bezugskurve	27,61	27,61	–	12,23	12,23

4035 17-Alpha-Hydroxyprogesteron
4036 Androstendion
4037 Dehydroepiandrosteron (DHEA)
4038 Dehydroepiandrosteronsulfat (DHEAS)
4039 Östradiol
4040 Progesteron
4041 Prolaktin
4042 Testosteron
4043 Wachstumshormon (HGH)
4044 Untersuchungen mit ähnlichem methodischen Aufwand
Die untersuchten Parameter sind in der Rechnung anzugeben.

Katalog	Hormonbestimmung mittels Ligandenassay – einschließlich Doppelbestimmung und aktueller Bezugskurve –	37,86	37,86	–	16,80	16,80

4045 Aldosteron
4046 C-Peptid
4047 Calcitonin
4048 cAMP
4049 Corticotropin (ACTH)
4050 Erythropoetin
4051 Gastrin
4052 Glukagon
4053 Humanes Choriongonadotropin (HCG), zum Ausschluss einer Extrauteringravidität
4054 Osteocalcin
4055 Oxytocin
4056 Parathormon
4057 Reninaktivität (PRA), kinetische Bestimmung mit mindestens drei Messpunkten
4058 Reninkonzentration
4060 Somatomedin
4061 Vasopressin (Adiuretin, ADH)
4062 Untersuchungen mit ähnlichem methodischen Aufwand
Die untersuchten Parameter sind in der Rechnung anzugeben.

Katalog	Hormonbestimmung mittels Ligandenassay – einschließlich Doppelbestimmung und aktueller Bezugskurve –	59,15	59,15	–	26,28	26,28

4064 Gastric inhibitory Polypeptid (GIP)
4065 Gonadotropin-releasing-Hormon (GnRH)
4066 Pankreatisches Polypeptid (PP)
4067 Parathyroid hormone related peptide

M. Laboratoriumsuntersuchungen

UV-GOÄ-Nr.

	Allgemeine Heilbehandl.	Besondere Heilbehandl.	Besondere Kosten	Allgemeine Kosten	Sachkosten (Besond. + Allg. Kosten)

4068   Vasoaktives intestinales Polypeptid (VIP)

4069   Untersuchungen mit ähnlichem methodischen Aufwand
Die untersuchten Parameter sind in der Rechnung anzugeben.

4070   Thyreoglobulin, Ligandenassay – einschließlich Doppelbestimmung und aktueller Bezugskurve sowie Kontrollansatz für Anti-Thyreoglobulin-Antikörper –

	70,98	70,98	–	31,53	31,53

Kommentar: Wird diese Ligandenassay-Untersuchung, die obligatorisch eine Doppelbestimmung beinhaltet, als Einfachbestimmung durchgeführt, so darf nach Ziffer 9 der Allg. Best. vor Teil M nur zwei Drittel der Gebühr berechnet werden.

Hormonbestimmung mittels Hochdruckflüssigkeitschromatographie, Gaschromatographie oder Säulenchromatographie und Photometrie

Kommentar: Unabhängig davon, wie viele der genannten Verfahren bei der betreffenden Untersuchung notwendig sind, kann die Leistung nach den Nrn. 4071 bis 4078 je Körpermaterial nur einmal abgerechnet werden.
Zuschlag nach Nr. 4079 zusätzlich bei Anwendung der Gaschromatographie-Massenspektrometrie abrechenbar.

Katalog

	44,95	44,95	–	20,00	20,00

4071   5-Hydroxyindolessigsäure (5-HIES)
4072   Adrenalin und/oder Noradrenalin und/oder Dopamin im Plasma oder Urin
4073   Homovanillinsäure im Urin (HVA)
4074   Metanephrine
4075   Serotonin
4076   Steroidprofil
4077   Vanillinmandelsäure (VMA)
4078   Untersuchungen mit ähnlichem methodischen Aufwand
Die untersuchten Parameter sind in der Rechnung anzugeben.

4079   Zuschlag zu den Leistungen nach den Nummern 4071 bis 4078 bei Anwendungen der Gaschromatographie-Massenspektromie

	27,61	27,61	–	12,23	12,23

4080   5-Hydroxyindolessigsäure (5-HIES), Farbreaktion und visuell, qualitativ

	9,46	9,46	–	4,23	4,23

4081   Humanes Choriongonadotropin im Urin, Schwangerschaftstest (Nachweisgrenze des Tests kleiner als 500 U/l)

	9,46	9,46	–	4,23	4,23

Kommentar: Bei versicherten Frauen, die an einem berufsbedingten schweren chronischen Handekzem leiden und auf potente topische Corticosteroide nicht ansprechen, werden Alitretinoin-haltige Präparate (z.B. Toctino®) verwendet. Da diese Präparate auch bei kurzzeitiger Einnahme zu Missbildungen in der Schwangerschaft führen können, sind einen Monat vor, regelmäßig während und fünf Wochen nach der Behandlung Schwangerschaftstests bei Frauen im gebärfähigem Alter durchzuführen. Die Kosten der Schwangerschaftstests sind daher vom UVTr zu übernehmen.

4082   Humanes Choriongonadotropin im Urin (HCG), Schwangerschaftstest (Nachweisgrenze des Tests kleiner als 50 U/l), Ligandenassay – gegebenenfalls einschließlich Doppelbestimmung und aktueller Bezugskurve –

	11,04	11,04	–	4,92	4,92

Kommentar: Bei versicherten Frauen, die an einem berufsbedingten schweren chronischen Handekzem leiden und auf potente topische Corticosteroide nicht ansprechen, werden Alitretinoin-

M. Laboratoriumsuntersuchungen

UV-GOÄ-Nr.	Allgemeine Heilbehandl.	Besondere Heilbehandl.	Besondere Kosten	Allgemeine Kosten	Sachkosten (Besond. + Allg. Kosten)

haltige Präparate (z.B. Toctino®) verwendet. Da diese Präparate auch bei kurzzeitiger Einnahme zu Missbildungen in der Schwangerschaft führen können, sind einen Monat vor, regelmäßig während und fünf Wochen nach der Behandlung Schwangerschaftstests bei Frauen im gebärfähigem Alter durchzuführen. Die Kosten der Schwangerschaftstests sind daher vom UVTr zu übernehmen.

4083 Luteotropin (LH) im Urin, Ligandenassay – gegebenenfalls einschließlich Doppelbestimmung und Bezugskurve – oder Agglutination, im Rahmen einer künstlichen Befruchtung, je Bestimmung

	44,95	44,95	–	20,00	20,00

4084 Gesamt Östrogene im Urin, photometrisch

	44,95	44,95	–	20,00	20,00

4085 Vanillinmandelsäure im Urin (VMA), Dünnschichtchromatographie, semiquantitativ

	19,71	19,71	–	8,80	8,80

4086 Östrogenrezeptoren – einschließlich Aufbereitung –

	94,64	94,64	–	42,05	42,05

4087 Progesteronrezeptoren – einschließlich Aufbereitung –

	94,64	94,64	–	42,05	42,05

4088 Andere Hormonrezeptoren (z. B. Androgenrezeptoren) – einschließlich Aufbereitung –

	94,64	94,64	–	42,05	42,05

4089 Tumornekrosefaktorrezeptor (p55), Ligandenassay – einschließlich Doppelbestimmung und aktueller Bezugskurve –

	35,49	35,49	–	15,77	15,77

Kommentar: Wird diese Ligandenassay-Untersuchung, die obligatorisch eine Doppelbestimmung beinhaltet, als Einfachbestimmung durchgeführt, so darf nach Ziffer 9 der Allg. Best. vor Teil M nur zwei Drittel der Gebühr berechnet werden.

15. Funktionsteste

Allgemeine Bestimmungen:

Wird eine vom jeweils genannten Leistungsumfang abweichende geringere Anzahl von Bestimmungen durchgeführt, so ist nur die Zahl der tatsächlich durchgeführten Einzelleistungen berechnungsfähig. Sind aus medizinischen Gründen über den jeweils genannten Leistungsumfang hinaus weitere Bestimmungen einzelner Messgrößen erforderlich, so können diese mit entsprechender Begründung als Einzelleistungen gesondert berechnet werden.

4090 ACTH-Infusionstest (Zweimalige Bestimmung von Cortisol)

	39,44	39,44	–	17,49	17,49

4091 ACTH-Kurztest (Zweimalige Bestimmung von Cortisol)

	39,44	39,44	–	17,49	17,49

4092 Clonidintest (Zweimalige Bestimmung von Adrenalin/Noradrenalin im Plasma)

	89,91	89,91	–	39,99	39,99

4093 Cortisoltagesprofil (Viermalige Bestimmung von Cortisol)

	78,86	78,86	–	35,08	35,08

UV-GOÄ-Nr.		Allgemeine Heilbehandl.	Besondere Heilbehandl.	Besondere Kosten	Allgemeine Kosten	Sachkosten (Besond. + Allg. Kosten)
4094	CRF-Test (Dreimalige Bestimmung von Corticotropin und Cortisol)	172,72	172,72	–	76,78	76,78
4095	D-Xylosetest (Einmalige Bestimmung von Xylose)	15,77	15,77	–	6,97	6,97
4096	Desferioxamintest (Einmalige Bestimmung von Eisen im Urin)	9,46	9,46	–	4,23	4,23
4097	Dexamethasonhemmtest, Kurztest (Zweimalige Bestimmung von Cortisol)	39,44	39,44	–	17,49	17,49
4098	Dexamethasonhemmtest, Verabreichung von jeweils 3 mg Dexamethason an drei aufeinander folgenden Tagen (Zweimalige Bestimmung von Cortisol)	39,44	39,44	–	17,49	17,49
4099	Dexamethasonhemmtest, Verabreichung von jeweils 9 mg Dexamethason an drei aufeinander folgenden Tagen (Zweimalige Bestimmung von Cortisol)	39,44	39,44	–	17,49	17,49
4100	Fraktionierte Magensekretionsanalyse mit Pentagastrinstimulation (Viermalige Titration von HCl)	22,09	22,09	–	9,82	9,82
4101	Glukosesuppressionstest (Sechsmalige Bestimmung von Glukose, Wachstumshormon und Insulin)	302,83	302,83	–	134,59	134,59
4102	GHRH-Test (Sechsmalige Bestimmung von Wachstumshormon)	165,62	165,62	–	73,58	73,58
4103	HCG-Test (Zweimalige Bestimmung von Testosteron)	55,21	55,21	–	24,57	24,57
4104	Hungerversuch (Zweimalige Bestimmung von C-Peptid)	75,71	75,71	–	33,71	33,71
4105	Hungerversuch (Zweimalige Bestimmung von Insulin)	39,44	39,44	–	17,49	17,49
4106	Insulinhypoglykämietest (Sechsmalige Bestimmung von Glukose, Wachstumshormon und Cortisol)	302,83	302,83	–	134,59	134,59
4107	Laktat-Ischämietest (Fünfmalige Bestimmung von Laktat)	70,98	70,98	–	31,53	31,53
4108	Laktose-Toleranztest (Fünfmalige Bestimmung von Glukose)	15,77	15,77	–	6,97	6,97
4109	LH-RH-Test (Zweimalige Bestimmung von LH und FSH)	78,86	78,86	–	35,08	35,08
4110	MEGX-Test (Monoethylglycinxylidid) (Zweimalige Bestimmung von MEGX)	39,44	39,44	–	17,49	17,49

M. Laboratoriumsuntersuchungen

UV-GOÄ-Nr.		Allgemeine Heilbehandl.	Besondere Heilbehandl.	Besondere Kosten	Allgemeine Kosten	Sachkosten (Besond. + Allg. Kosten)
4111	Metoclopramidtest (Zweimalige Bestimmung von Prolaktin)	55,21	55,21	–	24,57	24,57
4112	Pentagastrintest (Sechsmalige Bestimmung von Calcitonin)	227,13	227,13	–	101,01	101,01
4113	Renin-Aldosteron-Stimulationstest (Zweimalige Bestimmung von Renin und Aldosteron)	151,43	151,43	–	67,30	67,30
4114	Renin-Aldosteron-Suppressionstest (Zweimalige Bestimmung von Renin und Aldosteron)	151,43	151,43	–	67,30	67,30
4115	Seitengetrennte Reninbestimmung (Viermalige Bestimmung von Renin)	151,43	151,43	–	67,30	67,30
4116	Sekretin-Pankreozymin-Evokationstest (Dreimalige Bestimmung von Amylase, Lipase, Trypsin und Bikarbonat)	85,18	85,18	–	37,83	37,83
4117	TRH-Test (Zweimalige Bestimmung von TSH)	39,44	39,44	–	17,49	17,49
4118	Vitamin A-Resorptionstest (Zweimalige Bestimmung von Vitamin A)	56,79	56,79	–	25,26	25,26

16. Porphyrine und ihre Vorläufer

4120	Delta-Aminolaevulinsäure (Delta-ALS, Delta-ALA), photometrisch und säulenchromatographisch	44,95	44,95	–	20,00	20,00
4121	Gesamt-Porphyrine, photometrisch	19,71	19,71	–	8,80	8,80
4122	Gesamt-Porphyrine, qualitativ	9,46	9,46	–	4,23	4,23
4123	Porphobilinogen (PBG, Hösch-Test, Schwarz-Watson-Test) mit Rückextraktion, Farbreaktion und visuell, qualitativ	4,73	4,73	–	2,06	2,06
4124	Porphobilinogen (PBG), photometrisch und säulenchromatographisch	44,95	44,95	–	20,00	20,00
4125	Porphyrinprofil (Urin, Stuhl, Erythrozyten), Hochdruckflüssigkeitschromatographie, je Material	44,95	44,95	–	20,00	20,00
4126	Porphyrinprofil (Urin, Stuhl, Erythrozyten), Dünnschichtchromatographie, je Material	36,28	36,28	–	16,11	16,11

17. Spurenelemente, Vitamine

4130	Eisen im Urin, Atomabsorption	9,46	9,46	–	4,23	4,23
4131	Kupfer im Serum oder Plasma	3,15	3,15	–	1,37	1,37
4132	Kupfer im Urin, Atomabsorption	32,34	32,34	–	14,40	14,40

UV-GOÄ-Nr.		Allgemeine Heilbehandl.	Besondere Heilbehandl.	Besondere Kosten	Allgemeine Kosten	Sachkosten (Besond. + Allg. Kosten)
4133	Mangan, Atomabsorption, flammenlos	32,34	32,34	–	14,40	14,40
4134	Selen, Atomabsorption, flammenlos	32,34	32,34	–	14,40	14,40
4135	Zink, Atomabsorption	7,10	7,10	–	3,19	3,19
4138	25-Hydroxy-Vitamin D (25-OH-D, D2), Ligandenassay – einschließlich Doppelbestimmung und aktueller Bezugskurve –	37,86	37,86	–	16,80	16,80

Kommentar: Wird diese Ligandenassay-Untersuchung, die obligatorisch eine Doppelbestimmung beinhaltet, als Einfachbestimmung durchgeführt, so darf nach Ziffer 9 der Allg. Best. vor Teil M nur zwei Drittel der Gebühr berechnet werden.

| 4139 | 1,25-Dihydroxy-Vitamin D (1,25-(OH$_2$)D3, Calcitriol), Ligandenassay – einschließlich Doppelbestimmung und aktueller Bezugskurve – | 59,15 | 59,15 | – | 26,28 | 26,28 |

Kommentar: Wird diese Ligandenassay-Untersuchung, die obligatorisch eine Doppelbestimmung beinhaltet, als Einfachbestimmung durchgeführt, so darf nach Ziffer 9 der Allg. Best. vor Teil M nur zwei Drittel der Gebühr berechnet werden.

| 4140 | Folsäure und/oder Vitamin B 12, Ligandenassay – gegebenenfalls einschließlich Doppelbestimmung und aktueller Bezugskurve – | 19,71 | 19,71 | – | 8,80 | 8,80 |

Katalog	Untersuchung von Vitaminen mittels Hochdruckflüssigkeitschromatographie	28,39	28,39	–	12,57	12,57
4141	Vitamin A					
4142	Vitamin E					

Katalog	Untersuchung von Vitaminen mittels Hochdruckflüssigkeitschromatographie	44,95	44,95	–	20,00	20,00
4144	25-Hydroxy-Vitamin D (25-OH-D, D2)					
4145	Vitamin B 1					
4146	Vitamin B 6					
4147	Vitamin K					

18. Arzneimittelkonzentrationen, exogene Gifte, Drogen

Katalog	Untersuchung mittels Ligandenassay – gegebenenfalls einschließlich Doppelbestimmung und aktueller Bezugskurve –	19,71	19,71	–	8,80	8,80
4150	Amikacin					
4151	Amphetamin					
4152	Azetaminophen					
4153	Barbiturate					
4154	Benzodiazepine					
4155	Cannabinoide					
4156	Carbamazepin					

M. Laboratoriumsuntersuchungen

UV-GOÄ-Nr.		Allgemeine Heilbehandl.	Besondere Heilbehandl.	Besondere Kosten	Allgemeine Kosten	Sachkosten (Besond. + Allg. Kosten)
4157	Chinidin					
4158	Cocainmetabolite					
4160	Desipramin					
4161	Digitoxin					
4162	Digoxin					
4163	Disopyramid					
4164	Ethosuximid					
4165	Flecainid					
4166	Gentamicin					
4167	Lidocain					
4168	Methadon					
4169	Methotrexat					
4170	N-Azetylprocainamid					
4171	Netilmicin					
4172	Opiate					
4173	Phenobarbital					
4174	Phenytoin					
4175	Primidon					
4176	Propaphenon					
4177	Salizylat					
4178	Streptomycin					
4179	Theophyllin					
4180	Tobramicin					
4181	Valproinsäure					
4182	Untersuchungen mit ähnlichem methodischen Aufwand Die untersuchten Parameter sind in der Rechnung anzugeben.					
4185	Cyclosporin (mono- oder polyspezifsch), Ligandenassay – gegebenenfalls einschließlich Doppelbestimmung und aktueller Bezugskurve –	23,67	23,67	–	10,51	10,51
Katalog	Untersuchung mittels Ligandenassay – einschließlich vorhergehender Säulentrennung, gegebenenfalls einschließlich Doppelbestimmung und aktueller Bezugskurve –	55,21	55,21	–	24,57	24,57
4186	Amitryptilin					
4187	Imipramin					
4188	Nortriptylin					
Katalog	Untersuchung mittels Atomabsorption, flammenlos	32,34	32,34	–	14,40	14,40
4190	Aluminium					
4191	Arsen					
4192	Blei					
4193	Cadmium					

UV-GOÄ-Nr.		Allgemeine Heilbehandl.	Besondere Heilbehandl.	Besondere Kosten	Allgemeine Kosten	Sachkosten (Besond. + Allg. Kosten)
4194	Chrom					
4195	Gold					
4196	Quecksilber					
4197	Thallium					
4198	Untersuchungen mit ähnlichem methodischen Aufwand Die untersuchten Parameter sind in der Rechnung anzugeben.					

Katalog

	Untersuchung mittels Hochdruckflüssigkeitschromatographie, je Untersuchung					
		28,39	28,39	–	12,57	12,57
4199	Amiodarone					
4200	Antiepileptika (Ethosuximid und/oder Phenobarbital und/oder Phenytoin und/oder Primidon)					
4201	Chinidin					
4202	Untersuchungen mit ähnlichem methodischen Aufwand Die untersuchten Parameter sind in der Rechnung anzugeben.					

Katalog

	Untersuchung mittels Hochdruckflüssigkeitschromatographie, je Untersuchung					
		35,49	35,49	–	15,77	15,77
4203	Antibiotika					
4204	Antimykotika					

Katalog

	Untersuchung mittels Gaschromatographie, je Untersuchung					
		32,34	32,34	–	14,40	14,40
4206	Valproinsäure					
4207	Ethanol					
4208	Untersuchungen mit ähnlichem methodischen Aufwand Die untersuchten Parameter sind in der Rechnung anzugeben.					
4209	Untersuchung mittels Gaschromatographie nach Säulenextraktion und Derivatisierung zum Nachweis von exogenen Giften, je Untersuchung					
		37,86	37,86	–	16,80	16,80
4210	Untersuchung von exogenen Giften mittels Gaschromatographie-Massenspektrometrie, Bestätigungsanalyse, je Untersuchung	70,98	70,98	–	31,53	31,53
4211	Ethanol, photometrisch	11,83	11,83	–	5,25	5,25
4212	Exogene Gifte, dünnschichtchromatographisches Screening, qualitativ oder semiquantitativ	19,71	19,71	–	8,80	8,80
4213	Identifikation von exogenen Giften mittels aufwendiger Dünnschichtchromatographie mit standardkorrigierten R_f-Werten, je Untersuchung					
		28,39	28,39	–	12,57	12,57
4214	Lithium	4,73	4,73	–	2,06	2,06

M. Laboratoriumsuntersuchungen 4220 – 4234

UV-GOÄ-Nr.

Allgemeine Heilbehandl.	Besondere Heilbehandl.	Besondere Kosten	Allgemeine Kosten	Sachkosten (Besond. + Allg. Kosten)

19. Antikörper gegen Bakterienantigene

Allgemeine Bestimmungen:
Die Berechnung einer Gebühr für eine qualitative Untersuchung mittels Agglutinations- oder Fällungsreaktion bzw. Immunfluoreszenzuntersuchung (bis zu zwei Titerstufen) neben einer Gebühr für eine quantitative Untersuchung mittels Agglutinations- oder Fällungsreaktion bzw. Immunfluoreszenzuntersuchung (mehr als zwei Titerstufen) oder einer ähnlichen Untersuchungsmethode ist nicht zulässig.

Qualitativer Nachweis von Antikörpern mittels Agglutinations- oder Fällungsreaktion (z. B. Hämagglutination, Hämagglutinationshemmung, Latex-Agglutination) –

	7,10	7,10	–	3,19	3,19

Katalog

Antikörper gegen

4220 Borrelia burgdorferi
Ausschluss: 4236

4221 Brucellen
Ausschluss: 4237

4222 Campylobacter
Ausschluss: 4238, 4275

4223 Francisellen
Ausschluss: 4239

4224 Legionella pneumophila bis zu fünf Typen, je Typ
Ausschluss: 4240, 4255, 4267

4225 Leptospiren
Ausschluss: 4051, 4056, 4080

4226 Listerien, je Typ
Ausschluss: 4242, 4281

4227 Rickettsien (Weil-Felix-Reaktion)
Ausschluss: 4243, 4258, 4269

4228 Salmonellen-H-Antigene
Ausschluss: 4244

4229 Salmonellen-O-Antigene
Ausschluss: 4245

4230 Staphylolysin
Ausschluss: 4246

4231 Streptolysin

4232 Treponema pallidum (TPHA, Cardiolipinmikroflockungstest, VDRL Test)

4233 Yersinien bis zu zwei Typen, je Typ
Ausschluss: 4249, 4284

4234 Untersuchungen mit ähnlichem methodischen Aufwand
Kommentar: Nr. 4234 kann z.B. angesetzt werden für
– Helicobacter pylori Antikörper -Schnelltest
– Streptozyme-Test
Die untersuchten Parameter sind in der Rechnung anzugeben.
Ausschluss: 4250, 4261, 4272, 4285

Quantitative Bestimmung von Antikörpern mittels Agglutinations- oder Fällungsreaktion (z. B. Hämagglutination, Hämagglutinationshemmung, Latex-Agglutination)

	18,14	18,14	–	8,11	8,11

Katalog

Antikörper gegen

UV-GOÄ-Nr.		Allgemeine Heilbehandl.	Besondere Heilbehandl.	Besondere Kosten	Allgemeine Kosten	Sachkosten (Besond. + Allg. Kosten)

4235 Agglutinierende Antikörper (WIDAL-Reaktion)

4236 Borrelia burgdorferi
Ausschluss: 4220, 4251, 4264

4237 Brucellen
Ausschluss: 4221

4238 Campylobacter
Ausschluss: 4222, 4275

4239 Francisellen
Ausschluss: 4223

4240 Legionellen bis zu zwei Typen, je Typ
Ausschluss: 4224, 4255

4241 Leptospiren
Ausschluss: 4225, 4256, 4280

4242 Listerien, je Typ
Ausschluss: 4226, 4280

4243 Rickettsien
Ausschluss: 4227, 4258, 4269

4244 Salmonellen-H-Antigene, bis zu zwei Antigenen, je Antigen
Ausschluss: 4228

4245 Salmonellen-O-Antigene, bis zu vier Antigenen, je Antigen
Ausschluss: 4229

4246 Staphylolysin
Ausschluss: 4230

4247 Streptolysin
Ausschluss: Nr. 4231

4248 Treponema pallidum (TPHA, Cardiolipinmikroflockungstest, VDRL-Test)

4249 Yersinien, bis zu zwei Typen, je Typ
Ausschluss: 4233, 4284

4250 Untersuchungen mit ähnlichem methodischen Aufwand
Ausschluss: 4234, 4261, 4272, 4285
Die untersuchten Parameter sind in der Rechnung anzugeben.

Katalog — Qualitativer Nachweis von Antikörpern mittels Immunfluoreszenz oder ähnlicher Untersuchungsmethoden   22,88   22,88   –   10,17   10,17

Antikörper gegen

4251 Bordetella pertussis
Ausschluss: 4263

4252 Borrelia burgdorferi
Ausschluss: 4220, 4235, 4264

4253 Chlamydia trachomatis
Ausschluss: 4265, 4278

4254 Coxiella burneti
Ausschluss: 4266, 4278

4255 Legionella pneumophila
Ausschluss: 4224, 4240, 4267

4256 Leptospiren (IgA, IgG oder IgM)
Ausschluss: 4225, 4241, 4280

4257 Mycoplasma pneumoniae
Ausschluss: 4268, 4282

M. Laboratoriumsuntersuchungen 4258–4270

UV-GOÄ-Nr. | Allgemeine Heilbehandl. | Besondere Heilbehandl. | Besondere Kosten | Allgemeine Kosten | Sachkosten (Besond. + Allg. Kosten)

4258 Rickettsien
Ausschluss: 4227, 4243

4259 Treponema pallidum (IgG und IgM) (FTA-ABS-Test)

4260 Treponema pallidum (IgM) (IgM-FTA-ABS-Test)
Ausschluss: 4232, 4248, 4259, 4270, 4271, 4273, 4283

4261 Untersuchungen mit ähnlichem methodischen Aufwand
Ausschluss: 4238, 4250, 4272, 4285
Die untersuchten Parameter sind in der Rechnung anzugeben.

Katalog

Quantitative Bestimmung von Antikörpern mittels Immunfluoreszenz oder ähnlicher Untersuchungsmethoden 40,22 40,22 – 17,95 17,95

Antikörper gegen

4263 Bordetella pertussis
Ausschluss: 4251

4264 Borrelia burgdorferi
Rechtsprechung: Die Nrn. 4264 und 4265 (quantitative Antikörperbestimmungen) sind jeweils zweimal abrechnungsfähig, wenn jeweils zwei Antikörper (z. B. Immunglobulin A -IgA- und Immunglobulin G -IgG-) auf die in den Gebührenziffern genannten Infektionen (Borrelia burgdorferi und Chlamydia trachomatis) bestimmt werden. Die Allg. Best. zu Abschnitt M III. 19. lassen sich nicht dahingehend interpretieren, dass die Bestimmung mehrerer Antikörper in Bezug auf eine der in diesen Ziffern genannte Infektion jeweils nur einmal abgerechnet werden dürfen. Es ist nur geregelt, dass die Berechnung einer Gebühr für eine qualitative Untersuchung neben einer Gebühr für eine quantitative Untersuchung oder einer ähnlichen Untersuchungsmethode nicht zulässig ist. Die zweifache Abrechnung einer quantitativen Antikörperuntersuchung ist daher zulässig.
Aktenzeichen: LSG NRW, 16.02.2010 AZ: L 4 B 13/09 B
Entscheidungsjahr: 2010
Ausschluss: 4220, 4236, 4251

4265 Chlamydia trachomatis
Rechtsprechung: Die Nrn. 4264 und 4265 (quantitative Antikörperbestimmungen) sind jeweils zweimal abrechnungsfähig, wenn jeweils zwei Antikörper (z. B. Immunglobulin A -IgA- und Immunglobulin G -IgG-) auf die in den Gebührenziffern genannten Infektionen (Borrelia burgdorferi und Chlamydia trachomatis) bestimmt werden. Die Allg. Best. zu Abschnitt M III. 19. lassen sich nicht dahingehend interpretieren, dass die Bestimmung mehrerer Antikörper in Bezug auf eine der in diesen Ziffern genannte Infektion jeweils nur einmal abgerechnet werden dürfen. Es ist nur geregelt, dass die Berechnung einer Gebühr für eine qualitative Untersuchung neben einer Gebühr für eine quantitative Untersuchung oder einer ähnlichen Untersuchungsmethode nicht zulässig ist. Die zweifache Abrechnung einer quantitativen Antikörperuntersuchung ist daher zulässig.
Aktenzeichen: LSG NRW, 16.02.2010 AZ: L 4 B 13/09 B
Entscheidungsjahr: 2010
Ausschluss: 4253, 4277

4266 Coxiella burneti
Ausschluss: 4254, 4278

4267 Legionella pneumophila
Ausschluss: 4224, 4240, 4255

4268 Mycoplasma pneumoniae
Ausschluss: 4257, 4282

4269 Rickettsien
Ausschluss: 4227, 4243, 4258

4270 Treponema pallidum (IgG und IgM) (FTA-ABS-Test)
Ausschluss: 4232, 4248, 4259, 4260, 4271, 4273, 4283

UV-GOÄ-Nr.	Allgemeine Heilbehandl.	Besondere Heilbehandl.	Besondere Kosten	Allgemeine Kosten	Sachkosten (Besond. + Allg. Kosten)
4271 Treponema pallidum (IgM) (IgM-FTA-ABS-Test)					
Ausschluss: 4232, 4248, 4259, 4260, 4270, 4273, 4238					
4272 Untersuchungen mit ähnlichem methodischen Aufwand					
Ausschluss: 4234, 4250, 4261, 4285					
Die untersuchten Parameter sind in der Rechnung anzugeben.					
4273 Quantitative Bestimmung von Antikörpern mittels Immunfluoreszenz oder ähnlicher Untersuchungsmethoden – Treponema pallidum (IgM) (19S-IgM-FTA-ABS-Test)	63,09	63,09	–	28,00	28,00
Die untersuchten Parameter sind in der Rechnung anzugeben.					
Ausschluss: 4232, 4248, 4259, 4260, 4270, 4271, 4283					
Katalog Quantitative Bestimmung von Antikörpern mittels Komplementbindungsreaktion (KBR)	19,71	19,71	–	8,80	8,80
Antikörper gegen					
4275 Campylobacter					
Ausschluss: 4222, 4238					
4276 Chlamydia psittaci (Ornithosegruppe)					
4277 Chlamydia trachomatis					
Ausschluss: 4253, 4265					
4278 Coxiella burneti					
Ausschluss: 4254, 4266					
4279 Gonokokken					
4280 Leptospiren					
Ausschluss: 4225, 4241, 4256					
4281 Listerien					
Ausschluss: 4226, 4242					
4282 Mycoplasma pneumoniae					
Ausschluss: 4257, 4268					
4283 Treponema pallidum (Cardiolipinreaktion)					
Ausschluss: 4232, 4248, 4259, 4260, 4270, 4271, 4273					
4284 Yersinien					
Ausschluss: 4233, 4249					
4285 Untersuchungen mit ähnlichem methodischen Aufwand					
Kommentar: Als ähnliche Untersuchung ist. z. B. eine Brucellose-KBR anzusehen.					
Ausschluss: 4234, 4250, 4261, 4272					
Die untersuchten Parameter sind in der Rechnung anzugeben.					
Katalog Bestimmung von Antikörpern mittels Ligandenassay – gegebenenfalls einschließlich Doppelbestimmung und aktueller Bezugskurve –	27,61	27,61	–	12,23	12,23
Antikörper gegen					
4286 Borrelia burgdorferi					
4287 Campylobacter					
4288 Coxiella burneti					
4289 Leptospiren (IgA, IgG oder IgM)					

M. Laboratoriumsuntersuchungen

UV-GOÄ-Nr. | Allgemeine Heilbehandl. | Besondere Heilbehandl. | Besondere Kosten | Allgemeine Kosten | Sachkosten (Besond. + Allg. Kosten)

4290 Mycoplasma pneumoniae
4291 Untersuchungen mit ähnlichem methodischen Aufwand
Die untersuchten Parameter sind in der Rechnung anzugeben.

Katalog

Bestimmung von Antikörpern mit sonstigen Methoden

4293 Streptolysin, Immundiffusion oder ähnliche Untersuchungsmethoden
| | 14,19 | 14,19 | – | 6,29 | 6,29 |

4294 Streptolysin, Hämolysehemmung
| | 18,14 | 18,14 | – | 8,11 | 8,11 |

4295 Streptokokken Desoxyribonuklease (Antistreptodornase, ADNAse B), Immundiffusion oder ähnliche Untersuchungsmethoden
| | 14,19 | 14,19 | – | 6,29 | 6,29 |

4296 Streptokokken Desoxyribonuklease (Antistreptodornase, ADNAse B), Farbreaktion und visuell
| | 9,46 | 9,46 | – | 4,23 | 4,23 |

4297 Hyaluronidase, Farbreaktion und visuell, qualitativ
| | 9,46 | 9,46 | – | 4,23 | 4,23 |

20. Antikörper gegen Virusantigene

Allgemeine Bestimmungen:
Die Berechnung einer Gebühr für eine qualitative Untersuchung mittels Agglutinations- oder Fällungsreaktion bzw. Immunfluoreszenzuntersuchung (bis zu zwei Titerstufen) neben einer Gebühr für eine quantitative Untersuchung mittels Agglutinations- oder Fällungsreaktion bzw. Immunfluoreszenzuntersuchung (mehr als zwei Titerstufen) oder einer ähnlichen Untersuchungsmethode ist nicht zulässig.

Auf einen Blick:

Einteilung der Antikörper-Bestimmungen gegen Virusantigene

Untersuchungsmethode	GOÄ-Nrn.
Qualitative Agglutinationsreaktionen	4300–4302
Quantitative Agglutinationsreaktionen (auch HiG-Test)	4305–4307
Qualitative Immunfluoreszenz	4310–4335
Quantitative Immunfluoreszenz	4337–4363
Komplementbindungsreaktionen	4365–4376
Ligandenassays	4378–4406
Immunoblot	4408–4409

Qualitativer Nachweis von Antikörpern mittels Agglutinationsreaktion (z. B. Hämagglutination, Hämagglutinationshemmung, Latex-Agglutination) –
| | 7,10 | 7,10 | – | 3,19 | 3,19 |

Katalog

Antikörper gegen
4300 Epstein-Barr-Virus, heterophile Antikörper (Paul-Bunnel-Test)
Ausschluss: 4338 - 4343
4301 Röteln-Virus
Ausschluss: 4306, 4360

601

UV-GOÄ-Nr.	Allgemeine Heilbehandl.	Besondere Heilbehandl.	Besondere Kosten	Allgemeine Kosten	Sachkosten (Besond. + Allg. Kosten)

4302 Untersuchungen mit analogem methodischen Aufwand
Ausschluss: 4307, 4363, 4376
Die untersuchten Viren sind in der Rechnung anzugeben.

Quantitative Bestimmung von Antikörpern mittels Agglutinationsreaktion (z. B. Hämagglutination, Hämagglutinationshemmung, Latex-Agglutination)

	18,93	18,93	–	8,46	8,46

Katalog

Antikörper gegen

4305 Epstein-Barr-Virus, heterophile Antikörper (Paul-Bunnel-Test)
Ausschluss: Nrn. 4300, 4311–4316

4306 Röteln-Virus
Ausschluss: 4301, 4360

4307 Untersuchungen mit ähnlichem methodischen Aufwand
Ausschluss: 4302, 4335
Die untersuchten Viren sind in der Rechnung anzugeben.

Qualitativer Nachweis von Antikörpern mittels Immunfluoreszenz oder ähnlicher Untersuchungsmethoden

	22,88	22,88	–	10,17	10,17

Katalog

Antikörper gegen

4310 Adenoviren
Ausschluss: 4337, 4365

4311 Epstein-Barr-Virus Capsid (IgA)
Ausschluss: 4337, 4365

4312 Epstein-Barr-Virus Capsid (IgG)
Ausschluss: 4305, 4339

4313 Epstein-Barr-Virus Capsid (IgM)
Ausschluss: 4305, 4340

4314 Epstein-Barr-Virus Early Antigen diffus
Ausschluss: 4305, 4341

4315 Epstein-Barr-Virus Early Antigen restricted
Ausschluss: 4305, 4342

4316 Epstein-Barr-Virus Nukleäres Antigen (EBNA)
Ausschluss: 4305, 4343

4317 FSME-Virus
Ausschluss: 4344

4318 Herpes simplex Virus 1 (IgG)
Ausschluss: 4345

4319 Herpes simplex Virus 1 (IgM)
Ausschluss: 4346

4320 Herpes simplex Virus 2 (IgG)
Ausschluss: 4347

4321 Herpes simplex Virus 2 (IgM)
Ausschluss: 4348

4322 HIV 1
Kommentar: Für behandelnde Ärzte und die Rechnungsprüfung der UVTr gilt das Konsenspapiers zur Nachsorge bei Nadelstich- und Schnittverletzungen bezüglich Hepatitis B, Hepatitis C und HIV (DGUV-Rdschr. 0393/2018 vom 28.11.18). Bei einer möglichen HIV-Infektion ist demnach die Nr. 4322 nicht abrechenbar. Auf die Kommentierung zu den abrechnungsfähigen Nrn. 4395 und 4780 bis 4787 wird verwiesen.
Der quantitative Nachweis von HIV 1-Antikörpern ist nach Nr. 4349 abrechenbar.

M. Laboratoriumsuntersuchungen

UV-GOÄ-Nr. | Allgemeine Heilbehandl. | Besondere Heilbehandl. | Besondere Kosten | Allgemeine Kosten | Sachkosten (Besond. + Allg. Kosten)

4323 **HIV 2**
Kommentar: Für behandelnde Ärzte und die Rechnungsprüfung der UVTr gilt das Konsenspapiers zur Nachsorge bei Nadelstich- und Schnittverletzungen bezüglich Hepatitis B, Hepatitis C und HIV (DGUV-Rdschr. 0393/2018 vom 28.11.18). Bei einer möglichen HIV-Infektion ist demnach die Nr. 4323 nicht abrechenbar. Auf die Kommentierung zu den abrechnungsfähigen Nrn. 4395 und 4780 bis 4787 wird verwiesen.
Der qualitative Nachweis von HIV 2-Antikörpern ist nach Nr. 4350 abrechenbar.
Ausschluss: 4350

4324 **Influenza A-Virus**
Ausschluss: 4351, 4367

4325 **Influenza B-Virus**
Ausschluss: 4352, 4368

4327 **Masern Virus**
Ausschluss: 4354

4328 **Mumps Virus**
Ausschluss: 4355

4329 **Parainfluenza Virus 1**
Ausschluss: 4356, 4371

4330 **Parainfluenza Virus 2**
Ausschluss: 4357, 4371a

4331 **Parainfluenza Virus 3**
Ausschluss: 4358, 4372

4332 **Respiratory syncytial virus**
Ausschluss: 4359, 4375

4333 **Tollwut Virus**
Ausschluss: 4361

4334 **Varizella-Zoster-Virus**
Ausschluss: 4362

4335 **Untersuchungen mit ähnlichem methodischen Aufwand**
Ausschluss: 4307, 4363, 4376
Die untersuchten Parameter sind in der Rechnung anzugeben.

Quantitative Bestimmung von Antikörpern mittels Immunfluoreszenz oder ähnlicher Untersuchungsmethoden

Katalog | 40,22 | 40,22 | – | 17,95 | 17,95

Antikörper gegen

4337 **Adenoviren**
Ausschluss: 4310

4338 **Epstein-Barr-Virus Capsid (IgA)**
Ausschluss: 4300, 4311

4339 **Epstein-Barr-Virus Capsid (IgG)**
Ausschluss: 4300, 4312

4340 **Epstein-Barr-Virus Capsid (IgM)**
Ausschluss: 4300, 4313

4341 **Epstein-Barr-Virus Early Antigen diffus**
Ausschluss: 4300, 4314

4342 **Epstein-Barr-Virus Early Antigen restricted**
Ausschluss: 4300, 4315

4343 **Epstein-Barr-Virus Nukleäres Antigen (EBNA)**
Ausschluss: 4300, 4316

UV-GOÄ-Nr.

	Allgemeine Heilbehandl.	Besondere Heilbehandl.	Besondere Kosten	Allgemeine Kosten	Sachkosten (Besond. + Allg. Kosten)

4344 FSME-Virus
Ausschluss: 4317

4345 Herpes simplex-Virus 1 (IgG)
Ausschluss: 4318

4346 Herpes simplex-Virus 1 (IgM)
Ausschluss: 4319

4347 Herpes simplex-Virus 2 (IgG)
Ausschluss: 4320

4348 Herpes simplex-Virus 2 (IgM)
Ausschluss: 4321

4349 HIV 1
Kommentar: Für behandelnde Ärzte und die Rechnungsprüfung der UVTr gilt das Konsenspapiers zur Nachsorge bei Nadelstich- und Schnittverletzungen bezüglich Hepatitis B, Hepatitis C und HIV (DGUV-Rdschr. 0393/2018 vom 28.11.18). Bei einer möglichen HIV-Infektion ist demnach die Nr. 4349 nicht abrechenbar. Auf die Kommentierung zu den abrechnungsfähigen Nrn. 4395 und 4780 bis 4787 wird verwiesen.
Der qualitative Nachweis von HIV 1-Antikörpern ist nach Nr. 4322 abrechenbar.

4350 HIV 2
Kommentar: Für behandelnde Ärzte und die Rechnungsprüfung der UVTr gilt das Konsenspapiers zur Nachsorge bei Nadelstich- und Schnittverletzungen bezüglich Hepatitis B, Hepatitis C und HIV (DGUV-Rdschr. 0393/2018 vom 28.11.18). Bei einer möglichen HIV-Infektion ist demnach die Nr. 4350 nicht abrechenbar. Auf die Kommentierung zu den abrechnungsfähigen Nrn. 4395 und 4780 bis 4787 wird verwiesen.
Der qualitative Nachweis von HIV 2-Antikörpern ist nach Nr. 4323 abrechenbar.

4351 Influenza A-Virus
Ausschluss: 4324, 4367

4352 Influenza B-Virus
Ausschluss: 4325, 4368

4353 Lymphozytäres Choriomeningitis-Virus
Ausschluss: 4370

4354 Masern-Virus
Ausschluss: 4327

4355 Mumps-Virus
Ausschluss: 4328

4356 Parainfluenza-Virus 1
Ausschluss: 4329, 4371

4357 Parainfluenza-Virus 2
Ausschluss: 4330, 4371a

4358 Parainfluenza-Virus 3
Ausschluss: 4331, 4372

4359 Respiratory syncytial-virus
Ausschluss: 4342, 4375

4360 Röteln-Virus
Ausschluss: 4301, 4306

4361 Tollwut-Virus
Ausschluss: 4333

4362 Varizella-Zoster Virus
Ausschluss: 4334

4363 Untersuchungen mit ähnlichem methodischen Aufwand
Ausschluss: 4302, 4307
Die untersuchten Parameter sind in der Rechnung anzugeben.

M. Laboratoriumsuntersuchungen 4365–4381

UV-GOÄ-Nr.

	Allgemeine Heilbehandl.	Besondere Heilbehandl.	Besondere Kosten	Allgemeine Kosten	Sachkosten (Besond. + Allg. Kosten)

Quantitative Bestimmung von Antikörpern mittels Komplementbindungsreaktion (KBR) –

	19,71	19,71	–	8,80	8,80

Katalog

Antikörper gegen

4365 Adenoviren
Ausschluss: Nr. 4310.

4366 Coronaviren

4367 Influenza A-Virus
Ausschluss: Nrn. 4324, 4351.

4368 Influenza B-Virus
Ausschluss: Nrn. 4325, 4352.

4369 Influenza C-Virus

4370 Lymphozytäres Choriomeningitis-Virus
Ausschluss: Nr. 4353.

4371 Parainfluenza-Virus 1
Ausschluss: Nrn. 4329, 4356.

4371a Parainfluenza-Virus 2

4372 Parainfluenza-Virus 3
Ausschluss: Nrn. 4331, 4358.

4373 Polyomaviren

4374 Reoviren

4375 Respiratory syncytial-virus
Ausschluss: Nrn. 4332, 4359.

4376 Untersuchungen mit ähnlichem methodischen Aufwand
Ausschluss: Nrn. 4302, 4307, 4335, 4363.
Die untersuchten Parameter sind in der Rechnung anzugeben.

Bestimmung von Antikörpern mittels Ligandenassay – gegebenenfalls einschließlich Doppelbestimmung und aktueller Bezugskurve –

	18,93	18,93	–	8,46	8,46

Katalog

Antikörper gegen

4378 – Cytomegalie-Virus (IgG und IgM)

4379 FSME-Virus (IgG und IgM)

4380 HBe-Antigen (IgG und IgM)
Kommentar: Für behandelnde Ärzte und die Rechnungsprüfung der UVTr gilt das Konsenspapiers zur Nachsorge bei Nadelstich- und Schnittverletzungen bezüglich Hepatitis B, Hepatitis C und HIV (DGUV-Rdschr. 0393/2018 vom 28.11.18). Bei einer möglichen Hepatitis-B-Infektion ist demnach die Nr. 4380 nicht abrechenbar. Auf die Kommentierung zu den abrechnungsfähigen Nrn. 4381, 4393 und 4643 wird verwiesen.

4381 HBs-Antigen
Kommentar: Für behandelnde Ärzte und die Rechnungsprüfung der UVTr gilt das Konsenspapiers zur Nachsorge bei Nadelstich- und Schnittverletzungen bezüglich Hepatitis B, Hepatitis C und HIV (DGUV-Rdschr. 0393/2018 vom 28.11.18). Nur bei unsicherer Hepatitis-B-Immunität der verletzten Person (Antikörper-HBs-Titer nie oder vor mehr als 10 Jahren ≥ 100 IE/L) darf die HBs-Antikörperbestimmung (Nr. 4381)
1. sofort (Indikator für Immunität nach HBV-Impfung oder ausgeheilter HBV-Infektion),
2. nach 12 Wochen (Nachweis einer Immunität nach HBV-Infektion) und
3. nach 6 Monaten (Nachweis einer Immunität nach HBV-Infektion)

Die Überwachung der Titerhöhe bei sicherer Immunität einer verletzten Person, die dem Hepatitis-B-impfpflichtigem Arbeitnehmerkreis angehört, ist Angelegenheit des Unternehmers. Die entsprechenden medizinischen Leistungen (Überwachung der Titurhöhe) können daher nur dem Arbeitgeber der/des Versicherten in Rechnung gestellt werden.

4382 Hepatitis A-Virus (IgG und IgM)

Kommentar: Die Übertragung des Hepatitis-A-Virus erfolgt nur fäkal-oral, so dass bei Kanülen-/Stichverletzungen bzw. Blutkontamination die Nr. 4382 nicht vergütet wird.

4383 Hepatitis A-Virus (IgM)

Kommentar: Die Übertragung des Hepatitis-A-Virus erfolgt nur fäkal-oral, so dass bei Kanülen-/Stichverletzungen bzw. Blutkontamination die Nr. 4382 nicht vergütet wird.

4384 Herpes simplex-Virus (IgG und IgM)
4385 Masern-Virus (IgG und IgM)
4386 Mumps-Virus (IgG und IgM)
4387 Röteln-Virus (IgG und IgM)
4388 Varizella Zoster-Virus (IgG und IgM)
4389 Untersuchungen mit ähnlichem methodischen Aufwand
Die untersuchten Parameter sind in der Rechnung anzugeben.

Bestimmung von Antikörpern mittels Ligandenassay – gegebenenfalls einschließlich Doppelbestimmung und aktueller Bezugskurve –

Allgemeine Heilbehandl.	Besondere Heilbehandl.	Besondere Kosten	Allgemeine Kosten	Sachkosten (Besond. + Allg. Kosten)
23,67	23,67	–	10,51	10,51

Katalog

Antikörper gegen

4390 Cytomegalie-Virus (IgM)
4391 Epstein-Barr-Virus (IgG und IgM)
4392 FSME-Virus (IgM)
4393 HBc-Antigen (IgG und IgM)

Kommentar: Für behandelnde Ärzte und die Rechnungsprüfung der UVTr gilt das Konsenspapiers zur Nachsorge bei Nadelstich- und Schnittverletzungen bezüglich Hepatitis B, Hepatitis C und HIV (DGUV-Rdschr. 0393/2018 vom 28.11.18. Nur bei unsicherer Hepatitis-B-Immunität der verletzten Person (Antikörper-HBs-Titer nie oder vor mehr als 10 Jahren ≥ 100 IE/L) darf die HBc-Antikörperbestimmung (Nr. 4393)
1. sofort (Ausschluss einer bereits bestehenden akuten/chronische HBV-Infektion),
2. nach 6 Wochen (frühestmöglicher Nachweis für eine akute HBV-Infektion)
3. nach 12 Wochen (Nachweis einer HBV-Infektion) und
4. nach 6 Monaten (spätmöglicher Nachweis bzw. Ausschluss einer HBV-Infektion)
Nur bei einer verletzten Person mit unsicherer Hepatitis-B-Immunität ist beim Indexpatienten gemäß Konsenspapier auch die HBs-Antikörperbestimmung (Nr. 4393) durchzuführen. Damit wird festgestellt, ob bei der Indexperson eine akute/chronische HBV-Infektion besteht.
Die Überwachung der Titerhöhe bei sicherer Immunität einer verletzten Person, die dem Hepatitis-B-impfpflichtigem Arbeitnehmerkreis angehört, ist Angelegenheit des Unternehmers. Die entsprechenden medizinischen Leistungen (Überwachung der Titurhöhe) können daher nur dem Arbeitgeber der/des Versicherten in Rechnung gestellt werden.

4394 Herpes simplex-Virus (IgM)
4395 HIV

Kommentar: Für die behandelnden Ärzte und die Rechnungsprüfung der UVTr gilt das Konsenspapiers zur Nachsorge bei Nadelstich- und Schnittverletzungen bezüglich Hepatitis B, Hepatitis C und HIV (DGUV-Rdschr. 0393/2018 vom 28.11.18). Bei der verletzten Person ist die HIV-Antikörperbestimmung mittels Schnelltest (Nr. 4395)
1. sofort (Ausschluss einer bereits bestehenden akuten/chronische HIV-Infektion),

M. Laboratoriumsuntersuchungen 4396–4406

UV-GOÄ-Nr. | Allgemeine Heilbehandl. | Besondere Heilbehandl. | Besondere Kosten | Allgemeine Kosten | Sachkosten (Besond. + Allg. Kosten)

2. nach 6 Wochen (frühestmöglicher Nachweis einer HIV-Infektion ohne HIV-Postexpositionsprophylaxe = HIV-PEP) bzw.
nach 10 Wochen (frühestmöglicher Nachweis einer HIV-Infektion mit HIV-PEP) und
3. nach 12 Wochen (spätmöglicher Nachweis bzw. Ausschluss einer HIV-Infektion ohne HIV-PEP) bzw.
nach 16 Wochen (spätmöglicher Nachweis bzw. Ausschluss einer HIV-Infektion mit HIV-PEP)
Bei Verwendung von HIV-Schnelltests der 4. Generation entfällt gemäß Konsenspapier der Test nach 6 Monaten.
Bei einem Indexpatienten mit unbekanntem HIV-Infektionsstatus ist gemäß Konsenspapier auch die HIV-Antikörperbestimmung mittels Schnelltest (Nr. 4395) durchzuführen.

4396 Masern-Virus (IgM)
4397 Mumps-Virus (IgM)
4398 Röteln-Virus (IgM)
4399 Varizella Zoster-Virus (IgM)
4400 Untersuchungen mit ähnlichem methodischen Aufwand
Die untersuchten Parameter sind in der Rechnung anzugeben.

Katalog

Bestimmung von Antikörpern mittels Ligandenassay – gegebenenfalls einschließlich Doppelbestimmung und aktueller Bezugskurve –

| | 27,61 | 27,61 | – | 12,23 | 12,23 |

Antikörper gegen

4402 HBc-Antigen (IgM)
Kommentar: Für behandelnde Ärzte und die Rechnungsprüfung der UVTr gilt das Konsenspapiers zur Nachsorge bei Nadelstich- und Schnittverletzungen bezüglich Hepatitis B, Hepatitis C und HIV (DGUV-Rdschr. 0393/2018 vom 28.11.18). Bei einer möglichen Hepatitis-B-Infektion ist demnach die Nr. 4402 nicht abrechenbar. Auf die Kommentierung zu den abrechnungsfähigen Nrn. 4381, 4393 und 4643 wird verwiesen.

4403 HBe-Antigen (IgM)
Kommentar: Für behandelnde Ärzte und die Rechnungsprüfung der UVTr gilt das Konsenspapiers zur Nachsorge bei Nadelstich- und Schnittverletzungen bezüglich Hepatitis B, Hepatitis C und HIV (DGUV-Rdschr. 0393/2018 vom 28.11.18). Bei einer möglichen Hepatitis-B-Infektion ist demnach die Nr. 4403 nicht abrechenbar. Auf die Kommentierung zu den abrechnungsfähigen Nrn. 4381, 4393 und 4643 wird verwiesen.

4404 Untersuchungen mit ähnlichem methodischen Aufwand
Die untersuchten Parameter sind in der Rechnung anzugeben.

Katalog

Bestimmung von Antikörpern mittels Ligandenassay – gegebenenfalls einschließlich Doppelbestimmung und aktueller Bezugskurve –

Antikörper gegen

Nr.	Bezeichnung	Allg. HB	Bes. HB	Bes. Kosten	Allg. Kosten	Sachkosten
4405	Delta-Antigen	63,09	63,09	–	28,00	28,00
4406	Hepatitis C-Virus	31,54	31,54	–	14,06	14,06

Kommentar: Für behandelnde Ärzte und die Rechnungsprüfung der UVTr gilt das Konsenspapiers zur Nachsorge bei Nadelstich- und Schnittverletzungen bezüglich Hepatitis B, Hepatitis C und HIV (DGUV-Rdschr. 0393/2018 vom 28.11.18). Bei der verletzten Person ist die HCV-Antikörperbestimmung (Anti-HCV) mittels Schnelltest (Nr. 4406)
1. sofort (Ausschluss einer bereits bestehenden akuten/chronische HCV-Infektion),
2. nach 6 Wochen (frühestmöglicher Nachweis einer HCV-Infektion); sofern ein erhöhtes Infektionsrisiko besteht = HCV-infektiöser oder unbekannter Indexpatient, dann nach 6 Wochen HCV-NAT nach Nrn. 4780 bis 4787 statt Anti-HCV!
3. nach 12 Wochen (Nachweis bei verzögerter HCV-Antikörperbildung)

4. nach 16 Wochen (Nachweis bei stark verzögerter HCV-Antikörperbildung bzw. abschließender Ausschluss einer HCV-Infektion)
Bei einem Indexpatienten mit unbekanntem HCV-Infektionsstatus ist gemäß Konsenspapier grundsätzlich auch die HCV-Antikörperbestimmung mittels Schnelltest (Nr. 4406) durchzuführen. Bei positivem Testergebnis und keiner ausreichenden antiviralen Behandlung, ist eine HCV-NAT nach den Nrn. 4780 bis 4787 durchzuführen. Hat die Indexperson eine angeborene oder erworbene Immunsystemstörung (z.B. AIDS), dann ist statt der Anti-HCV (Nr. 4406) sofort die HCV-NAT durchzuführen.

Bestimmung von Antikörpern mittels anderer Methoden

Katalog

	Allgemeine Heilbehandl.	Besondere Heilbehandl.	Besondere Kosten	Allgemeine Kosten	Sachkosten (Besond. + Allg. Kosten)
Antikörper gegen	63,09	63,09	–	28,00	28,00

4408 Hepatitis C-Virus, Immunoblot

Kommentar: Für behandelnde Ärzte und die Rechnungsprüfung der UVTr gilt das Konsenspapiers zur Nachsorge bei Nadelstich- und Schnittverletzungen bezüglich Hepatitis B, Hepatitis C und HIV (DGUV-Rdschr. 0393/2018 vom 28.11.18). Bei einer möglichen HCV-Infektion ist demnach die Nr. 4408 nicht abrechenbar. Auf die Kommentierung zu den abrechnungsfähigen Nrn. 4406 und 4780 bis 4787 wird verwiesen.

4409 HIV, Immunoblot

Kommentar: Für behandelnde Ärzte und die Rechnungsprüfung der UVTr gilt das Konsenspapiers zur Nachsorge bei Nadelstich- und Schnittverletzungen bezüglich Hepatitis B, Hepatitis C und HIV (DGUV-Rdschr. 0393/2018 vom 28.11.18). Bei einer möglichen HIV-Infektion ist demnach die Nr. 4409 nicht abrechenbar. Auf die Kommentierung zu den abrechnungsfähigen Nrn. 4395 und 4780 bis 4787 wird verwiesen.

21. Antikörper gegen Pilzantigene

Allgemeine Bestimmungen:
Die Berechnung einer Gebühr für eine qualitative Untersuchung mittels Agglutinations- oder Fällungsreaktion bzw. Immunfluoreszenzuntersuchung (bis zu zwei Titerstufen) neben einer Gebühr für eine quantitative Untersuchung mittels Agglutinations- oder Fällungsreaktion bzw. Immunfluoreszenzuntersuchung (mehr als zwei Titerstufen) oder einer ähnlichen Untersuchungsmethode ist nicht zulässig.

Katalog

Qualitativer Nachweis von Antikörpern mittels Immunfluoreszenz oder ähnlicher Untersuchungsmethoden – 22,88 22,88 – 10,17 10,17

Antikörper gegen

4415 Candida albicans
Ausschluss: 4422, 4426

4416 Untersuchungen mit ähnlichem methodischen Aufwand
Ausschluss: 4423, 4427
Die untersuchten Parameter sind in der Rechnung anzugeben.

Katalog

Quantitative Bestimmung von Antikörpern mittels Immunfluoreszenz oder ähnlicher Untersuchungsmethoden 40,22 40,22 – 17,95 17,95

Antikörper gegen

4418 Candida albicans
Ausschluss: 4422, 4426

4419 Untersuchungen mit ähnlichem methodischen Aufwand
Ausschluss: 4423, 4427

M. Laboratoriumsuntersuchungen　　　　　　　　　　　　　　　　　　　　　　　　　4421–4432

UV-GOÄ-Nr.	Allgemeine Heilbehandl.	Besondere Heilbehandl.	Besondere Kosten	Allgemeine Kosten	Sachkosten (Besond. + Allg. Kosten)

Qualitativer Nachweis von Antikörpern mittels Agglutinations- oder Fällungsreaktion (z. B. Hämagglutination, Hämagglutinationshemmung, Latex-Agglutination)

	7,10	7,10	–	3,19	3,19

Katalog

Antikörper gegen

4421 Aspergillus
Ausschluss: 4425

4422 Candida albicans
Ausschluss: 4415, 4418

4423 Untersuchungen mit ähnlichem methodischen Aufwand
Ausschluss: 4416, 4419

Quantitative Bestimmung von Antikörpern mittels Agglutinations- oder Fällungsreaktion (z. B. Hämagglutination, Hämagglutinationshemmung, Latex-Agglutination)

	18,93	18,93	–	8,46	8,46

Katalog

Antikörper gegen

4425 Aspergillus
Ausschluss: 4421

4426 Candida albicans
Ausschluss: 4415, 4418

4427 Untersuchungen mit ähnlichem methodischen Aufwand
Ausschluss: 4416, 4419

22. Antikörper gegen Parasitenantigene

Allgemeine Bestimmungen:
Die Berechnung einer Gebühr für eine qualitative Untersuchung mittels Agglutinations- oder Fällungsreaktion bzw. Immunfluoreszenzuntersuchung (bis zu zwei Titerstufen) neben einer Gebühr für eine quantitative Untersuchung mittels Agglutinations- oder Fällungsreaktion bzw. Immunfluoreszenzuntersuchung (mehr als zwei Titerstufen) oder einer ähnlichen Untersuchungsmethode ist nicht zulässig.

Qualitativer Nachweis von Antikörpern mittels Agglutinations- oder Fällungsreaktion (z. B. Hämagglutination, Hämagglutinationshemmung, Latex-Agglutination) –

	7,10	7,10	–	3,19	3,19

Katalog

Antikörper gegen

4430 Echinokokken
Ausschluss: 4435, 4456

4431 Schistosomen
Ausschluss: 4444, 4452, 4467

4432 Untersuchungen mit ähnlichem methodischen Aufwand
Ausschluss: 4447, 4455, 4460, 4462, 4469
Die untersuchten Parameter sind in der Rechnung anzugeben.

Quantitative Bestimmung von Antikörpern mittels Agglutinations- oder Fällungsreaktion (z. B. Hämagglutination, Hämagglutinationshemmung, Latex-Agglutination)

	18,93	18,93	–	8,46	8,46

	Allgemeine Heilbehandl.	Besondere Heilbehandl.	Besondere Kosten	Allgemeine Kosten	Sachkosten (Besond. + Allg. Kosten)

Katalog

Antikörper gegen

4435 Echinokokken
Ausschluss: 4430, 4456

4436 Schistosomen
Ausschluss: 4444, 4452, 4467

4437 Untersuchungen mit ähnlichem methodischen Aufwand
Ausschluss: 4432, 4447, 4455, 4460, 4462, 4469
Die untersuchten Parameter sind in der Rechnung anzugeben.

Qualitativer Nachweis von Antikörpern mittels Immunfluoreszenz oder ähnlicher Untersuchungsmethoden

Katalog — 22,88 | 22,88 | – | 10,17 | 10,17

Antikörper gegen

4440 Entamoeba histolytica
Ausschluss: 4457, 4467

4441 Leishmanien
Ausschluss: 4458, 4466

4442 Plasmodien
Ausschluss: 4451

4443 Pneumocystis carinii
Ausschluss: 4450

4444 Schistosomen
Ausschluss: 4431, 4436, 4467

4445 Toxoplasma gondii
Ausschluss: 4459, 4461, 44683

4446 Trypanosoma cruzi
Ausschluss: 4454

4447 Untersuchungen mit ähnlichem methodischen Aufwand
Ausschluss: 4432, 4437, 4460, 4462, 4469
Die untersuchten Parameter sind in der Rechnung anzugeben.

Quantitative Bestimmung von Antikörpern mittels Immunfluoreszenz oder ähnlicher Untersuchungsmethoden

Katalog — 40,22 | 40,22 | – | 17,95 | 17,95

Antikörper gegen

4448 Entamoeba histolytica
Ausschluss: 4440, 4457, 4467

4449 Leishmanien
Ausschluss: 4441, 4458, 4466

4450 Pneumocystis carinii
Ausschluss: 4443

4451 Plasmodien
Ausschluss: 4442

4452 Schistosomen
Ausschluss: 4444, 4431, 4436, 4467

4453 Toxoplasma gondii
Ausschluss: 4445, 4459, 4461, 4468

M. Laboratoriumsuntersuchungen 4454–4469

UV-GOÄ-Nr. | Allgemeine Heilbehandl. | Besondere Heilbehandl. | Besondere Kosten | Allgemeine Kosten | Sachkosten (Besond. + Allg. Kosten)

4454 Trypanosoma cruzi
Ausschluss: 4446

4455 Untersuchungen mit ähnlichem methodischen Aufwand
Ausschluss: 4432, 4437, 4447, 4460, 4462, 4469
Die untersuchten Parameter sind in der Rechnung anzugeben.

Quantitative Bestimmung von Antikörpern mittels Komplementbindungsreaktion (KBR)

19,71	19,71	–	8,80	8,80

Katalog

Antikörper gegen

4456 Echinokokken
Ausschluss: Nrn. 4430, 4435.

4457 Entamoeba histolytica
Ausschluss: Nrn. 4440, 4448, 4465.

4458 Leishmanien
Ausschluss: Nrn. 4441, 4449, 4466.

4459 Toxoplasma gondii
Ausschluss: Nrn. 4445, 4453, 4461, 4468.

4460 Untersuchungen mit ähnlichem methodischen Aufwand
Ausschluss: Nrn. 4432, 4437, 4447, 4455, 4462, 4467.
Die untersuchten Parameter sind in der Rechnung anzugeben.

Quantitative Bestimmung von Antikörpern mittels Ligandenassay – gegebenenfalls einschließlich Doppelbestimmung und aktueller Bezugskurve –

18,14	18,14	–	8,11	8,11

Katalog

Antikörper gegen

4461 Toxoplasma gondii
Ausschluss: Nrn. 4445, 4453, 4459, 4468.

4462 Untersuchungen mit ähnlichem methodischen Aufwand
Ausschluss: Nrn. 4445, 4453, 4459, 4468.
Die untersuchten Parameter sind in der Rechnung anzugeben.

Quantitative Bestimmung von Antikörpern mittels Ligandenassay – gegebenenfalls einschließlich Doppelbestimmung und aktueller Bezugskurve –

27,61	27,61	–	12,23	12,23

Katalog

Antikörper gegen

4465 Entamoeba histolytica
Ausschluss: Nrn. 4440, 4448, 4457.

4466 Leishmanien
Ausschluss: Nrn. 4441, 4449, 4458.

4467 Schistosomen
Ausschluss: Nrn. 4431, 4436, 4444, 4457.

4468 Toxoplasma gondii
Ausschluss: Nrn. 4445, 4453, 4459, 4461.

4469 Untersuchungen mit ähnlichem methodischen Aufwand
Ausschluss: Nrn. 4432, 4437, 4447, 4455, 4460, 4462.
Die untersuchten Parameter sind in der Rechnung anzugeben.

IV. Untersuchungen zum Nachweis und zur Charakterisierung von Krankheitserregern

Allgemeine Bestimmungen:
Werden Untersuchungen berechnet, die im methodischen Aufwand mit im Leistungstext konkret benannten Untersuchungen vergleichbar sind, so muss die Art der berechneten Untersuchungen genau bezeichnet werden.

1. Untersuchungen zum Nachweis und zur Charakterisierung von Bakterien

a. Untersuchungen im Nativmaterial

UV-GOÄ-Nr.	Leistung	Allgemeine Heilbehandl.	Besondere Heilbehandl.	Besondere Kosten	Allgemeine Kosten	Sachkosten (Besond. + Allg. Kosten)
	Untersuchung zum Nachweis von Bakterien im Nativmaterial mittels Agglutination, je Antiserum –	10,25	10,25	–	4,57	4,57
Katalog						
4500	Betahämolysierende Streptokokken Typ B					
4501	Hämophilus influenzae Kapseltyp B					
4502	Neisseria meningitidis Typen A und B					
4503	Streptococcus pneumoniae					
4504	Untersuchungen mit ähnlichem methodischen Aufwand Die untersuchten Parameter sind in der Rechnung anzugeben.					
	Lichtmikroskopische Untersuchung des Nativmaterials zum Nachweis von Bakterien – einschließlich einfacher Anfärbung –, qualitativ, je Untersuchung	7,10	7,10	–	3,19	3,19
Katalog						
4506	Methylenblaufärbung					
4508	Untersuchungen mit ähnlichem methodischen Aufwand Die untersuchten Parameter sind in der Rechnung anzugeben.					
	Lichtmikroskopische Untersuchung des Nativmaterials zum Nachweis von Bakterien – einschließlich aufwendigerer Anfärbung –, qualitativ, je Untersuchung	8,68	8,68	–	3,88	3,88
Katalog						
4510	Giemsafärbung (Punktate)					
4511	Gramfärbung (Liquor-, Blut-, Punktat-, Sputum-, Eiter- oder Urinausstrich, Nasenabstrich)					
4512	Ziehl-Neelsen-Färbung					
4513	Untersuchungen mit ähnlichem methodischen Aufwand Die untersuchten Parameter sind in der Rechnung anzugeben.					
	Lichtmikroskopische Untersuchung des Nativmaterials zum Nachweis von Bakterien – einschließlich Anfärbung mit Fluorochromen –, qualitativ, je Untersuchung	12,61	12,61	–	5,61	5,61
Katalog						
4515	Auraminfärbung					
4516	Untersuchungen mit ähnlichem methodischen Aufwand Die untersuchten Parameter sind in der Rechnung anzugeben.					
4518	Lichtmikroskopische, immunologische Untersuchung des Nativmaterials zum Nachweis von Bakterien – einschließlich Fluoreszenz-, Enzym- oder anderer Markierung –, je Antiserum	19,71	19,71	–	8,80	8,80

M. Laboratoriumsuntersuchungen 4520–4539

UV-GOÄ-Nr.	Allgemeine Heilbehandl.	Besondere Heilbehandl.	Besondere Kosten	Allgemeine Kosten	Sachkosten (Besond. + Allg. Kosten)

Eine mehr als fünfmalige Berechnung der Leistung nach Nummer 4518 bei Untersuchungen aus demselben Untersuchungsmaterial ist nicht zulässig.

Katalog

Qualitative Untersuchung des Nativmaterials zum Nachweis von Bakterienantigenen mittels Ligandenassay (z. B. Enzym- oder Radioimmunoassay) – gegebenenfalls einschließlich Doppelbestimmung und aktueller Bezugskurve –, je Untersuchung

| | 19,71 | 19,71 | – | 8,80 | 8,80 |

4520 Beta-hämolysierende Streptokokken der Gruppe B

4521 Enteropathogene Escherichia coli-Stämme

4522 Legionellen

4523 Neisseria meningitidis

4524 Neisseria gonorrhoeae

4525 Untersuchungen mit ähnlichem methodischen Aufwand
Die untersuchten Parameter sind in der Rechnung anzugeben.

b. Züchtung und Gewebekultur

4530 Nachweis von Bakterien nach einfacher Anzüchtung oder Weiterzüchtung auf Nährböden, aerob (z. B. Blut-, Endo-, McConkey-Agar, Nährbouillon), je Nährmedium

| | 6,31 | 6,31 | – | 2,86 | 2,86 |

Eine mehr als viermalige Berechnung der Leistung nach Nummer 4530 bei Untersuchungen aus demselben Untersuchungsmaterial ist nicht zulässig.

4531 Nachweis von Bakterien nach Anzüchtung oder Weiterzüchtung bei besonderer Temperatur, je Nährmedium

| | 7,89 | 7,89 | – | 3,55 | 3,55 |

Eine mehr als dreimalige Berechnung der Leistung nach Nummer 4531 bei Untersuchungen aus demselben Untersuchungsmaterial ist nicht zulässig.

4532 Untersuchung zum Nachweis von Bakterien nach Anzüchtung oder Weiterzüchtung in CO_2-Atmosphäre, je Nährmedium

| | 7,89 | 7,89 | – | 3,55 | 3,55 |

4533 Nachweis von Bakterien nach Anzüchtung oder Weiterzüchtung in anaerober oder mikroaerophiler Atmosphäre, je Nährmedium

| | 19,71 | 19,71 | – | 8,80 | 8,80 |

Eine mehr als viermalige Berechnung der Leistung nach Nummer 4533 bei Untersuchungen aus demselben Untersuchungsmaterial ist nicht zulässig.

4538 Nachweis von Bakterien nach Anzüchtung oder Weiterzüchtung auf Selektiv- oder Anreicherungsmedien, aerob (z. B. Blutagar mit Antibiotikazusätzen, Schokoladen-, Yersinien-, Columbia-, Kochsalz-Mannit-Agar, Thayer-Martin-Medium), je Nährmedium

| | 9,46 | 9,46 | – | 4,23 | 4,23 |

Eine mehr als viermalige Berechnung der Leistung nach Nummer 4538 bei Untersuchungen aus demselben Untersuchungsmaterial ist nicht zulässig.

4539 Nachweis von Bakterien nach besonders aufwendiger Anzüchtung oder Weiterzüchtung auf Selektiv- oder Anreicherungsmedien (z. B. Campylobacter-, Legionellen-, Mycoplasmen-, Clostridium diffcile Agar), je Nährmedium

| | 19,71 | 19,71 | – | 8,80 | 8,80 |

Eine mehr als viermalige Berechnung der Leistung nach Nummer 4539 bei Untersuchungen aus demselben Untersuchungsmaterial ist nicht zulässig.

4540–4555   **M. Laboratoriumsuntersuchungen**

UV-GOÄ-Nr.		Allgemeine Heilbehandl.	Besondere Heilbehandl.	Besondere Kosten	Allgemeine Kosten	Sachkosten (Besond. + Allg. Kosten)
4540	Anzüchtung von Mykobakterien mit mind. zwei festen und einem flüssigen Nährmedium, je Untersuchungsmaterial	31,54	31,54	–	14,06	14,06
4541	Nachweis von Chlamydien durch Anzüchtung auf Gewebekultur, je Ansatz	27,61	27,61	–	12,23	12,23
4542	Nachweis von bakteriellen Toxinen durch Anzüchtung auf Gewebekultur, je Untersuchung	19,71	19,71	–	8,80	8,80
4543	Nachweis von bakteriellen Toxinen durch Anzüchtung auf Gewebekultur mit Spezifitätsprüfung durch Neutralisationstest, je Untersuchung	39,44	39,44	–	17,49	17,49

c. Identifizierung / Typisierung

4545	Orientierende Identifizierung, Untersuchung von angezüchteten Bakerien mit einfachen Verfahren (z. B. Katalase-, Optochin-, Oxidase-, Galle-, Klumpungstest), je Test und Keim	4,73	4,73	–	2,06	2,06
4546	Identifizierung, Untersuchung von angezüchteten Bakterien mit aufwendigeren Verfahren (z. B. Äskulinspaltung, Methylenblau-, Nitratreduktion, Harnstoffspaltung, Koagulase-, cAMP-, O-F-, Ammen-, DNAase-Test), je Test und Keim	9,46	9,46	–	4,23	4,23
4547	Identifizierung, Untersuchung von angezüchteten Bakterien mit Mehrtestverfahren (z. B. Kombination von Zitrat-, Kligler-, SIM-, Agar), je Keim	9,46	9,46	–	4,23	4,23
4548	Identifizierung, Untersuchung von aerob angezüchteten Bakterien mittels bunter Reihe (bis zu acht Reaktionen), je Keim	12,61	12,61	–	5,61	5,61
4549	Identifizierung, Untersuchung von aerob angezüchteten Bakterien mittels erweiterter bunter Reihe – mindestens zwanzig Reaktionen –, je Keim	18,93	18,93	–	8,46	8,46
4550	Identifizierung, Untersuchung anaerob angezüchteter Bakterien mittels erweiterter bunter Reihe in anaerober oder mikroaerophiler Atmosphäre, je Keim	26,03	26,03	–	11,55	11,55
4551	Identifizierung, Untersuchung von Mykobakterium tuberkulosis-Komplex mittels biochemischer Reaktionen	23,67	23,67	–	10,51	10,51

Eine mehr als viermalige Berechnung der Leistung nach Nummer 4551 bei Untersuchungen aus demselben Untersuchungsmaterial ist nicht zulässig.

Katalog	Lichtmikroskopische Untersuchung angezüchteter Bakterien – einschließlich Anfärbung –, qualitativ, je Untersuchung	4,73	4,73	–	2,06	2,06
4553	Gramfärbung (Bakterienkulturausstrich)					
4554	Neisser Färbung (Bakterienkulturausstrich)					
4555	Ziehl-Neelsen-Färbung (Bakterienkulturausstrich)					

M. Laboratoriumsuntersuchungen

UV-GOÄ-Nr.		Allgemeine Heilbehandl.	Besondere Heilbehandl.	Besondere Kosten	Allgemeine Kosten	Sachkosten (Besond. + Allg. Kosten)
4556	Untersuchungen mit ähnlichem methodischen Aufwand Die durchgeführten Färbungen sind in der Rechnung anzugeben.					
4560	Lichtmikroskopische, immunologische Untersuchung von angezüchteten Bakterien – einschließlich Fluoreszenz-, Enzym- oder anderer Markierung –, je Antiserum	22,88	22,88	–	10,17	10,17
Katalog	Untersuchung zum Nachweis von Bakterienantigenen mittels Ligandenassay (z. B. Enzym-, Radioimmunoassay) – gegebenenfalls einschließlich Doppelbestimmung und aktueller Bezugskurve –, qualitativ, je Untersuchung	19,71	19,71	–	8,80	8,80
4561	Beta-hämolysierende Streptokokken					
4562	Enteropathogene Escherichia coli-Stämme					
4563	Legionellen					
4564	Neisseria meningitidis					
4565	Untersuchungen mit ähnlichem methodischen Aufwand Die untersuchten Keime sind in der Rechnung anzugeben.					
Katalog	Untersuchung von angezüchteten Bakterien über Metabolitprofil mittels Gaschromatographie, je Untersuchung	32,34	32,34	–	14,40	14,40
4567	Anaerobier					
4568	Untersuchungen mit ähnlichem methodischen Aufwand Die untersuchten Keime sind in der Rechnung anzugeben.					
4570	Untersuchung von angezüchteten Bakterien über Metabolitprofil (z. B. Fettsäurenprofil) mittels Gaschromatographie – einschließlich aufwendiger Probenvorbereitung (z. B. Extraktion) und Derivatisierungreaktion –, je Untersuchung	44,95	44,95	–	20,00	20,00
4571	Untersuchung von angezüchteten Bakterien mittels chromatographischer Analyse struktureller Komponenten, je Untersuchung	44,95	44,95	–	20,00	20,00
Katalog	Untersuchung von angezüchteten Bakterien mittels Agglutination (bis zu höchstens 15 Antiseren je Keim), je Antiserum	9,46	9,46	–	4,23	4,23
4572	Beta-hämolysierende Streptokokken					
4573	Escherichia coli					
4574	Salmonellen					
4575	Shigellen					
4576	Untersuchungen mit ähnlichem methodischen Aufwand Die untersuchten Keime sind in der Rechnung anzugeben.					
Katalog	Untersuchung durch Phagentypisierung von angezüchteten Bakterien (Bacteriocine oder ähnliche Methoden), je Untersuchung	19,71	19,71	–	8,80	8,80
4578	Brucellen					
4579	Pseudomonaden					

UV-GOÄ-Nr.	Allgemeine Heilbehandl.	Besondere Heilbehandl.	Besondere Kosten	Allgemeine Kosten	Sachkosten (Besond. + Allg. Kosten)
4580 Staphylokokken					
4581 Salmonellen					
4582 Untersuchungen mit ähnlichem methodischen Aufwand					

Die untersuchten Keime sind in der Rechnung anzugeben.

4584 Untersuchung zum Nachweis und zur Identifizierung von Bakterien durch Anzüchtung in Flüssigmedien und Nachweis von Substratverbrauch oder Reaktionsprodukten durch photometrische, spektrometrische oder elektrochemische Messung (z. B. teil- oder vollmechanisierte Geräte für Blutkulturen), je Untersuchung

	19,71	19,71	–	8,80	8,80

4585 Untersuchung zum Nachweis und zur Identifizierung von Mykobakterien durch Anzüchtung in Flüssigmedien und photometrische, elektrochemische oder radiochemische Messung (z. B. teil- oder vollmechanisierte Geräte), je Untersuchung

	27,61	27,61	–	12,23	12,23

d. Toxinnachweis

Untersuchung zum Nachweis von Bakterientoxinen mittels Ligandenassay (z. B. Enzym-, Radioimmunoassay) – gegebenenfalls einschließlich Doppelbestimmung und aktueller Bezugskurve –, je Untersuchung-

Katalog

	19,71	19,71	–	8,80	8,80

4590 Clostridium difficile, tetani oder botulinum
4591 Enteropathogene Escheria coli-Stämme
4592 Staphylococcus aureus
4593 Vibrionen
4594 Untersuchungen mit ähnlichem methodischen Aufwand

Die untersuchten Keime sind in der Rechnung anzugeben.

Untersuchung zum Nachweis von Bakterienantigenen oder -toxinen durch Präzipitation im Agargel mittels Antitoxinen, je Untersuchung –

Katalog

	19,71	19,71	–	8,80	8,80

4596 Clostridium botulinum
4597 Corynebacterium diphtheriae
4598 Staphylokokkentoxin
4599 Untersuchungen mit ähnlichem methodischen Aufwand

Die untersuchten Keime sind in der Rechnung anzugeben.

4601 Untersuchung zum Nachweis von Bakterientoxinen durch Inokulation in Versuchstiere, je Untersuchung

	39,44	39,44	–	17,49	17,49

Eine mehr als dreimalige Berechnung der Leistung nach Nummer 4601 im Behandlungsfall ist nicht zulässig. Kosten für Versuchstiere sind nicht gesondert berechnungsfähig.

e. Keimzahl, Hemmstoffe

4605 Untersuchung zur Bestimmung der Keimzahl mittels Eintauchobjektträgerkultur (z. B. Cult-dip Plus®, Dip-Slide®, Uricount®, Uricult®, Uriline®, Urotube®), semiquantitativ, je Untersuchung

	4,73	4,73	–	2,06	2,06

M. Laboratoriumsuntersuchungen 4606–4633

UV-GOÄ-Nr.		Allgemeine Heilbehandl.	Besondere Heilbehandl.	Besondere Kosten	Allgemeine Kosten	Sachkosten (Besond. + Allg. Kosten)

4606 Untersuchung zur Bestimmung der Keimzahl mittels Oberflächenkulturen oder Plattengussverfahren nach quantitativer Aufbringung des Untersuchungsmaterials, je Untersuchungsmaterial
  19,71   19,71   –   8,80   8,80

4607 Untersuchung zum Nachweis von Hemmstoffen, je Material
  4,73   4,73   –   2,06   2,06

f. Empfindlichkeitstestung

4610 Untersuchung zur Prüfung der Empfindlichkeit von Bakterien gegen Antibiotika und/oder Chemotherapeutika mittels semiquantitativem Agardiffusionstest und trägergebundenen Testsubstanzen (Plättchentest), je geprüfter Substanz
  1,58   1,58   –   0,69   0,69

Eine mehr als sechzehnmalige Berechnung der Leistung nach Nummer 4610 ist in der Rechnung zu begründen.

4611 Untersuchung zur Prüfung der Empfindlichkeit von Bakterien gegen Antibiotika und/oder Chemotherapeutika nach der Break-Point-Methode, bis zu acht Substanzen, je geprüfter Substanz
  2,36   2,36   –   1,03   1,03

4612 Untersuchung zur Prüfung der Empfindlichkeit von Bakterien gegen Antibiotika und/oder Chemotherapeutika mittels semiquantitativem Antibiotikadilutionstest (Agardilution oder MHK-Bestimmung), bis zu acht Substanzen, je geprüfter Substanz
  3,94   3,94   –   1,72   1,72

4613 Untersuchung zur Prüfung der Empfindlichkeit von Bakterien gegen Antibiotika und/oder Chemotherapeutika mittels semiquantitativer Bestimmung der minimalen mikrobiziden Antibiotikakonzentration (MBC), bis zu acht Substanzen, je geprüfter Substanz
  5,92   5,92   –   2,63   2,63

4614 Untersuchung zur quantitativen Prüfung der Empfindlichkeit von Bakterien gegen Antibiotika und/oder Chemotherapeutika durch Anzüchtung in entsprechenden Flüssigmedien und photometrische, turbidimetrische oder nephelometrische Messung (teil- oder vollmechanisierte Geräte), je Untersuchung
  19,71   19,71   –   8,80   8,80

2. Untersuchungen zum Nachweis und zur Charakterisierung von Viren

a. Untersuchungen im Nativmaterial

Katalog

Nachweis von viralen Antigenen im Nativmaterial mittels Agglutinationsreaktion (z. B. Latex-Agglutination), je Untersuchung –
  4,73   4,73   –   2,06   2,06

4630 Rota-Viren
4631 Untersuchungen mit ähnlichem methodischen Aufwand
Die untersuchten Viren sind in der Rechnung anzugeben.

Katalog

Lichtmikroskopische Untersuchung im Nativmaterial zum Nachweis von Einschluss- oder Elementarkörperchen aus Zellmaterial – einschließlich Anfärbung –, qualitativ, je Untersuchung
  6,31   6,31   –   2,86   2,86

4633 Herpes simplex Viren

UV-GOÄ-Nr.	Allgemeine Heilbehandl.	Besondere Heilbehandl.	Besondere Kosten	Allgemeine Kosten	Sachkosten (Besond. + Allg. Kosten)

4634 Untersuchungen mit ähnlichem methodischen Aufwand
Die untersuchten Viren sind in der Rechnung anzugeben.

4636 Lichtmikroskopische immunologische Untersuchung im Nativmaterial zum Nachweis von Viren – einschließlich Fluoreszenz-, Enzym- oder anderer Markierung –, je Antiserum
| | 22,88 | 22,88 | – | 10,17 | 10,17 |

4637 Elektronenmikroskopischer Nachweis und Identifizierung von Viren im Nativmaterial, je Untersuchung
| | 250,80 | 250,80 | – | 111,51 | 111,51 |

Ligandenassay (z. B. Enzym- oder Radioimmunoassay) – gegebenenfalls einschließlich Doppelbestimmung und aktueller Bezugskurve –, zum Nachweis von viralen Antigenen im Nativmaterial, je Untersuchung –

Katalog
| | 19,71 | 19,71 | – | 8,80 | 8,80 |

4640 Adeno-Viren

4641 Hepatitis A-Viren

Kommentar: Die Übertragung des Hepatitis-A-Virus erfolgt nur fäkal-oral, so dass bei Kanülen-/Stichverletzungen bzw. Blutkontamination die Nr. 4641 nicht vergütet wird.

4642 Hepatitis B-Viren (HBe-Antigen)

Kommentar: Für behandelnde Ärzte und die Rechnungsprüfung der UVTr gilt das Konsenspapiers zur Nachsorge bei Nadelstich- und Schnittverletzungen bezüglich Hepatitis B, Hepatitis C und HIV (DGUV-Rdschr. 0393/2018 vom 28.11.18). Bei einer möglichen Hepatitis-B-Infektion ist demnach die Nr. 4642 nicht abrechenbar. Auf die Kommentierung zu den abrechnungsfähigen Nrn. 4381, 4393 und 4643 wird verwiesen.

4643 Hepatitis B-Viren (HBs Antigen)

Kommentar: Für behandelnde Ärzte und die Rechnungsprüfung der UVTr gilt das Konsenspapiers zur Nachsorge bei Nadelstich- und Schnittverletzungen bezüglich Hepatitis B, Hepatitis C und HIV (DGUV-Rdschr. 0393/2018 vom 28.11.18. Nur bei unsicherer Hepatitis-B-Immunität der verletzten Person (Antikörper-HBs-Titer nie oder vor mehr als 10 Jahren ≥ 100 IE/L) kann der Nachweis von HB-Viren mit HBs-Antigen (Nr. 4643) erst nach 6 Wochen erfolgen. Mit Nr. 4643 wird bereits das Hüllprotein der HB-Viren nachgewiesen, auch wenn sich noch keine Antikörper gebildet haben. Damit ist das HBs-Antigen Frühindikator für eine HBV-Infektion.
Nur bei einer verletzten Person mit unsicherer Hepatitis-B-Immunität ist beim Indexpatienten gemäß Konsenspapier sofort eine Untersuchung auf HB-Viren mit HBs-Antigen (Nr. 4393) durchzuführen. Damit wird bei der Indexperson bereits das Hüllprotein der HB-Viren nachgewiesen, auch wenn sich noch keine Antikörper gebildet haben. Damit ist das HBs-Antigen auch Frühindikator für eine HBV-Infektion bei der Indexperson.

4644 Influenza-Viren

4645 Parainfluenza-Viren

4646 Rota-Viren

4647 Respiratory syncytial virus

4648 Untersuchungen mit ähnlichem methodischen Aufwand
Die untersuchten Viren sind in der Rechnung anzugeben.

b. Züchtung

4655 Nachweis von Viren nach Anzüchtung auf Gewebekultur oder Gewebesubkultur, je Ansatz
| | 35,49 | 35,49 | – | 15,77 | 15,77 |

M. Laboratoriumsuntersuchungen 4665–4705

UV-GOÄ-Nr. | Allgemeine Heilbehandl. | Besondere Heilbehandl. | Besondere Kosten | Allgemeine Kosten | Sachkosten (Besond. + Allg. Kosten)

c. Identifizierung, Charakterisierung

Allgemeine Bestimmungen:

Die zur Identifizierung geeigneten Verfahren können nur dann in Ansatz gebracht werden, wenn zuvor im Rahmen der Leistung nach Nummer 4655 ein positiver Nachweis gelungen ist und die Charakterisierung nach der Leistung nach Nummer 4665 durchgeführt wurde. Es können jedoch nicht mehr als zwei Verfahren nach den Nummern 4666–4671 zur Identifizierung berechnet werden.

Nr.	Leistung	Allg. Heilbehandl.	Bes. Heilbehandl.	Bes. Kosten	Allg. Kosten	Sachkosten
4665	Untersuchung zur Charakterisierung von Viren mittels einfacher Verfahren (z. B. Ätherresistenz, Chloroformresistenz, pH3-Test), je Ansatz	19,71	19,71	–	8,80	8,80
4666	Identifizierung von Viren durch aufwendigere Verfahren (Hämabsorption, Hämagglutination, Hämagglutinationshemmung), je Ansatz	19,71	19,71	–	8,80	8,80
4667	Identifizierung von Viren durch Neutralisationstest, je Untersuchung	19,71	19,71	–	8,80	8,80
4668	Identifizierung von Virus-Antigenen durch Immunoblotting, je Untersuchung	26,03	26,03	–	11,55	11,55
4670	Lichtmikroskopische immunologische Untersuchung zur Identifizierung von Viren – einschließlich Fluoreszenz-, Enzym- oder anderer Markierung –, je Antiserum	22,88	22,88	–	10,17	10,17
4671	Elektronenmikroskopischer Nachweis und Identifizierung von Viren nach Anzüchtung, je Untersuchung	250,80	250,80	–	111,51	111,51

Ligandenassay (z. B. Enzym- oder Radioimmunoassay) – gegebenenfalls einschließlich Doppelbestimmung und aktueller Bezugskurve –, zum Nachweis von viralen Antigenen angezüchteter Viren, je Untersuchung –

Katalog

| | | 19,71 | 19,71 | – | 8,80 | 8,80 |

Nr.	Leistung
4675	Adeno-Viren
4676	Influenza-Viren
4677	Parainfluenza-Viren
4678	Rota-Viren
4679	Respiratory syncytial virus
4680	Untersuchungen mit ähnlichem methodischen Aufwand

Die untersuchten Viren sind in der Rechnung anzugeben.

3. Untersuchungen zum Nachweis und zur Charakterisierung von Pilzen

a. Untersuchungen im Nativmaterial

Untersuchungen zum Nachweis von Pilzantigenen mittels Agglutination, je Antiserum

Katalog

| | | 9,46 | 9,46 | – | 4,23 | 4,23 |

Nr.	Leistung
4705	Aspergillus

UV-GOÄ-Nr.	Allgemeine Heilbehandl.	Besondere Heilbehandl.	Besondere Kosten	Allgemeine Kosten	Sachkosten (Besond. + Allg. Kosten)
4706	Candida				
4707	Kryptokokkus neoformans				
4708	Untersuchungen mit ähnlichem methodischen Aufwand Die untersuchten Pilze sind in der Rechnung anzugeben.				
4710	Lichtmikroskopische Untersuchung zum Nachweis von Pilzen ohne Anfärbung im Nativmaterial, je Material	6,31	6,31	–	2,86	2,86
4711	Lichtmikroskopische Untersuchung zum Nachweis von Pilzen im Nativmaterial nach Präparation (z. B. Kalilauge) oder aufwendigerer Anfärbung, je Material	9,46	9,46	–	4,23	4,23
4712	Lichtmikroskopische immunologische Untersuchung zum Nachweis von Pilzen im Nativmaterial – einschließlich Fluoreszenz-, Enzym- oder anderer Markierung –, je Antiserum	22,88	22,88	–	10,17	10,17
4713	Untersuchung von Nativmaterial zum Nachweis von Pilzantigenen mittels Ligandenassay (z. B. Enzym- oder Radioimmunoassay) – gegebenenfalls einschließlich Doppelbestimmung und aktueller Bezugskurve –, je Untersuchung	19,71	19,71	–	8,80	8,80

b. Züchtung

4715 Untersuchung zum Nachweis von Pilzen durch An- oder Weiterzüchtung auf einfachen Nährmedien (z. B. Sabouraud-Agar), je Nährmedium   7,89   7,89   –   3,55   3,55

Eine mehr als fünfmalige Berechnung der Leistung nach Nummer 4715 bei Untersuchungen aus demselben Untersuchungsmaterial ist nicht zulässig.

Kommentar: Die mykologische Untersuchung von Haut-, Schleimhaut- oder Vaginalabstrichen einschl. von Vaginalsekret ist nicht nach den Nrn. 4715–4717, sondern nach der Nr. 4605 berechnungsfähig.

4716 Untersuchung zum Nachweis von Pilzen durch An- oder Weiterzüchtung auf aufwendigeren Nährmedien (z. B. Antibiotika-, Wuchsstoffzusatz), je Nährmedium   9,46   9,46   –   4,23   4,23

Eine mehr als fünfmalige Berechnung der Leistung nach Nummer 4716 bei Untersuchungen aus demselben Untersuchungsmaterial ist nicht zulässig.

Kommentar: Siehe auch den Kommentar zu Nr. 4715.

4717 Züchtung von Pilzen auf Differenzierungsmedien (z. B. Harnstoff-, Stärkeagar), je Nährmedium   9,46   9,46   –   4,23   4,23

Eine mehr als dreimalige Berechnung der Leistung nach Nummer 4717 je Pilz ist nicht zulässig.

Kommentar: Siehe auch den Kommentar zu Nr. 4715.

c. Identifizierung, Charakterisierung

4720 Identifizierung von angezüchteten Pilzen mittels Röhrchen- oder Mehrkammerverfahren bis zu fünf Reaktionen, je Pilz   9,46   9,46   –   4,23   4,23

4721 Identifizierung von angezüchteten Pilzen mittels Röhrchen- oder Mehrkammerverfahren mit mindestens sechs Reaktionen, je Pilz   19,71   19,71   –   8,80   8,80

M. Laboratoriumsuntersuchungen

UV-GOÄ-Nr.		Allgemeine Heilbehandl.	Besondere Heilbehandl.	Besondere Kosten	Allgemeine Kosten	Sachkosten (Besond. + Allg. Kosten)
4722	Lichtmikroskopische Identifizierung angezüchteter Pilze – einschließlich Anfärbung (z. B. Färbung mit Fluorochromen, Baumwollblau-, Tuschefärbung) –, je Untersuchung	9,46	9,46	–	4,23	4,23
4723	Lichtmikroskopische immunologische Untersuchung zur Identifizierung angezüchteter Pilze – einschließlich Fluoreszenz-, Enzym- oder anderer Markierung –, je Antiserum	22,88	22,88	–	10,17	10,17
4724	Untersuchung zur Identifizierung von Antigenen angezüchteter Pilze mittels Ligandenassay (z. B. Enzym- oder Radioimmunoassay) – gegebenenfalls einschließlich Doppelbestimmung und aktueller Bezugskurve –, je Untersuchung	19,71	19,71	–	8,80	8,80

d. Empfindlichkeitstestung

4727	Untersuchung zur Prüfung der Empfindlichkeit von angezüchteten Pilzen gegen Antimykotika u./o. Chemotherapeutika mittels trägergebundener Testsubstanzen, je Pilz	9,46	9,46	–	4,23	4,23
4728	Untersuchung zur Prüfung der Empfindlichkeit von angezüchteten Pilzen gegen Antimykotika u./o. Chemotherapeutika mittels Reihenverdünnungstest, je Reihenverdünnungstest	19,71	19,71	–	8,80	8,80

4. Untersuchungen zum Nachweis und zur Charakterisierung von Parasiten

a. Untersuchungen im Nativmaterial oder nach Anreicherung

	Lichtmikroskopische Untersuchung zum Nachweis von Parasiten, ohne oder mit einfacher Anfärbung (z. B. Lugol- oder Methylenblaufärbung) – gegebenenfalls einschließlich spezieller Beleuchtungsverfahren (z. B. Phasenkontrast)-, qualitativ, je Untersuchung –					
Katalog		9,46	9,46	–	4,23	4,23
4740	Amöben					
4741	Lamblien					
4742	Sarcoptes scabiei (Krätzmilbe)					
4743	Trichomonaden					
4744	Würmer und deren Bestandteile, Wurmeier					
4745	Untersuchungen mit ähnlichem methodischen Aufwand Die untersuchten Parasiten sind in der Rechnung anzugeben.					

	Lichtmikroskopische Untersuchung zum Nachweis von Parasiten, ohne oder mit einfacher Anfärbung (z. B. Lugol- oder Methylenblaufärbung) – gegebenenfalls einschließlich spezieller Beleuchtungsverfahren (z. B. Phasenkontrast) –, nach einfacher Anreicherung (z. B. Sedimentation, Filtration, Kochsalzaufschwemmung), qualitativ, je Untersuchung					
Katalog		12,61	12,61	–	5,61	5,61
4747	Amöben					

UV-GOÄ-Nr.		Allgemeine Heilbehandl.	Besondere Heilbehandl.	Besondere Kosten	Allgemeine Kosten	Sachkosten (Besond. + Allg. Kosten)
4748	Lamblien					
4749	Trichomonaden					
4750	Würmer und deren Bestandteile, Wurmeier					
4751	Untersuchungen mit ähnlichem methodischen Aufwand Die untersuchten Parasiten sind in der Rechnung anzugeben.					
Katalog	Lichtmikroskopische Untersuchung zum Nachweis von Parasiten, einschließlich aufwendigerer Anfärbung-, qualitativ, je Untersuchung –	19,71	19,71	–	8,80	8,80
4753	Giemsafärbung (Blutausstrich) (z. B. Malariaplasmodien)					
4754	Untersuchungen mit ähnlichem methodischen Aufwand Die untersuchten Parasiten sind in der Rechnung anzugeben.					
4756	Lichtmikroskopische Untersuchung zum Nachweis von Parasiten, ohne oder mit einfacher Anfärbung (z. B. Lugol- oder Methylenblaufärbung) oder speziellen Beleuchtungsverfahren (z. B. Phasenkontrast), nach aufwendiger Anreicherung oder Vorbereitung (z. B. Schlüpfversuch, Formalin-Äther-Verfahren), qualitativ, je Untersuchung	15,77	15,77	–	6,97	6,97
4757	Lichtmikroskopische Untersuchung zum Nachweis von Parasiten, ohne oder mit einfacher Anfärbung (z. B. Lugolfärbung oder Methylenblaufärbung) oder speziellen Beleuchtungsverfahren (z. B. Phasenkontrast), nach aufwendiger Anreicherung oder Vorbereitung (z. B. Schlüpfversuch, Formalin-Äther-Verfahren), quantitativ (z. B. Filtermethode, Zählkammer), je Untersuchung	19,71	19,71	–	8,80	8,80
4758	Lichtmikroskopische immunologische Untersuchung zum Nachweis von Parasiten im Nativmaterial – einschließlich Fluoreszenz-, Enzym- oder anderer Markierung –, je Antiserum	22,88	22,88	–	10,17	10,17
4759	Ligandenassay (z. B. Enzym-, Radioimmunoassay) – gegebenenfalls einschließlich Doppelbestimmung und aktueller Bezugskurve –, zum Nachweis von Parasitenantigenen im Nativmaterial, je Untersuchung	19,71	19,71	–	8,80	8,80

b. Züchtung

Katalog	Untersuchung zum Nachweis von Parasiten durch Züchtung auf Kulturmedien, je Untersuchung –	19,71	19,71	–	8,80	8,80
4760	Amöben					
4761	Lamblien					
4762	Trichomonaden					
4763	Untersuchungen mit ähnlichem methodischen Aufwand Die untersuchten Parasiten sind in der Rechnung anzugeben.					

M. Laboratoriumsuntersuchungen 4765–4780

UV-GOÄ-Nr.	Allgemeine Heilbehandl.	Besondere Heilbehandl.	Besondere Kosten	Allgemeine Kosten	Sachkosten (Besond. + Allg. Kosten)

c. Identifizierung

Katalog	Lichtmikroskopische Untersuchung zur Identifizierung von Parasiten nach Anzüchtung, je Untersuchung –	9,46	9,46	–	4,23	4,23
4765	Trichomonaden					
4766	Untersuchungen mit ähnlichem methodischen Aufwand					
	Die untersuchten Parasiten sind in der Rechnung anzugeben.					

4768	Ligandenassay (z. B. Enzym- oder Radioimmunoassay) – gegebenenfalls einschließlich Doppelbestimmung und aktueller Bezugskurve –, zum Nachweis von Parasitenantigenen, je Untersuchung					
		19,71	19,71	–	8,80	8,80

d. Xenodiagnostische Untersuchungen

Katalog	Xenodiagnostische Untersuchung zum Nachweis von parasitären Krankheitserregern, je Untersuchung –	19,71	19,71	–	8,80	8,80
4770	Trypanosoma cruzi					
4771	Untersuchungen mit ähnlichem methodischen Aufwand					
	Die untersuchten Parasiten sind in der Rechnung anzugeben.					

5. Untersuchungen zur molekularbiologischen Identifizierung von Bakterien, Viren, Pilzen und Parasiten

Allgemeine Bestimmungen:
Bei der Berechnung der Leistungen nach den Nummern 4780–4787 ist die Art des untersuchten Materials (Nativmaterial oder Material nach Anzüchtung) sowie der untersuchte Mikroorganismus (Bakterium, Virus, Pilz oder Parasit) in der Rechnung anzugeben.

4780	Isolierung von Nukleinsäuren	62,12	62,12	–	27,60	27,60

Kommentar: Für die behandelnden Ärzte und die Rechnungsprüfung der UVTr gilt das Konsenspapiers zur Nachsorge bei Nadelstich- und Schnittverletzungen bezüglich Hepatitis B, Hepatitis C und HIV (DGUV-Rdschr. 0393/2018 vom 28.11.18).

Konsens bei HIV:
Sofern bei der Indexperson die HIV-Antikörperbestimmung mittels Schnelltest (Nr. 4395) positiv ist oder bereits bekannt ist, dass bei der Indexperson eine HIV-Infektion besteht, darf ein HIV-Nukleinsäureamplifikationstest (HIV-NAT) nach den Nrn. 4780 bis 4787 durchgeführt werden. Diese quantitative Bestimmung der HI-Viruslast, ist eine wichtige Entscheidungshilfe für die HIV-Postexpositionsprophylaxe (HIV-PEP) bei der verletzten Person.

Konsens bei HCV:
Sofern die Indexperson unbekannt oder HCV-infektiös ist, besteht für die verletzte Person ein erhöhtes Risiko einer HCV-Infektion. In diesem Fall ist nach 6 Wochen kein Anti-HCV-Schnelltest nach Nr. 4406 durchzuführen, sondern stattdessen ein HCV-Nukleinsäureamplifikationstest (HCV-NAT) nach den Nrn. 4780 bis 4787. Dieser Test ermöglicht die frühestmögliche Feststellung einer HCV-Infektion durch den Nachweis von HCV-RNA. Die HCV-NAT demaskiert damit eine (stark) verzögerte Antikörperbildung.

Bei positivem Anti-HCV-Testergebnis (Nr. 4406) beim Indexpatienten und keiner ausreichenden antiviralen Behandlung, ist eine HCV-NAT nach den Nrn. 4780 bis 4787 durchzuführen. Hat die Indexperson eine angeborene oder erworbene Immunsystemstörung (z.B. AIDS), ist statt der Anti-HCV (Nr.4406) sofort die HCV-NAT durchzuführen.

UV-GOÄ-Nr.		Allgemeine Heilbehandl.	Besondere Heilbehandl.	Besondere Kosten	Allgemeine Kosten	Sachkosten (Besond. + Allg. Kosten)
4781	Verdau (Spaltung) isolierter Nukleinsäuren mit Restriktionsenzymen, je Enzym	11,83	11,83	–	5,25	5,25

Kommentar: Siehe Kommentar zu Nr. 4780.

4782	Enzymatische Transkription von RNA mittels reverser Transkriptase	34,51	34,51	–	15,30	15,30

Kommentar: Siehe Kommentar zu Nr. 4780.

4783	Amplifikation von Nukleinsäuren oder Nukleinsäurefragmenten mit Polymerasekettenreaktion (PCR)	34,51	34,51	–	15,30	15,30

Kommentar: Siehe Kommentar zu Nr. 4780.

4784	Amplifikation von Nukleinsäuren oder Nukleinsäurefragmenten mit geschachtelter Polymerasekettenreaktion (nested PCR)	78,86	78,86	–	35,08	35,08

Kommentar: Siehe Kommentar zu Nr. 4780.

4785	Identifizienzng von Nukleinsäurefragmenten durch Hybridisierung mit radioaktiv oder nichtradioaktiv markierten Sonden und nachfolgender Detektion, je Sonde	20,71	20,71	–	9,20	9,20

Kommentar: Siehe Kommentar zu Nr. 4780.

4786	Trennung von Nukleinsäurefragmenten mittels elektrophoretischer Methoden und anschließendem Transfer auf Trägermaterialien (z. B. Dot-Blot, Slot-Blot)	47,31	47,31	–	21,03	21,03

Kommentar: Siehe Kommentar zu Nr. 4780.

4787	Identifizierung von Nukleinsäurefragmenten durch Sequenzermittlung	157,73	157,73	–	70,15	70,15

Kommentar: Siehe Kommentar zu Nr. 4780.

N. Histologie, Zytologie und Zytogenetik

I. Histologie

4800 Histologische Untersuchung und Begutachtung eines Materials
20,20   25,12   –   9,04   9,04

Kommentar: Die Nrn. 4800, 4801, 4802, 4810 und 4811 betreffen nach der Leistungslegende die Untersuchung je Material und nicht je angefertigtes Präparat. Werden aus einem Material mehrere Präparate angefertigt, so kann die entsprechende Untersuchung trotzdem nur einmal berechnet werden. **Wezel / Liebold** geht in seiner Kommentierung allerdings davon aus, dass wenn … „z. B. aus einem Organ mehrere Proben aus unterschiedlich definierten Stellen bzw. mit unterschiedlich definierter Gewebsstruktur entnommen und in getrennten Behältern der histologischen Untersuchung zugeführt werden, so handelt es sich um jeweils ein neues Material …" und so kann die entsprechende Untersuchungsnummer jeweils erneut berechnet werden.

Ausschluss: (für dasselbe Material) 4801, 4802, 4810, 4811, 6015, 6016, 6017, 6018

4801 Histologische Untersuchung mehrerer Zupfpräparate aus der Magen- oder Darmschleimhaut
26,92   33,46   –   12,13   12,13

Kommentar: Siehe Kommentar zu Nr. 4801.
Ausschluss: (für dasselbe Material) 4800, 4802, 4810, 4811, 4816

4802 Histologische Untersuchung und Begutachtung eines Materials mit schwieriger Aufbereitung (z.B. Knochen mit Entkalkung)
26,92   33,46   –   12,13   12,13

Kommentar: Siehe Kommentar zu Nr. 4801.
Ausschluss: (für dasselbe Material) 4800, 4801, 4810, 4811, 4816, 6015, 6016, 6017, 6018

4810 Histologische Untersuchung eines Materials und zytologische Untersuchung zur Krebsdiagnostik
26,92   33,46   –   12,13   12,13

Kommentar: Siehe Kommentar zu Nr. 4801.
Ausschluss: (für dasselbe Material) 4800, 4801, 4802, 4811, 4815, 4816

4811 Histologische Untersuchung und Begutachtung eines Materials (z.B. Portio, Zervix, Bronchus) anhand von Schnittserien bei zweifelhafter oder positiver Zytologie
26,92   33,46   –   12,13   12,13

Kommentar: Siehe Kommentar zu Nr. 4801.
Ausschluss: (für dasselbe Material) 4800, 4801, 4802, 4810

4815 Histologische Untersuchung und Begutachtung von Organbiopsien (z.B. Leber, Lunge, Niere, Milz, Knochen, Lymphknoten) unter Anwendung histochemischer oder optischer Sonderverfahren (Elektronen-Interferenz-, Polarisationsmikroskopie)
32,58   40,51   –   14,55   14,55

Die histologische Untersuchung eines Materials unter Anwendung eines immunhistochemischen Verfahrens rechtfertigt die 2-fache Abrechnung der Nr. 4815 je Leistungsziel. Die Art der Untersuchung ist anzugeben. Eine mehr als dreimalige Berechenbarkeit bedarf einer diagnosebezogenen Begründung. Ab der 6. Berechnung ist für jede Untersuchung nur noch die einmalige Berechnung der Nr. 4815 der UV-GOÄ anzuwenden. Für einen immunhistochemischen Nachweis von Östrogenrezeptoren oder Progesteronrezeptoren ist die Nr. 4815 zweifach abrechenbar.

Kommentar: Mit **HVBG-Rundschreiben VB 147/2001 und Reha 058/2001 vom 04.12.2001 sowie BUK-Rundschreiben Nr. 486/2001 vom 20.12.2001** wurde mitgeteilt, dass für die Pathologen die Abrechnungsmöglichkeit einiger Leistungen in der UV-GOÄ nicht mehr enthalten sind. Im Bereich der Privat -GOÄ gelten hierfür Analogziffern, die aber auf die

	Allgemeine Heilbehandl.	Besondere Heilbehandl.	Besondere Kosten	Allgemeine Kosten	Sachkosten (Besond. + Allg. Kosten)

UV-GOÄ nicht automatisch übertragen werden können. Bis zu einer Neufassung der Pathologenvereinbarung könne daher von den Pathologen u. a. folgende Leistungen abgerechnet werden:

1. Histologische Untersuchung eines Materials unter Anwendung eines immunhistochemischen Verfahrens analog 2 x Nr. 4815 der UV-GOÄ. Die Art der Untersuchung ist anzugeben. Eine mehr als dreimalige Berechenbarkeit bedarf einer diagnosebezogenen Begründung. Ab der 6. Berechnung ist für jede Untersuchung nur noch die einmalige Berechnung der Nr. 4815 der UV-GOÄ anzuwenden.
2. Immunhistochemischer Nachweis von Östrogenrezeptoren oder Progesteronrezeptoren analog 2 x Nr. 4815 der UV-GOÄ.
3. Zytologische Untersuchung eines Materials unter Anwendung eines zytochemischen Sonderverfahrens (z.B. Eisen, PAS-Reaktion) oder optischer Sonderverfahren (Indifferenz- oder Polarisationsmikroskopie) analog Nr. 4815 der UV-GOÄ. Neben der o.g. Leistung sind – außer in besonders zu begründenden Einzelfällen – die Leistungen nach den Nrn. 4815, 4851 oder 4852 bei Untersuchungen an demselben Material nicht berechnungsfähig.
4. Zytologische Untersuchung eines Materials unter Anwendung eines immunzytochemischen Verfahrens analog Nr. 4815 + 4852 der UV-GOÄ. Die Art der Untersuchung ist anzugeben. Eine mehr als dreimalige Berechnung bedarf einer diagnosebezogenen Begründung. Ab der 6. Berechnung ist die Berechnung jeder Untersuchung nur mit dem zweimaligen analogen Ansatz der Nr. 4852 vorzunehmen.

Ausschluss: 4810, 4850, 4851, 4852

4816 Histologische Sofortuntersuchung und -begutachtung während einer OP (Schnellschnitt)

23,27	28,96	–	10,38	10,38

II. Zytologie

Die zytologische Untersuchung eines Materials unter Anwendung eines zytochemischen Sonderverfahrens (z.B. Eisen, PAS-Reaktion) oder optischer Sonderverfahren (Indifferenz- oder Polarisationsmikroskopie) ist nach Nr. 4815 der UV-GOÄ abrechenbar. Neben der o.g. Leistung sind – außer in besonders zu begründenden Einzelfällen – die Leistungen nach den Nrn. 4815, 4851 oder 4852 bei Untersuchungen an demselben Material nicht berechnungsfähig. Die zytologische Untersuchung eines Materials unter Anwendung eines immunzytochemischen Verfahrens rechtfertigt die Abrechnung der Nr. 4815 und 4852 der UV-GOÄ. Die Art der Untersuchung ist anzugeben. Eine mehr als dreimalige Berechnung bedarf einer diagnosebezogenen Begründung. Ab der 6. Berechnung ist die Berechnung jeder Untersuchung nur mit dem zweimaligen analogen Ansatz der Nr. 4852 vorzunehmen.

4850 Zytologische Untersuchung zur Phasenbestimmung des Zyklus – gegebenenfalls einschließlich der Beurteilung nichtzytologischer mikroskopischer Befunde an demselben Material

8,09	10,08	–	5,40	5,40

Ausschluss: 297, 4851

4851 Zytologische Untersuchung zur Krebsdiagnostik als Durchmusterung der in zeitlichem Zusammenhang aus einem Untersuchungsgebiet gewonnenen Präparate (z.B. aus dem Genitale der Frau) – gegebenenfalls einschließlich der Beurteilung nichtzytologischer mikroskopischer Befunde an demselben Material –

12,10	15,05	–	8,08	8,08

Kommentar: Die erforderliche Leistung für die Entnahme und Aufbereitung des Materials kann neben den Nrn. 4851 und 4852 mit der Leistung nach Nr. 297 abgerechnet werden.
Mit **HVBG-Rundschreiben VB 147/2001 und Reha 058/2001 vom 04.12.2001 sowie BUK-Rundschreiben Nr. 486/2001 vom 20.12.2001** wurde mitgeteilt, dass seit der Neufassung des Abschnitts III der Pathologenvereinbarung, der auf die seit 01.05.2001 gültige UV-GOÄ verweist, für die Pathologen die Abrechnungsmöglichkeit einiger Leistungen weggefallen ist, die früher im Abschnitt III geregelt waren und in der UV-GOÄ nicht enthalten sind. Im Bereich der Privat-GOÄ gelten hierfür Analogziffern, die aber auf die UV-GOÄ nicht

N. Histologie, Zytologie und Zytogenetik

UV-GOÄ-Nr.

	Allgemeine Heilbehandl.	Besondere Heilbehandl.	Besondere Kosten	Allgemeine Kosten	Sachkosten (Besond. + Allg. Kosten)

automatisch übertragen werden können. Bis zu einer Neufassung der Pathologenvereinbarung könne daher von den Pathologen u. a. folgende Leistungen abgerechnet werden:
...
3. Zytologische Untersuchung eines Materials unter Anwendung eines zytochemischen Sonderverfahrens (z.B. Eisen, PAS-Reaktion) oder optischer Sonderverfahren (Indifferenz- oder Polarisationsmikroskopie) analog Nr. 4815 der UV-GOÄ. Neben der o.g. Leistung sind – außer in besonders zu begründenden Einzelfällen – die Leistungen nach den Nrn. 4815, 4851 oder 4852 bei Untersuchungen an demselben Material nicht berechnungsfähig.

Ausschluss: 4850 (Untersuchungen aus demselben Material)

4852 Zytologische Untersuchung von z.B. Punktaten, Sputum, Sekreten, Spülflüssigkeiten mit besonderen Aufbereitungsverfahren – gegebenenfalls einschließlich der Beurteilung nichtzytologischer mikroskopischer Befunde an demselben Material –, je Untersuchungsmaterial   16,19   20,15   –   10,80   10,80

Kommentar: Die erforderliche Leistung für die Entnahme und Aufbereitung des Materials kann neben den Nrn. 4851 und 4852 mit der Leistung nach Nr. 297 abgerechnet werden.
Mit **HVBG-Rundschreiben VB 147/2001 und Reha 058/2001 vom 04.12.2001 sowie BUK-Rundschreiben Nr. 486/2001 vom 20.12.2001** wurde mitgeteilt, dass seit der Neufassung des Abschnitts III der Pathologenvereinbarung, der auf die seit 01.05.2001 gültige UV-GOÄ verweist, für die Pathologen die Abrechnungsmöglichkeit einiger Leistungen weggefallen ist, die früher im Abschnitt III geregelt waren und in der UV-GOÄ nicht enthalten sind. Im Bereich der Privat -GOÄ gelten hierfür Analogziffern, die aber auf die UV-GOÄ nicht automatisch übertragen werden können. Bis zu einer Neufassung der Pathologenvereinbarung könne daher von den Pathologen u. a. folgende Leistungen abgerechnet werden:
...
3. Zytologische Untersuchung eines Materials unter Anwendung eines zytochemischen Sonderverfahrens (z.B. Eisen, PAS-Reaktion) oder optischer Sonderverfahren (Indifferenz- oder Polarisationsmikroskopie) analog Nr. 4815 der UV-GOÄ. Neben der o.g. Leistung sind – außer in besonders zu begründenden Einzelfällen – die Leistungen nach den Nrn. 4815, 4851 oder 4852 bei Untersuchungen an demselben Material nicht berechnungsfähig.
4. Zytologische Untersuchung eines Materials unter Anwendung eines immunzytochemischen Verfahrens analog Nr. 4815 + 4852 der UV-GOÄ. Die Art der Untersuchung ist anzugeben. Eine mehr als dreimalige Berechnung bedarf einer diagnosebezogenen Begründung. Ab der 6. Berechnung ist die Berechnung jeder Untersuchung nur mit dem zweimaligen analogen Ansatz der Nr. 4852 vorzunehmen."

4860 Mikroskopische Differenzierung von Haaren und deren Wurzeln (Trichogramm) – einschließlich Epilation und Aufbereitung sowie gegebenenfalls einschließlich Färbung, auch mehrere Präparate   14,89   18,53   –   9,98   9,98

III. Zytogenetik

4870 Kerngeschlechtsbestimmung mittels Untersuchung auf X-Chromosomen, auch nach mehreren Methoden – gegebenenfalls einschließlich Materialentnahme –
25,41   31,63   –   16,99   16,99

Ausschluss: 297

4871 Kerngeschlechtsbestimmung mittels Untersuchung auf Y-Chromosomen, auch nach mehreren Methoden – gegebenenfalls einschließlich Materialentnahme –
26,92   33,46   –   18,06   18,06

Ausschluss: 297

UV-GOÄ-Nr.	Allgemeine Heilbehandl.	Besondere Heilbehandl.	Besondere Kosten	Allgemeine Kosten	Sachkosten (Besond. + Allg. Kosten)
4872 Chromosomenanalyse, auch einschließlich vorangehender kurzzeitiger Kultivierung – gegebenenfalls einschließlich Materialentnahme –	181,50	225,86	–	121,36	121,36

Ausschluss: 297, 4873

4873 Chromosomenanalyse an Fibroblasten oder Epithelien einschließlich vorangehender Kultivierung und langzeitiger Subkultivierung – gegebenenfalls einschließlich Materialentnahme –	282,01	350,95	–	188,65	188,65

Ausschluss: 297, 4873

O. Strahlendiagnostik, Nuklearmedizin, Magnetresonanztomographie und Strahlentherapie

Allgemeine Bestimmungen:

1. Mit den Gebühren sind alle Kosten (auch für Dokumentation und Aufbewahrung der Datenträger) abgegolten.

2. Die Leistungen für Strahlendiagnostik mit Ausnahme der Durchleuchtung(en) (Nummer 5295) sind nur bei Bilddokumentation auf einem Röntgenfilm oder einem anderen Langzeitdatenträger berechnungsfähig.

3. Die Befundmitteilung oder der einfache Befundbericht mit Angaben zu Befund(en) und zur Diagnose ist Bestandteil der Leistungen und nicht gesondert berechnungsfähig. Der UVTr erhält eine Kopie; Portokosten sind zu erstatten.

4. Die Beurteilung von Röntgenaufnahmen als selbstständige Leistung ist ausschließlich nach Nummer 35 berechnungsfähig. Für die im Zusammenhang mit einer Begutachtung erforderlichen Beurteilung anderweitig angefertigter Röntgenaufnahmen kann der Arzt die Leistungen nach den Nummern 5255–5257 berechnen. Für die Beurteilung der ILO-Klassifikation von anderweitig angefertigten Röntgenaufnahmen bzw. die Beurteilung der ICOERD-Klassifikation von anderweitig durchgeführten CT-Untersuchungen im Rahmen der Pneumokoniose-Diagnostik als selbständige Leistungen kann der Arzt die Nummern 5255, 5381, 5382 oder 5383 abrechnen.

5. Die nach der Strahlenschutzverordnung bzw. Röntgenverordnung notwendige ärztliche Überprüfung der Indikation und des Untersuchungsumfangs ist auch im Überweisungsfall Bestandteil der Leistungen des Abschnitts O und mit den Gebühren abgegolten.

6. Die Leistungen nach den Nummern 5011, 5021, 5031, 5101, 5106, 5121, 5201, 5267, 5295, 5302, 5305, 5308, 5311, 5318, 5331, 5339, 5376 und 5731 dürfen unabhängig von der Anzahl der Ebenen, Projektionen, Durchleuchtungen bzw. Serien insgesamt jeweils nur einmal berechnet werden.

7. Die Kosten für Kontrastmittel auf Bariumbasis und etwaige Zusatzmittel für die Doppelkontrastuntersuchung sind in den abrechnungsfähigen Leistungen enthalten.

8. Bei Anforderung von Auskünften, Berichten, und Gutachten durch den Träger der GUV sind von diesem für die Rücksendung Freiumschläge beizulegen. In allen anderen Fällen ist dem Arzt das Porto zu ersetzen. Für die Übersendung angeforderter Röntgenaufnahmen (einschließlich Verpackung) ist ein Pauschalbetrag von € 5,47 je Sendung (zuzüglich Portokosten) zu zahlen (Abrechnung als Geb.-Nr. 195). Das gilt auch für die Übersendung von Röntgenaufnahmen von Arzt zu Arzt.

Arbeitshinweise: **(Ausschnitt)**

Anmerkung zu Nr. 3 (Ausschnitt):
Dieser Bericht ist nach Nr. 3 der Allgem. Best. (vgl. Arb.Hinweise zu den Allgem. Best. zu Abschnitt B.VI. bzw. vor Nrn. 110 ff.) Bestandteil der erbrachten Leistungen und nicht gesondert berechnungsfähig.

Anmerkung zu Nr. 5 (Ausschnitt):
Evtl. erforderliche Anamneseerhebungen, Befragungen, Beratung oder „körperliche" Untersuchungen (Nrn. 1 ff.) zum Zwecke der ärztl. Überprüfung der Indikation und des Unter-suchungsumfangs vor radiologischen Maßnahmen sind mit den jeweiligen radiologischen Ge-bühren vollständig abgegolten und nicht gesondert berechnungsfähig.
Nach dem Beschluss der Ständigen Gebührenkommission wird die Überschrift zum Unterabschnitt O.I. „Strahlendiagnostik" ab 01.01.2005 nach Nr. 8 der Allgem. Best. aufgeführt (s. Reha 87/2004 vom 02.11.2004, Anlage 1, Nr. 8.4). Damit ist klargestellt, dass sich die Allgem. Best. auf den gesamten Abschnitt O. und nicht nur auf den Unterabschnitt O.I. „Strahlendiagnostik" beziehen. Nr. 5 muss somit für alle Verfahren des Abschnitts O, also auch für CT-, MRT-Untersuchungen usw. maßgebend sein.
Wird im Rahmen einer radiologischen Untersuchung ein Kontrastmittel eingesetzt, so muss zuvor regelmäßig eine Anamnese erhoben werden (z. B. hinsichtlich Allergie- und Schilddrüsenerkrankungen); erforderlichenfalls erfolgt auch eine Untersuchung und Beratung des Patienten. Auch diese Maßnahmen gehören aber noch zur „Überprüfung der Indikation und des Untersuchungsumfangs" und berechtigen nicht, neben der radiologischen Gebühr zusätzlich Beratungs-/Untersuchungsgebühren abzurechnen.

Anmerkung zu Nr. 7:
Die Kontrastmittel auf Bariumbasis spielen im Zusammenhang mit Unfallverletzungen praktisch keine Rolle mehr. Soweit Kontrastmittel zusätzlich abgerechnet werden, ist davon auszugehen, dass es sich nicht um Kontrastmittel auf Bariumbasis, sondern auf Jodbasis handelt und diese nicht generell durch Nr. 7 von der Berechnung ausgeschlossen sind. Im Übrigen müssen Kontrastmittel für die vorgesehene radiologische Untersuchung zweck-mäßig und sogar erforderlich sein. Unter dieser Voraussetzung ist auch die Einbringung des Kontrastmittels (z. B. nach Nr. 344) zusätzlich berechenbar (vgl. Arb.Hinweise zu Nrn. 344, 345, 346).

Anmerkung zu Nr. 8 (Ausschnitt):
Diese Pauschale ist nicht zu zahlen, wenn der Radiologe im unmittelbaren Anschluss an die Röntgenuntersuchung die „frisch gefertigte" und somit noch nicht archivierte Aufnahme an den überweisenden Arzt übersendet. Für die insoweit entstehenden Auslagen gilt Abschnitt A. „Abrechnung der ärztl. Leistungen", Nr. 4.2. Somit sind bei „frischen" Röntgenaufnahmen, MRTs, Szintigraphien usw. für die **erstmalige Übersendung nur die Versand- und Portokosten nach Nr. 4.2** des Abschnitts A. zu ersetzen. Dies gilt jedoch nicht, wenn der Verletzte die Bilder ausgehändigt bekommt und an den hinzuziehenden Arzt übergibt. Die Kosten für den CD-/DVD-Rohling sind als Auslagen berechenbar. Die Pauschale ist auch dann nicht zu zahlen, wenn der Radiologe dem hinzuziehenden Arzt die Bilder auf einem digitalen Speichermedium (Cloud) zur Verfügung stellt.

Wird außerdem der **Befundbericht an den UVTr** übersandt, kann dafür zusätzlich das Briefporto berechnet werden.

Durch Beschluss der Ständigen Gebührenkommission nach § 52 ÄV vom 28.08./09.09.2002 (VB 103/02 bzw. Reha 83/02 vom 01.10.2002) ist klargestellt, dass die Gebührenregelung der Nr. 8 Satz 3 auch für die Übersendung von Röntgenaufnahmen von Arzt zu Arzt gilt. Dies kann nach der Systematik dieser Bestimmung wiederum nur für den Fall gelten, dass „alte", d. h. bereits archivierte Aufnahmen von einem Arzt zum anderen geschickt werden (z. B. Übersendung der Aufnahmen vom Unfalltag durch den D-Arzt zum Gutachter).

Nach dem weiteren Beschluss der Gebührenkommission gilt das auch für auf Anforderung eines Kostenträgers oder eines Arztes auf CD/DVD abgespeicherte Aufnahmen (s. Reha 48/2007).

Auf einen Blick:
Leistungen, die nur einmal berechnet werden dürfen, unabhängig von der Anzahl der Ebenen, Projektionen, Duchleuchtungen bzw. Serien:
5011, 5021, 5031, 5106, 5121, 5201, 5267, 5302, 5305, 5308, 5311, 5317, 5331, 5339, 5369–5375 (nur 1x je Sitzung), 5700–5731 (nur 1x je Sitzung).

I Strahlendiagnostik

1. Skelett

Allgemeine Bestimmungen:
Neben den Leistungen nach den Nummern 5050, 5060 und 5070 sind die Leistungen nach den Nummern 300–302, 372, 373, 490, 491 und 5295 nicht berechnungsfähig.

Auf einen Blick:
Abrechnung nach UV-GOÄ von Leistungen der Röntgendiagnostik des knöchernen Skeletts von A bis Z

Knochen	1 Ebene	2 Ebenen	weitere Ebene(n)	gehaltene Aufnahmen	Kontrastuntersuchung
Arm, ganzer	5110	5110+5111			
Becken bis 14 Jahre	5041	2 x 5041	Ebenen x5040		

O. Strahlendiagnostik, Nuklearmedizin, MRT und Strahlentherapie

Knochen	1 Ebene	2 Ebenen	weitere Ebene(n)	gehaltene Aufnahmen	Kontrastuntersuchung
Becken ab 15 Jahre	5040	2 x 5040	Ebenen x5040		
Bein, ganzes	5110	5110+5111			
Brustbein/Sternum	5120	5120+5121			
Brustkorbhälfte/Thoraxhälfte	5120	5120+5121			
Brustwirbelsäule (BWS)	5035	5105	5106		
Daumen	5035/ 5115	5010	5011	5022	5070
Ellenbogen	5035/ 5115	5030	5031		5070
Finger, alle	5035/ 5115	5020	5021		
Finger, einzelne	5035/ 5115	5010	5011		5070
Fuß, ganzer	5035	5030	5031		
Fußwurzel u./o. Mittelfuß	5035/ 5115	5020	5021		
Halswirbelsäule (HWS)	5035	5100	5101		
Hand, ganze	5035	5030	5031		
Handgelenk u./o Handwurzel	5035/ 5115	5020	5021		5070
Hüftgelenk	5035	5030	5031		5050
Kiefer, Panoramaaufnahme(n)	5002	5002	5002		
Kiefer, Panoramaschichtaufnahme	5004	2 x 5004	Ebenen x5004		
Kniegelenk	5035	5030	5031	5032	5050
Kniescheibe	5035	5020	5021		
Kreuzbein	5035	5030	5031		
Lendenwirbelsäule (LWS)	5035	5105	5106		
Mittelfuß u./o. Fußwurzel	5035/ 5115	5020	5021		
Mittelhand	5035/ 5115	5020	5021		
Nasennebenhöhlen	5098	5098	5098		
Oberarm	5035	5030	5031		
Oberschenkel	5035	5030	5031		
Schädel	5035	5090			
Schädelteile	5095	2 x 5095	Ebenen x 5095		
Schlüsselbein	5035	5030	5031		
Schulterblatt	5120	5120+ 5121			
Schultergelenk	5035	5030	5031	5032	5050
Sprunggelenk	5035/ 5115	5020	5021	5022	5070
Unterarm	5035	5030	5031		
Unterschenkel	5035	5030	5031		

UV-GOÄ-Nr.		Allgemeine Heilbehandl.	Besondere Heilbehandl.	Besondere Kosten	Allgemeine Kosten	Sachkosten (Besond. + Allg. Kosten)
Knochen	1 Ebene	2 Ebenen	weitere Ebene(n)	gehaltene Aufnahmen	Kontrastuntersuchung	
Wirbelsäule, ganze (WS)	5110	5110+5111				
Zähne	5000	2 x 5000	Ebenen x 5000			
Zehen, alle	5035/ 5115	5020	5021			
Zehe	5035/ 5115	5010	5011		5070	

5000 Zähne, je Projektion   4,28   5,31   –   2,85   2,85

Werden mehrere Zähne mittels einer Röntgenaufnahme erfasst, so darf die Leistung nach Nummer 5000 nur einmal und nicht je aufgenommenem Zahn berechnet werden.

Ausschluss: 5035 (gleiches Areal)

5002 Panoramaaufnahme(n) eines Kiefers   23,27   28,96   –   15,50   15,50

Kommentar: Pro Behandlungstag ist die Gebühr, unabhängig von der Anzahl der Aufnahmen, für jeden Kiefer nur einmal abrechenbar.

Ausschluss: 5004, 5035 (gleiches Areal)

5004 Panoramaschichtaufnahme der Kiefer

   37,22   46,34   –   24,81   24,81

Ausschluss: 5002, 5035 (gleiches Areal)

5010 Finger oder Zehen – jeweils in zwei Ebenen

   20,92   25,04   –   13,29   13,29

Werden mehrere Finger oder Zehen mittels einer Röntgenaufnahme erfaßt, so dürfen die Leistungen nach den Nummern 5010 und 5011 nur einmal und nicht je aufgenommenem Finger oder Zehen berechnet werden.

Arbeitshinweise: Die Leistungslegende beschreibt die Einzahl (eine Zehe oder ein Finger) aber auch die Mehrzahl (Finger, Zehen). Zusammen mit der Zusatzbestimmung bleibt für das Röntgen einzelner Finger jeweils in zwei Ebenen so gut wie keine Erforderlichkeit.
Leistungsinhalt „zwei Ebenen"
Zwei Ebenen bedeutet immer ein a.p. (anterior – posterior) Aufnahme und eine seitliche Aufnahme. Damit ist der Leistungsinhalt der Nr. 5010 erfüllt.
Auf eine a.p Aufnahme können regelhaft mehrere Finger dargestellt und beurteilt werden (nachfolgende Ausnahme 1. und 5. Finger).
Ist es medizinisch erforderlich (begründet) von mehreren einzelnen Fingern seitliche Aufnahmen zu fertigen, kann dafür wegen der vorgenannten Systematik keine Mehrfachberechnung der Nr. 5010 erfolgen, da keine a.p. Aufnahme mehr erforderlich ist.
Nach der Zusatzbestimmung ist die Gebühr einmal berechenbar für das Röntgenbild einzelner Finger oder einzelner Zehen bzw. für Gruppen einzelner Finger oder Zehen, wenn diese im Rahmen einer Aufnahme abgebildet werden (z. B. 2. und 3. Finger auf einem Bild und in zwei Ebenen = 1 x Nr. 5010). Wurden z. B. der 1. und der 5. Finger mittels zweier getrennter Aufnahmen geröntgt (jeweils in zwei Ebenen), so ist die Nr. 5010 zweimal berechenbar.
Aufnahmen mit allen Fingern einer Hand (2 Ebenen) sind nach Nr. 5020 abzurechnen. Wird z. B. ein Finger in nur einer Ebene untersucht, ist nicht die Nr. 5011, sondern die Nr. 5035 berechenbar.
Bei klinisch eindeutiger **Verletzung eines Fingers**, insb. im Bereich der **Mittel- und Endglieder**, reichen für die Röntgendiagnostik im Regelfall Aufnahmen in zwei Ebenen nach Nr. 5010 aus (falls die Nr. 5020 berechnet wurde, ist diese in Nr. 5010 zu korrigieren).

Für die Röntgenuntersuchung **zweier nebeneinanderliegender Finger** genügt normalerweise das Bildformat der Nr. 5010; sind seitliche Aufnahmen von mehr als einem Finger erforderlich, kann dafür einmalig die Nr. 5011 abgerechnet werden, obwohl es sich dabei eigentlich nicht um eine dritte Ebene handelt. Ist der **Daumen** betroffen, sollte dieser allein geröntgt werden (Röntgenuntersuchung des Daumens und des 2. Fingers = 2 x Nr. 5010).

Bei komplexen Verletzungen (z. B. Verschwellung des Handrückens) oder einer **grundgelenksnahen Verletzung** eines Fingers und entsprechenden Verletzungszeichen des angrenzenden Mittelhandbereichs (z. B. Schwellung der Mittelhand) kann eine größere Aufnahme, evtl. auch der ganzen Hand, gerechtfertigt sein. Dies muss sich aber auf die **Erstuntersuchung** beschränken. Wird z. B. eine Fraktur des Fingers bestätigt, nicht jedoch eine Fraktur im Mittelhandbereich, so ist nach der Erstuntersuchung für die späteren Röntgenkontrollen nur noch die Nr. 5010 berechenbar; dabei sind drei Kontrollaufnahmen regelmäßig ausreichend.

Die vorstehenden Erl. gelten sinngemäß für **Verletzungen der Zehen**.

Nach der **Naht eines Bandes** (z. B. bei Distorsion eines Daumengrundgelenks mit Bandruptur) ist eine Röntgenkontrolle nach der OP sinnlos. Dies gilt naturgemäß nicht, wenn es sich um einen **knöchernen Bandausriss** handelt oder metalldichtes Material zur Nahtfixierung eingebracht worden ist; insoweit ist eine Röntgenkontrolle zur Überprüfung der exakten knöchernen Refixation erforderlich.

Kommentar: Sofern alle 4 Langfinger einer Hand (ohne Daumen) in 2 Ebenen untersucht werden, sind die Nrn. 5020 und 5021 abzurechnen. Das viermalige Abrechnen der einzelnen Finger nach Nr. 5010 ist nicht zulässig. Werden 2 oder 3 Langfinger zuerst auf einem Röntgenbild ap und anschließend jeder Langfinger einzeln auf je einem Röntgenbild seitlich geröntgt, erfolgt die Abrechnung einmal mit der Nr. 5010 (1. Ebene 2 oder 3 Langfinger ap; 2. Ebene ein Langfinger seitlich) und einmal mit Nr. 5011 (3. Ebene ein zweiter Langfinger seitlich; ggf. 4. Ebene ein dritter Langfinger seitlich).

Dies steht im Gegensatz zum Kommentar von Brück, der, wenn bei einer Untersuchung die 2., 3. und 4. Fingers mittels einer Aufnahme abgebildet werden, die Nr. 5010 nur einmal für berechnungsfähig hält.

Neben Nr. 5010 sind die Nr. 5011 (ergänzende Ebene(n)) und die Nr. 5022 (gehaltener Daumen bei Bandfunktionsprüfung) abrechenbar.

Ausschluss: Nr. 5010 (weiterer Langfinger der gleichen Hand); 5035 (gleiches Areal), 5110/5111 (ganzer Arm/ganzes Bein), 5115, 5604.

Auf einen Blick:
Röntgen mehrerer Finger (je Finger Röntgen in 2 Ebenen)

Finger/Daumen	UV-GOÄ	
	2 Ebenen	weitere Ebene(n)
2 Fi nebeneinander (ohne Da) ZF/MF; MF/RF; RF/KF	1 x Nr. 5010 1. Ebene = a.p. beide Fi 2. Ebene = seitlich 1. Fi	1 x Nr. 5011 3. Ebene = seitlich 2. Fi
2 Fi nebeneinander (ohne Da) plus Da oder entfernter Fi Da+ZF/MF; ZF/MF+KF; ZF+RF/KF	2 x Nr. 5010 1. Ebene = a.p. beide Fi 2. Ebene = seitlich 1. Fi 1. Ebene = a.p. DA/entf. Fi 2. Ebene = seitlich DA/ entf. Fi	1 x Nr. 5011 3. Ebene = seitlich 2. Fi
2 Fi nebeneinander (ohne Da) plus Da und plus entfernter Fi Da+ZF/MF+KF; Da+ZF+RF/KF	3 x Nr. 5010 1. Ebene = a.p. beide Fi 2. Ebene = seitlich 1. Fi 1. Ebene = a.p. Da 2. Ebene = seitlich Da 1. Ebene = a.p. ZF o. KF 2. Ebene = seitlich ZF o. KF	1 x Nr. 5011 3. Ebene = seitlich 2. Fi

0. Strahlendiagnostik, Nuklearmedizin, MRT und Strahlentherapie

UV-GOÄ-Nr.

| | Allgemeine Heilbehandl. | Besondere Heilbehandl. | Besondere Kosten | Allgemeine Kosten | Sachkosten (Besond. + Allg. Kosten) |

Finger/Daumen	UV-GOÄ	
	2 Ebenen	**weitere Ebene(n)**
2 Fi nicht nebeneinander (mit Da) Da+ZF; Da+MF; Da+RF; Da+KF; ZF+RF; ZF+KF	2 x Nr. 5010 1. Ebene = a.p. 1. Fi/Da 2. Ebene = seitlich 1. Fi/Da	
	1. Ebene = a.p. 2. Fi/Da 2. Ebene = seitlich 2. Fi/Da	
2 Fi nicht nebeneinander plus Da Da+ZF+RF; Da+ZF+KF; Da+RF+KF	3 x Nr. 5010 1. Ebene = a.p. Da 2. Ebene = seitlich Da	
	1. Ebene = a.p ZF o. RF 2. Ebene = seitlich ZF o. RF	
	1. Ebene = a.p RF o. KF 2. Ebene = seitlich RF o. KF	
3 Fi nebeneinander (ohne Da) ZF/MF/RF; MF/RF/KF	1 x Nr. 5010 1. Ebene = a.p. alle 3 Fi 2. Ebene = seitlich 1. Fi	1 x Nr. 5011 3. Ebene = seitlich 2. Fi 4. Ebene = seitlich 3. Fi
3 Fi nebeneinander (ohne Da) plus Da Da+ZF/MF/RF; Da+MF/RF/KF	2 x Nr. 5010 1. Ebene = a.p. alle 3 Fi 2. Ebene = seitlich 1. Fi	1 x Nr. 5011 3. Ebene = seitlich 2. Fi 4. Ebene = seitlich 3. Fi
	1. Ebene = a.p. Da 2. Ebene = seitlich Da	
4 Fi nebeneinander (ohne Da) ZF/MF/RF/KF	1 x 5020 1. Ebene = a.p. alle 4 Fi 2. Ebene = seitlich 1. Fi	1 x 5021 3. Ebene = seitlich 2. Fi 4. Ebene = seitlich 3. Fi 5. Ebene = seitlich 4. Fi
4 Fi nebeneinander plus Da Da+ZF/MF/RF/KF	1 x 5020 + 1 x 5010 1. Ebene = a.p. alle 4 Fi 2. Ebene = seitlich 1. Fi	1 x 5021 3. Ebene = seitlich 2. Fi 4. Ebene = seitlich 3. Fi 5. Ebene = seitlich 4. Fi
	1. Ebene = a.p. Da 2. Ebene = seitlich Da	

Fi = Finger, Da = Daumen, ZF = Zeigefinger, MF = Mittelfinger, RF = Ringfinger, KF = kleiner Finger

5011 Finger oder Zehen – ergänzende Ebene(n)

| 6,67 | 7,98 | - | 4,28 | 4,28 |

Werden mehrere Finger oder Zehen mittels einer Röntgenaufnahme erfaßt, so dürfen die Leistungen nach den Nummern 5010 und 5011 nur einmal und nicht je aufgenommenem Finger oder Zehen berechnet werden.

Arbeitshinweise: Die Leistungslegende beschreibt die Einzahl (eine Zehe oder ein Finger) aber auch die Mehrzahl (Finger, Zehen). Zusammen mit der Zusatzbestimmung bleibt für das Röntgen einzelner Finger jeweils in zwei Ebenen so gut wie keine Erforderlichkeit.
Leistungsinhalt „zwei Ebenen"
Zwei Ebenen bedeutet immer ein a.p. (anterior – posterior) Aufnahme und eine seitliche Aufnahme. Damit ist der Leistungsinhalt der Nr. 5010 erfüllt.
Auf eine a.p Aufnahme können regelhaft mehrere Finger dargestellt und beurteilt werden (nachfolgende Ausnahme 1. und 5. Finger).
Ist es medizinisch erforderlich (begründet) von mehreren einzelnen Fingern seitliche Aufnahmen zu fertigen, kann dafür wegen der vorgenannten Systematik keine Mehrfachberechnung der Nr. 5010 erfolgen, da keine a.p. Aufnahme mehr erforderlich ist.
Nach der Zusatzbestimmung ist die Gebühr einmal berechenbar für das Röntgenbild einzelner Finger oder einzelner Zehen bzw. für Gruppen einzelner Finger oder Zehen,

	Allgemeine Heilbehandl.	Besondere Heilbehandl.	Besondere Kosten	Allgemeine Kosten	Sachkosten (Besond. + Allg. Kosten)

wenn diese im Rahmen einer Aufnahme abgebildet werden (z. B. 2. und 3. Finger auf einem Bild und in zwei Ebenen = 1 x Nr. 5010). Wurden z. B. der 1. und der 5. Finger mittels zweier getrennter Aufnahmen geröntgt (jeweils in zwei Ebenen), so ist die Nr. 5010 zweimal berechenbar.
Aufnahmen mit allen Fingern einer Hand (2 Ebenen) sind nach Nr. 5020 abzurechnen. Wird z. B. ein Finger in nur einer Ebene untersucht, ist nicht die Nr. 5011, sondern die Nr. 5035 berechenbar.
Werden z.B. von einem verletzten Finger weitere Röntgenaufnahmen in einer oder mehreren (dritten, vierten usw.) ergänzenden Ebene(n) gefertigt, so ist ab der dritten Ebene – unabhängig von der Zahl der untersuchten ergänzenden Ebenen – nur einmal die Nr. 5011 neben der Nr. 5010 berechenbar.
Bei **Distorsionen eines Daumengrundgelenks mit Seitenbandruptur** werden zur Funktionsprüfung des Bandapparats **gehaltene Aufnahmen** gefertigt (s. auch Arb. Hinweise zu Nr. 5022). Wurden zum Frakturausschluss zunächst Aufnahmen des Daumens nach Nr. 5010 (in 2 Ebenen) erstellt, ist die anschließende gehaltene Aufnahme des verletzten Daumens (3. Ebene) nach Nr. 5011 und nach Nr. 5022 (Zuschlag für gehaltene Aufnahmen) berechenbar. In den meisten Fällen kommt es zu ulnaren (ellenseitigen) Bandverletzungen des Daumens; dabei reicht zur Prüfung regelmäßig eine gehaltene Aufnahme in einer Ebene aus.
Zum **Seitenvergleich** ist eine gehaltene Aufnahme des unverletzten Daumens (in einer Ebene) erforderlich. Dafür darf nur Nr. 5035 berechnet werden. Nr. 5022 ist nach der Zusatzbestimmung zu Nr. 5035 ausgeschlossen.

Kommentar: Werden 2 oder 3 Langfinger zuerst auf einem Röntgenbild ap und anschließend jeder Langfinger einzeln auf je einem Röntgenbild zeitlich geröngt, erfolgt die Abrechnung einmal mit Nr. 5010 und einmal mit Nr. 5011. Neben Nr. 5011 ist die Nr. 5010 und Nr. 5022 (gehaltener Daumen bei Bandfunktionsprüfung) abrechenbar.

Ausschluss: 5035 (gleiches Areal), 5110/5111 (ganzer Arm/ganzes Bein), 5115.

5020 Handgelenk, Mittelhand, alle Finger einer Hand, Sprunggelenk, Fußwurzel und/oder Mittelfuß, Kniescheibe – jeweils in zwei Ebenen

25,61	30,60	–	16,19	16,19

Werden mehrere der in der Leistungsbeschreibung genannten Skeletteile mittels einer Röntgenaufnahme erfaßt, so dürfen die Leistungen nach den Nummern 5020 und 5021 nur einmal und nicht je aufgenommenem Skeletteil berechnet werden.

Arbeitshinweise: (Ausschnitt)
…Die Standarddiagnostik bei Verletzungen der Fußwurzel bzw. der Mittelfußknochen stellt das Röntgen des Fußes in drei Ebenen dar. In nur zwei Ebenen lässt sich die Verletzung nicht ausreichend beurteilen und das Ausmaß der Fraktur nicht genau darstellen...
Zur Nebeneinanderberechnung der Nrn. 5020 und 5030 wird auf die Hinweise zu Nrn. 5030/5031 verwiesen ...
Bei Röntgenuntersuchungen des Kahnbeins werden regelhaft Aufnahmen in vier Ebenen gefertigt (sog. Kahnbeinquartett); dafür sind die Nrn. 5020 und 5021 ansetzbar.
Die Standarddiagnostik bei Verletzungen der Fußwurzel bzw. der Mittelfußknochen stellt das Röntgen des Fußes in drei Ebenen dar. In nur zwei Ebenen lässt sich die Verletzung nicht ausreichend beurteilen und das Ausmaß der Fraktur nicht genau darstellen.

Kommentar: Sofern alle 4 Langfinger einer Hand (ohne Daumen) in 2 Ebenen untersucht werden, sind die Nrn. 5020 und 5021 abzurechnen. Bei den Handkahnbeinquartettaufnahmen ist die Nr. 5020 (1. und 2. Aufnahme) zzgl. Nr. 5021 (3. und 4. Aufnahme) abzurechnen.
Neben Nr. 5020 sind die Nrn. 5021 und 5022 (gehaltenes Sprunggelenk bei Bandfunktionsprüfung) abrechenbar.
Bei den Patellaspezialaufnahmen (30°, 60° und 90° - Flexion) ist die Nr. 5020 (1. Und 2. Aufnahme) zzgl. Nr. 5021 (3. Aufnahme) abzurechnen. Bei einer einzelnen Patellatangentialaufnahme zum Seitenvergleich am anderen Kniegelenk ist die Nr. 5035 abzurechnen.
Bei gleichzeitigen Beschwerden am Sprunggelenk, an der Fußwurzel und im Mittelfuß sowie keinen Vorfuß- und Zehenbeschwerden – insbesondere nach starken Zerrungen und Verstauchungen – darf nur 2 x die Nr.5020 (Sprunggelenk und Fußwurzel/Mittelfuß)

	Allgemeine Heilbehandl.	Besondere Heilbehandl.	Besondere Kosten	Allgemeine Kosten	Sachkosten (Besond. + Allg. Kosten)

zzgl. Nr. 5021 (3. Ebene Mittelfuß/Fußwurzel) abgerechnet werden. Die Abrechnung der Nr. 5030 (ganzer Fuß) ist gemäß § 8 Abs.1 AV nicht erforderlich und zweckmäßig, weil keine Vorfuß- und Zehenbeschwerden vorliegen.

Bei gleichzeitigen Beschwerden am Sprunggelenk, an der Fußwurzel, im Mittelfuß, am Vorfuß und an den Zehen – insbesondere nach starken Zerrungen und Verstauchungen – darf als Erstuntersuchung die Nr. 5030 (ganzer Fuß) abgerechnet werden. Die anschließende Abrechnung der Nrn. 5020 bis 5022 (Sprunggelenk/Vorfuß/Zehen) und/oder der Nrn. 5010/5011 (Zehen) neben Nr. 5030 (ganzer Fuß) ist zulässig, wenn nach der Erstuntersuchung weitergehende Röntgenuntersuchungen an den Fußarealen erforderlich werden.

Bei gleichzeitigen Beschwerden am Handgelenk, an der Handwurzel und in der Mittelhand sowie keinen Daumen- und Fingerbeschwerden – insbesondere nach starken Zerrungen, Verstauchungen und Prellungen – darf nur 2 x die Nr. 5020 (Handgelenk und Handwurzel/Mittelhand) abgerechnet werden. Die Abrechnung der Nr. 5030 (ganzen Hand) ist gemäß § 8 Abs.1 AV nicht erforderlich und zweckmäßig, weil keine Daumen- und Fingerbeschwerden vorliegen.

Bei gleichzeitigen Beschwerden am Handgelenk, an der Handwurzel, in der Mittelhand, am Daumen und den Fingern – insbesondere nach starken Zerrungen und Verstauchungen – darf als Erstuntersuchung die Nr. 5030 (ganze Hand) abgerechnet werden. Die anschließende Abrechnung der Nrn. 5020 bis 5022 (Handgelenk/alle Finger) und/oder der Nrn. 5010/5011 (Daumen/Finger) neben Nr. 5030 (ganze Hand) ist zulässig, wenn nach der Erstuntersuchung weitergehende Röntgenuntersuchungen an den Handarealen erforderlich werden.

Ausschluss: 5035 (gleiches Areal), 5110/5111 (ganzer Arm/ganzes Bein), 5115, 5604.

5021 Handgelenk, Mittelhand, alle Finger einer Hand, Sprunggelenk, Fußwurzel und/oder Mittelfuß, Kniescheibe – ergänzende Ebene(n)

9,30	11,13	–	5,92	5,92

Werden mehrere der in der Leistungsbeschreibung genannten Skeletteile mittels einer Röntgenaufnahme erfaßt, so dürfen die Leistungen nach den Nummern 5020 und 5021 nur einmal und nicht je aufgenommenem Skeletteil berechnet werden.

Kommentar: Bei den Handkahnbeinquartettaufnahmen ist die Nr. 5020 (1. und 2. Aufnahme) zzgl. Nr. 5021 (3. und 4. Aufnahme) abzurechnen. Wird die Stecheraufnahme (ellenwärts abgewinkeltes Handgelenk) als ergänzende 3. Aufnahme des Handgelenkes durchgeführt, so ist diese nach Nr. 5021 abzurechnen.

Wird bei einem Handgelenk dagegen nur eine einzelne Stecheraufnahme – ggf. im Seitenvergleich – gefertigt, so ist diese nach Nr. 5035 abzurechnen.

Bei den Patellaspezialaufnahmen (30°, 60° und 90°-Flexion) ist die Nr. 5020 (1. und 2. Aufnahme) zzgl. Nr. 5021 (3. Aufnahme) abzurechnen.

Bei einer einzelnen Patellatangentialaufnahme zum Seitenvergleich am anderen Kniegelenk ist die Nr. 5035 abzurechnen.

Neben Nr. 5021 ist die Nr. 5020 und Nr. 5022 (gehaltenes Sprunggelenk bei Bandfunktionsprüfung) abrechenbar.

Nach den DGUV-Arbeitshinweisen stellt die Standarddiagnostik bei Verletzungen der Fußwurzel bzw. der Mittelfußknochen das Röntgen des Mittelfußes/Fußwurzel in 3 Ebenen dar, so dass die Nr. 5021 für die 3. Untersuchungsebene neben der Nr. 5020 zusätzlich abrechenbar ist.

Ausschluss: 5035 (gleiches Areal), 5110/5111 (ganzer Arm/ganzes Bein), 5115.

5022 Gehaltene Aufnahme(n) zur Funktionsprüfung des Bandapparates eines Daumen- oder Sprunggelenks zur den Leistungen nach den Gebührenordnungsnummern 5010, 5011 bzw. 5020, 5021

5,58	6,94	–	–	–

Arbeitshinweise: (Ausschnitt)

Für gehaltene Aufnahmen kann sich bei schweren Distorsionen der oberen Sprunggelenke mit Verdacht auf Bandruptur eine Indikation ergeben, um eine erhöhte Aufklappbarkeit des Gelenks und damit eine Ruptur der Bänder zu diagnostizieren.

Mit der Gebühr soll der besondere Aufwand bei gehaltenen Aufnahmen honoriert werden. Lt. Leistungsbeschreibung ist der Zuschlag unabhängig von der Zahl der gehaltenen Aufnahmen jeweils für ein Skelettteil (z. B. rechtes Sprunggelenk) nur einmal berechenbar.

O. Strahlendiagnostik, Nuklearmedizin, MRT und Strahlentherapie   5030

UV-GOÄ-Nr.	Allgemeine Heilbehandl.	Besondere Heilbehandl.	Besondere Kosten	Allgemeine Kosten	Sachkosten (Besond. + Allg. Kosten)

Üblicherweise ist nach traumatischen Verletzungen zunächst festzustellen, ob eine knöcherne Verletzung oder ein sonstiger Zustand vorliegt, der bei der Durchführung einer gehaltenen Auf-nahme und der damit verbundenen Krafteinwirkung weiteren Schaden anrichten würde. Somit sind zum Frakturausschluss zuerst Aufnahmen – z. B. des Sprunggelenks – in zwei Ebenen nach Nr. 5020 zu fertigen.
Ist eine Fraktur nicht festzustellen, können anschließend bei schweren Distorsionen des oberen Sprunggelenks gehaltene Aufnahmen zum Beweis einer Bänderruptur gefertigt werden. Diese werden üblicherweise in einer Ebene angefertigt und sind dann als ergänzende Ebene einmalig mit Nr. 5021 sowie einmalig mit dem Zuschlag nach Nr. 5022 zu honorieren. Wird die Gegenseite ebenfalls als gehaltene Aufnahme in einer Ebene kontrolliert, ist die Nr. 5035 anzusetzen. Bei schweren Distorsionen des oberen Sprunggelenks können zusätzlich gehaltene Aufnahmen in zwei Ebenen auch im Seitenvergleich des unverletzten Sprunggelenks erforderlich sein. Die Ab-rechnung ist wie folgt vorzunehmen:

- **für das verletzte Gelenk:**
Nr. 5020 - für den Frakturausschluss (Aufnahmen in 2 Ebenen),
Nr. 5021 – ergänzende (dritte, vierte) Ebene(n) für die gehaltenen Aufnahmen,
Nr. 5022 - Zuschlag für die gehaltene(n) Aufnahme(n),

- **für das unverletzte Gelenk:**
Nr. 5020 – zwei (gehaltene) Aufnahmen für den Seitenvergleich,
Nr. 5022 - Zuschlag für die gehaltene(n) Aufnahme(n) zum Seitenvergleich.

Wird die gehaltene Aufnahme in Durchleuchtung durchgeführt, kann dafür nicht die Nr. 5295 abgerechnet werden, da das Durchleuchtungsgerät lediglich als Einstellhilfe dient.

Dem Verletzten wird damit eine umfangreiche und - wegen der gehaltenen Aufnahmen - u. U. schmerzhafte Röntgendiagnostik mit entsprechender Strahlenbelastung zugemutet. Diese den "klassischen" unfallchirurgischen Vorgaben entsprechende Röntgendiag-nostik wird in der Praxis von vielen Ärzten – wegen der Schmerzen und Strahlenbe-lastung – nicht mehr oder nicht mehr vollständig durchgeführt. Durch eine sorgfältige klinische Untersuchung kann das Ausmaß der Unfallfolgen (Bandruptur) bei schweren Distorsionen des oberen Sprunggelenks ebenfalls sicher festgestellt werden oder die erhöhte Aufklappbarkeit des Gelenks ist schon offensichtlich.

Die beschriebene umfangreiche Röntgendiagnostik mit gehaltenen Aufnahmen und evtl. sogar in zwei Ebenen wird daher nur bei schweren Distorsionen des oberen Sprungge-lenks mit Verdacht auf ausgedehnte Außenbandruptur (2-Band- oder 3-Band-Ruptur) und ggf. notwendiger operativer Versorgung der Ruptur durchgeführt.

Kommentar: Neben Nr. 5022 sind bei der Bandfunktionsprüfung am Sprunggelenk die Nr. 5020 und ggf. die Nr. 5021 und am Daumengelenk die Nr. 5010 und ggf. die Nr. 5011 abrechenbar.
Nach der S1 Leitlinie Unfallchirurgie – AWMF- Nr. 012-022 vom 08.08.2017, „Frische Außenbandruptur am Oberen Sprunggelenk", sind gehaltene Aufnahmen im Einzelfall nützlich beim Verdacht auf Vorliegen einer chronischen Instabilität oder generellen Bandlaxizität, nicht aber in der Akutphase nach dem traumatischen Unfallereignis.

5030

Oberarm, Unterarm, Ellenbogengelenk, Oberschenkel, Unterschenkel, Kniegelenk, ganze Hand oder ganzer Fuß, Gelenke der Schulter, Schlüsselbein, Beckenteilaufnahme, Kreuzbein oder Hüftgelenk – jeweils in zwei Ebenen

	41,89	50,05	–	26,57	26,57

Werden mehrere der in der Leistungsbeschreibung genannten Skelettteile mittels einer Röntgenaufnahme erfasst, so dürfen die Leistungen nach den Nummern 5030 und 5031 nur einmal und nicht je aufgenom-menem Skelettteil berechnet werden.

Arbeitshinweise: **(Ausschnitt)**
Neben der Aufnahme nach Nr. 5030 ist eine weitere Röntgenuntersuchung nach Nr. 5020 nicht grundsätzlich ausgeschlossen, auch wenn das entsprechende Skelettteil auf der Aufnahme nach Nr. 5030 bereits mit abgebildet ist. Wird z. B. bei unklarer Lokalisation möglicher Frakturen zunächst der ganze Fuß oder die ganze Hand geröntgt, ist auf dieser Aufnahme auch das Fuß- bzw. Handgelenk mit abgebildet. Das Gelenk wird aber darauf nicht optimal dargestellt. Bei Verdacht auf eine Gelenkbeteiligung kann daher eine gezielte Röntgenuntersuchung des Gelenkes indiziert sein. Diese kann nach Nr. 5020 abgerechnet werden.

UV-GOÄ-Nr.	Allgemeine Heilbehandl.	Besondere Heilbehandl.	Besondere Kosten	Allgemeine Kosten	Sachkosten (Besond. + Allg. Kosten)

Kommentar: Bei der Patellatangentialaufnahme am bereits mit Nr. 5030 untersuchten Kniegelenk ist nicht die Nr. 5031 (3. Ebene), sondern die Nr. 5035 abzurechnen. Bei einer einzelnen Patellatangentialaufnahme zum Seitenvergleich am anderen Kniegelenk ist die Nr. 5035 abzurechnen.
Bei gleichzeitigen Beschwerden am Sprunggelenk, an der Fußwurzel und im Mittelfuß sowie keinen Vorfuß- und Zehenbeschwerden – insbesondere nach starken Zerrungen und Verstauchungen – darf nur 2 x die Nr.5020 (Sprunggelenk und Fußwurzel/Mittelfuß) zzgl. Nr. 5021 (3. Ebene Mittelfuß/Fußwurzel) abgerechnet werden. Die Abrechnung der Nr. 5030 (ganzer Fuß) ist gemäß § 8 Abs.1 ÄV nicht erforderlich und zweckmäßig, weil keine Vorfuß- und Zehenbeschwerden vorliegen.
Bei gleichzeitigen Beschwerden am Sprunggelenk, an der Fußwurzel, im Mittelfuß, am Vorfuß und an den Zehen – insbesondere nach starken Zerrungen und Verstauchungen – darf als Erstuntersuchung die Nr. 5030 (ganzer Fuß) abgerechnet werden. Die anschließende Abrechnung der Nrn. 5020 bis 5022 (Sprunggelenk/Vorfuß/Zehen) und/oder der Nrn. 5010/5011 (Zehen) neben Nr. 5030 (ganzer Fuß) ist zulässig, wenn nach der Erstuntersuchung weitergehende Röntgenuntersuchungen an den Fußarealen erforderlich werden.
Bei gleichzeitigen Beschwerden am Handgelenk, an der Handwurzel und in der Mittelhand sowie keinen Daumen- und Fingerbeschwerden – insbesondere nach starken Zerrungen, Verstauchungen und Prellungen – darf nur 2 x die Nr. 5020 (Handgelenk und Handwurzel/Mittelhand) abgerechnet werden. Die Abrechnung der Nr. 5030 (ganzen Hand) ist gemäß § 8 Abs.1 ÄV nicht erforderlich und zweckmäßig, weil keine Daumen- und Fingerbeschwerden vorliegen.
Bei gleichzeitigen Beschwerden am Handgelenk, an der Handwurzel, in der Mittelhand, am Daumen und den Fingern – insbesondere nach starken Zerrungen und Verstauchungen – darf als Erstuntersuchung die Nr. 5030 (ganze Hand) abgerechnet werden. Die anschließende Abrechnung der Nrn. 5020 bis 5022 (Handgelenk/alle Finger) und/oder der Nrn. 5010/5011 (Daumen/Finger) neben Nr. 5030 (ganze Hand) ist zulässig, wenn nach der Erstuntersuchung weitergehende Röntgenuntersuchungen an den Handarealen erforderlich werden.

Ausschluss: 5035 (gleiches Areal), 5110/5111 (ganzer Arm/ganzes Bein), 5115, 5604.

5031 Oberarm, Unterarm, Ellenbogengelenk, Oberschenkel, Unterschenkel, Kniegelenk, ganze Hand oder ganzer Fuß, Gelenke der Schulter, Schlüsselbein, Beckenteilaufnahme, Kreuzbein oder Hüftgelenk – ergänzende Ebene(n)

	11,63	13,93	–	7,36	7,36

Werden mehrere der in der Leistungsbeschreibung genannten Skelettteile mittels einer Röntgenaufnahme erfaßt, so dürfen die Leistungen nach den Nummern 5030 und 5031 nur einmal und nicht je aufgenommenem Skelettteil berechnet werden.

Kommentar: Bei der Patellatangentialaufnahme am bereits mit Nr. 5030 untersuchten Kniegelenk ist nicht die Nr. 5031 (3. Ebene), sondern die Nr. 5035 abzurechnen.

Ausschluss: 5035 (gleiches Areal), 5110/5111 (ganzer Arm/ganzes Bein), 5115.

5032 Gehaltene Aufnahme(n) zur Funktionsprüfung des Bandapparates eines Schultereck- oder Kniegelenks zu den Leistungen nach den Gebührenordnungsnummern 5030, 5031

	5,58	6,94	–	–	–

Arbeitshinweise (Ausschnitt):
Bei den typischen Bänderverletzungen des Kniegelenks (auch des Ellenbogengelenks) sind gehaltene Aufnahmen nur selten indiziert. Allenfalls am Kniegelenk können bei besonderen Fällen bzw. speziellen Diagnosen (z. B. isolierte Innenbandverletzung, radiologischer Lachmanntest, Verdacht auf hintere Kreuzbandruptur) gehaltene Aufnahmen indiziert sein.

Kommentar: Die Nr. 5032 ist unabhängig von der Anzahl der gehaltenen Aufnahmen je Knie- bzw. Schultergelenk nur einmal abrechenbar.
Neben Nr. 5032 sind bei der Bandfunktionsprüfung am Schultereck- und Kniegelenk die Nrn. 5030 oder 5035 und ggf. die Nr. 5031 abrechenbar. Am Kniegelenk ist die Nr. 5032 für gehaltene Aufnahmen bei radiologischen vorderen und/oder hinteren Schubladentests (Kreuzbanddiagnostik) im Scheuba-Apparat abrechenbar.

O. Strahlendiagnostik, Nuklearmedizin, MRT und Strahlentherapie

UV-GOÄ-Nr.	Allgemeine Heilbehandl.	Besondere Heilbehandl.	Besondere Kosten	Allgemeine Kosten	Sachkosten (Besond. + Allg. Kosten)

Bei der Diagnostik einer Schultereckgelenkssprengung ist die Nr. 5032 zweimal abrechenbar, wenn die gehaltene Röntgenaufnahme an beiden Schultern (Panoramaaufnahme) mit je 10 kg Gewicht am hängenden Arm erfolgt und somit jede Schulter gehalten untersucht wird.

Erfolgt die Bandfunktionsprüfung an einem Knie- bzw. Schultergelenk als einzelne Aufnahme, so ist die Nr. 5035 für diese einzelne Aufnahme abzurechnen. Da der Verordnungsgeber in den ergänzenden Ausführungen zu Nr. 5035 die zusätzliche Abrechnung der Nr. 5032 ausdrücklich nicht ausgeschlossen hat, darf diese neben Nr. 5035 zusätzlich abgerechnet werden.

5035 Teile des Skeletts in einer Ebene, je Teil

| 18,61 | 22,25 | – | 11,84 | 11,84 |

Die Leistung nach Nummer 5035 ist je Skelettteil und Sitzung nur einmal berechnungsfähig. Das untersuchte Skelettteil ist in der Rechnung anzugeben. Die Leistung nach Nummer 5035 ist neben den Leistungen nach den Nummern 5000 bis 5031 und 5037 bis 5121 nicht berechnungsfähig.

Arbeitshinweise (Ausschnitt):

Zusatzbestimmung zu Nr. 5035:

Die Leistung nach Nr. 5035 ist je Skelettteil und Sitzung nur einmal berechnungsfähig. Das untersuchte Skelettteil ist in der Rechnung anzugeben.

Die Leistung nach Nr. 5035 ist neben den Leistungen nach den Nrn. 5000 bis 5031 und 5037 bis 5121 nicht berechnungsfähig.

Werden mehrere Skelettabschnitte in einer Ebene geröntgt, kann insoweit die Nr. 5035 mehrfach berechnet werden.

Die Ausschlussregelung des Absatzes 2 der Zusatzbestimmungen zu Nr. 5035 schließt eine Berechnung aller anderen Leistungsnummern am Skelettsystem aus. Damit können auch die Zusatznummern nicht in Ansatz gebracht werden.

Auch wenn diese Ausschlussregelung nicht eindeutig gefasst ist, soll sie nach ihrem Sinn und Zweck eine gesonderte Berechnung für solche Skelettteile unterbinden, die im Rahmen einer einzigen Röntgenaufnahme erfasst und mit dargestellt werden (Brück, Komm. z. GOÄ, Nr. 5035, Seite 1134, RdNr. 2, unter Hinweis auf das Schreiben des Bundesministeriums für Gesundheit v. 24.09.1994).

Naturgemäß findet die Ausschlussbestimmung dort Anwendung, wo das gleiche Zielgebiet betroffen ist; somit sind z.B. bei Aufnahmen eines Handgelenks nicht die Nr. 5020 (2 Ebenen) und Nr. 5035 (1 Ebene) berechenbar, sondern nur Nrn. 5020 und 5021 (ergänzende Ebene).

Richtet sich die Röntgenuntersuchung auf unterschiedliche Zielgebiete, greift die Ausschlussbestimmung nicht. Somit sind bei Aufnahmen z.B. des Handgelenks (2 Ebenen) und des Sprunggelenks (1 Ebene) Nr. 5020 und Nr. 5035 berechenbar (vgl. Gemeins. Rdschr. der LVBG Nr. 5/2001 vom 24.07.01, zu Nr. 1.2). Auch die Gegenseite stellt ein unterschiedliches Zielgebiet dar.

Die Nr. 5035 ist auch berechenbar, wenn aus medizinischen Gründen Skelettteile in unterschiedlicher Darstellung mittels verschiedener Röntgenaufnahmen untersucht werden müssen. Wird z. B. ein Kniegelenk in zwei Ebenen geröntgt und zusätzlich eine Patella-Aufnahme in einer Ebene gefertigt, so ist neben der Nr. 5030 die Nr. 5035 berechenbar (vgl. Brück, wie zuvor, RdNr. 2, vorletzter u. letzter Absatz).

Kommentar: Die Zusatzbestimmung schließt aus, dass die Leistung nach Nr. 5035 neben den Leistungen nach den Nrn. 5000 bis 5031 und 5037 bis 5121 abgerechnet werden darf. Dies kann sich aber nur auf das weitere Röntgen des „gleichen" Areals beziehen. Wenn also in einem Areal bereits eine Röntgenuntersuchung in 2 Ebenen stattgefunden hat (z.B. rechtes Handgelenk = Nr. 5020), so sind weitere Aufnahmen im gleichen Areal (z.B. rechtes Handgelenk = Stecher-Aufnahme) nicht mit Nr. 5035 abrechenbar. Wenn aber in der gleichen Sitzung zum Vergleich eine Röntgenuntersuchung der Gegenseite in 1 Ebene erfolgt (z.B. linkes Handgelenk = Stecher-Aufnahme), dann ist diese Einzelaufnahme in einem „anderen" Areal mit Nr. 5035 abrechenbar.

Bei den Handkahnbeinquartettaufnahmen ist nicht 4x die Nr. 5035, sondern die Nr. 5020 (1. und 2. Aufnahme) zzgl. Nr. 5021 (3. und 4. Aufnahme) abzurechnen. Wird die Stecheraufnahme (ellenwärts abgewinkeltes Handgelenk) als ergänzende 3. Aufnahme des Handgelenkes durchgeführt, so ist diese nach Nr. 5021 abzurechnen. Wird bei einem Handgelenk dagegen nur eine einzelne Stecheraufnahme – ggf. im Seitenvergleich – gefertigt, so ist diese nach Nr. 5035 abzurechnen.Die einzelne Ballonaufnahme – ggf. im Seitenvergleich – des Ganglions (Überbeins) zur Feststellung von begleitenden Schäden an den Knochen bzw. Bändern des Handgelenkes ist nach Nr. 5035 zu vergüten.Bei den Patellaspezialaufnahmen (30°, 60° und 90° - Flexion) ist nicht 3x die Nr.5035, sondern die Nr. 5020 (1. und 2. Aufnahme) zzgl. Nr. 5021 (3. Aufnahme) abzurechnen.Bei der Patellatangentialaufnahme am bereits mit Nr. 5030 untersuchten Kniegelenk ist nicht die Nr. 5031 (3. Ebene), sondern die Nr. 5035 abzurechnen.Nur bei einer einzelnen Patellatangentialaufnahme zum Seitenvergleich am anderen Kniegelenk darf die Nr. 5035 abgerechnet werden.

Die Rosenberg-Aufnahme (Röntgenaufnahme bei 45° gebeugtem Knie in dorsoventralem Strahlengang zur Gonarthrosediagnostik) ist als Aufnahme in ergänzender Ebene nach Nr. 5031 abrechenbar. Wird bei einem Kniegelenk dagegen nur eine einzelne Rosenberg-Aufnahme – ggf. im Seitenvergleich – gefertigt, so ist diese nach Nr. 5035 abzurechnen.

Die Frick-Aufnahme (Röntgenaufnahme im Anterior-posterior-Strahlengang rechtwinklig zum Unterschenkel bei 30° flektiertem Knie in 10° Innenrotation zum Nachweis freier Gelenkkörper) ist als Aufnahme in ergänzender Ebene nach Nr. 5031 abrechenbar. Wird bei einem Kniegelenk dagegen nur eine einzelne Frick-Aufnahme – ggf. im Seitenvergleich – gefertigt, so ist diese nach Nr. 5035 abzurechnen.

Erfolgt die radiologische Bandfunktionsprüfung an einem Knie- bzw. Schultergelenk als einzelne Aufnahme, so ist die Nr. 5035 für diese einzelne Aufnahme abzurechnen. Da der Verordnungsgeber in den ergänzenden Ausführungen zu Nr. 5035 die zusätzliche Abrechnung der Nr. 5032 ausdrücklich nicht ausgeschlossen hat, darf diese neben Nr. 5035 zusätzlich abgerechnet werden.

Ausschluss: 5000, 5002, 5004, 5010, 5011, 5020, 5021, 5022, 5030, 5031, 5037, 5040, 5041, 5050, 5060, 5070, 5090, 5095, 5098, 5100, 5101, 5105, 5106, 5110, 5111, 5115, 5120, 5121

5037 Bestimmung des Skelettalters – gegebenenfalls einschließlich Berechnung der prospektiven Endgröße, einschließlich der zugehörigen Röntgendiagnostik und gutachterlichen Beurteilung

| | 34,90 | 41,72 | – | 22,08 | 22,08 |

Kommentar: Bei den beiden am häufigsten verwendeten Methoden nach Greulich und Pyle sowie Tanner und Whithouse wird das Skelettalter anhand von Röntgenbildern der linken Hand bestimmt. Da die Röntgendiagnostik gemäß Leistungsbeschreibung Bestandteil der Leistung ist, darf die Nr. 5035 (Röntgenaufnahme der linken Hand) nicht zusätzlich abgerechnet werden. Auch die gutachterliche Beurteilung ist Bestandteil der Leistung. Der Ansatz der Nrn. 5255 bis 5257 für den optischen oder elektronischen Abgleich der gefertigten Röntgenaufnahme mit den Referenzbildern ist nicht zulässig.

Ausschluss: 5035 (gleiches Areal), 5255–5277

5040 Beckenübersicht

| | 34,90 | 41,72 | – | 22,08 | 22,08 |

Kommentar: Bei einem Kind bis zum vollendeten 14. Lebensjahr ist die Nr. 5041 abzurechnen. Sind spezielle Aufnahmen z. B. nach Lauenstein oder Rippstein erforderlich, so kann die Nr. 5040 zweimal berechnet werden. Erforderliche Durchleuchtungen sind nach Nr. 5295 zusätzlich abrechenbar. Ebenfalls zusätzliche Aufnahmen des oder der Hüftgelenke können nach den Nrn. 5030, 5031 berechnet werden.

Ausschluss: 5030 / 5031 (Beckenteilaufnahme / Kreuzbein), 5035 (gleiches Areal), 5041.

5041 Beckenübersicht bei einem Kind bis zum vollendeten 14. Lebensjahr

| | 23,24 | 27,80 | – | 14,74 | 14,74 |

Kommentar: Siehe auch den Kommentar zu Nr. 5040.

Ausschluss: 5030 / 5031 (Beckenteilaufnahme / Kreuzbein), 5035 (gleiches Areal), 5040.

5050 Kontrastuntersuchung eines Hüftgelenks, Kniegelenks oder Schultergelenks, einschließlich Punktion, Stichkanalanästhesie und Kontrastmitteleinbringung – gegebenenfalls einschließlich Durchleuchtung(en)

| | 110,52 | 132,12 | – | 69,99 | 69,99 |

O. Strahlendiagnostik, Nuklearmedizin, MRT und Strahlentherapie 5060–5090

UV-GOÄ-Nr.	Allgemeine Heilbehandl.	Besondere Heilbehandl.	Besondere Kosten	Allgemeine Kosten	Sachkosten (Besond. + Allg. Kosten)

Kommentar: Gemäß der Allg. Best. zu Abschnitt C.IV. ist die Kontrolle der Lage der Punktionsnadeln in der Vergütung der Nrn. 340–374 enthalten und daher die Nrn. 5050, 5060 und 5070 nicht zusätzlich abrechenbar.
Bestandteil der Nrn. 5050, 5060 und 5070 und daher nicht gesondert abrechenbar sind:
– Nr. 301 Punktion eines Kniegelenkes
– Nr. 302 Punktion eines Schulter- oder Hüftgelenkes
– Nrn. 490/491 Infiltrationsanästhesie / Stichkanalanästhesie
– Nr. 373 Kontrastmitteleinbringung in ein Gelenk
– Nr. 5295 Durchleuchtung(en)
Gemäß § 2 Abs.3 Nr.10 BG-NT und Nr. 7 (Umkehrschluss) der Allg. Best. zu Abschnitt O sind die inkorporierten Stoffe inkl. KM gesondert abrechenbar. Der Arzt muss dem UVTr den tatsächlichen Einkaufspreis des KM in Rechnung stellen. Der UVTr ist berechtigt, den KM-Kaufbeleg gemäß § 5 Abs.1, 3 ÄV vom Arzt anzufordern und bis zum Erhalt die Erstattung des KM zurückzustellen. Die Beschaffungs-, Lagerungs- und Entsorgungskosten sind nicht gesondert abrechenbar und daher auch nicht additiver Bestandteil der KM-Kosten.

Ausschluss: 301–302, 373, 490, 491, 5035 (gleiches Areal), 5295

5060
Kontrastuntersuchung eines Kiefergelenks, einschließlich Punktion, Stichkanalanästhesie und Kontrastmitteleinbringung – gegebenenfalls einschließlich Durchleuchtung(en)

	58,18	69,55	–	36,84	36,84

Kommentar: Siehe Kommentar zu Nr. 5050
Werden beide Kiefergelenke untersucht, so ist die Nr. 5060 zweimal abrechenbar.

Ausschluss: 300–302, 372, 373, 490, 491, 5035 (gleiches Areal), 5295

5070
Kontrastuntersuchung der übrigen Gelenke, einschließlich Punktion, Stichkanalanästhesie und Kontrastmitteleinbringung – gegebenenfalls einschließlich Durchleuchtung(en)

	46,54	55,64	–	29,46	29,46

Kommentar: Siehe Kommentar zu Nr. 5050
Die Kontrastuntersuchung der Hüft-, Knie- und Schultergelenke wird mit der höher vergüteten Nr. 5050, die Kiefergelenke mit der höher vergüteten Nr. 5060 vergütet.

Ausschluss: 300, 301, 372, 373, 490, 491, 5035 (gleiches Areal), 5295

5090
Schädel-Übersicht, in zwei Ebenen

	46,54	55,64	–	29,46	29,46

Arbeitshinweise (Ausschnitt):
Die Anfertigung einer Schädel-Übersichtsaufnahme nach einem Schädel-Hirn-Trauma (SHT), sowohl nach einem Bagatelltrauma als auch nach einem schweren Trauma, ist regelmäßig nicht angezeigt. Die Schädel-Übersichtsaufnahme ermöglicht nur einen groben Überblick. Sie ist nicht geeignet, eine intrakranielle Verletzung auszuschließen, und stellt damit keine Alternative zum Schädel-CT dar. Damit ist die für jede Röntgenuntersuchung aus Strahlenschutzgründen erforderliche „rechtfertigende Indikation" für die Schädel-Übersichtsaufnahme nach einem SHT grundsätzlich nicht gegeben.
Die Empfehlung der Strahlenschutzkommission vom Dezember 2008 sieht deshalb in der „Orientierungshilfe für bildgebende Untersuchungen" (www.ssk.de/de/werke/2008/volltext/ssk0813.pdf) nach einem Kopftrauma je nach klinischem Befund entweder gar keine bildgebende Untersuchung vor, oder – bei Vorliegen entsprechender Indikationen – nur das CT bzw. MRT als geeignete Untersuchung an. Die Röntgenaufnahme des Schädels wird dagegen für alle Fragestellungen regelmäßig als nicht geeignet eingestuft.
Keine bildgebende Untersuchung ist in der Regel erforderlich, wenn
– der Patient voll orientiert ist und
– keine Amnesie besteht und
– kein neurologisches Defizit besteht und
– keine sonstigen Auffälligkeiten bestehen, die eine CT oder MRT erfordern.
Ein CT (ohne vorherige Röntgen-Übersichtsaufnahme!) ist insbesondere indiziert bei
– Bewusstlosigkeit oder Amnesie oder
– sonstiger neurologischer Symptomatik oder
– entsprechendem Unfallmechanismus mit hoher Energieeinwirkung

	Allgemeine Heilbehandl.	Besondere Heilbehandl.	Besondere Kosten	Allgemeine Kosten	Sachkosten (Besond. + Allg. Kosten)

Rechnet ein Arzt die Nr. 5090 nach einem SHT ab, sollte er unter Hinweis auf die o.g. „Orientierungshilfe für bildgebende Verfahren" nach der rechtfertigenden Indikation gefragt werden. Liegt eine solche ausnahmsweise vor (ggf. Rücksprache mit dem beratenden Arzt), ist die Abrechnung zu akzeptieren. Andernfalls ist die Gebühr mit einem entsprechenden Hinweis zu streichen.

Kommentar: Sind neben einer Schädelübersicht in zwei Ebenen noch zusätzliche Aufnahmen in Spezialprojektion erforderlich, so kann die Nr. 5095, und wenn Aufnahmen der Nasennebenhöhle zusätzlich erforderlich sind, die Nr. 5098 berechnet werden.
Es gibt eigene, spezielle Leistungspositionen für
- Zähne
- Unterkiefer und Oberkiefer getrennt nach der Lokalisation rechts oder links
- Oberkiefer und Unterkiefer-Panoramaaufnahmen
- Nasennebenhöhlen

MKG-Chirurgen rechnen ein DVT mit Nr. 5370 ab.

Ausschluss: 5035 (gleiches Areal)

5095 Schädelteile in Spezialprojektionen, je Teil

| 23,24 | 27,80 | – | 14,74 | 14,74 |

Kommentar: Zu den typischen Aufnahmen von Schädelteilen zählen
- Spezialaufnahmen des Felsenbeines nach Stenvers, wobei die Darstellung beider Seiten zweimal abrechenbar ist
- Spezialaufnahmen des Warzenfortsatzes nach Stüller, wobei die Darstellung beider Seiten zweimal abrechenbar ist
- Nasenbein seitlich
- Hinterhauptschuppe
- Spezialaufnahmen der Schädelbasis

Werden Aufnahmen in mehreren Ebenen durchgeführt, so kann die Leistung nach Nr. 5095 entsprechend der Leistungsbeschreibung je Untersuchungsareal **nicht** mehrmals abgerechnet werden.
Es gibt eigene, spezielle Leistungspositionen für
- Zähne
- Unterkiefer und Oberkiefer getrennt nach der Lokalisation rechts oder links
- Oberkiefer und Unterkiefer-Panoramaaufnahmen
- Nasennebenhöhlen

Ausschluss: 5035 (gleiches Areal)

5098 Nasennebenhöhlen – gegebenenfalls auch in mehreren Ebenen

| 30,27 | 36,18 | – | 19,21 | 19,21 |

Kommentar: Es ist nicht erforderlich, dass alle Nasennebenhöhlen (Stirn-, Keilbein-, Siebbein- und Kieferhöhlen) beider Gesichtshälften zur Erfüllung der Leistungsbeschreibung der Nr. 5098 geröntgt werden müssen.
Auch wenn mehrere Röntgenaufnahmen in verschiedenen Ebenen/Projektionen aller Nasennebenhöhlen oder von einem Teil der Nasennebenhöhlen gefertigt werden, so darf die Nr. 5098 gemäß der Leistungsbeschreibung nur einmal abgerechnet werden.

Ausschluss: 5035 (gleiches Areal)

5100 Halswirbelsäule, in zwei Ebenen

| 34,90 | 41,72 | – | 22,08 | 22,08 |

Kommentar: Die ergänzende(n) Ebene(n), also ab der 3. Ebene, werden einmal mit Nr. 5106 vergütet. Wenn nach Ganzaufnahme(n) der Wirbelsäule weitere Zielaufnahmen der HWS erforderlich sind, dann ist die Nr. 5100 und Nr. 5101 berechnungsfähig.

Ausschluss: 5035 (gleiches Areal)

5101 Halswirbelsäule, ergänzende Ebene(n)

| 18,61 | 22,25 | – | 11,84 | 11,84 |

Kommentar: Siehe Kommentar zu Nr. 5100
Ausschluss: 5035 (gleiches Areal)

O. Strahlendiagnostik, Nuklearmedizin, MRT und Strahlentherapie

UV-GOÄ-Nr.	Allgemeine Heilbehandl.	Besondere Heilbehandl.	Besondere Kosten	Allgemeine Kosten	Sachkosten (Besond. + Allg. Kosten)

5105   Brust- oder Lendenwirbelsäule, in zwei Ebenen, je Teil

| | 46,54 | 55,64 | – | 29,46 | 29,46 |

Kommentar: Wird die BWS und die LWS in 2 Ebenen geröntgt, dann ist die Nr. 5105 auch 2 x abrechenbar. Die ergänzende(n) Ebene(n) werden je Abschnitt einmal mit Nr. 5106 vergütet. Wenn nach Ganzaufnahme(n) der Wirbelsäule weitere Zielaufnahmen der BWS und/oder LWS erforderlich sind, dann ist die Nr. 5105 und Nr. 5106 berechnungsfähig.
Ausschluss: 5035 (gleiches Areal)

5106   Brust- oder Lendenwirbelsäule, ergänzende Ebene(n)

| | 20,92 | 25,04 | – | 13,29 | 13,29 |

Kommentar: Siehe Kommentar zu Nr. 5105
Ausschluss: 5035 (gleiches Areal)

5110   Ganzaufnahme der Wirbelsäule oder einer Extremität

| | 58,18 | 69,55 | – | 36,84 | 36,84 |

Die Leistung nach Nummer 5111 ist je Sitzung nicht mehr als zweimal berechnungsfähig. Die Leistungen nach den Nummern 5110 und 5111 sind neben den Leistungen nach den Nummern 5010, 5011, 5020, 5021, 5030 und 5031 nicht berechnungsfähig. Die Nebeneinanderberechnung der Leistungen nach den Nummern 5100, 5105 und 5110 bedarf einer besonderen Begründung.

Kommentar: Gemäß den Zusatzbestimmungen zu den Nrn. 5110 und 5111 sind nach Ganzaufnahme(n) einer Extremität am gleichen Arm/Bein die Gebührenziffern der Gelenke und Extremitätenabschnitte (Nrn. 5010, 5011, 5020, 5021, 5030 und 5031) nicht abrechenbar. Wenn nach Ganzaufnahme(n) der Wirbelsäule weitere Zielaufnahmen der HWS, BWS und/oder LWS erforderlich sind, dann ist die Nr. 5100 und Nr. 5101 bzw. Nr. 5105 und Nr. 5106 berechnungsfähig. Nach den Zusatzbestimmungen zu Nr. 5110 und Nr. 5111 bedarf es für die Nebeneinanderabrechnung der Nr. 5105 bis 5111 einer besonderen Begründung.
Ausschluss: Am gleichen Arm/Bein: 5010 / 5011 (1-4 Finger / 1-4 Zehen), 5020 / 5021 (alle Finger einer Hand / Mittelhand / Handgelenk / alle Zehen eines Fußes / Fußwurzel / Mittelfuß / Sprunggelenk / Kniescheibe), 5030 / 5031 (ganze Hand / Unterarm / Ellenbogen / Oberarm / Schultergelenke / ganzer Fuß / Unterschenkel / Kniegelenk / Oberschenkel / Hüftgelenk) und 5035

5111   Ganzaufnahme der Wirbelsäule oder einer Extremität, ergänzende Ebene(n)

| | 23,24 | 27,80 | – | 14,74 | 14,74 |

Die Leistung nach Nummer 5111 ist je Sitzung nicht mehr als zweimal berechnungsfähig. Die Leistungen nach den Nummern 5110 und 5111 sind neben den Leistungen nach den Nummern 5010, 5011, 5020, 5021, 5030 und 5031 nicht berechnungsfähig. Die Nebeneinanderberechnung der Leistungen nach den Nummern 5100, 5105 und 5110 bedarf einer besonderen Begründung.

Kommentar: Siehe Kommentar zu Nr. 5110. Die Nr. 5111 ist pro Behandlungstag (Arzt-Patienten-Kontakt) nicht mehr als zweimal abrechenbar.
Ausschluss: Am gleichen Arm/Bein: 5010 / 5011 (1-4 Finger / 1-4 Zehen), 5020 / 5021 (alle Finger einer Hand / Mittelhand / Handgelenk / alle Zehen eines Fußes / Fußwurzel / Mittelfuß / Sprunggelenk / Kniescheibe), 5030 / 5031 (ganze Hand / Unterarm / Ellenbogen / Oberarm / Schultergelenke / ganzer Fuß / Unterschenkel / Kniegelenk / Oberschenkel / Hüftgelenk) und 5035

5115   Untersuchung von Teilen der Hand oder des Fußes mittels Feinstfokustechnik (Fokusgröße maximal 0,2 mm) oder Xeroradiographietechnik zur gleichzeitigen Beurteilung von Knochen und Weichteilen, je Teil

| | 46,54 | 55,64 | – | 29,46 | 29,46 |

Kommentar: Die Nr. 5115 wurde in der vierten Verordnung zur Änderung der GOÄ am 18.12.1995 als Vergütung für digitale Radiographie mit elektronischer Speichermöglichkeit alternativ zum klassischen Röntgenfilm in die Privat GOÄ aufgenommen. Die Leistungsbeschreibung ist daher nicht auf das Schnittbildverfahren der DVT/CBCT übertragbar und somit auch nicht analog für jede Einzelebene berechnungsfähig.
Ausschluss: 5010, 5011, 5020, 5021, 5030, 5031, 5035 (gleiches Areal)

UV-GOÄ-Nr.	Allgemeine Heilbehandl.	Besondere Heilbehandl.	Besondere Kosten	Allgemeine Kosten	Sachkosten (Besond. + Allg. Kosten)

5120 Rippen einer Thoraxhälfte, Schulterblatt oder Brustbein, in einer Ebene

	30,27	36,18	–	19,21	19,21

Arbeitshinweise: (Ausschnitt)
Nach geeignetem Unfallgeschehen mit klinischer Symptomatik bildet die Übersichtsaufnahme der Brustorgane in einer Ebene das Standardverfahren zur Diagnostik von Verletzungen der Thoraxorgane und insbes. der Lunge sowie des Rippenkäfigs und übersichtsmäßig der BWS. Ergänzend können herausprojizierte Aufnahmen der Rippen einer Thoraxhälfte, des Schulterblattes oder des Brustbeines notwendig werden, die mit Nr. 5120 zusätzlich abrechenbar sind.

Kommentar: Wenn Aufnahmen von rechter und linker Thoraxhälfte gemacht werden, können die Nrn. 5120 und 5121 auch 2x abgerechnet werden. Ist eine Durchleuchtung erforderlich, so ist der zusätzliche Ansatz der Nr. 5295 möglich.

Ausschluss: 5035 (gleiches Areal)

5121 Rippen einer Thoraxhälfte, Schulterblatt oder Brustbein, -ergänzende Ebene(n)

	16,27	19,46	–	10,25	10,25

Ausschluss: 5035 (gleiches Areal)
Kommentar: Siehe auch den Kommentar zu Nr. 5120.

2. Hals- und Brustorgane

5130 Halsorgane oder Mundboden – gegebenenfalls in mehreren Ebenen

	32,59	38,94	–	20,65	20,65

Kommentar: Werden die Halsorgane und der Mundboden untersucht, dann ist die Gebührenziffer 2 x abrechenbar. Für die Untersuchung der Halsorgane oder des Mundbodens in mehreren Ebenen, darf die Nr. 5130 nicht mehrfach angesetzt werden. Halsorgane sind die Luft- und Speiseröhre, die Schilddrüse, der Kehlkopf und der Rachen. Ist eine zusätzliche Durchleuchtung erforderlich, so kann diese nach Nr. 5295 auch zusätzlich abgerechnet werden. Untersuchungen der Speiseröhre mit Kontrastmittel sind nach Nr. 5150 abzurechnen.

5135 Brustorgane-Übersicht, in einer Ebene

	32,59	38,94	–	20,65	20,65

Die Leistung nach Nummer 5135 ist je Sitzung nur einmal berechnungsfähig.

Arbeitshinweise: (Ausschnitt)
Zur Vorbereitung auf eine OP bzw. zur Prüfung der Narkosefähigkeit wird teilweise präoperativ eine Übersichtsaufnahme der Brustorgane gefertigt.
Diese Leistung ist regelmäßig bei Vorliegen oder bei Verdacht einer Herz-/Lungen-Erkrankung indiziert.
Bei organgesunden Patienten in jungen oder mittleren Lebensjahren besteht keine Notwendigkeit, routinemäßig eine Röntgenuntersuchung der Thorax-Organe durchzuführen.
Nach geeignetem Unfallgeschehen mit klinischer Symptomatik bildet die Übersichtsaufnahme der Brustorgane in einer Ebene das Standardverfahren zur Diagnostik von Verletzungen der Thoraxorgane und insbes. der Lunge sowie des Rippenkäfigs und übersichtsmäßig der BWS.
Wird zur Vorbereitung auf eine Vollnarkose die Leistung nach Nr. 5135 durchgeführt, sollte die Indikation dafür in der Rechnung oder den sonstigen Anästhesie-Unterlagen dokumentiert sein.
Nach den gemeinsamen Empfehlungen der Deutschen wissenschaftlichen Fachgesellschaften für Anästhesiologie und Intensivmedizin, Chirurgie und Innere Medizin sind weiterführende apparativ-technische Untersuchungen vor geplanten nichtkardiochirurgischen Eingriffen bei Erwachsenen nur dann erforderlich und zweckmäßig, wenn sich aus der präoperativen Anamnese und der körperlichen Untersuchung Anhaltspunkte für eine relevante, das perioperative Vorgehen potenziell beeinflussende Vorerkrankung ergeben.

Kommentar: Werden mehrere Übersichtsaufnahmen der Brustorgane durchgeführt, dann ist die höher vergütete Nr. 5137 abzurechnen. Da die evtl. zusätzliche Durchleuchtung in der

O. Strahlendiagnostik, Nuklearmedizin, MRT und Strahlentherapie 5137–5157

UV-GOÄ-Nr.		Allgemeine Heilbehandl.	Besondere Heilbehandl.	Besondere Kosten	Allgemeine Kosten	Sachkosten (Besond. + Allg. Kosten)

Leistungsbeschreibung der Nr. 5137 mit enthalten und damit die additive Abrechnung der Nr. 5295 ausgeschlossen ist, muss dies auch für Nr. 5135 gelten. Andernfalls würde die Kombination von Nr. 5135 und Nr. 5295 zu einer höheren Vergütung als bei Nr. 5137 führen. Die Gebührenziffer ist pro Behandlungstag (Arzt-Patienten-Kontakt) nur einmal abrechenbar. Neben Nr. 5135 ist die Teilaufnahme der Brustorgane nach Nr. 5139 abrechenbar, wenn dies gesondert in der Rechnung begründet wird.

Ausschluss: 5137, 5139 (wenn nicht gesondert begründet), 5140, 5295

5137 Brustorgane-Übersicht – gegebenenfalls einschließlich Breischluck und Durchleuchtung(en) –, in mehreren Ebenen
 52,35 62,58 – 33,15 33,15

Kommentar: Wird nur eine Übersichtsaufnahmen der Brustorgane durchgeführt, dann ist die geringer vergütete Nr. 5135 abzurechnen. Evtl. zusätzliche Durchleuchtung(en) sind in der Leistungsbeschreibung der Nr. 5137 mit enthalten und damit die additive Abrechnung der Nr. 5295 ausgeschlossen. Die Gebührenziffer ist pro Behandlungstag (Arzt-Patienten-Kontakt) nur einmal abrechenbar, auch wenn in mehreren Ebenen einschließlich Breischluck untersucht wird. Neben Nr. 5137 ist die Teilaufnahme der Brustorgane nach Nr. 5139 abrechenbar, wenn dies gesondert in der Rechnung begründet wird.

Ausschluss: 5135, 5139 (wenn nicht gesondert begründet), 5140, 5150, 5168, 5169, 5295

5139 Teil der Brustorgane 20,92 25,04 – 13,29 13,29

Die Berechnung der Leistung nach Nummer 5139 neben den Leistungen nach den Nummern 5135, 5137 und/oder 5140 ist in der Rechnung zu begründen.

Ausschluss: 355, 357, 360

5140 Brustorgane, Übersicht im Mittelformat
 11,63 13,93 – 7,36 7,36

Kommentar: Neben Nr. 5140 ist die Teilaufnahme der Brustorgane nach Nr. 5139 abrechenbar, wenn dies gesondert in der Rechnung begründet wird.

Beschluss des Zentralen Konsultationsausschusses für GOÄ-Fragen der BÄK vom 09.02.2022
Die BÄK empfiehlt die Nr. 5140 als Zuschlag für Gewebedoppler-Verfahren bei Echokardiographien abzurechnen. Der Zuschlag ist gemäß BÄK aber nur einmal je Sitzung berechnungsfähig.

Ausschluss: 355, 357, 360, 5135, 5137, 5139 (wenn nicht gesondert begründet)

3. Bauch- und Verdauungsorgane

5150 Speiseröhre, gegebenenfalls einschließlich ösophagogastraler Übergang, Kontrastuntersuchung (auch Doppelkontrast) – einschließlich Durchleuchtung(en) –, als selbständige Leistung 63,99 76,50 – 40,50 40,50

Kommentar: Die Nrn. 5150, 5157, 5158, 5163, 5165, 5166, 5167, 5168, 5169, 5220, 5230, 5235, 5250 schließen die Durchleuchtung ein. Die Nr. 5295 ist deshalb nicht getrennt abrechnungsfähig.
Die Leistung ist in der Kontrastuntersuchung des oberen Verdauungstraktes der Nr. 5158 mit enthalten und daher nicht zusätzlich abrechenbar.

Ausschluss: 5137, 5157, 5158, 5168, 5169, 5295, Kosten für bariumhaltige Kontrastmittel

5157 Oberer Verdauungstrakt (Speiseröhre, Magen, Zwölffingerdarm und oberer Abschnitt des Dünndarms), Monokontrastuntersuchung – einschließlich Durchleuchtung(en)
 81,45 97,38 – 51,56 51,56

Kommentar: Siehe Kommentar vor Nr. 5150. Bei Erweiterung der Untersuchung bis zum Ileozökalgebiet Zuschlag nach Nr. 5159 abrechnen. Die Kontrastuntersuchung nach Nr. 5150 ist

UV-GOÄ-Nr.	Allgemeine Heilbehandl.	Besondere Heilbehandl.	Besondere Kosten	Allgemeine Kosten	Sachkosten (Besond. + Allg. Kosten)

Bestandteil der Leistung und daher nicht zusätzlich abrechenbar. Bei Doppelkontrastdarstellung die höher vergütete Nr. 5158 abrechnen.

Ausschluss: 5150, 5295, Kosten für bariumhaltige Kontrastmittel

5158 Oberer Verdauungstrakt, Kontrastuntersuchung – einschließlich Doppelkontrastdarstellung und Durchleuchtung(en), gegebenenfalls einschließlich der Leistung nach Nr. 5150

| | 139,61 | 166,91 | – | 88,40 | 88,40 |

Kommentar: Siehe Kommentar vor Nr. 5150. Bei Erweiterung der Untersuchung bis zum Ileozökalgebiet Zuschlag nach Nr. 5159 abrechnen.

Ausschluss: 5150, 5295, Kosten für bariumhaltige Kontrastmittel

5159 Zuschlag zu den Leistungen nach Nrn. 5157 und 5158 bei Erweiterung der Untersuchung bis zum Ileozökalgebiet

| | 27,92 | 34,75 | – | 18,60 | 18,60 |

Ausschluss: 5295

5163 Dünndarmkontrastuntersuchung mit im Bereich der Flexura duodeno-jejunalis endender Sonde -einschließlich Durchleuchtung(en) –

| | 151,23 | 180,83 | – | 95,76 | 95,76 |

Kommentar: Siehe Kommentar vor Nr. 5150.
Ausschluss: 5295, Kosten für bariumhaltige Kontrastmittel

5165 Monokontrastuntersuchung von Teilen des Dickdarms – einschließlich Durchleuchtung(en)

| | 81,45 | 97,38 | – | 51,56 | 51,56 |

Kommentar: Siehe Kommentar vor Nr. 5150. Bei Doppelkontrastuntersuchungen die höher vergütete Nr. 5166 abrechnen.

Ausschluss: 5166, 5295, Kosten für bariumhaltige Kontrastmittel

5166 Dickdarmdoppelkontrastuntersuchung – einschließlich Durchleuchtung(en)

| | 162,86 | 194,72 | – | 103,13 | 103,13 |

Kommentar: Siehe Kommentar vor Nr. 5150.
Ausschluss: 5165, 5295, Kosten für bariumhaltige Kontrastmittel

5167 Defäkographie nach Markierung der benachbarten Hohlorgane – einschließlich Durchleuchtung(en)

| | 116,32 | 139,08 | – | 73,66 | 73,66 |

Kommentar: Siehe Kommentar vor Nr. 5150.
Ausschluss: 5295, Kosten für bariumhaltige Kontrastmittel

5168 Pharyngographie unter Verwendung kinematographischer Techniken – einschließlich Durchleuchtung(en), als selbstständige Leistung

| | 93,08 | 111,28 | – | 58,92 | 58,92 |

Kommentar: Siehe Kommentar vor Nr. 5150.
Ausschluss: 5137, 5150, 5169, 5295, Kosten für bariumhaltige Kontrastmittel

5169 Pharyngographie unter Verwendung kinematographischer Techniken – einschließlich Durchleuchtung(en) und Darstellung der gesamten Speiseröhre

| | 127,96 | 153,00 | – | 81,03 | 81,03 |

Kommentar: Siehe Kommentar vor Nr. 5150.
Ausschluss: 5137, 5150, 5168, 5295, Kosten für bariumhaltige Kontrastmittel

5170 Kontrastuntersuchung von Gallenblase u./o. Gallenwegen u./o. Pankreasgängen

| | 46,54 | 55,64 | – | 29,46 | 29,46 |

Kommentar: Unter diese Leistungsziffer fällt die ERCP. Unabhängig davon, ob ein, zwei oder 3 Areale untersucht werden, ist die Nr. 5170 nur einmal abrechenbar.

Ausschluss: 5260, 5295, 5361

O. Strahlendiagnostik, Nuklearmedizin, MRT und Strahlentherapie

UV-GOÄ-Nr.		Allgemeine Heilbehandl.	Besondere Heilbehandl.	Besondere Kosten	Allgemeine Kosten	Sachkosten (Besond. + Allg. Kosten)
5190	Bauchübersicht, in einer Ebene oder Projektion	34,90	41,72	–	22,08	22,08

Die Leistung nach Nummer 5190 ist je Sitzung nur einmal berechnungsfähig.

Kommentar: Die Gebührenziffer ist pro Behandlungstag (Arzt-Patienten-Kontakt) nur einmal abrechenbar. Werden zwei oder mehr Ebenen untersucht ist die höher vergütete Nr. 5191 abzurechnen. Die Abrechnung der Nr. 5190 neben Nr. 5191 ist ausgeschlossen. Die Röntgenerfolgskontrolle nach einer ESWL zur Zertrümmerung von Gallen-, Nieren- oder Harnleitersteinen ist in der Leistung der Nr. 1860 enthalten und daher nicht zusätzlich mit Nr. 5190 oder Nr. 5191 abrechenbar.

Ausschluss: 1860, 5191.

5191	Bauchübersicht, in zwei oder mehr Ebenen oder Projektionen	58,18	69,55	–	36,84	36,84

Kommentar: Siehe Kommentar zu Nr. 5190.
Ausschluss: 1860, 5190.

5192	Bauchteilaufnahme – gegebenenfalls in mehreren Ebenen oder Spezialprojektionen	23,24	27,80	–	14,74	14,74

Kommentar: Die Dokumentation von Fremdkörpern im Abdomen kann nach Nr. 5192 abgerechnet werden. Wird die Teilaufnahme des Bauches neben der Bauchübersicht (Nrn. 5190 und 5191) zusätzlich abgerechnet, dann sollte die Indikation im Befundbericht und/oder der Rechnung begründet werden.

5200	Harntraktkontrastuntersuchung – einschließlich intravenöser Verabreichung des Kontrastmittels	69,78	83,44	–	44,20	44,20

Kommentar: Die intravenöse Kontrastmittelgabe (Nrn. 344 bis 347) und die Durchleuchtung(en) (Nr. 5295) sind Leistungsbestandteil der Nrn. 5200 und 5201 und daher nicht zusätzlich abrechenbar. Mit Nr. 5200 wird die Untersuchung in einer Ebene/Projektion vergütet. Für die erforderliche weitere(n) Ebene(n)/Projektion(en) ist zusätzlich einmal die Nr. 5201 abrechenbar. Die Röntgenerfolgskontrolle nach einer ESWL zur Zertrümmerung von Nieren- und Harnleitersteinen ist in der Leistung der Nr. 1860 enthalten und daher nicht additiv mit den Nrn. 5200 und 5201 berechnungsfähig.

Ausschluss: 344–347, 1860, 5230, 5235, 5260, 5295.

5201	Harnkontrastuntersuchung – Ergänzende Ebene(n) oder Projektion(en) im Anschluss an die Leistung nach Nummer 5200 – gegebenenfalls einschließlich Durchleuchtung(en) –	23,24	27,80	–	14,74	14,74

Kommentar: Siehe Kommentar zu Nr. 5200.
Ausschluss: 344–347, 1860, 5230, 5235, 5260, 5295.

5220	Harntraktkontrastuntersuchung – einschließlich retrograder Verabreichung des Kontrastmittels, gegebenenfalls einschließlich Durchleuchtung(en) –, je Seite	34,90	41,72	–	22,08	22,08

Kommentar: Siehe Kommentar vor Nr. 5150. Bei der erforderlichen Untersuchung des linken und des rechten Harntraktes (Niere und Harnleiter) ist die Nr. 5220 zweimal berechnungsfähig. Die retrograde Kontrastmittelgabe (Nr. 370) und die Durchleuchtung(en) (Nr. 5295) sind Bestandteil der Leistung und daher nicht zusätzlich abrechenbar. Die Röntgenerfolgskontrolle nach einer ESWL zur Zertrümmerung von Harnleitersteinen ist in der Leistung der Nr. 1860 enthalten und daher nicht additiv mit Nr. 5220 berechnungsfähig.

Ausschluss: 370, 1860, 5230, 5235, 5260, 5295.

5230	Harnröhren- und/oder Harnblasenkontrastuntersuchung (Urethrozystographie) – einschließlich retrograder Verabreichung des Kontrastmittels, gegebenenfalls einschließlich Durchleuchtung(en) –, als selbständige Leistung	34,90	41,72	–	22,08	22,08

UV-GOÄ-Nr.	Allgemeine Heilbehandl.	Besondere Heilbehandl.	Besondere Kosten	Allgemeine Kosten	Sachkosten (Besond. + Allg. Kosten)

Kommentar: Siehe Kommentar vor Nr. 5150. Die retrograde Kontrastmittelgabe (Nr. 370) und die Durchleuchtung(en) (Nr. 5295) sind Bestandteil der Leistung und daher nicht zusätzlich abrechenbar. Die Röntgenerfolgskontrolle nach einer ESWL zur Zertrümmerung von Harnblasensteinen ist in der Leistung der Nr. 1860 enthalten und daher nicht additiv mit Nr. 5230 berechnungsfähig.

Ausschluss: 370, 1860, 5200, 5201, 5220, 5235, 5295

5235 Refluxzystographie – einschließlich retrograder Verabreichung des Kontrastmittels, einschließlich Miktionsaufnahmen und gegebenenfalls einschließlich Durchleuchtung(en) –, als selbständige Leistung

58,18	69,55	–	36,84	36,84

Kommentar: Siehe Kommentar vor Nr. 5150. Die retrograde Kontrastmittelgabe (Nr. 370), die Durchleuchtung(en) (Nr. 5295) und die Aufnahmen zur Harnblasenentleerung (Nr. 5295) sind Bestandteil der Leistung und daher nicht zusätzlich abrechenbar. Die Röntgenerfolgskontrolle nach einer ESWL zur Zertrümmerung von Harnblasensteinen ist in der Leistung der Nr. 1860 enthalten und daher nicht additiv mit Nr. 5230 berechnungsfähig.

Ausschluss: 370, 1860, 5200, 5201, 5220, 5230, 5260, 5295.

5250 Gebärmutter- u./o. Eileiterkontrastuntersuchung – einschließlich Durchleuchtung(en)

46,54	55,64	–	29,46	29,46

Kommentar: Siehe Kommentar vor Nr. 5150. Werden die Gebärmutter und der/die Eileiter in einer Sitzung untersucht, dann darf die Gebührenziffer trotzdem nur einmal abgerechnet werden. Die Durchleuchtung(en) (Nr. 5295) ist/sind Bestandteil der Leistung und daher nicht zusätzlich abrechenbar. Die KM-Gabe ist in der Leistungsbeschreibung nicht enthalten und daher zusätzlich mit Nr. 370 abrechenbar.

Ausschluss: 5260, 5295.

4. Beurteilung von Fremdaufnahmen

5255 Beurteilung anderweitig angefertigter Röntgenaufnahmen zur Begutachtung – bis 15 Aufnahmen oder von Schnittbildern des hinzugezogenen Radiologen

Die Gebühr kann auch außerhalb von Begutachtungen für die Beurteilung der ILO-Klassifikation im Zusammenhang mit der Pneumokoniose-Diagnostik abgerechnet werden.

Daneben können die Nummern 35 und 36 nicht abgerechnet werden.

13,78	13,78	–	–	–

Kommentar: Durch die Einführung der Nr. 36, die den behandelnden D-Arzt/zugelassenen Handchirurg berechtigt, die begründete Nachbefundung der Schnittbilder des von ihm beauftragten Radiologen gesondert abzurechnen, entfällt eine wesentliche Grundlage für die Abrechnung der Nrn. 5255 bis 5257.
Bei der Beurteilung von Röntgenbildern und sonstigen Schnittbildbefunden in den BG-Kliniken zum Zweck der Heilverfahrenssteuerung wurde zwischen den LVen der DGUV und dem Klinikverbund die Gebührenvereinbarung getroffen, dass für die Beurteilung über den Stand des Heilverfahrens nach Aktenlage sowie der Begutachtung mitgesandter Röntgen-, CT-, MRT- und sonstiger Befunde die Abrechnung der Nr. 5255 oder Nr. 5256 sowie einem zusätzlichen Betrag von 40,00 EUR für eine gutachterliche Stellungnahme nach Nr. 5255 (bis 15 Aufnahmen) und 60,00 EUR im Fall von Nr. 5256 (bis 40 Aufnahmen) erfolgen kann. Es wurde zudem ausdrücklich darauf hingewiesen, dass diese Gebührenregelung derzeitig nur für BG-Kliniken gilt. Diese Regelung kann per Einzelauftrag auch auf Ärzte anderer geeigneter Kliniken (z. B. Sonderstationen) übertragen werden (LVBG-Rundschreiben 025/2007 vom 31.01.2007).
Der nach § 12 ÄV hinzuziehungsberechtigte Facharzt, der nicht D-Arzt oder zugelassener Handchirurg ist (z.B. Augen-, HNO-Arzt, Lungenarzt, Neurologe etc.) darf die eigene Beurteilung, der von ihm zur Diagnoseklärung bei einem Radiologen in Auftrag gegebenen Schnittbilder (z.B. MRT, CT, DVT etc.; nicht dagegen Röntgen) weiterhin gesondert mit Nr. 5255 abrechnen, da die Nr. 36 aufgrund der Leistungsbeschreibung für ihn nicht abrechenbar ist. Sofern keine Hinzuziehungsberechtigung vorliegt, besteht für die Nachbefundung kein Vergütungsanspruch. Im Fall eines Arztwechsels

O. Strahlendiagnostik, Nuklearmedizin, MRT und Strahlentherapie

UV-GOÄ-Nr. | Allgemeine Heilbehandl. | Besondere Heilbehandl. | Besondere Kosten | Allgemeine Kosten | Sachkosten (Besond. + Allg. Kosten)

in einer Gemeinschaftspraxis, im Krankenhaus oder bei einer Vertretung in der Praxis liegt keine Hinzuziehung vor. Da die Anzahl der Schnittbilder nicht entscheidend ist, scheidet eine Vergütung der höher bewerteten Nrn. 5256 und 5257 aus. Abrechenbar ist, soweit die Voraussetzungen erfüllt sind, ausschließlich die Nr. 5255. Die Beurteilung von Schnittbildern, deren Erstellung ausschließlich Nuklearmedizinern vorbehalten sind (z.B. Szintigraphie), fallen nicht unter die Vergütungsregelung der Nr. 5255. Sofern der hinzugezogene Radiologe intakte bzw. altersgemäße körperliche Strukturen befundet, ist der Ansatz der Gebühr nicht gerechtfertigt. Erst wenn sich aus dem Befund eine therapeutische Konsequenz ergibt, z.B. ein operativer Eingriff, ist eine Zweitbeurteilung durch den Zuweiser erforderlich und zweckmäßig. Wir empfehlen, den Grund der Zweitbeurteilung im Bericht und/oder der Rechnung zu dokumentieren. Die Nr. 5255 ist pro Hinzuziehung nur einmal abrechenbar, auch wenn dabei mehrere Schnittbilduntersuchung beauftragt und/oder mehrere Areale untersucht werden. Erfolgt während der Heilbehandlung an jeweils unterschiedlichen Behandlungstagen eine Hinzuziehung, dann kann bei Vorliegen der Voraussetzungen die Nr. 5255 auch mehrfach abgerechnet werden. Neben der Eigenbeurteilung nach Nr. 5255 ist eine konsiliarische Erörterung nach Nrn. 60a/b für den Zuweiser und den Radiologen nicht abrechenbar. Für die Beurteilung von Röntgenbildern außerhalb der Begutachtung können die Leistungen nach den Nrn. 5255 bis 5257 nicht abgerechnet werden.

Ausschluss: 34, 35, 36, 60a/b, 5037, 5256, 5257

5256 Beurteilung anderweitig angefertigter Röntgenaufnahmen zur Begutachtung – bis 40 Aufnahmen | 24,15 | 24,15 | – | – | –

Kommentar: Siehe Kommentar zu Nr. 5255
Ausschluss: 34, 35, 36, 5037, 5255, 5257

5257 Beurteilung anderweitig angefertigter Röntgenaufnahmen zur Begutachtung – über 40 Aufnahmen | 48,25 | 48,25 | – | – | –

Kommentar: Siehe Kommentar zu Nr. 5255
MRT- und CT-Aufnahmen enthalten in der Summe mehr als 40 Schnittbilder auf den Bildbögen in den verschiedenen Projektionen, so dass die Nr. 5257 abrechenbar ist.
Ausschluss: 34, 35, 36, 5037, 5255, 5256

5. Spezialuntersuchungen

5260 Röntgenuntersuchung natürlicher, künstlicher oder krankhaft entstandener Gänge, Gangsysteme, Hohlräume oder Fisteln (z.B. Sialographie, Galaktographie, Kavernographie, Vesikulographie) – gegebenenfalls einschließlich Durchleuchtung(en) | 46,54 | 55,64 | – | 29,46 | 29,46

Die Leistung nach Nummer 5260 ist nicht berechnungsfähig für Untersuchungen des Harntraktes, der Gebärmutter und Eileiter sowie der Gallenblase.

Kommentar: Eine Zystographie der Mamma kann mit der Nr. 5260 zusätzlich zu den Mammagraphie-Leistungsziffern nach 5265 und 5266 berechnet werden. Wird beidseitig eine Zystographie oder Galaktographie durchgeführt, so ist die Nr. 5260 entsprechend zweimal berechnungsfähig.
Ausschluss: 1860, 5170, 5200, 5201, 5220, 5230, 5235, 5250, 5295

5265 Mammographie einer Seite, in einer Ebene | 34,90 | 41,72 | – | 22,08 | 22,08

Die Leistung nach Nummer 5265 ist je Seite und Sitzung nur einmal berechnungsfähig.
Ausschluss: 5266, 5267

5266 Mammographie einer Seite, in zwei Ebenen | 52,35 | 62,58 | – | 33,15 | 33,15

Ausschluss: 5265

UV-GOÄ-Nr.	Allgemeine Heilbehandl.	Besondere Heilbehandl.	Besondere Kosten	Allgemeine Kosten	Sachkosten (Besond. + Allg. Kosten)

5267 Ergänzende Ebene(n) oder Spezialprojektion(en) im Anschluß an Leistung nach Nr. 5266

	17,47	20,86	–	11,05	11,05

Kommentar: Die Leistung nach Nr. 5267 ist grundsätzlich in einer Sitzung nicht mehrfach berechnungsfähig, auch bei beidseitiger Mammographie. Der Ausschluss ergibt sich aus den Allgemeinen Bestimmungen zu Abschnitt O I - Nr. 6 (die Leistungen nach den Nummern ... 5267...dürfen unabhängig von der Anzahl der Ebenen, Projektionen, Durchleuchtungen bzw. Serien insgesamt jeweils nur einmal berechnet werden).

Ausschluss: 5265

5280 Myelographie

	87,27	104,32	–	55,25	55,25

Kommentar: Die Leistung nach Nr. 305 ist zusätzlich abrechenbar. Ferner ist Nr. 5280 mit Nrn. 256, 257, 340 abrechenbar.

5285 Bronchographie – einschließlich Durchleuchtung(en)

	52,35	62,58	–	33,15	33,15

Kommentar: Erforderliche Durchleuchtung(en) (Nr. 5295) sind in der Vergütung der Nr. 5285 enthalten und daher nicht gesondert abrechenbar.
Die erforderliche Lokalanästhesie des Kehlkopfes (Nr. 484) oder des Bronchialsystems inkl. des Kehlkopfes und Rachens (Nr. 489) zur örtlichen Schmerzreduktion vor der Einführung des Schlauches in die Luftröhre darf neben Nr. 5285 gesondert abgerechnet werden, es sei denn die Bronchographie erfolgte im Anschluss eine Bronchoskopie (Nrn. 677, 678), da die KM-Gabe noch während der Bronchoskopie durchgeführt wird und die örtliche Schmerzausschaltung (Nrn. 484, 489) bereits vor der Bronchoskopie erfolgte.
Die Einführung des Schlauches in die Luftröhre ist in der Nr. 5285 enthalten, so dass die endobronchiale Behandlung mit weichem Rohr (Nr.1532) nicht zusätzlich neben der Nr. 5285 abgerechnet werden darf.
Die Einbringung des Röntgen-Kontrastmittels (Nr. 368), die Kosten der inkorporierten Stoffe inkl. Kontrastmittel (§ 2 Abs.3 Nr.10 BG-NT und Nr. 7 -Umkehrschluss- der Allg. Best. zu Abschnitt O) sind neben Nr. 5285 sind gesondert abrechenbar.

Ausschluss: 484 oder 489, wenn zuvor eine Bronchoskopie (Nrn. 677,678) erfolgte; 1532; 5295

5290 Schichtaufnahme(n) (Tomographie), bis zu fünf Strahlenrichtungen oder Projektionen, je Strahlenrichtung oder Projektion

	75,62	90,41	–	47,88	47,88

5295 Durchleuchtung(en), als selbständige Leistung

	22,35	27,81	–	14,85	14,85

Arbeitshinweise: (Ausschnitt)
Die Nr. 5295 setzt voraus, dass es sich bei der Durchleuchtung um eine selbständige Leistung handelt, d. h., die Durchleuchtung muss ein eigenständiges Untersuchungsziel haben oder zur Klärung einer eigenständigen diagnostischen Frage eingesetzt werden. Das ist nicht der Fall, wenn sie sich als Bestandteil einer anderen Untersuchung darstellt oder der Erleichterung oder einfacheren Realisierung einer anderen Untersuchung dient, etwa wenn die Durchleuchtung als „Einstellhilfe" eingesetzt wird (z. B. bei der Injektion von Kontrastmitteln in Gelenkräume) oder integrierter Bestandteil einer Röntgenuntersuchung ist (z. B. bei Darstellung der Blutgefäße, etwa nach Nr. 5330 – Venographie einer Extremität -, bei Magen- und Darmuntersuchungen usw.).

Ausschluss: 340–374, 626–632, 675. 676, 1759, 1860, 5050, 5060, 5070, 5135, 5137, 5150, 5157, 5158, 5159, 5163, 5165, 5166–5169, 5170, 5200, 5201, 5220, 5230, 5235, 5250, 5260, 5285, 5331, 5339, 5345, 5346, 5348, 5349, 5353–5361, 5604

Kommentar: Wird während einer Operation oder einer Untersuchung mehrfach durchleuchtet ist die Nr: 5295 nur einmal abrechnungsfähig.
Die Nr. 5295 ist nicht abrechnungsfähig bei Arthroskopien für die Verwendung einer Videokette mit Monitor. Für die Videoaufzeichnung kann die Durchleuchtung nicht analog in Ansatz gebracht werden.
Die (Videoaufzeichnung) Dokumentation ist Bestandteil der abgerechneten Arthroskopieleistung, weil sie u. a. zu den Qualitätsstandards nach der Qualitätsbeurteilungsrichtlinie der KBV gehört.

O. Strahlendiagnostik, Nuklearmedizin, MRT und Strahlentherapie

UV-GOÄ-Nr.	Allgemeine Heilbehandl.	Besondere Heilbehandl.	Besondere Kosten	Allgemeine Kosten	Sachkosten (Besond. + Allg. Kosten)

Die Dokumentation kann auf Videoband, Prints oder allgemein lesbaren digitalen Datenträgern (CD, DVD) erfolgen und muss zugreifbar archiviert sein. Sie muss klar nachvollziehbar gekennzeichnet sein und eindeutig einem Patienten zuzuordnen sein. Bei anderen ambulanten Operationen, z. B. für die Einbringung von Osteosynthesematerial stellt die Durchleuchtung eine eigenständige Zielleistung dar. Dies muss aber im OP-Bericht dokumentiert sein. Aufgrund der Leistungsüberschneidung „Röntgenkontrolle/Durchleuchtung(en)" und den Zusatzbestimmungen zu den Nrn. 626 bis 630 und 632, darf die Nr. 5295 neben diesen Gebührenziffern nicht abgerechnet werden.

Rechtsprechung: ▶ **Abrechnung einer Durchleuchtung nach Nr. 5295 neben einer OP an der Halswirbelsäule**
(dieses Urteil zu einer GOÄ-Leistung dürfte auch für die UV-GOÄ von Bedeutung sein)
Eine Durchleuchtung ist nur als selbständige Leistung abrechenbar.; dies ist z.B. dann nicht gegeben, wenn sie integrierter Bestandteil der Röntgenuntersuchung ist. Als selbständige Leistung ist sie aber anzuerkennen, wenn sie als weiterführende Methode zur Klärung einer diagnostischen Frage eingesetzt wird.
Aktenzeichen: BGH, 21.12.2006, AZ: III ZR 117/06

6. Angiographie

Allgemeine Bestimmungen:
Die Zahl der Serien im Sinne der Leistungsbeschreibungen der Leistungen nach den Nummern 5300–5327 wird durch die Anzahl der Kontrastmittelgaben bestimmt. Die Leistungen nach den Nummern 5300, 5302, 5303, 5305–5313, 5315, 5316, 5318, 5324, 5325, 5327, 5329–5331, 5338 und 5339 sind je Sitzung jeweils nur einmal berechnungsfähig.

5300 Serienangiographie im Bereich von Schädel, Brust- und/oder Bauchraum, eine Serie
186,15   231,63   –   124,05   124,05

Kommentar: Für die Nrn. 5300, 5302, 5303, 5305–5313, 5315, 5316, 5318, 5324, 5325, 5327, 5329–5331, 5338 und 5339 gilt:
Nach Satz 1 der Allg. Best. zu Abschnitt O.I.6 dürfen die Gebührenziffern Nr. 5300, 5302, 5303, 5305–5313, 5315, 5316, 5318, 5324, 5325, 5327, 5329–5331, 5338 und 5339 je Sitzung nur einmal abgerechnet werden. Eine Sitzung ist eine Arzt-Patienten-Begegnung, die wartezeitbedingt durch Unterbrechungen mehrere Stunden andauern und mehrere Untersuchungsareale beinhalten kann.
Die Nr. 5300 ist abrechenbar, wenn in der ersten Serie nur der Schädel, nur der Brustraum, nur der Bauchraum oder mehrere dieser Areale zusammen (z.B. Schädel und Brustraum) untersucht werden. Dies ergibt sich auch aus der Wortwahl „und/oder" in der Leistungsbeschreibung.
Mit Nr. 5300 wird nur die erste Serie vergütet. Für die zweite und dritte Serie darf jeweils die Nr. 5301 abgerechnet werden. Die vierte und jede weitere Serie wird/werden insgesamt nur einmal mit Nr. 5302 vergütet.
Die Nrn. 5300 darf nicht abgerechnet werden, wenn in der gleichen Sitzung eine/beide Herzhälfte(n) (Nrn. 5315 bis 5318), Herzkranzgefäße oder Bypasse (Nrn. 5324 bis 5327) untersucht werden. Die erste Serie wird dann mit der geringer bewerteten Nr. 5303 vergütet.
Bei Anwendung der simultanen Zwei-Ebenen-Technik ist der Zuschlag nach Nr. 5328 je Sitzung einmal zusätzlich abrechenbar.
Bei computergesteuerte Analyse und Abbildung ist der Zuschlag nach Nr. 5335 je Untersuchungstag einmal zusätzlich berechnungsfähig.

Ausschluss: 5303–5305, 5306a, 5307a, 5308a, 5313, 5315, 5316, 5317, 5318, 5324–5327, 5355, 5357, 5358

5301 Serienangiographie im Bereich von Schädel, Brust- und/oder Bauchraum – Zweite bis dritte Serie im Anschluss an die Leistung nach Nummer 5300, je Serie
37,22   46,34   –   24,81   24,81

Bei der angiographischen Darstellung von hirnversorgenden Arterien ist auch die vierte bis sechste Serie jeweils nach Nummer 5301 berechnungsfähig.

O. Strahlendiagnostik, Nuklearmedizin, MRT und Strahlentherapie

UV-GOÄ-Nr.	Allgemeine Heilbehandl.	Besondere Heilbehandl.	Besondere Kosten	Allgemeine Kosten	Sachkosten (Besond. + Allg. Kosten)

Kommentar: Die Nr. 5301 darf jeweils einmal für die zweite und dritte Serie abgerechnet werden. Die Leistung ist damit je Sitzung maximal zweimal abrechenbar. Eine Sitzung ist eine Arzt-Patienten-Begegnung, die wartezeitbedingt durch Unterbrechungen mehrere Stunden andauern und mehrere Untersuchungsareale beinhalten kann.

Die Nr. 5301 ist abrechenbar, wenn in einer Serie nur der Schädel, nur der Brustraum, nur der Bauchraum oder mehrere dieser Areale zusammen (z.B. Schädel und Brustraum) untersucht werden. Dies ergibt sich auch aus der Wortwahl „und/oder" in der Leistungsbeschreibung.

Die vierte und jede weitere Serie wird/werden insgesamt nur einmal mit Nr. 5302 vergütet.

Die Nrn. 5301 darf nicht abgerechnet werden, wenn in der gleichen Sitzung eine/beide Herzhälfte(n) (Nrn. 5315 bis 5318), Herzkranzgefäße oder Bypass (Nrn. 5324 bis 5327) untersucht werden. Die zweite und dritte Serie wird dann jeweils mit der geringer bewerteten Nr. 5304 vergütet.

Bei Anwendung der simultanen Zwei-Ebenen-Technik ist der Zuschlag nach Nr. 5328 je Sitzung einmal zusätzlich abrechenbar.

Bei computergesteuerte Analyse und Abbildung ist der Zuschlag nach Nr. 5335 je Untersuchungstag einmal zusätzlich berechnungsfähig.

Ausschluss: 5303–5305, 5306a, 5307a, 5308a, 5313, 5315, 5316, 5317, 5318, 5324–5327, 5355, 5357, 5358

5302 Serienangiographie im Bereich von Schädel, Brust- und/oder Bauchraum – Weitere Serien im Anschluss an die Leistungen nach den Nummern 5300 und 5301, insgesamt

| | 55,82 | 69,48 | – | 37,21 | 37,21 |

Kommentar: Siehe Kommentar zu Nr. 5300

Die Nr. 5302 ist abrechenbar, wenn in der vierten und jeder weiteren Serie nur der Schädel, nur der Brustraum, nur der Bauchraum oder mehrere dieser Areale zusammen (z.B. Schädel und Brustraum) untersucht werden. Dies ergibt sich auch aus der Wortwahl „und/oder" in der Leistungsbeschreibung.

Die Nrn. 5302 darf nicht abgerechnet werden, wenn in der gleichen Sitzung eine/beide Herzhälfte(n) (Nrn. 5315 bis 5318), Herzkranzgefäße oder Bypass (Nrn. 5324 bis 5327) untersucht werden. Die vierte und jede weitere Serie wird/werden dann einmalig mit geringer bewerteten Nr. 5305 vergütet.

Bei Anwendung der simultanen Zwei-Ebenen-Technik ist der Zuschlag nach Nr. 5328 je Sitzung einmal zusätzlich abrechenbar.

Bei computergesteuerte Analyse und Abbildung ist der Zuschlag nach Nr. 5335 je Untersuchungstag einmal zusätzlich berechnungsfähig.

Ausschluss: 5303–5305, 5306a, 5307a, 5308a, 5313, 5315, 5316, 5317, 5318, 5324–5327, 5355, 5357, 5358

5303 Serienangiographie im Bereich Schädel, Brust- und Bauchraum im Zusammenhang mit einer oder mehreren Leistungen nach Nrn. 5315 bis 5327, eine Serie

| | 93,06 | 115,82 | – | 62,03 | 62,03 |

Kommentar: Siehe Kommentar zu Nr. 5300

Die Nr. 5303 ist abrechenbar, wenn in einer bzw. der ersten Serie nur der Schädel, nur der Brustraum, nur der Bauchraum oder mehrere dieser Areale zusammen (z.B. Schädel und Brustraum) untersucht werden.

Mit Nr. 5303 wird nur die erste Serie vergütet. Für die zweite und dritte Serie darf jeweils die Nr. 5304 abgerechnet werden. Die vierte und jede weitere Serie wird/werden insgesamt nur einmal mit Nr. 5305 vergütet.

Die Nrn. 5303 ist abzurechnen, wenn in der gleichen Sitzung eine/beide Herzhälfte(n) (Nrn. 5315 bis 5318), Herzkranzgefäße oder Bypass (Nrn. 5324 bis 5327) mit untersucht wird/werden. Andernfalls erfolgt die Vergütung für die erste Serie mit der höher bewerteten Nr. 5300.

Bei Anwendung der simultanen Zwei-Ebenen-Technik ist der Zuschlag nach Nr. 5328 je Sitzung einmal zusätzlich abrechenbar.

Bei computergesteuerte Analyse und Abbildung ist der Zuschlag nach Nr. 5335 je Untersuchungstag einmal zusätzlich berechnungsfähig.

Ausschluss: 5300, 5301, 5302, 5306, 5307, 5308, 5313, 5355, 5357, 5358

O. Strahlendiagnostik, Nuklearmedizin, MRT und Strahlentherapie

UV-GOÄ-Nr.	Allgemeine Heilbehandl.	Besondere Heilbehandl.	Besondere Kosten	Allgemeine Kosten	Sachkosten (Besond. + Allg. Kosten)

5304 Serienangiographie im Bereich Schädel, Brust- und Bauchraum Zusammenhang mit einer oder mehreren Leistungen nach Nrn. 5315 bis 5327 – Zweite bis dritte Serie im Anschluß an die Leistung nach Nr. 5303, je Serie

	18,60	23,16	–	12,41	12,41

Bei der angiographischen Darstellung von hirnversorgenden Arterien ist auch die vierte bis sechste Serie jeweils nach Nummer 5304 berechnungsfähig.

Kommentar: Die Nr. 5304 darf jeweils einmal für die zweite und dritte Serie abgerechnet werden. Die Leistung ist damit je Sitzung maximal fünfmal abrechenbar. Eine Sitzung ist eine Arzt-Patienten-Begegnung, die wartezeitbedingt durch Unterbrechungen mehrere Stunden andauern und mehrere Untersuchungsareale beinhalten kann.
Die Nr. 5304 ist abrechenbar, wenn in einer Serie nur der Schädel, nur der Brustraum, nur der Bauchraum oder mehrere dieser Areale zusammen (z.B. Schädel und Brustraum) untersucht werden.
Die vierte und jede weitere Serie wird/werden insgesamt nur einmal mit Nr. 5305 vergütet.
Die Nrn. 5304 ist abzurechnen, wenn in der gleichen Sitzung eine/beide Herzhälfte(n) (Nrn. 5315 bis 5318), Herzkranzgefäße oder Bypasse (Nrn. 5324 bis 5327) untersucht wird/werden. Andernfalls erfolgt die Vergütung der zweiten und dritten Serie jeweils mit der höher bewerteten Nr. 5301.
Bei Anwendung der simultanen Zwei-Ebenen-Technik ist der Zuschlag nach Nr. 5328 je Sitzung einmal zusätzlich abrechenbar.
Bei computergesteuerte Analyse und Abbildung ist der Zuschlag nach Nr. 5335 je Untersuchungstag einmal zusätzlich berechnungsfähig.

Ausschluss: 5300, 5301, 5302, 5303, 5306, 5307, 5308, 5313, 5355, 5357, 5358.

5305 Serienangiographie im Bereich Schädel, Brust- und Bauchraum Zusammenhang mit einer oder mehreren Leistungen nach Nrn. 5315 bis 5327 – Weitere Serien im Anschluß an Leistungen nach Nrn. 5303 und 5304, insgesamt

	27,92	34,75	–	18,60	18,60

Kommentar: Siehe Kommentar zu Nr. 5300
Die Nr. 5305 ist abrechenbar, wenn in der vierten und jeder weiteren Serie nur der Schädel, nur der Brustraum, nur der Bauchraum oder mehrere dieser Areale zusammen (z.B. Schädel und Brustraum) untersucht werden.
Die Nrn. 5305 ist abzurechnen, wenn in der gleichen Sitzung eine/beide Herzhälfte(n) (Nrn. 5315 bis 5318), Herzkranzgefäße oder Bypasse (Nrn. 5324 bis 5327) untersucht wird/werden. Andernfalls erfolgt die Vergütung der vierten und jeder weitere Serie einmalig mit der höher bewerteten Nr. 5302.
Bei Anwendung der simultanen Zwei-Ebenen-Technik ist der Zuschlag nach Nr. 5328 je Sitzung einmal zusätzlich abrechenbar.
Bei computergesteuerte Analyse und Abbildung ist der Zuschlag nach Nr. 5335 je Untersuchungstag einmal zusätzlich berechnungsfähig.

Ausschluss: 5300, 5301, 5302, 5303, 5306, 5307, 5308, 5313, 5355, 5357, 5358

5306 Serienangiographie im Bereich Becken und beider Beine, eine Serie

	178,29	221,85	–	118,81	118,81

Nach dieser Leistung sind die Leistungen 5309 bis 5312 für die Untersuchung der Beine nicht berechnungsfähig.

Kommentar: Siehe Kommentar zu Nr. 5300
Die Nr. 5306 ist nur abrechenbar, wenn in einer Sitzung das Becken und auch beide Beine untersucht werden. Dies ergibt sich auch aus der Wortwahl „und" in der Leistungsbeschreibung.
Mit Nr. 5306 wird nur die erste Serie vergütet. Für die zweite Serie darf die Nr. 5307 abgerechnet werden. Die dritte und jede weitere Serie wird/werden insgesamt nur einmal mit Nr. 5308 vergütet.
Da die Beine Extremitäten sind, dürfen gemäß der ergänzenden Leistungsbeschreibung zu Nr. 5306 bei der Untersuchung der Beine die Gebührenziffern der Extremitätenangiographie (Nrn. 5309 bis 5312) nicht zusätzlich abgerechnet werden.

	Allgemeine Heilbehandl.	Besondere Heilbehandl.	Besondere Kosten	Allgemeine Kosten	Sachkosten (Besond. + Allg. Kosten)

Wenn nur ein Bein untersucht wird ist die Nr. 5309 und ggf. Nr. 5310 abzurechnen. Bei der Untersuchung beider Beine kommt für das zweite Bein noch die Nr. 5311 und ggf. die Nr. 5312 hinzu.

Die Nr. 5306 darf nicht abgerechnet werden, wenn in der gleichen Sitzung eine oder mehrere Leistung(en) der Nrn. 5303 bis 5305 erbracht werden. Diese beinhalten die Angiographie von Schädel, Brust- und/oder Bauchraum und die zusätzliche Untersuchung einer/beider Herzhälfte(n) (Nrn. 5315 bis 5318), der Herzkranzgefäße oder Bypasse (Nrn. 5324 bis 5327). Statt der Nr. 5306 wird die erste Serie im Bereich des Beckens und beider Beine dann mit der geringer vergüteten Nr. 5306a abgerechnet.

Werden aber neben dem Becken und beider Beine in der gleichen Sitzung nur noch Schädel, Brust- und/oder Bauchraum untersucht, so sind neben der Nr. 5306 die Nrn. 5300 bis 5302 abrechenbar.

Bei Anwendung der simultanen Zwei-Ebenen-Technik ist der Zuschlag nach Nr. 5328 je Sitzung einmal zusätzlich abrechenbar.

Bei computergesteuerte Analyse und Abbildung ist der Zuschlag nach Nr. 5335 je Untersuchungstag einmal zusätzlich berechnungsfähig.

Ausschluss: 5303-5305, 5306a, 5307a, 5308a, 5309-5312 (für Beine), 5313, 5315-5327, 5355, 5357

5306a Leistung nach Nr. 5306, jedoch im zeitlichen Zusammenhang mit einer oder mehrerer Leistung(en) nach den Nrn. 5303 bis 5305

157,20	157,20	–	124,05	124,05

Nach dieser Leistung sind die Leistungen nach den Nummern 5309 bis 5312 für die Untersuchung der Beine nicht berechnungsfähig.

Kommentar: Siehe Kommentar zu Nr. 5300

Die Nr. 5306a ist nur abrechenbar, wenn in einer Sitzung das Becken und auch beide Beine untersucht werden. Dies ergibt sich auch aus der Wortwahl „und" in der Leistungsbeschreibung.

Mit Nr. 5306a wird nur die erste Serie der Angiographie vergütet. Für die zweite Serie darf die Nr. 5307a abgerechnet werden. Die dritte und jede weitere Serie wird/werden insgesamt nur einmal mit Nr. 5308a vergütet.

Da die Beine Extremitäten sind, dürfen gemäß der ergänzenden Leistungsbeschreibung zu Nr. 5306a bei der Untersuchung der Beine die Gebührenziffern der Extremitätenangiographie (Nrn. 5309 bis 5312) nicht zusätzlich abgerechnet werden.

Wenn nur ein Bein untersucht wird ist die Nr. 5309 und ggf. Nr. 5310 abzurechnen. Bei der Untersuchung beider Beine kommt für das zweite Bein noch die Nr. 5311 und ggf. die Nr. 5312 hinzu.

Die Nr. 5306a ist abzurechen, wenn in der gleichen Sitzung eine oder mehrere Leistung(en) der Nrn. 5303 bis 5305 erbracht werden. Diese beinhalten die Angiographie von Schädel, Brust- und/oder Bauchraum und die zusätzliche Untersuchung einer/beider Herzhälfte(n) (Nrn. 5315 bis 5318), der Herzkranzgefäße oder Bypasse (Nrn. 5324 bis 5327). Sofern die Leistung(en) der Nrn. 5303 bis 5305 nicht erbracht wird/werden, wird für die erste Serie im Bereich des Beckens und beider Beine die höher vergütete Nr. 5306 abgerechnet.

Bei Anwendung der simultanen Zwei-Ebenen-Technik ist der Zuschlag nach Nr. 5328 je Sitzung einmal zusätzlich abrechenbar.

Bei computergesteuerte Analyse und Abbildung ist der Zuschlag nach Nr. 5335 je Untersuchungstag einmal zusätzlich berechnungsfähig.

Ausschluss: 5300-5302, 5306, 5307, 5308, 5309-5312 (für Beine), 5313

5307 Serienangiographie im Bereich Becken und beider Beine – Zweite Serie im Anschluß an Leistung nach Nr. 5306

55,82	69,48	–	37,21	37,21

Neben dieser Leistung sind die Leistungen nach den Nummern 5309 bis 5312 für die Untersuchung der Beine nicht berechnungsfähig.

Kommentar: Siehe Kommentar zu Nr. 5300

Die Nr. 5307 ist nur abrechenbar, wenn in einer Sitzung das Becken und auch beide Beine untersucht werden. Dies ergibt sich auch aus der Wortwahl „und" in der Leistungsbeschreibung.

O. Strahlendiagnostik, Nuklearmedizin, MRT und Strahlentherapie

UV-GOÄ-Nr.	Allgemeine Heilbehandl.	Besondere Heilbehandl.	Besondere Kosten	Allgemeine Kosten	Sachkosten (Besond. + Allg. Kosten)

Mit Nr. 5307 wird die zweite Serie der Angiographie vergütet. Die dritte und jede weitere Serie wird/werden insgesamt nur einmal mit Nr. 5308 vergütet.
Da die Beine Extremitäten sind, dürfen gemäß der ergänzenden Leistungsbeschreibung zu Nr. 5307 bei der Untersuchung der Beine die Gebührenziffern der Extremitätenangiographie (Nrn. 5309 bis 5312) nicht zusätzlich abgerechnet werden.
Wenn nur ein Bein untersucht wird ist die Nr. 5309 und ggf. Nr. 5310 abzurechnen. Bei der Untersuchung beider Beine kommt für das zweite Bein noch die Nr. 5311 und ggf. die Nr. 5312 hinzu.
Die Nr. 5307 darf nicht abgerechnet werden, wenn in der gleichen Sitzung eine oder mehrere Leistung(en) der Nrn. 5303 bis 5305 erbracht werden. Diese beinhalten die Angiographie von Schädel, Brust- und/oder Bauchraum und die zusätzliche Untersuchung einer/beider Herzhälfte(n) (Nrn. 5315 bis 5318), der Herzkranzgefäße oder Bypasse (Nrn. 5324 bis 5327). Statt der Nr. 5307 wird die zweite Serie im Bereich des Beckens und beider Beine dann mit der geringer vergüteten Nr. 5307a abgerechnet.
Werden aber neben dem Becken und beider Beine in der gleichen Sitzung nur noch Schädel, Brust- und/oder Bauchraum untersucht, so sind neben der Nr. 5307 die Nrn. 5300 bis 5302 abrechenbar.
Bei Anwendung der simultanen Zwei-Ebenen-Technik ist der Zuschlag nach Nr. 5328 je Sitzung einmal zusätzlich abrechenbar.
Bei computergesteuerte Analyse und Abbildung ist der Zuschlag nach Nr. 5335 je Untersuchungstag einmal zusätzlich berechnungsfähig.

Ausschluss: 5303–5305, 5306a, 5307a, 5308a, 5309–5312 (für Beine), 5313, 5315-5327, 5355, 5357

5307a Leistung nach Nr. 5307, jedoch im zeitlichen Zusammenhang mit einer oder mehreren Leistung(en) nach den Nr.n 5303 bis 5305

	47,15	47,15	–	37,21	37,21

Neben dieser Leistung sind die Leistungen nach den Nummern 5309 bis 5312 für die Untersuchung der Beine nicht berechnungsfähig.

Kommentar: Siehe Kommentar zu Nr. 5300
Die Nr. 5307a ist nur abrechenbar, wenn in einer Sitzung das Becken und auch beide Beine untersucht werden. Dies ergibt sich auch aus der Wortwahl „und" in der Leistungsbeschreibung.
Mit Nr. 5307a wird die zweite Serie der Angiographie vergütet. Die dritte und jede weitere Serie wird/werden insgesamt nur einmal mit Nr. 5308a vergütet.
Da die Beine Extremitäten sind, dürfen gemäß der ergänzenden Leistungsbeschreibung zu Nr. 5307a bei der Untersuchung der Beine die Gebührenziffern der Extremitätenangiographie (Nrn. 5309 bis 5312) nicht zusätzlich abgerechnet werden.
Wenn nur ein Bein untersucht wird ist die Nr. 5309 und ggf. Nr. 5310 abzurechnen. Bei der Untersuchung beider Beine kommt für das zweite Bein noch die Nr. 5311 und ggf. die Nr. 5312 hinzu.
Die Nr. 5307a ist abzurechen, wenn in der gleichen Sitzung eine oder mehrere Leistung(en) der Nrn. 5303 bis 5305 erbracht werden. Diese beinhalten die Angiographie von Schädel, Brust- und/oder Bauchraum und die zusätzliche Untersuchung einer/beider Herzhälfte(n) (Nrn. 5315 bis 5318), der Herzkranzgefäße oder Bypasse (Nrn. 5324 bis 5327). Sofern die Leistung(en) der Nrn. 5303 bis 5305 nicht erbracht wird/werden, wird ist die zweite Serie im Bereich des Beckens und beider Beine mit der höher vergüteten Nr. 5307 abgerechenbar.
Bei Anwendung der simultanen Zwei-Ebenen-Technik ist der Zuschlag nach Nr. 5328 je Sitzung einmal zusätzlich abrechenbar.
Bei computergesteuerte Analyse und Abbildung ist der Zuschlag nach Nr. 5335 je Untersuchungstag einmal zusätzlich berechnungsfähig.

Ausschluss: 5300-5302, 5306, 5307, 5308, 5309-5312 (für Beine), 5313

5308 Serienangiographie im Bereich Becken und beider Beine – Weitere Serien im Anschluß an Leistungen nach den Nrn. 5306 und 5307, insgesamt

	74,47	92,66	–	49,61	49,61

Neben dieser Leistung sind die Leistungen nach den Nummern 5309 bis 5312 für die Untersuchung der Beine nicht berechnungsfähig.

UV-GOÄ-Nr.	Allgemeine Heilbehandl.	Besondere Heilbehandl.	Besondere Kosten	Allgemeine Kosten	Sachkosten (Besond. + Allg. Kosten)

Kommentar: Siehe Kommentar zu Nr. 5300
Die Nr. 5308 ist nur abrechenbar, wenn in einer Sitzung das Becken und auch beide Beine untersucht werden. Dies ergibt sich auch aus der Wortwahl „und" in der Leistungsbeschreibung.
Mit Nr. 5308 wird die dritte und jede weitere Serie der Angiographie insgesamt einmal vergütet.
Da die Beine Extremitäten sind, dürfen gemäß der ergänzenden Leistungsbeschreibung zu Nr. 5308 bei der Untersuchung der Beine die Gebührenziffern der Extremitätenangiographie (Nrn. 5309 bis 5312) nicht zusätzlich abgerechnet werden.
Wenn nur ein Bein untersucht wird ist die Nr. 5309 und ggf. Nr. 5310 abzurechnen. Bei der Untersuchung beider Beine kommt für das zweite Bein noch die Nr. 5311 und ggf. die Nr. 5312 hinzu.
Die Nr. 5308 darf nicht abgerechnet werden, wenn in der gleichen Sitzung eine oder mehrere Leistung(en) der Nrn. 5303 bis 5305 erbracht werden. Diese beinhalten die Angiographie von Schädel, Brust- und/oder Bauchraum und die zusätzliche Untersuchung einer/beider Herzhälfte(n) (Nrn. 5315 bis 5318), der Herzkranzgefäße oder Bypasse (Nrn. 5324 bis 5327). Statt der Nr. 5308 wird die dritte und jede weitere Serie im Bereich des Beckens und beider Beine dann insgesamt einmal mit der geringer vergüteten Nr. 5307a abgerechnet.
Werden aber neben dem Becken und beider Beine in der gleichen Sitzung nur noch Schädel, Brust- und/oder Bauchraum untersucht, so sind neben der Nr. 5308 die Nrn. 5300 bis 5302 abrechenbar.
Bei Anwendung der simultanen Zwei-Ebenen-Technik ist der Zuschlag nach Nr. 5328 je Sitzung einmal zusätzlich abrechenbar.
Bei computergesteuerte Analyse und Abbildung ist der Zuschlag nach Nr. 5335 je Untersuchungstag einmal zusätzlich berechnungsfähig.

Ausschluss: 5303–5305, 5306a, 5307a, 5308a, 5309–5312 (für Beine), 5313, 5315–5327, 5355, 5357

5308a Leistung nach Nr. 5308, jedoch im zeitlichen Zusammenhang mit einer oder mehreren Leistung(en) nach den Nr.n 5300 bis 5305

62,88	62,88	–	49,61	49,61

Neben dieser Leistung sind die Leistungen nach den Nummern 5309 bis 5312 für die Untersuchung der Beine nicht berechnugsfähig.

Kommentar: Siehe Kommentar zu Nr. 5300
Die Nr. 5308a ist nur abrechenbar, wenn in einer Sitzung das Becken und auch beide Beine untersucht werden. Dies ergibt sich auch aus der Wortwahl „und" in der Leistungsbeschreibung.
Mit Nr. 5308a wird die dritte und jede weitere Serie der Angiographie insgesamt einmal vergütet.
Da die Beine Extremitäten sind, dürfen gemäß der ergänzenden Leistungsbeschreibung zu Nr. 5308a bei der Untersuchung der Beine die Gebührenziffern der Extremitätenangiographie (Nrn. 5309 bis 5312) nicht zusätzlich abgerechnet werden.
Wenn nur ein Bein untersucht wird ist die Nr. 5309 und ggf. Nr. 5310 abzurechnen. Bei der Untersuchung beider Beine kommt für das zweite Bein noch die Nr. 5311 und ggf. die Nr. 5312 hinzu.
Die Nr. 5308a ist abzurechen, wenn in der gleichen Sitzung eine oder mehrere Leistung(en) der Nrn. 5303 bis 5305 erbracht werden. Diese beinhalten die Angiographie von Schädel, Brust- und/oder Bauchraum und die zusätzliche Untersuchung einer/beider Herzhälfte(n) (Nrn. 5315 bis 5318), der Herzkranzgefäße oder Bypasse (Nrn. 5324 bis 5327). Sofern die Leistung(en) der Nrn. 5303 bis 5305 nicht erbracht wird/werden, ist die dritte und jede weitere Serie im Bereich des Beckens und beider Beine insgesamt einmal mit der höher vergüteten Nr. 5308 abzurechnen.
Bei Anwendung der simultanen Zwei-Ebenen-Technik ist der Zuschlag nach Nr. 5328 je Sitzung einmal zusätzlich abrechenbar.
Bei computergesteuerte Analyse und Abbildung ist der Zuschlag nach Nr. 5335 je Untersuchungstag einmal zusätzlich berechnungsfähig.

Ausschluss: 5300-5302, 5306, 5307, 5308, 5309-5312 (für Beine), 5313

O. Strahlendiagnostik, Nuklearmedizin, MRT und Strahlentherapie

UV-GOÄ-Nr.	Allgemeine Heilbehandl.	Besondere Heilbehandl.	Besondere Kosten	Allgemeine Kosten	Sachkosten (Besond. + Allg. Kosten)
5309 Serienangiographie einer Extremität, eine Serie	167,54	208,47	–	111,65	111,65

Kommentar: Siehe Kommentar zu Nr. 5300.
Eine Extremität ist der gesamte Arm oder das gesamte Bein.
Mit Nr. 5309 wird in einer Sitzung die erste Serie an der ersten Extremität (Arm oder Bein) vergütet. Die Vergütung der zweiten und jeder weiteren Serie an der gleichen Extremität erfolgt insgesamt nur einmal mit Nr. 5310. Wird in der gleichen Sitzung eine weitere Extremität (Arm oder Bein) untersucht, so ist diese erste Serie mit Nr. 5311 sowie die zweite und jede weitere Serie insgesamt einmal mit Nr. 5312 zu vergüten.
Gemäß der Leistungsbeschreibungen zu den Nrn. 5306 bis 5308a dürfen die Nrn. 5309 bis 5312 nicht abgerechnet werden, wenn in einer Sitzung neben beiden Beinen auch noch das Becken untersucht wird. In diesen Fällen sind die entsprechenden Gebührenziffern der Nrn. 5306 bis 5308a anzusetzen.
Bei Anwendung der simultanen Zwei-Ebenen-Technik ist der Zuschlag nach Nr. 5328 je Sitzung einmal zusätzlich abrechenbar.
Bei computergesteuerte Analyse und Abbildung ist der Zuschlag nach Nr. 5335 je Untersuchungstag einmal zusätzlich berechnungsfähig.

Ausschluss: 5303-5305, 5306–5308a (für Beine), 5313, 5315-5327, 5355, 5357

5310 Serienangiographie einer Extremität – Weitere Serien im Anschluß an Leistung nach Nr. 5309, insgesamt	55,82	69,48	–	37,21	37,21

Kommentar: Siehe Kommentar zu Nr. 5300.
Eine Extremität ist der gesamte Arm oder das gesamte Bein.
Mit Nr. 5310 wird in einer Sitzung die zweite und jede weitere Serie an der ersten Extremität (Arm oder Bein) insgesamt einmal vergütet. Wird in der gleichen Sitzung eine weitere Extremität (Arm oder Bein) untersucht, so ist diese erste Serie mit Nr. 5311 sowie die zweite und jede weitere Serie insgesamt einmal mit Nr. 5312 zu vergüten.
Gemäß der Leistungsbeschreibungen zu den Nrn. 5306 bis 5308a dürfen die Nrn. 5309 bis 5312 nicht abgerechnet werden, wenn in einer Sitzung neben beiden Beinen auch noch das Becken untersucht wird. In diesen Fällen sind die entsprechenden Gebührenziffern der Nrn. 5306 bis 5308a anzusetzen.
Bei Anwendung der simultanen Zwei-Ebenen-Technik ist der Zuschlag nach Nr. 5328 je Sitzung einmal zusätzlich abrechenbar.
Bei computergesteuerte Analyse und Abbildung ist der Zuschlag nach Nr. 5335 je Untersuchungstag einmal zusätzlich berechnungsfähig.

Ausschluss: 5303–5305, 5306–5308a (für Beine), 5313, 5315-5327, 5355, 5357

5311 Serienangiographie einer weiteren Extremität im Zusammenhang mit Leistung nach Nr. 5309, eine Serie	93,06	115,82	–	62,03	62,03

Kommentar: Siehe Kommentar zu Nr. 5300.
Eine Extremität ist der gesamte Arm oder das gesamte Bein.
Mit Nr. 5311 wird in einer Sitzung die erste Serie an der weiteren Extremität (Arm oder Bein) insgesamt einmal vergütet. Die Vergütung der zweiten und jeder weitere Serie erfolgt insgesamt einmal mit Nr. 5312.
Gemäß der Leistungsbeschreibungen zu den Nrn. 5306 bis 5308a dürfen die Nrn. 5309 bis 5312 nicht abgerechnet werden, wenn in einer Sitzung neben beiden Beinen auch noch das Becken untersucht wird. In diesen Fällen sind die entsprechenden Gebührenziffern der Nrn. 5306 bis 5308a anzusetzen.
Bei Anwendung der simultanen Zwei-Ebenen-Technik ist der Zuschlag nach Nr. 5328 je Sitzung einmal zusätzlich abrechenbar.
Bei computergesteuerte Analyse und Abbildung ist der Zuschlag nach Nr. 5335 je Untersuchungstag einmal zusätzlich berechnungsfähig.

Ausschluss: 5303–5305, 5306–5308a (für Beine), 5313, 5315-5327, 5355, 5357

O. Strahlendiagnostik, Nuklearmedizin, MRT und Strahlentherapie

UV-GOÄ-Nr.	Allgemeine Heilbehandl.	Besondere Heilbehandl.	Besondere Kosten	Allgemeine Kosten	Sachkosten (Besond. + Allg. Kosten)

5312   Serienangiographie einer weiteren Extremität im Zusammenhang mit Leistung nach Nr. 5309 – Weitere Serien im Anschluß an Leistungen nach Nr. 5311, insgesamt

	55,82	69,48	–	37,21	37,21

Kommentar: Siehe Kommentar zu Nr. 5300
Eine Extremität ist der gesamte Arm oder das gesamte Bein.
Mit Nr. 5312 wird in einer Sitzung die zweite und jede weitere Serie an der weiteren Extremität (Arm oder Bein) insgesamt einmal vergütet.
Gemäß der Leistungsbeschreibungen zu den Nrn. 5306 bis 5308a dürfen die Nrn. 5309 bis 5312 nicht abgerechnet werden, wenn in einer Sitzung neben beiden Beinen auch noch das Becken untersucht wird. In diesen Fällen sind die entsprechenden Gebührenziffern der Nrn. 5306 bis 5308a anzusetzen.
Bei Anwendung der simultanen Zwei-Ebenen-Technik ist der Zuschlag nach Nr. 5328 je Sitzung einmal zusätzlich abrechenbar.
Bei computergesteuerte Analyse und Abbildung ist der Zuschlag nach Nr. 5335 je Untersuchungstag einmal zusätzlich berechnungsfähig.

Ausschluss: 5303–5305, 5306–5308a (für Beine), 5313, 5315–5327, 5355, 5357

5313   **Angiographie der Becken- und Beingefäße in Großkassetten-Technik, je Sitzung**

	74,47	92,66	–	49,61	49,61

Die Leistung nach Nummer 5313 ist neben den Leistungen nach den Nummern 5300 bis 5312 sowie 5315 bis 5339 nicht berechnungsfähig.

Kommentar: Siehe Kommentar zu Nr. 5300
Nach der ergänzenden Leistungsbeschreibung darf die Nr. 5313 nicht neben den Leistungen nach den Nrn. 5300 bis 5312 und 5315 bis 5339 berechnet werden.

Ausschluss: 5300, 5301, 5302, 5303, 5304, 5305, 5306, 5307, 5308, 5309, 5310, 5311, 5312, 5315, 5316, 5317, 5318, 5324, 5325, 5326, 5327, 5328, 5329, 5330, 5331, 5335, 5338, 5339, 5355

5315   Angiokardiographie einer Herzhälfte, eine Serie

	204,76	254,81	–	136,46	136,46

Die Leistung nach Nummer 5315 ist je Sitzung nur einmal berechnungsfähig.

Kommentar: Nach Satz 1 der Allg. Best. zu Abschnitt O.I.6 und der ergänzenden Leistungsbeschreibung dieser Gebührenziffer darf die Nr. 5315 je Sitzung nur einmal abgerechnet werden. Eine Sitzung ist eine Arzt-Patienten-Begegnung, die wartezeitbedingt durch Unterbrechungen mehrere Stunden andauern und mehrere Untersuchungsareale beinhalten kann.
Mit Nr. 5315 wird nur die erste Serie einer Herzhälfte vergütet. Die Untersuchung beider Herzhälften in erster Serie führt dagegen zur Abrechnung der Nr. 5316. Gemäß ergänzender Leistungsbeschreibung zu Nr. 5316 darf die Nr. 5315 nicht neben Nr. 5316 abgerechnet werden.
Mit Nr. 5315 wird nur die erste Serie vergütet. Für die zweite und dritte Serie darf jeweils die Nr. 5317 abgerechnet werden. Die vierte und jede weitere Serie wird/werden insgesamt nur einmal mit Nr. 5318 vergütet.
Nach der ergänzenden Leistungsbeschreibung zu Nr. 5318 darf die Nr. 5315 nicht neben die Leistungen nach Nr. 5300 bis 5302 und 5324 bis 5327 berechnet werden. Sofern neben der Angiokardiographie einer Herzhälfte auch Serienangiographien im Bereich Schädel, Brust- und Bauchraum durchgeführt werden, sind die Nrn. 5303 bis 5305 abrechenbar.
Sofern in der gleichen Sitzung eine Serienangiographie im Bereich der Becken und beider Beine durchgeführt wird, so sind die Nrn. 5306a, 5307a und 5308a neben Nr. 5315 abrechenbar. Nicht abgerechnet werden dürfen dagegen die Nrn. 5306, 5307 und 5308.
Bei Anwendung der simultanen Zwei-Ebenen-Technik ist der Zuschlag nach Nr. 5328 je Sitzung einmal zusätzlich abrechenbar.
Bei computergesteuerte Analyse und Abbildung ist der Zuschlag nach Nr. 5335 je Untersuchungstag einmal zusätzlich berechnungsfähig.

Ausschluss: 627, 630, 632, 5300, 5301, 5302, 5306, 5307, 5308, 5313, 5316, 5324, 5325, 5326, 5327, 5355, 5356

O. Strahlendiagnostik, Nuklearmedizin, MRT und Strahlentherapie

UV-GOÄ-Nr.	Allgemeine Heilbehandl.	Besondere Heilbehandl.	Besondere Kosten	Allgemeine Kosten	Sachkosten (Besond. + Allg. Kosten)

5316 Angiokardiographie beider Herzhälften, eine Serie

	279,22	347,49	–	186,22	186,22

Die Leistung nach Nummer 5316 ist je Sitzung nur einmal berechnungsfähig. Neben der Leistung nach Nummer 5316 ist die Leistung nach Nummer 5315 nicht berechnungsfähig.

Kommentar: Nach Satz 1 der Allg. Best. zu Abschnitt O.I.6 und der ergänzenden Leistungsbeschreibung dieser Gebührenziffer darf die Nr. 5316 je Sitzung nur einmal abgerechnet werden. Eine Sitzung ist eine Arzt-Patienten-Begegnung, die wartezeitbedingt durch Unterbrechungen mehrere Stunden andauern und mehrere Untersuchungsareale beinhalten kann.
Mit Nr. 5316 wird nur die erste Serie beider Herzhälften vergütet. Für die zweite und dritte Serie darf jeweils die Nr. 5317 abgerechnet werden. Die vierte und jede weitere Serie wird/werden insgesamt nur einmal mit Nr. 5318 vergütet.
Nach der ergänzenden Leistungsbeschreibung zu Nr. 5316 darf die Nr. 5315 –Angiokardiographie einer Herzhälfte – nicht zusätzlich neben Nr. 5316 abgerechnet werden.
Nach der ergänzenden Leistungsbeschreibung zu Nr. 5318 darf die Nr. 5316 nicht neben die Leistungen nach Nr. 5300 bis 5302 und 5324 bis 5327 berechnet werden. Sofern neben der Angiokardiographie beider Herzhälften auch Serienangiographien im Bereich Schädel, Brust- und Bauchraum durchgeführt werden, sind die Nrn. 5303 bis 5305 abrechenbar.
Sofern in der gleichen Sitzung eine Serienangiographie im Bereich der Becken und beider Beine durchgeführt wird, so sind die Nrn. 5306a, 5307a und 5308a neben Nr. 5316 abrechenbar. Nicht abgerechnet werden dürfen dagegen die Nrn. 5306, 5307 und 5308.
Bei Anwendung der simultanen Zwei-Ebenen-Technik ist der Zuschlag nach Nr. 5328 je Sitzung einmal zusätzlich abrechenbar.
Bei computergesteuerte Analyse und Abbildung ist der Zuschlag nach Nr. 5335 je Untersuchungstag einmal zusätzlich berechnungsfähig.

Ausschluss: 627, 630, 632, 5300, 5301, 5302, 5306, 5307, 5308, 5313, 5315, 5324–5327, 5355, 5356

5317 Angiographie einer oder beider Herzhälften – Zweite bis dritte Serie im Anschluß an Leistungen nach Nrn. 5315 oder 5316, je Serie

	37,22	46,34	–	24,81	24,81

Kommentar: Mit Nr. 5317 wird jeweils die zweite bis dritte Serie einer oder beider Herzhälften vergütet. Die Leistung ist damit je Sitzung maximal zweimal abrechenbar. Eine Sitzung ist eine Arzt-Patienten-Begegnung, die wartezeitbedingt durch Unterbrechungen mehrere Stunden andauern und mehrere Untersuchungsareale beinhalten kann. Die vierte und jede weitere Serie wird/werden insgesamt nur einmal mit Nr. 5318 vergütet.
Nach der ergänzenden Leistungsbeschreibung zu Nr. 5318 darf die Nr. 5317 nicht neben die Leistungen nach Nr. 5300 bis 5302 und 5324 bis 5327 berechnet werden. Sofern neben der Angiokardiographie beider Herzhälften auch Serienangiographien im Bereich Schädel, Brust- und Bauchraum durchgeführt werden, sind die Nrn. 5303 bis 5305 abrechenbar.
Sofern in der gleichen Sitzung eine Serienangiographie im Bereich der Becken und beider Beine durchgeführt wird, so sind die Nrn. 5306a, 5307a und 5308a neben Nr. 5316 abrechenbar. Nicht abgerechnet werden dürfen dagegen die Nrn. 5306, 5307 und 5308.
Bei Anwendung der simultanen Zwei-Ebenen-Technik ist der Zuschlag nach Nr. 5328 je Sitzung einmal zusätzlich abrechenbar.
Bei computergesteuerte Analyse und Abbildung ist der Zuschlag nach Nr. 5335 je Untersuchungstag einmal zusätzlich berechnungsfähig.

Ausschluss: 627, 630, 632, 5300, 5301, 5302, 5306, 5307, 5308, 5313, 5324–5327, 5355, 5356

5318 Angiographie einer oder beider Herzhälften – Weitere Serien im Anschluss an die Leistungen nach den Nummern 5317, insgesamt

	55,82	69,48	–	37,21	37,21

Die Leistungen nach den Nurnmern 5315 bis 5318 sind neben den Leistungen nach den Nummern 5300 bis 5302 und 5324 bis 5327 nicht berechnungsfähig.

Kommentar: Siehe Kommentar zu Nr. 5300
Mit Nr. 5318 wird die vierte und jede weitere Serie insgesamt einmal vergütet.

O. Strahlendiagnostik, Nuklearmedizin, MRT und Strahlentherapie

UV-GOÄ-Nr.	Allgemeine Heilbehandl.	Besondere Heilbehandl.	Besondere Kosten	Allgemeine Kosten	Sachkosten (Besond. + Allg. Kosten)

Nach der ergänzenden Leistungsbeschreibung zu Nr. 5318 darf die Nr. 5317 nicht neben die Leistungen nach Nr. 5300 bis 5302 und 5324 bis 5327 berechnet werden. Sofern neben der Angiokardiographie einer/beider Herzhälfte(n) auch Serienangiographien im Bereich Schädel, Brust- und Bauchraum durchgeführt werden, sind die Nrn. 5303 bis 5305 abrechenbar.

Sofern in der gleichen Sitzung eine Serienangiographie im Bereich der Becken und beider Beine durchgeführt wird, so sind die Nrn. 5306a, 5307a und 5308a neben Nr. 5318 abrechenbar. Nicht abgerechnet werden dürfen dagegen die Nrn. 5306, 5307 und 5308.

Bei Anwendung der simultanen Zwei-Ebenen-Technik ist der Zuschlag nach Nr. 5328 je Sitzung einmal zusätzlich abrechenbar.

Bei computergesteuerte Analyse und Abbildung ist der Zuschlag nach Nr. 5335 je Untersuchungstag einmal zusätzlich berechnungsfähig.

Ausschluss: 627, 630, 632, 5300, 5301, 5302, 5306, 5307, 5308, 5313, 5324–5327, 5355, 5356

5324 Selektive Koronarangiographie eines Herzkranzgefäßes oder Bypasses mittels Cinetechnik, eine Serie   223,37   277,97   –   148,85   148,85

Die Leistungen nach den Nummern 5324 und 5325 sind nicht nebeneinander berechnungsfähig.

Kommentar: Siehe Kommentar zu Nr. 5300

Mit Nr. 5324 wird nur die erste Serie eines Herzkranzgefäßes (Koronararterie) oder Bypasses vergütet. Auch wenn in einer Sitzung ein Herzkranzgefäß und auch ein Bypass untersucht werden, darf aufgrund der Allg. Best. zu Abschnitt O.I.6 die Nr. 5324 trotzdem nicht zweimal abgerechnet werden. In diesem Fall empfehlen wir die Abrechnung der Nr. 5325 statt der Nr. 5324. Die zweite bis fünfte Serie wird jeweils mit der Nr. 5326 vergütet. Die Untersuchung aller Herzkranzgefäße (beider Koronararterien) oder aller Bypasse in erster Serie führt zur Abrechnung der Nr. 5325. Gemäß ergänzender Leistungsbeschreibung zu Nr. 5324 dürfen die Nrn. 5324 und 5325 nicht nebeneinander abgerechnet werden.

Nach der ergänzenden Leistungsbeschreibung zu Nr. 5327 dürfen die Nrn. 5300 bis 5303 und 5315 bis 5318 neben den Nrn. 5324 bis 5327 nicht berechnet werden. Wird neben der selektiven Koronarangiographie auch eine Serienangiographie im Bereich Schädel, Brust- und Bauchraum durchgeführt werden, sind daher nur die Nrn. 5303 bis 5305 neben Nr. 5324 abrechenbar.

Sofern in der gleichen Sitzung eine Serienangiographie im Bereich der Becken und beider Beine durchgeführt wird, so sind die Nrn. 5306a, 5307a und 5308a neben Nr. 5324 abrechenbar. Nicht abgerechnet werden dürfen dagegen die Nrn. 5306, 5307 und 5308.

Bei Anwendung der simultanen Zwei-Ebenen-Technik ist der Zuschlag nach Nr. 5328 je Sitzung einmal zusätzlich abrechenbar.

Bei computergesteuerte Analyse und Abbildung ist der Zuschlag nach Nr. 5335 je Untersuchungstag einmal zusätzlich berechnungsfähig.

Ausschluss: 626, 627, 630, 632, 5300, 5301, 5302, 5306, 5307, 5308, 5313, 5315–5318, 5325, 5326, 5327, 5355, 5356

5325 Selektive Koronarangiographie aller Herzkranzgefäße oder Bypasse mittels Cinetechnik, eine Serie   279,22   347,49   –   186,22   186,22

Kommentar: Siehe Kommentar zu Nr. 5300

Mit Nr. 5325 wird nur die erste Serie aller Herzkranzgefäße (beider Koronararterien) oder aller Bypasse vergütet. Die Vergütung der zweiten bis fünften Serie erfolgt jeweils mit der Nr. 5326.

Gemäß ergänzender Leistungsbeschreibung zu Nr. 5324 dürfen die Nrn. 5324 und 5325 nicht nebeneinander abgerechnet werden.

Nach der ergänzenden Leistungsbeschreibung zu Nr. 5327 dürfen die Nrn. 5300 bis 5303 und 5315 bis 5318 neben den Nrn. 5324 bis 5327 nicht berechnet werden. Wird neben der selektiven Koronarangiographie auch eine Serienangiographie im Bereich Schädel, Brust- und Bauchraum durchgeführt werden, sind daher nur die Nrn. 5303 bis 5305 neben Nr. 5325 abrechenbar.

Sofern in der gleichen Sitzung eine Serienangiographie im Bereich der Becken und beider Beine durchgeführt wird, so sind die Nrn. 5306a, 5307a und 5308a neben

O. Strahlendiagnostik, Nuklearmedizin, MRT und Strahlentherapie

UV-GOÄ-Nr.	Allgemeine Heilbehandl.	Besondere Heilbehandl.	Besondere Kosten	Allgemeine Kosten	Sachkosten (Besond. + Allg. Kosten)

Nr. 5325 abrechenbar. Nicht abgerechnet werden dürfen dagegen die Nrn. 5306, 5307 und 5308.
Bei Anwendung der simultanen Zwei-Ebenen-Technik ist der Zuschlag nach Nr. 5328 je Sitzung einmal zusätzlich abrechenbar.
Bei computergesteuerte Analyse und Abbildung ist der Zuschlag nach Nr. 5335 je Untersuchungstag einmal zusätzlich berechnungsfähig.

Ausschluss: 626, 627, 630, 632, 5300, 5301, 5302, 5306, 5307, 5308, 5313, 5315–5318, 5324, 5326, 5327, 5355, 5356

5326 Selektive Koronarangiographie eines oder aller Herzkranzgefäße im Anschluß an Leistungen nach Nrn. 5324 oder 5325, zweite bis fünfte Serie, je Serie

	37,22	46,34	–	24,81	24,81

Kommentar: Mit Nr. 5326 wird jeweils die zweite bis fünfte Serie aller Herzkranzgefäße (beider Koronararterien) oder aller Bypasse vergütet. Die Leistung ist damit je Sitzung maximal fünfmal abrechenbar. Eine Sitzung ist eine Arzt-Patienten-Begegnung, die wartezeitbedingt durch Unterbrechungen mehrere Stunden andauern und mehrere Untersuchungsareale beinhalten kann.
Nach der ergänzenden Leistungsbeschreibung zu Nr. 5327 dürfen die Nrn. 5300 bis 5303 und 5315 bis 5318 neben den Nrn. 5324 bis 5327 nicht berechnet werden. Wird neben der selektiven Koronarangiographie auch eine Serienangiographie im Bereich Schädel, Brust- und Bauchraum durchgeführt werden, sind daher nur die Nrn. 5303 bis 5305 neben Nr. 5326 abrechenbar.
Sofern in der gleichen Sitzung eine Serienangiographie im Bereich der Becken und beider Beine durchgeführt wird, so sind die Nrn. 5306a, 5307a und 5308a neben Nr. 5326 abrechenbar. Nicht abgerechnet werden dürfen dagegen die Nrn. 5306, 5307 und 5308.
Bei Anwendung der simultanen Zwei-Ebenen-Technik ist der Zuschlag nach Nr. 5328 je Sitzung einmal zusätzlich abrechenbar.
Bei computergesteuerte Analyse und Abbildung ist der Zuschlag nach Nr. 5335 je Untersuchungstag einmal zusätzlich berechnungsfähig.

Ausschluss: 626, 627, 630, 632, 5300, 5301, 5302, 5306, 5307, 5308, 5313, 5315, 5316, 5317, 5318, 5324, 5325, 5327, 5355, 5356

5327 Zusätzliche Linksventrikulographie bei selektiver Koronarangiographie

	93,06	115,82	–	62,03	62,03

Die Leistungen nach den Nummern 5324 bis 5327 sind neben den Leistungen nach den Nummern 5300 bis 5302 und 5315 bis 5318 nicht berechnungsfähig.

Kommentar: Siehe Kommentar zu Nr. 5300
Mit Nr. 5327 wird jeweils die zweite bis fünfte Serie aller Herzkranzgefäße (beider Koronararterien) oder aller Bypasse vergütet. Die Leistung ist damit je Sitzung maximal fünfmal abrechenbar.
Nach der ergänzenden Leistungsbeschreibung zu Nr. 5327 dürfen die Nrn. 5300 bis 5303 und 5315 bis 5318 neben den Nrn. 5324 bis 5327 nicht berechnet werden. Wird neben der selektiven Koronarangiographie auch eine Serienangiographie im Bereich Schädel, Brust- und Bauchraum durchgeführt werden, sind daher nur die Nrn. 5303 bis 5305 neben Nr. 5327 abrechenbar.
Sofern in der gleichen Sitzung eine Serienangiographie im Bereich der Becken und beider Beine durchgeführt wird, so sind die Nrn. 5306a, 5307a und 5308a neben Nr. 5327 abrechenbar. Nicht abgerechnet werden dürfen dagegen die Nrn. 5306, 5307 und 5308.
Bei Anwendung der simultanen Zwei-Ebenen-Technik ist der Zuschlag nach Nr. 5328 je Sitzung einmal zusätzlich abrechenbar.
Bei computergesteuerte Analyse und Abbildung ist der Zuschlag nach Nr. 5335 je Untersuchungstag einmal zusätzlich berechnungsfähig.

Ausschluss: 626, 627, 630, 632, 5300, 5301, 5302, 5306, 5307, 5308, 5313, 5315–5318, 5324, 5325, 5326, 5355, 5356

UV-GOÄ-Nr.	Allgemeine Heilbehandl.	Besondere Heilbehandl.	Besondere Kosten	Allgemeine Kosten	Sachkosten (Besond. + Allg. Kosten)

5328 Zuschlag zu Leistungen nach Nrn. 5300 bis 5327 bei Anwendung der simultanen Zwei-Ebenen-Technik

| | 94,31 | 94,31 | – | 74,44 | 74,44 |

Nummer 5328 ist je Sitzung nur einmal berechnungsfähig.

Kommentar: Nach der ergänzenden Leistungsbeschreibung darf die Nr. 5328 je Sitzung nur einmal abgerechnet werden. Eine Sitzung ist eine Arzt-Patienten-Begegnung, die wartezeitbedingt durch Unterbrechungen mehrere Stunden andauern und mehrere Untersuchungsareale beinhalten kann. Auch wenn die simultane Zwei-Ebenen-Technik in verschiedenen Untersuchungsarealen der Nrn. 5300 bis 5327 zur Anwendung kommt, so darf diese dessen ungeachtet nur einmal mit Nr. 5328 abgerechnet werden.
Bei computergesteuerte Analyse und Abbildung ist der Zuschlag nach Nr. 5335 je Untersuchungstag einmal zusätzlich berechnungsfähig.

Ausschluss: 5313

5329 Venographie im Bereich des Brust- und Bauchraums

| | 148,94 | 185,33 | – | 99,24 | 99,24 |

Kommentar: Siehe Kommentar zu Nr. 5300
Bei computergesteuerte Analyse und Abbildung ist der Zuschlag nach Nr. 5335 je Untersuchungstag einmal zusätzlich berechnungsfähig.

Ausschluss: 1759, 5313, 5353, 5354, 5359, 5360

5330 Venographie einer Extremität

| | 69,82 | 86,86 | – | 46,53 | 46,53 |

Kommentar: Siehe Kommentar zu Nr. 5300
Die Nr. 5330 darf daher auch nach einer Venographie beider Beine trotzdem nur einmal abgerechnet werden.
Extremitäten sind ein ganzer Arm oder ein ganzes Bein. Ergänzende Projektion(en) am gleichen Arm/Bein sind insgesamt einmal mit Nr. 5331 abrechenbar. Wir empfehlen die ergänzende(n) Projektion(en) im Befund und der Rechnung anzugeben, um Rückfragen des UVTr zu vermeiden.
Die Extremitätenvenographie stellt sehr selten eine Primärdiagnostik dar. Sie erfolgt in der Regel im Anschluss an eine Ultraschalluntersuchung, bei der ein unpräziser Befund mit Thromboseverdacht erhoben wurde. Wir empfehlen daher bei gleichzeitiger der Abrechnung der Leistungen der Ultraschalluntersuchungen (Nrn. 401 bis 424) und der Venographie (Nrn. 5330 bis 5335) den unpräzisen Befund auch in der Rechnung anzugeben, um die Erforderlichkeit und Zweckmäßigkeit (§ 8 Abs. 1 ÄV) der Venographie zu dokumentieren und Rückfragen des UVTr zu vermeiden.
Bei computergesteuerte Analyse und Abbildung ist der Zuschlag nach Nr. 5335 je Untersuchungstag einmal zusätzlich berechnungsfähig.

Ausschluss: 5313, 5353, 5354, 5359, 5360

5331 Venographie einer Extremität – ergänzende Projektion(en) (insbesondere des zentralen Abflußgebiets) im Anschluß an Nr. 5330

| | 18,60 | 23,16 | – | 12,41 | 12,41 |

Kommentar: Siehe Kommentar zu Nr. 5300
Extremitäten sind ein ganzer Arm oder ein ganzes Bein. Ergänzende Projektion(en) am gleichen Arm/Bein sind unabhängig von deren Anzahl insgesamt nur einmal mit Nr. 5331 abrechenbar. Wir empfehlen die ergänzende(n) Projektion(en) im Befund und der Rechnung anzugeben, um Rückfragen des UVTr zu vermeiden.
Da sich die Nr. 5331 gemäß der Leistungsbeschreibung ausschließlich nur auf die ergänzende(n) Projektion(en) der nach Nr. 5330 untersuchten Extremität bezieht, darf sie nicht für die Venographie einer anderen Extremität (anderer Arm/ anderes Bein) abgerechnet werden.
Die Extremitätenvenographie stellt sehr selten eine Primärdiagnostik dar. Sie erfolgt in der Regel im Anschluss an eine Ultraschalluntersuchung, bei der ein unpräziser Befund mit Thromboseverdacht erhoben wurde. Wir empfehlen daher bei gleichzeitiger der Abrechnung der Leistungen der Ultraschalluntersuchungen (Nrn. 401 bis 424) und der Venographie (Nrn. 5330 bis 5335) den unpräzisen Befund auch in der Rechnung

O. Strahlendiagnostik, Nuklearmedizin, MRT und Strahlentherapie

UV-GOÄ-Nr.	Allgemeine Heilbehandl.	Besondere Heilbehandl.	Besondere Kosten	Allgemeine Kosten	Sachkosten (Besond. + Allg. Kosten)

anzugeben, um die Erforderlichkeit und Zweckmäßigkeit (§ 8 Abs. 1 ÄV) der Venographie zu dokumentieren und Rückfragen des UVTr zu vermeiden.
Bei computergesteuerte Analyse und Abbildung ist der Zuschlag nach Nr. 5335 je Untersuchungstag einmal zusätzlich berechnungsfähig.

Ausschluss: 1759, 5295, 5313, 5353, 5354, 5359, 5360

5335 Zuschlag zu den Leistungen nach den Nummern 5300 bis 5331 bei computergestützter Analyse und Abbildung

	62,88	62,88	–	49,61	49,61

Nummer 5335 kann je Untersuchungstag unabhängig von der Anzahl der Einzeluntersuchungen nur einmal berechnet werden.

Kommentar: Die Nr. 5335 darf gemäß ergänzender Leistungsbeschreibung unabhängig von der Anzahl der Einzeluntersuchungen je Untersuchungstag nur einmal abgerechnet werden. Beginnt eine Sitzung aber vor 24 Uhr und endet erst am Folgetag, so ist die Nr. 5335 auch zweimal abrechenbar. Eine Sitzung ist eine Arzt-Patienten-Begegnung, die wartezeitbedingt durch Unterbrechungen mehrere Stunden andauern und mehrere Untersuchungsareale beinhalten kann.
Die computergestützte Analyse und Abbildung betrifft Abbildungen, bei denen durch Variierung des Bildes mit dem digitalen Anteil der Bildeinheit, u. a. mit BDAS-Technik, gearbeitet wird.
Der begründete Verdacht, weshalb die computergesteuerte Analyse und Abbildung durchgeführt wurde sowie das entsprechende positive/negative Ergebnis sind im Befund zu dokumentieren. Der UVTr wird nur bei einem wahrscheinlichen und nicht bloß möglichen zusätzlichen Nutzen die Abrechnung der Nr. 5335 akzeptieren. Bei einer Nichtvergütung stützt er sich dabei auf die Nichterforderlichkeit und Unzweckmäßigkeit im Sinne des § 8 Abs. 1 ÄV.

Ausschluss: 5313

5338 Lymphographie, je Extremität

	93,06	115,82	–	62,03	62,03

Kommentar: Siehe Kommentar zu Nr. 5300
Die Nr. 5338 darf daher auch nach einer Lymphographie beider Beine trotzdem nur einmal abgerechnet werden.
Extremitäten sind ein ganzer Arm oder ein ganzes Bein. Ergänzende Projektion(en) am gleichen Arm/Bein sind insgesamt einmal mit Nr. 5331 abrechenbar. Wir empfehlen die ergänzende(n) Projektion(en) im Befund und der Rechnung anzugeben, um Rückfragen des UVTr zu vermeiden.

Ausschluss: 5313

5339 Lymphographie, je Extremität – Ergänzende Projektion(en) im Anschluß an Nr. 5338 – einschließlich Durchleuchtung(en) –, insgesamt

	23,27	28,96	–	15,50	15,50

Kommentar: Siehe Kommentar zu Nr. 5300
Extremitäten sind ein ganzer Arm oder ein ganzes Bein. Ergänzende Projektion(en) am gleichen Arm/Bein sind unabhängig von deren Anzahl insgesamt nur einmal mit Nr. 5339 abrechenbar. Wir empfehlen die ergänzende(n) Projektion(en) im Befund und der Rechnung anzugeben, um Rückfragen des UVTr zu vermeiden.
Da sich die Nr. 5339 gemäß der Leistungsbeschreibung ausschließlich nur auf die ergänzende(n) Projektion(en) der nach Nr. 5338 untersuchten Extremität bezieht, darf sie nicht für die Lymphographie einer anderen Extremität (anderer Arm/ anderes Bein) abgerechnet werden.
Durchleuchtungen die im Zusammenhang mit den ergänzenden Projektionen erbracht werden sind gemäß Leistungsbeschreibung Bestandteil der Nr. 5339 und damit nicht gesondert mit Nr. 5295 abrechenbar.

Ausschluss: 5295, 5313

7. Interventionelle Maßnahmen

Allgemeine Bestimmungen:
Die Leistungen nach den Nummern 5345–5356 können je Sitzung nur einmal berechnet werden.

UV-GOÄ-Nr.		Allgemeine Heilbehandl.	Besondere Heilbehandl.	Besondere Kosten	Allgemeine Kosten	Sachkosten (Besond. + Allg. Kosten)
5345	Perkutane transluminale Dilatation und Rekanalisation von Arterien mit Ausnahme der Koronararterien – einschließlich Kontrastmitteleinbringungen und Durchleuchtung(en) im zeitlichen Zusammenhang mit dem gesamten Eingriff –	260,60	324,31	7,57	134,30	141,87

Neben der Leistung nach Nummer 5345 sind die Leistungen nach den Nummern 350 bis 361 sowie 5295 nicht berechnungsfähig. Wurde innerhalb eines Zeitraums von vierzehn Tagen vor Erbringung der Leistung nach Nummer 5345 bereits eine Leistung nach den Nummern 5300 bis 5313 berechnet, darf neben der Leistung nach Nummer 5345 für dieselbe Sitzung eine Leistung nach den Nummern 5300 bis 5313 nicht erneut berechnet werden. Im Falle der Nebeneinanderberechnung der Leistung nach Nummer 5345 neben einer Leistung nach den Nummern 5300 bis 5313 ist in der Rechnung zu bestätigen, dass in den vorhergehenden vierzehn Tagen eine Leistung nach den Nummern 5300 bis 5313 nicht berechnet wurde.

Kommentar: **Aus den Beschlüssen des Zentralen Konsultationsausschusses für Gebührenordnungsfragen bei der BÄK** zur Privatliquidation herzchirurgischer Leistungen.
Nr. 5345 GOÄ (PTA) für die Aufdehnung der Arteria mammaria
Die Aufdehnung der Arteria mammaria mittels Knopfsonde oder Durchspülung (z.B. Papaverin) ist keine eigenständig berechenbare Leistung. In seltenen speziellen Situationen (etwa 0,5 % der Eingriffe) muss aber eine echte Dilatation der Arteria mammaria interna oder eines anderen Gefäßes intraoperativ durchgeführt werden, wobei dann auch ein entsprechender Ballonkatheter verwendet wird. In dieser speziellen Ausnahmesituation sieht der Konsultationsausschuss die eigenständige Berechenbarkeit der Nr. 5345 GOÄ begründet.
Hinzuweisen ist darauf, dass das Erfordernis dieses zusätzlichen und eigenständigen Eingriffs bereits in der präoperativen Angiographie erkennbar und intraoperativ die Durchführung anhand der Druckwerte dokumentiert sein muss. Die Besonderheit des Eingriffes sollte bereits in der Rechnungsstellung nachvollziehbar sein.

Ausschluss: 350, 351, 355–357, 360, 361, 5295, 5356, 5378.

| **5346** | Zuschlag zu Nr. 5345 bei Dilatation und Rekanalisation von mehr als zwei Arterien, insgesamt | 55,82 | 69,48 | – | 28,71 | 28,71 |

Neben der Leistung nach Nummer 5346 sind die Leistungen nach den Nummern 350 bis 361 sowie 5295 nicht berechnungsfähig.

Ausschluss: 350, 351, 355–357, 360, 361, 5295, 5378.

| **5348** | Perkutane transluminale Dilatation und Rekanalisation von Koronararterien – einschließlich Kontrastmitteleinbringungen und Durchleuchtung(en) im zeitlichen Zusammenhang mit dem gesamten Eingriff – | 353,68 | 440,13 | 7,57 | 173,40 | 180,97 |

Neben der Leistung nach Nummer 5348 sind die Leistungen nach den Nummern 350 bis 361 sowie 5295 nicht berechnungsfähig. Wurde innerhalb eines Zeitraums von vierzehn Tagen vor Erbringung der Leistung nach Nummer 5348 bereits eine Leistung nach den Nummern 5315 bis 5327 berechnet, darf neben der Leistung nach Nummer 5348 für dieselbe Sitzung eine Leistung nach den Nummern 5315 bis 5327 nicht erneut berechnet werden. Im Falle der Nebeneinanderberechnung der Leistung nach Nummer 5348 neben einer Leistung nach den Nummern 5315 bis 5327 ist in der Rechnung zu bestätigen, dass in den vorhergehenden vierzehn Tagen eine Leistung nach den Nummern 5315 bis 5327 nicht berechnet wurde.

Ausschluss: 350, 351, 355–357, 360, 361, 5295, 5378.

| **5349** | Zuschlag zu Nr. 5348 bei Dilatation und Rekanalisation von mehr als einer Koronararterie, insgesamt | 93,06 | 115,82 | – | 48,00 | 48,00 |

Neben der Leistung nach Nummer 5349 sind die Leistungen nach den Nummern 350 bis 361 sowie 5295 nicht berechnungsfähig.

Ausschluss: 350, 351, 355–357, 360, 361, 5295, 5378.

O. Strahlendiagnostik, Nuklearmedizin, MRT und Strahlentherapie 5351–5357

UV-GOÄ-Nr.	Allgemeine Heilbehandl.	Besondere Heilbehandl.	Besondere Kosten	Allgemeine Kosten	Sachkosten (Besond. + Allg. Kosten)

5351 Lysebehandlung, als Einzelbehandlung oder ergänzend zu Nrn. 2826, 5345 oder 5348 – bei einer Lysedauer von mehr als einer Stunde

| | 46,54 | 57,92 | – | 23,99 | 23,99 |

Kommentar: Nach dem Kommentar zur GOÄ von **Brück**, der auch für die UV-GOÄ zutreffen sollte, sind Lysebehandlungen berechnungsfähig bei:
– Lyse-Einzelbehandlung eines Gefäßes,
– Lyse nach vorausgegangener diagnostischer Angiographie,
– Lyse nach vorausgegangener Dilatationsbehandlung,
– Lyse nach vorausgegangener operativer Beseitigung eines Verschlusses oder Stenose eines Gefäßes

Ausschluss: 5378

5352 Zuschlag zu der Leistung nach Nr. 5351 bei Lysebehandlung der hirnversorgenden Arterien

| | 93,06 | 115,82 | – | 48,00 | 48,00 |

Ausschluss: 5378

5353 Perkutane transluminale Dilatation und Rekanalisation von Venen – einschließlich Kontrastmitteleinbringungen und Durchleuchtung(en) im zeitlichen Zusammenhang mit dem gesamten Eingriff

| | 186,15 | 231,63 | 7,57 | 96,14 | 103,71 |

Neben der Leistung nach Nummer 5353 sind die Leistungen nach den Nummern 344 bis 347, 5295 sowie 5329 bis 5331 nicht berechnungsfähig.

Ausschluss: 344–347, 5295, 5329–5331, 5356, 5378.

5354 Zuschlag zu Nr. 5353 bei Dilatation und Rekanalisation von mehr als zwei Venen, insgesamt

| | 18,60 | 23,16 | – | 9,57 | 9,57 |

Neben der Leistung nach Nummer 5354 sind die Leistungen nach den Nummern 344 bis 347, 5295 sowie 5329 bis 5331 nicht berechnungsfähig.

Ausschluss: 344, 345, 346, 347, 5295, 5329–5331, 5378.

5355 Einbringung von Gefäßstützen oder Anwendung alternativer Angioplastiemethoden (Atherektomie, Laser), zusätzlich zur perkutanen transluminalen Dilatation – einschließlich Kontrastmitteleinbringungen und Durchleuchtung(en) im zeitlichen Zusammenhang mit dem gesamten Eingriff –

| | 186,15 | 231,63 | – | 96,14 | 96,14 |

Neben der Leistung nach Nummer 5355 sind die Leistungen nach den Nummern 344 bis 361, 5295 sowie 5300 bis 5327 nicht berechnungsfähig.

Ausschluss: 344–347, 350, 351, 355–357, 360, 361, 5295, 5300–5313, 5315, 5316, 5317, 5318, 5324, 5325, 5326, 5327, 5356, 5378.

5356 Einbringung von Gefäßstützen oder Anwendung alternativer Angioplasiemethoden (Atherektomie, Laser), zusätzlich zur perkutanen transluminalen Dilatation einer Koronararterie – einschließlich Kontrastmitteleinbringungen und Durchleuchtung(en) im zeitlichen Zusammenhang mit dem gesamten Eingriff –

| | 232,67 | 289,56 | – | 120,14 | 120,14 |

Neben der Leistung nach Nummer 5356 sind die Leistungen nach den Nummern 350 bis 361, 5295, 5315 bis 5327, 5345 sowie 5353 nicht berechnungsfähig. Neben der Leistung nach Nummer 5356 ist die Leistung nach Nummer 5355 für Eingriffe an Koronararterien nicht berechnungsfähig.

Ausschluss: 350, 351, 355–357, 360, 361, 5295, 5315, 5316, 5317, 5318, 5324, 5325, 5326, 5327, 5345, 5353, 5355, 5378.

5357 Embolisation einer oder mehrerer Arterie(n) mit Ausnahme der Arterien im Kopf Halsbereich oder Spinalkanal – einschließlich Kontrastmitteleinbringung(en) und angiographischer Kontrollen im zeitlichen Zusammenhang mit dem gesamten Eingriff –, je Gefäßgebiet

| | 325,76 | 405,37 | – | 199,96 | 199,96 |

UV-GOÄ-Nr.	Allgemeine Heilbehandl.	Besondere Heilbehandl.	Besondere Kosten	Allgemeine Kosten	Sachkosten (Besond. + Allg. Kosten)

Neben der Leistung nach Nummer 5357 sind die Leistungen nach den Nummern 350 bis 361, 5295 sowie 5300 bis 5312 nicht berechnungsfähig.

Ausschluss: 350, 351, 355–357, 360, 361, 5295, 5300–5312, 5370, 5378.

5358 Embolisation einer oder mehrerer Arterie(n) im Kopf-Halsbereich oder Spinalkanal – einschließlich Kontrastmitteleinbringung(en) und angiographischer Kontrollen im zeitlichen Zusammenhang mit dem gesamten Eingriff –, je Gefäßgebiet

	418,83	521,20	–	216,27	216,27

Neben der Leistung nach Nummer 5358 sind die Leistungen nach den Nummern 350, 351, 5295 sowie 5300 bis 5305 nicht berechnungsfähig.

Ausschluss: 350, 351, 5295, 5300–5302, 5304, 5305, 5378.

5359 Embolisation der Vena spermatica – einschließlich Kontrastmitteleinbringung(en) und angiographischer Kontrollen im zeitlichen Zusammenhang mit dem gesamten Eingriff –

	232,67	289,56	–	120,14	120,14

Neben der Leistung nach Nummer 5359 sind die Leistungen nach den Nummern 344 bis 347, 5295 sowie 5329 bis 5331 nicht berechnungsfähig.

Ausschluss: 344–347, 5295, 5329–5331, 5378.

5360 Embolisation von Venen – einschließlich Kontrastmitteleinbringung(en) und angiographischer Kontrollen im zeitlichen Zusammenhang mit dem gesamten Eingriff –

	186,15	231,63	–	96,14	96,14

Neben der Leistung nach Nummer 5360 sind die Leistungen nach den Nummern 344 bis 347, 5295 sowie 5329 bis 5331 nicht berechnungsfähig.

Ausschluss: 344–347, 1759, 5295, 5329–5331, 5378.

5361 Transhepatische Drainage und/oder Dilatation von Gallengängen – einschließlich Kontrastmitteleinbringung(en) und cholangiographischer Kontrollen im zeitlichen Zusammenhang mit dem gesamten Eingriff –

	241,98	301,15	–	125,00	125,00

Neben der Leistung nach Nummer 5361 sind die Leistungen nach den Nummern 370, 5170 sowie 5295 nicht berechnungsfähig.

Ausschluss: 370, 2032, 2093, 5170, 5295

8. Computertomographie

Allgemeine Bestimmungen:

Die Leistungen nach den Nummern 5369 bis 5375 sind je Sitzung jeweils nur einmal berechnungsfähig. Die Nebeneinanderberechnung von Leistungen nach den Nummern 5370 bis 5374 ist in der Rechnung gesondert zu begründen. Bei Nebeneinanderberechnung von Leistungen nach den Nummern 5370 bis 5374 ist der Höchstwert nach Nummer 5369 zu beachten.

Arbeitshinweise (Ausschnitt):

Die Nebeneinander-Berechnung mehrerer computertomographischer Leistungen muss nach den Allg. Best. (Abs. 2) in der Rechnung stets begründet werden. Von einer Nebeneinander-Berechnung ist auszugehen, wenn mehrere Leistungen im zeitlichen Zusammenhang, also im Rahmen einer Arzt-Patienten-Begegnung bzw. einer Sitzung, erbracht worden sind. Diese kann sich bei umfangreichen Untersuchungen auch über mehrere Stunden, z. B. einen Vormittag, hinziehen.

Werden Leistungen in verschiedenen Sitzungen erbracht und gesondert abgerechnet, liegt keine Nebeneinanderberechnung im Sinne der Nr. 5369 vor. Die Begründungspflicht und der Höchstwert gelten insoweit nicht. Im Rahmen des Gebots der Wirtschaftlichkeit (§ 8 ÄV) ist der Arzt gehalten, die Untersuchungen möglichst in einer Sitzung durchzuführen, es sei denn, zwingende, in der Person des Patienten liegende Gründe lassen

O. Strahlendiagnostik, Nuklearmedizin, MRT und Strahlentherapie

UV-GOÄ-Nr.	Allgemeine Heilbehandl.	Besondere Heilbehandl.	Besondere Kosten	Allgemeine Kosten	Sachkosten (Besond. + Allg. Kosten)

dies nicht zu (Begründungs-pflicht). Allein praxisorganisatorische Gründe rechtfertigen dagegen die Untersuchungen in zwei oder mehr Sitzungen nicht.

Die Abrechnung der Computertomogramme (CTs) erfolgt nicht nach der Anzahl der gefertigten Schichten, sondern „je Sitzung".

5369 Höchstwert für Leistungen nach Nrn. 5370 bis 5374

| | 279,22 | 294,43 | – | 186,22 | 186,22 |

Die im einzelnen erbrachten Leistungen sind in der Rechnung anzugeben.

Arbeitshinweise (Ausschnitt):
Diese Beschränkung gilt nach der Fassung der Leistungslegende nur für die genannten Gebühren-Nrn.; somit bleiben z. B. – eine oder mehrere - ergänzende Serie(n) nach Nr. 5376 neben der Nr. 5369 berechenbar.

Ausschluss: 1–4, 6–9, 110–142, 5370–5374, 5378

5370 Computergesteuerte Tomographie im Kopfbereich – gegebenenfalls einschließlich des kraniozervikalen Übergangs –

| | 186,15 | 196,28 | – | 124,05 | 124,05 |

Arbeitshinweise: Neben der eigentlichen Computertomographie des Kopfes wurde diese Gebühren-Nr. zunehmend für die **Digitale Volumentomographie (DVT)** im Kopfbereich abgerechnet. Durch Beschluss der Ständigen Gebührenkommission wurde für die DVT im Kopfbereich zum 01.01.2017 eine eigene Leistungslegende und Gebühr in die UV-GOÄ aufgenommen, so dass für eine Analogabrechnung kein Raum mehr ist (siehe Hinweise zu Nr. 5370a).

Kommentar: Nr. 5376 bei ergänzendem Scan des Gesichtsschädels oder bei zusätzlicher Perfusion abrechenbar.
Nr. 5377 bei zusätzlicher Perfusion (Berechnung Blut-KM-Konzentration) oder bei Bildnachberechnungen (2D = multiplanare Reformation (MPR), 3D, VRT) aus helical Scan (Schichtdicke ≤ 1 mm) abrechnen.
MKG-Chirurgen rechnen eine DVT mit Nr. 5370a ab.

Ausschluss: 1–4, 6–9, 110–142, 5369, 5378, 5810, 5831, 5840, 5841

5370a Digitale Volumentomographie im Kopfbereich - ggf. einschließlich computergesteuerter Analyse und 3D-Rekonstruktion

| | 159,48 | 159,48 | – | 86,13 | 86,13 |

Die zu erwartende therapieentscheidende Mehrinformation gegenüber der konventionellen Bildgebung ist in der Rechnung anzugeben.

Die Nr. 5377 kann nicht gesondert berechnet werden.

Bei Kindern sind die klinischen Befunde, aus denen die rechtfertigende Indikation resultiert, und eine Begründung, warum strahlungsfreie Untersuchungsmethoden nicht angewendet werden konnten, anzugeben. Bei Kindern ist ein DVT in der Regel nur einmal pro Behandlungsfall abrechenbar. Sollten im Einzelfall auf Grund besonderer Umstände mehrere DVT-Aufnahmen notwendig sein, so ist die Begründung anzugeben.

Kommentar: Bei Kindern ist die DVT in der Regel nur einmal pro Behandlungsfall abrechenbar. Als Behandlungsfall gilt gemäß Ziffer 1 der Allg. Best. vor Teil B ein Zeitraum von 3 Monaten. Die computergesteuerte Analyse und 3 D Rekonstruktion ist in der Vergütung der Nr. 5370a enthalten und daher gemäß Leistungsbeschreibung nicht gesondert abrechenbar. Mit DGUV-Rdschr. Nr. 0015/2017 vom 06.01.2017 wurde mitgeteilt, dass die DVT, die vermehrt von MKG-Chirurgen erbracht wird, nur dann abgerechnet werden kann, wenn die therapieentscheidende Mehrinformation gegenüber der konventionellen Bildgebung in der Rechnung angegeben. Bei Kindern ist die Leistung besonders zurückhaltend einzusetzen. Als Kind wird eine Person definiert, die das Alter von 14 Jahren noch nicht vollendet hat. Anhaltspunkte zur rechtfertigenden Indikation bietet u. A. die s2K-Leitline dentale digitale Volumentomographie (Quelle: www.awmf.de bzw. AWMF-Register-Nummer: 083-005). Die Nr. 5370a ist nicht für eine DVT außerhalb des Kopfbereiches abrechenbar Siehe hierzu Kommentar zu Nr. 5373)

Ausschluss: 5377

5371 Computergesteuerte Tomographie im Hals- u./o. Thoraxbereich
Bei zusätzlicher Beurteilung eines HR CT nach der ICOERD-Klassifikation im Rahmen der Pneumokoniose-Diagnostik im Auftrag des UVTr kann die Gebühr der bes. HB abgerechnet werden.

| | 214,07 | 225,72 | – | 142,66 | 142,66 |

UV-GOÄ-Nr.	Allgemeine Heilbehandl.	Besondere Heilbehandl.	Besondere Kosten	Allgemeine Kosten	Sachkosten (Besond. + Allg. Kosten)

Kommentar: Mit DGUV-Rdschr. 0502/2021 vom 16.12.2021 wurden die Erhöhung der Gebühren für eine Low-Dose High Resolution Computer-Tomographie Untersuchung im Erweiterten Vorsorgeangebot der DGUV zur Früherkennung von Lungenkrebs mit ICOERD-Klassifikation (LD-HRCT mit ICOERD-Klassifikationen im EVA-Lunge) nach Beschluss des GFK-Ausschusses BK der DGUV vom 19.07.2021 bekannt gegeben. Vergütet wird diese Leistung nun mit den Sätzen der Allg. HB der Nr. 5371 + 50 % der Nr. 5831 + eine Seite Schreibgebühr der Nr. 190. Eine LD-HRCT ohne ICOERD-Klassifikation wird weiterhin mit den Sätzen der Allg. HB der Nr. 5371 vergütet.
Die Untersuchung wird grundsätzlich mit primärer intravenöser Hochdruckkontrastmittelgabe durchgeführt. Da die KM-Gabe somit nicht zur Durchführung einer sekundären, ergänzenden Serie erfolgt, ist Nr. 5376 nicht zusätzlich abrechenbar.
Nur bei zusätzlich hochauflösendem Xenon-Scan ist die Nr. 5376 gesondert abrechenbar.
Nr. 5377 bei KM-Kinetik (Tumoranalyse) oder zusätzlicher Bildnachberechnung (2D = MPR, 3D, VRT) abrechnen.

Ausschluss: 1–4, 6–9, 110–142, 5357, 5369, 5375, 5378, 5810, 5831, 5840, 5841

5372 Computergesteuerte Tomographie im Abdominalbereich

241,98	255,18	–	161,27	161,27

Die Nebeneinanderberechnung der Nrn. 5370 bis 5372 ist in der Rechnung gesondert zu begründen.

Kommentar: Die Untersuchung wird oft primär <u>ohne</u> und sekundär <u>mit</u> intravenöser Hochdruckkontrastmittelgabe durchgeführt. Da die KM-Gabe somit zur Durchführung einer sekundären, ergänzenden Serie erfolgt, ist die Nr. 5376 gesondert abrechenbar.
Nr. 5377 bei KM-Kinetik (Tumoranalyse) oder zusätzlicher Bildnachberechnung (2D = MPR, 3D, VRT) abrechnen. Die mit dargestellte Aorta ist nicht zusätzlich mit Nr. 5375 abrechenbar.

Ausschluss: 5369, 5375, 5378, 5810, 5831, 5840, 5841

5373 Computergesteuerte Tomographie des Skeletts (Wirbelsäule, Extremitäten oder Gelenke bzw. Gelenkpaare)

176,85	186,47	–	117,85	117,85

Arbeitshinweise: Das CT ist vor allem indiziert, wenn es auf die Darstellung knöcherner Strukturen ankommt. Dabei geht es insbes. um Regionen, die konventionell-radiologisch schwer darstellbar sind (z. B. Übergang HWS/BWS) und zur genauen Klassifikation vermuteter Frakturen (Glenoid, Tibiakopf, Acetabulum, Calcaneus).
Okkulte Frakturen (verborgene Frakturen) sind selten Indikation für eine CT-Untersuchung, sondern sollten eher im MRT untersucht werden.
Die Leistung wurde durch Beschluss der Ständigen Gebührenkommission nach § 52 ÄV mit Wirkung ab 01.01.2017 in die UV-GOÄ aufgenommen (s. DGUV-Rundschreiben 0015/2017 vom 06.01.2017 bzw. SVLFG-Info intern 015/2017).
Bei der DVT handelt es sich um eine digitale, dreidimensionale Röntgenbildtechnik, die überwiegend im Mund-, Kiefer- und Gesichtsbereich zur Anwendung kommt. Zur Indikation für diese relativ neue Leistung können hier noch keine Hinweise gegeben werden. In der AWMF-Leitlinie (siehe weiter unten) heißt es: „Für viele Fragestellungen liegt jedoch bisher keine Evidenz dahingehend vor, inwieweit diese Zusatzinformation einen erhöhten diagnostischen Nutzen bzw. einen klinischen Vorteil für den Patienten erbringt."
Fest steht, dass die Strahlenbelastung durch die DVT einerseits deutlich höher ist als bei einer normalen Röntgenaufnahme, andererseits ist sie aber deutlich niedriger als bei einem CT. Die DVT darf also nicht zum Einsatz kommen, wenn eine normale Röntgenaufnahme ausgereicht hätte. Wegen weiterführender Informationen wird auf die s2k-Leitlinie der AWMF „Dentale digitale Volumentomographie DVT" verwiesen (http://www.awmf.org/uploads/tx_szleitlinien/083- 005l_S2k_Dentale_Volumentomographie_2013-10.pdf).
Besonders kritisch ist der Einsatz der DVT bei Kindern und Jugendlichen zu sehen. Da für die Anwendung der DVT-Technik im Kindesund Jugendalter bei vielen Fragestellungen noch keine hinreichende Evidenz vorhanden ist, muss die Indikation besonders streng gestellt werden (s. Pkt. 7.1 der Leitlinie). Im Zweifel sollte die Indikation vom beratenden Arzt/Ärztin geprüft werden.
Mit der Gebühr ist die Leistung vollständig abgegolten. Der Zuschlag nach Nr. 5377 für eine computergestützte Analyse und/oder 3D-Rekonstruktion kann nicht zusätzlich abgerechnet werden.
Ohne Angabe der zu erwartenden therapieentscheidenden Mehrinformation gegenüber einer konventionellen Bildgebung besteht kein Vergütungsanspruch.

Hinweis zur digitalen Volumentomographie außerhalb des Kopfbereiches:
Die Digitale Volumentomographie (DVT) ist als Alternative zum konventionellen Röntgen oder zur Computertomographie bei unfallbedingten Verletzungsfolgen außerhalb des Kopfbereiches nur im Ausnahmefall indiziert (DGUV- Rundschreiben – 0101/2021 vom 18.03.2021, SVLFG-Info intern 061/2021 und Rundschreiben DGUV Landesverband Nordost, D 07/2021 vom 07.06.2021)

Die DVT kommt als Ersatz des konventionellen Röntgens in der Primärdiagnostik von Frakturen außerhalb des Kopfbereiches derzeit nicht in Betracht.

Bei besonderen Fragestellungen, wenn konventionelle Röntgenaufnahmen für eine Beurteilung nicht ausreichend sind, kann die DVT im Einzelfall eine alternative radiologische Untersuchung zum CT darstellen, zum Beispiel bei Aufnahmen zur Analyse von Frakturen an peripheren Gelenken. Ein Alleinstellungsmerkmal hat die DVT bei der dreidimensionalen Bildgebung an der belasteten unteren Extremität. Allerdings betrifft dies nur wenige Indikationen im Bereich der gesetzlichen Unfallversicherung.

Eine Kostenübernahme ist in solchen Fällen vorab beim zuständigen UV-Träger einzuholen. Den Unfallversicherungsträgern wird empfohlen, die Einzelfallentscheidung über das Vorliegen der notwendigen Indikation für den Einsatz der DVT ggf. unter Einbindung beratungsärztlicher Kompetenz zu treffen.

Die bereits mit DGUV-Rundschreiben 0015/2017 bekanntgegebene Empfehlung zur Abrechnung bei nach erfolgter Einzelfallprüfung bestätigter Indikation für die DVT im Rahmen der unfallchirurgischen Diagnostik hat weiterhin Bestand. Die Leistung soll in diesen Fällen mit dem einfachen Gebührensatz der amtlichen GOÄ für ein CT des entsprechenden Körperabschnitts (Nr. 5373) ohne Zuschläge nach den Nrn. 5376 und 5377 vergütet werden.

Kommentar: Da es grundsätzlich möglich ist Gelenkpaare (z. B. beide Knie- oder Sprunggelenke) innerhalb einer Tomographie zu untersuchen, ist die ergänzende Tomographie der Gegenseite (Nr. 5376) oder die Vergabe eines zweiten Untersuchungstermins nicht erforderlich und zweckmäßig in Sinne des § 8 ÄV. Sollte eine ergänzende Tomographie z. B. durch erhebliche Beinlängendifferenz, einliegende Implantate oder starke X- bzw. O-Beine erforderlich werden, ist dies im Befundbericht und/oder der Rechnung für den UVTr zu dokumentieren. Ausnahme ist die ergänzende Tomographie im Sinne der Nr. 5376 nach KM-Gabe bei Knochentumoren.

Durch die Möglichkeit der Beurteilung von Brüchen durch eine 3D, VRT oder 2D multiplanare Reformation (MPR) ist eine sonstige ergänzende Tomografie selten erforderlich und zweckmäßig im Sinne des § 8 ÄV (2D = MPR, 3D, VRT). In seltenen Fällen kann zur Beurteilung einer begleitenden Gefäßverletzung eine intravenöse Hochdruckkontrastmittelgabe erforderlich sein, die dann jedoch primär erfolgt und nicht zu einer ergänzenden Serie gemäß Ziffer 5376 führt. Die insbesondere bei Brüchen erforderliche Bildnachberechnung und die KM-Kinetik (Knochentumoranalyse) berechtigen zur Abrechnung der Nr. 5377.

Mit DGUV-Rdschr. 0101/2021 vom 18.03.2021 teilte die DGUV mit, dass die DVT/CBCT als Ersatz des konventionellen Röntgens in der Primardiagnostik von Frakturen außerhalb des Kopfes derzeit nicht in Betracht kommt und nur in Ausnahmefällen „mit" vorheriger Zustimmung des UVTr als Sekundärdiagnostik angewendet werden darf. Mit DGUV-Rdschr. 0218/2025 vom 04.08.2025 wurde mitgeteilt, dass die konventionelle Röntgenaufnahme Grundlage jeglicher Primärdiagnostik von Verletzungen in jedem Lebensalter bleibt. Es wurden bestimmte Indikationen bzw. Voraussetzungen festgelegt, die „ohne" vorherige Zustimmung des UVTr die Durchführung einer DVT/CBCT als Sekundärdiagnostik ermöglichen. Als gängige Indikationen einer CT-Untersuchung, die auf eine DVT-Untersuchung übertragbar sind bestehen nur Knöcherne Verletzungen mit Gelenkbeteiligung, Frage nach Konsolidierung der Knochenbruchheilung bei fehlender ausreichender Darstellung durch konventionelles Röntgen und Frage nach Materiallage und Stellungskontrolle nach operativer Versorgung bei fehlender ausreichender Darstellung durch konventionelles Röntgen. Außer dieser 3 Fallkonstellationen besteht keine weitere Indikation für eine DVT, so dass bei Zuwiderhandlungen die Gebühren vom UVTr auf die entsprechenden Röntgengebühren korrigiert werden. Alle DVT-Untersuchungen des Skeletts, werden gemäß des Rdschr. 0218/2025 vom 04.08.2025 ab dem 01.07.2025 mit Nr.5370a UV-GOÄ ohne Zuschläge nach Nrn. 5376 und 5377 vergütet. Es für D-Ärzte und Handchirurgen bei einer Erstdiagnostik mittels DVT/CBCT auch weiterhin kein Vergütungsanspruch.

UV-GOÄ-Nr.	Allgemeine Heilbehandl.	Besondere Heilbehandl.	Besondere Kosten	Allgemeine Kosten	Sachkosten (Besond. + Allg. Kosten)

Die Infiltration von Medikamenten im Rahmen einer CT-gesteuerten Schmerztherapie an der Wirbelsäule ist eine interventionelle Maßnahme, bei der das Medikament durch eine dünne Nadel exakt an den Zielort der Behandlung (z.B. Nerv) gebracht wird. Die diagnostischen CT-Gebührenziffern (Nrn. 5373 oder 5374) dürfen hierfür nicht abgerechnet werden, sondern nur die geringer vergütete Nr. 5378.

Ausschluss: 1–4, 6–9, 110–142, 5369, 5378, 5810, 5831, 5840, 5841

5374

Computergesteuerte Tomographie der Zwischenwirbelräume im Bereich der Hals-, Brust- und/oder Lendenwirbelsäule – gegebenenfalls einschließlich der Übergangsregionen –

176,85	186,47	–	117,85	117,85

Kommentar: Eine intravenöse Hochdruckkontrastmittelgabe ist selten erforderlich und zweckmäßig im Sinne des § 8 ÄV. Ergänzende Serien sind bei der Beurteilung der Zwischenwirbelräume im Gegensatz zu den Wirbelkörpern eher erforderlich und zweckmäßig im Sinne des § 8 ÄV und daher mit Nr. 5376 abrechenbar.
Die insbesondere bei Brüchen erforderliche Bildnachberechnung (3D, 2D = MRT, VRT) berechtigt zur Abrechnung der Nr. 5377.
Die Infiltration von Medikamenten im Rahmen einer CT-gesteuerten Schmerztherapie an der Wirbelsäule ist eine interventionelle Maßnahme, bei der das Medikament durch eine dünne Nadel exakt an den Zielort der Behandlung (z.B. Nerv) gebracht wird. Die diagnostischen CT-Gebührenziffern (Nrn. 5373 oder 5374) dürfen hierfür nicht abgerechnet werden, sondern nur die geringer vergütete Nr. 5378.

Ausschluss: 1–4, 6–9, 110–142, 5369, 5378, 5810, 5831, 5840, 5841

5375

Computergesteuerte Tomographie der Aorta in ihrer gesamten Länge

186,15	196,28	–	124,05	124,05

Die Leistung nach Nummer 5375 ist neben den Leistungen nach den Nummern 5371 und 5372 nicht berechnungsfähig.

Kommentar: Die Untersuchung wird häufig mit primärer intravenöser Hochdruckkontrastmittelgabe durchgeführt. Da die KM-Gabe somit nicht zur Durchführung einer sekundären, ergänzenden Serie erfolgt, ist die Nr. 5376 nicht gesondert abrechenbar. Gleichwohl ist eine ergänzende Serie nach Abbau des primär injizierten KM in der Spätphase der Aorta-CT möglich und somit gesondert nach Nr. 5376 abrechenbar. Bei besonderen Fragestellungen (z.B. Gefäßwandhaematom bei V.a Dissektion) kann eine vorausgehende Untersuchung ohne Kontrastmittel erforderlich sein, die ebenfalls gesondert nach Nr. 5376 abrechenbar ist. Die erforderliche KM-Kinetik (Tumoranalyse) und die zusätzlichen Bildnachberechnungen (2D = MPR, 3D, VRT) im Anschluss an Nr. 5375 berechtigen zur Abrechnung der Nr. 5377.

Ausschluss: 1–4, 6–9, 110–142, 5371, 5372, 5378

5376

Ergänzende computergesteuerte Tomographie(n) mit mindestens einer zusätzlichen Serie (z.B. bei Einsatz von Xenon, bei Einsatz der High-Resolution-Technik, bei zusätzlichen Kontrastmittelgaben) – zusätzlich zu den Leistungen nach den Nummern 5370 bis 5375 –

46,54	49,07	–	31,02	31,02

Arbeitshinweise: (Ausschnitt)
Ergänzende Serien sind immer indiziert bei Erforderlichkeit der Kontrastmittelgabe z. B. bei posttraumatischen Untersuchungen abdomineller Organe.
Moderne Mehrzeilen-CT-Geräte erlauben die Rekonstruktion einer höher aufgelösten Schicht aus dem vorhandenen Datensatz. Ergänzende Serien sind deshalb bei Einsatz solcher Geräte in der Regel nicht abrechenbar, da aus dem einen Datensatz (eine Serie) alle anderen Raumgeometrien errechnet werden können.
Die Indikation für die ergänzende Serie ist im Befundbericht plausibel nachvollziehbar zu beschreiben bzw. die Serien in der Beurteilung zu interpretieren. Es ist dabei deutlich zu machen, welche klinischen Zusatzinformationen die ergänzende(n) Serie(n) erbracht hat/haben.

Kommentar: Der Grund für die ergänzenden Serie(n) und der zusätzliche Nutzen der Durchführung müssen im CT-Befundbericht dokumentiert sein. Die Leistung nach Nr. 5376 ist abrechenbar bei:

O. Strahlendiagnostik, Nuklearmedizin, MRT und Strahlentherapie

UV-GOÄ-Nr.		Allgemeine Heilbehandl.	Besondere Heilbehandl.	Besondere Kosten	Allgemeine Kosten	Sachkosten (Besond. + Allg. Kosten)

- zusätzliche KM-Serie nach Nativserie bei Knochentumoren (Nr. 5373)
- zusätzliche 2. Nativserie in Exspiration (Ausatmung) zum Ausschluss Air Trapping (Thorax-CT Nr. 5371)
- zusätzliche Nativserie zum Ausschluss Gefäßwandhämatom (Aorta-CT Nr. 5375)
- zusätzliche Spätserie nach Abbau des primär injizierten KM (Aorta-CT Nr. 5375)
- zusätzliche Serie in anderer Kippung (z. B. ergänzender Scan des Gesichtsschädels im Anschluss an den axialen Scan Nr. 5370)
- zusätzlicher Perfusion im Anschluss an Nr. 5370
- zusätzlichem hochauflösenden Xenon-Scan im Anschluss an Nr. 5371
- der sekundären intravenösen Hochdruckkontrastmittelgabe im Bereich der Abdomen Nr. 5372
- der zusätzlich erforderlicher sekundären Serie der Zwischenwirbelräume im Anschluss an Nr. 5374

Die Leistung nach Nr. 5376 ist nicht abrechenbar bei:
- der grundsätzlich primären intravenösen Hochdruckkontrastmittelgabe im Bereich des Halses / des Thorax nach Nr. 5371, da die KM-Gabe nicht zur Durchführung einer sekundären, ergänzenden Serie erfolgt
- häufig primären intravenösen Hochdruckkontrastmittelgabe im Bereich der Aorta nach Nr. 5374, da die KM-Gabe nicht zur Durchführung einer sekundären, ergänzenden Serie erfolgt

Ausschluss: 1–4, 6–9, 110–142, 5378

5377 Zuschlag für computergesteuerte Analyse – einschließlich speziell nachfolgender 3D-Rekonstruktion –   62,88   62,88   –   49,61   49,61

Arbeitshinweise: (Ausschnitt)
Der Zuschlag nach Nr. 5377 ist je Hauptleistung (Nrn. 5370 bis 5375) nur einmal berechenbar, auch wenn die Hauptleistungen mit dem Höchstwert nach Nr. 5369 abgerechnet werden.

Kommentar: **Beschluss des Gebührenausschusses der BÄK:**
Berechnung der Lichtoptischen Wirbelsäulenvermessung (Optrimetrie) (15. Sitzung v. 27. Juli 1998) (dies dürfte auch für die UV-GOÄ gelten): Zur Berechnung der lichtoptischen Wirbelsäulenvermessung ist die Nr. 5378 heranzuziehen. Der Zuschlag nach Nr. 5377 ist nicht zusätzlich berechenbar.
Der Grund für die computergesteuerte Analyse und der zusätzliche Nutzen der Durchführung müssen im CT-Befundbericht dokumentiert sein. Die Neuberechnung aus den Volumendatensatzbildern (2D = MPR (multiplanare Reformation), VRT (Volume Rendering Technik), 3D) wird durch die UVTr nur bei einer Schichtdicke von ≤ 1 mm akzeptiert. In den Allg. Best. vor Abschnitt O und O.I.8 wurde nicht vereinbart, dass die Nr. 5377 je Sitzung nur einmal abrechenbar ist. Es ist daher davon auszugehen, dass die Vertragspartner bewusst auch die mehrmalige Abrechnung der Nr. 5377 innerhalb einer Sitzung ermöglichen wollten. Für die Vermutung, dass die Vertragspartner vergessen haben, die Nr. 5377 in die Allg. Best. vor Abschnitt O und O.I.8 aufzunehmen, ergeben sich im Ärztevertrag keinerlei Anhaltspunkte. Vielmehr muss von einer sehr gewissenhaften vertraglichen Regelung ausgegangen werden, da die Bestimmung zur einmaligen Abrechnung der CT-Nr. 5376 und der MRT-Nrn. 5731 und 5733 sogar an mehreren Stellen des Ärztevertrages verankert ist. Die Nr. 5377 darf je Sitzung grundsätzlich zwar mehrfach abgerechnet werden, dies jedoch nur einmal je Hauptleistung (Nrn. 5370 bis 5375). Andernfalls würde bei einer Hauptleistung jede weitere rekonstruierte Ebene oder ergänzende Tomographie/Serie die erneute Abrechnung Nr. 5377 begründen. Die Nrn. 5377 ist also dann mehrfach abrechenbar, wenn in einer Sitzung mehrere Hauptleistungen und somit der Höchstwert nach Nr. 5369 abgerechnet wird. Diese Auffassung wird auch vom Gebührenausschuss der BÄK vertreten und wurde als Abrechnungsempfehlung in der Sitzung vom 14./15.01.2021 verabschiedet. Wird z. B. eine Schädel-CT (1. Hauptleistung) und eine Wirbelsäulen-CT (2. Hauptleistung) durchgeführt, dann sind die Rekonstruktion weiterer Ebenen im Kopfbereich einmal mit Nr. 5377 und im Wirbelsäulenbereich ebenfalls einmal mit Nr. 5377 abrechenbar.

Der Zuschlag nach Nr. 5377 ist abrechenbar bei:
- Darstellung der Kontrastmittelkinetik (z. B. Tumoranalyse)

	Allgemeine Heilbehandl.	Besondere Heilbehandl.	Besondere Kosten	Allgemeine Kosten	Sachkosten (Besond. + Allg. Kosten)

- erforderlichen 2D-Rekonstruktionen = MPR/MIP (Schichtdicke ≤ 1 mm) zur Berechnung der 2. und 3. Ebene bei Brüchen oder der Aortabeurteilung
- erforderlichen 3D-Rekonstruktionen (Schichtdicke ≤ 1 mm) zur Bildbearbeitung mit Farbe und Beleuchtung sowie Berechnung von 3D-Ansichten (VRT)
- zusätzlicher Perfusion im Anschluss an Nr. 5370
- der Nachberechnung von Bildern aus dem helical Scan (Nr. 5370)

Nicht abrechenbar ist der Zuschlag nach der Nr. 5377 bei:
- Knochenabstands-, Winkel-, Flächen- und Volumenmessungen
- bloßem Betrachten der Bildern
- Vergrößern
- Monitoring
- Windowing (Kontrastveränderung)

Ausschluss: 5370a

Rechtsprechung: ▶ **Der BGH bestätigt, dass die Nr. 5377 in einer Sitzung mehrfach abrechenbar ist**
Der BGH hat bestätigt, dass die die Nr. 5377 mehrfach abrechenbar ist, wenn innerhalb einer Sitzung (Arzt-Patienten-Kontakt) CT-Untersuchungen in verschiedenen Arealen mit entsprechenden computergesteuerten Analysen durchgeführt werden.
Aktenzeichen: BGH, 22.09.2022 AZ: III ZR 241/21
Entscheidungsjahr: 2022

5378 Computergesteuerte Tomographie zur Bestrahlungsplanung oder zu interventionellen Maßnahmen — 93,06 | 98,16 | – | 62,03 | 62,03

Neben oder anstelle der computergesteuerten Tomographie zur Bestrahlungsplanung oder zu interventionellen Maßnahmen sind die Leistungen nach den Nummern 5370 bis 5376 nicht berechnungsfähig.

Kommentar: Die Gebührenziffer darf gemäß der Allg. Best. vor Abschnitt C.IV. nicht für die Kontrolle der Lage einer Punktionsnadel z.B. bei einer direkten MR-Arthrographie abgerechnet werden.
Zudem erfolgt bei der MR-Arhtrographie kein gezielter Eingriff (Intervention) im Gelenk, so dass die Leistungsvoraussetzungen der Nr. 5378 nicht vorliegen.
Gemäß der Zusatzbestimmung der Gebührenziffer dürfen die Hauptuntersuchungen der Nrn. 5370 bis 5375 sowie die ergänzende Tomographie der Nr. 5376 nicht neben der Nr. 5378 abgerechnet werden. Sofern aus dünnen Schichten (≤ 1 mm) eine oder mehrere erforderliche Ebenen rekonstruiert werden, ist die Nr. 5377 zusätzlich abrechenbar.

Ausschluss: 1–4, 6–9, 110–142, 373, 5345–5360, 5370–5375, 5376

5380 Bestimmung des Mineralgehalts (Osteodensitometrie) von repräsentativen (auch mehreren) Skelettteilen mit quantitativem Computertomographie oder quantitativer digitaler Röntgentechnik — 27,92 | 29,44 | – | 18,60 | 18,60

Ausschluss: 1–4, 6–9, 110–142, 5475

9. ICOERD Klassifizierung von Fremd-CT-Aufnahmen

Beurteilung der ICOERD-Klassifizierung anderweitig durchgeführter CT- oder HR CT-Untersuchungen im Rahmen der Pneumokoniose-Diagnostik im Auftrag des UVTr oder im Rahmen einer Begutachtung für Aufnahmen

5381 einer (HR) CT-Untersuchung — 72,82 | 72,82 | – | – | –

Ausschluss: Die Gebühr nach Nr. 5381 ist neben der Gebühr nach Nrn. 5382 und/oder 5383 nicht berechnungsfähig

5382 von zwei (HR) CT-Untersuchungen — 145,62 | 145,62 | – | – | –

Ausschluss: Die Gebühr nach Nr. 5382 ist neben der Gebühr nach Nrn. 5381 und/oder 5383 nicht berechnungsfähig

O. Strahlendiagnostik, Nuklearmedizin, MRT und Strahlentherapie

UV-GOÄ-Nr.		Allgemeine Heilbehandl.	Besondere Heilbehandl.	Besondere Kosten	Allgemeine Kosten	Sachkosten (Besond. + Allg. Kosten)
5383	von drei oder mehr (HR) CT-Untersuchungen	218,45	218,45	–	–	–

Ausschluss: Die Gebühr nach Nr. 5383 ist neben der Gebühr nach Nrn. 5381 und/oder 5382 nicht berechnungsfähig

II. Nuklearmedizin

Allgemeine Bestimmungen:

1. Szintigraphische Basisleistung ist grundsätzlich die planare Szintigraphie mit der Gammakamera, gegebenenfalls in mehreren Sichten/Projektionen. Bei der Auswahl des anzuwendenden Radiopharmazeutikums sind wissenschaftliche Erkenntnisse und strahlenhygienische Gesichtspunkte zu berücksichtigen. Wiederholungsuntersuchungen, die nicht ausdrücklich aufgeführt sind, sind nur mit besonderer Begründung und wie die jeweilige Basisleistung berechnungsfähig.

2. Ergänzungsleistungen nach den Nummern 5480 bis 5485 sind je Basisleistung oder zulässiger Wiederholungsuntersuchung nur einmal berechnungsfähig. Neben Basisleistungen, die quantitative Bestimmungen enthalten, dürfen Ergänzungsleistungen für Quantifizierungen nicht zusätzlich berechnet werden. Die Leistungen nach den Nummern 5473 und 5481 dürfen nicht nebeneinander berechnet werden. Die Leistungen nach den Nummern 5473, 5480, 5481 und 5483 sind nur mit Angabe der Indikation berechnungsfähig.

3. Die Befunddokumentation, die Aufbewahrung der Datenträger sowie die Befundmitteilung oder der einfache Befundbericht mit Angaben zu Befund(en) und zur Diagnose sind Bestandteil der Leistungen und nicht gesondert berechnungsfähig.

4. Die Materialkosten für das Radiopharmazeutikum (Nuklid, Markierungs- oder Testbestecke) sind gesondert brechnungsfähig. Kosten für Beschaffung, Aufbereitung, Lagerung und Entsorgung der zur Untersuchung notwendigen Substanzen, die mit ihrer Anwendung verbraucht sind, sind nicht gesondert berechnungsfähig.

5. Die Einbringung von zur Diagnostik erforderlichen Stoffen in den Körper – mit Ausnahme der Einbringung durch Herzkatheter, Arterienkatheter, Subokzipitalpunktion oder Lumbalpunktion – sowie die gegebenenfalls erforderlichen Entnahmen von Blut oder Urin sind mit den Gebühren abgegolten, soweit zu den einzelnen Leistungen dieses Abschnitts nichts anderes bestimmt ist.

6. Die Einbringung von zur Therapie erforderlichen radioaktiven Stoffen in den Körper – mit Ausnahme der intraartikulären, intralymphatischen, endoskopischen oder operativen Einbringungen des Strahlungsträgers oder von Radionukliden – ist mit den Gebühren abgegolten, soweit zu den einzelnen Leistungen dieses Abschnitts nichts anderes bestimmt ist.

7. Rechnungsbestimmungen
a) Der Arzt darf nur die für den Patienten verbrauchte Menge an radioaktiven Stoffen berechnen.
b) Bei der Berechnung von Leistungen nach Abschnitt O II sind die Untersuchungs- und Behandlungsdaten der jeweils eingebrachten Stoffe sowie die Art der ausgeführten Maßnahmen in der Rechnung anzugeben, sofern nicht durch die Leistungsbeschreibung eine eindeutige Definition gegeben ist.

Arbeitshinweise (Ausschnitt):
Es handelt sich im Wesentlichen um die gleichen Bestimmungen wie in den Nrn. 1 bis 3 zu Abschnitt O. bzw. vor Nrn. 5000 ff. Die dortigen Anmerkungen gelten uneingeschränkt auch für die Leistungen des vorliegenden Abschnitts O.II.
Danach ist die gesonderte Berechnung von Untersuchungs-, Beratungs- oder Berichtsgebühren (z. B. Nrn. 1, 6, 11, 110, 115, 119 usw.) regelmäßig nicht zulässig.
Anders als bei Computertomographien (CTs) oder Magnetresonnanztomographien (MRTs) ist bei Szintigraphien zur Abklärung von Unfallverletzungen regelmäßig die Einbringung der erforderlichen Radiopharmazeutika (Nuklide) mit der Gebühr für die szintigraphische Untersuchung abgegolten.
Die Materialkosten sind – wie auch bei den Kontrastmitteln für CTs oder MRTs – zum Selbstkostenpreis gesondert berechenbar.

Kommentar: In der Rechnung sind anzugeben:
- Die Untersuchungs- und Behandlungstermine
- Angabe der durchgeführten Untersuchungen bzw. Behandlungen
- Art und Bezeichnung des radioaktiven Stoffes
- Angabe der verbrauchten Menge des Stoffes
- Kosten für den verbrauchten radioaktiven Stoff.

O. Strahlendiagnostik, Nuklearmedizin, MRT und Strahlentherapie

UV-GOÄ-Nr.	Allgemeine Heilbehandl.	Besondere Heilbehandl.	Besondere Kosten	Allgemeine Kosten	Sachkosten (Besond. + Allg. Kosten)

1. Diagnostische Leistungen (In-vivo-Untersuchungen)

a. Schilddrüse

5400 Szintigraphische Untersuchung (Schilddrüse) – gegebenenfalls einschließlich Darstellung dystoper Anteile

| 32,58 | 40,51 | – | 21,71 | 21,71 |

Kommentar: Für die Nrn. 5400 bis 5475 gilt:
Die nach der Strahlenschutzverordnung notwendige Überprüfung der Indikation und des Untersuchungsumfangs ist gemäß Ziffer 5 der Allg. Best. vor Abschnitt O Bestandteil der Leistung und mit der Gebühr abgegolten, so dass die Nrn. 1 oder 6 nicht abrechnungsfähig sind.
Gemäß Ziffer 3 der Allg. Best. vor Abschnitt O.II ist die mündliche und/oder schriftliche Befundmitteilung an den zuweisenden Arzt und/oder den Patienten sowie der Befundbericht Bestandteil der Leistung und daher nicht mit den Nrn. 11, 16, 60a, 110, 115 oder 118 gesondert abrechenbar.
Wiederholungsuntersuchungen sind gemäß Ziffer 1 der Allg. Best. vor Abschnitt O.II. besonders zu begründen.
Für die Nrn. 5400 bis 5402 gilt:
Nach der Zusatzbestimmung zu Nr. 5402 sind die Nrn. 5400 bis 5402 nicht nebeneinander berechnungsfähig.

Ausschluss: 1, 6, 11, 16, 60a (bei Befundmitteilung), 60b, 110, 115, 118, 5401, 5402

5401 Szintigraphische Untersuchung (Schilddrüse) – einschließlich quantitativer Untersuchung –, mit Bestimmung der globalen, gegebenenfalls auch der regionalen Radionuklidaufnahme in der Schilddrüse mit Gammakamera und Meßwertverarbeitungssystem als Jodidclearance-Äquivalent – einschließlich individueller Kalibrierung und Qualitätskontrolle (z. B. Bestimmung der injizierten Aktivität) –

| 120,98 | 150,58 | – | 80,65 | 80,65 |

Kommentar: Siehe Kommentar zu Nr. 5400
Da die Untersuchung eine quantitative Bestimmung enthält, darf gemäß Ziffer 2 der Allg. Best. vor Abschnitt O.II die Nr. 5480 nicht zusätzlich abgerechnet werden.

Ausschluss: 1, 6, 11, 16, 60a (bei Befundmitteilung), 60b, 110, 115, 118, 5400, 5402, 5480, 5481, 5483, 5485

5402 Radiojodkurztest bis zu 24 Stunden (Schilddrüse) – gegebenenfalls einschließlich Blutaktivitätsbestimmungen u./o. szintigraphischer Untersuchung(en)

| 93,06 | 115,82 | – | 62,03 | 62,03 |

Die Leistungen nach den Nummern 5400 bis 5402 sind nicht nebeneinander berechnungsfähig.

Kommentar: Siehe Kommentar zu Nr. 5400
Ausschluss: 1, 6, 11, 16, 60a (bei Befundmitteilung), 60b, 110, 115, 118, 5400, 5401, 5403, 5480, 5481, 5483, 5485

5403 Radiojodtest (Schilddrüse) vor Radiojodtherapie mit 131 J mit mindestens drei zeitlichen Meßpunkten, davon zwei später als 24 Stunden nach Verabreichung – gegebenenfalls einschließlich Blutaktivitätsbestimmungen –

| 111,69 | 138,99 | – | 74,44 | 74,44 |

Die Leistungen nach den Nummern 5402 und 5403 sind nicht nebeneinander berechnungsfähig.

Kommentar: Siehe Kommentar zu Nr. 5400
Ausschluss: 1, 6, 11, 16, 60a (bei Befundmitteilung), 60b, 110, 115, 118, 5402, 5480, 5481, 5483, 5485

b. Gehirn

5410 Szintigraphische Untersuchung des Gehirns

| 111,69 | 138,99 | – | 74,44 | 74,44 |

Kommentar: Siehe Kommentar zu Nr. 5400
Ausschluss: 1, 6, 11, 16, 60a (bei Befundmitteilung), 60b, 110, 115, 118

O. Strahlendiagnostik, Nuklearmedizin, MRT und Strahlentherapie

UV-GOÄ-Nr.	Allgemeine Heilbehandl.	Besondere Heilbehandl.	Besondere Kosten	Allgemeine Kosten	Sachkosten (Besond. + Allg. Kosten)

5411 Szintigraphische Untersuchung des Liquorraums

	83,77	104,23	–	55,81	55,81

Für die Leistung nach Nummer 5411 sind zwei Wiederholungsuntersuchungen zugelassen, davon eine später als 24 Stunden nach Einbringung(en) des radioaktiven Stoffes.

Kommentar: Siehe Kommentar zu Nr. 5400
Nach der Zusatzbestimmung zu Nr. 5411 zwei Wiederholungsuntersuchungen nach Einbringung des radioaktiven Stoffes zugelassen sind, bedarf es für diese keine besondere Begründung im Sinne der Ziffer 1 der Allg. Best. vor Abschnitt O.II.
Die Nr. 5411 ist somit ohne besondere Begründung bis zu dreimal anrechenbar.

Ausschluss: 1, 6, 11, 16, 60a (bei Befundmitteilung), 60b, 110, 115, 118

c. Lunge

5415 Szintigraphische Untersuchung der Lungenperfusion – mindestens vier Sichten/Projektionen –, insgesamt

	120,98	150,58	–	80,65	80,65

Kommentar: Siehe Kommentar zu Nr. 5400
Ausschluss: 1, 6, 11, 16, 60a (bei Befundmitteilung), 60b, 110, 115, 118

5416 Szintigraphische Untersuchung der Lungenbelüftung mit Inhalation radioaktiver Gase, Aerosole oder Stäube

	120,98	150,58	–	80,65	80,65

Kommentar: Siehe Kommentar zu Nr. 5400
Ausschluss: 1, 6, 11, 16, 60a (bei Befundmitteilung), 60b, 110, 115, 118

d. Herz

5420 Radionuklidventrikulographie mit quantitativer Bestimmung von mindestens Auswurffraktion und regionaler Wandbewegung in Ruhe – gegebenenfalls einschließlich EKG im zeitlichen Zusammenhang mit der Untersuchung –

	111,69	138,99	–	74,44	74,44

Kommentar: Siehe Kommentar zu Nr. 5400
Die EKG-Leistungen im zeitlichen Zusammenhang mit der Untersuchung sind Bestandteil der Leistung und daher nicht gesondert mit den Nrn. 650 bis 656 anrechenbar.

Ausschluss: 1, 6, 11, 16, 60a (bei Befundmitteilung), 60b, 110, 115, 118, 650–656, 5421, 5480, 5481, 5483, 5485

5421 Radionuklidventrikulographie als kombinierte quantitative Mehrfachbestimmung von mindestens Auswurffraktion und regionaler Wandbewegung in Ruhe und unter körperlicher oder pharmakologischer Stimulation – gegebenenfalls einschließlich EKG im zeitlichen Zusammenhang mit der Untersuchung –

	353,68	440,13	–	235,84	235,84

Neben der Leistung nach Nummer 5421 ist bei zusätzlicher Erste-Passage-Untersuchung die Leistung nach Nummer 5473 berechnungsfähig.

Kommentar: Siehe Kommentar zu Nr. 5400
Die EKG-Leistungen im zeitlichen Zusammenhang mit der Untersuchung sind Bestandteil der Leistung und daher nicht gesondert mit den Nrn. 650 bis 656 anrechenbar.
Nach der Zusatzbestimmung der Nr. 5421 ist bei zusätzlicher Erst-Passage-Untersuchung die Nr. 5473 berechnungsfähig. Dabei ist zu beachten, dass gemäß Ziffer 2 der Allg. Best. vor Abschnitt O.II zu die Nr. 5481 nicht neben Nr. 5473 abgerechnet werden darf. Da die Untersuchung eine quantitative Bestimmung enthält, darf gemäß Ziffer 2 der Allg. Best. vor Abschnitt O.II die Nr. 5480 nicht zusätzlich abgerechnet werden.

Ausschluss: 1, 6, 11, 16, 60a (bei Befundmitteilung), 60b, 110, 115, 118, 650–656, 5420, 5480, 5481, 5483, 5485

5422 Szintigraphische Untersuchung des Myokards mit myokardaffinen Tracern in Ruhe – gegebenenfalls einschließlich EKG im zeitlichen Zusammenhang mit der Untersuchung –

	93,06	115,82	–	62,03	62,03

Die Leistungen nach den Nummern 5422 und 5423 sind nicht nebeneinander berechnungsfähig.

	Allgemeine Heilbehandl.	Besondere Heilbehandl.	Besondere Kosten	Allgemeine Kosten	Sachkosten (Besond. + Allg. Kosten)

Kommentar: Siehe Kommentar zu Nr. 5400
Die EKG-Leistungen im zeitlichen Zusammenhang mit der Untersuchung sind Bestandteil der Leistung und daher nicht gesondert mit den Nrn. 650 bis 656 anrechenbar.
Nach der Zusatzbestimmung zu Nr. 5422 sind die Nrn. 5422 und 5423 nicht nebeneinander berechnungsfähig.
Nach der Zusatzbestimmung zu Nr. 5424 sind die Nrn. 5424 und 5422 und/oder 5423 nicht nebeneinander berechnungsfähig.
Sofern die Untersuchung nicht nur in Ruhe, sondern auch unter körperlicher oder pharmakologischer Stimulation erfolgt, so ist die höher vergütete Nr. 5424 abzurechnen.

Ausschluss: 1, 6, 11, 16, 60a (bei Befundmitteilung), 60b, 110, 115, 118, 650–656, 5423, 5424

5423 Szintigraphische Untersuchung des Myokards mit myokardaffinen Tracern unter körperlicher oder pharmakologischer Stimulation – gegebenenfalls einschließlich EKG im zeitlichen Zusammenhang mit der Untersuchung –

195,46	243,21	–	130,25	130,25

Kommentar: Siehe Kommentar zu Nr. 5400
Die EKG-Leistungen im zeitlichen Zusammenhang mit der Untersuchung sind Bestandteil der Leistung und daher nicht gesondert mit den Nrn. 650 bis 656 anrechenbar.
Nach der Zusatzbestimmung zu Nr. 5422 sind die Nrn. 5422 und 5423 nicht nebeneinander berechnungsfähig.
Nach der Zusatzbestimmung zu Nr. 5424 sind die Nrn. 5424 und 5422 und/oder 5423 nicht nebeneinander berechnungsfähig.
Sofern die Untersuchung nicht unter körperlicher oder pharmakologischer Stimulation, sondern auch in Ruhe erfolgt, so ist die höher vergütete Nr. 5424 abzurechnen.

Ausschluss: 1, 6, 11, 16, 60a (bei Befundmitteilung), 60b, 110, 115, 118, 650–656, 5422, 5424

5424 Szintigraphische Untersuchung des Myokards mit myokardaffinen Tracern in Ruhe und unter körperlicher oder pharmakologischer Stimulation – gegebenenfalls einschließlich EKG im zeitlichen Zusammenhang mit der Untersuchung –

260,60	324,31	–	173,81	173,81

Neben der Leistung nach Nummer 5424 sind die Leistungen nach den Nummern 5422 und/oder 5423 nicht berechnungsfähig.

Kommentar: Siehe Kommentar zu Nr. 5400
Die EKG-Leistungen im zeitlichen Zusammenhang mit der Untersuchung sind Bestandteil der Leistung und daher nicht gesondert mit den Nrn. 650 bis 656 anrechenbar.
Nach der Zusatzbestimmung zu Nr. 5424 sind die Nrn. 5424 und 5422 und/oder 5423 nicht nebeneinander berechnungsfähig.
Sofern die Untersuchung nur in Ruhe erfolgt, so ist die geringer bewertete Nr. 5422 abzurechnen. Erfolgt die Untersuchung nur unter körperlicher oder pharmakologischer Stimulation, so ist nur die geringer bewertete Nr. 5423 abrechenbar.

Ausschluss: 1, 6, 11, 16, 60a (bei Befundmitteilung), 60b, 110, 115, 118, 650–656, 5422, 5423

e. Knochen- und Knochenmarkszintigraphie

5425 Ganzkörperskelettszintigraphie, Schädel und Körperstamm in zwei Sichten/Projektionen – einschließlich der proximalen Extremitäten, gegebenenfalls einschließlich der distalen Extremitäten –

209,39	260,60	–	139,55	139,55

Arbeitshinweise (Ausschnitt):
In der unfallchirurgischen Praxis wird die Szintigraphie noch gelegentlich zum Ausschluss eines Frakturverdachts eingesetzt, obwohl die medizinische Indikation für diese Untersuchung meist nicht gegeben ist. Notwendig sind in diesen Fällen eine hohlräumliche Auflösung und eine genaue Abbildung der anatomischen Details. Die Szintigraphie kann das nicht leisten.

Kommentar: Siehe Kommentar zu Nr. 5400
Die Leistungsbeschreibung erfordert die Skelettuntersuchung des Kopfes, des Körperstamms einschließlich der proximalen (körpernahen) Extremitäten (Oberarme

UV-GOÄ-Nr.	Allgemeine Heilbehandl.	Besondere Heilbehandl.	Besondere Kosten	Allgemeine Kosten	Sachkosten (Besond. + Allg. Kosten)

und Oberschenkel). Sofern erforderlich (=gegebenenfalls), werden auch die distalen (körperfernen) Extremitäten (Unterarme und Hände sowie Unterschenkel und Füße) mit untersucht.

Gemäß der AWMF-S1-Leitlinie zur Skelettszintigraphie der Deutschen Gesellschaft für Nuklearmedizin kann bei entsprechender Fragestellung eine fokussierte Teilkörper-Untersuchung (nur einzelne Sichten interessierender Regionen) vertretbar sein, wenn die Wahrscheinlichkeit einer disseminierten (über den ganzen Körper verteilte) Erkrankung gering ist.

Bei zusätzlicher szintigraphischer Abbildung des regionalen Blutpools ist die Nr. 5427 und nicht die höher vergütete Nr. 5483 abzurechnen. Die Nr. 5483 darf bei der Knochenszintigraphie daher nur abgerechnet werden, wenn keine Abbildung des regionalen Blutpools im Sinne der Nr. 5427 erfolgt, dafür aber eine Subtraktionszintigraphie oder eine zusätzliche Organszintigraphie als anatomische Ortsmarkierung durchgeführt wird. Die normale Einbringung des Radiopharmazeutikums durch intravenöse Injektion in die Ellenbogenvene (Nr. 253) und die ggf. erforderliche Abnahme von Blut (Nr. 250) oder Urin ist Bestandteil der Leistung und daher nicht gesondert abrechenbar (Nr. 5 der Allg. Best. vor Abschnitt O.II). Die spezielle Einbringung des Radiopharmazeutikums wie durch Arterienkatheter (Nr. 261) oder Lumbalpunktion (Nr. 305) ist dagegen zusätzlich abrechenbar (Nr. 5 der Allg. Best. vor Abschnitt O.II) Die Materialkosten für das Radiopharmazeutikum sind gesondert abrechenbar. Nicht aber die Kosten für Beschaffung, Lagerung, Aufbereitung und Entsorgung des Radiopharmazeutikums (Nr. 4 der Allg. Best. vor Abschnitt O.II).

Ausschluss: 1, 6, 11, 16, 60a (bei Befundmitteilung), 60b, 110, 115, 118, 5426

5426 Teilkörperskelettszintigraphie – gegebenenfalls einschließlich der kontralateralen Seite

	117,27	145,94	–	78,20	78,20

Arbeitshinweise Sie Arbeitshinweise zu Nr. 5425.
Kommentar: Siehe Kommentar zu Nr. 5400

Die Leistungsbeschreibung erfordert eine Teilkörperskelettuntersuchung (z.B. einer Extremität). Sofern erforderlich (= gegebenenfalls), wird auch die kontralaterale Seite (z. B. Gegenseite einer Extremität) mit untersucht.

Gemäß der AWMF-S1-Leitlinie zur Skelettszintigraphie der Deutschen Gesellschaft für Nuklearmedizin kann bei entsprechender Fragestellung eine fokussierte Teilkörper-Untersuchung (nur einzelne Sichten interessierender Regionen) vertretbar sein, wenn die Wahrscheinlichkeit einer disseminierten (über den ganzen Körper verteilten) Erkrankung gering ist.

Bei zusätzlicher szintigraphischer Abbildung des regionalen Blutpools ist die Nr. 5427 und nicht die höher vergütete Nr. 5483 abzurechnen. Die Nr. 5483 darf bei der Knochenszintigraphie daher nur abgerechnet werden, wenn keine Abbildung des regionalen Blutpools im Sinne der Nr. 5427 erfolgt, dafür aber eine Subtraktionszintigraphie oder eine zusätzliche Organszintigraphie als anatomische Ortsmarkierung durchgeführt wird. Die normale Einbringung des Radiopharmazeutikums durch intravenöse Injektion in die Ellenbogenvene (Nr. 253) und die ggf. erforderliche Abnahme von Blut (Nr. 250) oder Urin ist Bestandteil der Leistung und daher nicht gesondert abrechenbar (Nr. 5 der Allg. Best. vor Abschnitt O.II). Die spezielle Einbringung des Radiopharmazeutikums wie durch Arterienkatheter (Nr. 261) oder Lumbalpunktion (Nr. 305) ist dagegen zusätzlich abrechenbar (Nr. 5 der Allg. Best. vor Abschnitt O.II) Die Materialkosten für das Radiopharmazeutikum sind gesondert abrechenbar. Nicht aber die Kosten für Beschaffung, Lagerung, Aufbereitung und Entsorgung des Radiopharmazeutikums (Nr. 4 der Allg. Best. vor Abschnitt O.II).

Ausschluss: 1, 6, 11, 16, 60a (bei Befundmitteilung), 60b, 110, 115, 118, 5425

5427 Zusätzliche szintigraphische Abbildung des regionalen Blutpools (Zwei-Phasenszintigraphie), mindestens zwei Aufnahmen

	37,22	46,34	–	24,81	24,81

Arbeitshinweise Sie Arbeitshinweise zu Nr. 5425.
Kommentar: Bei zusätzlicher szintigraphischer Abbildung des regionalen Blutpools neben den Nrn. 5425, 5426 und 5428 ist die Nr. 5427 und nicht die höher vergütete Nr. 5483 abzurechnen.

Die Nr. 5483 darf bei der Knochen(mark)szintigraphie daher nur abgerechnet werden, wenn keine Abbildung des regionalen Blutpools im Sinne der Nr. 5427 erfolgt, dafür aber eine Subtraktionszintigraphie oder eine zusätzliche Organszintigraphie als anatomische Ortsmarkierung durchgeführt wird. Die Nrn. 5427 und 5483 sind daher nicht nebeneinander abrechnungsfähig.

Ausschluss: 1, 6, 11, 16, 60a (bei Befundmitteilung), 60b, 110, 115, 118, 5483

5428 Ganzkörperknochenmarkszintigraphie, Schädel und Körperstamm in zwei Sichten/Projektionen – einschließlich der proximalen Extremitäten, gegebenenfalls einschließlich der distalen Extremitäten –

Allgemeine Heilbehandl.	Besondere Heilbehandl.	Besondere Kosten	Allgemeine Kosten	Sachkosten (Besond. + Allg. Kosten)
209,39	260,60	–	139,55	139,55

Kommentar: Siehe Kommentar zu Nr. 5400
Bei zusätzlicher szintigraphischer Abbildung des regionalen Blutpools ist die Nr. 5427 und nicht die höher vergütete Nr. 5483 abzurechnen. Die Nr. 5483 darf bei der Knochenszintigraphie daher nur abgerechnet werden, wenn keine Abbildung des regionalen Blutpools im Sinne der Nr. 5427 erfolgt, dafür aber eine Subtraktionszintigraphie oder eine zusätzliche Organszintigraphie als anatomische Ortsmarkierung durchgeführt wird.

Ausschluss: 1, 6, 11, 16, 60a (bei Befundmitteilung), 60b, 110, 115, 118

f. Tumorszintigraphie

5430 Tumorszintigraphie mit radioaktiv markierten unspezifischen Tumormarkern (z.B. Radiogallium oder -thallium), metabolischen Substanzen (auch 131J), Rezeptorsubstanzen oder monoklonalen Antikörpern – eine Region

Allgemeine Heilbehandl.	Besondere Heilbehandl.	Besondere Kosten	Allgemeine Kosten	Sachkosten
111,69	138,99	–	74,44	74,44

Kommentar: Siehe Kommentar zu Nr. 5400
Da nach der Zusatzbestimmung zu Nr. 5431 zwei Wiederholungsuntersuchungen bei der Nr. 5430 nach Einbringung des radioaktiven Stoffes zugelassen sind, bedarf es für diese keine besondere Begründung im Sinne der Ziffer 1 der Allg. Best. vor Abschnitt O.II. Die Nr. 5430 ist somit ohne besondere Begründung bis zu dreimal anrechenbar.
Auch wenn mehrere Regionen untersucht werden, so ist die Nr. 5430 nach der Zusatzbestimmung zu Nr. 5431 trotzdem nicht mehrfach sonder nur einmal abrechnungsfähig. Nach der Zusatzbestimmung zu Nr. 5431, sind die Nrn. 5430 und 5431 nicht nebeneinander abrechnungsfähig.
Beschluss des Gebührenordnungsausschusses der BÄK zur Positronen-Emissions-Tomographie (PET)
Beschlüsse zur Abrechnung komplexer PET-Untersuchungsleistungen (dies dürfte auch für die UV-GOÄ gelten)
– zur Ganzkörper-Tumordiagnostik, mit szintigraphischer Basisleistung sowie einschl. aller ggf. erforderlichen PET-Teilkörperuntersuchungen mit jeweiliger Darstellung in mehreren Ebenen: Nr. 5431 plus zweimal Nr. 5488 GOÄ oder 5431 plus zweimal Nr. 5489 GOÄ;
– zur Tumordiagnostik einer Körperregion, mit szintigraphischer Basisleistung: Nr. 5430 plus Nr. 5488 GOÄ oder Nr. 5430 plus Nr. 5489 GOÄ;
– zur Hirn- oder Herzuntersuchung, mit szintigraphischer Basisleistung sowie einschl. aller Belastungsstufen: Nr. 5410 (Gehirn) oder Nr. 5424 (Myokard in Ruhe und in Stimulation) plus zweimal Nr. 5488 GOÄ (oder zweimal Nr. 5489 GOÄ).
Der Ausschuss „Gebührenordnung" beschließt, dass bei der Ganzkörper-Tumor-PET die Gebührenpositionen Nr. 5488 und Nr. 5489 GOÄ zweimal in Ansatz kommen, unabhängig davon, wie viele Einzelaufnahmen in Anhängigkeit von dem jeweils zur Verfügung stehenden PET-Scanner im Einzelfall erforderlich waren. Als Grundleistung der Tumor-PET ist bei einer Teilkörperuntersuchung die Nr. 5430 GOÄ, bei einer Ganzkörperuntersuchung die Nr. 5431 GOÄ sachgerecht.
Bei einer Hirn- oder Herz-PET sind zuzüglich zu den Grundleistungen nach Nr. 5410 (Gehirn) oder Nr. 5424 (Myokard in Ruhe und in Stimulation) die Nrn. 5488 oder 5489 GOÄ ebenfalls nur zweimal berechnungsfähig, auch wenn mehr als zwei Belastungsstufen durchgeführt wurden. Der Ausschuss empfiehlt im Rahmen einer Herz-Untersuchung

O. Strahlendiagnostik, Nuklearmedizin, MRT und Strahlentherapie

UV-GOÄ-Nr.	Allgemeine Heilbehandl.	Besondere Heilbehandl.	Besondere Kosten	Allgemeine Kosten	Sachkosten (Besond. + Allg. Kosten)

in Ruhe und bei Belastung, sofern ein zeitlicher Zusammenhang innerhalb von zwei Wochen gegeben ist, als Grundleistung einmal die Nr. 5424 GOÄ (Myokard in Ruhe und unter Stimulation) in Ansatz zu bringen; die Nebeneinandererbringung der Nr. 5422 GOÄ (szintigraphische Untersuchung des Myokards in Ruhe) und Nr. 5423 GOÄ (unter Stimulation) innerhalb von zwei Wochen bedarf einer besonderen Begründung.

Ausschluss: 1, 6, 11, 16, 60a (bei Befundmitteilung), 60b, 110, 115, 118, 5431, 5450

5431 Tumorszintigraphie mit radioaktiv markierten unspezifischen Tumormarkern (z.B. Radiogallium oder -thallium), metabolischen Substanzen (auch 131J), Rezeptorsubstanzen oder monoklonalen Antikörpern
- Ganzkörper (Stamm und/oder Extremitäten)

| 209,39 | 260,60 | – | 139,55 | 139,55 |

Für die Untersuchung mehrerer Regionen ist die Leistung nach Nummer 5430 nicht mehrfach berechnungsfähig. Für die Leistung nach Nummer 5430 sind zwei Wiederholungsuntersuchungen zugelassen, davon eine später als 24 Stunden nach Einbringung der Testsubstanz(en). Die Leistungen nach den Nummern 5430 und 5431 sind nicht nebeneinander berechnungsfähig.

Kommentar: Siehe Kommentar zu Nr. 5400
Auch wenn mehrere Regionen untersucht werden, so ist die Nr. 5430 nach der Zusatzbestimmung zu Nr. 5431 trotzdem nicht mehrfach sondern nur einmal abrechnungsfähig. Nach der Zusatzbestimmung zu Nr. 5431, sind die Nrn. 5430 und 5431 nicht nebeneinander abrechnungsfähig.
Siehe unter Kommentar zu Nr. 5430 den Hinweis auf einen Beschluss der BÄK. Das dürfte auch für die Abrechnung und UV-GOÄ von Bedeutung sein.

Ausschluss: 1, 6, 11, 16, 60a (bei Befundmitteilung), 60b, 110, 115, 118, 5430, 5450

g. Nieren

5440 Nierenfunktionsszintigraphie mit Bestimmung der quantitativen Ganzkörper-Clearance und der Einzelnieren-Clearance – gegebenenfalls einschließlich Blutaktivitätsbestimmungen und Vergleich mit Standards –

| 260,60 | 324,31 | – | 173,81 | 173,81 |

Kommentar: Siehe Kommentar zu Nr. 5400
Nach der Zusatzbestimmung zu Nr. 5442, sind die Nrn. 5440 bis 5442 je Sitzung nur einmal und nicht nebeneinander abrechnungsfähig. Eine Sitzung ist ein Arzt-Patienten-Kontakt, der mehrere Stunden andauern kann. Die Nr. 5440 ist daher nur einmal pro Behandlungstag abrechenbar.
Da die Untersuchung eine quantitative Bestimmung enthält, darf gemäß Ziffer 2 der Allg. Best. vor Abschnitt O.II die Nr. 5480 nicht zusätzlich abgerechnet werden.
Gemäß der Zusatzbestimmung zu Nr. 5444 ist neben der Nr. 5444 die Nr. 5440 nicht berechnungsfähig.
Jede Zusatzuntersuchung zu den Leistungen nach den Nrn. 5440 und 5441 darf bei Angabe der Indikation mit Nr. 5443 (Siehe dortige Beispiele) abgerechnet werden.

Ausschluss: 1, 6, 11, 16, 60a (bei Befundmitteilung), 60b, 110, 115, 118, 5441, 5442, 5444, 5473, 5480, 5481, 5483, 5485

5441 Perfusionsszintigraphie der Nieren – einschließlich semiquantitativer oder quantitativer Auswertung

| 148,94 | 185,33 | – | 99,24 | 99,24 |

Kommentar: Die nach der Strahlenschutzverordnung notwendige Überprüfung der Indikation und des Untersuchungsumfangs ist gemäß Ziffer 5 der Allg. Best. vor Abschnitt O Bestandteil der Leistung und mit der Gebühr abgegolten, so dass die Nrn. 1 oder 6 nicht abrechnungsfähig sind.
Gemäß Ziffer 3 der Allg. Best. vor Abschnitt O.II ist die mündliche und/oder schriftliche Befundmitteilung an den zuweisenden Arzt und/oder den Patienten sowie der Befundbericht Bestandteil der Leistung und daher nicht mit den Nrn. 11, 16, 60a, 110, 115 oder 118 gesondert abrechenbar.

5442–5444 O. Strahlendiagnostik, Nuklearmedizin, MRT und Strahlentherapie

UV-GOÄ-Nr.	Allgemeine Heilbehandl.	Besondere Heilbehandl.	Besondere Kosten	Allgemeine Kosten	Sachkosten (Besond. + Allg. Kosten)

Wiederholungsuntersuchungen sind gemäß Ziffer 1 der Allg. Best. vor Abschnitt O.II. besonders zu begründen.

Nach der Zusatzbestimmung zu Nr. 5442, sind die Nrn. 5440 bis 5442 je Sitzung nur einmal und nicht nebeneinander abrechnungsfähig. Eine Sitzung ist ein Arzt-Patienten-Kontakt, der mehrere Stunden andauern kann. Die Nr. 5441 ist daher nur einmal pro Behandlungstag abrechenbar.

Da die Untersuchung eine quantitative Bestimmung enthält, darf gemäß Ziffer 2 der Allg. Best. vor Abschnitt O.II die Nr. 5480 nicht zusätzlich abgerechnet werden.

Jede Zusatzuntersuchung zu den Leistungen nach den Nrn. 5440 und 5441 darf bei Angabe der Indikation mit Nr. 5443 (Siehe dortige Beispiele) abgerechnet werden.

Ausschluss: 1, 6, 11, 16, 60a (bei Befundmitteilung), 60b, 110, 115, 118, 5440, 5442, 5480, 5481, 5483, 5485

5442 Statische Nierenszintigraphie   55,82   69,48   –   37,21   37,21

Die Leistungen nach den Nummern 5440 bis 5442 sind je Sitzung nur einmal und nicht nebeneinander berechnungsfähig.

Kommentar: Siehe Kommentar zu Nr. 5400

Nach der Zusatzbestimmung zu Nr. 5442, sind die Nrn. 5440 bis 5442 je Sitzung nur einmal und nicht nebeneinander abrechnungsfähig. Eine Sitzung ist ein Arzt-Patienten-Kontakt, der mehrere Stunden andauern kann. Die Nr. 5442 ist daher nur einmal pro Behandlungstag abrechenbar.

Die photodynamische Diagnostik; die gemäß BÄK-Beschluss analog mit GOÄ-Nr. 5442 abzurechnen ist (Dt. Ärzteblatt; Jg. 99; Heft 3; 18.01.2002; S. A 144), ist in der Vergütung der photodynamischen Therapie der Nrn. 570 / 571 gemäß deren Leistungsbeschreibung mit beinhaltet und daher neben diesen Gebührenziffern nicht gesondert abrechenbar.

Ausschluss: 1, 6, 11, 16, 60a (bei Befundmitteilung), 60b, 110, 115, 118, 572, 573, 5440, 5441

5443 Zusatzuntersuchung zu den Leistungen nach den Nummern 5440 oder 5441 – mit Angabe der Indikation (z. B. zusätzliches Radionephrogramm als Einzel- oder Wiederholungsuntersuchung, Tiefenkorrektur durch Verwendung des geometrischen Mittels, Refluxprüfung, forcierte Diurese) –

   65,16   81,08   –   43,41   43,41

Kommentar: Siehe Kommentar zu Nr. 5400

Jede Zusatzuntersuchung zu den Leistungen nach den Nrn. 5440 und 5441 darf bei Angabe der Indikation mit Nr. 5443 abgerechnet werden. Eine Einschränkung, dass die Nr. 5443 je Sitzung (Arzt-Patienten-Kontakt) nur einmal abgerechnet werden darf, ist in der Leistungsbeschreibung der Nr. 5443 sowie den Allg. Best. vor Abschnitt O und O.II nicht enthalten. Die in der Leistungsbeschreibung aufgeführten Zusatzleistungen sind nur eine beispielhafte Auflistung, so dass auch andere, dort nicht genannte Zusatzleistungen zur Abrechnung der Nr. 5443 berechtigen.

Ausschluss: 1, 6, 11, 16, 60a (bei Befundmitteilung), 60b, 110, 115, 118, 5400–5431, 5442, 5444–5489

5444 Quantitative Clearanceuntersuchungen der Nieren an Sondenmeßplätzen – gegebenenfalls einschließlich Registrierung mehrerer Kurven und Blutaktivitätsbestimmungen –

   93,06   115,82   –   62,03   62,03

Neben der Leistung nach Nummer 5444 ist die Leistung nach Nummer 5440 nicht berechnungsfähig.

Kommentar: Siehe Kommentar zu Nr. 5400

Da die Untersuchung eine quantitative Bestimmung enthält, darf gemäß Ziffer 2 der Allg. Best. vor Abschnitt O.II die Nr. 5480 nicht zusätzlich abgerechnet werden.

Gemäß der Zusatzbestimmung zu Nr. 5444 ist neben der Nr. 5444 die Nr. 5440 nicht berechnungsfähig.

Ausschluss: 1, 6, 11, 16, 60a (bei Befundmitteilung), 60b, 110, 115, 118, 5440, 5480, 5481, 5483, 5485

O. Strahlendiagnostik, Nuklearmedizin, MRT und Strahlentherapie

UV-GOÄ-Nr.	Allgemeine Heilbehandl.	Besondere Heilbehandl.	Besondere Kosten	Allgemeine Kosten	Sachkosten (Besond. + Allg. Kosten)

h. Endokrine Organe

5450 Szintigraphische Untersuchung von endokrin aktivem Gewebe – mit Ausnahme der Schilddrüse –   93,06   115,82   –   62,03   62,03

Das untersuchte Gewebe ist in der Rechnung anzugeben. Für die Leistung nach Nummer 5450 sind zwei Wiederholungsuntersuchungen zugelassen, davon eine später als 24 Stunden nach Einbringung der radioaktiven Substanz(en). Die Leistung nach Nummer 5450 ist neben den Leistungen nach den Nummern 5430 und 5431 nicht berechnungsfähig.

Kommentar: Siehe Kommentar zu Nr. 5400
Da die Untersuchung des endokrin aktiven Gewebes der Schilddrüse gemäß der Leistungsbeschreibung ausdrücklich nicht mit der Gebührenziffer abgerechnet werden darf, sind die Nrn. 5400 und 5401 nicht neben der Nr. 5450 berechnungsfähig.
Da nach der Zusatzbestimmung zwei Wiederholungsuntersuchungen bei der Nr. 5450 nach Einbringung des radioaktiven Stoffes zugelassen sind, bedarf es für diese keine besondere Begründung im Sinne der Ziffer 1 der Allg. Best. vor Abschnitt O.II. Die Nr. 5450 ist somit ohne besondere Begründung bis zu dreimal anrechenbar.
Die Leistung nach Nr. 5450 darf nach deren Zusatzbestimmung neben den Tumorszintigraphieleistungen der Nrn. 5430 und 5431 nicht abgerechnet werden.

Ausschluss: 1, 6, 11, 16, 60a (bei Befundmitteilung), 60b, 110, 115, 118, 5400 und 5401 (Schilddrüse), 5430, 5431

i. Gastrointestinaltrakt

5455 Szintigraphische Untersuchung im Bereich des Gastrointestinaltrakts (z. B. Speicheldrüsen, Ösophagus-Passage – gegebenenfalls einschließlich gastralem Reflux und Magenentleerung –, Gallenwege – gegebenenfalls einschließlich Gallenreflux –, Blutungsquellensuche, Nachweis eines Meckel‹schen Divertikels)
   120,98   150,58   –   80,65   80,65

Kommentar: Siehe Kommentar zu Nr. 5400
Ausschluss: 1, 6, 11, 16, 60a (bei Befundmitteilung), 60b, 110, 115, 118

5456 Szintigraphische Untersuchung von Leber und/oder Milz (z. B. mit Kolloiden, gallengängigen Substanzen, Erythrozyten), in mehreren Ebenen
   120,98   150,58   –   80,65   80,65

Kommentar: Siehe Kommentar zu Nr. 5400
Auch wenn die Leber und die Milz in einer Sitzung szintigraphisch gleichzeitig untersucht werden, so ist die Nr. 5456 dennoch nur einmal berechnungsfähig.
Da in der Leistungsbeschreibung keine Ergänzungsleistungen (z.B. quantitative Bestimmungen etc.) enthalten sind, dürfen bei entsprechender Durchführung die Nrn. 5480 bis 5485 zusätzlich abgerechnet werden.

Ausschluss: 1, 6, 11, 16, 60a (bei Befundmitteilung), 60b, 110, 115, 118

j. Hämatologie, Angiologie

5460 Szintigraphische Untersuchung von großen Gefäßen und/oder deren Stromgebieten – gegebenenfalls einschließlich der kontralateralen Seite –
   83,77   104,23   –   55,81   55,81

Die Leistung nach Nummer 5460 ist neben der Leistung nach Nummer 5473 nicht berechnungsfähig.

Kommentar: Siehe Kommentar zu Nr. 5400
Auch wenn große Gefäße, deren Stromgebiete und die gleichen Areale der kontralateralen Gegenseite in einer Sitzung szintigraphisch gleichzeitig untersucht werden, so ist die Nr. 5460 dennoch nur einmal berechnungsfähig.
Gemäß Zusatzbeschreibung ist die Gebührenziffer neben Nr. 5473 nicht berechnungsfähig.

	Allgemeine Heilbehandl.	Besondere Heilbehandl.	Besondere Kosten	Allgemeine Kosten	Sachkosten (Besond. + Allg. Kosten)

Gemäß Ziffer 5 der Allg. Best. vor Abschnitt O.II darf die Einbringung der erforderlichen Stoffe mittels Herz- oder Arterienkatheter gesondert abgerechnet werden, so dass dann die Nr. 357 zusätzlich abgerechnet werden darf.

Im GOÄ Ratgeber der BÄK wird zur Abrechnung einer Time-of-Flight und der Phasenkontrast-Magnetresonanzangiographie von Dr. med. Hermann Wetzel, M.Sc – Dt. Ärzteblatt, 2023; 120(45); A-1918/B-1630 ausgeführt, dass „… Sowohl die ToF- als auch die PC-MRA-Technik waren bei der letzten Novellierung des MRT-Teilabschnitts der GOÄ im Jahr 1996 bereits bekannt…" und weiter „… Weder für die ToF- noch für die PC-MRA existiert also eine nicht intendierte, planwidrige und ergänzungsbedürftige Regelungslücke, wie sie für eine Analogbewertung nach § 6 Abs. 2 GOÄ erforderlich wäre. Für den Ansatz einer zusätzlichen Analogposition, etwa der Nr. 5460 GOÄ analog aus dem nuklearmedizinischen Teilabschnitt, welche originär eine „Szintigraphische Untersuchung von großen Gefäßen und/oder deren Stromgebieten – …" abbildet, besteht folglich keine Berechtigung.

Ausschluss: 1, 6, 11, 16, 60a (bei Befundmitteilung), 60b, 110, 115, 118, 5473

5461

Szintigraphische Untersuchung von Lymphabflußgebieten an Stamm und/oder Kopf und/oder Extremitäten – gegebenenfalls einschließlich der kontralateralen Seite –

204,76	254,81	–	136,46	136,46

Kommentar: Siehe Kommentar zu Nr. 5400

Auch wenn die Lymphabflussgebiete am Stamm, am Kopf, an den Extremitäten (Arme und Beine) und die gleichen Areale der kontralateralen Gegenseite in einer Sitzung szintigraphisch gleichzeitig untersucht werden, so ist die Nr. 5461 dennoch nur einmal berechnungsfähig.

Ausschluss: 1, 6, 11, 16, 60a (bei Befundmitteilung), 60b, 110, 115, 118

5462

Bestimmung von Lebenszeit und Kinetik zellulärer Blutbestandteile – einschließlich Blutaktivitätsbestimmungen –

204,76	254,81	–	136,46	136,46

Für die Leistungen nach den Nummern 5462 bis 5466 sind zwei Wiederholungsuntersuchungen zugelassen, davon eine später als 24 Stunden nach Einbringung der Testsubstanz(en).

Kommentar: Siehe Kommentar zu Nr. 5400

Da nach der Zusatzbestimmung zwei Wiederholungsuntersuchungen bei der Nr. 5462 nach Einbringung der Testsubstanzen zugelassen sind, bedarf es für diese keine besondere Begründung im Sinne der Ziffer 1 der Allg. Best. vor Abschnitt O.II. Die Nr. 5462 ist somit ohne besondere Begründung bis zu dreimal anrechenbar.

Ausschluss: 1, 6, 11, 16, 60a (bei Befundmitteilung), 60b, 110, 115, 118, 5480, 5481, 5483, 5485

5463

Zuschlag zu der Leistung nach Nummer 5462 bei Bestimmung des Abbauorts

46,54	57,92	–	31,02	31,02

Für die Leistungen nach den Nummern 5462 bis 5466 sind zwei Wiederholungsuntersuchungen zugelassen, davon eine später als 24 Stunden nach Einbringung der Testsubstanz(en).

Kommentar: Siehe Kommentar zu Nr. 5400

Da nach der Zusatzbestimmung zwei Wiederholungsuntersuchungen bei der Nr. 5463 nach Einbringung der Testsubstanzen zugelassen sind, bedarf es für diese keine besondere Begründung im Sinne der Ziffer 1 der Allg. Best. vor Abschnitt O.II. Die Nr. 5463 ist somit ohne besondere Begründung bis zu dreimal anrechenbar. Der Zuschlag nach Nr. 5463 darf nur in Zusammenhang mit den erbrachten Leistungen nach Nr. 5462 abgerechnet werden.

Ausschluss: 1, 6, 11, 16, 60a (bei Befundmitteilung), 60b, 110, 115, 118

5465

Szintigraphische Suche nach Entzündungsherden oder Thromben mit Radiogallium, markierten Eiweißen, Zellen oder monoklonalen Antikörpern – eine Region

117,27	145,94	–	78,20	78,20

Für die Untersuchung mehrerer Regionen ist die Leistung nach Nummer 5465 nicht mehrfach berechnungsfähig. Für die Leistungen nach den Nummern 5462 bis 5466 sind zwei Wiederholungsuntersuchungen zugelassen, davon eine später als 24 Stunden nach Einbringung der Testsubstanz(en).

O. Strahlendiagnostik, Nuklearmedizin, MRT und Strahlentherapie

UV-GOÄ-Nr.	Allgemeine Heilbehandl.	Besondere Heilbehandl.	Besondere Kosten	Allgemeine Kosten	Sachkosten (Besond. + Allg. Kosten)

Kommentar: Siehe Kommentar zu Nr. 5400
Gemäß der Zusatzbestimmung ist die Gebührenziffer auch bei der Untersuchung mehrerer Regionen während einer Sitzung nur einmal anrechenbar. Sofern der Stamm und die Extremitäten (Arme und Beine) in einer Sitzung untersucht werden, ist die höher vergütete Nr. 5466 abzurechnen.
Da nach der Zusatzbestimmung zwei Wiederholungsuntersuchungen bei der Nr. 5465 nach Einbringung der Testsubstanzen zugelassen sind, bedarf es für diese keine besondere Begründung im Sinne der Ziffer 1 der Allg. Best. vor Abschnitt O.II. Die Nr. 5465 ist somit ohne besondere Begründung bis zu dreimal anrechenbar.
Ausschluss: 1, 6, 11, 16, 60a (bei Befundmitteilung), 60b, 110, 115, 118, 5466

5466 Szintigraphische Suche nach Entzündungsherden oder Thromben mit Radiogallium, markierten Eiweißen, Zellen oder monoklonalen Antikörpern- Ganzkörper (Stamm und Extremitäten) 209,39 260,60 – 139,55 139,55

Für die Untersuchung mehrerer Regionen ist die Leistung nach Nummer 5465 nichtmehrfach berechnungsfähig. Für die Leistungen nach den Nummern 5462 bis 5466 sind zwei Wiederholungsuntersuchungen zugelassen, davon eine später als 24 Stunden nach Einbringung der Testsubstanz(en).

Kommentar: Siehe Kommentar zu Nr. 5400
Sofern nur Teile des Stamms und nicht alle Extremitäten (Arme und Beine) in einer Sitzung untersucht werden, ist die geringer vergütete Nr. 5465 abzurechnen.
Da nach der Zusatzbestimmung zwei Wiederholungsuntersuchungen bei der Nr. 5466 nach Einbringung der Testsubstanzen zugelassen sind, bedarf es für diese keine besondere Begründung im Sinne der Ziffer 1 der Allg. Best. vor Abschnitt O.II. Die Nr. 5466 ist somit ohne besondere Begründung bis zu dreimal anrechenbar.
Ausschluss: 1, 6, 11, 16, 60a (bei Befundmitteilung), 60b, 110, 115, 118, 5465

k. Resorptions- und Exkretionsteste

5470 Nachweis und/oder quantitative Bestimmung von Resorption, Exkretion oder Verlust von körpereigenen Stoffen (durch Bilanzierung nach radioaktiver Markierung) und/oder von radioaktiv markierten Analoga, in Blut, Urin, Faeces oder Liquor – einschließlich notwendiger Radioaktivitätsmessungen über dem Verteilungsraum –
88,41 110,02 – 58,94 58,94

Kommentar: Siehe Kommentar zu Nr. 5400
Da die Untersuchung eine quantitative Bestimmung enthält, darf gemäß Ziffer 2 der Allg. Best. vor Abschnitt O.II die Nr. 5480 nicht zusätzlich abgerechnet werden.
Ausschluss: 1, 6, 11, 16, 60a (bei Befundmitteilung), 60b, 110, 115, 118, 5480, 5481, 5483, 5485.

l. Sonstiges

5472 Szintigraphische Untersuchungen (z. B. von Hoden, Tränenkanälen, Augen, Tuben) oder Funktionsmessungen (z. B. Ejektionsfraktion mit Meßsonde) ohne Gruppenzuordnung – auch nach Einbringung eines Radiopharmazeutikums in eine Körperhöhle –
88,41 110,02 – 58,94 58,94

Kommentar: Siehe Kommentar zu Nr. 5400
Die Nr. 5472 ist nicht nur bei der szintigraphischen Kontrolluntersuchung von Körperhöhlen, sondern auch bei Gelenken und Hohlorganen abrechenbar.
Ausschluss: 1, 6, 11, 16, 60a (bei Befundmitteilung), 60b, 110, 115, 118

5473 Funktionsszintigraphie – einschließlich Sequenzszyntigraphie und Erstellung von Zeit-Radioaktivitätskurven aus ROI und quantifizierender Berechnung (z. B. von Transitzeiten, Impulsratenquotienten, Perfusionsindex, Auswurffraktion aus Erster-Radionuklid-Passage) –
83,77 104,23 – 55,81 55,81

Die Leistung nach Nummer 5473 ist neben den Leistungen nach den Nummern 5460 und 5481 nicht berechnungsfähig.
Kommentar: Siehe Kommentar zu Nr. 5400

	Allgemeine Heilbehandl.	Besondere Heilbehandl.	Besondere Kosten	Allgemeine Kosten	Sachkosten (Besond. + Allg. Kosten)

Nach der Zusatzbestimmung darf die Gebührenziffer nicht neben den Nrn. 5460 und 5481 abgerechnet werden.
Da die Untersuchung eine quantitative Bestimmung enthält, darf gemäß Ziffer 2 der Allg. Best. vor Abschnitt O.II die Nr. 5480 nicht zusätzlich abgerechnet werden.

Ausschluss: 1, 6, 11, 16, 60a (bei Befundmitteilung), 60b, 110, 115, 118, 5440, 5460, 5480, 5481, 5483

5474 Nachweis inkorporierter unbekannter Radionuklide

125,64	156,36	–	83,73	83,73

Kommentar: Siehe Kommentar zu Nr. 5400
Ausschluss: 1, 6, 11, 16, 60a (bei Befundmitteilung), 60b, 110, 115, 118, 5480, 5481, 5483.

m. Mineralgehalt

5475 Quantitative Bestimmung des Mineralgehalts im Skelett (Osteodensitometrie) in einzelnen oder mehreren repräsentativen Extremitäten oder Stammskelettabschnitten mittels Dual-Photonen-Absorptionstechnik

27,92	34,75	–	18,60	18,60

Kommentar: Siehe Kommentar zu Nr. 5400
Ist die Osteodensitometrie im Rahmen einer Zusammenhangsbegutachtung erforderlich und zweckmäßig (§ 8 Abs. 1 ÄV) und wird daher vom UVTr oder dem Orthop./Chirurgischen Gutachter beauftragt, so darf die Nr. 118 zusätzlich abgerechnet werden.

Ausschluss: 1, 6, 11, 16, 60a (bei Befundmitteilung), 60b, 110, 115, 118, 5380, 5480, 5481, 5483, 5485

n. Ergänzungsleistungen

Allgemeine Bestimmungen:
Die Ergänzungsleistungen nach den Nummern 5480 bis 5485 sind nur mit dem einfachen Gebührensatz berechnungsfähig.

5480 Quantitative Bestimmung von Impulsen/Impulsratendichte (Fläche, Pixel, Voxel) mittels Gammakamera mit Meßwertverarbeitung – mind. zwei ROI

58,96	58,96	–	41,40	41,40

Arbeitshinweise: Sie Arbeitshinweise zu Nr. 5425.
Kommentar: Die Ergänzungsleistung nach Nr. 5480 ist gemäß Ziffer 2 der Allg. Best. vor Abschnitt O.II nur einmal je Basisleistung oder zulässiger Wiederholungsuntersuchung berechnungsfähig.
Neben einer Basisleistung oder zulässigen Wiederholungsleistung, die eine quantitative Bestimmung enthält, darf gemäß Ziffer 2 der Allg. Best. vor Abschnitt O.II die Nr. 5480 als Ergänzungsleistung für Quantifizierung, nicht zusätzlich abgerechnet werden. Sie ist daher nicht neben den Nrn. 5401, 5402, 5403, 5420, 5421, 5440, 5441, 5444, 5462, 5470, 5473, 5475 abrechnungsfähig.
Die Nr. 5480 darf gemäß Ziffer 2 der Allg. Best. Vor Abschnitt O.II. auch nur dann abgerechnet werden, wenn die Indikation im Befundbericht und/oder der Rechnung mit angegeben wird.
Gemäß der Allg. Best. vor Abschnitt O.II.n ist die Nr. 5480 nur mit dem einfachen Gebührensatz berechnungsfähig.

Ausschluss: 5401–5403, 5420, 5421, 5440, 5441, 5444, 5462, 5470, 5473–5475, 5481

5481 Sequenzszintigraphie – mind. sechs Bilder in schneller Folge

53,44	53,44	–	37,48	37,48

Kommentar: Die Ergänzungsleistung nach Nr. 5481 ist gemäß Ziffer 2 der Allg. Best. vor Abschnitt O.II nur einmal je Basisleistung oder zulässiger Wiederholungsuntersuchung berechnungsfähig.
Gemäß Ziffer 2 der Allg. Best. vor Abschnitt O.II dürfen die Nrn. 5473 und 5481 nicht nebeneinander abgerechnet werden. als Ergänzungsleistung für Quantifizierung, nicht zusätzlich abgerechnet werden.

O. Strahlendiagnostik, Nuklearmedizin, MRT und Strahlentherapie 5483–5486

UV-GOÄ-Nr.	Allgemeine Heilbehandl.	Besondere Heilbehandl.	Besondere Kosten	Allgemeine Kosten	Sachkosten (Besond. + Allg. Kosten)

Die Nr. 5481 darf gemäß Ziffer 2 der Allg. Best. Vor Abschnitt O.II. auch nur dann abgerechnet werden, wenn die Indikation im Befundbericht und/oder der Rechnung mit angegeben wird.
Gemäß der Allg. Best. vor Abschnitt O.II.n ist die Nr. 5481 nur mit dem einfachen Gebührensatz berechnungsfähig.

Ausschluss: 5401–5403, 5420, 5421, 5440, 5441, 5444, 5462, 5470, 5473–5480

5483 Subtraktionsszintigraphie oder zusätzliche Organ- oder Blutpoolszintigraphie als anatomische Ortsmarkierung

| | 53,44 | 53,44 | – | 37,48 | 37,48 |

Kommentar: Die Ergänzungsleistung nach Nr. 5483 ist gemäß Ziffer 2 der Allg. Best. vor Abschnitt O.II nur einmal je Basisleistung oder zulässiger Wiederholungsuntersuchung berechnungsfähig. Dies gilt auch dann, wenn mehrere der in der Leistungsbeschreibung verankerten szintigraphischen Ergänzungsleistungen innerhalb einer Basisleistung oder zulässigen Wiederholungsuntersuchung erbracht werden.
Die Nr. 5483 darf gemäß Ziffer 2 der Allg. Best. Vor Abschnitt O.II. auch nur dann abgerechnet werden, wenn die Indikation im Befundbericht und/oder der Rechnung mit angegeben wird.
Gemäß der Allg. Best. vor Abschnitt O.II.n ist die Nr. 5483 nur mit dem einfachen Gebührensatz berechnungsfähig.

Ausschluss: 5401–5403, 5420, 5421, 5427, 5440, 5441, 5444, 5462, 5470, 5473, 5475

5484 In-vitro-Markierung von Blutzellen, (z. B. Erythrozyten, Leukozyten, Thrombozyten) – einschließlich erforderlicher In-vitro-Qualitätskontrollen

| | 102,15 | 102,15 | – | 71,74 | 71,74 |

Kommentar: Die Ergänzungsleistung nach Nr. 5484 ist gemäß Ziffer 2 der Allg. Best. vor Abschnitt O.II nur einmal je Basisleistung oder zulässiger Wiederholungsuntersuchung berechnungsfähig.
Gemäß der Allg. Best. vor Abschnitt O.II.n ist die Nr. 5484 nur mit dem einfachen Gebührensatz berechnungsfähig.

5485 Messung mit dem Ganzkörperzähler – gegebenenfalls einschließlich quantitativer Analysen von Gammaspektren

| | 77,02 | 77,02 | – | 54,08 | 54,08 |

Kommentar: Die Ergänzungsleistung nach Nr. 5485 ist gemäß Ziffer 2 der Allg. Best. vor Abschnitt O.II nur einmal je Basisleistung oder zulässiger Wiederholungsuntersuchung berechnungsfähig.
Gemäß der Allg. Best. vor Abschnitt O.II.n ist die Nr. 5485 nur mit dem einfachen Gebührensatz berechnungsfähig.

Ausschluss: 5401–5403, 5420, 5421, 5440, 5441, 5444, 5462, 5470, 5475

o. Emissions-Computer-Tomographie

5486 Single-Photonen-Emissions-Computertomographie (SPECT) mit Darstellung in drei Ebenen

| | 111,69 | 138,99 | – | 74,44 | 74,44 |

Kommentar: In der Leistungsbeschreibung der SPECT-Gebührenziffern (Nrn. 5486 und 5487) ist die primär axiale Schichtdarstellung (= CT) bereits enthalten und damit nicht gesondert mit den Nrn. 5369 bis 5375 zu vergüten. Ebenfalls enthalten sind gemäß Leistungsbeschreibung auch die durch Rekonstruktion berechnete sagittale (seitliche) und koronare (frontale) Ebene (= Darstellung in 3 Ebenen), so dass die (mehrfache) Abrechnung der Nr. 5377 ebenfalls ausscheidet.
Die CT-Gebührenziffern der Nrn. 5369 bis 5377 sind aber zusätzlich neben den Nrn. 5486 und 5487 abrechenbar, wenn der hinzuziehungsberechtigte Arzt gezielt eine SPECT/

CT anfordert, also eine syncrone SPECT- und CT-Untersuchung an einem Hybridgerät, deren Ergebnisse als Fusionsbilder zusammengeführt werden.
Auch die MRT-Gebührenziffern der Nrn. 5700 bis 5735 sind zusätzlich neben den Nrn. 5486 und 5487 abrechenbar, wenn der hinzuziehungsberechtigte Arzt gezielt eine SPECT/MRT anfordert, also eine syncrone SPECT- und MRT-Untersuchung an einem Hybridgerät, deren Ergebnisse als Fusionsbilder zusammengeführt werden.
Der Nuklearmediziner ist grundsätzlich an die vom hinzuziehungsberechtigte Arzt angeforderte und im Überweisungsschein dokumentierte Art der Diagnostik gebunden, so dass er diese z.B. nicht von einer SPECT auf eine SPECT/CT oder SPECT/MRT ausdehnen darf. Der UVTr ist berechtigt, bei der Überschreitung der Art der Diagnostik, die CT- oder MRT-Vergütung zu verweigern. Sofern der Nuklearmediziner statt einer SPECT eine SPECT/CT oder SPECT/MRT für erforderlich hält, so benötigt er einen neuen Überweisungsschein.

Ausschluss: 5487

5487 Single-Photonen-Emissions-Computertomographie (SPECT) mit Darstellung in drei Ebenen und regionaler Quantifizierung

Allgemeine Heilbehandl.	Besondere Heilbehandl.	Besondere Kosten	Allgemeine Kosten	Sachkosten (Besond. + Allg. Kosten)
195,46	243,21	–	130,25	130,25

Kommentar: Siehe Kommentar zu Nr. 5486
Ausschluss: 5486

5488 Positronen-Emissions-Tomographie (PET) – gegebenenfalls einschließlich Darstellung in mehreren Ebenen

Allgemeine Heilbehandl.	Besondere Heilbehandl.	Besondere Kosten	Allgemeine Kosten	Sachkosten
558,45	694,94	–	372,29	372,29

Kommentar: In der Leistungsbeschreibung der PET-Gebührenziffern (Nrn. 5488 und 5489) ist die primär axiale Schichtdarstellung bereits enthalten und damit nicht gesondert mit den Nrn. 5369 bis 5375 zu vergüten. Ebenfalls enthalten sind gemäß Leistungsbeschreibung auch die durch Rekonstruktion berechneten weiteren Ebenen z.B. sagittal (seitlich) oder koronar (frontal) (= Darstellung in mehreren Ebenen), so dass die (mehrfache) Abrechnung der Nr. 5377 ebenfalls ausscheidet.
Die CT-Gebührenziffern der Nrn. 5369 bis 5377 sind aber zusätzlich neben den Nrn. 5488 und 5489 abrechenbar, wenn der hinzuziehungsberechtigte Arzt gezielt eine PET/CT anfordert, also eine syncrone PET- und CT-Untersuchung an einem Hybridgerät, deren Ergebnisse als Fusionsbilder zusammengeführt werden.
Der Nuklearmediziner ist grundsätzlich an die vom hinzuziehungsberechtigte Arzt angeforderte und im Überweisungsschein dokumentierte Art der Diagnostik gebunden, so dass er diese z.B. nicht von einer PET auf eine PET/CT ausdehnen darf. Der UVTr ist berechtigt, bei der Überschreitung der Art der Diagnostik, die CT-Vergütung zu verweigern. Sofern der Nuklearmediziner statt einer PET eine PET/CT für erforderlich hält, so benötigt er einen neuen Überweisungsschein.

Ausschluss: 5489

5489 Positronen-Emissions-Tomographie (PET) mit quantifiziernder Auswertung – gegebenenfalls einschließlich Darstellung in mehreren Ebenen

Allgemeine Heilbehandl.	Besondere Heilbehandl.	Besondere Kosten	Allgemeine Kosten	Sachkosten
698,03	868,67	–	465,33	465,33

Kommentar: Siehe Kommentar zu Nr. 5488
Ausschluss: 5488

2. Therapeutische Leistungen (Anwendung offener Radionuklide)

5600 Radiojodtherapie von Schilddrüsenerkrankungen

Allgemeine Heilbehandl.	Besondere Heilbehandl.	Besondere Kosten	Allgemeine Kosten	Sachkosten
230,81	287,23	–	153,86	153,86

O. Strahlendiagnostik, Nuklearmedizin, MRT und Strahlentherapie

UV-GOÄ-Nr.	Allgemeine Heilbehandl.	Besondere Heilbehandl.	Besondere Kosten	Allgemeine Kosten	Sachkosten (Besond. + Allg. Kosten)

Kommentar: Der ca. zwei Wochen vor der Behandlung erforderliche Radiojodtest zur Dosisbestimmung ist nicht Bestandteil der Leistung und damit gesondert abrechenbar. Bei quantitativer Bestimmung der Therapieradioaktivität zur Anwendung eines individuellen Dosiskonzepts zusätzlich die Nr. 5606 abrechnen. Gleiches gilt für Nr. 5607, wenn nach der Radiojodtherapie Herddosen bestimmt werden.

5602 Radiophosphortherapie bei Erkrankungen der blutbildenden Organe

	125,64	156,36	–	83,73	83,73

5603 Behandlung von Knochenmetastasen mit knochenaffinen Radiopharmazeutika

	100,53	125,09	–	67,02	67,02

Kommentar: Bei quantitativer Bestimmung der Therapieradioaktivität zur Anwendung eines individuellen Dosiskonzepts zusätzlich die Nr. 5606 abrechnen. Gleiches gilt für Nr. 5607, wenn nach der Behandlung der Knochenmetastasen mit knochenaffinen Radiopharmazeutika Herddosen bestimmt werden.

5604 Instillation von Radiopharmazeutika in Körperhöhlen, Gelenke oder Hohlorgane

	251,31	312,71	–	167,46	167,46

Kommentar: Die zur Wiederherstellung der Gelenkschleimhaut bei rheumatisch-entzündlichen Erkrankungen angewandte Radiosynoviorthese ist mit Nr. 5604 abzurechnen. Die Einbringung des Radiopharmazeutikums (z.B. Rhenium) ist in der Leistungsbeschreibung enthalten, damit Bestandteil der Leistung und somit nicht gesondert mit Nr. 300, 301, 302 oder 373 abrechenbar. Die während der Instillation erforderliche Lagekontrolle der Nadel mittels Röntgendurchleuchtung oder Ultraschall ist ebenfalls Bestandteil der Leistung in nicht zusätzlich mit Nr. 410, 5010, 5020, 5030 oder 5295 abrechnungsfähig. Der nach der Injektion erforderliche Wundverband ist mit Nr. 200 und die erforderliche Schienenruhigstellung mit Nr. 210 abzurechnen. Die im Anschluss an die Radiosynoviorthese erforderliche szintigraphische Kontrolluntersuchung wird mit Nr. 5472 abgerechnet, da diese Gebührenziffer nicht nur bei Körperhöhlen, sondern auch bei Gelenken und Hohlorganen ansetzbar ist. Gemäß Ziffer 7 der Allg. Best. vor Abschnitt O sind das eingebrachte Kontrastmittel zur Lagekontrolle der Nadel und gemäß Ziffer 4 der Allg. Best. vor Abschnitt O.II das Radiopharmazeutikum gesondert abrechenbar.

Ausschluss: 300-302, 306, 307, 315, 373, 410, 676-692, 5010, 5020, 5030, 5295

5605 Tumorbehandlung mit radioaktiv markierten, metabolisch aktiven oder rezeptorgerichteten Substanzen oder Antikörpern

	209,39	260,60	–	139,55	139,55

Kommentar: Bei quantitativer Bestimmung der Therapieradioaktivität zur Anwendung eines individuellen Dosiskonzepts zusätzlich die Nr. 5606 abrechnen. Gleiches gilt für Nr. 5607, wenn nach der Tumorbehandlung Herddosen bestimmt werden.

5606 Quantitative Bestimmung der Therapieradioaktivität zur Anwendung eines individuellen Dosiskonzepts – einschließlich Berechnungen auf Grund von Vormessungen

	83,77	104,23	–	55,81	55,81

Die Leistung nach Nummer 5606 ist nur bei Zugrundeliegen einer Leistung nach den Nummern 5600, 5603 und/oder 5605 berechnungsfähig.

Kommentar: Die Nr. 5606 ist nur einmal je Sitzung abrechenbar, auch wenn mehrere Leistungen der Nrn. 5600, 5603 und 5605 erbracht werden.

5607 Posttherapeutische Bestimmung von Herddosen – einschließlich Berechnungen auf Grund von Messungen der Kinetik der Therapieradioaktivität

	150,78	187,62	–	100,59	100,59

Die Leistung nach Nummer 5607 ist nur bei Zugrundeliegen einer Leistung nach den Nummern 5600, 5603 und/oder 5605 berechnungsfähig.

	Allgemeine Heilbehandl.	Besondere Heilbehandl.	Besondere Kosten	Allgemeine Kosten	Sachkosten (Besond. + Allg. Kosten)

Kommentar: Die Nr. 5607 ist nur einmal je Sitzung abrechenbar, auch wenn mehrere Leistungen der Nrn. 5600, 5603 und 5605 erbracht werden.

III. Magnetresonanztomographie

Allgemeine Bestimmungen:

Die Leistungen nach den Nummern 5700–5733 sind je Sitzung jeweils nur einmal berechnungsfähig. Die Nebeneinanderberechnung von Leistungen nach den Nummern 5700–5730 ist in der Rechnung besonders zu begründen. Bei Nebeneinanderberechnung von Leistungen nach den Nummern 5700–5730 ist der Höchstwert nach Nummer 5735 zu beachten. Leistungen nach den Nummern 5700 bis 5735 können dann ausgeführt und abgerechnet werden, wenn der Arzt die Genehmigung zur Durchführung kernspintomographischer Leistungen in der vertragsärztlichen Versorgung besitzt.

Arbeitshinweise (Ausschnitt):
Die Nrn. 5700 ff sind danach nicht berechenbar für Ärzte, die zwar an der kassenärztlichen Versorgung teilnehmen (z. B. als Chirurg oder Orthopäde), aber nicht über eine Genehmigung zur Durchführung kernspintomographischer Leistungen verfügen.

5700 Magnetresonanztomographie im Bereich des Kopfes – gegebenenfalls einschließlich des Halses –, in zwei Projektionen, davon mindestens eine Projektion unter Einschluß T2-gewichteter Aufnahmen 409,53 431,84 – 273,05 273,05

Kommentar: Für die Nrn. 5700 bis 5730 gilt:
Nach Satz 1 der Allg. Best. zu Abschnitt O.III dürfen die Nrn. 5700 bis 5730 je Sitzung nur einmal abgerechnet werden. Eine Sitzung umfasst einen Radiologen-Patienten-Kontakt, der nach der Beschaffenheit des Behandlungsfalls auch über mehrere Stunden andauern kann. Der Radiologe muss dabei nicht kontinuierlich anwesend sein. Sofern neben einer Hauptleistung der Nrn. 5700 bis 5730 die Untersuchung eines weiteren Areals vom hinzuziehungsberechtigten Arzt für erforderlich erachtet und im Überweisungsvordruck entsprechend dokumentiert wird, darf die Untersuchung aus praxisorganisatorischen, finanziellen und drohenden artefaktzunehmenden Überlegungen nicht auf zwei Termine aufgeteilt werden. Diese Verpflichtung ergibt sich aus § 8 Abs. 1 ÄV (Wirtschaftlichkeitsgebot). Nur wenn die Untersuchung des zweiten Areals wegen unvorhersehbarer Komplikationen abgebrochen oder gar nicht erst begonnen werden kann, darf mit entsprechendem Hinweis im Befundbericht und/oder in der Rechnung ein weiterer Untersuchungstermin vergeben und gesondert abgerechnet werden.
Im Fall eines Untersuchungsabbruchs wegen Komplikationen, hat der Radiologe einen Anspruch auf Vergütung der bis zu diesem Zeitpunkt erbrachten Leistungen. Es wird daher empfohlen, zumindest die Abrechnung der Hauptleistung ohne Zusatzleistungen (Nrn. 5731 bis 5733) zu akzeptieren. In einem Urteil zur Privat-GOÄ wurde entschieden, dass dem Patienten eine MRT-Untersuchungszeit über 45 Minuten von der Belastung her nicht mehr zumutbar ist. Dieses maximale Zeitfenster, das auch beim Unfallverletzten/Berufserkrankten beachtet werden sollte, wird in einer Sitzung regelhaft ab dem dritten Untersuchungsareal (z.B. 3. Wirbelsäulenabschnitt, 3. Gelenk usw.) überschritten. Der Radiologe darf daher bei einem MRT-Auftrag für 3 oder 4 Areale (z.B. Wirbelsäulenabschnitte), die Untersuchung auf zwei Tage, nicht jedoch auf drei oder vier Tage, aufteilen.
Für die Nr. 5700 gilt:
Die Gebührenziffer umfasst die Untersuchung des Kopfes (Gehirn, Knochen, Gefäße, Kiefergelenke etc.) inkl. der Halsweichteile (Muskeln, Gefäße, Nerven etc.), nicht aber die Diagnostik der HWS (MRT-HWS = Nr. 5705!). Die Nr. 5700 ist auch abzurechnen, wenn nur die Halsweichteile inkl. Halsgefäße untersucht werden.
Die Gebührenziffer beinhaltet die Untersuchung:
1. mit 1 Kopf- oder Halsspule,
2. in 2 Ebenen/Projektionen (z.B. axial, sagittal, koronar) und
3. in bis zu 4 Sequenzen.
Ergänzende Serie(n) nach Nr.5731 abzurechen, ist daher erst möglich:
1. nach manuellem Spulenwechsel,
2. ab der 3. Ebene/Projektion oder
3. ab der 5. Sequenz

UV-GOÄ-Nr.	Allgemeine Heilbehandl.	Besondere Heilbehandl.	Besondere Kosten	Allgemeine Kosten	Sachkosten (Besond. + Allg. Kosten)

Sofern in einer Sitzung neben dem Kopf ein weiteres Areal (Nrn. 5700 bis 5730) untersucht wird, ist der Höchstwert (Nr.5735) zu beachten.
Im GOÄ Ratgeber der BÄK wird zur Abrechnung einer Time-of-Flight und der Phasenkontrast-Magnetresonanzangiographie von Dr. med. Hermann Wetzel, M.Sc – Dt. Ärzteblatt, 2023; 120(45); A-1918/B-1630 ausgeführt, dass „… Eine ToF- beziehungsweise PC-MRA im Kopfbereich kann über die GOÄ-Nrn. 5700 „Magnetresonanztomographie im Bereich des Kopfes – …", 5731 „Ergänzende Serie(n) zu den Leistungen nach den Nrn. 5700–5730, z.B. nach Kontrastmitteleinbringung, Darstellung von Arterien als MR-Angiographie" und 5733 „Zuschlag für computergesteuerte Analyse (z.B. Kinetik, 3D-Rekonstruktion)" abgerechnet werden …"

Ausschluss: Ausschluss: 1–15, 110–142, 621, 622, 5700–5730 (Überschreitung Höchstwert), 5735

Rechtsprechung: ▶ **Fachärzte für Nuklearmedizin haben keinen Anspruch auf Abrechnung von MR-Angiographie-Leistungen zu Lasten der Kasse/UVTr**
Das LSG Nordrhein-Westfalen hat entschieden, dass die Versagung der Genehmigung zur Ausführung und Abrechnung von MR-Angiographie-Leistungen in der vertragsärztlichen Versorgung (EBM Nrn. 34470 bis 34492) gegenüber Fachärzten für Nuklearmedizin zulässig ist. Diese verfügen nicht mehr über die fachliche Qualifikation gemäß der Qualitätssicherungsvereinbarung zur MR-Angiographie in der vertragsärztlichen Versorgung.
Aktenzeichen: LSG NRW, 15.02.2012 AZ: L 11 KA 79/10 B
Entscheidungsjahr: 2012

▶ **Versicherte können einen Anspruch auf Erstattung von GOÄ-Kosten für ein Upgrade-MRT gegenüber der Kasse/dem UVTr haben**
Das LSG Baden-Württemberg hat entschieden, dass die Privat-GOÄ-Kosten für ein Upgrade-MRT dem Versicherten zu erstatten sind, wenn dies für die Diagnostik und Therapieplanung erforderlich und zweckmäßig war, die Nutzung eines normal liegendem MRT nicht möglich oder unzumutbar ist, weil die Untersuchung unter Vollnarkose mit Schmerzmittelgabe und stationärer Aufnahme erfolgen müsste.
Aktenzeichen: LSG BaWü, 25.06.2019 AZ: L 11 KR 4517/18
Entscheidungsjahr: 2019

5705 Magnetresonanztomographie im Bereich der Wirbelsäule, in zwei Projektionen

	390,89	412,21	–	260,64	260,64

Kommentar: Siehe Kommentar zu Nr. 5700.
Mit der Gebührenziffer wird sowohl die Untersuchung von einem Wirbelsäulenabschnitt (Hals-, Brust, Lenden- oder Sakralwirbelsäule) bis hin zu allen vier Abschnitten (gesamte Wirbelsäule) in einer Sitzung vergütet.
Die Gebührenziffer beinhaltet die Untersuchung:
1. mit 1 HWS-, BWS-, LWS- oder SWS-Spule,
2. in 1 Untersuchungsposition,
3. in 2 Ebenen/Projektionen (z.B. axial, sagittal, koronar) und
4. in bis zu 4 Sequenzen.
Ergänzende Serie(n) nach Nr.5731 abzurechen, ist daher erst möglich:
1. nach manuellem Spulenwechsel,
2. Umlagerung des Patienten (Positionswechsel),
3. ab der 3. Ebene/Projektion oder
4. ab der 5. Sequenz
Wurde eine Untersuchung von 2 WS-Abschnitten beauftragt, darf grundsätzlich keine Aufteilung auf zwei Sitzungen erfolgen (Siehe auch Komm. zu Nr. 5700).
Bei der Untersuchung von 2 WS-Abschnitten in einer Sitzung ist die Nr. 5705 nur einmal ansetzbar. Dafür werden der manuelle Spulenwechsel vom 1. auf den 2. WS-Abschnitt (z.B. HWS auf LWS) und die Serien im 2. WS-Abschnitt zusätzlich mit den beiden Nrn. 5732 und 5731 vergütet.
Sofern in einer Sitzung neben einem HWS-Abschnitt ein weiteres Areal (Nrn. 5700, 5715 bis 5730) untersucht wird, ist der Höchstwert (Nr. 5735) zu beachten.
Die Abrechnung der HWS ist nicht zulässig, wenn nur die Untersuchung der Halsweichteile inkl. Halsgefäße beauftragt wurde.

Ausschluss: 1 - 15, 110-142, 621, 622, 5700 sowie 5715 - 5730 (Überschreitung Höchstwert), 5735

	Allgemeine Heilbehandl.	Besondere Heilbehandl.	Besondere Kosten	Allgemeine Kosten	Sachkosten (Besond. + Allg. Kosten)

Rechtsprechung: ▶ **Fachärzte für Nuklearmedizin haben keinen Anspruch auf Abrechnung von MR-Angiographie-Leistungen zu Lasten der Kasse/UVTr**
Das LSG Nordrhein-Westfalen hat entschieden, dass die Versagung der Genehmigung zur Ausführung und Abrechnung von MR-Angiographie-Leistungen in der vertragsärztlichen Versorgung (EBM Nrn. 34470 bis 34492) gegenüber Fachärzten für Nuklearmedizin zulässig ist. Diese verfügen nicht mehr über die fachliche Qualifikation gemäß der Qualitätssicherungsvereinbarung zur MR-Angiographie in der vertragsärztlichen Versorgung.
Aktenzeichen: LSG NRW, 15.02.2012 AZ: L 11 KA 79/10 B
Entscheidungsjahr: 2012

▶ **Versicherte können einen Anspruch auf Erstattung von GOÄ-Kosten für ein Upright-MRT gegenüber der Kasse/dem UVTr haben**
Das LSG Baden-Württemberg hat entschieden, dass die Privat-GOÄ-Kosten für ein Upright-MRT dem Versicherten zu erstatten sind, wenn dies für die Diagnostik und Therapieplanung erforderlich und zweckmäßig war, die Nutzung eines normal liegendem MRT nicht möglich oder unzumutbar ist, weil die Untersuchung unter Vollnarkose mit Schmerzmittelgabe und stationärer Aufnahme erfolgen müsste.
Aktenzeichen: LSG BaWü, 25.06.2019 AZ: L 11 KR 4517/18
Entscheidungsjahr: 2019

5715	Magnetresonanztomographie im Bereich des Thorax – gegebenenfalls einschließlich des Halses –, der Thoraxorgane und/oder der Aorta in ihrer gesamten Länge				
		400,19	422,03	–	266,84	266,84

Kommentar: Siehe Kommentar zu Nr. 5700.
Die Gebührenziffer beinhaltet die Untersuchung der Halsweichteile (z.B. Gefäße, Muskeln, Nerven wie z.B. Armplexus außerhalb des Schulterareals), des knöchernen Brustkorbs, des Schlüsselbeins und der Brustorgane. Das gesamte Muskel- und Sehnengeflecht der Rotatorenmanschette ist anatomisch Bestandteil des Schultergelenkes und daher abrechnungstechnisch nicht dem Thorax hinzuzurechnen.Die Abrechnung der Nr. 5715 darf daher nicht neben oder anstatt der Gelenkziffer (Nr.5729) erfolgen, wenn eine Schulter-MRT beauftragt wird. Die Schulter umfasst anatomisch neben Gelenkpfanne, Oberarmkopf, AC-Gelenk, Kapsel etc. auch die Rotatorenmannschette.
Da in der Gebührenziffer auch die Aufnahmen der Weichteile des Halses inkl. der Halsgefäße enthalten ist, darf bei einer MR-Angiographie der thorakalen Aorta und ihrer Abgänge/Äste sowie der Halsgefäße nur die Nr. 5715 und nicht noch zusätzlich die Nr. 5700 abgerechnet werden. Sofern aber nur die Halsweichteile inkl. Halsgefäße untersucht werden, ist nur die Gebührenziffer des Kopfes inkl. Hals (Nr. 5700) abzurechnen.
Die Gebührenziffer beinhaltet die Untersuchung:
1. mit 1 Hals- oder Brustkorbspule,
2. in 3 Ebenen/Projektionen (z.B. axial, sagittal, koronar) und
3. in bis zu 4 Sequenzen.
Ergänzende Serie(n) nach Nr.5731 abzurechen, ist daher erst möglich:
1. nach manuellem Spulenwechsel,
2. ab der 4. Ebene/Projektion oder
3. ab der 5. Sequenz
Beim V. a. eine Armplexusläsion, wird die Untersuchung im Verlauf des Nervengeflechts beginnend im Hals-/Brustkorbareal durchgeführt und ggf. im Schulterbereich (Nr.5729) fortgeführt. Dabei ist der Höchstwert (Nr.5735) zu beachten.
Sofern in einer Sitzung neben dem Brustkorb (Nr.5715) z.B. auch die benachbarte HWS (Nr.5705) oder die Schulter (Nr.5729) untersucht wird, ist ebenfalls der Höchstwert (Nr.5735) zu beachten.

Ausschluss: 1 - 15, 110-142, 621, 622, 5700, 5705 sowie 5720 - 5730 (Überschreitung Höchstwert), 5735
Rechtsprechung: ▶ **Fachärzte für Nuklearmedizin haben keinen Anspruch auf Abrechnung von MR-Angiographie-Leistungen zu Lasten der Kasse/UVTr**
Das LSG Nordrhein-Westfalen hat entschieden, dass die Versagung der Genehmigung zur Ausführung und Abrechnung von MR-Angiographie-Leistungen in der vertragsärztlichen Versorgung (EBM Nrn. 34470 bis 34492) gegenüber Fachärzten für Nuklearmedizin zulässig ist. Diese verfügen nicht mehr über die fachliche Qualifikation gemäß der Qualitätssicherungsvereinbarung zur MR-Angiographie in der vertragsärztlichen Versorgung.

O. Strahlendiagnostik, Nuklearmedizin, MRT und Strahlentherapie

UV-GOÄ-Nr.	Allgemeine Heilbehandl.	Besondere Heilbehandl.	Besondere Kosten	Allgemeine Kosten	Sachkosten (Besond. + Allg. Kosten)

Aktenzeichen: LSG NRW, 15.02.2012 AZ: L 11 KA 79/10 B
Entscheidungsjahr: 2012

▶ **Kardiologen dürfen keine MRT-Leistungen zu Lasten der Kasse/UVTr abrechnen**
Das BVerfG hat die Vorentscheidung des BSG bestätigt, dass Kardiologen mit Kassenzulassung und der Zusatzbezeichnung „MRT – fachgebunden" aus Wirtschaftlichkeitsgründen von der Erbringung von MRT – Leistungen ausgeschlossen werden dürfen.
Aktenzeichen: BVerfG, 02.05.2018, AZ: 1 BvR 3042/14
Entscheidungsjahr: 2018
Aktenzeichen: BSG, 02.04.2014, AZ: B 6 KA 24/13 R
Entscheidungsjahr: 2013

▶ **Versicherte können einen Anspruch auf Erstattung von GOÄ-Kosten für ein Upgrade-MRT gegenüber der Kasse/dem UVTr haben**
Das LSG Baden-Württemberg hat entschieden, dass die Privat-GOÄ-Kosten für ein Upgrade-MRT dem Versicherten zu erstatten sind, wenn dies für die Diagnostik und Therapieplanung erforderlich und zweckmäßig war, die Nutzung eines normal liegendem MRT nicht möglich oder unzumutbar ist, weil die Untersuchung unter Vollnarkose mit Schmerzmittelgabe und stationärer Aufnahme erfolgen müsste.
Aktenzeichen: LSG BaWü, 25.06.2019 AZ: L 11 KR 4517/18
Entscheidungsjahr: 2019

5720 Magnetresonanztomographie im Bereich des Abdomens und/oder des Beckens
409,53   431,84   –   273,05   273,05

Kommentar: Siehe Kommentar zu Nr. 5700.
Mit der Gebührenziffer wird die Untersuchung der Organe des Bauchs und des Beckens sowie der knöchernen Beckenareale vergütet.
Die Gebührenziffer darf nicht neben oder anstatt der Gelenkziffer (Nr.5729) bei einer angeforderten Hüft-MRT abgerechnet werden, da sich das Hüftgelenk anatomisch aus Hüftkopf und Hüftpfanne zusammensetzt. Das knöcherne Becken umfasst zwar anatomisch auch die die Hüftpfanne bildenden Knochen des Hüftbeines (Darm-, Schamund Sitzbein), der Hüftkopf dagegen ist kein an Bestandteil des Beckens.
Die Kreuzbein-Darmbein-Gelenke (Iliosakralgelenke/ISG) enthalten Knochen und Bandverbindungen, die anatomisch ausschließlich (Darmbein) oder teilweise (Kreuzbein) dem Becken hinzuzurechnen sind, so dass die Nr. 5720 abzurechnen ist.
Die Gebührenziffer beinhaltet die Untersuchung:
1. mit 1 Bauch- oder Beckenspule,
2. in 3 Ebenen/Projektionen (z.B. axial, sagittal, koronar) und
3. in bis zu 4 Sequenzen.
Ergänzende Serie(n) nach Nr.5731 abzurechen, ist daher erst möglich:
1. nach manuellem Spulenwechsel,
2. ab der 4. Ebene/Projektion oder
3. ab der 5. Sequenz
Beim V. a. eine Thrombose, ist es möglich, dass die Untersuchung sowohl im Becken (Nr. 5720) und Bein (Nr. 5729) durchgeführt wird. Dabei ist der Höchstwert (Nr.5735) zu beachten.

Ausschluss: 1 - 15, 110-142, 621, 622, 5700 - 5715, sowie 5721 - 5730 (Überschreitung Höchstwert), 5735

Rechtsprechung: ▶ **Fachärzte für Nuklearmedizin haben keinen Anspruch auf Abrechnung von MR-Angiographie-Leistungen zu Lasten der Kasse/UVTr**
Das LSG Nordrhein-Westfalen hat entschieden, dass die Versagung der Genehmigung zur Ausführung und Abrechnung von MR-Angiographie-Leistungen in der vertragsärztlichen Versorgung (EBM Nrn. 34470 bis 34492) gegenüber Fachärzten für Nuklearmedizin zulässig ist. Diese verfügen nicht mehr über die fachliche Qualifikation gemäß der Qualitätssicherungsvereinbarung zur MR-Angiographie in der vertragsärztlichen Versorgung.
Aktenzeichen: LSG NRW, 15.02.2012 AZ: L 11 KA 79/10 B
Entscheidungsjahr: 2012

▶ **Versicherte können einen Anspruch auf Erstattung von GOÄ-Kosten für ein Upgrade-MRT gegenüber der Kasse/dem UVTr haben**
Das LSG Baden-Württemberg hat entschieden, dass die Privat-GOÄ-Kosten für ein Upgrade-MRT dem Versicherten zu erstatten sind, wenn dies für die Diagnostik und

Therapieplanung erforderlich und zweckmäßig war, die Nutzung eines normal liegendem MRT nicht möglich oder unzumutbar ist, weil die Untersuchung unter Vollnarkose mit Schmerzmittelgabe und stationärer Aufnahme erfolgen müsste.
Aktenzeichen: LSG BaWü, 25.06.2019 AZ: L 11 KR 4517/18
Entscheidungsjahr: 2019

5721 Magnetresonanztomographie der Mamma(e)

372,29 392,57 – 248,23 248,23

Kommentar: Siehe Kommentar zu Nr. 5700.
Mit der Gebührenziffer wird die Untersuchung einer Brust oder beider Brüste vergütet. Lokalisiert der Radiologe tumorverdächtige Veränderungen, die keine unfallbedingte Schädigung darstellen, so ist er dennoch berechtigt, diese Gewebe zu Lasten des UVTr untersuchen (Hochdruck-KM-Gabe mit anschließender Tumor-Kinetik und/oder Subtraktion).
Die Gebührenziffer beinhaltet die Untersuchung:
1. mit der Brustspule,
2. in 3 Ebenen/Projektionen (z.B. axial, sagittal, koronar) und
3. in bis zu 4 Sequenzen.
Ergänzende Serie(n) nach Nr.5731 abzurechen, ist daher erst möglich:
1. ab der 4. Ebene/Projektion oder
2. ab der 5. Sequenz

Ausschluss: 1 - 15, 110-142, 621, 622, 5700 - 5720 sowie 5729, 5730 (Überschreitung Höchstwert), 5735

5729 Magnetresonanztomographie eines oder mehrer Gelenke oder Abschnitte von Extremitäten

223,37 235,54 – 148,85 148,85

Kommentar: Siehe Kommentar zu Nr. 5700.
Mit der Gebührenziffer wird die Untersuchung eines oder mehrerer (großer) Gelenke oder Abschnitten von Extremitäten vergütet.
Großgelenke sind die Hand-, Ellenbogen-, Schulter-, Hüft-, Knie- und Sprunggelenke.
Kleingelenke sind die Finger- und Zehengelenke.
Extremitätenabschnitte sind Ober- und Unterarm, Hand, Ober- und Unterschenkel und der Fuß.
Kiefergelenke gehören anatomisch zum Kopf (Abrechnung mit Nr. 5700). Brustbein-Schlüsselbein-Gelenke gehören anatomisch zum Brustkorb (Abrechnung mit Nr. 5715). Kreuzbein-Darmbein-Gelenke (Iliosakralgelenke/ISG) gehören anatomisch zum Becken (Abrechnung mit Nr. 5720).
Bei der Untersuchung zweier Großgelenke „einer" Extremität (z.B. rechtes Knie- und Sprunggelenk; linkes Schulter- und Handgelenk) darf die Nr. 5729 nicht zweimal abgerechnet werden. Hierfür ist die Nr. 5730 (2 Großgelenke einer Extremität) anzusetzen. Bei der Untersuchung zweier paariger Großgelenke (z.B. beide Kniegelenke) oder zweier (Groß-)Gelenke von unterschiedlichen Extremitäten (z.B. rechtes Kniegelenk und linkes Handgelenk) darf die Nr. 5729 nicht zweimal abgerechnet werden. Auch die Nr. 5730 scheidet aus, da die Großgelenke von „zwei" Extremitäten und nicht von „einer" Extremität untersucht werden. Zusätzlich darf die Nr. 5732 für den manuellen Spulenwechsel auf das Gelenk der anderen Extremität und die Nr. 5731 ergänzende Serie(n) des anderen Gelenkes abgerechnet werden.
Die Gebührenziffer beinhaltet die Untersuchung:
1. mit 1 Gelenk- oder Extremitätenabschnittsspule,
2. in 1 Untersuchungsposition,
3. in 3 Ebenen/Projektionen (z.B. axial, sagittal, koronar) und
4. in bis zu 4 Sequenzen.
Ergänzende Serie(n) nach Nr.5731 abzurechen, ist daher erst möglich:
1. nach manuellem Spulenwechsel,
2. Umlagerung des Patienten (Positionswechsel),
3. ab der 4. Ebene/Projektion oder
4. ab der 5. Sequenz.

O. Strahlendiagnostik, Nuklearmedizin, MRT und Strahlentherapie

Sofern neben dem Gelenk- oder Extremitätenabschnitt ein weiteres Areal außerhalb der Leistung nach Nr. 5729 untersucht wird (Kopf, HWS, Becken etc.), so ist der Höchstwert (Nr. 5735) zu beachten.

Ausschluss: 1–15, 110-142, 621, 622, 5700–5721 sowie 5730 (Überschreitung Höchstwert), 5735.

Rechtsprechung: ▶ **Fachärzte für Nuklearmedizin haben keinen Anspruch auf Abrechnung von MR-Angiographie-Leistungen zu Lasten der Kasse/UVTr**
Das LSG Nordrhein-Westfalen hat entschieden, dass die Versagung der Genehmigung zur Ausführung und Abrechnung von MR-Angiographie-Leistungen in der vertragsärztlichen Versorgung (EBM Nrn. 34470 bis 34492) gegenüber Fachärzten für Nuklearmedizin zulässig ist. Diese verfügen nicht mehr über die fachliche Qualifikation gemäß der Qualitätssicherungsvereinbarung zur MR-Angiographie in der vertragsärztlichen Versorgung.
Aktenzeichen: LSG NRW, 15.02.2012 AZ: L 11 KA 79/10 B
Entscheidungsjahr: 2012

▶ **Orthopäden dürfen keine MRT-Leistungen zu Lasten der Kasse/UVTr abrechnen**
Das BVerfG hat die Vorentscheidung des BSG bestätigt, dass die Versagung der Genehmigung zur Ausführung und Abrechnung von MRT-Untersuchungen in der vertragsärztlichen Versorgung gegenüber Orthopäden zulässig ist. Orthopäden verfügen nicht über die fachliche Qualifikation nach der Kernspintomographie-Vereinbarung in der vertragsärztlichen Versorgung.
Aktenzeichen: BVerfG, 16.07.2004, AZ: 1 BvR 1127/01
Entscheidungsjahr: 2004
Aktenzeichen: BSG, 31.01.2001, AZ: B 6 KA 24/10 R
Entscheidungsjahr: 2011

▶ **Versicherte können einen Anspruch auf Erstattung von GOÄ-Kosten für ein Upgrade-MRT gegenüber der Kasse/dem UVTr haben**
Das LSG Baden-Württemberg hat entschieden, dass die Privat-GOÄ-Kosten für ein Upgrade-MRT dem Versicherten zu erstatten sind, wenn dies für die Diagnostik und Therapieplanung erforderlich und zweckmäßig war, die Nutzung eines normal liegendem MRT nicht möglich oder unzumutbar ist, weil die Untersuchung unter Vollnarkose mit Schmerzmittelgabe und stationärer Aufnahme erfolgen müsste.
Aktenzeichen: LSG BaWü, 25.06.2019 AZ: L 11 KR 4517/18
Entscheidungsjahr: 2019

5730 Magnetresonanztomographie einer oder mehrerer Extremität(en) mit Darstellung von mindestens zwei großen Gelenken einer Extremität

372,29	392,57	–	248,23	248,23

Neben der Leistung nach Nummer 5730 ist die Leistung nach Nummer 5729 nicht berechnungsfähig.

Arbeitshinweise (Ausschnitt):
Die Nr. 5730 ist nicht bei der Untersuchung eines großen Gelenkes abrechenbar. Nach BSG-Urteil vom 25.08.1999 (B 6 KA 32/98R) werden große Gelenke (z. B. Sprung-, Knie- oder Schultergelenk) in der Gebührenordnung als funktionelle Einheiten angesehen.

Kommentar: Siehe Kommentar zu Nr. 5700.
Die Gebührenziffer erfordert die Untersuchung zweier Großgelenke der gleichen Extremität. Großgelenke sind die Hand-, Ellenbogen-, Schulter-, Hüft-, Knie- und Sprunggelenke. Extremitäten sind ein ganzer Arme oder ein ganzes Bein.
Die Untersuchung eines Großgelenkes ist nicht mit Nr. 5730, sondern nur mit Nr. 5729 zu vergüten (Gebührenausschuss der BÄK vom 04.11.1999), da Großgelenke als funktionelle Einheiten anzusehen und nicht in mehrere Gelenke aufteilbar sind (BSG 25.08.1999; B 6 KA 32/98R).
Die Untersuchung paariger Großgelenke (z. B. beider Kniegelenke) oder zweier Großgelenke von unterschiedlichen Extremitäten (z.B. rechtes Kniegelenk und linkes Handgelenk) darf nicht mit der Nr. 5730 abgerechnet werden, da nur jeweils ein Großgelenk je Extremität untersucht wird.
Der Radiologe muss aufgrund des Wirtschaftlichkeitsgebots die Untersuchung von zwei Großgelenken der gleichen Extremität am gleichen Tag durchführen.
Die Gebührenziffer beinhaltet die Untersuchung:
1. von 2 Großgelenken der „gleichen" Extremität,
2. mit 1 Spule pro Gelenk,

3. mit manuellem Spulenwechsel vom 1. auf das 2. Großgelenk,
4. in 1 Untersuchungsposition pro Gelenk,
5. in 3 Ebenen/Projektionen pro Gelenk (z.B. axial, sagittal, koronar) und
6. in bis zu 4 Sequenzen pro Gelenk.

Ergänzende Serie(n) nach Nr.5731 abzurechen, ist daher erst möglich:
1. nach manuellem Spulenwechsel innerhalb eines Gelenkes,
2. Umlagerung des Patienten (Positionswechsel) innerhalb eines Gelenkes,
3. ab der 4. Ebene/Projektion bei einem der Gelenke oder
4. ab der 5. Sequenz bei einem der Gelenk.

Es wird bei einem Untersuchungsabbruch empfohlen, zumindest die Abrechnung der Nr. 5729 (Abbruch beim 1. Gelenk) bzw. 5730 (Abbruch beim 2. Gelenk) ohne Zusatzleistungen zu akzeptieren.

Ausschluss: 1–15, 110–142, 621, 622, 5700–5729 (Überschreitung Höchstwert), 5735

Rechtsprechung: ▶ **Fachärzte für Nuklearmedizin haben keinen Anspruch auf Abrechnung von MR-Angiographie-Leistungen zu Lasten der Kasse/UVTr**

Das LSG Nordrhein-Westfalen hat entschieden, dass die Versagung der Genehmigung zur Ausführung und Abrechnung von MR-Angiographie-Leistungen in der vertragsärztlichen Versorgung (EBM Nrn. 34470 bis 34492) gegenüber Fachärzten für Nuklearmedizin zulässig ist. Diese verfügen nicht mehr über die fachliche Qualifikation gemäß der Qualitätssicherungsvereinbarung zur MR-Angiographie in der vertragsärztlichen Versorgung.
Aktenzeichen: LSG NRW, 15.02.2012 AZ: L 11 KA 79/10 B
Entscheidungsjahr: 2012

▶ **Versicherte können einen Anspruch auf Erstattung von GOÄ-Kosten für ein Upgrade-MRT gegenüber der Kasse/dem UVTr haben**

Das LSG Baden-Württemberg hat entschieden, dass die Privat-GOÄ-Kosten für ein Upgrade-MRT dem Versicherten zu erstatten sind, wenn dies für die Diagnostik und Therapieplanung erforderlich und zweckmäßig war, die Nutzung eines normal liegendem MRT nicht möglich oder unzumutbar ist, weil die Untersuchung unter Vollnarkose mit Schmerzmittelgabe und stationärer Aufnahme erfolgen müsste.
Aktenzeichen: LSG BaWü, 25.06.2019 AZ: L 11 KR 4517/18
Entscheidungsjahr: 2019

5731 Ergänzende Serie(n) zu den Leistungen nach den Nummern 5700 bis 5730 (z. B. nach Kontrastmitteleinbringung, Darstellung von Arterien als MR-Angiographie)

93,06   98,16   –   62,03   62,03

Arbeitshinweise (Ausschnitt):
Mit der Nr. 5731 werden zusätzliche Serien/Ebenen vergütet, die über den üblichen Umfang einer vollständigen Gelenk- oder Organuntersuchung hinausgehen. Im Vordergrund steht dabei die Erlangung einer medizinisch relevanten Zusatzinformation. Die lediglich bessere oder übersichtlichere Darstellung eines Befundes wird mit dieser Gebühren-Nr. nicht vergütet.
Die Zahl der nach den Nummern 5700 bis 5730 zu fertigenden Serien kann nicht definitiv festgelegt werden.
Entscheidend für die Anzahl der Bildserien sind nicht nur die Geometrien (Raumebenen), vielmehr muss auch mindestens eine T1- und eine T2-Gewichtung angefertigt werden. Vier Serien sind sicher überwiegend das Minimum.

Kommentar: Nach Ziffer 6 der Allg. Best. zu Abschnitt O und Satz 1 der Allg. Best. zu Abschnitt O.III darf die Nr. 5731 unabhängig von der Anzahl der Ebenen/Projektionen bzw. Serien je Sitzung nur einmal abgerechnet werden. Eine Sitzung umfasst einen Radiologen-Patienten-Kontakt, der nach der Beschaffenheit des Behandlungsfalls auch über mehrere Stunden andauern kann. Der Radiologe muss dabei nicht kontinuierlich anwesend sein.
Die Gebührenziffer ist abrechenbar, wenn die in der Leistungsbeschreibung der Hauptziffer verankerte Mindestanzahl der Ebenen/Projektionen (z.B. Kopf = 2 Ebenen oder Knie = 3 Ebenen) überschritten wird. Bereits eine Serie in dieser ergänzenden Ebene berechtigt zur Abrechnung der Nr. 5731.
Wird ein manueller Spulenwechsel innerhalb eines Abrechnungsareals durchgeführt (z.B. Wechsel von HWS auf LWS, 2. Kleinspule über Patella/Sprunggelenk oder Wechsel vom

O. Strahlendiagnostik, Nuklearmedizin, MRT und Strahlentherapie

UV-GOÄ-Nr.	Allgemeine Heilbehandl.	Besondere Heilbehandl.	Besondere Kosten	Allgemeine Kosten	Sachkosten (Besond. + Allg. Kosten)

rechten Knie aufs linke OSG), dann berechtigt bereits eine Serie nach dem Wechsel zur Abrechnung der Nr. 5731.

Sofern ein manueller Positionswechsel innerhalb eines Abrechnungsareals durchgeführt wird (z.B. HWS: gebeugt/gestreckt; Schulter: Arm angelegt/über Kopf), dann berechtigt bereits eine Serie in neuer Position zur Abrechnung der Nr. 5731.

Sofern die Nr. 5731 nicht bereits wegen ergänzender Ebene/Projektion, manuellem Spulen- oder Positionswechsel abrechenbar ist, besteht noch die Möglichkeit, die Gebührenziffer ab der 5. Serie abzurechnen.

Hintergrund hierfür ist die zwischen DGUV LV Südost, BDR und DRG getroffene Konsensusvereinbarung (Siehe DGUV Arb. Hinweise zu Nr. 5731), die beinhaltet, dass 4 Serien pro Areal überwiegend das Minimum sind. Dies bedeutet zum einen, dass ein Areal auch nur mit insgesamt 3 Serien=Sequenzen untersucht werden kann. Ab der 5. Serie ist aber die Mindestserienanzahl der Nrn. 5700 bis 5729 überschritten (Ausnahme Nr. 5730: je Großgelenk Überschreitung ab der 5. Serie). Ob die 5. oder eine weitere Serie zur Abrechnung der Nr. 5731 berechtigt, ist davon abhängig, ob die Serie dazu dient, eine medizinisch relevante Zusatzinformation zu erlangen.

Die nachfolgenden Sequenzen sind geeignet, als 5. oder weitere Serie Zusatzinformationen zu erlangen:
- MR-Arthographie mit KM (Gelenkanalyse) – s. Leistungsbeschreibung Nr. 5731
- MR-Angiographie mit KM (Gefäßanalyse) – s. Leistungsbeschreibung Nr. 5731
- MR-Myelographie mit Schichtdicke bis zu 1 mm (Wirbelsäule)
- T2*-/SWI-/HÄM-Sequenz (Kopf: Lokalisation kleiner Hirnsubstanzschaden)
- DWI/Diffusionssequenz (Kopf: Hirnerkrankungen/Schlaganfall)
- KM-Perfusionssequenz (Kopf: sehr frühzeitige Info über Hirnfunktion nach Trauma, Hirninfarkt, Aneurysma)
- DWI/Diffusionssequenz (Gelenk: posttraumatische Diffusionsstörung nach 3-6 Monaten des unter dem Knorpel liegenden Knochens und dadurch Bildung von Knochenverdichtungszonen; DGU, Mitteilung und Nachrichten Suppl. 2004/7)
- ergänzende = zweite (teil)fettunterdrückte Sequenz in bereits untersuchter Ebene (z.B. FS, STIR, IR, TIRM, SPIR, SPAIR, FatSat, WATS, Dixon)

Die Gebührenziffer ist als ergänzende Serie auch abrechenbar für Sequenzen:
- ab der 3. Ebene/Projektion bei Kopf- oder Wirbelsäulen-MRT
- ab der 4. Ebene/Projektion bei Thorax-, Brust-, Becken- oder -Gelenk-MRT (z.B. schrägsagittal entlang des Verlaufs des vorderen Kreuzbandes oder entlang eines Außenbandes am Sprunggelenk)
- nach Umlagerung des Patienten (Positionswechsel i. S. d. Nr. 5732)
- nach manuellem Wechsel der Spule auf ein anderes Areal, wenn dieser nicht Bestandteil einer Hauptleistung ist (Spulenwechsel i. S. d. Nr. 5732)
- nach manuellem Anlegen einer zweiten Spule im gleichen Areal (Spulenwechsel i. S. d. Nr. 5732)

Die Gebührenziffer ist als ergänzende Serie nicht abrechenbar, wenn:
- die 5. oder weitere Serien nicht dazu dienen, relevante Zusatzinformationen zu erlangen; damit sind sie als Bestandteil der Hauptleistung (Nrn. 5700 bis 5730) nicht gesondert zu vergüten
- die KM-Gabe laut Konsensusvereinbarung nicht erforderlich ist
- die (teil)fettunterdrückte Sequenz die einzige Sequenz in einer Ebene ist
- eine 3D-Sequenz durchgeführt wird; da diese nur bei Nr. 5733 relevant ist

5732 Zuschlag zu den Leistungen nach den Nummern 5700 bis 5730 für Positionswechsel und/oder Spulenwechsel   78,60   78,60   –   62,03   62,03

Arbeitshinweise **(Ausschnitt):**
Werden vor der eigentlichen, verordnungsgemäßen Untersuchung des verletzten Körperteils (also beispielsweise des Sprunggelenks) zunächst „Übersichtsaufnahmen" (z. B. scout-view mit der body-coil) gefertigt oder aus anderen Gründen verschiedene Spulen eingesetzt, ist dieser Spulenwechsel regelmäßig nicht indiziert. Eingesetzt werden muss immer die für das verletzte Körperareal geeignete Spule.

Für einen Spulenwechsel gibt es somit bei den in der Praxis der ambulanten HB typischen Verletzungen bzw. Untersuchungsindikationen (z.B. MRT des Sprung-, Knie-, Schulter-

oder Handgelenks, der HWS usw.) selten einen sinnvollen Anlass. Wird gleichwohl die Nr. 5732 abgerechnet, ist die Leistung im Befundbericht zu begründen.
Der Zuschlag für einen Positionswechsel kann nicht mit der Gabe von Kontrastmitteln (KM) begründet werden, selbst wenn sich die Notwendigkeit der KM-Gabe erst während der Untersuchung ergeben hat. Zwar wird der Patient nach Fertigen der Nativ-Aufnahmen (d.h. ohne KM) aus dem Tomographen „herausgefahren", damit das Kontrastmittel injiziert werden kann. Anschließend wird er aber in der gleichen Position wie zuvor wieder in das Gerät „hineingefahren". Die Position des Verletzten ist also vor und nach der KM-Gabe identisch. Eine neue Lagerung (Positionswechsel) wird nicht durchgeführt. Der Positionswechsel kann ferner nicht mit der Durchführung mehrerer Untersuchungen (Nrn. 5700–5730 nebeneinander) während einer Sitzung begründet werden. Ist z. B. in einem Termin ein MRT des Kniegelenks (Nr. 5729) und der Wirbelsäule (Nr. 5705) zu fertigen (Vergütung nur mit Höchstbetrag nach Nr. 5735, s. Arb.Hinweise zu Nr. 5735), so wird zwar nach der ersten Untersuchung eine neue Lagerung des Patienten (Positionierung) für die zweite Untersuchung erforderlich; diese ist aber vor jeder Untersuchung notwendig und somit Bestandteil einer jeden Untersuchung und mit der entsprechenden radiologischen Gebühr abgegolten. Nur wenn inner-halb derselben Untersuchung (z. B. im Rahmen der Nr. 5729) zum Erreichen des Untersuchungsziels ein Lagerungs- oder Spulenwechsel erforderlich wird, darf Nr. 5732 berechnet wer-den (z. B. beim MRT des Hüftgelenks, s. o.).

Kommentar: Nach Satz 1 der Allg. Best. zu Abschnitt O.III darf die Nr. 5732 je Sitzung nur einmal abgerechnet werden. Eine Sitzung umfasst einen Radiologen-Patienten-Kontakt, der nach der Beschaffenheit des Behandlungsfalls auch über mehrere Stunden andauern kann. Der Radiologe muss dabei nicht kontinuierlich anwesend sein.
Mit der Gebührenziffer werden manuelle = zeitintensive Tätigkeiten während einer MRT-Untersuchung gesondert vergütet. Zu diesen Tätigkeiten gehört einerseits eine Umlagerung des Patienten, der dazu aus dem MR-Tomographen herausgefahren wird. Anschließend erfolgt die Umpositionierung innerhalb des Areals und die Spule wird erneut angelegt. Andererseits wird mit der Gebührenziffer auch die Nutzung einer zweiten Spule in einem Untersuchungsareal oder der Spulenwechsel bei der Untersuchung unterschiedlicher Areale gesondert vergütet (Ausnahme: Die Spulenerstanlage in einem Areal ist Bestandteil der Leistung; z.B. Wechsel von Kopf auf HWS).
Die Leistung ist abrechenbar bei Positionswechsel d.h. Patientenumlagerung aus Neutral-0-Position wie z. B.
– Arm am Körper und dann über Kopf oder Einwärts- u. Auswärtsdrehung des Armes (Schulter-MRT)
– evtl. Funktionaufnahmen bei HWS-MRT
– Knie: gestreckt/gebeugt
Die Leistung nach Nr. 5732 ist nicht abrechenbar bei Patientenumlagerung wie:
– Aus- u. Einfahren in den Kernspintomographen
– Aus- u. Einfahren zur KM-Gabe
– Verschieben der Untersuchungsliege innerhalb der Untersuchungsareale
Die Leistung ist abrechenbar bei manuellem Spulenwechsel wie z. B. bei
– Untersuchung paariger Gelenke (Nr. 5729), denn die Oberflächenspule wird manuell von links auf rechts gewechselt (z. B. Hüfte, Knie)
– Verwendung einer zweiten Spule bei Zielauftrag durch den überweisenden D-Arzt (z. B. Gelenkknorpel an Kniescheibenrückseite nach Kniescheibenverrenkung)
– Untersuchung eines zweiten Wirbelsäulenabschnitts (Nr. 5700), da nur die Spulenanlage im ersten WS-Abschnitt Bestandteil der Hauptleistung ist
– Untersuchung eines zweiten (Groß)Gelenkes einer anderen Extremität (Nr. 5729), da nur die Spulenanlage am ersten Gelenk Bestandteil der Hauptleistung ist
Die Leistung nach Nr. 5732 ist nicht als manueller Spulenwechsel abrechenbar bei
– Wechsel vom ersten auf das zweite Großgelenk der gleichen Extremität (z.B. vom linken Knie auf das linke Sprunggelenk), da die Spulenerstanlage Leistungsbestandteil der Nr. 5730 ist
– Wechsel vom ersten Areal einer Hauptleistung (z.B. Kopf = Nr.5700) auf das Areal der zweiten Hauptleistung (z.B. HWS = Nr.5705), da die Spulenerstanlage in jedem der

O. Strahlendiagnostik, Nuklearmedizin, MRT und Strahlentherapie

UV-GOÄ-Nr.	Allgemeine Heilbehandl.	Besondere Heilbehandl.	Besondere Kosten	Allgemeine Kosten	Sachkosten (Besond. + Allg. Kosten)

beiden Areale Bestandteil der Hauptleistung und damit auch des Höchstwertes (Nr. 5735) ist.
– Umschalten von Körper- auf Oberflächenspule
– elektronisches Umschalten innerhalb mehrerer Spulen eines Ringspulenkomplexes
– Verwendung einer Zweitspule ohne Zielauftrag durch D-Arzt.

5733 Zuschlag für computergesteuerte Analyse (z. B. Kinetik, 3D-Rekonstruktion)

	62,88	62,88	–	49,61	49,61

Arbeitshinweise (Ausschnitt):
Grundlage für eine Neuberechnung von Bildern ist ein 3D-Datensatz mit dünnen Schichten (bis 1 mm Schichtdicke), der ohne Schichtlücke gemessen wurde.
Die Berechnung der Nr. 5733 ist nicht gerechtfertigt bei der Durchführung einfacher Zweipunkt-messungen, sofern es sich nicht um einen Vergleich zu Voraufnahmen handelt, die z. B. in einem anderen Datenformat vorliegen.
Da es beim MRT möglich ist, primär Bilder in allen Raumebenen zu fertigen, sind in aller Regel sekundäre Rekonstruktionen entbehrlich. Außerdem ist meist die Bildqualität derartiger Rekonstruktionen im Vergleich zu den primär gewonnenen Bildern weniger gut; nur bei einer Schichtdicke <= 1 mm ist eine verwertbare Rekonstruktion möglich, sonst ist der diagnostische Nutzen in Frage zu stellen (Lahm, Uhl, Weber in „DGU-Mitteilung und Nachricht", Suppl. 2004, Seite 7).
Erst wenn neben der für die Grundleistung erforderlichen Ebenen zusätzliche Ebenen rekonstruiert werden, die andernfalls durch ergänzende Serien im Sinne der Nr. 5731 erzeugt werden müssten, ist die Abrechnung der Nr. 5733 gerechtfertigt.
Die Indikation für die sekundären Rekonstruktionen muss im Befundbericht plausibel nachvollziehbar beschrieben sowie Art und Umfang der Rekonstruktionen dokumentiert und im Rahmen der Beurteilung interpretiert sein. Es muss deutlich werden, welche klinischen Zusatzinformationen die computergestützte Nachbearbeitung erbracht hat.

Kommentar: Nach Satz 1 der Allg. Best. zu Abschnitt O.III darf die Nr. 5733 je Sitzung nur einmal abgerechnet werden. Eine Sitzung umfasst einen Radiologen-Patienten-Kontakt, der nach der Beschaffenheit des Behandlungsfalls auch über mehrere Stunden andauern kann. Der Radiologe muss dabei nicht kontinuierlich anwesend sein.
Die Anführung der Beispiele: Kinetik und 3D-Rekonstruktion in der Leistungslegende zeigen, dass auch andere Indizien die computergesteuerte Analyse belegen, z.B. Densitogramm bei Dichtkurven und Ähnliches.
Der Zuschlag nach Nr. 5733 ist abrechenbar z.B. bei diagnostisch notwendiger
– 3D Rekonstruktion (aus Schichtdichten bis zu 1 mm) – Siehe Leistungsbeschreibung der Nr. 5733 (DGU, Mitteilungen und Nachrichten Suppl. 2004/7)
– Kinetik - Siehe Leistungsbeschreibung der Nr. 5733
– Subtraktion
– Multiplanarer Rekonstruktion (aus Schichtdicken bis zu 1 mm)
– 3D Rekonstruktion von MR-Myelographiebildern (aus Schichtdicken bis zu 1 mm)
– Perfusion (Kopf: sehr frühzeitige Info über Hirnfunktion nach Trauma, Hirninfarkt, Aneurysma)
– Flussmessung des Rückenmarks
– ADC-Mapping, wenn in der Diffusionssequenz (DWI) ein Hirnschaden (z.B. Hirninfarkt) diagnostiziert wurde.
Nicht abrechenbar ist der Zuschlag nach der Nr. 5733 bei
– (Knochen-)Abstands-, Winkel-, Flächen-, Band - und Volumenmessungen
– bloßem Betrachten der Bilder
– Vergrößern
– Monitoring
– Windowing (Kontrastveränderung)
Meniskusschäden, die Rissbildungen bis zur Oberfläche aufweisen (Horizontal-, Quer-, Radiär-, Lappen-, Korbhenkel- und Längsrisse) sind mit den Grunduntersuchungssequenzen der Nr. 5729 ggf. zzgl. ergänzender Serien nach Nr. 5731 ohne 3D – Rekonstruktion im Verlauf des betroffenen Meniskus diagnostizierbar.

Traumatische punktuelle Meniskusschäden, die nicht bis an die Oberfläche reichen, sind wahrscheinlich, wenn in den Meniskusangrenzenden Knochen-Knorpel-Arealen des Kniehauptgelenkes (Schienbeinkopfgelenkfläche und Gelenkknorren des Oberschenkelbeines) frisch traumatische Kontusionsherde (Bone Bruise) oder Knochenbälkcheneinbrüche / Brüche in den Grunduntersuchungssequenzen der Nr. 5729 ggf. zzgl. ergänzender fettunterdrückter Sequenzen nach Nr. 5731 diagnostiziert wurden und sich somit den Verdacht auf eine Quetschung und Schädigung des Meniskus erhärtet. In diesen Fällen ist eine 3D – Rekonstruktion aus Schichtdicken <= 1 mm im Verlauf des betroffenen Meniskus gemäß § 8 ÄV erforderlich und zweckmäßig.

Höhergradige degenerative Knorpelschäden (deutliche Höhenminderung und Knorpelglatze) mit knöchernen Begleitreaktionen (Sklerosierung/Knochenverdichtungszonen) sowie frisch traumatisch abgescherte Knochen-Knorpel-Fragmente (Flake) sind mit den Grunduntersuchungssequenzen der Nr. 5729 ggf. zzgl. ergänzender Serien nach Nr. 5731 ohne 3D – Rekonstruktion diagnostizierbar.

Traumatische Knorpelschäden (Stauchungen / Abscherungen) sind wahrscheinlich, wenn in den angrenzenden Knochen-Knorpel-Arealen des betroffenen Gelenkes frisch traumatische Kontusionsherde (Bone Bruise) oder Knochenbälkcheneinbrüche / Brüche in den Grunduntersuchungssequenzen der Nr. 5729 ggf. zzgl. ergänzender fettunterdrückter Sequenzen nach Nr. 5731 diagnostiziert wurden und sich somit der Verdacht auf eine Quetschung und/oder Abscherung eines Knorpelareals erhärtet. In diesen Fällen ist eine 3D – Rekonstruktion aus Schichtdicken <= 1 mm im betroffenen Knorpelareal gemäß § 8 ÄV erforderlich und zweckmäßig. Die Einengung von Nervenwurzeln ist bei angrenzenden Verletzungen bzw. arthrotische Veränderungen der Wirbelkörper und/oder Wirbelgelenke sowie Bandscheibenvorwölbungen und/oder Bandscheibenvorfälle wahrscheinlich. Werden in den Grunduntersuchungssequenzen der Nr. 5705 ggf. zzgl. ergänzender Ebene und/oder ergänzender Sequenzen nach Nr. 5731 entsprechende Gesundheitsschäden diagnostiziert, so erhärtet sich der Verdacht auf eine Einengung der angrenzenden Nervenwurzeln, so dass die 3 D Rekonstruktion von MR – Myelographiebildern gemäß § 8 ÄV erforderlich und zweckmäßig ist.

5735 Höchstwert für Leistungen nach den Nummern 5700 bis 5730

Allgemeine Heilbehandl.	Besondere Heilbehandl.	Besondere Kosten	Allgemeine Kosten	Sachkosten (Besond. + Allg. Kosten)
558,45	588,86	–	372,29	372,29

Die im Einzelnen erbrachten Leistungen sind in der Rechnung anzugeben.

Arbeitshinweise: (Ausschnitt)
Zuschläge zu den im Einzelnen erbrachten MRT-Leistungen nach Nrn. 5731 oder 5733 dürfen neben Nr. 5735 berechnet werden. Das gilt auch für die Kontrastmittel-Gabe nach Nrn. 344 ff. (bei entsprechender Indikation; vgl. Arb.Hinweise zu Nrn. 340 ff.). Der Zuschlag für den Positionswechsel nach Nr. 5732 ist neben Nr. 5735 nur dann berechenbar, wenn er neben der im Einzelnen erbrachten MRT-Leistung abrechenbar wäre (s. Arb. Hinweise zu Nr. 5732).

Kommentar: Die Nrn. 5731 bis 5733 sind gemäß Satz 3 der Allg. Best. vor Abschnitt O.III (Umkehrschluss) nicht Bestandteil der Höchstwertberechnung nach Nr. 5735 und daher gesondert abrechenbar. Bezüglich der Abrechenbarkeit der dieser Gebührenziffern neben Nr. 5735 wird auf deren Kommentierungen verwiesen.
In einem Urteil zur Privat-GOÄ wurde entschieden, dass dem Patient eine MRT-Untersuchungszeit über 45 Minuten von der Belastung her nicht mehr zumutbar ist. Dieses maximale Zeitfenster, das auch beim Unfallverletzten/ Berufserkrankten beachtet werden sollte, wird in einer Sitzung regelhaft ab dem dritten Untersuchungsareal (z.B. drei Gelenke) überschritten. Der Radiologe darf daher bei einem MRT-Auftrag für 3 Areale, die Untersuchung auf zwei Tage, nicht jedoch auf drei Tage, aufteilen.
Bereits bei der Untersuchung von zwei eigenständig vergüteten Untersuchungsarealen (z.B. Kopf und HWS) wird in der Summe immer der Höchstwert überschritten, so dass die Nr. 5735 abzurechnen ist.
Ausnahmen von der Höchstwertregelung betreffen folgende Untersuchungen:
zweier Großgelenke der „gleichen" Extremität (z.B. linkes Knie- und Sprunggelenk oder rechtes Ellenbogen- und Handgelenk). Hier ist die Nr. 5730 abzurechnen. Die Nr. 5732 ist nur abrechenbar, wenn am ersten oder zweiten Großgelenk eine „zweite"

	Allgemeine Heilbehandl.	Besondere Heilbehandl.	Besondere Kosten	Allgemeine Kosten	Sachkosten (Besond. + Allg. Kosten)

manuell angelegte Spule zum Einsatz kommt oder eines der beiden Großgelenke durch Umlagerung des Patienten neu positioniert wird..
zweier Gelenke/Abschnitte „unterschiedlicher" Extremitäten (z.B. beide Kniegelenke oder linker Kleinfinger und rechtes Sprunggelenk). Obwohl zwei unterschiedliche Areale untersucht werden, ist 1 x die Nr. 5729 abzurechnen zzgl. Nr. 5732 (manueller Spulenwechsel auf das zweite Areal) und Nr. 5731 (ergänzende Serien im neuen Areal).
zweier Wirbelsäulenabschnitte (z.B. HWS und LWS), da die Nr. 5705 nur einmal und nicht für jeden Wirbelsäulenabschnitt abgerechnet werden darf. Zusätzlich sind die Nr. 5732 (manueller Spulenwechsel auf den zweiten WS-Abschnitt) und Nr. 5731 (ergänzende Serien im zweiten WS-Abschnitt) abrechenbar.

Ausschluss: 1–15, 110-142, 621, 622, 5700–5730

IV. Strahlentherapie

Allgemeine Bestimmungen:
1. Eine Bestrahlungsserie umfasst grundsätzlich sämtliche Bestrahlungsfraktionen bei der Behandlung desselben Krankheitsfalls, auch wenn mehrere Zielvolumina bestrahlt werden.
2. Eine Bestrahlungsfraktion umfasst alle für die Bestrahlung eines Zielvolumens erforderlichen Einstellungen, Bestrahlungsfelder und Strahleneintrittsfelder. Die Festlegung der Ausdehnung bzw. der Anzahl der Zielvolumina und Einstellungen muss indikationsgerecht erfolgen.
3. Eine mehrfache Berechnung der Leistungen nach den Nummern 5800, 5810, 5831–5833, 5840 und 5841 bei der Behandlung desselben Krankheitsfalls ist nur zulässig, wenn wesentliche Änderungen der Behandlung durch Umstellung der Technik (z. B. Umstellung von Stehfeld auf Pendeltechnik, Änderung der Energie und Strahlenart) oder wegen fortschreitender Metastasierung, wegen eines Tumorrezidivs oder wegen zusätzlicher Komplikationen notwendig werden. Die Änderungen sind in der Rechnung zu begründen.
4. Bei Berechnung einer Leistung für Bestrahlungsplanung sind in der Rechnung anzugeben: die Diagnose, das/die Zielvolumen/ina, die vorgesehene Bestrahlungsart und -dosis sowie die geplante Anzahl von Bestrahlungsfraktionen.

1. Strahlenbehandlung dermatologischer Erkrankungen

5800 Erstellung eines Bestrahlungsplans für die Strahlenbehandlung nach Nrn. 5802 bis 5806, je Bestrahlungsserie 23,27 28,96 – 15,50 15,50

Der Bestrahlungsplan nach Nummer 5800 umfasst Angaben zur Indikation und die Beschreibung des zu bestrahlenden Volumens, der vorgesehenen Dosis, der Fraktionierung und der Strahlenschutzmaßnahmen und gegebenenfalls die Fotodokumentation.

Ausschluss: 1–15, 572, 573, 5810, 5831–5833

Orthovoltstrahlenbehandlung (10 bis 100 kV Röntgenstrahlen)

5802 Bestrahlung von bis zu zwei Bestrahlungsfeldern bzw. Zielvolumina, je Fraktion
  18,60 23,16 – 12,41 12,41

Ausschluss: 1–15, 5806

5803 Zuschlag zu Leistung nach Nr. 5802 bei Bestrahlung von mehr als zwei Bestrahlungsfeldern bzw. Zielvolumina, je Fraktion
  7,85 7,85 – 6,20 6,20

Die Leistungen nach den Nummern 5802 und 5803 sind für die Bestrahlung flächenhafter Dermatosen jeweils nur einmal berechnungsfähig.

Ausschluss: 1–15, 5806

5805 Strahlenbehandlung mit schnellen Elektronen, je Fraktion
  93,06 115,82 – 62,03 62,03

Ausschluss: 1–15, 5806

UV-GOÄ-Nr.	Allgemeine Heilbehandl.	Besondere Heilbehandl.	Besondere Kosten	Allgemeine Kosten	Sachkosten (Besond. + Allg. Kosten)
5806 Strahlenbehandlung der gesamten Haut mit schnellen Elektronen, je Fraktion	195,46	243,21	–	130,25	130,25

Ausschluss: 1–15, 5802, 5803, 5805

2. Orthovolt- oder Hochvoltstrahlenbehandlung

5810 Erstellung eines Bestrahlungsplans für die Strahlenbehandlung nach den Nummern 5812 und 5813, je Bestrahlungsserie	18,60	23,16	–	12,41	12,41

Der Bestrahlungsplan nach Nummer 5810 umfaßt Angaben zur Indikation und die Beschreibung des zu bestrahlenden Volumens, der vorgesehenen Dosis, der Fraktionierung und der Strahlenschutzmaßnahmen und gegebenenfalls die Fotodokumentation.

Ausschluss: 1–15, 5370–5374, 5800, 5831–5833

Rechtsprechung: ▶ **Fachärzte für Diagnostische Radiologie haben keinen Anspruch auf Abrechnung strahlentherapeutischer Leistungen zu Lasten der Kasse/UVTr**

Das BSG hat entschieden, dass die Versagung der Genehmigung zur Ausführung und Abrechnung strahlentherapeutischen Leistungen in der vertragsärztlichen Versorgung (EBM Nr. 25310 Weichstrahl- oder Orthovolttherapie und EBM-Nr. 25340 Bestrahlungsplanung für die perkutane Bestrahlung ohne Rechnerunterstützung und individuelle Dosisplanung) gegenüber Fachärzten für Diagnostische Radiologie zulässig ist. Diese verfügen nicht über die fachliche Qualifikation gemäß der Vereinbarung zur Strahlendiagnostik und –therapie in der vertragsärztlichen Versorgung.

Aktenzeichen: BSG, 04.05.2016 AZ: B 6 KA 13/15 R
Entscheidungsjahr: 2016

5812 Orthovolt- (100 bis 400 kV Röntgenstrahlen) oder Hochvoltstrahlenbehandlung bei gutartiger Erkrankung, je Fraktion	17,68	22,00	–	11,73	11,73

Bei Bestrahlung mit einem Telecaesiumgerät wegen einer bösartigen Erkrankung ist die Leistung nach Nummer 5812 je Fraktion zweimal berechnungsfähig.

Ausschluss: 1–15

Rechtsprechung: ▶ **Fachärzte für Diagnostische Radiologie haben keinen Anspruch auf Abrechnung strahlentherapeutischer Leistungen zu Lasten der Kasse/UVTr**

Das BSG hat entschieden, dass die Versagung der Genehmigung zur Ausführung und Abrechnung strahlentherapeutischen Leistungen in der vertragsärztlichen Versorgung (EBM Nr. 25310 Weichstrahl- oder Orthovolttherapie und EBM-Nr. 25340 Bestrahlungsplanung für die perkutane Bestrahlung ohne Rechnerunterstützung und individuelle Dosisplanung) gegenüber Fachärzten für Diagnostische Radiologie zulässig ist. Diese verfügen nicht über die fachliche Qualifikation gemäß der Vereinbarung zur Strahlendiagnostik und –therapie in der vertragsärztlichen Versorgung.

Aktenzeichen: BSG, 04.05.2016 AZ: B 6 KA 13/15 R
Entscheidungsjahr: 2016

5813 Hochvoltstrahlenbehandlung von gutartigen Hypophysentumoren oder der endokrinen Orbitopathie, je Fraktion	83,77	104,23	–	55,81	55,81

Ausschluss: 1–15

3. Hochvoltstrahlenbehandlung bösartiger Erkrankungen (mindestens 1 MeV)

Allgemeine Bestimmungen:

Die Leistungen nach den Nummern 5834–5837 sind grundsätzlich nur bei einer Mindestdosis von 1,5 Gy im Zielvolumen berechnungsfähig. Muss diese im Einzelfall unterschritten werden, ist für die Berechnung dieser Leistungen eine besondere Begründung erforderlich. Bei Bestrahlungen von Systemerkrankungen oder metastasierten Tumoren gilt als ein Zielvolumen derjenige Bereich, der in einem Großfeld (z. B. Mantelfeld, umgekehrtes Y-Feld) bestrahlt werden kann. Die Kosten für die Anwendung individuell geformter Ausblendungen (mit Ausnahme der Kosten für wiederverwendbares Material) und/oder Kompensatoren oder für die Anwendung individuell gefertigter Lagerungs- und/oder Fixationshilfen sind gesondert berechnungsfähig.

O. Strahlendiagnostik, Nuklearmedizin, MRT und Strahlentherapie

UV-GOÄ-Nr.		Allgemeine Heilbehandl.	Besondere Heilbehandl.	Besondere Kosten	Allgemeine Kosten	Sachkosten (Besond. + Allg. Kosten)
5831	Erstellung eines Bestrahlungsplans für Strahlenbehandlung nach Nrn. 5834 bis 5837, je Bestrahlungsserie	139,61	173,74	–	93,04	93,04

Der Bestrahlungsplan nach Nummer 5831 umfasst Angaben zur Indikation und die Beschreibung des Zielvolumens, der Dosisplanung, der Berechnung der Dosis im Zielvolumen, der Ersteinstellung einschließlich Dokumentation (Feldkontrollaufnahme).

Kommentar: Nach der Leistungslegende der Nr. 5831 kann die Erstellung eines Bestrahlungsplanes unabhängig von der Anzahl der Fraktionen nur einmal berechnet werden und ist auch nur einmal je Krankheitsfall abrechenbar.
Allerdings gibt es Ausnahmen, die eine Mehrfacherstellung eines Bestrahlungsplanes medizinisch erforderlich machen und damit auch eine mehr als einmalige Berechnung möglich machen.
Als Ausnahmen sind anzusehen:
– Veränderung der Bestrahlungstechnik
– Tumor-Rezidiv
– Zunehmende Metastasierung
– Allgemein auftretende Komplikationen während der Strahlenbehandlung
Wenn ein neuer Bestrahlungsplan durchgeführt werden muss, so ist dies innerhalb der Rechnung zu begründen und auszuweisen.

Ausschluss: 5370–5374, 5800, 5810

5832	Zuschlag zu der Leistung nach Nummer 5831 bei Anwendung eines Simulators und Anfertigung einer Körperquerschnittszeichnung oder Benutzung eines Körperquerschnitts anhand vorliegender Untersuchungen (z.B. Computertomogramm), je Bestrahlungsserie	39,28	39,28	–	31,02	31,02

Ausschluss: 1–15, 5800, 5810

5833	Zuschlag zu Nr. 5831 bei individueller Berechnung der Dosisverteilung mit Hilfe eines Prozeßrechners, je Bestrahlungsserie	157,20	157,20	–	124,05	124,05

Ausschluss: 1–15, 5800, 5810

5834	Bestrahlung mittels Telekobaltgerät mit bis zu zwei Strahleneintrittsfeldern – gegebenenfalls unter Anwendung von vorgefertigten, wiederverwendbaren Ausblendungen –, je Fraktion	67,02	83,39	–	44,62	44,62

Ausschluss: 1–15

5835	Zuschlag zu Nr. 5834 bei Bestrahlung mit Großfeld oder von mehr als zwei Strahleneintrittsfeldern, je Fraktion	11,16	13,89	–	7,41	7,41

Ausschluss: 1–15

5836	Bestrahlung mittels Beschleuniger mit bis zu zwei Strahleneintrittsfeldern – gegebenenfalls unter Anwendung von vorgefertigten, wiederverwendbaren Ausblendungen –, je Fraktion	93,06	115,82	–	62,03	62,03

Ausschluss: 1–15

5837	Zuschlag zu Nr. 5836 bei Bestrahlung mit Großfeld oder von mehr als zwei Strahleneintrittsfeldern, je Fraktion	11,16	13,89	–	7,41	7,41

Ausschluss: 1–15

4. Brachytherapie mit umschlossenen Radionukliden

Allgemeine Bestimmungen:
Der Arzt darf nur die für den Patienten verbrauchte Menge an radioaktiven Stoffen berechnen. Bei der Berechnung von Leistungen nach Abschnitt O IV 4 sind die Behandlungsdaten der jeweils eingebrachten Stoffe sowie die Art der ausgeführten Maßnahmen in der Rechnung anzugeben, sofern nicht durch die Leistungsbeschreibung eine eindeutige Definition gegeben ist.

5840 Erstellung eines Bestrahlungsplans für die Brachytherapie nach den Nrn. 5844 und 5846, je Bestrahlungsserie

139,61	173,74	–	93,04	93,04

Der Bestrahlungsplan nach Nummer 5840 umfasst Angaben zur Indikation, die Berechnung der Dosis im Zielvolumen, die Lokalisation und Einstellung der Applikatoren und die Dokumentation (Feldkontrollaufnahmen).

Ausschluss: 1–15, 5370–5374, 5842

5841 Zuschlag zu der Leistung nach Nr. 5840 bei individueller Berechnung der Dosisverteilung mit Hilfe eines Prozeßrechners, je Bestrahlungsserie

157,20	157,20	–	124,05	124,05

Ausschluss: 1–15, 5370–5374, 5842

5842 Brachytherapie an der Körperoberfläche – einschließlich Bestrahlungsplanung, gegebenenfalls einschließlich Fotodokumentation –, je Fraktion

27,92	34,75	–	18,60	18,60

Ausschluss: 1–15, 5840, 5841

5844 Intrakavitäre Brachytherapie, je Fraktion

93,06	115,82	–	62,03	62,03

Ausschluss: 1–15

5846 Interstitielle Brachytherapie, je Fraktion

195,46	243,21	–	130,25	130,25

Ausschluss: 1–15

5. Besonders aufwendige Bestrahlungstechniken

5851 Ganzkörperstrahlenbehandlung vor Knochenmarktransplantation – einschließlich Bestrahlungsplanung

642,18	799,18	–	428,12	428,12

Die Leistung nach Nummer 5851 ist unabhängig von der Anzahl der Fraktionen insgesamt nur einmal berechnungsfähig.

Ausschluss: 1–15

5852 Oberflächen-Hyperthermie, je Fraktion

93,06	115,82	–	62,03	62,03

Ausschluss: 1–15

5853 Halbtiefen-Hyperthermie, je Fraktion

195,46	243,21	–	130,25	130,25

Ausschluss: 1–15

5854 Tiefen-Hyperthermie, je Fraktion

231,76	288,39	–	154,52	154,52

O. Strahlendiagnostik, Nuklearmedizin, MRT und Strahlentherapie

UV-GOÄ-Nr.	Allgemeine Heilbehandl.	Besondere Heilbehandl.	Besondere Kosten	Allgemeine Kosten	Sachkosten (Besond. + Allg. Kosten)

Die Leistungen nach den Nummern 5852 bis 5854 sind nur in Verbindung mit einer Strahlenbehandlung oder einer regionären intravenösen oder intraarteriellen Chemotherapie berechnungsfähig.

Ausschluss: 1–15

5855 Intraoperative Strahlenbehandlung mit Elektronen

	642,18	799,18	–	428,12	428,12

Ausschluss: 1–15

P. Schmerzmedizinische Behandlungsentgelte

Allgemeine Bestimmungen

Fachärzte und Fachärztinnen können die nachfolgenden Gebühren abrechnen, wenn sie die Voraussetzungen der Anforderungen nach der Vereinbarung von Qualitätssicherungsmaßnahmen nach § 135 Abs. 2 SGB V zur schmerztherapeutischen Versorgung chronisch schmerzkranker Patienten (Qualitätssicherungsvereinbarung Schmerztherapie) erfüllen.

Vor der Behandlungsaufnahme bedarf es der vorherigen Genehmigung durch den zuständigen UV-Träger. Mit dieser Anfrage wird eine Bestätigung an den UV-Träger gesendet, dass eine Genehmigung zur Durchführung und Abrechnung nach der Qualitätssicherungsvereinbarung Schmerztherapie durch die zuständige Kassenärztliche Vereinigung vorliegt. Fachärztinnen und Fachärzte, die nicht an der vertragsärztlichen Versorgung teilnehmen, bestätigen, dass sie die Anforderungen für eine Genehmigungserteilung erfüllen.

| Kommentar | Zur Durchführung von schmerztherapeutischen Leistungen sind grundsätzlich nur Fachärztinnen und Fachärzte berechtigt, die über die Zusatzbezeichnung „spezielle Schmerztherapie" verfügen. Da eine nachträgliche Zustimmung des UVTr vertraglich nicht vereinbart wurde, kann der UVTr die Vergütung verweigern, wenn zum Zeitpunkt der Leistungserbringung noch keine Genehmigung erteilt wurde. |

6000 Erstanamnese zur schmerzmedizinischen Behandlung

167,38   167,38   –   12,87   12,87

Durchführung einer Schmerzanalyse mit Anwendung und Auswertung standardisierter Fragebögen, Erfassung von Kontextfaktoren, Berücksichtigung der Ergebnisse aus vorangegangenen Schmerzassessments (AIS oder SIS gemäß Handlungsempfehlung Schmerztherapeutische Versorgung der DGUV) soweit vorliegend, eingehende Beratung einschließlich Festlegung der Therapieziele, Aufstellung eines inhaltlich und zeitlich gestuften Behandlungsplans unter Berücksichtigung des Chronifizierungsstadiums, der dem Patienten/der Patientin mitzugeben ist; Vermittlung von bio-psycho-sozialen Zusammenhängen und von Schmerzbewältigungsstrategien, Gewährleistung der Einleitung und Koordination der flankierenden therapeutischen Maßnahmen (Mindestdauer 60 Min.).

Die Leistung ist innerhalb eines Jahres zweimal abrechenbar.

Die Erstbehandlung findet grundsätzlich in Präsenz statt.

Erstanamnese (Nummer 6000) und Folgebehandlung (Nummer 6001) am gleichen Tag schließen sich aus. Leistungen der Beratung und/oder Untersuchung der UV-GOÄ sowie die Nummern 17, 19 und 34 können daneben nicht abgerechnet werden. Standardisierte Fragebögen sind Bestandteil der Leistung und können nicht mit anderen Leistungen der UV-GOÄ abgerechnet werden.

| Kommentar | Das Behandlungsjahr beginnt mit dem 1. Behandlungstag; ein vorheriger Kontakt zwischen Arzt und UVTr bleibt daher unberücksichtigt. Die Gebührenziffer beinhaltet eine Vielzahl von Leistungen, die auch in anderen Ziffern abgebildet werden (z.B. eingehende Beratung, Untersuchung, Einleitung und Koordination von Maßnahmen, Fragebogenauswertungen, Therapieplan usw.), so dass diese neben der Nr. 6000 nicht zusätzlich ansetzbar sind. Die konsiliarische Besprechung/Koordination mit anderen Leistungserbringern nach Nr. 6002 und die Kontaktaufnahme mit der Sachbearbeitung bzw. dem Reha-Management des UVTr nach Nr. 15 sind nicht Bestandteil der Erstanamnese und daher zusätzlich abrechenbar. Der Erstbericht wird nach Nr. 6003 vergütet. |
| Ausschluss | 1 bis 14, 17, 19, 34, 855-857, 6001, 6002, 6004 |

6001 Schmerzmedizinische Folgebehandlung; jede angefangene 10-Minuten; bis maximal 4-mal pro Sitzung

22,93   22,93   -   -   -

Kontrolle und Fortschreibung des Behandlungsplans und Erörterung mit Patientin/Patienten, unter Einbeziehung der Patienten. Der angepasste Behandlungsplan ist der Patientin/dem Patienten mitzugeben.

Die Voraussetzung für die Abrechnung dieser Leistung ist die erfolgte Erstanamnese nach Nummer 6000.

Innerhalb des Behandlungsfalls (3 Monate) kann die Nummer 6001 bis zu fünfmal abgerechnet werden.

Die Leistung ist auch als Videosprechstunde möglich.

Erstanamnese (Nummer 6000) und Folgebehandlung (Nummer 6001) am gleichen Tag schließen sich aus.

| Kommentar | Als Behandlungsfall gilt in der GUV ein Zeitraum von 3 Monaten (Ziffer 1 vor den Allg. Best. vor Abschnitt B). Die Gebührenziffer beinhaltet Leistungen, die auch in anderen Ziffern abgebildet werden (z.B. eingehende Beratung, Untersuchung, Fortschreibung des |

	Allgemeine Heilbehandl.	Besondere Heilbehandl.	Besondere Kosten	Allgemeine Kosten	Sachkosten (Besond. + Allg. Kosten)

Therapieplans usw.), so dass diese neben der Nr. 6001 nicht zusätzlich ansetzbar sind. Die konsiliarische Besprechung/Koordination mit anderen Leistungserbringern nach Nr. 6002 und die Kontaktaufnahme mit der Sachbearbeitung bzw. dem Reha-Management des UVTr nach Nr. 15 sind nicht Bestandteil der Erstanamnese und daher zusätzlich abrechenbar. Der Folgebericht wird nach Nr. 6004 vergütet.

Ausschluss: 1 bis 14, 17, 19, 34, 855-857, 6000, 6003

6002 Besprechung/Koordination weiterer therapeutischer Maßnahmen (mit Psychotherapeuten, Physiotherapeuten, Ergotherapeuten oder anderen Heilmittelerbringern)

	38,34	38,34	–	5,97	5,97

Dokumentierter Austausch mit Therapeuten (Psychologen, Physio- oder Ergotherapeuten) zur Therapie-Umsetzung oder -Anpassung und Erfolgskontrolle. Der Austausch kann telefonisch oder persönlich im Einzelkontakt oder im Rahmen einer Fallkonferenz erfolgen. Die Dokumentation der Ergebnisse erfolgt mit Bericht Nummer 6003 bzw. 6004 UV-GOÄ.

Abrechnungsvoraussetzung ist die Dokumentation im Bericht nach Nummer 6003 UV-GOÄ mit Angabe der Therapeutenkontakte (Datum/Name) und der Ergebnisse.

Die Leistung ist innerhalb von 6 Monaten bis zu drei Mal abrechenbar.

Kommentar Die Gebührenziffer beinhaltet Leistungen, die auch in anderen Ziffern abgebildet werden (z.B. eingehende Beratung, Untersuchung, Fortschreibung des Therapieplans usw.), so dass diese neben der Nr. 6001 nicht zusätzlich ansetzbar sind. Die konsiliarische Besprechung/Koordination mit anderen Leistungserbringern nach Nr. 6002 und die Kontaktaufnahme mit der Sachbearbeitung bzw. dem Reha-Management des UVTr nach Nr. 15 sind nicht Bestandteil der Erstanamnese und daher zusätzlich abrechenbar. Der Folgebericht wird nach Nr. 6004 vergütet.

Ausschluss: 10, 10a, 17, 19, 60a- 61c, 6000, 6003

6003 Erstbericht Schmerzmedizinische Behandlung/Erstanamnese

	35,76	35,76	–	2,56	2,56

Ärztlicher Bericht zu Ergebnis der Schmerzanalyse mit Auswertung standardisierter Fragebögen und Angabe der erfassten Kontextfaktoren. Umfasst Ergebnis der Beratung des Patienten/der Patientin, Angabe der Behandlungsziele, Übermittlung des inhaltlich und zeitlich gestuften Behandlungsplans.

Kann nur zusammen mit der Erstbehandlung, Nummer 6000 abgerechnet werden.

Ausschluss: 6001, 6002, 6004

6004 Folgebericht Schmerzmedizinische Behandlung

	35,76	35,76	–	2,56	2,56

Berichterstattung in jedem Quartal, in dem Behandlungen erfolgt sind. Umfasst Begründung zu Änderungen in Therapiezielen und Angabe von erfolgten Therapeutenkontakten. Der Bericht muss Auskunft über drei Bereiche geben:

1. Angaben zu somatischer Behandlung/Medikation incl. Angabe der verordneten Medikation, Angabe zur Arbeitsfähigkeit unter Berücksichtigung von Schmerzen bzw. Schmerzmedikation
2. Angabe zur psychotherapeutischen bzw. zur psychosomatischen Behandlung
3. Angabe zur sozialen Behandlung bzw. anderer Interventionen

Die Leistung ist einmal im Behandlungsfall abrechenbar in Verbindung mit Nummer 6001 UV-GOÄ oder auf Anforderung des UV-Trägers.

Kommentar Als Behandlungsfall = Quartal gilt in der GUV ein Zeitraum von 3 Monaten (Ziffer 1 vor den Allg. Best. vor Abschnitt B). Eine Ausnahme von dieser Regelung besteht nur dann, wenn der UVTr einen zusätzlichen Bericht anfordert.

Ausschluss: 6000, 6003

Die Abschnitte Q–R sind nicht mit Leistungen besetzt.

Sektionsleistungen

Für die Abrechnung zwischen UV-Trägern und Pathologen gilt die Vereinbarung UV/Pathologen vom 01.07.2017 in der jeweils aktuellen Fassung – siehe dort.

S. Krankenhausleistungen, Obduktionen

I. Bäder, Massagen, Krankengymnastik und andere Heilbehandlungen (HB)

Beachte:
1. Ein Zeitintervall entspricht einer Behandlungszeit von 10 Minuten.
2. Die jeweilige Anzahl abrechnungsfähiger Zeitintervalle ergibt sich aus dem vertraglich vereinbarten ärztlichen Verordnungsblatt.

Dieses Leistungs- u. Gebührenverzeichnis gilt ab dem 01.08.2025. Es gilt bis zum Abschluss einer neuen Vereinbarung.
Für die Abrechenbarkeit dieser Gebühren ist der erste Behandlungstag einer Verordnung ausschlaggebend. Die Gebühren können daher für Verordnungen, bei denen die erste Behandlung nach dem 31.07.2025 stattfindet, in Rechnung gestellt werden.

Gruppe1: Krankengymnastik

9101 Krankengymnastische Behandlung, auch auf neurophysiologischer Grundlage bei erworbenen traumatischen, zentralen und peripheren Bewegungsstörungen beim Kind

Preis pro Zeitintervall **15,44**

Behandlungszeit: 2 Zeitintervalle

Kommentar: Preis pro Zeitintervall
Für die Nrn. 9101 bis 9502 gilt:
- Ein Zeitintervall entspricht einer Behandlungszeit von 10 Minuten.
- Die Verordnung erfolgt durch den D-Arzt, zugelassenen Handchirurg (§ 37 Abs. 3 ÄV), hinzugezogenen Arzt (§ 12 ÄV) oder vom UVTr per Einzelgenehmigung beauftragten und von diesem mit dem F 2400 ausgestatteten Nicht-D-Arzt (LVBG Rdschr. Nr. 101/2003 v. 26.11.2003).
- Eine Verlängerung der vereinbarten Behandlungszeit (4-Zeitintervalle) bedarf der vorherigen Genehmigung durch den UVTr.

Für die Nrn. 9101 und 9102 gilt:
- Kind bis zur Vollendung des 14. Lebensjahr
- Die Gebührenziffer ist nicht analog für die Durchführung osteopatischer Behandlung abrechenbar.

9102 Krankengymnastische Behandlung auf neurophysiologischer Grundlage bei erworbenen traumatischen, zentralen und peripheren Bewegungsstörungen beim Kind

Voraussetzung für die Berechnung dieser Leistung ist eine abgeschlossene spezielle Weiterbildung – Bobath, Vojta – von mindestens 300 Stunden

Preis pro Zeitintervall **16,29**

Behandlungszeit: 4 Zeitintervalle

Kommentar: Siehe Kommentar zu Nr. 9101

| UV-GOÄ-Nr. | | Gebühr in € |

9103 **Krankengymnastische Behandlung auf neurophysiologischer Grundlage bei erworbenen traumatischen, zentralen und peripheren Bewegungsstörungen beim Erwachsenen**
Voraussetzung für die Berechnung dieser Leistung ist eine abgeschlossene spezielle Weiterbildung – Bobath, Vojta und PNF – von mindestens 120 Stunden

Preis pro Zeitintervall **16,29**
Behandlungszeit: 3 Zeitintervalle

Kommentar: Siehe Kommentar zu Nr. 9101
Die Leistung ist auch bei Heranwachsenden ab dem 14. Lebensjahr zu verordnen
Die Gebührenziffer ist nicht analog für die Durchführung osteopatischer Behandlung abrechenbar.

9104 **Krankengymnastische Behandlung in Gruppen ab 3 Teilnehmern, je Teilnehmer**

Preis pro Zeitintervall **5,59**
Behandlungszeit: 2 Zeitintervalle

Kommentar: Siehe Kommentar zu Nr. 9101

9105* **Krankengymnastik im Bewegungsbad**

Preis pro Zeitintervall **15,40**
Behandlungszeit: 2 Zeitintervalle

Kommentar: Siehe Kommentar zu Nr. 9101
Für die Nrn. 9105*, 9106*, 9203*, 9204*,9205*, 9405*, 9407*, 9409*, 9412* gilt:
Bei diesen Gebührenziffern ist gemäß § 4 Abs. 1 des Vertrages UVTr/Physiotherapeuten die erforderliche Nachruhe, d. h. die zusätzlich ärztlich verordnete Ruhe nach der Behandlung im Sinne der Nrn. 8601/9601, Bestandteil des Vergütungssatzes. Kann die Nachruhe vom Physiotherapeuten aus praxisorganisatorischen Gründen nicht abgegeben oder vom Versicherten aus persönlichen Gründen nicht in Anspruch genommen werden, ist der jeweilige Vergütungssatz um den Betrag nach Nr. 8601 bzw. Nr. 9601 des Leistungs- und Gebührenverzeichnisses zu kürzen.

Ausschluss: 9601

9106* **Krankengymnastik im Bewegungsbad in Gruppen, je Teilnehmer**

Preis pro Zeitintervall **8,31**
Behandlungszeit: 2 Zeitintervalle

Kommentar: Siehe Kommentar zu Nr. 9101 und Nr. 9105*
Ausschluss: 9601

9107 **Manuelle Therapie**
Voraussetzung für die Berechnung dieser Leistung ist eine abgeschlossene spezielle Weiterbildung in manueller Therapie von mindestens 260 Stunden

Preis pro Zeitintervall **18,53**
Behandlungszeit: 2 Zeitintervalle

Kommentar: Siehe Kommentar zu Nr. 9101

Gruppe 2: Thermotherapie (Wärme- und Kältetherapie)

9201 **Wärmeanwendung bei einem oder mehreren Körperabschnitten (alle Wärmestrahler)**

Preis pro Zeitintervall **8,76**
Behandlungszeit: 1 Zeitintervalle

Kommentar: Siehe Kommentar zu Nr. 9101

S. Krankenhausleistungen, Obduktionen 9202–9302

UV-GOÄ-Nr. | Gebühr in €

9202 Heiße Rolle bei einem oder mehreren Körperabschnitten
Preis pro Zeitintervall **11,18**
Behandlungszeit: 2 Zeitintervalle
Kommentar: Siehe Kommentar zu Nr. 9101
Die Gebührenziffer ist auch nur einmal abrechenbar, wenn mehrere Körperabschnitte in den 2 Zeitintervallen behandelt werden.

9203* Warmpackung oder Teilbäder eines oder mehrerer Körperabschnitte mit Paraffinen bzw. Paraffin-Peloid-Gemischen
Preis pro Zeitintervall **12,07**
Behandlungszeit: 2 Zeitintervalle
Kommentar: Siehe Kommentar zu Nr. 9101 und Nr. 9105*
Die Gebührenziffer ist auch nur einmal abrechenbar, wenn mehrere Körperabschnitte in den 2 Zeitintervallen behandelt werden.
Ausschluss: 9601

9204* Warmpackung mit natürlichen Peloiden (Moor, Fango, Schlick, Pelose) Teilpackung – ein Körperabschnitt (Arm, Bein, Schulter, Nacken), auch Fangokneten
Preis pro Zeitintervall **14,05**
Behandlungszeit: 2 Zeitintervalle
Kommentar: Siehe Kommentar zu Nr. 9101 und Nr. 9105*
Bei der Behandlung von zwei Körperabschnitten ist die Nr. 9205 zu verordnen und abzurechnen.
Ausschluss: 9601

9205* Warmpackung mit natürlichen Peloiden (Moor, Fango, Schlick, Pelose) Doppelpackung – zwei Körperabschnitte (beide Arme, ein Bein, beide Beine oder ganzer Rücken)
Preis pro Zeitintervall **17,80**
Behandlungszeit: 2 Zeitintervalle
Kommentar: Siehe Kommentar zu Nr. 9101 und Nr. 9105*
Ausschluss: 9601

9206 Kälteanwendung bei einem Körperabschnitt oder mehreren Körperabschnitten (Kompresse, Eisbeutel, Peloide, Eisteilbad)
Preis pro Zeitintervall **16,51**
Behandlungszeit: 1 Zeitintervall
Kommentar: Siehe Kommentar zu Nr. 9101
Die Gebührenziffer ist auch nur einmal abrechenbar, wenn mehrere Körperabschnitte in dem Zeitintervall behandelt werden.

9207 Apparative Kälteanwendung bei einem oder mehreren Körperteilen (Kaltgas, Kaltluft) **12,42**
Kommentar: Siehe Kommentar zu Nr. 9101
Die Gebührenziffer ist auch nur einmal abrechenbar, wenn mehrere Körperabschnitte in den 2 Zeitintervallen behandelt werden.

Gruppe 3: Elektrotherapie

9301 Elektrobehandlung einzelner oder mehrerer Körperabschnitte mit Reizströmen
Preis pro Zeitintervall **5,94**
Behandlungszeit: 2 Zeitintervalle
Kommentar: Siehe Kommentar zu Nr. 9101
Die Gebührenziffer ist auch nur einmal abrechenbar, wenn mehrere Körperabschnitte in den 2 Zeitintervallen behandelt werden.

9302 Elektrostimulation bei Paresen – Einzelbehandlung
Preis pro Zeitintervall **25,88**
Behandlungszeit: 2 Zeitintervalle

9303–9407*   S. Krankenhausleistungen, Obduktionen

UV-GOÄ-Nr.   Gebühr in €

Kommentar: Siehe Kommentar zu Nr. 9101
Die Gebührenziffer ist auch nur einmal abrechenbar, wenn mehrere Körperabschnitte in den 2 Zeitintervallen behandelt werden.

9303 Behandlung eines oder mehrerer Körperabschnitte mit Ultraschall
Preis pro Zeitintervall   **10,34**
Behandlungszeit: 1 Zeitintervall

Kommentar: Siehe Kommentar zu Nr. 9101
Die Gebührenziffer ist auch nur einmal abrechenbar, wenn mehrere Körperabschnitte in dem Zeitintervall behandelt werden.

9304 Behandlung eines oder mehrerer Körperabschnitte mit Iontophorese (ohne Medikamente)
Preis pro Zeitintervall   **10,40**
Behandlungszeit: 1 Zeitintervall

Kommentar: Siehe Kommentar zu Nr. 9101
- Die Gebührenziffer ist auch nur einmal abrechenbar, wenn mehrere Körperabschnitte in dem Zeitintervall behandelt werden.
- Die Medikamente sind, da nicht Bestandteil der Gebührenziffer, gesondert abrechenbar.

Gruppe 4: Massage, man. Lymphdrainage, med. Bädertherapie und Chirogymnastik

9401 Klassische Massage einzelner oder mehrerer Körperabschnitte sowie auch Spezialmassagen – (Bindegewebe-, Reflexzonen-, Segment-, Periost-, Bürsten- und Colonmassage)   **22,47**

Kommentar: Siehe Kommentar zu Nr. 9101
Die Gebührenziffer ist auch nur einmal abrechenbar, wenn mehrere Körperabschnitte behandelt werden.

9402 Manuelle Lymphdrainage eines Körperabschnittes, Teilbehandlung –
Preis pro Zeitintervall   **14,04**
Voraussetzung ist eine abgeschlossene Weiterbildung
Behandlungszeit: 3 Zeitintervalle

Kommentar: Siehe Kommentar zu Nr. 9101
- Körperabschnitte sind Arm, Bein, Nacken und Schulter
- Bei der Behandlung von zwei oder mehr Körperabschnitten ist die Nr. 9403 zu verordnen und abzurechnen.

9403 Manuelle Lymphdrainage zweier oder mehrerer Körperabschnitte, Ganzbehandlung
Voraussetzung ist eine abgeschlossene Weiterbildung
Preis pro Zeitintervall   **14,04**
Behandlungszeit: 4 Zeitintervalle

Kommentar: Siehe Kommentar zu Nr. 9101

9403a Kompressionsbandagierung einschließlich der Kosten für Polstermaterial und Trikofix
Preis pro Zeitintervall   **23,81**

9404* Sitzbad mit Zusatz – weggefallen

9405* Hand-, Fußbad mit Zusatz
Preis pro Zeitintervall   **8,65**

Kommentar: Siehe Kommentar zu Nr. 9101 und Nr. 9105*
Wird Hand- und Fußbad verordnet, so ist die Nr. 9405 zweimal abrechenbar.
Ausschluss: 9601

9406 Vollbad, Halbbad mit Zusatz – weggefallen

9407* Kohlensäurebad
Preis pro Zeitintervall   **28,81**

S. Krankenhausleistungen, Obduktionen

UV-GOÄ-Nr. | Gebühr in €

| Kommentar: | Siehe Kommentar zu Nr. 9101 und Nr. 9105* |
| Ausschluss: | 9601 |

9408 Gashaltiges Bad mit Zusatz – weggefallen

9409* Hydroelektrisches Vollbad (z. B. Stangerbad)
Preis pro Zeitintervall — **28,69**

| Kommentar: | Siehe Kommentar zu Nr. 9101 und Nr. 9105* |
| Ausschluss: | 9601 |

9410 Hydroelektrisches Teilbad (Zwei- und Vierzellenbad)
Preis pro Zeitintervall — **15,05**

9412* Unterwasserdruckstrahlmassage
Preis pro Zeitintervall — **35,07**

| Kommentar: | Siehe Kommentar zu Nr. 9101 und Nr. 9105* |
| Ausschluss: | 9601 |

9413 Chirogymnastik (funktionelle Wirbelsäulengymnastik) — **21,23**

Preis pro Zeitintervall

9414 Extensionsbehandlung — **8,97**

Gruppe 5: Inhalationstherapie

9501 Einzelinhalation
Preis pro Zeitintervall — **8,76**
Behandlungszeit: 1 Zeitintervall

Kommentar: Siehe Kommentar zu Nr. 9101

9502 Rauminhalation, je Teilnehmer
Preis pro Zeitintervall — **5,10**
Behandlungszeit: 1 Zeitintervall

Kommentar: Siehe Kommentar zu Nr. 9101

Gruppe 6: Zusätzliche Leistungen

9601 Zusätzlich ärztlich verordnete Ruhe, d.h. außerhalb der (*) Leistungen (einschließlich Wäsche) — **6,20**

Ausschluss: 9105, 9106, 9203, 9204, 9205, 9405, 9407, 9409, 9412.

9602 Ärztlich verordneter Hausbesuch, je Besuch — **23,67**

9603 Wegegebühr bei ärztlich verordnetem Hausbesuch — **0,38**

Kommentar: Das Wegegeld ist für jeden gefahrenen Kilometer abrechenbar.

Ergotherapie (Stand 1. Januar 2024)

Beachte: Ein Zeitintervall entspricht einer Behandlungszeit von 15 Minuten (einschließlich Vor- und Nachbereitungszeit).
Die jeweilige Anzahl abrechnungsfähiger Zeitintervalle ergibt sich aus der zwischen den Spitzenverbänden der UVTr und den Verbänden der ergotherapeutischen Berufe vertraglich vereinbarten

ärztlichen Verordnung. Der Arzt verordnet die Leistung unter Angabe der Nummer des mit diesen Verbänden vereinbarten Gebührenverzeichnisses.
Die zwischen den Spitzenverbänden der UVTr und den Verbänden der ergotherapeutischen Berufe vereinbarte Leistungsbeschreibung in der jeweils gültigen Fassung findet Anwendung.

Für die Abrechenbarkeit dieser Gebühren ist der erste Behandlungstag einer Verordnung ausschlaggebend. Die Gebühren können also für Verordnungen, bei denen die erste Behandlung nach dem 1. Januar 2024 stattfindet, in Rechnung gestellt werden.

UV-GOÄ-Nr.	Bezeichnung der Leistung	Betrag in €
9651	Ergotherapeutische Behandlung bei motorisch-funktionellen Störungen (3 Regelzeitintervalle)	18,93
9651G	Ergotherapeutische Behandlung bei motorisch-funktionellen Störungen, Gruppe (3 Regelzeitintervalle)	6,63
9652	Ergotherapeutische Behandlung bei sensomotorischen/ perzeptiven Störungen (4 Regelzeitintervalle)	18,93
9652G	Ergotherapeutische Behandlung bei sensomotorischen/ perzeptiven Störungen, Gruppe (4 Regelzeitintervalle)	6,63
9653	Ergotherapeutisches Hirnleistungstraining/Neuropsychologisch orientierte Behandlung (3 Regelzeitintervalle)	18,93
9653G	Ergotherapeutisches Hirnleistungstraining/Neuropsychologisch orientierte Behandlung, Gruppe (4 Regelzeitintervalle)	6,63
9654	Ergotherapeutische Behandlung bei psychisch-funktionellen Störungen (5 Regelzeitintervalle)	18,93
9654G	Ergotherapeutische Behandlung bei psychisch-funktionellen Störungen, Gruppe (7 Regelzeitintervalle)	6,63
9655	Arbeitstherapie/betriebliches Arbeitstraining (4 Regelzeitintervalle) Nur in Absprache mit dem UVTr	20,46
9656	Beratung zur Integration in das berufliche und soziale Umfeld (außerhalb der ergotherapeutischen Praxis) (4 Regelzeitintervalle) Nur in Absprache mit dem UVTr	20,46
9657	Analyse des ergotherapeutischen Bedarfs (keine Berechnung nach Zeitintervall)	41,35
9658	Thermische Anwendung, Kälte/Wärme (keine Berechnung nach Zeitintervall)	8,49
9659	Ergotherapeutische Schiene über 400 € mit KVA	
9660	ausführlicher Bericht auf Anforderung des UVTr	41,24
9661	Ärztlich verordneter Hausbesuch bei einem Patienten; je Besuch	27,48
9662	Wegegeld je km bei ärztlich verordnetem Hausbesuch	0,40

Kommentar: **zu 9657:** Im DGUV – Rundschreiben – 0412/2018 vom 07.12.2018 wurde mitgeteilt, dass die Leistung im Rahmen der ersten Verordnung einmal zusätzlich ohne gesonderte ärztliche Verordnung abrechenbar ist. Aus diesem Grund ist die Leistung auch nicht explizit auf dem Verordnungsvordruck aufgeführt. Die Leistung ist außerhalb der Behandlung zu erbringen und darf erst nach einem behandlungsfreien Intervall von 3 Monaten erneut abgerechnet werden. Die Leistung umfasst die Bewertung der patientenbezogenen Unterlagen, die Erhebung der ergotherapeutischen Anamnese, die Prüfung der Verwendbarkeit der vorhandenen Hilfsmittel, die Prüfung der Notwendigkeit ergotherapeutischer temporärer Schienen, die Auswahl der ergotherapeutischen Materialien und Testverfahren zur Befunderhebung, das Patientengespräch und ggf. mit den Angehörigen über die beabsichtigten ergotherapeutischen Maßnahmen sowie die Abstimmung mit anderen Behandlern. Die Leistung muss vom Versicherten nicht abgezeichnet sein. Die Leistung ist also aufgrund der ersten ergotherapeutischen Verordnung abrechenbar.

Sprachheilbehandlung

9670 Logopädische Untersuchung mit Beratung des Patienten und gegebenenfalls der Eltern
26,67

Kann in einem Behandlungsfall nur einmal berechnet werden.

Kommentar: Gemäß Ziff. 1 der Allg. Best. vor Abschnitt B gilt als Behandlungsfall ein Zeitraum von 3 Monate In diesem Zeitraum ist die Nr. 9670 nur einmal abrechenbar.

Ausschluss: 9671a, 9671b, 9671c, 9672

9671a Logopädische Untersuchung mit Beratung des Patienten und gegebenenfalls der Eltern – Dauer mindestens 30 Minuten
27,86

Ausschluss: 9670, 9671b, 9671c, 9672

9671b Logopädische Untersuchung mit Beratung des Patienten und gegebenenfalls der Eltern – Dauer mindestens 45 Minuten
39,99

Ausschluss: 9670, 9671a, 9671c, 9672

9671c Logopädische Untersuchung mit Beratung des Patienten und gegebenenfalls der Eltern – Dauer mindestens 60 Minuten
52,97

Ausschluss: 9670, 9671a, 9671b, 9672

9672 Logopädische Gruppenbehandlung (max. 3 Personen) mit Beratung der Patienten und gegebenenfalls der Eltern, Behandlungsdauer mindestens 45 Min. je Teilnehmer
17,54

Ausschluss: 9670, 9671a, 9671b, 9671c

II. Arzneimittel, Sera, Blutersatzmittel, Blutkonserven, Blutspenden, Blutplasmen, therapeutische Hilfsmittel

9700 Arzneirezepturen in Krankenanstalten ohne Anstaltsapotheke

Einkaufspreis zuzügl. 10 v. H.

9701 Arzneirezepturen in Krankenanstalten mit Anstaltsapotheke

Preise nach AM[1]

9703 Arzneispezialitäten, Sera, Blutersatzmitteln u. ä.

Apothekenverkaufspreise mit Umsatzsteuer der kleinsten Klinikpackung

9704 Blutkonserven von fremden Blutbanken

Einkaufspreis zuzügl. 10 v. H.

Human-Blutkonserven eigener Herstellung mit Stabilisator(en)

Primärstabilisator ggfs. und/oder additive Lösung

Nr.	Bezeichnung	Gebühr
9705	Vollblut-Konserve bis 99 ml	48,81
9706	Vollblut-Konserve 100 bis 299 ml	73,52
9707	Vollblut-Konserve 300 bis 399 ml	96,39
9708	Vollblut-Konserve 400 bis 499 ml	111,29
9709	Vollblut-Konserve 500 bis 599 ml	126,33
9710	Vollblut-Konserve 600 ml	141,27

Frischplasma (GFP) – gefroren

9715 GFP – 1 ml – je ml
0,24

---

[1] Nachfolgeregelung der DAT

Erythrozyten-Sediment-Konserven eigener Herstellung mit Stabilisator(en)

Primärstabilisator ggfs. und/oder additive Lösung

UV-GOÄ-Nr.		Gebühr in €
9720	aus Vollblut-Konserve bis 99 ml	41,52
9721	aus Vollblut-Konserve 100 bis 299 ml	60,67
9722	aus Vollblut-Konserve 300 bis 399 ml	75,57
9723	aus Vollblut-Konserve 400 bis 499 ml	88,10
9724	aus Vollblut-Konserve 500 bis 599 ml	101,38
9725	aus Vollblut-Konserve 600 ml	113,83

Gewaschenes Human-Erythrozyten-Konzentrat eigener Herstellung

9730	aus Vollblut-Konserve bis 99 ml	75,57
9731	aus Vollblut-Konserve 100 bis 299 ml	96,39
9732	aus Vollblut-Konserve 300 bis 399 ml	110,47
9733	aus Vollblut-Konserve 400 bis 499 ml	123,86
9734	aus Vollblut-Konserve 500 bis 599 ml	137,10
9735	aus Vollblut-Konserve 600 ml	149,57

Frischblut-Konserven eigener Herstellung mit Stabilisator

Frischblut-Konserven sind Konserven, die innerhalb von 72 Stunden nach der Blutentnahme verwendet werden

9740	Konserve bis 499 ml	127,12
9741	Konserve 500 bis 599 ml	140,33
9742	Konserve 600 ml	157,03

Gefiltertes Human-Erythrozyten-Konzentrat (Leuko-thrombozytenarm) Erythrozyten-Sediment-Konserven mittels Filtration

9745	aus Vollblut-Konserve bis 99 ml	74,75
9746	aus Vollblut-Konserve 100 bis 299 ml	108,03
9747	aus Vollblut-Konserve 300 bis 399 ml	137,92
9748	aus Vollblut-Konserve 400 bis 499 ml	159,59
9749	aus Vollblut-Konserve 500 bis 599 ml	184,46

Human-Erythrozyten-Konzentrat (Leuko-thrombozytenarm) mittels mechanischem Trennverfahren hergestellt

9750	aus Vollblut 500 ml	118,83

Thrombozytenreiches Human-Plasma (Konserven) eigener Herstellung mit Stabilisator PRP + TK

9755	aus Vollblut-Konserve bis 499 ml	93,89
9756	aus Vollblut-Konserve 500 bis 599 ml	105,49
9757	aus Vollblut-Konserve 600 ml	115,52

S. Krankenhausleistungen, Obduktionen 9760–9792

UV-GOÄ-Nr. | Gebühr in €

Human-Thrombozyten-Konzentrat gefiltert (leukozytenarm/TL)

9760	aus 500 ml Vollblut	**132,98**
9761	Human-Thrombozytenpharese-Konzentrat mittels einer Zellseparationszentrifuge gewonnen. Mindestgehalt Thrombozyten 3 x 1011	**778,37**

Zuschläge für Blutkonserven mit besonderen Merkmalbestimmungen

Werden Blutkonserven benötigt, die Blutgruppenmerkmale besonderer Systeme aufzuweisen haben oder werden vom Besteller Konserven mit Blutgruppenmerkmalen besonderer Systeme verlangt, so werden die dazu erforderlichen Laboruntersuchungen nach dem Abschnitt Laboratoriums-Diagnostik berechnet, wobei jede Untersuchungsart einmal berechnet wird. Für die Merkmalbestimmungen im HLA-System und die Lymphozyten-Mischkultur gelten die Tarif-Nummern 9765-9769.

9765	HLA-Typisierung, alle Antigene	**773,26**
9766	HLA-Typisierung, Einzelantigene, je	**173,37**
9767	Kreuzprobe im HLA-System	**244,33**
9768	Antikörper Suchtext im HLA-System	**152,37**
9769	Lymphozyten-Mischkultur MLC	**1180,47**
9770	Anti-CMV (bei Berücksichtigung des Merkmals Zuschlag für vorausgegangene routinemäßige Austestung)	**36,22**
9771	Blutdirektübertragung vom Spender zum Empfänger (ohne ärztliche Leistung)	Blutspenderentschädigung nach landesüblicher Regelung, Fahrtkosten, Fahrtkostenersatz, Verdienstausfallentschädigung und Kosten der Blutspendermahlzeit
9772	Transportkostenersatz bei Beschaffung[1] und Transport von Spezialblutkonserven in Einzelfällen	Selbstkosten der Blutspendezentrale
9773	Zusätzliche Präparate für Spezialblutkonserven	Selbstkosten der Blutspendezentrale
9774	Zusätzliche Materialien für Spezialblutkonserven	Selbstkosten der Blutspendezentrale

Knochenmark und Knochenmark-Konserven eigener Herstellung mit Stabilisator

In dem Preis der Nrn. 9780–9786 sind die Spenderentschädigung und die Blutgruppenuntersuchung beim Spender enthalten. Nicht enthalten sind in dem Preis die Applikation beim Empfänger, die Blutgruppenuntersuchung beim Empfänger und die Kosten des Transports von Knochenmarkkonserven.

9780	bis 19 ml	**86,41**
9781	20 bis 29 ml	**97,95**
9782	30 bis 39 ml	**110,47**
9783	40 bis 49 ml	**120,45**
9784	50 bis 74 ml	**145,39**
9785	75 bis 99 ml	**169,45**
9786	100 und mehr ml	**194,39**

Sonstiges

9790	Knochennägel, Knochenschrauben, Stahlsehnendrähte, Gefäßprothesen, u. ä.	Selbstkosten
9791	Gummi-Elastikbinden	Selbstkosten
9792	Fotografische Aufnahme, schwarz/weiß oder bunt	**0,28**

---

[1] Beschaffung z. B. von tiefgefrorenen, nach Auftauen gewaschenen Erythrozyten-Sediment-Konserven von auswärtigen Blutspendediensten

	Allgemeine Heilbehandl.	Besondere Heilbehandl.	Besondere Kosten	Allgemeine Kosten	Sachkosten (Besond. + Allg. Kosten)

Kommentar: Die Gebührenziffer ist entsprechend der Anzahl der Fotos mehrfach abrechenbar. Die Fotoaufnahmen können sowohl die Körperoberfläche, als auch intraoperative Aufnahmen (z.B. Arthroskopie, Endoskopie etc.) betreffen. Bei der Vergütung wird zwischen Farb- oder Schwarz/Weißfotos nicht unterschieden. Eine Abrechnung neben der für Hautärzte vereinbarten Nr. 196 ist nicht zulässig.

Ausschluss: 196

9794 Übersendung angeforderter Röntgenaufnahmen[1] einschließlich Verpackung und zuzüglich Porto je Sendung **6,24**

Diese Gebühr gilt auch für auf Anforderung des Kostenträgers oder eines anderen Arztes auf CD oder DVD übersandte Aufnahmen einschl. Herstellung.

Kommentar: Siehe Kommentar zu Nr. 195

9795a Röntgenfilmkopie, Format 18 x 24 **5,79**

Kommentar: Die Gebührenziffer ist entsprechend der Anzahl der Röntgenfilmkopien mehrfach abrechenbar. Bei größeren Röntgenfilmkopien als 18 x 14 ist die höher vergütete Nr. 9795a abrechenbar.

9795b Röntgenfilmkopie, größere Formate **8,35**

Kommentar: Das Format der Röntgenfilmkopie muss größer als 18 x 24 sein. Die Gebührenziffer ist entsprechend der Anzahl der Röntgenfilmkopien mehrfach abrechenbar.

9795c Röntgenfilmkopien – Ausdruck auf Spezialpapier von digital gefertigten Aufnahmen für Dritte, die die Grundleistung nicht bezahlt haben, einschließlich Verpackung und Versand
3,59

Kommentar: Durch die Mehrzahlformulierung ist die Anzahl der digital gefertigten und ausgedruckten Röntgenfilmkopien unerheblich, da dieser Betrag nur einmal pro Anforderung pauschal abrechenbar ist. Fordert der UV-Träger, der die Grundleistung vergütet hat, Spezialpapierausdrucke an, dann muss er nur die Verpackung und den Versand vergüten und nicht den höheren Pauschalbetrag dieser Gebührenziffer.

9796 Fotokopie **0,20**

Kommentar: Die Gebührenziffer ist entsprechend der Anzahl der Fotokopien mehrfach abrechenbar. Bei der Vergütung wird zwischen Farb- oder Schwarz/Weißkopie nicht unterschieden.

9797 Wochenbettpackungen **Selbstkosten**

III. Sonstige Leistungen, Obduktionen

Beschlüsse des Ständigen Ausschusses BG-NT vom 06.12.2017
Der BG-Nebenkostentarif (BG-NT), zuletzt geändert durch die Beschlüsse des Ständigen Ausschusses BG-NT vom 04.10.2017, wird im Kapitel S III („Sonstige Leistungen, Obduktionen") wie folgt geändert:
1. Die Gebührennummern 9900 bis einschließlich 9910 entfallen.
2. Anstelle der Gebührennummern gemäß Nr. 1 findet als Vergütungsgrundlage bei als Krankenhausleistungen im Auftrag des Unfallversicherungsträgers erbrachten
   – Leichenöffnungen und damit in Zusammenhang stehender Leistungen,
   – der Entnahme von Körperflüssigkeiten bei Leichen ohne Leichenöffnung
   – sowie von Einbalsamierungen
die Vereinbarung zwischen der DGUV und SVLFG einerseits sowie dem Berufsverband Deutscher Pathologen e.V. und dem Berufsverband Deutscher Rechtsmediziner e.V. andererseits („Vereinbarung UV/Pathologen") in der jeweils gültigen Fassung Anwendung.
3. Die Änderungen treten mit Wirkung zum 01.01.2018 in Kraft.

9800 Pauschalgebühr bei Hämodialyse zum ärztlichen Honorar zusätzlich **381,55**

---

[1] Wenn statt der angefertigten herkömmlichen Röntgenfilmaufnahmen Röntgenfilmkopien übersandt werden, sind neben dem Pauschalbetrag nach 9794 die Kosten für die Röntgenfilmkopien nach 9795 oder 9795b berechenbar.

9900–9910 (nicht besetzt)

Gem. Beschluss des Ständigen Ausschusses BG-NT entfallen die Gebührennummern 9900 bis 9910 mit Wirkung ab 01.01.2018.
Stattdessen findet als Vergütungsgrundlage bei als Krankenhausleistungen im Auftrag des Unfallversicherungsträgers erbrachten
- Leichenöffnungen und damit in Zusammenhang stehender Leistungen,
- der Entnahme von Körperflüssigkeiten bei Leichen ohne Leichenöffnung
- sowie von Einbalsamierungen die Vereinbarung zwischen der DGUV und SVLFG einerseits sowie dem Berufsverband Deutscher Pathologen e.V. und dem Berufsverband Deutscher Rechtsmediziner e.V. andererseits („Vereinbarung UV/Pathologen") in der jeweils gültigen Fassung Anwendung.

Vereinbarung UV/Pathologen

Vereinbarung zwischen
1. der Deutschen Gesetzlichen Unfallversicherung (DGUV), Berlin
2. der Sozialversicherung für Landwirtschaft, Forsten und Gartenbau (SVLFG), Kassel, als landwirtschaftliche BG
- einerseits -
und
3. dem Bundesverband Deutscher Pathologen e.V., Berlin
4. Berufsverband Deutscher Rechtsmediziner e. V., Frankfurt a. M
- andererseits -

„Vereinbarung UV/Pathologen" genannt
vom 01.07.2017

I. Allgemeine Bestimmungen:

1. Die Vertragspartner UV treffen diese Vereinbarung mit Wirkung für die SVLFG als Träger der landwirtschaftlichen Unfallversicherung und für die Mitglieder der DGUV (zusammen nachfolgend „UVTr" genannt).

2. Die Vereinbarung UV/Pathologen regelt die Durchführung und Honorierung von Leichenöffnungen und damit in Zusammenhang stehender Leistungen, der Entnahme von Körperflüssigkeiten bei Leichen ohne Leichenöffnung sowie von Einbalsamierungen. Diese Leistungen werden durch Fachärzte für Pathologie, Fachärzte für Neuropathologie und Fachärzte für Rechtsmedizin im Auftrag der UVTr erbracht. In den in dieser Vereinbarung genannten Vergütungen ist die jeweilige, ggf. anfallende Umsatzsteuer nicht enthalten.
Histologische und zytologische Untersuchungen im Rahmen der HB sind nicht Gegenstand dieser Vereinbarung. Hierfür gilt das zwischen den Vertragspartnern UV und der KBV vereinbarte Leistungs- und Gebührenverzeichnis (Anlage 1 zum Vertrag Ärzte/Unfallversicherungsträger) in der jeweils gültigen Fassung. Maßgeblich sind die Gebührensätze für die bes. HB.

3. Die Leiter der Institute für Pathologie bzw. Rechtsmedizin werden die nachgenannten Leistungen entweder selbst vornehmen oder im Einzelfall von einem erfahrenen Vertreter ausführen lassen, soweit nachfolgend nichts anderes bestimmt ist.

4. Wird die Anerkennung einer BK beantragt, nachdem zuvor Operationsmaterial durch einen Pathologen begutachtet worden ist, dann sollte der Erstbegutachter mit der Gutachtenerstattung beauftragt werden. Auch der Obduzent sollte mit der Gutachtenerstattung beauftragt werden.

5. Gutachten sind innerhalb einer Frist von drei Monaten nach Auftragserteilung und Vorlage der vollständigen Unfallakten zu erstatten. Im Einzelfall, z. B. der Einschaltung von Neuropathologen wegen Untersuchungen des Gehirns, wird die Frist auf sechs Monate verlängert. Der Obduzent sollte mit der Gutachtenerstattung beauftragt werden. Ist dieser Gutachter nicht in der Lage das Gutachten fristgerecht zu erstatten, ist er für den Fall der Beauftragung eines weiteren Gutachters verpflichtet, gegebenenfalls diesem die Originalpräparate und die schriftlichen Begutachtungsunterlagen gegen Rückgabe nach Einsicht zur Verfügung zu stellen.

6. Die UVTr dürfen alle Auskünfte, Befundberichte und Gutachten lediglich für ihre eigenen Zwecke verwenden und ohne Einwilligung des betreffenden Arztes nicht Dritten zur Kenntnis geben, soweit nicht nach gesetzlichen Vorschriften für sie eine Auskunftspflicht besteht.

7. Vollständig neue oder sehr seltene Leistungen bedürfen einer Einzelfallentscheidung. Die Vertragspartner vereinbaren die gegenseitige Hilfestellung zur Klärung des jeweiligen Falls.

Vereinbarung UV/Pathologen

8. Diese Vereinbarung wird in der Nachfolge der bis zum 30.06.2017 geltenden Fassung, die erstmalig am 01.01.1990 in Kraft getreten ist und letztmalig am 30.11.2001 redaktionell überarbeitet wurde, abgeschlossen. Sie wird zunächst für drei Jahre abgeschlossen. Ihre Dauer verlängert sich um je ein Jahr, wenn sie nicht drei Monate vor ihrem Ablauf von einer der beiden Vertragsparteien schriftlich gekündigt wird. Sollten sich Änderungen bei den durch die GOÄ geregelten Vergütungen ergeben, besteht ein Sonderkündigungsrecht mit 3-monatiger Kündigungsfrist, um die Vergütung der in diesem Abkommen genannten Leistungen ggfs. dementsprechend anzupassen.

IIa. Leistungen

	EUR
1. Leichenöffnung, die das gewöhnliche Maß nicht übersteigt * (Öffnung der drei Körperhöhlen)	510,00
2. Besonders schwierige und zeitraubende Leichenöffnung *	663,00

Als Kriterium gilt je:
- die Eröffnung des Rückenmarkkanals
- ausgedehnte Untersuchung des Knochensystems
- Untersuchung des peripheren Gefäßsystems mit Präparierung
- Untersuchung des peripheren Nervensystems mit Präparierung
- Untersuchung von Organen bei fortgeschrittener Zersetzung mit bereits wesentlichen Fäulniserscheinungen

	EUR
3. Öffnung einer schon beerdigten Leiche * ohne Rücksicht auf Schwierigkeit und Dauer	918,00
4a. Teilsektion, Öffnung von weniger als 3 Körperhöhlen * (ist nicht neben IIa. Nr. 1 bis 3. berechenbar)	357,00
4b. Makroskopische neuropathologische Untersuchung des Zentralnervensystems * (ist auch neben IIa. Nr. 1 bis 3 berechenbar)	357,00
5. Gestellung eines Präparationsassistenten	
5.1. bei Leichenöffnungen (auch außerhalb des Instituts)	114,00
5.2. bei exhumierten Leichen	205,20

Mit diesen Sätzen sind etwa entstehende Verpflegungskosten mit abgegolten.

	EUR
6. Nutzung Sektionssaal (incl. Kühlzelle und Reinigung)	250,00

7. Mikroskopische Untersuchungen, je untersuchtem Material (nicht jede einzelne Untersuchung), die durch die Feststellung für den UVTr geboten sind, also unter Ausschuss etwaiger Untersuchungen, die darüber hinaus, z. B. aus wissenschaftlichem Interesse erfolgen:

	EUR
7.1. mit Routinemethoden, max. 10-mal	35,00
7.2. mit histochemischen Methoden, max. 10-mal	45,80
7.3. mit immunhistochemischen Methoden, max. 10-mal	73,70
7.4. mit molekularpathologischen Methoden, max. 10-mal	397,00

8. Mikroskopische Untersuchungen je untersuchtem Material (nicht jede einzelne Untersuchung), die durch die Feststellung für den UVTr geboten sind, also unter Ausschluss etwaiger Untersuchungen, die darüber hinaus, z. B. aus wissenschaftlichem Interesse erfolgen:

	EUR
8.1. des Knochensystems,	35,56
insgesamt höchstens aber	120,90
8.2. des Nervensystems,	35,56
insgesamt höchstens aber	120,90
8.3. der Lungen bei Staublunge, besonders zeitraubend	113,00

Vereinbarung UV/Pathologen

9. Entnahme von Körperflüssigkeiten (z. B. Blut, Urin, Liquor) bei Leichen ohne Leichenöffnung:
9.1. erste Entnahme **39,48**
9.2. jede weitere Entnahme **26,92**
9.3. bei Wasserleichen oder Leichen in Verwesung **69,46**
9.4. jede weitere Entnahme **45,93**

10. Einbalsamierungen:
Für eine Einbalsamierung von Leichen, die in den Fällen erforderlich wird, in denen ein UVTr die Kosten einer Leichenüberführung ins Ausland zu tragen hat, ist ein Pauschbetrag zu zahlen, der auch die notwendige ärztliche Bescheinigung einschließt. **840,22 bis 1.099,91**

11. Für ein über die Todesursache und den Zusammenhang des Todes mit dem Unfalle zu erstattendes ausführliches, wissenschaftlich begründetes Gutachten je angefangene halbe Stunde, max. 10 Stunden. **50,00**

12. Bei den Gutachten nach Pos. IIa.11 ist eine Schreibgebühr zu vergüten
12.1. für jede Seite **2,50**
12.2. und pro angefangene 100 Seiten verlangter Kopien **0,70**
Die Porto- und Fernsprechauslagen werden erstattet.

* Die Gebühren für Leichenöffnungen und damit im Zusammenhang stehende Untersuchungen decken jeweils das Sektionsprotokoll und etwaige ärztliche Assistenz sowie einen Protokollanten mit ab.

IIb. Im Einzelfall zu begründende Leistungen der radiologischen und weiteren Diagnostik: EUR
13. Konventionelles Röntgen
13.1. Erste Aufnahme **40,00**
13.2. Jedes weitere Röntgenbild **15,00**

14. Computertomographie
14.1. Computergesteuerte Tomographie (jeweils 1-mal anrechenbar pro Fall und Bereich)
14.1.1. im Kopfbereich einschließlich des kranio-zervikalen Übergangs **188,97**
14.1.2. im Hals- und/oder Thoraxbereich **217,32**
14.1.3. im Abdominalbereich **245,66**
14.1.4. des Skeletts (Wirbelsäule, Extremitäten oder Gelenke bzw. -paares) **179,52**
14.1.5. der Zwischenwirbelräume im Bereich Hals-, Brust- und/oder Lendenwirbelsäule **179,52**
14.1.6. der Aorta in ihrer gesamten Länge **188,97**
14.2. Zuschlag für computergesteuerte Analyse einschließlich speziell nachfolgender 3D-Rekonstruktion **46,63**

15. Chemisch-toxikologische Untersuchungen
15.1. Quantitative Bestimmung von Alkohol oder eines Fremdstoffes inklusive relevanter Metabolite **50,00**
15.2. Suchanalyse (Screening) auf Rauschdrogen oder Arzneistoffe oder sonstige Giftstoffe oder flüchtige Substanzen (z.B. Lösungsmittel) **100,00**
15.3. Untersuchung von Haaren auf Alkoholmarker oder Rauschmittel oder von Blut auf Brandgasexposition (Kohlenmonoxid, Blausäure) **150,00**

III. Kostenerstattung im Zusammenhang mit Obduktionen und Obduktionsgutachten: EUR

1. Bei der Leichenöffnung außerhalb des Institutes sind dem Pathologen/
Rechtsmediziner an Reiseaufwandsentschädigung zu zahlen:
   1.1. pro km bei Tage **1,67**
   1.2. pro km bei Nacht (zwischen 20.00 Uhr und 08.00 Uhr) **3,33**

2. Der Ersatz von Fahrkosten für den Sektionsgehilfen kommt nur in den Fällen in Betracht, in denen eine Anweisung durch den Institutsleiter für die Durchführung der Fahrt ergangen ist. In diesem Falle sind die Fahrkosten zu ersetzen, die durch die Benutzung eines öffentlichen Verkehrsmittels entstanden sind, bei Benutzung des privateigenen Kraftfahrzeuges sind (Bundesreisekostengesetz) pro Kilometer zu ersetzen. **0,30**

Anforderungen der GUV-Träger zur Beteiligung am Psychotherapeutenverfahren (in der Fassung vom 1.1.2017)

1. Präambel
Am Psychotherapeutenverfahren werden Psychotherapeutinnen und Psychotherapeuten beteiligt, die

1.1 gewährleisten, dass Qualität und Wirksamkeit der Leistungen zur HB und Rehabilitation dem allgemein anerkannten Stand der psychologisch-medizinischen Erkenntnisse entsprechen und den wissenschaftlichen Fortschritt berücksichtigen; insbesondere, dass die angewandten Behandlungsverfahren evidenzbasiert sind und sich an den einschlägigen Leitlinien der AWMF orientieren

1.2 über die unter Ziffer 2 und 3 genannte fachliche Befähigung und räumliche Ausstattung verfügen
1.3 persönlich geeignet sind und
1.4 zur Übernahme der Pflichten nach Ziffer 4 bereit sind.

2. Fachliche Befähigung
Die Beteiligung am Psychotherapeutenverfahren setzt eine der folgenden fachlichen Befähigungen voraus:

2.1 Approbation als psychologische Psychotherapeutin / psychologischer Psychotherapeut oder Kinder- und Jugendlichenpsychotherapeutin bzw. Psychotherapeut

2.2 Approbation als Ärztin / Arzt und Berechtigung zum Führen einer der folgenden deutschen Facharztbezeichnungen
- Psychiatrie und Psychotherapie
- Psychosomatische Medizin und Psychotherapie
- Psychotherapeutische Medizin
- Neurologie und Psychiatrie
- Psychiatrie
- Kinder- und Jugendpsychiatrie /-psychotherapie

Zusätzlich sind folgende Voraussetzungen nachzuweisen:

2.3 Fortbildung in der leitliniengerechten Diagnostik und Behandlung von typischen psychischen Störungen nach Arbeitsunfällen und BKen (z.B. akute Belastungsstörung, Angststörung, Depression, Anpassungsstörung, Posttraumatische Belastungsstörung, Somatoforme Schmerzstörung); die Fortbildungen in diesen traumatherapeutischen Verfahren sollen insgesamt 120 Unterrichtseinheiten umfassen und von den Fachgesellschaften, Landesärztekammern oder Psychotherapeutenkammern anerkannt sein

2.4 im Anschluss an die Approbation 6 supervidierte Behandlungsfälle von traumatisierten Patienten mit typischen Störungen gemäß Ziffer 2.3

2.5 in den letzten 2 Jahren vor Antragstellung 6 Behandlungsfälle mit jeweils mindestens 5 Sitzungen von traumatisierten Patienten mit typischen Störungen gemäß Ziffer 2.3

2.6 die Teilnahme an einer Einführungsveranstaltung der Deutschen Gesetzlichen Unfallversicherung (DGUV) zum Psychotherapeutenverfahren.

3. Räumliche Ausstattung
3.1 Therapieraum

3.2 Wartebereich

3.3 Möglichkeit zur Aufbewahrung der Versichertenunterlagen unter Berücksichtigung des Datenschutzes.

4. Pflichten
Die am Psychotherapeutenverfahren Beteiligten verpflichten sich,

4.1 die Tätigkeit für die GUV-Träger in Übereinstimmung mit der Handlungsanleitung zum Psychotherapeutenverfahren auszuüben

4.2 die für die Unfallversicherungsträger erforderlichen Dokumentationsarbeiten durchzuführen sowie Berichte fristgerecht zu erstatten

4.3 die therapeutische Tätigkeit persönlich und unter Beachtung der Grundsätze der Wirtschaftlichkeit und Sparsamkeit auszuüben

4.4 Aufforderungen des Unfallversicherungsträgers im Zusammenhang mit der Steuerung des Heilverfahrens und dem Reha-Management nachzukommen und die Mitarbeiter der Unfallversicherungsträger hierbei zu unterstützen; über geplante Maßnahmen ist die/der Versicherte vorher zu informieren.

4.5 Versichertenunterlagen einschließlich Krankenblätter mindestens 10 Jahre aufzubewahren

4.6 sich ständig fortzubilden und an Fortbildungsveranstaltungen der DGUV teilzunehmen

4.7 jede Änderung in den die Tätigkeit betreffenden Verhältnissen umgehend dem zuständigen Landesverband der DGUV mitzuteilen (z.B. Praxisverlegung)

4.8 jederzeit durch den Landesverband der DGUV die Erfüllung der Anforderungen überprüfen zu lassen

4.9 die nicht patientenbezogene Kommunikation mit dem Landesverband der DGUV und den UVTr per Email zu ermöglichen

4.10 die Rechte und Verpflichtungen nach dem Patientenrechtegesetz (§§ 630a–630h BGB) zu beachten,

4.11 die erforderlichen statistischen Daten jedes Jahres über die psychotherapeutische Tätigkeit (z.B. Fallzahlen) bis zum 15. Februar des Folgejahres an den zuständigen Landesverband der DGUV zu melden

4.12 an Maßnahmen der GUV-Träger zur Qualitätssicherung und deren Umsetzung mitzuwirken.

5. Beteiligung

5.1 Die Beteiligung am Psychotherapeutenverfahren erfolgt auf Antrag durch öffentlich-rechtlichen Vertrag nach § 53 SGB X mit dem zuständigen Landesverband der DGUV.

Die Beteiligung endet,
5.2 wenn die Anforderungen nicht mehr erfüllt werden

5.3 bei Praxisaufgabe

5.4 bei Kündigung wegen schwerwiegender oder wiederholter Pflichtverletzung

5.5 bei Kündigung nach Maßgabe des § 59 SGB X.

Nach Beendigung der Beteiligung ist eine erneute Beteiligung nicht möglich. Hiervon kann der Landesverband eine Ausnahme zulassen, wenn wesentliche Änderungen der Verhältnisse eingetreten sind, die zum Wegfall der Kündigungs- / Beendigungsgründe führen.

Handlungsanleitung der GUV-Träger zum Psychotherapeutenverfahren (in der Fassung vom 1.1.2017)

1. Behandlungsauftrag
Die Einbindung von ärztlichen und psychologischen Psychotherapeutinnen und Psychotherapeuten in das Heilverfahren der GUV-Träger erfolgt regelmäßig auf Veranlassung des Unfallversicherungsträgers (Behandlungsauftrag) bzw. der D-Ärztin / des D-Arztes. In diesem Fall gilt die Behandlung mit bis zu 5 probatorischen Sitzungen (Ziffer 3) als genehmigt. Die Fortführung der Therapie erfolgt nach Maßgabe der Ziffern 4 und 5. Erfolgt ausnahmsweise die Zuweisung auf andere Art (z.B. Hausärztin/Hausarzt) oder suchen Versicherte beteiligte Psychotherapeutinnen/Psychotherapeuten unmittelbar auf, unterrichten diese unverzüglich den zuständigen Unfallversicherungsträger und holen dessen Zustimmung zur Behandlung ein.

2. Behandlungsbeginn/ Sitzungsfrequenz
Die ambulante Therapie beginnt innerhalb einer Woche nach Auftragserteilung. Sie soll in Abhängigkeit von der störungsspezifischen Dringlichkeit fortgesetzt werden. Eine Sitzungsfrequenz von regelmäßig einmal pro Woche, längstens alle zwei Wochen ist den individuellen Erfordernissen angemessen in Abhängigkeit vom Behandlungsfortschritt einzuhalten.

3. Probatorische Sitzungen (max. 5 Sitzungen)
Um eine fundierte Psychodiagnostik, Psychoedukation, Krisen- oder Frühintervention zu leisten sowie den Bedarf weiterführender Behandlungsmaßnahmen zu klären, werden zunächst unabhängig von der Kausalität der psychischen Symptomatik bis zu 5 probatorische Sitzungen durchgeführt. Während der probatorischen Sitzungen ist eine Unfallanamnese zu erheben und sind die traumaspezifischen Einflussfaktoren herauszuarbeiten.

4. Weiterbehandlung
Nach Abschluss der probatorischen Sitzungen wird bei entsprechend begründetem Antrag die Notwendigkeit weiterer psychotherapeutischer Maßnahmen durch den Unfallversicherungsträger geprüft. Dabei werden zunächst maximal 10 weitere Sitzungen bewilligt. Nach Abschluss dieser Behandlungseinheiten können nach Berichterstattung und Prüfung weitere Einheiten bewilligt werden, in der Regel bis maximal 15 Sitzungen. In begründeten Einzelfällen ist die Bewilligung längerer Therapieeinheiten möglich.

5. Stationäre Behandlung
Über eine stationäre Behandlung entscheidet der Unfallversicherungsträger. Behandelnde Psychotherapeutinnen und Psychotherapeuten können eine entsprechende Empfehlung aussprechen.

6. Informationspflicht bei besonderen Anlässen
Bei Verdacht der Erkrankung auf einem anderen Fachgebiet, Empfehlung weiterer Maßnahmen oder Nichterscheinen des Versicherten ist der Unfallversicherungsträger unverzüglich zu unterrichten. Der Verdacht auf einer Erkrankung auf einem anderen Fachgebiet ist auch der/dem Versicherten mitzuteilen soweit nicht erhebliche therapeutische Gründe dem entgegenstehen.

7. Hinzuziehung von Fachärztinnen und Fachärzten (entsprechend § 12 Vertrag Ärzte / Unfallversicherungsträger)
Soweit es zur weiteren Klärung der Diagnose oder bei beteiligten psychologischen Psychotherapeutinnen und Psychotherapeuten zur Verordnung von Medikamenten und zur Ausstellung einer Arbeitsunfähigkeitsbescheinigung erforderlich ist, können entsprechende Fachärztinnen und Fachärzte unter Angabe der Gründe und ggf. einer Empfehlung hinzugezogen werden.
Über jede Hinzuziehung ist die/der Versicherte vorab zu informieren. Für eine Datenübermittlung bedarf es der Einwilligung der/des Versicherten.

8. Datenschutz
Ärztliche und Psychologische Psychotherapeuten sowie Kinder- und Jugendlichenpsychotherapeuten, die nach einem Versicherungsfall an einer HB der GUV nach § 34 SGB VII beteiligt sind, erheben, speichern und übermitteln an die Unfallversicherungsträger Daten über die Behandlung und den Zustand von Versicherten sowie andere personenbezogene Daten, soweit dies für Zwecke der HB und die Erbringung sonstiger Leistungen einschließlich Überprüfung der Leistungsvoraussetzungen und Abrechnung der Leistungen erforderlich ist. Ferner erheben, speichern und übermitteln

sie die Daten, die für ihre Entscheidung, eine HB nach § 34 SGB VII durchzuführen, maßgeblich waren. Der Versicherte kann vom Unfallversicherungsträger verlangen, über die von den Ärzten und den Psychotherapeuten übermittelten Daten unterrichtet zu werden (vgl. § 201 Abs. 1 Sätze 1 bis 3 SGB VII).

Die beteiligten Ärzte und Psychotherapeuten sind verpflichtet, ihre Patienten über den Zweck der Erhebung dieser Daten, die ärztliche/psychotherapeutische Pflicht zur Übermittlung dieser Daten an den Unfallversicherungsträger sowie das Recht der Patienten auf Auskunft bei den UVTr, welche Daten übermittelt wurden, zu informieren (vgl. § 201 Abs.1 Satz 5 SGB VII).

9. Dokumentation und Berichtswesen

Die am Psychotherapeutenverfahren Beteiligten haben den zuständigen Unfallversicherungsträger kontinuierlich über Art, Ausmaß und Auswirkungen der festgestellten Gesundheitsstörungen, die geplanten bzw. durchgeführten Therapiemaßnahmen und deren Ergebnisse, den Behandlungsprozess, die verfolgten Therapieziele und die beruflichen bzw. schulischen Einschränkungen anhand von Berichten nach Ziffern 9.1 - 9.5 zu informieren. Auf Verlangen der Versicherten ist diesen Einblick in die Patientenakte zu geben bzw. eine Kopie der Berichte auszuhändigen (§ 630 g BGB)

9.1 Der Erstbericht (F 2270) ist innerhalb von fünf Werktagen nach der ersten Sitzung zu erstatten.

9.2 Der Folgebericht (F 2274) mit Weiterbehandlungsantrag (Behandlungsplan) ist zur Sicherung einer nahtlosen Behandlung innerhalb von 5 Werktagen nach der letzten bewilligten Sitzung zu erstatten.

9.3 Der Abschlussbericht (F 2278) ist innerhalb von 5 Werktagen nach Ende der Behandlung zu erstatten.

9.4 Der Verlaufsbericht (F 2276) ist auf Anforderung des Unfallversicherungsträgers innerhalb von 5 Werktagen zu erstatten.

9.5 Der Kurzbericht (F 2280) ist dem Unfallversicherungsträger im Bedarfsfall (Ziffer 6) unverzüglich, spätestens innerhalb von 5 Werktagen zu erstatten.

Berichts- und Gebührenverzeichnis für Leistungen im Psychotherapeutenverfahren

Die Honorierung der Berichte und psychotherapeutischen Leistungen im Rahmen des Psychotherapeutenverfahrens richtet sich nach dem Gebührenverzeichnis „Psychotherapeutenverfahren".
www.dguv.de/inhalt/rehabilitation/verguetung/index.jsp .

Die Berichts-Vordrucke finden Sie unter www.dguv.de/formtexte/aerzte/index.jsp

Psychotherapeutenverfahren der gesetzlichen Unfallversicherungsträger (Stand 1.7.2025)

Rechtsprechung: ▶ **Approbation als Voraussetzung für Kostenübernahme bei Psychotherapie**
Das Bundessozialgericht (BSG) hat höchstrichterlich entschieden, dass Kosten für eine psychotherapeutische Behandlung nur dann von der GKV übernommen werden können, wenn der Therapeut über die Approbation als Arzt oder die berufsrechtliche Erlaubnis nach dem Psychotherapeutengesetz verfügt. Im vorliegenden Fall hatte die Kasse die Übernahme der Behandlungskosten für eine Psychotherapie bei einer Heilpraktikerin abgelehnt. Das Gericht bestätigte, dass Heilpraktiker in jedem Fall aus dem GKV-System ausgeschlossen seien, was nicht gegen Verfassungsrecht verstoße. Die Entscheidung dürfte damit auch für das System der gesetzlichen Unfallversicherung übertragbar sein.
Aktenzeichen: BSG, Urteil vom 13. Dezember 2016, Az.: B 1 KR 4/16 R
Entscheidungsjahr: 2016

Gebührenverzeichnis

Beachte: Das Gebührenverzeichnis gilt nur für solche ärztlichen und psychologischen Psychotherapeuten, die von den Landesverbänden der Deutschen Gesetzlichen Unfallversicherung anerkannt sind.

Nr.		Leistung	Betrag/€
P 1	(= Nr. 11 UV-GOÄ)	Beratung – auch mittels Fernsprecher – als alleinige Leistung	4,17
P 2	(= Nr. 12 UV-GOÄ)	Leistung nach Nr. P 1, jedoch außerhalb der Sprechstunde	5,77
P 3	(= Nr. 13 UV-GOÄ)	Leistung nach Nr. P 1, jedoch bei Nacht (zwischen 20 und 8 Uhr)	25,95
P 4	(= Nr. 14 UV-GOÄ)	Leistung nach Nr. P 1, jedoch an Sonn- und Feiertagen	9,04
P 5	nicht besetzt		
P 6	nicht besetzt		
P 7		Erörterung des Befundes bzw. des Vorgehens im Heilverfahren gegenüber der Sachbearbeitung der UVTr	13,89
P 8	(= Nr. 60 a UV-GOÄ)	Konsiliarische Erörterung zwischen zwei oder mehr liquidationsberechtigten Therapeuten*), für jeden Therapeuten – am Tag *) Die Gebühr ist auch zu zahlen für die konsiliarische Erörterung mit einem mitbehandelnden Arzt, der nach der UV-GOÄ liquidationsberechtigt ist.	13,89
P 9	(= Nr. 60 b UV-GOÄ)	Konsiliarische Erörterung zwischen zwei oder mehr liquidationsberechtigten Therapeuten*), für jeden Therapeuten - bei Nacht (zw. 20 und 8 Uhr) *) Die Gebühr ist auch zu zahlen für die konsiliarische Erörterung mit einem mitbehandelnden Arzt, der nach der UV-GOÄ liquidationsberechtigt ist.	27,81
P 10	(= Nr. 71 UV-GOÄ)	Wegegeld *) bis zu zwei Kilometern	4,83
P 11	(= Nr. 72 UV-GOÄ)	Wegegeld *) bis zu zwei Kilometern, bei Nacht (zwischen 20 und 8 Uhr)	9,65
P 12	(= Nr. 73 UV-GOÄ)	Wegegeld *) bis zu fünf Kilometern	8,97
P 13	(= Nr. 74 UV-GOÄ)	Wegegeld *) bis zu fünf Kilometern, bei Nacht (zwischen 20 und 8 Uhr)	13,78
P 14	(= Nr. 81 UV-GOÄ)	Wegegeld *) bis zu zehn Kilometern	13,78
P 15	(= Nr. 82 UV-GOÄ)	Wegegeld *) bis zu zehn Kilometern, bei Nacht (zwischen 20 und 8 Uhr)	20,69

*) Allgemeine Bestimmungen
1. Als Entschädigung für Besuche erhält der Therapeut Wegegeld und Reiseentschädigung; hierdurch sind Zeitversäumnisse und die durch den Besuch bedingten Mehrkosten abgegolten.
2. Der Therapeut kann für jeden Besuch innerhalb eines begrenzten Radius um die Praxisstelle ein Wegegeld berechnen.
3. Bei Besuchen über eine Entfernung von mehr als 25 Kilometern zwischen Praxisstelle des Therapeuten und Besuchsstelle tritt an die Stelle des Wegegeldes eine Reiseentschädigung.
4. Erfolgt der Besuch von der Wohnung des Therapeuten aus, so tritt bei der Berechnung des Radius die Wohnung des Therapeuten an die Stelle der Praxisstelle. Werden mehrere Patienten in derselben häuslichen Gemeinschaft oder in einem Heim, insbesondere in einem Alten- oder Pflegeheim besucht, darf der Therapeut Wegegeld bzw. Reiseentschädigung unabhängig von der Anzahl der besuchten Patienten und deren Versichertenstatus insgesamt nur ein-mal und nur anteilig berechnen.

Nr.		Leistung	Betrag/€
P 16	(= Nr. 83 UV-GOÄ)	Wegegeld *) bis zu 25 Kilometern	20,69
P 17	(= Nr. 84 UV-GOÄ)	Wegegeld *) bis zu 25 Kilometern, bei Nacht (zwischen 20 und 8 Uhr)	34,47
P 18	(= Nr. 86 UV-GOÄ)	Reiseentschädigung *) bei Benutzung des eigenen Kraftwagens je zurückgelegter Kilometer	0,35
P 19	(= Nr. 87 UV-GOÄ)	Reiseentschädigung *) bei Benutzung anderer Verkehrsmittel, tatsächliche Aufwendungen	
P 20	(= Nr. 88 UV-GOÄ)	Reiseentschädigung *) bei Abwesenheit bis zu 8 Stunden je Tag	68,95
P 21	(= Nr. 89 UV-GOÄ)	Reiseentschädigung *) bei Abwesenheit von mehr als 8 Stunden je Tag	137,87
P 22	(= Nr. 91 UV-GOÄ)	Reiseentschädigung *) für notwendige Übernachtungen, Ersatz von Kosten	
P 23	\multicolumn{2}{l	}{**Orientierende Testverfahren zur Diagnostik psychoreaktive Beschwerden (Anwendung und Auswertung)** *Abrechnung von bis zu 6 Tests zum Zeitpunkt:* – leitliniengerechte Eingangs- und Abschlussdiagnostik *Abrechnung von bis zu 4 Tests zum Zeitpunkt:* – leitliniengerechte Verlaufsdiagnostik (bei Bedarf) (z.B. BDI-II, BSCL, IES-R, …)}	28,57 pro Test
P 24		**Orientierende Testverfahren zur Diagnostik psychoreaktive Beschwerden (Anwendung und Auswertung)** Zur Diagnostik vor Beginn der Therapie im Rahmen der Probatorik (im Bedarfsfall, einschließlich Beschwerdenvalidierungsverfahren) (z.B. LPS, MWT, MMST …)	28,57 pro Test
P 25		**Notfallbezogene Betreuung bei akutem psychischem Trauma schweren Ausmaßes; außerhalb der Praxisräumlichkeiten** Notfallkonsultation und psychologische Erstbetreuung – wegen besonderer Schwere des akuten Ereignisses am Unfallort. Beurteilung der Situation unter Berücksichtigung von Traumaphasen spezifischen Gesichtspunkten. Entscheidung über die Notwendigkeit weiterführender Maßnahmen in Abstimmung mit anderen an der Erstbehandlung beteiligten Berufsgruppen vor Ort, ggf. auch Indikationsstellung und sofortige Einleitung einer psychopharmakologischen Behandlung. Bis zu max. 2 Einheiten a 50 Min./Tag; insgesamt max. 1 mal im Behandlungsfall.	188,52
P 26		**Notfallkonsultation bei akutem psychischem Trauma schweren Ausmaßes; innerhalb der Praxisräumlichkeiten** Notfallkonsultation und psychologische Erstbetreuung – wegen besonderer Schwere des akuten Ereignisses innerhalb von 48 Stunden nach dem Unfall. Beurteilung der Situation unter Traumaphasen spezifischen Gesichtspunkten und Entscheidung über die Notwendigkeit weiterführender Maßnahmen. Indikations- und differenzielle Indikationsstellung (stationäre Behandlungsnotwendigkeit?). Kurzfristige Einleitung weiterführender ambulanter Maßnahmen, ggf. auch Indikationsstellung und sofortige Einleitung einer psychopharmakologischen Behandlung. Bis zu max. 2 Einheiten a 50 Min./Tag; insgesamt max. 1 mal im Behandlungsfall	154,24
P 27		**Durchführung indizierter psychotherapeutischer Diagnostik und Behandlungsmaßnahmen bei akuten psychischen Traumafolgen – probatorische Sitzungen** Beginn der Akutbehandlung innerhalb einer Woche nach Zuweisung und Abschluss der max. 5 probatorischen Sitzungen à 50 Minuten innerhalb von 6 Wochen. Anwendung spezifischer standardisierter psychodiagnostischer Verfahren. Indikation der Maßnahmen unter Berücksichtigung von Traumaphasen spezifischen Gesichtspunkten. Sofortige Einleitung von psychotherapeutischen Maßnahmen wegen akuter Symptomatik und /oder bei erkennbaren Risikomerkmalen für weitere Befundverschlechterung, ggf. auch Indikationsstellung und sofortige Einleitung einer psychopharmakologischen Behandlung. Differentielle Indikationsstellung oder Kombinationsbehandlung erwägen (z. B. Einsatz von pharmakotherapeutischen Maßnahmen).	148,53
P 28		**Durchführung traumaspezifischer Therapie, z. B. nach P 27, ggf. im Anschluss an probatorische Sitzungen**	148,53

Psychotherapeutenverfahren – Gebührenverzeichnis (Stand 1.7.2025)

Nr.	Leistung	Betrag/€
P 29	**Durchführung traumaspezifischer, den Rahmen regulärer Psychotherapiemaßnahmen überschreitender diagnostischer und therapeutischer Verfahren** Unter Einsatz besonders aufwändiger therapeutischer Maßnahmen (wie z. B. Verhaltenstherapeutische Übungsbehandlung außerhalb der Praxis, z. B. im Unfallbetrieb). Bis zu 3 Einheiten a 50 Min./Tag, in der Regel bis max. 4 mal im Behandlungsfall. Nach vorheriger Genehmigung durch den UVTr.	154,24
P 30	**Traumaspezifische Fremdanamnese, Beratung und/oder Aufklärung von Angehörigen oder relevanten Betriebsangehörigen bei Notwendigkeit eines Einbezugs dieser Personen in die Gesamtbehandlung** Bei speziellen psychotherapeutischen Zielsetzungen in der Akutbehandlung oder der Phase der beruflichen Rehabilitation. Bis zu max. 2 Einheiten a je 50 Min. im Behandlungsfall	148,53
P 31	**Leistung nach P 28, Gruppenbehandlung mit einer Teilnehmerzahl von höchstens 6 Personen.** Die Abrechnung der P 31 setzt das Vorliegen der Qualifikation „Fachliche Befähigung für Gruppenpsychotherapie" nach der Psychotherapie-Vereinbarung (Anlage 1 BMV-Ä) voraus. Die fachliche Befähigung ist auf Anforderung des UV-Trägers nachzuweisen. Die Gebühr beträgt je Teilnehmer 75 % der Gebühr nach P 28	
P 32	**Ausfallgebühr für Fälle, in denen vereinbarte Termine nicht wahrgenommen oder später als 24 Stunden vor Beginn der Sitzung abgesagt werden und der Termin nicht anderweitig vergeben werden konnte.**	68,56
P 33	**Erstellung einer biografischen Anamnese unter Einbeziehung der erhobenen Daten** Einmal im Behandlungsfall abrechenbar	85,69
P 34	**Kurzbericht (F 2280)**	17,13
P 35	**Psychischer Befundbericht (Erstbericht bei Beginn probatorischer Sitzungen)** einschließlich Schreibgebühr	39,99
P 36	**Psychischer Befundbericht (Abschlussbericht nach Ende der probatorischen Sitzungen – ohne Weiterbehandlung)** einschließlich Schreibgebühr	28,57
P 37	**Psychischer Befundbericht (Abschlussbericht nach Ende der probatorischen Sitzungen – Antrag auf Weiterbehandlung)** einschließlich Schreibgebühr	39,99
P 38	**Psychischer Befundbericht (Verlaufsbericht)** einschließlich Schreibgebühr	28,57
P 39	**Psychischer Befundbericht (Abschlussbericht nach Ende der Psychotherapie)** einschließlich Schreibgebühr	39,99
P 40	**Videobasierte Durchführung indizierter psychotherapeutischer Diagnostik und Behandlungsmaßnahmen in Analogie zu P 27 und P 28** Durchführung nach Zuweisung innerhalb und außerhalb der max. 5 probatorischen Sitzungen á 50 Minuten nach bereits erfolgtem persönlichen Erstkontakt entsprechend Ziffer P 27 und aus therapeutischer Sicht nicht erforderlichem unmittelbaren persönlichen Kontakt mit der Patientin oder dem Patienten. Die nach Anlage 31b BMV-Ä aufgestellten Anforderungen an Praxen und Videodienstanbieter zur Durchführung von Videosprechstunden sind zu gewährleisten.	154,24
P 41	**Videobasierte Durchführung indizierter psychotherapeutischer Diagnostik und Behandlungsmaßnahmen in Analogie zu P 27 und P 28** Durchführung nach Zuweisung innerhalb und außerhalb der max. 5 probatorischen Sitzungen á 25 Minuten nach bereits erfolgtem persönlichen Erstkontakt entsprechend Ziffer P 27 und aus therapeutischer Sicht nicht erforderlichem unmittelbaren persönlichen Kontakt mit der Patientin oder dem Patienten. Die nach Anlage 31b BMV-Ä aufgestellten Anforderungen an Praxen und Videodienstanbieter zur Durchführung von Videosprechstunden sind zu gewährleisten.	77,13

Für die Honorierung von Gutachten gelten die Nrn. 160 bis 165 UV-GOÄ in der jeweils gültigen Fassung.

Nebeneinanderberechnung von Leistungen nach dem „P-Gebührenverzeichnis" und Leistungen nach der UVGOÄ
(Rundschreiben - 0216/2015 vom 05.06.2015 der DGUV)
Zusammenfassung: Es werden Hinweise zur Nebeneinanderberechnung von Leistungen nach dem „Gebührenverzeichnis Psychotherapeutenverfahren der GUV" (sog. „P-Gebührenverzeichnis") und Leistungen nach der UVGOÄ gegeben.

Zu der Frage, ob neben der Abrechnung von Leistungen nach dem „Gebührenverzeichnis Psychotherapeutenverfahren der GUV" (sog. „P-Gebührenverzeichnis") auch Leistungen nach der UV-GOÄ abgerechnet werden können, geben wir folgende Hinweise:

Zugelassene ärztliche und psychologische Psychotherapeuten rechnen ihre im Rahmen des Psychotherapeutenverfahrens erbrachten Leistungen **ausschließlich** nach dem P-Gebührenverzeichnis ab und nicht nach der UV-GOÄ, wo sie auch gar nicht adäquat abgebildet sind.

Darüber hinaus gilt die UV-GOÄ für die psychologischen (also nicht-ärztlichen) Psychotherapeuten nicht, da sie nicht am Ärztevertrag beteiligt sind. Der im Gebührenwerk Leuftink/Butz unter der Nr. 801 UV-GOÄ abgedruckte Hinweis, wonach ärztliche und psychologische Psychotherapeuten ihre Leistungen nach den P-Gebühren abrechnen „können", wurde z. T. so interpretiert, als dass es eine Wahlmöglichkeit für den Therapeuten gibt. Das ist aber nicht der Fall.

Im Übrigen ist dieser Hinweis nicht Bestandteil der offiziellen UV-GOÄ, sondern eine persönliche Anmerkung des Autors.

Ärztliche Psychotherapeuten können neben den P-Gebühren Leistungen nach der UV-GOÄ dann berechnen, wenn sie neben den Leistungen nach dem Psychotherapeutenverfahren **zusätzliche** Leistungen erbringen, die vom Leistungsumfang der abgerechneten P-Gebühren **nicht** erfasst werden. Natürlich müssen diese Leistungen im Einzelfall auch **indiziert** sein. Es gibt keine Leistungen (auch nicht die Nrn. 1 oder 6 UV-GOÄ), die von ärztlichen Psychotherapeuten nach der UV-GOÄ **regelhaft** neben den P-Gebühren abgerechnet werden können, da die P-Gebühren das gesamte Psychotherapeutenverfahren vollständig abdecken.

Es kann sich also nur um Ausnahmefälle handeln, in denen **eine besondere Indikation für zusätzliche Leistungen** besteht. Dies ist vom Arzt ggf. zu dokumentieren. So wird z. B. von UVTr berichtet, dass die „eingehende neurologische Untersuchung" nach Nr. 800 UV-GOÄ neben der Ziff. P 27 abgerechnet wird. Zwar ist die Nr. 800 im Leistungsumfang der Ziff. P 27 nicht enthalten, allerdings ist auch diese Leistung **nur im begründeten Einzelfall** (und auch dann sicher nicht bei jeder Sitzung) zusätzlich indiziert und nur dann abrechnungsfähig. Außerdem ist zu berücksichtigen, dass die Nr. 800 UV-GOÄ nur von Nervenärzten, Neurologen, Neurochirurgen und Neuropädiater abgerechnet werden kann, und das auch nur dreimal im Behandlungsfall. Zur Frage der Indikation kann ggf. der beratende Arzt gehört werden.

Mit ärztlichen und psychologischen Psychotherapeuten **ohne Zulassung** zum Psychotherapeutenverfahren, die vom UVTr dennoch mit der Behandlung beauftragt werden, sollte **vor Behandlungsbeginn** eine Vereinbarung über die **analoge** Honorierung nach dem PVerzeichnis geschlossen werden.

Erweiterte Ambulante Physiotherapie (EAP) – Gebührenverzeichnis

1. Nach diesem Gebührenverzeichnis sind Leistungen der Erweiterten Ambulanten Physiotherapie (EAP) und isolierten Medizinischen Trainingstherapie (MTT) durch zugelassene Einrichtungen mit den gesetzlichen Unfallversicherungsträgern abzurechnen.

2. Die EAP umfasst als Komplextherapie immer Physiotherapie, Physikalische Therapie und MTT und kann mit einer Tagespauschale von 115,29 € abgerechnet werden.
Die isolierte MTT kann mit einer Tagespauschale von 30,17 € abgerechnet werden.
Durch die/den Durchgangsärztin/Durchgangsarzt oder Handchirurgin/Handchirurgen nach § 37 Abs. 3 Ärztevertrag zusätzlich verordneten ergotherapeutischen Leistungen (Verordnung F 2402) sind nicht in den Pauschalbeträgen enthalten und können nach dem „Leistungs- und Gebührenverzeichnis für Leistungen der Ergotherapie" gesondert in Rechnung gestellt werden.

3. Neben den EAP-Tagespauschalen können abgerechnet werden:
– die Übersendung des Therapieplanes und/oder Befundes an den Unfallversicherungsträger, soweit von diesem angefordert, in Höhe von 7,31 € inklusive Porto,
– die Eingangs- und Abschlusstests an **isokinetischen** Geräten in Höhe von 12,78 € je Test (auch bei isolierter MTT),
– die Auswertung des Eingangs- und Abschlusstests an **isokinetischen** Geräten (auch bei isolierter MTT) mit Übersendung an den Unfallversicherungsträger, an die/den behandelnde/behandelnden Durchgangsärztin/Durchgangsarzt oder Handchirurgin/Handchirurgen nach § 37 Abs. 3 Ärztevertrag in Höhe von 8,69 € je Test (bei einer Verordnung zur Fortführung der EAP ist kein Eingangstest und dessen Auswertung berechnungsfähig).

4. Eine isolierte MTT bedarf keiner Kostenzusage und ist in einer EAP-Einrichtung durchzuführen.

5. Die erbrachten Leistungen der EAP bzw. der isolierten MTT sind auf dem Vordruck „Dokumentation EAP/MTT isoliert" (F 2414) für jeden Behandlungstag zu dokumentieren. Die Rehabilitandin/der Rehabilitand hat die Durchführung der Leistungen mit seiner Unterschrift zu bestätigen.

6. Der Rechnung sind die EAP-Verordnung (F2410) und die Dokumentation (F 2414) beizufügen.

7. Die Rechnung ist unmittelbar nach Abschluss der Behandlung auszustellen und dem Unfallversicherungsträger – ggf. zusammen mit der Auswertung des isokinetischen Abschlusstests – zu übersenden. Dieser ist verpflichtet, die Rechnung innerhalb von 4 Wochen nach Zugang zu begleichen. Zwischenabrechnungen in Abständen von 2 Wochen sind zulässig.
Ohne Kostenzusage des Unfallversicherungsträgers besteht kein Anspruch auf Vergütung der EAP.

8. Zuzahlungen dürfen von Rehabilitanden nicht verlangt werden.

9. Der Umfang der zu erbringenden Leistung hat sich nach der Verordnung zu richten.

Gebührenverzeichnis EAP

Das Gebührenverzeichnis tritt am 01.07.2023 in Kraft.

EAP-Leistung	Gebühr in Euro
Tagespauschale (Höchstsatz)	115,29
Einzelpauschalen für die isolierte med.Trainingstherapie	30,17
Übersendung des Therapieplanes an den Unfallversicherungsträger	7,31
Eingangs- und Abschlusstests an isokinetischen Geräten je Test	12,78
Auswertung des Eingangs- und Abschlusstests an isokinetischen Geräten mit Übersendung an den UVTr, behandelnden D-Arzt oder Handchirurgen nach § 37 Abs. 3 Ärztevertrag und den UVTr je Test (bei einer Verordnung zur Fortführung der EAP ist kein Eingangstest und dessen Auswertung berechnungsfähig)	8,69

Vereinbarung Unfallversicherungsträger und selbstständige Physiotherapeuten

Gebührenverzeichnis

für Leistungen selbstständiger Physiotherapeuten/Krankengymnasten oder Masseure und medizinischer Bademeister oder verantwortlicher, fachlicher Leiter von medizinischen Badebetrieben – Stand 01.08.2025

Beachte:
Dieses Leistungs- und Gebührenverzeichnis gilt ab dem 1. August 2025. Es gilt bis zum Abschluss einer neuen Vereinbarung.
Für die Abrechenbarkeit dieser Gebühren ist der erste Behandlungstag einer Verordnung ausschlaggebend. Die Gebühren können also für Verordnungen, bei denen die erste Behandlung nach dem 31. Juli 2025 stattfindet, in Rechnung gestellt werden.

Ziffer	Art der Behandlung	Behandlungszeit in Zeitintervallen	Preis pro Zeitintervall in Euro ab 01.08.2025
Gruppe 1: Krankengymnastik			
8101 A	Krankengymnastische Behandlung auch auf neuro-physiologischer Grundlage	2	15,44
8102 A	Krankengymnastische Behandlung auf neurophy-siologischer Grundlage bei erworbenen traumatischen, zentralen und peripheren Bewegungsstörungen beim Kind Voraussetzung für die Berechnung dieser Leistung ist eine abgeschlossene spezielle Weiterbildung - Bobath, Vojta - von mindestens 300 Stunden	4	16,29
8103 A	Krankengymnastische Behandlung auf neurophysio-logischer Grundlage bei erworbenen traumatischen, zentralen und peripheren Bewegungsstörungen beim Erwachsenen Voraussetzung für die Berechnung dieser Leistung ist eine abgeschlossene spezielle Weiterbildung - Bobath, Vojta und PNF - von mindestens 120 Stunden	3	16,29
8104 A	Krankengymnastische Behandlung in Gruppen ab 3 Teilnehmern, je Teilnehmer	2	5,59
8105 + A	Krankengymnastik im Bewegungsbad	2	15,40
8106 + A	Krankengymnastik im Bewegungsbad in Gruppen, je Teilnehmer	2	8,31
8107 A	Manuelle Therapie Voraussetzung für die Berechnung dieser Leistung ist eine abgeschlossene spezielle Weiterbildung in manueller Therapie von mindestens 260 Stunden	2	18,53
Gruppe 2: Thermotherapie (Wärme und Kälte)			
8201 A	Wärmeanwendung bei einem oder mehreren Körperabschnitten (alle Wärmestrahler)	1	8,76
8202 A	Heiße Rolle bei einem oder mehreren Körperabschnitten	2	11,18
8203 + A	Warmpackung oder Teilbäder eines oder mehrerer Körperabschnitte mit Paraffinen bzw. Paraffin-Peloid-Gemischen	2	12,07
8204 + A	Warmpackung mit natürlichen Peloiden (Moor, Fango, Schlick, Pelose) Teilpackung, ein Körperabschnitt (Arm, Bein, Schulter, Nacken) auch Fangokneten	2	14,05
8205 + A	Warmpackung mit natürlichen Peloiden (Moor, Fango, Schlick, Pelose) Doppelpackung, zwei Körperabschnitte (beide Arme, ein Bein, beide Beine oder ganzer Rücken)	2	17,80
8206 A	Kälteanwendung bei einem Körperabschnitt oder mehreren Körperabschnitten (Kompresse, Eisbeutel, Peloide, Eisteilbad)	1	16,51

Ziffer	Art der Behandlung	Behandlungszeit in Zeitintervallen	Preis pro Zeitintervall in Euro ab 01.08.2025
Gruppe 3: Elektrotherapie			
8301 A	Elektrobehandlung einzelner oder mehrerer Körperabschnitte mit Reizströmen	2	5,94
8302 A	Elektrostimulation bei Paresen Einzelbehandlung	1	25,88
8303 A	Behandlung eines oder mehrerer Körperabschnitte mit Ultraschall	1	10,34
8304 A	Behandlung eines oder mehrerer Körperabschnitte mit Jontophorese (ohne Medikamente)	1	10,40
Gruppe 4: Massage, man. Lymphdrainage, med. Bädertherapie und Chirogymnastik			
8402 A	Manuelle Lymphdrainage eines Körperabschnittes Teilbehandlung Voraussetzung ist eine abgeschlossene Weiterbildung	3	14,04
8403 A	Manuelle Lymphdrainage zweier oder mehrerer Körperabschnitte Ganzbehandlung Voraussetzung ist eine abgeschlossene Weiterbildung	4	14,04
8403 a	Kompressionsbandagierung (unabhängig vom Zeitaufwand)		23,81
8405 + A	Hand-, Fußbad mit Zusatz		8,65
8414	Extensionsbehandlung (unabhängig vom Zeitaufwand)		8,97
Gruppe 5: Inhalationstherapie			
8501 A	Einzelinhalation	1	8,76
8502 A	Rauminhalation, je Teilnehmer	1	5,10
Gruppe 6: Zusätzliche Leistungen			
8601	Zusätzlich ärztlich verordnete Ruhe, d.h. außerhalb der mit einem (+) versehenen Leistungen (einschließlich Wäsche)		6,20
8602	Ärztlich verordneter Hausbesuch je Besuch		23,67
8603	Wegegebühr bei ärztlich verordnetem Hausbesuch je km		0,38

A = Besonders unfallversicherungsrelevant mit eigenen Leistungsbeschreibungen
*) Keine Berechnung nach Zeitintervallen

Zusammenstellung der Gebühren für B-Positionen des Leistungs- und Gebührenverzeichnisses für den Bereich Krankengymnastik/Physikalische Therapie – Stand: 01.08.2025 – Ab 1.3.2014 finden die abweichenden Gebühren für die neuen Bundesländer **keine** Anwendung mehr.

Geb.-Ziffer	Leistung	Gebühr
8207 B	Apparative Kälteanwendung bei einem oder mehreren Körperteilen (Kaltgas, Kaltluft)	12,42 EUR
8401 B	Klassische Massage einzelner oder mehrerer Körperabschnitte sowie auch Spezialmassagen (Bindegewebs-, Reflexzonen-, Segment-,Periost-, Bürsten- und Colonmassage)	22,47 EUR
8407 + B	Kohlensäurebad	28,81 EUR
8409 +	Hydroelektrisches Vollbad (z.B. Stangerbad)	28,69 EUR
8410 B	Hydroelektrisches Teilbad (Zwei- und Vierzellenbad)	15,05 EUR
8412 + B	Unterwasserdruckstrahlmassage	35,07 EUR
8413 B	Chirogymnastik (funktionelle Wirbelsäulengymnastik)	21,23 EUR

B = kann verordnet werden auf der Grundlage VdEK-Vertrag und Leistungsbeschreibungen

Leistungs- und Gebührenverzeichnis für Leistungen der Ergotherapie, gültig ab 1. August 2024 (Preise in €)

Anlage zu § 8 der Vereinbarung zwischen den Spitzenverbänden der Unfallversicherungsträger und dem Deutschen Verband der Ergotherapeuten

Nr. der Leistung	Bezeichnung der Leistung	Regelzeitintervalle á 15 Min.	Preis (ggf. pro Zeitintervall)
11.1	Ergotherapeutische Behandlung bei motorisch-funktionellen Störungen	3	18,93
11.2	Ergotherapeutische Behandlung bei sensomotorischen/perzeptiven Störungen	4	18,93
11.3	Ergotherapeutisches Hirnleistungstraining/Neuropsychologisch orientierte Behandlung	3	18,93
11.4	Ergotherapeutische Behandlung bei psychisch-funktionellen Störungen	5	18,93
11.5	Arbeitstherapie/betriebliches Arbeitstraining Nur in Absprache mit dem UVTr	4	20,46
11.6	Beratung zur Integration in das berufliche und soziale Umfeld (außerhalb der ergotherapeutischen Praxis) Nur in Absprache mit dem UVTr	4	20,46
11.1-G	Ergotherapeutische Behandlung bei motorisch-funktionellen Störungen, Gruppe	3	6,63
11.2-G	Ergotherapeutische Behandlung bei sensomotorischen/perzeptiven Störungen, Gruppe	4	6,63
11.3-G	Ergotherapeutisches Hirnleistungstraining/ Neuropsychologisch orientierte Behandlung, Gruppe	4	6,63
11.4-G	Ergotherapeutische Behandlung bei psychisch-funktionellen Störungen, Gruppe	7	6,63
12.1	Analyse des ergotherapeutischen Bedarfs (keine Berechnung nach Zeitintervall)		41,35
12.2	Thermische Anwendung, Kälte/Wärme (keine Berechnung nach Zeitintervall)		8,49
12.3	Ergotherapeutische Schiene		Über 400 € nur mit Kostenvoranschlag
12.4	ausführlicher Bericht auf Anforderung des UVTr		41,24
12.5	Ärztlich verordneter Hausbesuch bei einem Patienten; je Besuch		27,48
12.6	Wegegeld je km bei ärztlich verordnetem Hausbesuch		0,38

Dieses Leistungs- und Gebührenverzeichnis gilt ab dem 1. August 2024. Es gilt bis zum Abschluss einer neuen Vereinbarung.
Für die Abrechenbarkeit dieser Gebühren ist der erste Behandlungstag einer Verordnung ausschlaggebend. Die Gebühren können also für Verordnungen, bei denen die erste Behandlung nach dem **01.08.2024** stattfindet, in Rechnung gestellt werden.

Kommentar zu Nr.12.1: Im DGUV – Rundschreiben – 0412/2018 vom 07.12.2018 wurde mitgeteilt, dass die Leistung im Rahmen der ersten Verordnung einmal zusätzlich ohne gesonderte ärztliche Verordnung abrechenbar ist. Aus diesem Grund ist die Leistung auch nicht explizit auf dem Verordnungsvordruck aufgeführt. Die Leistung ist außerhalb der Behandlung zu erbringen und darf erst nach einem behandlungsfreien Intervall von 3 Monaten erneut abgerechnet werden. Die Leistung umfasst die Bewertung der patientenbezogenen

Unterlagen, die Erhebung der ergotherapeutischen Anamnese, die Prüfung der Verwendbarkeit der vorhandenen Hilfsmitteln, die Prüfung der Notwendigkeit ergotherapeutischer temporärer Schienen, die Auswahl der ergotherapeutischen Materialien und Testverfahren zur Befunderhebung, das Patientengespräch und ggf. mit den Angehörigen über die beabsichtigten ergotherapeutischen Maßnahmen sowie die Abstimmung mit anderen Behandlern. Die Leistung muss vom Versicherten nicht abgezeichnet sein. Die Leistung ist also aufgrund der ersten ergotherapeutischen Verordnung abrechenbar.

Berufskrankheiten (BKen)

In den letzten Jahren wurden die Autoren von vertragsärztlich tätigen Allgemeinmedizinern, Internisten und Dermatologen häufig angerufen und gefragt:

- **Was ist zu tun, bei Verdacht auf BK eines Patienten?**

und gemeint waren nicht die medizinischen Tätigkeiten der Diagnostik und Therapie, sondern immer die Formalien, beginnend bei der Meldung einer BK an den entsprechenden Unfallversicherungsträger etc.

Die Autoren haben in diesem Kapitel auf der Basis der Veröffentlichungen der DGUV die wichtigsten Informationen (meist mit entsprechenden Internet-Verweisen) zusammengetragen.
Eine verständliche pdf-Broschüre für Patienten ist:

- **BKen Fragen und Antworten** (DGUV) – http://www.dguv.de/medien/inhalt/versicherung/dokum/bk_fragen_antworten.pdf

1. Berufskrankheiten Definition

Die DGUV definiert den Begriff auf ihrer Internetseite (http://www.dguv.de/de/Versicherung/Berufskrankheiten/index.jsp):
BKen sind Krankheiten, die in der sogenannten BKen-Liste (BK-Liste), der Anlage 1 zur Berufskrankheitenverordnung (BKV), aufgeführt sind.
Die BK-Liste enthält ausschließlich Krankheiten, die nach den Erkenntnissen der medizinischen Wissenschaft durch besondere Einwirkungen verursacht sind und denen bestimmte Personengruppen durch ihre Arbeit in erheblich höherem Grade als die übrige Bevölkerung ausgesetzt sind. Dies sind derzeit 73 Positionen.

Ist eine Erkrankung nicht in der Liste enthalten oder erfüllt sie nicht bestimmte Voraussetzungen, die in **§ 9 Abs. 1 SGB VII** näher definiert werden, gibt es die Möglichkeit, in Einzelfällen eine Erkrankung „wie eine BK" anzuerkennen. Dazu müssen allerdings neue Erkenntnisse der medizinischen Wissenschaft vorliegen, die belegen, dass für eine bestimmte Personengruppe arbeitsbedingt ein deutlich erhöhtes Risiko, an einer bestimmten Gesundheitsstörung zu erkranken, besteht. Der bloße Zusammenhang einer Erkrankung mit einer beruflichen Tätigkeit reicht also allein nicht aus, um die Krankheit als BK anerkennen zu können. Aus diesem Grund können auch die in der Bevölkerung weit verbreiteten „Volkskrankheiten" im Bereich Muskel- und Skelett oder auch Herz-Kreislauf-Erkrankungen nur unter besonderen Voraussetzungen BKen sein.
Ärzte und Arbeitgeber sind verpflichtet, den Verdacht auf das Vorliegen einer BK an den Unfallversicherungsträger zu melden. Auch die Krankenkassen sollen entsprechende Hinweise an den Unfallversicherungsträger geben. Natürlich können Betroffene ihre Erkrankung auch selbst bei ihrer BG oder Unfallkasse melden.

2. Berufskrankheiten-Verordnung – Anlage 1: Auflistung der Erkrankungen

(Fundstelle des Originaltextes: BGBl. I 1997, 2625 - 2626; bzgl. der einzelnen Änderungen vgl. Fußnote)

Nr.	Krankheiten
1	**Durch chemische Einwirkungen verursachte Krankheiten**
11	**Metalle und Metalloide**
1101	Erkrankungen durch Blei oder seine Verbindungen
1102	Erkrankungen durch Quecksilber oder seine Verbindungen
1103	Erkrankungen durch Chrom oder seine Verbindungen
1104	Erkrankungen durch Cadmium oder seine Verbindungen
1105	Erkrankungen durch Mangan oder seine Verbindungen
1106	Erkrankungen durch Thallium oder seine Verbindungen
1107	Erkrankungen durch Vanadium oder seine Verbindungen
1108	Erkrankungen durch Arsen oder seine Verbindungen
1109	Erkrankungen durch Phosphor oder seine anorganischen Verbindungen
1110	Erkrankungen durch Beryllium oder seine Verbindungen

Nr.	Krankheiten
12	Erstickungsgase
1201	Erkrankungen durch Kohlenmonoxid
1202	Erkrankungen durch Schwefelwasserstoff
13	Lösemittel, Schädlingsbekämpfungsmittel (Pestizide) und sonstige chemische Stoffe
1301	Schleimhautveränderungen, Krebs oder andere Neubildungen der Harnwege durch aromatische Amine
1302	Erkrankungen durch Halogenkohlenwasserstoffe
1303	Erkrankungen durch Benzol, seine Homologe oder durch Styrol
1304	Erkrankungen durch Nitro- oder Aminoverbindungen des Benzols oder seiner Homologe oder ihrer Abkömmlinge
1305	Erkrankungen durch Schwefelkohlenstoff
1306	Erkrankungen durch Methylalkohol (Methanol)
1307	Erkrankungen durch organische Phosphorverbindungen
1308	Erkrankungen durch Fluor oder seine Verbindungen
1309	Erkrankungen durch Salpetersäureester
1310	Erkrankungen durch halogenierte Alkyl-, Aryl- oder Alkylaryloxide
1311	Erkrankungen durch halogenierte Alkyl-, Aryl- oder Alkylarylsulfide
1312	Erkrankungen der Zähne durch Säuren
1313	Hornhautschädigungen des Auges durch Benzochinon
1314	Erkrankungen durch para-tertiär-Butylphenol
1315	Erkrankungen durch Isocyanate, die zur Unterlassung aller Tätigkeiten gezwungen haben, die für die Entstehung, die Verschlimmerung oder das Wiederaufleben der Krankheit ursächlich waren oder sein können
1316	Erkrankungen der Leber durch Dimethylformamid
1317	Polyneuropathie oder Enzephalopathie durch organische Lösungsmittel oder deren Gemische
1318	Erkrankungen des Blutes, des blutbildenden und des lymphatischen Systems durch Benzol Zu den Nummern 1101 bis 1110, 1201 und 1202, 1303 bis 1309 und 1315: Ausgenommen sind Hauterkrankungen. Diese gelten als Krankheiten im Sinne dieser Anlage nur insoweit, als sie Erscheinungen einer Allgemeinerkrankung sind, die durch Aufnahme der schädigenden Stoffe in den Körper verursacht werden, oder gemäß Nummer 5101 zu entschädigen sind.
1319	Larynxkarzinom (Kehlkopfkrebs) durch intensive und mehrjährige Exposition gegenüber schwefelsäurehaltigen Aerosolen
1320	Chronisch-myeloische oder chronisch-lymphatische Leukämie durch 1,3 Butadien bei Nachweis der Einwirkung einer kumulativen Dosis von mindestens 180 Butadien-Jahren (ppm x Jahre)"
1321	Schleimhautveränderungen, Krebs oder andere Neubildungen der Harnwege durch polyzyklische aromatische Kohlenwasserstoffe bei Nachweis der Einwirkung einer kumulativen Dosis von mindestens 80 Benzo(a)pyren-Jahren [($\mu g/m^3$) x Jahre]
2	**Durch physikalische Einwirkungen verursachte Krankheiten**
21	Mechanische Einwirkungen
2101	Erkrankungen der Sehnenscheiden oder des Sehnengleitgewebes sowie der Sehnen- oder Muskelansätze, die zur Unterlassung aller Tätigkeiten gezwungen haben, die für die Entstehung, die Verschlimmerung oder das Wiederaufleben der Krankheit ursächlich waren oder sein können
2102	Meniskusschäden nach mehrjährigen andauernden oder häufig wiederkehrenden, die Kniegelenke überdurchschnittlich belastenden Tätigkeiten
2103	Erkrankungen durch Erschütterung bei Arbeit mit Druckluftwerkzeugen oder gleichartig wirkenden Werkzeugen oder Maschinen
2104	Vibrationsbedingte Durchblutungsstörungen an den Händen, die zur Unterlassung aller Tätigkeiten gezwungen haben, die für die Entstehung, die Verschlimmerung oder das Wiederaufleben der Krankheit ursächlich waren oder sein können
2105	Chronische Erkrankungen der Schleimbeutel durch ständigen Druck

Berufskrankheiten – Verdacht auf BK – Ärztliche Anzeige

Nr.	Krankheiten
2106	Druckschädigung der Nerven
2107	Abrißbrüche der Wirbelfortsätze
2108	Bandscheibenbedingte Erkrankungen der Lendenwirbelsäule durch langjähriges Heben oder Tragen schwerer Lasten oder durch langjährige Tätigkeiten in extremer Rumpfbeugenhaltung, die zur Unterlassung aller Tätigkeiten gezwungen haben, die für die Entstehung, die Verschlimmerung oder das Wiederaufleben der Krankheit ursächlich waren oder sein können
2109	Bandscheibenbedingte Erkrankungen der Halswirbelsäule durch langjähriges Tragen schwerer Lasten auf der Schulter, die zur Unterlassung aller Tätigkeiten gezwungen haben, die für die Entstehung, die Verschlimmerung oder das Wiederaufleben der Krankheit ursächlich waren oder sein können
2110	Bandscheibenbedingte Erkrankungen der Lendenwirbelsäule durch langjährige, vorwiegend vertikale Einwirkung von Ganzkörperschwingungen im Sitzen, die zur Unterlassung aller Tätigkeiten gezwungen haben, die für die Entstehung, die Verschlimmerung oder das Wiederaufleben der Krankheit ursächlich waren oder sein können
2111	Erhöhte Zahnabrasionen durch mehrjährige quarzstaubbelastende Tätigkeit
2112	Gonarthrose durch eine Tätigkeit im Knien oder vergleichbare Kniebelastung mit einer kumulativen Einwirkungsdauer während des Arbeitslebens von mindestens 13 000 Stunden und einer Mindesteinwirkungsdauer von insgesamt einer Stunde pro Schicht
2113	Carpaltunnel-Syndrom (Druckschädigung eines in einem knöchernen Tunnel im Unterarm verlaufenden Nervs) durch bestimmte repetitive manuelle Tätigkeiten, erhöhten Kraftaufwand der Hände oder durch Hand-Arm-Schwingungen
2114	Hypothenar-Hammer-Syndrom und Thenar-Hammer-Syndrom (Gefäßschädigung der Hand) durch stoßartige Krafteinwirkung
2115	Fokale Dystonie als Erkrankung des zentralen Nervensystems bei Instrumentalmusikern durch feinmotorische Tätigkeit hoher Intensität
2116	Koxarthrose durch Lastenhandhabung mit einer kumulativen Dosis von mindestens 9.500 Tonnen während des Arbeitslebens gehandhabter Lasten mit einem Lastgewicht von mindestens 20 kg, die mindestens zehnmal pro Tag gehandhabt wurden
2117	Läsion der Rotatorenmanschette der Schulter durch eine langjährige und intensive Belastung durch Überschulterarbeit, repetitive Bewegungen im Schultergelenk, Kraftanwendungen im Schulterbereich durch Heben von Lasten oder Hand-Arm-Schwingungen
2118	Gonarthrose bei professionellen Fußballspielerinnen und Fußballspielern nach mindestens 13-jähriger Expositionsdauer
22	**Druckluft**
2201	Erkrankungen durch Arbeit in Druckluft
23	**Lärm**
2301	Lärmschwerhörigkeit
24	**Strahlen**
2401	Grauer Star durch Wärmestrahlung
2402	Erkrankungen durch ionisierende Strahlen
3	**Durch Infektionserreger oder Parasiten verursachte Krankheiten sowie Tropenkrankheiten**
3101	Infektionskrankheiten, wenn der Versicherte im Gesundheitsdienst, in der Wohlfahrtspflege oder in einem Laboratorium tätig oder durch eine andere Tätigkeit der Infektionsgefahr in ähnlichem Maße besonders ausgesetzt war
3102	Von Tieren auf Menschen übertragbare Krankheiten
3103	Wurmkrankheiten der Bergleute, verursacht durch Ankylostoma duodenale oder Strongyloides stercoralis
3104	Tropenkrankheiten, Fleckfieber
4	**Erkrankungen der Atemwege und der Lungen, des Rippenfells und Bauchfells**
41	Erkrankungen durch anorganische Stäube
4101	Quarzstaublungenerkrankung (Silikose)
4102	Quarzstaublungenerkrankung in Verbindung mit aktiver Lungentuberkulose (Siliko-Tuberkulose)

Nr.	Krankheiten
4103	Asbeststaublungenerkrankung (Asbestose) oder durch Asbeststaub verursachte Erkrankungen der Pleura
4104	Lungenkrebs, Kehlkopfkrebs oder Eierstockkrebs - in Verbindung mit Asbeststaublungenerkrankung (Asbestose) - in Verbindung mit durch Asbeststaub verursachter Erkrankung der Pleura oder - bei Nacshweis der Einwirkung einer kumulativen Asbestfaserstaub-Dosis am Arbeitsplatz von mindestens 25 Faserjahren (25 x 10(hoch)6 ((Fasern/cbm) X Jahre))
4105	Durch Asbest verursachtes Mesotheliom des Rippenfells, des Bauchfells oder des Perikards
4106	Erkrankungen der tieferen Atemwege und der Lungen durch Aluminium oder seine Verbindungen
4107	Erkrankungen an Lungenfibrose durch Metallstäube bei der Herstellung oder Verarbeitung von Hartmetallen
4108	Erkrankungen der tieferen Atemwege und der Lungen durch Thomasmehl (Thomasphosphat)
4109	Bösartige Neubildungen der Atemwege und der Lungen durch Nickel oder seine Verbindungen
4110	Bösartige Neubildungen der Atemwege und der Lungen durch Kokereirohgase
4111	Chronische obstruktive Bronchitis oder Emphysem von Bergleuten unter Tage im Steinkohlebergbau bei Nachweis der Einwirkung einer kumulativen Dosis von in der Regel 100 Feinstaubjahren ((mg/cbm) X Jahre)
4112	Lungenkrebs durch die Einwirkung von kristallinem Siliziumdioxid (SiO(tief)2) bei nachgewiesener Quarzstaublungenerkrankung (Silikose oder Siliko-Tuberkulose)
4113	Lungenkrebs oder Kehlkopfkrebs durch polyzyklische aromatische Kohlenwasserstoffe bei Nachweis der Einwirkung einer kumulativen Dosis von mindestens 100 Benzo[a]pyren-Jahren [(µg/m³) x Jahre]
4114	Lungenkrebs durch das Zusammenwirken von Asbestfaserstaub und polyzyklischen aromatischen Kohlenwasserstoffen bei Nachweis der Einwirkung einer kumulativen Dosis, die einer Verursachungswahrscheinlichkeit von mindestens 50 Prozent nach der Anlage 2 entspricht
4115	Lungenfibrose durch extreme und langjährige Einwirkung von Schweißrauchen und Schweißgasen – (Siderofibrose)
4116	Lungenkrebs nach langjähriger und intensiver Passivrauchexposition am Arbeitsplatz bei Versicherten, die selbst nie oder maximal bis zu 400 Zigaretten-äquivalente aktiv geraucht haben
4117	Chronische obstruktive Bronchitis einschließlich Emphysem durch Quarzstaubexposition bei Nachweis der Einwirkung einer kumulativen Dosis am Arbeitsplatz von mindestens zwei Quarz-Feinstaubjahren [(mg/m³) x Jahre] oberhalb der Konzentration von 0,1 mg/m³.
42	**Erkrankungen durch organische Stäube**
4201	Exogen-allergische Alveolitis
4202	Erkrankungen der tieferen Atemwege und der Lungen durch Rohbaumwoll-, Rohflachs- oder Rohhanfstaub (Byssinose)
4203	Adenokarzinome der Nasenhaupt- und Nasennebenhöhlen durch Stäube von Eichen- oder Buchenholz
43	**Obstruktive Atemwegserkrankungen**
4301	Durch allergisierende Stoffe verursachte obstruktive Atemwegserkrankungen (einschließlich Rhinopathie), die zur Unterlassung aller Tätigkeiten gezwungen haben, die für die Entstehung, die Verschlimmerung oder das Wiederaufleben der Krankheit ursächlich waren oder sein können
4302	Durch chemisch-irritativ oder toxisch wirkende Stoffe verursachte obstruktive Atemwegserkrankungen, die zur Unterlassung aller Tätigkeiten gezwungen haben, die für die Entstehung, die Verschlimmerung oder das Wiederaufleben der Krankheit ursächlich waren oder sein können
5	**Hautkrankheiten**
5101	Schwere oder wiederholt rückfällige Hauterkrankungen, die zur Unterlassung aller Tätigkeiten gezwungen haben, die für die Entstehung, die Verschlimmerung oder das Wiederaufleben der Krankheit ursächlich waren oder sein können

Nr.	Krankheiten
5102	Hautkrebs oder zur Krebsbildung neigende Hautveränderungen durch Ruß, Rohparaffin, Teer, Anthrazen, Pech oder ähnliche Stoffe
5103	Plattenepithelkarzinome oder multiple aktinische Keratose der Haut durch natürliche UV-Strahlung
6	**Krankheiten sonstiger Ursache**
6101	Augenzittern der Bergleute

3. Was ist zu tun, bei Verdacht auf BK? (Hinweise für Ärzte, Ärztlicher Anzeige-Bogen mit den offiziellen Erläuterungen etc.

Ärzte und Arbeitgeber und auch Krankenkassen sind bei Verdacht auf eine BK verpflichtet ein Meldung – eine Anzeige bei Verdacht auf eine BK – abzugeben (F6000 – Vergütung nach Nr. 141 UV-GOÄ mit 15,22 Euro) . – s. Formular.
Auch die betroffenen Patienten können ihrer BG in einem formlosen Schreiben ihre Erkrankung/Verdacht auf Erkrankung melden. Entsprechend Formulare können auf der Seite http://www.bgetem.de/unfall-berufskrankheit/formulare/berufskrankheit/heruntergeladen werden.

In den **Erläuterungen zur ärztlichen Anzeige bei begründetem Verdacht auf Vorliegen einer BK** finden sich u.a. folgende Hinweise:

I. Allgemeine Erläuterungen

1.1 Die unverzügliche Anzeige eines ärztlich begründeten Verdachts auf das Vorliegen einer Berufskrankheit (BK) liegt vor allem im Interesse der Versicherten. Je früher der Unfallversicherungsträger (UVTr) von einem solchen Verdacht Kenntnis erhält, desto eher kann er das Feststellungsverfahren zur Prüfung von Leistungsansprüchen (Individualprävention, Rehabilitation, Leistungen in Geld etc.) beginnen und ggf. im Sinne der Generalprävention tätig werden. Ein sorgfältiges und vollständiges Ausfüllen erspart den Versicherten Verzögerungen im Feststellungsverfahren.

Jeder Arzt (Zahnarzt, Hausarzt etc.) ist nach § 202 SGB VII gesetzlich verpflichtet, die BK-Anzeige zu erstatten, und zwar auch dann, wenn der Versicherte widerspricht; er kann nur davon absehen, wenn er definitiv weiß, dass diese BK bereits ärztlich gemeldet ist.

1.2 Wann ist die Anzeige zu erstatten?

Die Anzeige ist zu erstatten, wenn der ärztlich begründete Verdacht besteht, dass eine BK im Sinne der Liste (Anlage der BK-Verordnung) vorliegt. Eine BK-Anzeige bzw. Meldung für die Fälle des § 9 Abs. 2 SGB VII kann nur mit dem Einverständnis des Versicherten erstattet werden. Die aktuelle BK-Liste kann bei einem UVTr angefordert werden. Wichtige Hinweise zu den einzelnen Listenberufskrankheiten enthalten die vom Bundesministerium für Arbeit und Sozialordnung veröffentlichten "Merkblätter für die ärztliche Untersuchung", die im Buchhandel erhältlich sind und in den Mitteilungsblättern der Unfallversicherungsträger (UVTr) veröffentlicht werden. Ggf. kann im Einzelfall das einschlägige Merkblatt beim zuständigen UVTr angefordert werden.
Darüber hinaus enthalten – soweit vorhanden – die ausführlichen wissenschaftlichen Begründungen für die Aufnahme einer Krankheit in die BK-Liste, die vom Ärztlichen Sachverständigenbeirat, Sektion „BKen" erarbeitet worden sind, weitere Informationen; die einschlägigen wissenschaftlichen Begründungen können beim zuständigen UVTr angefordert werden.
Ein begründeter Verdacht liegt vor, wenn die Krankheitserscheinungen mit den zu erfragenden persönlichen Arbeitsbedingungen in einem Zusammenhang stehen könnten (z. B. Handekzeme bei Maurern, Malern, Krankenschwestern, Reinigungspersonal; Rhinopathie bei Tierpflegern, Bäckern; Schwerhörigkeit bei Schmieden, z. B. früherer Umgang mit Asbest; Voraussetzung ist, dass Stoffe verwendet wurden/Einwirkungen vorlagen, die mit der Erkrankung in eine Wechselbeziehung gebracht werden können).
Die Anzeige ist unverzüglich, das heißt ohne schuldhaftes Zögern, vom Arzt zu erstatten.

1.3 In welcher Anzahl und wohin ist die Anzeige zu erstatten?

Die Anzeige ist entweder dem vermutlich zuständigen UVTr oder der für den Beschäftigungsort des Versicherten zuständigen Landesbehörde für den medizinischen Arbeitsschutz zu erstatten. Eine Durchschrift ist für die Unterlagen des Arztes vorgesehen.

1.4 Was ist bei Todesfällen, besonders schweren BKen und Massenerkrankungen zu beachten?

Todesfälle, besonders schwere BKen (wie z. B. Krebserkrankungen) und Massenerkrankungen sind außerdem sofort fernmündlich oder per Telefax/email dem zuständigen UVTr bzw. der für den medizinischen Arbeitsschutz zuständigen Stelle zu melden.

ÄRZTLICHE ANZEIGE BEI VERDACHT AUF EINE BERUFSKRANKHEIT

1 Name und Anschrift der Ärztin/des Arztes

2 Empfänger/-in

3 Name, Vorname der versicherten Person

4 Geburtsdatum | Tag | Monat | Jahr

5 Straße, Hausnummer | Postleitzahl | Ort

6 Geschlecht
- [ ] Männlich
- [ ] Weiblich

7 Staatsangehörigkeit

8 Ist die versicherte Person verstorben?
- [ ] Nein
- [ ] Ja, am | Tag | Monat | Jahr

9 Fand eine Leichenöffnung statt? Wenn ja, wann und durch wen?

10 Welche Berufskrankheit(en) kommt/kommen in Betracht? (ggf. BK-Nummer/BK-Nummern)

11 Krankheitserscheinungen, Beschwerden der versicherten Person, Ergebnis der Untersuchung mit Diagnose (Befundunterlagen bitte beifügen), Angaben zur Behandlungsbedürftigkeit

12 Wann traten die Beschwerden erstmals auf?

13 Erkrankungen oder Bereiche von Erkrankungen, die mit dem Untersuchungsergebnis in einem ursächlichen Zusammenhang stehen können

14 Welche gefährdenden Einwirkungen und Stoffe am Arbeitsplatz bzw. welche Tätigkeiten werden für die Entstehung der Erkrankung als ursächlich angesehen? Welche Tätigkeiten übt/übte die versicherte Person wie lange aus?

15 Besteht Arbeitsunfähigkeit? Wenn ja, voraussichtlich wie lange?

16 In welchem Unternehmen ist oder war die versicherte Person zuletzt tätig? In welchem Unternehmen war die versicherte Person den unter Nummer 14 genannten Einwirkungen und Stoffen zuletzt ausgesetzt?

17 Krankenkasse (Name, PLZ, Ort)

18 Behandlung: Name und Anschrift der Ärztin/des Arztes oder des Krankenhauses (soweit bekannt auch Telefon-Nr. und/oder Fax-Nr.)

19 Die/der Unterzeichnende bestätigt, die versicherte Person über den Inhalt der Anzeige und den Empfänger/die Empfängerin (Unfallversicherungsträger oder für den medizinischen Arbeitsschutz zuständige Landesbehörde) informiert zu haben.

20 Datum | Ärztin/Arzt | Telefon-Nr. für Rückfragen

Bankverbindung | IBAN

F 6000 0717 Ärztliche Anzeige Verdacht BK

Checkliste zur Meldung – Begutachtungsempfehlung — Berufskrankheiten

Checkliste zur Meldung einer BK durch den Arzt:
1. Feststellung einer Erkrankung, die in der sogenannten Berufskrankheiten-Liste aufgeführt ist.
2. Meldung dieser Erkrankung als BK oder den Verdacht auf dem Formular F6000 Ärztliche Anzeige bei Verdacht auf eine BK bei der zuständigen BG. (Vergütung nach Nr. 141 UV-GOÄ mit 15,22 Euro).
   Ggf. Problem: … „Ist eine Erkrankung nicht in der Liste enthalten oder erfüllt sie nicht bestimmte Voraussetzungen, die in Paragraf 9 Abs. 1 SGB VII näher definiert werden, gibt es die Möglichkeit, in Einzelfällen eine Erkrankung „wie eine BK" anzuerkennen. Dazu müssen allerdings neue Erkenntnisse der medizinischen Wissenschaft vorliegen, die belegen, dass für eine bestimmte Personengruppe arbeitsbedingt ein deutlich erhöhtes Risiko, an einer bestimmten Gesundheitsstörung zu erkranken, besteht. Der bloße Zusammenhang einer Erkrankung mit einer beruflichen Tätigkeit reicht also allein nicht aus, um die Krankheit als BK anerkennen zu können. Aus diesem Grund können auch die in der Bevölkerung weit verbreiteten „Volkskrankheiten" im Bereich Muskel- und Skelett oder auch Herz-Kreislauf-Erkrankungen nur unter besonderen Voraussetzungen BKen sein…" Quelle: http://www.dguv.de/de/Versicherung/Berufskrankheiten/index.jsp
3. **Zur Behandlung von Berufserkrankungen zu Lasten eines UVTr ist der Auftrag des UVTr erforderlich.** Liegt dieser Auftrag noch nicht vor, muss die Behandlung zu Lasten der jeweiligen Krankenkasse (GKV- oder PKV-Kasse erfolgen).
4. Nach Eingang der Meldung nimmt der UVTr Kontakt mit der Patienten und dem meldenden Arzt auf und nimmt Krankengeschichte und Arbeitsgeschichte auf
5. Prüfung des UVTr, ggf. durch ein fachärztliches Gutachten eines unabhängigen Sachverständigen, ob die Erkrankung durch die berufliche Tätigkeit des Patienten ausgelöst wurde.
6. In dieses Verfahren wird der regionale Gewerbearzt mit einbezogen.
7. **Ergebnis: Es liegt eine BK vor** - Liegt bei dem Patienten/der Patientin eine BK vor, besteht das vorrangige Ziel darin, mit allen geeigneten Mitteln die Folgen der Berufkrankheit zu mildern und eine Verschlimmerung zu vermeiden. Um dieses Ziel zu erreichen, erbringt die Unfallversicherung Leistungen, die von der medizinischen Versorgung bis hin zu beruflichen Maßnahmen reichen können. Verbleiben trotz qualifizierter Reha-Maßnahmen körperliche Beeinträchtigungen (mit einer Minderung der Erwerbsfähigkeit von mindestens 20 Prozent), erhalten Sie eine Rente. Über die Rentenzahlung entscheidet der Rentenausschuss des Unfallversicherungsträgers. Er ist paritätisch mit Vertretern der Arbeitgeber und Versicherten besetzt.
8. **Ergebnis: Es liegt keine BK vor** – der Patient kann gegen diese Entscheidung Widerspruch einlegen. Wird die Entscheidung nicht vom UVTr geändert kann der Patient/die Patientin Klage vor dem Sozialgericht einreichen.

4. Begutachtungsempfehlungen

Der Spitzenverband der gesetzlichen Unfallversicherung (DGUV) gibt Begutachtungsempfehlungen zu verschiedenen Berufskrankheiten (BKen) heraus.

Diese sollen Gutachter, Mediziner und die Sachbearbeitung der UVTr (BGen und Unfallkassen) in ihrer täglichen Arbeit unterstützen.

Ziel ist es, auf der Basis des aktuellen medizinisch-wissenschaftlichen Erkenntnisstandes einheitliche Grundlagen für die Begutachtung zu schaffen.
Mit den Begutachtungsempfehlungen soll allen Beteiligten (UVTr, Mediziner, Betroffene, Sozialgerichtsbarkeit etc.) die Prüfung der Gutachten auf Plausibilität und Schlüssigkeit erleichtert und zur Transparenz und Akzeptanz der Entscheidungen beigetragen werden.
Das medizinische Fachgutachten hat eine wichtige Aufgabe im BK-Feststellungsverfahren: Der Gutachter stellt zunächst fest, ob aus medizinischer Sicht das Vorliegen einer Berufskrankheit (BK) bejaht werden kann. Ist dies der Fall, spricht er auch eine Empfehlung dazu aus, ob und ggf. in welchem Ausmaß die Folgen der BK zu einer Minderung der Erwerbsfähigkeit (MdE) geführt haben.

Berufskrankheiten — Begutachtungsempfehlung

Neben den relevanten medizinischen Aspekten von BKen enthalten die Begutachtungsempfehlungen auch Hinweise zu der Art und der Ermittlung der für die jeweilige BK relevanten schädigenden Einwirkungen (z.B. Asbest, Lärm etc.).
Die Empfehlungen werden regelmäßig überarbeitet und damit an den jeweils aktuellen Stand der medizinischen Wissenschaft angepasst.

a.) Begutachtungsempfehlungen gibt es im Internet zum download als pdf-Dateien(http://www.dguv.de/de/Versicherung/Berufskrankheiten/Begutachtungsempfehlungen/index.jsp zu folgenden BKen (von den Autoren alphabeitisch nach Organbereich oder Erkrankung aufgelistet):

- **obstruktive Atemwegserkrankungen, z.B. Asthma, COPD** (Reichenhaller Empfehlung)
- **Gonarthrose: Begutachtungsempfehlung zur BK-Nr. 2112** - Ergänzend zu der Begutachtungsempfehlung für die BK-Nr. 2112 wurden die konkurrierenden Faktoren in einem Sonderheft der Zeitschrift „Trauma und Berufskrankheit" behandelt. Über die Web-Seite ist der **Download eines Sonderheftes möglich**
- **Hauterkrankungen (**Bamberger Empfehlung)
- **Lärmschwerhörigkeit** (Königsteiner Empfehlung)
- **asbestbedingte Lungenerkrankungen** (Faalte lkensteiner Empfehlung)
- **Erkrankungen des Nervensystems (Polyneuropathie oder Enzephalopathie) durch organische Lösungsmittel oder deren Gemische** (BK-Report 2/2007 zur BK 1317)
- **Quarzstaublungenerkrankung, Silikose** (Bochumer Empfehlung)
- **Erkrankungen der Wirbelsäule**

- b.) Weitere Empfehlungen der Unfallträger zur Begutachtung bei BKen finden sich in der DGUV-Broschüre **Empfehlungen der Unfallversicherungsträger zur Begutachtung bei BKen**
- (http://www.dguv.de/medien/landesverbaende/de/med_reha/documents/bk_empf.pdf)

- c) **Gemeinsame Empfehlung der AWMF und der DGUV in Zusammenarbeit mit der DGAUM und der DGSMP bei der Entwicklung von Leitlinien und Empfehlungen zur Begutachtung von BKen**
- http://publikationen.dguv.de/dguv/pdf/10002/gem_empf_bk_2009.pdf

Literatur

Hinweis: Leider waren bei Redaktionsschluss noch nicht alle Neuerscheinungen zum EBM 2026 auf dem Markt oder in der Werbung. Wir empfehlen daher Anfang des Jahres 2026 die Recherche auf einer Internet-Suchmaschine.

UV-GOÄ

Barbara Berner (Bearbeitung)
Abrechnung und Kommentierung der Heilbehandlung in der gesetzlichen Unfallversicherung – Online Version
Deutscher Ärzteverlag, Köln, Januar 2025

Hermanns, P.M. – Schwartz, E. – von Pannwitz, K. (Hrsg.)
UV-GOÄ 2025 Kommentar – mit neuen Honoraren seit 01.08.2024 – 24. Auflage, Springer Verlag, Heidelberg, Oktober 2024

Leuftink, D.
UV-GOÄ – Gebührenordnung für die Leistungs- und Kostenabrechnung mit den Unfallversicherungsträgern inkl. Abrechnungsfibel
49. Auflage, Kempnerdruck, Eppingen, 2024

GOÄ-Kommentare

Wie im Vorwort angegeben, haben die Autoren basierend auf der GOÄ-Kommentierung einzelne Leistungen der UV-GOÄ kommentiert, da ein überwiegender Teil der Leistungsziffern und -inhalte von GOÄ und UV-GOÄ – bei unterschiedlicher Bewertung – identisch sind. In Sozialgerichtsverfahren bei Auseinandersetzungen zur Abrechnung der UV-GOÄ nutzen die Richter immer häufiger vorhandene Entscheidungen oder Kommentare zur GOÄ.
Somit steht die UV-GOÄ nicht frei im Raum, sondern wird zu großen Teilen an den Grenzen der Abrechnungsmöglichkeiten der GOÄ gemessen.
Die Autoren haben die gängigsten GOÄ-Kommentare aufgelistet:

Brück, D. – von Klakow-Frank, R. (Fortgeführt Hrsg.)
Kommentar zur Gebührenordnung für Ärzte (GOÄ)
41. Aktualisierung, Loseblattwerk
Deutscher Ärzte Verlag, 2023

Hermanns, P.M. – Schwartz, E. – von Pannwitz, K. (Hrsg.)
GOÄ 2025 und Abrechnung IGeL
Kommentare – Gerichtsurteile – Analoge Bewertungen – Abrechnungstipps – Anmerkungen und Beschlüsse der BÄK – IGeL mit Abrechnungsbeispielen
19. Auflage, Springer Verlag Heidelberg, 2024, die Ausgabe 2026 wird im November 2025 erscheinen

Wezel, H. – Liebold, R. – Fortgeführt von Rolf Liebold (Hrsg.)
Handkommentar BMÄ, E-GO und GOÄ
81. Aktualisierung, Loseblattwerk, Stand 01.01.2025
Asgard-Verlag, Sankt Augustin

Internet

Arbeitshinweise der Unfallversicherungsträger zur Bearbeitung von Arztrechnungen (Arb.Hinweise Arztrechnungen)
Arbeitskreis „Rechnungsprüfung" Stand: Juli 2023
https://www.dguv.de/de/reha_leistung//verguetung/index.jsp

Deutsche Gesetzlichen Unfallversicherung (DGUV), Spitzenverband der gewerblichen Berufsgenossenschaften und der Unfallversicherungsträger der öffentlichen Hand – zahlreiche wichtige Informationen u.a. für Beschäftigte – Unternehmen – Kita / Schule /Universitäten – Haushaltshilfen – Ärzte und Krankenhäuser
- https://www.dguv.de/de/index.jsp
- https://dewiki.de/Lexikon/Hauptverband_der_gewerblichen_Berufsgenossenschaften
  https://www.dguv.de/de/ihr_partner/arbeitnehmer/index.jsp

Stichwortverzeichnis

A

A-Streptokokken-Gruppenantigen, Schnelltest 4500
Abdomen, Kernspintomographie 5720
Abdominaldruckmessung/Blasendruckmessung 1794
Abduktionsschienenverband 214
Abnahme
– orthopädische Schuhe 3318
– Prothesen 3319
– zirkulärer Gipsverband 246
Abort
– Beistand 1051
– operative Beendigung 1052
Abrasio
– Gebärmutterhöhle 1104
– Hornhaut 1339
Abrechnung .... § 64, § 51
– Grundlage .... § 51
– Vordruck .... § 64
Abrollsohle, Anlegen 247B
Absaugung
– Gebärmutterhöhle 1104
– Nebenhöhlen 1480
Abszess, Eröffnung
– disseminierter Hautabszess 2429
– Douglasraum 1136
– Finger 2030
– intraabdominal 3137
– Lunge 3002
– Nasenscheidewand 1459
– paranephritisch 1826, 1830
– peritonsillär 1505, 1507
– Prostata 1776
– retropharyngeal 1506
– retrotonsillär 1506
– subkutan 2428
– subphrenisch 3136
– Zunge 1511
Abszessdiagnostik, szintigraphisch 5480
Abszesspunktion 303
Abtragung von Nekrosen
– an einer Wunde 2006
– zwischen Finger oder Zehen 2065
ACE 3786
Acetylcholin-Rezeptor-Antikörper 3868
Achalasie, Dehnungsbehandlung 780
Achillessehnenruptur 2073
ACTH (Corticotropin) 4049
Adaptation, Untersuchung 1233
Addis-Count 3654
Adenom der Schilddrüse, Enukleation 2755
Adenosin-Monophoshat, cyclisch (cAMP) 4062

Adenotomie 1493
Adenoviren
– Antigen-Nachweis 4640, 4675
– Antikörper 4310, 4337, 4365
Aderhauttumor, Koagulation oder Lichtkaustik 1369
Aderlass 285
Adhäsiolyse, laparoskopisch 701
Adiuretin (ADH) 4061
Adnex-Tumor, Punktion 317
Adrenalin 4072
AEP (Akustisch evozierte Potentiale) 828
AFP (Alpha-Fetoprotein) 3743
Afterschließmuskel
– blutige Erweiterung 3237
– Dehnung 3236
Afterverschluss, Eröffnung
– oberflächlich, kongenital 3215
– tief reichend, kongenital 3216
Agar-Diffusionstest 4610
Aggregatwechsel (Schrittmacher) 3096
Agnosie, Prüfung auf 830
Agraphie, Prüfung auf 830
Akkommodationsbreite, Messung 1203
Akneknoten, Stichelen, Öffnen 758
Akupunktur 269, 269a
Akustikusneurinom, ... 2551
Akustisch evozierte Potentiale (AEP) 828, 1408
Akutversorgung .... § 28
Albumin
– Ligandenassay 3735
– Mikroalbuminurie 3736
Aldosteron 4045
Alexie, Prüfung 830
Alkali-Neutralisationszeit, Bestimmung 759
Alkaliresistenzbestimmung 760
Alkalische Leukozytenphosphatase 3683
Alkalische Phosphatase
– Isoenzyme 3784, 3785, 4062
Alkoholeinwirkung .... § 6
Allergeninjektion, s.c. 261
Allg. HB .... § 6, § 10
– Berichtsvordruck .... § 64
Alloplastisches Material, Implantation 2442
Alpha-1-Antitrypsin 3739
Alpha-1-Mikroglobulin 3754
Alpha-2-Makroglobulin 3753
Alpha-Amylase 3512
Alpha-Fetoprotein 3743
ALT 3516
Aluminium 4190

Alveolarfortsatz
- Aufbau ... 2730
Ambulantes Operieren ... § 40
Ambulanzräume ... § 55
Amidarone ... 4199
Amikacin ... 4150
Amitryptilin ... 4186
Ammen-Test ... 4546
Ammoniak ... 3774
Amnioskopie ... 1010
Amniozentese unter Ultraschall ... 1011
Amöben, Kultur ... 4760
Amphetamin ... 4151
Amplifikation von Nukleinsäuren ... 4785
Amthauer-Test ... 856
Amylase ... 3511, 3652, 3512
- Clearance ... 3610
ANA (Antinukleare Antikörper) ... 3840*
Anaerobier, Differenzierung ... 4550, 4567
Analatresie, OP ... 3217
Analfissur, OP ... 3219
Analpolyp, Entfernung ... 764
Analspekulum-Untersuchung ... 705
Analtonometrie ... 1791
Anamnese
- Erhebung einer biographischen ... 807
- Fremdanamnese über einen psychisch, hirnorganisch oder kommunikationsgestörten Kranken ... 835
- neurosenpsychologisch ... 860
Anästhesie
- kaudal ... 469
- Spinal-, kontinuierlich ... 473
Anastomose
- bilidigestiv (Choledochojejunostomie) ... 3188
- Dünndarm ... 3167
Androstendion ... 4036
Aneurysma
- aorta abdominalis ... 2836
- aorta thoracalis ... 2827
- Herzwand ... 3076
- intrakranial ... 2529
Angiographie
- computergestützt, Zuschlag ... 5335
Angiokardiographie
- Kontrastmitteleinbringungen ... 355
Angiom, intrakranial ... 2529
Angiotensin-I-Converting Enzyme (ACE) ... 3786
Anomaloskopuntersuchung ... 1229
Anti-DNAse-B ... 4295
Antibiotika-Konzentration ... 4203
Antiepileptika ... 4200
Antigen-Nachweis
- Bakterien, ... 4518, 4525, 4560, 4565
- Parasiten ... 4758, 4759, 4768
- Pilze ... 4712, 4713, 4723, 4724
- Viren ... 4636, 4648, 4670, 4680
Antikörper gegen

- Acetylcholin-Rezeptor-Antikörper ... 3868
- Basalmembran (GBM) ... 3832
- C-Anca ... 3853
- C-Anca (Proteinase 3) ... 3874
- Cardiolipin ... 3869
- Centromerregion ... 3833
- dDNS ... 3857
- ENA ... 3835*
- Endomysium ... 3834*
- glatte Muskulatur (SMA) ... 3836*
- Gliadin ... 3896, 3897
- Haut (AHA, BMA, ICS) ... 3838*
- Herzmuskulatur (HMA) ... 3839*
- Histone ... 3858
- Insulin ... 3898
- Interferon alpha ... 3870
- Kollagen ... 3841*
- Langerhans-Inseln (ICA) ... 3842*
- Leukozytenantigene ... 3995, 3996
- Mikrosomen (Leber, Niere) ... 3844
- Mikrosomen (Thyroperoxidase) ... 3843*, 3871
- Mitochondrien (AMA) ... 3845
- nDNA ... 3846
- Nebenniere ... 3854
- P-ANCA ... 3853
- P-ANCA (Myeloperoxidase) ... 3873
- Parietalzellen (PCA) ... 3847
- Ribonukleoprotein (RNP) ... 3859
- Scl-70 Antigen ... 3863
- Skelettmuskulatur (SkMA) ... 3848
- SM-Antigen ... 3860
- Speichelgangepithel ... 3849
- Spermien ... 3850, 3875
- SS-A-Antigen ... 3861
- SS-B-Antigen ... 3862
- Thyreoglobulin ... 3852, 3876, 3885
- Thyroperoxidas ... 3843*, 3871
- TSH-Rezeptor (TRAK) ... 3879
- zytoplasmatische Antigene ... 3853
Antikörperdifferenzierung ... 3989, 3992
Antinukleäre Antikörper (ANA) ... 3840*
Antistreptolysin ASL ... 3523
Antroskopie ... 1466
Anus praeter
- Anlegen ... 3207, 3210
- Bougierung ... 3136
- unblutige Erweiterung ... 3236
- Unterweisung des Patienten ... 3211
Anzüchtung, Viren ... 4655
Aorta
- Aneurysma, Operation ... 2827
- CT ... 5375
- Kontrastmitteleinbringung ... 357
- MRT ... 5715
- Sonographie ... 410
Aortenkatheter, beim Neugeborenen ... 283
Aphasie ... 830

Stichwortverzeichnis

Apolipoprotein A1, A2, B 3725
Appendektomie 3200
Applanationstonometrie 1256
Apraxie, Untersuchung 830
Arbeitsfähigkeit .... § 29
Arbeits- und Berufsförderung, Maßnahmen .... § 17
Arbeitsunfähigkeit .... § 24, § 26
Arbeitsunfähigkeitsbescheinigung .... § 47, 143
Arbeitsunfall .... § 1, § 6
Arsen 4191
Arterie
– Entnahme zum Gefäßersatz 2807
– Perfusion 3053
– Punktion 250a, 251
– Rekanalisation 5345
– Verletzung im Extremitätenbereich 2809
Arteriendruckmessung
– am freigelegten Gefäß 2804
– blutig 648
– Digitalarterien-Pulsschreibung 638
– Doppler-sonographisch 643
Arterienpulsschreibung 639
Arterienpunktion 250a
Arteriovenöser Shunt
– Beseitigung 2897
Arthrographie
– Konstrastmitteleinbringung 373
Arthroskopie, diagn. 2196, 3300
Arthroskopische Operationen 2189
Arznei- und Verbandmittel, Verordnung .... § 21
Arzneimittel .... § 21
– Einbringung 261
Arzneiverordnungsblatt .... § 21, § 22
Ärztliche Aufzeichnungspflichten .... § 50
Ärztliche Behandlung .... § 8
Ärztliche Unfallmeldung .... § 14
Ärztliche Untersuchungen, vom UVTr veranlasst .... § 13
Arzt-Patienten-Begenung .... § 64
ASL 3523
Aspergillus-Antikörper 4421, 4425
Asphyxie, Reanimation eines Kindes 1040
Assistent, Hinzuziehung .... § 51
Assistenzärzte .... § 24
Aszitespunktion 315
Atemgasanalyse 617
Atemgrenzwert, Bestimmung 608
Atemgymnastik 505
Atemstoßtest 608
Atemtest
– H2 618
Atemwegwiderstand-Bestimmung 603, 604, 610, 612
Atresien
– Gallengänge 3189
Ätzung
– Enddarmbereich 768
– Gehörgang 1578
– Hornhaut 1338

– Kehlkopf 1526
– Nasenraum 1436
– Paukenhöhle 1579
Audioelektroenzephalographie 828, 1408
Aufnahmetag .... § 56
Aufzeichnungen .... § 50
– Aufbewahrung .... § 50
Aufzeichnungspflichten, ärztliche .... § 50
Augapfel
– Entnahme bei einem Toten 104
– Leitungsanästhesie 495
– Operation 1328
Auge
– Analyse des Bewegungsablaufs 1218
– Fremdkörperlokalisation 1250
– künstliches 1271
– Sonographie 410
Augenarzt-Bericht .... § 40
Augenarztverfahren .... § 26
Augenhintergrund
– binokulare Untersuchung 1242
– Fluoreszenzangiographie 1249
– Fluoreszenzuntersuchung 1248
Augenhöhle
– operative Ausräumung 1373
– Phlegmone, Operation 1292
– Punktion 304
– Wiederherstellungsoperation 1291
Augenhöhlenphlegmone, OP 1292
Augenlid
– Implantation Magnetkörper 2444
– Rekonstruktion und plastische Korrektur 2443
– Tumorentfernung 1282
Augenverletzungen .... § 26, § 39, § 40
– Berichterstattung des Augenarztes .... § 40
– isolierte .... § 39
– Überweisungspflicht an den Augenarzt .... § 39
Augenvorderkammer
– Eröffnung /Spülung/Wiederherstellung 1356
– Glaskörperentfernung 1384
Auramin-Färbung 4515
Aushändigen von Wiederholungsrezept 16
Auskratzen von Wundgranulationen 745
Auskünfte .... § 46, § 57
Auskunft, angeforderte .... § 57
Auskunfts- und Berichtswesen .... § 46
Auskunftspflicht .... § 5, § 46
Auskunftsverlangen .... § 5
Auslagen, Ersatz .... § 51
Ausschabung, Uterushöhle 1104
Axillare Lymphknoten, diagnostische Revision 2408

B

B-Mode 423
Bad

749

Stichwortverzeichnis

– Leitung eines ansteigenden Teilbades 531
– Leitung eines ansteigenden Vollbades 532
– Stanger-Bad (hydroelektrisches Vollbad) 554
– Vierzellenbad (hydrogalvanisches Teilbad) 553
Bakterienagglutination 4504, 4576
Ballonsondentamponade 703
Band
– Bandplastik des Kniegelenks 2104
Bandruptur
– Akromioklavikulargelenk 2224
– Daumengrundgelenk 2105
– Kniegelenk 2104
– Sprunggelenk 2106
Bandscheibe
– Chemonukleolyse 2279
– Nukleotomie 2281
Barbiturat-Konzentration 4153
Bartholin-Zysten, Marsupialisation 1141
Basaliom
– Chemo-chirurgische Behandlung 757
Bauchhöhle
– Abszesseröffnung 3137
– Eröffnung 3135
– Lavage 3120
– Punktion 307
Beatmung, apparative 427
Beauftragung Dritter ....§ 37
Beckenbodenplastik 1126
Beckenendlage
– Geburtsleitung 1022
– Manualextraktion 1025
Beckenfraktur, Reposition 2329
Beckenkamm, Punktion 311
Beckenosteotomie 2148, 2165
Beckenteilaufnahmen 5030, 5031
Beck'sche Bohrung 2346
Begleitung zur stationären Behandlung ....§ 55
– psychisch Kranker 833
Begutachtung ....§ 48
– Leistung ....§ 60
Behandlung
– belegärztliche .... § 54, § 56
– stationäre ....§ 54
Behandlungsfall .... § 27, § 64
Behandlungsverlauf, Besonderheiten ....§ 16
Beinlappenplastik 2395
Beinvenen, Thrombus-Expression 763
Beinverkürzung, Redressement 2277
Belastungs-EKG 652
Belastungserprobung ....§ 17
Belegabteilung .... § 55, § 56
Belegarzt .... § 51, § 55, § 56
– Beauftragung ....§ 56
Belegkrankenhaus ....§ 55
Belegpatienten ....§ 56
Benzodiazepine 4154
Beratung

– alleinige, auch telefonisch 11, 12, 13, 14, 15
– humangenetisch 21
– in Gruppen 20
– psychisch gestörter Kinder /Jugendlicher 817
– Schwangerschaftskonflikt 22
– und symptomzentrierte Untersuchung 1, 2, 3, 4
– und umfassende Untersuchung 6–6b, 7, 8, 9
Berichte .... § 46, § 57
– frei zu erstellende ....§ 57
Berichterstattung .... § 49, § 61
– Fristen ....§ 49
Berichts- und Gutachtenwesen ....§ 48
Berichtsformulare ....§ 27
Berichtsgebühren ....§ 56
Berichtspflicht ....§ 14
Berufliche Wiedereingliederung, Maßnahmen ....§ 17
Berufskrankheiten-Verordnung ....§ 44
Berufsordnung ....§ 8
Bescheinigungen ....§ 57
Bes. HB ....§ 11
Besondere Kosten ....§ 51
Besprechung mit nichtärztlichen Psychotherapeuten 865
Besuch ....§ 51
– auf Pflegestation 48
– bei weiterem Kranken 51
– durch Praxismitarbeiter 52
– Kranke derselben häuslichen Gemeinschaft 51
Besuchsgebühren .... § 26, § 27
Beta-hämolysierende Streptokokken Gruppe B, qualitativ 4520
Beteiligung am Vertrag Ärzte/Unfallversicherungsträger ....§ 4
Betreuung – Beobachtung, postoperativ 448, 449
Beugesehne, Naht 2073
Bewegungsübungen 510
Bezahlung ....§ 65
Bezugsperson
– eing. Unterweisung bei psychisch krankem Kind 817
BG-NT ....§ 51
Biliodigestive Anastomose 3188
Bilirubin
– direkt 3582
– im Fruchtwasser 3775
Billroth-Operation 3145
Bilobektomie 2998
Bindegewebsmassage 523
Bindehaut
– Injektion 1320
– Tumorentfernung 1282
– Wundnaht 1325
Bindehautsack
– plastische Wiederherstellung 1319
– Transplantation 1372
Binet-Simon-Test 856
Binokularer Sehakt, Prüfung 1216
Binokularmikroskopie des Trommelfells 1415
Biographische Anamnese
– kinderpsychiatrisch 807
– neurosenpsychologisch 860

Stichwortverzeichnis

Biopsie, siehe auch unter Gewebeentnahmen
- transbronchial 678
Bird-Respirator zur Inhalationstherapie 501
Bjerrum Kampimetrie 1225
BKen .... § 36, § 44, § 45
- ärztliche Anzeige .... § 41, § 44, § 45
- Beauftragung zur Behandlung .... § 44
- Mitteilung über die Einleitung einer Behandlung .... § 45
- § 202 SGB VII Anzeigepflicht von Ärzten bei BKen ..... § 44
Blankoformularbedruckung .... § 27
Blankoformulare .... § 58
Blasendruckmessung 1794
Blasenmole, Ausräumung 1060
Blasensteine, Zertrümmerung und Entfernung 1800
Blei 4192
Blinddarm-Operation 3200
Blinkreflex, Messung 829
Blut im Stuhl,
- Teststreifenuntersuchung 3500, 3650
Blutausstrich
- Differenzierung 3502, 3680
Blutaustauschtransfusion 287
Blutbild 3550
Blutdruck
- blutige Messung 648
- gesteuerte Senkung 480
- Langzeitmessung 654
Blutegelbehandlung 747
Blutentnahme
- Arterie 251
- bei einem Toten 102
- beim Kind (kapillar) 250a
- Eigenblut 288
- transfemoral aus der Nierenvene 262
- Vene 250
- zur Alkoholbestimmung 251a
Blutgasanalyse 3710
Blutgefäß
- Druckmessungen 2804
- Flussmessungen 2805
- Unterbindung 2801
Blutkörperchen-Senkungsgeschwindigkeit (BSG) 3501, 3711
Blutleere bzw. -sperre 2029
Blutsenkung 3501, 3711
Blutstillung
- nach Tonsillektomie 1501
- Nase 1435
- postpartal 1042
- uterin 1082
- vaginal 1081
Bluttamponade der Harnblase, Ausräumung 1797
Blutungszeit 3932
Blutzucker 3514, 3560
Blutzuckertagesprofil 3611
Bodyplethysmographie 610, 612
Bohrlochtrepanation 2515
Bordetella pertussis-Antikörper 4251, 4263

Borrelia burgdorferi-Antikörper 4220, 4236, 4252, 4264, 4286
Bougierung
- männliche Harnröhre 1702
- Mastdarm 3236
- Speiseröhre 781
Brain-Mapping 827
Break-up-time, Messung 1209
Bronchialanästhesie 489
Bronchographie 368, 5285
Bronchotomie 3000
Brucella-Antikörper 4221, 4237
Brustbein, Einrichtung (Reposition) 2326
Brustdrüse
- Reduktionsplastik 2414
- Sonographie 418
- Teilresektion 2411
Brusthöhle, Eröffnung 2990
Brustkorbdeformität, Operation 2960
Brustwandseite, operative Stabilisierung 2334
BSG 3501, 3711
Bühler-Hetzer-Test 856
Bülau-Drainage 2970
Bulboskopie 684, 691
Bundesdatenschutzgesetz .... § 5

C

C-reaktives Protein 3524, 3741
Cadmium 4193
Calcitonin 4047
Calzium 3555
Campylobacter
- Antikörper gegen, Agglutination, qualitativ 4222
- Antikörper gegen, Agglutination, quantitativ 4238
- Antikörper gegen, KBR, quantitativ 4275
- Antikörper gegen, Ligandenassay, quantitativ 4287
Candida albicans
- Antikörper gegen, Agglutination, qualitativ 4422
- Antikörper gegen, Agglutination, quantitativ 4426
- Antikörper gegen, Immunfluoreszenz, qualitativ ... 4415
- Antikörper gegen, Immunfluoreszenz, quantitativ . 4418
Cannabinoide, Ligandenassay 4155
Carbamazepin, Ligandenassay 4156
Carboxyhämoglobin 3692
Cardiolipin-Antikörper 3869
Cardiolipin-Mikro- Flockungstest 4232
Cerclage 1131, 1129
Chassaignac-Syndrom, Einrenkung 2226
Chemo-chirurgische Behandlung
- Kondylome 756
- Präkanzerose 757
Chemonukleolyse einer Bandscheibe 2279
Chirotherapeutischer Eingriff
- Wirbelsäule 3306
Chlamydia psittaci
- Antikörper gegen, KBR, quantitativ 4276
Chlamydia trachomatis

Stichwortverzeichnis

- Antikörper gegen, Immunfluoreszenz, qualitativ ... 4253
- Antikörper gegen, Immunfluoreszenz, quantitativ ... 4265
- Antikörper gegen, KBR, quantitativ ... 4277
Chlorid ... 3556
Choanenverschluss, Operation ... 1458
Cholangiomanometrie ... 3122
Cholangiostomie, perkutan (PTC) ... 3187
Choledochuskopie, intraoperativ ... 3121
Choledochusrevision ... 3187
Cholesteatom, Operation ... 1601
Cholezystektomie ... 3186
Choriongonadotropin (HCG, ß-HCG) ... 4024, 4053
Chorionzottengewebe, transzervikale Gewinnung ... 1105
Chrom ... 4194
Chromo-Zystoskopie ... 1789
Chronaxie, Bestimmung ... 829, 840
Chronisch Kranker, Gruppenberatung ... § 20
Chymotrypsin, Stuhl ... 3787
Citronensäure/ Citrat ... 3776
CK
– Isoenzyme ... 3785
CK-MB
– Ligandenassay ... 3788
Clearance
– Amylase ... 3610
– Kreatinin ... 3615
Clearance, nuklearmedizinische Bestimmung ... 5444
Clostridium botulinum/Toxin
– Ligandenassay ... 4590
– Nachweis Antitoxine ... 4596
Clostridium difficile/Toxin
– Ligandenassay ... 4590
Clostridium tetanie/Toxin
– Ligandenassay ... 4590
Cocainmetabolite, Ligandenassay ... 4158
Coeruloplasmin ... 3740
Compliance (Lunge) ... 611
Computertomographie
– zur Bestrahlungsplanung ... 5378
– zur Osteodensitometrie ... 5380
Condylomata acuminata, chemo-chirurgische Behandlung ... 756
Corneoskleralfäden, Entfernung ... 1279
Corticotropin (ACTH) ... 4049
Cortisol ... 4020
Coxiella burnetii-Antikörper ... 4254, 4266, 4278, 4288
Coxsackieviren-Antikörper ... 4307, 4335, 4363, 4376
Creatinkinase
– Isoenzyme ... 3785
Crossektomie ... 2883
CRP ... 3524, 3541
Crutchfield-Zange, Anlegen ... 2183
CTG ... 1002
Cyclosporin ... 4185
Cystein ... 3762
Cystin ... 3762
Cytomegalievirus
– Antikörper gegen (IgG und IgM) ... 4378, 4390

D

D indirekter Coombstest ... 3985
D-Arzt ... § 24–§ 29
– Aufgaben ... § 27
– Bericht ... 27
– Bestellung ... § 24
– Hinzuziehen anderer Ärzte ... § 12
– Nachschau ... § 29
– Schlüsselfunktion ... § 27
– Vorstellungspflicht ... § 26
– Zulassung ... § 24
– Zuweisungspflicht ... § 24
D-Arzt-Bericht ... § 27
D-Arzt-Verfahren ... § 24
D-Arzt-Vertreter ... § 24
DALE-UV ... § 57
D-Xylose-Test ... 4095
D2
– HPLC ... 4144
– Ligandenassay ... 4138
Dämmerungssehen, Untersuchung ... 1235
Darm
– hoher Einlauf ... 533
Darmbad, subaqual ... 533
Darmbeinknochen, Resektion ... 2266
Darmmobilisation, operativ ... 3172
Darmperforation, Naht ... 3144
Darmspülung, orthograd ... 423
Darmwandperforation, operative Versorgung ... 3144
Datenerhebung ... § 1, § 5, § 46
Datenschutz ... § 27
Datenspeicherung ... § 5
Datenübermittlung ... § 5
Datenverarbeitung ... § 46;
Dauerkatheter, Einlegen ... 1732
Daumen
– Amputation ... 2170
– plastischer Ersatz ... 2054
Daumengrundgelenk, Bandnaht ... 2105
Defäkographie ... 5167
Dehydroepiandrosulfat (DHEA) ... 4037
Dehydroepiandrosulfat (DHEA-S) ... 4038
Dekompensation, psychische ... 812
Dekortikation der Lunge ... 2975
Delta-Amino-Lävulinsäure ... 3789, 4120
Denver-Skala ... 715
Dermafett-Transplantat ... 2385
Dermatoskopie ... 750
Desault-Verband ... 205
Desensibilisierung ... 263
Deutsche Gesetzliche Unfallversicherung ... § 1
DHEA, Dehydroepiandrosulfat ... 4037
DHEA-S, Dehydroepiandrosulfat ... 4038
Diabetiker-Schulung ... 33
Diagnose, Klärung ... § 61
Diaphanoskopie, Kieferhöhle ... 1414

Stichwortverzeichnis

Diaphragma-Hernie, Operation............ 3280
Diasklerale Durchleuchtung 1243
Dichtegradientenisolierung v. Zellen/Zellbestandteilen 4003
Dicker Tropfen (Malaria) 3502
Differentialblutbild
– mikroskopisch 3680
Digitalarterien, Pulsschreibung/Druckmessung 638
Digitale Ausräumung des Mastdarms............ 770
Digitoxin............ 4161
Digoxin............ 4162
Dilatation, perkutane transluminale, von Arterien (PTCA)............ 5345
Diskographie
– Kontrastmitteleinbringungen............ 372
Diszision, Linse oder Nachstar............ 1348
Divertikel
– epiphrenisches............ 3129
– Zenker............ 3126
DNAse-Test............ 4546
Dokumentationspflicht............ § 61
Dopamin, Chromatographie............ 4072
Doppler-Echokardiographie............ 406, 424
Doppler-Sonographie, Duplex-Verfahren
– Extremitätenarterien, bidirektional............ 644
– Extremitätenarterien, unidirektional............ 643
– Extremitätenvenen, bidirektional............ 644
– Extremitätenvenen, unidirektional............ 643
– Frequenzspektrumanalyse............ 404
– hirnversorgende Gefäße............ 645
– Penisgefäße............ 1754
– Skrotalfächer............ 1754
– transkraniell............ 649
Dot-Blot
– humane Nukleinsäurefragmente............ 3925
– mikrobielle Nukleinsäurefragmente............ 4786
Douglas-Abszess, Eröffnung............ 1136
Douglaspunktion............ 316
DPH, Spiegel............ 4174
Drahtaufhängung, oro-fazial............ 2696
Drahtextension............ 218
Drahtligatur, im Kieferbereich............ 2697
Drahtstiftung
– Entfernung............ 2061, 2063
– zur Gelenkfixierung............ 2060, 2062
Drahtumschlingung des Unterkiefers............ 2696
Drainage, transhepatisch............ 5361
Drainagespülung............ 2093
Drei-in-Eins-Block............ 496
DRG-Entgelttarif............ § 56
Drittleistungen............ § 57
Ductus Botalli, Operation............ 2824
Duffy indirekter Coombstest............ 3985
Dünndarm
– Anastomose............ 3167
– Kontrastmitteleinbringungen............ 374
– Saugbiopsie............ 697
Duodenalsaft, Aushebung............ 672
Duodenalsekret, mikroskop............ 3660

Duodenoskopie............ 684, 685
Duplex-Sonographie............ 401, 406, 424
Durchleuchtungen............ 5295
Dysgnathie, operative Kieferverlagerung............ 2640, 2642

E

EAP............ § 20
Echinococcus-Antikörper............ 4430, 4435, 4456, 4462
Echoenzephalographie............ 669
Echokardiographie
– eindimensional............ 422
– zweidimensional (B-Mode)............ 423
Eden-Hybinette-Operation............ 2220
EEG............ 827
Eigenblutinjektion............ 284
Eigenblutkonserve
– Reinfusion............ 286, 286a
Eigendokumentation............ § 64
Eileiter, Durchblasung............ 1113, 1112
Eingehende Untersuchung, neurologisch............ 800
Eingeklemmter Bruch, Zurückbringen............ 3282
Einschwemmkatheter-Untersuchung, mittels Swan-Ganz-Katheter............ 630, 632
Eipol-Lösung............ 1096
Eisen
– im Harn............ 4130
– Serum............ 3620
Eisenkinetik, nuklearmedizinische Bestimmung............ 5462
Eiweißuntersuchung (Liquor-Gelenk-, Pleurapunktat)............ 3757
Eizellkultur bei IVF............ 4873
EKG-Monitoring............ 650
Ektropium, plastische Korrektur............ 1304
Elastase
– Granuloyzten............ 3791, 3792
Elektro-Defibrillation des Herzens............ 430
Elektroenzephalographie............ 827
– Brain Mapping............ 827
– Langzeit-EEG............ 827a
– Schlaf-EEG............ 827
Elektroglottographie............ 1557
Elektrokardiographie
– Belastungs-EKG............ 652
– intrakavitär............ 656
– Langzeit-EKG............ 659
– Ösophagusableitung............ 655
– telemetrisch............ 653
– vektorkardiographisch............ 657
Elektrokardioskopie im Notfall............ 431
Elektrokrampftherapie............ 837
Elektrolytgehalt im Schweiß, Bestimmung............ 413
Elektromyographie
– Augenmuskeln............ 1260
Elektronenmikroskopie............ 4815
Elektroneurographie
– motorisch............ 832
– motorisch mit EMG............ 839

– sensibel mit Nadelelektroden 840
– sensibel mit Oberflächenelektroden 829
Elektronystagmographie 1413
Elektrostimulation des Herzens 631, 430
– permanenter Schrittmacher 3095
Elektrostimulation, bei Lähmung. 555
Elektrostimulator, Implantation bei Skoliose oder Pseudarthrose 2291
Elektronische Patienten- oder Gesundheitsakte, Befüllung 180
Elektrotonographie 1257
Embolektomie
– intrakraniell 2530
– kardial 3075
– pulmonal 2994
Embolisation
– transpenil 1759
Embryo-Transfer (ET) 1114
Embryotomie 1031
Emmert-Plastik, Nagel 2034
Empfindlichkeitsprüfung
– von Pilzen 4727, 4728
Enddarm
– Ätzung 768
– Infrarotkoagulation 699
– Kryochirurgie 698
Endernagelung 2351
Endgrößenbestimmung 5037
Endobronchiale Behandlung 1532
Endodrainage, Anlage 3205
Endoprothese
– ersatzlose Entfernung 2167
– Wechsel 2150, 2154
Endoptische Wahrnehmung, Prüfung 1243
Endoskopie
– Amnioskopie 1010
– Antroskopie 1466
– Bulboskopie 684
– Choledochoskopie 3121
– Duodenoskopie 685
– ERC, ERCP 692
– Fremdkörperentfernung Oesophagus 681
– Kolposkopie 1070
– Kuldoskopie 1158
– Laryngoskopie 1530, 1533
– Lasereinsatz 706
– Mediastinoskopie 679
– Nasenendoskopie 1418
– Nephroskopie 700
– Proktoskopie 705
– Pyeloskopie, transkutan 1852
– Rektoskopie, flexibel 689
– Rektoskopie, starr 690
– Sigmoidoskopie 689
– Stroboskopie 1416
– Thorakoskopie 677
– Ureterorenoskopie 1827
– Vaginoskopie bei Virgo 1062
Enterostomie 3206

Entlastungsinzision 2427
Entropium, plastische Korrektur 1304
Entschädigungen .... § 51
Entscheidungshoheit .... § 13
Entwicklungs-Tests 856
Entwicklungstherapie, funktionelle 719
Enzymdefekte, angeborene 3758
Eosionophilenzählung 3686
Epidermisstücke, Transplantation 2380
Epidurales Hämatom, Operation 2502
Epikanthus, plastische Korrektur 1302
Epikutantest, Zuschlag 382a
Epikondylitis, Operation 2072, 2295
Epilation
– von Haaren, Elektrokoagulation 742
– Wimpernhaare 1323
Epilepsiebehandlung, neuropsychiatrisch 816
Episiotomie, Anlegen und Wundversorgung 1044
Epispadie 1746
ERCP
– endoskopisch-retrograd 5170
– Kontrastmitteleinbringungen 370, 692
Ergänzungsbericht .... § 27, § 29
Ergometrische Funktionsprüfung 796
Erstversorgung .... § 9, § 15
– Bericht .... § 15
Erythemschwellenwertbestimmung 761
Erythrozytenzählung 3504
ESWL (Stoßwellenlithotripsie, extrakorporal) 1860
Ethanol 4207, 4211
Eustachische Röhre
– Insufflation 1589
– Katheterismus 1590
Evozierte Hirnpotentiale, Messung 828
Exenteration des kleinen Beckens 1168
Exophthalmometrie 1244
Exostosen-Abmeißelung 2295
Extensionsbehandlung
– Crutchfield-Zange 2183
– Extensionstisch 516
– Glissonschlinge 515
– Haloapparat 2184
– kombiniert 514
Extrakorporale Stoßwellenlithotripsie 1860
Extrakorporale Zirkulation 3050
Extrathorakale Herzdruckmassage 429
Extrauterinschwangerschaft, mikrochirurgische Operation 1048
Eysenck-Test 857

F

Fäden, Entfernung 2007
Fadenoperation nach Cüppers 1332
Farbsinnprüfung
– differenzierend 1228
– mit Anomaloskop 1229
– orientierend 1228

Stichwortverzeichnis

Farnkrauttest 4052, 4850
Faszie
– Exzision 2402
– Naht 2073
– plastische Ausschneidung 2064
– Verlängerung 2064
Fazialislähmung, Wiederherstellungsoperation 2451
Fehlgeburt
– instrumentelle Einleitung 1050
– operative Beendigung 1052
Feinfokustechnik 5115
Fensterung, Gipsverband 247A
Fensterungsoperation 1620
Fernrohrbrillen, Bestimmung 1215
Fernsprechgebühren .... § 51
Ferritin 3742
Fersenbeinbruch, Osteosynthese 2345
Festbeträge .... § 21
Fetal-Hämoglobin, mikroskop. (HbF) 3689
Fetalblutanalyse (FBA) 1014
Fettgewebe, operative Entfernung 2454
Fettschürze, Exstirpation 2452
Finger
– Amputation 2170
– Replantation 2053
– Tumorexstirpation 2040
Fingergelenk
– Bandplastik 2105
– Drahtstiftung 2062
– Exartikulation 2158
– operative Eröffnung 2155
– Punktion 300
Fingernagel
– Ausrottung 2034
– Extraktion 2033
– Spangenanlage 2036
Fingerverlängerung, Operation 2050
Fistel
– Kontrastmitteleinbringungen 370
– Röntgenuntersuchung 5260
– Sondierung oder Katheterisierung 321
– Spaltung 2008
Fluoreszenzangiographie Augenhintergrund 1249
Flussvolumenkurve 605a
Follitropin (FSH) 4021
Folsäure 4140
Formtexte .... § 58
Formularberichte .... § 57
Formulare .... § 57
Formulargutachten .... § 48, § 57
Fotokopien .... § 57
Fragebogentests 857
Fremdanamnese, Erhebung über psych. Kranken 835
Fremdgasmethode (Residualvolumenbestimmung) ... 607
Fremdkörperentfernung
– Augeninneres 1280
– Bronchien 3000
– endoskopisch, zusätzlich zu Gastroskopie 3156
– Harnblase 1801, 1802
– Harnröhre weiblich 1711
– Kehlkopf 1528
– Kiefer 2651
– Knochen 2010
– Magen 3156
– Mastdarm 3238
– Mundhöhle/Rachen 1508
– oberflächlich 2009
– Scheide eines Kindes 1080
– Speiseröhre 681
– tief sitzend 2010
Frenulum
– Durchtrennung 1742
– plast. Operation 1741
Frequenzspektrum-Analyse 404
Fristsetzung .... § 49
Fruchtwasserentnahme 1111
Fructosamin 3722
Fruktose 3723
FSH 4021
FSME-Virus-Antikörper 4317, 4344
FTA-ABS-Test
– Treponemen-AK-Nachweis 4270
Fundoplicatio 3280
Fundusfotographie 1252
Funktionsdiagnostik, vegetativ 831
Funktionsszintigraphie 5473
Funktionstests 857
Furunkel, Exzision 1567, 2428
Fuß, Exartikulation 2159
Fußmissbildung
– Operation 2067
Fußplattenresektion 1623

G

G-DRG-Fallpauschale .... § 54
Galaktographie 370, 5260
Gallenblase, Exstirpation 5170, 3186
Gallengang, Drainageplatzierung 692a
Gallenwege, Operation 3187
Gametentransfer, intratubar 1114
Gamma-GT 3513
Ganglion
– Exstirpation 2404
– Fingergelenk 2052
– Hand- oder Fußgelenk 2051
– Punktion 303
– Schädelbasis 2600
Ganzkörperphletysmographie 610, 612
Gasanalyse 615
Gastrin 4051
Gastroenterestomie 3158
Gastrokamera 676
Gastroschisis, Operation 3287

Gastroskopie
- Lasereinsatz 706
- mit Varizensklerosierung..691
Gastrotomie 3150
Gaumen, Verschluss.................................. 2625, 2627
Gaumenmandeln, konservative Behandlung......................1498
Gebärmutter
- Abrasio 1104
- Antefixation 1147
- Aufrichtung..1049
- Lageverbesserung durch Ringeinlage 1088
- Myomenukleation 1137
- operative Reposition 1095
- Ringeinlage zur Lageverbesserung 1088
- Tamponade..1082
Gebärmutterhöhle, Gewinnung Zellmaterial.....................1105
Gebrauchsakkommodation, Messung...........................1203
Gebrauchsschulung von Prothesen 518
Gebühren ....§ 51, § 62
Gebührenhöchstsätze bei Gutachten ....§ 59
Gebührenkommision, ständige............................§ 52
Gebührenverzeichnis ....§ 51
Geburt, Leitung 1022
Gefäßendoskopie 686
Gehörgang
- Ätzung..1578
- Fremdkörperentfernung..................................1569
- Furunkelspaltung 1567
- Kauterisation 1580
- Operationen.................................. 1568
- plastische Herstellung 1596
- Polypenentfernung.................................. 1586
- Zeruminalpfropfentfernung 1565
Gehörknöchelchenkette, Aufbau.................................. 1614
Gelenk
- Chirotherapie 3306
- Drainage.................................. 2032
- endoskopische Untersuchung 3300
- Fixierung mittels Drahtstiftung 2060, 2062
- Fremdkörperentfernung 2119
- Injektion.................................. 255
- mobilisierende Behandlung 3305
Geruchs- oder Geschmacksprüfung.................................. 825
Gesamt-IgA, quant. 3571
Gesamt-IgE, quant. 3572
Gesamt-IgG, quant. 3571
Gesamt-IgM, quant. 3571
Gesamtvergütung .... § 51
Gesichtsnarbe, operative Korrektur 2441
Schmerzmedizinische Behandlungsentgelte.................................. 6000–6004
Gesichtsspalte, plastisch-chirurgische Behandlung 2622
Gespräch, telefonisch/videobasiert 15
Gewähr..§ 4
Gewährleistungsauftrag ....§ 2, § 6
Gewährleistungspflicht ....§ 27
Gewerbearzt ....§ 36, § 44
Giemsa-Langzeit-Färbung.................................. 4510

Gilchrist-Verband 204
Gipsbett.................................. 240A, 240B
Gipsverbände
- Abnahme..246
Glaskörperchirurgie 1368
Glaskörperstrangdurchtrennung..................................1383
Gleichgewichtsprüfung 826, 1412
Glissonschlinge..515
Glucose-6-Phosph.-Dehydrogenase (G6P-DH) 3790
Glukose 3514, 3560
Glukose-Toleranztest, intravenös 3613, 3612
Glykierte Hämoglobine 3561
Glykierte Proteine 3721
Gold i. Serum..4195
Gonioskopie 1241
Goniotrepanation 1382
Gonokokken-Antikörper 4279
GOT 3515
GPT 3516
Gramfärbung 3510, 4511, 4553
Großhirntumor, Exstirpation.................................. 2527
Gutachten..§ 48, § 49
- Anforderung ....§ 48
- Formgutachten ....§ 48
- freie Gutachten ....§ 48, § 57
- Fristen für Erstattung ....§ 49
- unvollständige Information..................................§ 57
- Vergütung ....§ 57, § 59
- Vergütung, Überschreitung der Gebührensätze ....§ 59
- Unvollständige Gutachten ....§ 57
- Fristsetzung..................................§ 49
Gutachtenpauschale ....§ 57
Guthrie-Test.................................. 3758

H

Haare
- Epilation..742, 1323
- Trichogramm 4860
Habituelle Patellaluxation
- kombinierte Operationsverfahren 2235
- Operation nach Goldthwait.................................. 2235
- Operation nach Krogius 2235
Habituelle Schulterluxation
- Operation nach Eden-Hybinette 2220
- Rotationsosteotomie 2252
Halo-Extension, Anlegen 2184
Hals-Nasen-Ohren-Verletzungen..................................§ 39, § 40
- Berichterstattung des HNO-Arztes ....§ 40
- Überweisungspflicht an den HNO-Arzt ....§ 39
Halsfistel, Exstirpation.................................. 2752, 2754
Halskrawattenverband 202
Halswirbelbruch, konservative Behandlung 2183, 2323
Halszyste, Exstirpation 2752, 2754
Hämodialyse, Pauschalgebühr zum Honorar.................................. 9800
Hämapherese, therapeutisch 792
Hämatokolpos, operative Eröffnung..................................1061

Stichwortverzeichnis

Hämatokrit 3503
Hämatom
– operative Ausräumung 2397
– Punktion 303
Hämatometra, Operation 1099
Hämatothorax
– Ausräumung 2976
– Drainage 2970
Hammer-Amboss-Extraktion 1588
Hämofiltration
– arterio-venös 792
Hämoglobin 3517, 3550
Hämoglobin, freies 3690
Hämopexin 3746
Hämorrhoidalknoten
– Infrarotkoagulation 699
– Ligaturbehandlung 766
– Operation nach Milligan-Morgan 3241
– Operation nach Parks 3241
– Sklerosierung 764
– Spaltung 763
Häusliche Krankenpflege .... § 16, § 19
– Richtlinien der UVTr .... § 19
– SGB VII § 32 Häusliche Krankenpflege .... § 19
– Verordnung .... § 19
Handchirurg .... § 11
Handmissbildung, Operation 2067
Handwurzelknochen
– Ersatz durch Implantat 2268
– Resektion 2263
Haptoglobin 3747
Harn, Sediment 3651, 3531, 3653
Harnblase
– Anästhesie 488
– Ausräumung einer Bluttamponade 1797
– Divertikeloperation 1804
– Exstirpation 1808
– Katheterisierung 1728, 1730
– operative Bildung 1807
– operative Eröffnung 1801
– Punktion 318
– Spülung 1729, 1731, 1733
– tonographische Untersuchung 1791
– transurethraler Eingriff 1802
– Verweilkathetereinlage 1732
Harnblasenfistel
– Katheterwechsel 1833
– operative Anlage 1796
– perkutane Anlage 1795
Harnblasenhals, Resektion 1782
Harnblasensteine
– endoskopische Entfernung 1800
– operative Entfernung 1817
Harnblasenverletzung, operative Versorgung 1723
Harninkontinenz
– Implantation eines künstlichen Schließmuskels ... 1781
– Operation nach Marshall-Marchetti 1780

Harnleiter
– Bougierung 1814
– endoskopische Untersuchung 1827
– Freilegung, operativ 1829
– plastische Operation 1825
– Segmentresektion 1819
– Sondierung 321
Harnleiterostium, Schlitzung 1816
Harnleiterstein
– operative Entfernung 1817
– Schlingenextraktion 1815
– transkutane Pyeloskopie 1853
– Ureterorenoskopie 1827
Harnröhre
– Anästhesie 488
– Geschwulstentfernung 1714
– Kontrastuntersuchungen 5230
– Schlitzung unter Sicht 1802
– Spülung 1700
Harnröhrendivertikel, Operation 1724
Harnröhrenfistel
– Anlage 1720
Harnröhrenmündung, Tumorentfernung 1714
Harnröhrenstriktur
– plastische Operation 1724
– Spaltung nach Otis 1715
Harnröhrenverletzung, operative Versorgung 1723
Harnsäure 3518
Harnsediment 3532, 3651, 3531, 3653
Haus-Baum-Mensch-Test 857
Haut
– Fädenentfernung 2007
– Fräsen 743
– Fremdkörperentfernung 2009
– hochtouriges Schleifen 755
– Kauterisation 746
– Kryotherapie 740
– Photochemotherapie (PUVA) 565
– Skarifikation 748
– Stanzen 744
– Verschorfung 741
Hautarzt .... § 41
– Vorstellung .... § 41
Hautarztbericht .... § 41, § 42
Hautarztverfahren .... § 41–§ 43
– Hauttestungen .... § 43
– Vorstellungspflicht beim Hautarzt .... § 41
– Wiedervorstellungspflicht .... § 42
Hautdefekt, Verschiebeplastik 2381, 2382
Hauterkrankungen .... § 41
– berufsbedingte .... § 41
– berufsbedingte, Früherfassung .... § 41–§ 43
Hautexpander
– Auffüllung 265a
– Implantation 2396
Hautfalten, Entfernung hypertropher circumanaler (Marisquen) ... 765
Hautkrankheit, externe Behandlung 209

Stichwortverzeichnis

Hautlappenplastik (Verschiebeplastik) 2381, 2382
Hauttestungen .... § 43
HAWIE 856
HbA1 3561
HBs-Antigen, Antikörperbestimmung 4381
HB .... § 6
HB, Allgemeine .... § 10
– Durchführung .... § 12
HB, Besondere .... § 11
– Einleitung .... § 7
– Verfahrensarten .... § 23
Heilmittel .... § 19
– Verordung .... § 20
Heilpraktiker .... § 8
Heilverfahren, Unterstützungspflicht .... § 26
Heilverfahrensarten .... § 23
Heilverlauf, Komplikationen .... § 29
Heißluft 535, 536
Heißpackung 530
Hemikolektomie 3169
Hemilaminektomie 2555
Hemmstofftest 4607
Heparin 3945
Hepatitis A-Virus (HAV) 4641
Hepatitis B-e-Antigen (HbeAg) 4642
Hepatitis C-Virus 4406, 4408
Hernie
– Reposition bei Einklemmung 3282
Herpes-Simplex-Virus 1
– Ig G 4318, 4345
– Ig M 4319, 4346
Herpes-Simplex-Virus 2
– Ig G 4320
– Ig M 4321, 4348
Herz
– Divertikelentfernung 3076
– Fremdkörperentfernung 3075
– Tumorentfernung 3076
Herz-Lungen-Maschine 3050
Herzbeutel
– Punktion 310
Herzmassage
– extrathorakal 429
– intrathorakal (Thorakotomie) 2991
Herzmuskel, Biopsie 3067
Herzmuskel-Antikörper 3839*
Herzmuskelverletzung, operative Versorgung 3071
Herzrhythmusstörungen, operative Korrektur 3091
Herzschrittmacher
– Aggregatwechsel 3096
– Elektrodenwechsel 3097
– Entnahme bei einem Toten 107
– Implantation 3095
– Impulsanalyse 661
– Impulsanalyse mit Umprogrammierung 661
– temporäre Stimulation /SKEZ 631
Herzwandaneurysma, operative Entfernung 3076

Herzzeitvolumen, Messung 647
Heterophorie-Prüfung 1216
High-Resolution-Technik 5376
Hilfsmittel .... § 22
– Verordnung .... § 22
Hinweis berufliche Wiedereingliederung .... § 17
Hinzuziehung
– anderer Ärzte .... § 12
– Augenarzt .... § 26
– HNO-Arzt .... § 26
Hirnpotentiale, Messung 828
Hirnstammreflexe, Messung 829
Hirschsprung'sche Erkrankung, Operation 3234
His-Bündel-EKG 656
Histochemische Verfahren 4815
HIV-1-Antikörper 4322, 4349
HIV-2-Anikörper 4323, 4350
HLA-Antigennachweis 4004, 4006
HLA-Isoantikörper, -Nachweis 4010, 4011
HNO-Arzt-Bericht .... § 40
HNO-Arzt-Verfahren .... § 26, § 39
HNO-Bereich, isolierte Verletzungen .... § 39
Hochfrequenzelektroschlinge 692
Hochvolttherapie (Bestrahlungsplanung) 5810
Hoden
– operative Freilegung 1767
– Punktion 315
Hodenprothese
– Einlegen 1763
– Entfernen 1764
Hodentorsion, Operation 1767
Hohlhandphlegmone, operative Eröffnung 2066
Homologe Insemination 1114
Honoraranspruch des Arztes .... § 51
Honorarminderungspflicht .... § 56
Honorarverteilungsmaßstab .... § 51
Hörgerätegebrauchsschulung 518
Hörgerätekontrolle, sprachaudiometrisch 1405
Hörhilfen .... § 22
Hörschaden .... § 57
Hormonpresslinge, Implantation 291
Hornhaut
– Abschabung 1339
– chemische Ätzung 1338
– Entnahme bei einem Toten 105
– Kryotherapie (Thermotherapie) 1340
– plastische Operation 1345
– Tätowierung 1341
– Thermo- oder Kryotherapie 1340
– Transplantation 1346
Hornhautkrümmungsradien, Messung 1204
HPL 4028
Hruby-Linse 1240
Hufeisenniere, operative Trennung 1835
Hüftgelenk
– Endoprothesenwechsel 2152
Hüftkopf

Stichwortverzeichnis

- Endoprothese 2149
- Schalenplastik nach Wagner 2149
Hüftpfanne
- Endoprothese 2149
- Pfannendachplastik 2148
Humanes Choriongonadotropin 4024, 4053
Humangenetische Beratung 21
Hungerversuch (C-Peptid-Bestimmung)
- Insulinbestimmung im Rahmen des 4025
Hybridisierung 3924, 4785
Hydroelektrisches Bad 554
Hydrozele
- Operation 1761
- Punktion 318
Hygrom
- Operation 2051
- Punktion 303
Hymen, Abtragung 1061
Hyperventilationsprüfung 601
Hypnose 845
Hypoglykämiebehandlung, unterschwellig 836
Hypophysentumor, Exstirpation 2528
Hyposensibilisierung 263
Hypospadie, Operation 1746
Hypothermie, Narkose 481
Hypoxietest 646
Hysterosalpingographie 370, 5250

I

IgA 3752, 3571
IgE 3572
IgG 3752, 3571
IgM 3752, 3571
- Isolierung 3768
Ileoskopie, terminal 687
Ileostomie 3170, 3206
Ileus-Operation (Darmmobilisation) 3172
Immunelektrophorese 3748
Immunfixationselektrophorese 3749
Immunfluoreszenz, angezüchtete Bakterien 4560
Immunglobuline, allergenspezifisch
- Ligandenassay 3571
Immunhistochemische Untersuchung 4815
Immunoblotting 4668
Immunzytochemische Untersuchung 4852
Impedanzmessung 1407
Implantation
- alloplastisches Material 2442
- Hautexpander 2396
- Hormonpresslinge 291
- Knochen 2254
Impressionstonometrie 1255
Impulsanalyse eines Schrittmachers 661
In-vitro-Fertilisation
- Eizellkultur 4873

- Embryotransfer 1114
- laparoskopische Eizellgewinnung 701
Inanspruchnahme eines nicht zur Bes. Hb. zugelassenen Arztes .§ 28
Indikatorverdünnungsmethode 647
Infarotbehandlung 538
Infiltrationen gewebehärtender Mittel 274
Infrarot-Spektrometrie 3672
Infrarot-Thermographie 624
Infrarotkoagulation, Enddarm 699
Infusion
- beim Kleinkind 273
- Dauertropfinfusion 274
- Eigenblut 286, 286a
- intraarteriell 277
- intravenös 271
- Knochenmark 279
Injektion, arteriell 252, 253, 254
Inkontinenzoperation 1780
Inselzell-Antikörper (ICA/ICSA) 3842*
Insemination
- homolog 1114
- Spermakapazitation 1114
Insulin 4025
- Antikörper 3898
Insulinkur 836
Intelligenztest 856
Interferenzmikroskop 4815
Interventionelle Radiologie 5345
Intramuskuläre Injektion 252
Intraokulare Linse
- Extraktion, Reposition 1353
Intratubarer Gametentransfer 1114
Intrauterin-Pessar
- Einlegen oder Wechseln 1091
- Entfernen 1092
- sonographische Kontrolle 410
Intravenöse Injektion 253
Intravenöse Regionalanästhesie 475
Invagination, operative Beseitigung 3171
Iontophorese 552
Iridektomie 1358
Irrigatormethode, Unterweisung 3211
Isokinetische Muskelfunktionsdiagnostik 842
Isokinetische Muskelfunktionstherapie 558
IST/Amthauer-Test 856
IUP-Kontrolle, sonographisch 410

J

Jalousieplastik 2954
Jejuno-Zökostomie 3168
Jejunoskopie 685
Jochbeinfraktur, operative Reposition 2693
Jugularvenenpulskurve 638

K

Kaiserschnitt-Entbindung 1032
Kalium 3519, 3557
Kalkinfarkt der Bindehaut, Entfernung 1282
Kälteagglutinine 3994
Kältebehandlung 530
Kalzium 3555
Kampimetrie 1225
Kapillarblutentnahme beim Kind 250a
Karbunkel, Operation 2431
Kardiaresektion 3146
Kardiasprengung 780
Kardiotokographie
– extern 1002
– intern 1003
Kardioversion im Notfall 430
Karotispulskurve 638
Karpaltunnelsyndrom, Operation 2070
Kassenrezept .... § 21
Kataphoretisches Bad 554
Katecholamine 4072
Katheter
– Legen art. Katheter 260
– Legen zentr. Venenkatheter 260
– Medikamenteneinbringung 261
– peridural 259
– zentralvenös 260
Katheterisierung
– Harnblase 1728, 1730
– Nabelvene 287
– obere Hohlvene 260
Kaudalanästhesie 469
Kauterisation
– Gehörgang oder Paukenhöhle 1580
– Haut 746
– Kehlkopf 1527
– Portio 1083
– Tränenwege 1293
Kavakatheter, Anlage 260
Kavernenabszess, Eröffnung 3002
Kavernenpunktion 306
Kavernosographie 5260
Kehlkopf
– Anästhesie 484
– Ätzung 1526
– Dehnung 1529
– Endobronchiale Behandlung 1532
– Fremdkörperentfernung 1528
– Kauterisation 1527
– Kürettement 1527
– Laryngoskopie 1530
– Medikamenteneinbringung 1525
– Polypentfernung 1535
– Polypentfernung, laserchirurgisch 706
– Polypentfernung, mikrochirurgisch 1535
– Probeexzision 1534

– Schwebe-Stützlaryngoskopie 1533
– Stenoseoperation 1547
– Stimmbandteilresektion 1540
– Trümmerverletzung 1551
– Tumorentfernung 1535
– Untersuchung, laryngoskopisch 1530
Keloid 2403, 2404
Keratoplastik 1322
Keratoprothesis 1347
Kiefer
– Defekt 2732
– Fremdkörperentfernung 2651
– Osteosynthese Materialentfernung aus Kieferknochen 2694
Kieferfraktur
– allmähliche Reposition 2687
Kieferhöhle
– Absaugung 1480
– Ausräumung 1485
– Ausspülung 1479
– endoskopische Untersuchung 1466
– Kontrastmitteleinbringungen 370
– Punktion 1465
– Radikaloperation 1486
Kieferhöhlenfistel, Verschluss 1628
Kinderaudiometrie 1406
Kinesiologische Entwicklung, Untersuchung 714
Kirschnerdraht
– Entfernung 2061, 2063
– Extension 218
– Gelenkfixation 2060, 2062
– Radiusfraktur 2349
Klärung der Diagnose .... § 12
Klammernentfernung 2007
Klumpfuß
– Operation 2067
Kniegelenk
– Arthrodese 2133
– Arthroplastik 2136
– Arthroskopie 2189, 2195
– Bandnaht 2104
– Bandplastik 2104
– CT-Untersuchung 5373
– Einrenkung operativ 2216, 2235
– endoskopische Untersuchung 3300
– Exartikulation 2160
– Gelenkkörperentfernung 2119
– Injektion 255
– Kontrast-Untersuchung 5050
– Meniskusoperation 2117
– Mobilisation 2182
– Punktion 301
– Synovektomie 2112
Kniescheibe
– operative Reposition 2230
– Osteosynthese 2336, 2344
Knochen
– Entnahme 2253

Stichwortverzeichnis

- histologische Untersuchung ... 4802
- Implantation ... 2254
- Materialentnahme zur Verpflanzung ... 2253
- Stanzbiopsie ... 312
- Verpflanzung ... 2255
Knochenbolzung ... 2660
Knochenmark
- Ausstrich ... 3683
- Infusion ... 279
- Punktion ... 311
Knochenspan-Entnahme ... 2253
Knochenstanze ... 312
Knorpeltransplantation ... 2384
Kokain ... 4158
Kolon
- Doppelkontrastuntersuchung ... 5166
- Exstirpation ... 3170
- hoher Einlauf ... 533
- Kontrastuntersuchungen ... 5165
- Massage ... 523
- Teilresektion ... 3169
Koloskopie
- partiell ... 688
- vollständig ... 687
Kolostomie ... 3206, 3234
Kolposkopie ... 1070
Kolpozöliotomie ... 1136
Kombinationsnarkosen
- mit Larynxmaske ... 460
Komplikationen Heilverlauf ... § 29
Kondylome, chemochirurgische Behandlung ... 756
Konisation der Portio ... 1086
Konsil ... § 56
Konsiliarische Erörterung ... 60a, 60b
Konstruktionsplan für orthopädische Hilfsmittel ... 3321
Konvulsionsbehandlung
- elektrisch ... 837
- intravenös ... 836
Koordinationsprüfung ... 826
Korneoskleralfäden, Entfernung ... 1279
Körperkanalverschluss, Eröffnung ... 2400
Körperkerntemperatur, gesteuerte Senkung ... 481
Kosten, bei Berechnung ärztlicher Leistungen ... § 51
Kostenausgleich Sozialversicherungsträger ... § 64
Kramer-Test ... 856
Krampfadern
- Verödung ... 764
Kraniopharyngeom, Exstirpation ... 2528
Kranioplastik ... 2278
Krankenbehandlung, stationäre ... § 37
Krankengeschichte ... § 57
Krankengeschichte, Übersendung ... 193
Krankengymnastik
- Ganzbehandlung ... 506
- Gruppenbehandlung ... 509
- im Bewegungsbad ... 508
- Teilbehandlung ... 507

Krankenhaus, zum Verletzungsartenverfahren zugelassen ... § 37
Krankenpflege, häusliche ... § 19
Krankentransport ... § 38
Krankenversicherung ... § 51
Krankheitsfall ... § 64
Kreatin ... 3780
Kreatinin ... 3520
Kreatinin-Clearance ... 3615
Kreislauffunktionsprüfung ... 600
Kreislaufzeitmessung ... 631
Krisenintervention ... 812
Kropfgeschwulst, Operation ... 2755
Krossektomie ... 2883
Kryo-Zyklothermie-Operation ... 1359
Kryochirurgie
- Enddarmbereich ... 698
- Prostata ... 1777
- Vaginalbereich ... 1085
Kryotherapie
- Haut ... 740
- Hornhaut ... 1340
Kuldoskopie ... 1158
Kündigungsfrist, Vertrag ... § 68
Kunstglied
- Anpassen ... 3320
- Gebrauchsschulung ... 518
- Konstruktionsplanerstellung ... 3321
Kupfer
- im Harn ... 4132
- im Serum ... 4132
Kurznarkose, intravenös ... 451
Kurzwellenbehandlung ... 548, 549
Kutane Testung ... 383

L

Lärmschwerhörigkeit ... § 57
Lärmschwerhörigkeitsgutachten ... § 57
Lagerbildung im Kieferbereich ... 2730, 2732
Lagereaktionen, Prüfung ... 714
Laktat ... 3781
Laktosetoleranz-Test ... 4108
Landesverband der DGUV ... § 24
Langzeit-Blutdruck-Messung ... 654
Langzeit-EEG ... 827a
Langzeit-EKG ... 659
Langzeit-pH-Metrie des Ösophagus ... 693
Laparoskopie, abdominal
- gynäkologisch ... 1155
Laparotomie ... 3135
Lappenfibrom, Entfernung ... 2670
Laryngoskopie ... 1530, 1533
Laser-Anwendung, ambulante Operation ... 441
Laser-Koagulationen
- endoskopisch ... 706
- Netzhaut ... 1365
Lasertrabekuloplastik ... 1360

Lavage, bronchoalveolär 678
LDH
– Isoenzyme 3785
LDL-Apherese..792
Leber
– Operation 3185
– Punktion 315
– Szintigraphie 5456
– Transplantation 3184
Lecitin /Sphingomyelin-Quotient 3782
Lederhaut
– Fremdkörperentfernung 1276
– Wundnaht 1326
Legionellen-Antikörper 4224, 4240, 4522, 4563
Leerlauffall .... § 27, § 64
Leiche
– Untersuchung, vorläufiger Totenschein 100
– Eingehende Untersuchung eines Toten, Ausstellung einer Todesbescheinigung, einschließich Angaben zu Todesart u. Todesursache 101
– Bulbus Entnahme 104
– Entnahme von Körperflüssigkeit 106
– Herzschrittmacher-Entnahme 109
– Hornhautentnahme 108
– Zuschläge zu Nrn. 100 und 101 zu speziellen Zeiten 102–105
Leishmania-Antikörper 4441, 4449, 4458, 4466
Leistenbruch
– Reposition bei Einklemmung 3282
Leistungsanspruch ....§ 51
Leistungsentscheidung ....§ 50
Leistungspflicht .... § 14, § 24
Leistungsverzeichnis ....§ 51
Leptospiren-Antikörper 4225, 4241, 4256, 4280, 4289
Leukozyten, Einzelbestimmung 3654, 3505
– Differenzierung, zusätzlich zum Blutbild 3551
– Liquor 3670
Lezithin..3782
LH im Urin 4026, 4083
Licht-Reflexions-Rheographie 634
Lichtkaustik eines Netz- oder Aderhauttumors ...1369
Lichtkoagulation, am Auge..................................1365
Lid, plastische Operation der Ptosis
– Tumorentfernung 1282
Lidspalte
– plastische Korrektur 1302
– vorübergehende Spaltung 1303
Limited-Care-Dialyse 791
Linksherzkatheterismus 627, 629
Linse
– Diszision 1348
– Implantation 1352
Lipase.. 3521
Lipoprotein (a) 3727, 3730
Lippen-Kieferspalte, Operation 2621
Lippenspalte, Operation 2620
Liquidationsrecht .... § 51, § 54, § 55
Liquorableitung
– extrakorporal 2542
– intrakorporal 2540
Liquorfistel, Operation 2553
Liquorpunktion
– durch die Fontanelle 305a
– subokzipital oder lumbal 305
Listerien-Antikörper 4226, 4242, 4281
Lithium 4214
Lobektomie 2995
Lohnfortzahlungsgesetz ....§ 47
Lokalanästhesie
– Bronchialgebiet 489
– großer Bezirk 491
– Harnröhre/Harnblase 488
– Kehlkopf 484
– kleiner Bezirk 490
– Trommelfell 485
Lues 4232
Lumbalpunktion 305
Lunge
– Abszesseröffnung 3002
– operative Gewebeentnahme 2992
– operativer Eingriff 2994
– Punktion 306
– Resektion 2995
– Segmentresektion 2996
Lungendehnbarkeit (Compliance), Bestimmung......611
Lungenperfusion, szintigraphische Untersuchung 5415
Lungenventilation, szintigraphische Untersuchung 5416
Lupenbrillen, Bestimmung 1215
Luteinisierendes Hormon 4026
Lymphdrainage, manuell.................................. 523
Lymphknoten, Exzision 2404
Lymphknoten-Ausräumung
– Axilla 2408, 2413
– Hals, Neck-Dissection 2760
– inguinal 1762, 2404
– pelvin 1783
– retroperitoneal 1809
– suprahyoidal 2715
– zervikal (Neck-Dissection) 2716, 2760
Lymphknotenpunktion 314
Lymphödem
– apparative Kompressionstherapie 525
– Entleerung mittels Gummischlauch 762
– Operation 2453
Lymphographie 365, 5338
Lymphozyten-Transformations-Test 3694

M

Magen
– Ausspülung 433
– Resektion 3147
– Teilresektion 3145
Magenballon, Implantation 3156

Stichwortverzeichnis

Magenfistel, Anlegen 3138
Magenperforation, operative Versorgung 3144
Magensaft, Ausheberung 671
Magenspülung 433
Magenverweilsonde, Einführen 670
Magnesium 3621
Magnetkörper, Implantation ins Augenlid 2444
Malarianplasmodien, Giemsa-Färbung 4753
Mamma
– Punktion 314
– Reduktionsplastik 2414
– Sonographie 418
– thermographische Untersuchung 623
Mammaplastik
– Implantation oder operativer Austausch 2420
Mammatumor, diagnostische Exstirpation 2410
Mangan 4133
Manometrie
– am Oesophagus 694
– an den Gallenwegen, intraoperativ 3122
Manualextraktion bei Entbindung 1025
Manualmedizinischer Eingriff 3306
Marisquen, operative Entfernung 765
Marshall-Marchetti Operation 1780
Marsupialisation, vaginal 1141
Mastdarm
– digitale Ausräumung 770
– digitale Untersuchung 18
– endoskopische Untersuchung/Rektoskopie 690
– Fremdkörperentfernung 3238
Mastdarmriss, Operation 3219
Mastdarmschließmuskel
– Dehnung 3236
– Sphinkterotomie (blutige Erweiterung) 3237
Mastdarmtumor, peranale Entfernung 3224, 3226
Mastdarmverletzung, operative Versorgung 3219
Mastdarmvorfall
– Reposition 3230
Maximalakkomodation, Messung 1203
Meatomie 1737
Meatusstriktur, plastische Versorgung 1738
Meckel'sches Divertikel, Exstirpation 3173
Medianus-Kompressionssyndrom, Operation 2070
Mediastinaltumor, Entfernung 3011
Mediastinoskopie 679
Mediastinum, Drainage 3012
Medikamentenpumpe, Erstanlegen/Anleitung 784
Medikamentenreservoir
– Auffüllung 265
– Implantation 2421
Megacolon congenitum, Operation 3234
Mehrstärkenbrille, Prüfung 1207
Mekonium-Ileus, Operation 3011
Mendel-Mantoux-Test 384
Meningozele, Operation 2571
Meniskus
– Entfernung 2117

– Naht 2117
– Operation, arthroskopisch 2117
– Reposition 2226
Messblatt, Erstellung auf Anforderung des UV-Trägers 134
Methadon 4168
Methämoglobin 3692
Methotrexat 4169
Methylenblaufärbung 4506
Mikro-Herzkatheterismus 630, 632
Mikroskopische Untersuchungen
– nach differenzierender Färbung 3510
– nach einfacher Färbung 3509
– Nativpräparat 3508
Mikrowellenbehandlung 548
Miller-Abbot-Sonde, Legen 697
Milz
– Exstirpation 3199
– Punktion 315
– Revision 3192
Milzszintigraphie 5456
Minderungspflicht .... § 56
Mineralgehalt von Knochen
– computertomographische Bestimmung 5380
– Photonenabsorptionstechnik (DPA) 5475
Missed abortion, Ausräumung 1060
mit Magenschlauch 433
Mitbehandlung .... § 12, § 61
Mit(haus)besuch in sozialer Gemeinschaft 51
Mitteilungspflicht .... § 16
Mittelgesicht
– operative Rekonstruktion 2630
– Osteotomie nach disloziert verheilter Fraktur ... 2705
Mononukleose-Test 3525
Moro-Test 383
Morphin 4172
Mukoviszidose, Schweißtest 752
Mumpsvirus-Antikörper 4328, 4355, 4386, 4397
Mund-Kieferbereich, operative Blutstillung 2660
Mundbodeneingriff, Osteotomie 2720
Mundbodenphlegmone, operative Behandlung 1509
Muschel-Operation 1430
Muskel
– Durchtrennung 2072
– Naht 2073
– Probeexzision 2402
– Verlängerung 2064
– Verpflanzung 2074
Muskelfunktionsdiagnostik, isokinetisch 842
Muskelfunktionstherapie, isokinetisch 558
Mycoplasma pneumoniae-Antikörper 4257, 4268, 4282, 4290
Myektomie 3234
Myelographie
– Kontrastmitteleinbringungen 340
Myelomeningozele, Operation 2571
Mykobakterien
– Anzüchtung 4540
– Nachweis, Identifizierung 4585

Mykobakterien, Anzüchtung 4540
Myoglobin.. 3755, 3756
Myokardbiopsie, operativ 3067
Myokardverletzung, operative Versorgung 3071
Myom-Enukleation
– abdominal 1162
– vaginal 1137
Myringoplastik 1611

N

Nachblutung
– intraabdominal 2802
– nach Tonsillektomie 1501
– postpartal 1042
– vaginal 1140
Nachgeburt, Entfernung durch inneren Eingriff 1041
Nachschau .... § 33, § 42
Nachschauberichte .... § 29
Nachschautermin .... § 29
Nachschauuntersuchungen .... § 24, § 29
Nachstar, Diszision 1348
nachstationäre Behandlung .... § 54
Nachtastung, postpartal 1042
Naevus flammeus
– Operation 2440
Nagel
– Ausrottung 2034
– Extraktion 2033
– Schleifen oder Fräsen 743
– Trepanation 303
Nagelspange, Anlegen 2036
Nagelwall, plastische Operation 2035
Nagelwurzel, Exzision 2034
Narbe
– Exzision bei Funktionsbehinderung 2392a
– operative Korrektur 2441
Narbe oder Naevus, hochtouriges Schleifen 755
Nase
– Ätzung 1436
– Kauterisation 1429
– Reposition 2320
Nasenbluten, Stillung 1435
Naseneingangsplastik 2621
Nasenflügel, operative Korrektur 1457
Nasenhaupthöhlen
– Applikation von Substanzen 1436
– endoskopische Untersuchung 1418
Nasenmuschel, Abtragung 1430, 1438
Nasennebenhöhlen
– Absaugung 1480
– Radikaloperation 1488
– Röntgendiagnostik 5098
– Sonographie 410
Nasenscheidewand
– Abszesseröffnung 1459
– Verschluss einer Perforation 1455

Nasensteg, operative Verschmälerung 1456
Nativabstrich des Scheidensekrets 3508
Nativpräparat, mikroskopische Untersuchung 3508
Natrium 3558
Nebenkostentarif .... § 51
Neck-Dissection 2760
Neisser-Färbung 4554
Neisseria gonorrhoeae 4524
Nekrosenabtragung 2065, 2006
Nephropexie 1831
Nerv
– Durchtrennung oder Exhairese 2580
– End-zu-End-Naht 2586
– Entnahme zur Transplantation 2582
– Leitungsanästhesie, Schädelbasis 2599
– Pfropfung 2595
– Sekundärnaht 2587
Nervenleitgeschwindigkeit, Messung 832, 839
Nervenstimulation, bei Lähmungen 555
Nervenstimulator – Aggregatwechsel 2570a
Netzhaut, Licht- bzw. Laserkoagulation 1365
Netzhautveränderungen, Lokalisierung 1251
Neurom, operative Entfernung 2404
Neuropsychiatrische Behandlung bei Epilepsie 816
Neutralisationstest 4543
Niederfrequenzbehandlung bei Lähmungen 555
Nieren
– Ausgusssteinentfernung 1839
– Dekapsulation 1831
– Explantation beim Lebenden 1847
– Implantation 1845
– operative Freilegung 1830
– Punktion 315
– Transplantation 1850
Nierenbecken
– endoskopische Stein- oder Tumorentfernung 1827, 1853
– Kontrastmitteleinbringungen 1790
– Spülung bei Fistelkatheter 1733
– transkutane Pyeloskopie 1852
– Ureterorenoskopie 1827
Nierenbecken-Druckmessung 1799
Nierenbeckenplastik 1840
Nierenbeckenstein, operative Entfernung 1838
Nierenfistel
– Bougierung 1852
– Katheterwechsel 1833
– operative Anlage 1832
– perkutane Anlage 1851
Nierenvenen, transfemorale Blutentnahme 262
Nukleotomie, perkutan 2281
Nystagmusprüfung 1412

O

Oberarmknochen, Reposition 2327
Oberbauchsonographie 410, 420

Stichwortverzeichnis

Oberschenkel, Amputation 2174
Oberschenkelknochen, Reposition 2330
Oberst-Anästhesie 493
Ohrenschmalzpfropf, Entfernung 1565
Ohrmuschel
– Anlegeplastik 1635
Ohrtrompeten, Katheterismus 1590
Okklusiv-Pessar, Einlegen oder Wechseln 1090
Olekranon 2340
– Verschraubung 2340
Omphalozele, Operation 3287
Operationsmikroskopischer Zuschlag 440
Opiatanalgesie, peridural 470
Opiate 4172
Orbicularis-Oculi-Reflex 829
Orbitabodenfraktur, operative Reposition 2693
Organisationshoheit .... § 26, § 37
Organpunktion 315
Orthopädische Hilfsmittel
– Gebrauchsschulung 518
– Konstruktionsplan 3321
Orthopädische Schuhversorgung .... § 16
Orthopädisches Turnen 509
Orthopantomogramm 5004
Os lunatum, operativer Ersatz 2268
Os naviculare, Pseudarthrose 2269
Osmotische Resistenz 3688
Ösophago-tracheale Fistel, Operation 3128
Ösophagus
– Bougierung 781
– Eröffnung 3125
– Langzeit-pH-Metrie 693
– manometrische Untersuchung 694
– Varizensklerosierung 691
Ösophagusableitung, elektrokardiographisch 655
Ösophagusatresie, Operation 3127
Ösophagusprothese, Einsetzen 3151
Ösophagussphinkter, Dehnungsbehandlung 780
Ösophagusvarizen
– Sklerosierung 691
– Tamponade 703
Osteodensitometrie
– computertomographisch 5380
– digitale Röntgentechnik 5380
– Photonenabsorption (DPA) 5475
Osteotomie
– zur Entfernung eines retinierten Zahnes 2650
Östradiol 4039
Östriol 4027
Östrogene, gesamt / Urin 4084
Östrogenrezeptoren 4086
Otoakustische Emissionen 1409
Otoskleroseoperation 1623
Oxymetrie, blutig oder transkutan 602
Ozaena, osteoplastische Operation 1492

P

Pan-Endoskopie 685
Pankreas
– Punktion 315
– Resektion gesamtes P. 3197
– Resektion Kopf 3195
– Resektion Schwanz 3196
Pankreasgang, Drainageplazierung 692a
Pankreatikographie 370, 692, 5170
Pankreatisches Polypeptid 4066
Papilla Vateri, endoskopische Sondierung (ERCP) 692
Papillotomie
– endoskopisch 692
– transduodenal 3190
Paranephritischer Abszess, Eröffnung 1826
Paraphimose
– operative Beseitigung 1740
– unblutige Beseitigung 1739
Paratenonitis, Operation 2076
Parathormon 4056
Parathyreoidektomie 2756
Parazentese 1575
Parazervikalblock 491
Parenteraler Katheter, Einbringung Arzneimittel 261
Paronychie, Eröffnung 2030
Parotis
– Exstirpation 1522
– Schlitzung des Ausführungsganges 1510
Partielle Thromboplastinzeit (PTT) 3605, 3946
PAS-Leukozyten 3683
Patellafraktur, Osteosynthese 2344
Patellektomie 2344
Paukenhöhle
– Anästhesie 485
– Ätzung 1579
– binokularmikroskopische Untersuchung 1415
– Eröffnung 1612
– Granulationen, Entfernung 1585
– Kauterisation 1580
– Kehlkopf 1535
– Medikamenteneinbringung 1579
– Polypentfernung 1586
Pauschalvergütung .... § 57
Pelotte, Anlegen 2701
Penisgefäße, direktionale Dopplersonographie 1754
Penisprothese
– Entfernung 1753
– Implantation 1752
Perforansvenen, Exstirpation oder Ligatur 2890
Perfusionsszintigraphie 5415
Perianalthrombose, Spaltung 763
Periduralkatheter, Legen 259
Perikard
– Punktion 310
Periostmassage 523
Peritoneal-Lavage 3120

Peritonealdialyse	3135, 793
– Betreuung bei CAPD	793
– Katheterentfernung	2010
Peritonitis, operative Revision	3139
Peritonsillarabszess, Eröffnung	1505, 1507
Peroxydase Leukozyten	3983
Personaldaten	§ 64
Persönliche Leistungserbringung	§ 8
Pessar, Anlegen oder Wechseln	410, 1090
Pfannendachplastik	2148
Pflegesatz	§ 25, § 56
Pflegesatzrecht	§ 55
pH-Wert	3714
Phenobarbital	4173
Phenylalanin	3758
Phimose	
– plastische Operation	1741
– Ringligatur	1741
Phlegmone	
– Eröffnung	2432
– Hohlhand	2066
– Mundboden	1509
Phonokardiographie	660
Phosphatase, saure	3599
Photo-Patch-Test	569
Photodynamische Therapie (PDT)	570–573
Phototherapie	
– als Photo-Chemo-Therapie	565
– eines Neugeborenen	566
– selektiv	567
Pilonidalzyste, oder Fistel-, Exstirpation	2293
Pilzantigene	4713
Plasmapherese	792
Plasmathrombinzeit, Doppelbestimmung	3606
Plasminogen	3948
Plasmodien-Antikörper	4442, 4451
Plättchenfaktor (3, 4)	3950
Plattenthermographie	623
Plazenta-Laktogen (HPL)	4028
Pleoptische Behandlung	1268, 1270
Pleura	
– Probeexzision	308, 2972
– Punktion	307
Pleura-Drainage	
– Anlegen	2970
– Spülung	2971
Pneumonektomie	2995
Polarisationsmikroskopie	4815
Politzer-Luftdusche	1589
Polypentfernung	
– Gehörgang oder Paukenhöhle	1586
– Kehlkopf	1535
Polysomnographie	659
Port, Implantation	265, 2801
Portio	
– Adapter, Anlegen	1087, 1155
– Kauterisation	1083
– Konisation	1086
– medikamentöse Behandlung	1075
– Probeexzision	1103, 2402
– Thermokoagulation	1084
Portokosten	§ 57
Präkanzerosen, chemochirurgische Behandlung Haut	757
Praxisgebühr	§ 1
Praxiskosten	§ 51
Primärinanspruchnahme	§ 64
Prismenbrillen, Prüfung	1207
Privatbehandlung	§ 1
Probeexzision	
– Gebärmutterhals	1103
– Haut, Schleimhaut, Lippe	2401
– Kehlkopf	1534
– oberflächliches Körpergewebe	2401
– tief liegendes Körpergewebe	2402
– Zunge	1513, 2402
Profilperimetrie	1227
Profundaplastik	2840
Progesteron	4040
Progesteron-Rezeptoren	4087
Projektionsperimetrie	1226
Proktokolektomie	3183
Proktoskopie	705
Prolaktin	4041
Prostata	
– Abszess, Eröffnung	1776
– Adenom, Entfernung Elektoresektion	1777
– Digitaluntersuchung	18
– Elektroresektion	1777
– Infiltrationsbehandlung	264
– Massage	1775
– physikalische Behandlung	1775
– Punktion	319
Prostataadenom, Elektroresektion	1777
Prostataspezifische saure Phosphatase	3794
Protein im Urin	3760
Prothesengebrauchsschulung	518
Prothetische Versorgung	§ 16
Prothrombinzeit	3607
Psychiatrische Behandlung	
– im Notfall	812
Psychiatrische Untersuchung	801
Psychisch Kranker, Fremdanamnese	833, 835
Psychische Dekompensation, Sofortmaßnahme	812
Psychotherapie	808, 849
– Anamnese	860
Psychotherapeuten	§ 1
PTT, Einfachbestimmung	3605, 3946
PTZ, Doppelbestimmung	3606
Pudendus-Block	494
Pulmonal-kapillärer Druck, Messung	630, 632
Pupillographie	1259
PUVA, Therapie	565
Pyeloskopie, transkutan	1852
Pyelotomie	1838

Pyloromyotomie 3152
Pyloroplastik 3153
Pyometra, Operation 1099
Pyruvatkinase 3790

Q

Quaddelbehandlung 266
Quadrizepssehnenruptur 2073
Quecksilber 4196
Quengelverband 245
Quick-Wert 3530, 3607

R

Rachen, Fremdkörperentfernung 1508
Rachenmandel, Entfernung (Adenotomie) 1493
Radiojodbehandlung 5600
Radiusfraktur, Reposition 2328
Radiusköpfchen-Subluxation, Einrenkung, Reposition 2226
Rasterperimetrie 1227
Raven-Test 857
Reagenzträger-Körpermaterial, orientierend 3511, 3652
Reanimation, Neugeborenes 1040
Rechnung, Prüfung .... § 64
Rechnungsformular .... § 64
Rechnungslegung .... § 64
– getrennte .... § 64
Rechtsherzkatheterismus 626
Rectostomia posterior 3226
Redon-Drainagen 2007, 2015
Redressement
– Wirbelsäulenverkrümmung 2280
Reduktionsplastik der Mamma 2414
Refluxzystographie 5235
Regelleistungen .... § 55
Regelleistungspflegesatz .... § 54, § 55
Regelvisite 45, 46
Regress .... § 27
Reha-Plan 17, 17b
Rehabilitation .... § 16–§ 18
Reiseentschädigung .... § 51, § 56
Reizelektroden-Implantation (passager) 2570
Reizleitungssystem, Operation 3091
Reizstrombehandlung 551
Reiztherapie, intrakutan 266
Rektoskopie
– flexibel 690
– starr 690
Rektum
– digitale Ausräumung 770
– digitale Untersuchung 18
Rektumatresie, Operation 3217
Rektumexstirpation
– abdomino-perineal 3235
– perineal 3233

Rektumprolaps
– Reposition 3230
Rektumtumor, Exstirpation 3224, 3226
Renin 4058
Reninbestimmung, seitengetrennt 4115
Replantation
– Arm oder Bein 2056
– Finger 2053
– Hand 2055
Reposition
– eingeklemmte Hernie 3282
Reptilasezeit 3955
Residualvolumen, Bestimmung 607
Retikulozytenzahl 3552
Retrobulbärer Tumor, Exstirpation 2552
Retrograde Urographie 5220
Retropharyngealabszess, Eröffnung 1506
Retrotonsillarabszess, Eröffnung 1505
Reverdin-Plastik 2380
Rheobase, Bestimmung 829, 840
Rheographische Untersuchung 620
Rheumafaktor 3886, 3526
– qualitativ 3884
Rhinophym, Operation 2450
Richtlinien der UVTr über häusliche Krankenpflege ..... § 19
Richtlinien der UVTr über Hilfsmittel .... § 22
Rickettsien, Antikörper 4227, 4243, 4258, 4269
Ring, Einlegen oder Wechseln 1087
Röntgenaufnahmen, Übersendung 195
Röntgendiagnostik .... § 24
Rorschach-Test 855
Rostring, Ausfräsen 1277
Rotaviren 4630, 4646, 4678
Röteln-Virus-Antikörper 4301, 4306, 4360, 4387, 4398
RSV, Antigennachweis 4647, 4679
RSV-Antikörper 4332, 4359, 4375
Rückenmark
– Dauerstimulation 2570
Rucksackverband 205

S

Sachkosten .... § 51
Salmonellen Agglutination nach Anzüchtung 4574
Salpingographie 370, 5250
Samenleiter
– operative Wiederherstellung 1758
Sauerstoffpartialdruck, transkutane Messung 614
Sauerstoffsättigung, blutige/unblutige Bestimmung ... 602
Saug-Spül-Drainage, Einbringen 2032
Saugapparate-Anwendung 747
Saugbiopsie des Dünndarms 697
Saugdrainagen
– Anlegen 2015
– Entfernen 2007
Saure Phosphatase, photometrisch 3794, 3599
Sceno-Test 857

Schädel
- Computertomographie ... 5370
- Übersichtsaufnahmen ... 5090
Schanz'scher Halskrawattenverband ... 202
Scheide
- Fremdkörperentfernung beim Kind ... 1080
- Tamponade ... 1081
- Vaginoskopie b. einem Kind ... 1063
- Vaginoskopie bei einer Virgo ... 1062
Scheidenriss, Versorgung ... 1044
Scheidensekret, mikroskopische Untersuchung ... 3508
Scheidenseptum, Abtragung ... 1098
Schellong-Test ... 600
Schenkelhalsfraktur
- Endoprothese ... 2149, 2151
- Osteosynthese ... 2351
Schichtaufnahmen ... 5290
Schiedsamt ... § 1, § 67
Schiene
- Änderung ... 2702
Schienenverband
- bei Kieferfraktur ... 2695
Schilddrüse
- Operation ... 2755, 2757
- Punktion ... 319
- Sonographie ... 417
Schirmer-Test ... 1209
Schlafapnoe-Diagnostik ... 659
Schlafentzugs-EEG ... 827
Schleifen der Haut ... 755, 743
Schleimbeutel
- Exstirpation ... 2405
- Punktion ... 303
Schleimhauttransplantation ... 2386
Schlichtungsstelle ... § 3, § 66
Schließmuskel, unblutige Erweiterung ... 3236
Schlingenextraktion von Harnleitersteinen ... 1815
Schlüsselbeinfraktur, Osteosynthese ... 205, 2324, 2325
Schmerzmedizinische Behandlungsentgelte ... 6000–6004
Schnellschnitt-Untersuchung ... 4816
Schnelltest auf occultes Blut ... 3500, 3650
Schnittentbindung ... 1032
Schnürfurche an einem Finger, Operation ... 2041
Schreibgebühren ... § 57
Schröpfkopfbehandlung ... 747
Schulterblattfraktur, Reposition ... 2326
Schultergelenk, Luxation ... 2217
Schulung eines Diabetikers ... 33
Schwangerschaft
- Konfliktberatung ... 22
Schwangerschaftsabbruch
- Beratung ... 22
- Indikationsfeststellung ... 22
Schwangerschaftstest ... 3528, 4081
Schwebelaryngoskopie ... 1533
Schweißtest ... 752
Schwellkörperinjektionstherapie (SKIT) ... 253

Schwerstverletzungsartenverfahren ... § 37
Sectio caesarea ... 1032
Sehhilfen ... § 22
Sehnen
- Durchtrennung ... 2072
- freie Transplantation ... 2083
- Lösung von Verwachsungen ... 2076
- Naht ... 2073
- plastische Ausschneidung ... 2064
- Verpflanzung ... 2074
Sehnenbett, operative Herstellung ... 2082
Sehnenscheidenpanaritium
- Eröffnung ... 2031
- Spülung ... 2090
Sehnenscheidenstenose, Operation ... 2084
Seitenstränge, Applikation von Substanzen ... 1436
Selen ... 4134
Sendebestätigung ... § 57
Sequenzszintigraphie ... 5481
Sequestrotomie ... 2651
Serotonin-Chromatographie ... 4075
Shigellen, Agglutination, nach Anzüchtung ... 2897, 4575
Shunt-, Anlage eines-, zur Hämodialyse ... 2895
Shunt-, Operation (herznahe Gefäße) ... 3069
Sialographie ... 5260
Sialographie, Kontrastmitteleinbringung ... 370
Sicherstellungsauftrag ... § 2, § 13
Siebbeinzellen, Ausräumung ... 1485, 1487
Sigmoidoskopie
- partiell ... 690
- vollständig ... 689
Silastik- oder Silikon-Plombe, Entfernung ... 1377
Simultan-Impfung ... 378
Skalenoskopie ... 679
Skarifikation ... 377, 748
Skin-Expander
- Auffüllung ... 265a
- Implantation ... 2396
Sklerosierungsbehandlung
- Hämorrhoiden ... 764
- Ösophagusvarizen ... 691
- Varizen ... 764
Sklerotomie ... 1357
Soldatenentschädigungsgesetz (SEG) ... § 7
Somatomedin C ... 4060
Somatropin (STH) ... 4043
Sonographie
- Abdomen ... 410, 420
- Brustdrüse ... 418
- Duplexverfahren ... 401, 424
- Frakturen, Diagnostik ... 411, 411a
- Hüftgelenk, Säugling ... 413
- Mamma ... 418
- NNH ... 410
- perkutan transluminal ... 408
- Schilddrüse ... 417
- transkavitär ... 403

Stichwortverzeichnis

– transösophageal ... 402
– Urogenitalorgane ... 410, 420
Spalthauttransplantation ... 2382
Spaltlampenfotographie ... 1252
Spaltlampenmikroskopie ... 1240
Speichelfistel, Operation ... 1518
Speichelsteine, operative Entfernung ... 1519
Spektralkompensationsmethode ... 1228
Spermatozele, Operation ... 1761
Spermauntersuchung ... 3668
Spermien-Antikörpernachweis ... 3665, 3850, 3875
– Motilität, Zahl ... 3667
Sphinkterdehnung ... 3236
Sphinkterinsuffizienz, Muskelplastik ... 3239
Sphinkterotomie ... 3237
Spiroergometrie ... 606
Spirographie ... 605a, 605, 608
Splanchnikusdurchtrennung ... 2604
Sprache, Untersuchung ... 1555
Sprachstörungen, Behandlung ... 726
Sprachübungsbehandlung ... 1559
Spreizspekulum-Untersuchung ... 705
Sprunggelenk
– Bandnaht ... 2106
– Bandplastik ... 2106
Spüldrainage, Einbringen ... 2032
Spülung bei liegender Drainage ... 2093
Stammhirntumor, Exstirpation ... 2551
Ständige Gebührenkommission ... § 3, § 52
Stanger-Bad ... 554
Stanzen der Haut ... 744
Stapedius-Lautheitstest ... 1407
Stationäre Behandlung, Vergütung ... § 54
Steißbeinfistel, Operation ... 2293
Steißbeinresektion ... 2294
Stellatum-Blockade ... 497
Stempeltest, Tuberkulin ... 384
Sterilisation
– der Frau ... 1156
– des Mannes ... 1756
Sternalpunktion ... 311
Sternoklavikulargelenk, Einrenkung ... 2226
Sternotomie ... 3010
Stimmband
– Resektion ... 1540
– stroboskopische Untersuchung ... 1416
Stimme, Untersuchung ... 1556
Stimmtherapie bei Kehlkopflosen ... 1558
Stimmübungsbehandlung ... 1560
Stimulation des Herzens ... 430
Stirnhöhle
– Anbohrung von außen ... 1472
– Ausspülung ... 1479
– Bougierung/Sondierung ... 1478
– Radikaloperation ... 1487
– Sondierung ... 1478
Stoßwellenlithotripsie, extrakorporal ... 1860

Strabismus-Prüfung ... 1216
Strecksehne, Naht ... 2073
Streifentest, Urin ... 3511, 3652
Streptokokken-A/B Schnelltest ... 4504
Streptolysin O-Antikörper (AST) (ASL) ... 3523
Stroboskopie der Stimmbänder ... 1416
Strumaresektion ... 2755
Stuhl, Testbrief, occultes Blut ... 3500, 3650
Stuhluntersuchung auf Blut ... 3500, 3650
Stützapparat, Änderung ... 2702
Stützlaryngoskopie ... 1533
Subaquales Darmbad ... 533
Submandibularis-Ausführungsgang, Schlitzung ... 1510
Subokzipitalpunktion ... 305
Subphrenischer Abszess, operative Eröffnung ... 3136
Subtraktionsszintigraphie ... 5483
Suizidversuch, Intervention ... 812
Swan-Ganz-Katheter ... 630, 632
Syndesmosenverletzung, Operation ... 2106
Synechielösung ... 1430

T

Tape-Verband ... 208, 209
Tarsaltunnelsyndrom, Operation ... 2070
TAT ... 855
Teilbad, Leitung ... 531
Teilmassage ... 520
Telefongebühren ... § 51
Telemedizinische Beratungsleistungen ... 10–10c
Telethermographie ... 624
Tendosynovektomie ... 2091
Tendosynovitis, Operation ... 2076, 2092
TEP, Implantation ... 2151
Testbriefchen, okkultes Blut ... 3500, 3650
Testosteron ... 4042
Teststreifen-Untersuchung ... 3511, 3652
Testverfahren, orientierend ... 856, 857
– projektiv ... 855
Tetanus-Impfung ... 375, 378
Tetanusschutzimpfung ... § 9
Textverarbeitung ... § 58
Thallium ... 4197
Theophyllin ... 4179
Thermodilutionsverfahren ... 647
Thermokoagulation Ganglion gasseri ... 2598
Thermokoagulation, Portio und Zervix ... 1084
Thermotherapie
– Hornhaut ... 1340
Therapiefreiheit ... § 8
Thorakoskopie ... 677
Thorakotomie ... 2990
Thrombektomie
– Herz ... 3075
– venöses System ... 2887
Thrombelastogramm ... 3957
Thromboplastinzeit

Stichwortverzeichnis

- nach Quick (TPZ) aus Plasma 3530, 3607
- partiell (Einfachbestimmung) 3605
Thrombozyten 3506, 3550
- Ausbreitung 3962
Thrombozyten-Lebenszeit, nuklearmedizinische Bestimmung... 5462
Thrombozytenaggregationstest 3961
Thrombozytenantigene
- Antikörper gegen 3995, 3996
Thrombus-Expression
- oberflächlich Beinvenen 763
- perianal 763
Thyreoglobulin 3852, 3876, 3885, 4070
Thyreoidektomie 2755, 2757
Tibiakopffraktur, Osteosynthese 2345
Tokographie 1001
Tollwut Virus-Antikörper 4333, 4361
Tomographie 5290
Tonometrie
- fortlaufend 1257
Tonschwellenaudiogramm, Kopie und Versand 194
Tonschwellenaudiometrie 1403
Tonsillektomie
- nach Blutung 1501
Totenschein, Ausstellung, vorläufige, Untersuchung 100
- Eingehende Untersuchung eines Toten, Ausstellung einer Todesbescheinigung, einschl. Angaben zu Todesart und Todesursache 101
Toter
- Bulbus Entnahme 104
- Entnahme von Körperflüssigkeit 106
- Herzschrittmacher-Entnahme 109
- Hornhautentnahme 108
- Zuschläge zu Nrn. 100 und 101 zu speziellen Zeiten ... 102–105
Toxine, bakterielle 4542, 4543
Toxoplasma gondii 4445, 4453, 4459
TPHA 4232
TPZ 3530, 3607
Trabekulotomie 1382
Tracheotomie 2751
Trainingsdialyse 790
Tränendrüse, Exstirpation/Verödung 1301
Tränenpünktchen, Operation 1297
Tränensack, Exstirpation 1299
Tränensackoperation 1497, 1300
Tränensackphlegmone, Operation 1292
Tränensekretionsmenge 1209
Tränenwege
- Dehnung usw. 1293
- Sondierung bei Kindern 1294
- Sprengung von Strikturen 1298
Transfemorale venöse Blutentnahme 258
Transferrin 3575
Transhepatische Drainage 5361
Transplantation
- Hornhaut 1346
- Leber 3184
- Nerv 2591

- Niere 1845
Transportbegleitung 833
Transportkosten .... § 27
Transportunfähigkeit .... § 38
- Feststellung .... § 38
Trepanation
- Nagel 303
TRH-Test 4117
Trichiasis, plastische Korrektur 1304
Trichogramm 4860
Trichomonaden 4749, 4762, 4765
Trichterbrust, plastische Operation 2960
Trockenchemie, Zuschlag Praxislabor 3511
Trommelfell
- Anästhesie 485
- binokularmikroskopische Untersuchung 1415
- Entfernung von Granulationen 1585
- Parazentese 1575
- Vibrationsmassage 1591
Trommelfellprothese, Einsetzen/Auswechseln 1577
Truncus sympathicus, Blockade 497, 498
Trypsin 3796
TSH-Rezeptor-Antikörper (TRAK) 3879
Tuberkulin-Test 384
Tuberplastik 2675
Tumornekrosefaktor 3767
Tumorstammzellenassay 3700
Turnen, als krankengymnastische Gruppenbehandlung 509

U

Überdruckbeatmung, intermittierende 501
Übergangsregelung zum Vertrag .... § 69
Überwärmungsbad, Leitung 532
Überweisung .... § 26
Überweisung zum D-Arzt .... § 26, 145
Überweisungspflicht an Augen-/HNO-Arzt .... § 39
Überweisungsschein .... § 26
Überweisungsvordruck (ÜV) .... § 41, § 58
Übungsbehandlung, krankengymnastisch 510
Ulcus pepticum, Resektion 3148
Ultraschall-Behandlung 539
Ultraschall-Doppler-Untersuchungen 644, 645
Ultraschallvernebelung, Inhalationstherapie 500
Ultrazentrifugentrennung 3727
Umsatzsteuer .... § 60
Umstellungsosteotomie 2252, 2276
Unfallhergang .... § 14, § 15
Unfallmeldung .... § 14, § 58
Unfallversicherungsrecht .... § 6
Unfallversicherungsträger .... § 6, § 64
Unterarmknochen, Reposition 2328
Unterkiefer
- Drahtumschlingung 2696
- Halbseitenresektion 2712
- Osteotomie nach disloziert verheilter Fraktur 2706
Unterkieferfraktur, operative Reposition 2690

Stichwortverzeichnis

Unterstützungspflicht des Arztes .... § 18
Untersuchung
– neurologisch.. 800
– psychiatrisch..801
– symptomzentrierte.. 1, 2, 3, 4
– umfassende...6 , 6a, 7, 8, 9
Untersuchung Blut im Stuhl (Testbriefe) 3500, 3650
Untersuchungen, vom UVTr veranlasst .... § 13
Unterwasserdruckstrahlmassage 527
Urachusfistel, Operation 3288
Ureasetest (Helicobacter pylori) 3511
Ureter
– Bougierung 1814
– Segmentresektion 1819
Ureterektomie 1818
Ureterverweilschiene, Anlegen 1802, 1812
Urethra
– Anästhesie.. 488
– Druckprofilmessung 1798
– Spülung 1700
Urethradruckprofilmessung 1798
Urethrographie 5230
Uricult... 4605
Urin
– Elektrophorese 3761
– Glukose 3560
Urin-Streifentest 3511, 3652
Urinsediment 3532, 3531
Uroflowmetrie 1792
Uterus
– Abrasio 1104
– Antefixation 1147
– Exstirpation nach Ruptur..1036
– Myomenukleation 1137, 1162
– Nachblutung 1140
UV-Bestrahlung
– als Photo-Chemotherapie 565
– bei einem Neugeborenen 566
– selektiv 567
UV-GOÄ .... § 51

V

Vaginale Behandlung 1075
Vaginalzysten, Exstirpation.. 1141
Vaginoskopie 1063, 1062
Vakuumextraktion 1026
Vakuumversiegelung 2018
– Erstanlage 2019
– Wechsel 2020
Valvuloplastik 3084
Vanillinmandelsäure 4077, 4085
Varicella-Zoster-Virus-Antikörper 4334, 4362, 4388, 4399
Varikozele
– Embolisationsbehandlung 5359
– Sklerosierung 764, 5329

Varixknoten, Inzision 2880
Varizen
– Crossektomie 2883
– Perforansligatur 2890
– Seitenastexstirpation 2890
Varizensklerosierung
– an den Beinen 764
– im oberen Gastrointestinaltrakt 691
Vasomotorik, plethysmographische Prüfung 639
Vasoresektion 1756
VDRL (Cardiolipinflockungstest) 4232
Vektorkardiographie 657
Velopharyngoplastik 2626
Venae sectio 2800
Vene
– Entnahme zum Gefäßersatz 2808
– rekonstruktive Operation 2891
– Verletzung im Extremitätenbereich 2809
Venendruckmessung
– am freigelegten Gefäß 2804
– peripher (Phlebodynamometrie) 640
– zentral 648
Venenembolisation, transpenil/transskrotal 1759
Venenkatheter, zentral 260
Venenpulsschreibung 638
Venenpunktion 250
Ventrikulographie, Kontrastmitteleinbringung, cerebral u. spinal .. 340
Ventrikulozisternostomie 2541
Veranlassung ärztlicher Untersuchungen .... § 13
Verband 208, 200
Verbandmittel .... § 21
Verfahrensarten .... § 23
Vergütung .... § 51–§ 62
– ärztliche Leistungen .... § 55, § 60, § 62
– am Aufnahmetag .... § 55
– bei Hinzuziehung zur Klärung der Diagnose und/oder Mitbehandlung .... § 62
– belegärztliche Behandlung .... § 56
– zum Zwecke der Begutachtung .... § 60
Vergütung, Berichts- und Gutachtenpauschalen .... § 57
– Leistungsverzeichnis und Vergütungsregelung .... § 51
– Pflegesätze .... § 54
– Ständige Gebührenkommission .... § 52
– Stationäre Behandlung .... § 54
– Stationäre Behandlung, Regelungen .... § 54
– zahnärztliche Leistungen von Mund-, Kiefer- und Gesichtschirurgen ....§53
Vergütungsanspruch .... § 14, § 51, § 64
– Widerspruchsfrist des UVTr .... § 64
Verhaltenstherapie
– Biographische Anamnese 860
Verletzungen im Hals-Nasen-Ohren-Bereich .... § 26
Verletzungsartenverfahren .... § 23, § 37
– zugelassenes Krankenhaus .... § 37
Verletzungsartenverzeichnis .... § 35, § 37
Versorgung, belegärztliche .... § 51
Versorgungsmonopol .... § 6, § 27

Stichwortverzeichnis

Vertrag
- Erfüllung .... § 3
- Gegenstand des .... § 1
Vertragskommission .... § 52
Vertragspartner .... § 1, § 3
Vertretungen .... § 24
Verweilen 56, 57
Verweilkatheter
- Einlegen 1732
- Spülung 1733
Vesikulographie 370, 5260
Vestibulum, Verschluss von perforierenden Defekten 2625
Video-Endoskopie z. B. 685
Vierzellenbad 553
Viren
- Nachweis durch Anzüchtung 4655
Viren-Nachweis, elektronenmikroskopisch 4671
Visite im Krankenhaus 45, 46, 47
Viskosität 3712
Vitalkapazität, Bestimmung 608
Vitamin-B12-Resorption, nuklearmed. Best. 5470
Vitrektomie 1384
Vojta-Diagnostik 714
Vollbad, Leitung 532
Vollhauttransplantation 2383
Volumenpulsschreibung, photoelektrisch 635
Volvulus, Operation 3171
Vordrucke .... § 58
Vordrucke, vereinbarte .... § 58
Vordrucksatz, Durchschreibeverfahren .... § 64
Vorhaut
- plastische Operation 1741
- Ringligatur 1741
Vorhautverklebung, Lösung 1739
Vorhofseptumdefekt
- operative Anlage 3070
vorstationäre Behandlung .... § 54
Vorstellung beim D-Arzt .... § 16, § 30
Vorstellungspflicht
- Befreiung .... § 26
- beim D-Arzt .... § 26
- beim Hautarzt .... § 41
Vulvektomie 1159

W

Wachstumshormon (HGH) 4043
Wahlleistungen .... § 54
Warmpackung 528, 529
Wartegg-Zeichentest 857
Warzen, Entfernung 745
Wasserbruch
- Operation 1761
- Punktion 318
Wegegeld .... § 26, § 27, § 51, § 56
Wegepauschalen .... § 26, § 27, § 51
Wegeunfall .... § 6

Weichteiltechnik 3305
Weichteilunterfütterung 2442
Westernblot 3763
Wickel 530
Widal-Reaktion 4235
Wiederbelebung 429
Wiedereingliederung, berufliche .... § 17
Wiederholungsrezept 16
Wiedervorstellung .... § 33, § 42
Wimpernfehlstellung, plastische Korrektur ... 1304
Wimpernhaare, Epilation 1323
Wirbelfraktur
- Aufrichtung im Durchhang 2322
Wirbelgelenk, Chemonukleolyse 372, 2279
Wirbelgelenkluxation, Reposition 2203
Wirbelsäule
- Chirotherapie 3306
- mobilisierende Behandlung 3305
- operative Versteifung 2285
Wirbelsäulenverkrümmung, Operation
- Redressement 2280
Wirtschaftlichkeit .... § 8
- Prüfung .... § 6
Wirtschaftlichkeitsbegriff .... § 51
Wunde
- Behandlung 2006
- Fädenentfernung 2007
- Verband 200
Wundreinigungsbad 2016
Würmer/Wurmeier 4744, 4750
Wurmfortsatz, Exstirpation 3200

X

Xeroradiographietechnik 5115

Y

Yersinien 4233, 4249, 4284
- Agar 4538

Z

Zahlungsfrist .... § 65
Zahn
- Entfernung bei extremer Verlagerung 2650
- Reposition 2685
- Röntgenuntersuchung 5000
Zahnärztliche Leistungen .... § 53
Zahnärztliche Leistungen von MKG-Chirurgen ... § 53
Zangenentbindung 1027
Zehennagel, Operation/Ausrottung 2034
Zellzählung im Sammelharn 3654
Zentraler Venenkatheter, Legen 260
Zentrumsdialyse 792
Zeruminalpfropf, Entfernung 1565

Zervix, Abrasio 1129, 1102
– Dehnung bei Geburt 1020
– Probeexzision 1103, 2402
– Thermokoagulation 1084
Zervixinsuffizienz, Cerclage 1129
Zervixriss, Naht 1043
Ziehl-Neelsen-Färbung 4512, 4555
Zink 4135
Zinn 4198
Zirkulärer Verband 204
Zirkulierende Immunkomplexe 3881
Zivildienstleistende .... § 14
Zökalfistel 3206
Zulassung .... § 4
Zunge
– Entfernung 1512, 1514
– Keilexzision 1513
– Probeexzision 2402
Zungenabszess, Eröffnung 1511
Zuständigkeitsirrtum .... § 2, § 64
Zuweisungspflicht zum D-Arzt .... § 24
ZVD, Messung 648
Zwerchfell, thorakaler Eingriff 2985
Zwerchfellhernie, Operation 3280
Zwerchfellrelaxation, Operation 3281
Zyklodialyse 1358
Zyklodiathermie-Operation 1359
Zystotonometrie 1791
Zytologische Untersuchung
– Entnahme von Abstrichmaterial 297, 1105
– im Rahmen der Krebsfrüherkennung 4851

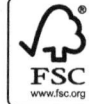

MIX
Papier aus verantwortungsvollen Quellen
Paper from responsible sources
FSC® C105338

If you have any concerns about our products,
you can contact us on
ProductSafety@springernature.com

In case Publisher is established outside the EU,
the EU authorized representative is:
**Springer Nature Customer Service Center GmbH
Europaplatz 3, 69115 Heidelberg, Germany**

Printed by Libri Plureos GmbH
in Hamburg, Germany